北美注册药师
临床实践指南 第2版

NAPLEX® Review Guide Second Edition

主编　[美]S. Scott Sutton
　　　萨顿·S. 斯科特
主译　张抗怀
主审　赵　杰　文爱东

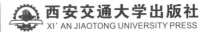

Mc Graw Hill　西安交通大学出版社
XI' AN JIAOTONG UNIVERSITY PRESS

图书在版编目(CIP)数据

北美注册药师临床实践指南:第2版/(美)萨顿·S. 斯科特(Sutton S. Scott)
主编;张抗怀主译. —西安:西安交通大学出版社,2019.9
书名原文:Naplex Review Guide, Second Editions
ISBN 978 - 7 - 5693 - 1131 - 0

Ⅰ. ①北…　Ⅱ. ①萨… ②张…　Ⅲ. ①临床药学-指南　Ⅳ. ①R97 - 62

中国版本图书馆 CIP 数据核字(2019)第 044427 号

S. Scott Sutton

NAPLEX ® Review Guide, Second Edition

ISBN 9780071813426

书　　名	北美注册药师临床实践指南(第2版)
主　　编	(美)萨顿·S. 斯科特(Sutton S. Scott)
主　　译	张抗怀
责任编辑	王　雯

出版发行	西安交通大学出版社
	(西安市兴庆南路1号　邮政编码710048)
网　　址	http://www.xjtupress.com
电　　话	(029)82668357　82667874(发行中心)
	(029)82668315(总编办)
传　　真	(029)82668280
印　　刷	陕西思维印务有限公司

开　　本	889mm×1194mm　1/16　印张 70　字数 2840 千字
版次印次	2019 年 10 月第 2 版　2019 年 10 月第 1 次印刷
书　　号	ISBN 978 - 7 - 5693 - 1131 - 0
定　　价	698.00 元

读者购书、书店添货,如发现印装质量问题,请与本社发行中心联系、调换。
订购热线:(029)82665248　(029)82665249
投稿热线:(029)82668803　(029)82668804
读者信箱:wed_xjup@ 163. com

To my students

You have inspired and challenged me for years;

therefore, I have developed and dedicated this book

for you. My desire is that this textbook will inspire and

challenge you to be the best pharmacist you can be and

to serve others; and I hope you ace the NAPLEX ® .

主译简介

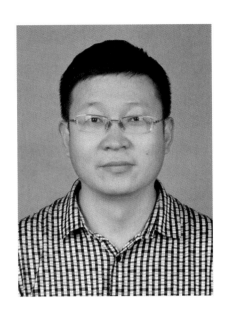

　　张抗怀，男，陕西韩城人。1995 年毕业于原西安医科大学药学系，获学士学位。2004 年获药物分析学硕士学位，2013 年获药事管理学博士学位。2005 年起任西安交通大学第二附属医院呼吸专业临床药师。曾先后担任西安交通大学药学院以及西安交通大学侯宗濂医学实验班《临床药物治疗学》课程的带教老师。现任西安交通大学第二附属医院药学部主任，主任药师，硕士生导师。兼任中华医学会临床药学分会委员、中国药理学会治疗药物监测研究专业委员会委员、中国医院协会药事管理专业委员会委员、陕西省药理学会临床药理学专业委员会主任委员、陕西省药学会医院药学专业委员会副主任委员、陕西省药学会药事管理专业委员会委员、陕西省执业药师协会常务理事等职。研究方向包括感染性疾病的治疗、医院药事管理、药物警戒等。主编《全科用药指南》，副主编《基层药剂人员药物知识及其合理使用》等书籍。获中华医学会临床药学分会 2013 年"优秀临床药师"、中国药学会 2015 年"优秀药师"以及陕西省执业药师协会 2018 年"优秀执业药师"等称号。

作者简介

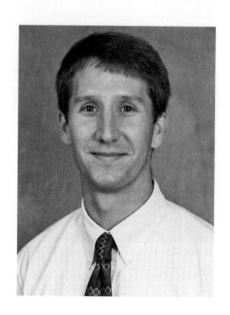

S. Scott Sutton, PharmD, BCPS (AQ ID), 南卡罗来纳州药学院 (SCCP) 临床药学和成果科学系临床副教授。他在南卡罗来纳大学获得了理学学士学位和药学博士学位，并在南卡罗来纳州哥伦比亚 W. J. B Dorn 退伍军人事务医疗中心完成了医学和感染性疾病的临床药学培训。他教授的课程包括：药物治疗学，药代动力学，药物临床应用，感染性疾病药物治疗学和临床研究。他的工作地点位于退伍军人医疗中心的感染性疾病和临床研究区域。他多次获得南卡罗来纳大学"教学和研究"年度奖项，并担任体育系的运动医学药师。此外，他还负责北美药师注册考试复习课程在线教学，已授课数千名学生。他还爱好高尔夫球、吉他和斗鸡，喜欢与妻子和三岁的儿子一起度过美好时光。

译者名单

主　　审　赵　杰（郑州大学第一附属医院，教授，主任药师）

　　　　　文爱东（空军军医大学第一附属医院，教授，主任药师）

主　　译　张抗怀（西安交通大学第二附属医院，主任药师，抗感染专业临床药师）

副 主 译　问媛媛（西安交通大学，副编审）

　　　　　刘　娜（西安交通大学第二附属医院，副主任药师，心血管专业临床药师）

　　　　　王　娜（西安交通大学第二附属医院，副主任药师，消化专业临床药师）

　　　　　蔡　艳（西安交通大学第二附属医院，副主任药师，抗感染专业临床药师）

　　　　　张　莉（西安交通大学第二附属医院，主管药师，抗凝专业临床药师）

　　　　　田　云（陕西省肿瘤医院，主管药师，消化专业临床药师）

　　　　　李　亚（西安交通大学第二附属医院，主管药师，疼痛专业临床药师）

　　　　　余静洁（西安交通大学第二附属医院，主管药师，小儿专业临床药师）

参译人员　（按姓氏笔画排序）

　　　　　王　娜（重庆医科大学附属第二医院，主管药师，心血管专业临床药师）

　　　　　王海涛（西安交通大学第二附属医院，主管药师，抗感染专业临床药师）

　　　　　王靖雯（空军军医大学第一附属医院，副主任药师，抗感染专业临床药师）

　　　　　尤海生（西安交通大学第一附属医院，副主任药师，肿瘤专业临床药师）

　　　　　方　宇（西安交通大学药学院，教授）

　　　　　计文婧（西安交通大学药学院，讲师）

　　　　　刘琳娜（空军军医大学第二附属医院，副主任药师）

　　　　　闫抗抗（西安市第三医院，主管药师，消化专业临床药师）

　　　　　李　莎（西安交通大学第二附属医院，主管药师，临床药师）

　　　　　李友佳（西安交通大学第二附属医院，药师，内分泌专业临床药师）

　　　　　杨才君（西安交通大学药学院，副教授）

　　　　　杨孝来（甘肃省人民医院，主任药师，肿瘤专业临床药师）

　　　　　杨　鑫（西安交通大学第二附属医院，主管药师，临床药师）

　　　　　闵　慧（西安市第四医院，副主任药师，抗感染专业临床药师）

　　　　　沈　倩（西安交通大学第二附属医院，药师）

　　　　　张　鹏（陕西省人民医院，主任药师，心血管专业临床药师）

　　　　　张丽娜（西安交通大学第二附属医院，主管药师，临床药师）

　　　　　张爱军（西安交通大学第二附属医院，主任药师）

　　　　　陈思颖（西安交通大学第一附属医院，副研究员，肿瘤专业临床药师）

　　　　　季美汐（西安交通大学第二附属医院，药师）

　　　　　赵文娜（西安交通大学第二附属医院，主管药师，妇产专业临床药师）

　　　　　赵培西（陕西省肿瘤医院，副主任药师，临床药师）

　　　　　赵暖暖（西安交通大学第二附属医院，药师）

　　　　　常　捷（西安交通大学药学院，讲师）

　　　　　常　瑛（西北妇女儿童医院，主管药师，临床药师）

康力敏(西安交通大学第二附属医院,药师,肾病专业临床药师)

董卫华(西安交通大学第一附属医院,主任药师,临床药师)

韩小年(西安市中心医院,副主任药师,抗感染专业临床药师)

韩旭亮(西安医学院第一附属医院,副主任药师,内分泌专业临床药师)

雷　冬(西安交通大学第二附属医院,药师)

鲍　和(西安交通大学第二附属医院,主管药师,临床药师)

廉江平(陕西省人民医院,主任药师,移植专业临床药师)

薛小荣(西安市第四医院,副主任药师,抗感染专业临床药师)

魏丽娜(青岛大学附属医院,主管药师,肾病专业临床药师)

参编人员

Miranda R. Andrus, PharmD, FCCP, BCPS
Associate Clinical Professor of
Pharmacy Practice
Auburn University Harrison School of
Pharmacy
Huntsville, Alabama

Charles L. Bennett, MD, PhD, MPP
Professor, Oncologist
South Carolina College of Pharmacy
University of South Carolina
Columbia, South Carolina

Elizabeth W. Blake, PharmD, BCPS
Assistant Professor and Director of
Interprofessional Education
Clinical Pharmacy and Outcomes
Sciences Department
South Carolina College of Pharmacy—
University of South Carolina
Columbia, South Carolina

Christopher M. Bland, PharmD, BCPS
Critical Care Pharmacist/Infectious
Diseases Specialist
Dwight D. Eisenhower Army Medical
Center
Adjunct Assistant Professor
University of Georgia College of
Pharmacy
Fort Gordon, Georgia

P. Brandon Bookstaver, PharmD,
BCPS (AQ – ID), AAHIVP
Associate Professor and Vice Chair
Department of Clinical Pharmacy and
Outcomes Sciences
South Carolina College of Pharmacy
University of South Carolina
Clinical Pharmacy Specialist—
Infectious Diseases, Palmetto Health
Richland
Columbia, South Carolina

Nancy Borja – Hart, PharmD, BCPS
Assistant Professor
Nova Southeastern University College
of Pharmacy
Clinical Pharmacist, Sanford L. Ziff
Health Care Center
Fort Lauderdale, Florida

Michelle M. Bottenberg, PharmD, BCPS
Associate Professor of Pharmacy
Practice
Drake University College of Pharmacy
and Health Sciences
Des Moines, Iowa

Wendy Brown, PharmD, PA – C, AE – C
Associate Professor, Pharmacy Practice
North Dakota State University
Pulmonary Physician Assistant Essentia
Health
Fargo, North Dakota

Reamer L. Bushardt, PharmD, PA – C
Chair, Department of Physician
Assistant Studies
Professor, Department of Physician
Assistant Studies
Family & Community Medicine
Winston Salem, North Carolina

Joshua Caballero, PharmD, BCPP
Associate Professor
College of Pharmacy
Nova Southeastern University
Fort Lauderdale, Florida

Rory O'Callaghan, PharmD
Assistant Professor
Department of Clinical Pharmacy &
Pharmaceutical Economics and Policy
University of Southern California
School of Pharmacy
Los Angeles, California

Matthew A. Cantrell, PharmD, BCPS
Associate Clinical Professor
University of Iowa College of
Pharmacy
Iowa City VA Health Care System
Iowa City, Iowa

Marissa J. Cavaretta
Clinical Assistant Professor
Department of Pharmacy Practice
Temple University
Philadelphia, Pennsylvania

Betty M. Chan, PharmD, BCOP
Assistant Professor of Clinical
Pharmacy
University of Southern California
School of Pharmacy
Clinical Pharmacist
USC/Norris Comprehensive Cancer
Center and Hospital

Los Angeles, California

Steven W. Chen, PharmD, FASHP,
FCSHP, FNAP
Associate Professor and Chair
Department of Clinical Pharmacy &
Pharmaceutical Economics and Policy
Hygeia Centennial Chair in Clinical
Pharmacy
University of Southern California
School of Pharmacy
Los Angeles, California

Jennifer N. Clements, PharmD, BCPS,
CDE, BCACP
Associate Professor
Department of Pharmacy Practice
Presbyterian College School of
Pharmacy
Clinton, South Carolina

Kristen Cook, PharmD, BCPS
Assistant Professor Pharmacy Practice
University of Nebraska
Nebraska Medical Center
Omaha, Nebraska

Angela L. Crispo, PharmD
PGY2 Resident in Psychiatric Pharmacy
University of California, San Diego
Health System
San Diego, California

Rob Daniels, PharmD
Clinical Pharmacist – Pediatric
Infectious Disease Co – Director,
Antimicrobial Stewardship Program
Palmetto Health Children's Hospital
Columbia, South Carolina

Dan Dauner, PharmD, MSPH, BCPS – AQ ID
Essentia Health
Population Care Management
Duluth, Minnesota

David L. DeRemer, PharmD, BCOP
Clinical Associate Professor
University of Georgia College of
Pharmacy
Georgia Regents Cancer Center
Augusta, Georgia

Katie Lynn DeVaul, PharmD
Infectious Diseases/Antimicrobial
Stewardship Pharmacist
Palmetto Health System, Baptist

Campus

Columbia, South Carolina

Brianne L. Dunn, PharmD

Clinical Assistant Professor

South Carolina College of Pharmacy

University of South Carolina

Columbia, South Carolina

David H. Eagerton, PhD, DFTCB

Assistant Professor of Pharmacology

Department of Pharmaceutical and

Administrative Sciences

Presbyterian College School of

Pharmacy

Clinton, South Carolina

Darla Klug Eastman, PharmD, BCPS

Associate Professor of Pharmacy

Practice

Drake University College of Pharmacy

and Health Sciences

Des Moines, Iowa

Rebecca F. Edwards, PharmD, BCPS,

BCACP, CDE

Adjunct Assistant Professor, University

of North Carolina Eshelman School of

Pharmacy

Clinical Pharmacy Specialist, W. G.

"Bill" Hefner VA Medical Center

Program Manager, Winston Salem

Outpatient Clinic

Winston Salem, North Carolina

Shareen Y. El – Ibiary, PharmD, FCCP,

BCPS

Professor of Pharmacy Practice

Department of Pharmacy Practice

Midwestern University College of

Pharmacy – Glendale

Glendale, Arizona

Patricia H. Fabel, PharmD, BCPS

Clinical Assistant Professor

Department of Clinical Pharmacy and

Outcomes Sciences

South Carolina College of Pharmacy

University of South Carolina

Columbia, South Carolina

Michele A. Faulkner, PharmD

Associate Professor of Pharmacy

Practice and Neurology

Creighton University School of

Pharmacy and Health Professions,

and Creighton University School of

Medicine

Omaha, Nebraska

Carmen M. Faulkner, PharmD, BCPS

Clinical Pharmacy Specialist in

Infectious

Diseases, Department of Pharmacy,

Greenville Hospital System, University

Medical Center, Greenville, South

Carolina

McKenzie C. Ferguson, PharmD, BCPS

Assistant Professor, Pharmacy Practice

Southern Illinois University

Edwardsville

Edwardsville, Illinois

Anisa Fornoff, PharmD

Associate Professor of Pharmacy

Practice

Drake University College of Pharmacy

and Health Sciences

Des Moines, Iowa

Howell R. Foster, PharmD, DABAT

Director, Arkansas Poison & Drug

Information Center

Associate Professor, Department of

Pharmacy Practice

University of Arkansas for Medical

Sciences, College of Pharmacy

Little Rock, Arkansas

Kathryn N. Freeland, PharmD, BCPP

Assistant Professor of Pharmacy

Practice

Presbyterian College School of

Pharmacy

Clinton, South Carolina

Jason C. Gallagher, PharmD, FCCP, BCPS

Clinical Professor

Clinical Specialist, Infectious Diseases

Director, Infectious Diseases

Pharmacotherapy Residency

Temple University

Philadelphia, Pennsylvania

Jennifer Ellis Girotto, PharmD, BCPS

Assistant Clinical Professor of

Pharmacy Practice and Pediatrics

University of Connecticut Schools of

Pharmacy and Medicine

Storrs, Connecticut

Amy D. Grant, PharmD

Director of Experiential Education

Clinical Assistant Professor

South Carolina College of Pharmacy

Columbia, South Carolina

Philip D. Hall, PharmD, BCPS, BCOP

South Carolina College of Pharmacy &

Hollings Cancer Center

Professor & Dean

Medical University of South Carolina

Charleston, South Carolina

Keith A. Hecht, PharmD, BCOP

Clinical Associate Professor, Pharmacy

Practice

Southern Illinois University

Edwardsville, School of Pharmacy

Edwardsville, Illinois

Mary L. Hewett, MS, PA – C

Assistant Professor

Division of Physician Assistant Studies

Medical University of South Carolina

Charleston, South Carolina

Hansen Ho, PharmD, BCOP

Health Sciences Assistant Clinical

Professor

University of California, San Francisco,

School of Pharmacy

Clinical Pharmacist, UCSF Medical

Center, Department of Pharmaceutical

Services

UCSF Helen Diller Comprehensive

Cancer Center

San Francisco, California

Maximillian Jahng, PharmD, BCPS

Infectious Diseases Clinical Pharmacy

Specialist

New Mexico VA Health Care System

Albuquerque, New Mexico

Julie Ann Justo, PharmD, MS, BCPS,

AAHIVP

Assistant Professor

Department of Clinical Pharmacy &

Outcomes Sciences

South Carolina College of Pharmacy

University of South Carolina

Columbia, South Carolina

Michael W. Kelly, PharmD, MS

Associate Dean for Professional

Education and Professor (Clinical)

University of Iowa College of

Pharmacy

Iowa City, Iowa

Jessica L. Kerr, PharmD, CDE

Associate Professor—Pharmacy

Practice

Southern Illinois University

Edwardsville

School of Pharmacy

Edwardsville, Illinois

Carrie Foust Koenigsfeld, PharmD, FAPhA
Professor of Pharmacy Practice
Drake University College of Pharmacy
and Health Sciences
Des Moines, Iowa

Catherine H. Kuhn, PharmD
Medication Therapy Management
Coordinator
The Kroger Co., Columbus Division
Columbus, Ohio

**Jennifer Le, PharmD, MAS, FCCP,
FCSHP, BCPS – ID**
Associate Professor of Clinical
Pharmacy
University of California San Diego
Skaggs School of Pharmacy and
Pharmaceutical Sciences
La Jolla, California

**Kelly C. Lee, PharmD, MAS, BCPP,
FCCP**
Associate Professor of Clinical
Pharmacy
University of California, San Diego
Skaggs School of Pharmacy and
Pharmaceutical Sciences
Director, PGY2 Residency in
Psychiatric Pharmacy
University of California, San Diego
Health System
La Jolla, California

Donna Leverone, PharmD
Clinical Assistant Professor
Department of Pharmacy Practice
Temple University School of Pharmacy
Clinical Pharmacist, Internal Medicine
Fairmount Primary Care Center
Philadelphia, Pennsylvania

Daniel S. Longyhore, PharmD, BCPS
Department of Pharmacy Practice
Nesbitt College of Pharmacy
Wilkes University
Wilkes – Barre, Pennsylvania

Bryan L. Love, PharmD, BCPS
Associate Professor
Department of Clinical Pharmacy &
Outcomes Sciences
South Carolina College of Pharmacy
University of South Carolina
Department of Pharmacy
WJB Dorn Veterans Affairs Medical
Center
Columbia, South Carolina

**Tracy E. Macaulay, PharmD, AACC,
BCPS (AQ Cardiology)**
Director of Cardiovascular Pharmacy
Services—Gill Heart Institute
Pharmacy Residency Program

Director—PGY2 Cardiology
Assistant Professor (Adjunct)
University of Kentucky HealthCare
Lexington, Kentucky

**Keith R. McCain, PharmD, DABAT,
CSPI**
Clinical Toxicologist, Arkansas Poison
& Drug Information Center
Assistant Professor, Department of
Pharmacy Practice
University of Arkansas for Medical
Sciences, College of Pharmacy
Little Rock, Arkansas

Karen H. McGee, PharmD, CDE, CGP
Assistant Clinical Professor
South Carolina College of Pharmacy
University of South Carolina
Columbia, South Carolina

Lisa Meade, PharmD, CDE
Associate Professor
Wingate University School of
Pharmacy
Wingate, North Carolina

Sarah J. Miller, PharmD, BCNSP
Department of Pharmacy Practice
University of Montana
Missoula, Montana

Phillip L. Mohorn, PharmD, BCPS
Clinical Assistant Professor,
Department of Clinical Pharmacy and
Outcomes Sciences
South Carolina College of Pharmacy
University of South Carolina
Clinical Pharmacy Specialist—Critical
Care, Palmetto Health Richland
Columbia, South Carolina

Kendrea M. Muldrew, PharmD, BCPS
Assistant Professor
University of Arkansas for Medical
Sciences
College of Pharmacy, Department of
Pharmacy Practice
Little Rock, Arkansas

Kathryn K. Neill, PharmD
Assistant Professor, University of
Arkansas
for Medical Sciences, College of
Pharmacy; Clinical
Pharmacist—Medical
Intensive Care Unit, University
Hospital of Arkansas, Little Rock,
Arkansas

LeAnn B. Norris, PharmD, BCPS, BCOP
Assistant Professor
Department of Clinical Pharmacy and
Outcomes Sciences
South Carolina College of Pharmacy

University of South Carolina
Columbia, South Carolina

Kelly K. Nystrom, PharmD, BCOP
Associate Professor
Creighton University SPAHP
Pharmacy Practice Department
Omaha, Nebraska

**Kathleen Packard, PharmD, MS,
BCPS (AQ Cardiology)**
Associate Professor
Creighton University School of
Pharmacy & Health Professions
Omaha, Nebraska

Jeong M. Park, MS, PharmD, BCPS
Clinical Associate Professor,
Department of Clinical, Social and
Administrative Sciences, College of
Pharmacy
Clinical Transplant Specialist,
Department of Pharmacy Services
University of Michigan
University of Michigan, College of
Pharmacy
Ann Arbor, Michigan

Susie H. Park, PharmD, BCPP, FCSHP
Associate Professor of Clinical
Pharmacy
Titus Family Department of Clinical
Pharmacy and Pharmaceutical
Economics & Policy
University of Southern California
School of Pharmacy
Los Angeles, California

Krina H. Patel, PharmD
Adjunct Assistant Professor
Department of Pharmacy Practice and
Administration
Philadelphia College of Pharmacy
University of the Sciences
Philadelphia, Pennsylvania

Beth Bryles Phillips, PharmD, FCCP, BCPS
Rite Aid Professor
University of Georgia College of
Pharmacy
Clinical Pharmacy Specialist
Charlie Norwood VA Medical Center
Athens, Georgia

Cynthia M. Phillips, PharmD, CDE
Clinical Assistant Professor
South Carolina College of Pharmacy
University of South Carolina
Columbia, South Carolina

Amy M. Pick, PharmD, BCOP
Associate Professor
Creighton University SPAHP
Pharmacy Practice Department
Omaha, Nebraska

Nathan A. Pinner, PharmD, BCPS
Assistant Clinical Professor of
Pharmacy Practice
Auburn University Harrison School of
Pharmacy
Huntsville, Alabama

April Miller Quidley, PharmD, BCPS, FCCM
PGY2 Critical Care Residency Program
Director
Critical Care Pharmacist
Vidant Medical Center
Greenville, North Carolina

Brent N. Reed, PharmD, BCPS, FAHA
Assistant Professor, Cardiology
Department of Pharmacy Practice &
Science
University of Maryland School of
Pharmacy
Baltimore, Maryland

Alison Marie Reta, PharmD, CDE
Clinical Pharmacist
Adjunct Assistant Professor of
Pharmacy Practice
University of Southern California
School of Pharmacy
Los Angeles, California

Jo Ellen Rodgers, PharmD, FCCP, BCPS (AQ Cardiology)
Associate Clinical Professor
Eshelman School of Pharmacy
University of North Carolina
Chapel Hill, North Carolina

Renee L. Rose, PharmD, BCPS
Clinical Assistant Professor
University of Florida, College of
Pharmacy
Apopka, Florida

Brea Rowan, PharmD, BCPS
Clinical Pharmacy Specialist, Princeton
Baptist Medical Center
Affiliate Clinical Professor
Auburn University
Birmingham, Alabama

Laurajo Ryan, PharmD, MSc, BCPS, CDE
Clinical Assistant Professor
University of Texas at Austin College of
Pharmacy
University of Texas Health Science
Center
Pharmacotherapy Education Research
Center
Department of Medicine
San Antonio, Texas

Julie M. Sease, PharmD, BCPS, CDE, BCACP
Professor of Pharmacy Practice and
Assistant Dean for Academic Affairs
Presbyterian College School of
Pharmacy
Clinton, South Carolina

Marintha R. Short, PharmD, BCPS (AQ Cardiology)
Clinical Pharmacy Specialist
PGY2 Cardiology Residency Program
Director
Saint Joseph Hospital
Lexington, Kentucky

Douglas Slain, PharmD, BCPS, FCCP, FASHP
Associate Professor
Infectious Diseases Clinical Specialist
West Virginia University
Morgantown, West Virginia

Jessica Starr, PharmD, BCPS
Associate Clinical Professor of
Pharmacy Practice
Auburn University
Birmingham, Alabama

S. Scott Sutton, PharmD, BCPS
Associate Professor
Department of Clinical Pharmacy &
Outcomes Sciences
South Carolina College of Pharmacy
University of South Carolina
Department of Pharmacy
WJB Dorn Veterans Affairs Medical
Center
Columbia, South Carolina

Robert K. Sylvester, PharmD
Clinical Specialist – Oncology Sanford
Health Professor,
College of Pharmacy, Nursing and
Allied Sciences
North Dakota State University
Fargo, North Dakota

Nancy A. Taylor, BS, RPh, CDE
Assistant Professor of Laboratory
Education
Presbyterian College School of Pharmacy
Clinton, South Carolina

Robyn Teply, PharmD, BCACP, MBA
Assistant Professor
Creighton University School of
Pharmacy & Health Professions
Omaha, Nebraska

Michael L. Thiman, PharmD, BCPS
PGY – 2 Ambulatory Care Resident
University of Georgia College of
Pharmacy
Athens, Georgia

Jennifer E. Thomas, PharmD
Neurocognitive Fellow
College of Pharmacy

Nova Southeastern University
Fort Lauderdale, Florida

Sarah R. Tomasello, PharmD, BCPS
Clinical Associate Professor, Ernest
Mario School of Pharmacy
Rutgers University and Clinical
Specialist in Nephrology
Robert Wood Johnson University
Hospital
Piscataway, New Jersey

Terra Varner, PharmD
Pediatric Clinical Pharmacist
Palmetto Health Children's Hopsital
Department of Pharmacy
Columbia, South Carolina

Kenric B. Ware, PharmD, MBA-HCA
Assistant Professor,
Department of Pharmacy Practice
South University School of
Pharmacy
Columbia, South Carloina

Kurt A. Wargo
Assistant Clinical Professor of
Pharmacy Practice
Auburn University Harrison School of
Pharmacy
Huntsville, Alabama

T. Scott Warmack, PharmD, BCPS
Associate Professor, University of
Arkansas for Medical Sciences,
College of Pharmacy; Clinical
Pharmacy Specialist, Central
Arkansas Veterans Healthcare System,
Little Rock, Arkansas

Karen Whalen, PharmD, BCPS, CDE
Assistant Dean for Clinical Education
Clinical Associate Professor
Department of Pharmacotherapy and
Translational Research
University of Florida, College of
Pharmacy
Gainesville, Florida

Sheila M. Wilhelm, PharmD, BCPS
Clinical Associate Professor
Wayne State University Eugene
Applebaum College of Pharmacy and
Health Sciences
Clinical Pharmacy Specialist
Harper University Hospital
Detroit, Michigan

Patrick T. Wong, PharmD, BCOP, BCPS
Health Sciences Assistant Professor
UCSF School of Pharmacy
San Francisco, California

副主编

Christopher M. Bland, PharmD, BCPS

Dwight D. Eisenhower Army Medical Center

University of Georgia College of Pharmacy

Fort Gordon, Georgia

助理编辑

Keith A. Hecht, PharmD, BCOP
Southern Illinois University
Edwardsville
School of Pharmacy
Edwardsville, Illinois

Shareen Y. El – Ibiary, PharmD, BCP
Midwestern University College of
Pharmacy—Glendale
Glendale, Arizona

P. Brandon Bookstaver, PharmD,
BCPS (AQ – ID), AAHIVE
South Carolina College of Pharmacy
University of South Carolina
Columbia, South Carolina

McKenzie C. Ferguson, PharmD, BCPS
Southern Illinois University
Edwardsville, School of Pharmacy
Edwardsville, Illinois

Jessica L. Kerr, PharmD, CDE
Southern Illinois University
Edwardsville, School of Pharmacy
Edwardsville, Illinois

LeAnn B. Norris, PharmD, BCPS, BCOP
South Carolina College of Pharmacy
University of South Carolina
Columbia, South Carolina

Julie M. Sease, PharmD, CPS, CDE
Presbyterian College School of
Pharmacy
Clinton, South Carolina

同行审核专家

Anne Lord Bailey, PharmD
South Carolina College of
Pharmacy
University of South Carolina
Columbia, South Carolina

Amanda M. Ball, PharmD, BCPS
Te Hospital of the University of
Pennsylvania
Philadelphia, Pennsylvania

Aida Rebecca Bickley, PharmD
Presbyterian College School of
Pharmacy
Clinton, South Carolina

P. Brandon Bookstaver, PharmD,
BCPS (AQ – ID), AAHIVE
South Carolina College of Pharmacy
University of South Carolina
Columbia, South Carolina

Carole Bradley, PharmD, BCPS
Veterans Administration Medical
Center
St. Louis, Missouri

Adrian Carlson, PharmD
Palmetto Health Richland
Columbia, South Carolina

Michael A. Dietrich, PharmD, BCPS
Midwestern University College of
Pharmacy—Glendale
Glendale, Arizona

Christian R. Dolder, PharmD, BCPS
Wingate University School of
Pharmacy
Wingate, North Carolina

Brianne L. Dunn, PharmD
South Carolina College of Pharmacy
University of South Carolina
Columbia, South Carolina

Shareen Y. El – Ibiary, PharmD, BCPS
Midwestern University College of
Pharmacy—Glendale
Glendale, Arizona

McKenzie C. Ferguson, PharmD, BCPS
Southern Illinois University
Edwardsville,
School of Pharmacy
Edwardsville, Illinois

Patrick R. Finley, PharmD, BCPP

University of California
San Francisco, California

Alicia B. Forinash, PharmD, BCPS, CCD
St. Louis College of Pharmacy
St. Louis, Missouri

Mandy L. Gatesman, PharmD, BCOP
Virginia Commonwealth University
Health System
Richmond, Virginia

Douglas R. Geraets, PharmD, FCCP
Veterans Afairs Medical Center
Iowa City, Iowa

Jessica M. Humphries, PharmD
South Carolina College of Pharmacy
University of South Carolina
Columbia, South Carolina

Lew Iacovelli, BS, PharmD, BCOP, CPP
Te Moses Cone Regional Cancer
Center
Greensboro, North Carolina

Tommy Johnson, PharmD, BC – ADM,
CDE, FAADE
Presbyterian College School of
Pharmacy
Clinton, South Carolina

Whitney A. Jones, PharmD
Wake Forest University Baptist Medical
Center
Winston – Salem, North Carolina

Nicole M. Kase, PharmD
Veterans Administration Ann Arbor
Healthcare System
Ann Arbor, Michigan

Kenneth Kennedy, PharmD
Saint Joseph Hospital
Lexington, Kentucky

Jessica L. Kerr, PharmD, CDE
Southern Illinois University
Edwardsville, School of Pharmacy
Edwardsville, Illinois

Mary Lee, PharmD, BCPS, FCCP
Midwestern University
Downers Grove, Illinois

Laura Rickles Lehman, PharmD,
BCPS, CACP
Carroll Hospital Center
Westminster, Maryland

Lisa M. Lundquist, PharmD, BCPS
Mercer University College of Pharmacy
and Health Sciences
Atlanta, Georgia

J. Christopher Lynch, PharmD
Southern Illinois University
Edwardsville, School of Pharmacy
Edwardsville, Illinois

Shalini S. Lynch, PharmD
University of California, School of
Pharmacy
San Francisco, California

Heather Mandeville, PharmD, BCPS
SSM St. Mary's Health Center
St. Louis, Missouri

Karen H. McGee, PharmD, CDE
South Carolina College of Pharmacy
University of South Carolina
Columbia, South Carolina

Lewis N. McKelvey Jr, PharmD
Presbyterian College School of
Pharmacy
Clinton, South Carolina

Meredith T. Moorman, PharmD, BCOP
University of Oklahoma College of
Pharmacy
Oklahoma City, Oklahoma

Khuong An Nguyen, PharmD
Saint Joseph Hospital
Lexington, Kentucky

LeAnn B. Norris, PharmD, BCPS, BCOP
South Carolina College of Pharmacy
University of South Carolina
Columbia, South Carolina

Adam B. Pesaturo, PharmD, BCPS
Baystate Medical Center
Springfeld, Massachusetts

Kimberly A. Pesaturo, PharmD, BCP
Massachusetts College of Pharmacy &
Health Sciences—Worcester
Worcester, Massachusetts

Jamie M. Pitlick, PharmD
St. Louis College of Pharmacy
St. Louis, Missouri

David J. Quan, PharmD, BCPS
University of California, San Francisco
School of Pharmacy and UCSF Medic

Center
San Francisco, California
Christie Robinson, PharmD, BCPS
University of California, San Francisco
School of Pharmacy
San Francisco, California
J. Mark Ruscin, PharmD, BCPS
Southern Illinois University
Edwardsville, School of Pharmacy
Edwardsville, Illinois
Julie M. Sease, PharmD, RPh, BCPS, CDE
Presbyterian College School of

Pharmacy
Clinton, South Carolina
David W. Stewart, PharmD, BCPS
East Tennessee State University
Bill Gatton College of Pharmacy
Johnson City, Tennessee
Javad Tafreshi, PharmD, BCPS (AQ Cardiology)
Loma Linda University School of
Pharmacy
Loma Linda, California
Erin M. Timpe, PharmD, BCPS

Southern Illinois University
Edwardsville,
School of Pharmacy
Edwardsville, Illinois
Miranda Wilhelm, PharmD
Southern Illinois University
Edwardsville
School of Pharmacy
Edwardsville, Illinois
Abigail M. Yancey
St. Louis College of Pharmacy
St. Louis, Missouri

译者序

自从药学服务(pharmaceutical care)引入中国以来,越来越多的药师从药品供应保障的事务中解脱出来,转而投身到临床药物治疗和患者服务之中。药师出现在病房、门诊和社区,并成为多学科治疗团队的一员。患者开始熟悉药师这一职业,感受到来自药师的用药指导、用药咨询、科普宣教等服务。在发达地区,甚至出现了家庭药师。药师与患者的关系较以往更加紧密了,这是多么大的变化!

不同于医师的医疗服务,药师的药学服务是建立在临床药学知识背景之上,发现、解决和预防用药有关的问题,从而提高患者用药的适当性、有效性、安全性和依从性。另一方面,药学服务与医疗服务密切相关,或者更准确地说,药学服务是医疗服务的重要组成部分,都是以维护患者的生命健康为己任。高水平的药学服务,离不开对临床诊断和治疗知识的熟悉,离不开在临床一线的实践和运用。只有在临床实际工作中千锤百炼,方能有效提升药学服务能力。

与英美等国相比,中国药师的职业化道路才刚刚起步,很多方面仍然处于探索和建立之中。就职业准入来说,中国尚无统一的药师职业准入制度和执业资格考试制度。就能力提升来说,我们缺乏行之有效、自成体系、规范化的培训教材。

鉴于此,笔者一直期望有机会将发达国家的药师培养教材,尤其是实践考核类书籍翻译引入中国,以开阔视野,启发临床思维,推动中国药师职业化发展。有幸的是,西安交通大学出版社医学分社协助我们联系到了本书的出版商和作者,并很快取得对方的同意。本书是为准备参加北美药师注册资格考试的考生编写的复习资料,包含73章,涉及临床治疗各个领域以及药物经济学、药学计算等相关知识,内容言简意赅,知识点明确,实用性极强。尤其重要的是,每一章包含至少20个案例应用题,总计超过1400个应用题,这正是我们所要寻找的书籍!据了解,本书在北美药师注册考试系列教材声誉排名中名列前茅,颇受读者认可。

为了高质量地完成翻译工作,我们特意邀请了多位具有临床经验的药师参与翻译,我们相信,只有长期从事临床工作的药师才具有翻译这样一部药学专业性和临床实践性兼有的著作的基础。在翻译过程中,除了要求作者仔细自查外,还先后安排了译者交叉核对、第三方阅读、主译终审等环节,以保证译文的准确性。经过40余名药师近3年时间的艰辛付出,终于付印。由于国情不同,有一些地方需要读者注意,如某些计量单位与国内不同、某些药物或剂型还没有在中国上市、某些诊疗指南可能与国内不完全一致等。不过,这些差异对阅读和理解无甚影响。本书可作为药师临床工作的案头参考,或者作为药师自我提升的练习资料。由于时间紧、任务重、翻译能力和水平有限,加之多次易手核对,难免出现不恰当甚至错误之处,恳请读者朋友将发现的问题反馈给我们,以便更正和完善。

2019 年 4 月

原著前言

北美药师注册资格考试(NAPLEX®)衡量的是应试者的药学实践知识。药学委员会将该考试作为评估应试者药学实践能力的一部分。全国药学委员会联合会(NABP)发表的一项能力声明提供了考试所覆盖主题的大纲。大纲提供了有关准入水平药师应该掌握的知识和技能的重要信息。NAPLEX® 能力声明可在网站 www. napb. net 上查看,包括三个方面的能力:

- 评估药物治疗以确保安全有效的治疗结果(占 56% 的考试内容)
- 评估治疗药物得以安全、准确地制备和发放(占 33% 的考试内容)
- 评估、推荐和提供健康保健信息,以促进公共健康(占 11% 的考试内容)

McGraw – Hill 出版的 NAPLEX® 复习指南围绕 NABP 能力要求组织编写和设计,以帮助学生准备考试、激发深入思考、巩固关键信息、扩展知识,以及提高应试能力。

本书重点围绕 NABP 能力声明,组织药师、教员、学生、新毕业生以及教育顾问等人员进行编写和审核。

我从 2005 年开始讲授一项 NAPLEX® 复习课程,指导了来自 70 余所药学院的数以千计的学生。我有得天独厚的机会能够与来自全国的学生和新毕业生交流,与他们讨论如何成功考试和成为一名实践药师。学生、教员、药师、教学顾问等人员的付出对于本书的组织、形成和编写都具有重要作用。有多少种评估知识的方法,就有多少种准备考试的方法。人与人不同,不同的人可以从不同的复习方法中获益和成长。本书的开发适用于各种学习和复习模式。

本书的每个章节包括以下部分:基础概述、预防或治疗、案例应用以及要点小结。"基础概述"部分包括相关主题、病理生理学、临床表现以及诊断的总体概述。"预防或治疗"部分首先是有关预防或治疗的综述和目的,然后聚焦于具体药物,包括:适应证、给药途径、合理使用和不良反应。有几个章节收录和制作了各种图表以增强内容的可读性。"案例应用"部分非常独特,在每一章为学生和毕业生提供了大量应用所学知识的机会。每一章包括至少 20 个案例应用题(本书总计超过 1400 个应用题)。案例应用题以章节内容为基础,聚焦 NABP 能力声明。许多学生向我表达了他们的需求,渴望有很多案例,尤其是可以作为教学点的案例。因此,每一个案例应用题在本书后半部分都附有一个详细的答案解析。对于每个问题的各种答案之所以正确或错误,都进行了解释。这是一个有用的工具,你可以结合你的学习或复习方式使用。在每一章的最后,紧随"案例应用"的是"要点小结"部分。"要点小结"总结了文中的关键概念,把所有已经学习和复习的信息整理在一起。

包含 185 个问题的实践考试(总计 370 个问题)测试了学生的各种能力,包括:评估药物治疗和治疗结果的能力,评价治疗药物的能力,执行最佳患者监护和提供相关信息的能力。实践考试的目的是衡量你的知识和能力。如果计划参加 NAPLEX® 考试,就应进行该测试。实践考试的目的应当是尽可能模拟真实测试的情况,确认需要继续复习的环节和内容(**译者注**:因版权问题,本书未获得"实践考试"的授权)。

McGraw – Hill 出版的 NAPLEX® 复习指南专为学生和毕业生而设计,希望对他们准备 NAPLEX® 复习有所帮助。本书包含73章,超过 1400 个附有详细答案解释的案例应用题,以及 2 套实践考试题。本书会帮助你准备 NAPLEX® 考试,也会帮助你提高解决问题的能力和应试能力,巩固关键知识,增强知识基础。此外,在你通过 NAPLEX® 考试后,本书还可以作为你保持与未来药学发展同步的重要资源。

S. Scott Sutton
2014 年 12 月

致　谢

I would like to acknowledge the commitment and dedication of the contributing authors, peer reviewers, Associate Editor, and Assistant Editors of the chapters contained within this text. I am very grateful to the staff of McGraw – Hill, especially Michael Weitz and Christina Thomas, for the opportunity to develop this textbook and for their dedication to this project. Finally, I would like to thank the students, graduates, faculty, pharmacists, and educational consultants who provided feedback for the development and design of this textbook.

目　录

第一部分

心血管疾病

第 1 章 | 高血压

Jessica L. Kerr, Donna Leverone
译者 刘 娜 张抗怀 问媛媛

基础概述

高血压被定义为动脉血压（BP）持续升高。BP 是外周血管阻力（PVR）和心输出量（CO）的乘积，PVR 或 CO 升高都可导致高血压。神经激素系统如肾素 – 血管紧张素 – 醛固酮系统（RASS），交感神经系统（SNS）异常和钠、钙及利尿钠激素失调与高血压的病理生理学相关（表 1 – 1）。高血压（的病因）通常是多因素的，因此控制高血压通常需要多种降压药物联合使用。血压的降低伴随着心血管风险的降低。收缩压（SBP）降低 2mmHg，缺血性心脏病或其他血管性疾病的病死率降低 7%，卒中的病死率降低 10%。由于导致血压升高的原因未知，大部分高血压患者被认为是患有原发性高血压，不到 10% 的患者患有继发性高血压（表 1 – 2）。

诊断

在非同日两次或多次的临床测量中，两次或多次测得血压值的平均值升高，可诊断为高血压。

表 1 – 1 高血压的病理生理学

BP = PVR × CO	
CO = HR × SV	
外周血管阻力	**心输出量增加**
RAAS 的过度刺激	过量摄入钠导致的血容量增加
SNS 过度兴奋	肾脏钠潴留导致血容量增加
细胞膜先天性改变	RAAS 的过度刺激
内皮细胞源性因素	SNS 过度兴奋
肥胖或代谢综合征导致的高胰岛素血症	

缩写：BP，血压；CO，心输出量；HR，心率；PVR，外周血管阻力；RAAS，肾素 – 血管紧张素 – 醛固酮系统；SNS，交感神经系统；SV，每搏输出量

表 1 – 2 继发性高血压的原因

确定原因
慢性肾脏疾病
主动脉狭窄
库欣综合征和其他糖皮质激素过量状态，包括长期服用类固醇治疗
药物引起或药物相关
尿路梗阻
睡眠呼吸暂停
嗜铬细胞瘤
原发性醛固酮增多症和其他盐皮质激素过量状态
肾血管性高血压
甲状腺或甲状旁腺疾病
相关疾病
紧张
慢性疼痛
过度饮酒
高胰岛素血症
肥胖
睡眠呼吸暂停
吸烟
药物治疗
抗抑郁药（MOAIs、SNRIs、TCAs）
β 受体阻滞剂或中枢 α 受体激动剂（突然停药时）
环孢素
红细胞生成素
甘草
非甾体抗炎药（NSAIDs）
口服避孕药
拟交感神经药
类固醇

缩写：MAOIs，单胺氧化酶抑制剂；SNRIs，5 – 羟色胺和去甲肾上腺素再摄取抑制剂；TCAs，三环类抗抑郁药

点击 http://www.mhpharmacotherapy.com/ 上的评论标签，查看完整的书籍参考资料，同时可获得两次可评分的互动练习测试。

根据测得血压值对患者的高血压进行分类。2013年美国高血压预防、检测、评估与治疗联合委员会第8次报告(JNC8)、美国高血压学会(ASH)、国际高血压协会(ISH)分别更新了高血压指南。根据美国心脏病学会(AHA)和ASH/ISH指南,高血压的诊断分级仍然是合适的,见表1-3。AHA发布了准确血压测量的明确标准。不准确的血压评估会导致治疗不足和过度治疗,也是假性顽固性高血压的常见原因。

随着年龄的增长,收缩压(SBP)和舒张压(DBP)的重要性发生变化。人的一生中SBP进行性增加,而舒张压增长直到约50岁,然后进入平台期。在50岁,之前舒张期高血压常见,可以是单纯舒张期高血压,也可合并收缩期高血压。50岁之后,收缩期高血压占多数,而收缩期高血压是一项重要的心血管危险因素。收缩期高血压较舒张期高血压更难控制。

评估

对高血压患者的评估,需要辨别影响预后和指导治疗的心血管危险因素及并发疾病。可以通过获取详细病史,体格检查,常规实验室检查和诊断程序来完成评估。

治疗

生活方式调节

与高血压进展相关的生活因素包括超重,高盐饮食,饮酒,缺乏运动,蔬菜、水果和钾摄入不足,吸烟。调节生活方式可延缓高血压的进展,加强降压药物疗效并降低心血管事件发生的风险。尽管支持生活习惯和心血管风险相关的证据确凿,对部分患者来说实现生活方式的改变仍是阻力重重,不依从率很高。表1-4列出了利于降压的生活方式调节方法,重点是饮食、运动、戒烟和限酒。

饮食

制订高血压防治饮食计划有助于预防和治疗高血压。其建议包括在保持低胆固醇、低饱和脂肪和低总脂肪饮食的同时,多摄取蔬菜、水果和低脂乳制品;饮食应富含钾、钙并低钠。每日摄入的钠最好不超过2.4g。

表1-3　血压分级

BP 分级	SBP(mmHg)	DBP(mmHg)	干预	开始联合治疗
正常	<120	<80	调整生活方式	N/A
高血压前期	120~139	80~89	调整生活方式	N/A
高血压1级	140~159	90~99	药物治疗+调整生活方式	≥160mmHg 或≥100mmHg
高血压2级	≥160	≥100	药物治疗+调整生活方式	已经进行联合治疗

缩写:DBP,舒张压;SBP,收缩压

表1-4　改变生活方式以预防和管理高血压[a]

改变生活方式	建议	收缩压降低范围[b]
减重	保持正常体重(体重指数在18.5~24.9kg/m²)	5~20mmHg/10kg
坚持DASH饮食计划	饮食中应富含水果、蔬菜和低脂乳制品,减少饱和脂肪和总脂肪的摄入	8~14mmHg
低钠饮食	减少钠盐的摄入,每日摄入不超过2.4g钠或6g氯化钠	2~8mmHg
运动	坚持规律的有氧运动,如快步走(一周多天,至少30min/d)	4~9mmHg
限制饮酒	对大多数男性,每天酒精摄入不超过两杯(相当于720mL啤酒,300mL葡萄酒,或90mL酒精度80度的威士忌);对于女性或轻体重人群,每天不超过一杯	2~4mmHg

a. 为降低整体心血管风险,需戒烟

b. 实施生活方式调节具有剂量和时间依赖性,在某些个体中其作用会更明显

缩写:DASH,dietary approaches to stop hypertension,高血压防治饮食;SBP,收缩压

运动

由于超重和肥胖可以增加患有高血压、高脂血症和糖尿病的风险,所以缺乏体育活动是一项重要的心血管疾病危险因素。对于大部分超重人群,体重减少 4.54kg 能降低血压并防止高血压的进展。应鼓励患者保持正常体重。除了存在运动禁忌或残疾的情况,高血压患者每周的大多数日子都应进行规律的有氧运动(如快步走至少 30min/d)。

饮酒

过量饮酒可升高血压。酒精摄入应限制乙醇量在 1 盎司(30mL)以下,对于多数男性相当于每天两杯,对于女性和低体重者相当于每天一杯(15mL)。

治疗目标

高血压的管理目标是降低发病率和病死率。大部分高血压患者在 SBP 达标时 DBP 也可达标。表 1 - 5 列出了针对特定患者群体的推荐降压目标。血压降至 140/90mmHg 以下和心血管并发症的减少相关。对于 60 岁以上不伴有糖尿病或慢性肾脏疾病的患者,JNC8 指南建议药物初始治疗时机和降压目标是 150/90mmHg。对于合并糖尿病或肾脏疾病的患者,降压目标为 130/80mmHg以下。AHA 对下列患者群体提出了更为严格的降压目标:冠心病高风险、稳定性心绞痛、不稳定性心绞痛和 ST 段抬高型心肌梗死。另外,BP 指南建议对于左室功能不全的患者血压应控制在低于120/80mmHg。临床研究显示,降压治疗可以减少下列疾病的发生率:①卒中,平均降低 35% ~40%;②心肌梗死(MI),平均降低 20% ~25%;③心力衰竭(HF),平均降低 50%。对于高血压 1级(收缩压 140 ~ 159mmHg 和/或舒张压 90 ~99mmHg)合并其他心血管危险因素的患者,收缩压降低 12mmHg 持续 10 年以上,每治疗 11 人,将预防 1 人死亡;而对于已存在心血管疾病或靶器官损伤的患者,同样降低血压 10 年后,仅治疗 9人,就可以预防 1 例死亡。

药物治疗

一些抗高血压药物用于降压治疗并且可以拮抗高血压的病理生理过程。表 1 - 6 列出了重点的药物特点,同时表 1 - 7 提供了抗高血压药物列表。

对于非黑人群体(包括糖尿病患者),初始治疗应包括噻嗪类利尿剂、钙通道阻滞剂、血管紧张素转化酶抑制剂或血管紧张素受体阻滞剂。对于黑人群体(包括糖尿病患者),初始治疗应包括噻嗪类利尿剂或钙通道阻滞剂。年龄大于 18 岁伴有慢性肾病患者初始治疗应包括 ACEI 或 ARB 类药物。β 受体阻滞剂通常不推荐用于初始治疗,除非患者有强适应证(如冠心病或左心室功能不全)。指南建议,当收缩压高于目标值 20mmHg 以上或舒张压高于目标值 10mmHg 以上时应采用联合治疗。

表 1 - 5 降压目标建议

条件	收缩压目标(mmHg)	舒张压目标(mmHg)	证据来源
无并发症高血压 ≥60 岁	<150	<90	JNC,ASH/ISH
无并发症高血压 <60 岁	<140	<90	JNC,ASH/ISH[a]
糖尿病[b]	<140	<90	AHA2007 JNC,ASH/ISH
肾脏疾病	<140	<90	JNC,ASH/ISH
心衰	<130	<80	JNC
	<120	<80	AHA
冠心病高风险	<130	<80	AHA
UA,NSTEMI,STEMI	<130	<80	AHA

a. 在单纯高血压的治疗中,ASH/ISH 没有将年龄考虑在治疗目标中

b. 不同指南(AHA2007,美国糖尿病协会 2014)可能有不同的 SBP 和/或 DBP 目标值建议

缩写:AHA,美国心脏协会;ASH/ISH,美国高血压协会/国际高血压协会;CAD,冠心病;DBP,舒张压;JNC8,第八届高血压预防、诊断、评估和治疗的国际联合委员会;NSTIMI,非 ST 段抬高型心肌梗死;SBP,收缩压;STEMI,ST 段抬高型心肌梗死;UA,不稳定型心绞痛

药物分类

噻嗪类利尿剂

对于因容量负荷和外周血管阻力增加所致高血压的老年人和黑人,噻嗪类利尿剂特别有效。肾损伤患者,应用噻嗪类利尿剂效果不佳。对于肌酐清除率接近或低于 30mL/min 的患者,噻嗪类利尿剂无效,这时需要更换(或加用)一种袢利尿剂。25mg 氢氯噻嗪或 12.5 ~ 25mg 氯噻酮可以被很好地耐受,增加剂量降压作用增加不明显,反而会增加不良反应。噻嗪类利尿剂的副作用包括糖

代谢障碍、血脂异常、高尿酸、性功能障碍并可能发生肾结石。不同于袢利尿剂,噻嗪类增加肾小管对钙的重吸收。应用噻嗪类利尿剂需要进行常规实验室监测,以确保电解质、尿酸、血脂和血糖保持在正常水平(表1-6)。

其他利尿剂

袢利尿剂也可引起血脂、血糖和电解质的异常;因此需要进行实验室监测以发现这些暂时性效应。一个重要的差别是:袢利尿剂增加钙的排出,而噻嗪类利尿剂则降低钙排出。

保钾利尿剂,如阿米洛利或氨苯蝶啶,可作为联合药物以抵消低血钾。这类药物不作为单药治疗高血压。

醛固酮拮抗剂仅用于治疗难治性高血压、醛固酮增多症或具有强适应证(如心衰或心肌梗死后)的患者。这类药物可导致致命的高钾血症,特别是当患者血钾高于基线水平、患有慢性肾脏疾病或合并使用其他升血钾药物时。

表 1-6 口服降压药的详细资料

分类	作用机制	不良反应	禁忌证	监测指标[a]
噻嗪类利尿剂	通过抑制远曲小管近端 Na^+/Cl^- 离子交换,增加 Na^+、Cl^-、H_2O 的排出;通过减少细胞外液容积,降低外周血管阻力而降压	糖代谢紊乱 脂代谢紊乱 电解质紊乱 ($\downarrow K^+$,Mg^{2+},Cl^-,HCO_3^-;$\uparrow UA$,Ca^{2+})	无尿 噻嗪类或磺胺类过敏	血糖 血脂 电解质(K^+,Mg^{2+},Ca^{2+}) BUN/Scr UA
袢利尿剂	通过干扰 Cl^- 与 $Na^+/K^+/2Cl^-$ 协同转运体系统的结合,抑制 Na^+ 和 Cl^- 在亨氏袢升支的重吸收;肾血管舒张,降低肾血管阻力;降低外周血管阻力;通过降低左心室充盈压可以使充血性心力衰竭患者获益	糖代谢紊乱 胆固醇和甘油三酯升高 电解质紊乱($\downarrow Na^+$,Cl^-,K^+,Ca^{2+},Mg^{2+} 和 HCO_3^-;$\uparrow UA$)	无尿	听力 血糖 BUN/Scr 血清电解质 UA 血脂
保钾利尿剂	抑制肾远曲小管的 Na^+/K^+ 交换;直接抑制钠转运,从而建立跨膜电势差,阻滞钾在远曲小管的被动转运;增加尿中电解质和水的排泄,引起轻微的利尿效应	糖代谢紊乱 对脂代谢的不良影响 电解质紊乱($\downarrow Na^+$,Ca^{2+},HCO_3^- 和 Cl^-;$\uparrow K^+$) 备注:氨苯蝶啶降低 Mg^{2+},阿米洛利增加 Mg^{2+}	无尿 肝病 肾衰竭 高钾血症	血糖 血脂 血清电解质 BUN/Scr UA
醛固酮拮抗剂	抑制醛固酮在远曲小管的作用,增加 Na^+、Cl^- 和 H_2O 的排出,降低 K^+、氨和磷的排出	电解质紊乱,螺内酯导致男性乳房发育和乳房疼痛	无尿 高血钾 肾衰竭	BUN/Scr 血清电解质
β受体阻滞剂	降低静息和活动时心率、心输出量、收缩压和舒张压;降低中枢交感神经兴奋和减少肾脏释放肾素;当交感神经张力降低时,具有内在拟交感活性的 β 受体阻滞剂刺激 β 受体;也可阻断 α 受体或增加 NO 含量,进而降低外周血管阻力	运动不耐受 疲劳 心动过缓 性功能障碍 抑郁 肢冷 气道反应加重 外周血管疾病加重 糖代谢异常 甘油三酯升高 HDL 降低	房室传导阻滞 心源性休克 心衰 低血压	心率 血压 ECG

分类	作用机制	不良反应	禁忌证	监测指标[a]
血管紧张素转化酶抑制剂	通过抑制血管紧张素转化酶活性,阻断血管紧张素 I 向血管紧张素 II 转化;通过扩张动脉降低总外周血管阻力,也抑制激肽酶 II(相当于ACE),这是一种降解缓激肽的酶,缓激肽是强效的血管舒张剂	咳嗽 血管性水肿 高血钾 肾功能恶化	血管性水肿 ACEI 过敏 妊娠	BUN/Scr 电解质(K$^+$,Na$^+$)
血管紧张素受体阻滞剂	在 AT$_1$ 受体亚型拮抗血管紧张素 II 的作用,降低全身血管阻力	血管性水肿 高血钾 肾功能恶化	妊娠	BUN/Scr 电解质(K$^+$,Na$^+$)
钙通道阻滞剂:非二氢吡啶类	抑制心肌细胞和血管平滑肌细胞膜外的 Ca^{2+} 内流;细胞内钙降低可抑制平滑肌收缩,导致冠脉和全身动脉舒张	心动过缓 便秘 牙龈增生 因负性肌力作用加重心力衰竭	急性心肌梗死 房室传导阻滞 心源性休克 心衰 低血压 短 P – R 综合征 病态窦房结综合征 心室功能障碍 室性心动过速 预激综合征	ECG ECHO LFTs
钙通道阻滞剂:二氢吡啶类	抑制血管平滑肌细胞外 Ca^{2+} 内流;细胞内钙离子降低可抑制平滑肌细胞收缩,主要导致动脉舒张	剂量依赖性外周水肿 头痛 潮红	二氢吡啶类过敏	水肿 血压
α$_1$ 受体阻滞剂	通过选择性、竞争性抑制血管突触后 α$_1$ 肾上腺素能受体,导致外周血管舒张,继而降低外周血管阻力	轻度性功能障碍 鼻塞 体位性低血压	α 受体阻滞剂过敏	血压(初始用药90 分钟内,在立位和坐位可能出现晕厥)
中枢 α$_2$ 受体阻滞剂	拮抗髓质突触前 α$_2$ 受体,抑制交感神经传出和张力;抑制交感神经传出通路,降低心、肾和外周血管张力;降低外周阻力	心动过缓 口干 体位性低血压 皮疹(透皮贴剂) 反跳性高血压	过敏	血压(立位和坐位) 心率
直接血管扩张剂	直接舒张动脉血管平滑肌,减少外周阻力;所有直接血管扩张剂会产生代偿性的交感神经兴奋,包括心率加快、每搏输出量和心输出量增加,并显著增加血浆肾素活性,从而导致钠和水的重吸收增加	体位性低血压 反射性心动过速(β 受体阻滞剂可减弱此效应) 钠重吸收增加(袢利尿剂可使其减弱) 米诺地尔:多毛症 肼苯哒嗪:药源性狼疮	米诺地尔:嗜铬细胞瘤 肼苯哒嗪:冠心病,风湿性心脏病	BUN/Scr 肼苯哒嗪:抗核抗体(ANA)

a. 所用降压药的疗效评估需要密切监测血压和心率

缩写:ACEIs,血管紧张素转化酶抑制剂;BBs,β 受体阻滞剂;BUN,血尿素氮;Ca^{2+},钙离子;CCBs,钙通道阻滞剂;Cl$^-$,氯离子;ECG,心电图;ECHO,心脏超声;HCO$_3^-$,碳酸氢盐;H$_2$O,水;ISA,内在拟交感活性;K$^+$,钾离子;Mg^{2+},镁离子;Na$^+$,钠离子;Scr,血清肌酐;UA,尿酸

表 1 - 7 口服降压药物[a]

分类	药物（商品名）	剂量范围 mg/d[b]	频次[b]	最常见的给药方式
噻嗪类利尿剂[c]	氯噻嗪（Diuril）	125 ~ 500	1 ~ 2	PO, IV
	氯噻酮（非专利药）	12.5 ~ 25	1	PO
	氢氯噻嗪（Microzide, HydroDIURIL）	12.5 ~ 50	1	PO
	吲达帕胺（Lozol）	1.25 ~ 2.5	1	PO
	美托拉宗（Mykrox）	0.5 ~ 1.0	1	PO
	美托拉宗（Zaroxolyn）	2.5 ~ 5	1	PO
袢利尿剂	布美他尼（Bumex）	0.5 ~ 2	2	PO, IV
	呋塞米（Lasix）	20 ~ 80	2	PO, IV
	托拉塞米（Dyrenium）	2.5 ~ 10	1	PO, IV
保钾利尿剂[c]	阿米洛利（Midmor）	5 ~ 10	1 ~ 2	PO
	氨苯蝶啶（Dyrenium）	50 ~ 100	1 ~ 2	PO
醛固酮拮抗剂[c]	依普利酮（Inspra）	50 ~ 100	1	PO
	螺内酯（Aldactone）	25 ~ 50	1	PO
BBs[c]	阿替洛尔（Tenormin）	25 ~ 100	1	PO, IV
	倍他洛尔（Kerlone）	5 ~ 20	1	PO
	比索洛尔（Zebeta）	2.5 ~ 10	1	PO
	美托洛尔（Lopressor）	50 ~ 100	1 ~ 2	PO, IV
	美托洛尔缓释（Toprol XL）	50 ~ 100	1	PO
	纳多洛尔（Corgard）	40 ~ 120	1	PO
	普萘洛尔（Inderal）	40 ~ 160	2	PO, IV
	长效普萘洛尔（Ideral LA）	60 ~ 180	1	
	噻吗洛尔（Blocadren）	20 ~ 40	2	PO
内在拟交感活性 BBs	醋丁洛尔（Sectral）	200 ~ 800	2	PO
	喷布洛尔（Levatol）	10 ~ 40	1	PO
	吲哚洛尔（非专利药）	10 ~ 40	2	PO
α 受体兼 β 受体阻滞剂[c]	卡维地洛（Coreg）	12.5 ~ 50	2	PO
	拉贝洛尔（Normodyne, Trandate）	200 ~ 800	2	PO, IV
β 受体阻滞剂伴有 NO 活性	奈必洛尔（Bystolic）	5 ~ 40	1	PO
ACEI[c]	贝那普利（Lotensin）	10 ~ 40	1	PO
	卡托普利（Capoten）	25 ~ 100	2	PO
	依那普利（Vasotec）	5 ~ 40	1 ~ 2	PO
	福辛普利（Monopril）	10 ~ 40	1	PO
	赖诺普利（Prinivil, Zetrill）	10 ~ 40	1	PO
	莫西普利（Univasc）	7.5 ~ 30	1	PO
	培哚普利（Aceon）	4 ~ 8	1	PO
	喹那普利（Accupril）	10 ~ 80	1	PO
	雷米普利（Altace）	2.5 ~ 20	1	PO
	群多普利（Mavik）	1 ~ 4	1	PO

分类	药物（商品名）	剂量范围 mg/d[b]	频次[b]	最常见的给药方式
血管紧张素受体阻滞剂[c]（ARBs）	坎地沙坦（Atacand）	8～32	1	PO
	依普沙坦（Teveten）	400～800	1～2	PO
	厄贝沙坦（Avapro）	150～300	1	PO
	氯沙坦（Cozaar）	25～100	1～2	PO
	奥美沙坦（Benicar）	20～40	1	PO
	替米沙坦（Micaedis）	20～80	1	PO
	缬沙坦（Diovan）	80～320	1～2	PO
直接肾素抑制剂[c]	阿利吉仑（Tektuma）	150～300	1	PO
CCBs：非二氢吡啶类[c]	地尔硫草缓释剂（Cardizem CD，Dilacor XR，Tiaizac）	180～420	1	PO,IV[d]
	地尔硫草缓释剂（Cardizem LA）	120～540	1	
	维拉帕米速释剂（Calan，Isoptin）	80～320	2	
	维拉帕米长效制剂（Calan SR，Isoptin SR[c]）	120～480	1～2	
	维拉帕米（Covera HS，Verelan PM）	120～360	1	
CCBs：二氢吡啶类[c]	氨氯地平（Norvasc）	2.5～10	1	
	非洛地平（Plendil）	2.5～20	1	
	依拉地平（Dynacirc CR）	2.5～10	2	
	尼卡地平缓释剂（Cardene SR）	60～120	2	
	硝苯地平长效制剂（Adalat CC，Procardia XL）	30～60	1	
	尼索地平（Sular）	10～40	1	PO
α$_1$ 受体阻滞剂	多沙唑嗪（Cardura）	1～16	1	PO
	哌唑嗪（Minipress）	2～20	2～3	PO
	特拉唑嗪（Hyrtin）	1～20	1～2	PO
中枢 α$_2$ 受体阻滞剂	可乐定（Catapres）	0.1～0.8	2	PO,IV
	可乐定贴剂（Catapres–TTS）	0.1～0.3	1/wk	经皮
	甲基多巴（Aldomet）	250～1000	2	PO,IV
	利血平（非专利药）	0.1～0.25	1	
	胍法辛（Tenex）	0.5～2	1	
直接血管扩张剂	肼苯哒嗪（Apresoline）	25～100	2	PO,IV
	米诺地尔（Loniten）	2.5～80	1～2	PO

a. 对于一些采用每日一次给药的患者，降压效果在给药间隔的末期可能会减弱（波谷效应）

b. 针对口服剂型的剂量范围和使用频次

c. 这类药物可见于复合制剂中

d. 地尔硫草有注射用粉针剂

应在服药前测量血压以评估血压控制是否满意。根据血压监测情况，有时需要考虑增加药物剂量或频次

本表所列剂量可能与《临床医生案头参考》（57th ed）有所不同

缩写：ACEIs，血管紧张素转化酶抑制剂；BBs，β受体阻滞剂；CCBs，钙通道阻滞剂；ISA，内在拟交感活性；NO，一氧化氮

ACEIs

血管紧张素转化酶抑制剂（ACEIs）与血管紧张素Ⅰ竞争血管紧张素转化酶并抑制血管紧张素Ⅰ向血管紧张素Ⅱ转化（表1-6）。另外，ACEIs 抑制激肽酶Ⅱ作用，激肽酶Ⅱ会使强效舒血管物质缓激肽降解为无活性肽。ACEIs 可抑制缓激肽降解，缓激肽诱导的血管扩张，具有降压和心血管保护作用。缓激肽与 ACEI 诱发的咳嗽和血管水肿相关。ACEIs 临

床应用的强适应证列于表1-8。

表1-8　降压药的强适应证

	利尿剂	BB	ACEI	ARB	CCB	AA
心力衰竭	√	√	√	√		√
心肌梗死后		√	√	√		√
冠心病风险	√	√	√		√	
DM	√	√	√	√	√	
肾脏疾病			√	√		
预防中风复发	√		√	√		

缩写：AA,醛固酮拮抗剂；ACEI,血管紧张素转化酶抑制剂；ARB,血管紧张素Ⅱ受体阻滞剂；BB,β受体阻滞剂；CCB,钙通道阻滞剂；DM,糖尿病

血管紧张素受体阻滞剂

血管紧张素受体阻滞剂（ARBs）通过与AT$_1$受体亚型结合，选择性阻断血管紧张素Ⅱ作用。现已确定两种血管紧张素Ⅱ受体AT$_1$和AT$_2$。ARBs通过选择性阻断组织内（如血管平滑肌和肾上腺）的AT$_1$受体，阻断血管紧张素Ⅱ引起的血管收缩、炎症反应和醛固酮分泌作用。ARBs不影响缓激肽代谢，因此不会引起咳嗽。应用ACEI发生咳嗽的患者，ARB可作为安全的替代药物。ARBs可以引起血管性水肿，但发生率低于ACEIs。

虽然ACEIs初始治疗会抑制血管紧张素Ⅱ水平，但是其他酶最终会恢复血管紧张素Ⅱ的产生。这种血管紧张素Ⅱ的非ACE生成通路被视为"ACE逃逸"，推动了新的研究设计，以评估ACEI联合ARB的获益。然而，ACEI联合ARB的方案不推荐用于治疗单纯高血压。

钙通道阻滞剂

二氢吡啶类（DHP）和非二氢吡啶类（NDHP）钙通道阻滞剂（CCBs）已被证实可有效降低血压，并且在减少心血管事件方面与其他类型降压药物作用相当。CCBs引起血管舒张并降低总外周阻力。NDHPs可降低心率，减慢房室传导，需慎用于使用β受体阻滞剂的患者。DHP治疗可引起初始反射性心动过速，然而缓释硝苯地平和氨氯地平很少见。短效CCBs（硝苯地平速释剂型）由于会导致快速大幅度的血压波动，并具有潜在的心血管事件风险，在临床上应避免使用。由于对不同部位钙通道（外周VS心脏）的拮抗作用，CCBs的副作用表现多样。CCBs的主要特点见

表1-6和1-8。

β受体阻滞剂

β受体阻滞剂有多种类型，如非选择性、心脏选择性、有内在拟交感活性、α受体阻断活性和一氧化氮活性（表1-6）。高血压伴有强适应证如偏头痛、心律失常、心绞痛、心肌梗死或心力衰竭的患者可以考虑使用BBs进行降压。不存在强适应证时，BBs作为一线治疗劣于其他降压药物。BBs的主要特点见表1-6和1-8。

其他药物

- α受体阻滞剂如多沙唑嗪、特拉唑嗪和哌唑嗪，作为伴有前列腺增生（BPH）患者的首选药物。
- 作用于中枢的药物（如可乐定）和直接血管扩张剂（如米诺地尔、肼苯哒嗪）作为对螺内酯无效或存在禁忌或既往不良反应史或过敏的难治性高血压患者的首选药物。
- 当使用直接血管扩张剂治疗难治性高血压时，通常需要使用BBs和利尿剂来对抗直接血管扩张剂引起的反射性心动过速和液体潴留。
- 阿利吉仑阻滞肾素酶活性继而干扰血管紧张素原向血管紧张素Ⅰ的转换。与其他抗高血压药物（如ACEI或ARBs）同样有效，与利尿剂、CCBs合用效果较好。初步研究表明ACEI或ARB联合阿利吉仑有助于改善伴有心衰、蛋白尿和左心室肥厚患者的替代指标。

随访和监测

降压治疗开始后，患者需要每月复诊直到血压达标。对于高血压2级、有复杂并发症或存在实验室指标受治疗影响的患者，更应密切复诊。一旦血压达标，复诊时间可延长至每3~6个月。血清肌酐和电解质应每年监测1~2次，对于伴有慢性肾脏疾病的患者应更频繁。存在并发症如心力衰竭、糖尿病和需要实验室监测的患者应密切随诊。也应监测其他心血管危险因素并治疗至达标，特别是戒烟。

特殊人群

糖尿病

高血压和糖尿病往往同时存在并且二者都显著增加心血管疾病的风险，包括卒中、进行性肾脏疾病和视网膜病变。在糖尿病患者中高血压的发

生是不成比例的,反过来也是同样的,高血压患者5年内进展至患有糖尿病的概率是血压正常人的2.5倍。总之,合并高血压和糖尿病的患者应确保个体化的血压控制。几大类降压药物(如利尿剂、ACEI、BBs、ARBs 和 CCBs)降低 1 型和 2 型糖尿病患者风险的有效性已被证实。每种药物都可以用于高血压伴糖尿病的患者,然而 ACEI 或 ARB 是首选药物。大部分伴有糖尿病的患者需要两种或更多的药物联合控制血压。最合理的联合方案包括一种 ACEI/ARB 联合一种利尿剂或 CCB。

慢性肾脏疾病

超过 70% 的慢性肾病(CKD)患者伴有高血压,CKD 定义为肾小球滤过率(GFR)低于 60mL/(min·1.73m^2)或出现蛋白尿(> 300mg/d 或 200mg/g 肌酐)。年龄相关的肾功能减退与高血压密切相关,积极控制血压对于防止疾病进展为终末期肾病、透析、肾移植意义重大。多数患者可选用一种 ACEI 或 ARB 联合利尿剂治疗。当 GFR 明显降低时[<30mL/(min·1.73m^2)]可使用袢利尿剂替代噻嗪类利尿剂。

虽然 ACEIs 和 ARBs 被推荐用于控制慢性肾病患者的血压,在初始治疗时 GFR 可能会有小幅度的降低。血管紧张素 II 负责维持出球小动脉张力,使用 ACEI/ARB 治疗会短暂降低出球小动脉张力并导致 GFR 降低;这是血流动力学导致的GFR 下降,并不代表肾损伤。对于经历短暂 GFR降低的患者,其血清肌酐值增加应不超过 30%,且通常会在 4 周后稳定或恢复正常,这类患者应该继续治疗。如肌酐值升高超过 30% 或 4 周后没有达到稳定,应寻找其他原因(如使用 NSAIDs 或血容量不足)并予以纠正。比较罕见的双侧肾动脉狭窄可能是罪魁祸首。

心力衰竭

高血压使心衰的发生风险增加了两倍,并且90% 的心衰患者有高血压病史。在心衰状态下,交感神经系统和肾素 - 血管紧张素系统都过度激活,这也导致了疾病的进展。鉴于上述原因,ACEIs、ARBs 和 BBs 是心衰治疗的基石。如无禁忌,这些药物应常规用于心衰患者以降低发病率和病死率。体液潴留是心衰的标志,应用袢利尿剂控制容量是非常必要的。但袢利尿剂并不能改善生存率,只用于改善症状。醛固酮拮抗剂螺内酯和依普利酮可以减少晚期(纽约心脏协会分级

III 级和 IV 级)心衰患者的发病率和病死率。由于导致高血钾风险,肾功能不全患者应慎用螺内酯和依普利酮。对于心衰患者降压目标值尚无权威建议,现有证据支持降低血压可以获益。

缺血性心脏病

高血压可增加冠脉事件风险和促进冠脉硬化进展。因此,降低血压会减少缺血事件并延缓缺血性心脏病患者向动脉粥样硬化疾病进展。尽管降低血压通常可以改善预后,但应维持舒张压高于 55 ~ 60mmHg,低舒张压会增加冠脉疾病事件风险,这是由于低舒张压会影响心脏舒张期的冠脉充盈。还未在收缩压中发现这种 J 型曲线现象。

心绞痛患者,应使用 BBs 降低心率和血压,缓解心绞痛症状,改善生存率。如果由于存在心动过缓、房室传导阻滞、严重的气道反应或外周动脉疾病而不适合使用 BB,可考虑使用 DHP 或 NDHP CCBs。

脑血管疾病

高血压导致缺血性脑卒中、出血性脑卒中和痴呆的风险上升。控制血压是预防脑血管疾病最重要的因素。没有具体药物或药物种类被确定为降压的优选药物,但推荐使用利尿剂、ACEIs 和 ARBs。

在急性卒中时,控制血压的理想策略尚不明确。急性卒中后,如果收缩压 >220mmHg 或舒张压在 120 ~ 140mmHg,应谨慎地降低 10% ~ 15%。同时应密切监测神经功能,警惕其恶化。

难治性高血压

难治性高血压定义为:应用足量的包括利尿剂在内的 3 种适当的降压药物,仍不能使血压达标。该定义的前提条件是患者坚持药物和生活方式治疗,并且使用了适合其肾功能状态的利尿剂。难治性高血压由多种因素导致,包括药物因素和非药物因素(表 1 - 9)。血压测量不准确是假性高血压的常见原因。例如,肥胖患者使用过小的袖带测量血压会导致血压被过高估测;对于晚期动脉粥样硬化性血管疾病的患者,由于钙化会导致肱动脉不易压缩而测量值偏高。

血压短暂升高发生在医疗机构,被称作白大衣高血压,表现为在医疗机构测得血压升高但家庭自测血压正常;这种现象可以使用动态血压监测或家庭血压测量进行记录。容量超负荷常常引起难治性高血压,幸运的是利尿剂可以缓解这种类型的高血压。

表 1-9 导致难治性高血压的原因

不正确的血压测量
容量超负荷
钠摄取过多
肾脏疾病导致的体液潴留
利尿治疗不足
治疗不依从
剂量不足
药物联用不恰当
非甾体抗炎药;COX-2抑制剂
可卡因、苯丙胺类、其他违禁药物
拟交感药物(减充血剂、食欲抑制药物)
口服避孕药
肾上腺皮质激素
环孢素和他克莫司
促红细胞生成素
甘草(包括一些咀嚼烟草)
非处方膳食补充剂或药物(如麻黄、麻黄类药物、酸橙)
相关疾病
肥胖
过量摄入酒精

药物相互作用是引起难治性高血压的常见原因。非甾体抗炎药(NSAIDs)、类固醇激素、拟交感神经药(如感冒药)和非传统疗法可能会升高血压或干扰降压药物。当可治疗的继发性高血压的因素还未查明时,应探求继发原因。在继发性高血压中,肾实质疾病是最常见的继发原因。

难治性高血压的其他治疗选择包括加用醛固酮和直接血管扩张剂或转诊至专科。

高血压危象

高血压急症的定义是血压 >180/120mmHg 伴有即将发生或进展的靶器官损害。这些患者易进展出高血压脑病、颅内出血、急性心肌梗死、急性左室功能不全伴肺水肿、不稳定性心绞痛、主动脉夹层动脉瘤或子痫。需要立即降压,但血压降低的程度和时间没有明确规定。当不存在靶器官损害但血压显著升高时,这种情况被定义为高血压亚急症。

高血压急症应在重症监护室给予非口服降压药物治疗并持续监测血压。治疗目标是避免心血管事件发生,并在开始治疗的 1 小时内使平均动脉压下降不超过 25%,如果血压稳定,在接下来的 2～6 小时将血压降至 160/(100～110)mmHg。应逐步降压以免促发缺血事件。在 24～48 小时内,逐步降低血压至正常。对于高血压亚急症,不需要即刻迅速降压,可使用速效口服制剂如卡托普利、拉贝洛尔或可乐定;然而并没有证据证明这些药物可以改善预后。经过上述治疗后,后续几天的随访观察很重要,以确保降压治疗效果并且没有发生低血压。另外,应调整或细化药物治疗方案并鼓励患者增加用药依从性。

女性

对于妊娠或备孕的女性禁忌使用 ACEIs 和 ARBs,因为其对胎儿有致畸风险。改变生活方式是妊娠女性治疗高血压的主要方式。当必须使用药物治疗时可选择甲基多巴,因为报道其有稳定子宫胎盘血流和胎儿血流动力学的作用,并且宫内暴露对儿童发育没有远期的不良影响。BBs 特别是拉贝洛尔可作为替代治疗。

少数民族

与其他种族相比,黑人高血压的发病更为常见、更为严重、起病更早并会导致更多的临床后遗症。墨西哥裔美国人和美国土著的血压控制率也表现不佳。少数民族可能对减轻体重和限制钠盐摄入有更好的应答,应鼓励实施干预措施。与白种人相比,黑种人使用阻断肾素-醛固酮系统的药物如 ACEIs、ARBs 和 BB 降低血压的幅度更小。

其他特殊因素

由于前列腺增生而致尿路梗阻的高血压患者,可以使用 α_1 受体阻滞剂,因为它们可以降低血压、扩张前列腺和尿道括约肌的平滑肌。α 受体阻滞剂可能会引起女性压力性尿失禁和老年患者的体位性低血压。

案例应用

1. 根据 JNC8 指南,对于一名 68 岁不伴有并发症的高血压患者,其降压目标值应在多少?

   a. <130/80mmHg

   b. <140/90mmHg

   c. <150/90mmHg

   d. <160/100mmHg

2. 下列哪一项对生活方式调节的建议是正确的？

　a. 最少减轻 6.75kg 体重

　b. 每日钠摄入不应超过 4g

　c. 对于女性，每日酒精摄入不要超过 2 杯，对于男性不超过 1 杯

　d. 一周多天且每天至少运动 30 分钟

　e. 采取低钾、低碳水化合物饮食

3. JD 是一位 55 岁的非裔美国女性，最近被诊断出患有高血压，平均血压 164/91mmHg。下列哪一项建议最适合 JD？

　a. 开始服用氢氯噻嗪并在 3 个月内复诊

　b. 开始服用美托洛尔并行家庭血压监测

　c. 由于多数高血压 2 期的患者使用一种降压药无法使血压达标，建议开始两联抗高血压治疗

　d. 首先嘱其进行生活方式调节，在 1 个月后复诊再决定是否需要药物治疗

　e. 使用可乐定贴剂，因为每周一贴可以增加患者的依从性

4. 为了控制血压 TM 开始服用一种新的药物。大约一周后她发现自己有持续咳嗽的症状。该症状可能是由下列哪种药物导致的？选出所有正确答案。

　a. Maxzide（氨苯蝶啶/氢氯噻嗪）

　b. Bystolic（奈比洛尔）

　c. Vasotec（依那普利）

　d. Aldactone（螺内酯）

　e. Catapres（可乐定）

5. 你已经找出引起咳嗽的原因。在下一次诊治时，TM 因无法耐受咳嗽想换一种药物。不幸的是，她忘记了复诊并在 6 个月后才来。在此期间她住院了并被诊断出患有 2 型糖尿病。不考虑医保和成本问题，下列哪种药物可推荐用于 TM？

　a. 更换为 Lopressor（酒石酸美托洛尔）

　b. 更换为 Atacand（坎地沙坦）

　c. 更换为 Altace（雷米普利）

　d. 更换为 Cardizem（地尔硫䓬）

　e. 继续使用当前药物，因为副作用通常会在 2 个月内消退

6. FS 是一名 50 岁的女性，她被诊断出患有骨质疏松和高血压。下列哪种药物在降压的同时可以改善 FS 的骨质疏松？

　a. Demadex（托拉塞米）

　b. Microzide（氢氯噻嗪）

　c. Capoten（卡托普利）

　d. Toprol XL（琥珀酸美托洛尔缓释片）

7. 下列关于生活方式调节（LSM）的叙述哪些是正确的？

　a. LSM 降低心血管疾病的风险

　b. LSM 降低肾脏疾病的风险

　c. LSM 降低发病率

　d. LSM 对预防（而不是治疗）高血压十分重要

8. 一位急诊患者的症状、体征提示高钾血症。电解质检测提示血清钾 6.7mmol/L。下列哪一种药物可能导致或加重电解质异常？选出所有正确答案。

　a. Bumex（布美他尼）

　b. Mavik（群多普利）

　c. Dyrenium（氨苯蝶啶）

　d. Aldactone（螺内酯）

　e. Cozaar（氯沙坦）

9. 对于联合使用 ACEI 和 ARB 的降压治疗，下列哪项说法正确？选出所有正确答案。

　a. 联合用药显著降低心血管事件的风险

　b. 联合用药增加高血钾的风险

　c. 联合用药比单药治疗更能有效控制血压

　d. 不推荐这种联合用药，因为这样不会减少心血管事件的风险

10. DL 是一名 35 岁的男性，最近被诊断出患有 2 型糖尿病、高血压、高脂血症和糖尿病肾病导致的性功能障碍。下列哪项两药联合方案最适合 DL 的初始降压治疗？

　a. 氨氯地平 + 赖诺普利

　b. 短效硝苯地平 + 群多普利

　c. 多沙唑嗪 + 氢氯噻嗪

　d. 吲哚洛尔 + 氯沙坦

　e. 氢氯噻嗪 + 赖诺普利

11. 一名 72 岁的男性 ER 前来就诊，他最近每天服用赖诺普利 40mg、氢氯噻嗪 25mg 和氨氯地平 10mg。他的家庭自测血压升高，诊室测得平均血压为 162/89mmHg，证实 ER 为高血压。他可以接受增加治疗除了进行低盐饮食（但是在问诊中发现他的饮食是合适的）。你同意启用螺内酯 25mg，每天一次。你需要告知患者的药物副作用是什么？

　a. 逆行射精

　b. 骤然停药会导致反跳性高血压

　c. 低钾血症

　d. 男性乳房发育症

12. 关于高血压的病理生理机制，下列哪项叙述正确？

　a. 大多数高血压患者有明确的继发因素，如醛固酮增多症

　b. 心输出量和外周血管阻力是决定血压的两个主要因素

　c. 每搏输出量和心率是决定血压的两个主要因素

　d. 对于老年人，心输出量升高，增加了高血压尤其是舒张压升高的风险

13. AC,46 岁,白人男性,既往有 2 型糖尿病病史(4 年)、肥胖和新发高血压。他进行了糖尿病治疗,目前 HbA1c 7.2%。6 周前开始每天使用赖诺普利 10mg,2 周后剂量增加至 20mg/d。最近 4 周未调整用药,诊室血压为 146/94mmHg,心率 67/min。下列哪项建议最适合 AC?

　　a.继续当前方案

　　b.停止赖诺普利,换用地尔硫䓬

　　c.停止赖诺普利,换用氢氯噻嗪

　　d.加用阿替洛尔

　　e.加用氨氯地平

14. TJ,64 岁,男性,有长期高血压病史,最近被诊断出患有慢性肾病,GFR 24mL/min。他正在服用雷米普利 10mg/d,血压 148/86mmHg,心率 58/min,血钾 5.1mEq/L。体格检查发现患者有轻度外周水肿,而超声提示无心力衰竭迹象(估测 EF 值 60%),但存在左室功能不全。此时下列哪一项建议最适合该患者?

　　a.继续当前治疗并规律监测血压

　　b.加用氢氯噻嗪 12.5mg/d

　　c.加用呋塞米 20mg/d

　　d.开始使用维拉帕米缓释剂 360mg/d

　　e.加用螺内酯 25mg/d

15. RH,47 岁,白人女性,最近 2 周内看了两次家庭医生,两次测得血压值接近(测量方法标准),平均值为 138/88mmHg。RH 无明显的病史或心血管疾病危险因素,她比较活跃且喜欢运动。下列哪项建议最适合 RH?

　　a.她应该在 3 个月内再次就诊来确定她是否有高血压,现在应该按照本章所列内容进行生活方式调节

　　b.应建议进行高强度减肥方案,随访两年

　　c.开始使用雷米普利治疗

　　d.开始使用阿替洛尔治疗

　　e.开始使用可乐定治疗

16. 对于存在高血钾危险因素且有高钾血症病史的患者,下列哪种药物是避免高血钾风险的理想治疗药物?

　　a.阿米洛利

　　b.氨氯地平

　　c.依那普利

　　d.螺内酯

　　e.缬沙坦

17. 下列哪种药物会升高血糖?选出所有正确答案。

　　a.氯噻酮

　　b.呋塞米

　　c.氢氯噻嗪

　　d.赖诺普利

　　e.普萘洛尔

18. FS,56 岁,男性,患有糖尿病并被诊断出患有高血压。经三次合适测量,他的平均诊室血压为 158/101mmHg。他目前没有进行治疗。下列哪种药物最适合用于 FS?

　　a.氯噻酮

　　b.喹那普利

　　c.贝那普利 + 氨氯地平

　　d.贝那普利 + 氯沙坦

　　e.阿替洛尔 + 氢氯噻嗪

19. 某患者在 6 月 1 日测得血压为 158/104mmHg,6 月 4 日测得血压为 150/110mmHg(分别在两次不同就诊时间测得,患者拒绝去急诊),该患者的血压诊断分级是什么?

　　a.正常

　　b.高血压前期

　　c.高血压 1 期

　　d.高血压 2 期

20. 应用氢氯噻嗪的患者必须监测哪种指标?选出所有正确答案。

　　a.肾功能

　　b.肝功能

　　c.电解质

　　d.尿酸

　　e.血糖

21. 对于难治性高血压患者应该考虑下列哪些问题?选出所有正确答案。

　　a.容量超负荷是常见原因

　　b.螺内酯可能有效

　　c.米诺地尔可能有效

　　d.可能需要袢利尿剂

要点小结

■ 高血压是一种常见且无症状的疾病,导致发病率和病死率增加。

■ 原发性高血压是最常见的高血压类型。

■ 应用 NASIDs、激素治疗和皮质类固醇等药物是继发性高血压的原因之一。

■ 生活方式调节是治疗有效的基础。限制钠摄入和增加钙钾摄入、增加运动量、戒烟限酒是重要的生活方式改变。

■ 对于多数患者来说,应考虑使用利尿剂作为初始治疗。

■ 在制订个体化治疗方案时,应考虑到某些并发症,如慢性肾病、糖尿病和心力衰竭。

■ ACEIs 和 ARBs 是治疗糖尿病、心力衰竭和心肌梗死后的基石。

■ BBs 对于伴有缺血性心脏病、心力衰竭、心肌梗死、心绞痛和心律失常的患者很重要,然而对于一般人群不推荐作为一线用药。

■ 使用利尿剂和肾素 – 血管紧张素系统阻滞剂的患者应监测肾功能和电解质水平。

■ 肾素 – 血管紧张素 – 醛固酮系统阻滞剂禁用于妊娠妇女。

■ 抗高血压药物的常见副作用包括运动耐力降低和疲劳(β 受体阻滞剂),心动过缓(β 受体阻滞剂和非二氢吡啶类钙通道阻滞剂),剂量相关的外周水肿(二氢吡啶类钙通道阻滞剂),电解质异常(利尿剂和 RAS 阻滞剂),咳嗽(ACEIs)和代谢紊乱(利尿剂和 β 受体阻滞剂)。

参考文献

Aronow WS, Fleg JL, Pepine CJ, et al. ACCF/AHA 2011 expert consensus document onhypertension in the elderly: a report of the American College of CardiologyFoundation Task Force on Clinical Expert Consensus documents developed incollaboration with the American Academy of Neurology, American GeriatricsSociety, American Society for Preventive Cardiology, American Society ofHypertension, American Society of Nephrology, Association of Black Cardiologists, and European Society of Hypertension. J Am CollCardiol, 2011,57:2037 – 2114.

Benowitz NL. Antihypertensive Agents//Katzung BG, Masters SB, Trevor AJ, et al. Basic & Clinical Pharmacology. 12th ed. New York, NY: McGraw – Hill,2012:chap11.

Go AS, Bauman MA, Coleman King SM, et al. An effective approach to high bloodpressure control: a science advisory from the American Heart Association, theAmerican College of Cardiology and the Centers for Disease Control andPrevention. Hypertension,2014,63:878 – 885.

James PA, Oparil S, Carter BL, et al. 2014 evidence – based guideline for themanagement of high blood pressure in a-dults: report from the panel membersappointed to the Eighth Joint National Committee (JNC 8). JAMA, 2014,311:507 – 520.

Mancia G1, Fagard R, Narkiewicz K, et al. 2013 ESH/ESC Guidelines for themanagement of arterial hypertension: the Task Force for the management of arterialhypertension of the European Society of Hypertension (ESH) and of the EuropeanSociety of Cardiology (ESC). J Hypertens, 2013,31:1281 – 1357.

Michel T, Hoffman BB. Treatment of Myocardial Ischemia and Hypertension//Brunton LL, Chabner BA, Knollmann BC, et al. Goodman & Gilman's ThePharmacological Basis of Therapeutics. 12th ed. New York, NY: McGraw – Hill,2011:chap 27.

National Institute for Health and Clinical Excellence. Hypertension: clinicalmanagement of primary hypertension in adults,2011. http://www. nice. org. uk/. Accessed June 5, 2014.

Rosendorff C, Black HR, Cannon CP, et al. Treatment of hypertension in the preventionand management of ischemic heart disease: a scientific statement from the AmericanHeart Association Council for High Blood Pressure Research and the Councils onClinical Cardiology and Epidemiology and Prevention. Circulation, 2007, 115: 2761 – 2788.

Saseen JJ, MacLaughhlin EJ. Hypertension//DiPiro JT, Talbert RL, Yee GC, et al. Pharmacotherapy: A Pathophysiologic Approach. 9thed. New York, NY: McGraw – Hill, 2014:chap 3.

Weber MA, Schiffrin EL, White WB, et al. Clinical practice guidelines for themanagement of hypertension in the community a statement by the American Societyof Hypertension and the International Society of Hypertension. J Hypertens,2014Jan,32(1):3 – 15.

第2章 | 血脂异常

Rebecca F. Edwards

译者 刘 娜 张抗怀

基础概述

总论

血脂异常是指总胆固醇(TC)、低密度脂蛋白胆固醇(LDL-C)、甘油三酯(TG)升高或高密度脂蛋白胆固醇(HDL-C)降低。LDL-C引起动脉粥样硬化炎症反应,导致富含脂质的巨噬细胞聚集,促进不稳定斑块形成。LDL升高的程度与动脉粥样硬化性心血管病(ASCVD)的进展风险呈正相关(1mg/dL:1%风险变化)。TG升高通过促凝作用和内皮功能损伤作用而间接产生促动脉粥样硬化作用。相反,由于可以反向运输胆固醇(将胆固醇由细胞壁递送至肝脏进行处置),HDL-C是一个负性预测ASCVD风险的指标(1mg/dL:2%风险变化)。另外,HDL-C可以抑制LDL-C氧化及血小板聚集与活化。

血脂异常是ASCVD的一个危险因素,ASCVD定义为冠心病、脑血管疾病或外周动脉疾病。在进展为血管疾病之前,血脂异常是无症状的。患者也可能出现行走时疼痛或痉挛、四肢发冷、气短、胸痛、大汗淋漓、言语或行动困难和猝死。重度高甘油三酯血症(TG>1000mg/dL)可导致上腹痛、恶心、呕吐和其他胰腺炎相关症状。

诊断

对于20岁以上的成年人,建议每5年检测一次空腹12小时后的血脂水平。美国国家胆固醇教育计划(NCEP)ATP Ⅲ对理想和异常血脂水平进行分类(表2-1)。如果非空腹检测,只有HDL-C和TC检测值准确,如果TC≥200mg/dL或HDL-C<40mg/dL,后续应进行空腹血脂水平检测(FLP)。LDL-C可以直接检测或使用Friedewald公式计算(LDL-C = TC-HDL-C-TG/5)。当TG>200mg/dL时计算结果的准确性降低,当TG>400mg/dL时计算结果不准确。

表2-1 TC,LDL-C,HDL-C和TG分类

TC	
<200mg/dL	理想
200~239mg/dL	临界高值
≥240mg/dL	高
LDL-C	
<100mg/dL	最佳
100~129mg/dL	接近或高于最佳值
130~159mg/dL	临界高值
160~189mg/dL	高
≥190mg/dL	非常高
HDL-C	
<40mg/dL	低
≥60mg/dL	高
TG	
<150mg/dL	正常
150~199mg/dL	临界高值
200~499mg/dL	高
≥500mg/dL	非常高

引自:Talbert RL, Talbert RL. Dyslipidemia//Dipiro JT, Talbert RL, Yee GC, et al. Pharmacotherapy: A Pathophysiologic Approach, 8th ed. New York: McGraw-Hill,2011:chap 28

应关注血脂异常的继发性原因,如肥胖、梗阻性肝脏疾病、库欣综合征、吸烟、酗酒、甲状腺功能减退、神经性厌食症、肾病综合征和未确诊/未控制的糖尿病。TG水平可以通过控制血糖来降低。许多药物也可升高胆固醇(如β受体阻滞剂、雌激素、雄激素、噻嗪类利尿剂、糖皮质激素、异维A酸、蛋白酶抑制剂、米氮平和环孢素)。相反,急性发病患者或近期发生脑血管事件的患者可能会在

24 ~ 48 小时内出现 LDL - C 显著降低,并维持数周的假性低水平。

预防

血脂异常与久坐生活习惯、不良饮食习惯及肥胖相关。对所有血脂异常的人群都强烈推荐治疗性生活方式改变,可防止发生 ASCVD。如无特别情况,应建议患者规律运动、遵循心脏健康饮食、达到并保持健康体重、戒烟。

治疗

总论和治疗目标

血脂异常的主要治疗目标是减少发病率和病死率。治疗的基础是生活方式调节。有药物治疗指征的情况下,推荐他汀类作为一线治疗药物。多个随机对照试验表明他汀类可以减少非致命和致命的 ASCVD 事件并降低总病死率。尽管前他汀时代的研究支持烟酸、贝特类和胆汁酸螯合剂(BAS)单药治疗可以改善心血管结局,但与他汀联合治疗的潜在危害要远大于获益。例如,在 ACCORD 研究中,相对于他汀单药治疗,使用非诺贝特联合他汀类药物治疗的女性患者心血管事件增加。因此,非他汀类药物最适用于对他汀治疗无应答或不能耐受的高风险人群。

NCEP ATP Ⅲ 2001 指南和 2004 更新指南根据冠心病或冠心病等危症、心脏病危险因素的数量、Framingham 风险评分等情况,推荐了具体的 LDL - C 目标值。LDL - C 是首要治疗目标,对于高危患者需要逐渐降低至 < 100mg/dL 或 70mg/dL。不将 LDL - C 作为首要治疗目标的例外情况是 TG ≥ 500mg/dL,这时建议临床医生首先考虑使用贝特类药物、鱼油或烟酸来降低胰腺炎风险。一旦 LDL - C 达标,指南建议将非 HDL - C(如果 TG 仍 ≥ 200mg/dL)和代谢综合征作为次级治疗目标,将 HDL - C 作为三级治疗目标。

然而,2013ACC/AHA 指南倡导一种新型的基于 ASCVD 风险的治疗模式。专家组确立了可从他汀类药物明确获益的四大患者人群(图 2 - 1)。预测 ASCVD 风险的汇集队列方程可以用来识别四个不同组别的患者个体,这种预测方法在黑人

和白人中具有较好的评估价值。当 10 年预期风险小于 7.5% 时,考虑其他危险因素(如早发 ASCVD 家族史、高冠脉钙化积分、踝肱指数 < 0.9%、LDL - C > 160mg/dL 或终身 ASCVD 风险增长),医生也可选择开具他汀类药物。

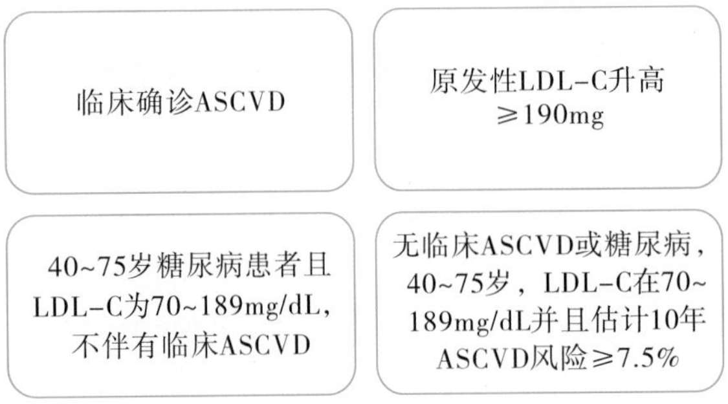

| 临床确诊ASCVD | 原发性LDL-C升高 ≥190mg |
| 40~75岁糖尿病患者且 LDL-C为70~189mg/dL, 不伴有临床ASCVD | 无临床ASCVD或糖尿病, 40~75岁,LDL-C在70~ 189mg/dL并且估计10年 ASCVD风险≥7.5% |

图 2 - 1 四大他汀类药物获益人群

最可能从他汀治疗中获益的四大患者人群由 2013ACC/AHA 成人降低动脉粥样硬化性心脏病风险的胆固醇治疗指南界定

缩写:ASCVD,冠状动脉粥样硬化性心脏病;LDL - C,低密度脂蛋白胆固醇

建议根据分组来决定使用中等强度或高强度的他汀治疗(表 2 - 2)。对于多数有临床 ASCVD、LDL - C ≥ 190mg/dL、伴有糖尿病以及十年预期风险 ≥ 7.5% 的患者,更推荐进行高强度他汀治疗。中等强度他汀更适用于年龄 > 75 岁有临床 ASCVD(如果可以耐受也可行高强度他汀治疗)、10 年预期风险 < 7.5% 伴有糖尿病或其他不适合高强度治疗的患者。对没有临床 ASCVD 或糖尿病的 10 年预期风险 ≥ 7.5% 的患者,使用高强度或中等强度的治疗都是合理的。对于纽约心脏协会(NYHA)心力衰竭分级 Ⅱ ~ Ⅳ 级的患者或接受持续血液透析的患者可能无法从他汀治疗中获益。对于可能获益较小的一级预防,需根据临床判断、患者个体情况和他汀治疗的安全性来指导治疗决策。对于未行药物治疗的患者,应每隔 4 ~ 6 年重新评估 10 年风险。

如果开始药物治疗,建议在 4 ~ 12 周后复查 FLP,随后每 3 ~ 12 个月监测一次。复查可以确保 LDL - C 适当降低,有时 LDL - C 会由于治疗不依从或他汀治疗反应差异而难以达标。如果连续两次测量 LDL - C 水平 < 40mg/dL,可以考虑将他汀减量。

表2-2 高、中、低强度的他汀治疗

高	↓LDL-C ≥50%	阿托伐他汀 40~80mg 瑞舒伐他汀 20(40)mg
中	↓LDL-C 30%~<50%	阿托伐他汀 10(20)mg 瑞舒伐他汀 (5)10mg 辛伐他汀 20~40mg 普伐他汀 40(80)mg 洛伐他汀 40mg *氟伐他汀缓释80mg* *氟伐他汀 40mg bid* *匹伐他汀 2~4mg*
低	↓LDL~C <30%	*辛伐他汀 10mg* *普伐他汀 10~20mg* *洛伐他汀 20mg* *氟伐他汀 20~40mg* *匹伐他汀 1mg*

粗体表示他汀及其剂量的 RCT 研究来源于 2013 ACC/AHA 专家组的综述,斜体是指 FDA 批准但没有在 RCT 综述中进行评价。辛伐他汀 80mg 已被 RCT 研究评价,但因肌病发生风险高(包括横纹肌溶解症)而不推荐使用

引自:Stone NJ, Robinson J, Lichtenstein AH, et al. 2013 ACC/AHA Guideline on the Treatment of Blood Cholesterol to Reduce Atherosclerotic Cardiovascular Risk in Adults: A Report of the American College of Cardiology/American Heart Association Task Force on Practice Guidelines. J Am CollCardiol, 2013; doi:10.1016/j. jacc. 2013. 11.002

具体药物

HMG-CoA 还原酶抑制剂(他汀类)

他汀类药物竞争性抑制 3-羟基-3-甲基戊二酰辅酶 A(HMG-COA)还原酶,降低胆固醇前

体甲羟戊酸的生物合成。另外,LDL 受体高表达增强了 LDL-C 的清除。他汀类是降低 LDL-C(20%~55%)最有效的一类药物。每增加一倍的他汀剂量,降低 6% 的 LDL-C。另外,他汀类可以升高 HDL-C(5%~15%)并不同程度地降低 TG。他汀类药物还具有多效性作用,包括减少炎症反应、稳定冠脉斑块、改善内皮细胞功能、降低血液黏滞度和纤维蛋白原水平、减少血管平滑肌细胞对凝集 LDL-C 的摄取、减少血小板聚集、抑制组织因子释放和内皮一氧化氮合成酶活化。

他汀类耐受性良好,副作用主要包括消化不良、头痛、失眠、便秘和腹泻(<5% 的患者可发生)。他汀类可增加糖尿病风险(治疗 1 年,超过 0.1~0.3 例/100 例)和出血性卒中风险(超过 0.01 例/100 例),但是发生率极低。另外,皮疹、关节痛、周围神经病变和记忆力问题也罕有报道。

肌痛发生率为 5%~10%,通常轻微且可耐受。肌痛呈对称性,可累及大量近端肌群。肌病涵盖了所有他汀对肌肉的作用,如症状性肌病(肌痛、乏力和痉挛)、肌酸激酶(CK)升高和横纹肌溶解。轻度 CK 升高是 CK 小于 10 倍的正常值上限(ULN);中度 CK 升高指 ≥10 倍 ULN 且 <50 倍 ULN;重度 CK 升高是指 ≥50 倍 ULN。临床试验表明,他汀治疗组中重度 CK 升高发生率为 0.17%,安慰剂组其发生率为 0.13%。横纹肌溶解是指肌肉细胞破坏(不考虑 CK 水平)导致肾功能改变。应用与他汀存在相互作用的药物时(贝特类或 CYP3A4 抑制剂),横纹肌溶解风险增加。知晓不同他汀药物药代动力学的差异可以帮助避免这些相互作用(表 2-3)。

表2-3 他汀类的药代动力学

他汀类的药代动力学参数	洛伐他汀	辛伐他汀	普伐他汀	氟伐他汀	阿托伐他汀	瑞舒伐他汀	匹伐他汀
同工酶	3A4	3A4	None	2C9	3A4	2C9/2C19	UGT1A3/UGT2B7
亲脂性	是	是	否	是	是	否	是
蛋白结合率(%)	>95	95~98	~50	>90	96	88	99
活性代谢产物	是	是	否	否	是	是	否
消除半衰期(hr)	3	2	1.8	1.2	7~14	13~20	12

同工酶指 CYP 450 系特异性同工酶,负责药物代谢。表中的药代动力学参数基于文献报道的研究结果和综述

引自:Talbert RL. Dyslipidemia//Dipiro JT, Talbert RL, Yee GC, et al. Pharmacotherapy: A Pathophysiologic Approach, 8th ed. New York: McGraw-Hill, 2011;chap 28

他汀类的禁忌证包括妊娠和活动性肝病。然而,研究表明对于没有酒精性脂肪肝、乙型肝炎和丙型肝炎的患者,他汀治疗是安全的。目前推荐治疗前、开始治疗 12 周或改变剂量治疗 12 周和之后定期进行肝功能检测(LFTs)。然而实践指南建议根据临床症状进行 LFT 监测。LFT 水平升高通常是暂时的,轻至中度。建议对高风险患者进行基线 CK 水平监测。CK 不需要常规监测,但适用于出现不能解释的肌肉疼痛的患者。

烟酸/尼克酸

烟酸是一种 B 族复合维生素,它通过减少来自脂肪组织的游离脂肪酸的代谢来抑制肝脏生成 VLDL - C。它也可以增加 TG 从血浆的移除,导致 TG 降低 20% ~ 50%。烟酸通过降低肝脏合成 LDL - C 和促进 LDL - C 转化为更大、更少致动脉粥样化颗粒,可使 LDL - C 降低 20% ~ 30%。烟酸是升高 HDL - C(15% ~ 35%)的最有效药物并且可以降低脂蛋白。

前列腺素介导的潮红是最常见的不良反应,随时间推移可自行缓解。感觉异常、头痛、瘙痒和晕厥也见于烟酸的相关报道。烟酸可以引起胃肠道反应,如消化不良、恶心、厌食、腹泻和消化性溃疡。其他副作用包括黄斑病变和色素沉着(黑棘皮症)、心房纤颤、LFTs 水平上升和重度肝毒性。

应在基线时、治疗滴定期间及以后每隔 6 个月(特别是剂量 >1500mg/d)监测 LFTs、尿酸和血糖/糖化血红蛋白。绝对禁忌证包括活动性肝病、不能解释的 LFT 升高、消化性溃疡活动期、动脉出血和已知过敏者。慎用情况包括不稳定型心绞痛或心肌梗死急性期、合用抗凝药物、合用血管扩张剂、肾脏疾病、酗酒和肝病史。由于可升高尿酸和血糖,痛风和糖尿病患者也应慎用烟酸。

胆汁酸螯合剂

胆汁酸螯合剂(BAS)与小肠内含胆固醇的胆汁酸结合而阻止其重吸收。然后肝脏利用胆固醇生成更多的胆汁,进一步降低胆固醇水平。BAS 降低 LDL - C(最多可达 25%),升高 HDL - C(4% ~5%),对 TG 没有作用也不增加 TG。另外,BAS 降低 apoB 和 C 反应蛋白,在与他汀或烟酸合用时可降低小而密集的 LDL - C 颗粒。BAS 也可降低空腹血糖和糖化血红蛋白水平(考来维仑批准用于 2 型糖尿病)。

BAS 主要的副作用包括胃肠道反应(如便秘、恶心、呕吐、消化不良、肿胀、胃肠胀气和痔疮恶化)。BAS 干扰脂肪和脂溶性维生素(A、D、E 和 K)的吸收。BAS 的禁忌证包括有过敏史者,TG > 500mg/dL(考来维仑)或Ⅲ、Ⅳ、Ⅴ型高脂血症(考来维仑),肠梗阻或胆道梗阻病史和高甘油三酯血症诱发胰腺炎病史。继发于胃轻瘫的肠梗阻高风险患者、胃肠动力障碍者和大型 GI 手术史者应避免使用 BAS。慎用情况包括 TG >300mg/dL、易发生脂溶性维生素缺乏者、既往存在便秘和吞咽困难者(考来维仑)。

ω-3 脂肪酸

鱼油中的活性降脂成分为 EPA 和 DHA。EPA 和 DHA 增加脂蛋白脂肪酶的活性,降低 TG 的生物合成并减少肝脏的脂肪生成。另外,还具有心脏保护作用(抑制血小板聚集、降低炎症反应和血压、减少心律失常、改善内皮功能)。因为其潜在的心血管保护作用,美国心脏协会(AHA)建议冠心病患者每天摄取 1g EPA 和 DHA(最好从食物中获得)。更高剂量(3 ~4g/d)EPA 和 DHA 可用来降低 TG(25% ~ 30%)和升高 HDL(3%)。由于转化为更大、更少致动脉粥样硬化的颗粒,更高剂量可降低 LDL - C。

鱼油产品耐受性良好,更高剂量鱼油亦如此。剂量相关的嗳气、消化不良、味觉异常和胃肠道功能紊乱是最常见的副作用,发生率在 5% ~20%。临床试验显示,标准剂量没有显著增加出血风险,高剂量因可抑制 T 细胞和 B 细胞功能而可能增加感染风险。丙氨酸氨基转移酶和 LDL - C 偶尔升高,应定期监测。除奥利司他降低鱼油的吸收之外,不太可能发生显著的临床药物相互作用。两种处方药,ω - 3 脂肪酸乙酯(Lovaza)和二十碳五烯酸乙酯(Vascepa)被批准用于治疗成人高 TG 血症(≥500mg/dL)。这类药物禁用于既往对本品任何成分过敏者(如变态反应)。

纤维酸衍生物(贝特类)

贝特类通过激活过氧化物酶增殖体激活受体(PPARs)刺激脂蛋白脂肪酶而催化脂蛋白的降解。贝特类减少肝脏合成载脂蛋白,导致 TG 降低(20% ~50%)和 HDL - C 升高(10% ~20%)。此外,贝特类降低 LDL - C(高达 20%)并有益于颗粒大小的转化。

胃肠道的副作用通常是暂时的,发生率为 5%(非诺贝特的发生率更低)。贝特类导致的肌酐和

LFTs升高会引起胆结石和肌病。此外,也观察到贫血和白细胞减少的情况,长期用药患者这些情况通常处于稳定状态。其他副作用包括荨麻疹、同型半胱氨酸升高、急性过敏反应和静脉血栓栓塞(罕见)。由于贝特类会增加凝血酶原时间,使用华法林的患者应密切监测。

　　贝特类的禁忌证包括胆囊疾病、过敏反应史、肝功能不全和严重肾损伤(非诺贝特:肌酐清除率<30mL/min;吉非罗齐:肌酐清除率<10mL/min)。轻中度肾损伤的患者需要依据肾功能调整贝特类的剂量。非诺贝特禁用于哺乳期妇女,吉非罗齐禁用于使用瑞格列奈的患者(由于会增加低血糖风险)。在治疗的第一年应规律监测全血细胞计数,对于肌肉疼痛或使用其他肌病相关药物的患者应监测CK;使用吉非罗齐治疗的第一年,每3个月监测一次LFTs,随后规律监测;使用非诺贝特治疗期间全程规律监测LFTs。ACC/AHA指南也建议使用非诺贝特的患者在治疗前、3个月内以及每6个月监测肾功能。

胆固醇吸收抑制剂

　　依折麦布抑制饮食中胆固醇在小肠刷状缘的吸收。依折麦布也可以增加胆固醇从血浆的清除,减少LDL-C的合成并降低肝脏胆固醇的储存。LDL-C的降低幅度为15%~20%。依折麦布被批准作为单药治疗或与他汀/贝特类合用,但是由于存在增加胆石症的风险,应避免与吉非罗齐合用。对于肾损伤或肝损伤患者无须调整剂量,但应避免用于中重度肝脏疾病的患者。

　　依折麦布耐受性良好。不良反应包括腹泻、疲倦、上呼吸道感染、关节痛、乏力和肌痛。肌病和横纹肌溶解(通常发生在合并他汀或贝特类药物时)罕有个案报道。血管神经性水肿和过敏反应罕有报道。依折麦布禁用于既往发生过敏反应的患者。相比于他汀单药治疗,患者使用依折麦布联合他汀类治疗时更容易发生LFTs升高,因此临床提示应进行LFTs监测。

特殊人群

　　尽管存在更高的ASCVD风险,老年血脂异常患者通常治疗不足。研究表明,他汀类和其他药物在老年群体中是安全有效的,但是为了避免不良反应(如与烟酸合用时出现体位性低血压),可能需要降低剂量。虽然儿童群体高胆固醇血症与

CHD早发风险相关,但是支持进行血脂异常治疗的数据有限。如果饮食调节无效,美国儿童学会建议对于下列情况考虑药物治疗:

- 年龄达到8岁,LDL-C≥190mg/dL
- 早发CHD家族史
- 存在2个或更多的风险因素,并且LDL-C≥160mg/dL
- 糖尿病患者且LDL-C≥130mg/dL

　　对年龄未满8岁的患者,仅在重度LDL-C升高(>500mg/dL)时考虑药物干预。他汀类和BAS已经被FDA批准用于儿童。

案例应用

1. 下列哪种生活方式调节应推荐用于血脂异常患者?
   a. 增加动物制品摄入,降低富含碳水化合物的蔬菜并限制谷物和水果
   b. 减少反式脂肪和饱和脂肪摄入,要求低于总热量的10%
   c. 进行规律的运动
   d. 每周食用一次多脂鱼

2. RR是一名56岁的亚裔男性,其LDL-C 180mg/dL,HDL-C 28mg/dL,TG 140mg/dL,空腹血糖96mg/dL,腰围104cm,血压128/82mmHg。治疗药物包括氢氯噻嗪和吉非罗齐。下列哪项指标提示代谢综合征风险?
   a. HDL-C
   b. TG
   c. 空腹血糖
   d. 腰围
   e. 血压

3. MM是一名54岁的女性,既往有不稳定型心绞痛、高血压和糖尿病病史。她每天吸烟2包。其LDL-C 120mg/dL,HDL-C 48mg/dL,TG 220mg/dL。推荐下列哪种治疗方案?
   a. 辛伐他汀 80mg/d
   b. 阿托伐他汀 80mg/d
   c. 普伐他汀 20mg/d
   d. 洛伐他汀 40mg/d

4. CE是一名72岁的男性,不伴有临床ASCVD,无糖尿病,10年ASCVD风险为12%。下列哪项建议可推荐用于该患者?
   a. 辛伐他汀 10mg/d
   b. 氟伐他汀 40mg/d
   c. 匹伐他汀 1mg/d

d. 瑞舒伐他汀 10mg/d

5. KW 是一名 53 岁的亚裔女性,其 LDL – C 210mg/dL, HDL – C 56mg/dL,TG 182mg/dL。她的既往史中值得一提的是,赖诺普利单药治疗使其近期血压控制在 118/70mmHg。她不吸烟。她的父亲在 58 岁时因心肌梗死去世。她的医生选择使用瑞舒伐他汀并咨询推荐剂量。尽管高强度他汀治疗更推荐用于 LDL – C > 190mg/dL 的情况,但如果考虑到 KW 的遗传因素,下面哪一个是最合适的初始剂量?

a. 5mg/d

b. 10mg/d

c. 20mg/d

d. 40mg/d

6. MJ 既往存在华法林抗凝治疗不达标的情况(由于依从性差),直到服药时间从晚上调整到早上才得以改善。患者也偶尔会不规律饮食并服用抗酸药物治疗反流。下列哪一种他汀类药物是该患者的最佳选择?

a. 普伐他汀

b. 阿托伐他汀

c. 洛伐他汀

d. 瑞舒伐他汀

7. CE 是一名 74 岁的男性患者,既往有 CHD、卒中和甲状腺功能减退病史。目前服用的药物有阿司匹林、左甲状腺素和辛伐他汀,最近又开具了消胆胺。你需要和该患者讨论什么?

a. 每天一次,空腹服用

b. 将每剂药物与至少 360mL 的果汁或苏打水混合服用

c. 少量缓慢服用以减少副作用

d. 其他药物的服用时间应该在服用消胆胺前至少 1~2 小时或服用消胆胺后 4~6 小时

8. 选出非诺贝特的商品名。

a. Fenoglide

b. Tricor

c. Triglide

d. Lipofen

e. Lopid

9. 哪种药物或联合治疗方案对于晚期肝脏疾病患者是最安全的?

a. 考来维仑

b. 依折麦布/辛伐他汀

c. 烟酸

d. 吉非罗齐

10. JM 是一名 64 岁的女性,既往有胰腺炎(当时 TG 2200mg/dL)、未控制的痛风、严重银屑病、需要住院治疗的复发感染和洛伐他汀相关的肌病。她当前的治疗药物包括瑞舒伐他汀、泼尼松和别嘌醇。几天前因痛风加重而加用了秋水仙碱。自诉在上大学时食用海鲜过敏。她的 LDL – C 96mg/dL,HDL – C 42mg/dL,TG 640mg/dL。下列哪个新增治疗药物是最安全的?

a. 烟酸

b. 考来维仑

c. 鱼油

d. 非诺贝特

11. 选出洛伐他汀的商品名。

a. Lescol

b. Crestor

c. Mevacor

d. Zocor

12. 对于需要短期使用克拉霉素的患者,应暂停使用下列哪种他汀类药物?

a. 辛伐他汀

b. 普伐他汀

c. 洛伐他汀

d. 阿托伐他汀

e. 瑞舒伐他汀

13. 与吉非罗齐联用时,下列哪种他汀类药物及其剂量是适宜的?

a. 瑞舒伐他汀 20mg

b. 辛伐他汀 20mg

c. 洛伐他汀 40mg

d. 氟伐他汀 40mg

14. LR 是一名 54 岁的女性,TG 升高。为了节约资金,她想使用非处方药物鱼油来代替 ω – 3 – 脂肪酸乙酯(Lovaza)。她的医生同意这种改变。她提及曾经食用鱼类造成胃肠道问题。现在使用的鱼油胶囊每粒含 180mg EPA 和 120mg DHA,需要给该患者提供什么建议?

a. 换用浓度更高的鱼肝油

b. 一天 6 粒胶囊相当于处方药物的剂量

c. 随餐服用以提高耐受性

d. 一天 11 粒胶囊相当于处方药物的剂量

e. 定期进行汞含量监测

15. 下列哪一项是他汀治疗引发肌病的危险因素?

a. 较大的体格

b. 甲状腺功能亢进

c. 女性

d. 维生素 D 缺乏

e. 年轻

16. 用于肾功能不全的患者,哪一种(些)降脂药物需要调整剂量?

a. 阿托伐他汀

b. 吉非罗齐

c. 依折麦布

d. 消胆胺

e. 烟酸

17. 一位使用辛伐他汀的患者自诉上周末跑完马拉松后出现肌痛、乏力和痉挛。他今日检测 CK1760U/L（正常范围 50～160U/L），3 个月前 CK 为 280U/L。今日检测 Cr 1.0mg/dL。你如何管理该患者？

a. 继续治疗并密切监测 CK

b. 停用辛伐他汀直到症状和 CK 改善，然后试用另一种他汀类药物

c. 加用辅酶 Q10

d. 将辛伐他汀换为依折麦布

18. JT 是一名 62 岁的女性，HDL - C 水平低，医生曾为她开具烟酸。由于费用问题，她没有遵从医嘱而是睡前服用 5 片（每片 100mg）速释烟酸片作为替代。患者诉第一次服药后发生潮红和头晕，几乎使她摔倒。对于提高患者整体耐受性，下列哪项建议最合适？

a. 改用不引起潮红作用的剂型，并在给药前 30～60 分钟服用阿司匹林 81mg

b. 每天早餐和午餐后各服用 100mg

c. 随食物和热水同服

d. 换用 OTC 缓释制剂

19. LE 是一名 33 岁的女性，最近准备妊娠。她的医生认为血脂异常治疗的益处大于其对胎儿的风险。她的血脂检查示 LDL - C 240mg/dL，HDL - C 64mg/dL，TG 132mg/dL。她的既往史包括近期发现的胆石症。下列哪种药物最适合 LE？

a. 瑞舒伐他汀

b. 烟酸

c. 考来维仑

d. 吉非罗齐

e. ω - 3 - 脂肪酸乙酯

20. CL 是一名 10 岁的男孩，有家族性高脂血症。经改变生活方式治疗失败后医生希望启用药物治疗。其 LDL - C 水平 320mg/dL。你推荐使用下列哪种药物？

a. 阿托伐他汀

b. 考来维仑

c. 依折麦布

d. 烟酸

e. 非诺贝特

要点小结

■ 血脂异常，特别是 LDL - C 升高，与 ASCVD 高度相关。

■ TC < 200mg/dL、LDL - C < 100mg/dL、HDL - C ≥ 60mg/dL 和 TG < 150mg/dL 被认为是理想水平。

■ 20 岁以上的成年人应每 5 年监测一次胆固醇。

■ 治疗性生活方式改变是血脂异常治疗的基础。

■ 他汀类是治疗血脂异常的一线药物，既能减少心血管风险又能减少全因死亡率。

■ TG > 500mg/dL 的患者可考虑使用烟酸、鱼油或吉非罗齐。

■ 他汀类药物联合其他降脂药物时，不良反应发生风险增加。

■ 四大患者人群均能从可接受的安全范围的他汀治疗中获益。

■ 高强度他汀治疗更适用于多数具有临床 ASCVD 或高 ASCVD 风险的患者。

■ 他汀相关的致命性横纹肌溶解罕见。肌病的发生通常与可预防的药物相互作用或患者潜在的风险因素相关。

■ 他汀类和 BAS 被 FDA 批准用于儿童高脂血症。

参考文献

Bersot TP. Drug Therapy for Hypercholesterolemia and Dyslipidemia//Brunton LL, Chabner BA, Knollmann BC, et al. Goodman & Gilman's The PharmacologicalBasis of Therapeutics. 12th ed. New York, NY: McGraw - Hill,2011: chap 31.

Daniels SR, Greer FR, and the Committee on Nutrition. American Academy ofPediatrics Clinical Report. Lipid screening and cardiovascular health in children. Pediatrics,2008,122:198 - 208.

Eckel RH, Jakicic JM, Ard JD, et al. 2013 AHA/ACC Guideline on LifestyleManagement to Reduce Cardiovascular Risk：A Report of the American College of Cardiology/American Heart Association Task Force on Practice Guidelines. J AmCollCardiol,2014,63(25 Pt B):2960 – 2984.

Expert Panel on Detection, Evaluation, and Treatment of High Blood Cholesterol inAdults. Executive Summary of the Third Report of the National CholesterolEducation Program (NCEP) Expert Panel on Detection, Evaluation, and Treatment ofHigh Blood Cholesterol in Adults (Adult Treatment Panel III). JAMA,2001,285(19):2486 – 2497.

Joy TR, Hegele RA. Narrative review: statin – related myopathy. Ann Intern Med,2009,150:858 – 868.

Rader DJ, Hobbs HH. Disorders of Lipoprotein Metabolism// Longo DL, Fauci AS,Kasper DL, et al. Harrison's Principles of Internal Medicine. 18th ed. New York, NY: McGraw – Hill,2012:chap 356.

Stone NJ, Robinson J, Lichtenstein AH, et al. 2013 ACC/AHA Guideline on theTreatment of Blood Cholesterol to Reduce Atherosclerotic Cardiovascular Risk inAdults：A Report of the American College of Cardiology/American HeartAssociation Task Force on Practice Guidelines. J Am CollCardiol,2014,63(25 PtB):2889 – 2934.

Joy TR, Hegele RA. Narrative review：statin – related myopathy. Ann Intern Med,2009,150:858 – 868.

Rader DJ, Hobbs HH. Disorders of Lipoprotein Metabolism// Longo DL, Fauci AS,Kasper DL, et al. Harrison's Principles of Internal Medicine. 18th ed. New York, NY: McGraw – Hill,2012:chap 356.

Stone NJ, Robinson J, Lichtenstein AH, et al. 2013 ACC/AHA Guideline on theTreatment of Blood Cholesterol to Reduce Atherosclerotic Cardiovascular Risk inAdults：A Report of the American College of Cardiology/American HeartAssociation Task Force on Practice Guidelines. J Am CollCardiol,2014,63(25 PtB):2889 – 2934.

主要缩写词

ACC = American College of Cardiology 美国心脏病学会

ACCORD = Action to Control Cardiovascular Risk in Diabetes 控制糖尿病心血管风险行动

AHA = American Heart Association 美国心脏协会

ASCVD = atherosclerotic cardiovascular disease 动脉粥样硬化性心血管疾病

BAS = bile acid sequestrants 胆汁酸螯合剂

CHD = coronary heart disease 冠状动脉性心脏病

DHA = docosahexaenoic acid 二十二碳六烯酸

FLP = fasting lipoprotein panel 空腹脂蛋白检查

GI = gastrointestinal 胃肠道的

HDL – C = high – density lipoprotcin cholesterol 高密度脂蛋白胆固醇

LDL – C = low – density lipoprotein cholesterol 低密度脂蛋白胆固醇

LFT = liver function test 肝功能检查

NCEP ATP Ⅲ = National Cholesterol Education Program Adult Treatment Panel Ⅲ 美国国家胆固醇教育计划成人治疗组 Ⅲ

OATP1B1 = organic anion transporting polypeptide 1 B1 有机阴离子转运多肽 1B1

PMH = past medical history 既往史

RCT = randomized controlled trial 随机对照试验

TC = total cholesterol 总胆固醇

TG = triglycerides 甘油三酯

ULN = upper limit of normal 正常值上限

第3章 | 抗凝治疗/静脉血栓栓塞症

Beth Bryles Phillips, Michael L. Thiman

译者 刘 娜 张抗怀

基础概述

　　静脉血栓栓塞症（VTE）是一种常见且严重的疾病，包括深静脉血栓形成（DVT）和肺栓塞（PE）。VTE 患者一般具有一个或多个血栓形成的危险因素。DVT 的典型症状通常是单侧肢体末端疼痛、肿胀、红斑、压痛，但是有些患者可能没有症状。超声检查（二维超声检查）通常用于诊断 DVT。PE 的症状是非特异性的，可能出现胸痛、气短、呼吸困难、咯血。大多数 PE 继发于DVT。PE 的诊断依据临床症状和肺通气/灌注断层显像检查。VTE 患者的医学检查应包括对VTE 危险因素进行评估。有些危险因素是可逆的（如正在使用雌激素、近期进行整形外科手术、长时间不活动），并且随着时间推移可能被消除。对于不可逆或持续存在的危险因素（如肿瘤、易栓症、既往 VTE 病史）则需要长期治疗或延长治疗时间。

治疗选择

　　VTE 的治疗目标包括预防并发症，如血栓进展、发生 PE、VTE 复发、死亡、静脉炎后综合征。抗凝药物是预防上述并发症的主要药物，按照其作用机制主要分为 3 类：间接凝血酶抑制剂、直接凝血酶抑制剂和维生素 K 拮抗剂。尽管间接凝血酶抑制剂的非口服制剂和一些口服制剂均可用于VTE 初始治疗，但通常选择胃肠外给药制剂。大多数情况下，对于需要延长或无定期的抗凝治疗的 VTE 患者，往往需要从胃肠外给药制剂过渡到口服抗凝剂。除了用于 VTE 治疗，口服抗凝剂还可短期和长期用于预防血栓事件，包括心脏瓣膜置换和心肌梗死相关的血栓形成、预防房颤所致的栓塞性脑卒中、预防血栓高风险的住院患者或手术患者发生 VTE。

主要定义

抗凝——阻止血凝块形成的过程。

深静脉血栓形成（DVT）——在深静脉形成的血栓，通常是下肢静脉（如髂静脉）

静脉炎后综合征——DVT 继发的慢性病变，如静脉床减少、疼痛、水肿、皮肤瘀斑、静脉曲张和溃疡形成

肺栓塞（PE）——通常是来源于其他部位的血栓（如下肢深静脉血栓）游走导致肺动脉阻塞

血栓栓塞——血凝块破裂后栓子随着血流游走进而阻塞血管

血栓形成倾向（易栓症）——遗传性或后天获得性因素导致血栓形成倾向

血栓形成——病理性血凝块形成

治疗

间接凝血酶抑制剂

　　目前已上市的间接凝血酶抑制剂包括肝素、低分子肝素（LMWH）、Xa 因子抑制剂（表 3-1），这些药物通过激活抗凝血酶（体内抗凝物质）或者直接抑制 Xa 因子发挥抗凝作用。

　　肝素和低分子肝素通过与抗凝血酶结合发挥抗凝作用。肝素-抗凝血酶复合物可抑制 IIa（凝血酶）、Xa、IXa 和 XIIa 因子作用，其中 IIa 因子和Xa 因子是肝素抗凝的主要作用靶点，肝素的抗Xa:抗 IIa 活性为 1:1。低分子肝素与 Xa 因子的亲和力更高，抗 Xa 因子作用更强，抗 Xa:抗 IIa活性为（2~4）:1。另外，肝素还可结合到血小板、成骨细胞、巨噬细胞和大量血浆蛋白，而低分子肝素很少与上述靶点结合。由于肝素和低分子肝素起效迅速，可作为 DVT 初始治疗的优选药物。

　　肝素可通过静脉或皮下注射给药。肝素用于VTE 治疗，首先静注初始负荷剂量（依据体重确定）再给予维持剂量（依据体重确定）持续静滴。肝素需要监测 aPTT 密切监护其疗效及出血风险。预防 VTE 时，通常皮下注射较低固定剂量的肝素。

低分子肝素治疗 VTE 时,采取皮下注射,根据体重计算剂量,每天 1~2 次。与肝素一样,较低固定剂量的低分子肝素用于预防 VTE,根据适应证和患者的个体情况调整剂量。与肝素不同的是,低分子肝素具有可预测的量效关系,不需要常规监测,但是需要考虑适用人群。

出血是使用肝素和低分子肝素最常见的不良反应,包括小出血、严重出血和危及生命的出血。高龄患者或接受高剂量肝素治疗患者的出血风险增加。大多数情况,停止输注肝素几个小时后出血可被控制。更严重的出血可用鱼精蛋白来逆转肝素的作用。鱼精蛋白还可逆转最初 8 小时内 LMWH 的作用,属于不完全逆转。

抗体介导的血小板计数下降是肝素最严重的并发症之一,被称为肝素诱导血小板减少症(HIT)。这种严重且潜在致命的情况可反常性增加血栓形成。在初始治疗第 5~14 天,如果血小板计数下降 50% 或者更多,应怀疑 HIT。对于某些既往 100 天以内应用过肝素的患者,血小板计数会在再次启动肝素治疗的 24 小时内急剧下降,这种现象被称为"速发型 HIT"。患者发生 HIT 需要立即停用肝素。如果是肝素或低分子肝素诱发的 HIT,非口服直接凝血酶抑制剂可作为替代抗凝剂来治疗或预防血栓形成,直至血小板计数恢复(表 3-1)。也可以应用磺达肝癸钠,但是尚无充足证据支持使用其他新型口服 Xa 因子抑制剂或直接凝血酶抑制剂。由于低分子肝素对血小板亲和力较低,其诱发 HIT 的发生率更低。考虑可能发生交叉反应,低分子肝素避免用于可疑 HIT 患者。如果确诊为 HIT,华法林的启动治疗时机应该延迟至血小板计数恢复。既往发生过 HIT 的患者,循环中抗体在治疗 80~100 天后基本消失,理论上可以谨慎使用肝素和低分子肝素。然而考虑到 HIT 的严重性,许多医生和患者不愿意这样做。

表 3-1 非口服抗凝药物的特点

特点	间接凝血酶抑制剂			直接凝血酶抑制剂
	肝素	LMWH	Xa 因子抑制剂	
常见药物	肝素	依诺肝素(Lovenex) 达肝素(Fragmin) 亭扎肝素(Innohep)	磺达肝癸钠(Arixtra)	阿加曲班 比伐卢定(Angiomax) 重组水蛭素(Refludan)
作用机制	通过与抗凝血酶Ⅲ结合形成复合物,抑制Ⅱa、Xa、Ⅸa 和Ⅻa 因子	通过与抗凝血酶Ⅲ结合形成复合物,抑制 Xa 因子作用更强	通过与抗凝血酶结合形成复合物,选择性抑制 Xa 因子	与凝血酶结合,使其灭活
与凝血酶结合	N/A	N/A	N/A	可逆结合:阿加曲班、比伐卢定 不可逆结合:重组水蛭素
抗 Xa:抗Ⅱa 活性	1	达肝素 2.7 依诺肝素 3.8 亭扎肝素 1.9	仅有抗 Xa 因子活性	仅有抗Ⅱa 因子活性
血浆半衰期	30~90 分钟	110~234 分钟	15~18 小时	10~80 分钟
清除	多途径	肾	肾	肝:阿加曲班 肾:比伐卢定、重组水蛭素
实验室监测	aPTT 或抗 Xa 因子活性,密切监测	无须常规监测,特定患者需监测抗 Xa 因子活性	无须常规监测	aPTT,密切监测
鱼精蛋白逆转	是	是,不完全逆转	否	否
与血小板相互作用	高	低	无	无
可用于 HIT 患者	否	否	是	是

肝素的其他不良反应包括骨质疏松、皮肤坏死、高钾血症、超敏反应和肝脏转氨酶升高。低分子肝素引起骨质疏松发生率比肝素低。肝素和低分子肝素的禁忌证包括活动性出血、超敏反应和HIT。肾功能不全(肌酐清除率 CrCl < 30mL/min)患者的 VTE 治疗,肝素优于低分子肝素。CrCl < 30mL/min 患者的 VTE 预防,一般推荐较低剂量的低分子肝素。此外,FDA 黑框警示低分子肝素用于硬膜外麻醉患者可引起脊髓血肿和长期/永久性瘫痪;低分子肝素与抗血小板药物、其他抗凝药或非甾体抗炎药联合应用可增加此风险。

Xa 因子抑制剂包括口服和非口服两种制剂(表 3-1,3-2)。磺达肝癸钠(Arixtra)是一种注射剂,通过与抗凝血酶结合发挥抗 Xa 因子作用。磺达肝癸钠(皮下注射,每日 1 次)可用于预防和治疗 VTE;该药抗凝作用起效迅速、半衰期长。利伐沙班(Xarelto)和阿哌沙班(Eliquis)是口服直接 Xa 因子抑制剂,不需要抗凝血酶介导其抗凝作用。根据临床适应证不同,利伐沙班可每天 1~2 次给药,阿哌沙班每天 2 次给药。这些药均被推荐用于预防和治疗 DVT 或 PE,预防膝关节或髋关节置换术后 VTE 和预防非瓣膜性房颤者发生卒中。

与低分子肝素一样,Xa 因子抑制剂具有可预期的量效关系,无须常规实验室监测。Xa 因子抑制剂最常见的不良反应是出血,其抗凝作用不能通过鱼精蛋白来逆转。与肝素不同,Xa 因子抑制剂与血小板结合较少,因此很少引发 HIT。严重肾功能不全患者避免使用Xa 因子抑制剂。终末期肾病(ESRD)患者可使用常规剂量阿哌沙班,而年龄 ≥ 80 岁或体重 ≤ 60kg 的非瓣膜性房颤患者应用阿哌沙班时剂量减半。当利伐沙班或阿哌沙班与 CYP3A4、P-gp 强抑制剂或强诱导剂联合使用时,可能发生显著药物相互作用(表 3-3)。此外,肾功能不全(CrCl 15~80mL/min)患者使用弱或中等强度 CYP3A4、P-gp 抑制剂时,需要权衡获益和风险。

表 3-2　口服抗凝药的特点

特点	华法林	达比加群(Pradaxa)	利伐沙班(Xarelto)	阿哌沙班(Eliquis)
作用机制	通过抑制维生素 K 环氧化物还原酶,进而抑制凝血因子 Ⅱ、Ⅶ、Ⅸ、Xa、蛋白 C 和蛋白 S	直接抑制游离和结合的凝血酶	选择性,直接 Xa 抑制剂	选择性,直接 Xa 抑制剂
与凝血酶结合	N/A	与游离和结合的凝血酶呈可逆性结合	N/A	N/A
血小板抑制作用	无	有	无	无
实验室监测	PT/INR	无须常规监测	无须常规监测	无须常规监测
肾脏相关调整剂量	否	是,CrCl < 15~30mL/min 避免使用。CrCl 15~30mL/min 75mg,2 次/日,未得到临床证实	是,CrCl < 15~30mL/min 避免使用	非瓣膜性房颤:血肌酐 ≥ 1.5mg/dL 和年龄 ≥ 80 岁或体重 ≤ 60kg,需降低剂量
肝脏相关调整剂量	慎用,因可降低凝血因子合成	无推荐	避免用于中重度肝功能不全	不推荐用于重度肝功能损害者
基于年龄调整剂量	需要考虑	年龄 ≥ 80 岁慎用	无须	年龄 ≥ 80 岁 + 体重 ≤ 60kg 或血肌酐 ≥ 1.5mg/dL
依据体重调整剂量	需要考虑	无须	无须	体重 ≤ 60kg + 血肌酐 ≥ 1.5mg/dL或年龄 ≥ 80 岁
清除半衰期	1 周	12~17 小时	5~9 小时	12 小时
清除	肾	肾	肾,粪便	肾,粪便
逆转药物	维生素 K	无(连续透析 4 小时后大约清除 60%)	无	无
药物相互作用	CYP2C9、3A4、1A2 诱导剂或抑制剂	P-gp 抑制剂或诱导剂	CYP3A4 和 P-gp 强抑制剂或诱导剂	CYP3A4 和 P-gp 强抑制剂或诱导剂

表 3-3 CYP3A4 和 P-gp 的抑制剂和诱导剂

	相关药物
强 CYP3A4 和 P-gp 抑制剂	酮康唑、伊曲康唑、利托那韦、茚地那韦、克拉霉素、考尼伐坦
强 CYP3A4 和 P-gp 诱导剂	卡马西平、利福平、苯妥英钠、圣约翰草

直接凝血酶抑制剂

直接凝血酶抑制剂(DTIs)通过直接结合凝血酶使其失活来阻止血凝块形成。阿加曲班、比伐卢定、重组水蛭素通过持续静脉输注给药,且需要监测 aPTT 评价疗效。非口服直接凝血酶抑制剂是预防和治疗 HIT 相关血栓形成的理想药物。治疗 HIT 时,直接凝血酶抑制剂需持续使用至血小板计数完全恢复。出血是 DTIs 最常见的不良反应。目前没有 DTIs 的特异性拮抗剂。应用重组水蛭素可能引起超敏反应。与华法林联合使用时,DTIs 可升高 INR 值,其中阿加曲班对 INR 值影响最大。肝功能不全者避免使用阿加曲班。重组水蛭素避免用于肾功能不全,特别是 CrCl <30mL/min者。比伐卢定主要用于进行心脏手术患者。

达比加群酯(Pradaxa)是目前唯一口服的直接凝血酶抑制剂,临床用于预防非瓣膜性房颤引发的卒中以及给予 5~10 天非口服抗凝剂的 DVT/PE 的后续治疗(表 3-2)。达比加群酯是前体药,经口服吸收,是高选择性且可逆的 DTIs。达比加群酯每天 2 次服用,不需常规监测,无须调整剂量。肌酐清除率 15~30mL/min 的肾功能不全者需要降低剂量。与其他抗凝剂相同,临床最常见的严重不良反应是出血。与其他抗凝剂不同的是,消化不良也是其常见的不良反应,但一般能耐受。达比加群酯引起的出血无特异性拮抗剂。P-gp 抑制剂或诱导剂与达比加群酯有药物相互作用。不建议 P-gp 诱导剂与达比加群酯联用,P-gp 抑制剂对肾功能不全者影响较大。

维生素K 拮抗剂

华法林钠一直是美国每年药品调配量排名前 200 位的药物。华法林通过抑制维生素 K 依赖的凝血因子 Ⅱ、Ⅶ、Ⅸ、Ⅹ 来降低血栓形成。华法林也可抑制抗凝物质蛋白 C 和蛋白 S,理论上会增加初始治疗时的血栓风险,但是缺乏临床资料。由于华法林的起效依赖于活化的凝血因子的清除,因此华法林抗凝作用起效延迟,通常需要几天达到稳定抗凝作用。华法林是 S-异构体和 R-异构体组成的消旋体,不同异构体通过不同 CYP 450 酶代谢。作用更强的 S-华法林通过 CYP2C9 代谢,R-华法林通过 CYP3A4 和 CYP1A2 代谢。

华法林与非口服抗凝剂联合应用治疗 VTE,直至达到治疗水平。启动华法林治疗需密切监测 INR 直至达到治疗目标范围。为了保证 INR 处于治疗目标范围,华法林的维持剂量需要依据 INR 监测进行个体化调整。大多数患者 INR 靶目标值是 2.5(2.0~3.0)。二尖瓣机械瓣膜置换术患者或者低 INR 目标值治疗失败患者,需要设定更高 INR 目标值 3.0(2.5~3.5)。基因变异可能影响个体华法林维持剂量。例如,CYP2C9 基因突变型患者需要更低剂量的华法林,维生素 K 环氧化物还原酶复合体亚单位 1(VKORC1)突变型患者对华法林治疗更敏感或存在抗药性。目前指南不推荐应用基因检测决定华法林的初始剂量。

华法林治疗窗较窄,个体剂量差异较大,存在大量的药物-药物、药物-食物、药物-疾病之间的相互作用。基于上述因素,由专业的抗凝监测服务人员对华法林实施密切监护是十分必要的。华法林剂量通常以 5%~15% 的增量调整,以达到 INR 治疗目标值。INR 值过低则患者血栓栓塞风险增加,INR 值过高则患者出血风险增加。出血是华法林最重要的不良反应,从小出血如鼻衄,到危及生命的颅内出血均有发生。抗凝强度是出血最重要的危险因素之一,其他危险因素包括联用增加出血风险药物(如抗血小板药物、非甾体抗炎药)、高龄、既往胃肠道出血病史、伴发疾病状态。携带 CYP2C9 基因突变型患者应用华法林出血的风险增加。维生素 K 可逆转华法林作用。通常选择口服维生素 K,紧急情况下采取静脉注射维生素 K。新鲜冰冻血浆(FFP)或凝血酶原复合物(PCC)可实现更快速的逆转作用,可短期内发挥逆转华法林的作用,通常作为维生素 K 的补充逆转药物。华法林的其他不常见副作用有皮肤坏死和紫趾综合征。

众所周知,华法林存在很多药物相互作用。这些相互作用基于许多不同的作用机制,包括立体选择性相互作用(如 CYP2C9/3A4/1A2)、影响吸收(如胆汁酸螯合剂)、凝血因子降解(如左旋甲状腺素）、抑制维生素 K 循环转变（如第二代和第三代头孢菌素类）和出血风险。S - 华法林主要通过 CYP2C9 代谢，CYP2C9 抑制剂或诱导剂对 INR 值的影响最大且最稳定（表 3 - 4）。R - 华法林的抗凝作用较弱，主要通过 CYP3A4 和 CYP1A2 代谢，CYP3A4 和 CYP1A2 抑制剂或诱导剂对 INR 值的影响不确定。表 3 - 5 列出了与华法林联用可增加出血风险的药物。

表 3 - 4 CYP2C9 立体选择性华法林药物相互作用

相互作用机制	对 INR 影响	相关药物
抑制 CYP2C9（S - 华法林）	升高	胺碘酮、吡咯类抗真菌药物、伊马替尼、甲硝唑、磺胺甲噁唑/甲氧苄啶
诱导 CYP2C9（S - 华法林）	降低	卡马西平、利福平、双氯西林、萘夫西林、苯妥英钠、苯巴比妥

表 3 - 5 增加华法林出血风险的药物

抗血小板药物阿司匹林
非甾体抗炎药（NSAIDs）
环氧合酶 - 2（COX - 2）抑制剂
高剂量青霉素

另一个华法林特有的重要相互作用是华法林与富含维生素食物的相互作用。华法林达到治疗剂量是与维生素 K 依赖凝血因子之间的最佳平衡。机体摄入过多或过少的维生素 K 都会打破这个平衡并改变 INR 值。常见的维生素 K 含量较高的食物或饮品有深绿色多叶蔬菜、绿色卷心菜、牛肝脏和许多绿茶等。患者需要特别关注华法林与食物的相互作用，尽量保持饮食中维生素 K 含量恒定。医生和患者还需注意其他途径来源的维生素 K 影响 INR 值，如复合维生素和膳食补充剂。

除了药物 - 药物和药物 - 食物相互作用，其他几个因素也能影响 INR 值和抗凝治疗作用。心力衰竭急性加重期可升高 INR 值，而甲状腺功能减退可降低华法林的敏感性。不坚持治疗可引起 INR 值降低。急性或慢性酒精摄入也可以改变华法林的治疗反应。基于上述原因，对于长期服用华法林的所有患者，进行全面且经常性的患者教育是非常必要的。

案例应用

1. 患者 KP，女性，72 岁，因两天前开始出现血尿前来就诊。复查 INR 值 7.2，KP 自述在过去一周里，她偶尔用每片 10mg 的华法林代替当前正在服用的每片 5mg 的华法林。下面哪一个是逆转华法林过量的最佳药物？
   a. 苯丙香豆素
   b. 硫酸鱼精蛋白
   c. 维生素 K
   d. 吐根糖浆剂

2. 下面哪一个是维生素 K 拮抗剂的副作用？
   a. 便血
   b. 心律失常（Q - T 间期延长）
   c. 出血
   d. 紫趾综合征
   e. 贫血

3. 患者如果正在服用华法林，与下列哪一个药物联用将导致显著相互作用？
   a. 赖诺普利
   b. 美托洛尔
   c. Lanoxin（地高辛）
   d. 氟康唑

4. 患者 JC，36 岁，孕妇，伴发活动性 DVT。目前没有服用其他药物，无特殊既往用药史。该患者 DVT 初始治疗的最佳药物是哪一个？
   a. 依诺肝素
   b. 阿司匹林
   c. 华法林
   d. 达比加群

5. 一位体重 80kg 的患者近期被诊断出患有肺栓塞，下面哪一项是适宜的初始治疗方案？
   a. Lovenox（依诺肝素）80mg，皮下注射，2 次/日
   b. Plavix（氯吡格雷）75mg，口服，1 次/日
   c. Eliquis（阿哌沙班）5mg，2 次/日
   d. 肝素 5000U，皮下注射，2 次/日

6. 下列哪一个药物可以安全用于治疗肝素诱导血小板减少症（HIT）伴肌酐清除率 25mL/min 的患者？
   a. 依诺肝素
   b. 达肝素
   c. 磺达肝癸钠
   d. 阿加曲班

7. 下列哪一个药物的抗凝作用延迟起效？
   a. 依诺肝素
   b. Arixtra（磺达肝癸钠）
   c. 华法林

d. Innohep(亭扎肝素)

8. 患者,女性,57 岁,65kg,BMI 28,因肺栓塞入院治疗。药物医嘱:肝素负荷剂量 80U/kg 静脉注射,随后给予 18U/(kg·h)持续滴注。该患者的负荷剂量和维持剂量分别是什么?

　　a. 静注 5000U,静滴 1200U/h

　　b. 静注 4000U,静滴 800U/h

　　c. 静注 6000U,静滴 1150U/h

　　d. 静注 4000U,静滴 1150U/h

9. 下列答案中,哪一个是肝素最适宜的给药途径?

　　a. 静脉注射

　　b. 皮下注射

　　c. 肌内注射

　　d. 口服

　　e. 鞘内注射

根据下列案例回答第 10～12 题。

　　患者 JT,62 岁,女性,既往被诊断出患有心房纤颤、冠心病、高血压和糖尿病。目前治疗药物有华法林 5mg/d、氨氯地平 5mg/d、氯吡格雷 75mg/d、赖诺普利 10mg/d、二甲双胍 1000mg/d 和萘普生 500mg 2 次/日。

10. 下面哪一个药物可增加华法林的出血风险?

　　a. 氯吡格雷

　　b. 氨氯地平

　　c. 二甲双胍

　　d. 萘普生

　　e. 赖诺普利

11. JT 自述因既往出现尿多、尿痛等尿路症状被诊断为尿路感染。下列哪一个抗菌药物与华法林相互作用最小?

　　a. 磺胺甲噁唑/甲氧苄啶

　　b. 呋喃妥因

　　c. 环丙沙星

　　d. 双氯西林

　　e. 甲硝唑

12. 下列哪一个非处方药物与华法林的相互作用最小,JT 可以安全使用?

　　a. 阿司匹林

　　b. 萘普生

　　c. 多种维生素(Centrum Silver)

　　d. 氯雷他定

13. 为了治疗其丈夫的 DVT,一位中年女性向药师出示一张新开处方:依诺肝素 240mg,皮下注射,每日一次,疗程 7 天。该患者体重 150kg。下面哪一个是最适宜的调剂药物?

　　a. 调剂规格为 21～80mg 的注射器,并说明每次注射 80mg,每日 3 次

　　b. 用一个注射器重新包装每日总剂量,共调剂 7 个注射器

　　c. 联系处方者,建议更改剂量为 150mg,每日 2 次

　　d. 联系处方者,建议更改剂量为 200mg,每日 2 次

14. 一位患者想选择一种 Boost 膳食补充剂,前来咨询药师。经询问得知,患者正在服用华法林治疗复发性 DVT。正在接受华法林治疗的患者开始服用膳食补充剂,最可能出现下列哪一种结果?

　　a. 增加出血风险

　　b. 升高 INR 值

　　c. 降低 INR 值

　　d. 减低华法林剂量

根据下列案例回答第 15～17 题。

　　患者 TS,46 岁,女性,因急性 DVT 入院治疗。患者无特殊药物治疗史,首次发生 DVT。两天前启用华法林治疗,目前 INR 值仍未达到治疗目标。患者今日出院,出院带药为华法林和依诺肝素。

15. TS 出院时,应该被提供下面哪一个用药指导信息?

　　a. 更换注射部位以减少皮肤瘀斑和疼痛

　　b. 注射部位从距离脐周至少 2cm 开始,并向腹壁两侧延伸

　　c. 注射前,轻轻按压注射器内芯以排空注射器内的空气

　　d. 注射后避免揉搓注射部位,降低瘀斑形成的风险

　　e. 未使用过的注射器应储存在冰箱,临用前取出

16. TS 初次随访时正接受抗凝治疗。对于长期服用华法林的 TS 患者,应该提供哪方面的用药信息?

　　a. 所有中草药与华法林联用都是安全的

　　b. 告知医生或诊所任何漏服华法林的剂量

　　c. 非处方镇痛药与华法林联用是安全的

　　d. 需恒量摄入维生素 K 含量高的食物

　　e. 酒精摄入量不影响华法林的治疗

17. 当 TS 长期服用华法林进行治疗时,下面哪一个镇痛药是最佳选择?

　　a. Celebrex(塞来昔布)

　　b. Excedrin(对乙酰氨基酚)

　　c. 阿司匹林

　　d. 扑热息痛(对乙酰氨基酚)

18. 服用依诺肝素时,避免进行下面哪一项检查?

　　a. 计算机 CT 断层扫描术

　　b. 磁共振

　　c. 硬膜外麻醉

　　d. 肝脏组织活检

19. 下面哪些抗凝药没有特异性拮抗剂? 选择所有正确答案。

　　a. 利伐沙班

b. 甲磺酸达比加群酯

c. 华法林

d. 阿哌沙班

e. 肝素

20. 用于肾功能不全患者时,下列哪一个药物需要调整剂量?

a. 阿加曲班

b. 华法林

c. 甲磺酸达比加群酯

d. 利伐沙班

e. 依诺肝素钠

21. 患者,女性,62 岁,因急性 PE 就诊,初始给予依诺肝素治疗。患者既往患有高血压,肝肾功能无异常。下面哪一个药物可作为长期治疗药物?

a. 华法林

b. 甲磺酸达比加群酯

c. 阿哌沙班

d. 阿司匹林

e. 利伐沙班

22. 按照半衰期从短到长对下列抗凝药物进行排序。

无序选项	排序结果
依诺肝素	
华法林	
肝素	
磺达肝癸钠	
利伐沙班	

23. 患者,女性,76 岁,既往被诊断出患有房颤、高血压、糖尿病。现主诉消化不良、胃胀气、恶心。目前治疗药物有达比加群 150mg bid,赖诺普利 20mg/d,氯噻酮 25mg/d,二甲双胍 1000mg bid,格列吡嗪 10mg bid。哪一个药物最可能引起上述症状?

a. 达比加群

b. 赖诺普利

c. 氯噻酮

d. 格列吡嗪

24. 患者,男性,42 岁,新发非瓣膜性房颤。既往病史有单纯部分性癫痫发作、高血压、2 型糖尿病。目前治疗药物有卡马西平 40mg bid,Januvia(西格列汀)100mg/d,二甲双胍 500mg bid,赖诺普利 20mg/d。医生想启用利伐沙班治疗房颤。患者当前服用的哪一个药物与利伐沙班之间存在显著相互作用?

a. 赖诺普利

b. 西格列汀

c. 卡马西平

d. 二甲双胍

要点小结

■ 抗凝药物常用于治疗 VTE 和预防各种临床疾病,如 VTE 复发、房颤、机械性瓣膜置换术和心肌梗死等引起的血栓栓塞事件。

■ VTE 包括 DVT 和 PE。DVT 并发症包括 PE 和发生静脉炎后综合征。PE 具有潜在致命性,通常在症状性 DVT 之后发生。

■ VTE 治疗的持续时间取决于可逆性危险因素的存在、持续性危险因素的存在,或者可识别危险因素的缺失。

■ 出血是口服和非口服抗凝剂的最常见不良反应。

■ 肝素和华法林治疗需要分别监测 aPTT 和 INR。低分子肝素、Xa 因子抑制剂和口服直接凝血酶抑制剂无须常规监测。

■ 硫酸鱼精蛋白可逆转肝素作用和部分逆转低分子肝素作用。维生素 K 可用于逆转华法林作用。目前尚缺乏 Xa 因子抑制剂和口服直接凝血酶抑制剂的拮抗剂。

■ 肝素可引起免疫介导的血小板减少症,称为 HIT。低分子肝素也可引起这个严重并发症,但发生率较低。曾发生 HIT 的患者禁用肝素和低分子肝素。

■ 肾功能损害患者,应用普通肝素或华法林无须调整剂量。

■ 目前认为,CYP2C9 抑制剂或诱导剂与华法林联合使用时,对 INR 值影响最大。当 CYP3A4、P-gp 强抑制剂和强诱导剂与 X a 因子抑制剂联用时,存在显著药物相互作用。当 P-gp 强抑制剂和强诱导剂与口服直接凝血酶抑制剂联用时,存在显著药物相互作用。

■ 华法林抗凝作用起效延迟,通常在治疗几天以后达到稳态抗凝作用。

■ 华法林与富含维生素 K 的食物或膳食补充剂之间具有显著相互作用。维生素 K 含量高的食物包括深绿色叶子蔬菜。应该教育患者保持稳定的含维生素 K 食物的摄入。

■ 华法林禁用于孕妇(妊娠分级 X)。

参考文献

Ageno W, Gallus AS, Wittowsky A, et al. Oral anticoagulant therapy. Antithrombotic Therapy and Prevention of Thrombosis, 9th ed: American College of Chest Physicians Evidence – Based Clinical Practice Guidelines. Chest, 2012,141(2)(suppl):e44S – e88S.

Clark NP. Venous thromboembolism//DiPiro JT, Talbert RL, Yee GC,et al. Pharmacotherapy: A Pathophysiologic Approach. 9th ed. New York, NY: McGraw – Hill,2014: chap 9.

Garcia DA, Baglin TP, Weitz JI, et al. Parenteral anticoagulants: Antithrombotic Therapy and Prevention of Thrombosis, 9th ed: American College of Chest Physicians Evidence – Based Clinical Practice Guidelines. Chest, 2012,141(2)(suppl):e24S – e43S.

Guyatt GH, Akl EA, Crowther M, et al. Executive summary: Antithrombotic Therapy and Prevention of Thrombosis. 9th ed: American College of Chest Physicians Evidence – Based Clinical Practice Guidelines. Chest, 2012,141(2)(suppl):7S – 47S.

Linkins LA, Dans AL, Moores LK, et al. Treatment and prevention of heparin – induced thrombocytopenia: Antithrombotic Therapy and Prevention of Thrombosis, 9th ed: American College of Chest Physicians Evidence – Based Clinical Practice Guidelines. Chest, 2012, 141(2)(suppl):e495S – e530S.

Weitz JI. Blood coagulation and anticoagulant, fibrinolytic, and antiplatelet drugs//Brunton LL, Chabner BA, Knollmann BC, et al. Goodman & Gilman's The Pharmacological Basis of Therapeutics. 12th ed. New York, NY: McGraw – Hill,2011:chap 30.

第 4 章 | 外周动脉疾病

Reamer L. Bushardt, Mary L. Hewett, Julie M. Sease

译者 刘 娜 张抗怀

基础概述

外周动脉疾病(PAD)包括一系列影响身体动脉床的疾病(除了冠状动脉)。下肢动脉是主要受累动脉,踝 - 臂指数(ABI)≤0.9 可确定为 PAD。PAD 是动脉粥样硬化的一种表现形式,其危险因素与冠状动脉粥样硬化相同。佛明翰心脏病学研究(Framingham heart study)表明,当伴有糖尿病、高胆固醇血症、吸烟和高血压等情况时,发生 PAD 的风险增加。

PAD 患者通常无症状,当下肢肌肉用力时可能出现下肢动脉循环不良的症状,如疼痛、不适和疲劳;这种下肢缺血也称为间歇性跛行。休息时症状可减轻。根据临床表现将 PAD 分为:无症状型、不典型腿部疼痛、典型性跛行和重度肢体缺血。

下肢疼痛是最常见的临床表现,但是临床病史和体格检查结果对于诊断 PAD 是不可靠的;因此,诊断性检查是非常重要的。诊断性检查包括 ABI 和运动平板试验,如有必要进一步明确诊断可进行血管造影术。表 4 - 1 列出了 PAD 临床表现的主要信息。

治疗

PAD 治疗的第一步包括体育锻炼和危险因素干预,具体治疗目标如下:

1. 对于症状限制性跛行的部位,每周进行 3 次锻炼康复,每次持续 30～45 分钟,连续进行 12 周。

2. 控制共病和危险因素。

a. 戒烟。

b. 控制糖尿病,糖化血红蛋白 HbA1C 目标值 <7%。

c. 血压目标值 <140/90mmHg。

d. 控制高脂血症:LDL - C < 100mg/dL 或 <70mg/dL(如有其他动脉粥样硬化疾病)。基于年龄和安全性考虑,依据胆固醇管理指南,推荐应用中高强度他汀对动脉粥样硬化性心血管疾病(ASCVD)进行二级预防。

非药物治疗

存在下列情况可进行手术治疗:

a. 严重肢体缺血,表现为静息痛、缺血性溃疡或坏疽;

b. 对于功能锻炼和药物治疗效果不佳者或预期效果不佳者;

c. 因间歇性跛行无法进行正常工作或体力活动,最终导致肢体严重残疾者。

等待手术治疗期间,患者需要姑息性止痛药物治疗。

表 4 - 1 外周动脉疾病的临床表现

一般情况
■ PAD 患者可能存在下列情况:年龄 ≥40 岁伴有高血压、高胆固醇血症、糖尿病和/或吸烟史
症状和体征
■ PAD 临床表现是变化多样的,包括从无症状(通常在疾病早期)到疼痛和不适
■ PAD 最常见的两个特征性表现是下肢间歇性跛行和静息痛
■ 间歇性跛行被认为是 PAD 的主要特异性体征,可表现为活动时受累肢体(特别是臀部、大腿或小腿)的疲劳、不适、痉挛、疼痛或麻木,休息几分钟可缓解
■ 体格检查可能发现肢体血流减低的非特异性体征(如皮温降低,皮肤光亮,指甲增厚和/或腿毛减少)
实验室检查
■ 无特异性检查方法
其他诊断性检查
■ ABI 是一种简单、无创、定量的检查方法,对于诊断 PAD 具有高度敏感性和特异性

点击 http://www.mhpharmacotherapy.com/ 上的评论标签,查看完整的书籍参考资料,同时可获得两次可评分的互动练习测试。

药物治疗

PAD 治疗药物包括抗血小板药物和缓解间歇性跛行症状药物。抗血小板药物可降低动脉粥样硬化下肢 PAD 患者发生心肌梗死、卒中、血管坏死的风险。目前推荐的抗血小板药物包括阿司匹林和氯吡格雷。治疗跛行推荐药物包括西洛他唑和己酮可可碱。表 4 - 2 列出了主要治疗药物的特点。

阿司匹林

阿司匹林(75 ~ 325mg/d)被推荐用于 PAD 治疗。阿司匹林药物成本低和 PAD 患者冠脉粥样硬化并发率高是选择阿司匹林的主要原因。肠溶片应该整片吞服,不可咀嚼或碾碎。由于阿司匹林分子结构含有乙酰基,故阿司匹林较其他水杨酸制剂具有更强抑制前列腺素合成和抑制血小板聚集的作用。阿司匹林通过不可逆性抑制血小板环

表 4 - 2　外周动脉疾病的药物治疗选择

药物	常规剂量	副作用	禁忌证	作用机制	注意事项
阿司匹林 (Bayer, Bufferin, 其他)	75 ~ 325mg/d	常见:消化不良/胃炎 严重:胃溃疡、出血、耳鸣、支气管痉挛、瑞夷综合征、血管性水肿	NSAIDs 过敏者;小于 16 岁儿童伴有水痘和流感样症状;哮喘、鼻炎、鼻息肉;活动性出血,血小板减少	通过不可逆性抑制血小板内前列腺素合成酶而抑制血栓素 A_2 形成,进而抑制血小板聚集	与食物同服或大量饮水可降低胃肠道反应,不要碾碎肠溶片
氯吡格雷 (Plavix)	75mg/d	常见:头痛、高血压、紫癜、皮疹、胃肠道反应 严重:胃肠道出血、血栓形成、血小板减少、紫癜、胸痛	氯吡格雷或其中任何成分过敏者;活动性出血;颅内出血	选择性可逆性抑制 ADP 与血小板上的受体,从而活化 ADP 介导的糖蛋白 GP Ⅱb/Ⅲa 复合物形成	P450 酶底物:CYP2C19(次要)、3A4(次要)、1A2(次要);P450 酶抑制剂:CYP2C9(弱)
噻氯匹定 (Ticlid)	250mg, bid	常见:皮疹、头晕、腹泻、恶心 严重:出血、骨髓抑制	活动性出血;严重肝损害;中性粒细胞减少;血小板减少	不可逆性改变血小板膜功能,抑制血小板聚集	与食物同服;从治疗第 2 周起至第 3 个月,每 2 周监测血常规;中性粒细胞减少或低于基础值 30%者,需要频繁监测。噻氯匹定是 CYP3A4 底物(主要),CYP1A2(弱)、CYP2C9(弱)、CYP2C19(强)、CYP2D6(中等)、2E1(弱)、3A4(弱)的抑制剂
西洛他唑 (Pletal)	100mg, bid	常见:心悸、心动过速、水肿、头痛、腹泻、眩晕、感染、咳嗽、鼻炎 严重:心衰、白细胞减少、再生障碍性贫血、血小板减少、感染性发热	各种不同程度的心衰,活动性出血	通过抑制磷酸二酯酶来抑制 cAMP 降解,导致血小板和血管内 cAMP 浓度升高;可逆性抑制血小板聚集;诱导血管舒张(肾动脉除外)	高脂饮食增加药物吸收;饭前半小时或饭后 2 小时服用;CYP1A2 底物(次要)、CYP2C19(次要)、CYP2D6(次要)、3A4(主要)
己酮可可碱 (Trental)	400mg, tid	常见:恶心、呕吐、眩晕、头痛 严重:血管性水肿、贫血、视物模糊、骨髓抑制、紫癜	近期发生脑出血或视网膜出血;活动性出血	降低血液黏稠度和改变红细胞顺应性,抑制血小板聚集,降低纤维蛋白原浓度	与食物同服,CYP1A2 弱抑制剂,整片吞服

氧合酶来抑制血栓素 A_2 合成(血栓素 A_2 是血小板聚集和血管收缩的强诱导剂),进而发挥抑制血小板聚集作用。

阿司匹林常见不良反应是胃肠道反应(消化不良、恶心和呕吐)。阿司匹林最严重的不良反应包括胃肠道反应(如胃溃疡和出血)、血液系统反应(如血小板减少和贫血)、耳鸣、呼吸系统反应(支气管痉挛)。血管性水肿和瑞夷(Reye)综合征也是阿司匹林潜在的严重不良反应。水杨酸的毒性剂量范围如下:急性摄入大于 150mg/kg 水杨酸制剂是有毒性的,应该转诊到医疗机构治疗;连续 2 天慢性摄入大于 100mg/(kg·d) 水杨酸制剂,可能引起毒性。

阿司匹林慎用情况包括饮酒(每天常规量饮酒≥3 次)、胃肠道症状、消化道溃疡、肾衰竭和严重肝功能不全。

阿司匹林禁用于下列情况:

- 对非甾体抗炎药或水杨酸过敏者。
- 儿童或小于 16 岁青少年伴有水痘或流感样症状者,存在发生 Reye 综合征的风险。
- 哮喘、鼻炎、鼻息肉患者。

阿司匹林在妊娠后三个月的妊娠分级是 D 级。哺乳期妇女服用阿司匹林对乳儿有显著影响,应谨慎使用。

氯吡格雷

氯吡格雷(Plavix)75mg/d 被推荐作为不能耐受阿司匹林患者的替代抗血小板药物。氯吡格雷需要在体内生物转化成活性代谢物。氯吡格雷活性代谢物通过选择性且不可逆性抑制二磷酸腺苷(ADP)与其血小板上的受体结合以及随后 ADP 介导的糖蛋白 GPⅡb/Ⅲa 复合物的活化,发挥抗血小板聚集作用。

氯吡格雷常见副作用包括胸痛、高血压、皮疹、便秘、腹泻、胃炎、出血及头痛。严重副作用包括胃肠道出血、胃肠道溃疡、粒细胞缺乏症、肝功能异常(罕见)。

应用氯吡格雷时,需警惕下列情况:

- 同时服用奥美拉唑或埃索美拉唑患者(可使氯吡格雷活性代谢物减少,疗效下降)
- 择期手术患者(术前 5 天停用氯吡格雷)
- 提前中止氯吡格雷治疗(增加心血管事件风险)
- 危及生命的血栓性血小板减少性紫癜(TTP)

- 活动性出血(如胃溃疡出血或颅内出血)和/或对氯吡格雷及其任何成分过敏者禁用
- 氯吡格雷妊娠分级是 B 级,据报道哺乳期妇女服用本药可能给婴儿带来风险。

噻氯匹定

噻氯匹定(Ticlid)是噻吩并吡啶类抗血小板药物,结构与氯吡格雷相似。噻氯匹定因血液系统不良反应被限制用于 PAD 患者。噻氯匹定黑框警示其可引起危及生命的血液系统不良反应,包括中性粒细胞减少、粒细胞缺乏症、血栓性血小板减少性紫癜和再生障碍性贫血。

西洛他唑

西洛他唑(Pletal)是磷酸二酯酶抑制剂,由于可以显著改善最大步行距离而用于间歇性跛行患者。治疗间歇性跛行时,西洛他唑剂量 100mg,每日 2 次口服。与地尔硫䓬、酮康唑、琥乙红霉素、奥美拉唑及其他 CYP3A4 或 CYP2C19 抑制剂联合使用时,西洛他唑需要减量(50mg,每日 2 次)。西洛他唑可使环磷酸腺苷浓度升高,可逆性抑制血小板聚集、血管舒张、抑制血管平滑肌细胞增殖。

西洛他唑常见不良反应有头痛、大便异常、腹泻、鼻炎和感染。其他不良反应有水肿、恶心、腹痛。罕见危及生命的不良反应有粒细胞减少症、贫血、心衰和出血。

下列情况应用西洛他唑需高度警惕:与其他抗血小板药物联用,血小板减少症患者,肾功受损者(肌酐清除率 <25mL/min),肝功受损者。已报道的血液系统不良反应有血小板减少、白细胞减少、进展为粒细胞缺乏症。西洛他唑禁忌证包括任何程度的心衰(黑框警示)、出血性疾病、活动性病理性出血(消化道出血或颅内出血)、对西洛他唑或其任何成分过敏者。西洛他唑的妊娠分级是 C 级。

己酮可可碱

己酮可可碱是继西洛他唑之后可改善 PAD 患者最大步行距离的二线药物。己酮可可碱通过增加白细胞和红细胞的变形性以及减少中性粒细胞活化,进而降低血液黏滞度。推测该药可能通过增加血流来改善组织氧合。己酮可可碱 400mg,每日 3 次随餐服用(如果出现胃肠道或中枢神经系统不良反应,减量至 400mg,每日 2 次)。己酮可可碱片剂需整片吞服,不能嚼服、掰开或压碎。最大治疗获益可能需要 2~4 周的治疗时间。

己酮可可碱的副作用包括胃肠道反应(恶心和呕吐)。罕见的危及生命不良反应包括血管性水肿、贫血、视物模糊、骨髓抑制和紫癜。己酮可可碱的禁忌证包括对己酮可可碱及其他磺嘌呤类药物(如咖啡因、胆碱)过敏者和近期发生脑出血/视网膜出血者。

案例应用

1. 一位42岁的吸烟患者,患有高血压、糖尿病、高胆固醇血症和PAD,当患者步行2~3个街区时出现小腿疼痛。下列哪一个治疗方案可显著减轻患者症状并降低总体死亡率?
   a. 肢体血管成形术
   b. 西洛他唑
   c. 戒烟
   d. 普伐他汀

2. 下列哪一项是阿司匹林的禁忌证?
   a. 哮喘
   b. NSAIDs过敏
   c. 鼻息肉
   d. 30岁男性流感患者

3. 如果患者不能耐受阿司匹林,下列哪一项是可替换的治疗方案?
   a. 己酮可可碱400mg,2次/日
   b. 氯吡格雷225mg/d
   c. 氯吡格雷75mg/d
   d. 己酮可可碱400mg,3次/日

4. 下面哪一个药物干预措施可能降低外周动脉疾病患者的不良血管事件?
   a. 阿司匹林
   b. 氯吡格雷
   c. 阿司匹林双嘧达莫缓释片
   d. 己酮可可碱

5. 患者,男性,61岁,被诊断出患有外周动脉疾病、高血压、高脂血症、心力衰竭(NYHA心功能Ⅲ级)。目前间歇性跛行已经引起显著功能障碍。下列哪一个治疗药物与该患者所用药物或所处疾病状态存在相互影响?
   a. 阿司匹林
   b. 氯吡格雷
   c. 辛伐他汀
   d. 西洛他唑

6. 下列哪一个抗血小板药物具有潜在的血液系统不良反应风险(如粒细胞减少和再生障碍性贫血),服药期间需要定期检测全血细胞计数?
   a. 阿司匹林
   b. 辛伐他汀
   c. 噻氯匹定
   d. 双嘧达莫/阿司匹林

7. 下列哪一个患者存在应用西洛他唑治疗外周动脉疾病的禁忌证?
   a. 女性,49岁,高血压
   b. 男性,60岁,良性前列腺增生病史
   c. 男性,48岁,充血性心力衰竭
   d. 女性,52岁,甲状腺功能减退

8. 患者,53岁,被诊断出患有外周动脉疾病、哮喘、过敏性鼻炎(鼻息肉)。目前应用药物有沙丁胺醇(必要时使用)、氟尼缩松治疗哮喘和氯雷他定治疗过敏性鼻炎。下列哪一个药物禁用于该患者?
   a. 阿司匹林
   b. Trental(己酮可可碱)
   c. Plavix(氯吡格雷)
   d. Aggrenox(脑康平,双嘧达莫/阿司匹林)

9. 己酮可可碱的作用机制是什么?
   a. 降低血液黏滞度
   b. 改善红细胞顺应性
   c. 抑制血小板聚集
   d. 增加纤维蛋白原水平

10. 患者因不能耐受阿司匹林而应用西洛他唑来治疗外周动脉疾病。接受西洛他唑治疗需要进行哪一项监护或评估?
    a. 评估药物对CYP3A4的抑制作用
    b. 评估药物对CYP2C19的抑制作用
    c. 评估并存疾病(如心衰)
    d. 全血细胞计数

11. 下列哪些属于间歇性跛行的治疗目标?
    a. 增加最大步行距离
    b. 增加步行持续时间
    c. 增加无痛步行的运动量
    d. 降低前负荷
    e. 降低后负荷

12. 一位48岁的癌症患者,因最后一次化疗后出现虚弱和疲劳感前来就诊。患者最近还使用噻氯匹定治疗外周动脉疾病。患者的症状可能与噻氯匹定引起哪一个情况有关?
    a. 贫血
    b. 瑞夷综合征
    c. 头痛
    d. 皮疹

13. PAD患者需要控制哪些危险因素(并存疾病)?

a. 血压

b. 胆固醇

c. 血糖

d. 国际标准化比值（INR）

14. PAD 的主要治疗药物是什么？

a. 抗凝药物

b. 抗血小板药物

c. 抗高血压药物

d. 抗交感神经药物

15. 一位 28 岁的母亲，无特殊用药史，前来咨询药师：她能否开始服用小剂量阿司匹林，是否可以在家里备用一瓶阿司匹林以供家人出现头痛或者轻度疼痛时使用。下列哪些咨询问题需要和患者讨论？

a. 推荐家中备有低剂量阿司匹林。大多数人认为它对轻度疼痛和头痛效果很好，年龄大于 12 岁者可安全使用

b. 你应该和医生讨论以下内容：阿司匹林的某些常见不良反应如消化不良、恶心，某些严重不良反应如出血、耳鸣和胃肠道疾病

c. 服用阿司匹林期间如果计划怀孕，需要告知医生。孕期服用阿司匹林是不安全的，特别是妊娠第三阶段

d. 不要给患有哮喘和呼吸困难的家人服用阿司匹林，因为阿司匹林可引起支气管痉挛

16. 请选择阿司匹林治疗 PAD 的合适剂量。

a. 81mg

b. 162mg

c. 50mg

d. 325mg

17. 氯吡格雷起效的作用机制是什么？

a. 选择性不可逆性抑制 ADP 诱导的血小板聚集

b. 可逆性抑制血小板聚集

c. 通过抑制磷酸二酯酶降低血液黏滞度

d. 抑制 cAMP 降解，引起血管舒张

18. 对黄嘌呤类过敏的患者，禁用下列哪一个药物？

a. 阿司匹林

b. Plavix（氯吡格雷）

c. Trental（己酮可可碱）

d. Pletal（西洛他唑）

19. 将下列抗血小板药物按照每日总剂量（mg）从低到高排序

无序选项	排序结果
氯吡格雷	
噻氯匹定	
己酮可可碱	
西洛他唑	

20. 下列哪一个抗血小板药物与 CYP 450 酶之间存在相互作用？

a. 华法林

b. 西洛他唑

c. 噻氯匹定

d. 氯吡格雷

要点小结

■ 外周动脉疾病（PAD）涉及下肢动脉粥样硬化性闭塞，PAD 是全身性动脉粥样硬化性疾病的临床表现之一。

■ 外周动脉疾病的普遍流行与高龄、烟草滥用、糖尿病、高血压、高脂血症密切相关。

■ PAD 患者与存在冠脉疾病或脑血管病史的心血管疾病患者具有几乎相同的相对死亡风险。PAD 可被认为是冠心病亚临床阶段的标志。

■ PAD 是由动脉内粥样斑块形成所致，最终导致腿部血流降低。

■ 具体治疗目标包括：

■ 增加最大步行距离、步行持续时间和无痛步行总量。

■ 改善影响发病率的并存疾病（如高血压、高血脂和糖尿病）。通过改善并存疾病来提高生活质量、降低心血管并发症和死亡率。

■ 除了戒烟和功能锻炼康复，减少其他危险因素和控制潜在病因，如糖尿病、高血压和高脂血症也应包含在治疗策略之中。

■ PAD 主要治疗药物是抗血小板药物。

■ 对于下肢动脉粥样硬化 PAD 患者，抗血小板治疗可用于降低心肌梗死、卒中以及血管坏死的风险。

■ 阿司匹林、氯吡格雷、西洛他唑和己酮可可碱是治疗 PAD 的常用药物。

参考文献

Hoeban BJ, Talbert RL. Peripheral arterial disease//DiPiro JT, Talbert RL, Yee GC, et al. Pharmacotherapy: A Pathophysiologic Approach. 9th ed. New York, NY: McGraw – Hill,2014:chap 12.

Rooke TW, Hirsch AT, Misra S, et al. 2011 ACCF/AHA focused update of the guideline for the management of patients with peripheral artery disease (updating the 2005 guideline). Circulation, 2011,124:2020 – 2045.

Stone NJ, Robinson J, Lichtenstein AH, et al. 2013 ACC/AHA Guideline on the Treatment of Blood Cholesterol to Reduce Atherosclerotic Cxardiovascular Risk in Adults: A Report of the American College of Cardiology/American Heart Association Task Force on Practice Guidelines. J Am Coll Cardiol,2014,63(25 PtB):2889 – 2934

Weitz JI. Blood coagulation and anticoagulant, fibrinolytic, and antiplatelet drugs//Brunton LL, Chabner BA, Knollmann BC, et al. Goodman & Gilman's The Pharmacological Basis of Therapeutics. 12th ed. New York, NY: McGraw – Hill,2011:chap 30.

Zehnder JL. Drugs used in disorders of coagulation//Katzung BG, Masters SB, TrevorAJ, et al. Basic & Clinical Pharmacology. 12th ed. New York, NY: McGraw – Hill,2012:chap 34.

第 5 章 | 慢性心力衰竭

Brent N. Reed, Jo E. Rodgers
译者 张 鹏 刘 娜 张抗怀

基础概述

心力衰竭(HF)是一种由于心室射血功能障碍和/或心室充盈受限导致心输出量减少的临床综合征。以往将伴随射血分数减少的心衰(HFrEF)称为收缩功能障碍,将伴随心室充盈受限型或射血分数保留的心衰(HFpEF)称为舒张功能障碍。尽管半数的心衰事件属于 HFpEF,但大部分研究纳入的病例为 HFrEF。慢性 HFrEF 的治疗包括生活方式改变、药物治疗以及植入装置的使用。但是却几乎没有针对 HFpEF 的治疗方法。

病因和病理生理

心力衰竭按照病因可以分为缺血型和非缺血型。心衰最常见的原因是冠状动脉疾病引起的缺血性心肌病。非缺血型心衰的病因包括未控制的高血压、病毒性疾病、结节病、围产期心肌病、未干预的心脏瓣膜病、酒精性心肌病或甲状腺疾病。

HFrEF 的病理生理学特点是在心输出量减少时依靠代偿机制维持全身灌注(图 5-1)。交感神经系统(SNS)和肾素-血管紧张素-醛固酮系统(RAAS)主要负责代偿反应(也包括加压素和一氧化氮的参与)。SNS 通过释放去甲肾上腺素增加心肌收缩力和心率以维持心输出量。肾灌注不足导致 RAAS 激活并伴随着血清中血管紧张素 Ⅱ 和醛固酮浓度的升高。去甲肾上腺素和血管紧张素 Ⅱ 作为强大的血管收缩剂通过增加心脏后负荷以补偿心输出量的不足,醛固酮则通过水钠潴留机制增加心脏前负荷来补偿心输出量的不足。前负荷和后负荷的增加,最初可以改善器官灌注,但最终会由于心室重构及心肌肥大而导致心输出量减少。心输出量进一步降低引起神经激素代偿性的额外释放,又促进了该代偿循环。

虽然心脏舒张功能障碍被认为在 HFpEF 中发挥重要作用,但 HFpEF 的病理生理学机制尚未明确阐述。针对神经激素系统的治疗并没有显著改善 HFpEF 的治疗效果,提示有其他不同病理生理机制参与 HFpEF 的发生过程。

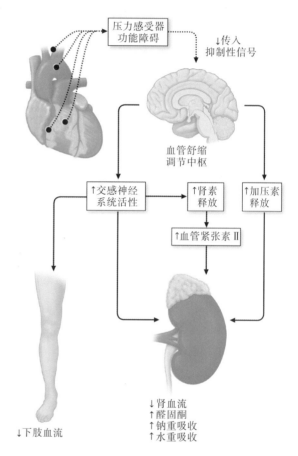

图 5-1 心力衰竭时神经内分泌系统的激活

引自:Mann DL, Chakinala M. Heart Failure and Cor Pulmonale// Longo DL, Fauci AS, Kasper DL, et al. Harrison's Principles of Internal Medicine, 18e. New York, NY: Mcgraw-Hill, 2012:chap 234

临床表现

HF 患者可表现出容量负荷过度和/或心输出量降低的相关体征和症状。容量负荷过度的患者表现为肺瘀血症状(例如,呼吸困难、端坐呼吸、听诊啰音)或外周循环瘀血(例如腹水、颈静脉怒张、下肢水肿)。体重增加是评价容量状态的有用指

点击 http://www.mhpharmacotherapy.com/上的评论标签,查看完整的书籍参考资料,同时可获得两次可评分的互动练习测试。

标,因为它的发生通常早于体征和症状。低心输出量的体征和症状不容易识别,并且可能具有主观性。诸如疲劳、恶心、呕吐等模糊的症状比较常见。肾功能恶化是一种常见的客观衡量低心输出量的指标,然而体液超负荷或低心输出量也可表现为运动不耐受和早期饱腹感。

诊断

心力衰竭是一个临床诊断,没有一个单一的检查可以确定其是否存在。HF 最常见的临床表现与运动耐量降低或体液潴留相关。典型的运动耐量降低表现为呼吸困难和疲劳。体液潴留会导致端坐呼吸、啰音、颈静脉压力升高、坠积性水肿和胸腔积液。

需要获取完整病史资料来阐明患者罹患心衰的原因。心肌梗死(MI)和高血压都是常见的原因,因此心血管危险因素应该予以明确。采集详细用药史以确保饮食和服药依从性并避免药物滥用。评估现有已知可以加剧容量潴留的药物(例如非甾体抗炎药)、改变左室功能的药物(例如某些抗肿瘤药)以及那些引起负性肌力的药物(非二氢吡啶类钙通道阻滞剂)(表 5 - 1)。测定 B 型利钠肽(BNP)可能有助于区分心衰与可引起类似症状的其他疾病。采用心脏 B 超来评估心室功能并确定心衰的病因和严重程度。射血分数(EF)≤40% 被认为是 HFrEF 的诊断界值。

分类/分级

HF 严重程度分类按照美国心脏病学会基金会/美国心脏协会(ACCF/AHA)的疾病进展分期或纽约心脏病协会(NYHA)心功能分级。AC-CF/AHA 系统按照心衰发展的不同阶段进行分类,包括心衰易患期(A 期)、无症状的结构性心脏病心衰期(B 期)、临床心衰期(C 期)、难治性终末期心衰期(D 期)。纽约心脏病协会(NY-HA)心功能分类系统是一个主观的衡量运动耐量和从事日常体力活动能力的系统。将患者分为日常活动不受限(Ⅰ 级)、活动轻微受限和明显受限(分别为 Ⅱ 级和 Ⅲ 级)及休息时也有症状(Ⅳ 级)。一名患者的心功能分级可以依据心衰的改善或恶化情况在 NYHA 不同分类之间进行转换,但是却不能从 ACCF/AHA 界定的高级心衰阶段退至低级心衰期。

表 5 - 1 可能诱发或加重心衰的药物

负性肌力作用
抗心律失常药(例如,丙吡胺、氟卡尼、普罗帕酮)
β 受体阻滞剂(例如,普萘洛尔、美托洛尔、阿替洛尔)
钙通道受体阻滞剂(维拉帕米、地尔硫草)
伊曲康唑
心脏毒性
可卡因
多柔比星
柔红霉素
表柔比星
环磷酰胺
丙泊酚(大剂量)
曲妥珠单抗
伊马替尼
乙醇
苯丙胺类(例如,可卡因、甲基苯丙胺)
水钠潴留
非甾体抗炎药
罗格列酮和吡格列酮
糖皮质激素
雄激素类和雌激素类
水杨酸盐类(大剂量)
含钠药物(例如,哌拉西林钠)
不确定机制
英夫利昔单抗
依那西普
决奈达隆

引自: Parker rB, Nappi JM, Cavallari LH. Heart failure//DiPiro JT, Talbert rL, Yee gC, et al. Pharmacotherapy: A Pathophysiologic Approach. 9th ed. New York, NY: Mcgraw - Hill, 2014

预防

总则

无结构心脏病的患者(ACC/AHA A 期)应该根据实践指南(例如高血压、血脂异常)对并发症进行控制。无症状左心室功能障碍患者(B 期)处于发展为心衰的高风险阶段,应该接受一种血管紧张素转化酶抑制剂(ACEI)/血管紧张素受体阻滞剂(ARB)与 β 受体阻滞剂联用方案,以降低死亡率和心衰进展风险。大多数评价这些治疗的研究中纳入了有症状的心力衰竭患者,将在后面的章节中详细讨论。

量、缓解症状、防止住院治疗、延缓疾病进展并延长生存期。识别和治疗可逆的、潜在的心衰病因非常重要。患者应该接受有关限水限钠的教育并鼓励自测体重以监测体液容量变化。药物治疗是治疗的基石,其重点是抑制前述的神经激素的级联反应(表5-2和图5-2包含神经激素阻滞剂的作用机制、剂量及监护点)。

治疗

总则

控制心衰的目标是最大限度地提高生存质

表5-2　神经激素阻滞剂的剂量和监测

药物	初始剂量	靶剂量/最大剂量	监测
血管紧张素转化酶抑制剂			
卡托普利	6.25mg tid	50mg tid	BP
依那普利	2.5mg tid	10~20mg tid	电解质(K$^+$),BUN,Scr(基线、用药2周和剂量
福辛普利	5~10mg qd	40mg qd	调整后),定期CBC
赖诺普利	2.5~5mg qd	20~40mg qd	不良反应:皮疹(卡托普利)、高钾血症、低血
培哚普利	2mg qd	8~16mg qd	压、急性肾损伤、咳嗽、血管性水肿
喹那普利	5mg bid	20mg bid	
雷米普利	1.25~2.5mg qd	10mg qd	
群多普利	1mg qd	4mg qd	
血管紧张素受体阻滞剂			
坎地沙坦	4~8mg qd	32mg qd	BP
氯沙坦	25~50mg qd	100~150mg qd	电解质(K$^+$),BUN,Scr(基线、用药2周和剂量 调整后),定期CBC
缬沙坦	20~40mg bid	160mg bid	不良反应:高钾血症、低血压、急性肾损伤
醛固酮拮抗剂			
螺内酯	12.5~25mg qd	25mg qd	BP 电解质(K$^+$)(基线、初始治疗1周内和剂量调 整后)
依普利酮	25mg qd	50mg qd	不良反应:男性乳房发育或者胸部变软,月经 改变,多毛症,高钾血症
β受体阻滞剂			
比索洛尔	1.25mg qd	10mg qd	BP、HR(基线、每次剂量调整后),ECG
卡维地洛	3.125mg bid	25mg bid(50mg bid 患者>85kg)	不良反应:心衰症状恶化(水肿、SOB、疲劳), 沮丧,性功能障碍,心动过缓,低血压
美托洛尔琥珀酸盐	12.5~25mg qd	200mg qd	
其他类			
硝酸异山梨酯/肼苯哒嗪	20mg/37.5mg tid	40mg/75mg tid	BP,HR 不良反应:头痛、面部潮红、低血压、头晕、HR、 ECG、血浆地高辛浓度(SDC)
地高辛	125~250μg qd	目标血清浓度0.5~0.9ng/mL	不良反应(通常与浓度相关):神经系统改变、 视力障碍、恶心/呕吐、心律失常

缩写:BP,血压;BUN,血尿素氮;CBC,全血细胞计数;ECG,心电图;HF,心衰;HR,心率;K$^+$,钾离子;Scr,血清肌酐;SOB,气短

引自:Vardeny O,Ng TMH. Heart failure//Chisholm - Burns MA,Wells BG,Schwinghammer TL,et al. Pharmacotherapy Principles & Practice. New York,NY:McGraw - Hill,2008:33 - 61

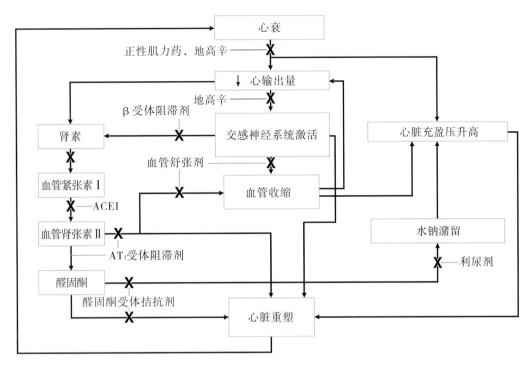

图 5-2　心力衰竭的药物治疗

引自:Maron BA, rocco TP. Pharmacotherapy of Congestive Heart Failure//Brunton LL, Chabner BA, Knollmann BC, et al. Goodman & Gilman's The Pharmacological Basis of Therapeutics, 12e. New York, NY: Mcgraw–Hill, 2011:chap 28

药物治疗

袢利尿剂

水钠潴留在心衰中很常见,袢利尿剂常用来帮助消除体液潴留。袢利尿剂(呋塞米、布美他尼、托塞米和依他尼酸)阻止了钠离子在髓袢升支的重吸收。袢利尿剂还能够缓解容量超负荷患者的症状、改善运动耐量、并防止住院治疗;然而,它们并不能带来死亡率方面的获益。发生袢利尿剂抵抗的患者需要增加剂量或联用噻嗪类利尿剂。常见不良反应包括低钾血症、低镁血症、低血压、肾功能不全等。应每天监测体重以防止袢利尿剂过量。

血管紧张素转化酶抑制剂

ACEI 阻止血管紧张素 I 转化为血管紧张素 II,并被证实可以减少死亡率、减缓心衰进展、减少住院率并改善症状。除非有禁忌证,无论患者症状如何,建议所有 EF 值降低的患者应用 ACEI。ACEI 应该滴定至临床试验获得的能耐受的剂量(表 5-2),尽管这种滴定治疗并不要求先于加用 β 受体阻滞剂。患者应监测低血压、高血钾、肾功能不全、咳嗽、血管性水肿。绝对禁忌证包括血管性水肿史、双侧肾动脉狭窄以及妊娠。

血管紧张素受体阻滞剂

ARBs 竞争性抑制血管紧张素 II 受体。ACEI 仍然作为一线用药,因为 ARBs 与前者相比并没有改善所有心衰患者的治疗结果。由于不大可能发生缓激肽蓄积,若患者无法耐受 ACEI 引起的咳嗽或血管性水肿,可考虑使用 ARBs。如果患者应用 ACEI 后出现肾功能障碍、血钾过高或低血压等情况,使用 ARB 时也可能出现这些不良反应。

β 肾上腺素能受体阻滞剂

从历史上看,β 受体阻滞剂由于其负性肌力作用而不用于心衰治疗。然而,长期使用 β 受体阻滞剂抑制交感神经系统,可以改善死亡率,即使在心衰终末期也是如此。这些获益没有显示类别相关性,目前证明只有比索洛尔、卡维地洛、琥珀酸美托洛尔(控、缓释制剂)可以改善心衰的死亡率。β 受体阻滞剂应该在患者体重恒定后从低剂量开始使用,滴定至临床试验获得的可耐受目标剂量(表 5-2)。在最佳条件下调整剂量时,症状可能会暂时性地恶化,直到建立新的平衡。容量超负荷患者应在排出多余的液体后再增加剂量。应对患者的低血压、心动过缓、体液潴留、疲劳等进行监测。并发症如糖尿病、慢性阻塞性肺病、哮喘和周围性血管疾病不应被视为β受体阻滞剂的绝对禁忌证。哮喘患者可首选选择性β₁受体阻滞剂（琥珀酸美托洛尔、比索洛尔）。

醛固酮受体阻滞剂

尽管ACEI可在短期内减少醛固酮释放，但如果要进一步抑制醛固酮，还需联用醛固酮受体阻滞剂（ARA），如螺内酯或依普利酮。对于有症状心衰患者（NYHA Ⅱ～Ⅳ级）的治疗，在ACEI联用β受体阻滞剂基础上加用一种ARA可降低死亡率和住院率。依普利酮特别适用于心肌梗死后新发的HFrEF。严格监测血清钾和血肌酐是必要的，治疗中应避免血钾＞5mEq/L或肌酐清除率＜30mL/min。依普利酮对醛固酮受体的选择性更高，因此更少出现男性乳房发育症。

硝酸异山梨酯和肼苯哒嗪

现有几种机制支持联合使用硝酸异山梨酯（ISDN）和肼苯哒嗪治疗HF。ISDN是静脉血管舒张剂，肼苯哒嗪是动脉血管舒张剂，同时ISDN还可供给心衰患者可能缺乏的NO。而肼苯哒嗪还具有抗氧化性，能够消除ISDN使用中无硝酸酯间歇期的需要。对于经ACEI和β受体阻滞剂治疗仍有症状的非裔美国人，采用ISDN和肼苯哒嗪联合治疗可以降低患者死亡率。这种联合治疗可用于无法耐受ACEI或ARB的患者的替代治疗。头晕和头痛是两药治疗最常见的副作用。

地高辛

地高辛可能具有神经激素调节作用，可使终末期心衰患者受益。地高辛能够改善症状并减少住院率，但不影响死亡率。地高辛应该用于心衰终末期（经标准治疗仍有症状的）患者。推荐低剂量（如125～250μg/d）治疗，血清地高辛浓度应保持在0.5～0.9ng/mL。老年患者、肾功能不全或低体重患者需要减量。

非药物治疗

室性心律失常和心源性猝死是心力衰竭患者的主要死亡原因。对于按照标准疗法治疗后EF值仍≤35%的心衰患者，推荐植入心律转复除颤器（ICD）以降低死亡率。由于心室不同步可降低心输出量，使用双腔起搏器的心脏再同步化治疗（CRT）可减少住院率并改善生存质量。CRT治疗

指征包括有症状的心力衰竭、EF值≤35%以及QRS波时程≥150毫秒。当然ICD和/或CRT治疗也可用于不严重的心力衰竭患者和其他心电图异常的患者，但这些讨论已经超出了本文的范围。

射血分数正常型心衰

治疗HFrEF有效的药物用于HFpEF却没有产生相似的临床改善。应用ARBs与住院治疗改善有关，但其他药物治疗对临床终点没有影响或产生矛盾的结果。因此，建议HFpEF的治疗应关注症状缓解和有效控制常见并发症，如高血压和冠状动脉疾病。对于容量超负荷的HFpEF患者应考虑使用利尿剂，而其并发症应依据临床实践指南对每种具体情况进行处理。

案例应用

1. JB，45岁，男性，患有急性心肌梗死后心肌病（LVEF 35%）。急性心肌梗死后即刻出现了心衰的症状和体征，包括休息状态下呼吸急促。按照ACC/AHA和NYHA标准如何对JB目前的心衰情况进行分期和分级？
   a. A期，NYHA不适用
   b. B期，NYHA Ⅰ级
   c. C期，NYHA Ⅱ级
   d. C期，NYHA Ⅳ级

2. 下列哪项是监测体液状态的最佳指标，并且是所有心衰患者每日必须监测的指标？
   a. 疲劳
   b. 气短
   c. 体重变化
   d. 下肢水肿

3. 下面哪个实验室指标可能有助于将心衰与其他引起类似症状的疾病进行鉴别？选择所有正确答案。
   a. 血清钠
   b. 血清肌酐
   c. B型利钠肽（BNP）
   d. 去甲肾上腺素

4. AF是一名63岁的女性心衰患者（NYHA Ⅰ级），正在服用速尿40mg每日两次、赖诺普利10mg/d、琥珀酸美托洛尔50mg/d、地高辛0.125mg/d、螺内酯25mg/d。今天进行例行门诊访视，有关检测结果显示：BP120/80mmHg，心率70/min，呼吸频率14/min，K⁺5.1mmol/L，BUN 35mg/dL，肌酐1.2mg/dL（基线）和血清地高辛浓度0.7ng/mL（今日08:00采血样，最后一次服药时间为昨日09:00）。对

于优化心衰治疗方案来讲,下面哪个选项是最适当的调整方案?选择所有适用的选项。

a. 增加 ACEI 剂量

b. 增加 β 受体阻滞剂剂量

c. 增加地高辛剂量

d. 增加螺内酯剂量

根据下列案例回答第 5 ~ 8 题。

IH,54 岁,男性,非洲裔美国人,被诊断出患有 HFrEF,2 周前开始出现呼吸急促且日常活动受限、下肢水肿加重。最近体重增加了 4.5kg。体格检查显示:BP 148/72mmHg,心率 88/min,呼吸 24/min,肺部啰音,3 度下肢水肿。相关的实验室检查包括钠离子浓度 138mmol/L,钾离子浓度 5.4mmol/L,尿素氮 35mg/dL,血肌酐 0.9mg/dL,地高辛血药浓度 2.1ng/mL。既往重要病史有高血压、痛风和慢性阻塞性肺病。目前药物治疗包括赖诺普利 20mg/d、地尔硫草 CD120mg/d、地高辛 0.25mg/d、沙美特罗/氟替卡松 250/50μg,两喷/次,bid。IH 最近开始服用萘普生 220mg tid 来控制痛风引起的疼痛。

5. 除了建议患者限水限盐,下列哪项用药建议最适合管理 IH 的体液超负荷?

a. 启动氢氯噻嗪 50mg/d

b. 启动呋塞米 40mg,每日两次

c. 启动美托拉宗 2.5mg/d

d. 启动螺内酯 25mg/d

6. 在接下来的 24 小时,IH 接受了及时的利尿治疗,心衰症状得到显著改善。其他的药物应如何调整?

a. 继续目前方案并启动氢氯噻嗪 50mg/d

b. 继续目前方案并启动螺内酯 25mg/d

c. 停用赖诺普利,启动肼苯哒嗪 25mg 和硝酸异山梨酯 20mg,tid

d. 停用非处方药萘普生并启动秋水仙素 0.6mg bid,直到痛风相关疼痛缓解

7. 一旦达到最佳的容量状态,下面哪项是治疗 IH 高血压的最佳选择?选择所有正确项。

a. 启动氨氯地平 5mg/d

b. 启动卡维地洛 3.125mg,每日两次

c. 停用地尔硫草

d. 启动哌唑嗪 2mg/d

8. 下列哪项药物调整可以优化 IH 的治疗方案?

a. 增加赖诺普利 40mg/d

b. 地高辛减少到 0.125mg/d

c. 启动螺内酯 25mg/d

d. 启动坎地沙坦 4mg/d

根据下列案例回答第 9 ~ 10 题。

RJ,71 岁,女性,有缺血性心脏病史,其就诊时的临床症状符合 NYHA Ⅳ级心衰。既往病史包括高脂血症、糖尿病、心肌梗死和甲状腺功能减退。RJ 自述体重进行性增加(自 3 个月前的随访至今增加 2.72kg),静息状态下呼吸急促、端坐呼吸、偶发阵发性夜间呼吸困难(PND)。查体发现脚踝 1⁺ 凹陷性水肿及颈静脉轻度怒张。生命体征:BP 105/70mmHg,HR 91/min。实验室结果:钾离子浓度 3.6mmol/L,BUN39mg/dL,肌酐 1.4mg/dL。RJ 目前用药包括左旋甲状腺素片 0.05mg/d、呋塞米 40mg bid、赖诺普利 20mg/d、阿托伐他汀 40mg/d、阿司匹林 81mg/d、甘精胰岛素睡前 46U、门冬胰岛素餐前 6U。

9. 针对 RJ 的低血钾和液体超负荷,下列哪项是最佳治疗方案?选择所有适用选项。

a. 继续呋塞米 40mg,每日两次

b. 增加呋塞米至 80mg,每日两次

c. 启动螺内酯 25mg/d

d. 启动氢氯噻嗪 25mg/d

10. 下列哪一项是治疗该患者心衰的最佳选择?

a. 立即启动琥珀酸美托洛尔 25mg/d

b. 体重恒定后启动琥珀酸美托洛尔 25mg/d

c. 立即启动酒石酸美托洛尔 12.5mg bid

d. 启动地高辛 0.25mg/d

11. 下列哪项是 β 受体阻滞剂的绝对禁忌证?

a. 哮喘伴支气管痉挛

b. 糖尿病

c. 慢性阻塞性肺疾病

d. 周围性血管疾病

根据下列案例回答第 12 ~ 13 题。

BT 是一名 54 岁的非洲裔美国男性,最近被诊断出患有非缺血型心脏病。既往病史有从小罹患中度哮喘及高血压。目前的治疗药物包括沙美特罗 50μg/(吸·次),每天两次吸入;氟替卡松 88μg/(吸·次),每天两次吸入;呋塞米 80mg 每日两次,依那普利 20mg 每日两次,螺内酯 25mg 每日一次。

12. 下面哪一个 β 受体阻滞剂是治疗 BT 心力衰竭的最佳选择,且对哮喘影响最小?

a. 卡维地洛

b. 琥珀酸美托洛尔

c. 普萘洛尔

d. 阿替洛尔

13. 一旦 β 受体阻滞剂治疗稳定后,对 BT 来说,下面哪个药物的调整可进一步改善死亡率?

a. 地高辛 0.125mg/d

b. 肼苯哒嗪 25mg 和硝酸异山梨酯 10mg,每日三次

c. 缬沙坦 160mg,每日两次

d. 氨氯地平 5mg/d

14. 下面哪项是将 ACEI 替换成 ARB 的合适理由?

a. 低血压

b. 肾功能不全

c. 高钾血症

d. 咳嗽

15. TH,34 岁,男性,出现眩晕和直立性低血压症状。实验室检查指标:钾离子浓度 5.8mmol/L、BUN 60mg/dL(基线 18)、肌酐 2.0mg/dL(基线 0.9)。TH 的药物治疗包括呋塞米 80mg 每日两次、雷米普利 5mg 每日两次、美托洛尔缓释片 50mg/d。下列哪些药物治疗调整是合适的?选择所有正确选项。

a. 暂停呋塞米

b. 暂停美托洛尔缓释片

c. 暂停雷米普利

d. 继续目前的方案而不做调整

16. 对大多数心衰患者而言,下列哪一项 β 受体阻滞剂的治疗方案达到了目标剂量?

a. 琥珀酸美托洛尔缓释片 150mg qd

b. 卡维地洛 25mg bid

c. 阿替洛尔 100mg qd

d. 比索洛尔 2.5mg qd

17. 在启动硝酸异山梨酯和肼苯哒嗪联合治疗非洲裔美国心力衰竭患者时,下列哪项需要重点关注?

a. 启动肼苯哒嗪 37.5mg 和硝酸异山梨酯 20mg, tid

b. 停止基础药物 ACEI 治疗

c. 设置硝酸酯间歇期

d. 治疗通常是可以耐受的

18. 启动 β 受体阻滞剂治疗后,下面哪一项是需要重点监测的指标?

a. 心动过速

b. 脱水

c. 疲劳

d. 高钾血症

19. 哪些心力衰竭患者应避免使用醛固酮拮抗剂?

a. 血清钾 < 3.5mmol/L

b. 肌酐清除率 <30mL/min

c. 联合 ARB 治疗

d. 尽管使用心衰标准治疗,心功能仍为 NYHA Ⅲ～Ⅳ 级

20. 选择托拉塞米的商品名。

a. Lasix

b. Bumex

c. Toprol XL

d. Demadex

要点小结

■ 心力衰竭常见的原因是心肌梗死及未控制的高血压。

■ 心力衰竭可起因于心室射血功能障碍(HFrEF)或心室舒张充盈受限同时 EF 不变(HFpEF),或两者兼有。

■ 心衰依据两个分类系统进行分类。ACC/AHA 系统按照心衰发展的不同阶段进行分类,包括心衰风险期(A 期)、无症状的结构性心脏病心衰期(B 期)、心衰临床症状和体征(C 期)、终末期心衰(D 期)。纽约心脏病协会(NYHA)心功能分类系统将患者分为心衰无症状(Ⅰ 级),中度或轻度活动有症状(分别为 Ⅱ 级和 Ⅲ 级)及休息时也有症状(Ⅳ 级)。

■ 心力衰竭患者主要表现为容量超负荷的症状和体征,如运动时呼吸困难及下肢水肿等。低心输出量相关的症状和体征(如疲劳)不常见。

■ 心力衰竭时可激活神经激素系统,如 SNS 和 RAAS,导致血管收缩、水钠潴留以及心脏重塑。HFrEF 治疗策略是针对这些系统的治疗。

■ 生活方式改变如限钠限水对于维持体液平衡非常重要。袢利尿剂治疗通常是必需的,而加用噻嗪类利尿剂可用于利尿剂抵抗患者。

■ 心衰药物治疗的目标包括减少死亡率、预防疾病进展、减少住院治疗、改善生活质量。

■ ACEI 和 β 受体阻滞剂均可降低心力衰竭患者的死亡率,被认为是治疗的基石。

■ 当患者不能耐受 ACEI 引起的咳嗽或血管性水肿,应该考虑使用 ARB。

■ 在 ACEI 和 β 受体阻滞剂联用基础上加用一种醛固酮受体阻滞剂,可降低有症状心力衰竭患者的死亡率和住院治疗率。密切

监测血清钾和肾功能是必不可少的,醛固酮受体阻滞剂应避免用于高钾血症及肾功能损害患者。

■ 地高辛可减少住院率,改善心衰症状。对于经标准心衰治疗后仍有症状的心衰患者可以使用。地高辛浓度应该维持在1ng/mL 以内。

■ 对于经过心衰标准治疗仍有症状的非洲裔美国人,联合使用 ISDN 和肼苯哒嗪治疗可降低心衰死亡率。也可用于对 ACEI 和ARB 无法耐受的各类患者。

■ 植入 ICD 可显著降低心脏性猝死,有治疗指征的患者应考虑使用。双腔同步CRT 可改善症状并减少住院治疗率,但尚未被证明可以降低死亡率。

■ 尚无治疗方法可以改善 HFpEF 患者的临床结果,建议 HFpEF 的治疗应关注症状缓解和适当控制常见并发症,如高血压和冠状动脉疾病。

参考文献

Lindenfeld J, Albert NM, Walsh MN, et al; Heart Failure Society ofAmerica. HFSA 2010 Comprehensive Heart Failure PracticeGuideline. J Card Fail,2010 Jun,16(6):e1 – e194.

Katzung BG. Drugs Used in Heart Failure//Katzung BG, MastersSB, Trevor AJ, et al. Basic & Clinical Pharmacology. 12th ed. New York, NY: McGraw – Hill,2012: chap 13.

Mann DL, Chakinala M. Heart Failure and Cor Pulmonale// Longo DL, Fauci AS, Kasper DL, et al. Harrison's Principles of Internal Medicine. 18thed. New York, NY: McGraw – Hill,2012:chap 234.

Maron BA, Rocco TP. Pharmacotherapy of Congestive Heart Failure//Brunton LL, Chabner BA, Knollmann BC, et al. Goodman& Gilman's Te Pharmacological Basis of Terapeutics. 12th ed. New York, NY: McGraw – Hill, 2011:chap 28.

Parker RB, Nappi JM, Cavallari LH. Chronic Heart Failure// DiPiro JT, Talbert RL, Yee GC, et al. Pharmacotherapy: A Pathophysiologic Approach. 9th ed. New York, NY: McGraw – Hill, 2014:chap 4.

Yancy CW, Jessup M, Wilko? BL, et al; American College ofCardiology Foundation; American Heart Association TaskForce on Practice Guidelines. 2013 ACCF/AHA guideline forthe management of heart failure: a report of the AmericanCollege of Cardiology Foundation/American Heart AssociationTask Force on Practice Guidelines. J Am Coll Cardiol, 2013Oct 15,62(16):e147 – e239.

主要缩写词

ACCF = American College of Cardiology Foundation 美国心脏病学会基金会

AHA = American Heart Association 美国心脏学会

CO = cardiac output 心输出量

EF = ejection fraction 射血分数

HFpEF = heart failure with preserced ejection fraction 射血分数保留的心衰

HFrEF = heart failure with reduced ejection fraction 射血分数降低的心衰

HR = heart rate 心率

NYHA = New York Heart Association 纽约心脏协会

SV = stroke volume 每搏输出量

第 6 章 急性失代偿性心力衰竭

Brent N. Reed and Jo E. Rodgers

译者 张 鹏 刘 娜 张抗怀

基础概述

心力衰竭（HF）是由于心脏结构异常或心脏功能障碍导致的心室射血功能障碍或充盈受限的进展性临床综合征。急性失代偿性心力衰竭（ADHF）患者的特点是出现心衰恶化需要住院治疗。即使应用最优口服疗法仍有持续性症状或难治性心衰患者按照 ACC/AHA 分期系统被确定为 D 期。此外，ADHF 患者在轻微活动或休息时有症状，按纽约心脏协会分级系统属于 Ⅲ 级或 Ⅳ 级。

病因和病理生理

ADHF 的特点是由于体液潴留和/或心脏功能障碍而引起的心排血功能急骤下降。急性失代偿经常是疾病进展的结果，或源于药物或生活方式依从性不佳。另外，ADHF 可能因急性损伤（如心房纤颤、急性冠脉综合征）突发诱发。

最初的病因应该是交感神经系统（SNS）和肾素 – 血管紧张素 – 醛固酮系统（RAAS）被激活。虽然 SNS 和 RAAS 对于维持心输出量和重要器官灌注是有益的；但是，他们最终会导致心功能恶化。SNS 增加全身血管阻力（SVR、后负荷）造成泵功能障碍。而 RAAS 导致血管收缩和钠水潴留，引起血管内液体容量（前负荷）增加。此外，精氨酸加压素分泌还可引起血管收缩、游离水潴留和低钠血症。

作为对体液超负荷和室壁拉伸的反应，心室组织分泌 B 型钠尿肽（BNP）。BNP 的生理作用是引起尿钠排泄以及动静脉血管舒张。然而，内源性 BNP 的释放仅轻度缓解负性代偿性神经内分泌级联反应。

诊断

心力衰竭是一个临床诊断，并没有一个单一的检查能确定其是否存在。几乎所有心衰患者都会出现呼吸困难。没有出现呼吸困难罹患心衰的可能性极小，应该首先寻找解释患者症状的其他原因。

BNP 是一种有助于 ADHF 诊断的生化标志物。与患者的病史和体格检查配合使用，BNP 可以帮助鉴别 ADHF 与其他情况。BNP 浓度低于 100pg/mL 可高度预测无 ADHF。不幸的是，BNP 浓度可能因非心衰原因（如肺炎或肺栓塞）而出现假性升高。

放置肺动脉导管（PAC，也称为 Swan – Ganz 漂流导管），可能有助于区分 ADHF 的血流动力学情况。虽然血流动力学参数可以协助制订药物治疗方案，但使用 PAC 并不能改善结果。因此，PAC 只适合用于下列患者：①初始治疗无应答；②患者的容量状态无法评估；或③治疗期间血流动力学不稳定。

主要定义

ADHF = acute decompensated heart failure 急性失代偿性心力衰竭

BP = blood pressure 血压

BNP = brain natriuretic peptide B 型钠尿肽

CO = cardiac output 心输出量

CI = cardiac index 心脏指数

EF = ejection fraction 射血分数

HF = heart failure 心力衰竭

HR = heart rate 心率

PAC = pulmonary artery catheter 肺动脉导管

PCWP = pulmonary capillary wedge pressure 肺毛细血管楔压

RAAS = renin – angiotensin – aldosterone system 肾素 – 血管紧张素 – 醛固酮系统

SNS = sympathetic nervous system 交感神经系统

SVR = systemic vascular resistance 系统血管阻力

肺动脉导管测量参数

患者低心脏指数 $[CI < 2.2 L/(min \cdot m^2)]$ 被

称为"冷",这是因为灌注减少的原因。患者 CI >
2.2L/（min · m²）称为"暖"。另一个有意义的
PAC 测量指标是肺毛细血管楔压（PCWP）。
PCWP是反映血管内液体状态和心室充盈性压力
的指标。通常健康人的 PCWP 为 10mmHg,但是那
些心衰患者的 PCWP 可能需要达到 15～18mmHg
才能维持心输出量。由于液体超负荷导致患者
PCWP >18mmHg 时,通常被认为是"湿",而 PC-
WP 15～18mmHg 被认为是"干"（正常容量）。
参照 PAC 测量,患者被分为"暖和湿""冷和湿"
"暖和干"或"冷和干"。此外,依据 PAC 计算外
周循环阻力（SVR）程度,代表全身血管阻力。
SVR 正常值是 800～1200dyne. s/cm⁵。SVR 值 >
1200dyne. s/cm⁵表示血管处于收缩状态,而 SVR
值 <800dyne. s/cm⁵则表示血管处于舒张状态。

临床表现

ADHF 的症状和体征随着基础疾病的严重程
度而改变。主要是与体液潴留相关的体征和症
状。肺水肿的症状如呼吸困难、端坐呼吸、啰音和
低氧血症,与 PCWP 升高有关。外周水肿、腹水和
肝肿大/肝颈静脉反流是体循环液体潴留的表现。
"充血型"患者也可能存在全身性高血压。ADHF
的其他症状包括肾脏或肝脏功能恶化、精神状态
改变、四肢发冷。此外,肠道缺血会导致饮食时疼
痛或呕吐。

治疗

治疗目标/预后

ADHF 的治疗目标是恢复血流动力学稳定和
纠正体液潴留。此外,还应该确定和治疗潜在病
因。住院治疗对患者来说是一个重要的机会,可
以接受疾病有关的教育、实施生活方式改变及优
化慢性心力衰竭的治疗方案。

药物治疗

慢性心力衰竭治疗药物的初始管理

如因 ADHF 入院,慢性心力衰竭的治疗药物
可能需要临时调整。如果患者出现低血压（收缩
压 <90mmHg）,可能需要降低影响血压的药物剂
量或停用药物。如果 β 受体阻滞剂的起始治疗或
增加剂量是引起 ADHF 的原因,应将剂量降低至

之前耐受的水平。如果出现明显的心源性休克或
临床显著的低血压,才应该考虑停止 β 受体阻滞
剂治疗。

如果患者出现急性肾功能衰竭,其他慢性心
力衰竭治疗可能需要暂缓或停止。地高辛主要经
肾清除,可能出现蓄积和毒性。测定血清地高辛
浓度可有助于确定继续治疗是否安全。此外,螺
内酯、ACEI 和 ARB 类药物可导致高钾血症。这
些药物可能需要暂停,因为在尿量减少的情况下,
高钾血症可能恶化。如果没有上述情况,在 ADHF
治疗过程中继续慢性心力衰竭的药物治疗是合
理的。

静脉利尿剂

伴有体液超负荷 ADHF 患者的治疗包括静
脉注射袢利尿剂。袢利尿剂通过抑制钠和氯在
髓袢升支粗段的重吸收,促进体液排出,进而迅
速降低心室充盈压及 PCWP（图 6 - 1）。静脉注
射呋塞米、布美他尼和托拉塞米在等效剂量下同
样有效。经过初始间歇冲击剂量治疗后,如患者
尿量仍不足,可能需要增加剂量或联用噻嗪类利
尿剂（口服氢氯噻嗪或美托拉宗、静注氯噻嗪）。
应对利尿剂抵抗的另一种方法是持续静脉输注
袢利尿剂。表 6 - 1 列出了常用的静脉利尿剂。
对髓袢利尿剂有反应的患者,每 24 小时会产生
1～2L净液体丢失。这表示每一天体重会减轻
1～2kg。在治疗之初确定患者的目标体重是有
益的。

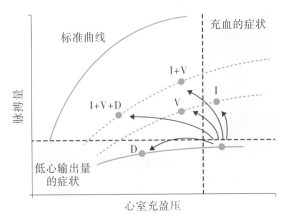

图 6 - 1　药物干预引起的血流动力学反应

D = 利尿剂, I = 正性肌力药, V = 血管扩张剂

引自：Maron BA, Rocco TP. Pharmacotherapy of Congestive
Heart Failure//Brunton LL, Chabner BA, Knollmann BC, et al.
Goodman & Gilman's The Pharmacological Basis of Therapeutics,
12e. New York, NY: Mcgraw - Hill, 2011:chap 28

表6-1 用于治疗心衰相关体液潴留的静脉利尿剂

	起效时间 (min)	持续时间 (h)	相对效能 (mg)	间断静推剂量 (mg)	持续输注剂量 [推注(mg)/滴注(mg/h)]
呋塞米	2~5	6	42	20~200	20~120/2.5~40
托拉塞米	<10	6~12	20	10~100	20/2~10
布美他尼	2~3	4~6	0.5~1	1~10	1~4/0.5~2
依他尼酸	5~15	2~7		每剂0.5~1mg/kg, 最高剂量每剂100mg	

引自:Vardeny O, Ng TMH. Heart failure//Chisholm - Burns MA, Wells Bg, Schwinghammer TL, et al. Pharmacotherapy Principles & Practice. New York, NY: Mcgraw - Hill, 2013:79 - 108

祥利尿剂的监测指标包括生命体征、容量状态、患者体重、肾功能和电解质等。因为血管外液向血管内转移的速度要滞后于尿液外排的速度,从而造成血管内容量消耗,导致低血压。应该加强血压监测。应用利尿剂容易出现肾功能下降和电解质异常(低钾血症、低镁血症和低钠血症)。在祥利尿剂基础上联用噻嗪类或噻嗪样利尿剂可能加重低血压和电解质紊乱。应避免利尿过度(PCWP<15mmHg),因为足够的充盈压是启动静脉血管舒张药物和/或静脉正性肌力药物的必要前提。

静脉血管舒张药

在没有低血压的情况下,静脉血管舒张药可以考虑用于已采取强化利尿治疗仍有持续性ADHF的患者。血管舒张药有助于快速改善ADHF患者的肺充血症状。血管舒张药通过减少静脉容量、降低静脉压力,从而减轻肺水肿。他们也降低外周循环阻力,使心输出量(CO)及随后的肾灌注和尿量增加。然而,与其他ADHF疗法一样,静脉血管舒张药的使用没有对死亡率产生有益的影响,明确这一点非常重要。治疗ADHF的三个常用静脉血管舒张药为硝酸甘油、奈西立肽、硝普钠(图6-1,表6-2,6-3)。

硝酸甘油作为一氧化氮供体可通过舒张血管平滑肌而引起血管舒张。硝酸甘油通过扩张静脉血管来降低心室充盈压和肺动脉压力而降低前负荷。硝酸甘油起始静滴剂量5~10μg/min,根据患者反应调整剂量。在较高剂量(>100μg/min)时,硝酸甘油也可扩张动脉血管、降低后负荷、降低SVR、增加CO。由于低血压比较常见,所以使用硝酸甘油时,持续血压监测非常重要。使用任何一种硝酸酯类,患者都可能出现头痛。如果硝酸甘

油使用时间>12小时,就可能出现耐药,此时需要增加剂量以维持等效的药理效应。

表6-2 治疗急性/严重心衰的常用静脉药物对血流动力学的影响

药物	CO	PCWP	SVR	BP	HR
利尿剂	↑/↓/0	↓-↓↓		↓	0
硝酸甘油	↑	↓↓	↓	↓↓	↑/0
硝普钠	↑	↓↓↓	↓↓↓	↓↓↓	↓
奈西立肽	↑↑	↓↓	↓↓	↓↓	0
多巴酚丁胺	↑↑	↓	↓/0	↓/0	↑↑
米力农	↑↑	↓↓	↑-↑↑	↓	↑

缩写:BP,血压;CO,心输出量;HR,心率;PCWP,肺毛细血管楔压;SVR,外周血管阻力;↑,升高;↓,降低;0,不改变或轻度改变

引自: Vardeny O, Ng TMH. Heart failure//Chisholm - Burns MA, Wells Bg, Schwinghammer TL, et al. Pharmacotherapy Principles & Practice. New York, NY: Mcgraw - Hill, 2013:79 - 108

表6-3 常用影响血流动力学药物的剂量和监测

药物	剂量	监测指标[a]
多巴酚丁胺	2.5~20μg/(kg·min)	BP、HR、尿量、肾功能、ECG
米力农	0.1~0.75μg/(kg·min)	BP、HR、尿量、肾功能、ECG
硝普钠	0.25~3μg/(kg·min)	BP、HR、肝肾功能。如果怀疑中毒,监测血氰化物和/或硫氰酸盐浓度(恶心、呕吐、神经功能改变)
硝酸甘油	5~200μg/min	BP、HR
奈西立肽	0.01~0.03μg/(kg·min)	BP、HR、尿量、肾功能

a.除了肺毛细血管楔压和心输出量

缩写:BP,血压;ECG,心电图;HR,心率

引自:Vardeny O, Ng TMH. Heart failure//Chisholm - Burns MA, Wells Bg, Schwinghammer TL, et al. Pharmacotherapy Principles & Practice. New York, NY: Mcgraw - Hill, 2013:79 - 108

奈西立肽是一种重组的 BNP 分子，能够促进钠排泄以及动静脉血管舒张。当持续静脉输注时，奈西立肽可降低 PCWP、减少 SVR（间接增加 CO），与袢利尿剂同用可协助利尿。与其他血管扩张剂一样，强化血压监测是必需的，如果入院患者伴有低血压，应避免使用奈西立肽。

硝普钠是一氧化氮供体，对静脉和动脉血管均有强效舒张作用。硝普钠可降低肺动脉压力，降低前后负荷，导致心输出量净增加。由于硝普钠的代谢物是氰化物，肝肾功能不全患者应该慎用。肝或肾功能不全以及长期大剂量使用硝普钠，均可能发生氰化物代谢副产物蓄积。

静脉注射强心药物

静脉注射强心药物用于低心输出量的利尿剂抵抗患者。静注强心药物的代表药是多巴酚丁胺、米力农（图 6-1，表 6-2、6-3）。多巴酚丁胺是一种非选择性 β 肾上腺素能受体激动剂，同时可作用于 α_1 肾上腺素能受体。米力农是一种磷酸二酯酶 Ⅲ 抑制剂。多巴酚丁胺、米力农是急性处理 ADHF 的有效药物，但可能导致心律失常，包括窦性心动过速、心房纤颤和室性心动过速。米力农可能会引起低血压，尤其是给予负荷剂量时。肾功能不全时可能会蓄积。给予正性肌力药会使远期预后恶化。因此，对于低心排量患者静脉血管扩张剂优于静注强心药物。强心治疗应作为伴低血压且对其他 ADHF 治疗抵抗的患者的短期治疗，手术植入装置或心脏移植手术患者的桥接治疗，或终末期患者的姑息治疗。

过渡到慢性心衰药物治疗

一旦患者血容量恢复并成功脱离静脉用药，注意应转为长期口服药物治疗方式。应采取相应的步骤以确保遵循 ACC/AHA 心衰标准措施，如记录 EF 值和出院时开具 ACEI 或 ARB 联合 β 受体阻滞剂的处方。此外，还应进行出院咨询和戒烟教育。坚持这些措施有助于优化心衰管理。

非药物治疗

机械性支持可增加 ADHF 药物治疗的效果。短期策略如超滤和主动脉内球囊反搏泵有助于急性处置，永久策略如心室辅助装置和心脏移植可以延长生存期并提高生活质量。对于非药物治疗方式的深入讨论已超出本文的范畴。

案例应用

根据下列案例回答第 1~3 题。

JP，73 岁，男性，是非缺血型心肌病患者（EF 值 30%~35%），因急性心力衰竭加重来到急诊室。生命体征：BP 145/80mmHg，心率（HR）92/min，呼吸频率（RR）23/min，在经鼻管吸氧 4L/min 的情况下氧气饱和度 96%。查体显示颈静脉扩张 16cm，心率及心律（RRR）规律，双肺啰音，3⁺ 双下肢水肿。过去 3 周里，严格控制饮食，药物依从性良好，却因卡维地洛加量导致体重增加 9kg。在急诊室，他接受静脉注射呋塞米一剂 40mg，但利尿效果不佳。相关实验室检查结果包括 K^+ 4.1mmol/L，BNP 950pg/mL，BUN 41mg/dL，Scr 1.5mg/dL（基线）。患者家庭用药包括依那普利 10mg 每日两次、卡维地洛 12.5mg 每日两次、地高辛 0.125mg/d、呋塞米 40mg 每日两次。

1. 根据 BNP 检测值，JP 正处于下列哪一个病理阶段？选择所有正确选项。
   a. 心肌缺血急性期
   b. 非心血管病因引起的气短
   c. 显著的容量超负荷和心室壁延伸
   d. 肾功能不全

2. 下列哪一项干预措施是 JP 入住重症监护室后的最佳选择？
   a. 输注多巴酚丁胺 2.5μg/(kg·min)
   b. 输注米力农 0.375μg/(kg·min)
   c. 立即口服美托拉宗 10mg，每日一次
   d. 静注呋塞米 100mg，每日两次

3. 根据 JP 的病史和临床表现，选择适当的 β 受体阻滞剂治疗方案。
   a. 继续使用卡维地洛 12.5mg，每日两次
   b. 增加卡维地洛剂量至 25mg，每日两次
   c. 将卡维地洛剂量减少至 6.25mg，每日两次
   d. 停用卡维地洛

4. 初始使用静脉利尿剂治疗期间，应对下面哪项指标进行密切监测？
   a. 低钾血症
   b. 高钠血症
   c. 高血压
   d. 低尿酸血症

根据下列案例回答第 5~7 题。

AL，68 岁，女性，她主诉"近日总是感到非常疲惫"。其运动耐量显著小于 3 个月前；现在从事日常活动时必须休息，这种情况逐渐进展。她有高血压性心肌病史[1 年前超声心动图结果（ECHO）显示 LVEF 30%]。患者严格限制饮食并且药物治疗依从性良好，她的女儿证实了这一点，因为她负责准备母亲的三餐并每周将她的药盒装满。

生命体征包括 BP 92/57mmHg、HR 95/min（静态平衡位有症状）和 RR 16/min。AL 无头晕、心悸,且心电图（ECG）正常。体格检查:无颈静脉怒张,肺部听诊清晰,无腹水或下肢水肿。实验室检测显示: Na$^+$ 132mmol/L、K$^+$ 3.9mmol/L、BUN 52mg/dL 和 Scr 1.8mg/dL（基线 BUN/Scr 32/0.9）。AL 经下列口服药物治疗数月后病情稳定:缬沙坦 80mg bid、美托洛尔缓释片 50mg/d、呋塞米 40mg bid、胺碘酮 200mg/d 和地高辛 0.125mg/d。

5. 下列哪一项最好地描述了 AL 的临床分类?
　　a. 暖和干
　　b. 暖和湿
　　c. 冷和干
　　d. 冷和湿

6. 下列哪项是针对 AL 的最优初始干预措施?
　　a. 更改为静脉注射呋塞米 80mg bid
　　b. 暂停呋塞米并开始静脉输液谨慎水化
　　c. 暂停美托洛尔并开始使用多巴酚丁胺 2μg/(kg·min)
　　d. 将美托洛尔缓释片增加至 100mg/d

7. 经过治疗干预,AL 明显好转。今日生命体征:BP 126/86mmHg、HR 83/min 和 RR 21/min,并且体位性低血压已被解决。今日进行的 ECHO 检查显示 EF 值 15%,心室持续扩大。相关实验室检测值:Na$^+$ 125mmol/L、K$^+$ 4.9mmol/L、BUN 38mg/dL 和 Scr 1.4mg/dL。以下哪一项最有可能解释 AL 在心衰方面的变化?
　　a. 急性心律失常
　　b. 膳食不依从
　　c. 肾功能不全
　　d. 心衰进展

根据下列案例回答第 8~12 题。

　　CJ 是 81 岁的女性患者,以 ADHF 入院。生命体征:BP 92/63mmHg、HR 72/min 和 RR 19/min。体格检查示:颈静脉怒张至下颌边缘、+ S3,听诊双肺啰音、1度腹水,3度双侧下肢水肿延伸至大腿。胸片显示肺水肿和胸腔积液。通过肺动脉导管测量血流动力学:PCWP 31mmHg、CI 1.9 L/(min·m^2) 和 SVR 1400dyne·s/cm^5。实验室检测指标: Na$^+$ 128mmol/L、BUN 34mg/dL 和 Scr 1.5mg/dL（基线 BUN/Scr 32/0.9）,其余指标均正常。入院后治疗药物包括赖诺普利 20mg/d、卡维地洛 12.5mg bid、布美他尼 2mg bid、肼屈嗪 25mg tid、硝酸异山梨酯 20mg tid 和阿司匹林 325mg/d。

8. 关于 CJ 的利尿治疗,下列哪项是合理的选择?
　　a. CJ 不应该接受利尿剂治疗,因为她的容量不足
　　b. 静脉给予袢利尿剂治疗应产生净流体损失 500~2000mL/d
　　c. 美托拉宗应该考虑作为一线选择,因为 CJ 有肾功能受损

　　d. 奈西立肽应作为利尿剂的替代治疗,因为 CJ 存在钠水潴留

9. 下列哪项最好地描述了 PCWP 代表什么? 选择所有正确选项。
　　a. 液体状态
　　b. 收缩力
　　c. 后负荷
　　d. 心率变异性

10. 下列哪项是 CJ 期望达到的 PCWP 值? 选择所有正确选项。
　　a. < 2.2L/(min·m^2)
　　b. > 2.2L/(min·m^2)
　　c. 6~12mmHg
　　d. 15~18mmHg

11. 既往 CJ 采用利尿剂治疗效果良好,CI 和 SVR 基本没有变化。除了利尿剂的剂量有改变,患者的生命体征和口服治疗药物均维持不变。下列哪个药物适合治疗该患者的 ADHF?
　　a. 硝普钠
　　b. 奈西立肽
　　c. 多巴酚丁胺
　　d. 米力农

12. CJ 计划出院,参照你的建议,她出院后需要在门诊进行强心药物治疗。根据 ACC/AHA 指南推荐的心衰评估指标,下列哪一项应该在 CJ 出院前完成?
　　a. 处方一种醛固酮受体阻滞剂
　　b. 记录她的 EF 值
　　c. 护理她的静脉穿刺部位
　　d. 预立医嘱

13. 在静脉给予强心药和血管舒张药之前,首先需要明确下列哪项指标?
　　a. 足够充盈压力, PCWP 6~12mmHg
　　b. 足够充盈压力, PCWP >15mmHg
　　c. 足够充盈压力, SVR >1200dyne·s/cm^5
　　d. 足够充盈压力, SVR >1500dyne·s/cm^5

14. 下面哪一项是静脉给予血管舒张药的绝对禁忌证?
　　a. 心率 >90/min
　　b. 心率 >110/min
　　c. 收缩压 <90mmHg
　　d. 收缩压 <110mmHg

15. 下面哪项是多巴酚丁胺的不良反应?
　　a. 低钠血症
　　b. 肾功能不全
　　c. 高钾血症
　　d. 心律失常

16. 下列哪一项被称为"正性肌力扩血管药"，即同时具有强心和血管扩张作用的药物？

    a. 米力农

    b. 多巴酚丁胺

    c. 奈西立肽

    d. 硝普钠

17. MJ，45 岁，男性，70kg，确诊为难治性 ADHF，门诊口服利尿剂包括托拉塞米和美托拉宗。他现在接受静脉注射呋塞米 30mg/h，氢氯噻嗪 500mg/d IV 每日两次。MJ 生命体征和肾功能表现稳定（BP 110/65mmHg，HR 85/min，Scr 1.3mg/dL），尽管在上述方案治疗下其 24 小时尿量仍保持不变。此外，持续心电监护显示多发室性心动过速（持续 10 个心搏）。下面哪个选项适用于下一步治疗？

    a. 米力农起始剂量 0.1μg/（kg·min）

    b. 多巴酚丁胺起始剂量 2.5μg/（kg·min）

    c. 奈西立肽起始剂量 0.01μg/（kg·min）

    d. 将呋塞米剂量增加至 60mg/h

18. 在 ADHF 的治疗中，下列哪一项与静注硝酸甘油的使用相关？

    a. 尿钠排泄

    b. 增加室性心律失常的风险

    c. 肝肾不全导致毒性代谢物蓄积

    d. 低剂量时主要扩张静脉（<100μg/min）

19. 按照作用强度从小到大将下列利尿剂进行排序。

    a. 托拉塞米、呋塞米、布美他尼

    b. 呋塞米、托拉塞米、布美他尼

    c. 布美他尼、呋塞米、托拉塞米

    d. Lasix、Demadex、Bumex

    e. Bumex、Lasix、Demadex

20. 请选择对心率呈中性影响的治疗 ADHF 的静脉用药（使用推荐剂量时心率没有变化）。

    a. 袢利尿剂

    b. 硝普钠

    c. 米力农

    d. 多巴酚丁胺

要点小结

■ SNS 和 RAAS 最初在维持心输出量和重要器官灌注方面是有益的；然而，最终可使心功能恶化。

■ BNP 是由响应液体超负荷和室壁伸展的心室组织所分泌的。

■ BNP 是一种对于 ADHF 诊断很有帮助的生化标志物。BNP 有助于鉴别 ADHF 和非心血管疾病。

■ 放置肺动脉导管（PAC）对于复杂的 ADHF 治疗有帮助，但是它仅适用于对初始治疗无应答的患者，容量状态不确定的患者，或者血流动力学不稳定的患者。

■ ADHF 的症状和体征可随着基础疾病的严重程度而变化。其体征和症状主要与体液潴留有关。

■ ADHF 的直接治疗目标是恢复血流动力学和纠正体液潴留。此外，还应确定和处置可治疗的潜在病因。

■ 当因 ADHF 入院时，慢性心力衰竭治疗药物可能需要减量或停止，并尝试于出院前再次启用。

■ 体液潴留患者应首选静脉袢类利尿剂治疗。

■ 袢类利尿剂可迅速降低心室充盈压并降低 PCWP。

■ 尽管采用积极的利尿剂治疗，可考虑使用静脉血管扩张剂来治疗持续 ADHF 患者。具有足够充盈压和血压的患者可从加用硝酸甘油、硝普钠或奈西立肽等治疗中受益。

■ 静脉强心药物用于利尿剂抵抗并伴有低心输出量的患者。

参考文献

Heart Failure Society of America. Evaluation and management of patients with acute decompensated heart failure. J Card Fail, 2010,16:e1 – e194.

Katzung BG. Drugs used in heart failure//Katzung BG, Masters SB, Trevor AJ, et al. Basic & Clinical Pharmacology. 12th ed. New York, NY: McGraw – Hill, 2012: chap 13.

Maron BA, Rocco TP. Pharmacotherapy of congestive heart failure//Brunton LL, Chabner BA, Knollmann BC, et al. Goodman & Gilman's The Pharmacological Basis of Therapeutics. 12th ed. New York, NY: McGraw – Hill, 2011:chap 28.

Reed BN, Rodgers JE. Acute Decompensated Heart Failure//DiPiro JT, Talbert RL, Yee GC, et al. Pharmacotherapy: A Pathophysiologic Approach. 9th ed. New York, NY: McGraw – Hill,2014:chap 5.

Yancy CW, Jessup M, Bozkurt B, et al; American College of Cardiology Foundation/American Heart Association Task Force on Practice Guidelines; Writing Committee Members. 2013 ACCF/AHA guideline for the management of heart failure: a report of the American College of Cardiology Foundation/American Heart Association Task Force on practice guidelines. Circulation,2013,128:e240 – e327.

第7章 卒 中

Jessica Starr，Brea Rowan
译者 张 莉 刘 娜 张抗怀

基础概述

缺血性脑卒中是指急性发作的局灶性神经功能缺损，包括中枢神经系统组织的永久性梗死。短暂性脑缺血发作（TIA）与缺血性脑卒中相似，是由局部脑、脊髓或视网膜缺血引起的短暂性神经功能缺损而无急性梗死灶。心源性栓子或颈动脉粥样硬化斑块可导致脑栓塞。颈动脉粥样硬化斑块破裂，胶原蛋白暴露使血小板聚集进而导致血栓形成。斑块破裂导致颅内血管闭塞（脑部血供减少）从而发生缺血。心源性卒中栓子通常来源于左心室。卒中的临床症状包括一侧肢体无力、视野缺损和失语。该病可以通过头颅计算机断层扫描（CT）和磁共振成像（MRI）进行诊断。缺血性卒中的风险包括高血压、血脂异常、糖尿病、吸烟和房颤（表7-1）。

预防

缺血性卒中的一级预防关键在于降低可干预的危险因素风险（表7-1）。

治疗

治疗的直接目标是减少神经损伤和长期残疾。一旦过了超早期，治疗的目标是预防卒中再发和降低死亡率。

急性期治疗

缺血性卒中急性期治疗窗较窄；因此，及时评估和诊断至关重要。美国心脏协会卒中委员会推荐两种药物用于急性卒中的治疗［组织纤溶酶原激活剂（rtPA/阿替普酶）和阿司匹林］。

rtPA 是一种纤维蛋白溶酶原激活剂，能够实现早期再灌注并改善神经功能预后。rtPA 通过激活纤溶酶原发挥作用。rtPA 一旦与纤维蛋白结合后即诱导纤溶酶原转化为纤溶酶，纤溶酶能够使血块溶解。rtPA 静脉滴注的剂量为 0.9mg/kg（总剂量的 10% 在最初 1 分钟内静脉推注，余量持续滴注 1 小时）。体重超过 100kg 的患者使用 rtPA 的最大剂量为 90mg。使用 rtPA 应在出现症状的 3 小时之内，如果患者症状出现的时间不能确定，则不适合使用 rtPA。患者在症状出现的 4.5 小时内使用 rtPA 的临床获益已经被证实。因此，美国心脏协会卒中委员会（AHA/ASA）推荐使用 rtPA 的时间窗为 4.5 小时。因为缺乏 3.0~4.5 小时以外时间窗特定人群的研究，指南列出了患者在症状出现的 3~4.5 小时内使用 rtPA 的相对禁忌证：①年龄超过 80 岁；②口服抗凝药而无论国际标准化比值（INR）高低；③美国国立卫生研究院卒中量表（NIHSS）评分大于 25 分；④糖尿病和卒中病史。符合上述四条排除标准的患者如果症状出现在 3 小时之内仍可使用 rtPA。

表 7-1 缺血性卒中的风险因素

不可干预的危险因素	
年龄	年轻人群（22~44 岁）风险较低
出生低体重	出生低体重人群死亡率较高
种族	黑人和西班牙/拉丁美洲人群具有更高的风险
遗传	具有家族史的人群风险增高
性别	男性风险高于女性
可干预的危险因素	
高血压	最重要的可干预危险因素，目标值为 <140/90mmHg
血脂异常	在改变生活方式的基础上使用他汀类药物降低高风险人群（冠心病或糖尿病）卒中风险
糖尿病	与单纯血糖控制无关，当血压控制良好时风险降低
吸烟	观察吸烟与不吸烟人群，戒烟能够降低风险
房颤	接受抗凝治疗能够降低风险

点击 http://www.mhpharmacotherapy.com/ 上的评论标签，查看完整的书籍参考资料，同时可获得两次可评分的互动练习测试。

因其作用于纤维蛋白,患者使用 rtPA 的主要风险是出血。因此,使用 rtPA 有多个禁忌,包括:血小板计数低于 100 000mm³,颅内出血史,升高的 aPTT,近期有头颅外伤史或 3 个月内发生过卒中。AHA/ASA 建议患者使用 rtPA 前应仔细衡量其风险和获益。使用 rtPA 的一些相对禁忌是妊娠、近期大手术史和近期急性心肌梗死(表 7-2)。

用于急性缺血性卒中的其他药物还有阿司匹林。在卒中发生的 24~48 小时内给予阿司匹林能够降低致残率和死亡率。推荐首剂量为 325mg。阿司匹林不能改变卒中的神经功能预后,但能够预防卒中再发。如果患者接受了 rtPA 溶栓治疗,阿司匹林和其他抗血小板药物则应当在使用 rtPA 24 小时后再开始使用。

表 7-2 使用 rtPA 的禁忌证

禁忌证
■ 症状出现时间 >4.5 小时
■ 严重的头部外伤或 3 个月内发生过卒中
■ 症状提示为蛛网膜下腔出血
■ 7 天内进行过动脉穿刺且非压迫止血
■ 颅内出血史
■ 颅内肿瘤,动脉畸形或动脉瘤
■ 近期颅内或脊髓手术
■ 评估血压(收缩压 >185mmHg 或舒张压 >110mmHg)
■ 活动性出血
■ 血小板计数 <100 000mm³
■ 48 小内接受过肝素治疗且 aPTT 高于正常值上限
■ 口服抗凝药且 INR 值 >1.7 或 PT >15 秒
■ 近期使用直接凝血酶抑制剂或直接 Xa 因子抑制剂实验室检查敏感性增高
■ 血糖 <50mg/dL
■ CT 提示多发梗死
相对禁忌
■ 腔梗或卒中症状迅速改善(自发缓解)
■ 妊娠
■ 癫痫发作后残留神经功能缺损
■ 14 天内做过外科大手术或严重外伤
■ 21 天内有消化道或泌尿系出血
延长时间窗(3~4.5 小时)内的相对禁忌
■ 年龄 >80 岁
■ NIHSS 评分 >25 分
■ 口服抗凝药无论 INR 值高低
■ 合并糖尿病和卒中病史

血压过高或过低都可导致神经功能受损。对血压的管理应非常谨慎,除非收缩压超过 220mmHg 或舒张压超过 120mmHg。若患者除了血压升高外符合使用 rtPA 的标准,则建议在使用 rtPA 之前将血压控制在 185/110mmHg 以下。患者在使用 rtPA 溶栓的过程中及随后的 24 小时之内应多次监测血压。推荐用于缺血性卒中的抗高血压药物包括拉贝洛尔、尼卡地平和硝普钠。硝普钠仅适用于使用拉贝洛尔和尼卡地平控制血压无效的情况下,需要注意的是对于伴有肾功能不全的患者长时间使用硝普钠有发生氰化物中毒的风险。如果必须降压,则降压幅度不应超过卒中第一天血压水平的 15%。

二级预防

有缺血性卒中病史的患者卒中再发的风险明显增高。AHA/ASA 推荐了一些药物治疗策略用于卒中的二级预防。长期使用抗血小板药物是预防的基石,控制血压和降低胆固醇也同样重要。目前,阿司匹林、氯吡格雷和缓释双嘧达莫/阿司匹林都可用于抗血小板的起始治疗。AHA/ASA 对这些药物进行了并列推荐(表 7-3)。不建议使用噻氯匹定。心源性(房颤)卒中患者应接受抗凝治疗,包括华法林、达比加群、阿哌沙班、立伐沙班或阿司匹林。

表 7-3 缺血性卒中二级预防推荐使用的抗血小板药物

抗血小板药物	建议
阿司匹林 50~325mg 口服 1 次/天	一线治疗方案 可作为初始治疗
氯吡格雷 75mg 口服 1 次/天	用于阿司匹林过敏患者的初始治疗方案 不推荐与阿司匹林联合使用
缓释双嘧达莫 200mg,阿司匹林 25mg,口服,2 次/天	一线治疗方案 可作为初始治疗

TIA 或急性轻型卒中患者使用阿司匹林和氯吡格雷双联抗血小板 21 天,随后的 22~90 天单独使用氯吡格雷,患者可从中获益。

阿司匹林作为抗血小板药物用于卒中的二级预防已经得到充分的研究。阿司匹林抗血小板的作用机制是不可逆地抑制血小板环氧化酶从而减少血小板聚集。推荐剂量为 50～325mg/d。大部分研究结果显示大剂量和小剂量阿司匹林用于卒中二级预防时，大剂量组具有更高的胃肠道出血风险。不良反应包括胃溃疡和十二指肠溃疡。

氯吡格雷的作用机制为选择性不可逆地抑制二磷酸腺苷介导的血小板聚集。给药剂量为每次 75mg，1 次/天。氯吡格雷与阿司匹林的安全性相当，中性粒细胞减少或血小板减少性紫癜的发生率较低。氯吡格雷可作为阿司匹林过敏患者的首选替代治疗药物。因增加出血风险，不推荐常规氯吡格雷和阿司匹林双联抗血小板治疗。

双嘧达莫抑制磷酸二酯酶导致腺苷和 3'-5'环磷酸腺苷浓度增高进而抑制血小板聚集。阿司匹林和双嘧达莫复方制剂制成胶囊剂，内含缓释双嘧达莫微丸 200mg 和即释阿司匹林 25mg。每日服用两次。不良反应包括头痛、消化不良和腹痛。

噻氯匹定因其副作用而未被美国心脏协会卒中委员会推荐。噻氯匹定的副作用包括胃肠道反应、粒细胞减少或粒细胞缺乏、再生障碍性贫血、血小板减少及血栓形成性血小板减少性紫癜。

口服抗凝药包括华法林、达比加群、阿哌沙班和利伐沙班，均可用于心源性（房颤）卒中患者的二级预防。抗凝药物的选择必须结合患者卒中的危险因素、出血风险、价格及个人偏好。阿司匹林可用于卒中低风险人群的抗栓治疗或存在抗凝禁忌证的患者。卒中高风险患者存在抗凝禁忌，但禁忌与出血无关时可考虑使用阿司匹林和氯吡格雷双联抗血小板治疗。

有卒中病史的患者推荐在卒中早期 24 小时之后进行抗高血压治疗，而无论患者是否有高血压病史。最佳的药物治疗方案仍未可知，然而，有数据支持使用噻嗪类利尿剂或血管紧张素转化酶抑制剂联合噻嗪类利尿剂。

缺血性卒中患者应当接受 HMG-CoA 还原酶抑制剂（他汀类）来降低低密度脂蛋白胆固醇水平以减少卒中复发的风险。

案例应用

1. 白人男性患者，38 岁，既往有高血压、糖尿病病史和慢性酒精中毒。个人史包括酗酒和吸烟。患者近期每晚饮酒（啤酒）一箱，每日吸烟两包。患者实验室检查结果如下：TC 182mg/dL，TG 218mg/dL，LDL 96mg/dL，HDL 52mg/dL，血糖 146mg/dL，BP 158/94mmHg，HR 92/min。

   患者身高 1.75cm，体重 105kg。下列选项中哪些是该患者发生缺血性卒中的危险因素？从所列选项中选出。
   a. 高血压
   b. 吸烟
   c. 糖尿病
   d. 男性
   e. 年龄

2. 下列语句中准确描述急性缺血性卒中表现的是哪项？
   a. 脑组织急性梗死，一侧肢体无力，收缩压 >200mmHg
   b. 无梗死灶的神经功能缺损，一侧肢体无力，视野缺损
   c. 脑组织急性梗死，一侧肢体无力，视野缺损
   d. 无梗死灶的神经功能缺损，一侧肢体无力，血糖 > 200mg/dL

3. JS 是一位 78 岁的白人女性患者，既往有房颤、收缩期心衰（射血分数为 35%）、高血压病史。头颅 MRI 示脑梗死。因"右侧肢体麻木无力"入急诊科，家属描述其症状大约发生在 5 小时之前。JS 既往用药史：美托洛尔 100mg 口服 2 次/天，赖诺普利 40mg 口服 1 次/天，呋塞米 20mg 口服 1 次/天。下列药物中最适合 JS 卒中二级预防的是？
   a. 噻氯匹定
   b. 氯吡格雷
   c. 华法林
   d. 缓释双嘧达莫联合阿司匹林

4. HB，54 岁，美国非裔老年男性，以"左侧肢体无力伴视野缺损"入急诊科。HB 既往有高血压、血脂异常和良性前列腺增生病史。头颅 MRI 提示为缺血性卒中。下列药物中最适合 HB 卒中二级预防的是？
   a. 噻氯匹定
   b. 双嘧达莫
   c. 阿司匹林
   d. 氯吡格雷联合阿司匹林

5. 下列哪项是缓释双嘧达莫/阿司匹林的常见不良反应？
   a. 中性粒细胞缺乏
   b. 视物模糊
   c. 胰腺炎
   d. 头痛

6. 一位 63 岁的美国老年男性，既往史为血脂异常，几天前因急性卒中症状入急诊科。医师希望你给予患者一些血压家庭管理的建议。患者的检查指标：BP 138/88mmHg，HR 86/min。你的建议是下列哪项？
   a. β 受体阻滞剂
   b. 非二氢吡啶类钙离子通道阻滞剂
   c. 血管紧张素转化酶抑制剂联合利尿剂
   d. 不需要降压药物。患者的血压在目标水平范围内

7. 缓释双嘧达莫/阿司匹林（200mg：25mg）复方制剂的商品名是什么？
   a. Angiomax
   b. Aggrastat

c. Aggrenox

d. Abraxane

8.49 岁白人男性,既往史为骨关节炎,几天前因动脉粥样硬化进展而被诊断为缺血性卒中。患者每日饮啤酒 1～2 瓶,否认吸烟。无相关疾病家族史。近期血脂检查结果:TC 168mg/dL,TG 88mg/dL,HDL 44mg/dL,LDL 116mg/dL。生命体征:BP 136/84mmHg,HR78/min。如果该患者需要使用他汀类药物治疗,你的建议是什么?

　a. 该患者冠心病的主要危险因素为年龄。他不需要使用他汀类药物治疗

　b. 该患者冠心病的主要危险因素为年龄和缺血性卒中病史。他不需要使用他汀类药物治疗

　c. 该患者冠心病的主要危险因素为年龄和缺血性卒中病史。他不需要使用他汀类药物治疗,但建议其开始调整生活方式进行调脂治疗

　d. 他汀类药物推荐用于所有动脉粥样硬化性缺血性卒中患者。他需要使用他汀类药物调脂治疗

9. 下列药物中抑制血小板活性的是哪项?选择所有正确答案。

　a. 氯吡格雷

　b. 阿司匹林

　c. 双嘧达莫

　d. 华法林

　e. 噻氯匹定

10. 患者前来咨询缓释双嘧达莫/阿司匹林的服用剂量及频次,正确的是哪项?

　a. 缓释双嘧达莫 200mg,阿司匹林 25mg,1 次/天

　b. 缓释双嘧达莫 25mg,阿司匹林 200mg,1 次/天

　c. 缓释双嘧达莫 200mg,阿司匹林 25mg,2 次/天

　d. 缓释双嘧达莫 25mg,阿司匹林 200mg,2 次/天

11. CS 是一位 61 岁的白人女性患者,既往史有高血压和 2 型糖尿病。昨天因出现缺血性卒中的症状而入急诊科就诊。头颅 CT 明确诊断。下列哪些药物最适合用于 CS 卒中的二级预防?

　a. 缓释双嘧达莫 200mg,阿司匹林 25mg 胶囊,2 粒/次,2 次/天

　b. 阿司匹林 81mg,1 次/天

　c. 氯吡格雷 75mg,2 次/天

　d. 华法林 5mg,1 次/天

12. 下列关于氯吡格雷作用机制描述,正确的是哪项?

　a. 不可逆地抑制二磷酸腺苷诱导的血小板聚集

　b. 不可逆地抑制血小板环氧化酶

　c. 可逆地抑制二磷酸腺苷诱导的血小板聚集

　d. 可逆地抑制血小板环氧化酶

13. 下列哪个药物的药理作用是与纤维蛋白结合后诱导纤溶酶原转换为纤溶酶?

　a. Plavix

　b. Aggrenox

　c. Argatroban

d. Activase

14. 下列关于阿司匹林用于急性卒中的剂量说法中,正确的是哪项?

　a. 发病 24 小时内给予阿司匹林 81mg

　b. 发病 48 小时内给予阿司匹林 81mg

　c. 发病 24 小时内给予阿司匹林 325mg

　d. 发病 48 小时内给予阿司匹林 325mg

　e. 发病 24 小时内给予阿司匹林 162mg

15. 患者,男性,68 岁,既往有 2 型糖尿病、深静脉血栓病史 5 年,2 周前发生消化道出血。2 小时前出现右侧肢体无力伴右侧面瘫,头颅 CT 示缺血性卒中。患者既往在家中服用华法林 5mg 1 次/天,泮托拉唑 40mg 1 次/天,二甲双胍 1000mg 2 次/天。患者的实验室检查示:INR 1.4,血红蛋白 14mg/dL,红细胞压积 41,血小板 175 000/mm^3,血糖 200mg/dL,血压 160/90mmHg。下列哪项是该患者使用 rt-PA 治疗的相对排除标准?

　a. 升高的 INR

　b. 血小板数过低

　c. 近期消化道出血史

　d. 升高的血压

16. 一位 72 岁的老年女性患者(1.73m,111kg)经头颅 CT 确诊为急性缺血性卒中。患者症状出现在 1.5 小时以内,并符合使用 rtPA 溶栓的所有标准。医师询问该患者使用 rtPA 最适合的剂量以及使用方法。你的回答是哪项?

　a. 1 分钟内静推 10mg,余量 90mg 持续静滴 1 小时

　b. 1 分钟内静推 9mg,余量 81mg 持续静滴 1 小时

　c. 10 分钟内静推 10mg,余量 90mg 持续静滴 1 小时

　d. 10 分钟内静推 9mg,余量 81mg 持续静滴 1 小时

17. 当前指南推荐患者使用 rtPA 治疗的时间窗延长为症状出现后 4.5 小时内。下列选项中患者可以在延长的时间窗内接受 rtPA 治疗的是哪项?

　a. 年龄小于 80 岁

　b. 服用口服抗凝药的患者,无论 INR 值高低

　c. 美国国立卫生研究院卒中量表(NIHSS)评分小于 25 分

　d. 合并有卒中和糖尿病病史

　e. 颅内出血史

18. 一位 81 岁的老年男性患者,既往有糖尿病、高血压、缺血性卒中病史 3 年,3.5 小时前出现言语不清伴左侧肢体无力。NIH 卒中评分 15 分。既往在家服用赖诺普利 40mg,每日 1 次,格列吡嗪 5mg,每日 2 次。实验室检查均在正常范围内,血压 150/84mmHg。该患者体重 80kg。下列哪项可用于该缺血性卒中患者的初始治疗?

　a. rtPA 72mg(1 分钟内静推 10%,剩余剂量静滴持续 1 小时)

　b. 阿司匹林 325mg,口服

　c. 阿司匹林 162mg,口服

d. 依诺肝素 1mg/kg,皮下注射,q12h

19. 伴有肾功能不全的急性卒中患者应选择下列哪种药物
控制血压? 从选项中选出。
  a. 拉贝洛尔
  b. 尼卡地平
  c. 硝普钠
  d. 培哚普利
  e. 吲达帕胺

20. 一位 62 岁的女性患者,2 小时前确认出现卒中症状,包
括视野缺损、言语含糊和右侧面瘫。头颅 CT 证实为缺
血性卒中。既往无特殊用药史,发病前患者在家中未
服用任何药物。所有实验室检查结果均在正常值范围
内。血压 200/110mmHg。患者符合使用 rtPA 的所有

指征。关于患者的血压控制,下列选项中最佳选择是
哪项?
  a. 由于收缩压 <220mmHg,舒张压 <120mmHg,不需药
物治疗
  b. 患者符合使用 rtPA 溶栓治疗的其他标准,应给予拉
贝洛尔将血压降至 185/110mmHg 以下才可接受 rt-
PA 治疗
  c. 患者符合使用 rtPA 溶栓治疗的其他标准,应静脉注
射尼卡地平将血压降至 140/90mmHg 以下
  d. 患者符合使用 rtPA 溶栓治疗的其他标准,应使用硝
普钠将血压降低,降压幅度为发病第一天血压水平
的 15%

要点小结

■ 缺血性卒中是一种与中枢神经系统组织梗死相关的急性神经功能缺损性疾病。

■ 缺血性卒中的危险因素包括高血压、糖尿病、血脂异常、房颤和吸烟。

■ rtPA 和阿司匹林被推荐用于急性缺血性卒中。

■ rtPA 被推荐用于症状出现的 3 小时之内,有助于早期恢复再灌注的同时改善神经功能预后。部分患者可在症状出现的 4.5 小时内接受 rtPA 治疗。

■ 阿司匹林、氯吡格雷、缓释双嘧达莫/阿司匹林复合制剂均可用于缺血性卒中的二级预防。

■ 口服抗凝药被推荐用于心源性卒中的二级预防。

■ 推荐缺血性卒中患者进行抗高血压治疗,无论有无高血压史。

■ 动脉粥样硬化的缺血性卒中患者应接受 HMG – CoA 还原酶抑制剂以减少卒中再发。

参考文献

Easton JD, Saver JL, Albers GW, et al. Definition and evaluation of transient ischemicattack: a scientific statement for healthcare professionals from the American HeartAssociation/American Stroke Association Stroke Council; Council onCardiovascular Surgery and Anesthesia; Council on Cardiovascular Radiology andIntervention; Council on Cardiovascular Nursing; and the Interdisciplinary Councilon Peripheral Vascular Disease. Stroke,2009,40: 2276 – 2293.

Fagan SC, Hess DC. Stroke//DiPiro JT, Talbert RL, Yee GC, et al. Pharmacotherapy: A Pathophysiologic Approach. 9th ed. New York, NY: McGraw – Hill,2014: chap 10.

Furie K, Goldstein L, Albers G, et al. Oral antithrombotic agents for the prevention ofstroke in nonvalvular atrial fibrillation: a science advisory for healthcareprofessionals from the American Heart Association/American Stroke Association. Stroke,2012,43:3442 – 3453.

Goldstein L, Bushnell C, Adams R, et al. Guidelines for the primary prevention ofstroke: a guideline for healthcare professionals from the American HeartAssociation/American Stroke Association. Stroke, 2011,42:517 – 584.

Jauch EC, Saver JL, Adams HP Jr, et al; American Heart Association Stroke Council; Council on Cardiovascular Nursing; Council on Peripheral Vascular Disease; Council on Clinical Cardiology. Guidelines for the early management of patientswith acute ischemic stroke: a guideline for healthcare professionals from theAmerican Heart Association/American Stroke Association. Stroke, 2013,44: 870 – 947.

Weitz JI. Blood coagulation and anticoagulant, fibrinolytic, and antiplatelet drugs//Brunton LL, Chabner BA, Knollmann BC, et al. Goodman & Gilman's ThePharmacological Basis of Therapeutics. 12th ed. New York, NY: McGraw – Hill,2011:chap 30.

第 8 章 | 急性冠状动脉综合征

Tracy E. Macaulay, Marintha R. Short

译者　王　娜（重医）　刘　娜　张抗怀

基础概述

急性冠状动脉综合征（ACS）是一组具有相似病理生理过程的心血管疾病，包括动脉粥样硬化和急性血栓形成。急性冠状动脉综合征的分型诊断对于如何引入拯救生命的干预措施，如经皮冠状动脉腔内血管成形术（PTCA）和其他经皮冠状动脉介入治疗（PCI）非常重要。对 ACS 进行识别的第一步就是了解典型临床表现。"急性"就意味着所有冠状动脉综合征亚型均会突然发病，与稳定性心绞痛有所区别。ACS 患者的典型临床症状为胸部压榨性疼痛并放射至下巴、手臂及肩膀，可同时伴有包括大汗、恶心、呕吐等疾病特征的非特异性症状（表 8 - 1）。ACS 可根据心电图（ECG）分为 ST 段抬高型心肌梗死（STEMI）和非 ST 段抬高型急性冠脉综合征（NSTE - ACS），后者又分为不稳定性心绞痛（UA）和非 ST 段抬高型心肌梗死（NSTEMI），如果 ECG 提示 T 波变化或 ST 段压低，可以诊断为 UA 和 NSTEMI，如果 ST 段抬高则可以考虑诊断为 STEMI。此外，血清心肌损伤标记物（肌钙蛋白、肌酸激酶 - 同工酶）可进一步鉴别不稳定性心绞痛和心肌梗死。

初级预防

由于每年有大量人群罹患 ACS，因此 ACS 的预防得到广泛关注。大量队列研究已经发现诸多危险因素会增加冠状动脉疾病的发生风险。大约 90% 的 ACS 患者至少包括一种动脉粥样硬化的危险因素：高胆固醇测量值（或者服用降胆固醇药物治疗）、高血压（或正在治疗）、吸烟或糖尿病史。其他可干预的危险因素包括腹型肥胖、果蔬摄入少及缺乏运动。如果这些危险因素得到积极的预防和治疗，ACS 患病率将可能会减少。一旦发生 ACS，初始治疗、药物管理及二级预防变得至关重要。

表 8 - 1　急性冠状动脉综合征的体征和症状[a]

急性冠状动脉综合征的体征
■ 心肌损伤标记物升高
■ 肌钙蛋白 I 或 T
■ 肌酸激酶同工酶（CK - MB）
■ 其他潜在的异常实验室检查值
■ 白细胞计数升高
■ 天冬氨酸氨基转移酶增加（AST）
■ 乳酸脱氢酶升高（LDH）
■ 心电图（ECG）
■ ST 段抬高型心肌梗死（STEMI）
■ 左束支传导阻滞
■ ST 段压低
■ T 波变化
急性冠状动脉综合征的症状
■ 胸痛
■ 胸闷、气短
■ 疼痛放射至左臂和/或下巴
■ 发汗
■ 恶心
■ 呕吐
■ 呼吸急促
■ 心悸
■ 焦虑及濒死感

a. 急性冠状动脉综合征（ACS）也可无临床症状，特别是妇女和糖尿病患者

治疗

概述和治疗目标

对于 ACS 的治疗，必须在急性 STEMI 与急性 NSTEMI/UA 之间做出清晰界定。发生 STEMI 时，冠状动脉的完全闭塞可导致血液无法流入远端心肌。症状出现后尽可能在最短的时间内将闭塞的血管开通，对于降低发病率和死亡率都至关重要。因此，STEMI 患者应该紧急进行缺血再灌注治疗。

点击 http://www.mhpharmacotherapy.com/ 上的评论标签，查看完整的书籍参考资料，同时可获得两次可评分的互动练习测试。

一旦超过 24 小时,即使血流恢复,也很可能因为缺氧导致永久性的心肌损伤。而 NSTEMI 和 UA 患者可接受早期经皮冠状动脉介入术或者仅给予更保守的药物治疗。

对症治疗

在对 ACS 进行分型诊断及制订早期治疗策略的同时,可以给予多种治疗用来挽救生命及改善症状。这些包括服用硝酸甘油(NTG)、止痛、氧疗及抗血小板治疗(图 8-1)。

由于一氧化氮是一种内源性血管舒张剂,可以用来缓解冠状动脉疾病患者的症状,硝酸甘油可作为血管舒张剂的外源性供体。对于 ACS 患者推荐使用硝酸甘油(NTG)舌下含服或喷雾来缓解心肌缺血症状。在家使用硝酸甘油的患者,可以使用一次舌下含片或喷雾,如果胸痛未得到缓解,需通知急救医疗服务处。在急救医疗服务到达前,患者可以每隔 5 分钟持续使用硝酸甘油(在 15 分钟内不超过 3 个剂量)。到达医院后,立即启动并持续静脉滴注硝酸甘油 48 小时来治疗持续性心肌缺血、心力衰竭或高血压。由于耐受性问题必须持续增加硝酸甘油的剂量,这和硝酸酯类治疗有共同之处。由于低血压风险,有明显右心衰竭、收缩压低于 90mmHg 或者在 24 小时内服用过西地那非/伐地那非(在 48 小时内服用过他达拉非)的患者,应避免使用硝酸甘油。

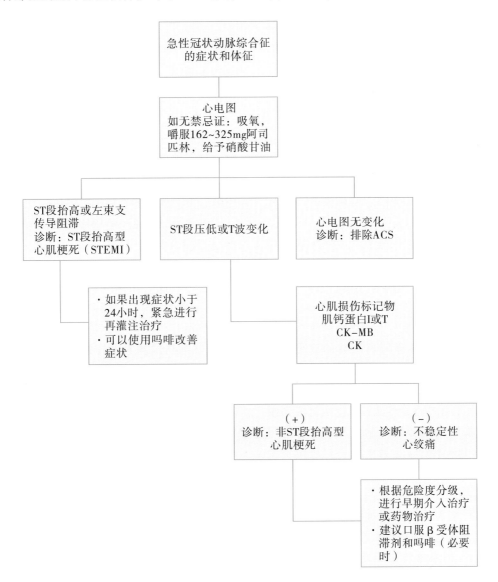

图 8-1　急性冠状动脉综合征的诊断及治疗概述

对于持续胸痛的患者,除了 NTG,每隔 5 ~ 15 分钟可以使用 2 ~ 4mg 吗啡静脉注射来帮助缓解疼痛。除了发挥阿片类的镇痛作用,吗啡还可扩张静脉(前负荷)和动脉(后负荷)血管从而降低心肌耗氧量。吗啡引起的血管舒张可能也会导致低血压,因此限制了其在某些患者的应用,且需要对所有受治者进行血压监测。尽管吗啡是 STEMI 患者止痛的一种选择,但其用于 NSTEMI 和 UA 的安全性还有待研究。这导致指南建议中吗啡应用地位下降,有待于开展进一步的随机试验,以评估吗啡在该情况下的安全性。

ACS 患者应进行吸氧(由鼻导管或面罩)并维持氧饱和度大于 90%。足够的氧合能确保到达缺血组织的血液具有可供运输的最大氧含量。

初始治疗

阿司匹林通过抑制环氧酶不可逆地抑制血栓素 A2 形成,从而抑制血小板聚集。胸痛发作时,患者需要咀嚼吞服 162 ~ 325mg 阿司匹林(首选 2 ~ 4 粒 81mg 的咀嚼片)。如果在家未服用阿司匹林(或不清楚),急救中心或抵达急诊室时应立即给药。阿司匹林对 ACS 患者的益处已经明确并且得到了美国心脏协会及美国心脏病学会(AHA/ACC)指南的强烈推荐。

除了阿司匹林,噻吩并吡啶类药物(氯吡格雷、普拉格雷或替格瑞洛)也被推荐用于 ACS 患者,除非已知患者的冠脉疾病需要进行外科手术。噻吩并吡啶类药物不可逆地阻滞腺苷二磷酸受体的 P_2Y_{12} 组分,从而抑制血小板活化。与单用阿司匹林比较,噻吩并吡啶联合阿司匹林的双重抗血小板治疗方案在 ACS 治疗和后续冠状动脉支架置入获益更大。美国常用的噻吩并吡啶类药物是氯吡格雷,噻氯匹定因严重毒性反应(包括血液系统副作用)而其临床应用受到限制。ACS 患者应尽快给予或在行 PCI 术时给予氯吡格雷口服负荷剂量 300mg 或 600mg,或替格瑞洛口服负荷剂量 180mg。尽快给予或在 PCI 术后 1 小时内给予普拉格雷 60mg,可能需要权衡增加抗血小板治疗获益与增加出血风险之间的利弊。普拉格雷可用于 PCI 治疗的患者,但不推荐用于药物治疗的患者。氯吡格雷和普拉格雷最重要的药效学差异可能是全部抗血小板活性的起效时间;给予氯吡格雷负荷剂量后 1 ~ 6 小时,抗血小板作用开始起效(取

决于剂量),而普拉格雷则 30 分钟起效。停用氯吡格雷和替格瑞洛 5 ~ 7 天,血小板功能恢复,而普拉格雷则需要 7 ~ 10 天。因此,应在冠状动脉搭桥手术(CABG)前 5 ~ 7 天停用氯吡格雷和普拉格雷,以降低出血风险。如果在血小板恢复期做手术可能增加出血风险。如果患者对阿司匹林过敏,可单用噻吩并吡啶类药物治疗。对氯吡格雷和普拉格雷过敏的患者可使用替格瑞洛,因为替格瑞洛和上述两种药物的结构不同。

β 受体阻滞剂包括多种不同类别的药物,可拮抗 β_1 受体且伴有多种其他作用(表 8 - 2)。首选的 β 受体阻滞剂应该不具有内在拟交感活性。对于 ACS 患者,应用 β 受体阻滞剂可降低心率从而减少心肌耗氧量。β 受体阻滞剂治疗心肌梗死的其他获益还包括减少心律失常的发生并防止复发。既往推荐每隔 5 分钟静脉注射美托洛尔 5mg;然而,最近的研究表明,早期静脉注射 β 受体阻滞剂会增加心源性休克的风险。目前认为,对于具有高危因素(如高血压)、血流动力学稳定且无心力衰竭、心源性休克或心动过缓的患者,尽早给予口服 β 受体阻滞剂是合理的。目前的目标是在心肌梗死后 24 ~ 48 小时内尽早启用口服治疗。如果患者有禁忌证,应随后再次评估能否用于二级预防。

到达急诊室后,STEMI 患者必须接受再灌注治疗,而 UA 或 NSTEMI 患者则可采取多种方式治疗。有些患者可能进行早期侵入性 PCI 治疗,而另一些患者仅采用保守药物治疗或进行延迟 PCI 的桥接治疗。抗凝药物治疗方案如下:肝素(UFH)治疗的标准方案是首先给予静脉注射负荷剂量,然后持续静滴维持剂量,调整剂量以保证部分凝血活酶时间(aPTT)达到基线水平的 1.5 ~ 2 倍或 50 ~ 70 秒(表 8 - 3)。不同检测机构的参考值差异取决于不同的检测试剂。尽管 aPTT 是监测肝素的金标准,但越来越多的机构利用抗 Xa 因子来调整不同临床情况下的肝素剂量。确定 ACS 患者适当的抗 Xa 因子水平需要进一步研究。抗凝治疗需持续 48 小时甚至到 7 天,或者至少持续至 PCI 治疗之前,并需要同时使用阿司匹林和氯吡格雷或普拉格雷或替格瑞洛。其他可选择的抗凝药物包括低分子肝素(LMWH)、磺达肝癸钠或比伐卢定。LMWH 的优势包括易于调整剂量且不需要常规监测。磺达肝癸钠适用于出血风险增加的患者,但仅限于无 PCI 治疗计划时使用。合并肾脏疾病时,

表 8-2　β 受体阻滞剂

通用名	商品名	药理作用	剂量（口服）	剂量（静脉注射）	A	D	M	E	治疗作用
普萘洛尔	Inderal, Inderal LA	β_1 和 β_2 阻滞剂	80~320mg/d, 分 2~4 次口服（LA 每日一剂）	1mg/剂, 静注时间大于 5 分钟（最大剂量 10mg）	几乎完全	广泛	肝脏	$t_{1/2}=4$ 小时 LA: $t_{1/2}=10$ 小时	心绞痛, 甲状腺危象, 偏头痛
阿替洛尔	Tenormin	β_1 高选择	50~100mg/d, 一日两次	静脉注射 5mg, 每隔 10 分钟	$F=0.5$	6%~16% 蛋白结合率	无	>50% 肾脏, 50% 原型 $t_{1/2}=6~7$ 小时	快速性心律失常, ACS/MI 后
美托洛尔	Lopressor Toprol XL	β_1 高选择	100~400mg/d, 分 2~3 次服用, Toprol XL 每日一次	每 5 分钟注射 5mg, 3 次	酒石酸: 快速且完全 琥珀酸: $F=0.77$	12% 蛋白结合率	肝脏, 首过效应 >50%	<5% 肾脏 酒石酸: $t_{1/2}=3~7$ 小时 琥珀酸: $t_{1/2}=4~10$ 小时	琥珀酸美托洛尔适用于左心室射血分数（LVEF）降低的患者
卡维地洛	Coreg, Coreg CR	α_1, β_1, β_2 阻滞剂	3.125~25mg 一日两次（体重 ≥85kg, 50mg, 一日两次）; 10~80mg/d（CR）	N/A	$F=0.25~0.3$	98% 蛋白结合率	肝脏经 CYP2D6 代谢	$t_{1/2}=7~10$ 小时	卡维地洛适用于 LVEF 降低的患者
醋丁洛尔	Sectral	β_1 选择剂 轻度 ISMA	600~1600mg	N/A	$F=0.4$	26% 蛋白结合率	广泛首过效应	胆汁, 30%~50% 肾脏	
拉贝洛尔	Normodyne Trandate	α_1, β_1, β_2 阻滞剂	200~400mg, bid 或 tid	0.25mg/kg（20mg）, 每隔 10 分钟	$F=0.25$	50% 蛋白结合率	肝脏结合作用	粪便, 肾脏（55%~60%） $t_{1/2}=6~8$ 小时（PO）, 5.5 小时（IV）	高血压急症
艾司洛尔	Brevibloc	β_1 选择剂	N/A	500μg/kg 静脉推注, 50μg/（kg·min）	N/A	55% 蛋白结合率	酯酶, 水解作用	73%~88% 肾脏 $t_{1/2}=9$ 分钟	高血压急症, 主动脉瘤, 快速性心律失常
奈比洛尔	Bystolic	β_1 选择剂 血管舒张作用	5~40mg, 每日一次	N/A	$F=0.12~0.96$	98% 蛋白结合率	肝脏, CYP2D6	粪便 44%, 肾脏 38%~67% $t_{1/2}=12~19$ 小时	高血压

缩写: A, 吸收; D, 分布; E, 排泄; F, 生物利用度; ISMA, 内在拟交感活性; IV, 静脉注射; M, 代谢; N/A, 无效; PO, 口服。

表 8 - 3   治疗急性冠状动脉综合征的抗凝剂

参数	UFH（肝素）	依诺肝素[a]	磺达肝癸钠	比伐卢定
机制	灭活 Ⅱa，Ⅸ，Ⅹ，Ⅺ，Ⅻ 和纤维蛋白溶酶	灭活 Ⅹa，Ⅱa	Xa 抑制剂	直接凝血酶抑制剂
排泄	肝脏（网状内皮组织系）	主要经肾脏	肾脏	<20% 肾脏
半衰期	1.5 小时	4.5 ~ 7 小时	17 ~ 21 小时	25 ~ 57 分钟
剂量[b]	60U/kg IVP（最多 4000U）之后 12U/（kg·h）（最多 1000U/h）直到达到目标值 aPTT 50 ~ 70S（或 1.5 ~ 2 倍）	NSTEM/UA：1mg/kg q12h，STEMI 溶栓者：0.3mg/kg IV，然后 1mg/kg q12h（>75 岁，0.75mg/kg，q12h）	2.5mg/d 皮下注射（仅适用于药物治疗患者；如果进行 PCI 治疗，术前更换肝素来抗血栓形成）	0.1mg/kg IVP，随后给予 0.25mg/（kg·h），到达导管介入室时需额外增加 0.5mg/kg 且输注速率增加到 1.75mg/（kg·h）
禁忌证	肝素诱导性血小板减少症病史	活动性肝素诱导性血小板减少症	Scr >3.0mg/dL	肾衰竭
监测	PCI 术中 aPTT 和 ACT	不需要，可用抗 Xa	无	aPTT
可逆性	鱼精蛋白	66% 鱼精蛋白，FFP	FFP	无

a. PCI 术中剂量需根据最后一剂皮下注射的时机和伴随使用 Ⅱb/Ⅲa 拮抗剂的情况来决定

b. 正常肾功能情况下的剂量

缩写：FFP，新鲜冰冻血浆；UFH，肝素

应谨慎使用低分子肝素或磺达肝癸钠，其可能导致药物清除减少并增加出血风险。最后，如果有 PCI 治疗计划，推荐使用比伐卢定作为桥接治疗。在 PCI 治疗前启用比伐卢定时，应使用小冲击剂量（0.1mg/kg）和低输注速率[0.25mg/（kg·h）]。当患者进入心导管介入室欲行 PCI 术时，需再给予一剂更大冲击剂量的比伐卢定，同时增加输注速率。PCI 术中应用高剂量比伐卢定可以有效抑制血小板活性。

糖蛋白 Ⅱb/Ⅲa 抑制剂（GPI）抑制血小板聚集的最后一步。这类药物在 PCI 术中主要用于防止支架术后早期的血栓形成。然而，已经表明其中几个药物在 PCI 术前启动以及用于药物治疗患者也有获益。依替巴肽和替非罗班还可用于药物治疗患者或预期推迟 PCI 患者，与抗凝药物和口服抗血小板药联用。与比伐卢定一样，阿昔单抗仅用于进行 PCI 术治疗的患者。GPI 用于药物治疗和 PCI 术辅助治疗时，应评估出血风险并严格掌握禁忌证（表 8 - 4）。在 PCI 治疗过程中，如果选用比伐卢定进行抗凝，可以不使用 GPI 或肝素。

再灌注治疗

一旦诊断为 STEMI，首要目标是尽可能在最短时间内通过溶栓或 PCI 来开通血管。溶栓剂（表 8 - 5）催化内源性纤溶酶原转化成纤溶酶，从而降解纤维蛋白并导致血栓溶解。尽管溶栓可于胸痛出现后的 12 小时内应用，权威机构已经制订了一系列如何快速应急处理的标准。溶栓标准的目标为"从入院到开始溶栓时间"小于 30 分钟。在使用这类有潜在危害的药物前，至关重要的一点是要确保患者没有溶栓禁忌证（表 8 - 6）。由于溶栓治疗的失败率约为 25%，因此采用球囊成形结合支架植入的 PCI 治疗是再灌注的首选方法。进行 PCI 的标准目标为"从入院到球囊扩张时间"需小于 90 分钟。遗憾的是，PCI 并不是总能实现，使得溶栓成为那些不具备心脏导管介入条件医院的一个可行选择。为了防止冠状动脉血栓复发，抗凝药物（UFH、LMWH）应作为溶栓的辅助治疗，至少使用 48 小时，至多连续使用 8 天。

二级预防

发生 ACS 后需尽快开始预防心肌再梗死和其他并发症。除了前面提到的抗血小板治疗和短期抗凝治疗可预防血栓再发，还有一些药物也被证实是有效的。这些药物包括羟甲基戊二酰辅酶 A 还原酶（HMG - CoA）抑制剂（他汀类）、β 受体阻滞剂，某些患者还可使用血管紧张素转换酶抑制剂（ACEI）或血管紧张素受体阻滞剂（ARB）。

表 8-4　急性冠状动脉综合征的抗血小板治疗

药品	阿司匹林	替格瑞洛	氯吡格雷	普拉格雷	依替巴肽[a]	替罗非班[a]	阿昔单抗
作用机制（MOA）	抑制血栓素 A2 产生	抑制二磷酸腺苷的产生	抑制二磷酸腺苷产生	抑制二磷酸腺苷的产生	环脲化合物：抑制 GP II b/III a 受体	非肽类 GP II b/III a 抑制剂	GP II b/III a 的抗体 Fab 片段
初始剂量（PCI 术前）	162～325mg	180mg MD:90mg BID（ASA <100mg/d）	LD:300～600mg MD:75mg/d	LD:60mg MD:10mg/d	180μg/kg IV，之后 1～2μg/（kg·min）持续 12～96 小时	4μg/（kg·min），之后 0.1μg/（kg·min）持续 12～24 小时	无推荐
PCI 剂量	理论上，在 PCI 术前至少 1 小时用药	在 PCI 术前 6 小时或直到 PCI 时给予负荷剂量	在 PCI 术前 6 小时或直到 PCI 时给予负荷剂量	在 PCI 术前 30 分钟到 PCI 术后 1 小时给予负荷剂量	180μg/kg，冲击量 IV，大于 1～2 分钟（同隔 10 分钟后）以 1～2μg/（kg·min）持续输注 18 小时	25μg/kg，大于 3 分钟，然后 0.15μg/（kg·min）持续输注 24～48 小时	30 分钟内快速输注 0.25μg/kg 冲击量 IV；0.125μg/（kg·min）[最多 10μg/（kg·min）]持续 12 小时
代谢	肝脏酯酶	通过 CYP3A4 转化成活性代谢物（母体药物也为活性药物），经肝利胆排泄	主要通过 CYP2C19 转化成活性代谢物，CYP450 同工酶	多种 CYP450 同工酶	非肝脏途径	代谢未知，65% 经肾脏排出	未知
消除半衰期	母体药物：15～20 分钟；代谢物：3 小时	母体药物：7～9 小时	7～8 小时	7 小时（范围 2～15 小时）	2.5 小时	90～180 分钟	一相清除：10 分钟；二相清除：30 分钟
起效时间	1～2 小时	1～2 小时	2～6 小时	30 分钟	20 分钟内	20 分钟内	20 分钟内
失效时间	7 天	5～7 天	5～7 天	5～7 天	5～10 小时	4～8 小时	一般 12 小时，最高达 24～48 小时
CI	严重的血小板减少症（TTP/ITP），血液病，活动性出血，过敏反应	活动性消化性溃疡疾病（PUD）或颅内出血（ICH），严重肝功能异常；血液病	活动性消化性溃疡疾病（PUD）或颅内出血（ICH），严重肝功能异常；常；血液病	年龄 >75 岁，缺血性心力衰竭，正在服用口服抗凝血药，近 3 个月做过血运重建术，3 天内服用过 II b/III a 受体拮抗剂，PUD，ICH	出血高风险或严重心力衰竭，血小板减少 <100，肾功能不全，过敏，出血性卒中病史，怀孕，近期缺血性卒中史或 TIA（3 个月内）	过敏，出血史，体重 <60kg（FDA 黑框警告），近期缺血性卒中，高血压，怀孕，卒中史，心包炎，血，血小板减少 <150	过敏，活动性出血，颅内出血史，怀孕，缺血性卒中或 2 年内患 TIA，近期胃肠道出血，大手术，血小板减少 <100
ADE	出血，胃肠道溃疡	呼吸困难，升高胆固醇和甘油三酯，TTP，腹泻，致命的血液反应，肝损伤	胃肠道：腹痛，呕吐，消化不良，出血	胃肠道出血，低血压，血小板减少（罕见）	严重出血，低血压，大出血（6%），血小板减少（罕见）	大出血（1.4%），轻度出血（10.5%），血小板减少（14.4%），血小板减少减少	出血，胃肠道出血，严重血小板减少，血小板减少（14.4%），心动过缓，胃肠道不耐受

a. 需要依据肾脏情况调整

缩写：ADE，药物不良反应；CI，禁忌证；MOA，作用机制；PCI，经皮冠状动脉介入治疗；LD，负荷剂量；MD，维持剂量

表 8-5 治疗 STEMI 的溶栓剂

药物[a]	剂量
链激酶 (SK,Streptase)	150 万 U 静脉注射大于 60 分钟
阿替普酶 tPA	15mg 静脉推注后予以 0.75mg/kg 静滴大于 30 分钟(最高 50mg),之后 0.5mg/kg(最高 35mg)大于 60 分钟
瑞替普酶 (rPA,Retevase)	10U 静脉推注大于 10 分钟,使用 2 次,间隔 30 分钟
替奈普酶 (TNK)	<60kg:30mg 静脉推注大于 5 秒 60~69.9kg:35mg 静脉推注大于 5 秒 70~79.9kg:40mg 静脉推注大于 5 秒 80~89.9kg:45mg 静脉推注大于 5 秒 >90kg:50mg 静脉推注大于 5 秒

a. 使用 UFH 或 LMWH 至少 48 小时

表 8-6 溶栓的绝对和相对禁忌证

绝对禁忌证	相对禁忌证
任何颅内出血病史 (ICH)	慢性的、严重的、难以控制的高血压
已知恶性颅内肿瘤(原发性或转移性)	有症状的严重难治性高血压 (SBP>180mmHg)
3 个月内缺血性卒中	创伤性或延长的(>10 分钟)心肺复苏术(CPR)
疑诊主动脉夹层	14~21 天内进行过大手术
活动性出血或出血倾向(不包括月经)	2~4 周内有内出血史
3 个月内严重的闭合性颅脑和面部创伤	不可压迫止血的血管穿刺术
14 天内进行大手术	妊娠
	活动性消化性溃疡
	同时使用口服抗凝药(纠正 INR 首选新鲜冷冻血浆)

如无禁忌证,所有患者均应一开始给予阿司匹林并终身服用。为了减少出血并发症,推荐双联抗血小板治疗的患者应用最低有效剂量的阿司匹林。发生 ACS 后,一种噻吩并吡啶类药物需要持续应用 12 个月,对于植入药物涂层洗脱支架的患者可考虑应用更长时间。PCI 术后可选择服用氯吡格雷 75mg/d、普拉格雷 10mg/d 或替格瑞洛 90mg bid 维持治疗 12 个月,接受药物涂层洗脱支架的患者可考虑使用更长的时间。如果患者采取药物治疗而未植入支架,不建议使用普拉格雷进行二级预防。接受替格瑞洛治疗的患者,阿司匹林日剂量不应超过 100mg,否则可能会降低替格瑞洛的疗效。

HMG-CoA 还原酶是致动脉粥样硬化的低密度脂蛋白(LDL)合成的限速酶。HMG-CoA 还原酶抑制剂类药物(他汀类)在 ACS 二级预防中发挥重要作用。研究数据支持在 ACS 早期并持续使用高剂量他汀类药物进行治疗。他汀类治疗的获益远远高于血脂水平的降低,这也是指南推荐在发病时即使胆固醇水平未知也应使用他汀类药物的原因所在。在过去十年里,LDL 的治疗目标一直在调整。2013 年 ACC/AHA 指南建议通过降低胆固醇来控制 LDL 尚未达标的成人动脉粥样硬化性心血管疾病,如冠心病、卒中和外周动脉疾病。适当强度的他汀治疗可降低最可能获益人群的动脉粥样硬化性心血管疾病(ASCVD)风险。启动中等强度治疗(降低 LDL-C 30%~50%)或高强度他汀治疗(降低 LDL-C 约≥50%)是降低 ASCVD 事件的关键因素。四大他汀类治疗获益群体(ASCVD 风险降低获益明显大于其副作用)包括:既往冠状动脉事件患者、LDL-C>190mg/dL 的患者、40~75 岁糖尿病合并 LDL-C 70~189mg/dL 的患者以及预计 10 年 ASCVD 风险>7.5% 的患者。对其他患者和 LDL-C 70~189mg/dL 患者的一级预防,应通过评估 10 年 ASCVD 绝对风险来指导他汀类药物的启用及治疗强度。

对于没有绝对禁忌证的患者,建议长期使用 β 受体阻滞剂治疗。在心肌梗死发生的最初 48 小时内,患者的室性心律失常、心脏猝死风险增加且复发性心肌缺血的风险最高。β 受体阻滞剂的长期获益已经明确,尤其是对心室功能受损的患者(心力衰竭)。然而,对于这些患者,初始治疗应采用小剂量且缓慢滴定的方式。药物的药代动力学特点有助于指导 β 受体阻滞剂的选择(表 8-2)。比如,哮喘患者应选择高选择性 $β_1$ 受体阻滞剂,而心力衰竭患者应使用琥珀酸美托洛尔、卡维地洛或比索洛尔。

多项研究已经评价了 ACEI 在治疗 ACS 中的应用。根据 ACC/AHA 指南,所有 ACS 患者应考虑使用 ACEI,尤其是具有心肌梗死高复发风险(吸烟、糖尿病、多支血管病变、高血压)和心力衰竭的患者。其禁忌证主要包括过敏（ACEI 诱发血管神经性水肿病史）、急性肾功能衰竭、双侧肾动脉狭窄、妊娠和高血钾。ACEI 初始治疗期间，应监测血肌酐、血钾及血压。若患者有缓激肽引发的咳嗽，可考虑选择使用 ARB。当 ACS 后患者的射血分数 <40%、有心力衰竭症状或糖尿病史时，醛固酮拮抗剂依普利酮有助于降低死亡率。

和一级预防类似，积极治疗危险因素对于冠状动脉疾病的二级预防至关重要。治疗目标包括降低血压、戒烟、健康饮食、锻炼（每周 5～7 天，每次 30 分钟）、减肥（体重指数 18.5～24.9kg/m²）、目标导向治疗糖尿病（HbA1C <7%）。高血压治疗联合委员会第 8 次报告（JNC8）推荐 60 岁及以上患者 BP 目标值 <150/90mmHg，且 60 岁以下患者 BP 目标值 <140/90mmHg。应该向所有符合条件的患者提供从入院到出院后的持续心脏康复。

案例应用

根据下列病例回答第 1～3 题。

TS，女性，75 岁，突发大汗和恶心。她通过紧急医疗系统（EMS）于急诊科（ED）就医后转诊到一家大型学术医学中心（具备冠状动脉导管介入室）。她陈述道："大约 5 小时前我的胸部开始疼痛，我觉得很不舒服"。TS 的体重为 65kg。

既往病史：冠状动脉疾病和关节炎。

家族史：父亲 76 岁死于急性心肌梗死，母亲在 70 岁因肺炎去世。

个人病史：不喝酒；吸烟，每周一包。

既往用药史：阿司匹林 81mg 每天一次，阿托伐他汀 40mg 睡前口服，结合雌激素 0.625mg，塞来昔布 200mg 每日口服一次。

实验室检查：血清肌酐（Scr）1.9mg/dL，总胆固醇 250mg/dL，甘油三酯 150mg/dL，高密度脂蛋白（HDL - C）40mg/dL，低密度脂蛋白（LDL - C）130mg/dL，肌钙蛋白 I 5.7ng/mL。

心电图：ST 段抬高。

1. 下面哪一个是该患者最适合的再灌注治疗方案？
   a. 咀嚼阿司匹林 81mg，氯吡格雷 75mg，并给予肝素（UFH）48 小时
   b. 间隔 30 分钟两次注射瑞替普酶 10U，并给予肝素（UFH）48 小时
   c. 咀嚼阿司匹林 324mg，氯吡格雷 600mg/d，静脉推注阿昔单抗 16.25μg，并行经皮冠状动脉支架置入术
   d. 链激酶 150 万 U 静脉注射 30 分钟，阿司匹林 81mg 和

氯吡格雷 300mg

2. 医生正在讨论 TS 是否应该在使用阿司匹林、氯吡格雷、吸氧、硝酸酯类及吗啡之后尽早口服 β 受体阻滞剂。下面哪项生命体征支持 TS 早期使用 β 受体阻滞剂？
   a. 心率 110/min，收缩压 85mmHg
   b. 心率 50/min，收缩压 120mmHg
   c. 心率 120/min，收缩压 120mmHg
   d. 心率 120/min，收缩压 120mmHg，查体可闻及干湿啰音

3. 在患者出院前，你将建议医师如何调整患者的家庭药物治疗方案？选择所有正确答案。
   a. 停止使用结合雌激素
   b. 继续使用阿司匹林
   c. 停止使用塞来昔布
   d. 启用 β 受体阻滞剂
   e. 启用普拉格雷

4. 一位患者在胸痛几小时后决定服用硝酸甘油（NTG）舌下含片。服用第一片后并未减轻疼痛，因此患者呼叫了急救服务。此后患者继续每隔 5 分钟服用一次硝酸甘油（NTG）。在服用第三片后，她的症状得到了缓解。硝酸酯类是通过什么方式缓解胸痛的呢？
   a. 收缩静脉血管
   b. 收缩动脉血管
   c. 舒张静脉血管
   d. 减少心输出量

5. 对于已经使用阿司匹林、吸氧、硝酸酯类和吗啡治疗的 STEMI 患者，加用氯吡格雷临床获益的机制是什么？
   a. 氯吡格雷改善心肌供氧
   b. 氯吡格雷开通梗死相关血管
   c. 氯吡格雷降低心肌耗氧量
   d. 氯吡格雷预防心肌再梗死

根据下列病例回答第 6～8 题。

MS 是一位 68 岁的男性，在麦当劳吃过午餐后来到当地诊所。他主诉自己胸痛并放射至下巴。医师嘱其咀嚼阿司匹林 325mg 并拨打了急救电话。他被转诊到当地医院，心电图显示 ST 段抬高。

既往病史：高血压、冠心病、慢性阻塞性肺病、慢性肾病四期，2 个月前发生脑血管意外。

家族史：母亲在 85 岁时死于卒中，父亲 75 岁时在一场车祸中丧生。

个人病史：50 年烟龄，每日抽一包半；不饮酒。

用药史：氢氯噻嗪 25mg qd，酒石酸美托洛尔 25mg bid，噻托溴铵 18μg 吸入 qd，沙丁胺醇喷雾剂必要时 1 喷 q6h，氟替卡松/沙美特罗 250/50μg 吸入 bid。

查体：血压 150/90mmHg，心率 98/min，呼吸 22/min，氧饱和度 88%，体重 100kg。

实验室数据:未知。

过敏史:肝素。

6. MS 就诊的医院没有心导管介入室;因此,他们有 30 分钟时间来考虑患者进行溶栓的可行性。下列哪些选项是 MS 接受溶栓治疗的禁忌证? 选择所有正确答案。

a. MS 已经服用阿司匹林和氯吡格雷

b. MS 的血压为 185/90mmHg

c. MS 近期有发生脑血管意外

d. MS 对肝素过敏

7. 考虑到 MS 有溶栓禁忌证,于 24 小时内被转送到具备心导管介入室的医院。计划进行急诊 PCI。请将下列抗凝药按半衰期从短到长进行排序。

无序选项	排序结果
肝素	
依诺肝素	
磺达肝癸钠	
比伐卢定	

8. 高选择性的 β 受体阻滞剂最合适 MS。请将下列 β 受体阻滞剂按照 β 受体选择性由低到高进行排序。

无序选项	排序结果
普萘洛尔 ER	
阿替洛尔	
卡维地洛	
醋丁洛尔	

9. 下列哪种抗凝剂适用于 STEMI 且同时进行透析的患者?

a. 依诺肝素

b. 达肝素钠

c. 磺达肝癸钠

d. 肝素

10. 下列哪一项常规实验室指标可用来监测肝素的抗凝作用?

a. 国际标准化比值(INR)

b. 凝血酶原时间(PT)

c. 抗 Xa 水平

d. 部分活化凝血活酶时间(aPTT)

11. NSTEMI 患者对肝素过敏,推荐其选择下列哪一种抗血小板/抗凝治疗方案? 患者将在当天晚一点的时间进行 PCI 治疗。

a. 比伐卢定

b. 依替巴肽和低分子肝素

c. 阿昔单抗和肝素

d. 磺达肝癸钠

12. 下列哪些药物可用于 NSTEMI? 选择所有正确答案。

a. 依替巴肽

b. 肝素(UFH)

c. 阿司匹林

d. 瑞替普酶

e. 氯吡格雷

13. 心肌梗死急性期过后,下列哪项治疗最有可能延缓心力衰竭(HF)的进展?

a. 氯吡格雷

b. 阿替洛尔

c. 雷米普利

d. 胺碘酮

e. 单硝酸异山梨醇

14. TL 是一位 82 岁的妇女,她在发生 STEMI 后进行药物涂层洗脱支架植入术治疗。既往病史有高血压、血脂异常和甲状腺功能减退。无药物过敏史。以下哪一个是长期抗血小板治疗的最佳方案?

a. 阿司匹林 325mg,每日一次

b. 阿司匹林 325mg + 替格瑞洛 90mg,每日两次

c. 替格瑞洛 180mg,每日两次

d. 阿司匹林 81mg + 氯吡格雷 75mg,每日一次

e. 氯吡格雷 75mg,每日一次

15. 一位近期发生 NSTEMI 的患者,其 LDL 150mg/dL、TC 192mg/dL、TG 140mg/dL、HDL 47mg/dL,需要进行他汀类药物治疗。请按效能从低到高的顺序对他汀类药物进行排序。

无序选项	排序结果
普伐他汀 20mg 每日一次	
辛伐他汀 20mg 每日一次	
阿托伐他汀 20mg 每日一次	
瑞舒伐他汀 20mg 每日一次	

16. 下列哪项治疗需要常规监测血肌酐和钾?

a. 卡维地洛

b. 螺内酯

c. 阿替洛尔

d. 普伐他汀

e. 氯吡格雷

17. 下列哪些溶栓治疗方案适用于体重 78kg 的 STEMI 患者? 选择所有正确答案。

a. 链激酶 100 万 U 静脉注射 20 分钟

b. 瑞替普酶或 rPA 10U 静脉推注 2 次,间隔 30 分钟

c. 替奈普酶或 TNK40mg 静脉推注 1 次

d. 阿替普酶 100mg 静脉注射超过 2 小时

18. PK 出现胸痛、恶心、呕吐和发汗等症状。他被确诊为患有 NSTEMI。目前血压为 92/56mmHg，心率为 105/min。应给予患者以下哪些治疗？选择所有正确答案。

a. 阿司匹林肠溶片 325mg，一次口服

b. 阿司匹林 81mg，一次嚼 2 片

c. 硝酸甘油 20μg/min，静脉滴注

d. 美托洛尔 5mg，静脉注射一次

e. 吗啡 2～4mg，每隔 2 小时注射

19. DL 是一位 62 岁的妇女，于 ED 就诊后被诊断为患有 NSTEMI。她既往无严重病史。查体显示：血压 125/79mmHg，心率 75/min，血清肌酐 1.2mg/dL，血小板计数 142k/μL，体重 94kg。患者对青霉素、磺胺类及阿司匹林过敏。在 DL 等待 PCI 治疗前，可采取下列哪些治疗方案？选择所有正确答案。

a. 阿司匹林 325mg 一次，之后 81mg，每日一次

b. 氯吡格雷 300mg 一次，之后 75mg，每日一次

c. 阿司匹林 162mg 一次，之后 81mg，每日一次，另加氯吡格雷 600mg 一次，之后 75mg，每日一次

d. 普拉格雷 60mg 一次，之后 10mg，每日一次

20. 以下哪些 β 受体阻滞剂既有口服制剂也有静脉制剂？选择所有正确答案。

a. 阿替洛尔

b. 艾司洛尔

c. 美托洛尔

d. 卡维地洛

21. 急性冠脉综合征的二级预防应包含以下哪些药物治疗？选择所有正确答案。

a. HMG-CoA 还原酶抑制剂

b. 阿司匹林

c. 钙通道阻滞剂

d. 非诺贝特

要点小结

■ 高血脂、高血压、烟草滥用和糖尿病是引发急性冠脉综合征的主要危险因素。

■ 通过溶栓或经皮冠状动脉介入的再灌注治疗来恢复心肌血流是 STEMI 的主要治疗目标。

■ 增加冠状动脉疾病风险的家庭用药禁用于急性冠脉综合征（例如激素替代疗法和非甾体抗炎药）。

■ 应在胸痛发作时立即嚼服阿司匹林来预防血栓进展，并终身维持使用来进一步预防心血管事件的发生。

■ 阿司匹林联合噻吩并吡啶类被证实可以降低缺血复发事件。此获益应与增加的出血风险相权衡。

■ 吗啡是急性冠状动脉综合征发作时止痛的首选药物；然而，对于低血压和未计划择期 PCI 的患者应谨慎使用吗啡。

■ 只要患者没有低血压或在过去 24 小时（西地那非/伐地那非）或 48 小时（他达拉非）没有服用过磷酸二酯酶抑制剂，胸痛发作时应使用硝酸酯类。

■ 急性冠状动脉综合征的二级预防应尽早使用抗血小板药物、HMG-CoA 还原酶抑制剂、β 受体阻滞剂和血管紧张素转换酶抑制剂。依普利酮可用于心肌梗死后射血分数小于 40% 的患者。

■ 二级预防包括积极治疗可干预的危险因素（如吸烟、高血压、血脂异常、糖尿病、肥胖、饮食不当、缺乏锻炼）。

■ 糖蛋白 Ⅱb/Ⅲa 抑制剂或直接凝血酶抑制剂应考虑用于非 ST 段抬高型心肌梗死和不稳定性心绞痛患者，对于计划在 24 小时内行 PCI 治疗的患者可以使用阿昔单抗和比伐卢定。

参考文献

Cannon CP, Braunwald E. Unstable angina and non – ST – segment elevation myocardial infarction//Longo DL, Fauci AS, Kasper DL, et al. Harrison's Principles of Internal Medicine. 18th ed. New York, NY: McGraw – Hill, 2012: chap 244.

Jneid H, Anderson JL, Wright RS, et al; 2012 Writing Committee Members; American College of Cardiology Foundation; American Heart Task Force on Practice Guidelines. 2012 ACCF/AHA focused update of the guideline for the management of patients with unstable angina/non – ST – elevation myocardial infarction (updating the 2007 guideline and replacing the 2011 focused update): a report of the American College of CardiologyFoundation/American Heart Association Task Force onPractice Guidelines (developed in collaboration with the American College of Emergency Physicians, the Society of Thoracic Surgeons). Circulation, 2012, 126:875 – 910.

Katzung BG. Vasodilators & the treatment of angina pectoris//Katzung BG, Masters SB, Trevor AJ, et al. Basic & Clinical Pharmacology, 12e. New York, NY: McGraw – Hill, 2012: chap 12.

Kushner FG, Ascheim DD, Casey DE, et al. 2013 ACCF/AHA guideline for the management of ST – elevation myocardial infarction: executive summary. A report of the American College of Cardiology Foundation/American Heart Association Task Force on Practice Guidelines: developed in collaboration with the American College of Emergency Physicians and Society for Cardiovascular Angiography and Interventions. Circulation, 2013, 127:529 – 555.

Michel T, Hoffman BB. Treatment of myocardial ischemia and hypertension//Brunton LL, Chabner BA, Knollmann BC, et al. Goodman & Gilman's The PharmacologicalBasis of Therapeutics. 12th ed. New York, NY: McGraw – Hill, 2011: chap 27.

Spinler SA, de Denus S. Acute coronary syndromes//DiPiro JT, Talbert RL, Yee GC, et al. Pharmacotherapy: A PathophysiologicApproach. 9th ed. New York, NY: McGraw – Hill, 2014: chap 7.

第 9 章　心律失常

Robyn Teply，Kathleen Packard
译者　王　娜(重医)　刘　娜　张抗怀

基础概述

　　心律失常的发生机制包括冲动形成异常和/或冲动传导异常。窦房结(SA)是心脏正常窦性心律的起搏点。冲动在窦房结形成后进入心脏传导系统,通过房室结(AV)和希氏束进入心室。再经希氏束传到终末分枝系统即浦肯野系统。冲动抵达心肌组织,激动心房和心室协调收缩。兴奋过后,每组细胞都将经历一个不发生兴奋的不应期。如果电冲动落在不应期的心肌组织,不会产生兴奋,待不应期结束后发生下一次兴奋。

　　经过心肌传导的电脉冲在心电图(ECG)上表现为心肌去极化和复极化的波形。随着去极化的发生,心肌细胞带正电荷并产生收缩。之后的复极化过程中,心肌细胞恢复静息负电荷状态而迅速舒张。ECG上的P波表示去极化导致的心房收缩。ECG上的QRS波表示心室去极化和随后的心室收缩。最后,T波表示心室复极化。一次心动周期包含心房收缩、心室收缩以及最后的静息期(图9-1)。

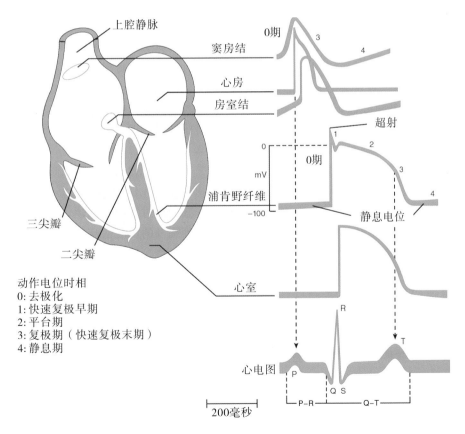

动作电位时相
0:去极化
1:快速复极早期
2:平台期
3:复极期(快速复极末期)
4:静息期

图 9 - 1　心脏周期

引自:Hume Jr, grant AO. Chapter 14. Agents Used in Cardiac Arrhythmias//Katzung Bg, Masters SB, Trevor AJ, et al. Basic & Clinical Pharmacology, 12e. New York, NY: Mcgraw - Hill, 2012:chap 14

心房颤动

心房颤动（AF）表现为心房无序激动以及伴随的心房不协调收缩。AF 可有明显的症状，导致血流动力学改变，从而增加发病率和死亡率。房颤分为复发性（2 次及以上的发作）、阵发性（如果复发性房颤可自发终止）、持续性（如果持续至少 7 天），或永久性（尝试转复为窦性心律失败者）。AF 是最常见的心律失常，其发病与年龄增长，男性和患有心血管疾病有关。AF 可不出现症状或出现心悸、气短、疲劳。AF 的 ECG 表现为心律不齐，呈现不规律的室上性节律，无可辨识的 P 波，心室率波动在 120 ~ 180/min。

阵发性室上性心动过速

阵发性室上性心动过速（PSVT）是一种起源于或涉及室上性组织的突发突止的快速性心律失常。大多数 PSVT 患者并无症状，而有些患者表现为心悸、乏力、眩晕、胸部不适并且呼吸困难等症状。

室性早搏

室性早搏（PVCs）是一种常见的、大多为良性的、节律起源于心室组织的心律失常。在一般人群中，室性早搏可在有或没有器质性心脏病的人群中发生。对于既往患有心肌梗死或器质性心脏病的患者，室性早搏有更大的预测价值并与猝死风险增加有关。很多患者并无症状，只是通过心电图偶然发现室性早搏，如患者有症状时，症状表现为心悸、呼吸困难、胸痛、晕厥及晕厥前兆。

室性心动过速及心室颤动

室性心动过速（VT）可表现为非持续性室速（发作 ≥3 次，发作时间短于 30 秒，能自行终止）或持续性室速（VT 发作持续时间 >30 秒，伴或不伴血流动力学改变 <30 秒）。尖端扭转型室速是一种快速型室性心动过速，通常 Q - Tc 间期延长大于 500 毫秒，心电图表现为围绕等电位线连续扭转的波形。VT 由急性心肌梗死或非缺血性心肌病形成的纤维瘢痕组织引起。

心室颤动（VF）是一种快速的（300/min）不规则室性节律，导致左室收缩不同步以及血流动力学快速恶化。如果不采取干预措施可以迅速发生突发心脏猝死。血流动力学稳定的 VF 患者表现为心悸，而血流动力学不稳定的患者则表现为头晕、眼花、意识丧失甚至可能发生猝死。

窦性心动过缓

窦性心动过缓表现为有规则的心脏节律且心率小于 60/min。发生在年轻、爱运动的人群无症状，存在病因如窦房结功能障碍的患者表现出症状。心动过缓所致心输出量减少可引起低血压，进而出现头晕、晕厥、疲劳或意识模糊。

治疗

抗心律失常药物的分类、作用机制、不良反应和禁忌证见表 9 - 1。

心房颤动

心房颤动的管理包括评估是否需要立即治疗、是否需要控制心率和/或节律，以及是否需要使用抗凝药预防血栓栓塞并发症。如果血流动力学不稳定患者具有直流电复律（DCC）指征，必须进行紧急治疗。如果患者房颤发作不到 48 小时，可以不做经食道超声心动图（TEE）而直接进行 DCC，但患者需要抗凝治疗。抗凝治疗可选择普通肝素 [80U/kg 静脉推注之后以 18U/（kg·h）继续静滴] 或低分子肝素如依诺肝素（如肾功能正常，1mg/kg SQ，每日 2 次）。给予静脉抗凝治疗前，应核查既往用药史，确定患者在家未服用口服抗凝药。如果房颤持续时间未知或超过 48 小时，建议在实施 DCC 前除了进行前面提及的抗凝治疗，还应进行 TEE。如果患者在门诊时情况稳定，应在实施 DCC 之前控制心室率和抗凝治疗。如无并发症，初始治疗应选用 β 受体阻滞剂或非二氢吡啶钙通道阻滞剂（地尔硫䓬、维拉帕米）来控制心室率。左心室功能降低 [射血分数（EF）≤40%] 的患者，推荐使用地高辛或胺碘酮进行初始心室率控制。不需要紧急进行 TEE 和 DCC 的病情稳定患者，可以保守治疗，并在实施 DCC 前 3 ~ 4 周在门诊进行抗凝治疗。所有接受 DCC 的患者（稳定的和不稳定的）应在复律后进行抗凝治疗 4 周。之后的抗凝治疗决策应取决于血栓形成风险。通过 DCC 或药物复律可以恢复窦性心律。无器质性心脏病的患者，可以使用氟卡尼、普罗帕酮或者伊布利特；有器质性心脏病的患者，可选择使用胺碘酮或多非利特进行药物复律。

表 9-1 抗心律失常药物

类别	通用名/给药途径	商品名	作用机制	不良反应	禁忌证
Ⅰa	奎尼丁 IV,IM,PO	Quinidex, Quinaglute	通过阻滞钠离子通道,减慢去极化	N/V/D,金鸡纳中毒,TdP	
	普鲁卡因胺 IV,IM	Pronestyl, Procan, Procanbid		狼疮样综合征,N/V/D,低血压,TdP	LVEF <40%
	丙吡胺 PO	Norpace		抗胆碱综合征,N,厌食,TdP,HF	青光眼
Ⅰb	利多卡因 IV,IO,ET	Xylocaine		CNS 包括口齿不清,视物模糊,耳鸣,癫痫	三度房室传导阻滞
	美西律 PO	Mexitil		CNS 包括颤动,眩晕,精神混乱	三度房室传导阻滞
Ⅰc	氟卡尼 PO	Tambocor		视物模糊,眩晕,震颤,HF	HF,CAD,瓣膜病,LVH
	普罗帕酮 PO	Rhythmol		味觉障碍,眩晕,HF,支气管痉挛,心动过缓	HF(NHYA Ⅲ~Ⅳ),肝病,瓣膜病
Ⅱ	美托洛尔 IV,PO	Toprol Ⅺ,lopressor	通过阻滞 β 受体而降低房室结传导	低血压,心动过缓,眩晕,除了出汗外可掩盖低血糖症状	严重 COPD/哮喘,严重心动过缓,心脏传导阻滞,严重低血压,失代偿性心力衰竭
	艾司洛尔 IV	Brevibloc			
	阿替洛尔 IV,PO	Tenormin			
Ⅲ	胺碘酮 IV,PO	Cordarone	通过阻滞钾离子通道,减慢复极化	Q-T 间期延长,心动过缓,肺纤维化,甲状腺功能减退,甲状腺功能亢进,CNS 毒性,光敏感性,角膜色素沉着,黄斑变性,肝炎,皮肤蓝灰,心脏传导阻滞	对碘过敏,三度房室传导阻滞
	多非利特 PO	Tikosyn		TdP,眩晕,腹泻	基线 Q-Tc >440 毫秒,CrCl <20mL/min
	索他洛尔 PO	Betapace, Betapace AF, Sorine		HF,心动过缓,TdP,支气管痉挛,眩晕,疲劳,N/V/D	基线 Q-Tc >440 毫秒,CrCl <40mL/min
	伊布利特 IV	Covert		TdP,心脏传导阻滞,低血压	基线 Q-Tc >440毫秒,联用抗心律失常药,LVEF <30%
	决奈达隆 PO	Multaq		Q-T 间期延长,Scr 增加,肝脏毒性	NYHA Ⅳ级 HF 或近期失代偿,Q-Tc≥500毫秒
Ⅳ	维拉帕米 IV,PO	Calan, Covera, Isoptin, Verelan	阻滞钙离子通道,减慢房室结传导	牙龈增生,便秘	LV 功能障碍,SBP <90mmHg,病态窦房结综合征,AV 传导阻滞
	地尔硫草 IV,PO	Cardizem, -CD, -lA,Cartia XT, Dilacor Xr,Dilt-Xr, -CD, Diltia XT, Diltzac, Taztia XT,Tiazac		水肿,头痛	病态窦房结综合征,AV 传导阻滞,SBP <90mmHg,肺瘀血

缩写:AV,房室结;CAD,冠状动脉疾病;CrCl,肌酐清除率;D,腹泻;ET,气管内;HF,心力衰竭;IM,肌内注射;IO,骨内注射;IV,静脉注射;LVEF,左室射血分数;LVH,左心室肥大;N,恶心;NYHA,纽约心功能分级;PO,口服;Q-Tc,校正的 Q-T 间期;Scr,血肌酐;SBP,收缩压;TdP,尖端扭转型室速;V,呕吐

对于房颤患者的长期管理,控制心室率还是维持窦性节律一直存在争议。心室率控制和节律控制对死亡率的影响无显著差异。如果控制心室率后患者仍有症状,可尝试节律控制。抗心律失常药的选择应基于患者的既往病史。

- 如果患者没有心脏疾病或高血压患者未出现左心室肥大,首选决奈达隆、氟卡尼、普罗帕酮和索他洛尔,或者将胺碘酮、多非利特或导管消融术作为次选。

- 对高血压伴左心室肥大的患者,胺碘酮作为首选药物,导管消融术作为次选。

- 如果有冠状动脉疾病,多非利特、决奈达隆或索他洛尔作为首选药物,胺碘酮或导管消融治疗作为次选。

- 如果患者有心力衰竭,胺碘酮或多非利特作为首选药物,导管消融作为次选。

既往有缺血性卒中、短暂性脑缺血发作(TIA)或全身性栓塞的房颤患者,建议长期口服抗凝药物来预防血栓栓塞并发症。对于有一个或多个缺血性卒中危险因素的患者(年龄>75岁、高血压、糖尿病、中重度左心室收缩功能障碍和/或心力衰竭),建议长期口服华法林抗凝或使用新型口服抗凝药。年龄<75岁且无缺血性卒中风险因素的患者,应长期应用阿司匹林治疗(75~325mg/d)或不进行抗凝治疗。

阵发性室上性心动过速

如果患者的症状严重(晕厥、心绞痛、严重心力衰竭),阵发性室上性心动过速(PSVT)的急性期治疗推荐DCC。症状轻微患者,推荐使用刺激血管迷走神经性动作(单侧颈动脉窦按压、瓦氏动作、冰水面部浸泡或诱导干呕)来缓解症状。如果刺激血管迷走神经性动作不成功,需根据心电图结果采取紧急治疗,其包括:

(1)窄QRS波和正常节律,药物选择为腺苷、β受体阻滞剂、维拉帕米或地尔硫䓬。

(2)宽QRS波和正常节律,药物选择为腺苷或普鲁卡因胺。

(3)宽QRS波和异常节律,药物选择为普鲁卡因胺或胺碘酮。

诊断明确后,对症状严重或频繁发作的患者建议选用导管消融术治疗。如果症状轻微且发作不频繁,可根据需要使用抗心律失常药。

室性早搏

多数室性早搏(PVCs)患者不需要干预。对有症状的PVCs患者应仅限于使用β受体阻滞剂。由于可增加心肌梗死后的死亡率,应避免使用Ic类药物。

室性心动过速

对于稳定的单形性VT患者,一线治疗方案是给予腺苷负荷剂量6mg,如有需要给予12mg第二次剂量。如果腺苷不能终止,下一步可给予胺碘酮(150mg)滴注10分钟,再缓慢静脉滴注胺碘酮。在静滴胺碘酮开始后准备DCC。如果患者血流动力学不稳定,立即进行DCC。如果患者是多形性VT(尖端扭转型室速),应立即停止任何有潜在风险的药物(Ⅰa类或Ⅲ类抗心律失常药、红霉素、克拉霉素、氟喹诺酮类、喷他咪、氟康唑、氟哌啶醇、吩噻嗪类、三环类抗抑郁药、利尿剂和其他可导致电解质紊乱的药物)。如果患者病情不稳定,不论血清电解质浓度如何,建议行DCC治疗和静脉推注1~2g镁。如果患者病情稳定,可静脉推注1~2g镁。

心室颤动或无脉性室性心动过速

如果患者被诊断为心室颤动或无脉性室性心动过速,要启动高级心肺生命支持。初级CABs方案(胸部按压、气道开通、辅助呼吸)已实施并检测到可电击复律节律后,立即启动DCC治疗。在心肺复苏术(CPR)和DCC后,每3~5分钟(无上限)静脉注射1mg肾上腺素或40U血管加压素作为单一剂量(代替首剂或第二剂肾上腺素)。然后立即重复DCC并继续CPR。这时可考虑使用抗心律失常药,胺碘酮300mg IV并重复一次150mg IV,或利多卡因1~1.5mg/kg IV,每5~10分钟重复0.5~0.75mg/kg IV(最大剂量3mg/kg)。如果心律无法用电击复律(无脉性电活动或心搏停止),应开始进行CPR,每3~5分钟注射肾上腺素1mg或一次给予40U单一剂量的血管加压素。

窦性心动过缓

如果患者病情稳定,对患者进行观察和监测。如果患者血流动力学不稳定,进行经皮起搏并考虑静脉注射阿托品0.5mg(可重复使用至总剂量不超过

3mg),如果患者对此剂量没有反应,静脉滴注肾上腺素 $2\sim10\mu g/min$ 或多巴胺 $2\sim10\mu g/(kg\cdot min)$。植入永久起搏器是有症状窦性心动过缓患者的长期治疗选择。

案例应用

1. 心房颤动的发生与患者的哪些因素有关?选择所有正确答案。
 a. 肝炎
 b. 年龄增长
 c. 女性
 d. 心血管疾病

2. 一位 68 岁的老年女性,体重 60kg,因出现房颤且血流动力学不稳定来到急诊室。决定进行 DCC 治疗。下面哪些抗凝治疗可在 DCC 之前使用?选择所有正确答案。
 a. 依诺肝素 60mg
 b. 肝素 4800U 静脉推注后连续输注 1000U/h
 c. 依诺肝素 40mg
 d. 依诺肝素 30mg

3. 下面哪种药品有口服和静脉给药制剂?选择所有正确答案。
 a. 地尔硫䓬
 b. 多非利特
 c. 决奈达隆
 d. 胺碘酮

4. 患者心率为 53/min,主诉气促、头晕,血压 80/58mmHg,正准备进行经皮起搏。以下哪个是首选药物和剂量?
 a. 肾上腺素 1mg,IV
 b. 阿托品 0.5mg,IV
 c. 阿托品 1mg,IV
 d. 多巴胺 $1\sim5\mu g/(kg\cdot min)$,IV

5. 假设你和一个急救队负责处理一位心搏骤停的患者,给予高强度的胸外按压,然后插管和开通静脉通道,ECG 显示患者心搏停止,首选静脉注射的药物及剂量是哪项?
 a. 胺碘酮 300mg,IV
 b. 肾上腺素 1mg,IV
 c. 多巴胺 $1\sim5\mu g/(kg\cdot min)$
 d. 利多卡因 $1\sim1.5mg/kg$,IV

6. 下列哪些抗心律失常药物可能导致尖端扭转型室性心动过速(TdP)?选择所有正确答案。
 a. 奎尼丁
 b. 索他洛尔
 c. 利多卡因
 d. 多非利特

7. 一位意识丧失的心室颤动患者接受了多次适当除颤和 2 次肾上腺素 1mg IV 的循环治疗,此后可以使用下列哪种抗心律失常药物?
 a. 可达龙
 b. 异搏定
 c. 艾司洛尔
 d. 奎尼丁

8. 患者,男性,79 岁,体重 80kg,因新发心房颤动并伴有快速心室率到达急诊室,给予地尔硫䓬静脉滴注,心室率控制不佳,仍有症状。主治医师决定对其进行电复律,患者的妻子告诉医生,患者前一天进行常规膝关节置换术时,做了心脏检查,ECG 显示为窦性心律。那么下一步应给患者实施哪种治疗?
 a. 给予依诺肝素 80mg 后进行同步直流电复律
 b. 使用华法林抗凝治疗 3 周,INR 达标(即 $2.0\sim3.0$)之后进行复律
 c. 采用经食道超声心动图排除血栓后进行复律
 d. 不用抗凝治疗,进行同步直流电复律

9. 一位 65 岁的患者发生了心房颤动和心力衰竭,针对患者心房颤动的药物转复治疗,下列哪项是安全有效的药物?
 a. 氟卡尼
 b. 索他洛尔
 c. 多非利特
 d. 决奈达隆

10. 因不良反应较多,长期使用胺碘酮治疗需要进行安全性监测。长期使用胺碘酮治疗的患者需要常规监测下列哪些指标?
 a. 肝功能全套检查
 b. 肾功能全套检查
 c. 红细胞沉降率
 d. B 型利钠肽水平

11. 下列哪项是多非利特的适应证?
 a. 门诊患者
 b. CrCl<20mL/min 的患者
 c. Q-Tc=510 毫秒
 d. 左心室肥大患者

12. 对于合并房颤、心力衰竭和射血分数 15% 的患者,选择哪种抗心律失常药维持窦性心律是安全的?
 a. 索他洛尔
 b. 氟卡尼
 c. 胺碘酮
 d. 普鲁卡因胺

13. RT 是一位 65 岁的老年女性,患有阵发性室上性心动

过速（PSVT），节律规则。RT 症状轻微，采取单侧颈动脉窦按压没有成功。如果患者是窄 QRS 波心动过速，哪些药物可作为一线药物使用？

a. 腺苷

b. 维拉帕米

c. 普鲁卡因胺

d. 胺碘酮

14. 下列哪种抗心律失常药物可能会导致味觉障碍？

a. 丙吡胺

b. 美西律

c. 索他洛尔

d. 普罗帕酮

15. KG 是一位 55 岁的男性，主诉反复气短、心跳加速。ECG 提示心房颤动，心室率 160/min，评估左心室功能，其射血分数为 35%。当患者还在检查室时，自述症状消退，反复复查心电图显示恢复窦性心律。下列哪种药物可以用来控制 KG 的心率？

a. 氟卡尼

b. 胺碘酮

c. 地尔硫草

d. 维拉帕米

16. 决奈达隆的潜在不良反应有哪些？选择所有正确答案。

a. 牙龈增生

b. 血清肌酐升高

c. Q-T 间期延长

d. 甲状腺功能减退

17. CB 是一位 56 岁的女性，主诉心悸、呼吸困难并有晕厥前兆，ECG 检查发现室性早搏，既往病史有高血压、高脂血症和心肌梗死后 2 年。CB 可选择哪种治疗方案？

a. 氟卡尼

b. 普罗帕酮

c. 琥珀酸美托洛尔

d. 胺碘酮

18. 稳定的单形性室性心动过速患者的初始治疗选择是什么？

a. 肾上腺素

b. 腺苷

c. 利多卡因

d. 紧急 DCC

19. 下面哪个药物用于治疗室性心动过速和无脉性室性心

动过速没有最大剂量限制？

a. 血管加压素

b. 肾上腺素

c. 利多卡因

d. 胺碘酮

20. JL 是一位 58 岁的女性，既往病史有心房颤动和季节性过敏。应给予 JL 哪种治疗来预防血栓栓塞并发症？

a. 阿司匹林 325mg/d

b. 华法林，目标 INR 2.5

c. 达比加群 150mg，每日 2 次

d. 利伐沙班 20mg，每日 1 次

21. 下面哪种药物通过阻断钠离子通道来减慢去极化？

a. 艾司洛尔

b. 氟卡尼

c. 盐酸地尔硫草

d. 伊布利特

22. TG 是一位 85 岁的老年女性，因肺炎住院，她目前的用药包括左氧氟沙星、沙丁胺醇雾化、唑吡坦、对乙酰氨基酚。在入院第二天，ECG 显示多形性室速。如果 TG 的血流动力学稳定，下列哪个方案可以作为治疗的第一步？

a. 立即行 DCC

b. 肾上腺素 1mg，IV

c. 停用左氧氟沙星

d. 胺碘酮 150mg，静脉注射 10 分钟

23. 将下列 I 类抗心律失常的药物按照亚类进行排序，从 I a 级开始。

无序选项	排序结果
利多卡因	
普鲁卡因胺	
氟卡尼	

24. 对下列抗心律失常药按照分类排序，从 I 类开始。

无序选项	排序结果
艾司洛尔	
索他洛尔	
维拉帕米	
美西律	

要点小结

- 心律失常可能发生在各类人群，心房颤动是最常见的类型。
- 心律失常可能无症状，可在心电图上偶然发现。
- 心律失常相关的可能症状有心悸、气短、疲劳，或更严重的情况，如意识丧失。
- 如果血流动力学不稳定，房颤患者应立即进行心脏复律治疗。
- 血流动力学稳定房颤患者的治疗重点是控制心室率和预防血栓栓塞并发症，有症状的房颤患者需要控制节律。
- 大多数房颤患者应接受华法林或NOAC抗凝治疗，除非无已知的卒中危险因素。
- 如果症状严重，阵发性室上性心动过速（PSVT）患者的紧急治疗是DCC。
- 如果PSVT患者症状轻微，最初应尝试刺激血管迷走神经性动作。如果不成功，应根据ECG结果给予药物治疗。
- 治疗有症状的室性早搏患者，应限于使用β受体阻滞剂。
- 对于单形性室速且血流动力学不稳定的患者，应立即进行DCC。
- 对于VT患者，使用药物治疗的同时，应停止任何可能诱发心律失常的药物。
- 如果患者正在发作心室颤动或无脉性VT，需要启动高级心肺生命支持，检测到可电击节律后接受DCC治疗。
- 如果患者已经进行电复律或心律不可电击复律，除了进行CPR还需要药物治疗。
- 如果患者出现心动过缓症状，应进行经皮起搏并启用阿托品。

参考文献

Goldberger AL. Atlas of Cardiac Arrhythmias// Longo DL, Fauci AS, Kasper DL, et al. Harrison's Principles of Internal Medicine, 18th ed. New York, NY: McGraw - Hill, 2012: chap e30.

Hume JR, Grant AO. Agents Used in Cardiac Arrhythmias// Katzung BG, Masters SB, Trevor AJ, et al. Basic & Clinical Pharmacology, 12th ed. New York, NY: McGraw - Hill, 2012: chap 14.

Sampson KJ, Kass RS. Anti - Arrhythmic Drugs//Brunton LL, Chabner BA, Knollmann BC, et al. Goodman & Gilman's The Pharmacological Basis of Therapeutics, 12th ed. New York, NY: McGraw - Hill, 2011: chap 29.

Sanoski CA, Bauman JL. The Arrhythmias//DiPiro JT, Talbert RL, Yee GC, et al. Pharmacotherapy: A Pathophysiologic Approach, 9th ed. New York, NY: McGraw - Hill, 2014: chap 8.

Wann SL, Curtis AB, January CT, et al. 2011 ACCF/AHA/HRS Focused Update on the Management of Patients with Atrial Fibrillation (Updating the 2006 Guideline): a Report of the American College of Cardiology Foundation/American Heart Association Task Force on Practice Guidelines. Circulation, 2011, 123: 104 - 123.

Zipes DP, Camm AJ, Borggrefe M, et al. ACC/AHA/ESC 2006 guidelines for management of patients with ventricular arrhythmias and the prevention of sudden cardiac death: a report of the American College of Cardiology/American Heart Association Task Force and the European Society of Cardiology Committee for Practice Guidelines (Writing Committee to Develop Guidelines for Management of Patients With Ventricular Arrhythmias and the Prevention of Sudden Cardiac Death): developed in collaboration with the European Heart Rhythm Association and the Heart Rhythm Society. Circulation, 2006, 114 (10): e385 - e484.

主要缩写词

AF = atrial fibrillation 心房颤动

AV = atrioventricular node 房室结

CABs = compressions, airway, breathing 胸部按压, 气道开通, 辅助呼吸

CAD = coronary artery disease 冠状动脉疾病

CPR = cardiopulmonary resuscitation 心肺复苏术

CrCl = creatinine clearance 肌酐清除率

D = diarrhea 腹泻

DCC = direct current cardioversion 直流心脏电复律

ECG = electrocardiogram 心电图

EF = ejection fraction 射血分数

ET = endotracheal 气管内

HF = heart failure 心力衰竭

IM = intramuscular 肌内注射

IO = intraosseous 骨内注射

IV = intravenous 静脉注射

LMWH = low molecular weight heparin 低分子肝素

LV = left ventricular 左心室

LVEF = left ventricular ejection fraction 左室射血分数

N = nausea 恶心

NOAC = new oral anticoagulants 新型口服抗凝药

NYHA = New York Heart Association classification 纽约心功能分级

PO = oral 口服

PSVT = paroxysmal supraventricular tachycardia 阵发性室上性心动过速

PVCs = premature ventricular complexes 室性早搏

QTc = corrected QT interval 校正的 Q – T 间期

SA = sinoatrial node 窦房结

SBP = systolic blood pressure 收缩压

Scr = serum creatinine 血肌酐

SOB = shortness of breath 气短

SQ = subcutaneous 皮下注射

TdP = torsade de pointes 尖端扭转型室速

TEE = transesophageal echocardiogram 经食道超声心动图

TIA = transient ischemic attack 短暂性脑缺血发作

UFH = unfractionated heparin 肝素

V = vomiting 呕吐

VF = ventricular fibrillation 心室颤动

VT = ventricular tachycardia 室性心动过速

VTE = venous thromboembolism 静脉血栓栓塞

第二部分

免疫系统疾病、血液系统疾病和肿瘤疾病

第10章 贫 血

Keith A. Hecht, S. Scott Sutton, LeAnn B. Norris
译者 赵文娜 李 亚

基础概述

贫血是指人体血红蛋白浓度降低而导致的血液携氧能力降低的一种疾病。患者最初可无任何症状,但随着人体血液中氧的减少,最终导致患者出现疲劳、昏睡、呼吸急促、头痛、水肿以及心动过速。临床上当血红蛋白浓度降低到 $7 \sim 7.9 \text{g/dL}$ ($70 \sim 79 \text{g/L}$ 或者 $4.34 \sim 4.9 \text{mmol/L}$) 时就会引起心血管并发症及缺氧。引起贫血的原因主要有失血、红细胞(RBCs)生成减少、红细胞破坏过多或者是这几种因素联合所致。尤其是对于接受化疗的癌症患者或者是慢性肾病患者,这几种并发症无疑是增加了他们贫血的风险。导致贫血的因素主要是疾病导致的营养不足(比如铁、维生素 B_{12} 以及叶酸缺乏)、癌症和慢性肾病。对于免疫相关疾病的患者(比如类风湿关节炎和系统红斑性狼疮),贫血往往是自身疾病所引起的并发症。这些慢性疾病所引起的贫血被称为慢性贫血。贫血的发展往往是由这些潜在因素决定的。药物治疗对于贫血以及红细胞生成减少是至关重要的,这也是本章所要讲解的重点。

红细胞的生成是由骨髓中多能造血干细胞分化得到的红系细胞集落(CFU-E)开始的。CFU-E的增殖需要适当的生长因子刺激,主要是红细胞生成素,除此之外还有一些细胞因子包括单核粒细胞集落刺激因子(GM-CSF)和白细胞介素-3(IL-3)。然后,红系细胞集落分化成为网织红细胞并交织分布在骨髓外周血中。最后,这些网织红细胞经过 $1 \sim 2$ 天的分化变为成熟的红细胞并进入血液中。在该过程中,红细胞逐渐积累血红蛋白并失去核。下列因素影响着红细胞的生成过程:

■ 营养不足,例如缺乏叶酸和维生素 B_{12} 会影响红细胞的成熟过程。叶酸和维生素 B_{12} 是 DNA 形成必需的。不合理的饮食习惯会引起人体维生素缺乏,患有恶性贫血的患者主要是因为胃肠道吸收维生素 B_{12} 障碍。

■ 铁是红细胞生成中另外一种非常重要的物质。铁的缺乏使血红蛋白的合成降低,最终影响红细胞的生成。铁缺乏的主要原因为饮食上铁摄入量不足或者是铁的过度消耗。

■ 癌症患者的贫血主要是由化疗、放射性治疗或者肿瘤引起的。化疗引起干细胞增殖受损,因此使得红细胞的生成和寿命都降低。放射治疗如覆盖骨髓也能使红细胞的生成降低。肿瘤引起的贫血主要是由于出血,恶性细胞替代正常骨髓,同时释放出一些细胞因子,这些细胞因子不但能降低促红细胞生成素,而且降低机体对促红细胞生成素的应答能力。

■ 慢性肾病患者(CKD)患贫血主要是因为促红细胞生成素是由肾脏产生的。

■ 慢性病患者的贫血主要是由于此类患者促红细胞生成素生成减弱,以及患者对本身有限的促红细胞生成素的应答能力变得迟钝。慢性病贫血还会通过影响铁的储存而打破机体铁的稳态,从而使得机体剩余的可用铁降低。

贫血按照红细胞的形态、病因和病理生理进行分类见表 10-1。在红细胞指标中,红细胞大小、形态的变化特点是进行形态学分类及认识贫血的第一步。贫血按红细胞的形态分为大细胞性贫血、正常细胞性贫血和小细胞低色素性贫血。维生素 B_{12} 和/或叶酸缺乏继发性贫血属于大细胞性贫血,缺铁性贫血属于小细胞低色素性贫血,急性失血性贫血或者慢性病引起的贫血属于正常细胞性贫血。多种贫血或病因可能同时发生。贫血的实验室检查包括全血细胞计数、网织细胞计数以及大便隐血检查。表 10-2 列举并定义了正常血液的数值,然而这些数值在一些特定人群中也会有差异,比如居住在高海拔地区的人或者是运动员。图 10-1 是根据实验室数据诊断贫血的具体法则,然而这个法则对于多种原因引起的贫血没有作用。

表 10 - 1　贫血的系统分类

I.形态学	胃炎
大细胞性贫血	痔疮
巨幼细胞性贫血	慢性出血
维生素 B_{12} 缺乏	阴道出血
叶酸缺乏性贫血	消化道溃疡
小细胞低色素性贫血	肠道寄生虫
缺铁性贫血	阿司匹林及其他非甾体抗
	炎药
基因异常	红细胞破坏过多
镰状细胞性贫血	细胞外因素
地中海贫血	红细胞抗体
其他血红蛋白病	药物
（血红蛋白异常）	
正常细胞性贫血	红细胞的物理损伤（人工
	瓣膜）
急性失血性贫血	脾脏的过度储存
溶血性贫血	细胞内因素
骨髓造血功能衰竭	遗传
慢性病贫血	血红蛋白合成异常
肾功能衰竭	成熟红细胞生成不足
内分泌紊乱	营养物质的缺乏（维生素
	B_{12}、叶酸、铁、蛋白质）
骨髓增生异常性贫血	成红细胞的不足
II.病因学	再生障碍性贫血
造血原料不足	孤立的（有时是短暂的）成
	红细胞极少
缺铁	叶酸拮抗剂
缺维生素 B_{12}	抗体
缺叶酸	侵犯骨髓
缺吡哆醇	淋巴瘤
中枢，由于骨髓造血功	白血病
能受损	
慢性病贫血	骨髓纤维瘤
老年性贫血	肝癌
恶性骨髓疾病	内分泌异常
外周	甲状腺功能减退
出血（大出血）	肾上腺皮质功能不全
溶血（溶血性贫血）	垂体功能不全
III.病理生理学	慢性肾病
大量失血	慢性炎症
急性失血	肉芽肿性疾病
外伤	胶原血管疾病
消化性溃疡	肝病
	红细胞

引自：Matzke GR, Wells BG, Posey LM, et al. Pharmacotherapy: A pathophysiologic Approach. 8th ed. New York: McGraw - Hill,2011

治疗

　　贫血治疗的目的为升高血红蛋白水平，从而使得红细胞携氧能力增强，减轻疾病症状，防止贫血并发症。需确定引起贫血的根本原因以指导贫血的治疗。

非药物治疗

　　非药物治疗手段在治疗贫血中所发挥的作用是有限的。在美国，饮食中关键营养物质的缺乏不是引起贫血的唯一原因。因此，食用富含铁、叶酸或者维生素 B_{12} 的食物也不能是治疗贫血的唯一方法。当贫血患者的血红蛋白含量低于 7g/dL （70g/L 或者 4.34mol/L）时就需要输注红细胞来治疗。由于存在引发感染、免疫抑制以及微循环并发症，对于输注红细胞时的血红蛋白阈值一直存在争议。一般来说，只有患者需要立即纠正贫血时才进行输血。

药物治疗

缺铁性贫血

　　对于缺铁性贫血，首选的治疗方法是每日口服200mg的铁剂。不同药物的铁含量不同，铁盐形式也不同（表 10 - 3）。铁剂的补充能够替代体内储存铁以满足红细胞的生成和成熟，从而纠正贫血。补铁后机体的反馈（网织红细胞的出现）需要 7~10 天，同时血红蛋白值应每周升高大约1g/dL（10g/L 或者 0.62mol/L）。如果患者的血红蛋白值在三周内没有升高 2g/dL（20g/L 或者1.24mol/L），应对患者进行重新评估。血红蛋白水平在补充铁剂6~8周后就会达到正常水平，但为了充分补充储存铁还需要继续补充铁剂 6~12个月。根据选用口服铁剂的不同，每日剂量的铁应分为 2~3 次给予。口服铁剂在空腹时吸收最好（饭前 1 小时或饭后 2 小时服用）；然而，对于空腹不能耐受铁剂的患者可以与食物同用。口服铁剂的副作用包括黑便或非正常颜色的粪便、腹痛、呕吐、便秘及烧心。铁剂可与某些药物结合从而导致其吸收下降，包括氟喹诺酮类、四环素类以及苯妥英钠。口服铁剂与上述药物间隔 2~4 小时服用可避免这些相互作用。

表 10 - 2 贫血的实验室测定与评估

测定项目	正常范围	说明/意义
血常规		
血红蛋白	男性:14 ~ 17.5g/dL(140 ~ 175g/L 或者 8.69 ~ 10.9mmol/L) 女性:12.3 ~ 15.3g/dL(123 ~ 153g/L 或者 7.63 ~ 9.5mmol/L)	血液中的血红蛋白决定着血液的携氧能力及患者是否患有贫血
红细胞比容(Hct)	男性:42% ~ 50%(0.42 ~ 0.50) 女性:36% ~ 45%(0.36 ~ 0.45)	一定容积全血中红细胞所占的百分比。同血红蛋白测定或红细胞计数,常用作贫血诊断的指标
红细胞计数(RBC)	男性:$(4.5 \sim 5.9) \times 10^6/mL$ $[(4.5 \sim 5.9) \times 10^{12}/L]$ 女性:$(4.1 \sim 5.1) \times 10^6/mL$ $[(4.5 \sim 5.9) \times 10^{12}/L]$	单位体积血液中所含的红细胞数目,可作为贫血诊断的指标,但很少用
红细胞指数		
平均红细胞体积(MCV)	80 ~ 90fL	广泛用来评价红细胞形态的实验室指标;其值增高是大细胞性贫血,值降低是小细胞低色素性贫血
平均红细胞血红蛋白含量(MCH)	27 ~ 33pg/细胞	指每个红细胞内所含血红蛋白的平均量,MCH 减少,见于缺铁性贫血
平均红细胞血红蛋白浓度(MCHC)	33.4 ~ 35.5g/dL(334 ~ 355g/L)	血红蛋白除以红细胞比容,在缺铁性贫血中较低
铁的研究		
血清铁 男性 女性	45 ~ 160μg/dL(8.1 ~ 31.3μmol/L) 30 ~ 160μg/dL(5.4 ~ 31.3μmol/L)	测定转铁蛋白中铁的含量,在缺铁性贫血中较低
血清铁蛋白	<10 ~ 20μg/L(22 ~ 44pmol/L)	铁蛋白是来源于巨噬细胞中的一种蛋白 - 铁复合物,用于储备铁;在缺铁性贫血中较低
总铁结合能力(TIBC)	220 ~ 420μg/dL(39.4 ~ 75.2μmol/L)	特定转铁蛋白与铁的结合能力,在缺铁性贫血中较高
转铁蛋白饱和度(TSAT)	30% ~ 50%(0.30 ~ 0.50)	转铁蛋白饱和度 = (血清铁/TIBC)×100%,通常缺铁性贫血中饱和度 <15%
其他测定		
红细胞分布宽度(RDW)	11.5% ~ 14.5% (0.115 ~ 0.145)	一个升高的 RDW 值,指红细胞呈现出不均等的体积;而仅凭 MCV 值无法判定
网织红细胞计数 男性 女性	0.5% ~ 15% 的红细胞计数(0.005 ~ 0.025) 0.5% ~ 2.5% 的红细胞计数(0.005 ~ 0.025)	患者治疗时值会升高
叶酸(血清)	3.1 ~ 12.4ng/mL 或 μg/L(7 ~ 28nmol/L)	测定叶酸是否缺乏
叶酸(红细胞)	125 ~ 600ng/mL(283 ~ 1360nmol/L)	测定叶酸是否缺乏
维生素 B_{12}	180 ~ 600pg/mL(133 ~ 738pmol/L)	测定维生素 B_{12} 是否缺乏
促红细胞生成素值	2 ~ 25mU/mL(2 ~ 25U/L)	贫血患者经促红细胞生成素治疗后自身促红细胞生成素水平会恢复正常并缓慢升高

引自:Sylvester RK. Anemias//Chisholm - Burns MA, Well BG, Schwinghammer TL, et al. Phamacotherapy Principles and Practice. 3rd ed. New York, NY:McGraw - hill, 2013:chap 66

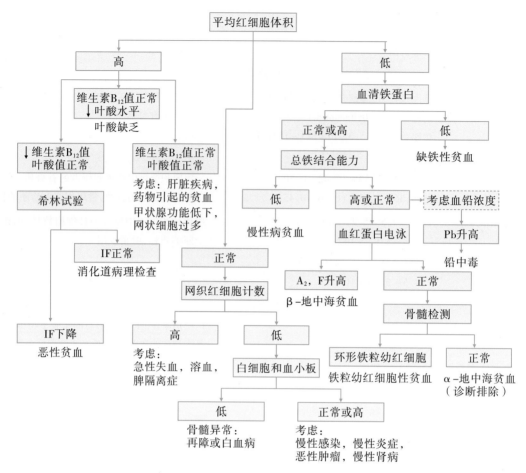

图 10 -1 贫血诊断图

引自:Cook K, Ineck BA, Lyons WL. Anemias//Dipiro JT,Talbert RL,Yee GC,et al. Pharmacotherapy:A Patho-physiologic Approach. 8th ed. New York,NY:McGraw – Hill,2011:chap 109

不能耐受口服铁剂、依从性差或者口服治疗无效(吸收障碍)的患者可采用静脉铁剂治疗。表10-3列举了四种静脉铁剂。对于不能忍受口服铁剂的患者,右旋糖酐铁被FDA批准用于不能耐受口服铁剂的缺铁患者的治疗。葡萄糖酸铁钠复合物用于治疗正在接受血液透析并接受红细胞生成素治疗的CKD患者的缺铁性贫血。蔗糖铁和纳米氧化铁被批准用于合并CKD患者的缺铁性贫血,无论患者是否进行血液透析或者使用红细胞生成素。肠外制剂的副作用包括过敏反应(仅右旋糖酐铁)、关节痛、心律失常、高血压、面色潮红以及皮肤瘙痒。患者在接受右旋糖酐铁治疗的第一天,必需进行皮试,皮试后观察一个小时看有无过敏反应,如果患者能够耐受皮试剂量的药物,再把剩余的药物给患者使用。

维生素B₁₂和叶酸缺乏性贫血

维生素 B₁₂ 和叶酸缺乏性贫血的治疗主要是

补充所缺乏的物质。维生素 B₁₂ 和叶酸是红细胞生成和成熟的重要物质。补充这些物质能够保证DNA合成及红细胞生成正常进行。

维生素 B₁₂ 缺乏性贫血 维生素 B₁₂ 缺乏的治疗目的为逆转血液学表现,补充体内储存,防止或治疗神经系统症状。早治疗至关重要,如数月内维生素 B₁₂ 未被检测出且未进行纠正,所造成的神经系统损伤可能是不可逆的。永久性损伤范围从轻微的感觉异常、麻木到记忆减退、精神紊乱。

维生素 B₁₂(又称钴胺素或氰钴素)在治疗维生素 B₁₂ 缺乏性贫血时口服或经肠外给药最有效。肠外给药吸收好且可预测,为目前较为常用的给药方式。也可以选择皮下或肌内注射。常用口服剂量为 1000~2000μg/d。肠外给药包括每天注射1000μg,连续使用一周直到维生素 B₁₂ 机体存储达到饱和并且临床症状缓解。肠外给药还包括每周给药一次,连续一个月,然后每月给药一次进行维持。对于静脉使用维生素 B₁₂ 后缓解且无神经系统受累的患者选用维生素 B_{12} 鼻喷雾剂是有效的。维生素 B_{12} 起效迅速,神经系统症状及巨幼红细胞可在几天内消失,治疗一周后血红蛋白水平便可升高。维生素 B_{12} 耐受性良好且不良反应小,不良反应包括注射部位疼痛、瘙痒、体液潴留、皮疹及腹泻。奥美拉唑和维生素 C 可能会减低维生素 B_{12} 的口服疗效。

叶酸缺乏性贫血　叶酸缺乏是维生素缺乏性贫血的常见诱因,绝大多数是由怀孕或过度的酒精摄入所导致的。初始剂量每日口服叶酸 1mg 是有效的,开始治疗的几天内症状即可迅速缓解,2 周后血红蛋白水平开始升高,2～4 周后贫血症状就会完全消失。如机体潜在缺乏被纠正,可停止补充叶酸。叶酸耐受性良好,非特异性的不良反应有过敏、潮红、全身乏力以及皮疹。

表 10-3　铁剂(口服或者注射)以及基本的铁元素含量

盐的形式	商品名	每单位铁元素的含量
口服		
硫酸亚铁	Feosol	65mg/325mg 片剂
		60mg/300mg 片剂
无水硫酸亚铁	无	65mg/200mg 片剂
葡萄糖酸亚铁	Fergon	39mg/325mg 片剂
		37mg/300mg 片剂
富马酸亚铁	Feostat	33mg/100mg 胶囊
多糖-铁复合物	Niferev	每个胶囊 150mg
		每片 50mg
注射		
右旋糖酐铁[a]	InFED	50mg/mL
蔗糖铁	Venofer	20mg/mL
蔗糖铁钠	Ferrlecit	62.5mg/5mL
纳米氧化铁	Feraheme	30mg/mL

a. 右旋糖酐铁使用剂量的计算方式:剂量(mL)= 0.0442(所需 Hb－测定 Hb)× LBW +(0.26 × LBW)

注释:瘦体重(LBW)适用于成人或体重大于15kg的儿童。实际体重适用于体重在 5～15kg 的儿童。以毫克为单位时,剂量可根据标准浓度 50mg/mL 计算。因右旋糖酐铁存在过敏风险,因此首次使用时须做皮内试验(0.5mL 给药 30 秒以上),皮内试验后至少密切观察 1 小时,如无过敏反应,再给予总剂量

慢性病性贫血

慢性病性贫血(ACD)通常是指由慢性疾病引起的贫血,这些慢性病包括恶性肿瘤、慢性肾病及炎症性疾病,如类风湿关节炎等。与其他贫血治疗方法相比,ACD 的治疗并无特异性。由化疗或慢性肾病导致的贫血患者,可使用促红细胞生成类药物(ESAs)依泊汀或者达贝泊汀增加血红蛋白水平,可减少输血,提高患者生存质量。

化疗引起的贫血　美国国立综合癌症网络(NCCN)建议当患者血红蛋白水平低于 11g/dL(110g/L 或者 6.8mmol/L)时可诊断为贫血。对于化疗导致的肿瘤相关性贫血患者,有临床症状或无临床症状但有高危因素(大量输血病史或骨髓抑制性治疗),均可使用 ESAs,如 α-依泊汀或达贝泊汀。依泊汀是重组人促红细胞生成素,达贝泊汀则是内源性红细胞生成素的结构类似物。两者均与相同的受体结合从而促进红细胞的生成,与依泊汀不同的是,由于达贝泊汀多出一条 N-糖链侧链,因此半衰期更长。使用 ESAs 时需密切监测,防止不良反应的发生,不良反应包括高血压、血栓及肿瘤进展风险增加。与不良反应相同的药物联合使用时,不良反应可叠加。如血红蛋白水平持续高于 11～12g/dL(110～120g/L 或 6.82～7.44mmol/L),患者的生存期可能降低。应至少每两周监测一次血红蛋白水平。以下是对 ESAs 进行监测的建议:

■ 如血红蛋白水平在两周内升高超过 1g/dL(10g/L 或 0.62mmol/L)或更高,应减少 25% 的剂量。

■ 如果血红蛋白水平升高超过 12g/dL(120g/L 或 7.44mmol/L),可控制剂量直到血红蛋白水平低于到 12g/dL 以下。血红蛋白水平降低后可重新开始治疗,但剂量需减少 25%。

■ 无反应患者可把剂量增加 50%。无反应是患者用药 4～6 周后血红蛋白水平上升值低于 1g/dL(10g/L 或 0.62mmol/L)。另外,如患者经过 8 周治疗后血红蛋白水平上升值仍低于 1g/dL,应停药。

表 10-4 为对化疗导致的贫血的用药剂量的推荐。

癌症患者还可能有癌症继发的缺铁性贫血。对该类患者进行铁水平测定,评估是否有足量的储存铁来驱动造血是非常必要的。

慢性肾病　慢性肾病患者疾病进展根据肾小球滤过率(GFR)分为五个阶段。贫血是 CKD 患者的常见并发症,对于 3 期 CKD 患者(GFR < 60)应进行贫血的评估和治疗。CKD 贫血是典型的正

表 10-4 用于化疗导致的贫血和慢性肾性贫血患者的促红细胞生成素类药物的种类及剂量

	α-依泊汀 (Epogen,Procrit)	α-达贝泊汀 (Aranesp)
癌症/化疗给药方案	150U/kg 皮下注射，每周三次 40 000U 皮下注射，每两周一次；皮下注射，每周一次	2.25μg/kg 皮下注射，每周一次 3μg/kg 皮下注射，每两周一次；可增加到5μg/kg，每两周皮下注射固定剂量200μg 300μg，每三周一次
慢性肾病给药方案ª	50~100U/kg 皮下注射，每周三次	0.45μg/kg 皮下注射，每周一次 0.75μg/kg 皮下注射，每两周一次

a.美国肾脏病基金委推荐慢性肾性贫血患者皮下注射依泊汀。但在临床应用中，多采用静脉给药

引自：Sylvester RK. Anemias//Chisholm-Burns MA,Wells BG,Schwinghammer TL,et al. Pharmacotherapy Principles and Practice. 3rd ed. New York,NY:McGraw-Hill,2013:chap 66

常细胞性贫血，正常色素性贫血是由促红细胞生成素缺乏导致的，因此，采用ESAs治疗CKD贫血是有效的。CKD患者血红蛋白的治疗目标与化疗引起的贫血的目标相似，但其治疗剂量较低（表10-4），ESA的治疗剂量如下：

■ 如果两周内血红蛋白水平升高值超过1g/dL，剂量应减少25%。

■ 如果四周内患者血红蛋白水平升高值低于1g/dL，剂量应增加25%。

药物治疗后6~12周后观察最大疗效，因此药物剂量不应频繁调整，每四周及以上调整一次。

CKD患者应维持一定的储存铁量，如储存铁不足，则依泊汀或达贝泊汀的疗效不佳。可采用口服铁剂治疗，但常常是无效的，尤其是对于血液透析的患者，因此，该类患者多使用静脉铁剂治疗。

特殊注意事项

促红细胞生成素制剂

α-依泊汀（Epogen,Procrit）和α-达贝泊汀（Aranesp）是治疗贫血非常有效的药物。α-依泊汀还可以用于治疗人类免疫缺陷病毒（齐多夫定治疗）导致的贫血、慢性肾功能衰竭导致的贫血及转移性癌症患者化疗导致的贫血。α-达贝泊汀用于治疗慢性肾功能衰竭导致的贫血及转移性癌症患者化疗导致的贫血。以下癌症患者不建议使用促红细胞生成素制剂：

1. 正在进行激素治疗、生物疗法或放射治疗的患者，但同步使用骨髓抑制性化疗治疗的患者除外。

2. 正在接受骨髓抑制性化疗且预期效果良好。

3. 其他因素引起的贫血（如缺铁、叶酸缺乏或者消化道出血）

ESAs妊娠分级为C级。在妊娠期妇女中的应用目前尚无充分严格的对照研究。ESAs禁忌证包括对本品过敏者、未控制的高血压患者、对白蛋白或哺乳动物细胞衍生物过敏者（仅α-依泊汀）。促红细胞生成素制剂的黑框警告包括以下几项：

■ 严重心血管事件、血栓栓塞事件、死亡和/或肿瘤进展风险增加。血红蛋白水平迅速升高（两周内升高值>1g/dL）或者血红蛋白水平持续较高可增加这些风险。

■ 有研究报道癌症患者出现生存期缩短和/或癌症进展或复发风险增加，其中涉及乳腺癌、宫颈癌、头颈癌、淋巴瘤、非小细胞肺癌。

■ 为降低心血管及血栓事件的风险，对于癌症患者，促红细胞生成素制剂仅用于同时接受化疗治疗的贫血患者，且使用最小治疗剂量，以减少RBC的输注。化疗完成后停用促红细胞生成素制剂。正在接受骨髓抑制性治疗的患者，如预期结果是有疗效的，则无指征使用促红细胞生成素制剂。

■ 两项临床研究结果显示，慢性肾衰竭患者使用促红细胞生成素无论使血红蛋白升至较高或较低水平，均可导致其死亡风险和严重心血管事件风险增加（13.5 VS 11.3g/dL，14 VS 10g/dL）、死亡率和严重心脑血管疾病风险增高。促红细胞生成素制剂的使用剂量应个体化，使血红蛋白水平达到和维持在10~12g/L的范围内，血红蛋白升高值在两周内超过1g/dL，患者并发严重心脑血管疾病及死亡率的风险都会增加。

案例应用

根据下列案例回答第 1~2 题。

YM,女性,34 岁,以急诊入院。患者主诉:近两个月来出现疲劳且加重。体格检查发现患者面色苍白、心动过速。既往诊断患有胃食管反流病且曾自行购买服用过奥美拉唑及碳酸钙。患者同时告知以往月经量多。实验室检查显示血红蛋白值为 9.4g/dL,平均红细胞体积(MCV)值为 73fL。

1. 根据上述信息,YM 患有贫血可能与缺少下列哪种物质有关?
   a. 铁
   b. 维生素 B_{12}
   c. 叶酸
   d. 血红蛋白

2. 最后为 YM 选择药物治疗贫血症而非输血,下列哪种用于治疗贫血的药物与患者正在服用的药物具有相互作用?
   a. 硫酸亚铁
   b. 氰钴素
   c. 叶酸
   d. 依泊汀

3. 将下列口服铁盐按照含铁量从低到高进行排序。

排序前	排序后
硫酸亚铁	
无水硫酸亚铁	
葡萄糖酸亚铁	
富马酸亚铁	

4. Feosol 是下列哪种铁盐的商品名?
   a. 右旋糖酐铁
   b. 硫酸亚铁
   c. 蔗糖铁钠
   d. 多糖 – 铁复合物

5. JA,女性,63 岁,患有非小细胞肺癌 Ⅳ 期,目前正在接受化疗。最近发现患有因化疗引起的贫血,血红蛋白值为 7.7g/dL。医生建议患者使用促红细胞生成素制剂。用药两周后,血红蛋白值升高到 9.5g/dL。根据 JA 的血红蛋白水平,下列哪种用药建议是正确的?
   a. 继续按原剂量服用药物
   b. 按原剂量的 3/4 继续服用
   c. 按原剂量的一半继续服用
   d. 停止服用该药物

6. 在美国,大多数的面粉中都富含下列哪种物质?
   a. 叶酸
   b. 钾
   c. 维生素 B_{12}
   d. 维生素 C

根据下列案例回答第 7~8 题。

CJ,男性,68 岁,既往有慢性肾病、高血压及结肠癌 Ⅱ 期。由于社会角色特殊,该患者有很长时间的酗酒史。半年前曾手术切除结肠肿瘤且目前正在接受化疗。常规实验检查显示该患者的血红蛋白值为 8.8g/dL。

7. CJ 的肾病医生建议他开始使用促红细胞生成素制剂,下面关于 CJ 使用该药的描述哪项是正确的?
   a. CJ 可以每三周服用一次 500μg 的达贝泊汀
   b. CJ 可以每周服用一次 40 000U 的依泊汀
   c. CJ 可以每周服用一次 0.45μg/kg 的达贝泊汀
   d. CJ 不能使用该类药物

8. 根据该患者的社会史,CJ 的贫血可能是由于下面哪种物质缺乏导致的?
   a. 维生素 B_{12}
   b. 铁
   c. 维生素 D
   d. 硫铵素

根据下列案例回答第 9~10 题。

JM,男性,38 岁,为治疗高血压合并 2 型糖尿病引起的过度肥胖,近期刚接受胃切除手术。术后十二周,患者主诉出现疲劳、上楼时气短。实验室检查血红蛋白值为 8.8g/dL,MCV 为 120fL。

9. JM 的贫血应更确切地称之为什么?
   a. 正常红细胞性贫血
   b. 大细胞性贫血
   c. 低色素性贫血
   d. 色素性贫血

10. JM 的贫血是因为缺少下列哪种物质造成的?
    a. 红细胞生成素
    b. 铁
    c. 维生素 B_{12}
    d. 叶酸

11. CR,男性,57 岁,曾被诊断出患有缺铁性贫血。连续口服铁剂 16 周,但血红蛋白值一直没有到达预期值 12g/dL。目前血红蛋白值为 9.8g/dL,建议注射右旋糖酐铁以改善目前症状。患者身高约 180cm,体重约 84kg,CR 使用右旋糖酐铁的正确剂量是多少?
    a. 25mL
    b. 27mL
    c. 30mL
    d. 37mL

12. RH,女性,47 岁,因肺炎收治入院。根据临床和实验室检查结果,诊断为小细胞低色素性贫血。下列哪种附加诊断对于确定患者是由于缺乏铁引起的贫血具有价值?

a. 铁蛋白

b. 红细胞分布宽度

c. 转铁蛋白饱和度

d. 网织红细胞计数

13. 下面哪种铁制剂需要凭处方才能购买?

a. 富马酸亚铁

b. 多糖铁复合物

c. 硫酸亚铁

d. 葡萄糖酸亚铁

14. 缺乏下列哪种物质会导致大细胞性贫血? 选出所有正确的答案。

a. 血红蛋白

b. 铁

c. 维生素 B_{12}

d. 叶酸

根据下列案例回答第 15~17 题。

CV,女性,24 岁,患有软组织肉瘤且目前正在接受化疗。有过敏性鼻炎及慢性胃灼热用药史,曾自行使用盐酸西替利嗪、泮托拉唑钠、甲基孕酮炔雌醇透皮贴剂。近期诊断为化疗引发的贫血,血红蛋白值为 8.8g/dL。医生开具达贝泊汀以治疗患者的贫血。

15. CV 需同时服用下列哪种药物以使达贝泊汀发挥最大疗效?

a. 叶酸

b. 铁

c. 维生素 B_{12}

d. 硫铵素

16. 使用达贝泊汀 6 周后,CV 的血红蛋白值升高到 9.6g/dL,

下面有关 CV 使用该药的描述中哪个是正确的?

a. 继续按原剂量服用该药

b. 将原剂量减少 25% 继续服用

c. 增加剂量服用

d. 停止服用该药

17. 患者服用达贝泊汀 4 个月后,左侧下肢出现红肿和发热,被诊断为患有深静脉血栓。下列哪种药物会使患者的下肢静脉血栓恶化? 选出所有正确的答案。

a. 盐酸西替利嗪

b. 达贝泊汀

c. 泮托拉唑

d. 甲基孕酮炔雌醇

18. CF,男性,64 岁,患有四期慢性肾病。曾被诊断出患有贫血但一直未治疗。近期也未服用过任何治疗贫血的药物。检测发现该患者铁储存量缺乏。下列哪种形式的注射铁剂适合 CF 使用? 选出所有正确的答案。

a. 右旋糖酐铁

b. 蔗糖铁

c. 葡萄糖铁钠

d. 纳米氧化铁

19. 维生素 B_{12} 可以通过下列哪种方式补充? 选出所有正确的答案。

a. 口服

b. 透皮

c. 注射

d. 鼻内

20. 缺乏下列哪种物质可以导致严重的神经系统疾病?

a. 血红蛋白

b. 铁

c. 维生素 B_{12}

d. 叶酸

要点小结

- 贫血是由于血红蛋白浓度降低造成血液携氧能力下降而引起的疾病。

- 缺氧会导致乏力、嗜睡、气短、头痛、水肿及心动过速。当血红蛋白值低于 7~7.9g/dL 时,心脑血管后遗症及缺氧的后遗症风险会增加。

- 药物治疗是治疗贫血的重要手段。导致贫血的主要因素有营养不良(缺铁、维生素 B_{12} 或者叶酸)、癌症以及慢性肾病。

- 叶酸缺乏或者维生素 B_{12} 等营养物质会阻碍红细胞成熟过程。

- 铁缺乏会使血红蛋白合成降低,进而导致红细胞生成减少。

- 化疗使干细胞增殖受损,进而影响红细胞生成。

- 慢性肾病患者患有贫血是因为血红蛋白是在肾脏生成的。

- 按照红细胞体积贫血被分为大细胞性

贫血、正常细胞性贫血及小细胞性贫血。缺乏维生素 B_{12} 和叶酸的贫血属于大细胞性贫血;缺铁性贫血属于小细胞性贫血;急性失血或者慢性病引发的贫血被称为正常细胞性贫血。

■ 贫血治疗的目标是升高患者血红蛋白水平,以提高红细胞携氧能力,减轻症状,减少并发症。

■ 治疗缺铁性贫血需每日口服铁剂 200mg。

■ 铁剂的肠外给药适用于不能忍受口服铁剂的患者,以及依从性低、对口服铁剂不敏感的患者。

■ 维生素 B_{12} 缺乏或者叶酸性贫血患者只需补充缺乏的物质即可。

■ 慢性病贫血是由于慢性疾病引发的贫血,包括癌症、慢性肾病以及其他炎症紊乱相关疾病。

■ 对于癌症或者慢性肾病贫血患者来说,使用依泊汀或者达贝泊汀可以使血红蛋白值增高,减少输血,提高患者的生存质量。

■ 促红细胞生成素制剂的禁忌证有:对该类药物过敏者,血压不稳定者,以及对白蛋白或哺乳动物细胞衍生类产品过敏者。

■ 促红细胞生成素制剂的几点重要警示:该类药物使用后会增加心血管疾病、血栓的风险,也可能导致肿瘤恶化。

参考文献

Cook K, Lyons WL. Anemia//Dipiro Jt, Talbert RL, Yee GC, et al. Pharmacotherapy: A pathophysiologic Approach. 9th ed. New York, NY: McGraw hill, 2014: chap 80.

Kidney disease: improving global outcomes (KDIGO) anemia work group. KDIGO clinical practice guidline for anemia in chronic kidney disease, Kidney Int, 2012, 2 (suppl): 279 – 335.

Kliger AS, Foley RN, Goldfarn DS, et al. KDOQI US commentary on the 2012 KDIGO Clinical Practice Guidline for Anemia in CKD. Am J Kidney Dis, 2013, 62(5): 849 – 859.

Rizzo JD, Brouwers M, Hurley P, et al. American Society of Clinical Oncology/American Society of Hematology clinical practice guideline update on the use of epoetin and darbepoetin in adult patients with cancer. J Clin Oncol, 2010, 28: 4996 – 5010.

Ryan L. Anemia//Attridge RL, Miller ML, Moote R, et al. Internal Medicine: a Guide to Clinical Therapeutics. New York, NY: McGraw – Hill, 2013: chap 21.

Sylvester RK. Anemias//Chisholm – BurnsMA, Wells BG, Schwinghammer TL, et al. Pharmacotherapy Principles and Practice. 3rd ed. New York, NY: McGraw – Hill, 2013: chap 66.

第 11 章 免疫系统

S. Scott Sutton, Philip D. Hall, LeAnn B. Norris, Charles L. Bennett

译者 廉江平 张抗怀

基础概述

免疫系统不仅可以保护机体免受病原体的入侵,同时能够根据周围的环境改变,进行更好的进化和适应。免疫系统能够攻击并摧毁外来抗原或病原体;其前提是免疫系统必须能够区分自身和非己抗原。若免疫系统不能区分异己,将会导致自身免疫性疾病的发生(表 11 - 1)。免疫系统从功能上分为两大类:①先天性或非特异性免疫;②获得性或特异性免疫。机体通过先天性免疫和获得性免疫反应来清除外来的病原体。两者最大的区别在于应答的特异性和记忆性。获得性免疫应答可随感染的不同而改变,而先天性免疫应答应对每种感染是相同的。为了选择适当的剂量、用药方式并监护药物对免疫反应的影响,必须了解免疫系统的构成和扰乱体内免疫平衡的后果。

表 11 - 1 自身免疫性疾病

自身免疫性疾病是一种免疫系统错误地攻击和破坏健康身体组织的情况。一个人同时可能有一种以上的自身免疫性疾病。
自身免疫性疾病包括:
艾迪生(Addison)病
桥本甲状腺炎
类风湿关节炎
系统性红斑狼疮
舍格伦(Sjögren)综合征
多发性硬化症
重症肌无力
胰岛素依赖型糖尿病
格雷夫斯(Graves)病
特发性血小板减少性紫癜
结节病
硬皮病

先天免疫系统

物理和化学防御共同构成了先天免疫系统,是防御病原体的第一道防线。

物理防御

皮肤是最主要的物理防御屏障。皮肤发生改变时,便为病原体提供了一个容易侵入的通道。烧伤和擦伤是改变皮肤物理屏障最常见的情况,药物也可以改变这种非特异性系统[药物相关史 - 约(Stevens - Johnson)综合征,见表 11 - 2]。胃中的低 pH 值是防御病原体从胃肠道系统进入机体的主要屏障。改变胃部酸碱环境的药物可能会改变胃肠道的菌群,增加感染的风险。抑制胃酸分泌药物如质子泵抑制剂能改变胃内 pH 值,继而导致细菌感染。胃肠道细胞的快速更新同样可以限制系统性感染的发生,与细胞快速脱落有关。与细胞周期有关的抗肿瘤药物可干扰细胞脱落的过程,从而使患者感染的风险增加。呼吸道具有多种形式的物理防御,如咳嗽、上皮细胞表面的黏液覆盖层、肺纤毛上皮细胞。咳嗽、纤毛和黏液共同形成了抵御病原体入侵呼吸道的屏障。机械通气对呼吸道物理性防御的破坏增加了病原微生物侵入的风险(肺炎),或者抗感染药物的使用改变了胃肠道菌群,增加了患者感染的风险(如艰难梭状芽孢杆菌感染)。其他非特异性防御还包括正常尿液流动、泪液和唾液中的溶菌酶,以及分布在咽部、胃肠道和泌尿生殖道的正常菌群等。

细胞防御

如果病原体侵入并能通过宿主的物理防御系统,先天性免疫(细胞)就开始阻止病原体的侵袭。先天性免疫细胞一般指白细胞(单核细胞、中性粒细胞、嗜碱性粒细胞和嗜酸性粒细胞),其他白细

点击 http://www.mhpharmacotherapy.com/ 上的评论标签,查看完整的书籍参考资料,同时可获得两次可评分的互动练习测试。

胞(淋巴细胞)则参与获得性免疫。先天性免疫细胞是最常见的临床实验室检测项目之一。通过全血细胞计数(CBC)可以对先天性免疫细胞进行评估。在进行全细胞计数时,实验室检测报告的内容包括,单位体积血液中白细胞总数(WBCs)的统计,以及各类细胞占总量的百分比。表 11-3 是成年人外周血细胞中不同类型白细胞的正常范围值。

表 11-2　史-约综合征

史-约综合征(SJS)是一种累及皮肤和黏膜的罕见的、严重的疾病,源于对药物或感染的激烈反应。通常 SJS 初期表现为感冒样症状,随后出现逐步蔓延的伴有疼痛感的红色或紫色的皮疹和水疱,最终导致整个皮肤表层坏死并脱落。可引起 SJS 的药物包括:

别嘌醇

非甾体抗炎药(NSAIDs)

磺胺类

青霉素类

苯妥英

卡马西平

丙戊酸

拉莫三嗪

苯巴比妥

表 11-3　成年人正常的白细胞计数及分类

细胞类型	正常值范围
总白细胞计数	$(4.4 \sim 11.3) \times 10^3/mm^3$
多形核中性粒细胞(多形核细胞,分叶核细胞,PMN)	$(2.3 \sim 7.7) \times 10^3/mm^3$
杆状中性粒细胞(未成熟中性粒细胞,带状细胞,杆状细胞)	$(0 \sim 10) \times 10^3/mm^3$
嗜酸性粒细胞	$(0.0 \sim 0.7) \times 10^3/mm^3$
嗜碱性粒细胞	$(0.0 \sim 0.2) \times 10^3/mm^3$
单核细胞	$(0.3 \sim 0.8) \times 10^3/mm^3$
淋巴细胞	$(1.6 \sim 2.4) \times 10^3/mm^3$

粒细胞

粒细胞是一类吞噬细胞,因其胞浆中存在颗粒而得名。颗粒内存储有溶菌酶和其他化学物质,用于氧化和非氧化裂解病原体。粒细胞包括中性粒细胞、嗜酸性粒细胞、嗜碱性粒细胞和单核细胞。粒细胞在骨髓中大量形成,并在骨髓中经过多个发育阶段,成熟后释放到外周血液中。中性粒细胞、嗜酸性粒细胞和嗜碱性粒细胞在破坏病原体的过程中死亡,从而形成脓液。相比之下,单核细胞在破坏病原体的过程中并不会死亡,因为它们在通过抗原递呈激活获得性免疫过程中发挥着关键作用。

中性粒细胞　中性粒细胞是大多数粒细胞和白细胞的代表,是抵抗细菌感染的主要防御屏障。中性粒细胞,也被称为分叶或多形核细胞,随着血流到达感染或炎症组织。在这个趋化性的迁移过程中,中性粒细胞到达靶点并附着、识别、吞噬病原体。在吞噬的过程中,病原体被吞噬细胞内化。中性粒细胞释放其颗粒成分,从而破坏吞入的病原体。尚未成熟的中性粒细胞形态为杆状。在急性感染期间,随着中性粒细胞不断从骨髓中释放,其百分比将会增加,未成熟的杆状中性粒细胞也可能被释放出来。

这些未成熟的中性粒细胞被认为是具有活性的。杆状细胞的出现被称为核左移。细胞因子类药物如粒细胞集落刺激因子(G-CSF)和粒细胞-巨噬细胞集落刺激因子(GM-CSF)可增强中性粒细胞的活性。G-CSF[非格司亭(Neupogen)]和长效 G-CSF[聚乙二醇非格司亭(Neulasta)]属于粒细胞集落刺激因子,被批准用于预防化疗引起的中性粒细胞减少症或用于刺激严重的慢性中性粒细胞减少症患者产生粒细胞。GM-CSF[沙格司亭(Leukine)]是一种粒细胞-巨噬细胞集落刺激因子,被批准用于缩短急性髓细胞白血病和造血干细胞移植后患者粒细胞的恢复时间。

嗜酸性粒细胞和嗜碱性粒细胞　嗜酸性粒细胞的主要作用是防御宿主被寄生虫感染,嗜酸性粒细胞具有吞噬、杀灭、消化细菌和酵母菌的能力,但其效率不及中性粒细胞。在白细胞中,嗜酸性粒细胞的占比不足 7%,主要分布在肠黏膜和肺这两个外来蛋白进入体内的部位。嗜酸性粒细胞计数的升高多半提示存在寄生虫感染。和肥大细胞一样,嗜酸性粒细胞在变态反应和过敏性哮喘中发挥着重要的作用。

嗜碱性粒细胞在粒细胞中所占的比例最小,计数为粒细胞的 0.1% ~ 0.3%。其含有肝素、组胺和白三烯 B4。与嗜酸性粒细胞和肥大细胞一样,嗜碱性粒细胞在变态反应和过敏性哮喘中发挥一定作用。嗜碱性粒细胞可能与速发型和迟发型过敏反应相关,并在慢性炎症和白血病时数量增加。

　　单核细胞　单核细胞的功能包括清除坏死凋亡的组织、裂解癌细胞和呈递抗原。其数量占白细胞的 1% ~ 10%。单核细胞可迁移到多个组织(淋巴结、脾、肝、肺),随后成熟为巨噬细胞。在吞噬病原菌后,单核细胞/巨噬细胞转化为抗原呈递细胞(APCs)。这些转化的巨噬细胞呈递抗原(溶解的病原体)给 CD4(+)辅助 T 淋巴细胞;从而使巨噬细胞和其他抗原呈递细胞(如树突状细胞)激活了获得性免疫应答(图 11 - 1)。树突状细胞是体内最有效的抗原呈递细胞,但是,他们在白细胞中的占比仅不到 1%。与巨噬细胞类似,树突状细胞在部分组织(如脾、肝)中更常见。组织巨噬细胞也可从衰老的红细胞的血红蛋白中回收铁,通过转铁蛋白传递给骨髓。

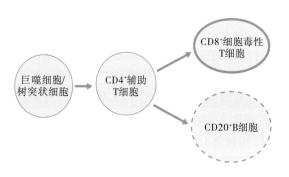

图 11 - 1　获得性免疫反应的激活

巨噬细胞和/或树突状细胞把抗原呈递给 CD4(+)辅助 T 细胞。如果 CD4(+)辅助 T 细胞能够通过它的 T 细胞受体(TCR)识别抗原,CD4(+)辅助 T 细胞被激活并分泌细胞因子,刺激 CD8(+)细胞毒性 T 细胞应答或 CD20(+)B 细胞应答产生抗体

获得性免疫系统

　　获得性免疫反应可分为两种类型,体液免疫和细胞免疫。B 淋巴细胞介导体液免疫,T 淋巴细胞介导细胞免疫。T 淋巴细胞主要针对细胞内感染(病毒感染)进行防御,而 B 淋巴细胞分泌的抗体,能够在病原体进入宿主细胞前中和病原体。体液和细胞介导的免疫应答之间也存在相互作用。

淋巴细胞

　　淋巴细胞是白细胞的第二大重要组成部分。

其特点是细胞质中颗粒较少,细胞核体积大且光滑。这些细胞使机体免疫系统对外来入侵者具有特异性和记忆性。尚未接触抗原的淋巴细胞称为初始淋巴细胞。淋巴细胞不具有吞噬作用,T 细胞具有细胞毒性。根据形态区别淋巴细胞较困难,显微镜检血液涂片不能区分 T 细胞和 B 细胞。但是,淋巴细胞可以通过所含的膜蛋白谱系特征进行区分,称为分化群(clusters of differentiation,CD)。成熟 T 细胞表达 CD4 或 CD8,而 B 淋巴细胞则表达 CD20。常规临床血液学检验并不鉴定淋巴细胞的亚型,CBC 检查报告的是淋巴细胞总数。但人类免疫缺陷病毒(HIV)携带者的 CD4 细胞报告/监测例外,因为 CD4 细胞计数值低与机会性感染风险增加相关。

T 淋巴细胞

　　T 淋巴细胞负责介导细胞免疫,是血液循环和组织中主要的淋巴细胞。T 淋巴细胞主要有两个亚型:辅助性 T 细胞和细胞毒性/抑制性 T 细胞(表 11 - 4)。为了激活获得性免疫反应,APCs 必须将抗原呈递给辅助性 T 淋巴细胞以便识别,从而激活细胞毒性 T 细胞或 B 细胞。T 细胞的作用是搜寻并摧毁胞内感染或复制的病原体。当病原体进入细胞,便不再受宿主先天性防御的攻击。因此,T 细胞区分细胞是否被感染显得至关重要。除了能够识别感染与否,T 细胞在迟发型超敏反应(如毒藤皮疹和结核皮肤试验、腮腺炎和念珠菌病)和器官移植排斥反应中也发挥了重要的作用。为了便于 CD4(+)T 淋巴细胞识别外来抗原,巨噬细胞/树突细胞必须以主要组织相容性复合体(MHC)Ⅱ 的形式呈递抗原。与此相反,CD8(+)T 细胞识别的抗原以 MHC - Ⅰ 型分子呈递。MHC 分子通常被称为人类白细胞抗原(HLAs)。

B 淋巴细胞

　　B 淋巴细胞通过其表面的抗体或免疫球蛋白识别抗原。细胞表面上的抗体可以识别一个完整的病原体,如细菌,然后呈递抗原给 T 细胞(即作为 APC 起作用)。B 细胞的主要功能是产生抗体并与入侵的病原体结合,这个过程首先需要激活 B 细胞。B 细胞一旦被 CD4(+)T 辅助淋巴细胞激活,就变成浆细胞,将产生以下五种免疫球蛋白之一:IgA、IgD、IgE、IgG 或 IgM。其中,IgM 和 IgG 是两种最常见的与外源蛋白、细菌和病毒的免疫形成有关的抗体。一小部分 B 细胞并不分化为浆细胞,而是形成记忆细胞。记忆细胞将对再次接触的病原体进行响应,产生更快、更强的反应。

低丙种球蛋白血症和慢性肉芽肿性疾病。

白细胞计数异常

白细胞计数异常包括白细胞数量过多和过少两种情况,有多个术语用于指代白细胞计数低下。具体情况见表 11-5。白细胞计数异常的几个重要定义包括中性粒细胞减少症、白细胞减少症、粒细胞减少症和粒细胞缺乏症。

表 11-4　T 淋巴细胞亚型

表面标记物	通用名	评价
CD4(+)	辅助性 T 细胞	在上调免疫反应中发挥关键作用
CD8(+)	细胞毒性 T 细胞或抑制性 T 细胞	细胞毒性:在裂解细胞过程中发挥重要的作用,尤其是对病毒细胞;抑制功能:在下调免疫反应中发挥关键作用

获得性免疫应答最重要的功能之一是产生抗体或免疫球蛋白。IgG 是血清中最常见的免疫球蛋白,IgG 浓度低于 600mg/dL(低丙种球蛋白血症)与细菌感染有关。IgA 是血清中第二大常见的免疫球蛋白,最重要的功能与其在呼吸道、消化道和泌尿生殖道的分泌有关。IgM 是浆细胞最先分泌的免疫球蛋白,是五种免疫球蛋白亚型中最有效的活化剂。因为大部分 IgE 与肥大细胞结合,因此,血清中 IgE 浓度是非常低的。IgE 在过敏性疾病中起关键作用,临床中,IgE 浓度以 U/mL 为单位表示,IgE 浓度大于 200U/mL 时与过敏性疾病相关。IgD 是 B 细胞的一种表面免疫球蛋白,目前血清中 IgD 的功能不明。各种免疫球蛋白的血清浓度如下:

亚型	血清浓度(mg/dL)
IgG	600 ~ 1200
IgA	140 ~ 260
IgM	70 ~ 120

临床只常规检测 IgG、IgA 和 IgM 亚型。IgE 浓度必须单独测定,单位通常为 U/mL。

白细胞异常

患者可能会患有白细胞异常相关的疾病。白细胞异常可分为三大类:①功能异常;②数量异常;③骨髓增生异常。

白细胞功能异常

功能性白细胞异常相关疾病包括识别异常、信号传递异常和细胞毒效应异常三种类型。例如

表 11-5　白细胞计数异常[a]

WBC 异常	细胞计数(/mm³)	潜在原因
中性粒细胞增多	>12 000	急性细菌感染 创伤 心肌梗死 慢性细菌感染 肾上腺素 锂盐 G-CSF GM-CSF 糖皮质激素
中性粒细胞减少	<1500	抗肿瘤药 卡托普利 头孢菌素类 氯霉素 更昔洛韦 甲巯咪唑 青霉素 吩噻嗪类 普鲁卡因胺 噻氯匹定 三环类抗抑郁药 万古霉素 齐多夫定 辐射暴露 严重的细菌感染
嗜酸性细胞增多	>350	过敏性疾病 哮喘 寄生虫感染 白血病 ACE 抑制剂 抗生素(过敏反应)
嗜碱性细胞增多	>300	慢性炎症 白血病

续表

WBC 异常	细胞计数 (/mm³)	潜在原因
单核细胞增多	>800	结核病 感染性心内膜炎 原虫感染 白血病
淋巴细胞增多	>4000	单核细胞增多症 病毒感染 风疹 水痘 腮腺炎 百日咳 结核病 梅毒 淋巴瘤
淋巴细胞减少	<1000	HIV 辐射 糖皮质激素 淋巴瘤 再生障碍性贫血

a. 白细胞计数是敏感性指标，但不是特异性指标。例如，如果一个患者的淋巴细胞计数低于 1000（淋巴细胞减少症），患者可能有也可能没有 HIV 或射线暴露。很多原因可以引起淋巴细胞减少症，上述列表仅为举例

缩写：CMV，巨细胞病毒；HIV，人类免疫缺陷病毒；G - CSF，粒细胞集落刺激因子；GM - CSF，粒细胞巨噬细胞集落刺激因子；WBC，白细胞

中性粒细胞减少症是指血液中的中性粒细胞数量异常减少，其中性粒细胞计数低于 1500/mm³，当中性粒细胞计数低于 500/mm³ 时更值得临床关注。

白细胞减少症是指总 WBC 计数小于 3000/mm³。白细胞减少症可能有很多原因（如中性粒细胞或淋巴细胞等），但几乎所有的白细胞减少症患者都存在中性粒细胞减少，因为中性粒细胞是外周血白细胞的主要组成部分。

粒细胞减少症是指粒细胞计数小于 1500/mm³。粒细胞由中性粒细胞、嗜酸性粒细胞和嗜碱性细胞组成。由于中性粒细胞在外周血粒细胞中占绝大多数，所以粒细胞减少症一般是由中性粒细胞减少引起的。

粒细胞缺乏症为一种严重的中性粒细胞减少症，总粒细胞计数小于 500/mm³。然而，临床医生

在报告白细胞异常时会使用各种定义。"粒细胞缺乏症"一词曾被用来描述粒细胞计数从小于 100/mm³ 到小于 1000/mm³。

骨髓增殖性白细胞异常

骨髓增殖性疾病涉及骨髓细胞的异常增殖。骨髓增殖性肿瘤可涉及白细胞祖系。根据主要影响对象是早期的祖细胞（急性）还是更成熟的细胞（慢性），白血病分为髓细胞（粒细胞系）白血病和淋巴细胞（淋巴细胞系）白血病。

- 急性髓性白血病（AML）
- 急性淋巴细胞白血病（ALL）
- 慢性髓性白血病（CML）
- 慢性淋巴细胞白血病（CLL）

淋巴瘤是一种源于淋巴细胞的肿瘤，其临床表现主要位于淋巴结而非骨髓。因此，淋巴瘤患者主要表现为淋巴结病。淋巴瘤分为霍奇金淋巴瘤和非霍奇金淋巴瘤两种类型。淋巴瘤可起源于 T - 淋巴细胞前体或 B - 淋巴细胞前体，许多淋巴瘤细胞可以表达成熟淋巴细胞所特有的 CD 标志物。鉴定 B 细胞性淋巴瘤细胞表面的 CD20 标志物，为使用针对这种表面标记物的重组抗体（如利妥昔单抗）治疗淋巴瘤提供了依据。

特别注意事项

补体系统、甘露糖结合凝集素和 C 反应蛋白也是先天免疫的介质。补体系统包括 30 多种循环蛋白，在免疫防御中发挥重要作用。补体系统的作用是辅助或"补充"体液免疫。补体系统的四大功能包括以下方面：

1. 直接裂解病原体和细胞。
2. 刺激趋化性。
3. 发挥调理作用便于中性粒细胞、巨噬细胞和树突状细胞识别外来病原体。
4. 清除免疫复合物。

补体因子（C3a、C5a）是吞噬细胞的趋化因子。遗传性补体缺乏患者可发生反复细菌感染或自身免疫综合征。甘露糖结合凝集素和 C 反应蛋白均是感染或炎症早期阶段由肝脏所产生的急性期反应物。作为对组织损伤或感染等炎症刺激的反应，急性期反应物或蛋白可升高。C 反应蛋白是一种血浆蛋白，在炎症状态下（如感染、自身免

疫性疾病），其浓度可以升高至基线值的 1000 倍。近期的临床证据表明，引起心血管疾病的粥样硬化斑块内的炎症标志物也能引起 CRP 的释放。胆固醇调节药物（HMG－CoA 还原酶抑制剂/他汀类药物）可降低 CRP 水平，瑞舒伐他汀能降低 CRP 水平升高患者的心血管疾病发生率。

趋化因子通过调节通路在连接先天性和获得性免疫应答中发挥了至关重要的作用。趋化因子系统是由一组小分子多肽及其受体组成。趋化因子具有四个半胱氨酸。根据半胱氨酸的位置，几乎所有的趋化因子可分为两类：CC 类或 CXC 类。CC 类趋化因子的半胱氨酸是连续的，而 CXC 类趋化因子的半胱氨酸被另一种氨基酸（X）分隔。如果某细胞具有识别某种趋化因子的受体，那么该细胞只能响应这种趋化因子。例如马拉韦罗（Selzentry）治疗 CCR5－趋向性 HIV－1 感染。马拉韦罗可以选择性和可逆性地结合位于 CD4 细胞上的趋化因子受体［C－C 序列受体 5（CCR5）］辅助受体。CCR5 拮抗剂能够阻止人类 CCR5 辅助受体与病毒包膜糖蛋白 gp120 亚单位的相互作用，从而抑制 gp120 的构象发生改变，而这种改变是 CCR5 融合、HIV 与 CD4 细胞融合及其随后进入细胞所必须的。

案例应用

1. 免疫系统能够区分自身和非己抗原，并且可以攻击和摧毁外来抗原。如果不能区分自身和非己抗原可能导致下列哪种结果？选择所有正确的答案。
   a. 艾迪生病（Addison disease）
   b. 类风湿关节炎
   c. 系统性红斑狼疮
   d. 多发性硬化症

2. 以下属于免疫系统的非特异性功能的有哪项？
   a. 先天性免疫
   b. 获得性免疫
   c. 粒细胞
   d. 淋巴细胞

3. 以下描述中，属于先天性和获得性免疫系统的区别的有哪些？选择所有正确的答案。
   a. 特异性
   b. 记忆性
   c. 强度

d. 大小

4. 下列哪些选项组成了先天免疫系统的物理和化学防御？选择所有正确的答案。
   a. 皮肤
   b. 淋巴细胞
   c. 粒细胞
   d. 正常尿流

5. 下列选项中哪些属于先天性免疫物理防御？选择所有正确的答案。
   a. 皮肤
   b. 胃的 pH 值
   c. 胃肠道正常菌群
   d. 咳嗽

6. 选择可使皮肤发生改变导致史－约综合征，为病原体提供容易侵入通道的药物。选择所有正确的答案。
   a. 卡马西平
   b. 拉莫三嗪
   c. 氯雷他定
   d. 左旋甲状腺素

7. 选择可通过改变胃内 pH 值导致肺炎的药物。选择所有正确的答案。
   a. 奥美拉唑
   b. 雷尼替丁
   c. 头孢曲松
   d. 硫糖铝

8. 选择可改变胃肠道正常菌群平衡导致感染的药物。选择所有正确的答案。
   a. 兰索拉唑
   b. 克林霉素
   c. 泮托拉唑
   d. 左氧氟沙星

9. 选择下列参与先天性免疫系统化学防御的细胞。选择所有正确的答案。
   a. 中性粒细胞
   b. 嗜酸性粒细胞
   c. 嗜碱性粒细胞
   d. 粒细胞

10. 临床上通过哪些实验室检查评估先天性免疫细胞？选择所有正确的答案。
    a. C 反应蛋白
    b. 趋化因子
    c. 全血细胞计数
    d. CD4 细胞计数

11. 能代表大多数粒细胞，且是细菌感染主要防御屏障的先天性免疫细胞是哪个？

a. 淋巴细胞

b. 中性粒细胞

c. 单核细胞

d. 嗜酸性粒细胞

e. 嗜碱性粒细胞

12. 选择下列未成熟的先天性免疫细胞。

a. 嗜碱性粒细胞

b. 嗜酸性粒细胞

c. 杆状细胞

d. 中性粒细胞

e. 巨噬细胞

13. 选择下列参与细胞介导免疫的细胞。

a. B 淋巴细胞

b. 中性粒细胞

c. 巨噬细胞

d. T 淋巴细胞

e. 补体

14. B 淋巴细胞和 T 淋巴细胞可以通过所含膜标记物谱系特征进行区分,这样的分类称为下列哪项?

a. 分化群(CD)

b. 补体

C. C 反应蛋白(CRP)

d. 趋化因子

e. CCR5 辅助受体

15. 下列选项中,中性粒细胞计数大于 12 000/mm^3 被称为什么?选择所有正确的答案。

a. 中性粒细胞增多症

b. 杆状核粒细胞增多症

c. 淋巴细胞增多症

d. 粒细胞缺乏症

16. 导致中性粒细胞增多症的原因有哪些?选择所有正确的答案。

a. 急性细菌感染

b. 粒细胞集落刺激因子

c. 糖皮质激素

d. 锂盐

17. 选择下列可造成中性粒细胞计数小于 1500/mm^3 的药物。选择所有正确的答案。

a. 齐多夫定

b. β – 内酰胺类抗菌药物

c. ACE 抑制剂

d. 噻氯匹定

18. 选择下列嗜酸性粒细胞计数大于 350/mm^3 的原因。选择所有正确的答案。

a. 哮喘

b. 寄生虫感染

c. 抗菌药物(过敏反应)

d. 淋巴瘤

19. 人类免疫缺陷病毒(HIV)最有可能导致下列哪种情况?

a. 中性粒细胞增多症

b. 嗜酸性粒细胞增多症

c. 单核细胞增多症

d. 淋巴细胞增多症

e. 淋巴细胞减少

20. 患者粒细胞计数小于 500/mm^3,可诊断为下列哪项?

a. 淋巴细胞减少症

b. 嗜碱性粒细胞增多症

c. 粒细胞缺乏症

d. 嗜酸性粒细胞增多症

21. 下面哪项功能是由中性粒细胞实现的?

a. 呈递抗原给 T 淋巴细胞

b. 吞噬病原体

c. 裂解被病毒感染的细胞

d. 分泌抗体

22. 下面哪类细胞可以将被吞噬病原体的肽片段以与 MHC Ⅱ 相关的形式呈递给 T 淋巴细胞?

a. 中性粒细胞

b. 嗜碱性粒细胞

c. 树突细胞

d. 嗜酸性粒细胞

23. 下面哪类细胞在寄生虫感染中扮演着一个关键的角色?

a. 嗜碱性粒细胞

b. 巨噬细胞

c. 浆细胞

d. 嗜酸性粒细胞

要点小结

■ 免疫系统可保护机体免受病原体入侵,并且能够根据周围的环境进行更好的进化和适应。

■ 免疫系统具有攻击并摧毁外来抗原/病原体的功能;但是,它必须能够区分自我和非我。如果不能区分"自我"和"非我"将会导致自身免疫性疾病的发生。

■ 免疫系统从功能上分为两类:①先天性或非特异性免疫;②获得性或特异性免疫。

■ 物理和化学防御构成了先天性免疫系统,是机体对抗病原体的第一道防线。

■ 皮肤是最重要的物理防御屏障。

■ 先天性免疫细胞一般指白细胞(单核细胞、中性粒细胞、嗜碱性粒细胞、嗜酸性粒细胞)。

■ 粒细胞属于吞噬细胞(吞噬细胞),因它们胞浆中存在颗粒而得名。

■ 粒性白细胞包括中性粒细胞、嗜酸性粒细胞和嗜碱性粒细胞三种。

■ 中性粒细胞是粒细胞和白细胞的主要成分,是抵抗细菌感染的主要防御屏障。

■ 嗜酸性粒细胞具有吞噬、杀死、消化细菌和酵母菌的能力。嗜酸性粒细胞计数的升高可高度提示存在寄生虫的感染。嗜酸性粒细胞和肥大细胞在过敏和哮喘中起着重要作用。

■ 嗜碱性粒细胞可能与速发型和迟发型过敏反应相关,增加产生慢性炎症和白血病的风险。

■ 单核细胞迁移到组织(淋巴结、脾、肝、肺),随后成熟为巨噬细胞。在获得性免疫反应中,巨噬细胞在消除病原体方面发挥着重要作用。

■ 巨噬细胞不仅吞噬和破坏病原体,而且把抗原从吞噬的病原体呈递给辅助性 T 淋巴细胞。

■ 获得性免疫反应主要分为两类:体液免疫(B 细胞)和细胞免疫(T 细胞)。

■ CD4(+)辅助 T 淋巴细胞通过激活 CD8(+)细胞毒性 T 淋巴细胞或 CD20(+)B 淋巴细胞上调免疫反应。

■ CD8(+)T 细胞杀死细胞内感染病原体(如病毒)的细胞。

■ 在病原体进入到宿主细胞之前,B 淋巴细胞可以分泌抗体中和它们。

■ 白细胞异常可分为三大类:①功能异常;②数量异常;③骨髓增殖性异常。

■ 中性粒细胞减少的患者(中性粒细胞计数 < 1500/mm^3)特别容易受到细菌的感染。

参考文献

Baird SM. Morphology of lymphocytes and plasma cells//Beutler E, Coller BS, Lichtman MA, et al. Williams Hematology. 6th ed. New York, NY McGraw Hill, 1999:911-919.

Chaplin DD. Overview of the human immune response. j Allergy Clin Immunol, 2006, 117:S430-S435.

Dale DC. Neutropenia and neutrophilia//Beutler E, Coller BS, Lichtman MA, et al. Williams Hematology. 6th ed. New York, NY: McGraw Hill,1999:823-834.

Delves pJ, Roitt IM. The immune system, second of two parts. N Engl J Med,2000, 343:108-117.

Ganz T, Lehrer RI. Production, distribution, and fate of monocytes and macrophages//Beutler E, Coller BS, Lichtman MA, et al. Williams Hematology. 6th ed. New York, NY: McGraw Hill,1999:873-876.

Toutman WG. Drug-induced diseases//Anderson PO, Knoben JE, Troutman WG, et al. Handbook of Clinical Drug Data. 10th ed. New York, NY: McGraw Hill, 2002:817-829.

第 12 章 | 肿瘤概述和支持治疗

Keith A. Hecht, S. Scott Sutton

译者 李 亚 杨孝来 沈 倩

基础概述

现代医学的发展已使肿瘤患者的生存和生活质量得到显著改善。肿瘤是一种异常的组织团块,它的生长与正常组织生长不协调,超过正常组织,即使致瘤因素已不存在,仍能持续生长。一般将肿瘤分为良性和恶性两大类,恶性肿瘤总称为癌。癌的关键特征是由于细胞生长、增殖和分化的正常调控机制缺失,导致细胞分裂和生长不受调控。良性肿瘤仅限于其起源组织,不侵犯周围组织;与此相对应的恶性肿瘤,可侵犯局部组织并进行远处扩散(转移)。癌根据组织起源的不同,主要分为三类,分别是癌(于上皮组织起源)、肉瘤(结缔组织、间叶组织起源)、白血病(血液起源),前两种类型被称为实体瘤。

一种具体的癌症对人群的影响可通过计算一生中患癌的风险、诊断的中位年龄和诊断后的 5 年生存率来评估(表 12 – 1)。前列腺癌患者的 5 年生存率接近 100%,而胰腺癌和肺癌的 5 年生存率分别为 6.4% 和 16.2%。内部因素(如遗传易感性、种族、性别)和外界因素(如环境暴露像电子辐射、化学致癌物质、病毒感染)与不同类型的癌症发生密切相关(此内容在本章节中不做详细描述)。目前对癌症筛查的推荐详见表 12 – 2。

癌症可表现出一些不同的症状和体征。在对患者进行初次问诊后,需进行一系列检查。基于初期的鉴别诊断,适当的检查包括:

- 血液检查
- 影像学检查
- 组织样本检查

在开始治疗前,需通过切取活体组织、细针穿刺活检或脱落细胞收集获取组织样本。在治疗前,获取准确的病理诊断是很重要的。一旦癌症的病理确诊,癌症的分期就应该着手确定。癌症分期对患者的预后非常重要。癌症的分期由原发肿瘤的大小、淋巴结转移和远处转移决定,通常被分为 Ⅰ ~ Ⅳ 期,分期越高表示疾病越处于晚期。某些癌症(如白血病)不能通过大小来衡量,可通过骨髓活检寻找反映疾病严重程度的细胞标志。

表 12 –1 美国浸润癌前 10 位

浸润癌按部位分类 (所有种族)	终生患癌风险 (男性/女性/两者)	诊断的中位年龄(年) (男性/女性/两者)	2002 年诊断的患者的 5 年相对 生存率(男性/女性/两者)
前列腺	16.2% / - / -	67/ - / -	99.9% / - / -
乳腺	0.1%/12.2%/16.3%	61/68/61	- /90.6% / -
肺和支气管	7.7%/6.4%/7.0%	70/71/71	14%/18.8%/16.2%
结肠和直肠	5.3%/5.0%/5.1%	68/72/70	66.8%/67.9%/67.3%
卵巢和子宫	- /2.6%/ -	- /62/ -	- /83.6%/ -
非霍奇金淋巴瘤	2.3%/1.9%/2.1%	65/69/67	69.3%/72.6%/70.9%
皮肤黑色素瘤	2.4%/1.6%/1.9%	63/65/60	90.5%/95.7%/93.1%
肾脏和肾盂	1.9%/1.1%/1.5%	64/66/64	68.2%/69.9%/68.8%
胰腺	1.4%/1.4%/1.4%	69/74/72	6.2%/6.6%/6.4%
白血病	1.5%/1.1%/1.3%	65/68/66	56.6%/58.3%/57.5%
所有部位	46.2%/41.5%/40.8%	67/65/66	68.8%/68.2%/68.5%

点击 http://www.mhpharmacotherapy.com/ 上的评论标签,查看完整的书籍参考资料,同时可获得两次可评分的互动练习测试。

表 12-2 对于无症状个体,癌症平均风险检查和筛查的推荐

癌症部位	人群	检查或流程	特别注意事项
乳腺	女性,年龄≥20 岁	乳腺的自我检查和临床触诊	
	女性,年龄≥40 岁	每年一次或两年一次乳腺钼靶检查	年龄 >74 岁的不推荐
结直肠	男性和女性,年龄≥50 岁	高灵敏性化学法粪便隐血试验或粪便免疫化学试验	年龄≤75 岁推荐常规筛查,年龄 >75 岁可选做
		软式乙状结肠镜检查或双重对比钡灌肠或结肠镜检查或 CT 结直肠成像	除了结肠镜检查,所有检查推荐每 5 年一次,结肠镜检查可以每 10 年检查一次
前列腺	男性,年龄≥50 岁	直肠指诊和前列腺特异抗原检查[a]	每年一次
子宫颈	女性,年龄≥21 岁(或年龄 <21 岁,有 3 年以上性生活的女性)	宫颈脱落细胞巴氏(Pap)试验	年龄≤65 岁推荐常规筛查,年龄 >65 岁可选做。国家机构在推荐中变更了筛查频次,由每年一次改为每三年一次筛查
肺	年龄在 55~80 岁、有 30 年及以上吸烟史的男性和女性	低剂量(螺旋)CT	戒烟 15 年以上的患者不推荐

a. 可选择但不是常规筛查项目,由患者和临床医生共同商讨决定

化疗可以治愈那些可治愈的肿瘤(根治性治疗),或有助于控制不可治愈肿瘤的症状(姑息治疗)。化疗的效果通常被描述为完全缓解(CR)、部分缓解(PR)、疾病稳定(SD)或疾病进展(PD)。

CR 是指在治疗后全部病灶完全消失,至少维持 1 个月。

PR 是指肿瘤直径缩小 30% 或更多,且没有新病灶产生至少维持 1 个月。

SD 是指肿瘤大小的变化在 PR 和 PD 之间。

PD 是指接受治疗后肿瘤扩散或原发肿瘤的直径增加≥20%。

抗肿瘤治疗方案是一个复杂的多学科综合治疗方案,由患者个人及他们的医疗保健提供者共同决定。在综合治疗中,考虑到社会的、文化的和情感的因素是很重要的。肿瘤一旦被确诊(大多需要肿瘤组织样本的病理学检查),就应该详尽评估疾病的阶段及程度(即分期)。依据肿瘤负荷、并发的医疗问题、患者体力状态评分[如 KPS 评分(表 12-3)]、器官功能(如肾脏、肝脏、心脏功能)和患者预期治疗目标来设计个体化治疗方案。抗肿瘤治疗的有效性通过肿瘤大小的缩小、肿瘤进展的减少或逆转、肿瘤相关症状的减少、生活质量的提高和生存期的延长来评价。美国国立综合癌症网络(National Comprehensive Cancer Network,NCCN)(www. nccn. org)发布更新免费的各种癌症管理标准化临床实践指南。本章节主要对抗肿瘤治疗中部分药物的药理学特点进行概述。

表 12-3 Karnofsky 体能状况(KPS)评分表

评分	功能状态水平
100	正常,无症状和体征
90	能进行正常活动,有轻微症状和体征
80	勉强进行正常活动,有一些症状或体征
70	生活能自理,但不能维持正常活动和工作
60	生活能大部分自理,但偶尔需要别人扶助
50	需要大量的扶助和频繁的医学治疗
40	生活不能自理,需要特殊治疗和扶助
30	生活严重不能自理,不会即将发生死亡,但需要住院治疗
20	病重,需要住院积极支持治疗
10	病危,临近死亡
0	死亡

抗肿瘤药物的药理学特性

命名法　术语"抗肿瘤化学治疗"是指使用药物治疗癌症的抗肿瘤治疗方法。其他抗肿瘤治疗方法包括手术和放射治疗。手术和放射治疗可以单独使用或联合化疗使用。手术、放射治疗和化疗的关键区别是手术和放疗是局部治疗，而化疗是全身性治疗。如果癌症发现早，局限在身体的一个特定区域，主要治疗手段是非药物的局部治疗（手术和放射治疗）。但是，如果癌症发现较晚或怀疑有转移，全身性化疗可单独使用或辅助手术和放射治疗使用。

抗肿瘤化学治疗可分为三大类：

■ 辅助化疗：化疗在局部治疗（如手术或放射治疗）后给予，消除不能局部去除的残留病灶。

■ 新辅助化疗：化疗在主要治疗前给予，目的是减少局部肿瘤的大小和程度，提高局部主要治疗的成功率。

■ 姑息性化疗：对于晚期或转移性疾病的患者，没有合适的局部治疗方案，化疗是主要的治疗方法。

治疗目标　化疗的目的是选择性地杀死或抑制癌细胞，并达到对正常细胞最小损伤或无损伤。所有形式的治疗都会损伤细胞（正常细胞和癌细胞），损伤正常细胞可导致不良反应。癌细胞的基本特征是增殖（分裂和复制），化疗药物通过损伤增殖细胞发挥作用。化疗药物损伤癌性增殖细胞的同时，可能附带损伤体内正常非癌性增殖细胞，比如毛囊、肠道上皮细胞或骨髓等。

细胞周期　人体从早期胚胎生长到成年期，胚胎干细胞调控和调节细胞周期的分裂、分化，最终形成分化的细胞，并失去分裂能力。然而，某些细胞被称为成人定向干细胞，潜伏在各种组织中，定向干细胞可被激活分化，以应对机体的需求。这些定向干细胞提供生理性细胞补给和修复。在致癌条件下，比如致癌物质诱导干细胞（或成体细胞）基因突变、干细胞（或成体细胞）不受调控地进入细胞分裂周期，就会导致癌症。细胞分裂周期和常见化疗药物对细胞周期的作用见图 12 - 1。定向作用于细胞分裂某个阶段的化疗药物被称为细胞周期特异性药物，那些作用于细胞分裂各个阶段的化疗药物被称为细胞周期非特异性药物。

一般来说，代谢活跃（即处于增殖期）的细胞更容易被杀灭。

化疗方案应用的基本原则

化疗的原则和抗微生物治疗的原则是相似的。两者的治疗目标均是使用最佳剂量和疗程达到抑制/根除疾病、治疗的同时，药物对宿主的毒性及不良反应最小，并防止耐药的产生。

剂量　最佳的化疗剂量和疗程是基于对作用机制的认知和详细的实验数据而决定。大多数化疗药物的治疗范围较窄，保证剂量在推荐的治疗窗内是至关重要的，以确保在杀伤癌细胞的同时对正常细胞的影响最小。使用剂量低于治疗剂量可能不仅不能杀死癌细胞还可导致耐药的产生，而使用剂量高于治疗剂量可能对正常细胞造成不可接受的附带损伤。大多数化疗剂量是根据每平方米体表面积进行计算，或在某些情况下，根据每千克体重计算。其他影响剂量的因素包括患者的代谢和/或排泄药物的能力（比如肾脏或肝脏疾病）、年龄、并发症及药物相互作用。

化疗的周期和间歇期　癌细胞起源于正常的宿主细胞，拥有正常细胞的代谢和生物成分，损伤共同的成分可导致正常细胞的附带损伤，因此识别差异因素是非常重要的，使正常细胞的选择性生存受益大于癌细胞。这个差异因素是，在大多数情况下，化疗损伤后正常细胞如骨髓的恢复比癌细胞快。如果间歇给予化疗，在化疗的间歇期，由于以上所述的差异因素，正常细胞的选择性生存受益就会大于癌细胞。化疗的间歇期必须足够长，才可使大多敏感正常细胞得到恢复，而又不足以让癌细胞生长。化疗周期的持续时间和频次依据药物类型或癌细胞的类型，并基于专家的共识以及临床实验的证据。有些方案可能为单剂量给药，在接下来的几天或几周内不再治疗；而有些方案可能涉及连续给药或间隔给药，随后进入治疗间歇期。很少有方案为无间歇的持续治疗。

多药方案　在抗肿瘤化疗中，联合化疗的益处与抗微生物化疗相似。使用多种药物，首先可使每个单药在一个低剂量水平时所致的最大集中伤害不影响治疗效果，同时也可减少单药使用的不良反应；其次，联合化疗有协同作用，获得比预期更高的杀伤率；此外，与单药治疗相比，多药方案不易产生耐药。尤其是各个单药的作用靶点不同，联合使用没有叠加毒性，因此，有很多多药化疗方案在临床上应用。这些方案通常使用缩写表示。选择有循证医学证据的多药方案举例如下：

■ 结直肠癌：FOLFOX——5 - 氟尿嘧啶、亚叶酸钙、奥沙利铂

■ 小细胞肺癌：EP——依托泊苷和顺铂

■ 乳腺癌：AC——多柔比星（Adriamycin）和环磷酰胺

■ 霍奇金淋巴瘤：ABVD——多柔比星（Adria-mycin）、博来霉素、长春碱、达卡巴嗪

耐药性　耐药是抗肿瘤化疗中的常见问题。可分为两种类型：第一种是原发性耐药，是指癌细胞固有地对化疗药物抵抗，在治疗一开始就表现出对药物的耐药性，这可能是因为癌细胞的基因突变使其获得耐药性；第二种是获得性耐药，是指癌细胞在化疗开始时是敏感的，随着多次使用而出现耐药，这可能是因为多次用药后使基因表达上调，导致癌细胞对药物的代谢增加而促进耐药的产生。正如抗微生物药物治疗，确保最佳剂量和使用多药方案是避免耐药产生的理想方法。

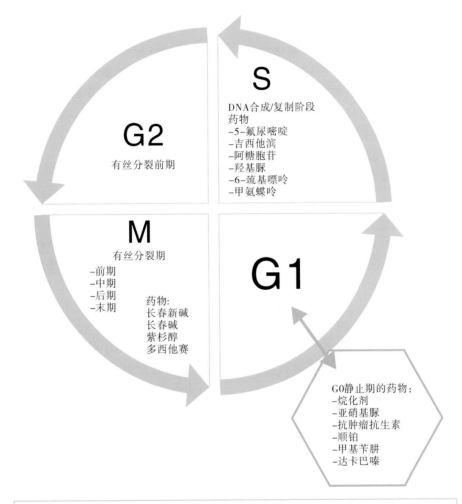

图 12 - 1　细胞周期及常见抗肿瘤药物的作用特点

给药方法　化疗可肠内（口服）或胃肠外给药（静脉、皮下、肌肉）。由于大多数化疗药物可能会损伤皮肤和肌肉组织，因此几乎从未使用过皮下和肌内注射。虽然静脉注射可通过手和臂部的小静脉实施，但首选通过中心静脉导管进入更大的中央静脉，如经外周静脉置入中心静脉导管（PICC）或植入式静脉输液港（PORT－A－CATH），因为后者允许同时使用多种药物，可长期使用从而减少了扎针的次数，可频繁和长期持续输注，避免了由小静脉意外渗漏到皮下组织引起的皮肤和肌肉组织损伤。口服给药也是可以的，但不是首选，因为药物对消化道黏膜有刺激。

另外，化疗药物局部给药可用于治疗位于身体某些区域的特定类型癌症。膀胱灌注是化疗药物直接进入膀胱治疗膀胱癌，而腹腔内化疗是直接进入腹部的腹膜腔治疗癌症，如卵巢癌。针对中枢神经系统癌症，最常用的局部给药方式是鞘内给药。腰椎穿刺术可使化疗药物直接进入脑和脊髓周围的脑脊液。之所以采用鞘内治疗，是由于正常血脑屏障限制了药物的通过，静脉给药不易使化疗药物进入鞘室。

化疗药物

细胞周期特异性药物

抗代谢类药物　抗代谢药物可干扰细胞周期中 DNA 和 RNA 的合成，阻止细胞分裂进程和减缓细胞复制。该类药物有类似于正常代谢产物如叶酸和核苷酸的分子结构，因此可插入到 DNA 中造成 DNA 功能缺失和损伤。常见的抗代谢药物包括氟尿嘧啶、培美曲塞、阿糖胞苷和吉西他滨。

抗有丝分裂类药物　抗有丝分裂药物可影响细胞分裂，尤其是细胞周期的 M 期。作用机制是通过抑制微管装配（长春碱和艾瑞布林）或阻止其解聚（紫杉类和伊沙匹隆）。此类药物中的代表药物包括紫杉醇（紫杉类）和长春新碱（长春碱类）。

拓扑异构酶抑制剂　在细胞复制过程中，拓扑异构酶 I 和 II 参与 DNA 链断裂和重新链接反应。拓扑异构酶 I 裂解 DNA 的一条链，而拓扑异构酶 II 裂解 DNA 的两条链。拓扑异构酶 I 抑制剂（伊立替康和拓扑替康）阻止 DNA 裂解。拓扑异构酶 II 抑制剂（依托泊苷和替尼泊苷）阻止裂解 DNA 的重新链接。这些药物在细胞周期 S 期的 DNA 复制过程中最活跃。

细胞周期非特异性药物

烷化剂　烷化剂在细胞周期 G1 和 S 期最有效，但由于其对 G0 静止细胞期也有作用而被归类为细胞周期非特异性药物。该类药物将他们的烷基转移进入细胞组分中，尤其是细胞核内，从而干扰 DNA 的复制过程。环磷酰胺是该类药物中最常用的化疗药物，其他常用的药物为顺铂、替莫唑胺、达卡巴嗪。

抗肿瘤抗生素　该类药物是在研究抗生素抗感染的过程中被发现的、具有抗癌活性的化合物。该类药物有多种作用机制，包括插入核苷酸、抑制拓扑异构酶 II 和产生氧自由基。常见药物包括蒽环类药物（如多柔比星）、博来霉素和丝裂霉素等。

其他治疗

激素　某些类型的癌症，如前列腺癌和乳腺癌对身体自然产生的激素如睾酮或雌激素引起的刺激敏感。这种激素敏感性肿瘤可以通过使用激素拮抗剂或减少内源性激素的循环水平来抑制。激素拮抗剂包括比卡鲁胺（雄激素拮抗剂）和他莫昔芬（雌激素拮抗剂）。循环中的内源性激素可以通过干扰雌激素和睾酮产生的相关反馈机制（LHRH 激动剂，如醋酸亮丙瑞林）或通过直接抑制其产生（芳香化酶抑制剂，如来曲唑）来降低。

单克隆抗体　单克隆抗体（monoclonal antibodies，MABs）是通过重组 DNA 技术生产的特异性靶向抗体。有多种 MABs 用于各种癌症的治疗。治疗癌症的大多数单克隆抗体是以恶性细胞上的特异性细胞表面标记物为靶点。MABs 可通过多种机制导致细胞死亡，作用靶点如细胞受体、信号传导和抗血管生成等。贝伐珠单抗的抗肿瘤机制不同于癌症治疗中使用的其他单克隆抗体，它可以选择性地与人血管内皮生长因子结合并阻断其生物活性。MABs 的免疫原性与过敏反应的风险有关。一种单克隆抗体的免疫原性，可以通过评估后缀－mab 前的药物名称音节来预测。按从最小到最大的免疫原性排序，"－u－"或"－mu－"的单克隆抗体是人类蛋白,免疫原性最小,"-zu-"表示为人源化的,"-xi-"为嵌合体的,"-mo-"为鼠源性的。在 MAB 输注过程中应密切监测患者,尤其是嵌合体(-xi-)或鼠源性(-mo-)起源的。典型的单克隆抗体如利妥昔单抗、曲妥珠单抗和帕尼单抗等。

激酶抑制剂 激酶抑制剂是一类研发迅速的抗肿瘤药物。与其他类别抗肿瘤药物相比,它们的分子量较小,通常被称为"小分子"。与大多数抗肿瘤药物不同,这类药物是口服给药。激酶抑制剂通过抑制对细胞内信号通路有重要作用的各种激酶(如酪氨酸激酶或丝氨酸激酶)而发挥作用。该类药物大多经 CYP 450 酶代谢,具有显著的药物相互作用。典型的激酶抑制剂如伊马替尼、厄洛替尼、索拉非尼和维罗非尼等。

免疫疗法 治疗癌症的策略之一是刺激免疫系统,以便诱导免疫系统介导的细胞凋亡。这种策略已被用于一些癌症治疗,如黑色素瘤、肾细胞癌、前列腺癌等。可通过使用细胞因子(如 α 干扰素和白细胞介素 -2)和自体细胞免疫疗法(sipuleucel-T)来实现,常常被称为抗癌疫苗。

常用抗肿瘤药物概述见表 12-4。

支持性治疗

使用抗肿瘤药物导致的毒性(表 12-5)使得癌症的治疗更为复杂。某些毒性可能危及生命,需要积极监测、早期干预、减少并发症,而其他如黏膜炎、恶心、呕吐,虽然可能不会危及生命,但应积极预防或使其最小化,从而提高患者的满意度和依从性。表 12-6 列出了抗肿瘤药物毒性处理的常用药物及其主要特点。

骨髓抑制 骨髓抑制是细胞毒性药物最常见的剂量限制性副作用,包括贫血、中性粒细胞减少症、血小板减少症。中性粒细胞比红细胞或血小板受到的影响更多,因为它们寿命较短、增殖迅速。骨髓抑制,特别是中性粒细胞减少症通常发生在开始化疗后的 10~14 天之内,在最后一次化疗剂量的 3~4 周后开始恢复,某些药物可能会延迟或延长持续 4~6 周才恢复。

贫血 贫血是癌症化疗最常见的有症状的血液系统并发症,常见症状包括疲劳和呼吸急促。癌症患者的疲劳情况与贫血的严重程度密切相关。治疗贫血可改善患者疲劳和生活质量。治疗贫血的第一步是明确贫血的原因和进行适当的治疗(例如缺铁患者接受补铁制剂)。重组人促红细胞生成素(阿法依泊汀和阿法达贝泊汀)对贫血的治疗是有效的,该类药物可增加血红蛋白和红细胞压积水平,减少输血需求,提高生活质量。然而,临床试验表明,以治愈为目的的癌症患者使用这些药物时可能会降低治愈的可能性。基于这些考虑,FDA 要求实施风险评估和缓解策略(risk evaluation mitigation strategy,REMS)。在未排除其他因素导致贫血之前,患者不应接受促红细胞生成素产品。

中性粒细胞减少症 中性粒细胞减少症定义为绝对中性粒细胞计数(absolute neutrophil count,ANC)小于 $500/mm^3$,可增加感染的风险。ANC 是通过中性粒细胞(分叶核细胞和杆状核细胞的中性粒细胞)百分比乘以总白细胞计数来计算获得的。中性粒细胞减少患者的感染诊断是困难的,因为常见体征和症状常常是缺乏的。临床医生必须把这类患者的发热作为医疗紧急事件进行治疗,除非证实有其他情况,应使用抗生素预防可疑感染。集落刺激因子(colony stimulating factor,CSF)是机体产生的蛋白质,用于增加中性粒细胞。粒细胞集落刺激因子(granulocyte colony stimulating factor,G-CSF)和粒细胞-巨噬细胞集落刺激因子(granulocyte-macrophage colony stimulating factor,GM-CSF)是用于增加中性粒细胞的经典药物。G-CSF(filgrastim)刺激中性粒细胞的产生,促进粒细胞和单核细胞/巨噬细胞增殖。在骨髓抑制的化疗方案后预防性使用 CSF,可降低中性粒细胞减少症的发生率、严重程度和持续时间。

血小板减少症 化疗诱导的血小板减少症可导致严重的出血,一般通过血小板输注治疗。除非是活动性出血的患者,血小板输注通常用于血小板计数小于 $10\,000/mm^3$ 的患者。非骨髓性恶性肿瘤患者,如果先前出现过血小板减少症,可在下次化疗之前使用白介素-11(interleukin 11,IL-11)。IL-11 可减少血小板输注的需求和输血所需的血小板数量,不幸的是,IL-11 可导致严重的不良反应(表 12-6)。

表12-4　常用抗肿瘤药物

抗肿瘤药物	作用机制	适应证	禁忌(C);警告/注意事项(W/P)	药物不良反应(A)及药物相互作用(I)	剂量	给药方案
烷化剂						
环磷酰胺(Cytoxan)	通过与DNA链交联和减少DNA合成来阻止细胞分裂。细胞周期非特异性	霍奇金和非霍奇金淋巴瘤;慢性和急性白血病;乳腺癌、睾丸癌、子宫内膜癌和肺癌等	C:对环磷酰胺过敏者,孕妇。W/P:有害药物—在配制处理和废弃处置时应采用预防措施;肝肾功能损害者需要剂量调整;高剂量可能导致心脏毒性;可增强蒽环类药物的心脏毒性	A:骨髓抑制;对胃肠道、皮肤、泌尿生殖系统、内分泌系统(不育,抗利尿激素分泌异常综合征)等均有毒性。I:CYP450酶的底物,抑制剂和诱导剂	$400\sim800mg/m^2$,每$2\sim4$周重复一次	在给药期间及给药后$1\sim2$天增加正常液体摄入量,使膀胱毒性最小化,大多数成年人需至少2L/d,高剂量给药应配合水化和美司钠等来完成
替莫唑胺(Temodar)	通过与DNA链交联和减少DNA合成来阻止细胞分裂。细胞周期非特异性	脑同变性星形细胞瘤(AA),脑多形性胶质细胞瘤(GBM),黑色素瘤	C:对替莫唑胺过敏者。W/P:有害药物—在配制处理和废弃处置时应采用预防措施;骨髓抑制;继发性恶性肿瘤;卡氏肺囊虫肺炎(接受替莫唑胺每日治疗的患者需接受卡氏肺囊虫肺炎的预防);肝毒性	A:脱发、疲劳、恶心、呕吐、头痛、便秘、皮疹、腹泻、厌食、发热、头晕、骨髓抑制、感染。I:丙戊酸可使口服替莫唑胺的清除率降低约5%	GBM:同步放化疗时每日$75mg/m^2$,共42天,随后的化疗方案为第$1\sim5$天给药,每日$150mg/m^2$,每28天为一个周期 AA:第$1\sim5$天给药,每日$150mg/m^2$,每28天为一个周期 黑色素瘤:第$1\sim5$天给药,每日$200mg/m^2$,每28天为一个周期	口服或静脉给药均可。口服给药最常用
顺铂	与DNA形成交联,抑制DNA合成;与DNA碱基共价结合,干扰DNA的功能	膀胱癌、睾丸癌和卵巢癌等。有一些未在册的癌症也可以使用	C:对含铂制剂过敏者;存在肾功能不全者、骨髓抑制或听力损伤;孕妇。W/P:有害药物—在配制处理和废弃处置时应采用预防措施;剂量相关性肾毒性可能很严重,包括骨髓抑制、恶心和呕吐、耳毒性表现为耳鸣和高频听力消失;已报道有过敏样反应,可使用肾上腺素、糖皮质激素和/或抗组胺剂对症处理	A:神经毒性(外周神经)、皮肤毒性(脱发)、胃肠道反应(恶心和呕吐—高致吐性)、骨髓抑制、肝毒性(需加强肝功能监测)、肾毒性(累积性肾毒性)、耳毒性和耳毒性等	晚期膀胱癌:每$3\sim4$周$50\sim70mg/m^2$。转移性卵巢癌:每$3\sim4$周$75\sim100mg/m^2$	在顺铂给药前和给药后24小时,患者应接受充分的水化,维持24小时尿量(>100mL/h);心力衰竭患者的最大输注速度为1mg/min

续表

抗肿瘤药物	作用机制	适应证	禁忌(C);警告/注意事项(W/P)	药物不良反应(A)及药物相互作用(I)	剂量	给药方案
抗代谢类						
甲氨蝶呤(Rheumatrex,Trexall)	通过不可逆地结合二氢叶酸还原酶从而抑制嘌呤和胸苷酸合成(抑制DNA合成),甲氨蝶呤(MTX)主要特异性作用于细胞周期S期	白血病,乳腺癌,头颈部癌,骨肉瘤,软组织肉瘤,淋巴瘤	C:对甲氨蝶呤过敏者,严重肝肾功能不全者,AIDS,存在骨髓抑制 W/P:有害药物—在配制处理和废弃处置时应采用预防措施和;甲氨蝶呤与潜在致命的肝毒性有关;腹水患者使用甲氨蝶呤清除会降低,可能需要剂量调整;可导致肾损伤;可导致致命性肺炎;低剂量MTX可引起恶性淋巴瘤会导致腹泻、溃疡性口腔炎可能会导致治疗中断;可导致癫痫发作;可导致严重的致命的皮肤反应;与NSAIDs联用可引起严重的骨髓抑制或胃肠道毒性	A:中枢神经系统(头痛、颈强直、呕吐、发热、癫痫、运动麻痹)、皮肤病、内分泌(高尿酸血症)、胃肠道反应(溃疡性口腔炎、恶心、呕吐、腹泻、黏膜炎、骨髓抑制、肾衰竭、肝毒性)	头颈部癌:每次25~50mg/m²,每周一次;淋巴瘤:1g/m²每三周一次或1.5g/m²每四周一次	甲氨蝶呤随不同给药方案剂量是不同的,但是大剂量使用时应使用亚叶酸钙预防毒性
5-氟尿嘧啶(Adrucil)	一种嘧啶类抗代谢药物,可通过阻碍脱氧尿苷酸的甲基化来干扰DNA合成	乳腺癌,结肠癌,头颈部癌,胰腺癌,直肠癌或胃癌	C:对氟尿嘧啶过敏者,二氢嘧啶脱氢酶缺乏者,孕妇 W/P:有害药物—在配制处理和废弃处置时应采用预防措施;患者出现难治性呕吐、血细胞计数急剧下降、口腔炎,出血或发生心肌缺血时需停止使用	A:中枢神经系统(小脑综合征—混谵、定向障碍、头痛)、皮肤(脱发、皮疹)、心血管系统(心绞痛、心肌缺血)、胃肠道反应(厌食、腹泻、口腔炎)、骨髓抑制、过敏反应	500~600mg/m²,每3~4周一次(有多种剂量方案)	缓慢静脉推注或短时间同静脉输注(5~15分钟),或者持续输注:剂量>1000mg/m²时常采用24小时输注;恒速输注给药时毒性会减少
阿糖胞苷/Ara-C(Cytosar)	抑制DNA合成。阿糖胞苷特异性作用于细胞周期S期	白血病和淋巴瘤	C:对阿糖胞苷过敏者 W/P:有害药物—在配制处理和废弃处置时应采用预防措施;骨髓抑制作用强,肝肾功能不全者慎用	A:中枢神经系统(神经毒性)、结膜炎、骨髓抑制、胃肠道反应	75~200mg/(m²·d)使用5~10天	当采用静脉输注给药时,输注同>1~3小时或持续输注:静脉注:剂量大于1.5g/m²可产生结膜炎;使用阿糖胞苷期间及给药后2~7天应给予地塞米松滴眼液,每6小时给药1~2滴

续表

抗肿瘤药物	作用机制	适应证	禁忌(C);警告/注意事项(W/P)	药物不良反应(A)及药物相互作用(I)	剂量	给药方案
蒽环类抗生素						
多柔比星(Adriamycin)	通过抑制拓扑异构酶Ⅱ嵌入人DNA碱基对之间来抑制DNA和RNA合成	白血病、淋巴瘤、多发性骨髓瘤和头颈部癌、甲状腺癌、肺癌、乳腺癌、胃癌、卵巢癌、胰腺癌、肝癌、前列腺癌、子宫癌、膀胱癌等	C:对多柔比星或其他蒽环类过敏者;近期有心肌梗死,严重心律失常,超过蒽环类药物的累积剂量;中性粒细胞计数少于1500/mm³;严重肝损伤　W/P:有害药物—在配制时预防措施;肝功能损伤的患者应减少剂量;可发生剂量限制性骨髓抑制;有报道治疗后出现白血病;强起疱剂,如果发生外渗,可导致严重组织损伤,出现溃疡,坏死或疼痛	A:心脏毒性,皮肤病,内分泌失调(不孕,高尿酸血症),胃肠道反应,骨髓抑制　I:CYP450酶的底物和抑制剂	60~75mg/m²,每21天一次	静脉推注至少大于3~5分钟,静脉输注时超过15~60分钟,或持续输注
博来霉素(Blenoxane)	通过与DNA结合导致单链或双链断裂来抑制DNA合成	鳞状细胞癌、黑色素瘤、肉瘤、淋巴瘤	C:对博来霉素过敏者,肺部疾病,怀孕　W/P:有害药物—在配制处理和废弃处置时应采用预防和废弃处置措施;老年患者,吸烟和接受过放射治疗或者氧疗的患者,肺纤维化的发生率较高;在白血病患者中,特发性反应包括寒冷,低血压,发热,喘息息被报道	A:皮肤病(皮疹,脱发,色素沉淀,脱皮),胃肠道反应,肺(肺纤维化,咳嗽)炎	0.25~0.5U/kg,每周1~2次	
长春碱类						
长春新碱	与微管蛋白结合,抑制微管形成	白血病、淋巴瘤	C:对长春新碱过敏者;仅静脉内使用(鞘内注射可致死),怀孕　W/P:有害药物—在配制时应采用预防措施;长春新碱是起疱剂,应避免外渗;肝功能不全的患者有神经肌肉疾病的患者需高剂量调整	A:皮肤病(脱发,皮疹),心血管疾病(直立性低血压),中枢神经系统(头痛,混乱),胃炎　I:CYP450酶的底物或CYP450抑制剂	0.25~0.5mg/m²,使用5天,每4周一次	鞘内注射可致死,短时间静脉输液(10~15分钟),缓慢静脉推注(1~2分钟),或24小时持续输注;长春新碱和伊曲康唑同时使用可引起麻痹性肠梗阻,神经性膀胱功能障碍,深反射消失和下肢严重麻痹,在伊曲康唑开始使用10天内即可出现

续表

抗肿瘤药物	作用机制	适应证	禁忌（C）；警告/注意事项（W/P）	药物不良反应（A）及药物相互作用（I）	剂量	给药方案
紫杉类						
紫杉醇（Taxol）	促进微管蛋白的聚合并阻止其解聚而达到稳定微管的作用，从而抑制细胞的分裂	乳腺癌、非小细胞肺癌、头颈部癌	C:对紫杉醇过敏者 W/P:有害药物—在配制处理和废弃处置时应采用预防措施；严重的过敏反应；出现需要治疗的血管性水肿时应停止输注，不能再次使用；骨髓抑制是剂量限制性毒性，如中性粒细胞绝对计数值低于 1500/mm³，则不能使用；可发生外周神经病变；发生严重神经病变时，剂量应减少 20%；可发生输液相关反应（输注时应监测生命体征）	A:骨髓抑制，皮肤病（潮红、脱发），神经病变 I:CYP450 酶底物，弱 CYP450 酶诱导剂	非小细胞肺癌:135mg/m² 滴注时间大于 24 小时，每 3 周一次	序贯输注给药时，紫杉类应在铂类药物之前使用，以减少骨髓抑制；推荐预防使用地塞米松、苯海拉明、西咪替丁或雷尼替丁）
单克隆抗体						
利妥昔单抗（Rituxan）	与 B 淋巴细胞上的 CD20 抗原结合，诱导抗体依赖的细胞毒性和补体依赖细胞毒性	非霍奇金淋巴瘤（NHL）、慢性淋巴细胞白血病（CLL）	C:无 W/P:潜在的致命性输液反应，肿瘤溶解综合征，感染，心律失常，心绞痛，骨髓抑制	A:发热，寒战，感染 I:与顺铂联合使用时增加神经毒性的风险	NHL:375mg/m²，每 28 天一次；CLL:首剂量 375mg/m²，然后 500mg/m²，每 28 天一次	缓慢静脉输注，速率取决于用药周期；第一次给药:开始 50mg/h，然后以每 30 分钟 50mg/h 的速度滴注至最大速率 400mg/h。后续剂量:开始 100mg/h，然后以每 30 分钟 100mg/h 滴注至最大速率 400mg/h。使用对乙酰氨基酚、抗组胺类药物（例如苯海拉明）及糖皮质激素做预处理
曲妥珠单抗（Herceptin）	与 HER2 蛋白结合诱导抗体依赖性的细胞细胞毒性	HER2 阳性乳腺癌、HER2 阳性胃癌	C:无 W/P:心肌病、输液病、肺毒性	A:头痛，腹泻，恶心，寒战，发热，失眠，咳嗽，皮疹 I:同时使用蒽环类药物可加重心肌病	负荷剂量 4mg/kg，然后每周 2mg/kg; 负荷剂量 8mg/kg，然后每 3 周 6mg/kg	静脉使用大于 30 分钟（2mg/kg）~90 分钟（4~8mg/kg）。降低输注速度以减轻输液反应。出现呼吸困难或严重低血压时应停止输液。出现严重输液反应应停止使用

续表

抗肿瘤药物	作用机制	适应证	禁忌(C);警告/注意事项(W/P)	药物不良反应(A)及药物相互作用(I)	剂量	给药方案
激酶抑制剂						
伊马替尼(Gleevec)	抑制bcr-ab1转位突变(费城染色体)的酪氨酸激酶,也抑制c-Kit突变的酪氨酸激酶	CML,费城染色体阳性的ALL、胃肠间质瘤(GIST)	C:无。W/P:水肿和严重体液潴留,骨髓抑制,肝毒性,甲状腺功能减退,肿瘤溶解综合征	A:水肿,恶心,呕吐,肌肉痉挛,腹泻,皮疹,疲劳。I:CYP450 3A4酶底物和抑制剂,也是CYP450 2D6酶的抑制剂	CML:慢性期:400mg/d;加速期或急变期:600mg/d。ALL:600mg/d。GIST:400mg/d	口服给药,最好随餐服用,用一满杯水送服。治疗持续至疾病进展或出现不可耐受副作用
厄洛替尼(Tarceva)	抑制表皮生长因子受体(EGFR)的激酶活性	非小细胞肺癌(NSCLC),胰腺癌	C:无。W/P:间质性肺病,肾衰竭,肝毒性,胃肠道穿孔,心肌梗死,脑血管病变	A:皮疹,腹泻,厌食,疲劳,呼吸困难,咳嗽,恶心,呕吐。I:CYP450 3A4酶底物;影响胃内pH的药物降低厄洛替尼的吸收,吸烟降低厄洛替尼血浆浓度	NSCLC:150mg/d;胰腺癌:100mg/d	空腹口服给药。持续治疗直至疾病进展或不可耐受副作用
其他抗肿瘤药物						
门冬酰胺酶(Elspar)	通过水解门冬酰胺成天冬氨酸和氨,从而抑制蛋白的合成	白血病	C:对门冬酰胺酶或大肠埃希菌来源的门冬酰胺酶严重过敏者;严重血栓病史,使用门冬酰胺酶治疗有胰腺炎或出血事件的患者。W/P:有害药物一在配制处理和废弃处置时应采用预防措施;监测过敏反应;可改变肝脏功能,肝功能不全者慎用		6000U/m²每周3次,共6~9次	可肌内给药,静脉给药或皮内给药(皮肤检测只用于过敏反应);静脉给药增加过敏反应的风险;厂家推荐在使用之前先进行皮试,应隔7天或更长时间给药;皮试点应反应至少观察1小时有无丘疹或红斑;皮试阴性也不能排除有过敏反应的可能性,过敏患者应给予脱敏处理
羟基脲(Hydrea)	干扰细胞分裂S期DNA的合成	黑色素瘤、白血病、卵巢和头颈部肿瘤	C:对羟基脲过敏者,严重贫血,严重骨髓抑制,孕妇。W/P:有害药物一在配制处理和废弃处置时应采用预防措施;羟基脲可致突变和致畸;长期使用羟基脲治疗可致骨髓增生性疾病可导致白血病	A:骨髓抑制,胃肠道反应,皮肤反应(皮疹)	应根据患者反应和白细胞和细胞计数进行剂量滴定,常用口服剂量范围为10~30mg/(kg·d);如果白细胞计数低于2500/mm³或血小板计数低于10 000/mm³应停止治疗至少3天,当指标升高至正常时重新开始使用	胶囊可以打开,倒至水中(不会完全溶解)

续表

抗肿瘤药物	作用机制	适应证	禁忌(C); 警告/注意事项(W/P)	药物不良反应(A)及 药物相互作用(I)	剂 量	给药方案
维 A 酸 (Vesanoid)	与核受体结合,抑制克隆增殖和粒细胞增殖	白血病细胞增殖	C:对苯甲酸酯类、维生素 A 和维 A 酸过敏者、孕妇 W/P:有害药物一在配制处理和废弃处置时应采用预防措施;约 25% 的急性早幼粒细胞白血病患者出现以发热、呼吸困难、急性呼吸窘迫、体重增加、肺浸润、水肿、多器官衰竭为特征的综合征;治疗期间,40% 的患者迅速发展成白细胞增多症;致畸风险高一育龄期妇女禁用	A:维 A 酸综合征,胃肠道反应,心血管病变,血液学改变 I:CYP450 酶底物,弱 CYP450 酶抑制剂和诱导剂	45mg/(m²·d)分 2~3 次给药,使用 30 天	随餐服用,不能破坏胶囊

表 12-5　抗肿瘤药物相关的不良反应

一般：化疗药物不仅对癌细胞有毒性作用，而且对多种宿主组织和器官都有毒性作用。毒性通常是宿主细胞分裂受到抑制而产生的。对化疗敏感的宿主组织主要是细胞更新较快的组织（例如骨髓、胃肠道和皮肤的上皮细胞）。抗肿瘤药物的毒性是限制治疗剂量的最重要的因素

骨髓抑制：骨髓抑制尽管不是出现在所有的抗肿瘤药物中，但它是抗肿瘤药物最常见的剂量限制性副作用。抗肿瘤药物可以影响任何细胞系，包括红细胞、中性粒细胞和血小板。红细胞减少会引起贫血，导致患者出现疲劳；中性粒细胞计数低（中性粒细胞减少症）增加细菌感染的风险；血小板减少（血小板减少症）可导致出血。许多抗肿瘤药物及其联合方案可造成骨髓抑制。大多数靶向药物不会导致骨髓抑制

胃肠道：胃肠道毒性包括恶心和呕吐（N&V）、口腔并发症和下消化道紊乱。N&V 是大多数抗肿瘤药物的常见严重毒性反应。抗肿瘤药物的催吐潜能不同，呕吐通常发生在治疗的第一天，可能会持续数天。口腔并发症包括黏膜炎/口腔炎、口腔干燥（口干）、感染和出血。接受抗肿瘤药物治疗的患者约 40% 会出现口腔并发症。化疗还可以损伤食管黏膜导致食管炎。下消化道并发症包括吸收不良、腹泻或便秘

皮肤：抗肿瘤药物相关的皮肤毒性包括脱发、过敏反应、外渗（药物从通路渗出进入组织）、色素沉着（皮肤、头发或指甲的色素改变）。多种抗肿瘤药物可引起皮肤反应

特殊器官毒性：特殊器官的不良影响（如神经毒性、肾毒性）是由于器官对抗肿瘤药物的特异性摄取或药物对器官的选择性毒性。很多药物可引起特殊器官毒性，该毒性不像一般毒性（骨髓抑制、胃肠道反应、皮肤病变）那样广泛

神经毒性：神经毒性常被看作是一种中枢神经系统毒性，其表现为一般性脑病的症状，包括意识模糊、癫痫发作和/或昏迷；也可表现为脑功能障碍（共济失调、协调困难）和脑白质病（性格改变、痴呆）。最常引起神经毒性的抗肿瘤药物包括阿糖胞苷和左旋门冬酰胺酶。产生中枢神经系统毒性的其他药物包括：甲氨蝶呤（脑病、脑白质病）、氟尿嘧啶（脑功能障碍）、干扰素（脑病）、氟达拉滨（精神状态改变、失明）与烷化剂（脑病）

外周神经毒性：感觉异常指脚、手或两者的麻木和刺痛。该神经毒性与影响微管的药物（长春碱类和紫杉类）和重金属烷化剂（顺铂、卡铂、奥沙利铂）相关。低温可能加剧奥沙利铂的周围神经病变

颅神经毒性：颅神经毒性可引起三叉神经痛、面神经麻痹、角膜反射减弱和声带麻痹。可引起颅神经毒性的药物包括长春碱类、异环磷酰胺和顺铂。顺铂还可导致耳毒性

自主神经病变：自主神经病变指腹痛合并或不合并便秘，可导致肠梗阻（小肠梗阻）。长春碱类可引起自主神经病变

肺：肺水肿（液体进入肺）与多西他赛、阿糖胞苷、白介素-2 和吉西他滨相关。肺纤维化是指肺瘢痕/增厚，可能会导致呼吸急促、胸痛和咳嗽。肺纤维化与博来霉素和白消安相关

心血管系统：蒽环类抗生素（如多柔比星）可引起剂量依赖性的心脏毒性（心肌病），患者会出现心脏衰竭症状（呼吸急促和心动过速）。蒽环类、顺铂、依托泊苷、紫杉醇、环磷酰胺可能会引起心电图（ECG）改变，而 ECG 的改变（ST-T 改变，T-波低平）可能会导致心律失常。氟尿嘧啶可引起心绞痛

肾毒性：铂类（顺铂和卡铂）可能会损伤肾功能，从而导致肾毒性（肾滤过减少和尿排出量减少）。奥沙利铂与肾毒性无关

肝毒性：肝毒性指肝脏损伤，会导致黄疸、恶心、呕吐、腹痛、脑病变和肝硬化等。与肝毒性相关的抗肿瘤药物有长春碱类、蒽环类、左旋门冬酰胺酶、卡莫司汀、依托泊苷、巯嘌呤和甲氨蝶呤

泌尿生殖系统（GU）：环磷酰胺和异环磷酰胺可引起组织水肿和溃疡，导致上皮细胞脱落、出血，从而形成膀胱炎

表 12-6 癌症患者支持性治疗常用药物

药物	作用机制	用法	禁忌(C)/警告(W/P)及注意事项	不良反应(AE)及相互作用(I)	剂型(F)、剂量(D)、给药说明(A)	注解
重组人红细胞生成素(Epogen/Procrit)	通过刺激定向红系组细胞的分裂和分化来诱导红细胞生成;诱导红细胞从骨髓中释放入血	仅用于治疗接受姑息化疗患者的化疗诱导性贫血(提高/维持红细胞水平和减少输血需求)	C:对白蛋白或者哺乳动物细胞衍生物过敏者,未控制的高血压 W/P:红细胞生成刺激剂(ESA)增加严重心血管事件、死亡率和/或癌症进展等的风险;对于乳腺癌、子宫颈、头颈部癌、淋巴瘤和非小细胞肺癌患者,可缩短总生存期和/或增加肿瘤进展或复发的风险;使用最低有效剂量以避免输血红细胞事件风险,维持血红蛋白水平在 10~12g/dL;遭慎用于高血压患者或有癫痫病史的患者;使用 ESAs 治疗前应先纠正或排除铁离子、维生素 B_{12} 和/或叶酸缺乏	①心血管:高血压,血栓/血管事件;②中枢神经系统:发热,头晕,失眠,头痛,癫痫;③皮肤病:瘙痒症 皮肤痛,皮疹;④神经肌肉:关节痛	F:注射剂 D:初始剂量 150U/kg,每周 3 次,或 40 000U,每周一次 A:血红蛋白水平不应超过 12g/dL,每 2 周升高值不高于 1g/dL	阿法达贝泊汀(Aranesp)是一种半衰期较长的红细胞生成刺激剂,其给药间隔长达 3 周一次;肿瘤患者使用 ESAs 时必须遵循风险评估和缓解策略(REMS)
非格司亭(Neupogen)—也被称为粒细胞集落刺激因子(G-CSF)	刺激中性粒细胞的产生,成熟和活化	用于预防中性粒细胞减少性发热(可增加患者的感染风险)	C:对非格司亭或大肠杆菌衍生物过敏者 W/P:由于化疗对快速分裂的骨髓细胞的敏感性增加,因此应在化疗后 24 小时内使用;可发生过敏性反应(皮疹、荨麻疹、喘息,呼吸困难、心动过速和/或低血压)	AE:骨痛	F:注射剂 D:剂量应基于实际体重计算,即使是肥胖患者;根据中性粒细胞减少的严重程度和持续时间,剂量可按照 5μg/kg 增加 A:连续使用 14 天或绝对中性粒细胞计数达到 10 000/mm³;原液可皮下注射,也可溶于 5% 葡萄糖注射液,静脉注射给药,输注时间 15~30 分钟	培非格司亭(Neulasta)是非格司亭的聚乙二醇剂型,该剂型增加了药物的疗效,减少了给药频次;沙格司亭(leukine)是一种粒细胞-巨噬细胞集落刺激因子(GM-CSF),GM-CSF 用于缩短中性粒细胞的恢复时间,减少严重及生命威胁的感染发生
奥普瑞白介素(Neumega)	促血小板生成因子,可增加体内血小板的生成	预防严重血小板减少症,减少化疗后骨髓抑制对血小板输注的需求	C:对奥普瑞白介素过敏者 W/P:过敏反应,包括过敏性休克,发生过敏反应的任何信息者应永久性停止使用;可导致体液潴留,在心力衰竭和高血压患者慎用;心律失常,肺水肿和心搏停已据前报道慎用;肝功能或肾功能不全患者慎用	AE:①心血管:心动过速,水肿,晕厥,心律失常;②中枢神经系统:头痛,头晕;③内分泌/代谢异常:体液潴留	F:注射剂 D:每天一次,每次 5μg/kg,使用 10~21 天,直至血小板计数的最低值大于 50 000/mm³ A:在腹部,大腿,臀部或上臂皮下注射	第一次给药应在化疗结束后 6~24 小时;与下一周期化疗至少间隔 48 小时

续表

药物	作用机制	用法	禁忌(C)/警告及注意事项(W/P)	不良反应(AE)及相互作用(I)	剂型(F)、剂量(D)、给药说明(A)	注解
氨磷汀 (Ethyol)	该药为前体药物，体内代谢为自由巯基后，与顺铂的活性代谢产物结合并解毒；还可清除顺铂或放射治疗时在组织中产生的自由基	减少反复使用顺铂引起的累积肾毒性；降低头颈部肿瘤患者术后放射治疗引起的中至重度口干症的发病率	C:对氨基硫醇化合物过敏者 W/P:低血压或脱水患者不应使用氨磷汀；使用前24小时停止高血压治疗；治疗前充分水化，输液期间保持仰卧位；严重皮肤反应每5分钟测一次血压；过敏反应和使用止吐药物；过敏反应和使用氨磷汀之前和使用合征；建议使用止吐药物；临床诊断的低钙症的患者应监测血清钙水平	AE:①心血管：低血压；②胃肠道：恶心、呕吐；③内分泌/代谢：低钙血症	F:注射剂 D:顺铂给药前30分钟使用，910mg/m²输注时间超过15分钟；放疗前15~30分钟使用，200mg/m²，每日一次 A:参考根据血压调整的推荐剂量。有基于患者血压水平的具体推荐剂量	给药时间大于3分钟（放射治疗前）或15分钟（顺铂前）；输注反应发生率较高时延长时不良反应发生率较高；推荐使用氨磷汀之前或同时使用止吐药物包括地塞米松20mg静脉使用和5-羟色胺静脉拮抗剂
帕利夫明 (Kepivance)	重组角质细胞生长因子可使多种组织的上皮细胞增殖、分化和迁移，包括舌、颊黏膜、食管和唾液腺	降低血液恶性肿瘤患者接受骨髓毒性治疗所致口腔黏膜炎的发病率和严重程度	C:对帕利夫明或大肠杆菌衍生的蛋白质过敏者 W/P:可能会出现水肿、红斑、瘙痒，味觉改变、舌变色/增厚	AE:水肿，感觉障碍，皮疹，瘙痒，口/舌变色/增厚，咳嗽	F:注射剂 D:60μg/(kg·d)，骨髓毒性治疗之前和之后连续3天，总共6次 A:静脉使用（之前或之后），使用前不应使用达到室温；如在室温下超过1小时，则不能使用	在进行骨髓毒性治疗前使用3次，第3次剂量在治疗开始前24~48小时给予；剩余3次剂量应在骨髓毒性治疗后给予，化疗后的第1剂量应在干细胞输注之后，并应在最近一次使用帕利夫明后间隔至少4天
地塞米松 (Decadron)	止吐作用机制不明，通过抑制中枢粒细胞迁移及减少炎症介质，降低炎症；抑制正常的免疫反应	止吐和其他多种适应证	C:对地塞米松过敏者，全身性真菌感染 W/P:以下患者慎用：甲状腺、肝或肾损伤、心血管疾病、糖尿病、白内障、重症肌无力、有患胃肠道风险的患者，有癫痫风险的患者或胃肠道疾病	AE:①心血管：水肿、心力衰竭；②中枢神经系统：欣快、失眠、头痛、情绪波动、精神障碍；③皮肤病：痤疮、脱发、低色素沉着；④内分泌/代谢：伤口愈合受损、库欣综合征、糖尿病、钠潴留；⑤神经肌肉：关节病、肌病、骨质疏松症、无力；⑥眼：白内障、青光眼；⑦其他：满月脸、脂肪分布异常 I:CYP450酶系的底物和诱导剂	F:酏剂，注射剂，溶液剂，片剂 D:10~20mg，化疗前15~30分钟给药；存在多种给药方案 A:随餐口服可减少胃肠道不适	可导致肾上腺功能抑制，尤其是幼儿或长时间、大剂量使用的患者，撤药和停药应缓慢并谨慎进行

续表

药物	作用机制	用法	禁忌(C)/警告及注意事项(W/P)	不良反应(AE)及相互作用(I)	剂型(F),剂量(A),给药说明(D)	注解
恩丹西酮(Zofran)	选择性 5-HT₃ 受体拮抗剂,作用于外周和中枢神经末梢和中枢的化学感受器触发区	预防中度至高度致吐化疗方案引起的恶心和呕吐	C:对恩丹西酮或 5-HT₃ 受体拮抗剂过敏者 W/P:恩丹西酮应有计划地使用,而不是必要时(PRN);先天性长 Q-Tc 综合征或有 Q-Tc 延长危险因素(如已知可延长 Q-Tc 同期的药物或电解质异常等)的患者慎用	AE:①中枢神经系统:头痛,嗜睡;②胃肠道:便秘;③皮疹;皮肤病:皮疹; I:CYP450 酶底物,CYP 450 酶弱拮抗剂	F:注射剂,溶液剂,片剂,口腔崩解片 D:①高度致吐药物:治疗开始前 30 分钟予 24mg;②中度致吐药物:化疗前 30 分钟开始使用,每 12 小时 8mg A:口腔崩解片:除非必要,否则不要除去薄衣层;吞服时需剥掉薄衣层;用干燥的手把药片放到舌上使其溶解,然后用唾液吞服	可选用的几种抗剂:格拉司琼(Kytril),帕洛诺司琼(aloxi),多拉司琼(Anzemet)
阿瑞匹坦,福沙匹坦(Emend)	作用于神经激肽 1(NK1)受体而抑制 P 物质产生,增加 5-HT₃ 受体拮抗剂和糖皮质激素的作用	预防中度至重度催吐疗所致的急性和迟发性恶心和呕吐(与其他止吐药联合使用)	C:阿瑞匹坦过敏者 W/P:与主要经 CYP450 3A4 酶代谢的药物联合应用应谨慎;肝损害患者慎用;不适用于已存在的恶心和呕吐,也不适用于慢性持续性恶心和呕吐的治疗	AE:①中枢神经系统:疲劳,头晕;②胃肠道:恶心,便秘,腹泻;③神经肌肉:无力 I:CYP450 酶系统的底物,抑制剂和诱导剂	F:胶囊剂(福沙匹坦) D:第 1 天 125mg,第 2、3 天 80mg,与其他止吐药联合使用;或者仅在第 1 天静脉使用福沙匹坦 150mg A:首次剂量应在抗肿瘤治疗前 1 小时给予;随后的剂量应在早晨给予	与葡萄柚汁同服可能增加阿瑞吡坦血药浓度,应避免同时使用
美司钠(Mesnex)	在血液液中,美司钠氧化为地美司钠,地美司钠在肾脏中又被还原成美司钠,提供自由巯基,与环磷酰胺和异环磷酰胺的尿毒性代谢产物丙烯醛结合使其去活性	降低药物所致的出血性膀胱炎的发病率	C:对美司钠或其他巯基化合物过敏者 W/P:在进行异环磷酰胺或环磷酰胺治疗前检查晨尿标本是否存在血尿;如果血尿(>50Rbc/HPF)形成,应降低剂量或停用;注意过敏反应;患者应进行充分水化	AE:①心血管:脸红;②中枢神经系统:头晕,头痛,发热;③皮肤病:皮疹;④胃肠道:味觉改变	F:注射剂,片剂 D:①快速滴注:美司钠剂量等于异环磷酰胺剂量的 60%,分 3 次给药(在开始使用异环磷酰胺后的 0、4、8 小时);②连续输注:先快速给予等于异环磷酰胺剂量的 20% 的美司钠,随后连续输注等于 40% 异环磷酰胺剂量的美司钠 A:①口服:片剂口服或注射液给水、牛奶、果汁或碳酸饮料稀释后口服;患者口服美司钠后 2 小时内呕吐,应重复一次剂量或静脉使用药;②静脉输注药:快速输注(15~30 分钟)输注或连续输注使用	每天使用异环磷酰胺均应重复给予美司钠。如果异环磷酰胺剂量进行了调整,那么美司钠的剂量也应进行调整,维持美司钠-异环磷酰胺的比例

续表

药物	作用机制	用法	禁忌(C)/警告及注意事项(W/P)	不良反应(AE)及相互作用(I)	剂型(F),剂量(D),给药说明(A)	注解
右丙亚胺(Zinecard)	干扰自由基生成的螯合剂	可减少蒽环类所致心肌病的发生率和严重程度;适用于蒽环类药物累积剂量达300mg/m²,且继续使用蒽环类治疗可获益的患者	C:对右丙亚胺过敏者 W/P:可能增加蒽环类药物的骨髓抑制,肾功能不全需调整剂量	AE:骨髓抑制,皮肤病,胃肠道反应	F:注射剂 D:右丙亚胺:多柔比星为10:1(如500mg/m²右丙亚胺:50mg/m²多柔比星) A:多柔比星应在右丙亚胺开始注后的30分钟内使用	在使用右丙亚胺治疗期间应继续监测心脏功能
亚叶酸(Folinic acid)	叶酸的还原形式,亚叶酸提供被甲氨蝶呤阻断的辅因子	叶酸拮抗剂(甲氨蝶呤)的解毒剂,大剂量甲氨蝶呤的解救治疗	C:恶性贫血或维生素B_{12}缺乏的巨幼红细胞贫血 W/P:用于药物过量的治疗时应尽快;用于甲氨蝶呤的解救治疗,应监测甲氨蝶呤血清浓度来决定亚叶酸钙治疗的剂量和疗程	AE:皮肤,皮疹	F:注射剂,片剂 D:治疗药物过量口服5~15mg/d;大剂量甲氨蝶呤治疗—10mg/m²,在甲氨蝶呤输注开始后24小时开始,每6小时一次,连续10次,直至甲氨蝶呤水平低于0.05μmol/L A:由于钙含量,静脉输液速率不能大于160mg/min	亚叶酸钙不应与甲氨蝶呤同时使用。它通常是在甲氨蝶呤使用后的24小时开始。如果亚叶酸钙在甲氨蝶呤输注使用40小时后未开始使用,对正常组织的毒性可能是不可逆的

　　黏膜炎　胃肠道黏膜由上皮细胞组成,更新较快。快速更新的细胞是化疗诱导毒性的常见部位。口腔黏膜炎(又称口腔炎)可导致疼痛、溃疡、感染和不能吃、喝或吞咽。预防口腔炎的最有效方法是保持良好的口腔卫生。黏膜炎的药物治疗包括以下方法:

　　■ 氨磷汀用于放疗引起的黏膜炎。

　　■ 冷冻治疗(例如冰块)作为标准和大剂量化疗方案的预防措施。

　　■ 抗菌药物含片、硫糖铝和氯己定漱口液,以及复方漱口液有时也用于临床实践中,虽然这些措施临床指南不提倡。

　　■ 帕利夫明(Palifermin)用于预防和治疗干细胞移植患者或白血病诱导治疗患者接受大剂量化疗治疗引起的黏膜炎。

　　化疗所致恶心呕吐(chemotherapy - induced nausea and vomiting,CINV)　恶心和呕吐是正在接受化疗患者最恐惧的毒性反应。呕吐率取决于患者的危险因素和药物治疗方案。癌症治疗所致呕吐主要取决于所使用药物的催吐潜能,一般可将抗肿瘤药物分为高度、中度、低度和轻微 4 个催吐风险等级。一般来说,细胞周期非特异性化疗药物,如烷化剂和蒽环类药物具有比细胞周期特异性药物更高的催吐潜能。高度催吐抗肿瘤药物可导致 90% 的患者呕吐(如果不给予止吐药预防),中度、低度和轻微催吐等级抗肿瘤药物的催吐发生率分别为 30% ~ 90% 、10% ~ 30% 和小于10% 。接受高度催吐方案时,恰当地预防使用止吐药,呕吐发生率可减少约 30% 。CINV 治疗的最佳方法是根据患者的呕吐风险水平给予恰当的药物预防。CINV 方案应包括预防方案和必要的爆发性呕吐的治疗方案。CINV 的处理措施包括:

　　■ 行为疗法(例如放松、意象引导和音乐疗法)。

　　■ 抑酸剂有助于减少胃食管反流引起或加剧的 CINV。

　　■ 止吐指南推荐使用糖皮质激素(地塞米松)、5 - 羟色胺受体拮抗剂和 NK_1 受体阻滞剂(阿瑞匹坦)。

　　CINV 药物处理的原则包括:

　　■ 高度致吐方案应使用三联药物预防急性和延迟性呕吐,包括地塞米松、阿瑞匹坦和 5 - 羟色胺拮抗剂。

　　■ 中度致吐方案应使用地塞米松、5 - 羟色胺拮抗剂。

　　■ 低度致吐方案可使用单一止吐剂,如地塞米松。

　　■ 轻微致吐方案必要时使用止吐药物。

　　出血性膀胱炎　出血性膀胱炎是由环磷酰胺和异环磷酰胺引起的膀胱内壁急性出血。环磷酰胺和异环磷酰胺代谢为丙烯醛导致膀胱毒性。接受异环磷酰胺或大剂量环磷酰胺($\geqslant 1\,g/m^2$)的患者,出血性膀胱炎风险最高。使用预防措施可显著降低出血性膀胱炎的发生率。出血性膀胱炎的处理措施包括:

　　■ 使用美司钠:美司钠与丙烯醛结合防止膀胱毒性。

　　■ 水化。

　　■ 膀胱冲洗。

　　蒽环类药物的心脏毒性　蒽环类药物可形成自由基,自由基与氧结合形成过氧化物,过氧化物能形成过氧化氢。氧自由基的形成是心脏损伤的起因,通过使用右丙亚胺可能被预防。

　　甲氨蝶呤的骨髓和胃肠道毒性　大剂量甲氨蝶呤方案可导致不可逆的骨髓抑制和胃肠黏膜损伤。亚叶酸用于预防甲氨蝶呤对正常细胞中二氢叶酸还原酶的抑制。

　　铂类的肾毒性　顺铂和卡铂可引起肾毒性,可通过水化和氨磷汀预防。

给药说明

　　抗肿瘤化疗药物的给药是一个复杂过程,大多在门诊执行。由于抗肿瘤药物使用错误报告的增加,美国临床肿瘤学会(American Society of Clinical Oncology,ASCO)和肿瘤护理学会(Oncology Nursing Society,ONS)发表了护理安全实践,以便提供一个以降低人为差错风险为重要目标的最佳治疗实践框架,来促进治疗的标准化和提高效率。肿瘤科护士通过对当地制度/政府政策和指南的不断继续医学教育,深入理解相应要求,在参与肿瘤实践之前获得证书和授权是非常重要的。

　　评估　使用药物前的初始评估应包括病历的确认、患者身份的确认、最新的过敏信息、癌症诊断的确认(例如复查一份病理报告)。化疗治疗方案的复核应该包括化疗药物、剂量、持续时间和治疗目标。此外,应对患者的体重、身高、生命体征和特定器官功能状态(如肝功能检测、肾功能检测)等的最新基线检测信息进行评估。执行化疗的医务人员应遵照药物使用的 5R 原则(正确患者、正确的药物、正确的剂量、正确的方式、在正确的时间),特别应核实基于身高、体重所计算的剂量。执行药物治疗的医务人员应对药物进行全面复核,包括中药和补充剂,例如圣约翰草具有明显药物相互作用,可能会影响化疗疗效。

化疗药物的给药说明　执行化疗前,应遵循当地机构政策对于获得和记录知情同意书的程序,取得并核实知情同意书的文件记录。药物的配制应在注册药师的监督下完成,制剂制备时应立即贴上标签。标签应包括至少两个患者识别符号、药物处方信息和详细说明。在化疗给药前,至少由两个有资质人员使用至少两种鉴别方法再次核实患者的身份,交叉检查药物的标签,确认患者的处方药物与所核实的病历相符合。

　■ 评估化疗方案,以确保正确的给药剂量和给药途径。

　■ 化疗前,检查患者的实验室检查值,以确保患者的血常规和血生化与预期一样。

　■ 如果患者有肾功能或肝功能不全,检查化疗剂量是否已进行适当的调整。

　■ 为预期致吐等级的化疗药物,提供恰当的止吐预处理。

　■ 评估化疗方案,确认是否需要预防使用集落刺激因子。

　■ 评估患者同时使用多种药物时发生药物相互作用的可能性。

　■ 采用抗肿瘤药物的安全处理和处置方法。

监测　疗效:监测影像学或其他指标,将患者疗效分为 CR、PR、SD 或 PD。毒性:监测血常规及其他血液生化(如基础代谢情况);监测患者化疗方案的已知毒性(如出血性膀胱炎),必要时进行剂量调整或停止使用。

案例应用

1. 下列哪项是环磷酰胺引起的泌尿系统不良反应?
   a. 心肌病
   b. 骨髓抑制
   c. 耳毒性
   d. 出血性膀胱炎

2. 护士审核患者病历时,发现有一条医嘱是高剂量的白消安,患者在使用高剂量白消安时应接受什么药物进行预防处理?
   a. 抗惊厥
   b. 液体
   c. 集落刺激因子
   d. 亚叶酸钙

3. 患者正在接受顺铂治疗癌症,为防止顺铂相关不良反应,应给予患者哪些预防措施?选择所有正确选项。
   a. 氨磷汀
   b. 阿瑞匹坦
   c. 静脉输液水化
   d. 美司钠

4. 下列哪些药物可引起耳鸣?
   a. 环磷酰胺
   b. 顺铂
   c. 阿糖胞苷
   d. 更生霉素

5. 下列抗叶酸代谢类药物中哪些可引起黏膜炎、致命性肝毒性、肺炎和淋巴瘤?
   a. 阿糖胞苷
   b. 羟基脲
   c. 左旋门冬酰胺酶
   d. 甲氨蝶呤

6. 下列哪些抗肿瘤药物可引起肺纤维化?选择所有合理选项。
   a. 博来霉素
   b. 白消安
   c. 顺铂
   d. 呋喃妥因

7. 护士将在上午 9 点时执行医嘱长春新碱 $0.25mg/m^2$。该护士在审核长春新碱的给药方法,以确保给药方法正确。请选择长春新碱的给药方法。
   a. 鞘内注射
   b. 静脉给药
   c. 舌下含服
   d. 皮下注射

8. 下列哪种药物与患者使用的长春新碱存在明显药物相互作用?
   a. 伊曲康唑
   b. 阿奇霉素
   c. 对乙酰氨基酚
   d. 静脉输液

9. 一个护士正在对她的学生就抗肿瘤药物如何正确使用进行指导。她们正在监测一位接受紫杉醇治疗的患者。下列哪些实验室指标须在使用紫杉醇前监测和评估?

　　a.血糖

　　b.钠

　　c.淀粉酶

　　d.中性粒细胞

10.下列哪些药物应在接受紫杉醇治疗前给予？

　　a.集落刺激因子(如粒细胞集落刺激因子)

　　b.苯海拉明、地塞米松、雷尼替丁

　　c.氨磷汀

　　d.右丙亚胺

11.患者饮酒时,下列哪种药物可引起双硫仑样反应？

　　a.顺铂

　　b.甲氨蝶呤

　　c.甲基苄肼

　　d.羟基脲

12.护士在她的病程记录中记录到她的患者有疲乏症状,想要医疗团队处理患者的症状。医生开具了一种促红细胞生成素(ESAs)。护士复核患者的病历以确保患者没有任何禁忌证。请选择使用 ESAs 的禁忌证。

　　a.未控制的高血压

　　b.肾功能衰竭

　　c.淋巴瘤

　　d.贫血

13.选择可引起液体潴留的支持性治疗药物。

　　a.粒细胞集落刺激因子

　　b.促红细胞生成素

　　c.奥普瑞白介素

　　d.四氢叶酸

14.选择可用于预防肾毒性和口干症的化学保护剂。

　　a.甲酰四氢叶酸

　　b.氨磷汀

　　c.右丙亚胺

　　d.美司钠

15.选择可引起情绪波动的支持性治疗药物。

　　a.地塞米松

　　b.氨磷汀

　　c.美司钠

　　d.四氢叶酸

16.选择用于高度致吐性抗肿瘤药物的 5 – HT$_3$ 受体阻滞剂。选择所有恰当选项。

　　a.昂丹司琼(Zofran)

　　b.格拉司琼(Kytril)

　　c.帕洛诺司琼(Aloxi)

　　d.多拉司琼(Anzemet)

17.药剂师正在为她的患者评估止吐方案。该方案包括:昂丹司琼、地塞米松和阿瑞吡坦。药剂师想尽量减少患者的药物相互作用。下列哪种药物/食物相互作用是阿瑞匹坦的禁忌证？

　　a.含酪胺的食物

　　b.高盐食品

　　c.葡萄柚汁

　　d.饮水量

18.选择可提供一个游离巯基与丙烯醛结合,从而预防一种重要的抗肿瘤药物不良反应的化学保护剂。

　　a.美司钠

　　b.甲酰四氢叶酸

　　c.右丙亚胺

　　d.羟基脲

19.患者正在接受大剂量甲氨蝶呤治疗,护士将给予亚叶酸钙作为解救治疗药物。选择关于亚叶酸钙使用的重要信息的选项。

　　a.亚叶酸钙应与甲氨蝶呤同时给予

　　b.亚叶酸钙给药速度不应超过 160mg/min

　　c.亚叶酸钙不应用于大剂量甲氨蝶呤解救(只有低剂量)

　　d.亚叶酸钙应在使用甲氨蝶呤的 72 小时内使用

20.下列哪种药物可形成氧自由基,从而导致可使用右丙亚胺预防其心脏损伤？

　　a.抗代谢药物

　　b.烷化剂

　　c.蒽环类药物

　　d.拓扑异构酶抑制剂

21.按照免疫原性由低到高的顺序排列下列单克隆单体。

无序选项	排序结果
帕尼单抗	
曲妥珠单抗	
西妥昔单抗	
替伊莫单抗	

22.患者近期在使用伊马替尼治疗 CML。下列哪些药物与伊马替尼存在药物相互作用？

　　a.胺碘酮

　　b.加巴喷丁

　　c.依诺肝素

　　d.左氧氟沙星

要点小结

■ 肿瘤(有时称为瘤,有时称为癌)是一种异常的组织团块,它的生长与正常组织生长不协调,超过正常组织,即使致瘤因素已不存在,仍能持续性生长。

■ 抗肿瘤治疗方案需要通过复杂的多学科综合治疗模式来制订,并由患者个人及他们的医疗保健提供者共同决定。

■ 术语"抗肿瘤化学治疗"是指使用药物治疗肿瘤的抗肿瘤方法。其他的抗肿瘤治疗方式包括手术和放射治疗。

■ 抗肿瘤化学治疗可分为三大类:辅助化疗、新辅助化疗及姑息性化疗。

■ 化疗的目的是选择性地杀死或抑制癌细胞,并达到对正常细胞最小损伤或无损伤。

■ 最佳的化疗剂量和疗程是基于对作用机制的认知和详细的实验数据而决定。大多数化疗药物的治疗范围较窄,保证剂量在推荐的治疗窗内是至关重要的,以确保在杀伤癌细胞的同时对正常细胞的影响最小。

■ 在抗肿瘤化疗中,联合化疗的益处与抗微生物化疗相似。使用多种药物,可使单药在低剂量水平时对肿瘤细胞的损伤最大,不影响治疗效果。

■ 化疗可肠内(口服)或胃肠外给药(静脉、皮下、肌肉)。

■ 抗肿瘤药物被分为烷化剂类、抗代谢类、抗生素类、激素类、抗有丝分裂类及其他类。

■ 化疗保护剂用于保护器官或细胞,避免抗肿瘤药物的毒性作用。

参考文献

Chabner BA, Bertino J, Cleary J, et al. Cytotoxic Agents// Brunton LL, Chabner BA, Knollmann BC, et al. Goodman & Gilman's The Pharmacological Basis of Therapeutics. 12th ed. New York, NY: McGraw – Hill, 2011: chap 61.

Chabner BA. General Principles of Cancer Chemotherapy// Brunton LL, Chabner BA, Knollmann BC, et al. Goodman & Gilman's The Pharmacological Basis of Therapeutics. 12th ed. New York, NY: McGraw – Hill, 2011: chap 60.

Chu E, Sartorelli AC. Cancer Chemotherapy//Katzung BG, Masters SB, Trevor AJ, et al. Basic & Clinical Pharmacology. 12th ed. New York, NY: McGraw – Hill, 2012: chap 54.

Sausville EA, Longo DL. Principles of Cancer Treatment// Longo DL, Fauci AS, Kasper DL, et al. Harrison's Principles of Internal Medicine. 18th ed. New York, NY: McGraw – Hill, 2012: chap 85.

Shord SS. Cancer Treatment and Chemotherapy//DiPiro JT, Talbert RL, Yee GC, et al. Pharmacotherapy: A Pathophysiologic Approach, 9th ed. New York, NY: McGraw – Hill, 2014: chap 104.

第 13 章 肺 癌

Keith A. Hecht, Philip D. Hall, S. Scott Sutton

译者 李 亚 尤海生

基础概述

　　肺癌起源于正常支气管细胞,因其发生了多个基因突变和能够表达多种表型而导致。肺癌主要分四个亚型:小细胞肺癌、鳞癌、腺癌和大细胞肺癌。鳞癌、腺癌、大细胞肺癌为非小细胞肺癌(non – small – cell lung cancer, NSCLC)。肺癌的诊断中 NSCLC 占 85%,而侵袭性小细胞肺癌(small – cell lung cancer, SCLC)占 15%。腺癌是 NSCLC 中最常见的组织病理学类型(肺癌患者中占 50%),诊断时远处转移发生率高。其次是鳞癌(肺癌患者中占 30%),然后是大细胞肺癌。腺癌和大细胞肺癌一般表现为肺外周病变,而鳞癌和小细胞肺癌通常表现为肺内病变,常引起咯血或阻塞性肺炎。

　　吸烟是引起肺癌的主要危险因素。肺癌发生的风险随吸烟量和吸烟时间的增加而增加。吸烟史的定义为每天吸烟量(包)和持续时间(如每天 2 包×20 年 = 40 包年)。吸烟者戒烟后患肺癌的风险会降低,但仍高于不吸烟者。此外,石棉暴露使肺癌风险增加 5 倍,并与吸烟具有协同作用。尽管与石棉暴露相关的最常见的肺癌是 NSCLC,但间皮瘤患者几乎都有石棉暴露史。与肺癌相关的其他危险因素包括氡暴露,电离辐射,饮食中水果、蔬菜、β 胡萝卜素和维生素 E 缺乏,肺癌家族史,职业暴露(如煤、砷、镍和其他采矿工作)。

　　肺癌的体征包括咳嗽、痰多、胸膜炎性胸痛、呼吸困难和喘鸣。然而,这些症状通常在吸烟者也常见。如果患者出现咯血,应高度怀疑肺癌。与肺癌有关的肺外症状包括骨转移引起的疼痛和/或骨折、脑转移瘤引起的神经功能异常、脊柱骨转移导致的脊髓压迫症。肺癌患者可发生多种副癌综合征,这是由肺癌分泌的蛋白引起的(表 13 – 1)。

　　疑似肺癌患者的评估应从完整的病史、身体检查和肺部影像学检查开始。如果体检或肺部影像学检查怀疑肺癌,建议进行活检。支气管内侧病变行支气管镜检查进行诊断,外周病变行影像学引导下活检检查进行诊断,胸腔积液行胸腔穿刺术进行诊断。由于淋巴结转移对预后非常重要,因此必须评估患者的淋巴结情况进行疾病分期。除了检测组织学类型,还应检测间变性淋巴瘤激酶(anaplastic lymphoma kinase, ALK)、表皮生长因子受体(epidermal growth factor receptor, EGFR)和 K – ras 基因(kirsten – rous sarcoma virus, K – ras)突变,这些检查有助于确定治疗方案。EGFR 是一种跨膜受体,在绝大多数 NSCLC 患者中表达。K – ras基因突变促进细胞增殖,对于多种肿瘤包括 NSCLC 而言,K – ras 基因突变预示患者预后较差。

　　肺癌患者的准确分期非常重要,它决定了恰当的治疗方法并可预测生存期。SCLC 分期包括局限期(局限于单个肺,病灶为一个照射野)和广泛期(远处转移,病灶不止一个照射野)。广泛期 SCLC 患者较局限期预后差。相比而言,NSCLC 分期是基于 TNM(原发肿瘤、淋巴结、远处转移)分期(表 13 – 2)。不幸的是,大多数肺癌患者发现时即为不可切除的晚期疾病。

　　身体状况评分(performance status, PS)是肺癌生存的一个重要预测指标。东部肿瘤协作组(eastern cooperative oncology group, ECOG)PS 评分范围为从完全自主活动到卧床(表 13 – 3)。一般情况下,PS 评分为 3 ~ 4 分的患者不能进行抗肿瘤治疗,而应给予支持治疗。其他决定治疗方案的因素包括 EGFR 和 K – ras 基因突变状态。EGFR 突变的肺癌患者与未突变的患者相比较,更可能对 EGFR 酪氨酸激酶抑制剂(如厄洛替尼、阿法替尼)产生应答。相反,K – ras 基因突变的患者使用 EGFR 酪氨酸激酶抑制剂的临床预后差。有趣的是 K – ras 基因突变的状态似乎并不影响化疗治疗(如顺铂、卡铂、紫杉醇)的疗效。

表 13-1 肺癌相关副癌综合征

副癌综合征	注释
恶病质	肌肉严重萎缩和营养不良
抗利尿激素综合征（SIADH）	抗利尿激素（ADH）分泌引起低钠血症
高钙血症	与鳞状细胞癌相关，甲状旁腺相关蛋白（PTH-rp）分泌引起高钙血症
柯氏综合征	肿瘤分泌促肾上腺皮质激素（ACTH）引起
肺性肥大性骨关节病	杵状指和趾及关节肿痛
高凝状态	深静脉血栓（DVT）和肺栓塞（PE）的风险增加
兰伯特-伊顿综合征	上肢无力，反射下降

缩写：ACTH，促肾上腺皮质激素；DVT，深静脉血栓；PE，肺栓塞；PTH-rp，甲状旁腺激素相关蛋白；SIADH，抗利尿激素综合征

表 13-2 肺癌分期

肺癌从Ⅰ期到Ⅳ期随着分期增加而预后越差
Ⅰ、Ⅱ 和可手术切除的ⅢA 期为 NSCLC 早期
不可手术切除的ⅢB 期和Ⅳ期为晚期
Ⅰ期为无淋巴结转移或远处转移
Ⅱ期和Ⅲ期为淋巴结阳性，没有侵犯胸壁、横膈胸膜、纵隔胸膜、心包，隆突处肿瘤在 2cm 内，无淋巴结转移为Ⅱ期
Ⅱ期和Ⅲ期主要区别是Ⅲ期原发肿瘤的肿块较大，胸内淋巴结阳性数量不同
ⅢA 期为同侧淋巴结阳性，而ⅢB 期涉及对侧淋巴结阳性
Ⅳ期为远处转移
NSCLC 或 SCLC 远处转移的常见部位包括淋巴结、骨、骨髓、肝脏、大脑及肾上腺

预防

为减少肺癌的发病率和死亡率，有研究评估了不同的筛查方法在肺癌早期筛查中的应用。第一个早期检测相关研究调查了每年一次或每半年一次胸片（X 射线）结合或不结合痰细胞学检查，但研究结果显示未能降低肺癌的死亡率。最近，

全国肺癌筛查试验（national lung screening trial，NLST）对比了每年一次 CT 检查（又称螺旋 CT）与每年一次胸部 X 线检查在肺癌早期发现中的有效性，受试者年龄为 55～74 岁，且有至少 30 包年的吸烟史。NLST 结果显示每年一次 CT 检查可使肺癌死亡率下降 20% 。基于以上结果，美国癌症协会建议符合 NLST 标准的患者（年龄 55～74 岁，至少 30 包年的吸烟史）每年进行一次 CT 检查。化学预防是指预防性用药来防止癌症。一些化学预防相关研究评估了非甾体抗炎药（nonsteroidal anti-inflammatory agents，NSAIDs）、维 A 酸、吸入糖皮质激素、维生素 E 和绿茶提取物的效果。但研究结果显示化学预防并未起到预防作用。

表 13-3 ECOG 身体状况评分

评分	状态描述
0	活动能力完全正常，与起病前活动能力无任何差异
1	能自由走动及从事大多轻体力工作
2	能自由走动，日间不少于一半时间可以起床活动，但已丧失工作能力
3	日间一半以上时间卧床，生活仅能部分自理
4	完全卧床，生活不能自理
5	死亡

由于筛查获益是明确的，且化学预防试验研究未显示生存获益，因此，目前建议避免吸烟、保持多吃水果和蔬菜的健康饮食。

治疗

非小细胞肺癌

NSCLC 的治疗方法包括手术、放疗和化疗。对于Ⅰ期肺癌，肿块切除是治愈的最佳机会。放疗用于不能手术的Ⅰ期 NSCLC 患者或手术切缘阳性的患者。Ⅰ期 NSCLC 患者的辅助化疗是有争议的。Ⅰ期 NSCLC 分为ⅠA 期（肿瘤≤3cm）和ⅠB 期（肿瘤>3cm，累及主支气管或靠近隆突）。ⅠA 期 NSCLC 患者的辅助化疗未显示生存获益；因此，化疗在ⅠA 期疾病治疗中没有作用。ⅠB 期的患者采用顺铂为基础的辅助化疗可能获益。对于Ⅱ期的患者（淋巴结阳性），手术序贯辅助化疗的联合治疗可提供最佳生存获益。ⅢA 期患者从手术序贯辅

助化疗中获益最大。ⅢB 期患者是不可手术切除的。对于无法手术切除的Ⅲ期患者,推荐同步放化疗。对于肿块巨大的患者(< 5cm)或者特定部位肿瘤(肺上沟肿瘤),可采用新辅助化疗缩小肿块,可能会使患者获得手术机会。目前,多数临床试验显示,患者可从以顺铂为基础的辅助化疗方案中获益(表 13 - 4)。对以顺铂为基础的化疗方案不耐受的患者,可采用卡铂 + 紫杉醇代替。

表 13 - 4　NSCLC 辅助化疗方案

根据临床研究推荐方案
顺铂 + 长春瑞滨 × 4 周期
顺铂 + 依托泊苷 × 4 周期
顺铂 + 长春碱 × 4 周期
顺铂 + 培美曲塞 × 4 周期
替代方案
卡铂 + 紫杉醇 × 4 周期
顺铂 + 吉西他滨 × 4 周期
顺铂 + 多西他赛 × 4 周期

Ⅳ期患者(发生转移)或疾病复发的患者经过一线治疗后(例如手术和/或辅助化疗),应基于特定的遗传特征进行治疗。ALK(anaplastic lymphoma kinase,ALK)基因阳性的患者应接受克唑替尼(口服的 ALK 抑制剂)的治疗。NSCLC 患者中仅有 2% ~ 7% 为 ALK 阳性。在一项关于克唑替尼与化疗的对比研究中,研究对象为接受过一次化疗治疗的晚期肺癌患者,接受克唑替尼治疗的患者的无疾病进展生存期为 7.7 个月,化疗为 3.1 个月。克唑替尼最常见毒副作用为视觉障碍、恶心、呕吐、腹泻、便秘、水肿、疲劳及肝转氨酶升高。肺癌患者中约有 10% 存在 EGFR 基因突变,这些患者应接受 EGFR 抑制剂(例如厄洛替尼、阿法替尼)的治疗。临床试验研究显示,与一线化疗方案比较,EGFR 酶抑制剂治疗晚期疾病或作为辅助化疗后进展的患者的挽救治疗,可提高无疾病进展生存期。$K - ras$ 基因突变预示着 EGFR 抑制剂耐药,因此当检测到 $K - ras$ 发生突变时,不应使用阿法替尼和厄洛替尼。厄洛替尼最常见的毒副作用为痤疮样皮疹、皮肤干燥、腹泻。阿法替尼最常见的不良反应是痤疮样皮疹、皮肤干燥、腹泻和口腔炎。ALK 和 EGFR 基因突变通常被认为是相互排斥的。因此,克唑替尼治疗后疾病进展的患者不应接受厄洛

替尼或阿法替尼治疗。这些药物不是化疗药物,因此不会引起骨髓抑制。

晚期 NSCLC 患者化疗的反应率为 20% ~ 30%,1 年生存率为 30% ~ 40%。以铂类为基础的化疗方案(如卡铂或顺铂)获益最多,两药方案反应率优于单药方案。一项 Meta 分析比较了铂类化疗方案的治疗结果,发现接受顺铂治疗的患者比接受卡铂治疗的患者有更好的生存获益,尽管差别很小(11%)。铂类制剂通常联合紫杉醇、多西他赛、吉西他滨、长春瑞滨、依托泊苷和培美曲塞作为转移/复发的 NSCLC 的一线方案(表 13 - 5),没有某一个化疗方案优于其他的治疗方案,因此,需基于不良反应来制订化疗方案(表 13 - 6)。对于非鳞癌的 NSCLC 患者(如腺癌、大细胞癌),顺铂 + 培美曲塞的疗效优于顺铂 + 吉西他滨。相比而言,鳞癌的患者采用顺铂 + 吉西他滨方案治疗优于顺铂 + 培美曲塞方案。贝伐珠单抗是抗血管内皮生长因子(vascular endothelial growth factor,VEGF)的单克隆抗体,VEGF 可促进新生血管生成。与单独化疗比较,化疗 + 贝伐珠单抗治疗可延长 2 个月的生存时间。然而,贝伐珠单抗可导致肺鳞癌患者出现肺出血,因此不用于鳞癌患者。贝伐珠单抗的其他不良反应包括胃肠道穿孔、伤口裂开、伤口愈合障碍、高血压、血栓和蛋白尿。因影响伤口愈合,患者术前 42 ~ 48 天内及术后 28 天内不应使用贝伐珠单抗。

初始治疗后进展的 NSCLC 患者,可选择多西他赛、培美曲塞、厄洛替尼单药治疗。然而与培美曲塞相比,多西他赛导致中性粒细胞减少、中性粒细胞减少性发热、住院治疗、感染和脱发的风险增加。

小细胞肺癌

SCLC 初始对化疗非常敏感,反应率达 90%。局限期 SCLC 治疗采用化疗同步胸部放疗。最常用的化疗方案为顺铂 + 依托泊苷化疗四个周期(表 13 - 5,13 - 6)。对于同步放化疗达到完全缓解的患者,因脑转移的风险大于 30%,建议预防性全脑照射(prophylactic cranial irradiation,PCI)。对于广泛期 SCLC,推荐顺铂或卡铂联合依托泊苷化疗。另外,化疗后完全缓解的患者应接受 PCI,降低脑转移的发生率并提高生存率。手术对 SCLC 几乎没有作用。

表 13 - 5　肺癌常用化疗药物

	作用机制	用法	常规剂量
顺铂(Platinol)	烷化剂	静脉滴注,时间大于 1 小时	50 ~ 100mg/m² ,每三周一次
卡铂(Paraplatin)	烷化剂	静脉滴注,时间大于 30 分钟	AUC5 ~ 7,每三周一次
贝伐珠单抗(Avastin)	抗 VEGF	静脉滴注,首剂:90 分钟 第二剂:60 分钟 第三剂:30 分钟	15mg/kg,每三周一次
吉西他滨(Gemzar)	抗代谢药物	静脉滴注,时间大于 30 分钟	1000mg/m² ,第 1、8、15 天,28 天一个疗程。或 1250mg/m² ,第 1 天和第 8 天,21 天一个周期
培美曲塞(Alimta)	抗代谢(胸腺嘧啶合成酶抑制剂)	静脉滴注,时间大于 10 分钟	500mg/m² ,21 天一个周期
多西他赛(Taxotere)	抗微管药物	静脉滴注,时间大于 1 小时	75mg/m² ,21 天一个周期
紫杉醇(Taxol)	抗微管药物	静脉滴注,时间大于 3 小时	175mg/m² ,21 天一个周期
长春瑞滨(Navelbine)	抗微管药物	静脉滴注,时间大于 10 分钟	单药方案:25 ~ 30mg/m² ,每周一次。联合化疗:30mg/m² ,第 1、8、15 天。28 天一个周期
托泊替康(Hycamtin)	拓扑异构酶 I 抑制剂	静脉滴注,时间大于 30 分钟或者口服	静脉滴注:1.5mg/m² ,第 1 ~ 5 天,21 天一个周期;口服:2.3mg/m² ×5 天,三周一个周期
依托泊苷(Toposar, Vepesid)	拓扑异构酶 Ⅱ 抑制剂	静脉滴注,时间应大于 30 ~ 60 分钟或者口服	静脉滴注:80 ~ 100mg/m² ,第 1 ~ 3 天口服:每天 50mg/m² ×3 周,四周一个周期
厄洛替尼(Tarceva)	EGFR 酪氨酸激酶抑制剂	口服	每天 150mg,每日 1 次
阿法替尼(Gilotrif)	EGFR 酪氨酸激酶抑制剂	口服	每天 40mg,每日 1 次
克唑替尼(xalkori)	ALK 酪氨酸激酶抑制剂	口服	每次 250mg,每日 2 次

SCLC 患者一线治疗后出现复发或进展时,其中位生存时间为 4 ~ 5 个月。难治性 SCLC(一线化疗后 3 个月内复发)可能不会从二线化疗中获益。因此,推荐该类患者进行最佳的支持治疗或建议参加临床试验。SCLC 患者在完成一线化疗后,超过 3 个月复发的可能从二线化疗方案中获益。该类患者的治疗选择包括参加临床试验、托泊替康(FDA 批准的适应证)、吉西他滨及紫杉类(如紫杉醇、多西他赛)。

注意事项

一般情况,每 3 周或 4 周为一个化疗周期。肺癌化疗周期常为 4 ~ 6 个。每进行 2 ~ 3 个化疗周期后对患者进行评估,判断患者对化疗的反应情况。如果评估结果显示肿瘤缩小或稳定,且患者对治疗能够耐受,可继续进行化疗。如果肿瘤发生进展,应考虑改变治疗方案。

表 13 - 6　肺癌化疗药物常见的毒性

药物	急性毒性[a]	迟发的毒性[b]	长期毒性[c]	注释
顺铂	严重的急性和迟发性恶心/呕吐	贫血	Mg^{2+} 和 K^+ 下降,剂量累积性肾毒性,剂量累积性神经毒性,耳毒性	生理盐水水化降低肾毒性的风险
卡铂	轻度到中度的急性和迟发性恶心/呕吐	骨髓抑制(特别是对血小板的影响)	脱发	需要根据 AUC 计算用药剂量
长春瑞滨	轻度恶心/呕吐	轻度骨髓抑制	轻度神经毒性	
长春碱	轻度恶心/呕吐	严重的骨髓抑制,黏膜炎		
多西他赛	轻度恶心/呕吐	严重的骨髓抑制,黏膜炎	脱发,轻度神经毒性	用药前须给予地塞米松降低水钠潴留的风险
紫杉醇	轻度恶心/呕吐	严重的骨髓抑制,关节痛/肌肉疼痛	剂量累积性神经毒性,脱发	化疗前须进行用药预处理降低超敏反应的风险(如地塞米松、抗组胺药)
吉西他滨	轻度恶心/呕吐,发热和寒战	转氨酶升高,轻度骨髓抑制	脱发	曾接受过放疗的患者可能会引起放射反应
培美曲塞	轻度恶心/呕吐,皮疹	轻度骨髓抑制		须补充叶酸和维生素 B_{12} 降低骨髓抑制;在化疗前、化疗当天及化疗后共三天,给予地塞米松 4mg 口服,一天两次,预防皮疹
托泊替康	轻度恶心/呕吐	严重的骨髓抑制,脱发黏膜炎		
依托泊苷	轻度恶心/呕吐,静脉输液反应(发热、寒战、低血压、支气管痉挛)	严重的骨髓抑制,脱发黏膜炎		输液反应

　　a. 发生在药物输注期间或用药的 1～3 天内

　　b. 发生在用药后 1～2 周

　　c. 发生在多个化疗周期后

　　缩写:AUC,药时曲线下面积

案例应用

1. 患者,男性,62 岁,已戒烟 10 年,到门诊咨询:"我需要进行肺癌筛查吗?"他的病史有高血压和慢性阻塞性肺病。生活史有 30 包年的吸烟史、每天饮 1～2 瓶啤酒。哪一条适合该患者肺癌筛查的建议?

　　a. 每年胸部 X 射线检查

　　b. 每年痰细胞学检查

　　c. 每年螺旋 CT 扫描

　　d. 参加肺癌筛查的临床试验

2. 患者,女性,60 岁,带着治疗高血压的氢氯噻嗪处方来到

药房,她问补充维生素是否可降低肺癌的风险。她有 25 年的吸烟史,每天一包,一年前已戒烟。根据这些信息,哪一项是合理的建议?

　　a. 建议不需要补充维生素

　　b. 建议补充 β 胡萝卜素

　　c. 建议补充维生素 E + β 胡萝卜素

　　d. 建议补充 β 胡萝卜素 + 维生素 A

3. 患者,男性,68 岁,最近被诊断出处于肺腺癌Ⅳ期(肝转移),ALK 阴性,EGFR 阴性。于家中卧床,因严重的慢性阻塞性肺病需吸氧,有 80 包年的吸烟史,下列哪一个化疗方案是合理的?

　　a. 厄洛替尼

b. 卡铂加紫杉醇

c. 顺铂加吉西他滨

d. 最佳的支持治疗

4. 患者,男性,59 岁,最近因被诊断出患有局限期小细胞肺癌到门诊进行治疗。下列哪项治疗方案是合理的?

　　a. 手术后进行顺铂加依托泊苷化疗 4 个周期

　　b. 顺铂加培美曲塞化疗 6 个周期

　　c. 顺铂和依托泊苷化疗同步胸廓放疗

　　d. 卡铂加紫杉醇化疗 6 个周期

5. 采用依托泊苷化疗的患者,下列哪方面的副反应该告知患者? 选择所有正确的答案。

　　a. 依托泊苷化疗几小时后严重的急性恶心、呕吐

　　b. 依托泊苷化疗 1 周后骨髓抑制

　　c. 依托泊苷化疗 2 个周期以上出现神经毒性

　　d. 依托泊苷化疗 3 个周期以上出现肾毒性

6. 患者,女性,61 岁,在门诊被诊断出患有肺鳞癌,有肝转移和骨转移。ALK 和 EGFR 检测为阴性。所有的实验室检查都在正常值范围内,并且所有的治疗都是积极的。根据这些信息,下列哪些治疗是合理的?

　　a. 最佳的支持治疗

　　b. 厄洛替尼

　　c. 顺铂加培美曲塞

　　d. 顺铂加吉西他滨

7. 下列哪些是卡铂而不是顺铂常见的副作用? 选择所有的正确选项。

　　a. 手脚麻木

　　b. 血小板降低

　　c. 血清肌酐升高

　　d. 恶心、呕吐

8. 患者,男性,61 岁,近期被诊断出患有广泛期小细胞肺癌,最佳的初始化疗方案是什么?

　　a. 顺铂加长春瑞滨

　　b. 卡铂加紫杉醇

　　c. 顺铂加依托泊苷

　　d. 卡铂加紫杉醇加贝伐珠单抗

9. 口服厄洛替尼的患者,需要告知患者下列哪些副作用? 选择所有正确的答案。

　　a. 皮疹

　　b. 骨髓抑制

　　c. 神经毒性

　　d. 脱发

10. 下列哪一个因素可预测厄洛替尼治疗的疗效?

　　a. ALK 基因突变

　　b. 病理学组织为鳞癌

　　c. EGFR 基因突变

　　d. K - ras 基因突变

11. 下列哪一个是厄洛替尼的商品名?

　　a. Tarceva

　　b. Alimta

　　c. Navelbine

　　d. Gilotrif

12. 64 岁男性患者,PS 评分为 1,门诊复查检查为 SCLC 复发,新发现有骨转移和肝转移。5 个月前完成了卡铂和依托泊苷的化疗,无其他并发症。他和他的爱人要求进一步合理的治疗。根据以上信息,下列哪一个治疗措施是合理的?

　　a. 最佳的支持治疗

　　b. 阿法替尼

　　c. 顺铂、紫杉醇和贝伐珠单抗

　　d. 托泊替康

13. 对于接受吉西他滨治疗的患者,下列哪些副作用应该告知患者?

　　a. 首次及后续治疗出现皮疹

　　b. 输注的 1 ~ 2 天内出现发热、寒战

　　c. 4 个周期化疗后出现神经毒性

　　d. 多周期化疗后出现严重的低镁和低钾

14. 采用贝伐珠单抗治疗的患者,应该密切监测哪些副作用?

　　a. 恶心、呕吐、骨髓抑制(尤其是血小板减少症)和脱发

　　b. 液体潴留、严重的骨髓抑制、脱发

　　c. 高血压、血栓栓塞和蛋白尿

　　d. 关节痛/肌肉疼痛、手脚麻木和脱发

15. 由于增加肺出血的风险,哪种病理类型的 NSCLC 患者应避免使用贝伐珠单抗?

　　a. 腺癌

　　b. 大细胞癌

　　c. 支气管肺泡癌

　　d. 鳞癌

16. 下列哪一个是贝伐珠单抗的商品名?

　　a. Gemzar

　　b. Avastin

　　c. Taxotere

　　d. Vepesid

17. 采用培美曲塞化疗的患者,还需要进行哪些药物治疗?

　　a. 补充叶酸和维生素 B_{12}

　　b. 积极进行生理盐水水化

　　c. 口服补充钾和镁

　　d. 补充 β 胡萝卜素和 α - 生育酚

18. 下列哪一个是培美曲塞的商品名?

　　a. Paraplatin

　　b. Taxlo

　　c. Alimta

d. Taxotere

19. 下列哪些小细胞肺癌的患者应该进行预防性头颅照射？

    a. 所有的局限期 SCLC 患者

    b. 所有的广泛期 SCLC 患者

    c. 局限期 SCLC 初始化疗完全缓解的患者

    d. 广泛期 SCLC 初始化疗无反应的患者

20. 采用多西他赛化疗的患者需要密切监测哪些指标？

    a. 痤疮样皮疹、皮肤干燥、腹泻

    b. 液体潴留、严重的骨髓抑制、黏膜炎和脱发

    c. 影响伤口愈合、高血压、蛋白尿和血栓事件

    d. 严重的恶心、呕吐、肾毒性、神经毒性和耳毒性

21. 对下列治疗肺癌的化疗药物进行排序，按照从轻度致吐作用到最严重的致吐作用的顺序。

无序选项	排序结果
顺铂	
长春瑞滨	
培美曲塞	
卡铂	

22. 按照流行病学对下列肺癌病理类型发生率从少到多进行排序。

无序选项	排序结果
小细胞肺癌	
腺癌	
大细胞肺癌	
鳞癌	

要点小结

■ 肺癌高危因素包括吸烟和石棉暴露。

■ 肺癌主要有四个亚型：腺癌、大细胞癌、鳞癌和小细胞癌。

■ 腺癌、大细胞癌、鳞癌为非小细胞肺癌。

■ 预防肺癌的措施包括避免吸烟和保持健康饮食。

■ 55 ~ 74 岁，至少有 30 包年吸烟史人群，建议行低剂量螺旋 CT 筛查肺癌。

■ 非小细胞肺癌的治疗方法，有手术机会的患者，首选手术治疗。对于不能手术的患者可采用放射治疗。

■ 晚期或复发性非小细胞肺癌，建议根据基因特征进行治疗。ALK 阳性患者应接受克唑替尼治疗。EGFR 阳性的患者应接受厄洛替尼或阿法替尼治疗。其他患者应接受化疗治疗。

■ 推荐非小细胞肺癌患者的一线化疗为以铂类（顺铂、卡铂）为基础的化疗。铂类药物通常联合紫杉类药物（如紫杉醇、多西他赛）、吉西他滨及长春瑞滨。非鳞癌患者可采用铂类加培美曲塞治疗。

■ 贝伐珠单抗可增加鳞癌患者的出血风险，因此贝伐珠单抗可作为除鳞癌患者以外的非小细胞肺癌的一线治疗。

■ 非小细胞肺癌的二线治疗包括单药化疗或厄洛替尼治疗。

■ EGFR 突变状态是厄洛替尼疗效的最佳预测指标。

■ 小细胞肺癌早期易发生转移，因此任何分期的小细胞肺癌的一线治疗均应包括顺铂加依托泊苷的全身化疗。

■ 多数小细胞肺癌的患者对初始化疗都有应答，但易复发。

参考文献

Adams VR, Arnold SM. Lung Cancer//DiPiro JT, Talbert RL, Yee GC, et al. Pharmacotherapy: A Pathophysiologic Approach. 9th ed. New York, NY: McGraw – Hill, 2014: chap 106.

Chabner BA, Bertino J, Cleary J, et al. Cytotoxic Agents//Brunton LL, Chabner BA, Knollmann BC, et al. Goodman & Gilman's The Pharmacological Basis of Therapeutics. 12 th ed. New York, NY: McGraw – Hill, 2011: chap 61.

Chu E, Sartorelli AC. Cancer Chemotherapy//Katzung BG, Masters SB, Trevor AJ, et al. Basic & Clinical Pharmacology. 12th ed. New York, NY: McGraw – Hill, 2012: chap 54.

Horn L, Pao W, Johnson DH. Neoplasms of the Lung//Longo DL, Fauci AS, Kasper DL, et al. Harrison's Principles of Internal Medicine. 18th ed. New York, NY: McGraw – Hill, 2012: chap 89.

NCCN Guidelines. Non – Small Cell Lung Cancer v4. 2014. 2014, http://www. nccn. org/professionals /physician_gls/pdf/nscl. pdf. NCCN Guidelines. Small Cell Lung Cancer vl. 2015. 2014, http:// www. nccn. org/professionals/physiciaix_gls/pdf/sdc. pdf.

第 14 章 | 前列腺癌

LeAnn B. Norris

译者 尤海生 李 亚

基础概述

根据恶性肿瘤细胞的组织学特征进行分级，前列腺癌分为高分化、中分化和低分化。对两份独立标本的腺体结构进行检测，按照从 1 分(高分化)到 5 分(低分化)评分。根据两份标本的评分加和来确定 Gleason 评分。Gleason 总评分 2～4 分为高分化肿瘤，5 分或 6 分为中分化肿瘤，7～10 分为低分化肿瘤。低分化肿瘤生长迅速(预后不良)，而高分化的肿瘤生长缓慢(预后较好)。

前列腺癌通过淋巴转移、血行扩散及局部扩散发生转移。盆腔及腹腔淋巴结是最常见的受累部位。由血行扩散引起的骨转移是远处转移的最常见部位。肺、肝、脑、肾上腺是内脏转移最常见的部位。

前列腺的正常生长和分化依赖于雄激素，特别是双氢睾酮(dihydrotestosterone, DHT)。雄激素合成的调控由下丘脑、垂体、肾上腺和睾丸的负反馈回路介导。促黄体生成激素释放激素(luteinizing hormone - releasing hormone, LH - RH)从下丘脑释放，刺激促黄体生成激素(luteinizing hormone, LH)和卵泡刺激素(follicle - stimulating hormone, FSH)从垂体前叶释放。LH 刺激睾酮和少量雌激素生成。FSH 作用于睾丸支持细胞促进 LH 受体成熟并产生雄激素结合蛋白。循环睾酮和雌二醇负反馈影响激素的合成。

睾酮是雄激素的主要成分，占雄激素浓度的 95%。睾酮的主要来源是睾丸，而有 3%～5% 的睾酮直接来源于肾上腺皮质分泌的睾酮或类固醇，如雄烯二酮。

临床表现/诊断

通常前列腺癌在症状出现之前，即可采用常规筛查诊断。进行常规筛查前，常常通过症状来识别前列腺癌。多数局部病灶的患者是无症状的。局部侵袭性疾病患者的常见症状包括输尿管功能障碍、尿频、排尿不畅、尿滴沥、阳痿。晚期疾病伴随各种症状，包括背痛、脊髓压迫、下肢水肿、病理性骨折、贫血、体重下降等。

根据诊断性检查结果对患者进行疾病分期。有两种分期方法:国际分类系统(肿瘤大小、淋巴结、远处转移、TNM 分期)和美国泌尿系统分期(AUS 分期 A - D)。AUS 分期是美国最常用的疾病分期系统。根据肿瘤大小(T)、局部或区域扩散、淋巴结阳性的数量(N)、是否出现转移(M)，患者 AUS 分期分为从 A 到 D。

早期检测

早期检测出可能被治愈的前列腺癌是前列腺癌筛查的目的。建议采用直肠指诊(digital rectal examination, DRE)对形态异常的前列腺进行检查。然而，DRE 依从性差且对预防转移性前列腺癌效果差。前列腺特异性抗原(prostate - specific antigen, PSA)用于筛查前列腺癌，但男性急性尿潴留、急性前列腺炎、前列腺缺血或梗死、良性前列腺增生(benign prostatic hyperplasia, BPH)可能导致 PSA 升高。PSA 升高值在 4.1～10ng/mL (10μg/L)范围内无法区分 BPH 和前列腺癌，限制了 PSA 在前列腺癌早期检测中单独应用。DRE 和 PSA 单独用于筛查检查时，其敏感性和特异性均不足。因此，推荐 DRE 和 PSA 联合用于前列腺的评估。前列腺癌筛查包括 PSA 和 DRE 基线筛查，从 40 岁开始;对于 50 岁及以上男性，生存期为 10 年或更长，其前列腺癌风险为常规风险，需每年评估一次。非裔美国男性和有前列腺癌家族史的男性，患前列腺癌的风险增加，可能需要较早(40～45 岁)开始筛查。尽管这是常规处理方法，前列腺癌筛查是否获益仍存在争议。

化疗预防

5α 还原酶抑制剂通过抑制睾酮转化为 DHT 的一种酶而起作用,该酶参与前列腺上皮细胞增殖过程。非那雄胺和度他雄胺可假象地降低患者 PSA,在进行 PSA 测定时需要注意,该类药物副作用包括性功能障碍和乳房压痛。研究表明非那雄胺可减少前列腺癌的发病率,但可能增加前列腺癌患者的癌症分级(Gleason 评分为 7 ~ 10 分)。因此,使用非那雄胺是存在争议的,初始治疗前应讨论非那雄胺的获益、副作用和风险。度他雄胺作为前列腺癌预防用药的研究正在进行中,但不像非那雄胺,该适应证目前尚未获批。

治疗

前列腺癌的初始治疗取决于患者的疾病分期、Gleason 评分、临床症状、预期寿命。通过 PSA 和 DRE 对前列腺进行初始评估,通过活检术明确前列腺癌诊断。Gleason 评分取决于活检结果。Gleason 评分为 2 ~ 6 分、PSA 小于 10ng/mL(10μg/L)的无症状患者复发风险低,通过主动监测、放射治疗(外照射或近距离放射治疗)、前列腺根治性切除术等措施进行管理。

中期疾病或 Gleason 评分 7 分或 PSA 值范围在 10 ~ 20ng/mL(10 ~ 20μg/L)的患者前列腺癌复发的风险为中度风险。预计生存期小于 10 年的患者应给予主动监测、前列腺根治性切除术或放射治疗 ±(4 ~ 6)个月新辅助雄激素去势治疗(ADT)或 ± 近距离放射治疗。预期生存期 10 年及以上的患者应给予根治性前列腺切除术 ± 盆腔淋巴结清扫术,或放疗 ±(4 ~ 5)月的新辅助 ADT 或 ± 近距离放射治疗。复发高风险患者的治疗(Gleason 评分为 8 ~ 10 分,或 PSA 值大于 20ng/mL)应给予 2 ~ 3 年雄激素去势并联合放疗 ± 近距离放疗。

晚期前列腺癌(D2 期)患者可采用 ADT 姑息治疗。去势疗法包括睾丸切除术、单药 LH - RH 激动剂、或 LH - RH 激动剂加抗雄激素药物(联合雄激素阻断)。转移性疾病患者常发生肿瘤并进展成去势治疗失败的前列腺癌。去势治疗失败的前列腺癌也被称为激素难治性前列腺癌,难治性

前列腺癌定义为多重抗激素治疗后疾病仍发生进展或为睾酮水平低于 50ng/mL 疾病仍发生进展。骨转移患者给予地舒单抗(RANK 配体抑制剂)或静脉使用双膦酸盐(如唑来膦酸)。重要的是,进一步治疗取决于存在的疾病症状或是否疾病进展仅表现为 PSA 升高。

目前,无临床症状或症状轻微的患者可接受 sipuleucel - T(疫苗)或阿比特龙治疗。内脏转移患者仍推荐含多西他赛的化疗方案治疗。推荐卡巴他赛(一种新的微管抑制剂)联合泼尼松用于多西他赛治疗失败的前列腺癌,治疗效果等同抗雄激素药物恩扎鲁胺。

药物治疗

LH - RH 激动剂

采用黄体生成激素释放激素(LH - RH)激动剂进行药物去势是可逆性的,治疗前列腺癌的疗效与睾丸切除术等同。表 14 - 1 列出了常用 LH - RH 的制剂和剂量。缺乏直接比较 LH - RH 激动剂疗效的临床试验,因此,应考虑费用、供应厂家、用药剂量等因素来选择治疗药物。

表 14 - 1　LH - RH 激动剂和 GnRH 拮抗剂

药物	商品名	剂量
LH - RH 激动剂		
醋酸亮丙瑞林注射剂	Lupron	7.5mg,IM,每月一次 22.5mg,IM,每 3 个月一次 30mg,IM,每 4 个月一次
醋酸亮丙瑞林植入剂	Viadur	72mg,腹部 SQ,每 12 个月一次
戈舍瑞林植入剂	Zoladex	3.6mg,SQ,每个月一次 10.8mg,SQ,每 3 个月一次
曲普瑞林	Trelstar Depot	3.75mg,每 28 天一次
曲普瑞林 LA	Trelstar LA	11.25mg,每 84 天一次
GnRH 拮抗剂		
地加瑞克	Firmagon	初始剂量:240mg,SQ × 1 剂(两瓶 120mg 的注射剂) 维持剂量:80mg,SQ,每 28 天一次

缩写:IM,肌内注射;LH - RH,促黄体生成素 - 释放激素;SQ,皮下植入

采用 LH - RH 激动剂治疗的常见不良反应包括第一周治疗时的疾病反弹、潮热、阳痿、性欲减退、注射部位反应。这些不良反应是由 LH - RH 激动剂促进促黄体生成激素(LH)和促卵泡成熟激素(FSH)的释放开始增加,导致睾酮生成增加,临床表现为骨痛增加或尿路症状增加。在使用 LH - RH 激动剂前使用抗雄激素药物,并重叠使用 7 天,可降低这种初期肿瘤恶化。抗雄激素药物联合 LH - RH 激动剂被称为联合雄激素阻断(combined androgen blockade,CAB),用于最大限度阻断雄激素。

ADT 可能降低骨密度,导致骨折或骨质疏松症的风险增加。多数临床医生推荐开始采用长期 ADT 治疗的患者应有基线骨密度评估,开始治疗就补充钙和维生素 D。此外,应考虑给予抗骨吸收药物(唑来膦酸或地舒单抗)。

促性腺激素释放激素(gonadotrophin – releasing hormone,GnRH)拮抗剂

LH - RH 激动剂的替代品是 GnRH 拮抗剂地加瑞克(表 14 - 1)。地加瑞克通过结合脑垂体细胞上的 GnRH 受体,降低睾酮生成使其达到去势水平。地加瑞克优于 LH - RH 激动剂,是由于加快了睾酮水平下降的速度。与醋酸亮丙瑞林用药 28 天相比,使用地加瑞克不到 7 天即可达到去势水平,避免了肿瘤恶化,不必使用 LH - RH 激动剂所需的抗雄激素。另外,地加瑞克不会引起肿瘤恶化,其副反应包括注射部位反应和骨质疏松(需考虑补充钙和维生素 D)。尚无地加瑞克联合抗雄激素治疗的研究,因此不推荐常规联合使用。

抗雄激素类药物

目前常用的抗雄激素药物包括:氟他胺、比卡鲁胺、尼鲁米特、恩扎鲁胺(表 14 - 2)。晚期前列腺癌可采用氟他胺、比卡鲁胺联合一种 LH - RH 激动剂或尼鲁米特联合睾丸切除术进行治疗。抗雄激素药物的副作用见表 14 - 2。抗雄激素类药物减轻 LH - RH 激动剂初始治疗时引起的肿瘤恶化。恩扎鲁胺被批准于单药治疗曾接受过多西他赛治疗的激素抵抗的转移性前列腺癌。与其他抗雄激素药物一样,恩扎鲁胺不会降低雄激素水平,但可竞争性抑制雄激素与受体的结合,同时不激活雄激素受体,从而阻断雄激素受体信号通路。目前恩扎鲁胺疗效优于其他的市售抗雄激素药物,因为该药抑制雄激素受体的核转运、DNA 结合、辅活化因子增长。

表 14 - 2 激素类药物

通用名	商品名	剂量	不良反应
抗雄激素药物			
氟他胺	Eulexin	每次 250mg,每日三次	男性乳房发育 潮热 胃肠道紊乱(腹泻) 肝功能异常 乳房胀痛 高铁血红蛋白血症
比卡鲁胺	Casodex	50mg/d	男性乳房发育 潮热 胃肠紊乱(腹泻) 肝功能异常 乳房胀痛
尼鲁米特	Nilandron	300mg/d × 1 个月,随后 150mg/d	男性乳房发育 潮热 胃肠紊乱(恶心或便秘) 肝功能异常 乳房胀痛 视觉障碍(暗适应障碍) 酒精不耐受 间质性肺炎
恩扎鲁胺	Xtandi	160mg/d	胃肠紊乱(腹泻) 肌肉骨骼疾病(腰背痛、关节痛、肌肉痛、乏力) 虚弱 外周水肿 中枢神经系统(头痛、头晕) 癫痫发作 肝功能异常
雄激素合成抑制剂			
阿比特龙	Zytiga	1000mg/d	胃肠道紊乱(腹泻) 水肿 低钾血症 低磷血症 肝功能异常 高甘油三酯血症

二线治疗

二线治疗或挽救治疗用于初始治疗后疾病进展的患者。放射治疗可用于前列腺癌根治术失败的局限期患者。另外，雄激素去势治疗可用于放射治疗后或根治术后进展的患者。

初始治疗采用单一内分泌药物治疗的患者，二线激素治疗可尝试采用抗雄激素药物联用LH-RH激动剂。如患者初始治疗采用了LH-RH激动剂加抗雄激素药物的联合雄激素阻断治疗，首选的挽救措施是停用雄激素药物。采用雄激素去势和LH-RH激动剂联合方案治疗的患者，停用方案中的氟他胺、比卡鲁胺及尼鲁米特后，应记录患者的客观反应和主观反应。这些反应的可能解释是停止抗雄激素治疗时雄激素受体发生突变，这些突变使抗雄激素物质变成了激动剂并激活雄激素受体。

停用雄激素时，同时加一种阻断肾上腺雄激素合成的药物比单独停用雄激素疗效更优。对于雄激素阻断治疗后进展的患者，使用雄激素合成抑制剂（氨鲁米特、酮康唑或阿比特龙）仍可使约50%的患者在短时间内症状缓解。氨鲁米特的主要不良反应为中枢神经系统反应，包括嗜睡、共济失调、头晕和自限性皮疹。Ketoconazole的不良反应包括胃肠道不适、肝肾功能检查一过性升高及肾上腺功能减退。Ketoconazole联合替代治疗剂量的氢化可的松可预防肾上腺功能减退。阿比特龙是雄激素合成抑制剂，靶点为CYP17A1，可降低睾酮的循环水平。阿比特龙适用于转移性的去势抵抗的前列腺癌患者，该类患者既往使用含多西他赛方案化疗失败。肾上腺功能减退可能会导致高血压、低钾血症、水肿。阿比特龙是有效的前体药物，醋酸阿比特龙应空腹服用，食物可使其生物利用度增加约10倍。建议监测基线肝功能，开始3个月内每2周监测一次，之后每月监测肝功能。阿比特龙是CYP2D6抑制剂，开始治疗前应评估潜在的药物相互作用。

化疗

多西他赛联合泼尼松化疗可提高去势难治性前列腺癌患者的生存期，可作为该类患者的一线治疗方案。该方案的不良反应有恶心、脱发和骨髓抑制。另外多西他赛的不良反应有体液潴留和

周围神经病变。多西他赛经肝脏代谢，肝功能不全患者使用多西他赛可能使毒性增加，因此不宜使用（表14-3）。

表14-3　化疗药物

化疗方案	常用剂量	不良反应	剂量调整
多西他赛	75mg/m², 每三周一次	液体潴留 脱发 黏膜炎 神经病变	出现下列情况者禁用： AST/ALT > 1.5 倍上限 ALK > 2.5 倍上限 确保血细胞计数完全恢复
米托蒽醌	12mg/m², 每三周一次	骨髓抑制 脱发 心脏毒性 蓝/绿色分泌物	开始用药前进行心电图检查 肝功能损害者慎用 确保血细胞计数完全恢复
卡巴他赛	25mg/m², 每三周一次	骨髓抑制 超敏反应 腹泻	确保血细胞计数完全恢复 腹泻

注：与泼尼松联合使用

卡巴他赛是一种紫杉类药物，对多西他赛耐药的细胞株和人癌症动物模型具有活性。卡巴他赛与P-糖蛋白多药耐药转运蛋白的亲和力低于多西他赛，这就解释了卡比他赛对多西他赛耐药的情况仍具有活性。使用多西他赛和泼尼松化疗后进展的患者，采用卡巴他赛25mg/m²，每三周一次＋泼尼松每日10mg的治疗方案，与米托蒽醌和泼尼松化疗方案相比较，可提高无疾病进展生存期和总生存期。该方案严重的毒副反应包括中性粒细胞减少、中性粒细胞减少伴发热、神经病变及腹泻。该方案可能导致超敏反应，建议用药前给予抗组胺药、糖皮质激素和H_2受体阻滞剂进行预处理。卡巴他赛主要经肝脏代谢，因此肝功能不全患者应避免应用。

案例应用

1. 患者，男性，55岁，近期被诊断出患有前列腺癌，医生告诉他的Gleason评分为4＋4分＝8分。Gleason评分为8分的前列腺癌应考虑为下列哪种情况？

a. 低分化前列腺癌

b. 分化前列腺癌

c. 中分化前列腺癌

d. 高分化前列腺癌

2. BD,男性,45 岁,非洲裔,有前列腺癌家族史,给他的保健医生看了年度体检结果。他咨询有关前列腺癌的筛查问题,下列哪一项是最恰当的治疗措施?

　a. 由于年龄不符合前列腺癌筛查的条件,因此需要观察

　b. 直肠指检确定前列腺的大小

　c. 检测 PSA 水平排除良性前列腺增生

　d. 进行直肠指检和检测 PSA 水平

3. AJ,男性,60 岁,有 BPH 病史,最近一次 DRE 正常,上一次 PSA 为 5.3ng/mL。AJ 担心患前列腺癌,他想咨询一下前列腺癌的预防治疗。下列哪一项是最恰当的治疗措施?

　a. 非那雄胺每天 5mg

　b. 多西他赛 75mg/m² + 泼尼松 5mg bid

　c. 亮丙瑞林

　d. 手术

4. SO,男性,67 岁,最近被诊断出患有前列腺癌,初始治疗采用亮丙瑞林去势治疗。可加用下列哪个药预防潮热反应?

　a. 比卡鲁胺

　b. 非那雄胺

　c. 米托蒽醌

　d. 戈舍瑞林

5. 下列哪些是氟他胺相关的副反应?

　a. 便秘

　b. 性欲增加

　c. 皮疹

　d. 腹泻

6. 下列哪一个 LH - RH 激动剂的用法为每 12 个月皮下注射一次?

　a. 亮丙瑞林植入剂(Vladur)

　b. 戈舍瑞林植入剂(Zoladex)

　c. 亮丙瑞林(Lupron)

　d. 曲普瑞林(Trelstar Depot)

7. 下列哪种 LH - RH 激动剂是包衣微丸,且肌内注射后在整个给药间隔期间缓释维持治疗浓度?

　a. 醋酸亮丙瑞林植入(Viadur)

　b. 戈舍瑞林植入剂(Zoladex)

　c. 醋酸亮丙瑞林(Lupron)

　d. 曲普瑞林(Trelstar Depot)

8. TR 被诊断出患有前列腺癌,给予雄激素去势治疗。以下哪些是新开始接受 LH - RH 激动剂治疗的患者应咨询的内容?请选择所有的正确选项。

　a. 患者可能会出现的副作用,如性欲下降、潮热、阳痿

b. 雄激素去势治疗可引起骨质疏松,因此患者应补充钙/维生素 D

c. 患者治疗的第一周可能会出现肿瘤恶化、症状恶化

d. 患者可出现恶心、呕吐、脱发和体重下降

9. 地加瑞克的作用机制是什么?

　a. LH - RH 激动剂

　b. 抗雄激素作用

　c. 雄激素合成抑制剂

　d. GnRH 拮抗剂

10. LB,男性,63 岁,转移性去势抵抗前列腺癌患者。合并有几种其他的并发症,包括充血性心力衰竭、糖尿病和高血压。下列哪些化疗或全身治疗药物适合该患者治疗?

　a. 阿比特龙

　b. 恩扎鲁胺

　c. 卡巴他赛

　d. 多西他赛 + 泼尼松

11. BB,男性,69 岁,转移性前列腺癌患者,接受化疗和双膦酸盐唑来膦酸治疗。使用唑来膦酸时,应对下列哪些项目进行监测?请选择所有的正确选项。

　a. 肝功能检查

　b. 尿液分析

　c. Chem - 7 检查(**译者注**:包括 BUN、血清肌酐、血糖、血清氯、血清钾、血清钠等七项)

　d. 肺功能检查

12. 下列哪些副作用与抗雄激素的使用有关?选择所有的正确选项。

　a. 骨髓抑制

　b. 男性乳房发育

　c. 性欲增加

　d. 皮疹

13. 下列哪种抗雄激素药物与酒精不耐受相关?

　a. 氟他胺

　b. 比卡鲁胺

　c. 尼鲁米特

　d. 亮丙瑞林

14. 下列哪些副作用与唑来膦酸的使用有关?

　a. 颌骨坏死

　b. 胃食管反流病(GERD)

　c. 腹泻

　d. 便秘

15. 下列哪类前列腺癌患者需采用单独观察进行管理?

　a. 患者的 Gleason 评分为 3,PSA 为 5ng/mL

　b. 患者的 Gleason 评分为 8,PSA 为 40ng/mL

　c. 患者的 Gleason 评分为 2,PSA 为 15ng/mL

　d. 患者的 Gleason 评分为 5,PSA 为 20ng/mL

16. 一位66岁的男性患者,今天让保健医生看了他的年度体检报告。他从没有进行过PSA检查,并对医生的直肠指检存在疑问,下列哪一项描述是正确的?

　　a. 直肠指检(DRE)监测前列腺癌特异性高且灵敏度高,可单独用于诊断

　　b. PSA检查前列腺癌特异性高且灵敏度高,可单独用于诊断

　　c. DRE和PSA检查前列腺癌特异性高且灵敏度高,可联合用于诊断

　　d. DRE和PSA检查单独使用时,特异性和灵敏性都不高。因此应联合应用进行诊断

17. MN今天去看了肿瘤科医生,医生开具了亮丙瑞林和氟他胺的处方。抗雄激素药物和LH-RH激动剂一起使用被称之为什么?

　　a. 联合预防性化疗

　　b. 同步放化疗

　　c. 联合雄激素阻断治疗

　　d. 去势抵抗的前列腺癌

18. 下列哪个脏器是前列腺癌转移的主要部位?

　　a. 肝

　　b. 脑

　　c. 肺

　　d. 骨

19. 下列哪种激素的用法为肌内注射? 选择所有的正确选项。

　　a. 醋酸亮丙瑞林

　　b. 戈舍瑞林

　　c. 曲普瑞林

　　d. 地加瑞克

　　e. 多西他赛

20. 根据每天用药剂量(mg),把下列的激素阻断剂从最低剂量开始排序。

无序选项	排序结果
恩扎鲁胺	
氟他胺	
尼鲁特米	
比卡鲁胺	

要点小结

■ 依据Gleason评分,前列腺癌可根据恶性肿瘤细胞的组织学表现分为高分化、中分化和低分化。

■ 骨转移是前列腺癌远处转移最常见的部位。

■ 体循环中雄激素的主要来源是睾丸和肾上腺。

■ 雄激素合成的激素调节由下丘脑、垂体、肾上腺和睾丸负反馈回路介导。

■ 前列腺癌患者的常见症状包括输尿管功能障碍、尿频、排尿不畅、尿滴沥、阳痿。

■ 前列腺癌检查的首选方法是联合使用DRE检查和PSA检查。

■ 前列腺癌筛查包括PSA和DRE基线筛查,从40岁开始;对于50岁及以上男性,其生存期为10年或更长,前列腺癌风险为常规风险,需每年评估一次。

■ 前列腺癌风险高的患者,包括非洲裔美国人和有前列腺癌家族史的患者,可更早地从40~50岁开始筛查。

■ 5-α还原酶抑制剂可用于前列腺癌的预防。

■ 前列腺癌的治疗主要依据疾病的分期和分级,治疗方法包括主动监测、放疗(外照射或近距离放射治疗)、根治性前列腺切除术、雄激素阻断、化疗等。

■ 促黄体生成素释放激素(LH-RH)激动剂是一种可逆性的雄激素去势方法,用于前列腺癌治疗时其疗效等同于睾丸切除术。

■ 抗雄激素药物可用于治疗"肿瘤恶化"。

■ 抗雄激素药物常见的副作用包括男性乳房发育、潮热、胃肠功能紊乱及肝功能异常。

■ 化疗可用于去势治疗抵抗的转移性前列腺癌患者。

■ 尽管雄激素合成抑制剂阿比特龙也可以治疗转移性去势抵抗前列腺癌,但多西他赛联合泼尼松是首选的化疗方案。

■ 双膦酸盐或RANK-L抑制剂可预防骨骼相关事件,提高骨密度。

参考文献

Chabner BA, Bertino J, Cleary J, et al. Cytotoxic Agents// Brunton LL, Chabner BA, Knollmann BC, et al. Goodman & Gilman's The Pharmacological Basis of Therapeutics. 12th ed. New York, NY: McGraw - Hill, 2011: chap 61.

Chu E, Sartorelli AC. Cancer Chemotherapy//Katzung BG, Masters SB, Trevor AJ, et al. Basic & Clinical Pharmacology. 12th ed. New York, NY: McGraw - Hill, 2012: chap 54.

Norris LB, Kolesar JM. Prostate Cancer//DiPiro JT, Talbert RL, Yee GC, et al. Pharmacotherapy: A Pathophysiologic Approach. 9th ed. New York, NY: McGraw - Hill, 2014: chap 108.

Scher HI. Benign and Malignant Diseases of the Prostate// Longo DL, Fauci AS, Kasper DL, et al. Harrison's Principles of Internal Medicine. 18th ed. New York, NY: McGraw - Hill, 2012: chap 95.

The NCCN Clinical Practice Guidelines in Oncology™. Prostate Cancer (Version 1. 2014)®. National Comprehensive Cancer Network. www. NCCN. org. Accessed February 25, 2014.

第15章 | 乳腺癌

Robert K. Sylvester

译者 李 亚 杨孝来

基础概述

调控细胞增殖和凋亡的基因发生突变,是引起肿瘤疾病的主要原因,一些特殊基因(如 BRCA1、BRCA2、P53 和 PTEN 等)已被证实与乳腺癌相关。携带 BRCA1、BRCA2 基因突变的女性,乳腺癌发病风险增加 4~5 倍(终身风险从 12% 增加到 40%~60%)。此外,长时间雌激素暴露(月经初潮早,未生育、生育第一胎的年龄过大,绝经晚)和年龄大于 40 岁也已证实是乳腺癌的高危因素。

临床表现及诊断

在乳腺钼靶技术开展之前,乳腺癌一般通过对自我检查或临床触诊到的无痛性乳腺肿块进行组织活检后被诊断。乳腺癌播散到淋巴结(微转移性乳腺癌)或远处脏器(转移性乳腺癌)之前早期诊断,可增加患者的生存期和提高患者的生存质量,所以医学专家努力寻找早期局部乳腺癌的检查方法。自 20 世纪 80 年代中期以后,随着乳腺钼靶检查指南的广泛实施,通过对乳腺钼靶检查可疑的病灶再进行组织活检,大多数乳腺癌可早期诊断。

确诊有乳腺肿块后,可通过显微镜下检查活检组织来确诊乳腺癌。乳腺癌可依据活检切片细胞所呈现的组织学和生物学特征进行分类。对来源于小叶细胞或上皮细胞的统称为腺癌。乳腺腺癌可分为原位癌(癌细胞局限于原位)和侵袭性癌(癌细胞突破组织屏障并侵袭到周围区域)。乳腺腺癌的病理描述还包括定量癌细胞表面受体数,即病理报告可明确雌激素受体(estrogen receptor, ER)、孕激素受体(progesterone receptor, PR)和人表皮生长因子受体 2(human epidermal growth factor receptor 2, HER2)的表达水平,这些生物标记物可用于预测以这些受体为靶点的药物疗效。

药物治疗概述

乳腺癌是根据原发肿瘤的大小(T)、区域淋巴结是否转移(N)及是否存在远处转移(M)进行分期的。乳腺癌 I 期指肿瘤最大直径 <2cm、无区域淋巴结转移;乳腺癌 II 期指区域淋巴结转移或无淋巴结转移但原发肿瘤大小 >5cm;乳腺癌 III 期指原发肿瘤直接侵犯胸壁或区域淋巴结转移且被固定在周围组织上不可推动(固定);乳腺癌 IV 期指癌细胞已侵袭远处组织(转移性癌)。常见的乳腺癌转移部位包括骨骼、肝脏和肺。浸润性乳腺癌患者的生存期与疾病的分期密切相关。局部乳腺癌(I、II 期)、局部晚期乳腺癌(III 期)和转移性乳腺癌(IV 期)患者的 5 年生存率分别为 98.1%、83.1% 和 26%。

专业术语"全身性辅助治疗"是指经外科手术切除原发肿瘤(乳腺肿块切除术或乳腺改良根治术)后给予的抗肿瘤治疗。全身性辅助治疗有助于根除或抑制手术时播散到乳腺外的癌细胞生长。手术时患者乳腺癌肿块大于 1cm 或淋巴结转移是乳腺癌复发的高危因素。全身性辅助治疗可显著提高患者的无疾病进展生存期(disease free survival, DFS)和总生存期(overall survival, OS)。

目前,转移性乳腺癌的常规治疗药物已有 20 余种。其中至少 12 种药物可有效减慢微转移乳腺癌(全身性辅助治疗)的进展,两种雌激素受体调节剂(selective estrogen receptor modulators, SERMs)可有效降低高危妇女患乳腺癌的风险(表 15 - 1)。美国国家综合癌症网络(National Comprehensive Cancer Network, NCCN)实践指南为这些药物在乳腺癌中的应用提供了有价值的循证医学推荐。

预防

他莫昔芬是一种 SERM,FDA 批准其用于治疗转移性乳腺癌和降低浸润性乳腺癌的发生风险。他莫昔芬用于降低浸润性乳腺癌复发风险的疗程是 5 年。SERMs 通过阻断雌激素与雌激素受体的结合来防止乳腺癌的播散。他莫昔芬可增加下列不良反应的风险：子宫内膜癌、潮热、白内障、阴道分泌物和 50 岁以上女性血栓栓塞事件(深静脉血栓和肺栓塞)。使用他莫昔芬的女性如发生视力改变应进行眼科检查，有阴道接触性出血的女性应进行妇科检查。

雷洛昔芬是第二代 SERM，FDA 批准其用于绝经后的骨质疏松症。此外，在降低浸润性乳腺癌发生风险的疗效方面，雷洛昔芬与他莫昔芬效果相似，但雷洛昔芬毒性相对较小，具体来说，雷洛昔芬的血栓栓塞事件和白内障的发生率较低。

他莫昔芬或雷洛昔芬使用 5 年可将高危女性患乳腺癌的风险降低 50%。尚无数据表明两者可以降低乳腺癌的死亡率。虽然雷洛昔芬因副作用较少被推荐优选用于绝经后女性，但尚无数据支持其用于绝经前的高危女性。在预防乳腺癌时，对先前发生过血栓栓塞事件(深静脉血栓、肺栓塞及中风等)的患者，禁用他莫昔芬和雷洛昔芬。雷洛昔芬不用于绝经前女性。

表 15 - 1　乳腺癌治疗药物的分类及适应证

抗肿瘤药物分类	有效药物	适应证		
		4 期(转移癌)	1～3 期(辅助治疗)	预防
烷化剂类	环磷酰胺(Cytoxan)	√	√	
蒽环类	多柔比星(Adriamycin)	√	√	
	表柔比星(Ellence)	√	√	
抗代谢药物类	5 - 氟尿嘧啶	√	√	
	卡培他滨(Xeloda)	√		
	甲氨蝶呤	√	√	
	吉西他滨(Gemzar)	√		
微管抑制剂紫杉类	紫杉醇(Taxo)	√	√	
	白蛋白结合型紫杉醇(Abraxane)	√		
	多西他赛(Taxotere)	√	√	
长春碱类	长春瑞滨(Navelbine)	√		
埃博霉素类	伊沙匹隆(Ixempra)	√		
单克隆抗体类	曲妥珠单抗((Herceptin)	√	√	
	贝伐珠单抗(Avastin)[a]	√		
	帕妥珠单抗(Perjeta)[b]	√		
	Ado - trastuzumab emtansine(Kadcyla)	√		
选择性雌激素受体调节剂类(SEMs)	他莫昔芬(Nolvadex)	√	√	√
	托瑞米芬(Fareston)	√		
	雷洛昔芬(Evista)			√
芳香化酶抑制剂类	阿那曲唑(Arimidex)	√	√	
	来曲唑(Femara)	√	√	
	依西美坦(Aromasin)	√	√	
雌激素受体阻滞剂类	氟维司群(Faslodex)	√		
信号转导抑制剂类	拉帕替尼(Tykerb)	√		
	依维莫司(Afnitor)	√		

　　a. FDA 在 2011 年撤销其治疗转移性乳腺癌的适应证
　　b. 新辅助治疗是指在手术前对部分早期乳腺癌患者所做的全身治疗(如肿块大于 2cm 或淋巴结阳性)

治疗

术后高复发风险乳腺癌(Ⅰ、Ⅱ、Ⅲ期)患者的药物治疗

在乳腺肿块切除或改良的乳房切除时,病理专家测量患者肿块的大小,通过显微镜评价手术切除区域淋巴结是否发生微转移。任何淋巴结发现乳腺癌细胞,即为微转移性疾病。诊断为微转移性疾病或原发肿块大于1cm的女性随后发展为转移性乳腺癌的风险增加。

全身性辅助治疗是指对术后可能发展为转移性乳腺癌的高危患者进行的抗肿瘤治疗。内分泌治疗、化疗和曲妥珠单抗等方案已被证实可显著提高患者DFS和OS。

多数有效治疗转移性乳腺癌的药物被证实可延长有复发风险女性的DFS和OS(表15-1),患者的绝经状态和癌症的生物学特征(ER和HER2状态)对选择合适的全身性辅助抗肿瘤治疗方案至关重要。

辅助治疗-内分泌治疗药物

他莫昔芬和芳香化酶抑制剂(阿那曲唑、来曲唑和依西美坦)对于ER+的女性乳腺癌患者是有效的全身性辅助治疗药物,他莫昔芬可改善绝经前和绝经后女性乳腺癌患者的DFS和OS,推荐治疗疗程为5年。尚无证据说明使用他莫昔芬超过5年可以增加疗效,但其相关不良事件(血栓事件、子宫内膜癌)增加(**译者注**:已有数据显示使用他莫昔芬10年可获益)。芳香化酶抑制剂作为辅助治疗药物也可有效增加绝经后ER+女性乳腺癌患者的DFS和OS。无论是作为初始治疗还是序贯于他莫昔芬3~5年的治疗,通常,芳香化酶抑制剂治疗疗程为5年。对照研究已显示绝经后女性使用芳香化酶抑制剂的疗效优于他莫昔芬,应作为优选药物。芳香化酶抑制剂不应用于绝经前女性。

辅助化疗-细胞毒性药物

多种细胞毒性药物联合的化疗方案可有效地延长DFS和OS,环磷酰胺、阿霉素和紫杉类药物联合化疗4~6个月的给药方案是优选方案之一。

辅助治疗-曲妥珠单抗

在使用细胞毒性药物联合化疗后使用曲妥珠单抗1年,可显著提高HER2阳性、ER阴性女性乳腺癌患者的OS。

转移性乳腺癌(Ⅳ期)患者的药物治疗

尽管可以使用以乳腺癌细胞为靶点的药物,但转移性乳腺癌很少被治愈。虽然至少50%的转移性乳腺癌女性初始使用抗肿瘤药物治疗有效,但大多数患者会在6~8个月内出现疾病进展,并且,疾病缓解的持续时间在随后二线、三线的治疗中变得越来越短。转移性乳腺癌女性患者的中位生存期大约是2年。乳腺癌细胞的生物学特征(激素受体和HER2状态)和女性患者的绝经状态对于治疗方案的选择至关重要。

如女性乳腺癌患者的激素受体阳性且无内脏转移,可选用内分泌治疗作为初始治疗;如果激素受体阴性,推荐细胞毒性药物化疗作为初始治疗。曲妥珠单抗、帕妥珠单抗和ado-trastuzumab emtansine只用于HER2过表达的女性乳腺癌患者。

内分泌治疗

3类内分泌治疗药物对乳腺癌治疗是有效的。表15-2给出了内分泌治疗药物具体的给药方案和相关的药物不良反应。60%~70%ER+的女性对初始内分泌治疗是有应答的,应答持续时间大约是1年。在所有内分泌治疗中,如患者早期获益不明显,推荐参加几个月的临床试验。当疾病出现进展时,推荐选择其他内分泌药物进行治疗,直到疾病对激素治疗再次产生耐药。ER+患者在使用来曲唑或阿那曲唑治疗进展后,可能会从依西美坦和依维莫司的联合方案中获益,但最终所有患者都会发展成为激素治疗耐药的ER+患者,需要以细胞毒性药物化疗为主的治疗。

选择性雌激素受体调节剂(SEMS)　他莫昔芬是绝经前ER+乳腺癌患者首选的SERMs,标准给药方案为每日口服20mg,直至患者出现疾病进展。该药一般耐受性良好,但药师有责任提醒女性患者其潜在的不良反应,以及与帕罗西汀、氟西汀和舍曲林等药物之间的相互作用。

表 15-2　内分泌治疗药物及其相关不良反应

	药品	剂量	不良反应
选择性雌激素受体调节剂	他莫昔芬（Nolvadex）	每日口服 20mg	潮热 阴道分泌物
	托瑞米芬（Fareston）	每日口服 60mg	影响凝血功能 子宫内膜癌
芳香化酶抑制剂	阿那曲唑（Arimidex）	每日口服 1mg	潮热
	来曲唑（Femara）	每日口服 2.5mg	关节痛
	依西美坦（Aromasin）	每日口服 25mg	肌痛
雌激素拮抗剂	氟维司群（Faslodex）	每 28 天肌注 250mg	潮热 注射部位反应

芳香化酶抑制剂　芳香化酶抑制剂（AIs）阿那曲唑、来曲唑及依西美坦作为微转移和转移性乳腺癌的辅助治疗是有效的。芳香化酶是一种存在于非卵巢组织（如脂肪和肾上腺）的酶,此酶可将雌激素前体转化为雌二醇,为绝经后妇女提供雌二醇。AIs 通过抑制绝经后妇女非卵巢组织产生的雌二醇而发挥作用。AIs 类之间疗效相当,常规给药方案和相关不良反应见表 15-2。通常,在使用 AIs 类药物治疗 1~2 个月后,女性患者关节痛和肌痛的发生率为 10%~20%。基于药物耐受性的个体差异,如果患者使用一种 AIs 后发生关节痛和/或肌痛推荐更换其他 AIs 治疗。

雌激素受体拮抗剂　氟维司群为竞争性激素受体拮抗剂,其亲和力与雌二醇相似,其作用机制与下调雌激素受体（ER）蛋白水平有关。用于治疗抗雌激素治疗后疾病出现进展的 ER + 绝经后转移性女性乳腺癌是有效的。氟维司群用法用量为 250mg,肌内注射,每月一次。常见不良反应是注射部位反应和潮热。

细胞毒性药物化疗

细胞毒性抗肿瘤药物干扰 DNA 复制,它们的作用是非特异性的,对肿瘤细胞和正常细胞的复制均有干扰作用,对正常细胞的影响主要是增长迅速的正常细胞。细胞毒类化疗药物的毒性呈剂量依赖性,毒性主要包括骨髓抑制（中性粒细胞减少、血小板减少、贫血）脱发、黏膜炎、恶心和呕吐

等。中心粒细胞减少和血小板减少可能是危及生命的,因此,一般患者的中性粒细胞计数绝对值 > 1500/mm³、血小板计数 > 100 000/mm³ 时再给予化疗。

细胞毒性抗肿瘤药物可单药使用,也可与其他一种或两种药物联合使用。与联合化疗相比,单药化疗也有效,且具有毒性反应小的优势。NCCN 指南推荐了 9 种首选的单一化疗药物和 10 种联合化疗药物用于治疗转移性乳腺癌。大约 50% 的女性对初始化疗方案有应答,但通常在 8 个月内出现疾病进展。如果初始治疗方案无效或疾病进展,患者可更换其他类的化疗药物,表 15-3 显示了常用药物的给药剂量和毒性反应。

烷化剂类　多种烷化剂可使转移性乳腺癌女性患者获得缓解获益。环磷酰胺优于其他烷化剂,其单药总体有效率（部分缓解加上完全缓解）约为 1/3,与其他细胞毒性化疗药物联合使用的总体有效率高达 50%。环磷酰胺在体内代谢为活化作用型的磷酰胺氮芥,与 DNA 发生交叉连接,从而干扰 DNA 的复制。

抗代谢类　多种抗代谢类药物可有效缓解转移性乳腺癌。长久以来,环磷酰胺与甲氨蝶呤和 5-氟尿嘧啶联用一直被作为标准的治疗方案,直到后期证实环磷酰胺与阿霉素联用可以获得更高的反应率才改变了方案的选择。

甲氨蝶呤通过抑制二氢叶酸还原酶的活性,使二氢叶酸不能被还原成具有生理活性的四氢叶酸,从而使嘌呤和嘧啶核苷酸的生物合成受阻,导致 DNA 的合成明显受到抑制而阻碍细胞生长。5-氟尿嘧啶是嘧啶类似物,在体内被代谢为有活性的 5-氟尿嘧啶脱氧核苷（fluorodeoxyuridine monophosphate, FdUMP）,可抑制胸腺嘧啶核苷合成酶,阻断胸腺嘧啶的合成,从而抑制 DNA 的生物合成。卡培他滨是一种口服的氟尿嘧啶类似物,在体内代谢为 FdUMP 而发挥抗肿瘤作用。卡培他滨严重的非血液系统不良反应是手和脚的红肿和胀痛（手足综合征）、口腔炎（口腔内的炎症）和腹泻。当患者出现疼痛的手足综合征,或每日腹泻大于 4~6 次时应立即停止服用卡培他滨。

5-氟尿嘧啶经二氢吡啶脱氢酶（dihydropyrimidine dehydrogenase, DPD）可降解为无活性的代谢产物,大约 5% 的人群存在 DPD 缺陷,该类人群使用卡培他滨发生威胁生命的黏膜炎、腹泻和骨髓

表15-3   细胞毒性化疗药物及其相关不良反应

化疗药物	给药剂量	不良反应[a]
烷化剂类		
环磷酰胺(Cytoxan)	500~600mg/m², IV	恶性、呕吐、罕见出血性膀胱炎
蒽环类抗生素类		
多柔比星(Adriamycin)	50~60mg/m², IV	心脏毒性、外渗可引起组织坏死
表柔比星(Ellence)	100mg/m², IV	心脏毒性、外渗可引起组织坏死
抗代谢类		
5-氟尿嘧啶	500~600mg/m², IV	恶心、呕吐、腹泻
卡培他滨[b](Xeloda)	每日2000~2500mg/m²,分两次口服,共14天	手足综合征、腹泻
吉西他滨(Gemzar)	每周600~1000mg/m², IV 快速滴注,第1、8、15天给药	恶心、呕吐、腹泻
甲氨蝶呤	40mg/m², IV	恶心、呕吐、腹泻
抗微管类		
紫杉类		
紫杉醇[c](Taxol)	175mg/m²,静脉滴注>3小时,每21天一次或80mg/m²,静脉滴注>1小时,每周一次	过敏/输液反应、恶心、呕吐、腹泻、周围神经病变、肌痛、关节痛、ALT/AST升高
白蛋白结合型紫杉醇[c](Abraxane)	260mg/m²,静脉滴注>30分钟,每三周一次	恶心、呕吐、周围神经病变,肌痛、关节痛、ALT/AST升高、过敏/输液反应
多西他赛[c](Taxotere)	60~100mg/m²,静脉滴注>1小时,每21天一次或30~35mg/m²,静脉滴注>0.5小时,每周一次	过敏/输液反应、恶心、呕吐、口腔炎、周围神经病变、肌痛、关节痛、ALT/AST升高、液体潴留
长春生物碱类		
长春瑞滨(Navelbine)	25~30mg/m²,静脉给药,每周一次	周围神经病变、过敏/输液反应、恶心、呕吐
埃博霉素类		
伊沙匹隆(Ixempra)	40mg/m²,静脉滴注>3小时,每21天一次	过敏/输液反应、恶心、呕吐、周围神经病变、肌痛、关节痛

　　a. 除了相同毒性如骨髓抑制(中性粒细胞减少症、血小板减少症、贫血),脱发和口腔炎以外的不良反应

　　b. 当患者的肌酐清除率在30~50mL/min时,推荐剂量减少25%

　　c. 仔细阅读包装说明书,当患者的血清胆红素、丙氨酸和天冬氨酸转氨酶升高时,推荐进行剂量调整

抑制风险增加,因此该类人群禁用卡培他滨。另外,肌酐清除率小于30mL/min患者也禁用卡培他滨。已证实5-氟尿嘧啶和卡培他滨可显著增加华法林的抗凝作用,因此同时使用时需要密切监测患者的INR值。

　　蒽环类抗生素   多柔比星和表柔比星是两种蒽环类抗生素,可以单药也可与其他抗肿瘤药物联合应用作为全身性辅助治疗或转移性乳腺癌患者的姑息治疗。抗肿瘤抗生素通过抑制DNA正常螺旋/解螺旋必须的拓扑异构酶Ⅱ,使其亲电位

点与DNA上核苷酸的亲核位点结合来阻碍DNA修复及干扰DNA合成。

　　导致充血性心力衰竭的心肌病是蒽环类的剂量相关性毒性,心肌病的发生率随多柔比星和表柔比星累积剂量的增加而增加,因此,多柔比星的累积剂量超过400mg/m²和表柔比星累积剂量超过900mg/m²时应谨慎使用。该类药物是强起疱剂,可以导致外渗部位出现严重的组织坏死。该类药物主要在肝内代谢消除,参照FDA批准的阿霉素和表柔比星药品说明书,患者需根据血清胆

红素和天冬氨酸转氨酶的变化进行剂量调整。

微管类抑制剂　微管是对成功完成细胞分裂（有丝分裂）非常重要的结构。微管类抑制剂作为细胞毒性化疗药物中的一类，又可分为三个亚类，均是通过破坏正常微管功能而起到治疗乳腺癌的作用。表 15 – 3 显示了该类药物的常规剂量方案及其不良反应。

紫杉类　紫杉醇、白蛋白结合型紫杉醇和多西他赛等紫杉类药物，在细胞分裂的末期，与微管形成的一种必需蛋白 β – tubulin 相结合，从而抑制微管的解聚作用。紫杉类是治疗局部晚期和晚期疾病有效的细胞毒类化疗药物。

紫杉醇的典型不良反应是输液相关的过敏反应，该过敏反应的特点是在输注 1 小时内出现以下症状：呼吸困难、脸红、心动过速及胸痛等，这些症状是由聚氧乙烯蓖麻油（用于增加紫杉醇溶解度的表面活性剂）引起的肥大细胞脱颗粒作用所致。接受紫杉醇治疗的患者，在给药前给予糖皮质激素、H_1 受体拮抗剂和 H_2 受体拮抗剂是标准的预处理方案。

Abraxane 是一种纳米颗粒白蛋白结合紫杉醇的药物组方制剂，它不包含聚氧乙烯蓖麻油，所以不需要给药前预处理。已有报道的纳米颗粒白蛋白结合型紫杉醇的过敏反应发生率为 4%，而紫杉醇为 12%。有聚氧乙烯蓖麻油或紫杉醇过敏反应史的患者禁用紫杉醇。

多西他赛禁用于有严重过敏史的患者。多西他赛的液体潴留发生率约为 25%，所以，推荐在使用多西他赛治疗的前一天、当天及使用后第一天使用地塞米松以减少这种不良反应。

埃博霉素类　伊沙匹隆是埃博霉素 B 的原型半合成类似物，与紫杉醇结合 β – tubulin 的位点不同，它通过与 β – tubulin 另一结合位点结合，来抑制微管的解聚作用。当内氨酸氨基转移酶或天冬氨酸转氨酶超过正常上限的 2.5 倍，或胆红素超过正常上限的 1 倍时，患者应禁用伊沙匹隆，因为这可能增加危及生命的肝脏毒性风险。聚氧乙烯蓖麻油用于增加伊沙匹隆的溶解度，为了减少过敏反应推荐伊沙匹隆给药前 1 小时，使用 H_1 和 H_2 受体拮抗剂进行预处理。如果患者出现了过敏反应，预处理方案中推荐加用地塞米松。若患者对配方中含有聚氧乙烯蓖麻油的药物制剂过敏，应禁用伊沙匹隆。

长春碱类　长春瑞滨是一种半合成的长春碱类药物，通过抑制功能性微管的形成来阻碍有丝分裂。高血清胆红素水平患者，应慎用长春瑞滨，如果患者的血清胆红素水平在 2.1 ~ 3mg/dL，推荐剂量减少 50%；如果患者的血清胆红素水平超过 3mg/dL，推荐剂量减少 70%。

软海绵素类　艾瑞布林是一种作用机制与长春碱相似的微管抑制剂。它的不良反应与长春碱类似，但神经病变的发生率较低。

靶向治疗

单克隆抗体　曲妥珠单抗、ado – trastuzumab、帕妥珠单抗和贝伐珠单抗均是被批准用于治疗转移性乳腺癌的人源化单克隆抗体。表 15 – 4 显示了该类药物的具体给药方案和不良反应。

表 15 – 4　单克隆抗体给药方案及相关不良反应

单克隆抗体	给药方案	不良反应
靶点 HER2		
曲妥珠单抗（Herceptin）	初始剂量 4mg/kg，静脉输注 90 分钟，随后每周 2mg/kg，静脉输注 30 分钟（可耐受情况下）	输液反应、发热、寒战、充血性心力衰竭、咳嗽、腹泻、头痛
帕妥珠单抗（Perjeta）	初始剂量 840mg，静脉输注 60 分钟，接下来每 3 周 420mg 静脉输注 30 ~ 60 分钟	输液反应、发热、寒战、左心室功能障碍、口腔炎、腹泻、头痛、味觉障碍、皮疹、过敏反应
ado – trastuzumab emtansine（Kadcyla）	3.6mg/kg，静脉输注，每 3 周一次	恶心、疲惫、肌肉骨骼痛、血小板减少症、转氨酶升高、贫血、头痛、便秘、外周神经病变、输液反应
靶点 VEGF		
贝伐珠单抗（Avastin）	每 2 周 10mg/kg，静脉输注：第一次输注大于 90 分钟，如果第一次输注可耐受，第二次输注时间大于 60 分钟，如果输注时间大于 60 分钟第四次可耐受，以后的输注时间可以大于 30 分钟	输液反应、咳嗽、发热、高血压、尿蛋白、血栓栓塞事件、胃肠道穿孔

20%～30%的乳腺癌患者存在HER2过表达。曲妥珠单抗可与HER2受体结合，通过几种机制造成细胞凋亡，由于补体级联反应的激活和/或细胞毒性T淋巴细胞对抗体标记细胞的识别增强，造成细胞裂解；当生长因子与其受体结合被阻断时，正常的细胞内信号转导通路被抑制，从而阻碍细胞生长。

贝伐珠单抗是一个可结合并抑制血管内皮生长因子（vascular endothelial growth factor，VEGF）的单克隆单体。VEGF是一种细胞产生的内源性蛋白，可刺激血管生长。这一过程的科学术语叫做血管生成。贝伐珠单抗通过与VEGF细胞受体结合，从而阻断VEGF与其细胞受体相结合，而发挥抗血管生成的作用。贝伐珠单抗因为可改善转移性乳腺癌患者的无疾病进展生存期而被加速批准用于转移性乳癌，但该适应证在2011年被撤回，因为最终的数据显示贝伐珠单抗并没有增加该类患者的总生存期。

在2013年，帕妥珠单抗成为第一个获得FDA批准用于早期HER2阳性乳腺癌患者新辅助治疗的抗肿瘤药物。与其他方案相比，帕妥珠单抗与曲妥珠单抗和多西他赛联合使用可达到较好的病理完全反应率。

Ado-trastuzumab emtansine是一种以HER2为靶点的抗体-药物结合物。抗体为人源化的抗HER2单克隆抗体——曲妥珠单抗，药物为微管抑制剂DM1，两者相互共轭结合。Ado-trastuzumab emtansine与HER2结合后，它将内化转入胞内，随后被溶酶体降解，导致细胞毒性的DM1降解释放在胞内。DM1与β-tubulin结合后，干扰微管功能从而导致细胞周期阻滞和细胞凋亡。该药物可单药用于治疗使用曲妥珠单抗和紫杉类治疗后进展的HER2阳性转移性乳腺癌患者。

信号传导抑制剂 拉帕替尼是第一个有效抑制乳腺癌细胞的信号转导抑制剂。拉帕替尼被批准与卡培他滨联合用于治疗蒽环类、紫杉类和曲妥珠单抗治疗后进展的HER2阳性转移性乳腺癌患者。它抑制细胞表皮生长因子受体1（epidermal growth factor receptor-1，EGFR-1）和EGFR-2所激活的胞内酪氨酸激酶活性。拉帕替尼应在饭前1小时或饭后1小时服用，这种服用方法很重要，因为拉帕替尼在进餐一个小时内服用可导致AUC增加至167%～325%。拉帕替尼大部分被CYP3A4代谢，因此，当拉帕替尼与强CYP3A4抑制剂或诱导剂同时使用时可发生严重的药物相互作用。应避免拉帕替尼与CYP3A4强抑制剂（比如唑类抗真菌药物、蛋白酶抑制剂）和CYP3A4强诱导剂（比如卡马西平、地塞米松、苯妥英、利福平、苯巴比妥）同时使用。如果同时使用不可避免，必须根据患者的耐受性谨慎滴定拉帕替尼的剂量。

经来曲唑或阿那曲唑治疗后进展的ER+乳腺癌患者，使用依维莫司与依西美坦的联合方案仍可获益。哺乳动物类雷帕霉素靶蛋白（mammalian target of rapamycin，mTOR）是PI3K/AKT下游通路中的一种丝氨酸-苏氨酸激酶，mTOR通路在多种人类肿瘤包括乳腺癌中功能异常，依维莫司是一个mTOR抑制剂，抑制该通路信号的异常活化。表15-5显示拉帕替尼和依维莫司的给药方案及其相关不良反应。

表15-5 信号传导抑制剂及其相关不良反应

信号传导抑制剂	给药方案	副作用
靶点EGFR-1，EGFR-2		
拉帕替尼（Tykerb）	1250mg，每日一次，口服，服用时间为饭前或饭后间隔至少1小时 21天一个周期	斑状丘疹、腹泻、左心室射血分数减少、罕见严重肝毒性
靶点mTOR		
依维莫司（Afnitor）	10mg，每日一次，可与食物同服或不与食物同服	口腔炎、感染、皮疹、疲惫、腹泻、食欲减退、高血糖、呼吸困难、肺炎、转氨酶升高、白细胞减少、血小板减少

案例应用

1. 下列哪种药物是通过肌内注射治疗雌激素受体阳性的转移性乳腺癌？

　a. 阿那曲唑

　b. 瑞宁德

　c. 赫赛汀

　d. 氟维司群

2. 下面哪种情况是"高危"绝经前乳腺癌患者预防使用他

莫昔芬的禁忌证？

　　a. 深静脉血栓史

　　b. ER 阴性乳腺癌的一级亲属

　　c. 糖尿病史

　　d. 癫痫史

3. ER 阴性，淋巴结阳性的绝经前女性乳腺癌患者开始阿霉素和环磷酰胺辅助治疗时，你推荐什么措施来监测该方案最常见的严重毒性？

　　a. 心电图

　　b. 化疗 1 个周期后进行全面的血细胞计数（包括血小板）检查

　　c. 血清胆红素和天冬氨酸转移酶

　　d. 尿液分析

4. 请选择曲妥珠单抗和贝伐珠单抗使用时的相关毒性。

　　a. 骨髓抑制

　　b. 胃肠道穿孔

　　c. 脱发

　　d. 输液反应

5. 下列哪种药物推荐在紫杉醇前使用预防输液反应？选择所有正确的选项。

　　a. 地塞米松

　　b. 雷尼替丁

　　c. 哌替啶

　　d. 苯海拉明

　　e. 对乙酰氨基酚

6. 一位转移性乳腺癌患者服用卡培他滨期间，向你描述她的手和脚出现触痛，导致她很难站起来，请为患者选择最恰当的建议。

　　a. 她的症状是卡培他滨的一个已知不良反应，建议她再次服用卡培他滨前，联系医生并描述这些症状

　　b. 她的症状是典型的维生素 B_6 缺乏，应推荐她与医生安排预约，并讨论这些症状

　　c. 她的症状通常是由卡培他滨引起的，可以打消她的疑虑，让她知道没有什么可担心的，并建议她完成最后一周卡培他滨的治疗时尽量避免站立

　　d. 她的症状通常是由卡培他滨引起的，可以告知她这些症状是自限性的，建议她在手上和脚上每日四次急救喷洒苯佐卡因对症处理

7. 一位患者出具给你她的卡培他滨处方。回顾她的药物治疗档案时发现，她每日还在口服 5mg 华法林治疗房颤，及服用二甲双胍治疗 2 型糖尿病。为患者选择恰当的药物相互作用评估。

　　a. 卡培他滨可增加华法林的代谢，导致 INRs 不达标，建议患者更加频繁地监测 INRs

　　b. 卡培他滨可降低华法林的代谢，导致 INRs 升高和出血，建议患者更加频繁地监测 INRs

　　c. 卡培他滨可降低二甲双胍的代谢，导致低血糖，因此需考虑患者血糖监测的重要性和调整二甲双胍剂量的可能性

　　d. 卡培他滨可增加二甲双胍的代谢，导致高血糖，因此需考虑患者血糖监测的重要性和增加二甲双胍剂量的可能性

　　e. 二甲双胍可减少卡培他滨的代谢，导致增加卡培他滨相关骨髓抑制的严重性，建议卡培他滨剂量减少 25%

8. 一位患者给你出具一张新的他莫昔芬处方，她的医生告诉她他莫昔芬作为其乳腺癌手术后一个月的辅助治疗，你查看她的药物治疗档案发现，她正在服用美托洛尔、氢氯噻嗪和氟西汀。为患者选择恰当的药物相互作用评估。

　　a. 无临床有意义的药物相互作用，无须改变她的药物方案

　　b. 多数 SSRIs 包括氟西汀可通过干扰他莫昔芬代谢为活性产物而减少其有效性，你将会联系患者的医生建议更换其抗抑郁药物

　　c. 氢氯噻嗪可通过干扰他莫昔芬代谢为活性产物而减少其有效性，你将会联系患者的医生建议更换利尿剂

　　d. 美托洛尔可通过干扰他莫昔芬代谢为活性产物而减少其有效性，你将会联系患者的医生建议更换 β 受体阻滞剂

9. 选择可增加子宫内膜癌发病率的内分泌治疗。选择所有正确的选项。

　　a. 来曲唑

　　b. 雷洛昔芬

　　c. 托瑞米芬

　　d. 氟维司群

　　e. 他莫昔芬

10. 下列哪项为使用芳香化酶抑制剂的禁忌证？

　　a. 形成关节痛和肌痛

　　b. 血栓栓塞事件病史

　　c. 绝经前患者

　　d. 有血栓栓塞史的绝经后患者

　　e. 无使用芳香化酶抑制剂的禁忌证

11. 选择来曲唑的商品名。

　　a. Arimidex

　　b. Nolvader

　　c. Avastin

　　d. Evista

　　e. Femara

12. 选择治疗晚期乳腺癌的白蛋白纳米颗粒紫杉类产品。

　　a. Abraxane

　　b. Taxol

　　c. Jevtana

　　d. Taxotere

13. 患者,女性,69 岁,乳腺癌 Ⅳ 期,ER +/PR +,HER2 阴性,正在服用阿那曲唑,第三次调配处方时,她告知你:过去的几周,她的膝盖出现僵硬和关节疼痛,于是开始服用布洛芬 400mg,每日四次,但服用后症状无明显改善,你的推荐是什么?

    a. 增加布洛芬的剂量为 800mg,每日四次

    b. 关节痛和肌肉痛的症状很有可能是由阿那曲唑引起的,推荐她联系医师考虑转换为来曲唑或依西美坦

    c. 这些症状和阿那曲唑的过敏反应一致,推荐她服用苯海拉明并去急诊室进行评估

    d. 这些症状与阿那曲唑不相关,她有可能是得了类风湿关节炎

14. MK,女性,63 岁,被诊断出患有转移性乳腺癌,拟进行第一次曲妥珠单抗治疗。她身高 168cm,体重 79kg。你收到如下医嘱:曲妥珠单抗 440mg,静脉输注大于1.5 小时。选择恰当的评估与医师讨论。

    a. 曲妥珠单抗可导致严重的恶心和呕吐,需给予 5 - 羟色胺拮抗剂预防恶心、呕吐。最好联系医师并建议使用止吐剂

    b. 曲妥珠单抗可安全地静脉快速注射,联系医师并建议医师更改医嘱为静脉快速注射是合适的

    c. 曲妥珠单抗对辅助治疗有效,对转移性疾病无效。联系医师并建议医师应明确上述患者使用曲妥珠单抗是否有适应证

    d. 推荐曲妥珠单抗的初始剂量为 4mg/kg(此患者总剂量为 320mg)。联系医师并建议医师应明确上述患者的剂量是否适宜

    e. 此患者使用曲妥珠单抗是恰当的,没有需要说明的

15. JK,女性,48 岁,转移性乳腺癌患者,拟进行首剂量为 175mg/m^2 的紫杉醇治疗,她的身高是 160cm,体重是 57kg。使用莫斯特雷公式 $[BSA(m^2) = \sqrt{[Ht(cm) \times Wt(kg)/3600]}]$,你推荐紫杉醇的剂量是多少?

    a. 2780mg

    b. 278mg

    c. 412mg

    d. 4120mg

16. 你收到如下医嘱:患者处于乳腺癌 Ⅳ 期,被给予白蛋白结合型紫杉醇 470mg,以 10mg/min 的速度静脉输注。确定的恰当的剂量为 260mg/m^2,输注时间大于 30 分钟。患者的 BSA 为 1.81m^2。患者医嘱的给药剂量和输注速度正确吗?

    a. 对,医嘱是正确的

    b. 错,医嘱是错误的,剂量和输注速度都计算错误

    c. 错,医嘱是错误的,因为剂量是正确的,但是输注速度应该为 15mg/min

    d. 错,医嘱是错误的,因为输注速度是正确的,但是剂量计算错误

17. 一位 65 岁的患者带来她的他莫昔芬处方再次调剂取

药,审查她的用药档案,你发现为了预防乳腺癌,她自 2000 年 6 月开始服用他莫昔芬 20mg,每天一次,规律服用至今。你有什么建议需要与患者的医师讨论?

    a. 他莫昔芬用于减少乳腺癌风险的推荐疗程为 10 年。因此对于该患者的他莫昔芬治疗方案没有什么需要指出的

    b. 基于一项最新研究,每日 40mg 疗效更好,建议增加他莫昔芬的剂量为每日 40mg

    c. 基于最新关于 AIs 的疗效和耐受性更好的研究结果,更换患者的治疗方案为 AI

    d. 基于最新研究显示:每日 10mg 和每日 20mg 是等效的,但每日 10mg 耐受性更好,建议减少他莫昔芬的剂量为每日 10mg

    e. 他莫昔芬用于降低乳腺癌风险的推荐使用疗程是 5 年

18. 患者咨询,你能否推荐一种已证实对降低乳腺癌风险有效的膳食补充方案。

    a. 维生素 A 每日 100U 可有效地降低乳腺癌风险

    b. 维生素 D 每日 200mg 可有效地降低乳腺癌风险

    c. 维生素 C 每日 500mg 可有效地降低乳腺癌风险

    d. 没有任何膳食补充方案可有效地降低乳腺癌风险

    e. 维生素 E 每日 200mg 可有效地降低乳腺癌风险

19. 下列哪个组织机构在其网站上发布的基于临床证据的癌症临床实践指南影响了超过 90% 的癌症患者?

    a. 美国癌症协会

    b. 美国东部肿瘤协作组

    c. 国家综合癌症网络

    d. 美国国家癌症研究所

    e. 美国卫生系统药学协会

20. 下列哪种抗肿瘤药物有可能导致关节痛和肌痛? 选择所有正确的答案。

    a. 多西他赛,伊沙匹隆,来曲唑,依西美坦

    b. 紫杉醇,伊沙匹隆,阿那曲唑

    c. 阿那曲唑,依西美坦

    d. 来曲唑,阿那曲唑,依西美坦

21. 下列哪种抗肿瘤药物是起疱剂? 选择所有正确的答案。

    a. 5 - 氟尿嘧啶

    b. 氟维司群

    c. 阿霉素

    d. 甲氨蝶呤

    e. 表柔比星

22. 下列哪种抗肿瘤药物可有效用于 ER 阴性、HER2 阴性的绝经后乳腺癌的辅助治疗? 选择所有正确的答案。

    a. 环磷酰胺

    b. 表柔比星

    c. 阿霉素

    d. 来曲唑

要点小结

■ 在乳腺癌的治疗中,9 类抗肿瘤药物中超过 20 个抗肿瘤药物已证实有效。

■ 乳腺癌患者抗肿瘤治疗个体化方案是基于肿瘤的大小、解剖特征(分期)、绝经状态和乳腺癌细胞的生物标志物(雌激素受体、HER2)等决定。

■ 雌激素受体阴性或雌激素难治性女性乳腺癌患者,优选细胞毒性药物的联合治疗方案。

■ 细胞毒性药物化疗最常见的剂量相关性毒性是骨髓抑制。

■ 采用选择性雌激素受体调节剂的单药内分泌治疗可作为雌激素受体阳性的绝经前女性患者的优选初始治疗。

■ 采用芳香化酶抑制剂的单药内分泌治疗可作为雌激素受体阳性的绝经后女性患者的优选初始治疗。

■ 单克隆抗体曲妥珠单抗和信号转导抑制剂拉帕替尼只用于治疗人表皮生长因子 2(HER2)过表达的女性。大约 30% 的女性乳腺癌患者 HER2 过表达。

■ 对转移性乳腺癌,抗肿瘤药物的治疗目的是缓解症状(姑息),不是治愈。

■ 卡培他滨、5 - 氟尿嘧啶、他莫昔芬和拉帕替尼已被报道存在有临床意义的药物相互作用。

参考文献

Barnett CM, Michaud L. Breast Cancer//DiPiro JT, Talbert RL, Yee GC, et al. Pharmacotherapy: A Pathophysiologic Approach. 9th ed. New York, NY: McGraw - Hill, 2014:chap 105.

Breast Cancer. NCCN Practice Guidelines in Oncology – V. 1. 2014. http://www. nccn. org/professionals/physician _ gls/PDF/breast. pdf Breast Cancer Risk Reduction. NCCN Practice Guidelines in Oncology – V. 1. 2013. http:// www. nccn. org/professionals/physician _ gls/PDF/breast_risk. pdf

Chu E, Sartorelli AC. Cancer Chemotherapy//Katzung BG, Masters SB, Trevor AJ,et al. Basic & Clinical Pharmacology. 12th ed. New York, NY: McGraw – Hill,2012: chap 54.

Chabner BA, Bertino J, Cleary J, et al. Cytotoxic Agents//Brunton LL, Chabner BA, Knollmann BC,et al. Goodman & Gilman's The Pharmacological Basis of Therapeutics. 12th ed. New York, NY: McGraw – Hill, 2011: chap 61.

Higa G. Breast Cancer//Chisholm – Burns MA, Wells BG, Schwinghammer TL, et al. Pharmacotherapy Principles and Practice. 3rd ed. New York, NY: McGraw – Hill, 2013:chap 89.

第 16 章 │ 结直肠癌

Jennifer Baldock, Patrick T. Wong

译者 李 亚　陈思颖

基础概述

一般概述

结直肠癌（CRC）包括结肠、直肠和肛管癌。结肠和直肠癌在流行病学的调查中被归为一类，且具有相似的病理生理学特点，但是它们的治疗方案存在差异。传统的治疗方法包括手术、放疗和化疗，依据癌症的类型和分期进行治疗。针对癌症生物学中特定通路的治疗方法也用于结直肠癌的治疗。

病理生理学

结直肠癌是基因突变累积的结果，这种基因突变导致正常上皮细胞转化成非恶性腺瘤或息肉，最终形成恶性腺瘤。基因突变来源于遗传或通过生活方式和环境因素获得。

关键词定义

腺癌——具有腺体或腺体样特征的上皮细胞恶性肿瘤。

辅助治疗——用于肿瘤的主要治疗，通常指手术治疗之后的治疗，目的是减少肿瘤的复发。

CEA——癌胚抗原，肿瘤标志物可发现于结直肠癌患者的血清中，但在其他恶性肿瘤和非恶性情况如吸烟患者中也可升高。

放化疗治疗——化疗治疗同步放疗治疗，通常与放疗增敏剂如氟尿嘧啶或铂类药物合用。

微卫星不稳定性——当微卫星，即 DNA 的重复序列通常是固定长度的，发生累积错误，导致长于或短于正常值。

新辅助治疗——用于肿瘤的主要治疗，通常指手术治疗之前的治疗，以提高根治性治疗的疗效。

TNM 分期——癌症的分类方法：T，肿瘤大小；N，淋巴结转移；M，远处转移；综合三种因素对癌症进行"分期"；分期越高，表示癌症扩散越广，预后越差。

临床表现/体征和症状

结直肠癌的临床表现是非特异性的，包括胃肠道出血、腹痛和排便习惯的改变（便秘、大便异常）。患者有时出现明显的体重下降、部分或完全性的肠梗阻。远处扩散的部位主要涉及肝和肺（结肠癌较常见是肝，直肠癌较常见是肺）。

诊断

结直肠癌的诊断通过肠镜和活检完成。结肠镜可观察到整个结肠，同时可去除息肉做病理检查。如果不能行全结肠镜检查（如梗阻），仍推荐术后行结肠镜检查排除其他并发肿瘤的可能。钡灌肠和乙状结肠镜检查可用于诊断乙状结肠肿瘤，但可能遗漏存在于剩余 2/3 结肠的其他肿瘤。因肠梗阻或其他障碍无法行全结肠镜检查时，需采用影像学诊断。

在明确病理分期前，结肠和直肠癌采用影像学、内窥镜和手术来确定临床分期。结直肠癌的分期使用 TNM 分期，TNM 分期可提供预后信息和协助制订治疗方案。切除淋巴结的数目是 TNM 分期的重要组成部分。淋巴结采样不足会漏诊晚期疾病，应考虑转移和肿瘤复发的风险高。肿瘤标记物癌胚抗原（CEA）用于监测治疗反应和复发。

筛查

筛查是通过早期检测和清除非侵袭性腺瘤息肉防止结直肠癌发生，并通过阻止其进展为晚期疾病来降低患者的死亡率。筛查方法包括粪便化验（粪便隐血试验、粪便 DNA 检测）和结构检查［乙状结肠镜（FSIG）、肠镜、虚拟结肠镜检查］。粪便隐血试验通过连续采样三次来检测粪便中的血红蛋白（表 16 - 1）。阿司匹林、NSAIDs、维生素 C、红肉、家禽、鱼和生蔬菜可影响该实验结果。粪便化验必须定期复查，出现异常结果时，需行结肠

表 16 - 1　Guaiac - Based 法粪便试验前患者注意事项

避免假阳性	避免假阴性
饮食限制	■ 试验前 3 天避免摄取维生素 C(补充超过 250mg、从柑橘类果汁和水果中摄取)
■ 试验前 3 天避免食用红肉(牛肉、羊肉、肝脏)和具有过氧化酶作用的生蔬菜(红萝卜、西兰花、菜花和小萝卜)ª	■ 避免测试脱水样本(不推荐对样本进行保湿水化)
医疗限制	
■ 试验前 3 天避免灌肠、直肠给药和直肠指检	
■ 试验前 7 天避免使用阿司匹林和非甾体抗炎药	
■ 如果痔疮导致明显的粪便带血,则应取消试验	
■ 月经出血停止 3 天后再进行试验	
Guaiac - Based 法粪便试验规程	
■ 患者在三次不同的试验中,每次使用敷药棒将粪便涂抹在两个测试卡上,通常采集连续几天不同的大便(共六个测试卡或样品)。样品干燥后,将卡邮寄或返还到健康护理专业人员	

a. 部分产品的测试说明显示不再限制膳食蔬菜或水果

引自:Davis LE, Sun W, Medina PJ, Colorectal Cancer//DiPiro JT, Talbert RL, Yee GC, et al. Pharmacotherapy: A Pathophysiologic Approach, 9th ed. New York, NY: McGraw - Hill, 2014: chap 107

镜检查。据报道,粪便试验可使结直肠癌的发病率降低 20% ,死亡率在 8 ~ 13 年间降低 15% ~ 33% 。FSIG 是一种内窥镜术,可在门诊执行,需进行标准的肠道准备,通常不需要镇静。FSIG 使结直肠癌的死亡率在 10 年间降低 60% ~ 80% 。然而,它的缺点是仅限于直肠、乙状结肠和降结肠的观察,如发现腺瘤则需要行结肠镜检查。

结肠镜检查也是一种内窥镜检查,可对整个肠道进行检查。结肠镜检查需要至少 24 小时流质饮食、肠道准备以及操作时镇静。此外,可以在此过程中进行切除腺瘤性息肉。结肠镜检查被认为是筛选结直肠癌的金标准。

虚拟结肠镜检查(VC)是一种成像技术,它是运用计算机断层扫描或磁共振成像生成整个结肠和直肠的二维和三维图像。VC 可有效检测出息肉和癌症,但阳性结果必须用结肠镜检查来确诊。

风险因子

肥胖、高 BMI 值、高胰岛素血症、C 肽水平增加、糖尿病和缺乏纤维摄入可增加结直肠癌的风险。美国胃肠病协会建议每日纤维的总摄入量至少 30 ~ 35g。此外,部分结直肠癌患者由遗传性疾病转变而来,如遗传性非息肉结肠癌(HNPCC)或家族性腺瘤性息肉病(FAP)与结直肠癌相关。结直肠癌其他风险因素包括炎性肠病、饮酒和吸烟。

预防

阿司匹林或非甾体抗炎药物(NSAIDs)

持续使用阿司匹林和 NSAIDs 可减少结直肠腺瘤的发生率,长期、高剂量使用可显著降低发病率。但是,阿司匹林不良反应(胃肠道出血和出血性卒中)和 NSAIDs 不良反应(胃肠道出血和心血管病变)随用药时间和剂量的增加而增加。美国预防服务工作组(USPSTF)和美国癌症协会不推荐常规使用该类药物用于结直肠癌的一级预防,因该类药物相关的严重不良反应风险,且缺乏其降低 CRC 死亡率的证据。

激素治疗

几项具有里程碑意义的研究显示,使用激素替代(雌激素加孕激素)治疗的女性与没有使用的患者相比,结直肠癌发病率较低。然而,雌激素联合孕激素的使用可增加有害风险,因此 USPSTF 不推荐其用于绝经后妇女的任何慢性疾病(包括 CRC)的预防。

其他

饮食因素在结直肠癌的发病中起到重要的作用,包括保护作用。关于补充纤维的推荐目前具有争议。补充钙和镁是必要的,美国胃肠病学会建议补充钙以预防息肉。

治疗

结肠癌

许多早期结肠癌是可切除的,可选择手术治疗。低风险、无淋巴结转移的局限性疾病通常不需要辅助全身治疗。无淋巴结转移或远处转移的高风险结肠癌患者可考虑进行辅助化疗,例如,高级别肿瘤、肿瘤微卫星不稳定或淋巴结清扫不充分。Ⅲ期结肠癌有淋巴结转移,可从辅助化疗获益,因此,推荐手术切除后进行 6 个月化疗。Ⅱ期结肠癌进行辅助化疗获益尚不明确,但正在进行研究,后续指南可能会为该类患者提供治疗建议。目前,治疗方案应遵循个体化治疗的原则。

与其他大多数癌症不同,对于局部转移的 CRC 仍推荐进行手术切除。对原发肿瘤和转移灶的局部治疗可延长患者缓解期和生存期。新辅助化疗可缩小不可切除的病灶,使患者获得手术机会。转移性疾病几乎均需要进行全身治疗。

化疗通常采用包含氟尿嘧啶类(如氟尿嘧啶或卡培他滨)的联合方案。常用药物见表 16 - 2。如果使用氟尿嘧啶,通常联用亚叶酸增强其疗效,但也增加其毒性。过去氟尿嘧啶采用弹丸注射方法给药(梅奥诊所和罗斯维尔癌症中心),但现在多采用 2 天连续输注的给药方法,该方法具有更好的安全性和有效性。晚期结直肠癌患者可采用奥沙利铂或伊立替康联合氟尿嘧啶进行治疗。转移性疾病患者建议采用靶向治疗。

所有Ⅲ期和部分高风险的Ⅱ期结肠癌患者推荐治疗方案为 FOLFOX 方案(氟尿嘧啶 + 亚叶酸钙 + 奥沙利铂)。FOLFOX 也是转移性结肠癌的一线治疗方案。急性神经毒性(对冷刺激敏感)和累积神经毒性(周围神经病变)是该方案典型不良反应,为剂量限制性毒性。研究发现几种药物配比不同的混合方式可减轻该不良反应。

伊立替康还可提高基于氟尿嘧啶治疗方案的有效性。弹丸注射氟尿嘧啶和亚叶酸钙与伊立替康(IFL)联合使用时可出现不可接受的高比例的严重不良反应,包括致死性腹泻。静脉滴注氟尿嘧啶、亚叶酸钙和伊立替康(FOLFIRI)是替代方案。伊立替康方案是转移性结肠癌的一线治疗方案,也可作为以奥沙利铂为基础的治疗失败后的二线用药。伊立替康的剂量限制性毒性是腹泻。急性腹泻的发生是由于胆碱能作用所致,最好给予抗胆碱能药进行治疗,如阿托品。迟发性腹泻是由于伊立替康及其主要活性代谢产物 SN - 38 的肝肠循环。迟发性腹泻应积极给予洛哌丁胺进

表 16 - 2 结直肠癌药物总结

药物	药物分类/作用机制	不良反应	其他注意事项
氟尿嘧啶	抗代谢类	骨髓抑制、黏膜炎、腹泻	输注给药较弹丸给药毒性低,DPD 缺乏时禁用
卡培他滨	抗代谢类	氟尿嘧啶样毒性、手足综合征	药物蓄积性肾损害,口腔护理,DPD 缺乏时禁用
奥沙利铂	铂类药物	急性冷敏感性、累积外周神经病变、过敏反应	间隔性使用奥沙利铂可降低神经毒性
伊立替康	拓扑异构酶Ⅰ抑制剂	急性和迟发性腹泻、脱水、严重的中性粒细胞减少	急性腹泻是由胆碱能介导的,迟发性腹泻是分泌型 随着血清胆红素升高,剂量应减少,UGT1A1 * 28 突变纯合子的患者应减少剂量
贝伐珠单抗	血管内皮生长因子(VEGF)抑制剂、人源单克隆抗体	出血、动脉血栓、破坏伤口愈合、胃肠道穿孔	治疗高血压和监测蛋白尿,出现不可控制的指标升高时,考虑调整剂量。手术后至少 4 ~ 6 周再开始治疗
西妥昔单抗	EGFR 抑制剂、嵌合单克隆抗体	输液反应、皮疹、镁流失	K - ras 基因突变导致肿瘤对 EGFR 抑制剂治疗不敏感
帕尼单抗	EGFR 抑制剂、完全的人源单克隆抗体	输液反应、皮疹、镁流失	K - ras 基因突变导致肿瘤对 EGFR 抑制剂治疗不敏感
阿柏西普	VEGF 抑制剂、可溶性重组融合蛋白	出血、动脉血栓、破坏伤口愈合、胃肠道穿孔	治疗高血压和监测蛋白尿,出现不可控制的指标升高时,考虑调整剂量。手术后至少 4 ~ 6 周再开始治疗
瑞戈非尼	VEGF 抑制剂、口服激酶抑制剂	肝毒性、出血、高血压、手足综合征	治疗前和治疗期间监测肝功能

行治疗,腹泻出现时给予洛哌丁胺 4mg,然后每 2 小时给予 2mg,直到腹泻消失后 12 小时。严重腹泻的患者需要住院进行补液并给予奥曲肽治疗。伊立替康也可引起严重的骨髓抑制。

口服卡培他滨代替氟尿嘧啶较为方便。目前大多数证据表明卡培他滨与氟尿嘧啶的治疗具有相似的功效,但其不良反应不同。卡培他滨引起肢端红肿症(PPE 或手足综合征)、胃肠道毒性和血小板减少的发生率较高。

靶向药物治疗是目前转移性和/或复发性结肠癌的标准治疗方案。贝伐珠单抗是第一个获批用于治疗转移性结肠癌的靶向药物,通过抑制肿瘤生物学中的重要步骤血管生成而发挥作用。其毒性包括伤口愈合延迟、出血及血栓并发症、高血压、蛋白尿和肠穿孔。表皮生长因子受体 1(EGFR1)靶向制剂,即西妥昔单抗和帕尼单抗,也具有生物活性,可作为转移性和/或复发性疾病的标准治疗方案的一部分。K - ras 基因突变的患者不能使用该类药物进行治疗,因为基因突变导致对 EGFR 靶向制剂耐药。EGFR1 靶向制剂通常可导致独特的痤疮样皮疹,但不是由细菌引起的。这种皮疹可以采用充分保湿、具有抗炎作用的四环素类药物及外用抗生素以预防双重感染,严重情况可使用糖皮质激素。不应使用如过氧化苯甲酰或类维生素 A 等干燥剂。西妥昔单抗也可引起输液反应,已有严重的和死亡的病例报道。该治疗也可能导致电解质紊乱,最常见的是低镁血症。建议定期监测镁、钾和钙。阿柏西普是一种可溶性重组融合蛋白,其作用机制类似于贝伐珠单抗,不良反应也与贝伐珠单抗相似。使用含奥沙利铂方案化疗失败的患者可选用 FOLFIRI 方案进行治疗。瑞戈非尼是一个口服激酶抑制剂,其单药可用于结肠癌三线或四线的治疗。瑞戈非尼的严重毒性包括潜在的致死性肝毒性、出血、高血压和手足综合征。

直肠癌

直肠癌通常采用手术、放射疗法(RT)和化疗的联合治疗。直肠癌的许多治疗方案都与结肠癌的治疗相同或相似,除了其强调放射治疗或放化疗作为治疗方案中的标准治疗模式。推荐术前进行 2~3 个月化疗,如需进行辅助化疗,可增加 4~6 个月化疗。治疗直肠癌的一个有效方法是在放疗的同时使用具有增敏作用的化疗药物,如氟尿嘧啶。

特殊注意事项

遗传药理学信息通过预测 CRC 治疗中的毒性或有效性,越来越多地用于指导 CRC 治疗方案的制订。伊立替康及其主要的活性代谢产物 SN38,主要通过 UGT1A1 的葡萄糖醛酸化过程消除,该基因的纯合突变体能够显著降低药物的清除率,从而导致严重的不良反应。同样,二氢嘧啶脱氢酶(DPD)缺乏可以预测氟尿嘧啶的不耐受性,该类患者禁用此类药物。目前不建议常规检测 UGT1A1 或 DPD 的基因多态性,对最佳适合检测的患者仍存在争议。K - ras 突变可预测对 EGFR 靶向药物西妥昔单抗和帕尼单抗耐药,对可能使用该类药物治疗的所有患者均应考虑进行检测。

另外,某些患者的 EGFR 过表达和低表达不能预测该类靶向药物的疗效。相反,副反应皮疹的发生可以较好地预测该类药物的疗效。

案例应用

1. JM,55 岁,非洲裔美国人,考虑进行结直肠癌筛查。他询问该年龄段推荐的筛查项目。下列哪项筛选最适合该患者?
   a. 胸部、腹部和骨盆的 CT/PET
   b. 直肠指检
   c. 软式乙状结肠镜检查
   d. 结肠镜检查
   e. 血液 CEA 检测

2. 以下哪项可能增加结直肠癌的风险? 选择所有正确的答案。
   a. 肥胖
   b. 遗传性非息肉病性结直肠癌(HNPCC)
   c. 激素替代疗法(HRT)
   d. 低膳食纤维
   e. 酗酒

3. 根据国家指南,筛查结直肠癌平均风险的推荐年龄是多少?
   a. 不晚于 21 岁
   b. 40 岁
   c. 45 岁

d.50 岁

4. 以下哪项是结肠癌的体征或症状? 选择所有正确的
答案。

　　a. 便秘

　　b. 腹痛

　　c. 体重减轻

　　d. 腹泻

5. 在一次常规结肠镜检查中,KG 被确诊为患有 I 期结肠
癌,其他方面均正常。目前没有任何症状,也没有任何
的癌症并发症。肿瘤科医生可能会建议他进行怎样的
治疗?

　　a. 新辅助化疗

　　b. 手术

　　c. 放射治疗

　　d. 辅助化疗

6. 在下列治疗方案中,哪一项是治疗 Ⅲ 期结肠癌推荐的一
线辅助治疗方案?

　　a. 氟尿嘧啶 + 亚叶酸钙

　　b. FOLFOX

　　c. FOLFIRI

　　d. IFL

　　e. 氟尿嘧啶 + 放疗

7. 关于结直肠癌的描述下面哪项是正确的? 选择所有正
确的答案。

　　a. 手术和其他局部治疗无效

　　b. 结肠癌首先转移至肝脏

　　c. 转移性肿瘤患者的生存比早期疾病恶化迅速

　　d. FOLFOX + / - 贝伐珠单抗可用于一线治疗

　　e. FOLFIRI + / - 贝伐珠单抗可用于一线治疗

8. 审核下列卡培他滨的处方,女性结肠癌患者,体重56kg,
身高165cm,(BSA = 1.6m²):

　　卡培他滨片剂(赛尼可)500mg。口服 4 粒,一日 2 次,饭
后 30 分钟服用。服用 14 天,间隔 7 天,每 21 天重复一
个周期。

　　数量:112 片;重复周期:2 次。

　　关于卡培他滨的处方项目哪些是正确的? 选择所有正
确的答案。

　　a. 服药频次

　　b. 给药途径

　　c. 关于食物的说明

　　d.14 天给药及间隔 7 天的用药方案

　　e. 药品名称

9. PL,男性,67 岁,有糖尿病(DM)和酗酒史。PL 正在接受
临床第七周期的奥沙利铂治疗。他目前在家里服用卡
培他滨。PL 的全血细胞计数(CBC)在正常范围内。在
输注奥沙利铂前,如果需要减少剂量或控制剂量,需要
检测哪项参数? 选择所有正确的答案。

　　a. 通过肌酐清除率推测肾功能

b. 通过谷草转氨酶(AST)、谷丙转氨酶(ALT)推测肝
功能

　　c. 总胆红素

　　d. 评估神经毒性副反应

10. BK 正在接受 FOLFOX 方案化疗。下列哪项因素可引
起急性奥沙利铂神经毒性加重,需要 BK 在短期内
避免?

　　a. 阳光直射

　　b. 冷

　　c. 热

　　d. 紧身服装

　　e. 采用非处方药物治疗痤疮

11. 以下哪项是贝伐珠单抗治疗可能发生的不良反应? 选
择所有正确的答案。

　　a. 低血压

　　b. 蛋白尿

　　c. 伤口愈合延迟

　　d. 出血和血栓事件

12. GW,男性,58 岁,转移性结肠癌,正在进行伊立替康和
西妥昔单抗的治疗。到达输液中心时,他主诉整个胸
部、面部都出现了"皮疹"。肿瘤科护士咨询你如何处
理该事件,你的建议应包含以下哪些内容? 选择所有
正确的答案。

　　a. 推荐他去咨询医生异维 A 酸,给他提供 FDA 批准的
医学指南,并解释 iPLEDGE 计划以降低出生缺陷

　　b. 推荐他在皮肤患处使用保湿乳液

　　c. 嘱患者使用防晒霜,因阳光直射会加重他的病情

　　d. 建议他询问医生有关四环素类的使用,如多西环素
或米诺环素

　　e. 消除患者的顾虑,告知他该副反应可能预示肿瘤对
该治疗方案反应阳性

13. 下列哪项结直肠癌的治疗方案,应重点关注其过敏
反应?

　　a. 伊立替康和贝伐珠单抗

　　b. 卡培他滨和奥沙利铂

　　c. 帕尼单抗和氟尿嘧啶

　　d. 奥沙利铂和西妥昔单抗

14. UGT1A1 * 28 突变可以导致怎样的药动学变化?

　　a. 降低氟尿嘧啶清除率

　　b. 增加氟尿嘧啶清除率

　　c. 降低伊立替康清除率

　　d. 增加伊立替康清除率

15. 以下哪项会增加氟尿嘧啶的毒性风险? 选择所有正确
的答案。

　　a. DPD 缺乏

　　b. K - ras 突变

　　c. 选择弹丸注射代替输注

　　d. 与亚叶酸钙合用

e. 加大剂量

16. 以下哪项商品名或缩写与他们的通用名相匹配？选择所有正确的答案。

a. 5 – FU = 氟尿嘧啶

b. CPT – 11 = 伊立替康

c. Elitek = 奥沙利铂

d. Vectibix = 帕尼单抗

e. Avastin = 贝伐珠单抗

17. 大多数癌症治疗采用体表面积计算给药剂量。下列哪种药物以 mg/m^2 计算剂量？选择所有正确的答案。

a. 氟尿嘧啶

b. 奥沙利铂

c. 伊立替康

d. 贝伐珠单抗

e. 西妥昔单抗

18. 下列哪些医疗措施是 Guaiac – Based 法粪便试验前应避免的？选择所有正确的答案。

a. 环丙沙星

b. 阿司匹林

c. 布洛芬

d. 塞来昔布

e. 直肠灌肠

19. 下列哪些治疗结直肠癌的药物是拓扑异构酶 I 抑制剂？选择所有正确的答案。

a. 卡培他滨

b. 奥沙利铂

c. 伊立替康

d. 氟尿嘧啶

20. 以下哪些治疗结直肠癌的单克隆抗体会导致电解质流失？

a. 氟尿嘧啶

b. 西妥昔单抗

c. 奥沙利铂

d. 帕尼单抗

要点小结

■ 定期进行结直肠癌筛查可以预防疾病和防止进展为晚期疾病。筛查方法有多种，但所有异常结果均应通过结肠镜检查进行确诊。

■ 结直肠癌的危险因素包括遗传倾向、肥胖、糖尿病、饮食和酒精摄入量。

■ 常规使用高剂量的阿司匹林和 NSAIDs 可以减少结直肠癌的发生率，但不会降低死亡率且用药风险显著。不建议进行一级预防。

■ 尽管激素替代疗法可以降低结直肠癌的发生率，但因其风险显著，不推荐使用这些药物用于结直肠癌一级预防。

■ 早期结直肠癌通常采用手术治疗。Ⅱ期结直肠癌可考虑使用辅助或新辅助化疗，而Ⅲ期疾病则推荐使用辅助或新辅助化疗。

■ 部分转移病灶可采用手术治疗或针对局部病灶的其他局部治疗。所有转移性结直肠癌患者均应接受全身性化疗。

■ 结肠癌和直肠癌的大多化疗方案中都包含氟尿嘧啶。

■ 亚叶酸钙可用来增强氟尿嘧啶的疗效，同时也会增加毒性。

■ 氟尿嘧啶静脉输注给药优于弹丸注射，可以减少毒性达到更好的疗效。

■ 奥沙利铂和伊立替康常与氟尿嘧啶联合用于结肠癌的治疗。

■ 用于 CRC 治疗的靶向药物的生物途径包括血管生成和 EGFR1。

■ 在结直肠癌中，可使用药物基因组学进行个体化治疗，以预测疗效和/或毒性。

参考文献

ChabnerBA, Bertino J, Cleary J, et al. Cytotoxic agents//Brunton LL, Chabner BA, Knollmann BC, et al. Good-man & Gilman'sThe Pharmacological Basis of Therapeutics. 12th ed. New York, NY：McGraw – Hill, 2011：chap 61.

Chu E, Sartorelli AC. Cancer chemotherapy//Katzung BG, Masters SB, Trevor AJ, et al. Basic & Clinical Pharmacology. 12th ed. New York, NY：McGraw – Hill, 2012：

chap 54.

Davis LE, Sun W, Medina PJ. Colorectal cancer//DiPiro JT, Talbert RL, Yee GC,et al. Pharmacotherapy: A Pathophysiologic Approach. 9th ed. New York, NY: McGraw – Hill, 2014: chap 107.

Levin B, Lieberman DA, McFarland B, et al. Screening and surveillance for the early detection of colorectal cancer and adenomatous polyps, 2008: a joint guideline from the American Cancer Society, the US Multi – Society Task Force on Colorectal Cancer, and the American College of Radiology. CA Cancer J Clin,2008, 58(3): 130 – 160.

NCCN Clinical Practice Guidelines in Oncology: Colon cancer. http://www. nccn. org. Accessed May 31, 2014.

Thomas MB, Hoff PM, Wolff RA. Colorectal cancer//Kantarjian HM, Wolff RA, Koller CA, et al. MD Anderson Manual of Medical Oncology. New York,NY: McGraw – Hill, 2006:chap 16.

第 17 章 皮肤黑色素瘤

Betty M. , Hansen Ho
译者 陈思颖 李亚

基础概述

黑色素瘤是一种严重的皮肤癌,黑色素瘤的生存率取决于疾病诊断的分期(表 17 – 1)。黑色素瘤起源于皮肤的表皮和真皮层以及眼睛脉络膜的黑色素细胞。黑色素细胞有助于黑色素的合成,黑色素是一种褐色素,使皮肤变成棕色或棕褐色,预防紫外线辐射对深层组织的伤害(如晒伤)。黑色素瘤是由皮肤黑色素细胞或已有的黑色细胞痣(痣)发生恶性的皮肤转移导致的。虽然黑色素瘤的发病原因尚不完全清楚,但已确定多项风险因素。黑色素瘤的风险因素包括黑色素瘤的个人史或家族史、存在多个非典型痣或发育不良痣、非黑色素瘤皮肤癌病史(例如基底细胞和鳞状细胞)以及免疫抑制。长时间内间歇性强紫外线照射可导致黑色素瘤发病率增加。

皮肤上的普通痣呈均匀的棕色、棕褐色或黑色斑,呈圆形或椭圆形,水平或突出状。痣的直径通常小于 6mm,大小、形状和颜色相同。但是,任何痣的大小、形状或颜色发生改变均是可疑的,需要由皮肤科医生进行评价。黑色素瘤的 ABCDE 规则是确定可疑病灶的有用工具。A 是不对称,痣的其中一半与另一半不相匹配;B 是边界不规则,痣的边缘通常不规则、模糊不清、参差不齐或有缺口;C 是颜色,痣的颜色不统一,可能呈现棕褐色或蓝黑色不同的色调,有时是红、紫、白等颜色混合;D 是直径,病灶直径通常大于 6mm,有时也存在小于 6mm 直径的病灶;E 是病灶发展或改变的特征。

黑色素瘤的分类

根据病变的位置和表现,黑色素瘤有不同的分类。浅表扩散性黑色素瘤是黑色素瘤中最常见的类型。病变发生是从原有的平痣,发展成不规则和不对称的痣开始。结节性黑素瘤是第二常见的黑色素瘤。结节性黑素瘤具有侵袭性、生长快速、病变颜色均匀的特点,通常位于头部、颈部和躯干。恶性雀斑样痣黑色素瘤多见于老年人面部,与其他黑色素瘤亚型相比,恶性雀斑样痣黑色素瘤不具有转移性。肢端雀斑样痣黑色素瘤是非洲裔、拉美裔和亚裔人群中最常见的黑色素瘤,多发生在手掌、脚底或甲床下方。葡萄膜黑色素瘤起源于脉络膜色素上皮细胞,多见于成人眼内,常见转移灶为肝脏。

诊断和分期

可疑性病灶应由皮肤科医生进行评估。可疑病灶的切除活检是诊断黑色素瘤的唯一途径。黑色素瘤运用美国联合委员会癌症(AJCC)TNM 分期系统进行分期,其中 T 代表肿瘤,N 代表累及淋巴结,M 代表转移。除了 TNM,前哨淋巴结活检也用于存在高复发风险的临床症状不明显的淋巴结转移患者的分期。影响分期的两个最重要的预后因素是 Breslow 肿瘤厚度和上皮表面是否存在溃疡。肿瘤厚度 ≥0.76mm 的患者应考虑进行前哨淋巴结活检。

表 17 – 1 黑色素瘤的分期及生存率

- 早期—局部疾病[a]
  - 原发肿瘤厚度 ≤1mm
    - 5 年生存率 >90%
  - 原发肿瘤厚度 >1mm
    - 5 年生存率 50% ~90%
- 晚期疾病
  - 淋巴结转移疾病
    - 5 年生存率 20% ~70%
  - 远处转移[b]
    - 5 年生存率 <10%

a. 占82% ~85%

b. 占2% ~5%

预防

美国癌症协会推荐的户外防晒措施包括：

1. 穿着衣服避免皮肤暴露于阳光下。长袖衬衫、长裙或长裤可提供最好的保护。深色服装的保护性能优于浅色服装。避免紫外线辐射最强的10:00AM—4:00PM间的阳光直射。

2. 戴至少有5~7cm边缘的帽子以避免如脖子、耳朵、眼睛、额头、鼻子和头皮在阳光下暴露。

3. 当皮肤暴露于阳光下时，使用防晒系数（SPF）≥15的防晒霜、润唇膏。在阳光暴晒前20~30分钟涂抹防晒霜，如果出汗或游泳时，每隔2小时或更频繁地重新涂抹。

4. 戴太阳镜保护眼睛，可避免至少99%的紫外线A和B的吸收。

其他的推荐包括避免使用日晒床或日光灯，每月自查皮肤以识别任何可疑点，高风险患者应每年由皮肤科医生进行临床检查。

治疗

黑色素瘤的治疗和管理要根据疾病的分期和累及范围。手术切除是早期黑素瘤治疗的主要手段。

黑色素瘤的辅助治疗

高剂量干扰素 α-2b 是 FDA 批准用于原发黑素瘤手术切除后的或有淋巴结转移的任何原发黑素瘤的辅助治疗。干扰素 α-2b 的剂量为 $20MU/m^2$ 静脉使用每周 5 次，持续 4 周，然后 $10MU/m^2$ 皮下注射每周 3 次，共持续 48 周。大多数患者（>80%）使用后出现类似流感的症状（例如发热、寒战、头痛、肌痛和关节痛）。预防给予解热药如对乙酰氨基酚或非甾体抗炎药（NSAID），减少发热、寒战的风险和严重程度。大剂量使用干扰素 α-2b 的其他不良反应包括乏力、纳差（可限制剂量）和神经精神症状（如抑郁、精神错乱和嗜睡）。此外，干扰素可引起骨髓抑制（如中性粒细胞减少症和血小板减少）、肝毒性和甲状腺疾病（甲状腺功能减退和亢进症）。治疗持续时间为 1 年，或直至疾病复发或出现不可耐受的毒性。

黑色素瘤的治疗

转移性黑色素瘤的治疗方案是基于患者的体能评分（PS）、分子类型、病变是否可切除以及是否存在远处转移来确定的。单药和联合化疗药物均已使用，但中位缓解时间仍很低（<1年）。最新研究表明，与化疗相比，免疫疗法的中位缓解时间增加，且毒性较低，可作为入选患者的治疗方案（表17-2）。

分子靶向制剂（表17-3）

威罗菲尼（Zelboraf）是一种新型口服的 BRAF 激酶抑制剂，FDA 批准其用于治疗转移性或不可切除的 BRAF V600E 突变（+）的黑色素瘤（表17-3）。持续使用威罗菲尼治疗直到疾病进展或出现不可耐受毒性。威罗菲尼的反应率是40%~50%，在开始治疗的数天至数周内即可观察到，中位缓解时间是5~6周。在中期分析中，威罗菲尼与达卡巴嗪相比，疾病死亡或疾病进展的相对风险减少74%。威罗菲尼相关的不良反应包括：

■ 最常见的是皮肤光敏反应，出现史-约综合征的患者需要中断治疗。

表 17-2 不可切除的转移性黑色素瘤患者的指南建议

分子靶向标志物	一线治疗	二线治疗	三线治疗	四线治疗
BRAF V600(+)w/PS 评分差和(+)未治疗的脑部转移	威罗菲尼、达拉菲尼或曲美替尼	白介素-2	易普利单抗	化疗
BRAF V600(+)w/PS 评分好和(-)脑部转移	白介素-2	易普利单抗	威罗菲尼、达拉菲尼或曲美替尼	化疗
BRAF V600(-)w/PS 评分好和已治疗的脑部转移	白介素-2	易普利单抗	化疗	
BRAF V600(-)w/PS 评分差和未治疗的脑部转移	易普利单抗	化疗		

表 17 - 3 口服激酶抑制剂的剂量和用药指南

药物	剂量	用药	贮藏	漏服
威罗菲尼（Zelboraf）	960mg，口服，一日 2 次（早晚间隔 12 小时）	整杯水送服，整片吞服，不受食物影响，不可压碎或咀嚼服用	室温下原容器内密闭保存	漏服可在下一次用药前 4 小时补服
达拉菲尼（Tafinlar）	150mg，口服，一日 2 次（早晚间隔 12 小时）	整杯水送服，整片吞服；饭前 1 小时或饭后 2 小时服用；不可破坏或压碎胶囊	室温下原容器内密闭保存	漏服可在下一次用药前 6 小时补服
曲美替尼（Mekinist）	2mg，口服，一日 1 次	整杯水送服，整片吞服；饭前 1 小时或饭后 2 小时服用；不可压碎或咀嚼服用	室温下原容器内密闭保存	漏服可在下一次用药前 12 小时补服

■ 皮肤鳞状细胞癌（中位发病时间为 6~8 周，可不中断治疗，并进行手术切除）、角化棘皮瘤和黑色素瘤均有报道。65 岁及以上且长时间日光曝晒及有皮肤癌史的患者发病率较高。

■ Q - Tc 间期延长，如果 Q - Tc 间期大于 500 毫秒考虑暂停治疗。监测和调节电解质，尤其是钾和镁。监测心电图基线，从初始治疗开始后，每 2 周重复一次，1~3 月进行一次临床评估。

■ 关节痛是治疗中最常见的非皮肤性不良反应。

达拉菲尼（Tafinlar）是一种口服的 BRAF 激酶抑制剂，FDA 批准其用于治疗 BRAF V600E 或 V600K 突变（ + ）的转移性或不可切除的黑色素瘤（表 17 - 3）。达拉菲尼可单药或联合曲美替尼（Mekinist）进行治疗。持续每天治疗直到疾病进展或出现不可耐受的毒性。达拉菲尼和达卡巴嗪的平均无进展生存期分别为 5.1 个月和 2.7 个月，其风险比（HR）为 0.30（95% 可信区间 0.18 ~ 0.51；P < 0.0001）。达拉菲尼相关的不良反应包括：

■ 轻度到重度的皮肤毒性。当达拉菲尼与曲美替尼联合使用时，其发生率升高。其症状包括皮疹、皮炎、痤疮样皮疹、肢端红肿症和红斑，继发性皮肤感染也有报道。皮肤毒性的中位发病时间为 35 天。根据症状的严重性，必要时进行减量、暂停治疗或停止治疗。

■ 发热反应和发热。当达拉菲尼与曲美替尼联合使用时，其发生率和严重性增加。初始使用达拉菲尼的中位发热时间为 11 天，而联合使用曲美替尼时的中位发热时间为 30 天。监测患者体温，出现重度发热反应时应中断治疗。视患者病情可考虑预防性使用退热剂（例如对乙酰氨基酚和/或 NSAIDs）。

■ 在使用达拉菲尼单药时，有报道出现皮肤鳞状细胞癌（中位发病时间约 9 周，可不中断治疗，并进行手术切除）和黑色素瘤。当与曲美替尼联合使用时，皮肤鳞状细胞癌的发病时间少于 19 ~ 28 周。当达拉菲尼与曲美替尼联合使用时，基底细胞癌的发生率也较高。

■ 当达拉菲尼与曲美替尼联合使用时，心肌病及 Q - Tc 间期延长的发生率增加。监测电解质、心电图基线，必要时整个治疗期间均应监测。

■ 当达拉菲尼与曲美替尼联合使用时，静脉血栓（DVT 和 PE）的发病率增加。监测临床症状，出现复杂的危及生命的 PE 时停止治疗。

■ 使用达拉菲尼治疗时可出现关节痛、疲劳和头痛。

曲美替尼（Mekinist）是 MEK 抑制剂，FDA 批准其单药或联合达拉菲尼用于治疗 BRAF V600E 或 V600K 突变（ + ）的转移性或不可切除的黑色素瘤（表 17 - 3）。曲美替尼是选择性的、可逆的丝裂原细胞外激酶（MEK）抑制剂，可激活 BRAF 的下游通路。目前 NCCN 指南推荐，曲美替尼用于不能耐受 BRAF 抑制剂的 BRAF V600 突变（ + ）患者；既往用过 BARF 抑制剂发生疾病进展的患者不建议使用曲美替尼进行治疗。持续使用曲美替尼治疗直到疾病进展或出现不可耐受的毒性。

近期，FDA 批准曲美替尼和达拉菲尼联合使用。此方案更强地抑制了 MAPK 通路并提高了 BRAF V600 突变（ + ）疾病的治疗效果。曲美替尼的不良反应与达拉菲尼相似，与达拉菲尼联合使用时，不良反应发生率增加。

免疫靶向制剂

易普利单抗(Yervoy)是一种单克隆抗体,作用于细胞毒性T淋巴细胞抗原-4(CTLA-4)受体,直接针对黑素瘤产生免疫反应。FDA批准易普利单抗用于治疗不能手术切除的或转移性黑色素瘤患者。易普利单抗静脉给药每次3mg/kg,持续90分钟以上,每3周一次,治疗4个周期。总中位生存期为10个月,三年生存率为20.8%。与大多数免疫治疗一样,治疗反应可能会延迟,在观察到治疗疗效和疾病稳定之前可能会出现短暂的疾病进展。据报道易普利单抗与达卡巴嗪联合治疗并没有提高疗效,反而肝毒性增加,因此临床上不推荐使用。易普利单抗的不良反应包括:

- 易普利单抗最常见的不良反应是免疫相关性小肠结肠炎(如腹泻)。出现该不良反应的中位时间为开始治疗后6~7周。中度的非感染性小肠结肠炎(腹泻≤6次)应给予止泻药进行治疗。对于严重腹泻的患者,静脉给予大剂量糖皮质激素[如甲强龙1~2mg/(kg·d)]直至症状消退,然后维持治疗至少1个月,以避免症状加重。出现中度和重度小肠结肠炎时应考虑支持治疗。

- 严重的周围运动神经病变。监测体征和感觉及运动神经病变的症状。出现中度神经病变考虑支持治疗。对于严重的神经病变,应停止治疗,必要时静脉给予大剂量糖皮质激素[如甲强龙1~2mg/(kg·d)]。

- 内分泌紊乱(如垂体功能低下、肾上腺皮质功能减退、性腺功能减退和甲状腺功能低下)。出现的中位时间为开始治疗后11周。监测症状和体征,对于有症状的患者,给予大剂量糖皮质激素或激素替代疗法进行治疗。

- 严重的免疫介导的肝炎。治疗前监测肝功能并评估肝毒性症状。出现严重肝毒性应考虑停止治疗,初始给予大剂量糖皮质激素,并逐渐减少,持续治疗一个月或更长时间。如果转氨酶在使用激素类药物后48小时内没有降低,可加用吗替麦考酚酯。

白细胞介素-2(IL-2,Prokukin)FDA批准用于转移性黑素瘤的治疗。IL-2静脉给药60万U/kg,每8小时一次,最多给药14次;9天后重复,每疗程共给药28次。IL-2可引起流感样症状,预防使用解热药可能会减少症状的发生。血管或毛细血管渗漏综合征是高剂量使用IL-2时观察到的

剂量限制性毒性。血管或毛细血管渗漏综合征表现为体重增加、腹水、心律失常、低血压、少尿和胸腔积液。早期干预使用多巴胺1~5μg/(kg·min)维持肾灌注,最大限度地减少肾毒性。其不良反应还有骨髓抑制(如中性粒细胞减少、贫血和血小板减少)、可逆的肝毒性、神经精神症状(如嗜睡、谵妄和混乱)。在治疗期间推荐进行连续的神经系统、心脏和肺功能监测。避免同时使用:

- 非甾体抗炎药,因为其可能会增加毛细血管渗漏综合征的风险。

- 降压药,因为IL-2可增强降压药物的作用。

- 糖皮质激素,由于糖皮质激素对免疫系统具有抑制作用,可能会降低的IL-2的抗肿瘤作用。

单药化疗

达卡巴嗪(DTIC)是一种烷化剂,FDA批准其用于治疗转移性的黑色素瘤。达卡巴嗪采用静脉滴注(IVPB)给药150~250mg/m²,第1~5天给药,每3~4周一次。单药达卡巴嗪的有效率是15%~25%,有效持续时间为3~6个月。达卡巴嗪的不良反应包括:

- 骨髓抑制(如白细胞减少症和血小板减少症)是剂量限制性毒性。

- 严重的恶心和呕吐,达卡巴嗪为高致吐化疗药。

- 在使用达卡巴嗪前30~60分钟,建议应用5-HT₃受体拮抗剂和糖皮质激素进行止吐治疗。

- 流感样症状(如发热、寒战、全身不适、肌痛和关节痛)。

- 注射部位的局部疼痛及烧灼感。

- 外渗风险(外渗可能导致注射部位周围出现严重的组织坏死)。

- 伴有肝细胞坏死和肝静脉血栓形成的肝毒性。

替莫唑胺(Temodar)是一种口服烷化剂,结构类似于达卡巴嗪。与达卡巴嗪相比,替莫唑胺的特点是可穿透血脑屏障。替莫唑胺和达卡巴嗪具有相似的有效率。替莫唑胺口服200mg/(m²·d),持续5天;每28天重复一次,共给药12周期。剂量限制性的骨髓抑制(如白细胞减少症和血小板减少症)与替莫唑胺的使用剂量相关。替莫唑胺为中度致吐药,建议使用前给予止吐药,以减少恶心和呕吐的风险。替莫唑胺还可引起疲劳、头痛、

肝转氨酶轻度升高和光敏感性。

其他化疗药物如紫杉醇（Taxol）和多西他赛（Taxotere）也用于转移性黑素瘤的治疗；但是其有效率相对较低（6%～18%）。

联合化疗和生物化疗

随着毒性较小、疗效较好的分子靶向治疗和免疫治疗的出现，联合化疗和生物化疗已不再被认为是标准治疗。虽然应用这些方案可提高转移性黑色素瘤治疗的有效性，但其毒性增加，整体生存获益可疑，因此在临床实践中的应用受限。

达卡巴嗪已被用于 Dartmouth 联合化疗方案（达卡巴嗪 220mg/m^2，IVPB，d1～3 天，卡莫司汀 150mg/m^2，IVPB d1 天，每隔一个周期一次，顺铂 25mg/m^2，IVPB，d1～3 天，他莫昔芬口服 10mg，一天两次，每 3 周重复）。研究表明达卡巴嗪与 Dartmouth 化疗方案的有效率相似，但是，联合给药组的副作用较高。其他联合化疗方案如 CVD（顺铂、长春碱和达卡巴嗪）也用于转移性黑色素瘤的治疗，然而，使用 CVD 与单药达卡巴嗪相比，并没有生存优势。最常用的生物化疗方案是 CVD 方案联合 IL-2 和干扰素 α-2b。但是，在联合化疗中加入免疫治疗并没有提高有效率或总生存率，却增加了副作用。

后续护理

对于所有的黑色素瘤患者，无论其黑色素瘤所处阶段，推荐终身每年进行皮肤检查。随访监测的频率应个体化，并根据患者的危险因素、家族史、存在的发育不良痣和非黑色素瘤皮肤癌史决定。医疗保健专业人员应教育患者每月进行自我皮肤检查，发现可疑病变应该由医疗专业人员进行评估。

案例应用

1. AE，28 岁，女性，全科医生正在为她进行每年例行的检查。最近 AE 的哥哥在进行基底细胞癌的治疗。以下项是 AE 应该了解的与黑色素瘤相关的风险因素？选择所有正确的答案。
   a. 存在多个发育不良痣
   b. 存在遗传因素
   c. 皮肤白皙且容易晒伤
   d. 均匀的棕色痣

2. 以下哪项关于黑色素瘤亚型的描述是正确的？选择所有正确的答案。
   a. 表面扩散性黑色素瘤是最常见的黑色素瘤类型，其病变通常始于先前存在的痣
   b. 结节性黑色素瘤生长缓慢，其发展和扩散呈垂直增长模式
   c. 儿童较多出现雀斑样恶性黑色素瘤，其病变不易转移
   d. 葡萄膜黑色素瘤是罕见的下肢恶性肿瘤，其产生于脉络的膜色素上皮，易转移至肝脏

3. FB，女性，25 岁，经过 1 个月晒黑后，其皮肤出现暗斑和多种病变，现在皮肤科门诊接受初步的检查。下列哪项是用来识别和评价可疑病变的 ABCDE 规则的一部分？选择所有正确的答案。
   a. 不对称
   b. 边缘不规则
   c. 病变的颜色
   d. 病变的深度
   e. 病变的发展或变化特征

4. TS，男性，35 岁，在皮肤科门诊对上周确定的可疑病变进行诊断。哪项是确定诊断的最佳方法？
   a. 获得完整的临床检查、患者和家族的病史
   b. 获取完整的实验室数据，包括血液、电解质、肝功能检测和乳酸脱氢酶（LDH）
   c. 考虑表面正常皮肤 1～3mm 边缘的全层切除活检
   d. 考虑进行胸部 X 射线和 CT 扫描确认诊断

5. 根据美国癌症协会（ACS），预防和筛查黑色素瘤的建议是什么？选择所有正确的答案。
   a. 穿戴合适的防护衣，尽可能多地覆盖暴露的皮肤（即太阳眼镜、宽边帽子、长袖服装等）
   b. 使用 SPF≥15 的防晒乳液
   c. 避免上午 10 点到下午 4 点之间紫外线最强的阳光直射
   d. 避免使用晒黑床或太阳灯，尽量减少暴露的紫外线辐射

6. 下列哪种分子靶向标志物与转移性黑色素瘤的治疗相关？选择所有正确的答案。
   a. EGFR（+）突变
   b. *K*-ras 野生型
   c. BRAF V600（+）突变
   d. VEGF（+）突变
   e. ALK（+）突变

7. TN 是一位 54 岁的男性，被诊断出患有 Ⅳ 期转移性黑色素瘤。TN 的评分较高，没有并发症，被认为是进行免疫治疗的理想患者。下列哪项免疫治疗是 TN 应选择的治疗方案？
   a. 干扰素 α-2b
   b. 达卡巴嗪
   c. 卡莫司汀

d. 白介素 – 2(IL – 2)

e. 紫杉醇

8. 下列哪项可用于不能手术切除的黑色素瘤患者治疗的口服制剂？选择所有正确的答案。

　　a. 卡培他滨

　　b. 拉帕替尼

　　c. 厄洛替尼

　　d. 丙卡巴肼

　　e. 威罗菲尼

9. KT 是一位 45 岁的女性,被诊断出患有Ⅲ期黑色素瘤;现已进行肿瘤手术切除,但发现淋巴结(+)(4/10 的淋巴结)。临床正在讨论对 KT 进行辅助治疗。下列哪项是 KT 的最佳治疗方案？

　　a. 易普利单抗

　　b. 白介素 – 2(IL – 2)

　　c. 干扰素 α – 2b

　　d. 丙卡巴肼

　　e. 曲美替尼

10. DS 是一位 35 岁的男性,已被诊断出患有Ⅳ期不能手术切除的黑色素瘤,他在肿瘤科医办公室接受问诊并对第二次治疗使用易普利单抗进行评估。在 DS 接受治疗前应该监测哪些副反应？选择所有正确的答案。

　　a. 免疫介导的便秘

　　b. 免疫介导的结肠炎

　　c. 免疫介导的内分泌紊乱

　　d. 免疫介导的皮疹

11. CD 是一位 28 岁的女性,开始进行大剂量干扰素 α – 2b 的免疫治疗。下列哪项是干扰素相关的副反应。选择所有正确的答案。

　　a. 流感样症状,需要用药前给予退热药

　　b. 疲劳

　　c. 抑郁

　　d. 嗜睡和混乱

12. HM 是一位 52 岁的男性,被诊断出患有 BRAF V600E 突变(+)的不能切除的黑色素瘤。累及中枢神经系统(CNS)未接受治疗,其体力评分较差。下列哪些治疗方法对 HM 是合适的？

　　a. 白介素 – 2(IL – 2)

　　b. 替莫唑胺

　　c. 威罗菲尼

　　d. 达卡巴嗪

　　e. 易普利单抗

13. LG 是一位 40 岁的女性,她正与肿瘤科专家讨论使用威罗菲尼进行治疗。以下哪项是威罗菲尼在治疗不可切除黑色素瘤时相关的副作用？选择所有正确的答案。

　　a. 关节痛

　　b. 皮肤鳞状细胞癌

　　c. Q – Tc 间期延长

　　d. 光敏性

14. 以下哪项是激酶抑制剂联合方案批准用于不能手术切除或转移性 V600E 或 V600K 突变黑色素瘤的治疗方案？

　　a. 易普利单抗 + 达卡巴嗪

　　b. 白介素 – 2 + 替莫唑胺

　　c. 干扰素 α – 2b + 替莫唑胺

　　d. 达拉菲尼 + 曲美替尼

15. GD 是一位 68 岁的女性,被诊断出有不能切除的晚期黑色素瘤。在她与肿瘤科医生讨论后,GD 决定开始使用达卡巴嗪进行化疗。对于不能切除的黑色素瘤使用单药治疗时,下列哪项是 FDA 批准的达卡巴嗪的正确剂量？

　　a. 在第 1 天和第 15 天给予 375mg/m² ,IV PB,每 28 天重复一个周期

　　b. 20MU/m² ,IV PB,每周 5 次,持续 4 周,然后用 10MU/m² 皮下注射,每周 3 次,持续 48 周

　　c. 在第 1~5 天给予 250mg/m² ,IV PB,每 21 天重复一个周期

　　d. 每 8 小时给予 600 000U/kg,IV PB,最多给予 14 次;9 天后重复,每个疗程共给药 28 次

　　e. 口服 150mg/m² 持续 5 天,每 28 天重复一个周期

16. PF 是一位 42 岁的男性,最近切除了Ⅲ期黑色素瘤,正在临床讨论其辅助治疗方案。当使用单药辅助治疗黑色素瘤时,下列哪项是 FDA 批准的干扰素 α – 2b 的正确剂量？

　　a. 在第 1 天和第 15 天给予 375mg/m² ,IV PB,每 28 天重复一个周期

　　b. 20MU/m² ,IV PB,每周 5 次,持续 4 周,然后用 10MU/m² 皮下注射,每周 3 次,持续 48 周

　　c. 在第 1~5 天给予 250mg/m² ,IV PB,每 21 天重复一个周期

　　d. 每 8 小时给予 600 000U/kg,IV PB,最多给予 14 次;9 天后重复,每个疗程共给药 28 次

　　e. 口服 150mg/m² 持续 5 天,每 28 天重复一个周期

17. WK 是一位 36 岁的男性,被诊断出患有不可切除的 BRAF V600E(+)黑色素瘤。他非常健康且无并发症。WK 正在肿瘤科接受白细胞介素 – 2 的治疗。当使用单药治疗不能切除的黑色素瘤时,下列哪项是 FDA 批准的白细胞介素 – 2 的正确剂量？

　　a. 在第 1 天和第 15 天给予 375mg/m² ,IV PB,每 28 天重复一个周期

　　b. 20U/m² ,IV PB,每周 5 次,持续 4 周,然后用 10U/m²

皮下注射,每周 3 次,持续 48 周

c. 在第 1~5 天给予 250mg/m², IV PB,每 21 天重复一个周期

d. 每 8 小时给予 600 000U/kg, IV PB,最多给予 14 次;9 天后重复,每个疗程共给药 28 次

e. 口服 150mg/m² 持续 5 天,每 28 天重复一个周期

18. RC 是一位 47 岁的男性,被诊断出患有 Ⅳ 期不能手术切除的黑色素瘤,他正在医院接受大剂量白细胞介素 –2(IL–2)的治疗。选择与 IL–2 相关的可导致低血压和减少器官灌注的副反应。

a. 毛细血管渗漏综合征

b. 骨髓抑制

c. 贫血

d. 肝毒性

e. 谵妄

19. 将下面的口服激酶抑制剂按毫克的剂量排序,从低剂量到高剂量排序。

无序选项	排序结果
威罗菲尼	
达拉菲尼	
曲美替尼	

20. 以下哪些口服激酶抑制剂应该用水整片吞服,不咀嚼或压碎? 选择所有正确的答案。

a. 威罗菲尼

b. 达拉菲尼

c. 曲美替尼

d. 达卡巴嗪

要点小结

■ 黑色素瘤是一种严重的皮肤癌。

■ 风险因素包括黑色素瘤的个人或家族病史、遗传因素、非典型性发育不良痣、非黑色素瘤的皮肤癌病史和免疫抑制患者。

■ 如果必须在室外,应采取防晒安全措施,如穿着防晒服和使用 SPF15 或 SPF 更高的防晒霜。

■ 黑色素瘤的 ABCDE 规则用于鉴别任何可疑病变的临床特征。

■ 活检是确认黑色素瘤诊断的唯一途径。

■ 结局和生存率都取决于诊断时疾病的分期;如果黑素瘤在早期诊断,预后是最好的,其 5 年生存率在 90% 以上。

■ 影响分期和预后的两个最重要的预后因素是 Breslow 肿瘤厚度和是否存在上皮溃疡。

■ 分子标志物 BRAF V600 E 或 V600K 突变已确认与黑色素瘤相关。

■ 高剂量的干扰素 α–2b 是目前仅有的 FDA 批准用于黑色素瘤的辅助治疗药物。

■ 易普利单抗是用于转移性或不可切除的黑色素瘤患者的免疫治疗,这类患者的评分较差,且不能接受 IL–2 的治疗;使用易普利单抗治疗会出现免疫介导相关的不良事件,需要在治疗前进行连续监测。

■ 维罗非尼和达拉菲尼都是 BRAF 激酶抑制剂,FDA 批准其用于治疗 BRAF V600E 或 V600K 突变(+)的转移性或不可切除的黑色素瘤。

■ 曲美替尼是一种 MEK 抑制剂,FDA 批准其用于治疗 BRAF V600E 或 V600K 突变的转移性或不能切除的黑色素瘤。

■ 近期 FDA 批准曲美替尼联合达拉菲尼用于转移性或不可切除的黑色素瘤的治疗,联合治疗较强地抑制 MAPK 通路,并改善 BRAF V600 突变(+)患者的预后。

■ 目前 NCCN 指南推荐使用曲美替尼治疗 BRAF V600 突变(+)且不能耐受 BRAF 抑制剂的患者;已使用过 BRAF 抑制剂治疗且疾病进展的患者不能使用曲美替尼进行治疗。

■ 达卡巴嗪单药化疗仍然被认为是转移性黑色素瘤治疗的标准方案。

■ 替莫唑胺用于晚期或转移性或不可切除的黑色素瘤的治疗,并具有与达卡巴嗪相似的有效率。

■ 高剂量的白介素 –2 用于治疗体力评分高的转移性黑色素瘤患者;IL–2 治疗相关的许多严重副反应需要进行连续监测。

■ NCCN 指南推荐黑色素瘤患者无论病变分期,需终身进行每年的皮肤检查。

参考文献

Chabner BA. General principles of cancer chemotherapy//
Brunton LL, Chabner BA, Knollmann BC, et al. Good-
man & Gilman's The Pharmacological Basis of Therapeu-
tics. 12th ed. New York, NY: McGraw – Hill, 2011:
chap 60.

Chabner BA, Bertino J, Cleary J, et al. Cytotoxic agents//
Brunton LL, Chabner BA, Knollmann BC, et al. Good-
man & Gilman's The Pharmacological Basis of Therapeu-
tics. 12th ed. New York, NY: McGraw – Hill, 2011:
chap 61.

Chu E, Sartorelli AC. Cancer chemotherapy//Katzung BG,
Masters SB, Trevor AJ, et al. Basic & Clinical Pharma-
cology. 12th ed. New York, NY: McGraw – Hill, 2012:
chap 54.

Coit DG, Andtbacka R, Bichakjian CK, et al. Melanoma:
clinical practice guidelines in oncology. JNCCN, 2009,
7: 250 – 275.

O'Bryant CL, Poust JC. Melanoma// DiPiro JT, Talbert RL,
Yee GC, et al. Pharmacotherapy: A Pathophysiologic
Approach. 9th ed. New York, NY: McGraw – Hill,
2014: chap 116.

第 18 章 | 白血病

David L. DeRemer

译者 赵文娜 张抗怀

基础概述

急性淋巴细胞白血病

白血病是儿科常见的恶性肿瘤,急性淋巴细胞白血病(ALL)的病因尚未清楚。约低于 5% 的患者是由于基因遗传性疾病(唐氏综合征或布卢姆综合征)或者暴露于电离辐射以及化疗试剂中引起。在 B 细胞和 T 细胞发育过程中,各个环节出现异常都会影响完整免疫系统的形成。在急性淋巴细胞白血病中,B 细胞和 T 细胞的祖细胞在形成过程中发生突变,导致其恶性增殖和克隆扩增。

患者表现为乏力、发热、消瘦、心悸、皮肤瘀斑、瘀点、骨痛及淋巴结肿大,多数症状代表着恶性细胞取代了正常造血细胞。患者还可能会出现电解质紊乱比如高钾血症、高磷血症、高尿酸血症和低钙血症,引起肿瘤溶解综合征(TLS)。患者体格检查会发现肝脏和脾脏肿大以及纵隔肿块。白细胞增多(WBC > 30 000 ~ 50 000/μL)表示预后差,尤其是 B 系 - ALL。其他因素包括年龄(> 30)、免疫分型(B 系较差)、费城染色体阳性(Ph +)、中枢神经系统疾病(CNS)也表示预后较差。

ALL 通过评估全血细胞分类计数、凝血功能、骨髓穿刺和活检、腰椎穿刺来诊断。骨髓样本可以进一步进行细胞化学、免疫表型以及细胞遗传学检查,应进行腰椎穿刺以评估中枢神经系统(CNS)受累情况。

治疗

治疗的主要目标是诱导并维持完全缓解(CR)。通过诱导缓解治疗,儿童 CR 率可达到 96% ~ 99% ,成人可达到 78% ~ 93% 。儿童 ALL 的治疗分为诱导、巩固、临时强化、延迟强化和维持治疗。成人 ALL 的治疗分为诱导、巩固和维持治疗。CNS 治疗应贯穿治疗的各个阶段。鞘内注射治疗包括甲氨蝶呤和阿糖胞苷,可单独使用或联合使用。T - ALL 患者 CNS 发病率增加,应全身使用高剂量的甲氨蝶呤使其穿透至 CNS。多种强化化疗方案可使成人 ALL 受益。治疗 ALL 的具体药物总结见表 18 - 1。

特殊人群

ALL 患者中,约 5% 的儿童和 30% 的成人为费城染色体阳性(Ph +)疾病。这些患者可口服酪氨酸激酶抑制剂(TKIs)联合传统化疗进行治疗。儿童患者无标准治疗方案,因此这类患者将被纳入临床试验且需严格遵照协议。由于成人 ALL 治疗方案的毒性,减少成人患者(55 ~ 65 岁)剂量可能是必要的。老年患者很少能达到 CR,其治疗目标在于控制白血病并维持可接受的生活质量。

急性髓系白血病

急性髓系白血病(AML)的发病率随着年龄的增长而增加,典型的老年患者居多,且多为男性。危险因素包括电离辐射、苯以及细胞毒类化疗药物,特别是烷化剂和拓扑异构酶Ⅱ抑制剂与 AML 的发病相关。AML 源于白血病细胞系,其恶性增殖导致更多的基因突变,基因突变导致急性 AML,使其不能正常发育成中性粒细胞、血小板以及红细胞。

AML 的临床表现是非特异性的,表现为正常造血细胞的生成减少。患者常表现为以疲劳和体温升高为特征的感染症状,其他症状还包括消瘦、劳力性呼吸困难、出血和瘀斑、骨关节痛、牙龈肿大及头痛。与 ALL 不同的是,AML 很少引起中枢神经系统受累,但常引起代谢和电解质紊乱。患者表现为高尿酸血症、高钾血症及高磷血症。[通过全血细胞分类计数(CBC)可以区分贫血、血小板减少、白细胞减少或白细胞增多(20% 的患者白细胞会增多)]。

点击 http://www.mhpharmacotherapy.com/上的评论标签,查看完整的书籍参考资料,同时可获得两次可评分的互动练习测试。

表 18 – 1 治疗 ALL 的常用药物

药物	分类	给药方式	不良反应
门冬酰胺酶（大肠杆菌菌株）	其他	肌内注射/静脉给药/皮下注射	过敏反应、凝血功能障碍（凝血酶原时间增加）、抑郁、疲劳、高血糖、胰腺炎、血栓形成
环磷酰胺	烷化剂	静脉给药	脱发、出血性膀胱炎、生殖能力受损、骨髓抑制、恶心、呕吐、继发性恶性肿瘤
阿糖胞苷	抗代谢药	静脉给药/鞘内注射	小脑功能障碍、结膜炎、腹泻、骨髓抑制、肺水肿、恶心、呕吐
柔红霉素	拓扑异构酶Ⅱ抑制剂	静脉给药	脱发、心脏毒性、尿液变色、外渗、骨髓抑制、恶心、呕吐、继发性恶性肿瘤
多柔比星	拓扑异构酶Ⅱ抑制剂	静脉给药	脱发、心脏毒性、尿液变色、外渗、骨髓抑制、恶心、呕吐、继发性恶性肿瘤
巯嘌呤	抗代谢药	口服	高胆红素血症、肝脏转氨酶升高、肝内胆汁淤积、骨髓抑制
甲氨蝶呤	抗代谢药	静脉给药/鞘内注射	静脉给药:急性肾功能衰竭、皮肤病、腹泻、肝毒性、生育能力受损、黏膜炎、神经毒性。鞘内注射或者高剂量的甲氨蝶呤:头痛、肢体运动麻痹、脑神经麻痹、癫痫发作
强的松	糖皮质激素	口服	库欣综合征、糖尿病、水肿、失眠、情绪波动、肌病、骨质疏松症、食管溃疡、伤口愈合障碍
长春新碱	抗微管剂	静脉给药	脱发、便秘、麻痹性肠梗阻、中枢神经系统抑制、外渗、周围神经病变注意:严禁鞘内注射,否则会引起严重的神经系统毒性甚至死亡

AML 的诊断检查包括全血细胞分类计数、凝血功能、外周血涂片检查和骨髓穿刺活检术。可根据细胞化学和免疫学来确定白血病的分型（髓系或者淋巴系）。细胞遗传学可判断染色体异常情况以辅助疾病诊断和预后。

治疗

明确诊断后应立刻开始治疗。治疗分为三个阶段:诱导、缓解、复发/难治性疾病。诱导治疗的目标是获得完全缓解（CR）,恢复正常造血功能。所谓 CR 是指血小板计数 > 100 000/mm³,中性粒细胞计数 > 1000/mm³,骨髓原始细胞 < 5%。诱导后获得 CR 的患者预后较好。在过去的 30 年,诱导治疗主要是联合应用阿糖胞苷与蒽环类抗生素（柔红霉素或伊达比星）。常用的方案为"7 + 3",即阿糖胞苷（第 1 ~ 7 天 100mg/m²）和伊达比星（第1 ~ 3 天 12mg/m²）联合使用。对于 60 岁及以上合并严重并发症的患者,预后差,不适合使用7 + 3方案,这些患者可能受益于支持性护理或者研究性治疗。

缓解治疗包括多个周期的高剂量的阿糖胞苷（HDAC）。阿糖胞苷的最佳剂量（g/m²）及使用周期仍存在争议。常见用法为每周期 6 ~ 18g/m²,治疗 3 ~ 4 个周期。HDAC 的毒副作用包括小脑功能障碍、肺水肿、心包积液以及结膜炎。因肾功能不全与小脑功能障碍的发生相关,因此在使用 HDAC 期间,应密切监测患者肾功能。不能获得 CR 的患者,难治/复发的治疗方法是可用的。阿糖胞苷可单独应用或与氟达拉滨、米托蒽醌、依托泊苷或安妥明联合应用。复发治疗的应答率在 10% ~ 50% 之间,并且通常持续时间很短。患者进行自体或异体干细胞移植的效果取决于患者的年龄和细胞遗传学危险因素（好、中、差）。治疗 AML 时可采用靶向治疗。吉妥珠单抗（Ozogamicin）是一种抗 CD33 人源单克隆抗体,适用于 60 岁及以上且非移植候选人的患者。约 80% 的 AML 患者在白血病细胞中出现 CD33 抗原表达。然而,基于吉妥珠单抗的安全性且缺乏临床获益的考虑,美国 FDA 在 2010 年 6 月宣布将其撤回。新的靶向疗法及免疫疗法正在研究中。

在 AML 患者中大约有 10% 属于急性早幼粒细胞白血病（APL - 或者 AML - M3）。一般,APL 预后较其他 AML 亚型好。APL 患者应根据风险状况接受维 A 酸联合蒽环类或三氧化二砷治疗,而非标准的 7 + 3 诱导治疗。维 A 酸（全反式维 A

酸或 ATRA)用法为口服,45mg/m² 分两次饭后服用。启动维 A 酸治疗后,需监测患者分化综合征(DS,又称为维 A 酸综合征)。DS 临床表现包括呼吸窘迫、胸腔积液、肺浸润以及发热。这种综合征可能是致命的;应立即给予患者地塞米松,每 12 小时 10mg,连续治疗 3~5 天以改善症状,降低死亡率。在此期间应暂停使用维 A 酸,待症状改善后再继续使用。患者可口服维 A 酸 ±6-巯基嘌呤和甲氨蝶呤。

特殊注意事项

支持治疗和监测对于急性白血病患者来说非常重要。白细胞计数高的患者更容易患肿瘤溶解综合征(TLS)。利尿消肿对于预防和治疗 TLS 至关重要。TLS 的主要特征包括尿酸增加、高磷血症、高钾血症、低钙血症、血肌酐增加和尿量减少。患者需服用别嘌醇以防止尿酸形成。而高尿酸血症患者则需使用拉布立酶。拉布立酶禁用于葡萄糖 -6-磷酸脱氢酶缺乏症(G6PD)。

根据患者的临床指征输注血小板和红细胞。此外,建议给予中性粒细胞长期减少的患者进行预防性抗菌药物治疗。老年患者应考虑使用细胞集落刺激因子(非格司亭、沙格司亭)以减少住院周期。

慢性淋巴细胞白血病

在美国,慢性淋巴白血病(CLL)是最常见的白血病类型。中位年龄在 65~75 岁的老年人发病率较高。CLL 的病因不详,目前尚无证据表明电离辐射、化学物质或病毒性肿瘤导致 CLL。CLL 被认为起源于 CD5+B 淋巴细胞的增殖。大多患者诊断时无临床症状,有症状的患者表现为淋巴结肿大,其他症状还包括脾大、肝大、发热、盗汗、感染频率增加。实验室检查可显示淋巴细胞增多、贫血、血小板减少及低丙种球蛋白血症。诊断方法包括体格检查、实验检查包括 CBC、骨髓活检、免疫学及细胞遗传学检查。

治疗

CLL 是不可治愈的,治疗目的包括缓解病情和延长生存期。CLL 的标准治疗包括一段时间的等待观察期直至疾病进展(例如 WBC 增高、淋巴结肿大、脾大症状)。早期治疗并没有导致生存获益。晚期疾病(Rai stages Ⅲ~Ⅳ)的治疗是必要的,以期获得疾病的缓解。传统细胞毒性化疗和单克隆抗体治疗均为有效的治疗选择。

细胞毒性化疗

嘌呤类似物是治疗 CLL 的有效药物。尤其是,氟达拉滨单药使用和联合使用均有效。单药治疗时,氟达拉滨用法为每日一次,连用 5 天,静脉使用。氟达拉滨的不良反应包括骨髓抑制、免疫系统和神经系统毒性。氟达拉滨单药使用可增加感染风险,与其他免疫抑制剂或细胞毒性药物联用时风险增加。因此,应告知患者预防感染的方法。感染风险高的患者应接受 PCP、抗真菌及抗病毒药物预防治疗。也可选择口服烷化剂(环磷酰胺和苯丁酸氮芥)进行治疗,但疗效较氟达拉滨差。与单药氟达拉滨相比,氟达拉滨联合静脉环磷酰胺可获得较好的总生存期和 CR 率。烷化剂苯达莫司汀与其他烷化剂交叉耐药性低,推荐单药作为一线治疗或联合使用用于复发性疾病的治疗。苯达莫司汀的不良反应包括骨髓抑制、皮肤反应、感染、输液反应以及 TLS。

单克隆抗体

利妥昔单抗是一种嵌合单克隆抗体,与 B 淋巴细胞上的 CD20 表面抗原特异性结合。利妥昔单抗单药使用,每周一次,有一定的临床效果,通常用于联合方案中。利妥昔单抗的不良反应包括输液反应、TLS、流感样症状、皮疹及全血细胞减少。据报道,利妥昔单抗联合化疗可导致患者乙型肝炎再激活。因此,建议患者在开始使用利妥昔单抗治疗之前进行乙肝筛查。

阿仑单抗是一种人源单克隆抗体,可与 B 淋巴细胞和 T 淋巴细胞上的 CD52 表面抗原特异性结合。该药物可引起严重的输液反应。输注阿仑单抗前 30 分钟应给予患者对乙酰氨基酚和苯海拉明。由于静脉使用可引起严重输液反应,有些研究者尝试采用皮下注射以改善其输液反应。其他不良反应还包括全血细胞减少、发热、寒战、低血压以及免疫抑制。使用阿仑单抗治疗的患者感染风险显著增加,因此建议患者除了进行适当的预防性抗真菌治疗以外,还应在完成阿仑单抗治疗后进行至少两个月的卡氏肺孢子虫肺炎（PCP）及疱疹病毒预防性治疗。使用阿仑单抗后有巨细胞病毒（CMV）再激活的报道，建议密切监测并提前治疗。阿仑单抗常作为二线治疗药物，但特殊患者人群可作为一线治疗药物。2013年，奥滨尤妥珠单抗被批准与苯丁酸氮芥联合用于未接受过治疗的 CLL 患者。与利妥昔单抗相同，建议患者在使用 Obinutuzumab（奥滨尤妥珠单抗）前进行乙肝检测并在用药期间密切监测。

联合治疗

研究表明，对于未接受过治疗的患者，氟达拉滨、环磷酰胺和利妥昔单抗（简称 FCR）三种药物合用治疗效果优于氟达拉滨和环磷酰胺（简称 FC）两种药物合用。利妥昔单抗与多种药物合用均有临床获益。也可以选择阿仑单抗与氟达拉滨或利妥昔单抗联合应用。选择治疗方案时应考虑的因素包括并发症、年龄（≥70）以及细胞遗传学因素。

特殊注意事项

恰当的支持治疗对 CLL 患者是非常必要的。建议低丙球蛋白血症患者发生反复感染尤其是带荚膜微生物感染时，每月静脉使用免疫球蛋白（IVIGs）0.3～0.5g/kg。应调整给药剂量使血清 IgG 水平约为 500mg/dL。患者需每年接种一次流感疫苗，每五年接种一次肺炎链球菌疫苗，除此之外，如无药物毒性反应患者还需预防性应用上述抗菌药物。

慢性髓细胞白血病

慢性髓细胞白血病（CML）是一种骨髓异常增殖性疾病，约占成人白血病的 15%，中位发病年龄为 66 岁。该病是由于 9 号染色体与 22 号染色体长臂的遗传物质相互易位而引起的，被称为费城染色体（Ph+）。染色体易位形成 BCR - ABL 融合基因，该基因能够编码具有酪氨酸激酶活性的蛋白质，激活的酪氨酸激酶可触发多个下游信号通路，从而导致细胞增殖。约 90% 的 CML 患者及 15% 的 ALL 患者存在 BCR - ABL 基因。

患者通常无症状，偶然被确诊。然而，有些患者出现早期饱腹感、乏力、体重减轻、盗汗、出

血或淤伤/挫伤等症状。体格检查可发现患者出现脾大和肝大。CML 包括慢性期（CP）、加速期（AP）、急变期（BP）三个临床分期。临床分期标准包括外周血和骨髓中的原始细胞数量、外周嗜碱性粒细胞增多、血小板减少、克隆演变、脾大以及贫血。初始评估推荐进行体格检查、CBC、血小板计数、骨髓穿刺和活检以及细胞遗传学检查分析。

治疗

以往 CML 的治疗方法包括白消安、羟基脲、干扰素联合疗法以及异体造血干细胞移植。伊马替尼是一种口服的酪氨酸激酶抑制剂，作用靶点为 BCR - ABL 融合基因，该药的 Ⅲ 期临床试验显示疗效优于干扰素 - α + 阿糖胞苷。伊马替尼是目前治疗慢性期 CML 的一线药物，且应答率持久。但 BCR - ABL 激酶的基因突变可导致不同机制的伊马替尼耐药。第二代络氨酸激酶抑制剂（如达沙替尼、尼洛替尼、波舒替尼）的出现为此类患者提供了新的治疗选择。不能耐受伊马替尼的患者或伊马替尼耐药的患者使用这三种第二代 TKIs 是获益的。此外，ENESTnd 和 DASISION 的数据支持达沙替尼和尼洛替尼作为 CML - CP 患者的一线治疗药物。BELA 实验证实波舒替尼对于 CML - CP 患者有效，但其胃肠道毒性发生率高。到目前为止，T315I 突变可导致对所有可获得的 TKIs 产生耐药，患者需寻找同种异体干细胞移植或参加临床试验进行有效治疗。2012 年 2 月，普纳替尼被 FDA 批准用于 T315I 基因突变的患者，但临床试验和上市后的不良反应监测数据表明其具有心血管系统毒性，如引起心肌梗死、血栓以及中风。FDA 将继续监测该药的获益及风险。表 18 - 2 对几种络氨酸激酶抑制剂进行了对比。高三尖杉酯碱用法为皮下注射，是两种及以上 TKIs 耐药或不能耐受的 CML - CP 或 AP 患者的一种新治疗选择。进行疾病监测是必要的，可评估目前治疗的疗效及监测疾病的复发。目的包括获得血液学缓解（血细胞计数正常）、细胞遗传学缓解（Ph + 细胞数量减少）以及分子生物学缓解［通过逆转录酶聚合酶链反应（RT - PCR）检测 BCR - ABL 转录定量减少］。

表 18－2　BCR－ABL 络氨酸激酶抑制剂的比较

	剂量	治疗	不良反应	药物相关	禁忌证
伊马替尼 (Gleevec)	口服 400~800mg/d	CML－CP,AP,BP Ph+ALL	心脑血管,腹泻,水肿,骨髓抑制,呕吐,皮疹	CYP3A4 的底物和抑制剂	无
达沙替尼 (Sprycel)	口服 100~140mg/d	CML－CP,AP,BP Ph+ALL	腹泻,水肿,骨髓抑制,胸腔积液,皮疹	CYP3A4 的底物	无
尼洛替尼 (Tasigna)	300~400mg 每天两次, 口服	CML－CP,AP	胆红素和脂肪酶升高,低钾血症,低钙血症,转氨酶升高,骨髓抑制,皮疹,Q－T 期延长	CYP3A4 的底物, CYP3A4,2C8, 2C9,2D6 抑制剂	低钾血症, 低镁血症, Q－T 间期长
波舒替尼 (Bosulif)	口服 500mg/d	CML－CP,AP,BP	腹泻,呕吐,血小板减少,呕吐,腹痛,皮疹,贫血	CYP3A4 的底物	无
普纳替尼 (Iclusig)	口服 45mg/d	CML－CP,AP,BP 或者对 TKI 治疗 无效的 Ph+ALL	高血压,心律不齐,胰腺炎,神经病变,皮疹,骨髓抑制,腹痛	CYP2C8,CYP2D6, CYP3A4 的(少数) 底物	无

缩写:CP,慢性期;AP,加速期;BP,急变期

特殊注意事项

　　CML 的治疗药物非常昂贵,各类药物每年的费用大约如下:甲磺酸伊马替尼($92 000),达沙替尼($123 000),尼洛替尼($115 000),波舒替尼($118 000),普纳替尼($138 000),高三尖杉碱酯($28 000－诱导期,每疗程$14 000－维持治疗)。对于无参保的患者,药师会鼓励和协助患者纳入企业赞助的患者援助项目。医保患者的自费比例可能较高,可寻求财政支持。药师应注意监测患者的用药依从性。

　　应综合考虑患者的特殊情况,进行个体化治疗。有高血压、吸烟、心血管疾病及慢性阻塞性肺病史的患者可优选尼洛替尼,以预防出现胸腔积液。充血性心力衰竭或 Q－T 间期延长导致的左心室功能不全的患者,服用尼洛替尼和达沙替尼时应进行重点监测。因尼洛替尼可使糖尿病患者和高血糖症患者的病情加剧,因此需对其进行密切监测。

案例应用

题目 1~6,以患者 JL 为案例。

1. JL,男性,47 岁,白种人,向主治医生主诉近两周来持续出现乏力和高热。CBC 检查显示患者 WBC 为 35 000U/L,血细胞严重减少(血小板为 30 000U/L)。患者被诊断出患有急性髓细胞白血病(AML－M4)。初始诱导治疗包括以下哪些?
   a. 米托蒽醌
   b. 阿糖胞苷 + 伊达比星
   c. 阿糖胞苷 + 伊马替尼
   d. 门冬酰胺酶

2. 医生如果问你如何防止患者 JL 出现肿瘤溶解综合征(TLS)? 选出下列正确的建议。
   a. 开始使用别嘌醇
   b. 治疗电解质紊乱
   c. 加强水化
   d. 减少水化

3. 肿瘤溶解综合征的特征包括下列哪些?
   a. 低钙血症,低尿酸血症,高钾血症
   b. 高磷血症,高钾血症,高尿酸血症
   c. 高钙血症,高钾血症,低镁血症
   d. 低钾血症,高磷血症,低尿酸血症

4. JL 经过诱导治疗后达到了完全缓解。下个月他会到你的机构去接受高剂量的阿糖胞苷(HDAC)治疗以巩固病情,你得到下列数据:第 1、3、5 天,阿糖胞苷 3000mg/m² 静脉注射,每 12 小时一次;患者特征:约高 183cm,重 75kg。下列哪个是针对 JL 的正确的用药建议?
   a. 第 1、3、5 天,阿糖胞苷 5850mg 静脉注射
   b. 第 1、3、5 天,阿糖胞苷 5850mg 静脉注射,每 12 小时一次
   c. 第 1、3、5 天,阿糖胞苷 5550g 静脉注射
   d. 第 1、3、5 天,阿糖胞苷 5550mg 静脉注射,每 12 小时一次

5. 阿糖胞苷应存放在下列哪类生物安全柜(BSC)中?

　　a. 垂直层流,一级

　　b. 垂直层流,二级

　　c. 水平层流,二级

　　d. 水平层流,一级

6. 在接受高剂量的阿糖胞苷治疗之前,应告知 JL 该药存在下列哪种毒副反应?

　　a. 输液反应,麻痹性肠梗阻,心脏毒性

　　b. 小脑毒性,外周神经系统,输液相关反应

　　c. 恶心,外周神经系统,眼睛毒性

　　d. 小脑毒性,恶心,眼睛毒性

7. 一位近期被诊断出患有急性早幼粒细胞性白血病(APL)的患者开始接受维 A 酸治疗,每天服用两次,每次 40mg。在接受初始治疗 48 小时之后,患者出现发热、呼吸困难及呼吸窘迫。需要即刻采取下列哪种措施以治疗患者明显出现的分化综合征(DS)?

　　a. 地塞米松

　　b. 对乙酰氨基酚

　　c. 苯海拉明

　　d. 肾上腺素

题目 8~10,以患者 MJ 为病例。

8. MJ,男性,55 岁,非裔美国人,近期被诊断出患有急性淋巴细胞白血病(ALL)。他的医生建议先接受一个疗程的 CAVD(环磷酰胺、长春新碱、多柔比星、地塞米松)治疗。下列哪个是多柔比星的正确使用剂量?

患者特征:高 175cm,重 82kg

显著的实验室检查结果:Scr 1mg/dL,总胆红素 2.5mg/dL。

药物用量建议:CrCl <50mL/min:无须调整剂量;血清胆红素 1.2~3mg/dL:用量减半;血清胆红素 3.1~5mg/dL:用量为 1/4。

治疗方案:

第 1~3 天,环磷酰胺 300mg/m² 静脉注射,每 12 小时一次。

第 1~3 天,美司钠 300mg/m² 连续静脉滴注。

第 4~11 天,长春新碱 2mg 静脉注射。

第 4 天,多柔比星 50mg/m² 静脉注射 24 小时以上。

第 1~4 天及第 11~14 天,地塞米松 40mg 口服。

　　a. 50~mg 多柔比星静脉注射 24 小时以上

　　b. 100~mg 多柔比星静脉注射 24 小时以上

　　c. 75~mg 多柔比星静脉注射 24 小时以上

　　d. 100~mg 多柔比星静脉推入

9. 第 1~3 天,MJ 接受完环磷酰胺治疗后为什么还要使用美司钠?

　　a. 预防环磷酰胺出现的肾毒性

　　b. 预防化疗诱发的恶心和呕吐

　　c. 预防中性粒细胞减少性发热

　　d. 减少环磷酰胺引起的出血性膀胱炎的发生率

10. MJ 马上要接受 CNS 预防性治疗,选出下列适合鞘内注射且比较安全的药物。

　　a. 阿糖胞苷

　　b. 甲氨蝶呤

　　c. 长春新碱

　　d. 长春花碱/长春碱

11. 你是一名肿瘤科的药师,一位正在接受儿童 ALL 治疗的家长和他的孩子正在向你咨询。该患者会加入到美国儿童肿瘤协作组(COG)协定中,你需要同患者就门冬氨酸酶的下列哪种不良反应进行讨论?

　　a. 高血糖

　　b. 过敏风险

　　c. 可能出血

　　d. 脱发

题目 12~16,以患者 TA 为案例。

12. TA,男性,59 岁,近期被诊断为 CLL 三期。患者主诉近日来淋巴结出现肿痛和淤伤。医生建议他先进行 6 个疗程的氟达拉滨 + 利妥昔单抗治疗。选出下列适合作为 CLL 患者使用氟达拉滨后预防性治疗的药物。

　　a. 依诺肝素

　　b. 磺胺甲噁唑/甲氧苄啶

　　c. 泮托拉唑

　　d. 甲硝唑

13. TA 到达肿瘤科门诊,开始首次接受利妥昔单抗治疗。下列哪些不良反应需先告知患者?选出所有正确的答案。

　　a. 乙肝被重新激活

　　b. 输液相关反应

　　c. 肿瘤溶解综合征

　　d. 流感样症状

14. 下列哪些有关单抗隆抗体利妥昔单抗(美罗华)的叙述是正确的?

　　a. 人源性,靶向治疗 CD33⁺ 骨髓细胞

　　b. 嵌合体,靶向治疗 CD20⁺ B 细胞

　　c. 人源性,靶向治疗 CD52⁺ 淋巴细胞

　　d. 嵌合体,靶向治疗 CD33⁺ 骨髓细胞

15. 患者 TA 接受完 6 个疗程的 FR(氟达拉滨 + 利妥昔单抗)治疗后病情又出现复发,医生欲使用阿仑单抗(Campath)作为治疗的二线药物。患者使用阿仑单抗应注意下列哪些问题?选出所有正确的答案。

　　a. 预防性抗真菌治疗

　　b. 预防性抗疱疹病毒治疗

　　c. 使用培非司亭(Neulasta)用于中性粒细胞减少

　　d. 使用对乙酰氨基酚和苯海拉明

16. 对于反复感染的 CLL 患者比如 TA 来说,下列哪些药

可以推荐使用？选出所有正确的答案。

a. 每年注射流感疫苗

b. 每月注射免疫球蛋白（当血清 IgG <400mg/dL）

c. 每五年注射肺炎疫苗

d. 每年注射肺炎疫苗

题目 17~21，以患者 MH 为案例。

17. MH，女性，52 岁，患者主诉两周前身体状况一直良好，但近两周持续出现乏力、夜间盗汗以及早起后饱腹感。她的 PCP 实验室检查结果显示：WBC 52 000/mm^3，血小板 140 000/mm^3，血红蛋白 12.3g/dL。患者告诉肿瘤科医生她已经做过骨髓活检。

细胞遗传学检查：+ 易位（9;22）

诊断：慢性髓细胞白血病（CML）

下列哪个是批准用于治疗 CML 的一线药物？

a. 异基因干细胞移植

b. 干扰素 - α + 阿糖胞苷

c. 伊马替尼

d. 舒尼替尼

18. MH 的病情目前被认定处于慢性期（CP - CML）。下列哪些 BCR - ABL 抑制剂是 FDA 指定的用于治疗 CP - CML 的药物？

a. 只有伊马替尼

b. 只有伊马替尼和达沙替尼

c. 伊马替尼、达沙替尼以及尼洛替尼

d. 伊马替尼、达沙替尼、尼洛替尼以及厄洛替尼

19. 选出尼洛替尼的商品名。

a. Tasigna

b. Sprycel

c. Gleevec

d. Nexavar

20. MH 的肿瘤科医生欲让她开始每日口服达沙替尼 100mg 治疗她的疾病。MH 目前失业而且是自费治疗。他们试图诉求于平价医疗法案机构，但是目前他们没有资金来源。于是 MH 抵达你的药房进行咨询，下列哪个是最好的办法？

a. 指示患者用现金支付

b. 让患者回去找医生换其他药物

c. 帮患者联系药品生产企业申请加入患者援助计划

d. 指示患者等待平价医疗法案机构的申请结果，延迟治疗

21. 下列哪些有关达沙替尼的不良反应需告知患者？选出所有正确的答案。

a. 胸腔积液

b. 瘀血

c. 脱发

d. 乏力

22. 下列哪个 BCR - ABL 抑制剂使用时需要严格监测患者的 Q - T 间期？

a. 伊马替尼

b. 达沙替尼

c. 尼洛替尼

d. 波舒替尼

要点小结

■ 治疗的主要目的是诱导并维持一个完全缓解（CR）。

■ 治疗儿童 ALL 分为几个阶段：诱导，巩固，中期维持，延迟强化以及维持。成人 ALL 的治疗分为诱导，巩固以及维持。

■ 许多化疗药物对成人 ALL 非常有效。

■ 在 ALL 治疗的各个阶段都应该实行 CNS 治疗。鞘内注射的药物有甲氨蝶呤和阿糖胞苷，这两种药物可以单独使用也可以联合使用。T - 细胞型 ALL 患者 CNS 病发率较高，因此需要系统使用大剂量的甲氨蝶呤使其充分作用到 CNS 中。

■ AML 一旦被确诊就应该立刻开始治疗。治疗分为三个阶段：诱导，缓解后，复发/难治。诱导治疗的目的在于达到一个完全缓解，使血象恢复正常。

■ AML 的诱导治疗包括阿糖胞苷和蒽环类（柔红霉素或伊达比星）联合应用。常见的是"7 + 3"即阿糖胞苷（第 1 ~ 7 天 100mg/m^2）+ 伊达比星（第 1~3 天 12mg/m^2）。

■ 缓解后治疗包括几个疗程的高剂量的阿糖胞苷治疗（HDAC）。

■ 患者一般会使用 6 ~ 18g/m^2 阿糖胞苷 3 ~ 4 个疗程。HDAC 的不良反应包括小脑功能障碍、肺水肿、心包积液及结膜炎。服用 HDAC 期间应密切监测患者的肾功能，因为肾功能障碍与小脑功能障碍息息相关。

■ 对于不能达到一个完全缓解的 AML 患者来说,可进行复发和难治性治疗。可单独使用阿糖胞苷治疗或者与氟达拉滨、米托蒽醌、依托泊苷或安妥明联合应用。

■ 开始服用维 A 酸以后,需监测患者维 A 酸综合征(又称为分化综合征,DS)。DS 表现为呼吸困难、胸腔积液、肺浸润以及发热,这种病症可致人死亡;因此一旦出现患者需即刻静脉注射 10mg 的地塞米松,每 12 小时一次,连续 3~5 天以减轻症状,减少死亡率。

■ CLL 是不可治愈的,因此治疗的目的主要是缓解病情延长患者生存期。CLL 的标准治疗可能包括一段时间的观察等待,直到疾病出现进展(例如,出现 WBC 增高、淋巴结肿大、脾大等症状)。

■ 伊马替尼是目前治疗慢性期 CML 的一线药物,该药反响目前良好。然而,BCR - ABL 络氨酸激酶的突变使得有些患者通过不同机制对伊马替尼产生耐药性,这类患者可选择使用第二代络氨酸激酶抑制剂(如达沙替尼、尼洛替尼、波舒替尼)。

参考文献

Chabner BA, Barnes J, Neal J, et al. Targeted therapies: tyrosine kinase inhibitors, monoclonal antibodies, and cytokines//Brunton LL, Chabner BA, Knollmann BC, et al. Goodman & Gilman's The Pharmacological Basis of Therapeutics. 12th ed. New York, NY: McGraw - Hill, 2011:chap 62.

Chabner BA, Bertino J, Cleary J, et al. Cytotoxic agents. In: Brunton LL, Chabner BA, Knollmann BC, eds. Goodman & Gilman's The Pharmacological Basis ofTherapeutics. 12th ed. New York, NY: McGraw - Hill; 2011: chap 61.

Chu E, Sartorelli AC. Cancer chemotherapy. In: Katzung BG, Masters SB, Trevor AJ, eds. Basic & Clinical Pharmacology. 12th ed. New York, NY: McGraw - Hill; 2012:chap 54.

Fausel CA, Kiel PJ. Chronic leukemias. In: DiPiro JT, Talbert RL, Yee GC, Matzke GR, Wells BG, Posey L, eds. Pharmacotherapy: A Pathophysiologic Approach. 9th ed. New York, NY: McGraw - Hill; 2014:chap 112.

Seung A. Acute leukemias. In: DiPiro JT, Talbert RL, Yee GC, Matzke GR, Wells BG, Posey L, eds. Pharmacotherapy: A Pathophysiologic Approach. 9th ed. New York, NY: McGraw - Hill; 2014:chap 111.

第 19 章 | 实体器官移植

Jeong M. Park

译者 廉江平 张抗怀

基础概述

排斥反应是实体器官成功移植的主要障碍。实体器官移植后可能会发生三种类型的移植排斥反应：抗体介导的排斥反应、急性细胞排斥反应和慢性排斥反应。抗体介导的排斥反应由针对供体血管内皮细胞上抗原的抗体介导，通常发生在患者接受 ABO 血型不相容或交叉配型阳性的器官移植术中或术后数天之内。尽管通过避免不匹配的移植或降低接受者对供体特异性抗体的敏感性可以预防此类排斥反应，但是对抗体介导的排斥反应的治疗仍具有挑战性。急性细胞排斥反应是最常见的一种排斥反应，经过恰当的诊断和及时的治疗通常是可逆的。急性细胞排斥反应是抗原呈递细胞呈递的同种异型抗原激活同种异型反应性 T 细胞后一系列免疫反应的结果。细胞毒性 T 细胞可浸润移植器官，直接导致组织损伤，而辅助性 T 细胞产生的细胞因子可导致后续免疫反应和炎症反应。虽然急性细胞排斥反应可发生在器官移植后的任何时间，但还是以移植后的最初几个月风险最高。急性细胞排斥反应作为慢性排斥反应的重要预测指标，它的预防和治疗是最重要的。慢性排斥反应的确切病因尚不清楚。移植器官纤维化和动脉疾病是一个缓慢的过程，它所导致的移植器官功能障碍通常在移植数年后才出现。急性细胞排斥反应可以通过药物进行治疗，而出现慢性排斥反应只能进行再次移植。

排斥反应的症状和体征是移植部位的非特异性疼痛和压痛、发热、疲倦。如果不及时治疗，排斥反应将导致临床症状明显的器官功能障碍。排斥反应的确诊有赖于移植器官的组织活检结果。

排斥反应的预防

免疫抑制治疗

在过去的 30 年里，免疫抑制在预防实体器官

移植后急性细胞排斥反应方面的研究进展使得患者和移植器官的存活率都得到了显著提高。实体器官移植后的免疫抑制目标是预防移植排斥反应和尽量减少不必要的副作用，如感染、恶性肿瘤和药物毒副反应。为了实现这一目标，通常使用不同作用机制的免疫抑制药物低剂量联合用药方案。当前最主要的维持期免疫抑制方案（"三联药物疗法"）包括钙调磷酸酶抑制剂（他克莫司或环孢霉素）、抗代谢药（霉酚酸或硫唑嘌呤）和糖皮质激素（表 19－1）三类药物。最常见的初始治疗方案由他克莫司、吗替麦考酚酯和泼尼松组成。通常上述药物在移植后的最初数周给予较高剂量，随着急性细胞排斥反应风险的降低，用药剂量也逐渐减少。对于一些特殊的患者，除了维持期免疫抑制治疗外，也可在移植时使用抗体诱导药物（抗胸腺细胞球蛋白或巴利昔单抗）。与不进行诱导相比，抗体诱导治疗可以减少急性细胞排斥反应的发生率。为了进一步减少免疫抑制治疗的不良反应，在部分特殊的患者中，可以使用激素和钙调磷酸酶抑制剂－备用方案（包括贝拉西普或哺乳动物雷帕霉素靶蛋白抑制剂）。

糖皮质激素

糖皮质激素是最早用于三联疗法的药物，可以抑制炎症反应和免疫激活。其免疫抑制可作用于免疫活化的全过程，包括抗原呈递细胞的抗原呈递，白细胞介素（如 IL－1、IL－2、IL－6）和肿瘤坏死因子 α（TNFα）等细胞因子的释放，以及后续的淋巴细胞增殖。通常在移植后初期使用较高药物剂量，然后逐步递减。根据激素治疗的剂量和疗程不同，其副作用也存在差异。高剂量时，患者会出现包括头痛、情绪障碍、失眠乃至精神错乱等神经毒性，电解质紊乱和体液潴留，糖耐量异常，白细胞增多等。这些副作用的严重程度会随着剂量的减少而降低。长期使用糖皮质激素会导致库欣综合征，如生长抑制、骨质疏松症、肌肉萎缩、皮

肤脆弱和脂肪代谢障碍。由于这些副作用与糖皮质激素的使用相关,部分特殊的患者采用停用或不用激素的免疫抑制方案也可取得较好的效果。

钙调磷酸酶抑制剂(他克莫司或环孢霉素)

钙调磷酸酶抑制剂是三联疗法的基础用药。钙调磷酸酶是一种磷酸酶,能对活化 T 细胞核因子(NFAT)去磷酸化,而这种核因子是 T 细胞产生细胞因子时必需的转录因子。通过抑制钙调磷酸酶,环孢霉素(环孢素 - 亲环蛋白复合物)和他克莫司(FKBP12 - 他克莫司蛋白复合物)可抑制淋巴细胞活化因子 IL - 2 的合成。

在 20 世纪 80 年代早期,环孢霉素(Sandimmune)的使用显著地改善了患者和移植器官存活率。这种早期治疗方案的疗效高度依赖于胆汁酸吸收的能力,导致了患者个体间和个体内的药代动力学差异。新改进的环孢霉素产品(Neoral 和 Gengraf)改善了患者个体差异的影响,使药物吸收更稳定;但是,由于肠道代谢导致的患者个体间药代动力学差异并未得到改善。值得注意的是,不同的环孢素制剂其作用结果并不等效,因此不同的制剂不能随意进行替换。

他克莫司(Prograf),也被称为 FK506,是另一种钙调磷酸酶抑制剂,广泛用于各种类型的实体器官移植。自 20 世纪 90 年代早期 FDA 批准使用以来,其临床应用稳步上升。一些多中心随机对照试验和荟萃分析对他克莫司和环孢霉素进行了对比,结果表明:使用他克莫司的患者不仅急性排斥反应发生率低,且移植器官的存活率更高;但是,患者移植后糖尿病的发生与使用他克莫司之间有相关性。

表 19 - 1 实体器官移植常用的免疫抑制剂

药物	商品名	常规剂型	剂型			适应证			TDM	REMS
			IV	PO	口服液	诱导期	维持期	ACR		
钙调磷酸酶抑制剂										
环孢素	Sandimmune	X	X	X	X		X		X	
环孢素(改良)	Neoral Gengraf	X		X	X		X		X	
他克莫司	Prograf Hecoria	X	X	X			X		X	
他克莫司(缓释)	Astagraf XL		X				X		X	
抗代谢药物										
硫唑嘌呤	Imuran	X	X	X			X			
吗替麦考酚酯	CellCept	X	X	X			X			X
麦考酚钠	Myfortic	X	X				X			X
糖皮质激素										
泼尼松	Deltasone	X		X	X		X			
甲泼尼龙	Solu - Medrol	X	X	X	X	X	X	X		
mTOR 抑制剂										
西罗莫司	Rapamune	X		X	X		X		X	
依维莫司	Zortess		X				X		X	
共刺激阻断剂										
贝拉西普	Nulojix	X					X			X
IL - 2 受体阻滞剂										
巴利昔单抗	Simulect	X				X				
抗胸腺细胞免疫球蛋白										
兔 ATG	Thymoglobulin	X				X		X		
马 ATG	Atgam	X				X		X		

缩写:ACR,急性细胞性排斥反应;ATG,抗胸腺细胞免疫球蛋白;IL - 2,白介素 - 2;IV,静脉注射;mTOR,哺乳动物雷帕霉素靶蛋白;PO,口服;REMS,风险评估和减低策略;TDM,治疗药物监测
每种药物的剂型和适应证用 X 标识

由于上述两种钙调磷酸酶抑制剂药代动力学的变异性和治疗窗范围狭窄（中毒浓度和有效浓度之间的区域很小），因此进行治疗药物监测是必要的。通常情况下，在早晨用药前进行谷浓度监测，并且根据器官移植的类型、移植后时间、联用的免疫抑制药物、排斥反应史和并发症的不同确定不同的药物浓度目标范围。钙调磷酸酶抑制剂的药代动力学影响因素包括口服生物利用度差、血浆蛋白结合率高（环孢素对脂蛋白、他克莫司对白蛋白和 α₁ - 糖蛋白）、广泛存在于肝脏和肠道内的由细胞色素 P450 3A（CYP3A）主导的代谢，同时它还是包含 P - 糖蛋白在内的多种药物转运蛋白的底物。

作为同一类药物，各种钙调磷酸酶抑制剂具有类似的不良反应。常见的和重要的不良反应有肾毒性、电解质紊乱（高钾血症和低镁血症）、高血压和神经毒性（通常表现为震颤或头痛）。这些反应通常是剂量依赖性的且难以诊断，尤其是对肾移植患者而言更是如此，因为钙调磷酸酶抑制剂引起的肾毒性与肾移植排斥反应很难区分。环孢霉素特征性的不良反应包括高脂血症、高尿酸血症、多毛症和牙龈增生。他克莫司特征性的不良反应包括高血糖、脱发和腹泻。

钙调磷酸酶抑制剂的药物相互作用可分为两类：药代动力学的作用和药效学的作用。能够诱导或抑制 CYP3A 或 P - 糖蛋白的药物将会影响环孢素或他克莫司的血药浓度水平（表 19 - 2）。对于一些强效和速效抑制剂，如伏立康唑，需要提前对钙调磷酸酶抑制剂进行剂量调整。其他相对弱效的抑制剂，如氟康唑，也需要在密切监测血药浓度水平的同时联合使用。药效学相互作用包括合并使用具有肾毒性的药物导致肾毒性增加，如氨基糖苷类药物和非甾体抗炎药（NSAIDs）。钙调磷酸酶抑制剂也可抑制其他药物的代谢，如 HMG - CoA 还原酶抑制剂（他汀类药物），与环孢素合用时将会增加肌病和横纹肌溶解症的发生风险。

抗代谢药物（硫唑嘌呤、吗替麦考酚酯或麦考酚钠）

硫唑嘌呤

硫唑嘌呤（Imuran）是早期的抗代谢药，通常作为三联免疫抑制方案的组成部分，或类风湿关节炎等疾病的治疗。随着特异性更强的麦考酚酸类药物的使用，尽管硫唑嘌呤还用于移植患者怀孕时其他致畸性更强的免疫抑制剂的替代方案，但是它在实体器官移植中已不常使用。硫唑嘌呤是一种前体药物，在体内很快转化为 6 - 巯基嘌呤，然后再转化为活性代谢物 6 - 硫代鸟嘌呤核苷酸。6 - 硫代鸟嘌呤核苷酸干扰 DNA 和 RNA 的补救和从头合成途径，从而导致非特异性的细胞周期停滞在 G2 - M 期。白细胞减少、贫血和血小板减少是其常见副作用，通常存在剂量依赖性。硫唑嘌呤其他不常见的副作用包括肝毒性、胰腺炎和脱发。

麦考酚酸衍生物

在体内，吗替麦考酚酯（CellCept）和麦考酚钠（Myfortic）转换为麦考酚酸（MPA）。MPA 可抑制次黄嘌呤单核苷酸脱氢酶（IMPDH），而后者是嘌呤从头合成途径中所需要的酶。由于淋巴细胞无法利用补救途径合成嘌呤，因此 MPA 衍生物能够选择性抑制淋巴细胞的增殖。MPA 在体内的清除主要是经过肝脏的葡萄糖醛酸化和肾脏排泄，这一过程中存在肝肠循环。使用 MPA 衍生物时不应同时给予含铝或镁的抗酸剂（给药时间间隔 2 小时）或树脂，如考来烯胺，以免导致 MPA 血药浓度降低。MPA 衍生物常见的副作用是胃肠道反应，如腹泻，骨髓抑制导致的全血细胞减少，但与硫唑嘌呤相比程度较轻。麦考酚钠是一种肠溶缓释制剂，初上市时制造商宣称其具有较低的

表 19 - 2　合并用药对环孢素、他克莫司、西罗莫司和依维莫司血药浓度的影响

增加浓度	降低浓度
钙离子通道阻滞剂	利福平
地尔硫䓬	苯妥英
维拉帕米	卡马西平
尼卡地平	圣约翰草（草花）
唑类抗真菌药	
酮康唑	
伏立康唑	
伊曲康唑	
氟康唑	
大环内酯类抗生素	
克拉霉素	
红霉素	
葡萄柚（食物）	

胃肠道副作用。然而,这种优势在三期临床试验中表现并不显著。在治疗时,720mg 麦考酚钠与1000mg 吗替麦考酚酯等效。

MPA 衍生物与早期妊娠流产和先天畸形风险的增加有关,并受到 FDA 风险评估和缓减策略(REMS)关注。对具有生育能力的女性患者,应当告知其妊娠风险,当计划怀孕时应进行咨询,患者在整个治疗期间以及停用吗替麦考酚酯 6 周内,必须采取恰当的避孕措施。在开始使用麦考酚酸前,需要先进行孕检,用药 8 ~ 10 天后需要进行常规随访。

mTOR 抑制剂(西罗莫司和依维莫司)

西罗莫司(Rapamune)和依维莫司(Zortress)通过阻滞细胞周期的 G1 期抑制淋巴细胞增殖。其在临床实践中最大的效用是可以减少钙调磷酸酶抑制剂剂量。与钙调磷酸酶抑制剂相比,mTOR 抑制剂肾毒性较小。但是,mTOR 抑制剂可导致高胆固醇血症、高甘油三酯血症、白细胞减少、贫血、血小板减少和口腔溃疡。最棘手的副作用是伤口愈合不良。西罗莫司与肝移植患者肝动脉血栓的形成和肺移植患者支气管吻合口的裂开具有相关性。西罗莫司和依维莫司均是 CYP3A 和 P - 糖蛋白的底物,与钙调磷酸酶抑制剂具有相似的药物相互作用(表 19 - 2)。推荐所有服用西罗莫司和依维莫司的患者进行治疗药物监测。

共刺激阻断剂(贝拉西普)

贝拉西普(Nulojix)通过阻断 CD - 86 介导的共刺激作用抑制 T 细胞产生细胞因子。贝拉西普是 FDA 批准的第一个静脉给药的维持期免疫抑制剂,其优点是不需要治疗药物监测。尽管在联合使用巴利昔单抗诱导和吗替麦考酚酯、糖皮质激素治疗的肾移植受者中急性细胞排斥反应发生率更高,但贝拉西普方案与环孢素方案相比,患者和移植器官存活率相似,肾毒性更低。由于移植后淋巴增生性疾病(PTLD)主要是累及中枢神经系统,贝拉西普禁用于 EB 病毒(EBV)血清反应阴性或 EBV 血清反应未知的患者,且 FDA 要求实施 REMS。目前,一项贝拉西普方案和他克莫司为基础的维持期免疫抑制方案的临床对照试验正在进行。

抗体诱导

在除了肝移植外的大多数实体器官移植中,抗体诱导治疗不断增加。兔抗胸腺细胞球蛋白是最常用的抗体诱导剂,其次是巴利昔单抗。达珠单抗和莫罗莫那 - CD3 已退出了美国市场,近几年马抗胸腺细胞球蛋白的应用也显著下降。

抗胸腺细胞球蛋白

抗胸腺细胞球蛋白(ATGs)是来源于动物的多克隆抗胸腺细胞抗体。ATGs 通过与淋巴细胞表面抗原,包括 CD2、CD3、CD4、CD8、CD25、CD16 和 CD45 相互作用,从而减少外周循环中的 T 细胞数量。兔 ATG(抗胸腺细胞球蛋白)与马 ATG(Atgam)相比,淋巴细胞的减少更为明显。应用兔 ATG 后,残留的免疫抑制效应可持续数年。已有研究表明,肾移植中预防急性细胞排斥反应,兔 ATG 的疗效优于马 ATG 和巴利昔单抗。ATGs 最常见的副作用是细胞因子释放综合征。症状包括发热、发冷、寒战、呼吸困难、恶心、呕吐、腹泻、低血压或高血压、乏力、皮疹和头痛。降低输注速度和使用糖皮质激素、对乙酰氨基酚和苯海拉明预处理能预防严重的细胞因子释放综合征。其他常见的不良反应有白细胞减少症、血小板减少症和血清病。ATGs 也可增加感染和恶性肿瘤的发生风险。

IL - 2 受体阻滞剂

巴利昔单抗(Simulect)是一种嵌合的单克隆抗体,与 IL - 2 受体的 α 链(CD25)特异性结合,能够抑制 T 细胞的活化。与 ATGs 不同,巴利昔单抗的耐受性良好,没有明显输液相关反应的风险。虽然 IL - 2 受体阻滞剂的诱导具有较低的排斥发生率,但是这些抗体用于排斥反应治疗的研究尚不充分。

排斥反应的治疗

急性细胞排斥反应是实体器官移植最常见的并发症之一。急性细胞排斥反应的发生率取决于移植的器官和诊断排斥反应的标准。

激素冲击治疗

在治疗急性细胞排斥反应时,需要连续数天给予静脉注射大剂量糖皮质激素(如甲基强的松龙每次 250 ~ 1000mg)。这一治疗过程通常被称为"激素冲击治疗"。接受激素冲击治疗的患者存在发生前面提及的糖皮质激素副作用的风险。

抗胸腺细胞球蛋白

抗胸腺细胞球蛋白(ATGs)通常用于更严重的或激素耐药的急性细胞排斥反应。马源 ATG(抗胸腺细胞两种球蛋白)的剂量(10～15mg/kg)是兔源 ATG(抗胸腺免疫球蛋白)(1.25～1.5mg/kg)的 10 倍,强烈推荐在使用马源 ATG(抗胸腺细胞丙种球蛋白)之前进行皮试。

案例应用

1. JP 是一位活检显示出现细胞排斥的肾移植患者。请选择下列描述 JP 排斥反应发生机制最准确的选项。

   a. 同种异型抗原经抗原递呈细胞(APCs),激活受者同种异型反应性 T 细胞(alloreactive T cells)引发的一系列免疫反应

   b. 是一种针对血管内皮细胞表面抗原预先形成的抗体介导的细胞毒性免疫反应

   c. 是一种移植器官发生慢性纤维化和动脉疾病的过程,其结果导致移植器官功能障碍

   d. 是一种对免疫激活全程的抑制,包括 APCs 的抗原呈递,细胞因子如 IL-1、IL-2、IL-6 和 TNFα 的释放,以及随后的淋巴细胞增殖

2. SK 是一位等待肾移植的 16 岁男性患者。他说通过互联网检索,了解到急性细胞排斥反应(ACR)是肾移植的主要并发症之一。药剂师能给他哪些关于移植后发生ACR 风险的时间范围的建议?

   a. 在移植后最初数小时到数天内发生 ACR 的风险最大

   b. 在移植后的最初几个月发生 ACR 的风险最大

   c. 发生 ACR 的风险随着移植后时间延长而增大

   d. 发生 ACR 的风险与移植后时间无关

3. SK 今天接受了肾移植手术,供者是他的兄弟。通常用于维持期免疫抑制的"三联用药方案"是哪一组?

   a. 环孢素、强的松和巴利昔单抗

   b. 环孢素、他克莫司和强的松

   c. 他克莫司、吗替麦考酚酯和兔源抗胸腺细胞球蛋白

   d. 他克莫司、吗替麦考酚酯和强的松

4. GH 来到药店购买处方药克拉霉素。患者说社区保健医生为了治疗社区获得性肺炎使用这一药物。药师审查 GH 的药物治疗情况和记录时,发现其在两年前接受了肾移植手术,免疫抑制方案包括他克莫司、吗替麦考酚酯和强的松。药师下一步做下列哪一项最合适?

   a. 调配克拉霉素并告诫 GH 避免食用葡萄柚汁

   b. 就克拉霉素和他克莫司之间的相互作用联系处方医师,因为克拉霉素能抑制他克莫司的代谢,导致他克莫司浓度超出治疗水平并出现毒性作用

   c. 就克拉霉素和吗替麦考酚酯之间的相互作用联系处方医师,因为克拉霉素能抑制吗替麦考酚酯的代谢,导致吗替麦考酚酯浓度超出治疗水平并出现毒性作用

   d. 推荐一种替代方案,因为克拉霉素不宜用于免疫抑制患者的社区获得性肺炎治疗

5. AJ 是一位支气管镜检查发现曲霉菌感染的肺移植患者。AJ 的移植医生准备用抗真菌药伏立康唑进行治疗并咨询 AJ 现在使用的药物中有哪些药物可能会与伏立康唑发生相互作用。患者目前服用强的松、环孢素、硫唑嘌呤、克霉唑、雷贝拉唑、复方新诺明、缬更昔洛韦和吸入性两性霉素。

   a. 强的松

   b. 硫唑嘌呤

   c. 环孢素

   d. 缬更昔洛韦

6. 常规服用固定剂量环孢素的移植患者 PW 最近欲加用瑞舒伐他汀。药师应该给予 PW 怎样的建议?选择下列所有正确的答案。

   a. 避免食用葡萄柚或葡萄柚汁

   b. 报告无法解释的肌肉酸痛、肌无力或尿液颜色变深

   c. 使用瑞舒伐他汀后应在数天内减少环孢素剂量

   d. 告知瑞舒伐他汀的处方医师,PW 在使用环孢素

以下病例与问题 7～11 有关。

CJ 是一位 24 岁的女性患者,3 个月前接受了肾脏移植手术。她从药店购买了处方药他克莫司、吗替麦考酚酯和强的松。

7. 下列哪些是 CJ 可能发生的他克莫司相关特异性不良反应?

   a. 腹泻和白细胞减少症

   b. 脱发和高血糖

   c. 高甘油三酯血症和肾毒性

   d. 多毛症和牙龈增生

8. 下列哪些是 CJ 可能发生的激素相关特异性不良反应?

   a. 腹泻和白细胞减少症

   b. 脱发和高血糖

   c. 水潴留和骨质疏松症

   d. 多毛症和牙龈增生

9. 下列哪项应包含在 CJ 的吗替麦考酚酯风险评估和缓解策略(REMS)中?

   a. 告知 CJ 关于早孕流产和先天畸形的高风险

   b. 给予 CJ 关于妊娠计划的建议

   c. 确保在使用吗替麦考酚酯治疗的最初 6 周使用恰当的避孕措施

   d. 仅在开始使用吗替麦考酚酯治疗前进行孕检

10. CJ 到药店希望药师能推荐一个非处方药治疗其轻微头痛。关于她的头痛药师可提出怎样的建议？
    a. 这可能是一个严重的他克莫司毒性症状，因此她应该立即到当地的急诊室进行处理
    b. 她可以服用 OTC 药物对乙酰氨基酚，如果头痛不能缓解应及时联系她的移植医生
    c. 她可以服用 OTC 药物萘普生，如果头痛不能缓解应及时联系她的移植医生
    d. 她可以服用 OTC 药物布洛芬，如果头痛不能缓解应及时联系她的移植医生

11. CJ 因出现肠梗阻相关症状到医院就诊。患者每天口服麦考酚钠每次 720mg，2 次/天。由于肠梗阻不能耐受口服给药，医生希望将口服麦考酚钠切换为静脉给药。下列哪项可以提供近似的霉酚酸血药浓度？
    a. 麦考酚钠 720mg IV bid
    b. 麦考酚钠 1000mg IV bid
    c. 吗替麦考酚酯 720mg IV bid
    d. 吗替麦考酚酯 1000mg IV bid

12. 下列哪种药物用于接受他克莫司、硫唑嘌呤和强的松治疗的移植患者预防痛风发作最合适？
    a. 吲哚美辛
    b. 别嘌醇
    c. 双氯芬酸钠
    d. 丙磺舒

13. 药师接受今天出院的 HD 的咨询。3 天前该患者接受了活体肾移植，除了轻度高血压，术后病程简单。在调配出院用药时，药师发现医疗团队并未让他回家后重新使用地尔硫䓬。最恰当的做法是什么？
    a. 通知患者的医疗团队并要求开具氨氯地平的出院带药处方
    b. 通知患者的医疗团队，指导患者恢复出院后地尔硫䓬家庭用药方案
    c. 通知患者的医疗团队并要求开具维拉帕米的出院带药处方
    d. 通知患者的医疗团队并要求增加出院后地尔硫䓬的家庭用药方案

14. 下列关于西罗莫司的陈述中正确的是哪项？
    a. 西罗莫司不通过细胞色素 P450 酶代谢，从而减少了药物相互作用的发生
    b. 与钙调磷酸酶抑制剂相比，西罗莫司的肾毒性较低
    c. 西罗莫司有许多不同的剂型，增加了给药剂量选择的便利性
    d. 西罗莫司不需要进行治疗药物监测

15. 免疫抑制药物麦考酚酸的药物作用靶点是哪项？选择下列所有正确的答案。
    a. 哺乳动物雷帕霉素靶蛋白（mTOR）
    b. 亲环蛋白
    c. 他克莫司结合蛋白 – 12（FKBP – 12）
    d. 次黄嘌呤单磷酸脱氢酶（IMPDH）

16. 下列关于他克莫司仿制药品与原研药品的描述中哪个是正确的？选择下列所有正确的答案。
    a. 他克莫司仿制药品的生产厂家必须在其所上市区域患者群体中完成大规模随机多中心的有效性和安全性研究才能获准上市
    b. 他克莫司仿制药品的生产厂家必须完成生物等效性研究
    c. 他克莫司仿制药品必须证明 Cmax 和 AUC 与参比的原研药品类似
    d. 使用他克莫司仿制药品时监测他克莫司谷浓度可以提供额外的可信度

17. 下列药品中通常被认为是治疗窗狭窄的是哪项？
    a. 环孢素
    b. 强的松
    c. 吗替麦考酚酯
    d. 麦考酚钠

18. DD 是一位肝功能指标升高的肝脏移植患者。患者承认过去一周由于外出时忘带药物，未按照免疫抑制方案服用药物。医疗团队想要治疗该患者的急性细胞排斥反应。下列哪种药物治疗急性细胞排斥反应最有效？
    a. 巴利昔单抗
    b. 兔源抗胸腺细胞球蛋白
    c. 贝拉西普
    d. 利妥昔单抗

19. 下列哪项应在肾移植患者使用贝拉西普前进行确认？选择下列所有正确的答案。
    a. 血清 CMV 阳性
    b. 血清 EBV 阳性
    c. 正常肝肾功能
    d. 没有任何新的或恶化的神经系统异常

20. 在跨学科查房中，内科住院医师指出 TK 白细胞计数低。TK 2 个月前接受肾脏胰腺联合移植，2 天前出现高血糖和淀粉酶、脂肪酶升高。随后的组织活检确诊为移植胰腺的急性细胞排斥反应。该患者的排斥反应使用兔抗胸腺细胞球蛋白进行治疗。出院的免疫抑制方案包括他克莫司、吗替麦考酚酯和强的松。同时预防性使用抗病毒药缬更昔洛韦、抗菌药物复方新诺明和抗真菌药制霉菌素。下列哪种措施最适合患者新发的白细胞减少症？
    a. 建议医生撤除强的松直到白细胞计数恢复正常
    b. 建议医生撤除吗替麦考酚酯直到白细胞计数恢复正常

c.建议医生维持目前的治疗方案,同时密切监测白细胞计数变化

d.建议医生撤除缬更昔洛韦直到白细胞计数恢复正常

要点小结

■ 为提高患者和移植器官的存活率,实体器官移植需要在预防排斥反应和免疫抑制不良后遗症(如感染、恶性肿瘤和药物副作用)之间取得平衡。

■ 移植排斥反应的三种类型:抗体介导的排斥反应,急性细胞排斥反应和慢性排斥反应。

■ 使用抗胸腺细胞球蛋白或巴利昔单抗诱导可以减少急性细胞排斥反应。

■ 糖皮质激素和抗胸腺细胞球蛋白可用于急性细胞性排斥反应的治疗。

■ 急性细胞排斥反应可通过使用多药联合的维持期免疫抑制方案进行预防,不同作用机制和毒性的药物联合应用能使每种药物的免疫抑制效用最大化,同时使其副作用最小化。

■ "三联免疫抑制方案"最佳组合包括钙调磷酸酶抑制剂(如他克莫司)、抗代谢药物(如吗替麦考酚酯)和糖皮质激素。

■ 钙调磷酸酶抑制剂的药物相互作用可分为药代动力学(通过 CYP3A 和 P - 糖蛋白)和药效学(常见的副作用)两个方面。

■ 对钙调磷酸酶抑制剂和 mTOR 抑制剂进行治疗药物监测是必要的,因为其存在药代动力学差异、治疗窗狭窄和较多潜在的药物相互作用。

■ 如果患者无法耐受三联免疫抑制治疗方案中的钙调磷酸酶抑制剂或抗代谢药物的不良反应,可用 mTOR 抑制剂进行替代。

■ 需要密切监测免疫抑制剂相关的各种不良反应。

■ 麦考酚酸(增加早孕流产和先天畸形的风险)和贝拉西普(移植后淋巴组织增生性疾病和进行性多灶性白质脑病的风险)需要实施 REMS。

■ 药师能够在移植后患者的管理中发挥重要作用,能够评估患者的药物治疗是否恰当,监测排斥反应的体征和症状,以及其他的免疫抑制后遗症症状,并为患者提供免疫抑制剂相关知识和用药依从性教育。

参考文献

Chabner BA, Bertino J, Cleary J, et al. Cytotoxic agents//Brunton LL, Chabner BA, Knollmann BC, et al. Goodman & Gilman's the Pharmacological Basis of Therapeutics. 12th ed. New York, NY: McGraw - Hill, 2011: chap 61.

Johnson HJ. Solid - organ transplantation//Talbert RL, Dipiro JT, Matzke GR, et al. Pharmacotherapy: A Pathologic Approach. 8th ed. New York, NY McGraw - Hill, 2011: chap 98.

Lee RA, Gabardi S. Current trends in immunosuppressive therapies for renal transplant recipients. Am J Health Syst Pharm, 2012, 69:1961 - 1975.

Shord SS. Cancer treatment and chemotherapy//DiPiro JT, Talbert RL, Yee GC, et al. Pharmacotherapy: A Pathophysiologic Approach. 9th ed. New York, NY McGraw - Hill, 2014: chap 104.

Wagner SJ, Brennan DC. Induction therapy in renal transplant recipients. How convincing is the current evidence? Drugs, 2012, 72:671 - 683.

主要缩写词

ACR = acute cellular rejection 急性细胞排斥反应

ATG = antithymocyte globulin 抗胸腺细胞球蛋白

CYP = cytochrome P450 细胞色素 P450

EBV = Epstein – Barr virus EB 病毒

FDA = Food and Drug Administration 美国食品药品监督管理局

IL = interleukin 白介素

IMPDH = inosine monophosphate dehydrogenase 次黄苷酸脱氢酶

IV = intravenous 静脉注射

MPA = mycophenolic acid 麦考酚酸

mTOR = mammalian target of rapamycin 哺乳动物雷帕霉素靶点

NFAT = nuclear factor of activated T cells 活化 T 细胞核因子

NSAID = nonsteroidal anti – inflammatory agent 非甾体抗炎药

PML = progressive multifocal leukoencephalopathy 进行性多灶性白质脑病

PO = orally 口服

PTLD = post – transplant lymphoproliferative disorder 移植后淋巴组织增生性疾病

REMS = risk evaluation and mitigation strategy 风险评估和缓减策略

TDM = therapeutic drug monitoring 治疗药物监测

TNF = tumor necrosis factor 肿瘤坏死因子

第三部分

感染性疾病

第 20 章 | 抗菌治疗原则

S. Scott Sutton

译者 张抗怀 问媛媛

基础概述

不同抗菌药物抑制或杀灭各种细菌的效力各不相同。能够杀灭多种细菌的抗菌药物被称为广谱抗菌药物,而窄谱抗菌药物仅能杀灭少数种类的细菌。感染性疾病的经验治疗和监测要求掌握抗菌药物的特性、宿主因素、患者的正常菌群、感染与定植的鉴别、对临床表现以及诊断性检查(微生物学和非微生物学的实验室检查)的理解等多种知识。使用广谱抗菌药物增加了覆盖致病菌的概率,然而,因抗菌药选择压力下产生的耐药菌引起的继发感染是一个常见问题。此外,高达10%的抗菌治疗会伴发不良事件,部分抗菌药的发生率更高。

治疗

抗菌药物特性

抗菌治疗中的药物相关考虑包括抗菌谱、药动学和药效学特性、不良反应、药物相互作用以及成本等。

抗菌谱

患者接受的初始抗菌治疗如果能够覆盖致病菌,其存活率是未接受足够初始治疗患者的2倍。由于经验性抗菌治疗选择对于患者预后至关重要,因此,医生经常选用广谱抗菌药物,以增加经验性覆盖致病菌的概率。但是,如果所有患者都接受广谱抗菌药物治疗,细菌耐药问题将更加严峻。因此,了解药物抗菌谱的差别并选择对最可能导致感染的病原菌有效的药物很重要。表20-1列出了部分抗菌药物的抗菌谱。

附带损害

附带损害是指在抗菌治疗中因非目标菌群发生耐药而导致的继发感染。例如,克林霉素可用于治疗革兰阳性球菌感染(图20-1列出了革兰阳性菌和阴性菌),然而,克林霉素也容易导致存在于肠道的非目标菌如艰难梭菌产生选择耐药。如果多种抗菌药物对某一目标菌均有抗菌活性,首选发生附带损害可能性最小的药物。

表 20-1 药物选择,首选药物,备选药物

革兰阳性球菌
粪肠球菌(对抗生素的耐药性通常不及屎肠球菌)
严重感染(心内膜炎,脑膜炎,肾盂肾炎伴菌血症)
氨苄西林(或青霉素 G) + (庆大霉素或链霉素)
万古霉素 + (庆大霉素或链霉素),利奈唑胺,达托霉素,替加环素
泌尿道感染(UTI)
氨苄西林,阿莫西林
磷霉素或呋喃妥因
屎肠球菌(对抗生素的耐药性通常高于粪肠球菌)
建议咨询感染性疾病专家
利奈唑胺,奎奴普丁/达福普汀,达托霉素,替加环素

续表

金黄色葡萄球菌/表皮葡萄球菌

　　甲氧西林(苯唑西林)敏感

　　　PRP[a]

　　　FGC[b,c],甲氧苄氨嘧啶/磺胺甲基异噁唑,克林霉素[d],氨苄西林-舒巴坦,或阿莫西林-克拉维酸

　　甲氧西林(苯唑西林)耐药

　　　万古霉素±(庆大霉素或利福平)

　　　甲氧苄氨嘧啶-磺胺甲基异噁唑,多西环素[e]或克林霉素[d],利奈唑胺,奎奴普丁-达福普汀,达托霉素,或替加环素

链球菌(A、B、C、G组,和牛链球菌)

　　青霉素 G[f]或 V[g]或氨苄西林

　　FGC[b,c],红霉素,阿奇霉素,克拉霉素[h]

肺炎链球菌

　　青霉素敏感(MIC<0.1μg/mL)

　　　青霉素 G 或 V 或氨苄西林

　　　红霉素,FGC[b,c],多西环素,阿奇霉素,克拉霉素[h]

　　青霉素中介(MIC 0.1~1.0μg/mL)

　　　高剂量青霉素(成人每天 1200 万 U)或头孢曲松[c]或头孢噻肟[c]

　　　左氧氟沙星[i],莫西沙星[i],吉米沙星[i],泰利霉素,或万古霉素

　　青霉素耐药(MIC>1.0μg/mL)

　　　建议咨询感染性疾病专家

　　　万古霉素±利福平

　　　根据敏感性可选用:TGC[e,j],泰利霉素,左氧氟沙星[i],莫西沙星[i],吉米沙星[i]

链球菌,草绿色链球菌组

　　青霉素 G±庆大霉素[k]

　　TGC[e,j],红霉素,阿奇霉素,克拉霉素[h],或万古霉素±庆大霉素

革兰阴性球菌

卡他莫拉菌(布兰汉氏菌属)

　　阿莫西林-克拉维酸,氨苄西林-舒巴坦

　　甲氧苄氨嘧啶-磺胺甲基异噁唑,红霉素,阿奇霉素,克拉霉素[h],多西环素[e],SGC[e,l],TGC[e,j],或口服 TGC[e,m]

淋病奈瑟菌(同时治疗沙眼衣原体)

　　播散性淋球菌感染

　　　头孢曲松[c]或头孢噻肟[c]

　　　口服序贯:头孢泊肟[c],环丙沙星[i],或左氧氟沙星[i]

　　非复杂性感染

　　　头孢曲松[c],或头孢噻肟[c],或头孢泊肟[c]

　　　环丙沙星[i]或左氧氟沙星[i]

脑膜炎奈瑟菌

　　青霉素 G

　　TGC[e,j]

革兰阳性杆菌

产气荚膜梭菌

　　青霉素 G±克林霉素

　　甲硝唑,克林霉素,多西环素[e],头孢唑林[c],亚胺培南[n],美洛培南[n],或厄他培南[n]

艰难梭菌
　　口服甲硝唑
　　口服万古霉素

革兰阴性杆菌

不动杆菌属
　　亚胺培南或美洛培南 ± 氨基糖苷类[o]（阿米卡星通常最有效）
　　环丙沙星[i]，氨苄西林 – 舒巴坦，黏菌素，或替加环素

脆弱拟杆菌（和其他）
　　甲硝唑
　　BLIC[p]，头霉素类[c,q]，或碳青霉烯类[n]

肠道杆菌属
　　亚胺培南，美洛培南，厄他培南，或头孢吡肟 ± 氨基糖苷类[o]
　　环丙沙星[i]，左氧氟沙星[i]，哌拉西林 – 他唑巴坦，替卡西林 – 克拉维酸，或替加环素

大肠埃希菌
　　脑膜炎
　　TGC[c,j]或美洛培南
　　全身感染
　　TGC[c,j]
　　　氨苄西林 – 舒巴坦，FGC[b,c]，BL/BLI[p]，氟喹诺酮类[i,n,r]，亚胺培南[n]，美洛培南[n]
　　泌尿道感染
　　大多数口服药物：根据敏感性选择
　　氨苄西林，阿莫西林 – 克拉维酸，多西环素[c]，或头孢氨苄[c]
　　氨基糖苷类[p]，FGC[b,c]，呋喃妥因，氟喹诺酮类[i,n,r]

阴道加德纳菌
　　甲硝唑
　　克林霉素

流感嗜血杆菌
　　脑膜炎
　　头孢噻肟[c]或头孢曲松[c]
　　美洛培南[n]或氯霉素[a]
　　其他感染
　　BLIC[p]；如果 β – 内酰胺酶阴性，氨苄西林或阿莫西林
　　甲氧苄氨嘧啶 – 磺胺甲基异噁唑，头孢呋辛[c]，阿奇霉素，克拉霉素[h]，或氟喹诺酮类[i,n,r]

肺炎克雷伯菌
　　TGC[e,k]（如仅泌尿道感染：氨基糖苷类[o]）
　　头孢呋辛，氟喹诺酮类[i,n,r]，BLIC[p]，亚胺培南[n]，美洛培南[n]，厄他培南

军团菌属
　　红霉素 ± 利福平或氟喹诺酮类[i,r]
　　甲氧苄氨嘧啶 – 磺胺甲基异噁唑，克拉霉素[h]，阿奇霉素，或多西环素[c]

多杀巴斯德菌
　　青霉素 G，氨苄西林，阿莫西林
　　多西环素[c]，BLIC[p]，甲氧苄氨嘧啶 – 磺胺甲基异噁唑，或头孢曲松[c,j]

奇异变形菌

　　氨苄西林

　　甲氧苄氨嘧啶－磺胺甲基异噁唑,大多数抗生素(PRP^a除外)

变形菌(吲哚阳性)(包括雷氏普罗威登斯菌,摩氏摩根菌和普通变形菌)

　　TGC^{e,j}或氟喹诺酮类^{i,r}

　　BLIC^p,氨曲南^l,亚胺培南ⁿ,或 TGC po^{e,m}

斯氏普罗威登斯菌

　　TGC^{e,j}或氟喹诺酮类^{i,r}

　　甲氧苄氨嘧啶－磺胺甲基异噁唑,氨曲南^l,亚胺培南ⁿ,美洛培南ⁿ,厄他培南

铜绿假单胞菌

　　头孢吡肟^c,头孢他啶^c,哌拉西林－他唑巴坦,或替卡西林－克拉维酸联合氨基糖苷类^o

　　环丙沙星ⁱ,左氧氟沙星ⁱ,氨曲南^l,亚胺培南ⁿ,美洛培南ⁿ,或黏菌素

　　仅 UTI:氨基糖苷类^o

　　环丙沙星ⁱ,左氧氟沙星ⁱ

伤寒沙门菌

　　环丙沙星ⁱ,左氧氟沙星ⁱ,头孢曲松^c,或头孢噻肟^c

　　甲氧苄氨嘧啶－磺胺甲基异噁唑

黏质沙雷氏菌

　　哌拉西林－他唑巴坦,替卡西林－克拉维酸,或 TGC^{e,j} ± 庆大霉素

　　甲氧苄氨嘧啶－磺胺甲基异噁唑,环丙沙星ⁱ,左氧氟沙星ⁱ,氨曲南^l,亚胺培南ⁿ,美洛培南ⁿ,或厄他培南

嗜麦芽窄食单胞菌(黄单胞菌属)

　　甲氧苄氨嘧啶－磺胺甲基异噁唑

　　通常对所有抗菌药物高度耐药;根据药敏可选用头孢他啶^c,替卡西林－克拉维酸,多西环素^e和米诺环素^e

其他微生物

肺炎衣原体

　　多西环素^e

　　红霉素,阿奇霉素,克拉霉素^h,泰利霉素,或氟喹诺酮类^{i,r}

沙眼衣原体

　　多西环素^e,或阿奇霉素

　　左氧氟沙星ⁱ,或氧氟沙星ⁱ

肺炎支原体

　　红霉素,阿奇霉素,克拉霉素^h

　　多西环素^e或氟喹诺酮类^{i,r}

螺旋体

梅毒螺旋体

　　神经梅毒

　　　青霉素 G

　　　头孢曲松^c

　　原发或继发

　　　苄星青霉素 G

　　　多西环素^e或头孢曲松^c

伯氏疏螺旋体(根据疾病阶段选用)

头孢曲松[c]或头孢呋辛酯[c],多西环素[e],阿莫西林

高剂量青霉素,头孢噻肟[c],或阿奇霉素

　　a. 耐青霉素酶青霉素:萘夫西林或苯唑西林

　　b. 一代头孢菌素—静脉注射:头孢唑林;口服:头孢氨苄、头孢拉定,或头孢羟氨苄

　　c. 一些青霉素过敏患者也可能对头孢菌素过敏

　　d. 不可靠的杀菌剂;不可用于心内膜炎

　　e. 不用于妊娠期患者或 8 岁以下儿童

　　f. 水溶性青霉素 G 或苄星青霉素 G(仅用于咽炎)

　　g. 仅用于软组织感染或上呼吸道感染(咽炎,中耳炎)

　　h. 不可用于妊娠期患者

　　i. 不可用于妊娠期患者或 18 岁以下儿童

　　j. 三代头孢菌素——静脉注射:头孢噻肟,头孢曲松

　　k. 如为耐药或中介(MIC > 0.1g/mL)菌株,应加用庆大霉素;也可用链霉素,但毒性更大。

　　l. 二代头孢菌素——静脉注射:头孢呋辛;口服:头孢克洛,头孢妥仑,头孢丙烯,头孢呋辛酯和氯碳头孢

　　m. 三代头孢菌素——口服:头孢地尼,头孢克肟,头孢他美,头孢泊肟酯和头孢布烯

　　n. 保留用于严重感染

　　o. 氨基糖苷类:庆大霉素,妥布霉素和阿米卡星;根据敏感性选用。

　　p. β - 内酰胺酶抑制剂复合制剂——静脉注射:氨苄西林 - 舒巴坦,哌拉西林 - 他唑巴坦,替卡西林 - 克拉维酸;口服:阿莫西林 - 克拉维酸

　　q. 头孢西丁

　　r. 静脉注射/口服:环丙沙星,左氧氟沙星和莫西沙星

　　s. 保留用于其他低毒性药物无效时的严重感染

　　t. 通常保留用于对青霉素过敏的患者

缩写:BL/BLI,β - 内酰胺/β - 内酰胺酶抑制剂;BLIC,β - 内酰胺酶抑制剂复方制剂;FGC,一代头孢菌素;MIC,最小抑菌浓度;PO,口服;PRP,耐青霉素酶青霉素;SGC,二代头孢菌素;TGC,三代头孢菌素

　　引自:Burgess DS. Antimicrobial regimen selection//DiPiro JT, Talbert RL, Yee, GC, et al. Pharmacotherapy: A Pathophysiologic Approach. 7th ed. New York, NY: McGraw-Hill, 2008:1731 - 1741

抗菌药物剂量

　　相同抗菌药物的剂量方案可能因感染和病原体的不同而变化。例如,四代头孢菌素头孢吡肟(Maxipime)会根据感染部位的不同而有多种剂量方案,成人通常一次静脉给药 1 ~ 2g,每 8 ~ 12 小时一次。根据感染部位,头孢吡肟的推荐剂量方案分别如下:

　　中性粒细胞减少伴发热:每 8 小时 2g

　　腹腔感染:每 12 小时 2g

　　医院获得性肺炎:每 8 至 12 小时 1 ~ 2g

　　社区获得性肺炎:每 12 小时 1 ~ 2g

　　皮肤及其附属结构:每 12 小时 2g

　　泌尿道感染:严重感染,每 12 小时 2g;轻中度感染,每 12 小时 500 ~ 1000mg

药代动力学和药效学特点

　　为确保治疗效果和防止耐药,在选择抗菌治疗时,将药物的药代动力学和药效学特点相结合非常重要。

药代动力学特点　　药代动力学描述药物在体内的处置过程包括吸收、分布、代谢和排泄等。

　　生物利用度是指与相同的静脉剂量相比,抗菌药物的口服吸收程度。影响口服生物利用度的药物因素包括成盐方式、剂型以及药物在消化道的稳定性等。患者出现全身感染症状如低血压或低灌注时,应给予静脉抗菌药物治疗。患者胃肠功能正常,无血流动力学不稳定,可以口服抗菌药物。尤其当药物具有良好生物利用度时,更是如此。具有良好生物利用度的抗感染药物有氟喹诺酮类、氟康唑和利奈唑胺。口服生物利用度差的抗菌药物治疗全身感染时应静脉给药(如万古霉素,静脉给药用于全身感染,口服给药用于治疗艰难梭菌所致的胃肠道感染)。

　　组织穿透性(分布)因感染部位而异。抗菌药物对中枢神经系统(CNS)的穿透性是确定的,穿透性与临床结果的相关性已建立。抗菌药物如果不能在脑脊液中达到有效浓度,应避免使用或者直接注射。根据组织或体液穿透性选择抗菌药物

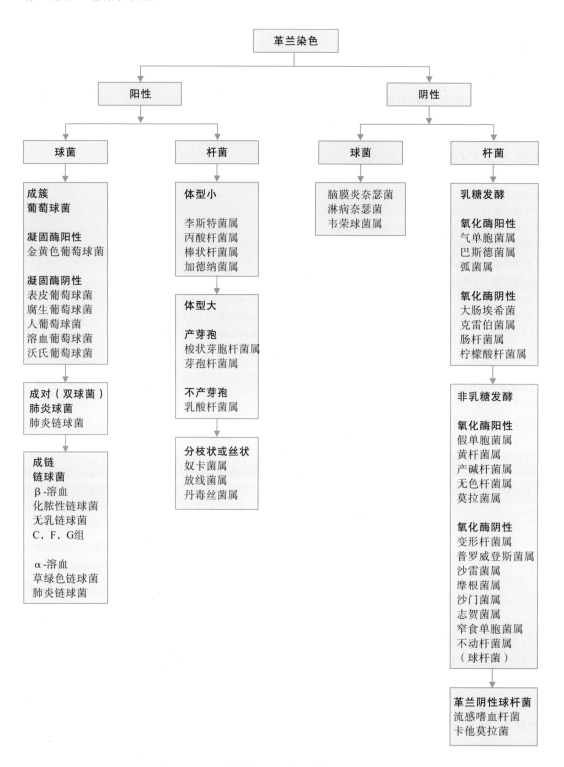

图 20-1　细菌分类——革兰染色和形态学特征

引自:RyBAK MJ, Aeschlimann JR. Laboratory tests to direct antimicrobial pharmacotherapy//DiPiro JT, Talbert RL, Yee, GC, et al. Pharmacotherapy: A Pathophysiologic Approach. 7th ed. New York, NY: McGraw-Hill, 2008:1731-1741

时应谨慎。脑脊液、尿液、滑液、腹膜液等体液中的药物浓度与临床相关。除了以上部位,应更多关注临床有效性、抗菌谱、不良反应和成本,而不是有关穿透性的比较数据。

应根据疾病严重程度和感染部位决定给予口服或者胃肠外抗菌药物。对于脑膜炎、骨髓炎、心内膜炎和肺炎等隐匿性感染,要求感染部位具有较高的药物浓度,可能需要肠外给药。上呼吸道感染(咽炎、鼻窦炎、中耳炎等)、皮肤和软组织感染、非复杂性尿道感染以及部分性传播疾病的患者可以接受口服治疗。

药效学特点　药效学（PD）描述的是药物暴露与抗菌活性或人体毒性等药理效应之间的关系。根据抗菌效果与浓度的相关性，将抗菌药物进行分类。如果抗菌药物的浓度越高，细菌杀灭程度和范围越大，则认为抗菌活性为浓度依赖性。提高抗菌药物峰浓度可以使浓度依赖性抗菌活性得到最大化。相反，如果增加剂量对于提升杀灭细菌的程度和范围的作用很小，则认为抗菌活性为时间依赖性。抗菌药物剂量方案只要以时间依赖的方式维持血或组织浓度高于最小抑菌浓度（MIC），即可使时间依赖型抗菌活性最大化。氟喹诺酮类、氨基糖苷类和甲硝唑等均为浓度依赖型抗菌药物，β-内酰胺类和糖肽类则属于时间依赖型抗菌药物。

充分利用抗菌药物的药效学特点已形成新的剂量策略，包括：延长氨基糖苷类的给药间隔，延长β-内酰胺类的输注时间等。

■ 氨基糖苷类抗菌药物（庆大霉素、妥布霉素和阿米卡星）表现为浓度依赖性抗菌活性，可以采用传统的给药方法或者延长给药间隔的方法。肾功能正常患者的传统剂量方案通常是每8小时1.5~2mg/kg，达到稳态浓度时进行峰浓度和谷浓度监测。延长间隔剂量方案是每24、36或48小时给予7mg/kg。给药后6~14小时测定药物浓度，并通过Harford列线图确定给药间隔。对于半衰期2~3小时的药物，给予7mg/kg，是利用氨基糖苷类药物PD浓度依赖活性特点的一个临床实例。

■ β-内酰胺类抗菌药物通常采取静脉输注30分钟给药。例如，哌拉西林/他唑巴坦（Zosyn）每6小时4.5g，静脉输注30分钟；亚胺培南/西司他丁（Imipenem）每6小时500mg，静脉输注30分钟。为了充分利用β-内酰胺类时间依赖抗菌活性，临床通常采取延长输注时间的方法（哌拉西林/他唑巴坦，每8小时3.375g，静脉输注4小时）。

延长输注时间使药物浓度在MIC以上的时间更长（时间依赖活性）。

抗菌药物也可分为杀菌药和抑菌药。杀菌药杀灭至少细菌总数的99.9%，而抑菌药虽具有抗菌活性，但只能将细菌负载降低到较低水平。对于心内膜炎或脑膜炎等感染，临床必须采用杀菌药以确保治疗成功。

不良反应

尽量选用发生药物不良事件或药物相互作用可能性小的抗菌药物，尤其对于具有特殊并发症风险的患者更应如此。风险因素包括同时使用具有类似不良反应的其他药物。例如，同时使用已知具有肾毒性的庆大霉素和万古霉素两种药物时，发生肾毒性的风险高于单用任一种药物。其他药物相互作用通过抑制药物代谢使患者易发生剂量相关毒性。例如，红霉素可延长心脏Q-T间期且呈剂量相关，增加了突发心源性死亡的潜在风险。与控制组相比，同时使用抑制红霉素代谢药物的患者发生心源性死亡的风险增加5倍。表20-2列出了部分抗感染药有关的药物相互作用。抗菌药物的部分不良反应实例包括：

■ 抗生素相关中枢神经系统毒性（通常发生在没有根据肾功能调整剂量时——青霉素类、头孢菌素类、喹诺酮类和亚胺培南）

■ 延长使用萘夫西林导致血液系统毒性（中性粒细胞减少）

■ 哌拉西林和血小板功能异常

■ 头孢替坦和低凝血酶原血症

■ 氯霉素和骨髓抑制

■ 甲氧苄氨嘧啶和巨幼细胞性贫血

■ 氨基糖苷类和肾毒性/耳毒性

■ 光过敏和喹诺酮类、四环素类、甲氧苄氨嘧啶

■ 艰难梭菌和所有抗生素

表20-2　抗菌药物有关的相互作用

抗菌药物	其他药物	作用/效应机制	应对措施
氨基糖苷类	神经肌肉阻滞剂 肾毒性（N）药物或耳毒性（O）药物（例如，两性霉素B（N），顺铂（N/O），环孢素（N），呋塞米（O），NSAIDs（N），造影剂（N），万古霉素（N）	N：累加不良反应 O：累加不良反应	避免 监测氨基糖苷类SDC和肾功能
两性霉素B	肾毒性药物（如氨基糖苷类，西多福韦，环孢素，膦甲酸，喷他脒）	累加不良反应	监测肾功能

续表

抗菌药物	其他药物	作用/效应机制	应对措施
唑类（抗真菌药）	细胞色素 P450 3A4,2C9,2C19 底物	抑制细胞色素 P450 底物的代谢或清除	详见第 30 章具体唑类抗真菌药
氯霉素	苯妥英,甲苯磺丁脲,乙醇	减缓其他药物的代谢	监测苯妥英 SDC 和血糖
膦甲酸	喷他脒 IV	增加严重肾毒性/低钙血症风险	监测肾功能/血清钙
异烟肼	卡马西平,苯妥英	减缓其他药物代谢（恶心,呕吐,眼球震颤,共济失调）	监测药物 SDC
大环内酯类/氮杂内酯类	地高辛	降低地高辛生物利用度和代谢	监测地高辛 SDC;尽量避免使用
	茶碱	降低茶碱代谢	监测茶碱 SDC
甲硝唑	乙醇（含乙醇药物）	双硫仑样反应	避免使用
青霉素类和头孢菌素类	丙磺舒,阿司匹林	阻滞 β-内酰胺类分泌	希望延长高浓度 β-内酰胺药物时间时使用
环丙沙星/诺氟沙星	茶碱	降低茶碱代谢	监测茶碱
喹诺酮类	Ⅰa 类和Ⅲ类抗心律失常药	延长 Q-T 间期	避免使用
	多价阳离子（抗酸剂,铁离子,硫糖铝,锌离子,维生素,牛奶,枸橼酸）	减少喹诺酮类的吸收	间隔 2 小时使用
利福平	唑类,环孢素,美沙酮,普萘洛尔,PIs,口服避孕药,他克莫司,华法林	加快其他药物的代谢	尽量避免使用
磺胺类	磺脲类,苯妥英,华法林	减缓其他药物的代谢	监测血糖,SDC,PT
四环素类	抗酸剂,铁离子,钙离子,硫糖铝	减少四环素的吸收	间隔 2 小时使用
	地高辛	降低地高辛的生物利用度和代谢	监测地高辛 SDC;尽量避免使用

缩写:PI,蛋白酶抑制剂;PT,凝血酶原时间;SDC,血清药物浓度

注:氮杂内酯类:阿奇霉素;唑类:氟康唑,伊曲康唑,酮康唑,伏立康唑;大环内酯类:红霉素,克拉霉素;蛋白酶抑制剂:安波那韦,茚地那韦,洛匹那韦/利托那韦,奈非那韦,利托那韦,沙奎那韦;喹诺酮类:环丙沙星,加替沙星,左氧氟沙星,莫西沙星

引自:Burgess DS. Antimicrobial regimen selection//DiPiro JT, Talbert RL, Yee GC, et al. Pharmacotherapy: A Pathophysiologic Approach. 7th ed. New York, NY: McGraw-Hill, 2008:1731 – 1741

成本

在选择治疗时,最后一个与抗菌药物特性有关的考虑就是成本。抗菌治疗的总成本不只包括药物的获得成本,许多附带成本和因素也对治疗成本产生影响,包括储存、配制、发放、给药等,以及因监测不良反应而产生的费用,例如延长住院时间、再入院和所有直接提供的健康护理产品和服务。

宿主因素

评估患者的抗菌治疗时应考虑宿主因素。重要的宿主因素包括药物过敏、年龄、妊娠、基因/代谢异常以及器官功能异常。

过敏

患者对某种抗菌药物过敏通常意味着不能使用该药物。因为患者分不清药物不良反应（如胃肠道不适）和真正的药物过敏反应,因此,必须对患者的药物过敏史进行评估。青霉素及其相关化合物的过敏最常见。青霉素过敏患者要根据反应类型来决定如何使用头孢菌素类抗生素。患者既往对青霉素有速发反应或加速反应史（如过敏性休克）,应谨慎使用头孢菌素类。若是迟发型超敏反应（如皮疹）,则可在监视下使用头孢菌素类。

年龄

在判断某些感染的致病菌和某些抗生素的药代动力学/生理学影响时，年龄是一个重要的因素。细菌性脑膜炎的致病菌因年龄而异。例如，产单核李斯特菌是引起新生儿和年龄大于 55 岁患者脑膜炎的可能致病菌。受年龄影响的药代动力学因素可以改变药物浓度。例如，新生儿的肝功能发育不完全，使用氯霉素可导致休克和循环衰竭（灰婴综合征），这是由于新生儿的肝脏不能代谢和解毒药物所致。新生儿使用磺胺类药物时也可发生脑核性黄疸。65 岁以上老年人的生理改变会影响抗菌药物的特性。因肾单位减少而导致的肾功能降低是老年患者常见的生理变化。肾功能降低可增加经肾清除抗菌药物的不良反应发生率。

妊娠

妊娠期和哺乳期女性应谨慎使用抗菌药物。一些药物（如甲硝唑）已知或可能具有致畸作用，另一些药物（如喹诺酮类、四环素类和磺胺类）对胚胎或婴儿具有潜在的威胁。妊娠期的药代动力学参数也发生了变化，药物清除率和分布容积都增加了。因此，可能需要提高某些药物的剂量或给药频次以达到足够的浓度。

代谢异常

遗传性或获得性代谢异常可影响感染性疾病的治疗。患有外周血管病的患者无法吸收经肌内注射的药物。其他例子包括：

- 异烟肼慢乙酰化表型患者发生外周神经病变的风险增高。
- 葡萄糖 – 6 – 磷酸脱氢酶缺乏患者使用磺胺类和氨苯砜时可发生溶血。

器官功能异常

肾功能或肝功能不全（或两者兼有）的患者使用某些药物时易发生蓄积，因此应调整剂量。肝功能不全患者的抗生素剂量调整建议不如肾功能不全患者相关指南那样规范。严重肝脏疾病时应调整剂量的抗菌药物有克林霉素、红霉素、甲硝唑和利福平。

正常菌群

正常菌群是指在人体各部位正常寄居的细菌。感染通常由正常菌群（也称内源性菌群）所致。对人体各部位寄居细菌的了解有助于指导经验性抗菌治疗（图 20 – 2）。

由宿主体外的病原菌引起的感染称为外源性感染。导致外源性感染的原因包括：人与人之间的传播、与环境中的外源性细菌接触以及动物接触。甲氧西林耐药金黄色葡萄球菌（MRSA）和万古霉素耐药肠球菌（VRE）等耐药菌可在住院患者体内定植。定植了 MRSA、VRE 或其他多药耐药细菌的患者常常需要不同的经验治疗，并应隔离，把传播给其他患者的风险降至最低。

有近期抗菌药物治疗史的患者，其正常菌群可能发生变化。如果患者在治疗中出现了新的感染，治疗失败，或者近期使用过抗菌药物，由于可能存在细菌耐药，这时选用不同类别的抗菌药物是明智之举。既往住院或家庭护理照顾史是获得外源性病原体的一个风险因素。

定植与感染

区分定植与感染很重要，针对定植菌的抗菌治疗是不适当的，而且导致细菌耐药。感染是指存在细菌并且这些细菌导致感染发生。定植是指存在细菌但这些细菌并没有致病。

临床表现

体格检查发现结合临床表现可以协助确定感染的解剖部位。一旦解剖部位明确，就可以根据可能的内源性或外源性菌群确定导致感染最可能的病原菌。

感染通常伴有发热。发热是指体温升高超过正常华氏 98.6°F（或 37°C）。口腔或腋窝体温可能低估体核温度至少 1°F，直肠温度最接近体核温度。发热是宿主对细菌毒素的反应。多种原因可以导致发热，包括：其他感染（如真菌或病毒）、药物（如青霉素类、头孢菌素类、水杨酸类、苯妥英），外伤或其他疾病状况（如自身免疫疾病、恶性肿瘤、甲状腺功能亢进）。感染患者也可能出现低体温（如爆发性感染、脓毒血症）。老年患者以及局部感染（如非复杂性尿路感染）患者可以不发热。对于某些患者，发热可能是感染的唯一症状。例如，中性粒细胞减少患者无力对感染产生正常的免疫反应，唯一的表现就是发热。

诊断

对标本直接进行微生物学检查可以帮助诊断

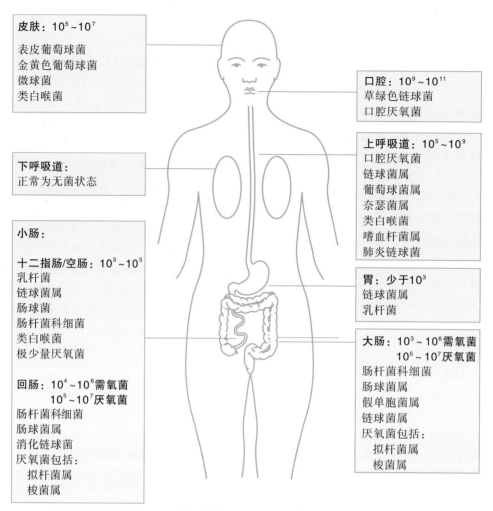

皮肤：$10^5 \sim 10^7$
表皮葡萄球菌
金黄色葡萄球菌
微球菌
类白喉菌

口腔：$10^9 \sim 10^{11}$
草绿色链球菌
口腔厌氧菌

下呼吸道：
正常为无菌状态

上呼吸道：$10^5 \sim 10^9$
口腔厌氧菌
链球菌属
葡萄球菌属
奈瑟菌属
类白喉菌
嗜血杆菌属
肺炎链球菌

小肠：

十二指肠/空肠：$10^3 \sim 10^5$
乳杆菌
链球菌属
肠球菌
肠杆菌科细菌
类白喉菌
极少量厌氧菌

回肠：$10^4 \sim 10^6$需氧菌
　　　$10^5 \sim 10^7$厌氧菌
肠杆菌科细菌
肠球菌属
消化链球菌
厌氧菌包括：
　拟杆菌属
　梭菌属

胃：少于10^3
链球菌属
乳杆菌

大肠：$10^3 \sim 10^6$需氧菌
　　　$10^5 \sim 10^7$厌氧菌
肠杆菌科细菌
肠球菌属
假单胞菌属
链球菌属
厌氧菌包括：
　拟杆菌属
　梭菌属

图 20 - 2　正常菌群及细菌浓度（每毫升细菌数量）

引自：Oliphant CM, Madaras-Kelly K. Antimicrobial regimen selection//Chisholm-burns MA, Schwinghammer TL, Wells BG, et al. Pharmacotherapy Principles & Practice, 2nd ed. New York, NY: McGraw-Hill, 2010:1155 - 1168. Figure 19 - 2

并提示感染的细菌类型。革兰染色能够快速提供病原学信息，并立刻用于患者治疗。革兰染色用于确定是否存在细菌以及明确细菌的形态特征（如革兰：阳性或阴性；或形态：球菌，杆菌）。图20 - 1 是根据革兰染色和形态特征对细菌性病原体的分类。革兰染色发现白细胞表明存在炎症，同时提示发现的细菌为致病菌。革兰染色可用于判断痰标本是否合格。例如，痰标本革兰染色发现上皮细胞，提示标本采集方法不规范或者标本被污染。不合格标本会提供关于致病菌的误导信息，浪费实验室人员的时间和患者的医疗费用。

培养和药敏试验为医师提供了额外的信息以指导治疗。标本被置于能提供适宜生长条件的培养基中进行培养。一旦细菌在培养基中生长，就可以通过一系列生化实验对细菌进行鉴定。一旦明确致病菌，就可以针对各种抗菌药物进行敏感性试验。最小抑菌浓度（MIC）是一种标准的敏感性试验。MIC 是抑制细菌可视生长的最低抗菌药物浓度。折点和 MIC 值决定了细菌对一种抗菌药物是敏感（S）、中介（M）还是耐药（R）。折点是给予正常或标准的抗菌药物剂量后所能够达到的血清浓度。如果 MIC 低于折点，就认为细菌对该药物敏感。如果 MIC 高于折点，则认为细菌对该药耐药。应该在启动抗菌治疗之前进行细菌培养。是否进行培养视以下情况而定：体格检查的敏感性和特异性，诊断性检查结果，病原体是否可预测。例如，对于一位有尿路感染（UTI）症状和体征的年轻、其他方面健康的女性来说，进行细菌培养和药敏试验是没必要的，因为很容易预测感染的主要病原体是大肠埃希菌。解释细菌培养结果需谨慎。不规范的标本采集技术可产生误导信息，进而导致抗菌药物的不合理使用。

常用的非微生物实验室检查包括白细胞总数及分类计数、红细胞沉降率（ESR）以及 C 反应蛋白（CRP）水平测定。在多数情况下，白细胞总数会因感染而反应性升高，但在局部感染时可能正常，而在爆发性感染时可能降低。作为对感染的反应，中性粒细胞离开血流，进入组织，以对抗入侵的病原体（即白细胞增多）。ESR 及 CRP 均为非特异性炎症指标，在感染、组织损伤等炎症刺激的急性反应时相升高。这些检查在疾病活动期升高，通常在治疗后下降，可以作为感染性疾病反应的指标。这些检查在非感染性疾病（如自身免疫疾病）也会升高，因此不应用于感染的诊断。

特殊考虑

应监测患者的治疗反应。应复查细菌培养和药敏实验（如果有的话），并对治疗进行相应调整。对于确定的病原菌，建议使用最窄谱、有效的抗菌药物。患者监测应包括一些用于诊断感染的相同指标。白细胞计数和体温应开始正常。患者的症状（如咳嗽、咳痰、气短等）应减轻。测定药物血清浓度可用于确保疗效、预防不良反应或者两者兼有。需要监测血清浓度的药物包括氨基糖苷类、氟胞嘧啶和氯霉素（万古霉素也常常进行监测）。分布容积的改变对治疗效果、安全（或两者兼有）具有显著的影响。低分布容积（如脱水患者）导致较高的药物浓度，而高分布容积（如水肿）导致较低的药物浓度。

患者临床情况改善后，应重新评估接受静脉药物治疗患者的抗菌药物给药途径。在下列情况时应考虑序贯疗法即将静脉治疗转换为口服治疗：患者临床情况得到改善；持续 8～24 小时无发热；白细胞总数下降；患者消化道功能正常。与静脉剂型相比具有良好口服生物利用度的药物包括氟喹诺酮类、克林霉素、多西环素、甲硝唑、利奈唑胺和甲氧苄氨嘧啶－磺胺甲基异噁唑等。

案例应用

1. 能够选择出导致结肠炎的非目标菌（如艰难梭菌），从而造成附加损害的抗菌药物有哪些？选出所有正确答案。
   a. 克林霉素
   b. 左氧氟沙星
   c. 环丙沙星
   d. 头孢曲松

2. 对于肾功能正常的患者，使用头孢吡肟（Maxipime）经验治疗某感染（感染部位或感染源尚不明确），请选出所有正确的剂量方案。
   a. 1g IV q12h
   b. 2g IV q12h
   c. 2g IV q8h
   d. 4.5g IV q6h

3. 选出能够影响给药剂量和/或间隔的药代动力学特性。选出所有正确答案。
   a. 生物利用度
   b. 分布容积
   c. 代谢
   d. 清除

4. 影响口服抗感染药物生物利用度的因素是哪项？
   a. 药物为细胞色素 P450 酶的底物
   b. 抗感染药的剂型
   c. 外周血管疾病患者
   d. 肾功能不全患者

5. 通常需要给予患者静脉抗感染药物的情况是哪项？
   a. 发热 38.8℃
   b. 重度咳嗽
   c. 葡萄糖－6－磷酸脱氢酶（G6PD）缺乏
   d. 血压 91/52mmHg 伴有低灌注症状（患者正常血压为 129/86mmHg）

6. 下列口服抗感染药物中，哪些具有良好生物利用度？选出所有正确答案。
   a. 氟康唑
   b. 利奈唑胺
   c. 左氧氟沙星
   d. 万古霉素

7. 要求药物具有良好组织渗透性（分布）的感染性疾病有哪些？选出所有正确答案。
   a. 脑膜炎
   b. 急性膀胱炎
   c. 气管炎
   d. 蜂窝织炎

8. 药效学特征为浓度依赖型的抗感染药是哪项？
   a. 头孢曲松
   b. 阿莫西林
   c. 环丙沙星
   d. 美洛培南

9. 药效学特征为时间依赖型的抗感染药是哪项？
   a. 左氧氟沙星
   b. 多利培南
   c. 阿米卡星
   d. 甲硝唑

10. 某健康护理相关肺炎患者的病原体为多重耐药菌（培养和药敏发现，病原体铜绿假单胞菌对所有抗生素显示出较高的 MIC)。由于该菌为高水平耐药,需要调整给药剂量或间隔以确保治疗成功。目前患者正接受的治疗为哌拉西林/他唑巴坦 4.5g IV q6h,输注 30 分钟。选出能够使哌拉西林/他唑巴坦药效最佳的措施。

 a.延长输注时间

 b.增加剂量

 c.与其他 β-内酰胺药物联合使用

 d.剂量减至 3.375g

11. 使用 β-内酰胺类和喹诺酮类抗感染药可出现中枢神经系统不良反应(癫痫发作和精神状态改变)。发生中枢神经系统反应的风险因素包括以下哪项?

 a.疗程

 b.输注间隔

 c.生物利用度

 d.肾功能不全

12. 具有肾毒性和耳毒性等不良反应的抗感染药是哪项?

 a.阿莫西林/克拉维酸

 b.头孢泊肟

 c.莫西沙星

 d.庆大霉素

13. 能够导致抗生素相关性腹泻(艰难梭菌)的抗感染药包括哪些?选出所有正确答案。

 a. Augmentin

 b. Levaquin

 c. Cleocin

 d. Vancocin

14. JG 对替卡西林/克拉维酸具有速发型过敏反应。结合 JG 的过敏史,选出 JG 可以使用的抗菌药物。

 a.哌拉西林/他唑巴坦

 b.阿莫西林/克拉维酸

 c.头孢氨苄

 d.氨曲南

15. 选出可能影响抗菌治疗的宿主因素。选出所有正确答案。

 a.年龄

 b.妊娠

 c.代谢异常

 d.器官功能不全

16. 选出获得外源性致病菌的风险因素。选出所有正确答案。

 a.护理院住院

 b.妊娠

 c.近期使用抗菌药物

 d.住院 7 天

17. 选出发热的潜在原因。选出所有正确答案。

 a.感染

 b.哌拉西林

 c.外伤

 d.恶性肿瘤

18. 革兰染色可以揭示的信息包括哪项?

 a.最小抑菌浓度

 b.细菌的种类

 c.细菌的形态特征

 d.抗生素敏感性

19. 属于非典型病原体有哪些?选出所有正确答案。

 a.大肠埃希菌

 b.肺炎克雷伯菌

 c.肺炎支原体

 d.肺炎链球菌

20. 属于外源性菌群(如从医院获得),且具有非乳糖发酵特点的革兰阴性杆菌是哪项?

 a.脑膜炎奈瑟菌

 b.阴沟肠杆菌

 c.肺炎链球菌

 d.铜绿假单胞菌

21. 抗菌谱广且对非乳糖发酵(氧化酶阳性)的革兰阴性杆菌有效的青霉素类抗生素是哪项?

 a.阿莫西林

 b.萘夫西林

 c.头孢吡肟

 d.多利培南

 e.哌拉西林/他唑巴坦

22. 属于大肠正常(内源性)菌群的病原体有哪些?选出所有正确答案。

 a.大肠埃希菌

 b.草绿色链球菌

 c.脑膜炎奈瑟菌

 d.肠球菌属

23. 选出关于下呼吸道正常(内源性)菌群的最佳答案。

 a.肠杆菌科细菌

 b.肺炎链球菌

 c.肠球菌类

 d.通常为无菌状态

24. 与氨基糖苷类存在药物相互作用的药物有哪些?选出所有正确答案。

 a.两性霉素 B

 b.万古霉素

 c.呋塞米

 d.顺铂

25. 患者 RL 既往有缺铁性贫血史,正在接受硫酸亚铁治疗。下列哪些药物与硫酸亚铁联用时生物利用度降低?选出所有正确答案。

 a.莫西沙星

 b.四环素

 c.阿奇霉素

 d.多西环素

要点小结

■ 能够杀灭多种不同种类细菌的抗菌药称为广谱抗菌药,只能杀灭少数种类细菌的抗菌药称为窄谱抗菌药。

■ 感染性疾病的经验治疗和监测要求掌握多种知识,包括:抗感染药特性,宿主因素,患者正常菌群,感染与定值的鉴别,对临床表现和诊断性检查的解释(微生物学及非微生物学实验室检查)等。

■ 了解药物抗菌谱的差别并选择对最可能导致感染的病原菌有效的药物至关重要。

■ 同一抗菌药物的剂量方案可能因感染或病原菌而异。

■ 为确保效果和预防耐药,结合药物的药代动力学和药效学特性来选择抗菌治疗是非常重要的。

■ 药代动力学是指采用数学方法描述药物的体内处置过程,包括吸收、分布、代谢和排泄。

■ 药效学(PD)描述的是药物暴露与抗菌活性或人体毒性等药理效应的关系。

■ 当药物浓度与细菌杀灭率和杀灭范围呈正相关时,则药物的 PD 活性为浓度依赖性。氟喹诺酮类、氨基糖苷类和硝基咪唑类等为浓度依赖性的抗菌药物。

■ 时间依赖性抗菌药物以一种时间依赖的方式给药以保持血液或组织浓度在最小抑菌浓度之上时,抗菌活性最大。β–内酰胺类和糖肽类表现为时间依赖性抗菌活性。

■ 尽量选择不良反应或相互作用倾向较低的抗菌药物,对于具有某些特殊并发症风险的患者尤其如此。

■ 评估患者的抗菌治疗时应考虑宿主因素。重要的宿主因素包括药物过敏史、年龄、妊娠、遗传/代谢异常以及器官功能不全。

■ 对青霉素有速发或加速反应(如过敏性休克)史的患者不能使用头孢菌素类抗生素。对青霉素有迟发型过敏反应(如皮疹)史的患者可在严密监护下使用头孢菌素类。

■ 正常菌群是指定植在人体各部位的细菌。感染通常由正常菌群(也称内源性细菌)引起。

■ 革兰染色用于确认是否存在细菌以及确定细菌的形态学特征(如革兰:阳性或阴性;或形态:球菌,杆菌)。

■ 一旦明确病原菌,就可以针对各种抗菌药进行敏感性实验。最小抑菌浓度(MIC)是一个标准的敏感性试验。MIC 是抑制细菌可视生长的最低药物浓度。折点和 MIC 值决定了细菌对某种药物是敏感(S)、中介(I)还是耐药(R)。

参考文献

Gumbo T. General principles of antimicrobial therapy//Brunton LL, Chabner BA, Knollmann BC, et al. Goodman & Gilman's Te Pharmacological Basis of Terapeutics. 12th ed. New York, NY:McGraw-Hill, 2011:chap 48.

Lampiris HW, Maddix DS. Clinical use of antimicrobial agents. In:Katzung BG, Masters SB.

Lee GC, Burgess DS. Antimicrobial regimen selection//DiPiro JT, Talbert RL, Yee GC, et al. Pharmacotherapy:A Pathophysiologic Approach. 9th ed. New York, NY:McGraw-Hill, 2014:chap 83.

McAdam AJ, Onderdonk AB. Laboratory diagnosis of infectious diseases//Longo DL, et al. Harrison's Principles of Internal Medicine. 18th ed. New York, NY:McGraw-Hill, 2012:chap e22.

Rybak MJ, Aeschlimann JR, LaPlante KL. Laboratory tests to direct antimicrobial pharmacotherapy//DiPiro JT, Talbert RL, Yee GC, et al. Pharmacotherapy:A Pathophysiologic Approach. 9th ed. New York, NY:McGraw-Hill, 2014:chap 25.

Trevor AJ, ed. Basic & Clinical Pharmacology. 12th ed. New York, NY:McGraw-Hill, 2012:chap 51.

第 21 章 | 上呼吸道感染

Katie L. Devaul, S. Scott Sutton
译者 张抗怀 问媛媛

基础概述

上呼吸道感染(URTIs)包括中耳炎、鼻窦炎、咽炎、喉炎、鼻炎、会厌炎等。多数上呼吸道感染由病毒引起,能够自愈。因此,大多数上呼吸道感染不宜使用抗生素。然而,为门诊患者开具的大多数抗菌药物用于治疗上呼吸道感染。由于抗菌药物的使用和过度使用可导致细菌耐药,这一现象令人担忧。临床制订了各种治疗指南,以减少在病毒性上呼吸道感染治疗中不当使用抗菌药物。本章将重点讨论急性中耳炎、鼻窦炎和咽炎。这些感染更多与细菌有关,根据情况需要给予适当的抗菌治疗,以使并发症降至最少。

中耳炎

中耳炎(OM)作为一种中耳的炎症,是为儿童处方抗菌药物最常见的原因。中耳炎继发于鼻咽部的病毒感染,可细分为急性中耳炎或渗出性中耳炎。急性中耳炎(AOM)是一种有症状的中耳感染,发展迅速,伴有炎症和渗出。渗出性中耳炎(OME)指中耳存在渗出液但没有急性病的症状。区分急性中耳炎和渗出性中耳炎很重要,抗菌药物仅在治疗急性中耳炎时有用。中耳炎在儿童中多见,但在所有年龄组均可发生。尽管急性中耳炎患者的中耳渗出液中经常分离出细菌,但病毒仍然是主要病因。肺炎链球菌、流感嗜血杆菌和卡他莫拉菌是导致急性中耳炎的三种最常见的细菌性病原体。超过一半的急性中耳炎病例的中耳渗出液中分离出病毒,有或没有细菌并存。导致急性中耳炎的病毒有:呼吸道合胞病毒、流感病毒、鼻病毒和腺病毒。抗菌治疗之所以无效常常因为是病毒性感染伴继发炎症,而非抗菌药耐药。

鼻咽部的病毒感染妨碍了咽鼓管的正常功能,导致黏膜炎症,阻碍黏膜纤毛的清除作用,从而促进了细菌繁殖和感染。儿童的咽鼓管较成人短而平,引流和保护中耳免受细菌侵入的功能较差,容易罹患急性中耳炎。观察显示,人工喂养、使用假乳头、接受日间护理以及暴露在吸烟环境中的儿童,其急性中耳炎的发生率升高。

急性中耳炎表现为发热、耳痛、应激和耳部牵引感等症状的急性发作。同时,耳镜检查显示鼓膜膨出,呈灰白色,且不移动。急性中耳炎常继发于病毒性上呼吸道感染,患儿可有流鼻涕、鼻塞和咳嗽等症状。急性中耳炎症状消退通常需要一周以上。疼痛和发热在 2~3 天内趋于消退,大多数儿童在第 7 天时症状消失。急性中耳炎和渗出性中耳炎的诊断容易混淆,仔细了解病史、体征、症状以及鼓气耳镜检查结果非常重要。诊断急性中耳炎要求具备下列条件之一:中至重度咽鼓管膨出以及排除急性外耳炎引起的新发的耳液溢;或者轻度咽鼓管膨出伴 48 小时内新发的耳痛。急性中耳炎的并发症少见,包括乳突炎、菌血症、脑膜炎以及伴有潜在言语和语言能力损伤的听觉后遗症。

预防

有多种预防措施可以减少 URTIs 的发生,包括正确的手卫生和感染控制实践。此外还有针对 URTIs 相关的细菌和病毒等病原体的疫苗。特别是,现在已经有了对付流感嗜血杆菌、肺炎链球菌和流感病毒的疫苗。更多有关免疫实践的信息可参见美国疾病控制与预防中心网站(www.cdc.gov)。

治疗

急性中耳炎的治疗目标包括:减轻耳痛和发热等症状,清除感染,预防并发症,以及最大限度地减少不必要的抗菌药使用。急性中耳炎的治疗取决于患者的年龄、疾病严重程度、病毒和/或细菌病原学以及诊断的确定性等因素。24 月龄或以上儿童如有严重体征或症状如高热（39℃/102℉）、中度至重度耳痛或耳痛持续至少 48 小时，应接受抗菌药物治疗。与年长儿童相比，2 岁以下儿童如果一开始没有进行抗菌治疗，临床和细菌学治疗失败率更高，通常给予抗菌治疗。

非药物治疗

观察等待法用于减少细菌耐药，限制无根据的医疗花费，避免不必要的因抗菌药物导致的不良事件。观察等待是指确诊急性中耳炎后监护 48 ~ 72 小时，观察疾病是否自然消退。只有在健康儿童、无复发性疾病、正确随访且医生与患者及监护人之间沟通良好等情况时，才考虑观察或延迟抗菌治疗。手术治疗包括为复发性疾病患者或慢性渗出性中耳炎伴听力及言语损害患者行鼓膜置管术。有鼓膜置管和慢性鼻塞的儿童可能需要行腺样体切除术。

药物治疗

对没有并发化脓性结膜炎且 30 天内未接受过阿莫西林治疗的急性中耳炎患者，阿莫西林是首选药物。氨基青霉素类如阿莫西林等具有在剂量足够时效果确切、安全性高、成本低、混悬剂口感好、剂型多样以及抗菌谱窄等特点，是治疗急性中耳炎的极佳选择。高剂量阿莫西林克拉维酸推荐用于治疗失败、耳炎 - 结膜炎综合征、严重疾病、近期阿莫西林暴露或者需要覆盖产 β - 内酰胺酶细菌的病例。青霉素过敏患者需要用头孢菌素类（仅迟发青霉素过敏反应）或克林霉素（仅针对肺炎链球菌）等替代药物进行治疗。非常规治疗药物如呼吸氟喹诺酮类应保留用于严重青霉素过敏患者，处方者在使用氟喹诺酮类之前应考虑咨询儿科专科医师如耳鼻喉科医师或感染性疾病专科医师。由于肺炎链球菌耐药性增加，甲氧苄氨嘧啶 - 磺胺甲基异噁唑和大环内酯类不再被推荐。表 21 - 1 列出了用于治疗急性中耳炎的抗生素特点。

表 21 - 1　治疗急性中耳炎的抗生素

抗生素	常规给药剂量及频次	常见不良事件[a]	备注
阿莫西林（Amoxil）	C:80 ~ 90mg/（kg·d），分 2 ~ 3 次 A:一次 875mg，一日 2 次	胃肠道反应，皮疹，过敏反应	急性中耳炎的首选药物；专家推荐高剂量（80 ~ 90mg/kg），而不是常规剂量（40 ~ 45mg/kg）；高剂量用于 PRSP
阿莫西林 - 克拉维酸（Augmentin）	C:90mg/（kg·d）[其中克拉维酸 6.4mg/（kg·d）]，分 2 次 A:一次 875mg，一日 2 次	胃肠道反应，皮疹，过敏反应	由于含克拉维酸，腹泻发生率高于阿莫西林（阿莫西林与克拉维酸的目标比率为 14:1，以减少该不良反应）
头孢地尼（Omnicef）	C:14mg/（kg·d），分 1 ~ 2 次 A:600mg/d，分 1 ~ 2 次	胃肠道反应，皮疹，过敏反应	
头孢呋辛酯（Ceftin）	C:30mg/（kg·d），分 2 次（混悬液一日最大剂量 1g） A:一次 250 ~ 500mg，一日 2 次	胃肠道反应，皮疹，过敏反应	砂样和苦味的混悬液与片剂（生物利用度较低）不可互换
头孢泊肟酯（Vantin）	C:10mg/（kg·d），分 2 次给药 A:一次 200mg，一日 2 次	胃肠道反应，皮疹，过敏反应	混悬剂为苦味
头孢曲松（Rocephin）	C:50mg/kg，IM 或 IV	胃肠道反应，皮疹，过敏反应	对于 PRSP，首选 3 天方案；避免用于 2 月以下儿童
克林霉素（Cleocin）	C:30 - 40mg/（kg·d），分 3 次 A:一次 300 ~ 450mg，一日 3 ~ 4 次	胃肠道反应	口服溶液口味不佳；仅用于肺炎链球菌感染

a. 所列举的均为常见不良反应。治疗 URTIs 的这些抗生素有多种其他不良反应。例如，上列所有抗生素均可导致艰难梭菌性肠炎，以克林霉素的发生率最高。骨髓抑制（中性粒细胞减少，血小板减少）罕见。了解更多不良反应请参见本书其他感染性疾病章节

缩写:A,成人;C,儿童;IM,肌内注射;IV,静脉注射;PRSP,耐青霉素肺炎链球菌

疼痛是急性中耳炎的主要表现,使用对乙酰氨基酚或布洛芬可缓解。发热儿童禁用阿司匹林,以防止发生瑞氏综合征。局部麻醉滴剂如苯佐卡因可在 30 分钟内缓解症状,不发热时优于全身性止痛药。苯佐卡因可增加高铁血红蛋白血症风险,不推荐用于 2 岁以下儿童。其他药物如减充血剂、抗组胺药和糖皮质激素类等对于急性中耳炎的治疗帮助不大。

特殊考虑

细菌耐药

细菌耐药已严重影响急性中耳炎的治疗指南。耐青霉素肺炎链球菌(PRSP)包括中介耐药和高水平耐药。肺炎链球菌的耐药机制是青霉素结合蛋白(PBP3)发生改变,联用 β - 内酰胺酶抑制剂无法克服该耐药机制。PRSP 通常对磺胺类、大环内酯类、克林霉素等抗生素也耐药。

相反的是,流感嗜血杆菌和卡他莫拉菌的耐药机制是产生 β - 内酰胺酶(青霉素酶),可以通过阿莫西林加用克拉维酸(Augmentin)克服该耐药机制。与肺炎链球菌相比,尽管上述细菌导致的感染更可能无需治疗而自愈,但是一旦治疗失败,应考虑细菌耐药。

鼻窦炎

鼻窦炎是鼻窦黏膜的炎症和/或感染。由于感染常常波及鼻黏膜,也用鼻 - 鼻窦炎这个术语描述鼻窦炎。尽管大多数鼻窦感染为病毒所致,抗菌药物仍然被频繁使用。因此,为优化治疗,鉴别病毒性鼻窦炎和细菌性鼻窦炎很重要。病毒性鼻窦炎和细菌性鼻窦炎的临床表现相似,难以区分。病毒性感染在 7 ~ 10 天内趋于消退。症状持续超过 7 ~ 10 天或者恶化,可能提示细菌感染。急性细菌性鼻窦炎持续时间小于 30 天,同时症状完全消退。慢性鼻窦炎是指炎症持续 3 个月以上,伴有持续存在的呼吸系统症状。

慢性鼻窦炎:
■ 具有与急性鼻窦炎相似的非特异症状
■ 慢性鼻窦炎急性加重时可有流鼻涕
■ 可出现慢性干咳、喉炎和头痛
■ 一年发生 3 ~ 4 次典型的慢性/反复性感染

■ 症状对蒸汽/雾化治疗和减充血剂治疗无反应

细菌性鼻窦炎常常被过度诊断,因而抗菌药物也被过度使用。与鼻窦抽吸的金标准相比,没有一个单一临床发现可以准确诊断细菌性鼻窦炎。能够预测细菌性鼻窦炎诊断的临床表现包括下列 3 种情况任何一个:

1. 非特异的上呼吸道体征和症状持续存在,临床症状在 10 天或更长时间内没有任何改善迹象。

2. 起病严重,以疾病初始连续 3 ~ 4 天高热(≥39℃/102℉)、脓鼻涕或面部疼痛等为主要表现。

3. 经过一个典型的、持续 5 ~ 6 天的病毒性上呼吸道感染的起初好转后,体征和/或症状恶化,以新出现的发热、头痛或鼻分泌物增加等为特征。

鼻窦炎常常是病毒感染或过敏所致的黏膜炎症和黏液纤毛功能的局部损害。黏液分泌增加和分泌物清除减少可导致窦口堵塞。引起鼻窦炎的细菌性病原体与引起急性中耳炎的病原体相似。肺炎链球菌、流感嗜血杆菌和卡他莫拉菌分别约占 40%、35% 和 15%。金黄色葡萄球菌感染在成人患者中呈增多趋势(10%)。但是,目前并不推荐常规经验性使用抗葡萄球菌药物治疗疑似的急性细菌性鼻 - 鼻窦炎。

治疗

治疗目标包括:减少鼻窦炎的体征和症状,限制因治疗获益患者的抗菌药物暴露,当细菌感染存在时清除细菌,以及将病程缩至最短。持续时间小于 10 天的轻度鼻窦炎患者,初始治疗主要是缓解症状。病毒性鼻窦炎属于自限性疾病,细菌性感染也常常可以自愈,不推荐所有患者常规使用抗生素。抗菌治疗应保留用于病情持续、恶化或严重病例。由于很少获得细菌培养结果,当有使用指征时,经验性抗菌治疗应针对可能的病原体。

非药物治疗

辅助治疗如增湿器、雾化器和盐水鼻腔喷雾

器等可用于湿润鼻腔,防止分泌物结痂,促进纤毛功能。尽管这些非药物治疗被经常应用,但是,支持它们独立应用或作为辅助治疗有效的证据不足。

药物治疗

针对病毒性上呼吸道感染症状的支持性药物也用于鼻窦炎患者。缺乏证据支持这些药物可治疗鼻窦炎,但它们可以暂时缓解某些患者的症状。这些支持性药物包括:

■ 镇痛药可用于治疗发热和窦压力所致的疼痛。

■ 推荐鼻内等渗或高渗盐水灌洗。

■ 鼻内糖皮质激素制剂用于过敏性鼻炎患者。

■ 口服和鼻内减充血剂的临床有效性没有被证实,潜在风险超过潜在获益,不推荐作为辅助使用。局部治疗也可进一步诱导鼻道炎症。

■ 抗组胺药能够使黏液增厚,影响黏液清除,应避免使用。困倦、口干和其他潜在不良反应的

风险超过任何潜在的获益。

阿莫西林克拉维酸是治疗急性细菌性鼻窦炎的一线抗菌药物。由于产 β - 内酰胺酶呼吸道病原体(流感嗜血杆菌和卡他莫拉菌)的日益流行,阿莫西林不再被经验性推荐。阿莫西林克拉维酸的优点包括:有效性和安全性确切、抗菌谱适当、耐受性良好以及费用低廉。

非 I 型青霉素过敏患者可接受口服头孢菌素(如头孢克肟或头孢泊肟)联合克林霉素的治疗。然而,对青霉素有确定的 IgE 介导反应史(如荨麻疹或过敏反应)的患者,多西环素(避免用于 8 岁及以下儿童)或呼吸氟喹诺酮类可作为替代药物。由于肺炎链球菌的高耐药率,不推荐大环内酯类(克拉霉素和阿奇霉素)用于经验治疗。同样地,由于肺炎链球菌和流感嗜血杆菌的高耐药率,不推荐甲氧苄氨嘧啶 - 磺胺甲基异噁唑用于经验治疗。氟喹诺酮类应限用于肺炎链球菌耐药患者或 I 型青霉素过敏患者。表 21 - 2 列出了推荐用于治疗急性细菌性鼻窦炎的抗生素。

表 21 - 2　治疗急性细菌性鼻窦炎的抗生素

抗生素	成人剂量	儿童剂量[a]	备注
阿莫西林/克拉维酸 (Augmentin)	500mg/125mg,一日 3 次;或 875mg/125mg,一日 2 次;对于 PRSP,2g XR,一日 2 次	90mg/(kg·d),分 2 次给药;或 180mg/(kg·d),分 2 次给药(对于 PRSP)	抗菌谱广,尤其大剂量时
氨苄西林/舒巴坦 (Unasyn)	一日 6 ~ 12g,分 4 次	200 ~ 400mg/(kg·d),分 4 次给药	
头孢克肟(Suprax)	一次 400mg,一日 1 次	8mg/(kg·d),分 2 次给药	
头孢泊肟酯(Vantin)	一次 200mg,一日 2 次	10mg/(kg·d),分 2 次给药	
头孢曲松(Rocephin)	一日 1 ~ 2g,IV 或 IM,分 1 ~ 2 次给药	50mg/kg,IV 或 IM,分 2 次给药	推荐疗程:成人 5 ~ 7 天,儿童 10 ~ 14 天
多西环素(Vibramycin)	一日 200mg,分 1 ~ 2 次给药	避免用于 8 岁以下儿童	可致光过敏,与多种药物存在相互作用
左氧氟沙星(Levaquin)	一次 500mg,一日 1 次	20mg/(kg·d),分 1 ~ 2 次给药	可致光过敏,与多种药物存在相互作用
莫西沙星(Avelox)	一次 400mg,一日 1 次	避免使用	可致光过敏,与多种药物存在相互作用
克林霉素(Cleocin)	一次 150 ~ 450mg,一日 3 ~ 4 次	30 ~ 40mg/(kg·d),分 3 次给药	对流感嗜血杆菌和卡他莫拉菌无抗菌活性

a.最大剂量不超过成人剂量

缩写:PRSP,耐青霉素肺炎链球菌

特殊考虑

下列任意情况下应考虑 PRSP,推荐给予高剂量阿莫西林/克拉维酸以克服潜在的细菌耐药:

- 所在地区侵入性 PRSP 发生率高(≥10%)
- 患者小于 2 岁或大于 65 岁
- 免疫妥协宿主
- 严重感染
- 接受日间护理
- 最近 5 天内曾经住院
- 最近 30 天使用过抗生素

克林霉素也可用于治疗 PRSP 感染。但需要注意的是,该药对流感嗜血杆菌和卡他莫拉菌无抗菌活性。

传统方法(阿莫西林/克拉维酸治疗鼻窦炎)失败的患者(经过 2~3 天治疗症状恶化或者经过 3~5 天治疗症状无改善)也可能需要更广谱的抗菌覆盖。高剂量阿莫西林 - 克拉维酸、左氧氟沙星或抗菌谱覆盖肺炎链球菌且对 β - 内酰胺酶稳定的头孢菌素(头孢克肟、头孢泊肟)联合克林霉素等可改善对流感嗜血杆菌和卡他莫拉菌的覆盖,因此是可选的替代药物。

咽炎

咽炎是一种由病毒或细菌引起的急性咽部感染。咽炎通常具有自限性且无严重后遗症。然而,由于不能轻易区分病毒性和细菌性感染以及对未处理的链球菌性疾病的担忧,临床常常为患者开具抗生素。尽管病毒是咽炎最常见的发病原因,A 组 β 溶血性链球菌是主要的细菌性病因,也是本节的重点。A 组 β 溶血性链球菌(GAS)也称为化脓性链球菌或咽链球菌。GAS 也被称为食肉菌,可引起皮肤和软组织感染。

黏膜完整性受到破坏后,儿童咽部的 GAS 定植就成为发生链球菌性咽炎的风险因素。链球菌性咽炎的症状通常为自限性,甚至不经治疗就可在发病的几天内消退。历史上,未处理或误处理的链球菌性咽炎可致急性风湿热、潜在心脏瓣膜损害和并发症如扁桃体周围脓肿等。

5~15 岁儿童发生链球菌性咽炎的概率最高。儿童的父母亲以及与儿童密切接触的成人也有较高的风险。链球菌性咽炎的体征及症状包括:

- 突然出现的咽痛,伴重度吞咽痛
- 发热
- 头痛、腹痛、恶心、呕吐
- 咽部及扁桃体发红,可伴有斑片状渗出
- 颈前淋巴结触痛、增大
- 悬雍垂肿胀、发红
- 软腭瘀点
- 猩红热样疹

链球菌性咽炎的诊断包括咽拭子以及通过快速抗原检测实验和/或培养确定 GAS。仅凭临床特征不能可靠地区分 GAS 咽炎和病毒性咽炎。因此,当怀疑链球菌性咽炎时,在使用抗菌药物之前应常规进行 GAS 的诊断性检测。同样,当儿童或成人存在明显的病毒感染特征,如流鼻涕、咳嗽、口腔溃疡和/或声音嘶哑时,不推荐进行相关检测。儿童和青少年的快速抗原试验如为阴性,还应再做咽部细菌培养;如为阳性,不必再行细菌培养。成年人 GAS 咽炎的发生率低,发生风湿热等继发并发症的风险也低,因此,仅阴性的快速抗原试验结果就足够了。3 岁以下儿童患链球菌性咽炎极为少见,也不推荐常规性检测。

治疗

链球菌性咽炎的治疗目标包括:清除感染以预防并发症,缩短病程,减少感染向密切接触人群的传播。可通过抗菌药物预防的后遗症包括扁桃体周围脓肿、颈淋巴结炎和风湿热。抗菌治疗无法预防链球菌感染后肾小球肾炎。

抗菌治疗应仅用于经实验室确诊的、伴有临床症状的链球菌性咽炎病例,以免过度治疗。青霉素或阿莫西林的抗菌谱窄、费用低以及安全性和有效性确切,是首选的抗生素。非 I 型青霉素过敏反应患者应使用一代头孢菌素如头孢氨苄进行治疗,同样可以实现细菌学和临床治愈。对青霉素类过敏的患者,其他替代药物包括克林霉素、克拉霉素或阿奇霉素。表 21 - 3 列出了用于治疗链球菌性咽炎的主要抗生素。

表 21 - 3　用于治疗链球菌性咽炎的抗生素

抗生素	成人剂量	儿童剂量[a]	疗程	备注
青霉素 V (PEN VK)	一次 250mg,一日 4 次; 一次 500mg,一日 2 次	一次 250mg,一日 2 ~ 3 次	10 天	首选药物
苄星青霉素 G (Bicillin LA)	120 万 U(如果体重为 27kg 或更大)	60 万 U(如果体重小于 27kg)	肌内注射一次	首选药物;适用于不依从或 呕吐患者;注射疼痛
阿莫西林 (Amoxil)	一日 1000mg,分 1~2 次	50mg/(kg·d),分 1 ~ 2 次	10 天	首选药物;用于年龄较小的 儿童,优于青霉素(更适口)
头孢氨苄 (Kefex)	一次 500mg,一日 2 次	40mg/(kg·d),分 2 次	10 天	对青霉素过敏时考虑使用(如 果过敏是迟发型反应)
阿奇霉素 (Zithromax)	一次 500mg,一日 1 次	12mg/kg,一日 1 次	5 天	耐药增加;对青霉素严重过 敏时考虑使用
克林霉素 (Cleocin)	一次 300mg,一日 3 次	21mg/(kg·d),分 3 次	10 天	耐药增加;对青霉素严重过 敏时考虑使用;适用于反复 感染[慢性携带者的常规剂 量为 20 ~ 30mg/(kg·d),分 3 次给药]

a. 最大剂量不超过成人剂量

案例应用

1. 中耳存在渗出液,但无急性疾病症状的上呼吸道疾病是什么?

a. 渗出性中耳炎

b. 鼻窦炎

c. 咽炎

d. 喉炎

e. 鼻炎

2. 患者 JH,男性,4 岁,以"流鼻涕、鼻塞、咳嗽和轻度耳痛 36 小时"主诉就诊。无任何并发的化脓性结膜炎。就诊时体温 38℃。无药物过敏史。无既往治疗史。近 30 天内未使用过阿莫西林。体重 16.3kg。对 JH 来说,下列哪种治疗最为适当?

a. 对乙酰氨基酚 10mg/kg,口服,一日 4 次,需要时使用

b. 阿莫西林 30mg/kg,口服,一日 3 次

c. 盐酸伪麻黄碱 15mg,口服,一日 4 次

d. 苯海拉明 6.25mg,口服,一日 4 次

e. 左氧氟沙星 10mg/kg,口服,一日 2 次

问题 3~4 基于以下案例。

　　患者 JM,男性,6 岁,以"耳痛、耳液溢 5 天"主诉就诊。耳镜检查显示鼓膜中度膨出。体温 38.5℃。患者有青霉素过敏史,表现为腿痒。无并发的化脓性结膜炎,近 30 天内未使用过阿莫西林。体重 20kg。

3. 对 JM 来说,下列哪种治疗最为适当?

a. 阿莫西林 600mg,口服,一日 3 次

b. 阿莫西林 1375mg,口服,一日 3 次

c. 头孢地尼 300mg,口服,一日 2 次

d. 头孢地尼 140mg,口服,一日 2 次

e. 左氧氟沙星 600mg,口服,一日 2 次

4. 下列哪些病原体可能是导致 JM 发生急性中耳炎的原因? 选出所有正确的答案。

a. 肺炎链球菌

b. 卡他莫拉菌

c. 流感嗜血杆菌

d. 流感病毒

e. 腺病毒

5. 当考虑治疗失败和细菌耐药机制时,导致 AOM 的三种最常见的细菌性病原体可能存在下列哪些情况? 选出所有正确答案。

a. 上调细菌外排泵,减少抗菌药的累积

b. 改变青霉素结合蛋白,使抗菌药物不能与目标细菌结合

c. 细菌产生 β - 内酰胺酶,通过酶促作用使抗菌药物失活

d. 降低细菌细胞膜通透性,减少抗菌药物的累积

e. 细菌产生青霉素酶,通过酶促作用使抗菌药物失活

问题 6~8 基于以下案例。

　　患者 JS,男性,16 岁,以"流脓性鼻涕、头痛、咳嗽和鼻

塞、口臭、嗅觉丧失等 2 天"之主诉就诊。体温 38.3℃。无药物过敏史。无既往治疗史，但曾在 20 天前因皮肤和软组织感染接受过 5 天的抗生素治疗（具体不详）。体重63.5kg。

6. 应推荐进行下列哪项治疗？

 a. 对乙酰氨基酚 325mg，口服，每 4 小时一次，需要时使用

 b. 阿莫西林 875mg，口服，一日 3 次

 c. 盐酸伪麻黄碱 60mg，口服，一日 4 次

 d. 阿莫西林/克拉维酸 875mg，口服，一日 2 次

 e. 阿莫西林/克拉维酸 2g，XR，口服，一日 2 次

7. 初次就诊后，给予适当治疗 4~5 天，JS 开始感觉明显好转。第 5 天，他甚至决定外出走走，与朋友一起玩踏板车。然而，次日早晨起床时 JS 出现寒战、恶心、头痛、鼻涕增加等症状，体温 38.3℃。下列哪项治疗建议最适当？

 a. 对乙酰氨基酚 325mg，口服，每 4 小时 1 次，需要时使用

 b. 阿莫西林 875mg，口服，一日 3 次

 c. 左氧氟沙星 500mg，口服，一日 1 次

 d. 阿莫西林/克拉维酸 875mg，口服，一日 2 次

 e. 阿莫西林/克拉维酸 2g，XR，口服，一日 2 次

8. 按照推荐治疗，JS 可能经历下列哪些常见不良反应？选出所有正确答案。

 a. 肝毒性

 b. 腹泻

 c. Q - T 间期延长

 d. 肌腱断裂

 e. 念珠菌病

问题 9~11 基于以下病例。

患者 TM，男性，17 岁，以"体温 ≥40℃、重度头痛、流脓性鼻涕、面部疼痛等 4 天"之主诉到急诊就诊。体重65kg，无药物过敏史，无明显既往医疗史。最初诊断为脑膜炎并接受以下药物治疗：

 ①万古霉素 30mg/kg，静脉注射 2 小时（加入 500mL 生理盐水中）。

 ②头孢曲松 2g，静脉注射 30 分钟（加入 50mL 5% 葡萄糖注射液中）。

 ③地塞米松 10mg，静脉注射 5 分钟（浓度 10mg/mL）。

不幸的是，腰椎穿刺后 TM 越来越感到恶心，于是一位内科医师加用了下列药物：

 ④哌拉西林/他唑巴坦 4.5g，静脉注射 4 小时（加入 100mL 5% 葡萄糖注射液中）。

幸运的是，腰椎穿刺结果回报完全阴性，经咨询

耳鼻喉科医师后，TM 被诊断为重度急性鼻窦炎，并最终给予：

 ⑤氨苄西林/舒巴坦 3g，静脉注射 30 分钟，每 6 小时 1 次（加入 100mL 生理盐水中）

9. 以 mg/min 为单位计算 TM 接受的每种药物的静脉注射剂量，然后按照从高到低的顺序将药物进行排序。

无序选项	排序结果
万古霉素 30mg/kg 静脉注射 2 小时	
头孢曲松 2g 静脉注射 30 分钟	
地塞米松 10mg 静脉注射 5 分钟	
哌拉西林/他唑巴坦 4.5g 静脉注射 4 小时	
氨苄西林/舒巴坦 3g 静脉注射 30 分钟	

10. 下列哪些疫苗可以预防 TM 罹患鼻窦炎？选出所有正确答案。

 a. Comvax

 b. Prevnar 13

 c. Fluzone

 d. Ipol

 e. Twinrix

11. 以"mL/min"为单位计算 TM 接受的每种药物的滴注速度，然后按照从快到慢的顺序将药物进行排序。

无序选项	排序结果
万古霉素 30mg/kg 静脉注射 2 小时	
头孢曲松 2g 静脉注射 30 分钟	
地塞米松 10mg 静脉注射 5 分钟	
哌拉西林/他唑巴坦 4.5g 静脉注射 4 小时	
氨苄西林/舒巴坦 3g 静脉注射 30 分钟	

问题 12~13 基于以下案例。

患者 ES，女性，12 岁，以"咽痛、吞咽痛、呕吐 24 小时"之主诉就诊。体温 38.5℃。体格检查显示颈部淋巴结肿大，悬雍垂发红。

12. 理想情况下，首先采取下列哪项措施？

a. 给予青霉素 250mg,口服,一日 3 次

b. 给予鼻喷剂,2 喷,一日 4 次

c. 给予快速抗原检测或咽部细菌培养

d. 给予苯海拉明 25mg,口服,一日 4 次

e. 给予 Comvax

13. 假设 ES 患有细菌性咽炎,治疗目的有哪些? 选出所有
正确答案。

a. 清除感染

b. 预防感染并发症

c. 缩短病程

d. 降低易感性和向他人传播

e. 减轻咽痛和吞咽痛等症状

14. 根据临床证据,彻底治疗链球菌性咽炎可以预防下列
哪些少见的并发症? 选出所有正确答案。

a. 扁桃体周围脓肿

b. 颈淋巴结炎

c. 风湿热

d. 链球菌感染后肾小球肾炎

e. 阑尾炎

问题 15~16 基于以下案例。

　　患者 MM,女性,15 岁。最近被诊断出患有急性细菌
性鼻窦炎。她的既往史复杂,包括:静脉血栓栓塞(左腿)、
严重的系统性红斑狼疮/抗磷脂抗体综合征、狼疮性肾炎、
癫痫和抑郁。13 岁时曾发生阿莫西林过敏反应,并导致
ICU 住院治疗,需行气管插管和机械通气。无其他药物过
敏史。体重 52.2kg。目前的药物治疗包括:

①强的松 15mg 口服,一日 1 次

②布洛芬 400mg 口服,一日 3 次

③华法林 5mg 口服,一日 1 次

④舍曲林 50mg 口服,一日 1 次

⑤儿童复合维生素矿物质咀嚼片联合多维铁口服,一
日 1 次

15. 一位谨慎的耳鼻喉科医生决定采用左氧氟沙星 500mg
口服,一日 1 次的方案治疗 MM 的鼻窦炎,以避免任何
潜在的过敏风险。下列哪些药物与左氧氟沙星(500mg
口服,一日 1 次)存在潜在药物相互作用? 选出所有正
确答案。

a. 强的松

b. 布洛芬

c. 华法林

d. 舍曲林

e. 儿童复合维生素矿物质咀嚼片联合多维铁

16. 鉴于 MM 的既往史和目前药物治疗史,MM 在使用左氧

氟沙星时存在下列哪些风险? 选出所有正确答案。

a. 肌腱炎

b. 出血/淤伤

c. 血栓

d. Q-Tc 间期延长

e. 癫痫

17. 选出通常采用肌内注射治疗急性中耳炎的胃肠外头孢菌素。

a. 克拉霉素

b. 阿莫西林 – 克拉维酸

c. 甲氧苄氨嘧啶 – 磺胺甲基异噁唑

d. 克林霉素

e. 头孢曲松

18. 请正确匹配下列可单独或联合治疗鼻窦炎的抗菌药物
及其作用机制:头孢克肟,克拉维酸,克林霉素,多西环
素,左氧氟沙星。

无序选项	排列结果
主要通过与核糖体 30S 亚基结 合,抑制蛋白质合成	
抑制 DNA 回旋酶,促进 DNA 链断裂	
结合和抑制 β – 内酰胺酶的 产生	
通过与核糖体 50S 亚基可逆结 合,抑制蛋白质合成	
通过与青霉素结合蛋白结合, 抑制细菌细胞壁的合成	

19. 根据药物各自的半衰期,按照从最短到最长的顺序,正
确排列下列抗菌药物(注意,考虑适当的给药间隔和现
有药物剂型)。

无序选项	排列结果
阿莫西林/克拉维酸	
头孢克肟	
克林霉素	
多西环素	
左氧氟沙星	

20. DV 是一位 26 岁慢性/复发性鼻窦感染患者,下列哪些
最有可能发生? 选出所有正确答案。

a. 一年发生 3~4 次鼻窦炎

b. 增湿/雾化治疗能明显改善症状

c. 鼻减充血剂可改善症状

d. 慢性干咳

e. 频繁头痛

要点小结

■ 上呼吸道感染（URTIs）包括中耳炎、鼻窦炎、咽炎、喉炎、鼻炎和会咽炎。

■ 许多 URTIs 由病毒引起，通常可以自愈。因此，大多数 URTIs 不需要使用抗生素。

■ 中耳炎是一种中耳炎症，是为儿童开具抗菌药物最常见的原因。

■ 急性中耳炎（AOM）是一种有症状的中耳感染，疾病进展迅速，伴有渗出。渗出性中耳炎（OME）指中耳有渗出液但没有急性疾病症状。区分 AOM 和 OME 很重要，因为抗生素仅适用于 AOM。

■ 阿莫西林是治疗 AOM 的首选药物，原因包括：使用足够剂量时疗效确切，极好的安全性，费用低廉，混悬剂口感好，抗菌谱窄等。

■ 细菌耐药极大地影响了 AOM 的治疗指南（肺炎链球菌改变结合位点以及流感嗜血杆菌和卡他莫拉菌产生 β－内酰胺酶）。

■ 鼻窦炎是鼻窦黏膜的炎症和/或感染。

■ 病情轻微、病程小于 10 天的鼻窦炎患者，初始治疗的主要目标是缓解症状。病毒性鼻窦炎具有自限性且细菌性感染通常可自然消退，因此不推荐所有患者常规使用抗菌药物。抗菌治疗应保留用于病情持续、恶化或严重的病例。

■ 阿莫西林－克拉维酸是治疗急性细菌性鼻窦炎的一线抗生素。

■ 使用阿莫西林/克拉维酸治疗鼻窦炎失败的患者或 4～6 周内接受过抗生素治疗的患者，可能需要更广谱的抗菌覆盖。高剂量的阿莫西林－克拉维酸、左氧氟沙星或者覆盖肺炎链球菌并对 β－内酰胺酶稳定的头孢菌素等，均可改善对流感嗜血杆菌和卡他莫拉菌的覆盖。

■ 咽炎是一种急性的咽部感染，由病毒或细菌引起。

■ 抗菌药物应仅用于经实验室确认、伴有临床症状的链球菌性咽炎，以避免过度治疗。

■ 青霉素的抗菌谱窄、安全性和有效性确切且费用低，是治疗咽炎的首选药物。

■ 对青霉素过敏的患者需要替代药物治疗 URTIs，包括头孢菌素类（仅迟发型青霉素过敏反应）、多西环素和氟喹诺酮类。

参考文献

Chow AW, Benninger MS, Brook I, et al. IDSA clinical practice guideline for acute bacterial rhinosinusistis in children and adults. Clin Infect Dis, 2012,54:72 – 112.

Frei C, Frei B. Upper Respiratory Tract Infections//DiPiro JT, Talbert RL, Yee GC, et al. Pharmacotherapy: A Pathophysiologic Approach. 9th ed. New York: McGraw-Hill, 2014: chap 86.

Inamdar S, Best BM. Otitis Media and Sinusitis//Linn WD, Woford MR, O'Keefe M, et al. Pharmacotherapy in Primary Care. New York, NY: McGraw-Hill, 2009: chap 38.

Lieberthal AS, Carroll AE, Chonmaitree T, et al. Te diagnosis and management of acute otitis media. Pediatrics, 2013,131(3):964 – 999.

Shulman ST, Bisno AL, Clegg HW, et al. Practice guidelines for the diagnosis and management of group A streptococcal pharyngitis: 2012 update by the Infectious Diseases Society of America. Clin Infect Dis, 2012,55:86 – 102.

第 22 章 | 下呼吸道感染

Jason C. Gallagher, Marissa J. Cavaretta

译者 韩小年 余静洁

基础概述

下呼吸道感染(LRTI)是指喉部以下的感染,包括支气管炎、毛细支气管炎和肺炎。LRTIs 是由病毒或细菌浸润肺实质导致的。病毒感染的诊断主要靠一系列的特征性临床症状、体征进行识别,治疗措施为对症支持治疗(流感可给予抗病毒治疗)。细菌性 LRTIs(尤其是细菌性肺炎)需要合适、有效的特异性抗菌治疗。恰当的 LRTI 治疗方案有赖于详细的病史、体格检查、胸部 X 线检查、常见病原菌的特点以及正确的标本培养。本章将重点学习肺炎,关注支气管炎和毛细支气管炎的注意事项。

肺炎

肺炎是指肺实质的炎症,根据发病场所进行分类(社区获得性肺炎或医院获得性肺炎)。还有一种类型的肺炎与护理机构等医疗保健系统相关,目前尚无准确定义,被称为医疗保健相关性肺炎(HCAP)。HCAP 的常见病原菌和治疗方案与医院获得性肺炎相似,因此不再单独讨论。

细菌性肺炎的病原学因肺炎类型不同而不同。表 22 – 1 列出了各类肺炎的常见病原菌。病毒是引起成人(常合并细菌感染)和儿童(65%)社区获得性肺炎的常见原因。导致儿童病毒性肺炎的常见病原菌为呼吸道合胞病毒、流感病毒或副流感病毒。

病原菌

下呼吸道病原菌感染主要通过三种途径:

1. 口咽部分泌物的吸入。少量唾液的吸入(误吸)是肺部感染病原菌的主要机制。

2. 细小颗粒物的吸入。

3. 肺外组织的感染经过血流播散侵入肺部。

在肺部防御功能良好的情况下,误吸入肺的微生物在发生感染前即可被清除。上下呼吸道的局部宿主防御以及气道的解剖结构对于肺炎的预防至关重要。上呼吸道的防御包括:鼻咽部的黏液纤毛结构、鼻毛、正常菌群、免疫球蛋白 A 抗体和补体。下呼吸道的防御机制包括:咳嗽、气管和支气管的黏液纤毛运动、抗体(免疫球蛋白 A、M 和 G)、补体以及肺泡巨噬细胞。如果宿主防御系统不能够清除微生物,病原菌就会逐渐下行至肺泡囊,随之发生感染。

住院患者常发生医院细菌定植的现象。这些细菌过度暴露于抗生素环境中,当其感染到其他患者时常变成耐药细菌。住院 5 天或 5 天以上的患者发生肺炎时具有高耐药细菌感染风险(表 22 – 1)。

口咽部或胃内容物的误吸可以导致肺炎最终成为吸入性肺炎。神经功能损伤导致的吞咽障碍,癫痫发作或酒精中毒是吸入性肺炎常见的危险因素。其他可以导致或诱发吸入性肺炎的因素有:①口腔或牙齿疾病改变了口咽部菌群环境;②口腔卫生不良;③管饲;④药物因素。

一旦宿主的局部防御系统被破坏,微生物将入侵肺组织,由微生物产生的外毒素或机体对微生物的免疫反应将导致炎性反应。这种炎性反应可存在于肺局部(引起潜在的组织损伤)或变为全身炎性反应。

临床表现

肺炎患者可出现呼吸系统或非呼吸系统症状。随着年龄的增加,免疫反应的减弱,可导致呼吸系统和非呼吸系统症状不明显。对于气管插管患者,可能不出现这些症状和体征,给诊断带来困难。

肺炎的症状包括:

1. 呼吸系统症状:咳嗽(咳痰或干咳)、气短、呼吸困难。

2. 非呼吸系统症状:发热、疲劳、盗汗、头痛、肌痛、精神状态改变。

肺炎的体征包括：

1. 发热：体温可以升高或降低，但大多为升高。

2. 呼吸频率增快：发绀、呼吸频率增加，使用呼吸机辅助呼吸提示有严重的呼吸系统损害。

3. 呼吸音减弱。

4. 老年患者常见意识混乱、嗜睡和定向障碍。

表 22-1　各种类型肺炎常见病原菌

肺炎类型	常见病原菌
社区获得性肺炎	典型病原菌
	肺炎链球菌
	流感嗜血杆菌
	卡他莫拉菌
	非典型病原菌
	肺炎支原体
	肺炎衣原体
	嗜肺军团菌
吸入性肺炎	口腔厌氧菌[b]
(社区发病)[a]	链球菌种属
医院获得性肺炎	早发
	肺炎链球菌
	流感嗜血杆菌
	卡他莫拉菌
	甲氧西林敏感金黄色葡萄球菌
	肠杆菌科（如肺炎克雷伯菌、大肠埃希菌、肠杆菌属、变形杆菌属、黏质沙雷菌）
	晚发
	铜绿假单胞菌
	肺炎克雷伯菌
	不动杆菌属
	其他耐药革兰阴性杆菌
	耐甲氧西林金黄色葡萄球菌
	嗜肺军团菌[c]

a. 住院期间发生的吸入性肺炎病原菌与医院获得性肺炎相似

b. 厌氧菌：拟杆菌属、梭杆菌属、厌氧革兰阳性球菌（如消化链球菌属）

c. 仅在罕见爆发时

诊断

肺炎诊断的关键因素包括临床表现、诊断性检查、实验室检查和微生物学检验。肺炎关键的诊断检查包括：胸部 X 线检查，血氧饱和度和动脉血气。除了一系列具有提示性的临床特征，诊断肺炎还需要影像学提示有浸润。肺炎患者胸部 X 线检查会显示单个或多个浸润影。针对一些特定患者，需测定血氧饱和度和动脉血气分析来评估患者的气体交换功能。有助于肺炎诊断和治疗的实验室检查结果包括：血白细胞（WBC）计数与分类，基础代谢率（BMP）。可应用于肺炎患者的微生物实验检查包括：

1. 呼吸道分泌物的革兰染色：痰标本的革兰染色应显示 WBCs 和少量鳞状上皮细胞。还可以提示细菌是革兰阳性菌还是革兰阴性菌以及细菌的形态（如球菌或杆菌）。对于重症肺炎患者，可通过支气管镜检查获得气道分泌物。由于没有受到口腔的污染，气道分泌物的质量较痰标本更高。但是，标本染色没有找到细菌，并不能排除肺炎。

2. 细菌培养及药敏试验（C&S）：C&S（痰和/或血培养）可提示细菌的属与种，及细菌对抗菌药物的敏感程度（敏感/中介/耐药）。细菌培养阴性不能排除感染。对于门诊肺炎患者，不需常规开展 C&S。

3. 血清学（IgM 和 IgG）可有效评估是否存在难以培养的非典型病原体，如支原体和衣原体。

4. 嗜肺军团菌也很难培养，尿荧光抗原检测可用于帮助诊断。

医院获得性肺炎可分为两种，早发性和晚发性。两种情况的主要区别在于发病/诊断时间的不同（入院后 <5 天和入院后 ≥5 天）。由于宿主的原因，晚发性感染有发生多重耐药（MDR）菌感染（图 22-1）风险。早发性感染的病原菌与普通社区获得性肺炎相似（除了非典型病原体，通常潜伏期较长）。

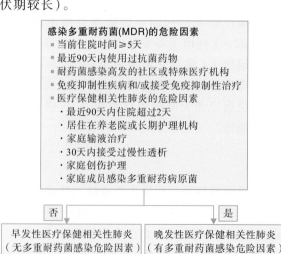

图 22-1　感染多重耐药菌（MDR）的危险因素

预防

通过接种疫苗和感染控制/预防措施可能能够预防肺炎的发生。肺炎链球菌疫苗适合接种于儿童和特定成年人群。流感疫苗也可有效预防肺炎,秋冬季节出院患者和门诊治疗患者均应该接种流感疫苗。呼吸系统的卫生措施包括执行手卫生及门诊或急诊患者咳嗽时使用口罩或纸巾,该措施可减少由病毒引起的呼吸道感染的传播。但是,由于肺炎主要不是通过呼吸道飞沫传播,因此通常不需要隔离。也有一些预防医院获得性肺炎的建议,如采取感染控制措施,患者应保持半卧位,肠内营养优于肠外营养。

治疗

抗菌药物治疗的目标是消除患者的症状,减少或预防并发症以及防止死亡。细菌性肺炎的治疗包括经验性使用对可能的病原菌有效的抗菌药物。优先选用对可疑病原菌具有抗菌活性而对非目标病原菌无活性的抗菌药物。表 22 - 1 列出了不同类型肺炎的常见病原菌,有多种药物可供使用,且很多药物治疗细菌性肺炎均有效。当两种抗菌药物具有相似的体外抗菌活性和组织分布特点时,很难界定也很少会去证实一种抗菌药物较另外一种更具有优势。

肺炎患者对治疗的反应和转归取决于感染的病原菌以及患者目前的身体状况。预后不良的因素包括:年龄大于 65 岁,合并其他疾病如糖尿病、肾功能衰竭、心力衰竭或慢性阻塞性肺疾病(COPD),多肺叶受累,菌血症,酒精中毒和中性粒细胞减少。大多数肺炎患者在经过有效的抗菌药物治疗 24 ~ 48 小时后临床症状得到改善(如体温下降、全身症状改善)。但胸部 X 线改善较为滞后,健康的年轻成人需要 3 周,老年患者和复杂感染患者则需要 12 周的时间。社区获得性肺炎和医院获得性肺炎的治疗方案要根据患者的特点,疾病的严重程度以及危险因素来制订(表 22 - 2,22 - 3)。门诊吸入性肺炎患者可用阿莫西林/克拉维酸或克林霉素治疗。一旦肺炎的致病菌被确定并且已知药敏试验结果,应针对分离的特定病原菌进行抗菌药物治疗。表 22 - 4 列出了推荐用于治疗肺炎的抗菌药物的主要特点。

表 22 - 2　社区获得性肺炎的经验性治疗建议

门诊患者治疗

1. 既往身体健康,最近 3 个月内未使用过抗菌药物
   - 大环内酯类(克拉霉素,阿奇霉素)或
   - 多西环素
   或
2. 存在并发症(慢性心、肺、肝或肾脏疾病,糖尿病,酒精中毒,恶性肿瘤,脾切除,免疫抑制性疾病或接受免疫抑制剂治疗,最近 3 个月内接受过抗菌药物治疗)
   - 抗肺炎球菌的氟喹诺酮类(莫西沙星、左氧氟沙星、吉米沙星)或
   - β - 内酰胺类(高剂量阿莫西林 1g,每日三次;阿莫西林/克拉维酸 2g,每日 2 次;头孢泊肟、头孢呋辛)联合一种大环内酯类
   或
3. 在耐大环内酯类肺炎链球菌的高发地区,对于既往身体健康的患者,可以考虑使用上述第 2 条列举的替代药物

住院患者治疗(非 ICU)

1. 抗肺炎链球菌的氟喹诺酮类
   或
2. β - 内酰胺类(头孢曲松、头孢噻肟、氨苄西林、厄他培南)联合一种大环内酯类

住院患者治疗(ICU 治疗)

1. β - 内酰胺类(头孢曲松、头孢噻肟、氨苄西林/舒巴坦)联合阿奇霉素
   或
2. 抗肺炎链球菌的氟喹诺酮类

特别关注

1. 需要考虑铜绿假单胞菌
   抗假单胞菌的 β - 内酰胺类(哌拉西林/他唑巴坦、头孢吡肟、美罗培南、亚胺培南、多尼培南)联合抗假单胞菌氟喹诺酮类(环丙沙星、左氧氟沙星)
   - 抗假单胞菌的 β - 内酰胺类 + 氨基糖苷类 + 阿奇霉素
   - 抗假单胞菌的 β - 内酰胺类 + 氨基糖苷类 + 抗假单胞菌氟喹诺酮类
   或
2. 需要关注耐甲氧西林金黄色葡萄球菌(MRSA)
   - 万古霉素
   - 利奈唑胺

表22-3 社区获得性肺炎的经验性治疗建议

早发性
- 头孢曲松或
- 左氧氟沙星或莫西沙星或
- 氨苄西林/舒巴坦或
- 厄他培南

晚发性（初始经验治疗选择三种抗菌药物联合治疗）[a]
- 抗假单胞菌 β-内酰胺类（哌拉西林/他唑巴坦、头孢吡肟、头孢他啶、亚胺培南、美罗培南或多尼培南）加
- 抗假单胞菌氟喹诺酮类（环丙沙星或左氧氟沙星）或
- 氨基糖苷类（丁胺卡那霉素、庆大霉素、妥布霉素）加
- 万古霉素或利奈唑胺

a. 如果怀疑嗜肺军团菌，抗感染联合治疗方案应该包括大环内酯类（如阿奇霉素）或氟喹诺酮类（环丙沙星或左氧氟沙星），而不是氨基糖苷类

注意事项

治疗疗程

肺炎的治疗疗程应尽可能地短，疗程长短取决于多种因素：肺炎类型，住院患者或门诊患者的身体状况，患者的并发症，菌血症/败血症和抗生素的选择。CAP（社区获得性肺炎）和吸入性肺炎的治疗疗程为5～10天，患者应在退热48～72小时且临床症状有所改善后停止治疗。如果初始治疗药物对所分离的病原菌无活性，则需要更长的疗程。医院获得性肺炎的治疗疗程为8～15天，取决于疾病的严重程度、患者对治疗的反应和所分离的病原菌。细菌培养结果阳性时应针对所分离病原菌进行目标性治疗。

医院获得性肺炎

对所有医疗保健相关性肺炎患者，如果条件允许，抗菌药物治疗前均应采集下呼吸道标本进行细菌培养，但初始治疗不应因为采集标本培养而延迟。下呼吸道标本细菌培养转阴72小时可停止抗菌药物治疗。早期适当的广谱抗菌药物治疗必须是足量的优化治疗。

抗生素耐药问题

对治疗肺炎常用抗菌药物产生耐药是经验性选药主要的考虑因素。耐药情况因地域的不同而不同。因此，建议抗菌药物的选择必须根据本地区细菌的药敏情况进行调整。

耐药肺炎链球菌

社区中耐药问题最严重的病原菌是肺炎链球菌。当人们发现青霉素成功地治愈了根据耐药性折点标记为青霉素耐药的肺炎链球菌后，肺炎链球菌对青霉素耐药的界定也随之发生改变。大多数情况下，肺炎链球菌对大环内酯类的耐药性较高（30%～40%），因此，对于具有耐药肺炎链球菌发生风险或者病情较严重的患者不应接受大环内酯类药物单药治疗。高剂量的阿莫西林（1g q8h）和阿莫西林/克拉维酸（2g q12h）被推荐用于耐药肺炎链球菌的治疗。

耐甲氧西林金黄色葡萄球菌

在一些医疗中心，耐甲氧西林金黄色葡萄球菌（MRSA）是引起医院获得性肺炎的常见原因。社区获得性MRSA（CA-MRSA）的优势菌株很少引起社区获得性肺炎，但是可引起坏死性肺炎，此类型的肺炎非常严重，发展迅速且致命。如果怀疑耐甲氧西林金黄色葡萄球菌（MRSA）感染，除其他抗菌药物外，应该经验性选用对MRSA有活性的药物，如利奈唑胺或万古霉素。

耐药革兰阴性杆菌

对于迟发性医院获得性肺炎和医疗保健相关性肺炎，耐药问题较严重的病原菌为高耐药革兰阴性杆菌，如铜绿假单胞菌、鲍曼不动杆菌和肺炎克雷伯菌。当怀疑耐药革兰阴性杆菌感染时，建议经验性选用两种抗革兰阴性杆菌药物双覆盖治疗，确保至少有一种药物对耐药菌有活性。

儿童细菌性肺炎

引起儿童肺炎的病原菌与引起成人CAP的病原菌相似。氟喹诺酮类和四环素类药物不能用于儿童。儿童可选择高剂量阿莫西林、阿莫西林-克拉维酸、头孢曲松、阿奇霉素和克拉霉素。

支气管炎/细支气管炎

急性支气管炎和细支气管炎是支气管树分枝的炎症状态，未累及肺泡。急性支气管炎是一种最常见的自限性病毒感染性疾病。治疗方案主要

是对症支持治疗。毛细支气管炎是一种儿童的急性下呼吸道病毒感染性疾病。呼吸道合胞病毒（RSV）是最常见的病因。其治疗方案主要是对症支持治疗。

表 22 - 4　肺炎治疗的抗菌药物使用建议

抗菌药物	指征[a]	给药途径（RA）；剂型（F）；剂量（D）[b]	作用机制	不良反应（SE）和禁忌证（CI）	排泄（E）；药物相互作用（DI）；一般信息说明（GI）
克拉霉素（Biaxin）	CAP	RA:口服 F:混悬剂,片剂,缓释片 D:250~500mg,q12h;1000mg,q24h（缓释片）	抑制蛋白质合成	SE:头痛,皮疹,味觉异常,胃肠道反应,艰难梭菌感染 CI:对大环内酯类药物过敏者	E:H&R DI:P450 酶底物:3A4（主要）,P450 酶抑制剂:3A4（强）,1A2（弱） GI:妊娠危险等级分类 C
阿奇霉素（Zithromax;Z - pac）	CAP	RA:口服,静脉 F:针剂,混悬剂,片剂 D:250~500mg,q24h	抑制蛋白质合成	SE:头痛,皮疹,胃肠道反应,艰难梭菌感染 CI:对大环内酯类药物过敏者	E:H;对于已经存在肝病的患者应慎用 DI:P450 酶底物:3A4（次要）,P450 酶抑制剂:3A4（弱） GI:妊娠危险等级分类 B
多西环素（Vibramycin 和其他）	CAP	RA:口服,静脉 F:胶囊,片剂,混悬剂,糖浆剂,针剂 D:100mg,q12h	抑制蛋白质合成	SE:皮疹（光敏性）,胃肠道反应,艰难梭菌感染,骨髓抑制（罕见）,肝毒性（罕见）,也有自身免疫性疾病的报道 CI:对多西环素/四环素类过敏者,年龄≤8 岁的儿童	E:R 和粪便 DI:P450 抑制剂:3A4（中度）,与金属离子联用会导致浓度下降 GI:妊娠危险等级分类 D
阿莫西林（Amoxil）	CAP	RA:口服 F:胶囊,片剂,混悬剂 D:500mg,q8h;或875mg,q12h（DRSP 1000mg,q8h）	抑制细菌细胞壁的合成	SE:皮疹,胃肠道反应,艰难梭菌感染,骨髓抑制（罕见）,过敏反应（速发型过敏反应或迟发型皮疹） CI:对阿莫西林或青霉素过敏者	E:R（肾功能不全者需要减少剂量） GI:妊娠危险等级分类 B;传染性单核细胞增多症患者应用阿莫西林发生皮疹的比例较高
氨苄西林（Principen 和其他）	CAP	RA:口服,静脉 F:胶囊,混悬剂,针剂 D:2g,静滴,q6h	抑制细菌细胞壁的合成	SE:皮疹,胃肠道反应,艰难梭菌感染,骨髓抑制（罕见）,过敏反应（速发型过敏反应或迟发型皮疹） CI:对氨苄西林或青霉素过敏者	E:R（肾功能不全者需要减少剂量） GI:妊娠危险等级分类 B;传染性单核细胞增多症患者应用氨苄西林发生皮疹的比例较高
阿莫西林/克拉维酸（Augmentin）	CAP;吸入性肺炎	RA:口服 F:混悬剂,片剂,缓释片 D:500mg,q8h;875mg,q12h;2000mg,q12h	抑制细菌细胞壁的合成;克拉维酸扩大了阿莫西林的抗菌谱,包括产 β - 内酰胺酶的细菌[c]	SE:皮疹,胃肠道反应,艰难梭菌感染,骨髓抑制（罕见）,过敏反应（速发型过敏反应或迟发型皮疹） CI:对阿莫西林或青霉素过敏者	E:R（肾功能不全者需要减少剂量） GI:妊娠危险等级分类 B;传染性单核细胞增多症患者应用阿莫西林/克拉维酸发生皮疹的比例较高

抗菌药物	指征[a]	给药途径（RA）；剂型（F）；剂量（D）[b]	作用机制	不良反应（SE）和禁忌证（CI）	排泄（E）；药物相互作用（DI）；一般信息说明（GI）
氨苄西林/舒巴坦（Unasyn）	CAP	RA:静脉 F:针剂 D:1.5～3g,q6h	抑制细菌细胞壁的合成；舒巴坦扩大了氨苄西林的抗菌谱，包括产β-内酰胺酶的细菌[c]	SE:皮疹,胃肠道反应,艰难梭菌感染,骨髓抑制（罕见）,过敏反应（速发型过敏反应或迟发型皮疹） CI:对阿莫西林或青霉素过敏者	E:R（肾功能不全者需要减少剂量） GI:妊娠危险等级分类B；传染性单核细胞增多症患者应用氨苄西林/舒巴坦发生皮疹的比例较高
哌拉西林/他唑巴坦（Zosyn）	HAP	RA:静脉 F:针剂 D:3.375～4.5g,q4～6h	抑制细菌细胞壁的合成；他唑巴坦扩大了哌拉西林的抗菌谱，包括产β-内酰胺酶的细菌[c]	SE:皮疹,胃肠道反应,艰难梭菌感染,骨髓抑制（罕见）,过敏反应（速发型过敏反应或迟发型皮疹） CI:对哌拉西林或青霉素过敏者	E:R（肾功能不全者需要减少剂量） GI:妊娠危险等级分类B；传染性单核细胞增多症患者应用哌拉西林发生皮疹的比例较高；出血倾向,特别是肾功能不全时更易发生,如果发生血小板减少或出血应终止治疗；4.5g针剂中包含11.7mg钠,3.375g针剂中包含8.38mg钠
头孢泊肟（Vantin）	CAP	RA:口服 F:混悬剂,片剂 D:200mg,q12h	抑制细菌细胞壁的合成	SE:皮疹,胃肠道反应,艰难梭菌感染,骨髓抑制（罕见）,过敏反应（速发型过敏反应或迟发型皮疹） CI:对头孢泊肟或头孢菌素类过敏者；对青霉素过敏:迟发型反应（皮疹）者,有3%～5%的概率发生交叉过敏反应,速发型过敏反应者禁用	E:R（肾功能不全者需要减少剂量） GI:妊娠危险等级分类B
头孢呋辛（Ceftin和其他）	CAP	RA:口服,静脉 F:片剂,混悬剂,针剂 D:500mg,q12h（口服）,750mg,q8h（静脉）	抑制细菌细胞壁的合成	SE:皮疹,胃肠道反应,艰难梭菌感染,骨髓抑制（罕见）,过敏反应（速发型过敏反应或迟发型皮疹） CI:对头孢呋辛或头孢菌素类过敏者；对青霉素过敏:迟发型反应（皮疹）者,有3%～5%的概率发生交叉过敏反应,速发型过敏反应者禁用	E:R（肾功能不全者需要减少剂量） GI:妊娠危险等级分类B；头孢呋辛酯薄膜衣片和口服混悬液不具有生物等效性,两者之间不能以毫克/毫克为基准进行换算替代治疗

抗菌药物	指征[a]	给药途径（RA）； 剂型（F）； 剂量（D）[b]	作用机制	不良反应（SE） 和禁忌证（CI）	排泄（E）；药物相互作用 （DI）；一般信息说明（GI）
头孢曲松 （Rocephin）	CAP	RA：静脉 F：针剂 D：每日 1～2g	抑制细菌细胞壁 的合成	SE：皮疹，胃肠道反应，艰难梭菌感染，骨髓抑制（罕见），过敏反应（速发型过敏反应或迟发型皮疹） CI：对头孢曲松或头孢菌素类过敏者；对青霉素过敏；迟发型反应（皮疹）者，有3%～5%的概率发生交叉过敏反应，速发型过敏反应者禁用	E：R（肾功能不全者不需要减少剂量），粪便 GI：妊娠危险等级分类B；高胆红素血症的新生儿不应使用头孢曲松，新生儿用药时不应和含钙溶液或制剂同时使用
头孢噻肟 （Claforan）	CAP	RA：静脉 F：针剂 D：1～2g，q8h	抑制细菌细胞壁 的合成	SE：皮疹，胃肠道反应，艰难梭菌感染，骨髓抑制（罕见），过敏反应（速发型过敏反应或迟发型皮疹） CI：对头孢噻肟或头孢菌素类过敏者；对青霉素过敏；迟发型反应（皮疹）者，有3%～5%的概率发生交叉过敏反应，速发型过敏反应者禁用	E：R（肾功能不全者需要减少剂量），粪便 GI：妊娠危险等级分类B
头孢吡肟 （Maxipime）	HAP	RA：静脉 F：针剂 D：1～2g，q8～12h	抑制细菌细胞壁 的合成	SE：皮疹，胃肠道反应，艰难梭菌感染，骨髓抑制（罕见），过敏反应（速发型过敏反应或迟发型皮疹） CI：对头孢吡肟或头孢菌素类过敏者；对青霉素过敏；迟发型反应（皮疹）者，有3%～5%的概率发生交叉过敏反应，速发型过敏反应者禁用	E：R（肾功能不全者需要减少剂量） GI：妊娠危险等级分类B；可用于社区获得性肺炎，但是，由于头孢吡肟对铜绿假单胞菌有活性，应优先用于医疗机构相关性肺炎，应用头孢曲松或头孢噻肟治疗社区获得性肺炎
厄他培南 （Invanz）	CAP	RA：静脉 F：针剂 D：一日 1g	抑制细菌细胞壁 的合成	SE：头痛，皮疹，胃肠道反应，艰难梭菌感染，骨髓抑制（罕见），过敏反应（速发型过敏反应或迟发型皮疹） CI：对厄他培南或碳青霉烯类过敏者；对青霉素过敏，<1%的概率发生交叉过敏反应	E：R，粪便（肾功能不全者需要减少剂量） GI：妊娠危险等级分类B

抗菌药物	指征[a]	给药途径(RA); 剂型(F); 剂量(D)[b]	作用机制	不良反应(SE) 和禁忌证(CI)	排泄(E);药物相互作用 (DI);一般信息说明(GI)
亚胺培南 (Primaxin)	HAP	RA:静脉 F:针剂 D:500~100mg,q6h	抑制细菌细胞壁 的合成	SE:头痛,癫痫发作,皮疹,胃肠道反应,艰难梭菌感染,骨髓抑制(罕见),过敏反应(速发型过敏反应或迟发型皮疹) CI:对亚胺培南或碳青霉烯类过敏者;对青霉素过敏,<1%的概率发生交叉过敏反应	E:R(肾功能不全者需要减少剂量) GI:妊娠危险等级分类C;与癫痫的发作有关—对于有癫痫病史的患者应慎用
美罗培南 (Merrem)	HAP	RA:静脉 F:针剂 D:1~2g,q8h	抑制细菌细胞壁 的合成	SE:头痛,皮疹,胃肠道反应,艰难梭菌感染,骨髓抑制(罕见),过敏反应(速发型过敏反应或迟发型皮疹) CI:对美罗培南或碳青霉烯类过敏者;对青霉素过敏,<1%的概率发生交叉过敏反应	E:R(肾功能不全者需要减少剂量) GI:妊娠危险等级分类B
多尼培南 (Doribax)	HAP	RA:静脉 F:针剂 D:500mg,q8h	抑制细菌细胞壁 的合成	SE:头痛,皮疹,胃肠道反应,艰难梭菌感染,骨髓抑制(罕见),过敏反应(速发型过敏反应或迟发型皮疹) CI:对多尼培南或碳青霉烯类过敏者;对青霉素过敏,<1%的概率发生交叉过敏反应	E:R(肾功能不全者需要减少剂量) GI:妊娠危险等级分类B;静脉输注超过1小时(大多数抗菌药物输注超过30分钟,除了高度耐药细菌,见第19章);截至编写本书时,有关HCAP的用法尚无相关标准/研究
左氧氟沙星 (Levaquin)	CAP; HAP	RA:口服,静脉 F:溶液,片剂,针剂 D:每日500~750mg	抑制DNA螺旋酶;抑制超螺旋DNA的解聚并促进DNA链的断裂	SE:头痛,意识混乱,精神状态改变,胃肠道反应,艰难梭菌感染,骨髓抑制(罕见),过敏反应(速发型或迟发型),血糖(高血糖或低血糖),光敏反应 CI:对左氧氟沙星或其他喹诺酮类药物过敏者	E:R(肾功能不全者需要减少剂量) DI:延长Q-Tc间期的药物,阳离子,有罕见的尖端扭转性室性心动过速的报道(对于已知有Q-T间期延长,心动过缓,低钾血症,低镁血症或接受Ia类或Ⅲ类抗心律失常药治疗的患者应慎用) GI:妊娠危险等级分类C;黑框警告:有肌腱炎和断裂(跟腱)发生的报道;氟喹诺酮类药物与严重(有时是致命的)的低血糖事件有关

抗菌药物	指征[a]	给药途径（RA）；剂型（F）；剂量（D）[b]	作用机制	不良反应（SE）和禁忌证（CI）	排泄（E）；药物相互作用（DI）；一般信息说明（GI）
环丙沙星（Cipro）	HAP	RA：口服，静脉 F：混悬剂，片剂，针剂 D：口服：500 ~ 750mg，q12h，静脉：400mg，q8 ~ 12h	抑制 DNA 螺旋酶，抑制超螺旋 DNA 的解聚并促进 DNA 链的断裂	SE：头痛，混乱，精神状态改变，胃肠道反应，艰难梭菌感染，骨髓抑制（罕见），过敏反应（速发型或迟发型），血糖（高血糖或低血糖），光敏反应 CI：对环丙沙星或其他喹诺酮类药物过敏者	E：R，粪便（肾功能不全者需要减少剂量） DI：细胞色素 P450 酶抑制剂 1A2（强）和 3A4（弱）；延长 Q - Tc 间期的药物，阳离子，茶碱，有罕见的尖端扭转性室性心动过速的报道（对于已知有 Q - T 间期延长，心动过缓，低钾血症，低镁血症，接受 Ia 类或Ⅲ类抗心律失常药治疗的患者应慎用） GI：妊娠危险等级分类 C；黑框警告：有肌腱炎症和断裂（跟腱）发生的报道；氟喹诺酮类药物与严重（有时是致命的）的低血糖事件有关
莫西沙星（Avelox）	CAP	RA：口服，静脉 F：片剂，针剂	抑制 DNA 螺旋酶，抑制超螺旋 DNA 的解聚并促进 DNA 链的断裂	SE：头痛，混乱，精神状态改变，胃肠道反应，艰难梭菌感染，骨髓抑制（罕见），过敏反应（速发型或迟发型），血糖（高血糖或低血糖），光敏反应 CI：对莫西沙星或其他喹诺酮类药物过敏者	E：R（20%），肝，粪便 DI：延长 Q - Tc 间期的药物，阳离子，有罕见的尖端扭转性室性心动过速的报道（对于已知有 Q - T 间期延长，心动过缓，低钾血症，低镁血症，接受 Ia 类或Ⅲ类抗心律失常药治疗的患者应慎用） GI：妊娠危险等级分类 C；黑框警告：有肌腱炎症和断裂（跟腱）发生的报道；氟喹诺酮类药物与严重（有时是致命的）的低血糖事件有关

抗菌药物	指征[a]	给药途径（RA）；剂型（F）；剂量（D）[b]	作用机制	不良反应（SE）和禁忌证（CI）	排泄（E）；药物相互作用（DI）；一般信息说明（GI）
吉米沙星（Factive）	CAP	RA：口服 F：片剂	抑制 DNA 螺旋酶，抑制超螺旋DNA 的解聚并促进 DNA 链的断裂	SE：头痛，混乱，精神状态改变，胃肠道反应，艰难梭菌感染，骨髓抑制（罕见），过敏反应（速发型或迟发型），血糖（高血糖或低血糖），光敏反应 CI：对吉米沙星或其他喹诺酮类药物过敏者	E：R（肾功能不全者需要减少剂量） DI：延长 Q－Tc 间期的药物，阳离子，有罕见的尖端扭转性室性心动过速的报道（对于已知有 Q－T 间期延长，心动过缓，低钾血症，低镁血症，接受 Ia 类或 III 类抗心律失常药治疗的患者应慎用） GI：妊娠危险等级分类 C；黑框警告：有肌腱炎症和断裂（跟腱）发生的报道；氟喹诺酮类药物与严重（有时是致命的）的低血糖事件有关
庆大霉素（Garamycin）和妥布霉素（Tobrex）	HAP	RA：静脉 F：针剂 D：1～2.5mg/kg，q8～12h（常规）至峰浓度 8～10mg/L，谷浓度 ≤2mg/L，给药剂量为 4～7mg/kg 时，需 24、36、48 小时给药一次（延长间隔），给药后 6～14 小时随机检测血药浓度并以此决定给药间隔	通过与 30S 和50S 核糖体亚基的结合来抑制蛋白质的合成	SE：神经毒性（眩晕，共济失调），耳毒性，肾毒性，皮疹，骨髓抑制（罕见），胃肠道反应，艰难梭菌感染 CI：对庆大霉素，妥布霉素或其他氨基糖苷类药物过敏者	E：R（肾功能不全者需要调整剂量） GI：妊娠危险等级分类 D；发生肾毒性的危险因素：原有肾功能损伤，合用肾毒性药物，高龄，脱水；可引起神经肌肉阻滞和呼吸麻痹；因为治疗指数低，个体化给药非常重要，应该明确初始和维持药物浓度，特别是危重患者或存在可明显改变氨基糖苷类药代动力学的疾病状态的患者（囊性纤维化、烧伤，或大手术）

抗菌药物	指征[a]	给药途径（RA）；剂型（F）；剂量（D）[b]	作用机制	不良反应（SE）和禁忌证（CI）	排泄（E）；药物相互作用（DI）；一般信息说明（GI）
丁胺卡那霉素（Amikin）	HAP	RA:静脉 F:针剂 D:5~7.5mg/kg，q8h（常规），每日15~20mg/kg	通过与 30S 和 50S 核糖体亚基的结合来抑制蛋白质的合成	SE:神经毒性（眩晕，共济失调），耳毒性，肾毒性，皮疹，骨髓抑制（罕见），胃肠道反应，艰难梭菌感染 CI:对丁胺卡那霉素或其他氨基糖苷类药物过敏者	E:R（肾功能不全者需要调整剂量） GI:妊娠危险等级分类 D；发生肾毒性的危险因素：原有肾功能损伤，合用肾毒性药物，高龄，脱水；可引起神经肌肉阻滞和呼吸麻痹；因为治疗指数低，个体化给药非常重要，应该明确初始和维持药物浓度，特别是危重患者或存在可明显改变氨基糖苷类药代动力学的疾病状态的患者（囊性纤维化、烧伤，或大手术）
万古霉素（Vancocin）	HAP	RA:口服，静脉 F:胶囊（只用于治疗艰难梭菌感染），针剂 D:静脉：1~2g，q12h，使谷浓度维持在 15~20mg/L 或 AUC/MIC≥400	抑制细菌细胞壁的合成	SE:红人综合征（皮疹），骨髓抑制（罕见，除非使用高剂量），耳毒性，肾毒性，与氨基糖苷类药物联用增加肾毒性 CL:对万古霉素过敏者	E:R（肾功能不全者需要调整剂量） GI:妊娠危险等级分类 C；妊娠期的药代动力学可能会发生改变；透析患者的剂量是可变的，常规血液透析透析率很低，高通量和连续肾脏替代治疗时清除增加；红人综合征不是过敏反应而与药物的输注速度过快有关
利奈唑胺（Zyvox）	HAP	RA:口服，静脉 F:混悬剂，片剂，针剂 D:600mg，q12h	通过与细菌 50S 亚基上核糖体 RNA 的 23S 位点结合，来抑制细菌蛋白质的合成	SE:头痛，胃肠道反应，艰难梭菌感染，皮疹，骨髓抑制（包括贫血，白细胞减少，全血细胞减少，在治疗疗程＞2 周的患者中更容易发生血小板减少） CL:对利奈唑胺过敏者；在 2 周内同时服用单胺氧化酶抑制剂者；未控制的高血压患者；除非能够监测患者可能出现的高血压，否则不得使用拟交感神经药、血管加压素制剂或多巴胺能药物；除非密切观察患者是否发生 5－羟色胺综合征的体征/症状，否则，不得应用 5－羟色胺类的抗抑郁药、哌替啶	E:R（30% 药物原形，50% 的活性代谢产物），粪便 DI:拟交感神经药、具 5－羟色胺活性的抗抑郁药、哌替啶、含酪胺的食物（高血压危象） GI:妊娠危险等级分类 C；监护:每周监测全血细胞计数，尤其对于出血风险增加的患者，原有骨髓抑制患者，联用可引起骨髓抑制药物的患者，治疗疗程需要超过 2 周的患者

抗菌药物	指征ᵃ	给药途径(RA); 剂型(F); 剂量(D)ᵇ	作用机制	不良反应(SE) 和禁忌证(CI)	排泄(E);药物相互作用 (DI);一般信息说明(GI)
克林霉素 (Cleocin)	吸入性 肺炎	RA:口服,静脉 F:胶囊,溶液,针剂 D:口服:300~450mg, q6~8h,静脉:600~ 900mg,q8h	可逆的与50S核 糖体亚基结合, 阻止肽键的形 成,从而抑制细 菌蛋白质的合成	SE:皮疹,艰难梭菌感 染,骨髓抑制(罕见) CL:对克林霉素过敏者	E:R(10%),H,粪便 GI:妊娠危险等级分类 B;可引起严重的甚至致 命性结肠炎(艰难梭菌感 染)

a. 该表列出了治疗指南推荐的各类型肺炎最常用的抗菌药物。除肺炎外,表中所列的抗菌药物还有其他适应证

b. 成人剂量

c. 细菌[例如,金黄色葡萄球菌,肠杆菌科:肺炎克雷伯菌、大肠埃希菌、肠杆菌属、变形杆菌属、黏质沙雷证菌和革兰阴性厌氧菌(脆弱类杆菌)]

缩写:AUC,曲线下面积;CAP,社区获得性肺炎;PRSP,耐药肺炎链球菌;H,肝;HCAP,医疗机构相关性肺炎;MIC,最低抑菌浓度;P450,CYP-450系统;R,肾

案例应用

1. 下列哪些感染属于下呼吸道感染?选择所有适合的选项。
   a. 肺炎
   b. 鼻窦炎
   c. 支气管炎
   d. 中耳炎

2. AS是一名54岁的男性患者,伴有发热、咳嗽和呼吸急促。诊断为下呼吸道感染。选择引起下呼吸道感染的常见病原菌。选择所有适合的选项。
   a. 流感嗜血杆菌
   b. 卡他莫拉菌
   c. 流感病毒
   d. 肺炎链球菌

3. QW是一名心脏手术后的患者,在康复医院训练以提高活动耐力。他不想患感染性疾病(尤其是肺炎),因为咳嗽时有疼痛。该患者前来咨询怎样预防肺炎。下列哪些措施可预防肺炎?选择所有适合的选项。
   a. 感染控制/预防措施
   b. 肺炎链球菌疫苗
   c. 流感疫苗
   d. 左氧氟沙星

4. 一名药学专业的学生在儿童急诊护理实习期间负责开具治疗儿童肺炎的抗菌药物。选择可以治疗儿童社区获得性肺炎的抗菌药物。选择所有适合的选项。
   a. 左氧氟沙星
   b. 多西环素
   c. 头孢曲松
   d. 阿奇霉素

5. AQ是一名44岁的女性患者,有高血压和高血脂病史。治疗药物包括赖诺普利和辛伐他汀。AQ感染了肺炎,希望口服药物治疗,并且与她目前服用的药物不产生相互作用,下列哪种用于治疗社区获得性肺炎的抗菌药物是强效CYP 450 3A4肝药酶抑制剂,会和AQ的药物产生相互作用?
   a. 阿奇霉素
   b. 克拉霉素
   c. 阿莫西林
   d. 头孢泊肟

6. KC是一名33岁的妊娠期妇女,患有细菌性下呼吸道感染。选择适合妊娠期妇女下呼吸道感染的抗菌药物。选择所有适合的选项。
   a. 克拉霉素
   b. 阿奇霉素
   c. 多西环素
   d. 头孢呋辛

7. 下面哪些抗生素具有相同的口服和静脉给药剂量?选择所有适合的选项。
   a. 多西环素
   b. 阿莫西林/克拉维酸
   c. 哌拉西林/他唑巴坦
   d. 头孢曲松
   e. 环丙沙星

8. 下列哪些抗菌药物具有光敏不良反应,选择所有适合的选项。
   a. 多西环素
   b. 环丙沙星
   c. 头孢吡肟
   d. 磺胺甲噁唑/甲氧苄啶

9. 下列哪些抗菌药物会导致艰难梭菌感染? 选择所有适合的选项。

　　a. 环丙沙星

　　b. 克林霉素

　　c. 头孢噻肟

　　d. 头孢氨苄

10. ZT 是一名下呼吸道感染患者,具有高血压及胃食管反流病史。治疗药物包括氨氯地平和泮托拉唑。该患者对 Unasyn 过敏(迟发型/皮疹)。下列哪些药物适用于对 Unasyn 有迟发过敏反应的患者? 选择所有适合的选项。

　　a. 头孢曲松

　　b. 莫西沙星

　　c. 哌拉西林/他唑巴坦

　　d. 口服万古霉素

　　[译者注]:Unasyn = 氨苄西林/舒巴坦,一种青霉素类抗生素。

11. 选择属于青霉素类抗菌药物与 β - 内酰胺酶抑制剂的复合制剂。选择所有适合的选项。

　　a. Zosyn

　　b. Unasyn

　　c. Augmentin

　　d. Primaxin

12. 选择在患者具有明显肾功能损害时需要调整给药剂量或给药间隔的 β - 内酰胺类抗菌药物。选择所有适合的选项。

　　a. 阿莫西林

　　b. 阿奇霉素

　　c. 头孢曲松

　　d. 莫西沙星

　　e. 头孢吡肟

13. 选择与氟喹诺酮类药物有关的不良反应。选择所有适合的选项。

　　a. 低血糖

　　b. 艰难梭菌感染

　　c. 老年患者出现意识混乱

　　d. Q - Tc 间期延长

根据患者的病例情况回答下列问题。

　　KP 是一名 78 岁的男性患者,6 天前因为 COPD 急性发作入院。今天,KP 诉有气短和咳嗽,X 线检查提示左下肺浸润。查体情况:T_{max} 38.3℃,BP 132/80mmHg,HR 97/min,RR 20/min。

实验室检查结果: （mg/dL）

Na⁺	143	Cl⁻	102	BUN	19
K⁺	4.2	HCO₃⁻	30	Cr	1.0

　　血糖 140,WBC 15,$\dfrac{Hb}{HCT}=\dfrac{血红蛋白}{红细胞压积}$12.7/39,Plt 220K。

　　KP 被诊断出患有肺炎。

14. KP 属于哪种类型的肺炎?

　　a. 社区获得性肺炎

　　b. 早发医院获得性肺炎

　　c. 吸入性肺炎

　　d. 晚发医院获得性肺炎

15. 根据以上患者的情况,下列哪种多重耐药菌可能导致其感染肺炎? 选择所有适合的选项。

　　a. 铜绿假单胞菌

　　b. 肺炎克雷伯菌

　　c. 不动杆菌属

　　d. 耐甲氧西林金黄色葡萄球菌

根据患者的病例情况回答下列问题。

　　AL 是一名 67 岁的急诊男性患者,自觉发热 3 天,伴有咳嗽、寒战,并呼吸急促加重,以至于在家上楼梯都很困难。

　　现病史:2 周前,AL 被诊断出有支气管炎,他的初诊医生开具了阿奇霉素,他陈述"感觉现在仍然没有完全恢复"。

　　既往史:2 型糖尿病,静脉血栓栓塞病史(5 年前有深静脉血栓形成),高血压病史,咳嗽变异性哮喘病史。

　　过敏史:未知。

　　用药(在家):二甲双胍缓释片,一日 1g,口服。格列吡嗪,一日 5mg,口服。赖诺普利,一日 10mg,口服。华法林,5mg,口服,星期一、星期三、星期五服用。华法林,7.5mg,口服,星期二、星期四、星期六、星期日服用。阿司匹林 81mg,一日 2 片,口服。

　　体格检查:Ht 约 173cm,Wt 77kg,T = 38.3℃,BP 110/72mmHg,HR 100/min。RR 21/min,指脉氧(氧饱和度)95%。

　　一般情况:发育正常,营养良好,痛苦面容。

　　心脏:心率与节律规则,无病理性杂音,摩擦音或弛张音。

　　肺:双侧呼吸音减弱。

　　外科:正常。

实验室检查: （mg/dL）

Na⁺	143	Cl⁻	102	BUN	19
K⁺	4.2	HCO₃⁻	30	Cr	1.0

　　血糖 180,白细胞 14.2 $\dfrac{血红蛋白}{红细胞压积}$13/38,血小板 180K。

　　痰培养和血培养已送,胸片显示右下肺浸润,提示肺炎。给予 AL 内科药物治疗。

16. 哪种病原菌可能导致该患者发生肺炎?

　　a. 肺炎链球菌

　　b. 肺炎支原体

　　c. 耐甲氧西林金黄色葡萄球菌

　　d. 鲍曼不动杆菌

17. 对于 AL 应经验性选用哪种抗菌药物进行初始治疗?

　　a. 阿奇霉素 + 头孢曲松

b. 克拉霉素 + 头孢曲松

c. 阿奇霉素 + 头孢曲松 + 万古霉素

d. 万古霉素 + 哌拉西林/他唑巴坦

根据患者的病例情况回答下列问题。

　　ZX 是一名 29 岁的男性患者,既往体健,3 周前遭遇一场严重的车祸,之后入住 ICU,并采取镇静和呼吸机辅助呼吸。近期,他的体温最高达到 39.6℃,有脓痰,白细胞呈上升趋势。胸部 X 线检查提示右下肺浸润,被诊断为肺炎,已采集深部痰标本和血液标本进行细菌培养,并准备开始治疗。

　　标准生化七项正常,全血细胞计数升高,白细胞和中性粒细胞,最高温度 39.6℃。

18. 根据以上患者情况,应该经验性选用覆盖哪种病原菌的抗菌药物? 选择所有适合的选项。

a. 肺炎链球菌

b. 铜绿假单胞菌

c. 耐甲氧西林金黄色葡萄球菌

d. 肺炎克雷伯菌

19. ZX 对青霉素过敏(Ⅰ型/速发型过敏反应)。对于该患者最合适的抗感染治疗方案是哪项?

a. 头孢吡肟 + 妥布霉素 + 万古霉素

b. 阿奇霉素 + 头孢曲松

c. 左氧氟沙星 + 庆大霉素 + 万古霉素

d. 庆大霉素 + 万古霉素

20. ZX 的抗感染治疗方案为利奈唑胺 + 妥布霉素 + 环丙沙星。该方案存在哪些潜在的药物不良反应? 选择所有适合的选项。

a. 耳毒性

b. 肾毒性

c. Q - Tc 间期延长

d. 血小板减少症

21. 痰涂片革兰染色显示少量上皮细胞,大量白细胞和中度革兰阴性杆菌。2 天后,细菌培养结果回报如下:

　　痰:肺炎克雷伯菌

　　敏感药物:氨苄西林/舒巴坦,哌拉西林/他唑巴坦,亚胺培南,头孢吡肟,左氧氟沙星,庆大霉素,妥布霉素,阿米卡星。

　　耐药药物:氨苄西林,哌拉西林。

　　血培养(2/2):无细菌生长。

　　Chem. 7 正常,CBC 正常,T_{max} = 37.8℃。

根据药敏报告,该患者目前应该采取哪种治疗方案?

a. 继续目前的治疗方案

b. 停止目前的治疗方案,开始 Levaquin 治疗

c. 停止目前的治疗方案,开始 Rocephin 治疗

d. 停止目前的治疗方案,开始 Unasyn 治疗

22. ZX 的抗感染疗程应为多久?

a. 3 天

b. 5 天

c. 7 天

d. 14 ~ 21 天

要点小结

■ 肺炎主要分为社区获得性肺炎和医院获得性肺炎。

■ 细菌性肺炎的病原菌根据肺炎类型的不同而不同。

■ 肺炎的治疗根据肺炎的发病场所来选择。

■ 肺炎诊断的关键因素包括临床表现、诊断检查、实验室检查和微生物学检验。

■ 医院获得性肺炎分为早发和晚发两种类型。晚发型 HAP 致病菌更常见多重耐药菌。

■ 通过接种疫苗和感染控制/预防措施可以预防部分肺炎的发生。

■ 细菌性肺炎的治疗包括经验性使用对可能病原菌有效的抗菌药物。优先选用对可疑病原菌具有抗菌活性而对非目标性病原菌无抗菌活性的抗菌药物。

参考文献

Attridge RT. Pneumonia//Attridge RL, Miller ML, Moote R, et al. Internal Medicine: A Guide to Clinical Therapeu-tics. New York, NY: McGraw-Hill, 2013: chap 26.

Blackford MG, Glover ML, Reed MD. Lower Respiratory Tract Infections//DiPiro JT, Talbert RL, Yee GC, et al. Pharmacotherapy: A Pathophysiologic Approach, 9th ed. New York, NY: McGraw-Hill, 2014: chap 85.

Bradley JS, Byington CL, Shah SS, et al. The Management of

Community-Acquired Pneumonia in infants and children older than 3 months of age: Clinical Practice Guidelines by the Pediatric Infectious Diseases Society and the Infectious Diseases Society of America. Clin Infect Dis, 2011, 53(7): e25 - e76.

Guidelines for the Management of Adults with Hospital-Acquired, Ventilator-Associated, and Healthcare-Associated Pneumonia. Am J RespirCrit Care Med, 2005, 171 (4): 388 - 416.

Mandell LA, Wunderink RG, Anzueto A, et al. Infectious Diseases Society of America/American Thoracic Society Consensus Guidelines on the Management of Community-Acquired Pneumonia in Adults. Clin Infect Dis, 2007, 44(supp 2): S27 - S72.

第 23 章 皮肤及软组织感染

Maximillian Jahng, Jennifer Le
译者 蔡 艳 赵培西

基础概述

皮肤及软组织感染(SSTIs),也称为皮肤及皮肤结构感染,是临床实践中最常见的感染之一。尽管大多数情况下表现为轻度感染,皮肤及软组织感染的严重程度可以从轻微的自限性浅表感染,到严重的深部感染,甚至危及生命。

皮肤充当宿主与环境之间的屏障,是主要的感染防御机制。皮肤由三层组成:表皮、真皮和皮下脂肪。皮肤及软组织感染可涉及皮肤的某一层或所有层,以及它下面的筋膜和肌肉。在极少数情况下,皮肤软组织感染可能从最初的感染部位扩散,引起严重的并发症,如脓毒症、骨髓炎、心内膜炎和肾小球肾炎。

完好的皮肤一般可以阻止病原体穿透;然而,如果正常的宿主防御被破坏(例如湿度过大、肌肤灌注减少或机体损伤),则成为皮肤感染的高危因素。大部分皮肤及软组织感染源于皮肤的机械破坏,比如皮肤刺破或擦伤。它也可以作为某些潜在疾病的并发症,如糖尿病。

皮肤软组织感染通常分为两类:原发和继发。在原发感染的患者中,皮肤感染通常由单一的微生物引起。继发感染发生于已经受损的皮肤,而且往往由多种微生物引起。表 23 - 1 列出了特定类型的皮肤软组织感染及常见的病原体。革兰阳性病原菌通常定植于皮肤表面,尤其是葡萄球菌属[包括社区获得性耐甲氧西林金黄色葡萄球菌(caMRSA)]和化脓性链球菌[也称为 A 组链球菌(GAS)或 β - 溶血性链球菌],是引起皮肤软组织感染的主要病原菌。以下章节将逐一阐述不同的皮肤软组织感染类型及治疗策略。

特定感染及治疗

毛囊炎,疖和痈

毛囊炎是涉及毛囊的浅表感染。当感染扩散到周围的毛囊皮下组织就会导致疖、痈的发生。疖是发生在个别毛囊的病变。痈比疖大,由邻近毛囊相互融合形成大片皮损。葡萄球菌是这些感染的最常见原因。其他病原菌,如铜绿假单胞菌和念珠菌,也可能会引起感染。

毛囊炎和小疖的治疗主要是用非药物治疗,可以采用热敷促进脓液引流。局部外用抗菌药物,如莫匹罗星,可用于较严重的感染。大的疖和痈需要切开引流。如患者出现发热或者蜂窝织炎,可以采用药物治疗,静脉给予具有抗葡萄球菌活性的抗菌药物(例如,双氯西林、头孢氨苄)。当怀疑 caMRSA 感染时,甲氧苄啶 - 磺胺甲基异噁唑(TMP - SMX)、克林霉素、多西环素、米诺环素可作为培养结果回报前的经验治疗。

脓疱病

脓疱病是一种浅表皮肤感染性疾病,常见于儿童和生活在炎热潮湿环境中卫生条件差的人群。湿热天气有利于微生物的定植和过度生长。微生物通过皮肤裂口(如轻微擦伤或昆虫叮咬)侵入,形成水疱,破裂后在病灶上出现一个金黄色痂。脓疱病根据临床表现不同,分为大疱性和非大疱性两种类型。脓疱病的最常见病因是 A 组链球菌属和金黄色葡萄球菌。脓疱病的治疗包括用肥皂和水浸泡,干燥区域使用润肤剂并全身应用抗生素。对于轻度脓疱病,可以外用抗生素。对于严重病例,首选全身应用对 A 组链球菌属和金黄色葡萄球菌敏感的抗菌药物(如头孢氨苄或苯唑西林)。

点击 http://www.mhpharmacotherapy.com/上的评论标签,查看完整的书籍参考资料,同时可获得两次可评分的互动练习测试。

淋巴管炎

　　淋巴管炎是通过局部皮肤感染扩散到淋巴管发生的炎症,其特征是从初始感染部位延伸到淋巴结形成红色线性条纹。淋巴管炎通常由溶血性链球菌导致。未控制的淋巴管炎可迅速进展,引起严重的并发症;因此,治疗目标是及时清除感染病原菌,防止进一步的损害。应在 48～72 小时内启用青霉素静脉治疗。随着临床症状的改善,患者可以换为口服青霉素,完成 7～10 天的疗程。克林霉素可以作为青霉素过敏患者的替代药物。

表 23-1　皮肤和软组织感染的细菌分类

原发感染	病原菌
毛囊炎,疖,痈	金黄色葡萄球菌(包括 caMR-SA)、铜绿假单胞菌、念珠菌
脓疱病	金黄色葡萄球菌、A 组链球菌
淋巴管炎	A 组链球菌,偶见金黄色葡萄球菌
丹毒	A 组链球菌
蜂窝织炎	A 组链球菌,金黄色葡萄球菌(包括 caMRSA),有时也包括其他革兰阳性菌、革兰阴性菌,或厌氧菌
坏死性筋膜炎	
Ⅰ型	厌氧菌(例如,拟杆菌属、消化链球菌属)、链球菌、肠杆菌科细菌
Ⅱ型	A 组链球菌,caMRSA
继发感染	
糖尿病足部感染	金黄色葡萄球菌、链球菌、肠杆菌科细菌、厌氧菌、铜绿假单胞菌
褥疮	金黄色葡萄球菌、链球菌、肠杆菌科细菌、厌氧菌、铜绿假单胞菌
咬伤	
动物(狗,猫)	多杀巴斯德菌、金黄色葡萄球菌、链球菌、拟杆菌属、口腔厌氧菌
人	啮蚀艾肯菌、金黄色葡萄球菌、链球菌、棒状杆菌属、拟杆菌属、消化链球菌、口腔厌氧菌

续表

原发感染	病原菌
烧伤创面	铜绿假单胞菌、肠杆菌科细菌、不动杆菌属、金黄色葡萄球菌、链球菌
骨髓炎	
血行感染	金黄色葡萄球菌
邻近感染	金黄色葡萄球菌、链球菌、肠杆菌科细菌、厌氧菌
血管功能不全	金黄色葡萄球菌、链球菌、肠杆菌科细菌、厌氧菌

丹毒

　　丹毒是一种局限于皮肤最浅层(表皮层)和皮肤淋巴管的感染。与蜂窝织炎相反,丹毒的病灶表现为强烈的红色,有烧灼感,表面凸起,界限较为明显。丹毒最常见的病原菌是 A 组链球菌。轻、中度丹毒病例给予口服青霉素,或肌内注射青霉素 7～10 天。严重感染的丹毒患者需要静脉注射青霉素。克林霉素和大环内酯类药物可以作为青霉素过敏的替代治疗。

蜂窝织炎

　　蜂窝织炎是一种急性感染性疾病,初始侵犯表皮和真皮,可扩散至浅表筋膜层。蜂窝织炎是一种严重的皮肤及软组织感染类型,如控制不佳可向淋巴组织和血液扩散。A 组链球菌和金黄色葡萄球菌是最常见的致病菌,然而,其他多种病原体也可致病。蜂窝织炎患处皮肤剧痛,呈弥漫性红肿、发热。与丹毒不同的是,蜂窝织炎病灶没有明确的病灶边界和隆起的表现。单纯根据临床表现来区分是什么病原菌感染非常困难,一般表现为脓肿或者化脓性感染,往往是由金黄色葡萄球菌引起而非链球菌感染。

　　蜂窝织炎的治疗目标是快速有效地清除感染,预防病情进展出现并发症,如骨髓炎或化脓性关节炎。蜂窝织炎的非药物治疗包括抬高和固定患肢以减轻水肿,对于已经存在的开放性创伤进行无菌盐水湿敷,严重感染时给予外科清创和脓肿(如果有的话)引流。蜂窝织炎的药物治疗应覆盖最常见的病原菌。对 MRSA 高发的地区,或者高度怀疑 MRSA 感染的患者,应该给予针对 MRSA 的经验性治疗。如果不考虑 MRSA 感染,可针对金黄色葡萄球菌（即甲氧西林敏感金黄色葡萄球菌，MSSA）和溶血性链球菌使用耐青霉素酶的β-内酰胺类抗菌药物。表23-2为蜂窝织炎经验性

治疗策略。疗程为7~10天。对于复杂性蜂窝织炎，初始采用静脉注射治疗，病情稳定、皮肤症状好转后可转换为口服治疗。

表23-2 蜂窝织炎经验性抗生素治疗

可能的病原体	轻度感染（口服）[a]	中重度感染（静脉注射）[a]
MSSA,GAS[b]	双氯西林500mg，每6小时一次；或头孢氨苄500mg，每6小时一次	奈夫西林/苯唑西林1~2g，每4~6小时一次；或头孢唑林1~2g，每8小时一次
caMRSA	TMP-SMXDS 1~2片，每12小时一次；或多西环素100mg，每12小时一次；或米诺环素100mg，每12小时一次；或克林霉素300~450mg，每6小时一次	万古霉素15~20mg/kg，每12小时一次[c]；或利奈唑胺600mg，每12小时一次；或达托霉素4mg/kg，一天1次
链球菌（有记载）[b]	青霉素V钾盐500mg，每6小时一次；或普鲁卡因青霉素G 60万U，肌注，每8~12小时一次	青霉素G 100万~200万U，每4~6小时一次
多种微生物感染（金黄色葡萄球菌，链球菌，革兰阴性菌、厌氧菌）	阿莫西林-克拉维酸500mg，每8小时一次；或875mg，每12小时一次[d]或环丙沙星500~750mg，每12小时一次+克林霉素300~600mg，每6~8小时一次；或左氧氟沙星500~750mg，每日一次[e]；或莫西沙星400mg，每日一次 **如果怀疑caMRSA，加用：** TMP-SMXDS 1~2粒，每12小时一次；或多西环素100mg，每12小时一次；或米诺环素100mg，每12小时一次；或克林霉素300~450mg，每6小时一次	氨苄西林-舒巴坦1.5~3g，每6小时一次或头孢曲松1g，每日一次[e]或厄他培南1g每日一次；或莫西沙星400mg，每日一次 **如果怀疑铜绿假单胞菌感染，选择：** 哌拉西林-他唑巴坦3.375~4.5g，每4~6小时一次；或头孢吡肟2g，每8~12小时一次[e]；或亚胺培南-西司他丁500mg，每6小时一次；或美罗培南1g，每8小时一次；或多利培南500mg，每8小时一次；或左氧氟沙星500~750mg，每日一次[e] **如果怀疑MRSA，加用：** 万古霉素15~20mg/kg，每12小时一次[c]；或利奈唑胺600mg，每12小时一次或达托霉素4mg/kg，每日一次

a.肾功能正常的成人剂量

b.有严重青霉素过敏史的患者，轻度感染时选择克林霉素，中重度感染选择万古霉素。其他抗菌药物也可选择

c.需根据患者参数和给药目标个体化万古霉素剂量

d.对革兰阴性菌覆盖较窄

e.如怀疑厌氧菌感染，加用克林霉素或甲硝唑

缩写：caMRSA，社区获得性耐甲氧西林金黄色葡萄球菌；DS，双剂量；GAS，A组链球菌；MRSA，耐甲氧西林金黄色葡萄球菌；TMP-SMX,甲氧苄啶-磺胺甲噁唑

坏死性筋膜炎

坏死性筋膜炎是一种罕见的进展快速且危及生命的感染，发生在皮下组织和筋膜。坏死性筋膜炎在伴有慢性基础疾病（例如，糖尿病、酗酒者和周围血管疾病）患者中发病率更高，健康个体也

可发生。坏死性筋膜炎常由外伤引起，从小的擦伤到深穿透伤口均可发生。细菌进入筋膜，复制并释放毒素，沿着筋膜层扩散。坏死性筋膜炎分为Ⅰ型和Ⅱ型。Ⅰ型为多种微生物混合感染，手术后、结肠部位深穿透伤、褥疮、静脉吸毒者注射部位等均可引起。Ⅱ型是单一病原微生物溶血性

链球菌感染,通常发生于擦伤或昆虫叮咬引起的小创伤。值得注意的是,caMRSA 在 Ⅱ 型坏死性筋膜炎中发生率增高,应经验性覆盖。

坏死性筋膜炎的治疗目标包括清除感染、减少发病率和死亡率。快速外科干预是有效治疗坏死性筋膜炎的必要手段,延迟处理将增加死亡率。对怀疑坏死性筋膜炎的患者,应立即进行经验性抗菌治疗。最常见的方案包括给予 β - 内酰胺/β - 内酰胺酶抑制剂或碳青霉烯类,联用克林霉素和静脉用抗 MRSA 的抗菌药物,如万古霉素、利奈唑胺或达托霉素。作为蛋白合成抑制剂,经验性加用克林霉素可减少细菌毒素产生、减少坏死性筋膜炎引起的组织损伤。此外,克林霉素可增强抗菌活性,对于坏死性筋膜炎这种细菌高负荷感染类型非常重要。一旦致病微生物被确定,抗菌药物经验性治疗应转为目标性治疗。抗生素治疗应持续至主要临床改善且稳定至少 48 ~ 72 小时,并且不需要进一步手术干预时。辅助治疗包括高压氧和静脉注射免疫球蛋白。

糖尿病足感染

慢性足部感染是糖尿病最常见的、严重的且花费较高的并发症之一。糖尿病足感染的发病机制与糖尿病控制不佳导致的神经病变、血管病变和免疫改变三种因素均有关系。需氧革兰阳性菌,如金黄色葡萄球菌和链球菌(包括 A 组和非 A 组链球菌),是急性感染性溃疡的主要病原体,慢性感染性溃疡则由多种微生物引起。这些病原菌包括肠杆菌、铜绿假单胞菌、厌氧菌。糖尿病足的并发症包括感染扩散、骨髓炎和截肢。治疗的目标是控制感染、避免并发症、防止再次感染。糖尿病足感染的非药物治疗疗法如清创起着至关重要的作用。

综合足部护理方案在减少糖尿病足感染发病率中有重要作用。有效的预防措施包括通过单丝测试、正确的足部护理教育、优化血糖控制和戒烟等。多种抗生素可用于治疗糖尿病足感染。表 23 - 3 是治疗糖尿病足感染的抗菌药物治疗方案。疗程取决于感染的严重程度,可以从 7 ~ 28 天或更长时间。

褥疮感染

压疮,也称为褥疮溃疡或褥疮,是由于连续压力作用于骨性隆起而导致的慢性伤口。这种压力阻碍血液从真皮到皮下脂肪的流动,导致组织损伤和坏死。褥疮可导致细菌大量定植,在某些情况下,定植的细菌侵入组织而引起感染。压疮感染通常由多种微生物所致。治疗褥疮感染的目标包括感染的清除、促进伤口愈合,并建立有效的感染控制方案。预防是管理压疮最有效的方法。主要的预防策略包括高危患者的监测,避免皮肤暴露于压力和潮湿环境,提升营养状态。出现褥疮相关性蜂窝织炎、骨髓炎或脓毒症时应全身使用抗菌药物。由于感染由多种微生物引起,应使用广谱抗菌药物经验性治疗,连续使用 10 ~ 14 天。轻度浅表性感染可通过伤口护理和局部抗菌药物治疗。表 23 - 4 为褥疮的经验性治疗方案。

表 23 - 3 糖尿病足感染的经验性治疗药物

IDSA 感染严重程度(PEDIS 分级)	一般治疗方法	经验性治疗方案a
未感染(1)	不用治疗。未感染的糖尿病足溃疡无需治疗	不适用
轻度(2)	通常门诊治疗,针对金黄色葡萄球菌和链球菌使用口服、窄谱抗菌药物。根据患者病史和地区耐药趋势经验性覆盖 MRSA(caMRSA 或 haMRSA)	**如果不考虑 MRSA,选用:** 头孢氨苄 500mg,每 6 小时一次;或 双氯西林 500mg,每 6 小时一次;或 阿莫西林 - 克拉维酸钾 875mg,每 12 小时一次; **如果怀疑 MRSA,选用:** TMP - SMX DS 1 ~ 2 片,每 12 小时一次;或 多西环素 100mg,每 12 小时一次;或 米诺环素 100mg,每 12 小时一次;或 克林霉素 300 ~ 600mg,每 6 ~ 8 小时一次;或 利奈唑胺 600mg,每 12 小时一次

续表

IDSA 感染严重程度 （PEDIS 分级）	一般治疗方法	经验性治疗方案[a]
中至重度 （3~4）	某些中度感染可在门诊治疗，许多中度感染患者的初始治疗需要住院静脉使用抗菌药物，之后转换为口服药物。严重感染通常需要全程静脉治疗。一般选择对革兰阳性菌、革兰阴性菌和厌氧菌有活性的抗菌药物。根据患者病史和地区耐药趋势经验性覆盖 MRSA（caMRSA 或 haMRSA）	氨苄西林 - 舒巴坦 3g，每 6 小时一次[b]；或 厄他培南 1g，每日一次[b]；或 头孢曲松 2g，每日一次 + 克林霉素 600~900mg，每 6~8 小时一次；或甲硝唑 500mg，每 8 小时一次[b]；或 哌拉西林他唑巴坦 3.375~4.5g，每 6 小时一次或 亚胺培南 - 西司他丁 500mg，每 6 小时一次；或 美罗培南 1g，每 8 小时一次；或 多利培南 500mg，每 8 小时一次；或 环丙沙星 400mg，每 8~12 小时一次；或左氧氟沙星 750mg，每日一次 + 克林霉素 600~900mg，每 8~12 小时一次；或 甲硝唑 500mg，每 8 小时一次；或 替加环素首剂 100mg，然后 50mg，每 12 小时一次[bc]；或 莫西沙星 400mg，每日一次[b] **如果怀疑 MRSA，加用：**万古霉素 15~20mg/kg，每 12 小时一次[d]；或 利奈唑胺 600mg，每 12 小时一次；或 达托霉素 4mg/kg，每日一次

a. 肾功能正常成人剂量
b. 此方案不包括铜绿假单胞菌
c. 替加环素可覆盖 MRSA
d. 万古霉素剂量应根据患者参数和治疗目标个体化

缩写：caMRSA，社区获得性耐甲氧西林金黄色葡萄球菌；DS，双剂量；haMRSA，医疗相关耐甲氧西林金黄色葡萄球菌；MRSA，耐甲氧西林金黄色葡萄球菌；TMP - SMX，复方新诺明

表 23 - 4　褥疮感染的经验性治疗

剂型	抗菌药物[a]
局部使用	1% 磺胺嘧啶银乳膏或联合使用抗菌药物软膏
口服[b]	阿莫西林 - 克拉维酸 500mg，每 8 小时一次；或 875mg，每 12 小时一次；或环丙沙星 500~750mg，每 12 小时一次；或左氧氟沙星 500~750mg，每日一次 + 克林霉素 300~450mg，每 6 小时一次或甲硝唑 500mg，每 8 小时一次[c]；或莫西沙星 400mg，每天一次； **如果怀疑 MRSA 感染，选用：**TMP - SMX DS 1~2 片，每 12 小时一次；或多西环素 100mg，每 12 小时一次；或米诺环素 100mg，每 12 小时一次；或克林霉素 300~600mg，每 6~8 小时一次或利奈唑胺 600mg，口服，每 12 小时一次
注射[b]	头孢西丁 1~2g，每 8 小时一次；或哌拉西林他唑巴坦 3.375~4.5g，每 6 小时一次[c]；或亚胺培南 - 西司他丁 500mg，每 6 小时一次； 美罗培南 1g，每 8 小时一次或多利培南 500mg，每 8 小时一次[c]；或环丙沙星 400mg，静注，每 8~12 小时一次或左氧氟沙星 500~750mg，每日一次 + 克林霉素 600~900mg，每 8 小时一次或甲硝唑 500mg，每 8 小时一次；或莫西沙星 400mg，每天一次 **如果怀疑 MRSA，加用：**万古霉素 15~20mg/kg，每 12 小时一次[d]；或利奈唑胺 600mg，每 12 小时一次；或达托霉素 4mg/kg，每日一次

a. 根据患者病史和地区耐药趋势覆盖 MRSA（caMRSA 或 haMRSA）
b. 肾功能正常成人剂量
c. 有抗铜绿假单胞菌活性
d. 万古霉素剂量应根据患者参数和治疗目标个体化

咬伤伤口感染

动物咬伤是皮肤和皮下组织创伤的常见病因。狗是动物咬伤最常见的原因，但是猫和人咬伤时出现感染和并发症的风险更高。咬伤后应尽快进行彻底冲洗和清创。大多数伤口没有感染时无需抗生素治疗。然而，在某些情况下，如猫和人咬伤、深刺伤口，咬伤手或其他关键部位以及需要外科手术修复时，需要给予预防性抗菌药物。咬伤伤口感染最常见的病原菌为咬人的动物口腔正常菌群，其次是受害者的皮肤菌群。狗、猫和人咬伤时可选择阿莫西林-克拉维酸钾或氨苄西林-舒巴坦。不能耐受青霉素的患者可使用氟喹诺酮类、甲氧苄啶-磺胺甲噁唑或克林霉素联用多西环素作为替代方案。

特殊注意事项

抗菌药物特性和耐药性

治疗皮肤及软组织感染的抗菌药物非常多，可根据药物本身的特性来优先选择。主要特性包括副作用、药物相互作用、剂型和妊娠药物安全分级。表 23-5 描述了可用于治疗皮肤及软组织感染的抗菌药物的特点。

抗菌药物耐药性是制订皮肤及软组织感染治疗方案的另一个重要考虑因素。过去二十年里 caMRSA 导致的皮肤和软组织感染迅速增加。因此，caMRSA 高流行的地区可能需要尽快使用对 MRSA 有活性的抗菌药物作为经验治疗。对某一具体药物的耐药性也可影响药物选择。例如，克林霉素应避免用于耐药率超过 10% ~ 15% 的地区，或进行双纸片扩散试验（D-test）以快速检测 erm 基因诱导的克林霉素耐药。

静脉药瘾者和免疫抑制者蜂窝织炎的治疗

静脉药瘾者存在多种感染并发症风险，包括蜂窝织炎和注射部位脓肿形成。静脉药瘾者皮肤软组织感染可能由多种微生物引起，如正常的口腔菌群、金黄色葡萄球菌（包括 MRSA）、溶血性链球菌和厌氧菌。

和静脉药瘾者一样，免疫功能低下患者出现多种微生物引起的蜂窝织炎的风险增加。对于这类人群，出现严重蜂窝织炎并发全身症状时可使用广谱抗菌药物。表 23-2 为蜂窝织炎经验性抗菌药物治疗方案。

骨髓炎

骨髓炎是骨的感染，为皮肤软组织感染的一种严重并发症。革兰阳性菌，尤其是金黄色葡萄球菌和链球菌是骨髓炎中分离的主要病原体。骨髓炎可分为三大类：血行感染、邻接感染和血管供血不足引发的继发感染。血源性骨髓炎常见于儿童，主要影响长骨。邻接骨髓炎多见于成年人，因相邻组织或器官的感染导致，最常见于术后感染。因血管供血不足引发的骨髓炎多见于老年人或糖尿病患者，主要影响下肢，由于该区域血供较少，治疗较为困难。深部分泌物培养和手术介入（如果可能的话）应在使用全身性抗菌药物治疗之前进行。应根据患者骨髓炎的类型和具体危险因素针对可能的致病菌进行经验性治疗。表 23-6 列出了骨髓炎常见的经验性治疗方案。总疗程应基于患者临床表现、外科手术干预以及临床影像学情况，通常为 4~6 周。

预防

皮肤及软组织感染的预防主要为非药物手段。一般情况下，患者应保持良好的个人卫生，包括每日洗澡、经常洗手、着装干净，避免共用个人卫生用品，用热水洗涤床单和衣服以及经常清洁公共区域等。此外，应纠正潜在的危险因素（如糖尿病）。

使用药物预防皮肤及软组织感染尚有争议，因为证据结论不一致，且可能增加耐药性。然而，一些患者可能从药物干预中受益。例如，反复出现耐甲氧西林金黄色葡萄球菌引起的皮肤软组织感染的患者，除了使用非药物预防手段，也可以鼻内使用莫匹罗星联合或不联合氯己定冲洗。

表 23-5 用于治疗皮肤和软组织感染的抗菌药物特点

抗菌药物	剂型	作用机制	副作用	禁忌(CI);注意事项(W)	药物相互作用(DI);综合信息(GI);监测(M)
第一代头孢菌素					
头孢氨苄(Keflex);头孢唑林(Ancef)	头孢氨苄:胶囊,片剂,混悬剂。头孢唑林:注射剂	与一个或多个PBPs结合,抑制肽聚糖合成末的转肽步骤,从而抑制细菌细胞壁的合成	CNS(意识模糊,头晕),皮疹,GI,CDI,BMS(罕见)	CI:对头孢菌素或青霉素类有IgE介导的超敏反应者禁用 W:肾功能不全调整剂量;有青霉素迟发型过敏反应(皮疹)者慎用;避免用于有青霉素即刻过敏反应(过敏反应/IgE介导);可能增加INR值,特别是营养不良者;疗程较长时注意肝肾损害(高剂量尤其存在在肾功能不全者,可增加癫痫发作风险)	DI:食物:食物可降低头孢氨苄峰浓度,但不影响总的吸收量 GI:妊娠分级为B级;经肾消除 M:延长治疗时,定期监测肝肾功能,CBC及分类(防止血细胞减少);过敏表现
第二代头孢菌素					
头孢呋辛(Ceftin, Zinacef);头孢西丁(Mefoxin)	头孢呋辛酯:片剂,混悬液;头孢呋辛钠:注射剂;头孢西丁:注射剂	与一个或多个PBPs结合,抑制肽聚糖合成末的转肽步骤,从而抑制细菌细胞壁的合成	CNS(意识模糊,头晕),皮疹,GI,CDI,BMS(罕见)	CI:对头孢菌素或青霉素类有IgE介导的超敏反应者禁用 W:肾功能不全调整剂量;有青霉素迟发型过敏反应(皮疹)者慎用;避免用于有青霉素即刻过敏反应(过敏反应/IgE介导);可能增加INR值,特别是营养不良者;疗程较长时注意肝肾损害	GI:妊娠分级为B级,肾脏消除;头孢呋辛酯薄膜衣片和口服混悬液的生物利用度不同,不可根据mg/mg数进行替换 M:延长治疗时监测肝肾功能,CBC及分类(防止血细胞减少);过敏表现
第三代头孢菌素					
头孢泊肟(Vantin);头孢地尼(Omnicef);头孢曲松(Rocephin);头孢噻肟(Claforan)	头孢泊肟:片剂,混悬剂;头孢地尼:胶囊,混悬剂;头孢曲松:注射剂;头孢噻肟钠:注射剂	与一个或多个PBPs结合,抑制肽聚糖合成末的转肽步骤,从而抑制细菌细胞壁的合成	CNS(意识模糊,头晕),皮疹,GI,CDI,BMS(罕见);头孢曲松:胆道毒性/梗阻	CI:对头孢菌素或青霉素类有IgE介导的超敏反应者禁用 W:肾功能不全调整剂量(头孢泊肟,头孢噻肟);有青霉素迟发型过敏反应(皮疹)者慎用;避免用于有青霉素即刻过敏反应(过敏反应/IgE介导);由于可从蛋白结合点置换出胆红素,胆红素高的新生儿,特别是早产儿,不宜使用头孢曲松。已发现,该复合物在早产儿和足月儿肺及肾中可产生致命性钙形成复合物沉积,致命性的肺及肾损害	DI:头孢曲松—避免与钙盐和乳酸林格注射剂同时使用 GI:妊娠分级为B级,肾脏消除(头孢曲松松33%~67%经肾消除,肾功能不全者无须调整剂量) M:治疗延长时监测肝肾功能,CBC及分类(防止血细胞减少);过敏表现

续表

抗菌药物	剂型	作用机制	副作用	禁忌(CI);注意事项(W)	药物相互作用(DI);综合信息(GI);监测(M)
第四代头孢菌素					
头孢吡肟(Maxipime)	注射剂	与一个或多个 PBPs 结合,抑制肽聚糖步骤,从而抑制细菌细胞壁的合成	CDI,皮疹,CNS(脑病,肌阵挛,癫痫发作),BMS(罕见)	CI:对头孢菌素或青霉素类有 IgE 介导的超敏反应者禁用 W:肾功能不全者调整剂量,否则增加脑病、肌阵挛和癫痫发作的风险;有青霉素迟发型过敏反应(皮疹)者慎用;避免用于有青霉素即刻过敏反应者(过敏性/IgE 介导);可能会增加 INR 值,特别是疗程较长的患者;注意肝肾损害	GI:妊娠分级为 B 级,经肾消除 M:疗程较长时监测肝肾功能,CBC 及分类(防止血细胞减少);过敏表现
青霉素类					
青霉素(Pen VK,Bicillin CR 或 Bicillin LA,青霉素 G)	注射剂,口服制剂(片剂,溶液剂)	与一个或多个 PBPs 结合,抑制肽聚糖步骤,从而抑制细菌细胞壁的合成	CNS(意识模糊,头晕);皮疹,GI,CDI,BMS(罕见)	CI:对青霉素过敏者禁用 W:肾功能不全者(调整剂量)或癫痫病史者慎用;已报道,使用青霉素治疗的患者可发生严重或致命的过敏反应,尤其是有 β-内酰胺类过敏者,对多种致敏原过敏者,曾经有 IgE 介导的反应史(过敏性休克,荨麻疹);Bicillin CR(普鲁卡因)和 Bicillin LA(苄星青霉素)不可替代使用	GI:妊娠分级为 B 级,经肾消除 M:长期使用时监测肾功能,CBC 及分类(防止中性粒细胞减少);过敏表现
耐酶青霉素					
双氯西林(Dycill,其他);萘夫西林(Unipen);苯唑西林(Bactocill)	双氯西林:胶囊;萘夫西林:注射剂;苯唑西林:注射剂	与一个或多个 PBPs 结合,抑制肽聚糖步骤,从而抑制细菌细胞壁的合成。	CNS(意识模糊,头晕);皮疹,GI,CDI,BMS(罕见) 肾脏:急性间质性肾炎;肝毒性(苯唑西林)	CI:对青霉素过敏者禁用 W:肾功能不全者(调整剂量)慎用;已报道,使用青霉素治疗的患者可发生严重或致命的过敏反应,尤其是有 β-内酰胺类过敏者,对多种致敏原过敏者,曾经有 IgE 介导的反应史(过敏性休克,荨麻疹)	DI:萘夫西林-CYP450 3A4 诱导剂 GI:双氯西林:口服吸收差,妊娠分级为 B 级;萘夫西林/苯唑西林:主要经肝脏、胆道和粪便排泄,小部分经肾清除,肾功能不全无须调整剂量 M:长期治疗监测肝肾功能,CBC 分类(防止中性粒细胞减少);过敏表现

续表

抗菌药物	剂型	作用机制	副作用	禁忌(CI);注意事项(W)	药物相互作用(DI);综合信息(GI);监测(M)
氨基青霉素					
阿莫西林(Amoxil, Tri-mox);氨苄西林(Prin-cipen)	阿莫西林:胶囊、混悬液;氨苄西林:胶囊、注射剂	与一个或多个PBPs结合,抑制肽聚糖合成步骤末的转肽步骤,从而抑制细菌细胞壁的合成	CNS(意识模糊、头晕);皮疹、GI、CDI、BMS(罕见)	CI:对青霉素过敏者禁用 W:肾功能不全者(调整剂量)或癫痫病者慎用;使用青霉素治疗的患者可发生严重或致命的过敏反应,尤其是有β-内酰胺类过敏者、对多种致敏原过敏者、曾经有IgE介导的反应史(过敏性休克、荨麻疹)。感染性单核细胞增多症患者使用氨基青霉素发生皮疹比例较高	GI:腹泻,妊娠分级为B级,经肾消除 M:长期治疗监测肝肾功能,CBC分类(防止中性粒细胞减少);过敏表现
β-内酰胺/β-内酰胺酶抑制剂复合制剂					
阿莫西林克拉维酸(Augmentin);氨苄西林舒巴坦(Unasyn);哌拉西林他唑巴坦(Zos-yn)	阿莫西林克拉维酸:片剂、缓释片;氨苄西林舒巴坦:注射剂;哌拉西林他唑巴坦:注射剂	克拉维酸、舒巴坦、他唑巴坦通过抑制β-内酰胺酶,增强抗菌药物的活性。阿莫西林、氨苄西林、哌拉西林通过与细菌细胞内的PBPs结合抑制细菌细胞壁的合成	CNS(意识模糊、头晕);皮疹、GI、CDI、BMS(罕见)	CI:对青霉素过敏者禁用 W:肾功能不全者(调整剂量)或癫痫病史者慎用;使用青霉素治疗的患者可发生严重或致命的过敏反应,尤其是有β-内酰胺类过敏者、对多种致敏原过敏者、曾经有IgE介导的反应史(过敏性休克、荨麻疹)。感染素发生皮疹比例较高,青霉素发生皮疹比例不同,不可简单互换 CI(适用于哌拉西林):有出血报道,尤其是肾功能不全者,出现血小板减少或出血时应停止使用。肾功能不全者需调整剂量	GI:妊娠分级为B级,经肾消除 M:长期治疗监测肝肾功能,CBC分类(防止中性粒细胞减少);过敏表现 每4.5g哌拉西林他唑巴坦含11.17mEq钠,3.375g哌拉西林他唑巴坦含8.38mEq钠
碳青霉烯类					
亚胺培南西司他丁(Primaxin);美罗培南(Merrem);多利培南(Doribax);厄他培南(Invanz)	注射剂	与一个或多个PBPs结合,抑制肽聚糖合成步骤末的转肽步骤,从而抑制细菌细胞壁的合成。西司他丁可抑制肾氢肽酶阻止亚胺培南在肾小管的水解	CNS(意识模糊、头晕);皮疹、GI、CDI、BMS(罕见)	CI:对碳青霉烯类抗生素过敏者禁用 W:可能发生CNS不良反应(意识模糊和癫痫),尤其使用超过推荐剂量时;有癫痫病史或β-内酰胺类过敏者慎用;肾功能不全者需调整剂量	GI:妊娠分级为C级(亚胺培南);B级(其他);经肾消除,厄他培南对假单胞菌属无效 M:长期治疗监测肝肾功能;过敏表现

续表

抗菌药物	剂型	作用机制	副作用	禁忌(CI);注意事项(W)	药物相互作用(DI);综合信息(GI);监测(M)
氟喹诺酮类					
环丙沙星(Cipro);左氧氟沙星(Levaquin);莫西沙星(Avelox)	环丙沙星：注射剂,片剂,混悬液;左氧氟沙星：注射剂,片剂,混悬液;莫西沙星：注射剂,片剂	抑制 DNA 回旋酶,抑制超螺旋 DNA 的解聚,从而破坏环双链 DNA	头痛,意识模糊,精神系统改变,胃肠道反应,CDI,过敏反应(迟发,速发),低血糖症,低血糖(早期)或高血糖(迟发),光敏反应,外周神经系统症状	CI:对氟喹诺酮类抗生素过敏者禁用 W:有肌腱炎或肌腱断裂报道(黑框警告);可能发生 CNS 不良反应(震颤,频躁,意识模糊,罕见幻觉或癫痫),CNS 疾病者慎用;喹诺酮类可延长 Q－T 同期,应避免在有 Q－T同期延长者,无法纠正的低钾血症,低镁血症以及同时使用可延长 Q－T 同期的药物(Ⅰa 和Ⅲ类抗心律失常药物,红霉素,抗精神病药,三环类抗抑郁药)的患者使用;儿科患者使用不良反应增加,不应作为首选药物(炭疽治疗除外);肾功能不全者需要调整剂量;可能加重重症肌无力;外周神经系统毒性	DI:二价,三价离子;环丙沙星－CYP450 1A2(强)和 3A4(弱)抑制剂 GI:妊娠分级为 C 级;经肾消除 M:长期治疗时需定期监测肝,肾功能和血常规,监测过敏反应,药物相互作用,神经毒性,EKG
对 MRSA 有效的抗生素					
克林霉素(Cleocin)	胶囊,溶液剂,注射剂	作用于核糖体的 50S 亚基,阻止肽链的延长,从而抑制细菌细胞的蛋白质合成	皮疹,胃肠道反应,CDI,BMS(罕见),食管炎(罕见)	CI:对克林霉素过敏者禁用 W:对肝功能不全的患者需要调整剂量;可导致致死性肠炎(CDI)	GI:妊娠分级 B 级。经肝代谢。长期治疗时应定期监测肝肾功能;注意肠道蠕动频率变化
多西环素(Vibramycin, others),米诺环素(Minocin, Dynacin)	多西环素：胶囊,注射剂,混悬液,糖浆剂,片剂;米诺环素：胶囊,片剂,注射剂	作用于敏感菌核糖体的 30S 和 50S 亚基,抑制蛋白合成	皮疹(光敏性),胃肠道反应,CDI,BMS(罕见),肝毒性(罕见),自身免疫病,食管炎(罕见)	CI:对多西环素,米诺环素,四环素过敏者禁用。禁用于 8 岁以下儿童(治疗炭疽除外) W:可能发生光敏反应;避免长时间暴露于阳光或其他发光设备下。有抗蛋白同化作用,可能升高尿素氮(肾功能障碍),可导致高尿素氮 Fanconi 综合征(肾功能障碍);四环素 CNS 作用(头昏,眩晕)等可能出现	DI:和二价,三价阳离子有互相作用;四环素为 CYP4503A4 中度抑制剂 GI:妊娠分级为 D 级 M:长期治疗时定期监测 CBC,肝肾功能

续表

抗菌药物	剂型	作用机制	副作用	禁忌（CI）；注意事项（W）	药物相互作用（DI）；综合信息（GI）；监测（M）
甲氧苄啶－磺胺甲噁唑（Septra，Bactrim）	胶囊，混悬液，注射剂	磺胺甲噁唑可与PABA竞争二氢叶酸合成酶，干扰细菌叶酸合成和生长；甲氧苄啶抑制二氢叶酸还原为四氢叶酸，导致细菌叶酸生成减少	胃肠道反应，CDI，皮疹，光敏反应，高钾血症，BMS（罕见），肝炎，肾功能衰竭，过敏反应	CI：磺胺类，甲氧苄啶过敏者，叶酸缺乏巨幼细胞性贫血者 W：缺乏葡萄糖－6－磷酸脱氢酶者，肾功能受损者，潜在的叶酸缺乏者（营养不良，长期使用抗惊厥药物，老年患者）慎用；肾功能不全者调节剂量；有史－约，中毒性表皮坏死松解综合征等严重不良反应导致死亡的事件；粒细胞缺乏，再生障碍性贫血，首次发现皮疹或严重不良反应时即应停药	DI：磺胺甲噁唑－CYP450 2C9的底物（主要），3A4的底物（少量）；甲氧苄啶－CYP450 2C9的底物（主要），3A4的底物（主要），2C9底物（主要），抑制剂2C8（中等），2C9（中等） GI：妊娠分级为C/D级。可竞争性抑制肾小管分泌，可能升高血清肌酐水平。对GAS无效 M：监测CBC，血钾，SCr，过敏反应
达托霉素（Cubicin）	注射剂	与细菌细胞膜成分结合，导致快速去极化，抑制胞内DNA，RNA和蛋白质的合成	胃肠道反应，CDI，贫血，BMS，头痛，皮疹，肌酸激酶升高，肌痛	CI：对达托霉素过敏者禁用 W：与肌病相关，出现肌病症状和体征并且CPK水平高于5倍正常值上限时，或患者虽无肌病症状，但是CPK水平高于10倍正常值上限时应立即停药。不能用于治疗肺炎；肾功能不全者需要慎用（需调整剂量）	GI：妊娠分级为B级 M：治疗期间，每周监测CPK（如联用他汀类药物需更频繁）；监测肌力减弱/肌痛症状
替加环素（Tygacil）	注射剂	与30S核糖体亚基结合，抑制细菌蛋白质合成	胃肠道反应，CDI，头痛，意识模糊，皮疹，BMS，LFT升高	CI：对替加环素过敏者禁用 W：由于与四环素结构相似，对四环素类过敏者慎用；也可能发生四环素类的不良反应：光敏性，抗蛋白合成作用，牙齿变色（在小于8岁儿童和孕妇中使用时）。和对照组相比，增加全因死亡率	GI：妊娠分级为D级。肝功能不全时清除率下降。重度肝功能不全（Child－PughC级）时要调整剂量。肾功能不全时不需要调整剂量

续表

抗菌药物	剂型	作用机制	副作用	禁忌（CI）；注意事项（W）	药物相互作用（DI）；综合信息（GI）；监测（M）
利奈唑胺（Zyvox）	注射剂，片剂，混悬液	与细菌 50S 亚基上核糖体 RNA 的 23S 位点结合，抑制细菌蛋白质合成	头痛，胃肠道反应，CDI，皮疹，BMS（包括贫血，白细胞减少，全血细胞减少，血小板减少，疗程大于 2 周以上的患者比较多见）	CI：对利奈唑胺过敏者禁用。2 周内使用过单胺氧化酶抑制剂的患者，高血压未控制者，使用拟交感神经药物者，多巴胺能药物者不应使用利奈唑胺　W：在应用利奈唑胺的患者中有出现骨髓抑制的报道（包括贫血，白细胞减少，全血细胞减少和血小板减少）。有发生艰难梭菌相关性腹泻（CDAD）的报道	DI：拟交感神经药，具有 5－羟色胺活性的抗抑郁药，哌替啶，富含酪胺的食物　GI：妊娠分级为 C 级　M：每周监测 CBC，特别是出血风险较高，已经存在骨髓抑制，联用其他导致骨髓抑制的药物，需要治疗 2 周以上的患者
万古霉素（Vancocin）	注射剂，胶囊剂（但是不适用于皮肤软组织感染，因为其不吸收）	阻碍细菌细胞壁合成，与细菌细胞壁前体丙氨酰丙氨酸结合，阻断肽聚糖合成，从而抑制细菌细胞壁合成	红人综合征（红疹），BMS（罕见，除非高剂量下），耳毒性，肾毒性（与氨基糖苷类合并时增加肾毒性风险）	CI：对万古霉素过敏者禁用　W：可能引起肾脏毒性（常见高危因素包括已经存在肾功能损害，合用肾毒性药物，高龄，脱水状态）；耳毒性：与药物用量及疗程有关，耳鸣或眩晕可能提示前庭损伤或者即将出现双向不可逆损伤	GI：妊娠分级为 C 级。肾功能不全者需要减少剂量，万古霉素静脉滴注需要大于 60 分钟。如在面部，颈部或者躯干部出现斑丘疹考虑红人综合征。可降低输注速率，联用或不联用组胺类药物　M：CBC，肾功能，万古霉素浓度，听力图

缩略词：BMS，骨髓抑制；BUN，血清尿素氮；CBC，全血细胞计数；CDI，艰难梭菌感染；CNS，中枢神经系统；CPK，肌酸激酶；DNA，脱氧核糖核酸；EKG，心电图；GAS，A 组链球菌；GI，胃肠道；INR，国际标准化比值；LFT，肝功能检测；mEq，毫克当量；PBP，青霉素结合蛋白；RNA：核糖核酸；sCr，血肌酐

表 23-6 骨髓炎的经验性治疗

骨髓炎类型	可能的病原菌	经验治疗方案[a]
血源性	金黄色葡萄球菌（MSSA 或 MRSA）	**不怀疑 MRSA 感染：** 萘夫西林/苯唑西林 2g, IV, 每 4 小时一次或 头孢唑林 2g, IV, 每 8 小时一次 **对青霉素过敏患者：** 克林霉素 600~900mg, IV, 每 6~8 小时一次或 万古霉素 15~20mg/kg, IV, 每 12 小时一次[b] **怀疑 MRSA 感染：** 万古霉素 15~20mg/kg, IV, 每 12 小时一次或 利奈唑胺 600mg, IV, 每 12 小时一次或 达托霉素 6mg/kg
相邻组织或血管来源	金黄色葡萄球菌（MSSA 或 MRSA），链球菌，阴沟肠杆菌，厌氧菌	一般方法：静脉注射，给予广谱抗生素治疗，覆盖可能导致临近皮肤和器官感染的革兰阳性、革兰阴性菌和厌氧菌。根据患者病史和所在地区细菌耐药情况考虑是否覆盖 MRSA。 氨苄西林舒巴坦 3g, 每 6 小时一次[c]或 厄他培南 1g, 每日一次或 头孢曲松 2g, 每日一次 + 克林霉素 600~900mg, 每 6~8 小时一次或甲硝唑 500mg, 每 8 小时一次[c]或 哌拉西林他唑巴坦 3.375~4.5g, 每 6 小时一次或 亚胺培南西司他丁 500mg, 每 6 小时一次或 美罗培南 1g, 每 8 小时一次或 多利培南 500mg, 每 8 小时一次或 环丙沙星 400mg, 每 8~12 小时一次或 左氧氟沙星 750mg, 每日一次 + 克林霉素 600~900mg, 每 6~8 小时一次或甲硝唑 500mg, 每 8 小时一次或 替加环素首剂 100mg, 然后 50mg, 每 12 小时一次[c,d]或 莫西沙星 400mg, 每天一次[c] **如果怀疑 MRSA 感染：** 加用万古霉素 15~20mg/kg[b], 每 12 小时一次，或 利奈唑胺 600mg, 每 12 小时一次或 达托霉素 6mg/kg

a. 肾功能正常成人剂量

b. 万古霉素剂量应根据患者参数及治疗目标个体化

c. 该方案不能覆盖铜绿假单胞菌

d. 替加环素可覆盖 MRSA

缩写：MRSA, 耐甲氧西林金黄色葡萄球菌；MSSA, 甲氧西林敏感金黄色葡萄球菌

案例应用

1. 哪些微生物是皮肤及软组织感染最常见的致病菌？选择所有正确答案。

   a. 化脓性链球菌

   b. 金黄色葡萄球菌

   c. 多杀巴斯德菌

   d. 阴沟肠杆菌

2. TR 是一名 29 岁的孕妇，被诊断出患有蜂窝织炎。TR 没有药物过敏史，未使用其他药物治疗。为 TR 的感染选择最适当的抗菌药物。

   a. 头孢唑林

   b. 多西环素

   c. 亚胺培南西司他丁

   d. 左氧氟沙星

根据以下案例回答问题 3 ~ 5。

3. AB，男性，30 岁，没有明显的既往病史及药物过敏史，以脓肿、蜂窝织炎入院。予以脓肿切开引流术后，AB 接受了静滴万古霉素治疗。切口和引流液培养出 caMRSA。AB 的临床症状在给予万古霉素治疗 2 天后得到改善，计划出院，回家继续口服抗菌药物完成治疗。下列哪些抗菌药物为适合 AB 的降阶梯用药选择？选出所有正确答案。

　　a. 头孢氨苄

　　b. 米诺环素

　　c. 替加环素

　　d. 甲氧苄啶 – 磺胺甲噁唑

4. 多西环素被选为 AB 蜂窝织炎治疗的降阶梯用药。应该为 AB 的治疗提供什么样的用药教育？选择所有正确答案。

　　a. 多西环素可能会导致牙齿变黄

　　b. 避免长时间阳光直射，涂防晒霜

　　c. 多西环素可能使尿液和眼泪成橙红色

　　d. 服用该药时避免联用抗酸剂

5. 出院教育时，AB 担心他可能将感染传染给别人。哪些措施可以降低该风险？选择所有正确答案。

　　a. 用冷水洗床单

　　b. 保持伤口清洁和敷料干燥，直到它已痊愈

　　c. 避免与他人共用个人卫生用品

　　d. 使用抗生素治疗期间，没有必要再给予预防措施

6. RD 是一位 18 岁的女性患者，在门诊被诊断出患有蜂窝织炎。当地细菌监测表明，去年金黄色葡萄球菌中耐甲氧西林菌株小于 1%。主治医生想开口服抗生素处方覆盖金黄色葡萄球菌和溶血性链球菌。以下哪个方案最适合于单药治疗？

　　a. 阿莫西林

　　b. 头孢氨苄

　　c. 环丙沙星

　　d. 甲氧苄啶 – 磺胺甲噁唑

7. 利奈唑胺的商品名称是什么？

　　a. Teflaro

　　b. Tygacil

　　c. Zosyn

　　d. Zyvox

8. OT 是一名 45 岁的男性糖尿病患者，被诊断为轻度糖尿病足感染。他有慢性肾功能不全病史，医生想用不需要调整剂量的抗生素。请为该患者选择肾功能不全时无需调整剂量的抗菌药物治疗糖尿病足感染。

　　a. 头孢唑林

　　b. 利奈唑胺

　　c. 奈夫西林

　　d. 万古霉素

9. 下列哪种抗菌药物在输液时或输液后不久可能引起瘙痒、发热、潮红、皮疹（或其他症状）等不良反应？尤其是滴速高于推荐速度时。

　　a. 氨苄青霉素

　　b. 头孢唑林

　　c. 达托霉素

　　d. 万古霉素

根据以下案例回答问题 10 ~ 11。

10. BC，女性，40 岁，既往有高血压，对青霉素类（血管性水肿、荨麻疹）和磺胺类（皮疹）过敏。因"右下肢出现约 5cm×5cm 大小、边界清楚、表面隆起的干燥深红色皮损"急诊就诊，诉疼痛和烧灼感。BC 最有可能患哪种皮肤软组织感染？

　　a. 蜂窝织炎

　　b. 毛囊炎

　　c. 脓疱疮

　　d. 丹毒

11. BC 的皮肤软组织感染选择哪种口服抗生素最适合？

　　a. 阿莫西林

　　b. 头孢呋辛

　　c. 克林霉素

　　d. 万古霉素

12. 下列药物中，对产青霉素酶金黄色葡萄球菌有效的 β – 内酰胺类药物有哪些？选择所有正确答案。

　　a. 氨苄西林

　　b. 头孢唑林

　　c. 双氯西林

　　d. 多西环素

13. GT，男性，60 岁，出现进展迅速的蜂窝织炎，在急诊科予以万古霉素和哌拉西林他唑巴坦治疗。在送达重症监护病房时，GT 被确诊患有坏死性筋膜炎。是否有必要调整患者的抗生素治疗方案？

　　a. 增加克林霉素

　　b. 更改哌拉西林他唑巴坦为头孢吡肟

　　c. 停用哌拉西林他唑巴坦

　　d. 目前的方案是最优的，没有必要调整

14. Omnicef 的通用名称是什么？

　　a. 头孢地尼

　　b. 头孢泊肟

　　c. 头孢呋辛

　　d. 头孢氨苄

根据以下案例回答问题 15 ~ 16。

15. HW，女性，7 岁，前臂被狗咬伤。伤口较为表浅，无感染征象。医生对伤口进行了彻底清创。患儿没有过敏史。可导致该患儿感染最常见的病原体有哪些？选出所有正确答案。

     a.多杀巴斯德菌

     b.大肠杆菌

     c.侵蚀艾肯菌

     d.链球菌

16.哪种抗生素单药治疗 HW 的狗咬伤伤口感染最合适？

     a.Augmentin

     b.Avelox

     c.Cleocin

     d.多西环素

根据以下案例回答问题 17~18。

17.PT 是一位 58 岁的女性糖尿病患者,有糖尿病足感染和骨髓炎,拟给予 Zosyn 和一种对 MRSA 有效的抗生素。患者使用的其他药物包括辛伐他汀、美托洛尔、非诺贝特、艾司西酞普兰和二甲双胍。治疗团队担心潜在的药物相互作用,希望避免与患者治疗慢性病所用的药物发生相互作用。下列药物中,最适合覆盖 MRSA 的是哪种？

     a.达托霉素

     b.利奈唑胺

     c.莫西沙星

     d.万古霉素

18.以下哪项是 PT 抗感染治疗的合理疗程？

     a.1 周

     b.2 周

     c.3 周

     d.6 周

19.ZD 是一位 50 岁的男性(83.3kg),以蜂窝织炎入院,经

验性给予万古霉素 15mg/kg,每 12 小时一次治疗。由于之前输注万古霉素时曾经发生过不良反应,医疗团队想以 500mg/h 的速度输入万古霉素。药房配制的万古霉素终浓度为 5mg/mL。该患者输注万古霉素的正确速率(mL/h)是多少,需要输注多长时间？

     a.50mL/h,5 小时

     b.100mL/h,2.5 小时

     C.125mL/h,2 小时

     d.200mL/h,2.5 小时

20.TY 是一位 29 岁的女性,有轻度的青霉素过敏,因患严重淋巴管炎在医院静脉输注抗生素治疗,未使用任何其他药物。治疗一周后,TY 的肌酸磷酸激酶(CPK)升高到正常值的 6 倍以上,同时出现肌肉酸痛。哪种抗菌药物是 TY 最有可能使用并诱发检查异常和临床症状的药物？

     a.头孢呋辛

     b.达托霉素

     c.利奈唑胺

     d.万古霉素

21.DM,男性,51 岁,有糖尿病但未规范治疗,有 20 年吸烟史,每天一包。DM 刚刚出现第一次糖尿病足感染并已完成治疗。他希望了解减少感染风险的预防策略。哪些建议适合 DM？请选出所有正确答案。

     a.定期进行足部检查

     b.提高糖尿病控制水平

     c.建议戒烟

     d.穿露趾鞋或赤脚走路,尽可能保持双脚干爽

要点小结

  ■ 皮肤软组织感染(SSTIs)的严重性可从轻微到严重,并可能涉及皮肤所有层,以及其下的筋膜和肌肉层。SSTIs 也可扩散,并导致严重的并发症,如脓毒症、肾小球肾炎、心内膜炎或骨髓炎。

  ■ 金黄色葡萄球菌和溶血性链球菌是皮肤及软组织感染主要的病原菌。经验性抗感染治疗不仅取决于感染类型,还应(如果需要)覆盖这些病原体。

  ■ 毛囊炎、疖和痈是由金黄色葡萄球菌引起的,应采取非药物疗法,如湿热处理和切开引流。对于严重感染,应使用对金黄色葡萄球菌有活性的抗菌药物。

  ■ 脓疱病是由 β-溶血链球菌和金黄色

葡萄球菌引起的浅表皮肤感染,使用第一代头孢菌素或对青霉素酶稳定的青霉素类抗生素治疗。对于小范围病变可以单独局部使用莫匹罗星。

  ■ 淋巴管炎多数是通过局部创口细菌感染所致,主要是由溶血性链球菌引起,用青霉素治疗。

  ■ 丹毒是皮肤和皮肤淋巴管表层感染,用青霉素治疗。

  ■ 蜂窝织炎是一种急性感染过程,属于严重皮肤软组织感染,常由金黄色葡萄球菌和溶血性链球菌引起。经验性药物治疗应考虑这些微生物以及患者其他可能的高危因素和感染的严重程度。

■ 坏死性筋膜炎（NF）是一种罕见的、进展迅速的、威胁生命的皮下组织和筋膜感染。迅速手术干预和适当的抗生素治疗是成功治疗坏死性筋膜炎必不可少的手段。大剂量 β - 内酰胺类/β - 内酰胺酶抑制剂或碳青霉烯类联合克林霉素可用于治疗坏死性筋膜炎。应给予万古霉素、达托霉素或利奈唑胺，直至排除 MRSA 感染。

■ 糖尿病足感染是糖尿病最常见的、严重且花费较高的并发症之一。通常由多种微生物引起，致病菌包括肠杆菌科细菌、耐甲氧西林金黄色葡萄球菌和铜绿假单胞菌等。

■ 骨髓炎最常由金黄色葡萄球菌引起，但患者年龄、易患因素、感染类型（例如血源性）以及感染位置等可能导致致病菌发生变化。

■ 多种抗生素可用于治疗皮肤软组织感染。优化抗感染方案应考虑抗生素的性质特点，副作用情况、药物相互作用、剂型和妊娠分类等均可能影响药物的选择。

■ 社区相关耐甲氧西林金黄色葡萄球菌（caMRSA）引起的皮肤软组织感染（包括蜂窝织炎）发生率正在迅速上升。制订经验性治疗方案时，应考虑当地 MRSA 流行趋势和敏感性。

■ 加强个人卫生和降低可控的危险因素（如控制血糖）是预防皮肤软组织感染的主要对策。

参考文献

Armstrong EP, Shehab Ziab. Bone and Joint Infections//DiPiroJT, Talbert RL, Yee GC, et al. Pharmacotherapy: A Pathophysiologic Approach. 9th ed. NewYork: McGraw-Hill,2014:chap 96.

Fish DN, Pendland SL. Skin and Soft-Tissue Infections//DiPiroJT, Talbert RL, Yee GC, et al. Pharmacotherapy: A Pathophysiologic Approach. 9th ed. NewYork: McGraw-Hill,2014:chap 88.

Lipsky BA, Berendt AR, Cornia PB, et al. 2012 Infectious Diseases Society of America clinicalpractice guideline for the diagnosis and treatment of diabeticfoot infections. Clin Infect Dis,2012,54(12):e132 - e173.

Liu C, Bayer A, Cosgrove SE, et al. Clinical practice guidelines by the infectious diseasessociety of America for the treatment of methicillin-resistantStaphylococcus aureus infections in adults and children. ClinInfect Dis,2011,52(3):e18 - e55.

Stevens DL, Bisno AL, Chambers HF, et al. Practice guidelines forthe diagnosis and management of skin and soft tissue infections. Clin Infect Dis,2005,41:1373 - 1406.

主要缩写词

caMRSA = community-associated methicillin-resestant Staphylococcus aureus　社区获得性耐甲氧西林金黄色葡萄球菌

DFI = diabetic foot infection　糖尿病足感染

GAS = group a streptococcus　A 群链球菌

haMRSA = health care-associated methicillin-resistant S. aureus　医院获得性耐甲氧西林金黄色葡萄球菌

MRSA = methicillin-rosistant S. aureus　耐甲氧西林金黄色葡萄球菌

MSSA = methicillin-sensitive　甲氧西林敏感金黄色葡萄球菌

PBP = penicillin-binding protin　青霉素结合蛋白

SSTI = skin and soft tissus infection　皮肤及软组织感染皮肤和软组织感染

TMP - SMX　trimethoprim-sulfamethoxazole　甲氧苄啶 - 磺胺甲基异噁唑

第 24 章 | 尿路感染

Daniel G. Dauner, S. Scott Sutton
译者 董卫华 张抗怀

基础概述

尿路感染(UTI)是指尿中存在微生物,污染除外。UTIs 可以发生于任意个体,但年龄、性别、怀孕、糖尿病、导尿管、阴道性交会增加其发生的风险。UTIs 分为膀胱炎(下尿道和膀胱)和肾盂肾炎(上尿道和肾脏)。膀胱炎的症状包括排尿困难、尿频、尿急和偶尔耻骨上压痛。肾盂肾炎的特征除了有膀胱炎的症状外,还有发热、腰部疼痛、恶心、呕吐。老年患者常常没有特异性尿路症状,但可能会出现精神状态改变、饮食习惯改变,或胃肠道症状。另外,留置导尿管的患者和神经系统疾病患者一般不出现下尿路症状,而是表现为腰部疼痛和发热。

非复杂性 UTIs 发生于尿路结构和神经正常的生育期妇女,复杂 UTIs 发生于尿路功能和结构不正常的患者。一般来说,发生于男性、孕妇、儿童及与健康护理相关机构的患者的 UTIs 为复杂尿路感染。

通过症状来诊断细菌性 UTIs 是不可靠的。患者的尿液分析和尿培养均为阳性时方可诊断为 UTI。尿检会发现脓尿,后者是指尿中白细胞数大于等于 $10/mm^3$。脓尿是非特异性的,脓尿患者可能没有感染(注意,正常情况下,膀胱中的尿液是无菌的)。UTI 患者经尿培养每毫升细菌数常常大于等于 10^5。任何定植在尿道的微生物均可导致尿路感染,但大部分由细菌引起。大多数非复杂性 UTIs 是由革兰阴性菌引起,培养分离的细菌中,70% ~ 95% 为大肠杆菌。最常分离到的革兰阳性细菌为腐生葡萄球菌和肠球菌(表 24 - 1)。

无症状菌尿是指用适当方法从无症状患者收集的尿液标本中分离出细菌。无症状菌尿的诊断必须基于尿培养结果。脓尿伴无症状菌尿不是治疗的指征。孕妇在早期妊娠(12 ~ 16 孕周)或者第一次产前检查时,应至少进行一次尿培养以筛查菌尿。尿培养阳性(包括无症状菌尿)的孕妇都应进行治疗。推荐在经尿道前列腺切除术前进行无症状菌尿的筛查和治疗。

预防

以下方案可用于预防特定患者 UTIs 的复发:
- 呋喃妥因每日 50mg 口服。
- 复方磺胺甲噁唑(TMP - SMX)单强度(SS)片(甲氧苄啶 40mg - 磺胺甲噁唑 200mg)每日口服半片。

复发性 UTI 被定义为 12 个月内至少发生 3 次 UTIs,并且没有结构异常的证据。所有肾移植患者应考虑预防用药以防止移植物感染。考虑到抗菌药物耐药的产生,全身抗菌预防不应常规用于放置导尿管的患者。

治疗

菌尿的抗菌治疗有四种结果:治愈、持续、复发、再感染。细菌学治愈是指治疗期和随访期(通常 1 ~ 2 周)尿培养阴性。细菌学持续是指治疗 48 小时后菌尿持续存在。尿路中细菌存留的部位有:肾实质、结石和前列腺。细菌学复发是指治疗 1 ~ 2 周后菌尿再次出现,感染菌与上一次感染相同。复发常常与肾脏感染、结构异常或者慢性细菌性前列腺炎有关。再感染发生于最初的尿路杀菌之后,在治疗中或治疗后任意时间再次出现菌尿。再感染可以由同一微生物、同一微生物的不同血清型,或不同微生物引起。

有许多抗菌药物对 UTIs 有效。无证据支持在治疗 UTIs 时杀菌剂比抑菌剂更优越。非药物治疗方法则包括水化、尿液酸化和尿道止痛剂治疗。无证据表明水化可以提高抗菌治疗的效果,连续水化也不方便。尿液酸化难于实现,尿道止痛剂(非那吡啶)在常规治疗有症状感染时无甚价值。

点击 http://www.mhpharmacotherapy.com/ 上的评论标签,查看完整的书籍参考资料,同时可获得两次可评分的互动练习测试。

表 24 - 1　引起 UTIs 的细菌

	非复杂性(%)	复杂性(%)
革兰阴性菌		
大肠杆菌	70 ~ 95	21 ~ 54
奇异变形杆菌	1 ~ 2	1 ~ 10
克雷伯杆菌	1 ~ 2	2 ~ 17
柠檬酸细菌属	< 1	5
肠道杂菌属	< 1	2 ~ 10
绿脓杆菌	< 1	2 ~ 19
其他	< 1	6 ~ 20
革兰阳性菌		
腐生葡萄球菌	5 ~ 10	1 ~ 4
肠球菌	1 ~ 2	1 ~ 23
B 族链球菌	< 1	1 ~ 4
金黄色葡萄球菌	< 1	1 ~ 2
其他	< 1	2

对于女性单纯性下尿路感染,3 天治疗即有效。TMP - SMX 是推荐的一线治疗药物。对磺胺类药物过敏者可单独使用甲氧苄氨嘧啶,但甲氧苄氨嘧啶仍可引起过敏。由于分离的大肠杆菌对 TMP - SMX 耐药增加,在取得当地耐药率数据之前,可考虑使用环丙沙星。当确定推荐治疗方案时,重要的是了解当地的药敏类型。呋喃妥因是专门用来治疗单纯性 UTIs 的抗菌药物,不适用于治疗肾盂肾炎或肾周围脓肿,肌酐清除率小于 60mL/min 的患者禁用。环丙沙星和左氧氟沙星这两种氟喹诺酮类药物适用于治疗 UTIs。莫西沙星在肝脏经由葡萄糖醛酸和硫酸盐的结合作用进行代谢,不适用于治疗 UTIs。

表 24 - 2 总结了 IDSA 关于治疗非复杂性急性细菌性膀胱炎和急性肾盂肾炎的指南。短程疗法不适合于耐药菌引起的 UTIs 女性患者、症状持续 7 天的患者、复杂 UTIs 或男性 UTIs 患者。以上患者应接受 7 ~ 14 天的治疗。肾盂肾炎应治疗 14 天。严重肾盂肾炎患者应住院并需要静脉抗菌药物治疗。适当的静脉抗菌治疗包括庆大霉素、哌拉西林 - 他唑巴坦、头孢曲松或氟喹诺酮类注射剂。表 24 - 3 列出了用于治疗尿路感染的抗菌药物的主要特点。

表 24 - 2　治疗 UTIs 的口服推荐药物

适应证	抗生素	剂量[a]	间隔	疗程
下尿路感染				
非复杂性	复方磺胺甲噁唑	1 DS 片	一天 2 次	3 天
	呋喃妥因 - 水合物	100mg	一天 2 次	5 天
	磷霉素	3g	单剂量	1 天
	环丙沙星	250mg	一天 2 次	3 天
	左氧氟沙星	250mg	一天 1 次	3 天
	阿莫西林 - 克拉维酸	500mg	每 8 小时 1 次	5 ~ 7 天
复杂性	复方磺胺甲噁唑	1 DS 片	一天 2 次	7 ~ 10 天
	环丙沙星	250 ~ 500mg	一天 2 次	7 ~ 10 天
	左氧氟沙星	250mg	一天 1 次	10 天
		750mg	一天 1 次	5 天
	阿莫西林 - 克拉维酸	500mg	每 8 小时 1 次	7 ~ 10 天
复发感染	呋喃妥因	50mg	一天 1 次	6 个月
	复方磺胺甲噁唑	1/2 SS 片	一天 1 次	6 个月
急性肾盂肾炎	复方磺胺甲噁唑	1 DS 片	一天 2 次	14 天
	环丙沙星	500mg	一天 2 次	14 天
		1000mg ER	一天 1 次	7 天
	左氧氟沙星	250mg	一天 1 次	10 天

续表

适应证	抗生素	剂量^a	间隔	疗程
		750mg	一天1次	5天
	阿莫西林-克拉维酸	500mg	每8小时1次	14天

a. 正常肾功能时的剂量间隔

缩写:DS,双倍强度;SS,单倍强度

引自:Coyle EA, Prince RA. Urinary Tract tntections and Prostatitis//OiPiro JT, Talbert RL, Yee GC, et al. Pharmacotherapy: A Pathophysi-ologic Approach. 9th ed. New York, NY: McGraw-Hill, 2014: chap 94

表 24-3   治疗 UTIs 的抗菌药物特点

药物	商品名	药品不良反应	监测指标	评论
口服治疗				
复方磺胺甲噁唑	Bactrim,Septra	皮疹、史-约综合征、肾衰竭、光敏反应、血液学反应(中性粒细胞减少、贫血)	血肌酐、BUN、电解质、皮疹表现、CBC	该组合对大多数需氧肠道细菌(铜绿假单胞菌除外)高度有效。泌尿道组织和尿液中可达到较高的药物浓度,这对于治疗复杂性感染很重要。该组合对于预防感染复发也有效
呋喃妥因	Macrobid	胃肠不耐受,神经病变,肺部反应	基线血肌酐和BUN	该药对复发性UTIs具有预防和治疗作用,主要优点是,即使长期使用后也不产生耐药性
磷霉素	Monurol	腹泻,头痛,血管性水肿	无推荐的常规检测	单次剂量用于治疗非复杂性感染,低耐药,肝功异常患者慎用
氟喹诺酮类				
环丙沙星,左氧氟沙星	Cipro, Levaquin	超敏反应,光敏性,胃肠症状,头昏,意识模糊,肌腱炎(黑框警示)	CBC、基线血肌酐、BUN	氟喹诺酮类有广谱抗菌活性,包括铜绿假单胞菌。这些药物对肾盂肾炎和前列腺炎有效。避免用于孕妇和儿童。莫西沙星因尿中浓度不足,不应使用
青霉素类				
阿莫西林-克拉维酸	Augmentin	超敏性(皮疹、过敏反应),腹泻,二重感染,癫痫发作	CBC、皮疹表现、超敏反应	由于大肠埃希菌耐药的增长,阿莫西林-克拉维酸是治疗非复杂性膀胱炎的首选青霉素类药物
头孢菌素类				
头孢地尼、头孢泊肟酯	Omnicef, Vantin	超敏反应(皮疹、过敏反应),腹泻,二重感染,癫痫发作	CBC、皮疹表现、超敏反应	这些药物与其他治疗UTIs的药物相比没有大的优势,且更昂贵,对肠球菌无活性

续表

药物	商品名	药品不良反应	监测指标	评论
肠外治疗				
氨基糖苷类 庆大霉素 妥布霉素 阿米卡星	 Garamycin Nebcin Amikin	耳毒性,肾毒性	血肌酐、BUN、血清药物浓度、个体药动学监测	这些药物通过肾脏排泄,尿中药物浓度较高。阿米卡星通常保留用于多重耐药菌感染
青霉素类				
氨苄西林 - 舒巴坦,哌拉西林 - 他唑巴坦	Unasyn, Zosyn	超敏反应(皮疹、过敏反应),腹泻,二重感染,癫痫发作	CBC、皮疹表现、超敏反应	这些药物通常对敏感菌同样有效。广谱青霉素对铜绿假单胞菌和肠球菌更有效,因此优于头孢菌素类。他们对于肾功能损害患者或者避免使用氨基糖苷类的患者非常有用
头孢菌素类				
头孢曲松 头孢他啶 头孢吡肟	Rocephin Fortaz Maxipime	超敏反应(皮疹、过敏反应),腹泻,二重感染,癫痫发作	CBC、皮疹表现、超敏反应	第二代和第三代头孢菌素对革兰阴性菌有广谱活性,但对肠球菌无活性,对铜绿假单胞菌活性有限。头孢他啶和头孢吡肟对铜绿假单胞菌有活性。它们可用于敏感菌引起的院内感染和尿源性脓毒血症
碳青霉烯类/单环 β - 内酰胺类				
亚胺培南 - 西司他丁 美罗培南 多利培南 厄他培南 氨曲南	Primaxin Merrem Doribax Invanz Azactam	超敏反应(皮疹、过敏反应),腹泻,二重感染,癫痫发作	CBC、红疹表现、超敏反应	碳青霉烯类具有广谱活性,对革兰阴性菌、革兰阳性菌、厌氧菌有效。亚胺培南、美罗培南、多利培南对铜绿假单胞菌和肠球菌有活性,但厄他培南对两种细菌没有活性。氨曲南是单环,仅对革兰阴性菌有活性,包括铜绿假单胞菌的某些菌株,常用于避免使用氨基糖苷类或对青霉素过敏的院内感染患者
氟喹诺酮类				
环丙沙星 左氧氟沙星	Cipro Levaquin	超敏反应,光敏反应,胃肠症状,头昏,意识模糊,肌腱炎(黑框警示)	CBC、基线血肌酐、BUN	这些药物对革兰阴性菌和革兰阳性菌均有广谱抗菌活性,他们在尿中和组织中有较高浓度,在肾功能下降时能主动分泌

引自:Coyle EA, Prince RA. Urinary Tract Infections and Prostatitis//DiPiro JT, Talbert RL, Yee GC, et al. Pharmacotherapy: A Pathopnysioloqk: Approach. 9th ed. New York, NY: McGraw-Hill, 2014: chap 94

特殊人群

男性 UTIs 是复杂的。因为男性的病原体不像女性那样可以预测,因此应做尿培养。首次治疗应持续 10～14 天。短程治疗(3 天)未在男性中进行充分研究因而不推荐。

年龄和性别是影响儿童 UTIs 发病率最重要的因素。在新生儿中,早产儿的发病率(2.9%)超过了足月儿(0.7%),男婴感染的概率是女婴的 5～8 倍。在生命的前 3 个月,男婴感染率占优势,之后女婴感染率超过了男婴。幼儿尿路感染常常没有特别的尿路症状(排尿困难、尿急、尿频),有必要进行尿培养来诊断幼儿尿路感染。幼儿尿路感染的口服治疗药物包括复方磺胺甲噁唑或头孢菌素。氟喹诺酮类不推荐用于 18 岁及以下的儿童,因为可增加肌肉骨骼疾病的风险。首次治疗应持续 7～14 天。

妊娠期尿路感染的治疗目标是保持妊娠期尿液无菌。妊娠期尿路感染相关的并发症包括早产、低出生体重和死胎。阿莫西林、阿莫西林/克拉维酸、头孢氨苄或呋喃妥因的有效率为 70%～80%。首次治疗应持续 7 天,推荐治疗 1～2 周后尿培养,然后每月尿培养直至胎儿出生。妊娠期间,因致畸作用应避免使用四环素类,氟喹诺酮类因具有关节病以及抑制新生儿软骨和骨发育的风险,也应避免使用。呋喃妥因具有干扰未成熟的红细胞酶系统(谷胱甘肽不稳定)从而导致溶血性贫血的风险,足月孕妇(38～42 孕周)以及分娩期孕妇禁用。已在乳汁中检测到呋喃妥因,哺乳 1 月龄以下婴儿的母亲应避免使用。

80% 的医院获得性尿路感染是由于留置导尿管,留置导尿管的患者发生尿路感染的概率是 5%。留置导尿管患者的菌尿通常没有症状。短期留置导尿管的患者(< 30 天)出现无症状菌尿时,应立即拔除导尿管,不应使用全身抗菌药物。如果患者出现症状,在开始治疗前应拔除导尿管。对于长期留置导尿管的患者(≥30 天),无症状菌尿很普遍,抗菌治疗不能预防菌尿或有症状的感染,反而加速细菌耐药。有症状的患者必须拔除导尿管,重新置管,然后进行预防肾盂肾炎和菌血症的治疗。

前列腺炎

细菌性前列腺炎是由于感染导致前列腺及其周围组织的炎症,分为急性和慢性两类。根据定义,只有在前列腺分泌物和尿液中出现病原菌和大量炎症细胞时,才能诊断为细菌性前列腺炎。急性前列腺炎的特点是突发的发热、压痛、泌尿系和全身症状。慢性前列腺炎表现出非前列腺相关的症状,包括排尿困难、腰痛、会阴压迫感,或者以上症状的混合。慢性感染表明前列腺中的细菌未完全根除而造成同一微生物反复感染。革兰阴性肠道细菌(如大肠杆菌)是急性细菌性前列腺炎最常见的病原菌。细菌性前列腺炎的治疗目标与尿路感染相同。针对最常见分离菌的抗菌治疗对急性前列腺炎有效。抗菌药物之所以能够穿透前列腺,是因为急性炎症反应改变了血流和前列腺之间的细胞膜屏障。大部分患者可以口服抗菌药物治疗,如复方磺胺甲噁唑、氟喹诺酮类药物(如环丙沙星、左氧氟沙星),其他有效药物包括头孢菌素、β-内酰胺/β-内酰胺酶抑制剂复方制剂。为降低慢性前列腺炎形成的风险,抗菌治疗的总疗程应为 4 周,虽然有些患者 2 周可能就足够了。慢性前列腺炎的治疗周期可能延长(6～12 周)。反复感染可采用长期抑制性治疗,例如:每周 3 次环丙沙星,每天复方磺胺甲噁唑普通强度片,或者每天呋喃妥因 100mg。治疗慢性前列腺炎的抗菌药物应能在前列腺液中达到治疗浓度且具有抗菌活性。能在前列腺液中达到治疗浓度的药物包括甲氧苄胺嘧啶和氟喹诺酮类。磺胺甲噁唑穿透力差,与甲氧苄胺嘧啶合用时,不能提升后者的活性。初始治疗应持续 4～6 周,有些病例可能需要更长的疗程。如果这些治疗方案失败,可采用长期抑制性治疗,或者考虑外科治疗。

暴露后预防

一些女性的再感染与性交有关。性交后立即排尿可能有助于预防再感染。性交后可预防性给予单次剂量的复方磺胺甲噁唑单倍强度片或 50～100mg 呋喃妥因。

案例应用

1. 患者 GB,28 岁,女性,以"排尿困难 3 天"之主诉就诊,医生进行了尿液分析和尿培养。她尿路感染最可能的细菌是什么?

a. 鲍曼不动杆菌

b. 大肠杆菌

c. 铜绿假单胞菌

d. 腐生葡萄球菌

2. 对于 GB 来说,适当的经验治疗药物是什么? 患者肾功能正常且无药物过敏史,正在使用的治疗药物有美托洛尔和奥美拉唑。

a. 头孢地尼

b. 利奈唑胺

c. 阿莫西林

d. TMP - SMX

3. 对于 GB 来说,适当的疗程是多少天?

a. 1 天

b. 3 天

c. 7 天

d. 14 天

4. 哪些人群应该进行无症状菌尿的筛查? 选出所有正确答案。

a. 大学生

b. 男性

c. 留置导尿管的患者

d. 孕妇

5. 以下哪个患者群会发生复杂性尿路感染? 选出所有正确答案。

a. 儿童

b. 男性

c. 孕妇

d. 导尿管相关者

6. 患者 NK,男性,62 岁,今天以“排尿困难、小便次数增加和腰痛”之主诉来急诊就诊。既往病史包括高血脂和偏头痛,对青霉素和磺胺类药物过敏,可能的诊断是什么?

a. 良性前列腺增生(BPH)

b. 膀胱炎

c. 前列腺癌

d. 肾盂肾炎

7. 最适合 NK 的治疗是什么?

a. 阿莫西林 500mg 口服,一天 3 次,服用 7 天

b. 环丙沙星 500mg 口服,一天 2 次,服用 3 天

c. 环丙沙星 500mg 口服,一天 2 次,服用 14 天

d. TMP - SMX 1DS 片口服,一天 2 次,服用 14 天

8. NK 完成了治疗,感觉明显改善。2 周后他因全身不适、体温 38.7℃、盆腔疼痛、排尿困难、排尿增多等原因再次入急诊就诊,可能的诊断是什么?

a. 急性细菌性前列腺炎

b. 良性前列腺增生

c. 膀胱炎

d. 附睾炎

9. NK 被收住入院,进行血培养和尿培养。他开始每天静脉注射头孢曲松 1g,第三天,血培养结果阴性,尿培养结果为大肠杆菌阳性,分离菌株对阿莫西林耐药。第四天,NK 准备出院。NK 最合适的门诊治疗是什么?

a. 环丙沙星 500mg 口服,一天 2 次,共 3 天

b. 环丙沙星 500mg 口服,一天 2 次,共 14 天

c. 环丙沙星 500mg 口服,一天 2 次,共 28 天

d. 呋喃妥因 100mg 口服,一天 2 次,共 28 天

10. 最常见的引起尿路感染的革兰阳性菌是什么?

a. 金黄色葡萄球菌

b. 表皮葡萄球菌

c. 腐生葡萄球菌

d. 肺炎链球菌

11. 下列哪种抗生素推荐用于预防复发性尿路感染?

a. 阿莫西林/克拉维酸

b. 左氧氟沙星

c. 莫西沙星

d. 呋喃妥因

12. 选择有关呋喃妥因的正确描述。

a. 不需要根据肾功能调整剂量

b. 妊娠全程可用

c. 不适用于治疗肾盂肾炎

d. 属于抗真菌药物

13. LA 是一位 30 岁的孕妇,怀孕 16 周,就诊时诉排尿困难。行尿液分析和尿培养,并开始口服 TMP - SMX 1DS 片,每天 2 次。正确的疗程是多少天?

a. 3 天

b. 7 天

c. 14 天

d. 28 天

14. 3 天后,诊室联系 LA,告知她培养结果已回报,需要改变治疗方案。培养结果是大肠杆菌,对 TMP - SMX 耐药。对 LA 来说,新的适当的治疗方案是什么?

a. 阿莫西林 500mg 口服,一天 3 次,共 3 天

b. 环丙沙星 500mg 口服,一天 2 次,共 7 天

c. 呋喃妥因 100mg 口服,一天 2 次,共 7 天

d. TMP - SMX 2 DS 片口服,一天 2 次,共 7 天

15. LA 需要随访尿培养吗? 如果需要,什么时候?

a. 不需要随访尿培养

b. 需要,2 天内

c. 需要,治疗结束后的某一天

d. 需要,治疗结束后 7～14 天

16. 下列哪种抗生素适合治疗孕妇尿路感染? 请选出所有正确答案。

a. 阿莫西林/克拉维酸

b. 多西环素

c. 呋喃妥因

d. TMP – SMX

17. 长期留置导尿管的患者常常存在无症状菌尿,当患者变为有症状时,该如何处置?

　　a. 拔除导尿管,治疗前插入新的无菌尿管

　　b. 拔除导尿管,治疗后插入新的无菌尿管

　　c. 开始抗感染治疗

　　d. 继续使用原导尿管

18. TMP – SMX 的商品名是什么? 请选出所有正确答案。

　　a. Bactrim

　　b. Macrobid

　　c. Septra

　　d. Trimprex

19. 短程治疗(3 天)适用于下列哪类患者群? 请选出所有正确答案。

　　a. 有耐药菌引起尿路感染史的女性

　　b. 男性

　　c. 症状大于 7 天的女性

　　d. 患有非复杂性膀胱炎的女性

20. TC 是一名 19 岁的女性,被诊断出患有急性膀胱炎,她对磺胺类药物过敏。以下哪一个是适合于她的经验治疗方案?

　　a. 环丙沙星 250mg 口服,一天 2 次,共 3 天

　　b. 甲氧苄啶 100mg 口服,一天 2 次,共 3 天

　　c. 磺胺甲噁唑/甲氧苄啶双强度片 1 片,一天 2 次,共 3 天

　　d. 莫西沙星 400mg 口服,一天 1 次,共 3 天

要点小结

- UTIs 分为膀胱炎(下尿路和膀胱)和肾盂肾炎(上尿路和肾脏)。

- 膀胱炎的症状包括排尿困难、尿频、尿急以及偶尔耻骨上压痛,肾盂肾炎的特点是膀胱炎症状加发热、腰痛、恶心、呕吐。

- 非复杂性尿路感染发生在结构和神经均正常的尿路,复杂性尿路感染发生在功能或结构异常的尿路。

- 发生在男性、孕妇、儿童和住院患者的尿路感染考虑为复杂感染。

- 引起尿路感染最常见的致病菌是革兰阴性细菌,其中大肠杆菌的培养分离率占 70% ~ 95%。

- 呋喃妥因和 TMP – SMX 被推荐用于预防特定患者的复发性尿路感染。

- 标准剂量短程(3 天)治疗女性非复杂性下尿路感染是有效的,但不推荐用于症状超过 7 天或者有耐药菌导致尿路感染病史的女性。短程治疗不推荐用于男性。

- TMP – SMX 是治疗复杂和非复杂尿路感染的首选药物,甲氧苄啶可单独用于对磺胺过敏的患者。

- 鉴于大肠杆菌分离株对 TMP – SMX 的耐药性日益增加,环丙沙星可作为一线治疗药物。

- 呋喃妥因是专门用于治疗非复杂尿路感染的抗菌药物,不适用于治疗肾盂肾炎或肾周脓肿,禁用于肌酐清除率小于 60mL/min 的患者。

- 孕妇在孕早期(12 ~ 16 孕周)或者在第一次产前检查时应至少进行 1 次尿培养来筛查菌尿。所有尿培养阳性的孕妇(包括无症状菌尿者)都应进行治疗。

- 有症状的导尿管相关性尿路感染患者都必须拔除导尿管、重新置管、进行治疗以预防肾盂肾炎或菌血症的发生。

参考文献

Coyle EA, Prince RA. Urinary tract infections and prostati-tis//DiPiro JT, Talbert RL, Yee GC, et al. Pharmaco-therapy: A Pathophysiologic Approach. 9th ed. New York, NY: McGraw-Hill,2014: chap 94.

Gumbo T. General Principles of Antimicrobial Therapy//Brun-ton LL, Chabner BA, Knollmann BC,et al. Goodman &

Gilman's The Pharmacological Basis of Therapeutics. 12th ed. New York, NY: McGraw-Hill,2011: chap 48.

Gupta K, Hooton TM, Naber KG, et al. International clinical practice guidelines for the treatment of acute uncomplicated cystitis and pyelonephritis in women: A 2010 update by the Infectious Diseases Society of America and the European Society for Microbiology and Infectious Diseases. Clin Infect Dis,2011,52(5):e103 – e120.

Lampiris HW, Maddix DS. Clinical Use of Antimicrobial Agents//Katzung BG, Masters SB, Trevor AJ, et al. Basic & Clinical Pharmacology. 12th ed. New York, NY: McGraw-Hill,2012:chap 51.

Petri WA Jr. Sulfonamides, Trimethoprim-Sulfarnethoxazole, Quinolones, and Agents for Urinary Tract Infections// Brunton LL, Chabner BA, Knollmann BC, et al. Goodman & Gilmans The Pharmacological Basis of Therapeutics. 12th ed. New York, NY: McGraw-Hill,2011.

第 25 章 | 中枢神经系统感染

Julie A. Justo，Jennifer E. Girotto
译者 王海涛 张抗怀

基础概述

中枢神经系统（CNS）感染常常因感染的病原体和类型（脑膜炎或脑炎）而有所不同。脑膜炎是一种以脑膜或围绕脑和脊髓的组织层的炎症为特征的 CNS 感染。相反，脑炎是一种脑部的感染和炎症。无菌性脑膜炎继发于病原体或其他原因，它们在微生物实验室培养时不会生长（如病毒、非典型细菌、真菌、药物原因）。脑膜炎（非细菌性多于细菌性）是 CNS 感染最常见的类型，其次是病毒性脑炎。

细菌性脑膜炎

与细菌性脑膜炎相关的病原菌因患者年龄而有所变化。在小于 3 个月的新生儿和婴幼儿中，最常见的分离菌是无乳链球菌（也称 B 族链球菌），其次是大肠埃希菌、肺炎链球菌和单核细胞增生性李斯特菌。具体地说，早发脑膜炎（出生后第一周）与母亲产道常见的细菌相关（如无乳链球菌、大肠埃希菌、单核细胞增生性李斯特菌）。在 1~4 周龄期间发生的脑膜炎与母源和社区相关的病原菌（如肺炎链球菌）相关，住院婴儿与医院内病原菌（如金黄色葡萄球菌、肠杆菌）相关。对于 2~3 月龄婴儿，来自母亲产道的病原菌的可能性下降，而社区相关性病原菌变得常见。在大于 3 个月的儿童和成年人中，细菌性脑膜炎最常见的病原菌是肺炎链球菌和脑膜炎奈瑟菌。大于 50 岁的脑膜炎患者中常见的病原菌包括肺炎链球菌、脑膜炎奈瑟菌和单核细胞增生性李斯特菌。

要导致脑膜炎，细菌首先必须能够避开患者正常的感染屏障，并引起全身性感染。接着，细菌能够穿过血脑屏障，并进行繁殖，在蛛网膜下腔和脑室腔引起炎症，造成损害。相对于年龄较大患者，新生儿的血脑屏障发育不全，细菌更容易穿透。在年龄较大的婴儿和成年人患者中，脑膜炎奈瑟菌和肺炎链球菌是引起细菌性脑膜炎的常见病原菌，因为它们被多糖荚膜所围绕，后者可以协助避开针对细菌侵入的正常免疫系统反应。另外，当患者免疫系统受损（疾病、药物、功能性/解剖性无脾）或屏障受到破坏，如皮肤破损（如耳蜗植入、近期创伤）时，细菌更可能引起疾病。

无菌性脑膜炎和病毒性脑炎

病毒性脑膜炎是无菌性脑膜炎最常见的感染原因，1 岁以下的婴幼儿常见。儿童病毒性脑膜炎最常见的病因是肠道病毒。两种常见的肠道病毒为柯萨奇病毒和艾可病毒。另外，无菌性脑膜炎的非病毒性感染因素包括结核分枝杆菌和螺旋体（如博氏疏螺旋体）。

病毒性脑炎是最少见的 CNS 感染，大多数病例的病原体不明确。已证实的最常见的病毒是单纯疱疹病毒（HSV）。其他病毒包括：肠道病毒，其他疱疹病毒（如水痘、巨细胞病毒、EB 病毒、人疱疹病毒 6 型），腺病毒，虫媒病毒（如西尼罗河病毒、圣路易脑炎病毒、东方马脑炎病毒、西方马脑炎病毒），麻疹、腮腺炎和风疹病毒，流感病毒，布亚病毒，里奥病毒，沙粒病毒和狂犬病病毒。

引起无菌性脑膜炎和病毒性脑炎的病原体进入人体，常常引起感染（如经口感染的肠道病毒、通过蜱虫叮咬感染的博氏疏螺旋体）。病原体随后从经常感染的部位通过血液到达 CNS，从而导致脑膜炎或脑炎。疱疹病毒的不寻常之处在于它们可以通过血液或沿着神经元到达 CNS。另外，疱疹病毒的独特性还表现在它可以在初次发病期间或复发时引起脑膜炎/脑炎。根据年龄，对脑膜炎和脑炎感染的典型感染性病原体总结如表 25-1。

点击 http://www.mhpharmacotherapy.com/ 上的评论标签，查看完整的书籍参考资料，同时可获得两次可评分的互动练习测试。

表 25 - 1 根据年龄脑膜炎和脑炎常见病原体

新生儿

细菌:无乳链球菌、需氧革兰阴性杆菌[a]、单核细胞增生性李斯特菌

病毒:HSV、CMV、肠道病毒、腺病毒、风疹病毒

其他:弓形虫、梅毒螺旋体

幼儿

细菌:肺炎链球菌、脑膜炎奈瑟菌、流感嗜血杆菌、无乳链球菌、大肠埃希菌

病毒:肠道病毒、HSV、EBV、腺病毒

较大婴儿、儿童和成年人

细菌:肺炎链球菌、脑膜炎奈瑟菌

病毒:肠道病毒、腺病毒、HSV、WNV、EEEV、流感病毒、克罗斯病毒

其他:博氏疏螺旋体

>50 岁的成年人

细菌:肺炎链球菌、脑膜炎奈瑟菌、需氧革兰阴性杆菌[a]、单核细胞增生性李斯特菌

病毒:肠道病毒、HSV、WNV、EEEV、圣路易脑炎病毒

其他:博氏疏螺旋体

a. 例如:大肠埃希菌、克雷伯菌属

缩写:CMV,巨细胞病毒;EBV,EB 病毒;EEEV,东方马脑炎病毒;HSV,单纯疱疹病毒;WNV,西尼罗河病毒

临床表现

CNS 感染的临床表现因年龄而异。患有脑膜炎或脑炎的新生儿和婴幼儿可能表现为非特异性症状,如喂养困难、发热,或易哭闹等。年龄较大的儿童和成年人脑膜炎患者常常表现出脑膜炎的典型症状,包括:体温高于 38.5℃、头痛、颈强直和意识改变。其他症状(包括癫痫)较为少见。年龄较大的儿童和成年人更可能也有凯尔尼格(Kernig)征或布鲁津斯基(Brudzinski)征阳性。和脑膜炎相似,感染性脑炎患者常有发热、头痛、意识改变和癫痫等症状,而且他们还有特异病灶的神经病学症状。

诊断

脑膜炎的诊断以临床症状为基础,加上脑脊液(CSF)的实验室数据(表 25 - 2)。这些实验室数据帮助鉴别病毒性脑膜炎和细菌性脑膜炎。通常来说,细菌性脑膜炎的 CSF 是浑浊的,CSF 白细胞计数升高(常常 > 1000/mm^3)且以中性粒细胞为主,CSF 的葡萄糖浓度降低(< 40mg/dL),CSF 与血清的糖浓度比值小于或等于 0.4,而 CSF 蛋白浓度升高(> 100mg/dL)。在病毒性脑膜炎中,CSF 白细胞计数也会升高(尽管通常不如细菌性脑膜炎高),且以单核细胞或淋巴细胞升高为主。另外,CSF 中的糖和蛋白浓度较少出现异常。值得注意的是,以上为常规结果,有 10% 肠病毒性脑膜炎患者的 CSF 白细胞升高以中性粒细胞为主,而一些细菌性脑膜炎可能不会出现中性粒细胞升高,特别是之前接受过抗菌药物治疗的患者。

表 25 - 2 细菌性脑膜炎和病毒性脑膜炎的典型 CSF 实验室值

	WBC/mm^3	中性粒细胞(%)	CSF 糖	CSF 蛋白质
细菌性	1000 ~ 10 000	80 ~ 90[a]	<40mg/dL	>100mg/dL
病毒性	100 ~ 1000	<40[a]	正常	<100mg/dL[b]

a. 部分已经接受过治疗的细菌性脑膜炎患者可能会降低,而在肠病毒性脑膜炎早期可能会升高

b. 或者应与年龄符合,因为小于 6 个月的婴儿正常情况下有更高的 CSF 蛋白

CSF 的革兰染色和培养是协助鉴别脑膜炎类型的另一个手段。CSF 中细菌浓度较高的患者,革兰染色阳性的可能更大。革兰染色阳性是指导经验性抗感染治疗选择的一种有用的诊断方法。对于绝大多数细菌性脑膜炎患者,病原菌也会从 CSF 中培养出来。CSF 培养有两个显著的限制,首先,不能很快得到结果,所以在培养结果出来之前必须决定经验性抗感染治疗;第二,之前接受过抗感染治疗的患者培养出病原菌的可能性较小。另外,由于肠道病毒是引起病毒性脑膜炎最可能的原因,肠道病毒的聚合酶链反应(PCR)和/或培养可用于帮助明确病毒性脑膜炎的诊断。

确定感染性脑炎的病原体更加困难。因为脑炎存在许多病原体,最初的检测常常基于患者病史和常见病原体。检测通常包括 CSF 的细菌和真菌培养,常见病毒(包括 HSV 病毒、肠道病毒)的 PCR。通常也进行培养(血、呼吸道、粪便),血清学试验或者其他检测。

预防

预防新生儿脑膜炎的关键是减少在产道对病原菌的暴露。尤其是在分娩期间通过确认和给予静脉注射青霉素或氨苄西林治疗有定植菌的母亲,早期 B 族链球菌脑膜炎的发生率已显著降低。

接种针对常见细菌的疫苗是预防一些年龄较大婴幼儿和成人 CNS 疾病包括脑膜炎的首选方法。尤其是对一些有荚膜细菌(b 型流感嗜血杆菌、脑膜炎奈瑟菌、肺炎链球菌)的疫苗降低了发生细菌性脑膜炎的可能性。b 型流感嗜血杆菌(Hib)疫苗在降低由该菌引起的全身感染方面极为有效,已不再是发达国家引起细菌性脑膜炎的常见病原菌。脑膜炎奈瑟菌疫苗和肺炎链球菌疫苗也能对所覆盖的细菌提供保护。详细疫苗见表 25 - 3。疫苗有关的建议每年更新一次,可通过 www. cdc. gov/vaccines/得到。目前,批准的可以使用脑膜炎奈瑟菌和肺炎链球菌结合疫苗的最小年龄是 6 周。

表 25 - 3　肺炎链球菌和脑膜炎奈瑟菌疫苗对比

肺炎链球菌疫苗		脑膜炎奈瑟菌疫苗		
缩写名	PCV13	PPSV23	Hib - MenCY	MCV4(MenACYW - CRM or MenACYW - D)	MPSV4
灭活类型	结合型	多糖型	结合型	结合型	多糖型
包含的菌种数	13	23	2(plus Hib)	4	4
使用说明	儿童常规接种;≥65 岁患者常规接种(联合 PPSV23);其他年龄组中存在肺炎链球菌病风险的患者接种[a]	≥65 岁患者的常规接种(联合 PCV13);≥2 岁存在肺炎链球菌病风险患者接种	有脑膜炎奈瑟菌病风险患者接种[b]	青少年常规接种;在其他年龄组中有脑膜炎奈瑟菌病风险的患者接种[b]	存在脑膜炎奈瑟菌病风险的患者接种[b](≥56 岁,首次接种的患者首选)
年龄组	≥6 周	≥2 岁	6 周至 18 个月	2 个月(或 9 个月)[c]至 55 岁	≥2 岁(≥56 岁首选)
给药途径	肌内注射	肌内注射	肌内注射	肌内注射	皮下注射
不良反应	注射部位反应,发热	注射部位反应(注意:发热和肌肉疼均不常见)	注射部位反应,发热,兴奋,嗜睡,食欲下降	注射部位反应,发热,头痛,乏力,有吉兰 - 巴雷综合征报道	注射部位反应,发热,头痛,乏力
禁忌证	之前对疫苗或疫苗成分有严重过敏反应(如过敏性休克)				
警示	中到重度疾病。FDA 在 MCV4 疫苗产品的标签中对有吉兰 - 巴雷综合征(GBS)病史的患者提出警示;然而,如果存在接种的适应证,当前的指南建议认为接种的益处大于吉兰 - 巴雷综合征(GBS)复发的风险				

a. 以年龄组定义有风险的患者,常常包括有慢性病(如心血管疾病、呼吸系统疾病、糖尿病、嗜酒者、CSF 漏、耳蜗植入术后)、免疫系统受损(如药物导致的、无脾)、住在养老院或长期护理中心的患者、吸烟者

b. 以年龄组定义有风险的患者,常常包括永久的补体缺乏症、解剖学或功能性的无脾(如镰状细胞病),居住宿舍的大学新生,新兵,参与脑膜炎奈瑟菌工作的生物学家,被疫苗血清群爆发时在现场的这些人,去非洲脑膜炎地带旅行或是去麦加朝圣的这些人(Hib - MenCY 对旅行者是不够的)

c. 最小年龄:MenACWY - CRM 为 2 月,MenACWY - D 为 9 个月

另外,其他一些包括麻疹、腮腺炎、风疹(MMR)和水痘疫苗等的常规接种,被认为已经降低了这些病原体所致的脑炎的发生率。所有这些疫苗均为皮下注射的活病毒疫苗,并被纳入 1 周岁以上儿童的常规接种计划之中。活疫苗的不良反应最可能发生在接种后 5 ~ 12 天。注射部位反应、发热和皮疹常见,有 5% ~ 33% 的患者会发生。1/4 的青春期后女性报告过短暂的关节痛和关节

炎。罕见的不良反应包括血小板减少（MMR）、过敏性反应和 CNS 功能障碍。免疫损伤患者接种疫苗发生播散性疾病的病例已有报道。因为两种疫苗都含有活病毒，大多数免疫缺陷患者（一些 HIV 患者可以接受疫苗，孤立性体液免疫缺陷患者可以接种水痘疫苗）和免疫抑制患者（包括辐射和化疗）、怀孕的妇女以及患有中到重度疾病的患者不得注射以上两种疫苗。此外，以前对疫苗或其成分过敏的患者应避免使用。MMR 疫苗和水痘疫苗都含有新霉素和明胶，所以，对这两种成分中的任意一种过敏的患者应避免使用。值得注意的是，尽管围绕疫苗和孤独症的关系已有众多的媒体关注，然而科研小组对数据进行独立调查后，并没有发现疫苗和孤独症之间有任何联系。

治疗

有关细菌性脑膜炎和脑炎的指南依据患者年龄提供了细菌性脑膜炎的经验性抗菌治疗建议。细菌性脑膜炎患者的治疗推荐静脉给药。

在新生儿中，经验性治疗包括氨苄西林联合一种氨基糖苷类药物（如庆大霉素）或头孢噻肟。必须使用氨苄西林来覆盖单核细胞增生性李斯特菌。对于年龄在 1 个月和 50 岁之间的患者，应使用万古霉素联合头孢噻肟或头孢曲松。对于 50 岁以上的成人患者，除了使用万古霉素联合头孢噻肟或头孢曲松，还要使用氨苄西林。再次联合氨苄西林的目的还是为了覆盖单核细胞增生性李斯特菌。另外，对于怀疑为莱姆（Lyme）脑膜炎（只要不考虑 HSV）的无菌性脑膜炎患者，推荐静脉注射头孢曲松的单药治疗。

需要注意的是，由于可能存在多重耐药的肺炎链球菌（对第三代头孢菌素耐药），当肺炎链球菌可能为病原菌时，推荐联合万古霉素的抗感染方案。尽管大多数肺炎链球菌菌株对第三代头孢菌素敏感，但是一些血清型（19A）不敏感性的增加已经有报道。因此，只要肺炎链球菌可能为病原菌，任何经验性脑膜炎抗菌治疗方案中都应该包括万古霉素。最后，一旦确定病原菌和药敏结果，应适当地缩小治疗的抗菌谱。

在细菌性脑膜炎的治疗中使用地塞米松存在争议。理论上认为，地塞米松可以降低炎症反应，后者被认为是导致许多脑膜炎后遗症的原因。然而，一些医生对于使用地塞米松比较担心，因为随着炎症反应的降低，穿透进入 CNS 的药物也会减少。在儿童患者中，目前仅证实地塞米松对于治疗流感嗜血杆菌性脑膜炎有益。因为流感嗜血杆菌不再是儿童脑膜炎的常见致病菌，目前尚无关于儿童常规使用地塞米松的共识。成年人群的一个随机对照试验和两个 Meta 分析显示，辅助使用地塞米松可以降低肺炎链球菌脑膜炎患者的死亡率，并改善临床转归。如果辅助使用地塞米松，应在第一剂抗菌药物之前或同时给予。

对于怀疑为脑炎的患者，指南建议在进行适当的检查之前开始静脉使用阿昔洛韦。之所以有上述推荐，是因为观察发现，一些在患病早期（<4 天 VS≥4 天）接受阿昔洛韦治疗的患者具有较低的死亡率。指南也建议，如果年龄、地点和季节都符合蜱传播疾病的诊断，应考虑联合使用多西环素。

用于治疗 CNS 感染的药物有很好的耐受性。可能会发生过敏反应，但以 β - 内酰胺类药物（氨苄西林、青霉素、头孢曲松和头孢噻肟）多见。应注意，由于大多数抗菌药物可改变肠道菌群，这会导致抗菌药物与华法林和避孕药等发生药物相互作用。氨基糖苷类药物（如庆大霉素）可致肾毒性和耳毒性，尤其是长期使用或与其他毒性药物合用时更易发生。万古霉素大剂量使用（如谷浓度升高）和/或与其他肾毒性药物同时使用时也会出现肾毒性。患者接受万古霉素治疗时需要监测谷浓度。对于 CNS 感染，万古霉素谷浓度的目标值为 15~20μg/mL，同样也应监测肾毒性的指标（如血清肌酐、尿排出量）。阿昔洛韦通过在肾小管沉积可导致肾毒性，当大剂量用于治疗脑炎时更常见。可通过充分水化和缓慢输注来使肾毒性风险降至最低。多西环素可导致胃部不适和光毒性。因为含铝、钙、镁或铁的产品会降低多西环素的血药浓度，患者应在使用多西环素前或后 2 小时服用这些产品。短期使用地塞米松发生不良反应的可能性会降低，但是仍应监测患者的胃肠道出血和高血糖症风险。

特别考虑

尽管头孢曲松具有与头孢噻肟相似的抗菌谱，但由于它可能会置换出胆红素并导致胆红素脑病，不建议用于新生儿的治疗。大剂量给予头孢曲松联合静脉含钙溶液会在新生儿和婴幼儿体内形成致死性的沉淀物,因此,所有新生儿以及在 48 小时内使用过任何含钙静脉制剂的婴幼儿,均不得静脉使用头孢曲松。此外,任何年龄的颅脑外伤、CNS 手术或处于免疫功能低下状态的患者,由于存在其他病原菌(铜绿假单胞菌)所致脑膜炎的风险,需要使用广谱的经验性抗感染治疗。

如果一个新生儿确定为 HSV 感染,即使仅仅为皮肤感染,也应进行经验性抗脑炎治疗,因为播散性感染很常见,如果处置不适当,可能会造成严重后果。

暴露后预防

推荐密切接触者(如一起生活的家庭成员、座位紧挨患者的长时间飞机旅行者、与患者在同一托儿所的儿童、暴露于患者口腔分泌物的人)接受针对脑膜炎奈瑟菌的预防性抗生素治疗。可给予肌内注射头孢曲松、口服利福平或口服环丙沙星。此外,推荐接种任何一种脑膜炎奈瑟菌疫苗,以控制 A 型、C 型、Y 型或 W135 型脑膜炎奈瑟菌在社区的爆发流行。

由于常规接种疫苗,在发达国家罕见流感嗜血杆菌引发的脑膜炎。流感嗜血杆菌侵袭性疾病在幼儿(有免疫力的)或免疫低下人群中常见,接触者的化学预防只限于一小部分患者。具体来说,对于那些暴露者,如果家里有未完全免疫的幼儿,或者免疫低下的密切接触者,应给予利福平进行化学预防。另外,如果有一名以上的日托所参与者患有 b 型流感嗜血杆菌侵袭性疾病(如脑膜炎),那么在日托所的所有参与者或工作人员都应接受口服利福平预防。不推荐预防肺炎链球菌脑膜炎或病毒性脑膜炎。暴露于麻疹、腮腺炎或水痘的未经免疫人群,如果没有疫苗接种禁忌,应尽快接种。另外,对于暴露于这些病毒的免疫低下患者,可给予静脉免疫球蛋白或超免疫球蛋白(如用于水痘的 VariZig)。

特别考虑

当选择一种药物预防脑膜炎奈瑟菌感染时,有几点需要考虑。肌内注射头孢曲松可引起疼痛,且不应用于未满月的婴幼儿。利福平是一个强效的酶诱导剂,可使人体分泌物呈现一定的颜色,如果使用混悬液,用前需混匀。最后,尽管氟喹诺酮类已经广泛用于儿童,但它们仍不是一线推荐药物。

案例应用

1. 一位孕龄 35 周 13 天大的婴儿因体温 38.9℃ 送到急诊科。母亲诉患儿进食少、便秘和易哭闹。下面哪个是新生儿脑膜炎常见的症状? 选出所有正确答案。

   a. 38.9℃

   b. 进食少

   c. 便秘

   d. 易哭闹

2. 医生经多次尝试后未能获取患者脑脊液。基于临床的发现,医疗团队认为这位孕龄 35 周 13 天大的婴儿可能得了脑膜炎。那么在送往儿童医院之前这位新生儿的经验性治疗最佳方案是什么?

   a. 氨苄西林联合庆大霉素

   b. 头孢曲松联合庆大霉素

   c. 万古霉素联合头孢噻肟

   d. 氨苄西林联合头孢曲松

3. 当这位孕龄 35 周 13 天大的婴儿在儿童医院做了检查,她还有一些病变。医疗团队除过做了 CSF 的单纯疱疹病毒(HSV)PCR 之外,还做了病变部位的培养。下面哪个药学的方案对这个患儿合适?

   a. 等待培养和 PCR 结果,如果需要再调整治疗

   b. 换用头孢曲松联合万古霉素抗感染治疗

   c. 静脉使用阿昔洛韦联合目前的抗感染方案

   d. 口服伏立康唑联合目前的抗感染方案

4. 如果一位新生儿开始使用阿昔洛韦治疗单纯疱疹病毒(HSV)感染的脑炎,下面哪项是需要常规监测的? 选出所有正确答案。

   a. 血清肌酐

   b. 白细胞计数

   c. 尿量

   d. 国际标准化比值(INR)

5. 下面哪个是头孢曲松的商品名?

   a. Ceftin

   b. Keflex

   c. Maxipime

   d. Rocephin

6. 下面哪些患者推荐使用肺炎链球菌疫苗? 选出所有正确答案。

a. 健康的婴儿

b. 一位 40 岁的慢性阻塞性肺疾病（COPD）患者

c. 一位 55 岁的健康人

d. 一位 35 岁的无脾的患者

7. 一位有冠状动脉疾病、外周动脉疾病、糖尿病和高血压的 66 岁女性患者，因为继发的发热和精神状态改变而从疗养院转到医院。她做了腰椎穿刺，并抽取 CSF 送去分析和培养。下面哪个化验结果与这位患者细菌性脑膜炎诊断相符？选出所有正确答案。

a. CSF 白细胞计数（WBC）5000/mm^3

b. CSF 白细胞有 70% 为淋巴细胞

c. CSF 糖浓度为 23mg/dL

d. CSF 蛋白为 250mg/dL

8. 医生决定给这位 66 岁的女性患者开始使用万古霉素、氨苄西林和头孢曲松，但这位患者有静脉注射困难史。下面哪种方案适合治疗这位患者的细菌性脑膜炎？

a. 尝试建立一个静脉通路，然后静脉给予抗菌药物持续治疗

b. 给予口服抗菌药物持续治疗

c. 通过肌内注射给予抗菌药物持续治疗

d. 立即进行脑室腹腔分流术，然后脑室内给予抗菌药物持续治疗

9. 肾损害是下面哪种抗感染药物静脉注射后常见的不良反应？选出所有正确答案。

a. 阿昔洛韦

b. 头孢曲松

c. 庆大霉素

d. 万古霉素

10. 一位 12 岁的男孩接受他的儿科医生常规随访。这个男孩否认有任何不适。体格检查、生命体征和实验室检查都在正常范围内。下面哪个疫苗是这个患者作为健康青少年今天需要常规接种的？

a. MCV4

b. MPSV4

c. PCV13

d. PPSV23

11. 一位 94kg 没有明显既往病史的 22 岁男子，因出现发热、剧烈头痛、畏光、颈痛到医院就诊。医生给这位患者腰穿，并送 CSF 到实验室。根据临床诊断，怀疑这位患者可能得了细菌性脑膜炎。下面哪项可能是与这个细菌性脑膜炎患者相关的病原菌？

a. 肺炎链球菌和流感嗜血杆菌

b. 脑膜炎奈瑟菌和单核细胞增生性李斯特菌

c. 单核细胞增生性李斯特菌和无乳链球菌（B 族）

d. 肺炎链球菌和脑膜炎奈瑟菌

12. 一位怀疑为细菌性脑膜炎的 22 岁患者的最佳经验性抗感染方案是哪项？

a. 头孢曲松

b. 头孢曲松和氨苄西林

c. 头孢噻肟和万古霉素

d. 氨苄西林和庆大霉素

13. 医生为这位 22 岁的患者下的医嘱为万古霉素 1500mg IV Q12h（在其他抗菌药物之间）。为了减少输液相关反应的风险，如红人综合征，药物以浓度 5mg/mL 和滴速为 10mg/min 给药。那么每一剂万古霉素的滴速和持续时间为多少？

a. 120mL/h 超过 150 分钟

b. 300mL/h 超过 90 分钟

c. 120mL/h 超过 90 分钟

d. 300mL/h 超过 150 分钟

14. 这位 22 岁的男性患者在抽取脑脊液（CSF）之前使用过抗菌药物。CSF、血流、痰和尿的标本做革兰染色及培养。根据细菌性脑膜炎的诊断下面哪个是正确答案？

a. 尽管患者抽取 CSF 之前使用过抗菌药物，但从 CSF 革兰染色和/或培养鉴别出细菌的可能性没有变

b. CSF 革兰染色和培养的结果对诊断细菌性脑膜炎是不可靠的

c. 血培养对诊断细菌性脑膜炎没有作用

d. 在大多数细菌性脑膜炎病例中 CSF 培养可以鉴别出细菌

15. 这位 22 岁的男性患者的 CSF 培养阳性，细菌为脑膜炎奈瑟菌。经鉴定这个患者的亲密接触者需要使用药物预防脑膜炎奈瑟菌病。下面哪个药物可用来预防？选出所有正确答案。

a. 头孢曲松

b. 万古霉素

c. 环丙沙星

d. 利福平

16. 一位没有明显既往病史的 4 岁女孩因被怀疑患有细菌性脑膜炎就诊，开始经验性使用头孢曲松和万古霉素治疗。在经验性抗感染治疗细菌性脑膜炎的方案中加用万古霉素的目的是什么？

a. 覆盖耐药的单核细胞增生性李斯特菌

b. 覆盖耐药的脑膜炎奈瑟菌

c. 覆盖耐药的肺炎链球菌

d. 一个 4 岁的细菌性脑膜炎患者不需要使用万古霉素，因为不可能为金黄色葡萄球菌

17. 这位 4 岁大的患者被诊断为继发性的奈瑟菌性脑膜炎。这个病例经鉴定为日间护理中心流行爆发中的一部分。哪一个脑膜炎奈瑟菌疫苗被推荐用来控制由疫

苗可预防的脑膜炎奈瑟菌血清群（如 A，C，Y 和 W135）引起的爆发？选出所有正确答案。

a. Hib – MenCy

b. MCV4

c. MPSV4

d. MCV4，然后使用 MPSV4

18. 下面哪一组人群已证实使用地塞米松对死亡率有益处？

a. 一位 2 周大的 B 族无乳链球菌脑膜炎患者

b. 一位 17 岁大的奈瑟脑膜炎患者

c. 一位 35 岁大的肺炎链球菌脑膜炎患者

d. 对于任何一类型细菌性脑膜炎患者没有被证实有明显益处

19. 一位 70 岁的老年患者出现发热、恶心、剧烈头痛和极度畏光。CSF 结果：白细胞计数 2500/mm³，中性粒细胞百分比为 87%，糖浓度为 37mg/dL，蛋白浓度为 240mg/dL。根据目前提供的信息，这个患者考虑为哪种 CNS 感染？

a. 细菌性脑膜炎

b. 无菌性脑膜炎

c. 病毒性脑炎

d. HSV 脑炎

20. 下面哪一组方案与一位 70 岁细菌性脑膜炎患者的推荐抗感染治疗方案一致？

a. 万古霉素和头孢曲松

b. 万古霉素、头孢曲松和氨苄西林

c. 氨苄西林和头孢曲松

d. 头孢曲松

21. 这位 70 岁的老年患者也有高血压、糖尿病和中风的既往病史。这个老人的最佳医治顺序是什么（假设在这些环节没有时间耽误）？

无序选项	排序结果
地塞米松	
腰椎穿刺并 CSF 培养	
重新开始慢性病治疗	
抗感染治疗	

要点小结

■ 细菌性脑膜炎是一种发生率和死亡率较高的严重感染。

■ 预防脑膜炎的措施包括围生产期的医护和适当的常规接种。

■ 肺炎链球菌联合疫苗应在所有 6~8 周之间的婴儿开始接种。

■ 肺炎链球菌多糖 23 价疫苗应给大于 2 岁的任一下列人群接种：①有慢性病，包括成人哮喘；②免疫系统受损害的；③在疗养院的；④成年吸烟者。

■ 当怀疑患者为细菌性脑膜炎时应立即经验性静脉抗感染治疗。

■ 经验性抗感染治疗的选择应根据与患者年龄相关的病原菌。

■ 氨苄西林联合庆大霉素或头孢噻肟推荐覆盖在新生儿中可能的 B 族链球菌、大肠杆菌和单核细胞增生性李斯特菌。

■ 万古霉素联合头孢曲松或头孢噻肟推荐经验性治疗在较大的婴儿、儿童和成年人中的肺炎链球菌和脑膜炎奈瑟菌。

■ 除过在成人患者中引起脑膜炎的一般细菌，单核细胞增生性李斯特菌可能在年龄较大患者中存在，因此应该在大于 50 岁的患者中联合氨苄西林经验性抗感染治疗。

■ 因为流感嗜血杆菌并不常见，对儿童细菌性脑膜炎患者是否使用地塞米松存在争议。

■ 在成年人肺炎链球菌脑膜炎的患者地塞米松可以降低死亡率和提高其他临床转归。

■ 如果使用地塞米松，应在首剂抗菌药物之前或同时使用。

■ 病毒性脑膜炎通常是由肠道病毒引起，它一般有自限性。

■ 一旦怀疑可能由单纯疱疹病毒（HSV）引起 CNS 感染，应开始静脉使用阿昔洛韦。

■ 确认为脑膜炎奈瑟菌病的接触者推荐预防使用利福平、头孢曲松或环丙沙星。

参考文献

Centers for Disease Control and Prevention. Use of 13-valent pneumococcal conjugate vaccine and 23-valent pneumococcal polysaccharide vaccine among adults aged ≥ 65 years：recommendations of the Advisory Committee on Immunization Practices(ACIP). MMWR Weekly, 2014, 63(37)：822 – 825.

Centers for Disease Control and Prevention. Advisory Committee on Immunization Practices recommended immunization schedules for persons aged 0 through 18 years-United States 2014. MMWR Weekly, 2014, 63(5)：108 – 109.

Centers for Disease Control and Prevention. Advisory Committee on Immunization Practices(ACIP) recommended immunization schedules for persons aged 0 through 18 years and adults aged 19 years and older-United States, 2013. MMWR Surveill Summ, 2013, 62：1 – 21.

Centers for Disease Control and Prevention. Prevention and control of meningococcal disease：recommendations on the Advisory Committee on Immunization Practices(ACIP). MMWR Morb Mortal Wkly Rep, 2013, 62(2)：1 – 32.

Centers for Disease Control and Prevention. Infant meningococcal vaccination：Advisory Committee on Immunization Practices(ACIP) recommendations and rationale. MMWR Morb Mortal Wkly Rep, 2013, 62(3)：52 – 54.

Centers for Disease Control and Prevention. Prevention of pneumococcal disease among infants and children-use of 13-valent pneumococcal conjugate vaccine and 23-valent pneumococcal polysaccharide vaccine：recommendations of the Advisory Committee on Immunization Practices(ACIP). MMWR Weekly, 2010, 59：1 – 24.

Elshaboury RH, Hermsen ED, Holt JS, et al. Central Nervous System Infections//DiPiro JT, Talbert RL, Yee GC, et al. Pharmacotherapy：A Pathophysiologic Approach. 9th ed. New York, NY：McGraw-Hill, 2014：chap 84.

Sucher AJ. Meningitis//Attridge RL, Miller ML, Moote R, et al. Internal Medicine：A Guide to Clinical Terapeutics. New York, NY：McGraw-Hill, 2013：chap 30.

Tunkel AR, Glaser CA, Bloch KC, et al. Te management of encephalitis：clinical practice guidelines by the Infectious Diseases Society of America. Clin Infect Dis, 2008, 47：303 – 327.

Tunkel AR, Hartman BJ, Kaplan SL, et al. Practice guidelines for the management of bacterial meningitis. Clin Infect Dis, 2004, 39：1267 – 1284.

第 26 章　脓毒症综合征

S. Scott Sutton, April Miller Quidley, Chrisropher M. Bland, Brianne L. Dunn

译者　王海涛　张抗怀

基础概述

脓毒症是一种以感染、全身炎症反应和低灌注为特征的连续生理阶段,可导致组织损害和器官衰竭(见表 26-1 脓毒症相关定义)。脓毒症的危险因素包括年龄过大或过小、癌症、免疫缺陷、慢性器官衰竭、遗传因素(男性和北美洲非白种人)、菌血症、与免疫调节相关的基因多态性。肺、胃肠道、泌尿生殖道和血流的感染占了绝大多数病例。

脓毒症的进展是复杂和多因素的。脓毒症进展的关键因子是炎症。感染或损伤由前-炎症因子和抗-炎症介质控制。当有一个压倒性的前-炎症反应发生时,全身性反应随之发生。

脓毒症的临床表现各不相同,临床表现过程可因人而异(表 26-1,26-2)。脓毒症并发症累积的负担是导致死亡的主要病原体。最常见的并发症是弥漫性血管内凝血(DIC)、急性呼吸窘迫综合征(ARDS)、急性肾损伤(AKI)和血流动力学改变。

革兰阳性和革兰阴性细菌是引起脓毒症的主要病原体,但真菌和病毒也可能引起脓毒症。应在抗感染治疗开始之前进行微生物学培养;但是不应因等待革兰染色或培养结果回报而耽误抗感染治疗。培养结果回报需要 6~48 小时且经常没有细菌生长,但培养阴性并不能排除感染。阳性血培养结果可以进行快速细菌或真菌鉴定,并在初始生长的 2 小时内得到结果。

治疗

脓毒症的治疗目标是降低并发症和死亡率。具体包括:早期、目标导向复苏治疗;减少或消除器官衰竭;治疗和去除感染源;避免不良反应;提供经济有效的治疗。治疗的及时性和适当性影响疾病的转归(与急性心肌梗死和脑血管意外类似)。脓毒症患者处置相关要点:①确诊后最初 6 小时内早期目标导向复苏;②早期开始广谱抗感染治疗;③复苏和升压药效果不佳的脓毒症休克患者使用氢化可的松;④连续或间断给予胰岛素进行血糖控制,维持血糖水平小于 180mg/dL;⑤辅助治疗,如营养、预防深静脉血栓(DVT)、预防应激性溃疡(SUP)以及机械通气患者的镇静(图 26-1)。

表 26-1　脓毒症相关定义

类别	定义
菌血症(真菌血症)	血流里存在活的细菌(真菌)
感染	微生物对正常无菌宿主组织侵犯所引起的炎症反应
全身炎症反应综合征(SIRS)	各种感染性或非感染性临床损伤引起的全身炎症反应
脓毒症	继发于感染的 SIRS
严重脓毒症	脓毒症伴有器官功能障碍、灌注不足或低血压
脓毒症休克	脓毒症伴液体复苏不能纠正的持续性低血压
多脏器功能障碍综合征(MODS)	器官功能发生变化,需要干预维持内环境稳定

表 26-2　全身炎症反应标准

体温	>38℃(100.4℉)或 <36℃(96.8℉)
心率	>90/min
呼吸频率	>20/min 或 $PaCO_2$ <32mmHg
白细胞计数	>12 000/mm³ 或 <4000/mm³ 或杆状核中性粒细胞比例 >10%

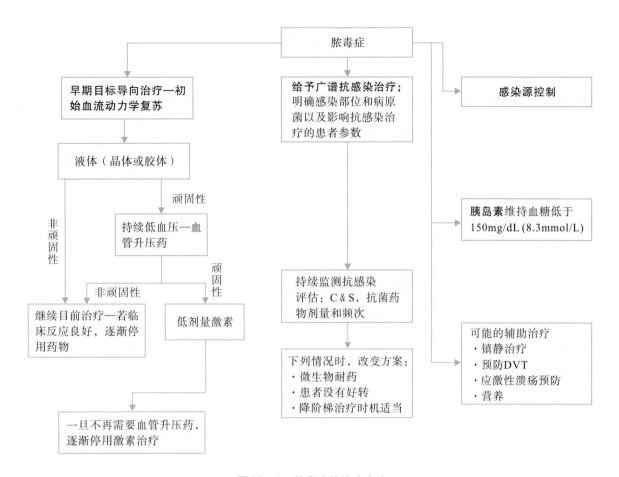

图 26 - 1　脓毒症的治疗方法

引自：Chisholm-Burns MA，Wells BG，Schwinghammer TL，et al. Pharmacotherapy Principles and Practice. 3rd ed. New York：McGraw-Hill，2013，Figure 82 - 1

早期、目标导向复苏治疗

基于方案的早期、目标导向复苏治疗降低了脓毒症患者的死亡率。可使用晶体溶液（如 0.9 氯化钠或乳酸盐林格溶液）或胶体溶液（5% 和 25% 白蛋白）进行复苏。晶体溶液与白蛋白的效果相当且花费降低，为首选药物；白蛋白主要用于需要大量液体的患者。因为肾衰竭和出血风险，不再推荐使用羟乙基淀粉。晶体溶液需要更大的容积，增加了水肿风险；因此，对具有液体超负荷风险的患者（如充血性心力衰竭和 ARDS）慎用。为避免液体过量，应给予血容量减少患者 500 ~ 1000mL 晶体溶液的容量负荷试验。然后根据血压和尿量的增加等反应来补充额外的液体。严重灌注不足的患者可能需要加快复苏液体和血浆的输注速度。

当液体复苏未能使患者有足够的动脉血压和器官灌注，应启用升压药和/或正性肌力药。升压药和正性肌力药能有效治疗威胁生命的低血压和改善心脏指数，但是存在心动过速、心肌缺血等并发症，需要缓慢滴定以恢复平均动脉压（MAP），同时不影响每搏输出量。

这些药物可引起外周血管收缩和缺血，从而导致肠道蠕动功能受损、低血压或坏死。应持续再评估容量状况，以确保升压反应最佳、不良反应最小。对于脓毒症休克患者，推荐去甲肾上腺素（NE）作为初始血管升压药。对于快速性心律失常低风险患者，多巴胺是一个替代的血管升压药。对于存在心肌功能障碍患者，推荐选用多巴酚丁胺进行强心治疗。去甲肾上腺素联合加压素可升高 MAP，或减少 NE 的剂量。不推荐低剂量加压素作为单个初始升压药治疗脓毒症引起的低血压，加压素剂量大于 0.03U/min 应用于挽救治疗（使用其他血管加压药未达到足够的 MAP）。不推荐去氧肾上腺素治疗脓毒症休克，下列情况除外：①去甲肾上腺素引起严重心律失常；②高心输出量和持续低血压；或③联合正性肌力药/升压药和低剂量加压素不能达到 MAP 目标时的挽救治疗。

前 6 小时内的初始复苏目标如下：

1. 中心静脉压 8 ~ 12mmHg。

2. 平均动脉压≥65mmHg。

3. 尿量≥0.5mL/(kg·h)。

4. 上腔静脉血氧饱和度(Scvo$_2$)或混合静脉血氧饱和度(Svo$_2$)分别为 70% 或 65%。

5. 血清乳酸水平超过基线的患者血清乳酸水平恢复正常。

早期广谱抗感染治疗

与不适当的经验性抗感染治疗相比,适当的经验性抗感染治疗可以降低死亡率。应在确诊脓毒症后 1 小时内给予广谱抗感染药物作为初始治疗。如果在不耽误治疗的情况下可以获得标本(<45 分钟),应在初始抗感染治疗前进行采集和培养。一些医院的阳性血培养结果可以在 2 小时内快速鉴别,但是药敏试验仍需要 72 小时之久。在脓毒症和脓毒症休克患者中进行的抗感染临床试验很少,尚未证明抗菌药物之间的差异。经验性治疗包括联合用药以确保覆盖病原体,但是,一旦病原体明确,单药治疗和联合治疗的效果相当。表 26 - 3 和图 26 - 1 提供了选择适当经验性覆盖病原体的指南。决定选择的因素包括感染部位、病原体、社区或医院获得性感染、患者免疫状况、病史、花费和所在医院药物敏感性试验数据。医生应该了解细菌在社区和医疗机构的耐药情况。

表 26 - 3　治疗脓毒症的经验性静脉用抗菌药物方案

感染(部位或类型)	社区获得	医院获得
泌尿道	三代头孢菌素(头孢曲松)或氟喹诺酮类(左氧氟沙星或环丙沙星)	抗铜绿假单胞菌青霉素类,或抗铜绿假单胞菌头孢菌素类,或抗铜绿假单胞菌碳青霉烯类药物联合氨基糖苷类
社区获得性肺炎	三代头孢菌素联合大环内酯类或多西环素或左氧氟沙星/莫西沙星	
医疗保健相关的,或呼吸机相关的,或医院获得性肺炎(早发,无多重耐药菌危险因素)		三代头孢菌素,或环丙沙星/左氧氟沙星,或氨苄西林舒巴坦,或厄他培南
医疗保健相关的,或呼吸机相关的,或医院获得性肺炎(迟发和/或有多重耐药菌危险因素)		抗铜绿假单胞菌青霉素,或抗铜绿假单胞菌头孢菌素,或抗铜绿假单胞菌碳青霉烯类药物,联合氨基糖苷类药物或抗铜绿假单胞菌氟喹诺酮类药物联合万古霉素,或利奈唑胺
腹腔内	头孢西丁或环丙沙星/左氧氟沙星联合甲硝唑	哌拉西林他唑巴坦,或亚胺培南,或美罗培南,或头孢吡肟联合甲硝唑,或环丙沙星/左氧氟沙星联合甲硝唑
皮肤和软组织	萘夫西林或头孢唑啉或万古霉素(针对 MRSA)	万古霉素
感染灶不明		抗铜绿假单胞菌青霉素,或抗铜绿假单胞菌头孢菌素,或抗铜绿假单胞菌碳青霉烯类药物联合氨基糖苷类药物联合万古霉素

缩写:MDR,多重耐药

脓毒症患者的平均抗感染疗程为 7 ~ 10 天。但是疗程可因感染部位和治疗反应而异(例如:金黄色葡萄球菌性菌血症一般需要至少两周的胃肠外给药治疗)。除抗感染治疗外,应该明确感染的解剖部位。如果可行且有指征,这个感染源应该得到遏制(例如:去除感染的装置、组织清创术、脓肿引流术)。

由于初始复苏治疗导致分布容积增加,抗感

染药物的药代动力学可能会发生改变。对初始治疗方案每日进行再评估,可以优化抗菌活性、预防耐药的发展、减少毒性以及降低费用。根据微生物学培养结果启动降阶梯治疗,有利于防止细菌耐药、减少毒性和降低费用。

氢化可的松用于对复苏治疗和血管升压药无效的脓毒症休克患者

对复苏治疗和血管升压药无效的脓毒症休克患者,可静脉给予氢化可的松 200mg/d(一般每 6 小时 50mg 或持续输注)。当患者不再需要血管升压药时,应逐渐停用激素治疗。之前推荐对患者进行促肾上腺皮质激素(ACTH)刺激试验,以确定是否可以使用氢化可的松治疗。它不再推荐用于脓毒症患者。

血糖控制

严重脓毒症/脓毒症休克患者达到初始稳定后,应维持血糖水平小于 180mg/dL。伴有高血糖水平的脓毒症患者应接受静脉胰岛素,并密切监测血糖水平(每 1~2 小时一次,直至血糖值和胰岛素输注速率稳定,随后每 4 小时一次)。

辅助治疗

脓毒症患者的辅助治疗包括:肠内营养、预防 DVT、SUP 和机械通气患者的镇痛/镇静。推荐脓毒症患者接受经口或肠内(如果必要)营养以满足增加的能量和蛋白质需求。脓毒症早期(第一周)应避免全量喂养,患者得到的营养应不超过 500kcal/d。

脓毒症患者推荐 DVT 预防。可以使用低剂量普通肝素或低分子肝素(如依诺肝素、达肝素)联合机械预防。对药物预防有禁忌的患者应使用逐级加压弹力袜或间歇加压装置进行机械预防。

严重脓毒症和脓毒症休克患者具有发生应激性溃疡的高危因素,包括凝血功能障碍、机械通气、低血压和一些使用激素的患者。组胺受体拮抗剂(如雷尼替丁)比硫糖铝更有效。质子泵抑制剂(如奥美拉唑)优于组胺受体拮抗剂。预防的获益必须权衡因增加胃 pH 值而产生的潜在影响,胃 pH 值升高可导致呼吸机相关肺炎或艰难梭菌感染发生。

危重患者在下列情况时通常需要镇痛/镇静治疗:使用复杂的通气装置,通气困难,或急性激越症状和谵妄。进展性缺氧并导致 ARDS 发生的患者常常需要令人不舒服的机械通气模式。采用的镇静方案应给予维持患者舒适和安全所需镇静剂的最小量,以维持患者舒适和安全。镇静方案应包括每日阻断术或减少镇静药输注直到患者清醒。

特殊人群

儿童脓毒症综合征的定义与成人类似,但以年龄特有的心率、呼吸频率和血细胞截断值等为主要依据。与儿童脓毒症相关且不同于成人脓毒症的关键点包括:

1. 使用克林霉素和抗毒素治疗用于中毒性休克综合征伴顽固性低血压。儿童因为缺少毒素循环抗体而易发生中毒性休克。严重脓毒症儿童应给予克林霉素以减少毒素的产生。静脉注射用免疫球蛋白(IVIG)的作用不清楚,但是可以考虑使用。

2. 没有关于使用 DVT 预防或 SUP 的推荐。

案例应用

1. 选出描述脓毒性休克患者的定义。

　a. GH 的血液中有细菌存在

　b. HH 对临床侵袭产生全身性炎症反应

　c. JA 发生感染伴有器官功能障碍

　d. KS 发生感染,尽管给予液体复苏治疗,仍伴有持续性低血压

2. ZB 是一位在重症监护室的严重脓毒症患者,目前接受哌拉西林/他唑巴坦、妥布霉素以及万古霉素等进行抗感染治疗。他的感染源目前尚不清楚。什么类型的微生物可导致严重脓毒症? 选择所有正确答案。

　a. 革兰阳性细菌

　b. 革兰阴性细菌

　c. 真菌

　d. 病毒

3. YU 是一位 41 岁的女性患者,可能患有继发于肺炎的脓毒症而入住重症监护室。她的生命体征为:体温 38.1℃,心律 80/min,呼吸 16/min,白细胞计数 15 500/mm³。基于这些信息,YU 是否患有脓毒症?

　a. 是,因为 YU 有感染源,因此患有脓毒症,但不符合 SIRS 标准

　b. 是,因为 YU 有感染源并且满足两项 SIRS 标准,因此患有脓毒症

c. 否,虽然 YU 有感染源,但并无任何器官衰竭,因此无脓毒症

d. 否,因为 YU 没有阳性培养结果,因此无脓毒症

4. 下列哪些措施可以降低或者预防脓毒症相关的并发症及死亡率?选出所有正确答案。

　　a. 预防器官衰竭

　　b. 早期目标 – 导向性复苏治疗

　　c. 在获得微生物培养标本之前使用抗生素

　　d. 使用窄谱抗感染药

5. XJ 是一位 33 岁的女性患者,有严重脓毒症(低血压及低尿排出量)。既往病史包括糖尿病、高血压、甲状腺功能减退以及胃食管反流病等。药物治疗包括:二甲双胍、赖诺普利、左甲状腺素以及奥美拉唑。选择适当的初始方案用于 XJ 的早期液体复苏治疗。

　　a. 5% 葡萄糖 500mL

　　b. 5% 白蛋白 1000mL

　　c. 0.9% 氯化钠 1000mL

　　d. 0.45% 氯化钠 1000mL

6. AA 患有脓毒症、继发低血压。既往史值得注意,包括心衰伴有液体前负荷过量、高血压、糖尿病、陈旧性心肌梗死以及血脂异常。药物治疗包括:赖诺普利、螺内酯、格列吡嗪、琥珀酸美托洛尔、辛伐他汀以及小剂量阿司匹林。实验室检查结果示 Scr 1.9mg/dL,血糖 180mg/dL,血钾 5.6mEq/L,其余均正常。对于该患者来说,选出适当的早期目标复苏治疗用胶体溶液。

　　a. 5% 白蛋白 500mL

　　b. 5% 葡萄糖 500mL

　　c. 0.45% 氯化钠和 5% 葡萄糖 500mL

　　d. 0.45% 氯化钠 500mL

7. KT,男性,65 岁,以"严重脓毒症"诊断入院,既往有终末期肾病透析史,本次入院可能继发于透析导管感染。KT 在 30 分钟前确诊,尚未接受治疗。下列哪项是 KT 治疗措施的最佳顺序?

　　a. 升压,补液,微生物培养,抗菌治疗

　　b. 升压,抗菌治疗,微生物培养,补液

　　c. 补液,微生物培养,抗菌治疗,血糖 >180mg/mL 时使用胰岛素

　　d. 补液,抗菌治疗,微生物培养,血糖 >180mg/mL 时使用胰岛素

8. TP 是一位 63 岁的男性患者,既往史包括:高血压、糖尿病、慢性阻塞性肺病以及血脂异常。药物治疗包括:氨氯地平、二甲双胍、噻托溴铵、沙丁胺醇(必要时使用)以及普伐他汀。TP 被诊断出严重脓毒症。相关的实验室检查结果包括:pH 7.25,白细胞计数 13 500/mm³,血糖 170mg/dL,血肌酐 2.3mg/dL,血压 85/43mmHg。下列哪种治疗应该在诊断严重脓毒症后 1 小时内进行?

　　a. 广谱抗菌治疗

　　b. 皮质类固醇

　　c. 碳酸氢钠

　　d. 升压治疗

9. SL,男性,32 岁,患有继发于腹腔脓肿的脓毒症。无特殊既往史,目前已给予液体复苏治疗,平均动脉压为 70mmHg。下列哪一个是 SL 的最佳治疗计划?

　　a. 氨苄西林/舒巴坦 3g,IV,q6h,转入 ICU

　　b. 氨苄西林/舒巴坦 3g,IV,q6h,行脓肿引流术

　　c. 氨苄西林/克拉维酸 875mg,PO,q12h,转入 ICU

　　d. 氨苄西林/克拉维酸 875mg,PO,q12h,行脓肿引流术

10. XC,41 岁,因患脓毒症入住 ICU。其已在恰当的时间内进行了适当治疗。查房期间,重症监护的主治医生询问药学实习生,XC 的抗菌治疗应持续多长时间。选择大多数脓毒症患者的抗菌治疗疗程。

　　a. 1～3 天

　　b. 3～5 天

　　c. 7～10 天

　　d. 24～28 天

11. UC 是一位内科 ICU 患者,被诊断出脓毒症休克。查房期间,呼吸重症监护主治医生询问药学学生关于皮质类固醇的使用问题。对于积极液体复苏治疗和升压治疗无效的脓毒症休克患者,应使用哪种激素进行治疗?

　　a. 泼尼松

　　b. 氢化可的松

　　c. 甲泼尼龙

　　d. 地塞米松

12. 哪一个是氢化可的松的商品名?

　　a. Deltasone

　　b. Sterapred

　　c. Solu – Medrol

　　d. Solu – Cortef

下列病例与问题 13～14 有关。

13. LA 是一位内科 ICU 患者,患有严重脓毒症。既往病史包括:高血压、3 年前曾发生心肌梗死、血脂异常以及胃食管反流症。治疗药物包括:赖诺普利、美托洛尔、辛伐他汀、阿司匹林以及奥美拉唑。实验室检查包括:白细胞计数 12 000/mm³,血肌酐 1.8mg/dL,血糖 190mg/dL。脓毒症患者的目标血糖值是多少?

　　a. 80～110mg/dL

　　b. ≤120mg/dL

　　c. ≤150mg/dL

　　d. ≤180mg/dL

14. 选择对 LA 最合适的血糖控制方案。选出所有正确答案。

　　a. 二甲双胍,1000mg,口服,每天 2 次

b. 西格列汀,100mg,口服,每天 1 次

c. 甘精胰岛素,50U,每小时 1 次

d. 输注胰岛素

15. VB 因严重脓毒症被收入内科 ICU。她目前正在接受晶体复苏、多利培南以及阿米卡星治疗。由于 VB 近一周没有任何营养摄入,因此重症监护主治医生请药师来处理 VB 的营养问题。对于继发于肺炎的严重脓毒症患者来说,下列哪个(些)营养治疗方案是适当的? 选出所有正确答案。

a. 经鼻十二指肠管持续管饲

b. 经中心静脉导管进行肠外营养

c. 经外周静脉导管进行肠外营养

d. 静脉注射葡萄糖

16. 下面哪些是应激性胃肠道出血的危险因素? 选出所有正确答案。

a. 机械通气≥48 小时

b. 糖皮质激素治疗

c. 华法林治疗

d. 高血压

17. RE 是一位由大肠杆菌尿路感染引起的脓毒症患者。RE 正在接受厄他培南治疗来控制感染。选择可用于预防 RE 发生应激性溃疡的药物。RE 不存在任何发生应激性溃疡的危险因素。选出所有正确答案。

a. 质子泵抑制剂

b. H_2 受体阻滞剂

c. 硫糖铝

d. 不推荐预防用药

18. QP 是一位严重脓毒症患者。既往病史包括心力衰竭(射血分数为 25%),糖尿病以及血脂异常。患者最初以急性心衰加重入院。请为 QP 选择初始液体复苏治疗。选出所有正确答案。

a. 葡萄糖

b. 白蛋白

c. 羟乙基淀粉

d. 0.45% 生理盐水

19. CX 是一位成年脓毒性休克患者。按 40mL/kg 给予晶体液复苏治疗后,血流动力学未改善。选择可升高 CX 血压的药物。

a. 生理盐水

b. 去甲肾上腺素

c. 多巴胺

d. 去氧肾上腺素

20. ER 是一位脓毒性休克患者,目前接受血管活性药物治疗和广谱抗感染治疗。ER 持续存在灌注不足的症状(尽管他已获得足够的血容量和 MAP)。ER 目前接受小剂量去甲肾上腺素治疗。下列哪种强心药可用来应

对他的持续性低灌注情况?

a. 血管加压素

b. 多巴胺

c. 多巴酚丁胺

d. 去氧肾上腺素

21. KJ 是一位 87kg 的男性,按 2μg/(kg·min) 输入去甲肾上腺素(4mg/250mL)以控制其脓毒性休克。应以哪种输注速度给药?

a. 652.5mL/h

b. 652 500mL/h

c. 7.5mL/h

d. 10.9mL/h

22. JZ 是一位 48 岁的男性患者,以严重脓毒症收住院。经过初始的液体复苏治疗和抗菌治疗后,仍处于低血压状态。医师决定启动去甲肾上腺素持续输入治疗,并就推荐剂量电话咨询药师。下列哪个参考源可以找到有关适当剂量的信息?

a. Drug Information Handbook

b. Micromedex

c. PubMed

d. Drug Facts and Comparisons

23. BD 是一位 44 岁的男性患者,有严重酗酒史,因社区获得性肺炎并发严重脓毒症出现缺氧而行气管插管。下列哪个镇静方案持续性输注后会引起代谢性酸中毒?

a. Ativan

b. Precedex

c. Valium

d. Versed

24. 下面哪一个是 Precedex 的通用名?

a. 地塞米松

b. 右美托咪定

c. 右苯丙胺

d. 右美沙芬

25. LL 是一位 80 岁女性患者,怀疑因尿路感染引起脓毒症而入住 ICU。回顾病历时发现患者对多种药物过敏,包括肝素(一个月前曾出现肝素引起的血小板减少症)以及青霉素(过敏反应)。下列哪项推荐用于预防 LL 发生静脉血栓?

a. 普通肝素,5000U,皮下注射,每 8 小时 1 次

b. 依诺肝素,40mg,皮下注射,每 24 小时 1 次

c. 利伐沙班,20mg,口服,每日 1 次,随食物服用

d. 只进行机械预防(如逐段加压弹力袜或间歇加压设备)

26. 下面哪项最恰当地描述了去甲肾上腺素的血流动力学特性?

a. 最弱的 α 和 β 肾上腺素能受体激动效应

b. 强的 α 肾上腺素能活性以及较弱的 β 肾上腺素能激

动特性

c. 强的 β 肾上腺素能激动效应以及最弱的 α 肾上腺素

能效应

d. 强的 α 和 β 肾上腺素能激动特性

要点小结

■ 脓毒症是一种以感染、全身炎症反应和低灌注为特征的连续生理阶段，导致组织损害和器官衰竭。

■ 全身炎症反应标准包括低/高体温、白细胞减少/增多、呼吸急促和心动过速。

■ 大多数脓毒症病例的发生是因为细菌感染。

■ 早期目标导向静脉液体复苏治疗对改善脓毒症患者的发病率和死亡率至关重要。

■ 尽管因为花费较低，晶体溶液是首选，但是不论是晶体溶液（0.9% 氯化钠、乳酸盐林格溶液）还是胶体溶液（5% 和 25% 白蛋白）都能作为复苏的液体。

■ 应在确诊脓毒症后 1 小时内给予经验性广谱抗感染治疗。如果脓毒症病因明确，初始治疗可以窄谱。

■ 一旦病原体鉴定出来，抗感染治疗应针对具体的病原体。治疗通常应持续 7 ~ 10 天。

■ 对液体复苏和升压药无效的休克和低血压患者，可静脉给予氢化可的松 200mg/d。

■ 脓毒症患者最佳的血糖目标值是小于 180mg/dL。

■ 成年脓毒症患者常常需要接受辅助治疗，如肠内营养、预防深静脉血栓和应激性溃疡。

参考文献

Attridge RL. Sepsis and Septic Shock// Attridge RL, Miller ML, Moote R, et al. Internal Medicine: A Guide to Clinical Therapeutics. New York, NY: McGraw-Hill, 2013: chap 36.

Dellinger RP, Levy MM, Rhodes A, et al. Surviving sepsis campaign: international guidelines for management of severe sepsis and septic shock: 2012. Crit Care Med, 2013, 41: 580 – 637.

Ely EW, Goyette RE. Sepsis with Acute Organ Dysfunction//

Hall JB, Schmidt GA, Wood LD, et al. Principles of Critical Care. 3rd ed. New York, NY: McGraw-Hill, 2005: chap 46.

Kang-Birken SL, Killgore-Smith K. Severe Sepsis and Septic Shock//DiPiro JT, Talbert RL, Yee GC, et al. Pharmacotherapy: A Pathophysiologic Approach. 8th ed. New York, NY: McGraw-Hill, 2011: chap 128.

Sutton SS, Bland CM, Rao GA. Sepsis and Septic Shock//Chisholm-Burns MA, Wells BG, Schwinghammer TL, et al. Pharmacotherapy Principles and Practice. 3rd ed. New York, NY: McGraw-Hill, 2013: chap 82.

第 27 章　人类免疫缺陷病毒感染

P. Brandon Bookstaver, Carmen Faulkner-Fennell

译者　王靖雯　张抗怀　蔡　艳

基础概述

　　人类免疫缺陷病毒是一种逆转录病毒,导致获得性免疫缺陷综合征(AIDS),免疫系统逐渐破坏,从而发生致命的机会感染。人类免疫缺陷病毒(HIV)感染可表达 CD4 受体的细胞(辅助性 T 淋巴细胞、单核细胞、巨噬细胞、树突细胞和脑胶质细胞)。HIV 表面上的糖蛋白(gp)160 与 CD4 相互作用,并通过 gp160 的亚单位 gp120 与 CD4 结合。随后,HIV 与趋化因子辅助受体(CCR5 和 CXCR4)结合。HIV 通过 CD4 和辅助受体附着到靶细胞,在 gp41 协助下,HIV 的膜与靶细胞膜相融合,随后,HIV 的遗传物质和酶进入靶细胞内,启动病毒复制过程。RNA 病毒脱去外壳,在逆转录酶的作用下转化为 DNA。DNA 转录完成后,前病毒 DNA 就通过整合酶整合到宿主细胞 DNA 中。一旦整合完成,细胞核内 DNA 就开始转录,导致细胞核释放病毒基因组 RNA 和 mRNA。然后,RNA 和 mRNA 翻译产生病毒蛋白,后者在病毒蛋白酶的作用下进行装配并形成出芽病毒。蛋白酶负责把前体多肽(gag-pol)切割成功能蛋白,后者是产生成熟、有传染性病毒的必要条件。图 27 – 1 描述了 HIV 的生命周期。病毒一旦成熟,将以每天产生大约 100 亿个新病毒的速度感染其他易感细胞,导致免疫系统破坏。HIV 复制速度过程既快速又复杂,易发生错误,引起众多突变,使得病毒能够躲避免疫反应,从而发生抗逆转录病毒抗性。

临床表现/诊断

　　HIV 主要有三种传播方式:性传播(经阴道、肛门或口交),血液传播和母婴传播。一旦感染,40% ~90% 的患者会出现急性逆转录综合征,表现为单核细胞增多症样症状:发热、咽炎、淋巴结肿大、体重减轻、盗汗、腹泻和恶心。暴露后 2 ~6 周出现上述症状并持续 2 ~10 周。急性感染通常伴随着病毒载量升高和 CD4 细胞减少,但免疫应答启动后病毒载量会降低,症状也会有所缓解。HIV 感染急性症状的非特异性为诊断带来困难。急性症状消退后,患者可数年无症状,直到他们的 CD4 水平降至 $200/mm^3$ 以下。

　　HIV 感染的诊断方法包括酶联免疫吸附试验(ELISA)和阳性确证试验(如 Western blot)。由于暴露后产生抗体需要 3 ~4 周甚至 6 个月时间,因此对于新发感染,ELISA 会出现假阴性结果。一旦诊断为 HIV 感染,患者需要接受咨询、提供完整的就医记录以及基本的体格和实验室检查评估(表 27 – 1)。一旦确诊和完成基础评估,应通过病毒载量以及 CD4 细胞计数常规监测 HIV 进展情况。病毒载量是通过测定病毒 RNA 拷贝数来量化病毒血症的程度。根据 CD4 计数 $\leqslant 200/mm^3$、CD4 百分比 < 14% 或 AIDS 相关疾病的发生对 AIDS 进行分期。AIDS 相关疾病包括但不限于:肺孢子菌肺炎、鸟分枝杆菌复合群感染、食道念珠菌病、弓形虫病和卡波济氏肉瘤。无论免疫状态是否恢复或 CD4 计数是否回升,AIDS 一旦诊断即是终身性的。

预防

　　目前没有治愈 HIV 感染的有效方法,因此防止病毒侵入是关键。预防策略因传播途径而异。性传播主要发生于肛交和阴道性交,但是,任何形式的性接触包括口交都会传播 HIV。禁欲是预防 HIV 性传播的唯一 100% 有效的方法;但隔离措施(男用或女用避孕套)、减少或消除高风险性行为(肛交)以及减少性伴侣数量等也可以降低传播的风险。合并其他性传播感染(STIs)可以增加传播的风险,所以治疗其他性传播疾病可以降低传播率。所有存在高风险性行为或有多个性伴侣的人应常规筛查 HIV 和其他性传播疾病。

　　血液传播包括重复使用注射器静脉注射毒品、

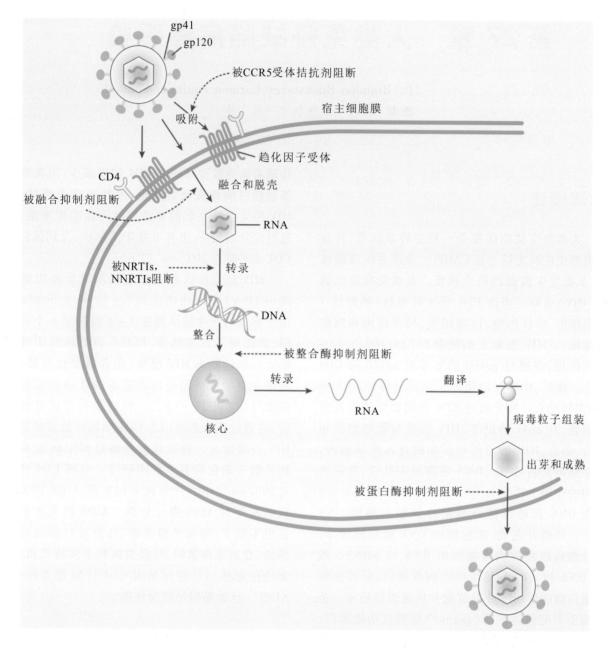

图 27 - 1　HIV 的生命周期

引自：Safrin S. Antiviral Agents//Katzung BG, Masters SB, Trevor AJ. et al. Basic & Clinical Pharmacology, 12e. New York, NY：McGraw-Hill, 2012：chap 49

共用吸毒用具、在医疗机构内的针刺暴露、接受被污染的血制品或器官。预防血液传播的措施包括停止静脉药物滥用、使用清洁针具、不重复使用任何用具，在医疗机构为患者采血或注射药物时使用个人防护装备（PPE）。由于严格的筛选机制，继发于接受血液制品或器官的 HIV 传染风险已大幅降低。

通过在怀孕期间对所有妊娠妇女进行 HIV 筛查并对感染者进行抗病毒治疗，可显著降低母婴传播。由于 HIV 可通过母乳传播，携带 HIV 的母亲不应进行母乳喂养。

暴露前预防

暴露前预防（PrEP）是一种预防措施，即让 HIV 阴性个体服用抗逆转录病毒药物以防止感染。替诺福韦联合恩曲他滨（Truvada）是 FDA 批准的 PrEP 方案。有 HIV 感染的性伙伴者和静脉吸毒者等高危人群可能从中获益。考虑接受 PrEP 的患者的 HIV 筛查试验应为阴性；在没有阴性复查结果的情况下，预防时间不应超过 90 天。每日坚持治疗有助于降低 HIV 传染风险。

表 27 - 1　CDC 关于新诊断为 HIV 感染患者的基线实
验室检查建议

- CD4 T 细胞计数
- 血浆 HIV RNA(病毒载量)
- 全血细胞计数
- 包括转氨酶水平的全套生化检查
- 尿液分析
- 梅毒筛查(如 RPR、VDRL、梅毒螺旋体 EIA)
- 结核菌素皮肤试验(TST)或干扰素 - γ 释放试验
  (IGRA)(除非之前有结核病史或检测阳性史)
- 抗弓形虫 IgG
- 甲型、乙型和丙型肝炎血清学检测
- 巴氏涂片(女性)
- 空腹血糖和血脂检测,以评价心血管疾病风险,在启
  动联合抗逆转录病毒治疗前的基线评估
- 无论是否即刻启动治疗,治疗前 HIV RNA >1000c/mL
  的患者需做基因型耐药性检测
- HIV RNA 水平 500 ~ 1000c/mL 的患者也可考虑耐药
  检测,但扩增不一定会成功

注:1c/mL≈0.18U/mL

表 27 - 2　关于何时启动抗逆转录病毒治疗的建议[a]

条件和/或实验室检查数据	治疗决策(DHHS 指南)
CD4 <500/mm³	治疗
CD4 >500/mm³	医患协商决定
AIDS 界定疾病	治疗
HIV 相关肾病	治疗
合并 HBV 感染	治疗
妊娠	治疗

* 强烈建议 HIV RNA >100 000c/mL;12 个月内 CD4 下降
100/mm³;严重性传播感染

缩写:DHHS,美国卫生及人类服务部;HBV,乙型肝炎病毒

a. 关于何时启动治疗可能根据新信息进行更新(经常确实是
这样),请参考 DHHS 指南以获取最新建议

表 27 - 3　对于初治患者的抗逆转录病毒治疗建议

抗逆转录病毒药物类别	治疗方案(DHHS 指南)
NRTI	首选:TDF + FTC
	替代:ABC + 3TC
NNRTI	首选:EFV[a]
	替代:NVP
PI	首选:ATV/r;DRV/r
	替代:LPV/r;FPV/r
INSTI	首选:RAL,EVG[b] 或 DTG[c]

a. EFV 首选与 TDF 和 FTC 联用,即 Atripla 方案

b. EVG 只能联用可比司他,TDF 和 FTC,即 Stribild 方案

c. DTG 首选与 ABC 和 3TC 联用,即 Triumeq 方案

缩写:NRTI,核苷/核苷酸逆转录酶抑制剂;NNRTI,非核苷逆
转录酶抑制剂;PI,蛋白酶抑制剂;INSTI,整合酶链转移抑制剂;
TDF,替诺福韦;FTC,恩曲他滨;ABC,阿巴卡韦;3TC,拉米夫定;
EFV,依法韦伦;NVP,奈韦拉平;/r,利托那韦增强;ATV,阿扎那
韦;DRV,达芦那韦;LPV,洛匹那韦;FPV,呋山那韦;RAL,雷特格
韦;EVG,埃替拉韦;DTG,度鲁特韦

表 27 - 4　抗逆转录病毒治疗综述

核苷/核苷酸逆转录酶抑制剂[该类药物的不良反应:乳酸性酸中毒、脂肪肝、脂肪代谢障碍(萎缩和脂肪堆积)、高脂血症]			
抗逆转录病毒药物	成人剂量信息	药品不良反应	临床注意事项
阿巴卡韦(ABC) (Ziagen) (Epizicom w/3TC) (Trizivir w/ZDV + 3TC) (Triumeq w/3TC + DTG)	剂量:300mg bid;600mg qd 肾功能:无 肝功能:轻度损伤↓剂量 200mg bid;中到重度损伤 慎用	超敏反应(3% ~ 9%)— (发热、皮疹、呼吸窘迫、胃 肠道反应、乏力、气短)增 加心肌梗死风险	规格与剂型:300mg 片剂;20mg/mL 混悬剂 注意: 建议将 HLA - B * 5701 基因筛查 作为超敏反应风险的决定因素;只 有 NRTI 对于肾功能不全患者无 需调整剂量 * 儿童适用
去羟肌苷(ddl) (Videx EC)	剂量:>60kg:400mg qd; 　　<60kg:250mg qd 肾功能: 肝功能:无需调整剂量	胰腺炎、外周神经病、恶 心、视神经炎、视网膜改变	规格与剂型:125、200、250 和 400mg 乙基纤维素片 注意: 避免与 d4T 合用(增加毒性);EFV + TFV(降低 CD4 计数);空腹服 用(食物降低 43%的峰浓度) * 儿童适用

CrCl	>60kg	<60kg
30 ~ 59	200mg	125mg
10 ~ 29	125mg	100mg
<10 或 HD	125mg	75mg

抗逆转录病毒药物	成人剂量信息	药品不良反应	临床注意事项
恩曲他滨(FTC) (Emtriva) (Truvada w/TDF) (Atripla w/EFV&TDF)	剂量:胶囊 200mg,qd;溶液剂 240mg,qd 肾功能: <table><tr><td>CrCl</td><td>胶囊</td><td>溶液</td></tr><tr><td>30~49</td><td>200mg,q48h</td><td>120mg,q24h</td></tr><tr><td>15~29</td><td>200mg,q72h</td><td>80mg,q24h</td></tr><tr><td><15 或 HD</td><td>200mg,q96h</td><td>60mg,q24h</td></tr></table> 肝功能:无需调整剂量	通常能较好耐受,掌心、足底色素沉着(皮肤黝黑)	规格与剂型:200mg 胶囊剂;10mg/mL 溶液剂 注意: 具有抗乙肝病毒活性—撤药/发生耐药会引起乙肝病毒爆发 *儿童适用
拉米夫定(3TC) (Epivir) (Epizicom w/ABC) (Combivir w/AZT) (Trizivir w/AZT+ABC)	剂量:150mg bid;300mg,qd 肾功能: <table><tr><td>CrCl</td><td>剂量</td></tr><tr><td>30~49</td><td>150mg,qd</td></tr><tr><td>15~29</td><td>150mg×1;100mg,qd</td></tr><tr><td>5~14</td><td>150mg×1;50mg,qd</td></tr><tr><td><5 或 HD</td><td>50mg×1;25mg,qd</td></tr></table> 肝功能:无需调整剂量	通常能较好耐受,儿童胰腺炎,线粒体毒性>FTC	规格与剂型:150,300mg 片剂 10mg/mL 口服液 注意: 具有抗乙肝病毒活性—撤药/发生耐药会引起乙肝病毒爆发 *儿童适用
司他夫定(d4T) (Zerit)	剂量:>60kg:40mg bid;<60kg:30mg bid 肾功能: <table><tr><td>CrCl</td><td>>60kg</td><td><60kg</td></tr><tr><td>26~50</td><td>20mg,q12h</td><td>15mg,q12h</td></tr><tr><td>10~25 或 HD</td><td>20mg,q24h</td><td>15mg,q24h</td></tr></table> 肝功能:无需调整剂量	致死性乳酸酸中毒、脂肪代谢障碍、周围神经病、高脂血症、糖尿病进展、快速神经肌肉无力	规格与剂型:15、20、30 和 40mg 胶囊剂;1mg/mL 口服液 注意:避免与 ddl 合用[增加毒性,AZT(拮抗作用)] *儿童适用
齐多夫定(AZT,ZDV) (Retrovir) (Combivir w/3TC) (Trizivir w/3TC+ABC)	剂量:300mg bid;200mg tid 肾功能:严重(HD)=100mg q6~8h 肝功能:中重度损伤慎用;可能需要调整剂量	BMS(巨幼红细胞性贫血、中性粒细胞减少)、恶心、呕吐、乏力、肌病、黏膜/甲床色素沉着、脂肪代谢异常、乳酸酸中毒	规格与剂型:100mg 胶囊剂,300mg 片剂,10mg/mL 口服溶液,10mg/mL 静脉溶液 注意:避免与 d4T 联用(拮抗作用) *儿童适用
替诺福韦(TDF) (Viread) (Truvada w/FTC) (Atripla w/EFV+FTC)	剂量:300mg,qd 肾功能: <table><tr><td>CrCl</td><td>剂量</td></tr><tr><td>30~49</td><td>300mg,q48h</td></tr><tr><td>10~29</td><td>300mg,每周 2 次</td></tr><tr><td><10 或 HD</td><td>300mg,每周 1 次</td></tr></table> 肝功能:无需调整剂量	肾毒性(包括范康尼样综合征)、乏力、头痛、腹泻、恶心、呕吐、腹胀	规格与剂型:300mg 片剂 注意:具有抗乙肝病毒活性—撤药,发生耐药会导致乙肝病毒爆发

非核苷类逆转录酶抑制剂(NNRTIs)该类药物的不良反应:皮疹;与 3A4 酶诱导剂/抑制剂/底物存在相互作用;半衰期较长,需缓慢停药

注意事项:由于美国限制使用地拉韦啶(Rescriptor),该药未列入本表

抗逆转录病毒药物	成人剂量信息	药品不良反应	临床注意事项
依法韦伦(EFV) (Sustiva) (Atripla w/FTC+TDF)	剂量:600mg QHS 肾功能:无需调整剂量 肝功能:无需调整剂量,严重肝损伤慎用	皮疹,中枢神经系统反应(头昏、头痛、失眠、多梦/梦魇、注意力不集中)、胆固醇升高	规格与剂型:50、100、200mg 胶囊剂;600mg 片剂 注意:睡前服药会降低中枢神经系统的反应,空腹服用(与食物同服会使 Cmax 升高 40%~80%) *儿童适用

续表

抗逆转录病毒药物	成人剂量信息	药品不良反应	临床注意事项
奈韦拉平（NVP） （Viramune） （Viramune XR）	剂量：200mg，qd，连续 14 天后 200mg bid 或 400mg XR，qd **肾功能**：无需调整剂量 **肝功能**：无需调整剂量，严重损伤慎用	皮疹（4%～7%）、史－约综合征、肝毒性、转氨酶升高、发热	**规格与剂型**：200mg 片剂；100、400mg XR 片剂；10mg/mL 混悬剂 **注意**：肝毒性风险（女性 CD4 > 250/mm^3 及男性 CD4 > 400/mm^3 时风险增高），前 2 周使用较低剂量可以降低皮疹发生风险 *儿童适用
依曲韦林 （TMC125，ETR） （Intelence）	剂量：200mg，每周 2 次 **肾功能**：无需调整剂量 **肝功能**：无需调整剂量，严重肝损伤慎用	皮疹（15%），史－约综合征、恶心、呕吐、头痛、周围神经病变	**规格与剂型**：100mg 片剂 **注意**：无
利匹韦林（RPV） （Edurant） （Complera w/TDF + FTC）	剂量：25mg，qd **肾功能**：无需调整剂量 **肝功能**：无需调整剂量，严重肝损伤慎用	转氨酶升高、胃肠道反应	**规格与剂型**：25mg 片剂 **注意**：餐时服用，避免与抑酸剂同服（如质子泵抑制剂）

蛋白酶抑制剂（PIs）（该类药物的不良反应：胃肠道反应，血友病患者出血风险增加，高脂血症（包括高甘油三酯），糖尿病，肝毒性，与 3A4 抑制剂／底物发生相互作用）

抗逆转录病毒药物	成人剂量信息	药品不良反应	临床注意事项
氨普那韦（APV） （Agenerase）	剂量：1400mg bid **肾功能**：终末期肾病患者避免使用 **肝功能**：肝功能衰竭患者避免使用	皮疹、胃肠道反应、口腔感觉异常、脂肪分布异常	**规格与剂型**：15mg/mL 口服溶液 **注意**：溶液剂：含聚乙二醇，4 岁以下儿童、肝肾功能衰竭者禁用；可被 FPV 替代；由于生产厂家减少产品生产，仅口服液体剂型供使用并受限 *儿童适用
呋山那韦（fAPV,FPV） （Lexiva）	剂量： 初治患者： FPV 1400mg bid；FPV 1400mg + RTV 200mg qd； FPV 700mg + RTV 100mg bid 曾经使用过 PI 类药物的患者： FPV 700mg + RTV 100mg bid **肾功能**：无需调整剂量 **肝功能**： <table><tr><td>Child-Pugh</td><td>剂量</td></tr><tr><td>5～8</td><td>700mg，bid</td></tr><tr><td>9～12</td><td>不推荐</td></tr></table>	皮疹、胃肠道反应、口腔感觉异常、脂肪分布异常	**规格与剂型**：700mg 片剂；50mg/mL 混悬剂 **注意**：磺胺类过敏患者慎用，APV 的前药，比 APV 的耐受性好 *儿童适用
阿扎那韦（ATV） （Reyataz）	剂量：400mg qd；ATV 300mg + RTV 100mg qd **肾功能**：无需调整剂量 **肝功能**： <table><tr><td>Child-Pugh</td><td>剂量</td></tr><tr><td>7～9</td><td>300mg，qd</td></tr><tr><td>>9</td><td>不推荐</td></tr></table>	高间接胆红素血症、皮疹、P－R 间期延长、脂肪分布异常	**规格与剂型**：100、150、200mg 胶囊剂 **注意**：高胆红素血症可作为评价依从性的间接标记物 *儿童适用
茚地那韦（IDV） （Crixivan）	剂量：800mg q8h IDV 800mg + RTV 100mg 或 200mg bid **肾功能**：无需调整剂量 **肝功能**：轻中度肝损伤时，剂量降至 600mg q8h	肾结石、尿路结石、无症状高胆红素血症、肌肉骨骼疼痛、溶血性贫血	**规格与剂型**： 200、333、400mg 胶囊剂 **注意**：空腹服用（与食物同服可降低 AUC 77% 以及 Cmax 87%），每 24 小时摄入 1.5L 液体

续表

抗逆转录病毒药物	成人剂量信息	药品不良反应	临床注意事项
洛匹那韦/利托那韦（LPV/r,LPV/RTV）（kaletra）	剂量：初治患者可选 LPV 400/100mg bid 或 800/200mg qd 肾功能：无需调整剂量 肝功能：中重度肝损伤慎用	恶心、呕吐、腹泻（腹泻可能影响治疗）—每日给药更为严重，乏力感，转氨酶升高	规格与剂型：LPV/RTV 200/50mg 片剂；LPV/RTV 400/100mg 每5mL 口服溶液 注意：溶液剂与食物同服（升高AUC 80% 和 Cmax 54%）；溶液含42% 的乙醇；冷藏储存液体；室温下可存放 60 天 *儿童适用
奈非那韦（NFV）（Viracept）	剂量：1250mg bid;750mg tid 肾功能：无需调整剂量 肝功能：中重度肝损伤者慎用	腹泻、腹胀、恶心、皮疹、转氨酶升高，苯丙酮尿症（粉剂）	规格与剂型：250、625mg 片剂；50mg/g 口服粉剂 注意：1g 粉末中含 11.2mg 苯丙氨酸 *儿童适用
利托那韦（RTV）（Norvir）	剂量：每日 100 ~ 400mg qd/bid 作为蛋白酶抑制剂增强剂 肾功能：无需调整剂量 肝功能：中重度肝损伤者慎用	恶心、呕吐、腹泻、胰腺炎、味觉异常、肝炎	规格与剂型：100mg 胶囊剂和片剂；600mg/7.5mL 口服溶液 注意：与食物同服：胶囊剂（AUC 升高 13%，尽可能与食物同服—降低胃肠道反应），冷藏胶囊剂，室温下储藏 30 天，请勿冷藏口服溶液 *儿童适用
沙奎那韦（SQV）（Invirase）	剂量：SQV 1000mg + RTV 100mg bid 肾功能：无需调整剂量 肝功能：中重度肝损伤者慎用	肝毒性、转氨酶升高、胃肠道不耐受	规格与剂型：200mg 胶囊剂，500mg 片剂 注意：在所有 PIs 药物中，对脂类的影响最小；较高的药物负担以及胃肠道反应使该药成为次选药物
替拉那韦（TPV）（Aptivus）	剂量：TPV500mg + RTV 200mg bid 肾功能：无需调整剂量 肝功能：中重度损伤慎用	皮疹、肝炎、腹泻、颅内出血	规格与剂型：250mg 胶囊剂 注意：磺胺类过敏的患者慎用，与食物同服（提高生物利用度）；冷藏—室温下可保存 60 天；使用口服避孕药的年轻女性发生皮疹的风险增加 *儿童适用
达芦那韦（DRV）（Prezista）	剂量：DRV 600mg + RTV 100mg bid 或 DRV 800mg + RTV 100mg qd 肾功能：无需调整剂量 肝功能：中重度损伤慎用	皮疹（史－约综合征）~7%，腹泻、恶心、转氨酶升高	规格与剂型：75、150、600 和 800mg 片剂；100mg/mL 口服混悬液 注意：磺胺类过敏患者慎用，与食物同服（AUC&Cmax 增加 30%） *儿童适用

融合抑制剂

抗逆转录病毒药物	成人剂量信息	药品不良反应	临床注意事项
恩夫韦地（T－20,ENF）（Fuzeon）	剂量：90mg SC bid 肾功能：无需调整剂量 肝功能：无需调整剂量	注射部位反应，细菌性肺炎风险增加，过敏反应	规格与剂型：90mg/mL 注射剂 注意：冷藏条件下重组注射液可贮存 24 小时 *儿童适用

整合酶抑制剂（共性：度鲁特韦和埃替拉韦是 CYP 450 的底物，易发生有意义的药物相互作用）

抗逆转录病毒药物	成人剂量信息	药品不良反应	临床注意事项
雷特格韦（MK－0518,RAL）（Isentress）	剂量：400mg bid 肾功能：无需调整剂量 肝功能：无需调整剂量	胃肠道反应（轻度），转氨酶升高	规格与剂型：400mg 片剂 注意：耐受性好
度鲁特韦（DTG）（Tivicay）（Triumeq w/ABC + 3TC）	剂量：50mg 每日 1 次 肾功能：无需调整剂量 肝功能：无需调整剂量	胃肠道反应（轻度）	规格与剂型：50mg 片剂 注意：与显著的 3A4 诱导剂合用以及治疗耐药菌株时需要一日 2 次给药

续表

抗逆转录病毒药物	成人剂量信息	药品不良反应	临床注意事项
埃替拉韦（EVG） （Stribild w/TDF、FTC 和 cobicistat）	剂量：150mg qd（与150mg cobicistat 联合） 肾功能：CrCl < 70mL/min 时避免联用 肝功能：无需调整剂量	cobicistat 可升高血清肌酐	规格与剂型：与 TDF、FTC、可比司他合用（Stribild）时剂量为150mg 注意：3A4 底物，易发生药物相互作用；餐时服用

CCR5 受体拮抗剂

抗逆转录病毒药物	成人剂量信息	药品不良反应	临床注意事项
马拉维若（MVC） （Selzentry）	剂量：300mg bid；与 3A4 抑制剂合用时 150mg bid；与 3A4 诱导剂合用时 600mg bid 肾功能：无需调整剂量 肝功能：无需调整剂量，重度肝损伤慎用	肝毒性，呼吸窘迫（咳嗽），胃肠道不适，头晕，肌肉骨骼症状	规格与剂型：150、300mg 片剂 注意：与 3A4 抑制剂或诱导剂合用时，需要调整剂量，如合用诱导剂时建议剂量为600mg bid；在使用前需要进行趋向性试验，以探查 CCR5 高亲和力病毒的存在

治疗

有效的联合抗逆转录病毒治疗（cART）（也称为高效抗逆转录病毒疗法或 HAART）使 HIV/AIDS 患者的治疗发生了革命性变化。cART 降低了机会性感染的发生率，使预期寿命延长至正常寿命的 80%～90%，并改善了生活质量。批准用于抗逆转录病毒治疗的药物有六类，包括：核苷/核苷酸逆转录酶抑制剂（NRTIs）、非核苷类逆转录酶抑制剂（NNRTIs）、蛋白酶抑制剂（PIs）、融合抑制剂、整合酶链转移抑制剂（INSTI）和 CCR5 受体拮抗剂。病毒进入 CD4 细胞的第一步被融合抑制剂（与病毒表面的 gp41 部分结合）和 CCR5 受体拮抗剂（结合 CD4 细胞上的 CCR5 蛋白，防止病毒粒子结合）抑制。NRTI 作为假性核苷类似物，间接作用于逆转录酶，使 DNA 链延长终止。NNRTI 类药物直接作用于逆转录酶，结合并抑制酶的活性，预防病毒 RNA 转化为 DNA。INSTI 通过作用于整合酶，抑制病毒 DNA 整合到 CD4 细胞 DNA 之内。病毒从 CD4 细胞出芽之前的最后一步是病毒包装，这个过程被蛋白酶抑制剂抑制。美国卫生与人类服务部（DHHS）指南推荐的用于初治患者的基础治疗方案是：两种 NRTI（首选替诺福韦＋恩曲他滨/Truvada），加上 NNRTI（依非韦伦，Sustiva）/或一种 INSTI/或者一种利托那韦增强的 PI。复治患者推荐使用融合抑制剂和 CCR5 受体拮抗剂。表 27－2 和表 27－4 总结了初始治疗建议和主要的抗逆转录病毒药物的特点。

应该根据患者因素个体化 cART，这些因素包括：已存在的合并病症、潜在的药物相互作用、社会经济地位和抗逆转录病毒治疗的副作用等。药物－药物相互作用是优化治疗和调整剂量的一个重要考量（表 27－5）。由于具有 CYP 450 3A4 抑制和诱导（PIs，NNRTIs，除拉替拉韦和马拉韦罗外的 INSTIs）作用，在选择抗逆转录病毒方案时，应考虑潜在的药物－药物和/或药物－食物相互作用。详细了解合并用药情况有助于设计治疗方案，最大限度减少非预期的药物相互作用。此外，在现用的抗逆转录病毒联合方案中添加一个新的抗逆转录病毒药物，或在患者的药物治疗方案中增加任何药物（包括非处方药）时，都应评估潜在的药物相互作用。多数与 ARV 药物之间的相互作用通过抑制或诱导肝药酶介导。ARV 药物的不良事件很常见，应学会识别以便为患者提供更好的用药指导。常见的 ARV 相关不良反应见表 27－4。坚持治疗是有效抑制 HIV 病毒和协助预防机会性感染的基石，因此，在启动治疗前必须评估和确认患者接受治疗和保持依从性的期望和意愿。建议在启动抗逆转录病毒治疗前进行阻力测试。cART 的目标是在方案中包含三种有效药物（不包括药代动力学增强剂利托那韦或 cobicistat）。三种有效药物可加强病毒抑制和提升 CD4$^+$ 细胞计数，因此，初治和复治患者应该根据基因型和表型耐药情况指导治疗。

表 27-5 不应与抗逆转录病毒药物合用的药物

ARV 药物和禁忌药物的类别

ARV 药物 [a,b]	心脏药物	降脂药物	抗分枝杆菌药物	胃肠道药	抗精神病药物	精神药物	麦角衍生物（血管收缩药）	草本药	ARV 药物	其他
ATV +/ - RTV	胺碘酮 决奈达隆	洛伐他汀 辛伐他汀	利福平 利福喷丁 [c]	西沙必利 [e]	匹莫齐特	咪达唑仑 [f] 三唑仑	双氢麦角胺 麦角新碱 麦角胺 甲基麦角新碱	圣约翰草	ETR NVP	阿夫唑嗪 伊立替康 沙美特罗 西地那非治疗肺动脉高压
DRV/r	胺碘酮 决奈达隆	洛伐他汀 辛伐他汀	利福平 利福喷丁 [c]	西沙必利 [e]	匹莫齐特	咪达唑仑 [f] 三唑仑	双氢麦角胺 麦角新碱 麦角胺 甲基麦角新碱	圣约翰草	无	阿夫唑嗪 沙美特罗 西地那非治疗肺动脉高压
FPV +/ - RTV	胺碘酮 决奈达隆 氟卡尼 普罗帕酮	洛伐他汀 辛伐他汀	利福平 利福喷丁 [c]	西沙必利 [e]	匹莫齐特	咪达唑仑 [f] 三唑仑	双氢麦角胺 麦角新碱 麦角胺 甲基麦角新碱	圣约翰草	ETR	阿夫唑嗪 沙美特罗 西地那非治疗肺动脉高压
LPV/r	胺碘酮 决奈达隆	洛伐他汀 辛伐他汀	利福平 [d] 利福喷丁 [c]	西沙必利 [e]	匹莫齐特	咪达唑仑 [f] 三唑仑	双氢麦角胺 麦角新碱 麦角胺 甲基麦角新碱	圣约翰草	无	阿夫唑嗪 沙美特罗 西地那非治疗肺动脉高压
SQV/r	胺碘酮 决奈达隆 多非利特 氟卡尼 利多卡因 普罗帕酮 奎尼丁	洛伐他汀 辛伐他汀	利福平 [d] 利福喷丁 [c]	西沙必利 [e]	匹莫齐特	咪达唑仑 [f] 三唑仑 曲唑酮	双氢麦角胺 麦角新碱 麦角胺 甲基麦角新碱	圣约翰草	无	阿夫唑嗪 沙美特罗 西地那非治疗肺动脉高压

续表

ARV 药物和禁忌药物的类别

ARV 药物 a,b	心脏药物	降脂药物	抗分枝杆菌药物	胃肠道药	抗精神病药物	精神药物	麦角衍生物（血管收缩药）	草本药	ARV 药物	其他
TPV/r	胺碘酮 决奈达隆 氟卡尼 普罗帕酮 奎尼丁	洛伐他汀 辛伐他汀	利福平 利福喷丁 c	西沙必利 e	匹莫齐特	咪达唑仑 f 三唑仑	双氢麦角胺 麦角新碱 麦角胺 甲基麦角新碱	圣约翰草	ETR	阿夫唑嗪 沙美特罗 西地那非治疗肺动脉高压
EFV	无	无	利福喷丁 c	西沙必利 e	匹莫齐特	咪达唑仑 f 三唑仑	双氢麦角胺 麦角新碱 麦角胺 甲基麦角新碱	圣约翰草	其他 NNRTIs	无
ETR	无	无	利福平 利福喷丁 c	无	无	无	无	圣约翰草	未增强的 PIs; ATV/r, FPV/r, 或 TPV/r 其他 NNRTIS	卡马西平 苯巴比妥 苯妥英 氯吡格雷
NVP	无	无	利福喷丁 c	无	无	无	无	圣约翰草	ATV +/- RTV DTG 其他:NNRTIS	酮康唑
RPV	无	无	利福布丁 利福平 利福喷丁 c	质子泵抑制剂	无	无	无	圣约翰草	其他 NNRTIs	卡马西平 奥卡西平 苯巴比妥 苯妥英
MVC	无	无	利福喷丁 c	无	无	无	无	圣约翰草	无	无
EVG/cobi/TDF/FTC	无	洛伐他汀 辛伐他汀	利福布丁 利福平 利福喷丁 c	西沙必利 e	匹莫齐特	咪达唑仑 三唑仑	双氢麦角胺 麦角胺 甲基麦角新碱	圣约翰草	其他所有 ARVs	阿夫唑嗪 沙美特罗 西地那非治疗肺动脉高压

续表

ARV 药物和禁忌药物的类别

ARV 药物 a,b	心脏药物	降脂药物	抗分枝杆菌药物	胃肠道药	抗精神病药物	精神药物	麦角衍生物（血管收缩药）	草本药	ARV 药物	其他
DTG	多非利特	无	利福喷丁c	无	无	无	无	圣约翰草	NVP	卡马西平 奥卡西平 苯巴比妥 苯妥英

a. 表格中不包含 DLV、IDV、NFV 和 RTV（作为唯一的 PI）。有关 DLV、IDV、NFV 和 RTV（唯一的 PI）的药物相互作用，请参考 FDA 药品说明书

b. 列出的某些禁忌药物是根据理论推断的。因此，治疗窗窄，可能通过 CYP450 3A、2D6 代谢或代谢途径不明的药物都包括在这个表中。真实相互作用可能发生，也可能不会发生

c. 接受含利福喷丁的方案治疗 TB 的 HIV 感染患者，与接受其他基础方案的患者相比，TB 复发率较高且易发生利福霉素耐药。所以推荐其他药物代替利福喷丁治疗 TB

d. 当采用高剂量 RTV 联合 LPV/r 或 SQV 或双倍剂量 LPV/r 联合利福平以补偿利福平效应时，4 级血清转氨酶升高的发生率较高，所以不建议采用上述用药策略

e. 对于符合特殊临床条件的患者，西沙必利的生产商有一个限制使用的协议

f. 禁止口服咪达唑仑。可谨慎单剂量使用肠外咪达唑仑，也可在监控下用于操作的镇静

建议的替代治疗：

- 洛伐他汀、辛伐他汀；氟伐他汀，匹伐他汀和普伐他汀（普伐他汀和普伐他汀与 DRV/r 合用除外）。慎用阿托伐他汀和瑞舒伐他汀；应以最低剂量开始，并根据耐受性和降脂效果调定剂量
- 利福平：利福布汀（需要调整剂量，见表 18a 和 18b）
- 咪达唑仑：三唑仑：替马西泮，劳拉西泮和奥沙西泮

缩写：ARV，抗逆转录病毒；ATV，阿扎那韦；ATV/r，利托那韦增强的阿扎那韦；cobi，科比司他；CYP，细胞色素 P；DLV，地拉韦啶；DRV/r，利托那韦增强的达芦那韦；DTG，度鲁特韦；EFV，依法韦伦；ETR，依曲韦林；EVG，埃替拉韦；FDA，美国食品药品监督管理局；FPV，夫沙那韦；FPV/r，利托那韦增强的夫沙那韦；FTC，恩曲他滨；IDV，茚地那韦；LPV/r，利托那韦增强的洛匹那韦；MVC，马拉维若；NFV，奈非那韦；NNRTI，非核苷类逆转录酶抑制剂；NVP，奈韦拉平；PAH，肺动脉高压；PI，蛋白酶抑制剂；PK，药代动力学；RPV，利匹韦林；RTV，利托那韦；SQV，沙奎那韦；SQV/r，利托那韦增强的沙奎那韦；TB，肺结核；TDF，富马酸替诺福韦二吡呋酯；TPV/r，利托那韦增强的替拉那韦

特殊人群

儿童与新生儿

所有年龄超过 1 岁的艾滋病或症状性疾病儿童应启动治疗。此外，年龄在 1 ~ 5 岁之间且 CD4% <25% 的儿童以及年龄 >5 岁且 CD4 计数 <350/mm³ 的儿童也应开始 cART。症状轻微或无症状但伴有高病毒载量的 [HIV RNA > 100 000c/mL（1c/mL ≈ 0.18U/mL）] 儿童应开始治疗。治疗原则与成人相似，以两种 NRTIs 药物为基础，外加一种增强 PI 或 NNRTI。通常推荐齐多夫定作为两种基础 NRTIs 药物之一，因为它在儿科的研究较多。推荐围产期静脉使用齐多夫定，以减少分娩时来自 HIV 感染母亲的垂直传播。对于高风险新生儿，应考虑在齐多夫定的基础上加用奈韦拉平，进一步降低传播风险。

肾及肝功能不全

在选择抗逆转录病毒药物治疗时，应考虑患者是否存在肝肾功能不全。替诺福韦可能引起肾毒性，肾脏疾病患者应慎用。Cobicistat 是一种药代动力学增强剂（增强剂，无抗 HIV 活性），可改变肾小管的分泌，导致血清肌酐升高。Cobicistat 影响估计的肾小球滤过，但不影响实际的肾小球滤过。中重度肾功能不全患者需调整 NRTIs（阿巴卡韦除外）的用药剂量。肾功能不全患者不应使用包含 NRTIs 和其他抗逆转录病毒药物的复方制剂，这是因为其中每种药物根据肾功能调整的剂量要求不同。肝功能不全者应慎用所有的蛋白酶抑制剂（尤其是使用利托那韦增强时）。奈韦拉平与严重肝功能不全有关，尤其是 CD4⁺ 计数大于 250/mm³ 的女性患者和 CD4⁺ 计数大于 400/mm³ 的男性患者。其他 ARVs 包括阿巴卡韦和附加的 NNRTIs 可致肝酶升高。推荐剂量见表 27 – 4 与 DHHS 指南。

妊娠

妊娠妇女应在前三个月和后三个月（如果最初是阴性）进行 HIV 检测。对于孕妇而言，无论 CD4⁺ 细胞计数多少都推荐 cART。选择 cART 时应考虑致畸作用。依法韦伦具有潜在的致畸性，应避免在孕期使用，尤其是妊娠早期。神经管缺陷风险发生在妊娠初期的 5 ~ 6 周，这段时间妊娠往往未被察觉。坚持治疗是降低新生儿传播风险的关键。对于病毒载量阴性的母亲，建议阴道分娩，而不是剖宫产。

暴露后预防

暴露后预防（PEP）分为职业性暴露后预防和非职业性暴露后预防。无论严重程度如何，所有暴露者应使用三种或更多的有效药物。治疗应在暴露后 72 小时内开始，但延迟治疗仍可获益，尤其是在高暴露风险情况下。治疗应持续 4 周。PEP 方案包括基础的 NRTI 药物替诺福韦联合恩曲他滨以及每天 2 次的拉替拉韦。拉替拉韦每日 1 次或以 PI 为基础的方案可作为替代治疗方案。奈韦拉平的肝毒性风险高，应避免使用。如果已知潜在传播病毒的耐药模式，可以调整治疗方案。建议在暴露后至少 4 ~ 6 个月随访 HIV – 1 抗体检测。

案例应用

1. HIV 携带者什么情况下被诊断为 AIDS？选出所有正确答案。

   a. 诊断为耶氏肺孢子菌肺炎

   b. CD4 计数 350/mm³

   c. HIV 病毒载量 >100 000c/mL

   d. CD4 计数 150/mm³

   e. CD4% 为 10%

2. LF，男性，31 岁，近日被诊断感染了 HIV。他第一时间来到 HIV 诊所，迫切期望开始治疗。最适当的治疗顺序是什么？

   a. 开始替诺福韦、恩曲他滨和依法韦伦治疗

   b. 向患者介绍 HIV 的相关知识，防止传播给他人，解答患者的疑问，制订随访计划

   c. 获取病毒载量及 CD4 计数的基础数据

   d. 开始恩曲他滨、拉米夫定、达芦拉韦/利托那韦治疗

   e. 获取基因型

3. 选出成人患者初期 HIV 感染（急性感染）的症状体征。选出所有正确答案。

   a. 单核细胞增多症样疾病（发热、喉痛、疲乏、体重减轻）

   b. 肠胃不适（恶心、呕吐、腹泻）

   c. 淋巴结病

d. 盗汗

4. 下列哪项关于预防 HIV 的叙述是正确的?

　　a. 避孕套在防止 HIV 传播中 100% 有效

　　b. 所有孕妇均应做 HIV 筛查

　　c. 只有从事高风险行为的孕妇应做 HIV 筛查

　　d. 静脉注射药物滥用者只要使用一个新的注射针头,就可以重复使用/共用注射器

5. 某患者以"单核细胞增多症样疾病 2 周"到医院就诊。基础代谢和全血细胞计数检查均正常,ELISA 检测阴性(无反应)。该患者自述与多人有活跃的性关系。应当向该患者告知下述哪些信息? 选出所有正确答案。

　　a. 告诉患者很可能患有病毒性鼻窦炎

　　b. 告诉患者没有感染 HIV

　　c. 告诉患者需要 1 个月内随访 ELISA 以判断是否感染 HIV

　　d. 向患者提供有关预防 HIV 和 STI 的建议

6. 对于接受齐多夫定治疗的患者,下列哪项实验室指标可能升高?

　　a. BUN

　　b. MCV

　　c. 血清肌酐

　　d. 钾

7. 接受阿扎那韦治疗的复治患者应避免联用下列哪些药物? 选出所有正确答案。

　　a. 奥美拉唑

　　b. 甲硝唑

　　c. 普伐他汀

　　d. 美托洛尔

8. 对于初治患者,下列哪种治疗方案是合适的?

　　a. 马拉维若 + 依法韦伦 + 奈韦拉平

　　b. 雷特格韦 + 阿巴卡韦 + 茚地那韦 + 利托那韦

　　c. 替诺福韦 + 齐多夫定 + 阿巴卡韦

　　d. 拉米夫定 + 齐多夫定 + 洛匹那韦 + 利托那韦

9. 对于有慢性胰腺炎急性发作史的患者,应避免使用下述哪种药物?

　　a. 去羟肌苷

　　b. 达芦那韦

　　c. 替诺福韦

　　d. 恩夫韦地

10. 下列哪项有关依法韦伦特征的描述是正确的? 选出所有正确答案。

　　a. 应与高脂饮食同服

　　b. 常导致梦魇或幻觉

　　c. 是可用于孕妇的 NNRTI 药物

11. 下列哪些抗逆转录病毒药物有注射剂型? 选出所有正确答案。

　　a. 齐多夫定

　　b. 依曲韦林

　　c. 度鲁特韦

　　d. 利匹韦林

　　e. 恩夫韦地

12. 以下哪类人群使用奈韦拉平治疗时发生肝毒性的风险最高?

　　a. 31 岁女性 $CD4^+ = 91/mm^3$

　　b. 21 岁男性 $CD4^+ = 270/mm^3$

　　c. 50 岁男性 $CD4^+ = 260/mm^3$

　　d. 25 岁女性 $CD4^+ = 265/mm^3$

13. 应避免应用下列哪种抗逆转录病毒联合方案?

　　a. 利匹韦林和替诺福韦

　　b. 依法韦伦和奈韦拉平

　　c. 拉米夫定和齐多夫定

　　d. 呋山那韦和利托那韦

14. 下列哪项有关 Truvada 暴露前预防的描述是正确的?

　　a. 仅用于 HIV 阳性患者

　　b. 紧急情况下应在直接医学监视下给药

　　c. 高风险患者应每日服用以预防 HIV 感染

　　d. 处方前的每月 HIV 筛查为阴性

15. 与以下哪种药联用时,马拉维若的剂量应增加至 600mg,2 次/日? 请选出所有正确答案。

　　a. 酮康唑

　　b. 克拉霉素

　　c. 利福平

　　d. 华法林

16. 下列有关暴露后预防(PEP)的叙述中,哪项是正确的?

　　a. PEP 应该在 HIV 暴露一周内开始

　　b. PEP 两药联合方案首选替诺福韦和齐多夫定

　　c. PEP 三药联合方案首选替诺福韦、恩曲他滨和雷特格韦

　　d. PEP 方案必要时可加用奈韦拉平

17. 有关 Stribild 治疗的描述,以下哪项是正确的?

　　a. 本品宜睡前空腹服用

　　b. 本品常引起血清肌酐值升高

　　c. 本品仅用于 eGFR <60mL/min 的患者

　　d. 本品常引起间接胆红素水平升高

18. 在开始阿巴卡韦治疗前,应评估下列哪项实验室检测?

　　a. 平均红细胞容积

　　b. 血红蛋白

c. 血肌酐

d. HLA – B＊5701

19. 以下哪种药具有抗乙肝病毒（HBV）活性，如果 HBV 患者停药会导致肝炎爆发？选出所有正确答案。

a. 恩曲他滨

b. 奈韦拉平

c. 拉米夫定

d. 替诺福韦

e. 阿巴卡韦

20. 以下哪种核苷酸逆转录酶抑制剂可引起骨髓抑制（中性粒细胞减少症）？

a. 齐多夫定

b. 拉米夫定

c. 恩曲他滨

d. 奈韦拉平

21. 考虑到中枢神经系统副作用，以下哪种 NNRTIs 在中枢神经系统的分布浓度最高？选出所有正确答案。

a. Viramune

b. Sustiva

c. Atripla

d. Stribild

22. 请根据初始用药剂量对下列 NNRTI 进行排列，从剂量最小者开始。

无序选项	排列结果
奈韦拉平	
依法韦伦	
利匹韦林	
依曲韦林	

要点小结

■ HIV 是一种 RNA 逆转录病毒，有三种主要的传播途径（性、血液、母婴）。

■ 病毒载量和 CD4 细胞计数是监测 HIV 进展的实验室替代指标。

■ 急性 HIV 感染（急性逆转录综合征）的症状与单核细胞增多样疾病类似，表现为发热、咽炎、淋巴结肿大、体重减轻、盗汗、腹泻和恶心。

■ 禁欲是唯一 100% 有效阻断 HIV 性传播的方法。

■ 屏障法、减少或消除高风险行为如肛交、减少性伴侣数量等措施可以降低性传播风险。

■ 如果 HIV 阳性的母亲采取抗逆转录病毒治疗并不进行母乳喂养，母婴传播风险会降低。

■ 联合抗逆转录病毒治疗（cART）降低了机会感染的发生率，提高了预期寿命和生活质量。

■ 所有 CD4$^+$ 计数 $< 500/mm^3$ 的患者应进行治疗，并且无论 CD4$^+$ 计数如何，所有患者都应考虑治疗。

■ 对于初治患者，治疗基础应包含两种核苷/核苷酸逆转录酶抑制剂（NRTI）加一种非核苷逆转录酶抑制剂（NNRTI），或一种整合酶链转移抑制剂（INSTI），或强化的蛋白酶抑制剂（PI）。

■ 每种方案应包括至少三种有效药物（不包括药代动力学增强剂利托那韦或考比泰特）。

■ 由于潜在的 CYP3A4 抑制作用，低剂量利托那韦作为强化剂或药代动力学增强剂与其他 PIs 联合使用。

■ 与利托那韦类似，考比泰特也是一种强化剂。

■ NRTI 类药物主要的副作用包括线粒体毒性（脂代谢障碍、乳酸酸中毒和肝脂肪变性）。

■ 蛋白酶抑制剂类药物都是 CYP3A 系统的底物，具有明显临床意义的药物相互作用。

■ 妊娠期应开始或继续治疗，避免使用依法韦伦。

参考文献

Anderson PL, Kakuda TN, Fletcher CV. Human Immunodeficiency Virus Infection//DiPoro JT, Talbert RL, Yee GC, et al. Pharmacotherapy：A Pathophysiologic Approach. 9th ed. New York NY：McGraw-Hill, 2014：chap 103.

Fauci AS, Lane H. Human Immunodeficiency Virus Disease：AIDS and Related Disorders//Longo DL, Fauci AS, Kasper DL, et al. Harrison's Principles of Internal Medcine. 18th ed. New Flexner C. New York NY：McGraw-Hill,2012：chap 189.

Flexner C. Antiretroviral Agents and Treatment of HIV Infection//Brunton LL, Chabner BA, Knollmann BC, et al. Goodman & Gilman's The Pharmacological Basis of Therapeutics. 12th ed. New York NY：McGraw-Hill,2011：chap 59.

Panel on Antiretroviral Guidelines for Adults and Adolescents. Guidelines for the use of antiretroviral agents in HIV－1－infected adults and adolescents. Department of Health and Human Services. Available at http://aidsinfo. nih. gov/ContenFiles/AdultandAdolescentGL. pdf Safrin S. Antiviral Agents//Katzung BG, Masters SB, Trevor AJ, et al. Basic & Clinical Pharmacology. 12th ed. New York NY：McGraw-Hill,2012：chap 49.

第 28 章 | 机会感染

Kenric B. Ware, S. Scott Sutton

译者 王靖雯 张抗怀

基础概述

　　免疫系统正常的人可能会接触一些病毒、细菌或者寄生虫,但是不会发生感染;然而,感染 HIV 的患者就会面临严重的机会感染风险。之所以称为机会感染,是因为感染是在免疫系统低下的情况下发生。在 CD4 水平低于某个阈值时接触了条件致病菌(图 28-1)。机会感染不但导致发病和死亡,还加速 HIV 疾病的进程。因此,指南强调防治和二级预防机会感染与抗逆转录病毒治疗(ART)同时进行。

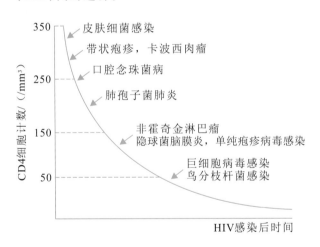

图 28-1　HIV 相关机会感染进程

引自:Anderson PL, Kakuda TN, Fletcher CV. Human Immuno-deficiency Virus Infection//DiPiro JT, Talbert RL, Yee GC, et al. Pharmacotherapy: A Pathophysiologic Approach. 9th ed. New York, NY: McGraw-Hill, 2014: chap. 103

皮肤黏膜念珠菌病

　　皮肤黏膜念珠菌病是一种由念珠菌属(以白色念珠菌最为常见)引起的真菌感染。念珠菌病表现为鹅口疮(舌头或口腔表面奶油样、白斑状损伤)。鹅口疮最常见于口咽和食道。食管念珠菌病可表现为胸骨后疼痛或吞咽困难。根据出现白斑确定鹅口疮属于临床诊断,明确念珠菌属需要培养。损伤不引起疼痛,白斑也可以用压舌板刮除。

预防

　　不常规推荐念珠菌病的一级预防。常规预防治疗会增加与 ART 的药物相互作用,并加速细菌耐药。对于严重反复发作的患者,推荐进行二级预防(氟康唑 100~200mg/d)。

治疗

　　口咽部念珠菌病的初始发作一般采用局部治疗。外用药物有克霉唑含片或者制霉菌素混悬液。全身疗法包括口服氟康唑 7~14 天。伊曲康唑和泊沙康唑是治疗口咽部念珠菌病的替代药物。食道念珠菌病建议实施全身疗法(氟康唑 200~400mg/d,疗程 14~21 天)。之前使用过唑类药物的患者可能会治疗失败。替代治疗药物包括伊曲康唑、伏立康唑、卡泊芬净、米卡芬净、阿尼芬净和两性霉素 B(表 28-1)。

表 28-1　念珠菌病的药物治疗

药物及规格	剂量	副作用	药物相互作用	临床注意事项
克霉唑含片 PO:10mg 含片	10mg PO 每天 1 次,连用 5 天			口感差 每日多次给药,注意依从性
制霉菌素混悬液 PO:10 万 U/mL(5、60、480mL)	4~6mL,qid	胃肠不适		吞咽前含于口中并充分漱口

续表

药物及规格	剂量	副作用	药物相互作用	临床注意事项
氟康唑（Diflucan）PO：50mg、100mg、150mg、200mg 片剂 IV：200mg，400mg	口咽：100mg～200mg qd 食管：200mg～400mg qd	LFTs↑，胃肠不适，皮疹，脱发	胺碘酮，苯二氮䓬类，苯妥英，华法林，利福平	抑制许多 CYP 同工酶（2C9，2C19，3A4）；改变西沙必利、麦角衍生物、奎尼丁的 Cl；使用所有的唑类需要监测 LFTs
伊曲康唑（Sporanox）PO：100mg 胶囊；10mg/mL 溶液，IV：10mg/mL	200mg PO qd	肝毒性，胃肠不适，皮疹，水肿	苯二氮䓬类，钙通道拮抗剂，地高辛，利托那韦，华法林，磺脲类	CYP3A4 的强效抑制剂；改变西沙必利、麦角衍生物、奎尼丁的 Cl
泊沙康唑（Noxafil）PO：40mg/mL 混悬液	100mg bid 使用一天；随后 100mg qd 使用13天	胃肠道不适，肝毒性，Q－T 间期延长，皮疹	利福平，钙通道拮抗剂，他汀类药物，西咪替丁	与食物同服 改变西沙必利、麦角衍生物、奎尼丁的 Cl
伏立康唑（Vfend）PO：50mg，200mg 片剂；200mg/5mL 混悬液 IV：200mg	200mg PO/IV bid	幻觉，视觉改变，皮疹，肝毒性，畏光	依法韦仑、利福平、巴比妥类、卡马西平、华法林、钙通道拮抗剂	抑制许多 CYP 同工酶（2C9，2C19，3A4）；改变西沙必利、麦角衍生物、奎尼丁或妊娠患者中药物的 Cl；食物降低药物吸收
卡泊芬净（Cancidas）IV：50mg，70mg	50mg IV qd	发热，发冷，LFTs↑	他克莫司，环孢素	中度肝功能损伤（Child-Pugh 评分7～9）剂量可减至 35mg
米卡芬净（Mycamine）IV：50mg，100mg	150mg IV qd	发热，K^+/Mg^{2+}↓，中性粒细胞减少，血小板减少	硝苯地平	监测 LFTs，BUN，Scr
阿尼芬净（Eraxis）IV：50mg	第1天 100mg IV，之后 50mg IV qd	转氨酶升高、电解质紊乱、腹泻	无	监测 LFTs
两性霉素 B 脱氧胆酸盐（Amphocin，Fungizone）IV：50mg	0.6mg/kg IV qd	肾衰，输液反应（包括过敏反应），贫血，电解质消耗	与其他肾毒性药物合用毒性相加	用药前给予 APAP（对乙酰氨基酚），苯海拉明，或氢化可的松 治疗期间监测 BUN，Scr，CBC

缩写：Cl，清除；LFTs，肝功能

引自：Hand E, Dzintars K. HIV infection and AIDS//attridge RL, Miller ML, Moote R, et al. Internal Medicine：A Guide to Clinical Therapeutics. New York，NY：McGraw-Hill，2013：chap 35

卡氏肺孢子菌

卡氏肺孢子菌（PJP）是一种条件真菌病原体，是免疫低下宿主发生肺炎的一个重要原因。PJP 肺炎患者可出现呼吸困难、发热和干咳等症状。HIV 感染患者即使已感染数周，仍只有轻微的患病表现。对疑似病例的高度怀疑和详细了解病史是早期诊断的关键。体格检查所见包括呼吸急促、心动过速和发绀，但是肺部听诊却极少显示异常。由于临床表现无特异性，诊断基于特殊的组织鉴定。最终诊断以组织病理学染色为准。胸部 X 片的典型特征为自两侧肺门发出的弥漫性浸润影。

预防

CD4$^+$T 细胞水平低于 200/mm³ 且有口咽部念珠菌病病史的 HIV 感染患者，以及 PJP 感染刚刚康复的患者需要预防。一旦 HIV 感染患者 CD4$^+$T 细胞水平上升并高于 200/mm³，且维持在该水平的时间≥3 个月，可停止预防。甲氧苄啶/磺胺甲基异噁唑（TMP/SMX）是一级和二级预防的首选药物。TMP/SMX 也可预防弓形虫病以及一些细菌感染。对 TMP/SMX 不耐受的患者还有替代方案（表 28-2）。

表 28 - 2 卡氏肺孢子菌肺炎的预防

药物,剂量,给药途径	备注
首选药物	
TMP - SMX,1DS 片或 1SS 片 qd PO[a]	TMP - SMX 可以安全地再次用于治疗那些曾经有轻到中度副作用的患者
其他药物	
氨苯砜,50mg bid 或 100mg qd PO	—
氨苯砜,50mg qd PO；+ 乙胺嘧啶,50mg 每周一次 PO；+ 亚叶酸钙,25mg 每周一次 PO	亚叶酸钙预防乙胺嘧啶的骨髓毒性
氨苯砜,200mg 每周一次 PO；+ 乙胺嘧啶,75mg 每周一次 PO；+ 亚叶酸钙,25mg 每周一次 PO	亚叶酸钙预防乙胺嘧啶的骨髓毒性
喷他脒,300mg 经 Respirgard II 雾化剂给药,每月一次	不良反应包括咳嗽和支气管痉挛
阿托伐醌,1500mg qd PO	—
TMP - SMX,1DS 片剂 每周 3 次,PO	TMP - SMX 可以安全地再次用于治疗那些曾经有轻到中度副作用的患者

缩写:DS,双倍强度;SS,单强度;TMP - SMX,复方磺胺甲噁唑

引自:Smulian A, Walzer PD. Pneumocystis Infectious//Longo DL, Fauci AS, Kasper BL, et al. Harrison's Principles of Internal Medicine, 18e. new york, NY: McGraw-Hill, 2012: chap 207

治疗

TMP/SMX 是治疗 PJP 感染的首选药物。非 HIV 感染患者的疗程为 14 天,HIV 感染患者的疗程为 21 天。非 HIV 感染患者对 TMP - SMX 的耐受性良好;然而,超过一半的 HIV 感染患者会有严重的不良反应。表 28 - 3 列出了替代疗法。

表 28 - 3 卡氏肺孢子菌肺炎的治疗

药品名称及可及性	剂量	副作用	禁忌	药物相互作用	临床备注
SMX/TMP(Bactrim, Septra) 80mg/16mg/mL IV;200mg/40mg/5mL PO 混悬液;400mg/80mg, 800mg/160mg (DS)片剂 作用机制:干扰叶酸合成与生长	15mg/kg（TMP 成分）口服或 IV,分为 q8h 肾功能异常时调整:CrCl < 30mL/min:给予 50% 推荐剂量 CrCl < 15mL/min:不推荐使用	发热, 皮疹, SJS, 白细胞减少, 血小板减少, 高血钾, 结晶尿,肝毒性	叶酸缺乏导致的巨幼细胞性贫血,卟啉症,急性肝损伤	华法林,胺碘酮,氟西汀,苯妥英,ACE 抑制剂,保钾利尿剂	监测 CBC,生化指标,肾功能 抑制 CYP2C9
氨苯砜（Aczone）25mg, 100mg 片剂 作用机制:干扰叶酸合成与生长	100mg PO 每天一次	皮疹,G6PD 贫血,高铁血红蛋白血症,肝毒性,周围神经病变,急性肾小管坏死	G6PD 缺乏症	唑类抗真菌药,大环内酯类,钙通道阻滞剂,酰胺咪嗪,苯妥英,利福平	监测 CBC,肝肾功能 评价 G6PD 是否缺乏 多种 CYP 同工酶的底物

续表

药品名称及可及性	剂量	副作用	禁忌	药物相互作用	临床备注
喷他脒（Nebu-Pent，Pen-tam-300） 300mg 注射用粉针剂； 300mg 雾化用粉剂	3～4mg/kg IV 每天一次 肾功能异常时调整：CrCl<50mL/min：4mg/kg q24～36h CrCl<10mL/min：4mg/kg q48h	心律失常，皮疹，SJS，肾毒性，高/低血糖，胰腺炎，骨髓抑制，肝毒性	无	延长 Q-T 间期药物，唑类抗真菌药，苯妥英，卡马西平，利福平	监测 CBC，生化指标，胰酶，EKG（心电图） 主要为 CYP2C19 底物
克林霉素（Cleocin） 300mg，600mg，900mg 预混 IV； 150mg/mL 溶液 IV； 150mg，300mg 胶囊 作用机制：与 50S 核糖体亚基结合，抑制蛋白质的合成	600mg IV q8h 或 300～450mg PO q6h	发热，皮疹，腹泻（包括艰难梭菌相关腹泻），肝毒性	曾经患有伪膜性肠炎，局限性肠炎，溃疡性结肠炎	无	监测肝功能，评估胃肠道不良反应
伯氨喹 26.3mg（15mg 碱基）片剂 作用机制：未完全清楚，可能干扰 DNA 的合成	30mg 碱基 PO qd	恶心和呕吐，溶血性贫血，视觉调节改变	G6PD 缺乏症，与骨髓抑制剂合用	环丙沙星，茶碱，卡马西平，苯妥英，米氮平	监测 CBC 主要 CYP3A4 底物，抑制 CYP1A2 评价 G6PD 是否缺乏
阿托伐醌（Mepron）750mg/5mL PO 悬浊液 作用机制：抑制嘧啶的合成	750mg PO bid	头痛，恶心，腹泻，皮疹，转氨酶升高	无	利福霉素类	监测肝功能

引自：Hand E，Dzintars K．HIV infection and AIDS//Attridge RL，Miller ML，miller ML，et al．Internal medicine：A Guide to Clinical Thera-peutics．New York，NY：McGraw-Hill，2013：chap 35

隐球菌性脑膜炎

隐球菌性脑膜炎（CM）是由一种真菌——新型隐球菌引起的中枢神经系统感染。通过吸入环境中的含病原微生物的气溶胶传播。即使给予最佳的治疗，CM 的 10 周死亡率依然很高（10%～25%）。CM 可以通过墨汁染色法和腰椎穿刺（结果：低糖、蛋白含量正常或较高、白细胞计数可检测、红细胞计数正常、酵母菌检查阳性）来诊断。

预防

因为隐球菌感染发生率很低，不推荐常规一级预防。推荐二级预防，患者每天口服 200mg 氟康唑。预防的持续时间并不清楚，但是当使用抗反转录病毒治疗（ART）进行免疫重建时应考虑停药。

治疗

非药物的治疗包括：开放压超过 $25cmH_2O$ 的患者每天行腰穿术。腰穿可以缓解升高的颅内压。药物治疗包括诱导阶段、抑制阶段和维持阶段（表 28-4）。

■ 诱导阶段：每天静脉注射两性霉素 B 14 天±口服氟胞嘧啶

■ 抑制阶段：口服氟康唑 8 周；替代药物：伊曲康唑

■ 维持阶段：无限期口服氟康唑

■ 棘白菌素类治疗 CM 无效

表 28 – 4 隐球菌性脑膜炎的药物治疗

药名	剂量	不良反应	禁忌	药物相互作用	临床注意事项
氟康唑（Diflucan）	抑制：400mg PO qd 维持：200mg PO qd	见表 28 – 1			
两性霉素 B 去氧胆酸盐（Amphocin, Fungizone）	0.7mg/kg, qd	见表 28 – 1			
两性霉素 B 脂质体（Ambisome） IV：50mg	3 ~ 6mg/kg, IV, qd 14 天	见表 28 – 1 与传统的两性霉素 B 相比，肾毒性延迟			
氟胞嘧啶（Ancobon） PO：250mg，500mg 片剂	25mg/kg PO q6h, 14 天 肾功能异常时剂量调整： CrCl 20 ~ 40mL/min：37.5mg/kg bid CrCl 10 ~ 20mL/min：37.5mg/kg qd CrCl < 10mL/min：37.5mg/kg q36 ~ 48 小时	骨髓抑制，皮疹，肾毒性	不单独使用——快速耐药发生	与其他骨髓抑制剂合用时毒性增加	监测：CBC，肝肾功能
伊曲康唑（Sporanox）	PO：200mg bid	疗效较氟康唑差			

引自：Hand E，Dzintars K. HIV Infection and AIDS//Attridge RL, Miller ML, Moote R, et al. Internal Medicine：A Guide to Clinical Therapeutics. New York，NY：McGraw-Hill, 2013：chap 35

弓形虫

弓形虫病是由寄生虫 - 刚地弓形虫引起的中枢神经系统感染。对于免疫系统正常的人来说，急性弓形虫病没有症状且具有自限性。AIDS 患者和接受免疫抑制治疗的患者罹患急性弓形虫病的风险最高。这些病例中的大多数在 CD4$^+$ T 细胞计数低于 $100/mm^3$ 时可发生脑炎，如果未经处理，可迅速致命。免疫功能低下的急性弓形虫病患者的体征和症状波及中枢神经系统，包括意识状态改变、发热、抽搐、头痛、局灶性神经病学表现（运动缺陷、颅神经麻痹、活动障碍、视野缺损）。急性弓形虫病的诊断方法包括微生物培养、血清学试验、聚合酶链反应等。艾滋病患者弓形虫脑炎的临床诊断是基于症状体征、接触史以及影像学评价。弓形虫是通过未煮熟的肉类和处理猫粪便后未仔细洗手（猫是主要载体）传播的。大多数艾滋病患者会产生抗弓形虫 IgG 抗体，所有患者应进行抗体检测。大多数活动性感染病例的发生是潜伏性疾病的复活。

预防

所有 HIV 感染者，包括缺乏弓形虫 IgG 抗体

的患者，应得到有关弓形虫感染源的建议。不吃未煮熟的肉类，可减少原发性弓形虫感染的机会。具体而言，羊肉、牛肉以及猪肉等应煮熟，使其内部温度达到 165 ~ 170℉（73.9 ~ 76.7℃）。在花园里工作后，应好好洗手，水果和蔬菜应洗净。如果患者养猫，应每日清洁或更换猫砂盆，最好交由 HIV 阴性且未怀孕的人去做这件事。或者，患者在更换猫砂盆后彻底洗手。对于 CD4$^+$ T 细胞计数低于 $100/mm^3$ 的患者，推荐进行一级预防（TMP/SMX）；CD4 计数大于 200 的时间超过 3 个月时（表 28 – 5）可停药。除非采取 ART 实施免疫重建（CD4 > $200/mm^3$ 达到 6 个月），否则推荐无限期二级预防。

表 28 – 5 弓形虫脑炎的一级预防

首选方案	替代方案
TMP – SMX 1DS PO QD	TMP – SMX 1 DS PO tiw
TMP – SMX 1SS PO QD	氨苯砜 50mg PO bid 或 100mg PO bid
	氨苯砜 50mg PO qd + 乙胺嘧啶 50mg + 亚叶酸钙 25mg PO qd
	阿托伐醌 1500mg PO qd 随餐服用

缩写：DS，双效；SS，单效；tiw，一周三次

治疗

弓形虫病的首选治疗是乙胺嘧啶、亚叶酸钙和磺胺嘧啶至少 6 周(表 28 - 6)。替代治疗方案包括:①乙胺嘧啶 + 亚叶酸钙 + 克林霉素或阿奇霉素或阿托伐醌;或②TMP/SMZ、阿托伐醌和磺胺嘧啶。

鸟胞内复合体分枝杆菌

鸟胞内复合体分枝杆菌(MAC)是一种生长缓慢的需氧杆菌,通过吸入或摄入传播。主要表现为肺部感染,CD4 计数低于 $50/mm^3$ 的 HIV 感染患者可表现为播散性疾病(肝、脾、骨髓)。感染的症状体征包括:发热、消瘦、腹痛、盗汗、乏力、腹泻、肝功能指标上升、贫血、肝脾肿大和白细胞减少。

预防

CD4 计数低于 $50/mm^3$ 的患者推荐针对 MAC 的一级预防。预防方案包括阿奇霉素、克拉霉素、利福布汀(表 28 - 7)。$CD4 > 100/mm^3$ 的时间超过 3 个月时,可停止预防。除非患者免疫重建,否则,应无限期进行二级预防。如果患者已经完成 12 个月的治疗,$CD4 > 100/mm^3$ 的时间超过 6 个月,可以停止二级预防(如果 CD4 计数下降至 $50/mm^3$ 以下,重新启动预防)。

表 28 - 6　弓形虫病的药物治疗

药名	剂量	不良反应	禁忌	药物相互作用	临床注意事项
乙胺嘧啶(Daraprim)25mg 片剂	50 ~ 75mg PO qd	血液学毒性,胃肠道不适,皮疹,SJS,心律失常(高剂量)	巨幼细胞贫血	与齐多夫定,SMX - TMP 合用增加肝毒性	抑制 CYP2D6,CYP2C9 监测:CBC,血小板。作用机制:抑制寄生虫的二氢叶酸还原酶,减少叶酸的合成
亚叶酸钙 5mg,10mg,15mg,25mg 片剂;10mg/mL IV 溶液	10 ~ 20mg PO qd	皮疹,血小板增多,恶心/呕吐	恶性贫血,维生素 B_{12} 缺乏性贫血	降低 SMX - TMP 治疗 PCP 的有效性	非抗感染药物 用于预防乙胺嘧啶导致的血液毒性
磺胺嘧啶 500mg 片剂	1000 ~ 1500mg PO qd	再生障碍性贫血,皮疹(SJS 和中毒性表皮坏死松解症),中性粒细胞减少,血小板减少	磺胺类过敏,卟啉症,足月妊娠	SSRIs,氨苯砜,苯妥英,华法林	作用机制:竞争性抑制 PABA(对氨基苯甲酸);抑制叶酸合成 抑制 CYP2C9
阿托伐醌(Mepron)	1500mg PO bid	见表 28 - 3			
克林霉素(Cleocin)	600mg IV q6h	见表 28 - 3			
SMX/TMP(Bactrim)	15mg/kg(甲氧苄氨嘧啶成分)PO/IV q8h	见表 28 - 3			
阿奇霉素(Zithromax)250mg、500mg、600mg 片剂;100mg/5mL,200mg/5mL 混悬液;500mg IV	1200mg PO qd	胃肠道不适,皮疹,阴道炎	无	他克莫司,苯妥英钠,卡马西平,环孢霉素,溴隐亭,苯二氮䓬类	CYP3A4 弱抑制剂 监测:Q - T 间期

引自:Hand E, Dzintars K. HIV Infection and AIDS//Attridge RL, Miller ML, Moote R, et al. Internal Medicine: A Guide to Clinical Therapeutics. New York, NY: McGraw-Hill, 2013:chap 35

表 28-7　鸟胞内复合体分枝杆菌的一级预防

首选方案	替代方案
阿奇霉素 1200mg PO qw	†‡ 利福布汀 300mg PO qd
克拉霉素 500mg PO bid	
阿奇霉素 600mg PO biw	

缩写:bid,一日两次;biw,一周 2 次;qd,一日一次;qw,一周一次

† 使用前应排除活动性肺结核

‡ 根据药物相互作用调整剂量

治疗

　　治疗建议包括至少 2 个有效药物,以防止耐药。首选治疗包括克拉霉素、乙胺丁醇、加/减利福平治疗 12 个月(表 28-8)。替代药物包括阿奇霉素和部分氨基糖苷类抗生素。

表 28-8　鸟胞内复合体分枝杆菌的药物治疗

药物	剂量	不良反应	禁忌	药物相互作用	临床注意事项
克拉霉素(Biaxin)125mg/5mL,250mg/5mL 混悬液;250mg,500mg 片剂	500mg PO bid CrCl < 30mL/min:50% 常规剂量或用药间隔延长 1 倍	胃肠道不适,苦味,皮疹,听力丧失	使用麦角衍生物,西沙必利	钙通道阻滞剂,苯二氮䓬类,他汀类药物,唑类,SSRIs,延长 Q-T 间期的前物	CYP3A4 抑制剂 监测 Q-T 间期 最大剂量 1g/d 作用机制:与 50S 核糖体亚基结合,抑制蛋白质合成
阿奇霉素(Zithromax)250mg,500mg,600mg 片剂;100mg/5mL,200mg/5mL 混悬液;500mg IV	500～600mg PO qd	胃肠道不适,皮疹,阴道炎	无	他克莫司,苯妥英钠、卡马西平、环孢霉素、溴隐亭、苯二氮䓬类	CYP3A4 弱抑制剂 监测 Q-T 间期
乙胺丁醇(Myambutol)100mg,400mg 片剂	15mg/kg PO qd CrCl10～50mg:q24～36h CrCl < 10mg:q48h	胃肠道不适,视神经炎(高剂量)	视神经炎,视力无法评估的患者	降低氢氧化铝的吸收	启动治疗前考虑眼科检查 停药/继续用药:如果发生视力变化 作用机制:干扰 RNA 的合成
利福布汀(Mycobutin)150mg 胶囊	300mg PO qd CrCl < 30mg:50% 常规剂量	胃肠道不适,肝炎,白细胞减少,关节痛,高剂量时葡萄膜炎		依法韦仑,安普那韦,茚地那韦	CYP3A4 主要底物和抑制剂 监测肝功能 作用机制:抑制 DNA 依赖的 RNA 聚合酶,阻止
利福平(Rifadin)150mg,300mg 片剂 & 胶囊 600mg IV	600mg PO qd	胃肠道不适,肝炎,白细胞减少	与安普那韦,沙奎那韦/利托那韦合用	氯吡格雷,异烟肼,蛋白酶抑制剂,胺碘酮,华法林,SSRIs 类药物,激素类避孕药,苯二氮䓬类药物、糖皮质激素、他汀类药物	诱导 CYP1A2,CYP2C9/19,CYP3A4 监测:CBC,肝功能
阿米卡星(Amikin)50mg/mL,250mg/mL IV	15mg/kg IV 每周 3 次	前庭和听觉功能异常,肾毒性	对氨基糖苷类抗生素过敏	与其他肾毒性药物有相加作用	监测 BUN,Scr,听力改变 治疗药物监测 作用机制:与 30S 核糖体亚基结合,抑制蛋白质合成

药物	剂量	不良反应	禁忌	药物相互作用	临床注意事项
链霉素 1g 粉针剂	15mg/kg IM 每周3次 最大剂量:1g	前庭和听觉功能异常,肾毒性	对氨基糖苷类抗生素过敏	与其他肾毒性药物有相加作用	监测 BUN,Scr,听力改变治疗药物监测 作用机制:与 30S 核糖体亚基结合,抑制蛋白质合成

引自:Hand E,Dzintars K. HIV Infection and AIDS//Attridge RL,Miller ML,Moote R,et al. Internal Medicine:A Guide to Clinical Therapeutics. New York,NY:McGraw-Hill;2013:chap 35

案例应用

1. 乙胺嘧啶可引起骨髓抑制,与下列哪种药物联用可降低抑制效应?
   a. 维生素 B_{12}
   b. 左氧氟沙星
   c. 氨苯砜
   d. 亚叶酸钙

2. G6PD 缺乏患者在孕期治疗肺孢子菌肺炎(PCP)与溶血性贫血有关,选出与此有关的药物。选出所有正确答案。
   a. 阿奇霉素
   b. 伯氨喹
   c. 氨苯砜
   d. 阿托伐醌

3. 莫西沙星的商品名是哪项?
   a. Avelox
   b. Septra
   c. Mepron
   d. Aczone

4. 患者 JK 最近被当地诊所诊断为 AIDS。既往史包括:高血压、血脂异常和抑郁症。用药包括洛沙坦,阿托伐他汀和依地普仑。实验室检查结果显示:CD4 计数 $120/mm^3$,血清钾 4.8mEq/L(开始为 3.5mEq/L)。推荐下列哪种药物作为预防 PCP 的首选治疗方案。
   a. 克林霉素
   b. TMP - SMX
   c. 阿米卡星
   d. 左氧氟沙星

5. 患者 RA,非妊娠女性,既往有 AIDS 病史(5 年前诊断)。由于不愿承认病情,她拒绝治疗。RA 今日就诊,CD4 计数 $80/mm^3$。应推荐 RA 采取下列哪些一级预防?选出所有正确答案。
   a. MAC
   b. TE
   c. PCP

   d. 不推荐患者 RA 进行预防

6. 患者 LZ,52 岁,因 AIDS 并发症入院。护士告知药师该患者正在进行抗 PJP 治疗。护士不清楚治疗疗程,遂咨询药师。请选出大多数 PCP 感染患者的抗微生物治疗疗程。
   a. 7 天
   b. 10 天
   c. 14 天
   d. 21 天

7. 下列哪种机会感染的诊断标准是血清免疫球蛋白 G(IgG)阳性?
   a. 念珠菌病
   b. 弓形虫病
   c. MAC
   d. PCP

8. 下列哪种药物可用于 PCP 一级预防的雾化制剂?
   a. 氨苯砜
   b. 亚叶酸钙
   c. 甲氧苄啶
   d. 喷他脒

9. 下列哪种药物用于 PCP 和弓形体病的一级预防?选出所有正确答案。
   a. 阿托伐醌
   b. 氨苯砜
   c. 亚叶酸钙
   d. 喷他脒

10. 下列哪种药物可一周一次用于 MAC 一级预防?
    a. 阿奇霉素
    b. 氨曲南
    c. 克林霉素
    d. 头孢唑啉

11. Biaxin 的通用名是哪项?
    a. 克林霉素
    b. 磺胺甲噁唑 - 甲氧苄啶
    c. 克拉霉素
    d. 万古霉素

12. 患者 IT,男性,既往有 HIV 感染史。CD4 计数 115/mm³,目前未检测到 HIV RNA(3 月前开始 Complera 治疗)。今日因吞咽疼痛和口腔内白斑就诊。诊断为口咽念珠菌病(首次发病)。下列哪种药物可用于口咽念珠菌病的首次发作并有口腔含片剂型? 选出所有正确答案。

　　a.氟康唑

　　b.克霉唑

　　c.伊曲康唑

　　d.泊沙康唑

　　e.伏立康唑

13. GY 是 HIV 感染患者,既往有 HIV 病史(CD4 为 150/mm³)。治疗药物包括 Truvada(恩曲他滨/替诺福韦)和 Kaletra(洛匹那韦/利托那韦),TMP/SMZ(预防 PJP),胺碘酮(房颤病史)和克拉霉素(因呼吸道感染用药 3～10 天疗程的第 3 天)。因鹅口疮困扰就诊。这是其今年第 3 次鹅口疮发作。下列哪种药物可用于治疗 GY 的食管念珠菌病且与以上所用药物有潜在的相互作用? 选出所有正确答案。

　　a.氟康唑

　　b.克霉唑

　　c.伊曲康唑

　　d.伏立康唑

14. 选出两性霉素 B 制剂的商品名。选出所有正确答案。

　　a.Amphocin

　　b.Fungizone

　　c.Ambisome

　　d.Ancobon

15. HIV 感染患者 RT 正在服用以下药物:辛伐他汀、泮托拉唑、TMP/SMZ,以及按需使用布洛芬。因其 CD4 计数下降,欲进行 MAC 一级预防。RT 可使用下列哪种药物预防 MAC? 选出所有正确答案。

　　a.阿奇霉素

　　b.克拉霉素

　　c.克林霉素

　　d.克霉唑

16. 下列哪种药物有粉雾制剂? 选出所有正确答案。

　　a.氨苯砜

　　b.喷他脒

　　c.克林霉素

　　d.伯氨喹

17. 下列哪个是泊沙康唑的商品名? 选出所有正确答案。

　　a.Diflucan

　　b.Vfend

　　c.Sporanox

　　d.Noxafil

18. 根据治疗食管念珠菌病的第 1 天起始剂量排列下列棘白菌素类药物。从最低毫克剂量开始。

无序选项	排序结果
米卡芬净	
阿尼芬净	
卡泊芬净	

19. 下列哪种唑类抗真菌药可致幻觉? 选出所有正确答案。

　　a.伏立康唑

　　b.甲硝唑

　　c.克霉唑

　　d.氟康唑

20. 以下哪种药物可导致视神经炎? 选出所有正确答案。

　　a.克拉霉素

　　b.伊曲康唑

　　c.乙胺丁醇

　　d.两性霉素

要点小结

■ 根据患者 CD4 计数指导机会性感染的预防和治疗措施。

■ 皮肤黏膜念珠菌病是念珠菌属(以白色念珠菌最常见)引起的真菌感染。

■ 不常规推荐念珠菌病的一级预防。对于严重复发患者,推荐二级预防(氟康唑 100～200mg/d)。

■ 局部治疗可用于口咽念珠菌病的初始发作。

■ 肺孢子菌是一种机会性肺部真菌病原体,是免疫低下宿主发生肺炎的一个重要病因。

■ 预防肺孢子菌肺炎的指征包括:CD4⁺ T 细胞计数 <200/mm³ 或有口咽念珠菌病史的 HIV 感染患者,和从 PJP 病恢复的 HIV 感染和非 HIV 感染患者。

■ 隐球菌性脑膜炎（CM）是由真菌——新型隐球菌引起的中枢神经系统感染。

■ CM 的药物治疗包括诱导、抑制和维持阶段。

■ 弓形体病是由寄生虫——刚地弓形虫引起的中枢神经系统感染。

■ 所有 HIV 感染者，包括那些缺乏弓形虫 IgG 抗体的患者，应接受有关弓形虫感染源的咨询。

■ 建议 CD4 细胞计数小于 $100/mm^3$ 的患者进行弓形虫一级预防（TMP/SMX）。CD4 > $200/mm^3$ 的时间超过 3 个月时，可以终止预防。

■ 弓形虫感染的首选治疗是乙胺嘧啶、亚叶酸和磺胺嘧啶，疗程至少 6 周。

■ 鸟胞内复合体分枝杆菌（MAC）是一种生长缓慢的需氧杆菌，通过吸入或摄入传播。MAC 主要引起肺部感染。

■ 推荐 CD4 细胞计数为 $50/mm^3$ 的患者采取 MAC 一级预防。

■ MAC 治疗推荐包括至少 2 个有效药物以防止耐药。

参考文献

Anderson PL, Kakuda TN, Fletcher CV. Human Immunodeficiency Virus Infection//DiPiro JT, Talbert RL, Yee GC, et al. Pharmacotherapy: A Pathophysiologic Approach. 9th ed. New York, NY: McGraw-Hill, 2014: chap 103.

Brooks GF, Carroll KC, Butel JS, et al. AIDS and Lentiviruses//Brooks GF, Carroll KC, Butel JS, et al. Jawetz, Melnick, & Adelberg's Medical Microbiology. 26th ed. New York, NY: McGraw-Hill, 2013: chap 44.

Dresser LD. Superficial Fungal Infections//DiPiro JT, Talbert RL, Yee GC, et al. Pharmacotherapy: A Pathophysiologic Approach. 9th ed. New York, NY: McGraw-Hill, 2014: chap 98.

Hand E, Dzintars K. HIV Infection and AIDS//Attridge RL, Miller ML, Moote R, et al. Internal Medicine: A Guide to Clinical Therapeutics. New York, NY: McGraw-Hill, 2013: chap 35.

Kaplan JE, Benson C, Holmes KK, et al. http://www.ncbi.nlm.nih.gov/pubmed? term = Brooks% 20JT% 5BAuthor% 5D&cauthor = true&cauthor_uid = 19357635. Guidelines for prevention and treatment of opportunistic infections in HIV-infected adults and adolescents: recommendations from CDC, NIH, and the HIV Medicine Association of the IDSA. MMWR Recomm Rep, 2009, 58: 1 – 207.

第 29 章 | 结核病

Kristen Cook

译者 王靖雯 余静洁

基础概述

结核病(TB)是一种由抗酸杆菌(AFB)属结核分枝杆菌引起的感染。TB 通过人与人之间吸入空气中的飞沫传播。感染结核分枝杆菌的患者多数是潜伏性感染,一般不发展成有症状的活动性结核。如果未用异烟肼治疗,大约 10% 的患者进展为活动性肺结核。感染后 2 年内发展成活动性结核的风险最高。

结核病主要影响肺部。肺结核的临床表现包括咳痰、发热、体重减轻、夜间盗汗和咯血。肺外结核发生在泌尿生殖系统、骨骼、中枢神经系统和心包系统中。播散性肺结核发生在身体的多个部位。

结核菌素皮肤试验用于结核病的鉴别。Mantoux 结核菌素皮内试验是在前臂内侧皮内注入一种结核菌素纯蛋白衍生物(PPD)。注射后 48 ~ 72 小时评价注射部位的硬结。根据硬结的大小和患者的风险判定试验是否为阳性(表 29 - 1)。之前在其他国家接受过卡介苗疫苗的患者会出现皮肤试验呈阳性。这种疫苗接种不推荐用于大多数美国人。QuantiFERON - TB Gold 试验(QFT - GIT)测量 PPD 注入后血液样品中干扰素 γ 释放水平。这个试验提供了一个比皮肤试验更快速的诊断方法。疾控中心表示在年龄大于 5 岁的个体中,本方法可被用来代替皮肤试验。怀疑活动性结核时应该在第一时间进行痰培养、胸部 X 线片和药敏试验。

表 29 - 1 高危人群结核菌素阳性的标准

硬结直径 5mm	硬结直径 ≥10mm	硬结直径 ≥15mm
人类免疫缺陷病毒(HIV)阳性者	近期(例如:在过去的 5 年之内)从高发病率国家移民者	无 TB 危险因素者
近期与结核病(TB)患者接触	注射吸毒者	
胸片的纤维化改变与之前的 TB 一致	处于以下高危环境的居民和工作人员[a]:监狱和拘留所,养老院和其他老年人的长期护理机构,医院和其他医疗机构,获得性免疫缺陷综合征(AIDS)患者的居住场所,无家可归者收容所	
器官移植患者和其他免疫抑制患者(服用 ≥15mg/d 泼尼松或等量其他激素 1 个月或更长时间)[b]	■ 分枝杆菌实验人员 ■ 有下列临床条件导致高风险的人群:矽肺,糖尿病,慢性肾衰,某些血液学疾病(例如,白血病和淋巴瘤),其他特定的恶性肿瘤(例如:头颈部和肺癌),体重较理想体重减少 ≥10%,胃切除术,空回肠旁路术 ■ 未满 4 岁的儿童或接触高危成人的婴儿,儿童和青少年	

a. 低风险和入职体检的人硬结直径 ≥15mm 者可认为是阳性

b. 使用糖皮质激素治疗的患者,TB 风险随着剂量增加和持续时间延长而升高

引自:Namdar R, Lauzardo M, Peloquin CA. Tuberculosis//DiPiro JT, Talbert RL, Yee GC, et al. Pharmacotherapy: A Pathophysiologic Approach, 9e. New York, NY: McGraw-Hill, 2014:chap 90

治疗

结核病的治疗目标包括:控制结核病的传播,降低耐药和预防活动性结核复发。四联方案包括异烟肼、吡嗪酰胺、利福平和乙胺丁醇,可作为疑似活动性结核感染初始方案。联合治疗可以避免选择性耐药菌的产生。活动性结核的经典治疗包

括初始 2 个月强化期的四药联合治疗和后 4 个月巩固期(18 周)的两药联合治疗。下列患者巩固期需延长至 7 个月:在 2 个月强化期结束痰培养阳性的空洞性肺结核者,强化期未使用吡嗪酰胺且治疗方案为异烟肼 – 利福喷丁每周一次,在强化期结束痰培养仍然阳性者。每周用药不多于 5 次者推荐直接观察治疗。药敏结果如显示 TB 对异烟肼和利福平敏感,乙胺丁醇可停用。强化期前的实验室基线参考值包括:肝功能检查、肌酐、胆红素和血小板。除非这些参考值异常或临床表现提示需要复查,一般不需要常规监测。例如,如果在随访期间发现肝毒性的任何症状,提示需要复查基线参考值。儿童的治疗包括异烟肼、利福平和吡嗪酰胺。一线药物治疗方案见表 29 – 2,药物特点见表 29 – 3。

表 29 – 2　活动性肺结核的一线方案

药物	频次	时间	药物	频次	间隔
异烟肼,利福平,吡嗪酰胺,乙胺丁醇	7d/wk 或 5d/wk	8wk	异烟肼,利福平 异烟肼,利福喷丁[a]	7d/wk 或 5d/wk 或每周两次[b] 每周一次	18wk
异烟肼,利福平,吡嗪酰胺,乙胺丁醇	5 ~ 7d/wk 使用 2 周后改为每周两次	8wk	异烟肼,利福平 异烟肼,利福喷丁[a]	每周两次[b] 每周一次	18wk
异烟肼,利福平,吡嗪酰胺,乙胺丁醇	3d/wk	8wk	异烟肼,利福平	3d/wk	18wk
异烟肼,利福平,乙胺丁醇	7d/wk 或 5d/wk	8wk	异烟肼,利福平	7d/wk 或 5d/wk 或每周两次	18wk

a. 不应用于 HIV 阳性患者

b. 在治疗的巩固期,利福平每周两次不推荐用于 CD4 计数 <100/mm³ 的 HIV 阳性患者

引自:Treatment of tuberculosis, American ThoracicSociety,CDC,and Infection Diseases Society of American. MMWR, 2003, 52(No. RR – 11):1 –63

表 29 – 3　结核病药物的特点

亚类	作用机制	效果	临床应用	药代动力学,毒性,相互作用
异烟肼	抑制分枝菌酸的合成,分枝菌酸是分枝杆菌细胞壁的基本组分	对结核分枝杆菌敏感菌株有杀菌活性	结核病的一线药物 ■ 潜伏性感染的治疗 ■ 对其他分枝杆菌活性较差	口服,静注 ■ 肝清除(半衰期 1 小时) ■ 降低苯妥英水平 ■ 毒性:肝毒性,周围神经病变(给予吡哆醇预防神经病变)
利福霉素				
利福平	抑制 DNA 依赖的 RNA 聚合酶,从而阻断 RNA 合成	对敏感细菌和分枝杆菌有杀菌活性 ■ 单独用于治疗活动期感染时迅速产生耐药	结核的一线药物 ■ 非典型分枝杆菌感染 ■ 根除脑膜炎球菌定植和葡萄球菌感染	口服,静注 ■ 肝清除(半衰期 3.5 小时) ■ 强效 CYP 450 诱导剂 ■ 毒性:皮疹,肾炎,血小板减少,胆汁淤积,间断给药时的流感样综合征
利福布汀:口服;类似于利福平但但细胞色素 P450 诱导作用最低,药物相互作用较少				
利福喷丁:口服;利福平的长效类似物,可在结核病治疗的巩固阶段每周服用一次				
吡嗪酰胺	尚不完全明确 ■ 吡嗪酰胺在巨噬细胞溶酶体的酸性条件下被转化成活性吡嗪酸	对结核分枝杆菌敏感菌株有抑菌活性 ■ 对活动性分裂期细菌可能也有杀菌活性	在治疗的前 2 个月使其发挥"杀菌"作用 ■ 允许治疗周期缩短至 6 个月	口服 ■ 肝清除(半衰期 9 小时),但是代谢物通过肾脏清除,因此如果肌酐清除率 <30mL/min,每周服用 3 次 ■ 毒性:肝毒性,高尿酸血症

亚类	作用机制	效果	临床应用	药代动力学,毒性,相互作用
乙胺丁醇	抑制分枝杆菌阿拉伯糖基转移酶,它参与阿拉伯半乳聚糖的聚合反应,是分枝杆菌细胞壁的重要组成部分	对敏感分枝杆菌有抑菌活性	使用四药初始联合方案治疗结核病,直至获得药敏结果 ■ 也可用于非典型分枝杆菌感染	口服 ■ 混合清除(半衰期 4 小时) ■ 肾衰竭时必需减少剂量 ■ 毒性:球后视神经炎
链霉素	通过结合到 S12 核糖体亚基阻止细菌蛋白合成	对敏感分枝杆菌有抑菌活性	需要注射给药或治疗耐药的结核病	肌注,静注 ■ 肾清除(半衰期 2.5 小时) ■ 初始每天给药,之后每周 2 次 ■ 毒性:肾毒性,耳毒性

只有活动性结核被排除,才能开始潜伏性结核感染的治疗。潜伏性结核感染的推荐治疗方案是异烟肼单药治疗 9 个月,除非有异烟肼禁忌。一周用药一次的方案批准用于潜伏性感染的治疗(异烟肼和利福喷丁)。除少数患者外(表 29 - 4),该方案可作为首选方案。儿童的首选方案是异烟肼每天一次或一周两次治疗 9 个月。对于经常饮酒、HIV 阳性、妊娠期、产后 3 个月内、或有肝病的使用异烟肼治疗潜伏性结核的患者,应对肝酶的基线参考值进行评估。

表 29 - 4　潜在性结核病的治疗方案

药物	治疗时间	成人剂量
异烟肼[a]	9 个月	300mg/d
异烟肼	9 个月	900mg 每周两次
异烟肼[b]	6 个月	300mg/d
异烟肼[b]	6 个月	900mg 每周两次
利福平	4 个月	600mg/d
异烟肼 + 利福喷丁[c]	3 个月	INH 900mg 每周 + 利福平 10.0 ~ 14.0kg:300mg 14.1 ~ 25.0kg:450mg 25.1 ~ 32.0kg:600mg 32.1 ~ 49.9kg:750mg ≥50.0kg:300mg

a. 2 ~ 11 岁儿童的首选方案

b. 不推荐用于 HIV 阳性患者

c. 不推荐用于小于 2 岁或有 HIV 合并抗逆转录病毒的患者或妊娠期妇女,必须采用直接观察治疗

引自:Targeted tuberculin testing and treatment of latent tuberculosisinfection. MMWR, 2000, 49(No. RR - 6):1 - 6

疗效评估

TB 治疗的有效性通过 AFB 涂片和培养来决定。抗酸杆菌经酸性乙醇洗脱后仍可保留其染色。每 1 ~ 2 周进行一次痰培养用于 AFB 染色和镜检,直至连续两次痰涂片结果呈阴性。此结果提供了判断治疗反应的依据。如果两个月后痰培养仍然呈阳性,应重复药敏试验,并且检测血清药物浓度。

患者依从性差是 TB 治疗中的一个严重问题。提高依从性最有效的方式是直接观察治疗(DOT)。DOT 也可用于观察患者可能出现的药物毒性,从而提高整体护理水平。

肝毒性

如转氨酶超过正常值上限 5 倍或胆红素明显升高,出现恶心、呕吐、黄疸症状,应怀疑肝毒性。此时,相应药物应停止使用。

具体药物

异烟肼

异烟肼(INH)是治疗潜伏性 TB 的一线药物,也是活动性 TB 联合治疗的一线药物之一。分枝杆菌细胞壁主要由分枝菌酸组成,INH 可抑制分枝菌酸的产生。异烟肼通过乙酰化代谢,在慢乙酰化和快乙酰化者中其代谢可能会受遗传差异影响。目前尚无检测遗传差异的推荐方案。该药的成人剂量是每日 300mg 或 900mg,每周一次、两次或三次。肝病患者应慎用。推荐 Pyridoxine(维生素 B_6)每日 25 ~ 50mg 与异烟肼同服有助于预防药源性周围神经病变。异烟肼的不良反应包括:皮疹、神经病变、胃肠道刺激和肝毒性。异烟肼引起的肝炎较罕见,但老年人、妊娠期妇女、产后妇女、酗酒者、有潜在肝病者和联用利福平者发生率

增加。确定发生 INH 导致的肝炎时应立刻停止用药且不再使用。表 29-5 列举了异烟肼的药物相互作用。

表 29-5　异烟肼的药物相互作用

合并用药	CYP 亚型	不良反应
对乙酰氨基酚	抑制－诱导 CYP2E1	肝毒性
卡马西平	抑制 CYP3A	神经毒性
地西泮	抑制 CYP3A 和 CYP2Cl9	镇静和呼吸抑制
琥乙胺	抑制 CYP3A	精神病行为
异氟醚和安氟醚	诱导 CYP2E1	有效性降低
苯妥英	抑制 CYP2C19	神经毒性
茶碱	抑制 CYP3A	癫痫发作、心慌、恶心
长春新碱	抑制 CYP3A	四肢无力和刺痛
华法林	抑制 CYP2C9	出血风险增加（个案报道）

引自：Gumbo T. Chemotherapy of Tuberculosis, MycobacteriumAvium Complex Disease, and Leprosy//Brunton LL, Chabner BA, Knollmann BC, et al. Goodman & Gilman's The Pharmacological Basis of Therapeutics, 12e. New York, NY: McGraw-Hill, 2011: chap56

利福霉素

利福平是活动性 TB 的一线用药（用于联合治疗）。利福平可抑制细菌细胞 DNA 依赖的 RNA 聚合酶合成。该药成人剂量是 600mg，每日一次，每周两次或三次。利福布汀和利福喷丁可用于代替利福平。利福平、利福布汀和利福喷丁可明显诱导细胞色素 P450 酶并增加某些药物如口服抗凝药、抗癫痫药、抗逆转录病毒药物、环孢素和口服避孕药的代谢。利福布汀的酶诱导作用最低。利福平不耐受时也可使用其他利福霉素。利福霉素的不良反应包括：瘙痒、皮疹、胃肠道反应、流感样症状和罕见的肝毒性。利福霉素可将尿液、汗液和泪液变为无害的橙红色。

吡嗪酰胺

吡嗪酰胺（PZA）是活动性 TB 的一线用药（用于联合治疗）。PZA 对巨噬细胞内的结核杆菌有抗菌活性。该药成人剂量为 20～25mg/(kg·d)，取整数到最接近的 500mg 整片剂量。PZA 禁用于严重肝病和急性痛风发作患者。有痛风史的患者应慎用。其不良反应包括：肝毒性、胃肠道反应和高尿酸血症。如果使用利福平，有肝病史的患者应进行基础肝功能检测。

乙胺丁醇

乙胺丁醇是活动性结核的一线治疗药物（用于联合治疗）。乙胺丁醇以分枝杆菌阿拉伯糖基转移酶为靶点来抑制细胞壁生成。为预防利福平耐药，抗结核治疗加用乙胺丁醇。该药成人剂量为 15～20mg/(kg·d)，取整数到最接近的整片剂量（100mg、400mg）。肾功能不全者需调整剂量。乙胺丁醇禁用于视神经炎及难以确定视觉灵敏度者（儿童）。乙胺丁醇导致球后视神经炎，其表现为视力下降或红绿色盲。对于该不良反应，患者应进行基础视力和色盲评估并持续监测。

特殊人群

免疫功能低下

HIV 患者应接受结核病检测。患有 HIV 和其他免疫缺陷病者与免疫功能正常人群一样接受药物治疗。但治疗持续时间需延长至 9 个月。不推荐 HIV 阳性的 TB 患者使用高度间歇性方案（一周两次或一次）。

HIV 阳性的 TB 患者开始使用抗逆转录病毒治疗时可出现一种异常反应（自限性炎症反应）。可使用非甾体抗炎药或糖皮质激素治疗。

在 HIV 患者中利福霉素的药物相互作用非常重要。利福霉素、HIV 蛋白酶抑制剂和非核苷类逆转录酶抑制剂的相互作用非常常见，需要调整剂量和频次。利福布汀可替代其他利福霉素，但是需要特别注意药物的调整。

妊娠期/哺乳期

对于活动性 TB 的妊娠期妇女，药物治疗是必要的。潜伏性 TB 的妊娠期妇女治疗是有争议的。HIV 阳性的潜伏性 TB 或近期感染的潜伏性 TB 患者应考虑治疗。所有妊娠期和产后妇女在治疗开始前应进行基础肝功能检查。妊娠期的一线药物治疗方案包括异烟肼、利福平和乙胺丁醇。不推荐使用吡嗪酰胺。已知可致畸的不应使用的药物为部分二线药物链霉素、卡那霉素、阿米卡星和卷曲霉素。正在进行结核病治疗的患者可以哺乳。

多重耐药TB

对于多重耐药（MDR）TB 尚无标准的治疗方案。MDR-TB 的治疗基于既往用药史、暴露史、当地细菌耐药情况和药敏数据。多重耐药 TB 的一个很重要的治疗原则是在任何时候不使用单一药物进行治疗。两个或两个以上的新药应该被补充到治疗方案中以减少耐药发展的可能性。

MDR-TB 的治疗由二线抗结核药物组成,包括环丝氨酸、乙硫异烟胺、链霉素、阿米卡星/卡那霉素、卷曲霉素、对氨基水杨酸(PAS)和选择性氟喹诺酮类药物。

贝达喹啉于 2012 年 12 月被批准用于其他药物不可用或治疗无效的 MDR-TB。贝达喹啉可抑制分枝杆菌 ATP 合成酶。该药主要是 CYP3A4 的底物,因此必须考虑药物相互作用(包括 Q-Tc 间期延长)。试验发现贝达喹啉可增加死亡风险,因此只在其他药物不能选择时使用。

案例应用

1. 患者 JK,32 岁,HIV 阴性,入院 2 天后回报结核菌素皮肤试验阳性。该患者出生在美国,职业为狱警,定期注射海洛因。胸部 X 线回报正常,无肺结核症状,痰涂片培养阴性。以下哪种药物治疗适合该患者?
   a. 异烟肼 300mg/d×9 个月
   b. 利福平 100mg/d×4 个月
   c. 不需要药物治疗
   d. 异烟肼 300mg 和利福平 600mg×6 个月
   e. 异烟肼、利福平、乙胺丁醇、吡嗪酰胺

2. 在美国卡介苗应常规给予以下哪种患者?
   a. 10 岁儿童
   b. 2 个月婴儿
   c. 65 岁男性
   d. 6 个月婴儿
   e. 在美国卡介苗不建议常规使用

3. 患者 RL,男性,37 岁,凭利福平处方去药房取药。其他现用药物包括:扑热息痛 1000mg,4/d,苯妥英 100mg,2/d,华法林 3mg,1/d,以及奥美拉唑 20mg,1/d。对患者 RL 以下哪项用药建议比较重要?选出所有正确选项。
   a. 该药可使分泌物呈橙红色
   b. 服用该药期间应尽量限制扑热息痛使用
   c. 与该药同服应减少华法林剂量
   d. 该药可引起胃肠道不适
   e. 该药可引起苯妥英浓度降低

4. 患者 RS,女性,25 岁,西班牙人,近期被诊断出患有活动性结核。针对该患者应推荐什么药物治疗方案?该患者无任何抗结核药物禁忌史。目前无任何药敏试验结果回报。
   a. INH、RIF、PZA×8 周,然后 INH、RIF×18 周
   b. INH×9 个月

   c. INH、RIF×9 个月
   d. INH、RIF、EMB、FQ×8 周,然后 INH、RIF×18 周
   e. INH、RIF、EMB、PZA×8 周,然后 INH、RIF×18 周

5. 以下有关抗酸杆菌的描述哪项正确?
   a. 在美国可引起大多数细菌感染性疾病
   b. 结核杆菌是唯一一种抗酸杆菌
   c. 抗酸杆菌培养比其他细菌生长较快
   d. 酸性乙醇洗后不褪色

6. 选择结核传播的主要方式。
   a. 吸入
   b. 血液或体液传播
   c. 接触死禽
   d. 住院治疗

7. 潜伏性结核感染患者在什么时间进展为活动性结核风险最高?
   a. 暴露 10 年
   b. 暴露 8 年
   c. 暴露 6 年
   d. 暴露 4 年
   e. 暴露 2 年

8. 以下哪项是肺结核的症状?选择所有适合的选项。
   a. 体重减轻
   b. 咳痰
   c. 头痛
   d. 发热
   e. 盗汗

9. TB 感染患者结核菌素皮肤试验结果读取时间是多少?
   a. 12 小时
   b. 24 小时
   c. 48 小时
   d. 96 小时
   e. 120 小时

10. 以下哪类患者应做药敏试验?
   a. 所有潜伏性结核患者
   b. 大于 35 岁的潜伏性结核患者
   c. 所有活动性结核患者
   d. 大于 35 岁的活动性结核患者
   e. 国外出生的潜伏和活动性结核患者

11. 患者 TF,10 岁,女性,近期被诊断出患有活动性结核。其他现用药包括:哌醋甲酯,10mg,2/d。该患者 HIV 阴性。以下哪种药物不应包含在活动性结核的治疗方案中?
   a. 异烟肼
   b. 利福平
   c. 吡嗪酰胺
   d. 乙胺丁醇

12. 正在接受异烟肼治疗的潜伏性 TB 感染患者,加入下列哪种药物时必须进行肝功能随访?

　　a. 萘普生

　　b. 复合维生素

　　c. 舍曲林

　　d. 扑热息痛

　　e. 赖诺普利

13. 以下哪项是治疗成人潜伏性结核感染的最佳方案?

　　a. 异烟肼 300mg,1/日 ×6 个月

　　b. 异烟肼 300mg,1/日 ×9 个月

　　c. 利福平 600mg,1/日 ×6 个月

　　d. 利福平 600mg,1/日 ×9 个月

14. 患者 RS,女性,45 岁,服用异烟肼治疗潜伏性结核。现用药包括:二甲双胍 1000mg,2/d;格列吡嗪 10mg,2/d;赖诺普利,20mg,1/d;阿托伐他汀 40mg,1/d。医生建议其购买维生素 B₆(吡哆醇)。吡哆醇可降低异烟肼的哪种不良反应?

　　a. 肝毒性

　　b. 周围神经炎

　　c. 胃肠道不适

　　d. 皮疹

15. 以下哪种利福霉素对 CYP 450 酶诱导作用最弱?

　　a. 利福平

　　b. 利福布汀

　　c. 利福喷汀

　　d. 头孢曲松

16. 患者 ZK,女性,56 岁,上个月开始治疗活动性 TB。该患者用药方案包括:异烟肼、利福平、乙胺丁醇和吡嗪酰胺。该患者告知医生用药期间进行了常规用药监测且无不良反应。应检测以下哪个项目?

　　a. 肌酐

　　b. 足部检查

　　c. Snellen 视力表检查

　　d. 全血细胞计数

　　e. 甘油三酯

17. 以下哪项是吡嗪酰胺治疗的禁忌证?请选出所有正确选项。

　　a. 急性痛风发作

　　b. 慢性阻塞性肺疾病

　　c. 类风湿关节炎

　　d. 哮喘

18. 将以下患者群体的反应从低到高排列(PPD 阳性反应)。

无序排列	排序结果
HIV 患者	
注射吸毒人员	
无风险因素	

19. 将以下潜伏性结核治疗方案按疗程从短到长进行排序。

无序排列	排序结果
利福平	
异烟肼 + 利福喷丁	
异烟肼	

20. 以下哪种药物与 INH 有相互作用?请选出所有正确选项。

　　a. 卡马西平

　　b. 华法林

　　c. 苯妥英

　　d. 茶碱

要点小结

- 结核病由抗酸杆菌 - 结核分枝杆菌引起,它是一个全世界的公共健康问题。

- 结核病通过吸入传播,不是所有暴露人群都会发展成活动性结核病。

- 大多数免疫系统强大的患者发展为潜伏性结核感染。潜伏性结核感染不会传染。

- 潜伏性结核感染应该用 INH 治疗以防止以后转换成活动性疾病,活动性疾病的风险在暴露后的两年最高。

- 结核菌素皮内试验被用来鉴别结核病感染患者。皮肤试验需要在 48 ~ 72 小时内观察。Quantiferon 结核试验现在可根据临床情况选择性使用。

- 活动性肺结核的一般症状包括咳痰、夜间盗汗、发热、疲劳、体重减轻和咯血。肺结核是活动性结核病的最常见类型。

■ 当怀疑活动性结核病时,应进行下列诊断性试验:胸部 X 线、细菌培养和药敏试验。

■ 活动期结核病的药物治疗通常包括异烟肼、利福平、乙胺丁醇和吡嗪酰胺(前 2 个月)和异烟肼、利福平(后 4 个月巩固期)。

■ HIV 阳性患者通常需要持续 7 个月的巩固期。

■ 直接观察治疗被推荐用于任何方案,其中每周服用药物 5 次或更少。

■ 异烟肼的肝毒性很罕见但是在下列情况下发生风险会增加:使用利福平、高龄、孕妇、产后妇女、酗酒者和有潜在肝病者。

■ 吡哆醇可用来预防异烟肼引起的周围神经病变。

■ 利福霉素明显诱导 CYP 450,可以降低一些药物的浓度。利福布汀常常作为使用抗逆转录病毒疗法患者首选的利福霉素类药物。

■ 活动性结核病的孕妇应该在诊断的同时接受治疗。孕妇的结核病治疗方案中不应包括吡嗪酰胺。

参考文献

Deck DH, Winston LG. Antimycobacterial Drugs//Katzung BG, Masters SB, Trevor AJ, et al. Basic Clinical Pharmacology. 12th ed. New York, NY: McGraw-Hill, 2012: chap 47.

Gumbo T. Chemotherapy of Tuberculosis, Mycobacterium Avium Complex Disease, and Leprosy//BruntonLL, Chabner BA, Knollmann BC, et al. Goodman Gilman's The Pharmacological Basis of Therapeutics. 12th ed. New York, NY: McGraw-Hill, 2011: chap 56.

Namdar R, Lauzardo M, peloquin CA. Tuberculosis//DiPiro JT, Talbert RL, Yee GC, et al. Pharmacotherapy: A Pathophysiologic Approach. 9th ed. New York, NY: McGraw-Hill, 2014: chap 90.

Trevor AJ, Katzung BG, Kruidering – Hall MM, et al. Antimycobacterial Drugs//Trevor AJ, Katzung BG, Kruidering-Hall MM, et al. Katzung Trevor's Pharmacology: Examination Board Review. 10th ed. New York, NY: McGraw-Hill, 2013: chap 47.

第 30 章 侵袭性真菌感染

Douglas Slain
译者 蔡 艳 赵培西

基础概述

侵袭性真菌感染常发生于免疫功能低下的患者,有较高的发病率和死亡率。随着医疗技术的进步,如器官和骨髓移植、细胞毒药物化疗、静脉导管的广泛应用,以及广谱抗菌药物的大量使用等,导致侵袭性真菌感染发病率升高。

真菌为真核生物,存在两种基本形式,酵母菌和霉菌。图 30-1 显示致病真菌根据形态特征的分类情况。酵母为自然存在的单细胞,而霉菌为丝状。部分真菌这两种形式均存在,称为双相真菌。双相真菌在环境中以霉菌形式存在,在人体中转换为酵母菌寄生。常见的引起侵袭性感染的双相真菌是皮炎芽生菌、组织胞浆菌和粗球孢子菌。这些真菌容易出现在某些特定地区,因此被称为地方性真菌。

最常见的侵袭性真菌感染是由酵母菌(念珠菌属)引起的。念珠菌属包括白色念珠菌、光滑念珠菌、近平滑念珠菌、热带念珠菌和克柔念珠菌。念珠菌是人体正常定植菌,常见于女性生殖道、胃肠道(GI)和皮肤。当宿主免疫低下时,这些微生物可侵入无菌区域引起感染。最典型的例子是使用广谱抗生素后念珠菌在胃肠道大量增殖。常见侵袭性感染包括血流感染(念珠菌)和/或播散性念珠菌病(例如,腹膜炎和肝脾炎症)。侵袭性念珠菌感染的高危因素包括中性粒细胞减少、糖尿病、免疫缺陷性疾病、应用大剂量糖皮质激素、免疫抑制剂、抗肿瘤药、肠外营养、抗菌药物、手术和烧伤。

新型隐球菌是有荚膜的酵母菌,存在于土壤、鸟类排泄物中,是除念珠菌外最常见的致病真菌。新型隐球菌最易导致免疫功能低下患者发生脑膜炎。

霉菌引起的感染较念珠菌少,它们通常感染严重免疫抑制的患者。引起临床感染最常见的霉菌是曲霉菌属。曲霉菌属是一种广泛存在的霉菌,在多种环境中均可生长,包括土壤、水、腐草和有机碎屑中都能生长良好。常见的引起感染的曲霉包括烟曲霉、黄曲霉和黑曲霉。曲霉菌病可定义为由曲霉菌引起的过敏、定植或组织侵袭等一系列疾病。曲霉菌属引起的侵袭性真菌感染死亡率较高。

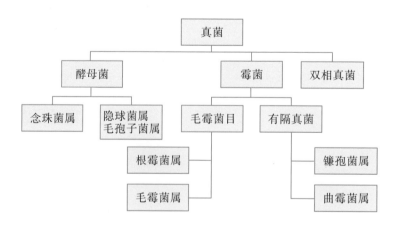

图 30-1 致病真菌从形态学上可分为丝状霉菌或单细胞酵母菌

霉菌以多细胞分枝状、线状体(菌丝)的形式生长,有分隔(由横隔分开)或为多核体(多核,无横隔)

引自:Carver PL. Invasive fungal infections//DiPiro JT, Talbert RL, Yee GC, et al. Pharmacotherapy: A Pathophysiologic Approach. 9th ed. New York, NY: McGraw-Hill, 2014:1931 - 1962

诊断

在患者应用广谱抗生素后仍有感染症状时应怀疑侵袭性真菌感染,尤其是免疫功能低下的患者。念珠菌和隐球菌可在体液(血液或脑脊液)中分离出来。一般情况下,真菌比细菌培养需要更长时间。墨汁荚膜染色(India ink)可以帮助识别新型隐球菌荚膜的存在。

霉菌和地方性真菌的诊断包括血液或组织的培养鉴定。血清抗体抗原检测也可用于诊断。如组织胞浆菌抗原检测、半乳甘露聚糖抗原检测用于曲霉病的诊断。较为常用的影像学检查是计算机断层扫描(CT),比传统的 X 线有更好的诊断率。光晕征和新月征是典型的肺曲霉菌病表现。

预防

骨髓移植(BMT)或造血干细胞移植(HSCT)、高危白血病、肝和肺移植患者可使用抗真菌药物预防真菌感染。初级预防可口服或静脉使用唑类(氟康唑或泊沙康唑)。另一个需要预防性使用抗真菌药的情况是艾滋病患者二级预防(抑制)隐球菌病。隐球菌病患者经治疗后,需终生接受每天口服氟康唑 200mg 的治疗或直至免疫重建。

治疗

侵袭性真菌感染的治疗方案应根据真菌感染类型(酵母菌或霉菌)、临床表现的严重程度、患者的基础免疫抑制状况、药敏情况、潜在的毒性以及药物相互作用等多因素确定。抗真菌药物有显著的药物相互作用和毒性,特别是疗程较长时。大多数患者在获得侵袭性念珠菌病确凿的证据感染前可直接治疗。患者出现持久的、原因不明的发热,且有念珠菌血症的高危因素(广谱抗生素应用、中心静脉置管、严重的脏器功能不全、血液透析、中性粒细胞减少)时可考虑侵袭性念珠菌病的经验性治疗。侵袭性念珠菌病感染的抗真菌治疗比地方性真菌感染起效快。发热缓解和病原菌清除可视为抗真菌治疗有效。抗真菌药物的主要特点见表 30 - 1。

表 30 - 1　抗真菌药物的特点

药物/药物类别	作用机制	临床应用	药代动力学及相互作用	毒性
两性霉素 B	与真菌细胞膜上麦角固醇结合形成泄漏"小孔"导致细胞渗漏	念珠菌血症;曲霉菌、芽生菌、组织胞浆菌、隐球菌、毛霉菌等引起的感染	多种剂型,静脉注射用于全身感染(脂质体剂型肾毒性较低),局部用于眼部/膀胱感染	肾毒性为剂量依赖性;与其他肾毒性药物合用毒性增加;输液反应(寒战、高热、肌痉挛、低血压)
唑类 酮康唑 氟康唑 伊曲康唑 泊沙康唑 伏立康唑	抑制真菌细胞色素 P450 酶,阻断麦角固醇的生物合成 长期使用可出现耐药性	曲霉菌病(伏立康唑);芽生菌病(伊曲康唑、氟康唑);毛霉菌病(泊沙康唑);酵母菌(新生隐球菌、念珠菌等):氟康唑,伊曲康唑。可作为念珠菌血症、曲霉菌、芽生菌、组织胞浆菌、隐球菌感染的替代治疗	用于皮癣的各种局部和口服剂型; 口服、注射剂型用于真菌病(氟康唑、伊曲康唑、泊沙康唑、伏立康唑);大部分唑类经肝脏代谢,氟康唑以原形经肾排泄	酮康唑由于对肝脏和肾上腺 P450 酶的抑制作用,基本不用于系统性真菌感染。 其他的唑类毒性较小,但可引起皮疹和胃肠道不适 伏立康唑可引起视觉障碍,妊娠风险级别为 D 级
棘白菌素类 卡泊芬净 米卡芬净 阿尼芬净	抑制 β - 葡聚糖合成酶,减少真菌细胞壁的合成	治疗念珠菌血症 卡泊芬净也可以作为曲霉菌病的"挽救治疗"	静脉注射剂 米卡芬净可以升高硝苯地平和环孢霉素的血药浓度	胃肠道不适(GI),组胺释放引起的潮红
氟胞嘧啶	抑制 DNA 和 RNA 聚合酶	在治疗念珠菌和隐球菌感染时,与两性霉素 B 具有协同作用	口服,可进入脑脊液,经肾清除	骨髓抑制

续表

药物/药物类别	作用机制	临床应用	药代动力学及相互作用	毒性
特比萘芬	抑制角鲨烯的环氧化	用于皮肤黏膜的真菌感染 在角质中蓄积	口服 疗程长(需数周)	胃肠道反应

引自:Trevor AJ, Katzung BG, Kruidering-Hall MM, et al. Antifungal Agents//Trevor AJ, Katzung BG, Kruidering-Hall MM, et al. Katzung & Trevor's Pharmacology:Examination & Board Review, 10e. New York, NY:McGraw-Hill, 2013:chap 48

表30-2 唑类抗真菌药的药物相互作用、给药途径及饮食注意事项

唑类抗真菌药	药物相互作用(CYP 450)	口服给药
氟康唑(Diflucan)	I:1A2(弱);2C9(强);2C19(强);3A4(中)	口服吸收不受食物影响
伊曲康唑(Sporanox)	S:3A4(主要) I:3A4(强)	胶囊:食物以及胃酸(或许)可增加吸收。研究显示,胃酸缺乏或服用 H₂ 受体拮抗剂的患者,饮用可乐可增加胶囊药物的吸收 口服液:宜空腹服用。 胶囊与口服液不可互换;200mg 以上剂量应分两次服用
伏立康唑(Vfend)	S:2C9(主要);2C19(主要), 3A4(次要) I:2C9(弱);2C19(弱),3A4(中等)	口服:应在饭前 1 小时或饭后 1 小时服用 饮食注意事项:片剂中含乳糖,乳糖不耐受者避免使用;混悬液中含蔗糖,蔗糖或果糖吸收不良者慎用
泊沙康唑(Noxafil)	I:3A4(强)	与食物同服;食物和/或营养补充剂增加吸收;禁食状态的患者吸收不足而不能保证足够的血浆浓度

缩写:I,CYP 同工酶抑制剂;S,CYP 同工酶的底物

两性霉素 B

两性霉素 B 是一种多烯类抗真菌药物,与真菌细胞膜麦角甾醇结合,促进其渗透性增强,导致真菌细胞死亡。两性霉素 B 因抗真菌活性强、抗真菌谱广(霉菌和酵母菌),被认为是全身抗真菌治疗的金标准。两性霉素 B 经静脉给药,有注射剂型(如,50mg,粉针)。两性霉素 B 的传统制剂是去氧胆酸盐(脱氧胆酸盐)制剂。这种制剂必须用 5% 葡萄糖溶解,以促进胶体扩散。也有以脂质为基础(脂质体)的剂型,包括脂质体、脂质复合物和脂质胶体分散制剂。所有两性霉素 B 制剂均有肾毒性以及输液相关毒性(发热、发冷和寒战)。预先使用对乙酰氨基酚和苯海拉明可以减轻输液相关毒性。在输注两性霉素 B 之前(有时候之后)给予生理盐水冲击剂量,可能有助于降低肾毒性。脂质化两性霉素 B 制剂比传统制剂肾毒性更少,不幸的是,与传统两性霉素 B 相比,脂质体制剂更为昂贵。两性霉素 B 脂质体(AmBisome)较其他两性霉素 B 制剂的输液相关反应发生率为低。尽

管安全性有所改善,脂质化两性霉素 B 制剂并没有提高生存率。脂质化两性霉素 B 制剂的给药剂量为 3 ~ 6mg/kg,而传统两性霉素 B 制剂的给药剂量为 0.5 ~ 1.5mg/kg。两性霉素 B 是治疗孕妇真菌感染的首选药物,因为其他类抗真菌药物存在致畸风险(C 和 D)。两性霉素 B 有发生过敏反应的报道,因此,使用该药物应密切观察临床症状。两性霉素 B 的其他主要特点包括:

■ 避免与其他肾毒性药物同时使用。

■ 间断给药、减少剂量或延长给药间隔等可改善药物引起的肾毒性。

■ 两性霉素 B 制剂与电解质消耗(低钾血症、低镁血症)有关。

氟胞嘧啶

氟胞嘧啶(5 - 氟胞嘧啶,5 - FC, Ancobon)为嘧啶类似物,进入真菌细胞内转化为氟尿嘧啶,干扰真菌 RNA 和蛋白的合成。氟胞嘧啶用于全身性真菌感染(如敏感的念珠菌或隐球菌菌株)的辅助治疗。5 - FC 因为耐药性进展快速,不单独使

用。该药有口服胶囊剂,吸收、分布良好(可渗透进入脑脊液)。5 – FC 可引起骨髓抑制(黑框警告),导致血液恶性质(中性粒细胞减少、血小板减少和贫血)。胃肠道不良反应也很常见。肌酐清除率大于 40mL/min 时的患者,氟胞嘧啶的日剂量为50 ~ 150mg/kg,分次给药,每 6 小时一次。肾功能不全患者应慎用,且需要调整剂量。

唑类抗真菌药

　　唑类抗真菌药干扰真菌 14α – 脱甲基酶,减少麦角甾醇的合成,从而抑制细胞膜的形成。唑类耐受性良好,但有细胞色素 P450 酶相关的药物相互作用和一定的肝毒性。多数药物相互作用是由于抑制 CYP3A4 代谢酶。伊曲康唑和伏立康唑同时是一些 P450 同工酶的底物,其代谢可被其他药物影响(表 30 – 2)。

　　氟康唑(Diflucan)是最常用的三唑类抗真菌药物,用于念珠菌病、隐球菌脑膜炎以及同种异体骨髓移植的抗真菌预防用药。氟康唑耐受性良好,有口服(片剂和混悬液)和静脉剂型。与其他三唑类相比,氟康唑的药物相互作用较少。氟康唑可渗入脑脊液(用于脑膜炎),并经肾消除(肾功能不全患者需调整剂量)。氟康唑对隐球菌和多数念珠菌属(白色念珠菌、近平滑念珠菌和热带假丝念珠菌)有效,但对曲霉菌和克柔念珠菌无效。氟康唑对光滑念珠菌的敏感性通常被定义为"剂量依赖性敏感"(S – DD),即治疗严重感染时需要较大剂量方有效。氟康唑口服和静脉给药的日剂量相同,依据不同真菌感染类型而定[念珠菌血症每日 400 ~ 800mg,阴道念珠菌病 150mg,隐球菌病 400mg(两性霉素 B + 氟胞嘧啶联合治疗的降阶梯疗法)]。

　　尽管对念珠菌属和包括曲霉菌在内的部分霉菌具有活性,伊曲康唑(Sporanox)由于缺乏可预见的药代动力学数据(如生物利用度)而使用较少。伊曲康唑胶囊剂口服吸收的个体差异较大。伊曲康唑与苏打、膳食或营养补充剂同服且避免与抑酸剂(如质子泵抑制剂、H₂拮抗剂)、抗酸药同时使用可提高生物利用度。一种新型的口服溶液剂吸收较好。由于生物利用度的差异,胶囊和口服液不能互换使用。注射制剂使用环糊精分子载体,可更快达到稳态浓度。伊曲康唑有负性肌力作用,应慎用于左心室功能不全或有心衰病史(黑框

警告)者。伊曲康唑的日剂量取决于真菌感染的类型(例如,曲霉病 200 ~ 400mg/d,地方性真菌感染 200mg/d,食道念珠菌病 100 ~ 200mg/d)。可监测血清谷浓度以确保达到治疗药物水平,尤其是使用口服治疗时。伊曲康唑的地位已大幅下降,主要用于治疗地方性真菌感染。

　　伏立康唑(Vfend)是氟康唑的类似物,具有更为广谱的抗念珠菌属活性。此外,该药对曲霉菌属有效,为侵袭性曲霉菌病的一线药物。伏立康唑易发生多种药物相互作用,且与可逆性视觉障碍相关。伏立康唑相关的药物相互作用为剂量依赖性,因为他们表现出不可预测的非线性动力学特点;因此,药物相互作用更难预测和应对。研究表明,CYP2C19 是伏立康唑的主要代谢酶。该酶具有基因多态性,3% ~ 5% 的白种人和 12% ~ 23% 的亚洲人为伏立康唑弱代谢型。伏立康唑有口服和环糊精静脉制剂两种剂型。但是环糊精载体可在肾脏蓄积并加重肾衰竭。视觉改变包括视物模糊、视力改变、色觉改变、畏光等,通常与伏立康唑治疗有关。应提醒患者避免执行依赖视觉的任务,包括操作机器或驾驶。短期使用(< 28 天)后停药,上述改变可恢复正常。伏立康唑的日剂量取决于真菌感染的类型(曲霉菌病第一天 6mg/kg,每 12 小时一次,之后 4mg/kg,每 12 小时一次;食道念珠菌病 200mg,每 12 小时一次)。轻度/中度肝功能障碍(Child-Pugh 分级为 A 和 B)患者应接受正常的负荷剂量,之后 2mg/kg,每 12 小时一次。对于严重肝功能不全的患者,只有在效益大于风险时才可使用伏立康唑。患者的肌酐清除率小于 50mL/min 时,静脉注射伏立康唑可发生环糊精蓄积。因此,初始静脉负荷剂量后,应给这些患者口服伏立康唑,除非风险/受益评估支持使用伏立康唑静脉剂型。

　　泊沙康唑(Noxafil)被批准用于高危的中性粒细胞减少患者预防念珠菌、曲霉菌感染和治疗口咽部念珠菌病。泊沙康唑的口服混悬液吸收差异较大,与膳食或营养补充剂同服且避免同时应用抑酸剂可增加吸收。泊沙康唑的剂量取决于真菌感染的类型。预防曲霉菌和念珠菌感染,一次 200mg,一日 3 次;治疗念珠菌感染,一次 400mg,一日 2 次。也有缓释制剂和静脉制剂,这些剂型可提供更佳的药物暴露,每天给药一次(第 1 天给负荷剂量,一天 2 次)。静脉制剂有环糊精载体,

不可用于肌酐清除率＜50mL/min的患者。泊沙康唑可延长Q-T间期。

棘白菌素类

棘白菌素类抗真菌药物有三种：卡泊芬净（Cancidas）、米卡芬净（Mycamine）和阿尼芬净（Eraxis）。棘白菌素类抑制真菌(1,3)-β-D-葡聚糖合成酶，从而抑制(1,3)-β-D-葡聚糖纤维的形成，后者是某些真菌外层细胞壁的必需成分。这些药物对许多念珠菌和曲霉菌有效。棘白菌素类耐受性良好，潜在药物相互作用很少。棘白菌素类可肠道外给药，肾功能不全患者无须调整剂量。卡泊芬净的剂量是首日70mg，然后每日50mg。对于Child-Pugh评分7~9的患者，应给予35mg/d的维持剂量，而不是50mg/d。根据不同适应证，米卡芬净每日剂量为50~150mg，阿尼芬净每日剂量为50~200mg。

特殊注意事项

所有抗真菌药物在儿童中的应用均有研究。两性霉素B、氟康唑和棘白菌素类推荐用于新生儿念珠菌病。两性霉素B属于妊娠B类药物，而大多数唑类药物、棘白菌素类和氟胞嘧啶都属于C类。伏立康唑为D类。临床医生给孕妇使用唑类、棘白菌素类和氟胞嘧啶时，必须权衡患者的潜在获益和风险。

案例应用

1. TI是一名44岁的患者，被诊断为曲霉菌感染。她将接受两性霉素B治疗，以下哪一项辅助措施用于减少两性霉素B相关肾毒性的发生？
   a. 使用两性霉素B测试剂量
   b. 预先给予苯海拉明
   c. 推注生理盐水
   d. 呋塞米

2. PT是一名33岁的HIV患者。他的病毒载量较高，CD4水平低，一直未规范用药和随访。PT因精神状态改变被医学中心收治入院。他接受了一套完整的医疗检查以明确病因。墨汁染色回报阳性。下面哪种微生物可使脑脊液样本的墨汁染色呈现阳性？
   a. 白色念珠菌
   b. 光滑念珠菌
   c. 烟曲霉
   d. 新型隐球菌

3. 配制注射用两性霉素B脱氧胆酸盐（去氧胆酸盐）制剂时，两性霉素B冻干粉末必须首先用注射用水溶解，溶解好的两性霉素B应该复溶于下列哪种溶液中以用于静脉注射？
   a. 0.9%氯化钠溶液
   b. 5%葡萄糖
   c. 乳酸林格溶液
   d. 以上任何一种均可

4. 以下哪种药物推荐用于侵袭性曲霉病的治疗？选出所有正确选项。
   a. 两性霉素B
   b. 氟康唑
   c. 伏立康唑
   d. 两性霉素B脂质体

5. IT正在接受隐球菌初始治疗。他的医师一直在监测药物毒性并发现患者的粒细胞计数低（之前在正常范围内）。下列哪种抗真菌药物与骨髓抑制相关？
   a. 氟康唑
   b. 两性霉素B
   c. 伏立康唑
   d. 氟胞嘧啶

6. 基于脂质的或两性霉素B脂质体剂型与传统两性霉素B制剂（脱氧胆酸盐）相比有什么优势？
   a. 比传统的两性霉素B更便宜
   b. 死亡率下降
   c. 肾毒性发生率低
   d. 比传统的两性霉素B更有效

7. 重度肾功能不全是下列哪种抗真菌药物治疗的相对禁忌证（由于载体分子有引发肾脏并发症的风险）？
   a. 静注氟康唑
   b. 静注伏立康唑
   c. 口服伊曲康唑
   d. 静注卡泊芬净
   e. 口服伏立康唑

8. 一位组织胞浆菌感染的患者即将出院，开始口服伊曲康唑胶囊。应该向患者交代下列哪项有关药物治疗的内容以使口服吸收达到最大限度？
   a. 与食物同服，避免同时使用抗酸剂
   b. 空腹服用
   c. 食品不会影响口服吸收
   d. 不要与可乐同服

9. 某患者将在家里接受两性霉素 B 输注治疗,应监测哪些指标? 选出所有正确答案。
   a. 血肌酐
   b. 血钾
   c. 血清镁
   d. 肌肉无力

10. 下列哪种抗真菌药可导致视力方面的副作用? 选出所有正确答案。
    a. 两性霉素 B
    b. 氟胞嘧啶
    c. 氟康唑
    d. 伏立康唑
    e. 卡泊芬净

11. 一位 54 岁的男性白血病患者,10 天前化疗后出现中性粒细胞减少,中性粒细胞计数绝对值(ANC)为 200。给予亚胺培南和万古霉素经验性抗菌治疗后,仍持续发热 7 天。5 天前给予两性霉素 B,肌酐清除率降至 30mL/min 以下。下列哪个抗真菌药物可作为肾功能不全、中性粒细胞减少伴发热患者的治疗选择? 医师希望选择一种广谱、静脉注射抗真菌药物,能覆盖酵母菌和霉菌,并且对肾脏功能的影响比传统两性霉素 B 制剂小。
    a. 两性霉素 B 脂质体
    b. 氟康唑
    c. 伏立康唑
    d. 泊沙康唑

12. 外科重症监护病房有一位发热的 58 岁女性患者,在她的两个血培养瓶中的一个发现念珠菌生长。2 天前尿培养提示光滑念珠菌。下列哪项是该患者的最佳经验治疗方案?
    a. 启用氟康唑,每日 400mg
    b. 等待药敏报告,然后选用敏感的抗真菌药物
    c. 两次血培养一次阳性以及尿培养阳性不需要治疗
    d. 启用卡泊芬净,首日 70mg,然后每日 50mg

13. 细胞色素 P450 CYP 2C19 遗传变异与哪种抗真菌药物的个体间药代动力学差异有关?
    a. 氟康唑
    b. 伏立康唑
    c. 米卡芬净
    d. 氟胞嘧啶

14. 一位 55 岁的男子患有侵袭性曲霉病,他的体重为 100kg。下列哪种两性霉素 B 制剂及剂量适合该患者? 选择所有正确选项。
    a. 两性霉素 B 去氧胆酸盐 80mg

    b. 两性霉素 B 去氧胆酸盐 400mg
    c. 两性霉素 B 脂质体 400mg
    d. 两性霉素 B 脂质体 80mg

15. 真菌细胞壁组分(1,3)β-D-葡聚糖不是新型隐球菌的关键结构,因此,可以解释哪类抗真菌药物对隐球菌活性较差?
    a. 三唑类
    b. 两性霉素 B
    c. 棘白菌素
    d. 5-氟胞嘧啶

16. 一位正在使用华法林治疗(INR 值稳定于 2.5)的患者加用氟康唑后,会出现什么样的药物相互作用?
    a. 氟康唑和华法林的浓度均降低
    b. INR 值升高
    c. 诱导华法林的细胞色素 P450 代谢
    d. 不会出现药物相互作用

17. BK 是一位 40 岁的 HIV 阳性患者。他的脑脊液培养阳性,提示隐球菌性脑膜炎。患者肝肾功能正常,全血细胞计数在正常范围内。请选出治疗隐球菌脑膜炎的首选抗真菌药物。
    a. 两性霉素 B 去氧胆酸盐 + 氟胞嘧啶
    b. 两性霉素 B 去氧胆酸盐
    c. 两性霉素 B 脂质体
    d. 氟康唑
    e. 米卡芬净

18. 哪种抗真菌药物只有静脉注射剂型? 选择所有正确选项。
    a. 两性霉素 B 脂质复合物
    b. 伏立康唑
    c. 泊沙康唑
    d. 氟康唑

19. 哪种抗真菌药物 24 小时尿中排泄百分比最大?
    a. 两性霉素 B 去氧胆酸盐
    b. 氟康唑
    c. 伏立康唑
    d. 卡泊芬净

20. HIV 阳性患者在隐球菌性脑膜炎(CSF 培养阴性)初始治疗(两性霉素和氟胞嘧啶)结束时,通常推荐哪种方案治疗隐球菌感染? 选择所有正确选项。
    a. 阿奇霉素,每周一次
    b. 氟康唑口服治疗四周
    c. 无限期低剂量氟康唑抑制治疗
    d. 无须继续抗真菌治疗

要点小结

■ 侵袭性真菌感染在免疫功能低下患者中的发病率和死亡率均比较高。

■ 两性霉素 B 去氧胆酸盐由于抗菌谱广和杀菌活性强，一直是抗真菌治疗的金标准。

■ 两性霉素 B 去氧胆酸盐有明显的输液相关反应和肾毒性。

■ 脂质化两性霉素 B（脂质体）制剂具有较低的肾毒性。两性霉素 B 脂质体（AmBisome）输液相关反应较两性霉素 B 去氧胆酸盐低。

■ 和两性霉素 B 去氧胆酸盐相比，脂质化两性霉素 B 剂型剂量更高。

■ 氟胞嘧啶联合两性霉素 B 用于辅助治疗隐球菌性脑膜炎。一旦患者病情稳定，可使用口服三唑类降阶梯治疗。

■ 氟胞嘧啶可引起血液恶病质。

■ 所有唑类抗真菌药物可发生细胞色素 P450 药物相互作用。氟康唑的潜在相互作用少于伏立康唑或伊曲康唑。

■ 氟康唑具有良好的抗白色念珠菌活性，但是对光滑念珠菌和其他念珠菌属效果较差。

■ 口服伊曲康唑和泊沙康唑吸收较差，与食物和酸性饮料同时使用可增加吸收。抑酸剂（质子泵抑制剂和 H_2 受体拮抗剂）可降低三唑类药物的吸收。

■ 伏立康唑和两性霉素 B 是侵袭性曲霉病的首选药物。

■ 伏立康唑和泊沙康唑静脉剂型中的环糊精载体分子在肾功能不全时可发生蓄积。

■ 棘白菌素类的耐受性良好，对多种念珠菌有良好抗菌活性。

参考文献

Bennett JE. Antifungal Agents//Brunton LL, Chabner BA, Knollmann BC, et al. Goodman & Gilman's The PharmacologicalBasis of Therapeutic. 12th ed. New York, NY: McGraw-Hill, 2011: chap 57.

Carver PL. Invasive Fungal Infections//DiPiro JT, Talbert RL, Yee GC, et al. Pharmacotherapy: A Pathophysiologic Approach. 9th ed. New York, NY: McGraw-Hill, 2014: chap 99.

Pappas PG, Kauffman CA, Andes D, et al. Clinical practice guidelines for the management of candidiasis: 2009 update by theInfectious Diseases Society of America. Clin Infect Dis, 2009, 48: 503 - 535.

Sheppard D, Lampiris HW. Antifungal Agents//Katzung BG, Masters SB, Trevor AJ, et al. Basic & Clinical Pharmacology. 12th ed. New York, NY: McGraw-Hill, 2012: chap 48.

Trevor AJ, Katzung BG, Kruidering-Hall MM, et al. Antifungal Agents//Trevor AJ, Katzung BG, KruideringHall MM, et al. Katzung & Trevor's Pharmacology: Examination & Board Review. 10th ed. New York, NY: McGraw-Hill, 2013: chap 48.

第 31 章 | 性传播疾病

S. Scott Sutton
译者 鲍 和 张抗怀

基础概述

性传播疾病(sexual transmitted diseases, STDs)是指通过性接触而获得的一系列感染,对公众健康和医疗资源的利用有很大影响。性传播疾病与症状性疾病、不孕不育、怀孕和分娩期间的有害效应以及其他并发症有关。本章将综述四类 STDs:衣原体感染、淋病、生殖器疱疹和梅毒。

衣原体感染

沙眼衣原体生殖道感染由沙眼衣原体引起,它是一种专性的细胞内病原体,是引起性传播疾病最常见的病原体。感染可通过阴道、肛门或口交等途径传播。女性的衣原体感染表现为宫颈炎,男性表现为尿道炎;然而,无症状感染非常普遍,女性发生率高达 70%,男性为 50%。在症状性疾病中,女性表现为阴道黏液脓性分泌物、性交后出血和尿道感染。男性的症状包括排尿困难和尿道有分泌物。患者如果没有接受适当、及时的治疗,就会出现盆腔炎(pelvic inflammatory disease, PID)、异位妊娠、早产以及不孕等并发症。

诊断衣原体感染的检测方法包括细胞培养、以抗原为基础的检测以及分子方法如核酸杂交(DNA 探针)和核酸扩增试验(NAATs)等。核酸扩增试验由于具有高的敏感性和特异性,推荐用于诊断衣原体生殖道感染。

淋病

淋病是由淋病奈瑟菌引起的,淋病奈瑟菌为革兰阴性双球菌,可通过生殖器、口腔或肛门的接触传播。接触之后,病原体附着于黏膜上皮,引起中性粒细胞反应,伴有脓液产生。淋球菌感染会使女性患宫颈炎,男性患尿道炎。对于男性而言,症状包括排尿困难和尿道分泌物,后者会在几天之内化脓。由于男性症状会有早期表现和不适,因此可进行早期治疗,预防并发症的产生。女性则无症状或有轻微症状。病情发展的患者会在十天内出现症状,包括阴道分泌物、排尿困难和阴道出血(有时为性交后出血)。女性的无症状感染会导致盆腔炎、异位妊娠、输卵管瘢痕形成和不育。淋病可以增加男性和女性患者对人类免疫缺陷病毒(HIV)的易感性和传播性。

有症状男性患者的尿道标本的革兰染色显示有中性粒细胞和革兰阴性双球菌,则可考虑诊断。但是,对于无症状男性患者,革兰染色阴性并不足以排除感染。其他有关淋菌性尿道炎和子宫颈炎的诊断检测包括微生物培养、核酸杂交和核酸扩增试验(NAATs)。核酸扩增试验最大范围地扩大了诊断的标本类型。非微生物培养的诊断检测虽然无法提供抗生素药敏结果,但在治疗后持续存在感染时是必要的。

生殖器疱疹

生殖器疱疹是由疱疹病毒科的双链 DNA 病毒引起的慢性终身病毒感染。有两种病毒会导致临床疾病:单纯疱疹病毒-1(HSV-1)和单纯疱疹病毒-2(HSV-2)。大部分生殖器疱疹都是由 HSV-2 引起,由 HSV-1 引起的生殖器疱疹病例也在不断增加。疱疹病毒的类型(HSV-1 和 HSV-2)不影响治疗建议。生殖器疱疹通过性接触(包括口交)传播。大部分的传播源于未意识到自己已被感染的患者。HSV 病毒通过皮肤或黏膜进入体内并在入口部位复制。随后的皮肤细胞损伤导致上皮脱离和水疱形成。然后病毒穿透真皮进入外周感觉神经,在爆发(复发)之间处于休眠状态。

在生殖器疱疹首次发作期间,外阴部的簇状丘疹和疱状皮损会伴有疼痛、瘙痒和灼烧感。受影响的部位可能还包括肛周、臀部和大腿区域。皮损情况好转之前,皮损通常在 2~3 周内转变为溃疡。大部分患者的复发发生在首次发作后一年以内,且会伴有少量感染和化脓。在没有抗病毒治疗的情况下,感染通常会在 5 ~ 10 天内恢复正常。复发率通常会随着时间的推移而降低。

生殖器疱疹可通过病毒学试验和/或血清学试验来诊断。病毒学试验是使用来自生殖器病变的标本来检测病毒的存在,而血清试验是检测 HSV 病毒的抗体。此外,一些血清试验可以鉴别 HSV - 1 病毒和 HSV - 2 病毒。

梅毒

梅毒是由梅毒螺旋体——一种螺旋形细菌所引起的疾病,可通过阴道性交、肛门性交、口交和亲吻感染病变部位或附近进行传播。该病也可在子宫内传播。经过接触后,梅毒螺旋体会通过受损皮肤或完整黏膜进入宿主体内。感染梅毒螺旋体后,未治疗的梅毒会经历四个阶段:一期梅毒、二期梅毒、潜伏梅毒和三期梅毒。神经性梅毒可在疾病的任一阶段发生。一期梅毒的特征性病变是硬下疳(溃疡)。硬下疳不会使患者感到疼痛,会在传播后约 3 周时,出现在梅毒螺旋体进入体内处。在出现硬下疳后 7 ~ 10 天,也可能发生局部淋巴结病。在二期梅毒,传播后约 8 周时会出现弥漫性皮疹,以手掌和脚底最常见,也可能出现其他全身症状。潜伏梅毒是指患者的梅毒血清诊断为阳性,但无临床症状。这一阶段出现在二期梅毒症状消退之后,有两个可能的结果:进展为三期梅毒或临床治愈。三期梅毒包括梅毒的远期并发症如肉芽肿病(又称梅毒瘤)以及心血管梅毒。由于有抗生素治疗,三期梅毒并不常见,且无传播性。中枢神经系统的累及可出现在梅毒的任一阶段。早期神经梅毒会在感染后的最初几年内出现,通常与一期梅毒或二期梅毒同时存在,主要侵袭脑膜和脑脊液(CSF)。早期神经梅毒可伴有症状性或无症状的脑膜炎。晚期神经梅毒会在初始感染的数十年之后出现,代表梅毒的第三种表现,症状包括麻痹性痴呆、痴呆和感觉性共济失调等,并伴有尿失禁和疼痛。

梅毒螺旋体无法培养,因此必须使用间接诊断技术。血清学检测包括螺旋体检测和非螺旋体检测,能够提供初步诊断。在美国,血清学检测是诊断一期、二期、潜伏和三期梅毒的标准方法。非螺旋体检测如性病研究实验室试验(VDRL)和快速血浆反应素试验(RPR),用于筛查初期梅毒。

由于出现假阳性结果的比率较高,所以非螺旋体检测应通过螺旋体特异性试验(如梅毒螺旋体颗粒凝集试验或荧光梅毒螺旋体抗体吸收试验)来证实。因为没有单一的检测可以诊断神经梅毒,所以通常会结合临床表现、CSF 评估和血清学试验来综合判断。白细胞计数升高且以淋巴细胞为主以及 CSF 蛋白质含量升高等均提示患有梅毒。VDRL - CSF 是神经梅毒的标准血清学检测(CSF 样本)方法。

预防

STDs 传染性强并可导致严重的并发症,因此,有必要采取有效的预防策略。预防的目标包括避免将疾病传播给伴侣和儿童以及预防长期并发症。目前没有上市的可用于治疗衣原体感染、淋病、生殖器疱疹和梅毒等的疫苗,预防这些性传播疾病传播的最可靠方法就是禁欲、与未感染的伴侣实行一夫一妻制和屏障避孕(避孕套)。已证实,使用避孕套和 STD/HIV 咨询能有效减少 STD 的染病和传播。避孕隔膜不可靠,激素避孕、子宫切除术以及绝育手术等均不是有效的预防措施。预防围产期 STDs 传播备受关注,衣原体感染、淋病、生殖器疱疹和梅毒都可在分娩过程中由母亲传播给婴儿(垂直传播)。梅毒还可传染给宫内未出生的胎儿。

治疗

性传播疾病在诊断明确和/或有症状表现时应进行治疗。性传播疾病患者还应接受艾滋病病毒感染筛查。治疗目标包括:①消除症状;②预防疾病传播;③预防长期疾病并发症。此外,淋病、衣原体感染、梅毒都有消灭疾病的治疗目标。生殖器疱疹无法根除,因此治疗的目标就是抑制病毒、减少复发率和降低复发严重程度。本节将叙述各类性传播疾病的抗菌治疗。具体剂量及方案信息见表 31 - 1。

衣原体感染的治疗

阿奇霉素和多西环素是治疗衣原体感染的可选药物。红霉素、氧氟沙星、左氧氟沙星都可替代上述两种药品。由于阿奇霉素是每日给药 1 次,对于存在依从性困难的患者来说,阿奇霉素比多西环素可能更有优势。红霉素出现胃肠道不良反应的频率较高,药效可能不如阿奇霉素和多西环素。由于常常出现沙眼衣原体和淋病奈瑟菌同时感染的情况,因此在治疗衣原体感染时也应考虑淋病的假设性治疗。

阿奇霉素和红霉素

　　阿奇霉素和红霉素均为大环内酯类抗生素,可抑制蛋白质的合成。其作用机制是通过在细胞内结合核糖体 50S 亚基的 23S 组分,从而抑制RNA 依赖的蛋白质合成。他们的效应可为抑菌作用或杀菌作用。胃肠道不良反应包括恶心、呕吐

和腹泻(红霉素较常见)。包括阿奇霉素在内的大环内酯类抗生素也可导致 Q - Tc 间期延长,研究认为这可能与心源性猝死有关。红霉素通过细胞色素 P450 3A4(CYP3A4)酶系统代谢,可能发生药物相互作用。阿奇霉素由 CYP3A4 代谢的程度较小,因此较少发生药物相互作用。阿奇霉素的半衰期较长,给药频次低于红霉素。

多西环素和四环素

　　多西环素和四环素均为四环素类抗生素,能与细菌核糖体 30S 亚基进行可逆结合,最终抑制细菌蛋白质的合成。这种细胞内作用机制产生抑菌效应。可发生剂量相关的胃肠道副作用(多西

表 31 - 1　部分性传播疾病(STDs)的成人治疗方案

传染病种	建议方案	替代方案
衣原体感染	■ 阿奇霉素 1g(PO)×1 剂 ■ 多西环素 100mg PO bid×7 天	■ 红霉素 500mg PO qid×7 天 ■ 琥珀酸红霉素 800mg PO qid×7 天 ■ 氧氟沙星 800mg PO qid×7 天 ■ 左氧氟沙星 500mg PO qd×7 天[a]
淋病[b,c]	■ 头孢曲松钠 250mg IM×1 剂 ■ 阿奇霉素 1g,口服单剂	■ 头孢唑肟 500mg IM ■ 头孢西丁 2g IM + 丙磺舒 1g PO ■ 头孢噻肟 500mg IM
生殖器疱疹[d]	**首次发作** ■ 阿昔洛韦 400mg PO tid×7～10 天 ■ 阿昔洛韦 200mg PO 一日五次×7～10 天 ■ 泛昔洛韦 250mg PO tid×7～10 天 ■ 伐昔洛韦 1g PO tid×7～10 天 **复发** ■ 阿昔洛韦 400mg PO tid×5 天 ■ 阿昔洛韦 800mg PO tid×5 天 ■ 阿昔洛韦 400mg PO tid×2 天 ■ 泛昔洛韦 125mg PO bid×5 天 ■ 泛昔洛韦 500mg PO 一次,随后 250mg PO bid×2 天 ■ 泛昔洛韦 1000mg PO bid×1 天 ■ 伐昔洛韦 500mg PO bid×3 天 ■ 伐昔洛韦 1g PO qd×5 天 **抑制性治疗** ■ 阿昔洛韦 400mg PO bid ■ 泛昔洛韦 250mg PO bid ■ 伐昔洛韦 500mg PO qd ■ 伐昔洛韦 1g PO qd	n/a n/a n/a

续表

传染病种	建议方案	替代方案
梅毒	一期梅毒和二期梅毒 ■ 苄星青霉素 G,2.4 MU IM ×1 剂	一期梅毒和二期梅毒—青霉素过敏[e] ■ 多西环素 100mg PO bid ×14 天[a] ■ 四环素 500mg PO qid ×14 天[a] ■ 头孢曲松钠 1g IV/IM qd ×10~14 天
	潜伏梅毒早期 ■ 苄星青霉素 G,2.4 MU IM ×1 剂 潜伏梅毒晚期(或持续时间未知) ■ 苄星青霉素 G,2.4 MU IM 一周一次 ×3 剂(共 7.2 MU)	潜伏梅毒早期—青霉素过敏 ■ 同一期梅毒和二期梅毒 潜伏梅毒晚期(或持续时间未知)—青霉素过敏 ■ 多西环素 100mg PO bid ×28 天[a] ■ 西环素 500mg PO qid ×28 天[a]
	三期梅毒(不包括神经梅毒) ■ 苄星青霉素 G,2.4 MU IM qd ×3 剂(共 7.2 MU)	三期梅毒(不包括神经梅毒)—青霉素过敏 ■ 同潜伏梅毒晚期
	神经梅毒 ■ 水结晶青霉素 G,18~24 MU IV 每日(每 4 小时 3~4 MU IM 或 CI) ×10~14 天	神经梅毒—青霉素过敏 ■ 普鲁卡因青霉素 18~24 MU IM qd ×10~14 天 + 丙磺舒 500mg PO qid ×10~14 天 青霉素过敏[e] ■ 头孢曲松钠 2g IV/IM qd ×10~14 天

a. 氟喹诺酮类和四环素类一般不建议在怀孕期间使用

b. 治疗方案仅用于宫颈、尿道和直肠的非复杂淋球菌感染

c. 由于耐氟喹诺酮淋病奈瑟菌的增加,美国已不再推荐使用氟喹诺酮类药物治疗淋病

d. 不推荐使用局部抗病毒药物(如阿昔洛韦乳膏),因为其临床获益很小

e. 头孢曲松与青霉素之间存在交叉过敏的可能,可能需要脱敏

缩写:bid,一日两次;CI,连续输注;EES,琥乙红霉素;IM,肌内注射;IV,静脉注射;MU,百万单位;PCN,青霉素;PO,口服;qid,每日四次;tid,每日三次

环素少见)。四环素类的钙结合作用导致儿童牙齿永久性变黑,并对发育中的骨骼造成影响。鉴于此,孕妇(妊娠 D 类)和 8 岁以下的儿童禁止使用四环素类抗生素。四环素类抗生素还可使人对光敏感,但是通过采取皮肤保护措施可以减小影响。

四环素类与多价阳离子(如钙、铝、镁、铁)的结合会引起与食物和维生素之间的相互作用,减少抗生素的吸收。应指导患者将四环素类抗生素和含有阳离子的产品分开使用。

氧氟沙星和左氧氟沙星

氧氟沙星和左氧氟沙星均为氟喹诺酮类抗生素,通过作用于细菌 DNA 而产生杀菌作用。氟喹诺酮类通过与 DNA 拓扑异构酶 Ⅱ 及拓扑异构酶 Ⅳ 结合并形成稳定复合物,引起 DNA 链断裂,从而导致细菌死亡。使用这些药物可引起胃肠道副作用以及中枢神经系统反应(头晕和头痛)。也可导致 Q - Tc 间期延长。同时使用其他 Q - T 间期延长药物或者存在电解质紊乱(低钾血症和低镁血症)时应谨慎。氟喹诺酮类可引起血糖代谢异常(低血糖或高血糖),该不良反应最常见于有潜在糖尿病的患者。某些特殊人群可能会发生关节病和肌腱损伤。关节病多见于年龄小于 30 岁的患者,表现为关节疼痛、肿胀和膝关节僵硬。肌腱损伤一般见于老年人,与附加的危险因素有关。临床表现包括严重和突然的疼痛,最常影响的部位是跟腱。目前还未对孕妇(妊娠 C 类)使用氟喹诺酮类药物进行充分的研究,一般不鼓励孕妇使用此类药物。氟喹诺酮类药物不应作为年龄小于 18 岁儿童的首选药物。尽管现有资料表明,此类药物可能可以安全地用于儿童,但是建议高度谨慎。氟喹诺酮类应限用于威胁生命的或难治性的感染,此时治疗的获益大于风险。

淋病治疗药物

淋菌性尿道炎和子宫颈炎的治疗因淋病奈瑟菌对抗微生物药产生耐药而变得复杂。由于淋病奈瑟菌的耐药,美国疾病控制和预防中心(CDC)不再推荐使用氟喹诺酮类药物或口服头孢菌素类抗生素。因为同时感染沙眼衣原体和淋病奈瑟菌

较为常见,在治疗淋病时应考虑针对衣原体感染的假设性治疗。

头孢菌素类抗生素

头孢菌素类是美国现有抗生素中唯一一类推荐用于治疗淋病的药物。头孢菌素类与青霉素类、碳青霉烯类以及单环 β - 内酰胺类等均属于 β - 内酰胺类抗生素。β - 内酰胺能够与一个称为青霉素结合蛋白的酶家族结合并使其失活,后者为细菌合成细胞壁所必须,该作用会导致细胞死亡,具有杀菌活性。头孢菌素类抗生素耐受性良好,然而,对青霉素过敏的患者可能发生交叉过敏。第一代和第二代头孢菌素类与青霉素类的交叉过敏最常见。虽然报道的青霉素过敏(过敏反应)发生率在一般人群中高达 10%,但是,危及生命的反应(过敏性休克)的发生率要低得多(0.01% ~0.05%)。

生殖器疱疹治疗药物

治疗生殖器疱疹的推荐抗病毒药物为阿昔洛韦、伐昔洛韦和泛昔洛韦。这些药物通过竞争性地抑制病毒 DNA 聚合酶而抑制病毒的 DNA 复制。随后,药物掺入影响并终止病毒 DNA 链。与阿昔洛韦相比,泛昔洛韦对病毒 DNA 聚合酶的亲和力较低,但具有较长的细胞内半衰期。伐昔洛韦是阿昔洛韦的一种前体药物,增加了口服生物利用度。阿昔洛韦、伐昔洛韦和泛昔洛韦均有较好的耐受性。已有使用阿昔洛韦和伐昔洛韦引起神经系统毒性的报道,其原因是肾衰竭导致的药物累积。口服和静脉治疗期间应维持充分水化。

抗病毒治疗不会根除潜伏的疱疹病毒感染,但是有助于疾病的治疗。治疗分为三种方法:治疗初始发作、间歇治疗防止复发和每日抑制治疗。所有治疗方法都可使生殖器疱疹发作期间的症状得到改善。每日抑制疗法也能降低复发的频率和严重程度,减少病毒播散,从而降低疾病传播的风险。每日抑制治疗可改善经常复发患者的生活质量。由于临床获益有限,不鼓励使用局部抗病毒治疗(如阿昔洛韦软膏)。

梅毒治疗药物

肠外青霉素是治疗梅毒的首选药物。四环素类和头孢菌素类(前面提过)是替代疗法。青霉素类属于 β - 内酰胺类抗生素,与头孢菌素类具有相同的作用机制。

肠外青霉素制剂

有三种用于治疗梅毒的肠外青霉素制剂:水结晶青霉素 G、普鲁卡因青霉素和苄星青霉素 G。水结晶青霉素 G 用于治疗神经梅毒,经静脉注射给药。水结晶青霉素 G 的半衰期短,必须每 4 小时给药一次或进行连续输注。普鲁卡因青霉素联合口服丙磺舒是治疗神经梅毒的可选方法,经肌内注射给药。普鲁卡因的增加使肌注药物的吸收延迟,允许更小的给药频次,最低可达一日 1 次。苄星青霉素用于治疗一期梅毒、二期梅毒、潜伏梅毒以及三期梅毒,通过肌内注射给药。肌内注射苄星青霉素后,青霉素缓慢释放,可维持稳定的药物浓度,允许单剂量治疗或每周用药一次。市场上也存在其他一些肠外青霉素制剂,卫生保健专业人员应了解它们的差异以避免混淆和不恰当的治疗。已有不慎使用普鲁卡因苄星青霉素混合物(Bicillin C - R)而不是苄星青霉素(Bicillin L - A)治疗梅毒患者的报道。Bicillin C - R 仅含有推荐用于治疗梅毒的苄星青霉素剂量的一半,不适于该适应证的治疗。与其他 β - 内酰胺类抗生素一样,青霉素类药物的耐受性良好。由于具有心跳呼吸骤停和死亡的潜在风险,普鲁卡因青霉素和苄星青霉素都不可通过静脉给药。如前所述,多达 10% 的人群对青霉素过敏,但是有生命危险的反应并不多见。如个别患者确认或怀疑有青霉素过敏,但确实需要青霉素治疗的,可考虑青霉素脱敏疗法。

赫氏反应

在梅毒治疗开始数小时内可能会发生急性发热反应。该反应的发生是由于死亡的梅毒螺旋体释放的细胞因子所致。该反应常见于早期梅毒患者,除了发热外,可能会伴有肌痛、头痛、心动过速等症状。反应通常会在 24 小时内减弱。解热镇痛药可改善症状,但不能有效预防症状的发生。赫氏反应的并发症包括诱导孕妇早产和胎儿宫内窘迫。

特殊人群

孕妇

妊娠期性传播疾病的治疗可降低妊娠并发症,预防疾病传播给孩子。

衣原体感染　对孕妇衣原体感染的治疗通常可以防止分娩时将疾病传播给婴儿。怀孕期间一般应避免使用多西环素和氟喹诺酮类药物,推荐使用阿奇霉素或阿莫西林(500mg PO tid ×7 天)。阿奇霉素和阿莫西林均为妊娠 B 类。

淋病　自然流产、早产和产后感染等与未治疗的淋病奈瑟菌感染有关。该疾病还会传播给新生儿,通常表现为头皮脓肿、眼部感染或播散性淋病。对于妊娠期淋球菌感染,推荐使用头孢菌素治疗。推荐的头孢菌素属于妊娠 B 类。

生殖器疱疹　来自感染母亲的疱疹传播可导致新生儿出现症状性疾病。如母亲分娩时处于疱疹初始爆发状态,发生传染的风险最高。如母亲分娩时处于疾病复发状态,虽然传播风险较低,传染也有可能发生。一般认为,母亲疾病复发但无可见病变时,传播风险较低。妊娠晚期抗病毒治疗降低了临产期疱疹复发以及传播给新生儿的风险。阿昔洛韦、泛昔洛韦和伐昔洛韦都属于妊娠 B 类药物。

梅毒　梅毒除了在分娩时传播外,还会在妊娠期发生子宫内传播。出生前接触梅毒可导致孕妇早产、胎儿死亡和新生儿感染。青霉素是治疗该疾病的适当药物,推荐用于妊娠期梅毒的治疗。尚无验证的可替代青霉素的药物用于治疗妊娠期梅毒。建议青霉素过敏的孕妇患者在使用青霉素治疗之前进行脱敏。

儿童

对于诊断为先天性或获得性 STDs 的儿童,包括新生儿和婴儿,应根据指南的推荐来治疗。对于在新生儿期后罹患 STDs 的儿童,由于不存在其他解释,应考虑性侵犯和/或强暴的可能性。

青少年

总体来说,青少年 STDs 患者的药物治疗与成年人相同。与成年人一样,就降低 STD 风险进行适当的教育和咨询是治疗计划的重要组成部分。

HIV 感染

由于免疫力低下的患者可能会有严重的或长期的疱疹发作,因此,与 HIV 阴性患者相比,HIV 感染患者的用药剂量通常较高和/或疗程更长。应查阅治疗指南以获得具体的建议。HIV 感染患者诊断出有衣原体感染、淋病或梅毒时,应接受与 HIV 阴性患者同样的治疗。

接触后预防

不推荐针对衣原体感染、淋病、生殖器疱疹、梅毒感染的暴露后预防。但是,鼓励诊断患有这些 STDs 的患者将病情告知其性伙伴,以便寻求治疗。在某些情况下,医疗机构或公共卫生当局可为性伙伴的评估和治疗提供便利条件。

特殊注意事项

虽然本章未曾特别提及,但是从业者也应熟悉生殖器人乳头瘤病毒(HPV)的治疗和预防建议。大部分 HPV 感染是无症状的,可以自愈,但是持续感染可导致肛门生殖器癌和女性子宫颈癌。已有用于症状性感染(即生殖器和肛周疣)的局部治疗。此外,已批准四价 HPV 疫苗(GARDASIL)用于预防 9 ~ 26 岁女性 HPV 相关的癌症。

案例应用

1. AS 是一名 27 岁的患者,刚刚被诊断出衣原体感染。该患者十分担心感染、治疗以及感染的并发症。衣原体感染的并发症包括下列哪项?
   a. 肉芽肿和心血管疾病
   b. 外生殖器水疱
   c. 盆腔炎症性疾病与不孕症
   d. 麻痹性痴呆、痴呆和感觉共济失调

2. TD,27 岁,男性,以"排尿疼痛伴有尿道分泌物 4 天"之主诉在当地一家 STD 诊所就诊。他的性活动频繁,在过去的 30 天里与 3 位性伙伴发生过性关系。无药物过敏史。诊断为衣原体感染。为 TD 选择最适当的治疗。
   a. 多西霉素
   b. 阿奇霉素 + 头孢克肟
   c. 头孢唑肟
   d. 阿昔洛韦 + 氧氟沙星

3. 下列哪项是多西环素治疗的禁忌? 选出所有正确选项。
   a. 8 岁以下儿童
   b. 同时使用 Q - T 间期延长药物
   c. 糖尿病
   d. 青霉素过敏

4. JM,23 岁,女性,怀孕 28 周,以"排尿困难和阴道异常分泌物"之主诉向她的初级保健医生(PCP)就诊。JM 被诊断为衣原体感染。无药物过敏史。针对 JM 最恰当的治疗是哪项?

a. 多西环素

b. 阿莫西林

c. 头孢克肟

d. 左氧氟沙星

5. 下列哪项不良反应与使用氟喹诺酮类药物有关? 选出所有正确选项。

a. 永久性牙齿变黑

b. 神经系统毒性

c. 血糖代谢障碍

d. 赫氏反应

6. 下列哪项有关淋菌性尿道炎和/或宫颈炎的叙述是正确的?

a. 一般使用口服万古霉素治疗淋病感染

b. 男性通常无症状或症状轻微

c. HIV 感染传播的增加与淋球菌感染有关

d. 可通过淋病非培养诊断试验来获取抗生素敏感性数据

7. 患者 IT 以"阴道分泌物、排尿困难和阴道出血"的主诉向她的初级保健医生就诊。医生为她开具了几个实验室检查和培养。革兰染色显示为革兰阴性双球菌,提示存在哪种病原体?

a. 梅毒螺旋体

b. 沙眼衣原体

c. 单纯疱疹病毒 - 2

d. 淋病奈瑟菌

8. AF 是一个 19 岁的大学生,性活动开始活跃。在进行年度巴氏涂片检查期间,她向妇科医生询问了有关预防 STD 和怀孕的信息。下列关于 STD 预防的叙述中,哪个是正确的? 选出所有正确答案。

a. 目前已有预防衣原体感染、淋病和梅毒的疫苗

b. 使用隔膜是预防 STD 的可靠方法

c. 激素避孕法能够有效预防怀孕和 STDs

d. 使用避孕套可减少 STDs 的染病和传播

9. 选出头孢菌素类抗生素的作用机制

a. 与细菌核糖体 30S 亚基结合,最终抑制细菌蛋白质的合成

b. 与细菌细胞壁合成所需的酶家族结合并使其失活,导致细胞死亡

c. 与拓扑异构酶 Ⅱ 和拓扑异构酶 Ⅳ 结合并形成稳定的 DNA 复合物,导致 DNA 链断裂,最终导致细胞死亡

d. 与核糖体 50S 亚基的 23S 组分结合,抑制 RNA 依赖的蛋白质合成

10. SA,33 岁,男性,无药物过敏史,以"小便剧烈疼痛伴有尿道分泌物 2 天"之主诉在当地 STD 诊所就诊。诊断

为淋菌性尿道炎。请为 SA 选出最适当的治疗方案。

a. 头孢曲松钠 + 阿奇霉素

b. 苄星青霉素

c. 阿奇霉素

d. 左氧氟沙星 + 阿奇霉素

11. 患者 TE,33 岁,被诊断出患有生殖器 HSV 疱疹。下列哪项可作为生殖器疱疹感染的治疗目标? 选出所有正确答案。

a. 根除疾病

b. 抑制病毒

c. 预防传播

d. 减少复发频率

12. 下列有关生殖器疱疹感染的叙述中,哪项是正确的?

a. 生殖器疱疹是一种急性、自限性疾病

b. 生殖期病变通常是水疱性的,伴有疼痛、瘙痒和灼烧感

c. 大多数患者的复发率会随时间的推移而增加

d. 患有复发性疾病但无可视病变的母亲,传播风险较高

13. EV 是一名 29 岁的孕妇患者,既往有生殖器 HSV 疱疹病史。下列有关生殖器疱疹感染和怀孕的叙述中,哪项是正确的?

a. 初次发病的母亲在分娩时传播疱疹的风险是最低的

b. 阿昔洛韦、伐昔洛韦和伐昔洛韦都是妊娠 D 类药物

c. 怀孕晚期使用抗病毒治疗减少了疱疹向新生儿的传播

d. 新生儿患疱疹疾病的一般表现为头皮脓肿或眼部感染

14. HF 是一名 29 岁的女子,在 6 年前被诊断出患有生殖器疱疹。据她报告,自从诊断后每年复发 1~2 次。最近她的疱疹发作有所增加,在 6 个月内已发生过 3 次。请为 HF 选择最合适的治疗。

a. 口服伐昔洛韦

b. 红霉素软膏

c. 口服四环素

d. 阿昔洛韦软膏

15. 下列有关梅毒感染阶段的叙述中,哪项是正确的?

a. 一期梅毒的特征性病变是弥漫性皮疹,通常影响手掌和脚底

b. 潜伏梅毒的临床表现包括局部淋巴结病和脑膜炎

c. 三期梅毒具有高度传染性

d. 神经梅毒可出现于梅毒的任一阶段

16. 下列关于梅毒的诊断中,哪项是正确的?

a. 梅毒的诊断是通过培养等直接技术来完成的

b. 在美国,血清学试验是检测一期、二期、三期和潜伏性梅毒的标准方法

c. VDRL‐CSF 是诊断二期梅毒的标准血清学试验

d. 仅仅根据非梅毒螺旋体血清学试验足以对梅毒做出决定性的诊断

17. 选择苄星青霉素的商品名。

a. Bicillin C‐R

b. Wycillin

c. Bicillin L‐A

d. Pen‐VK

18. TP,女性,26 岁,怀孕 31 周。因"喉咙痛、全身乏力、手心和脚底皮疹 1 周"去看妇科医生。医生对其进行了检查,诊断为二期梅毒。因该患者对青霉素过敏,治疗医生需要向药师咨询。请为 TP 选择最合适的治疗药物。

a. 多西环素

b. 头孢西丁 + 丙磺舒

c. 左氧氟沙星

d. 脱敏 + 苄星青霉素 G

19. 赫氏反应是一种急性发热反应,与下列哪种 STD 的治疗相关?

a. 生殖器疱疹

b. 淋病

c. 衣原体感染

d. 梅毒

20. 下列关于特殊人群的 STDs 治疗描述中,哪项是正确的?

a. 孕妇 STDs 的治疗可减少妊娠期并发症,防止将疾病传播给新生儿

b. 由于抗菌药物的毒性,诊断为先天性或获得性 STDs 的儿童应在满 2 岁以后再接受治疗

c. 一般来说,治疗青少年 STDs 患者所需的推荐抗菌药物剂量较低

d. HIV 感染患者生殖器疱疹的治疗与 HIV 阴性患者相同

要点小结

■ STDs 通过性接触获得,会导致症状性疾病、不孕不育,且会给怀孕和分娩带来有害影响。

■ 有效的预防 STDs 措施包括禁欲、与未感染的性伙伴履行一夫一妻制以及屏障避孕(避孕套)。

■ 衣原体感染和淋病是第一和第二常见的细菌性 STDs,在女性通常表现为宫颈炎,男性表现为尿道炎。但是无症状感染多见。

■ 衣原体感染的推荐治疗药物是阿奇霉素和多西环素。红霉素、氧氟沙星、左氧氟沙星都可作为替代药物。

■ 淋病的推荐治疗药物是头孢菌素类抗生素。由于耐药的出现,不再推荐使用氟喹诺酮类药物。

■ 由于衣原体感染和淋病同时发生的情况多见,当诊断了其中一种感染时,应考虑针对两种感染的治疗。

■ 生殖器疱疹是一种慢性终身病毒感染,以初始发病之后出现周期性复发为特征。这种疾病的典型表现为外生殖器上的簇状疼痛性丘疹和水疱样病变。

■ 生殖器疱疹无法治愈,但是抗病毒治疗可降低复发的频率和严重性以及疾病传播的风险。

■ 梅毒有四个阶段:一期梅毒、二期梅毒、潜伏梅毒和三期梅毒。神经梅毒可发生于该病的任一阶段。与神经梅毒一样,疾病在不同的阶段有各自独特的临床表现。

■ 青霉素是治疗梅毒的首选药物。根据疾病阶段的不同,推荐有不同的制剂和方案。

■ 青霉素过敏患者需要青霉素治疗(如孕妇的梅毒)时,应首先脱敏,随后使用青霉素治疗。

■ 孕妇 STDs 的治疗可减少并发症,并防止疾病传播给婴儿。

■ 孕妇应避免使用四环素类和氟喹诺酮类药物。

参考文献

Gaydos CA, Quinn TC. Chlamydial infections//Longo DL, Fauci AS, Kasper DL, et al. Harrison's Principles Internal Medicine. 18th ed. New York, NY：McGraw HILL, 2012：chap 176.

Knodel LC. Sexually transmitted diseases//DiPiro JT, Talbert RL, Yee GC, et al. Pharmacotherapy：A Pathophysiologic Approach. 9th ed. New York, NY：McGraw HILL,

2014：chap 95.

MacDougall C, Chambers H. Protein synthesis inhibitors and miscellaneous antibacterial agents//Brunton LL, Chabner BA, Knollmann BC, et al. Goodman & Gilman's The Pharmacological Basis of Therapeutics. 12th ed. New York, NY：McGraw HILL,2011：chap 55.

Safrin S. Antiviral agents//Katzung BG, Masters SB, Trevor AJ,et al. Basic & Clinical Pharmacology. 12th ed. New York, NY：McGraw HILL,2012：chap 49.

第 32 章 　流　感

PhillipL. Mohorn，P. BrandonBookstaver，S. Scott Sutton

译者　韩小年　余静洁

基础概述

流感是一种病毒感染，常侵犯人们的呼吸系统（鼻、喉部和肺），从而引起高发病率和死亡率，尤其对于儿童和老人。流感在一年中均可发病，但以 12 月至次年 3 月最为高发。流感病毒包括 A 型和 B 型两种，A 型流感根据两种表面抗原（血凝素和神经氨酸酶）的不同可进一步分为多个亚型。针对表面抗原产生的抗体对流感具有免疫作用。

流感通过人与人之间吸入飞沫传播，平均潜伏期为 2 天（1～4 天）。流感的典型症状和体征包括急性高热、肌痛、头痛、全身乏力、干咳、咽痛和鼻炎。儿童患者常见恶心、呕吐及中耳炎。症状一般会在 3～7 天内消失；但咳嗽和乏力可持续两周以上。流感会增加肺炎发生风险（包括耐甲氧西林金黄色葡萄球菌性肺炎）。流感诊断的金标准是病毒培养，但由于病毒培养结果回报时间较长，从而限制了其临床应用。部分检测如快速抗原即时检测（POC）试验，直接荧光抗体（DFA）试验，以及逆转录聚合酶链反应（RT - PCR）检测可用于流感病毒的快速检测。

预防

每年接种疫苗是预防流感最有效的手段；不幸的是，每年的疫苗接种率只有 30%～40%。所有希望降低流感患病风险或将流感传染给他人风险的人都应该接种疫苗。虽然接种流感疫苗对于所有人都很重要，但流感疫苗接种的重点目标人群应该是具有较高罹患流感感染或流感相关并发症风险者（表 32 - 1）。市售流感疫苗主要为灭活疫苗和减毒活疫苗。灭活疫苗包括三价或四价疫苗，而减毒活疫苗则为四价疫苗。大多数三价疫苗通过鸡胚培养制成，包含等效的病毒菌株[A 型流感病毒（H1N1），A 型流感病毒（H3N2）和 B 型

流感病毒]。四价疫苗是以相同的方式培养制成，含有 A 型流感病毒 H1N1、A 型流感病毒 H3N2 和两种 B 型流感病毒菌株。流感疫苗间的比较见表 32 - 2。

表 32 - 1　疫苗接种目标人群

流感并发症高风险人群

- 年龄在 6～59 个月的所有婴幼儿
- 50 岁以上的成人
- 居住在养老院或其他长期护理机构的任何年龄的人群
- 在流感季节即将或已经怀孕的妇女
- 美洲印第安人/阿拉斯加土著人
- 患有以下疾病的人群
  - 哮喘或其他慢性肺疾病，如儿童囊性纤维化或成人慢性阻塞性肺疾病
  - 血流动力学发生显著变化的心脏疾病
  - 免疫抑制性疾病或接受免疫抑制治疗者
  - 艾滋病
  - 镰状细胞性贫血及其他血红蛋白疾病
  - 需要长期服用阿司匹林治疗的疾病，如类风湿关节炎或川崎病（尤其是感染流感病毒后有瑞氏综合征发生风险的 6～18 岁人群）
  - 慢性肾功和/或肝功能不全
  - 肿瘤患者
  - 慢性代谢性疾病，如糖尿病
  - 神经肌肉功能障碍，癫痫发作，或处置呼吸道分泌物存在困难的认知功能障碍者
  - 病态肥胖（BMI≥40）

流感高危人群的家庭成员或照顾者

- 医务人员
- 照顾年龄≤59 月龄的婴幼儿和年龄≥50 岁的成人的家庭成员（包括儿童）和护理人员
- 在医疗机构中照顾流感严重并发症高风险患者的家庭成员（包括儿童）和护理人员

三价和四价灭活流感疫苗

三价（IIV$_3$）和四价（IIV$_4$）灭活流感疫苗被批准用于 6 个月及 6 个月以上儿童。基于细胞培养

制成的三价疫苗（cc IIV$_3$）被批准用于 18 岁及 18 岁以上人群，而重组血凝素三价流感疫苗（RIV）被批准用于年龄在 18 ~ 49 岁的人群。cc IIV$_3$ 和 RIV 的生产技术分别减少或完全避免了鸡胚的使用。大多数三价和四价灭活疫苗由灭活的流感病毒制成，接种途径为肌内注射。他们不会引起流感或流感样症状和体征。IIV（IIV$_3$，IIV$_4$，cc IIV$_3$）和 RIV 流感疫苗最常见的不良反应为注射部位疼痛，这种疼痛可持续 48 小时。对于以前没有暴露于疫苗病毒抗原的人群，还会出现发热和全身乏力。

流感减毒活疫苗

流感减毒活疫苗（LAIV）是毒性减弱的活病毒，被批准用于健康的、未怀孕的、年龄在 2 ~ 49 岁的人群，通过鼻腔给药接种。流感减毒活疫苗（LAIV）为四价疫苗。其优点包括接种方便，可潜在诱导广泛的黏膜及全身免疫应答。LAIV 相关的不良反应包括流涕、鼻塞、咽痛及头痛。LAIV 不应接种于免疫力低下者（如 HIV 感染）或与需要保护性隔离的免疫低下患者有密切接触的人群。

表 32 - 2　流感疫苗对比

比较项目	LAIV	IIV/RIV
接种途径	鼻腔喷雾	肌内注射（一种 IIV 通过皮内途径接种）
疫苗类型	减毒活疫苗	灭活疫苗
包含的病毒株数目	4（2 种 A 型，2 种 B 型）	3 或 4（2 种 A 型，1 或 2 种 B 型）
疫苗病毒株的更新	每年	每年
接种频率	每年	每年
批准接种年龄	2 ~ 49 岁人群（健康，非妊娠）	IIV：≥6 个月；ccIIV$_3$：≥18 岁 RIV：18 ~ 49 岁
6 个月至 8 岁儿童首次接种流感疫苗 2 剂之间的间隔周期	4 周	4 周[a]
能否接种于哮喘儿童或在前一年有过喘息的 2 ~ 4 岁儿童	否	能[a]
能否接种于免疫缺陷但不需要进行保护性隔离者的家庭成员或密切接触者	能	能
能否接种于免疫缺陷并需要进行保护性隔离者的家庭成员或密切接触者（如造血干细胞移植者）	否	能[a]
能否同时接种其他疫苗	能[b]	能[b]
如果不能同时接种其他疫苗，能否在 4 周内接种另外一种活疫苗	间隔 4 周谨慎接种	能
如果不能同时接种其他疫苗，能否在 4 周之内接种另外一灭活疫苗	能	能

a. cc IIV$_3$ 和 RIV 疫苗不应用于儿童

b. 与 LAIV 同时接种，只在接种过麻疹、腮腺炎和风疹疫苗或水痘疫苗，且年龄在 12 ~ 15 个月之间的儿童中进行了系统性评估。与 IIV 同时接种，只在接种过肺炎球菌多糖或带状疱疹疫苗的成年人中进行了系统性评估

禁忌证

鸡蛋过敏者不应接种 IIV 和 LAIV。年龄在 18 ~ 49 岁之间的鸡蛋过敏者可接种 RIV。接种流感疫苗后很少发生过敏反应（荨麻疹、全身性过敏反应），如果发生过敏反应，有可能是疫苗中残留的鸡胚蛋白所致。表 32 - 3 列出了 LAIV、IIV 和 RIV 的禁忌证。

吉兰-巴雷综合征（GBS）被认为与流感疫苗接种有关；但是，尚没有足够的证据来证明这种因果关系。曾在接种流感疫苗后 6 周内出现 GBS 的人群以及无流感并发症高风险的人群应避免接种疫苗（IIV、LAIV 或 RIV）。

表 32-3　不应接种流感疫苗的人群

IIV（包括 IIV₃、IIV₄和 cc IIV₃）

- 已知对鸡蛋高度过敏者。
- 中、重度急性发热性疾病在症状消退之前通常不应接种疫苗。轻度疾病伴或不伴发热不是接种流感疫苗的禁忌证。
- 曾在接种 IIV 后 6 周内出现吉兰-巴雷综合征者应谨慎使用 IIV。

RIV

- 中、重度急性发热性疾病在症状消退之前通常不应接种疫苗。轻度疾病伴或不伴发热不是接种流感疫苗的禁忌证。
- 曾在接种 RIV 后 6 周内出现吉兰-巴雷综合征者应谨慎使用 RIV。

LAIV

- 有对 LAIV 疫苗中任一成分或鸡蛋过敏史者。
- 年龄小于 2 岁或大于 49 岁。
- 下列任何一种有常规接种流感疫苗指征的疾患者群：
  - 哮喘
  - 气道高反应性疾病
  - 慢性呼吸系统疾病
  - 慢性心血管系统疾病（高血压除外）
  - 代谢性疾病（如糖尿病）
  - 肝/肾功能不全
  - 血红蛋白病
  - 已知或可疑的免疫缺陷性疾病
- 由父母或监护者告知之前的 12 个月内有过喘息或哮喘，或医疗记录显示在之前的 12 个月内出现过喘息发作的年龄在 2~4 岁的儿童。
- 接受阿司匹林或其他水杨酸盐治疗的儿童或青少年。
- 接种流感疫苗后出现吉兰-巴雷综合征者。
- 妊娠期妇女。

特殊人群

孕妇，无论在妊娠的任何阶段，都应该每年接种 IIV 或 RIV，但不能接种 LAIV。IIV 或 RIV 对哺乳期妇女也是安全的。免疫缺陷者应每年接种 IIV 或 RIV，同样不能接种 LAIV。6 个月及 6 个月

以上儿童应该每年接种流感疫苗。6 月龄以上儿童可接种 IIV，24 月龄以上儿童可接种 LAIV。多剂量和部分单剂量 IIV 制剂含有微量至少量的防腐剂硫柳汞。目前缺乏科学的、具有说服力的证据显示硫柳汞和自闭症相关。首次接种流感疫苗的 6 月龄至 8 岁儿童应接种 2 剂，间隔时间 ≥4 周。尽管疾病预防控制中心（CDC）未明确推荐，对于 65 岁及以上的成年人，由于季节性流感疫苗的抗流感病毒菌株滴度较低，可以考虑接种高剂量 IIV。

治疗

流感治疗的四大目标是控制症状，预防并发症，降低工作和/或上学缺勤率，防止感染扩散。流感的治疗药物包括神经氨酸酶抑制剂和金刚烷胺类。抗病毒药物可缩短病程（1 天），并可使症状得到控制，最有效的用药时机是在开始发病的 48 小时内。辅助用药可与抗病毒药物联合应用，包括退热药对乙酰氨基酚、鼻炎用药抗组胺类药物。

金刚烷胺类

金刚烷胺和金刚乙胺是只具有抗 A 型流感活性的金刚烷胺类。由于单个位点突变产生的交叉耐药，使得耐药性迅速出现成为金刚烷胺类药物应用的一大问题。截至 2006 年，92% 的 H3N2A 型流感病毒对金刚烷胺类耐药；因此，目前美国不推荐这类药物作为流感的单药治疗方案。金刚烷胺类最主要的不良反应为中枢神经系统毒性。相对于金刚烷胺来讲，金刚乙胺较少引起中枢神经系统不良反应。

神经氨酸酶抑制剂

奥司他韦和扎那米韦属于神经氨酸酶抑制剂，对 A 型和 B 型流感病毒均具有活性。没有神经氨酸酶，病毒从被感染细胞中释放受阻；因此，病毒的复制下降。奥司他韦被批准用于 1 岁以上儿童的治疗，而扎那米韦被批准用于 7 岁以上儿童的治疗。推荐剂量因制剂和患者年龄的不同而不同，但给药频次均为每天两次，疗程 5 天。2007—2009 年间发生在美国和其他国家的季节性 A 型流感（H1N1）病毒菌株对奥司他韦耐药。截

至 2010 年 12 月，没有证据表明这些菌株继续在世界范围内传播。

神经氨酸酶抑制剂的不良反应轻微，但严重的不良反应也有报道。对于哮喘或其他慢性呼吸系统疾病患者，扎那米韦能引起支气管痉挛和呼吸功能的下降。奥司他韦也可引起恶心和呕吐，但这些不良反应通常不需要中止治疗。奥司他韦生产厂商提示医务人员以及 FDA：接受奥司他韦治疗的患者（主要是儿童）中有自残及精神异常等上市后的不良反应报告。这些报道大多来自日本，奥司他韦在日本的应用较美国更为普遍。然而，随后的研究并没有证明神经氨酸酶抑制剂和异常行为之间的因果关系。

特殊人群

目前，关于金刚烷胺类或神经氨酸酶抑制剂应用于免疫功能低下患者的数据尚不充分。没有临床研究来评估怀孕期间应用金刚烷胺类或神经氨酸酶抑制剂的有效性和安全性。所有的抗流感病毒药物妊娠危险性等级分类均为 C 级。无论金刚烷胺类还是神经氨酸酶抑制剂均通过乳汁排泄，因此，在哺乳期间应避免使用这两种药物。

暴露后预防

预防流感的两类抗病毒药物是金刚烷胺类和神经氨酸酶抑制剂（因为高耐药率，不推荐金刚烷胺类单药治疗）。神经氨酸酶抑制剂的推荐预防剂量因药物制剂及患者年龄而异，但用于预防的给药频次均为每日一次。抗病毒药物只能作为预防流感的辅助手段，并不能代替每年的 IIV、RIV 或 LAIV 流感疫苗接种。

注意事项

因为抗病毒药物抑制流感病毒的复制，在接种 LAIV 后 2 周内不得使用抗流感病毒药物。同理，抗流感病毒药物停用后 48 小时内不得接种 LAIV。IIV 或 RIV 与抗流感病毒药物同时应用不存在禁忌。

新型流感病毒株

抗原变异是流感病毒通过基因重组获得新的血凝素和/或神经氨酸酶，导致新的流感病毒菌株出现，进而引起潜在的流感大暴发（如 2009 年的 H1N1）。新的病毒必然能够在人体内进行复制，通过人与人的传播，感染易感人群。流感信息会因产生的耐药性或新消息经常更新。请参阅 www.cdc.gov/flu 官网中最新的新型病毒菌株以及季节性流感的推荐意见。

日常预防

部分日常行为能够阻止类似流感病毒一样引起呼吸道疾病的病菌的传播。预防流感，从日常生活做起：

- 咳嗽或打喷嚏时，用纸巾捂住鼻子和嘴巴。使用完毕后，将纸巾扔进垃圾桶里。
- 经常用肥皂和清水洗手。如果没有肥皂和清水，使用含酒精的手消毒剂。
- 避免用手接触眼睛、鼻子和嘴巴。病菌通过此途径传播。
- 尽量避免密切接触患病者。
- 疾病防控中心（CDC）建议，如果有流感样疾病，需在家中直至退热超过 24 小时（退热指不用任何退热药而体温下降至正常），除外需要去医院或有其他必须做的事情。同时尽量避免接触和传染其他人。

案例应用

1. 选择正确描述流感患者的陈述。
  a. MP 是由流感嗜血杆菌引起的细菌感染性疾病
  b. BA 是由呼吸道合胞病毒（RSV）引起的病毒感染性疾病
  c. JJ 是由鼻病毒引起的病毒感染性疾病
  d. FJ 是由 A 型和 B 型流感病毒引起的病毒感染性疾病

2. ZC 是一名 35 岁的女性。她没有明确的用药史，目前正在服用复合维生素和钙剂，她有一个 3 岁的孩子。根据所提供的信息，请提供流感疫苗接种建议。
  a. ZC 35 岁，流感只影响老年人和儿童，不推荐接种疫苗
  b. ZC 没有并发症，患流感并发症的风险不高，不推荐接种疫苗
  c. ZC 的孩子有患流感并发症的风险，建议 ZC 接种流感疫苗
  d. ZC 的孩子有患流感并发症的风险，建议 ZC 和孩子均接种流感疫苗

问题 3~4 来源于以下案例。

一名 33 岁的女性,经营一家托儿所,托儿所中儿童的年龄为 6 个月至 5 岁,现电话咨询药师有关流感传播的信息。

3. 她最关心季节性流感传播的主要途径是什么。

　　a. 吸入

　　b. 血液传播

　　c. 病死鸟传播

　　d. 体液传播

4. 还应该提供给这位来电者哪些建议,来帮助减少季节性流感的传播? 选择所有合适的选项。

　　a. 强烈建议该来电咨询者及其工作人员接种流感疫苗

　　b. 咳嗽或打喷嚏时用纸巾捂住鼻子和嘴巴

　　c. 经常使用肥皂和清水洗手

　　d. 当工作人员或儿童发热时,待在家中

5. DB 是一位 40 岁的男性,有高血压病史。2 天前感觉不舒服,决定去看医生。根据他的症状,医生诊断他患有流感。以下哪些症状可帮助诊断? 选择所有合适的选项。

　　a. 急性发热

　　b. 肌痛

　　c. 头痛

　　d. 干咳

6. BC 是一名 28 个月的儿童,没有明确的用药史。在过去的 12 个月中无喘息发作。选择关于接种流感疫苗最恰当的说法。

　　a. BC 应该接种 IIV

　　b. BC 应该接种 LAIV

　　c. BC 应该接种 RIV 或 ccIIV₃

　　d. BC 应该预防性应用奥司他韦

7. 选择可以通过肌内注射的方式对流感进行预防或暴露后预防的药物。

　　a. IIV

　　b. LAIV

　　c. 扎那米韦

　　d. 金刚烷胺

8. XW 是一名 28 岁的妊娠期妇女。现因尿路感染大肠杆菌正在服用阿莫西林治疗。该患者想接种流感疫苗预防流感。且其不愿拍胸片,也不想接受任何注射治疗。在去年的流感季节该患者接受过奥司他韦治疗。下面哪种疫苗对于 XW 最为合适? 选择所有合适的选项。

　　a. LAIV

　　b. IIV

　　c. RIV

　　d. 奥司他韦

9. 下列哪项是接种 LAIV 的禁忌证? 选择所有合适的选项。

　　a. 糖尿病

　　b. 曾在接种流感疫苗后 6 周内出现吉兰-巴雷综合征

　　c. 鸡蛋过敏

　　d. 近期接受金刚烷胺治疗(48 小时内)

10. 下列哪种情况是接种 IIV 的禁忌证?

　　a. 糖尿病

　　b. 鸡蛋过敏

　　c. 近期接受金刚烷胺治疗者(48 小时内)

　　d. 接种 IIV 后因为硫柳汞出现自闭症

11. 金刚烷胺类对哪种流感类型有活性?

　　a. A 型流感

　　b. B 型流感

　　c. C 型流感

　　d. 流感嗜血杆菌

12. 选择扎那米韦的商品名。

　　a. Relenza

　　b. Tamiflu

　　c. Symmetrel

　　d. Fluzone

13. 下面哪种抗流感病毒药物以鼻腔吸入途径给药?

　　a. 金刚乙胺

　　b. 金刚烷胺

　　c. 奥司他韦

　　d. 扎那米韦

14. YQ 是一名 59 岁的男性,患有慢性阻塞性肺疾病、糖尿病、高血压、高血脂。YQ 想接种流感疫苗,但美国缺少 IIV 和 RIV。YQ 的医生建议如果暴露于流感病毒应进行暴露后预防,下列哪种药物适用于暴露后的预防?

　　a. 金刚烷胺

　　b. 金刚乙胺

　　c. 奥司他韦

　　d. 扎那米韦

15. 一名 24 岁的女性患者,有哮喘病史,咨询药师关于流感的预防及症状的缓解办法。该患者被诊断为患有 B 型流感,现仍有咳嗽、乏力症状。针对该患者应提供哪些建议? 选出所有合适的选项。

　　a. 流感症状将在 48 小时内消失,如果症状持续存在,需要就诊

　　b. 流感的典型症状会持续 3~7 天。咳嗽和乏力将持续 2 周以上。如果症状持续或加重,需要就诊

　　c. 只要患者未发热,就无须担心。咳嗽和乏力症状可自行消失

　　d. 强烈建议具有哮喘病史的人群每年接种流感疫苗

16. SW 是一名 32 岁的女性患者,妊娠晚期。医生认为该患者因为怀孕,患流感及流感并发症的风险较高,建议她接种季节性流感疫苗。患者咨询药师有关疫苗及疫

苗相关不良反应的问题,选择 IIV 最常见的不良反应。

　　a. 注射部位疼痛

　　b. 出生缺陷

　　c. 吉兰 – 巴雷综合征

　　d. 自闭症

17. 下列哪类患者应该接种流感疫苗?选择所有合适的选项。

　　a. CH,一名具有囊性纤维化病史的 8 岁小男孩

　　b. GS,一名 10 个月大的健康女婴

　　c. KL,一名 48 岁的男性糖尿病患者

　　d. RC,一名 65 岁的健康女性

18. LWS 是一名 28 岁的男性,在海外部队任军职后回国。LWS 是一名 OEF(持久自由行动)退伍军人。7 天前他接种了 LAIV。现在出现了流感症状。选择以下 LWS 即使接种了合适的疫苗仍出现流感症状的原因。

　　a. LAIV 属于活疫苗,可引起流感

　　b. LWS 不适合接种流感疫苗,因此,不应该接种 LAIV

　　c. LWS 没有患流感,只是普通感冒

　　d. 流感疫苗不是 100% 有效

19. 下列哪项是 A 型流感病毒的表面抗原?选择所有合适的选项。

　　a. 血凝素

　　b. 硫柳汞

　　c. 神经氨酸酶

　　d. 吉兰 – 巴雷综合征

20. TK 是一名 32 岁的 HIV 阳性患者。因为该患者属于免疫缺陷人群,希望通过接种流感疫苗避免罹患流感。该患者对鸡蛋严重过敏(喘息)。请为 TK 选择合适的疫苗。

　　a. LAIV

　　b. RIV

　　c. IIV

　　d. 免疫缺陷人群不应接种流感疫苗

21. 在门诊诊所工作时,一名 27 岁的男性因病就诊,2 天前该男性出现肌痛、头痛、乏力、干咳、咽痛及鼻黏膜炎症状,今晨开始出现发热。医生通过快速抗原检测阳性诊断该男性患有流感,准备开具 5 天的奥司他韦抗病毒治疗。医生咨询该患者合适的给药剂量,可以参考以下哪种资料?

　　a. Pubmed

　　b. 药物信息手册

　　c. 医学索引

　　d. 马丁代尔药物大典

要点小结

　　■ 流感是一种病毒感染性疾病,具有高发病率/死亡率。

　　■ 流感主要传播途径是通过人与人之间呼吸道飞沫传播。

　　■ 流感的典型症状和体征包括急性高热、肌痛、头痛、全身乏力、干咳、咽痛和鼻炎。

　　■ 每年接种流感疫苗是预防流感最主要的手段。

　　■ IIV、RIV、LAIV 是目前市售的三种可以预防流感的疫苗。

　　■ 大多数 IIV 可以接种于 6 月龄以上的儿童。

　　■ 鸡蛋过敏者,曾在接种 IIV 后 6 周内出现吉兰 – 巴雷综合征者以及中、重度发热性疾病者不应接种 IIV。

　　■ RIV 可接种于 18 ~ 49 岁的鸡蛋过敏者。

　　■ LAIV 可接种于 2 ~ 49 岁的健康人群。

　　■ LAIV 不应接种于鸡蛋过敏者、小于 2 岁及大于 49 岁的患者、COPD 患者、哮喘、糖尿病、心脑血管和肾脏疾病患者,此前 12 个月内有过喘息和/或哮喘发作的儿童,接受阿司匹林或其他水杨酸盐治疗的儿童或青少年,有接种流感疫苗后发生吉兰 – 巴雷综合征病史的患者,妊娠期妇女。

　　■ 抗病毒药物(金刚烷胺和神经氨酸酶抑制剂)只能作为接种疫苗预防流感的辅助治疗手段,不能代替每年的流感疫苗接种。

　　■ 神经氨酸酶抑制剂是可用于治疗流感的药物。在发病 48 小时内使用疗效最佳。

参考文献

Acosta EP, Flexner C. Antiviral agents (nonretroviral)// Brunton LL, Chabner BA, Knollmann BC, et al. Goodman Gilman's the Pharmacological Basis of Therapeutics. 12th ed. New York, NY: McGraw-Hill, 2011: chap 58.

Centers for Disease Control and Prevention (CDC). Prevention and control of seasonal influenza with vaccines. Recommendations of the Advisory Committee on Immunization Pratices (ACIP)-United States, 2013 – 2014. MMWR Recomm Rep,2013,62:1 – 43.

Dolin R. Influenza//Fauci AS, Jameson JL, Longo DL, et al. Harrison's Principles of Internal Medicine. 18th ed. New York, NY: McGraw-Hill,2012;chap 187.

Fiore AE, Fry A, Shay D, et al. Antiviral agents for the treatment and chemoprophylaxis of influenza-recommendations of the Advisory Committee on Immunization Practices (ACIP). MMWR Recomm Rep, 2011, 60:1 – 24.

Njoku JC, Hermsen ED. Influenza//DiPiro JT, Talbert RL, Yee GC, et al. Pharmacotherapy: A Pathophysiologic Approach. 9th ed. New York, NY: McGraw-Hill, 2014: chap 87.

Safrin S. Antiviral agents//Katzung BG, Masters SB, Trevor AJ, eds. Basic Clinical Pharmacology. 12th ed. New York, NY: McGraw-Hill, 2012: chap 49.

第四部分

肾脏疾病及营养障碍

第 33 章 | 酸碱平衡紊乱

Kurt A. Wargo
译者 康力敏 余静洁

基础概述

本章回顾了维持酸碱平衡的机制及协助临床评估疾病的实验室分析方法。酸碱平衡较为复杂,但了解其基本的作用机制有助于优化危重患者的管理。

当讨论任何复杂的过程时,最好先选择一个参照体系。酸碱平衡的参照体系为碳酸氢盐-二氧化碳缓冲系统,见公式 33-1。

$$CO_2 + H_2O \leftrightarrow H_2CO_3 \leftrightarrow H^+ + HCO_3^-$$

（公式 33-1）

上述缓冲方程是人体所有酸碱平衡的生理学基础。人体发生的生理过程可使上述方程向左或向右移动以维持中性 pH。方程左侧反应发生在肺脏,而右侧反应发生在肾脏。任何时候一旦丢失氢离子,上述反应将向右移动。也就是说,肺部需保留更多的 CO_2 以将其转换为碳酸,继而分解成氢离子和碳酸氢根,来补偿体内丢失的氢离子。同样,任何时候机体获得过多的氢离子,上述方程将会向左移动,同时刺激呼吸中枢增加呼气以排出多余的酸(CO_2)。但是,需要强调的是,CO_2 和 HCO_3^- 的排泌是相互独立的。如果 CO_2 过量,不能通过肾脏排出,而必须通过肺呼出。同理,如果 HCO_3^- 增加,机体不能将其转化为 CO_2 通过肺清除,必须通过肾脏清除。

通过上述方程可以解释体内所有的酸碱平衡紊乱。H^+ 过剩和 HCO_3^- 不足均可导致代谢性酸中毒,另外,HCO_3^- 过剩和 H^+ 不足也可导致代谢性碱中毒。动脉二氧化碳分压($PaCO_2$)升高导致呼吸性酸中毒,而呼吸性碱中毒则源于 $PaCO_2$ 降低。所有酸碱平衡紊乱均可通过电解质、动脉血气(ABG)和患者情况来诊断。

最后两个概念是关于原发性酸碱平衡紊乱和混合性酸碱平衡紊乱的代偿性反应。原发性代谢性紊乱是血清中碳酸氢根的水平受到干扰,该紊乱伴随着呼吸性代偿,可通过 $PaCO_2$ 反映。同理,所有呼吸性紊乱均可通过 $PaCO_2$ 的水平来体现,并伴随代谢性代偿,通过血清碳酸氢根的水平反映。有时,简单地对实验室数据进行评估不能明确哪种紊乱是原发问题,因此,对患者进行评估,通过完整的病史来判断何种酸碱平衡紊乱是原发性的至关重要。遗憾的是,有些酸碱平衡紊乱并不像其他紊乱那么清楚,实际可能是混合型酸碱平衡紊乱。本章将提供一种逐步评估 ABGs 的方法及实际案例以帮助掌握酸碱平衡紊乱的概念。通过本章学习,将获得评估血气分析的必要方法。

酸碱平衡紊乱评估

为了解释酸碱平衡紊乱,必须了解基本概念。大多医院实验室报告的是正常范围,如 pH 值 7.35~7.45,$PaCO_2$ 35~45mmHg。在正常生理条件下,机体通过维持 pH 和 $PaCO_2$ 使二者尽可能接近 7.40 和 40mmHg 以保持体内平衡。因此,上述值的任何变化都意味着血气分析结果异常。另一方面,受到许多代谢因素的影响,每日基础血清碳酸氢根水平可在 22mEq/L 至 28mEq/L 之间波动。一般来说,pH 小于 7.40 定义为酸血症,而 pH 大于 7.40 定义为碱血症。酸中毒是导致酸血症的生理过程,而碱中毒是引起碱血症的生理过程。本章中上述概念将交替使用。

遇到一个血气分析结果,必须要确定原发的酸碱平衡紊乱类型并判断是否发生代偿。代偿是机体维持体内平衡(pH=7.40)的过程。对于任何的呼吸异常,机体都将通过肾脏调控血清中 HCO_3^- 的浓度来进行代谢性代偿。上述代偿完成需要 3~5 天时间。另一方面,对于任何代谢紊乱,机体也会通过呼吸调控 $PaCO_2$ 以实现代偿。这种代偿的发生相比代谢性代偿更快,几分钟内开始,数小时内完成。

点击 http://www.mhpharmacotherapy.com/ 上的评论标签,查看完整的书籍参考资料,同时可获得两次可评分的互动练习测试。

确定原发的酸碱平衡紊乱类型以及是否发生代偿并非易事,但是,如果采用逐步分析的方法,简单或复杂的酸碱平衡紊乱均可进行判断,具体方法见图33-1。第一步,最重要的是对患者的评估,及时确定此刻患者发生何种生理变化。同时,对pH进行评估,确定原发的是酸中毒(pH < 7.40)还是碱中毒(pH > 7.40)。第二步,通过评估$PaCO_2$和HCO_3^-确定原发紊乱的种类以及是否存在代偿。第三步,如果出现代谢性酸中毒,必须计算阴离子间隙,进一步区分紊乱发生的原因以便更好地确定治疗方案。最后,确定患者对于原发紊乱是否发生代偿。

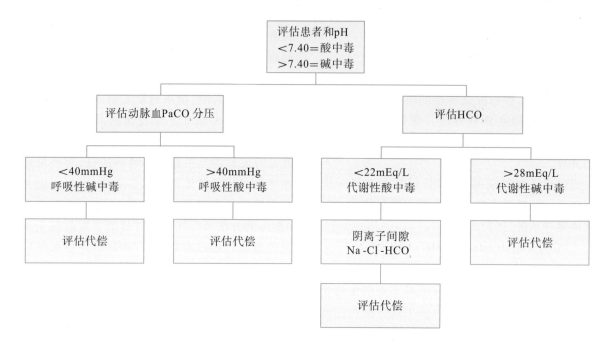

图33-1 逐步评估酸碱平衡紊乱

例:一名社区获得性肺炎患者的pH为7.46,$PaCO_2$ 32mmHg,血清 HCO_3^- 26mEq/L。第一步,评估患者病情,确定患者的肺部病变(肺炎)。此外,评估pH,显然,该患者pH大于7.40,为碱中毒。第二步,评估$PaCO_2$和HCO_3^-,确定导致酸碱平衡紊乱的原因。本案例中,$PaCO_2$低于正常值而HCO_3^-正常,表明呼吸性碱中毒是促使pH值升高的原因。碳酸氢盐基本正常,说明患者未对原发的呼吸问题发生代偿,也可能由于无充足时间进行代偿。使用抗菌药物治疗患者的基础性疾病(细菌性肺炎)可解决其酸碱平衡紊乱。

人体可能会发生五种酸碱平衡紊乱,见表33-1:代谢性酸中毒,代谢性碱中毒,呼吸性酸中毒,呼吸性碱中毒和混合型酸碱平衡紊乱。采取逐步评估血气分析的方法,可诊断所有酸碱平衡紊乱。

代谢性酸中毒

案例一

患者,女,58岁,主诉为嗜睡、厌食、腹痛、恶心

4天。有2型糖尿病和关节炎病史,服用二甲双胍500mg,一日两次,以及塞来昔布(用量不详)。该患者血清实验室检验结果如下:①电解质:钠140mEq/L(136～145mEq/L);钾 4.4mEq/L(3.5～5mEq/L);氯 100mEq/L(98～106mEq/L);碳酸氢根 5mEq/L(22～28mEq/L);尿素氮 77mg/dL(10～20mg/dL);肌酐 9mg/dL(0.5～1.2mg/dL);葡萄糖 112mg/dL(70～110mg/dL);乳酸 178mg/dL(5～20mg/dL)。②动脉血气:pH 值6.8;$PaCO_2$ 20mmHg,PaO_2 77mmHg。

代谢性酸中毒可以分为阴离子间隙增加型(阴离子间隙增大型代谢性酸中毒)和阴离子间隙正常型。阴离子间隙增大时,机体的多种变化可导致未测定的阴离子大量增加。掌握代谢性酸中毒潜在诱因的一种有效方式是利用符号"KILU",其中"K"表示酮症酸中毒(由糖尿病、饥饿及慢性酒精中毒引起),"I"表示药物中毒(通常由水杨酸盐、乙二醇和甲醇引起),"L"代表乳酸酸中毒,"U"代表尿毒症。部分学者采用符号"MUDPILES"帮助记忆(甲醇、尿毒症、糖尿病酮症酸中

表 33 - 1　各种酸碱平衡紊乱的病因

代谢性酸中毒				
阴离子间隙正常	阴离子间隙增大	代谢性碱中毒	呼吸性酸中毒	呼吸性碱中毒
药物	酮症酸中毒	药物	药物	药物
乙酰唑胺	酒精中毒	糖皮质激素	氨基糖苷类	儿茶酚胺类
两性霉素 B	饥饿	利尿剂	麻醉剂	哌醋甲酯
消胆胺	糖尿病	容量降低	β 受体阻滞剂	尼古丁
锂剂	中毒	呕吐或鼻胃抽吸	镇静剂	水杨酸盐（早期毒性）
托吡酯	甲醇	碱性制剂	阿片类	中枢神经系统疾病焦
唑尼沙胺	乙二醇	低钾血症	神经肌肉阻断剂	虑/惊恐障碍
腹泻	水杨酸盐（晚期毒性）	醛固酮增多症	神经肌肉疾病	肺炎
肾小管性酸中毒	乳酸酸中毒		中枢神经系统病	肺栓塞
铅中毒	二甲双胍		肺炎	组织缺氧/重度贫血
输注生理盐水	劳拉西泮（静脉注射由		气道狭窄疾病	甲状腺功能亢进
肾上腺功能不全	于有丙二醇赋形剂）		COPD	
	异烟肼		肥胖	
	核苷类逆转录酶抑制剂		腹水	
	（NRTIs），尤其是地达诺新		甲状腺功能减退	
	尿毒症			

毒、三聚乙醛、异烟肼/铁，乳酸酸中毒，乙二醇/乙醇，水杨酸）阴离子间隙增大的代谢性酸中毒。当血清中 HCO_3^- 低于正常值时，表明代谢性酸中毒，需通过血清中主要阳离子钠（Na^+）的浓度减去氯离子（Cl^-）和碳酸氢根（HCO_3^-）的浓度计算阴离子间隙，见公式 33 - 2。

$$阴离子间隙 = [Na^+] - [Cl^-] - [HCO_3^-]$$
（公式 33 - 2）

正常情况下，阴离子间隙应该是 8 ~ 16mEq/L；但是，带负电荷的蛋白，尤其是白蛋白，对阴离子间隙有很大的影响，白蛋白每降低 1g/dL 可使阴离子间隙降低 2.5mEq/L。如果已知患者的白蛋白浓度，正常的阴离子间隙则是血清白蛋白浓度的 3 倍。这对计算 δ 间隙（即实测和正常的阴离子间隙的差值）至关重要，见公式 33 - 3。一旦观察到阴离子间隙升高，在缺乏未测定阴离子的情况下，为确定碳酸氢根的水平，可使用 δ 间隙。即 δ 间隙值加上碳酸氢根实测值等于实际血清碳酸氢根水平。这对于决定是否给予碳酸氢钠纠正酸中毒极为有用。

基于公式 33 - 2，可以计算如下：
$$阴离子间隙 = 140mEq/L - 100mEq/L - 5mEq/L$$
$$= 35mEq/L$$
（公式 33 - 3）

正常的阴离子间隙 = 12mEq/L（不加白蛋白）

基于上述案例，增加的阴离子间隙是由未测定的阴离子引起的，而乳酸升高源于急性肾损伤时使用二甲双胍。因此，如果 pH 大于 6.9，给予碳酸氢钠可能并不适宜；但是，由于酸中毒严重，必须进行合理干预。完整分析上述病例，还需要评估 $PaCO_2$ 以确定呼吸代偿。该案例中 $PaCO_2$ 低于 40mmHg，因此，该患者以呼吸性碱中毒对代谢性酸中毒进行代偿调节。

二甲双胍是导致乳酸酸中毒极其罕见的原因。患者肾血流发生改变时，如急性肾损伤、脓毒血症、使用碘对比剂、急性失代偿性心力衰竭，使用该药应特别注意。较常见的是异烟肼和核苷类逆转录酶抑制剂，如地达诺新和司他夫定导致的乳酸酸中毒。另一种类型的乳酸酸中毒，D - 乳酸酸中毒（乳酸的"D"异构体）临床中很少遇到。这类乳酸酸中毒是由静脉注射（IV）制剂中含有的赋形剂丙二醇导致，如静脉注射劳拉西泮和静脉注射地西泮，通常发生在大剂量持续输注时。典型的表现是渗透压间隙增加，阴离子间隙增高和肾衰竭。虽然丙二醇可导致乳酸酸中毒或 D - 乳酸酸中毒，但由于 D - 乳酸不作为常规检测，因此，乳酸酸中毒类型无法鉴别。对于这类患者，建议检查乳酸水平或确定渗透压间隙，如果升高，意味着存在 D – 乳酸酸中毒。

案例二

患者,男,42 岁,HIV 阳性,因发热和头痛住院。诊断为隐球菌性脑膜炎,给予两性霉素 B 联合氟胞嘧啶治疗。一周后,患者出现意识不清,血清实验室检查结果如下。电解质:钠 152mEq/L;钾 3.4mEq/L;氯 120mEq/L;碳酸氢根 20mEq/L;尿素氮 32mEq/L;肌酐 1.4mg/dL;葡萄糖 112mg/dL。动脉血气:pH 值 7.30;$PaCO_2$ 36mmHg;PaO_2 85mmHg。

阴离子间隙正常的代谢性酸中毒源于碳酸氢根丢失或体内缓冲液不足。碳酸氢根丢失最常见的原因是腹泻,近端(2 型)肾小管性酸中毒(RTA)时也可引起。由于粪便存在基础的 pH 值,大量腹泻会引起(HCO_3^-)丢失,引发阴离子间隙正常的酸中毒。2 型 RTA 时,近端肾小管 HCO_3^- 的重吸收被破坏,导致血清 HCO_3^- 水平降低。碳酸酐酶抑制剂和异环磷酰胺等药物是常见的 2 型 RTA 的医源性病因。离子间隙正常的代谢性酸中毒原因通常采用 USEDCAR 帮助记忆:输尿管尿流改道术,盐水输注,外源性酸摄入,腹泻,碳酸酐酶抑制剂,肾上腺功能不全和肾小管性酸中毒。

由肾脏集合管 H^+ – ATP 酶泵引起远端小管分泌 H^+ 下降,导致缓冲液不足,从而引发阴离子间隙正常的酸中毒定义为远端 RTA(1 型)。H^+ 分泌的下降导致无法形成正常酸性尿,因此尿液的 pH 通常大于 5.3。1 型 RTA 的另一个机制是继发于管腔膜的渗透性增加,导致分泌的 H^+ 反向扩散和远端 K^+ 分泌。两性霉素 B 能进入细胞膜,并形成降低膜通透性的孔道,最终导致 H^+ 潴留和 K^+ 排泄,引起阴离子间隙正常的酸中毒和低钾血症。

案例二中,第一步是评估 ABGs,确定隐球菌感染脑膜炎患者发生的代谢过程,毫无疑问这是呼吸方面的问题。除了评估患者外,pH 评估显示当前为酸中毒。当评估 ABG 代谢指标时,发现该患者 HCO_3^- 低于正常值,提示为代谢性酸中毒。评估 ABG 呼吸指标显示 $PaCO_2$ 低于正常值,表明由于代偿调节可能有呼吸性碱中毒。因此,确定患者为伴有呼吸代偿的代谢性酸中毒。下一步,由于存在代谢性酸中毒,根据上述方法计算阴离子间隙。通过计算,确定该患者阴离子间隙正常(12mEq/L)。很明显,本案例中的酸碱平衡紊乱是伴随呼吸代偿的阴离子间隙正常的代谢性酸中毒。

代谢性碱中毒

案例三

患者,男,65 岁,因腹痛和腹泻入院。患者有慢性便秘史,需要服用乳果糖。入院前 3 周行剖腹探查术并未发现梗阻。随后患者肺部感染,使用莫西沙星治疗 5 天。入院前 5 天出现腹泻,大量水样便,无恶心或呕吐。血清实验室检查结果如下。电解质:钠 143mEq/L;钾 3.3mEq/L;氯 102mEq/L;碳酸氢盐 33mEq/L;尿素氮 19mg/dL,肌酐 1mg/dL;葡萄糖 109mg/dL。动脉血气:pH 值 7.44;$PaCO_2$ 42mmHg;PaO_2 53mmHg。通过聚合酶链反应(PCR)检测,艰难梭菌毒素呈阴性。

代谢性碱中毒的特征是 pH 大于 7.40 和 HCO_3^- 大于 28mEq/L。其原因可分为 H^+ 胃肠道丢失、H^+ 肾丢失、H^+ 细胞内转移或 HCO_3^- 潴留。胃肠道 H^+ 丢失通常是由呕吐、鼻胃(NG)抽吸,或使用抑酸剂引起。肾 H^+ 丢失与多种情况有关,包括盐皮质激素过剩导致的疾病,如原发性醛固酮增多症或库欣综合征。上述疾病存在的低钾血症可刺激 H^+ 的分泌和 HCO_3^- 重吸收。利尿剂也可通过远端分泌促进 H^+ 肾丢失。这种情况被称为"浓缩性碱中毒",继发于醛固酮增多和近端小管 Na^+ 和 HCO_3^- 重吸收,以应对血容量减少。此外,利尿剂可引起低血钾,导致上述提到的 H^+ 分泌和 HCO_3^- 重吸收。除使用利尿剂外,呕吐也可导致浓缩性碱中毒,主要原因是在 HCO_3^- 不损失的情况下 Na^+、Cl^- 和 H_2O 丢失。由于碳酸氢钠过剩,最终导致碳酸氢根潴留,同样可引发代谢性碱中毒。

代谢性碱中毒最常见的原因包括呕吐、NG 抽吸和利尿剂,因此常使用含 NaCl 的溶液静脉输注。但是,在某些情况下,患者可能由于水肿或低钾血症不能采取 NaCl 静脉输注。对于这类患者,应保留常用的利尿剂,推荐加用碳酸酐酶抑制剂乙酰唑胺。

上述案例中,通过逐步评估,发现患者目前存在代谢问题(腹泻),同时 pH 值显示为碱中毒。

第二步评估表明,PaCO₂ 略高于正常,提示有潜在的呼吸性酸中毒,HCO₃⁻ 高于正常,提示有代谢性碱中毒。由于 pH 值升高,可知患者为伴呼吸代偿的代谢性碱中毒。但令人困惑的是,该患者存在明显腹泻且出现碱中毒,通常该状态下可见代谢性酸中毒(碳酸氢根随粪便丢失导致)。但是,经过仔细检查后发现,该患者出现代谢性碱中毒最有可能的原因是低钾血症合并乳果糖治疗。乳果糖可使粪便呈酸性,从而将氨(NH_3)转化为铵(NH_4^+)排泄。因此,患者因为腹泻导致 H^+ 丢失,类似于呕吐或 NG 抽吸。给予患者静脉输液,同时停止乳果糖治疗,代谢性碱中毒可缓解。

呼吸性酸中毒

案例四

患者,男,89 岁,伴心衰和慢性肾脏病史(基础血清肌酐 1.6mg/dL),因左股骨颈骨折入院。住院期间,出现铜绿假单胞菌尿路感染,精神较前变差,体温 39℃,白细胞计数(WBC)41 000/mm³。血气分析结果如下:pH 7.43,PaCO₂ 19mmHg,PaO₂ 57mmHg。初始给予庆大霉素治疗,患者 WBC 开始下降,精神较前好转。几天后患者因使用庆大霉素出现继发性急性肾损伤,血清肌酐 4.5mg/dL,庆大霉素谷浓度 6mg/dL,因此,停用庆大霉素。患者精神再次变差,出现呼吸衰竭。ABG 发现 pH 值 7.19,PaCO₂ 57mmHg,PaO₂ 59mmHg。机械通气 3 天后,患者病情改善并拔管。

呼吸性酸中毒的特点是 pH 低于 7.40,PaCO₂ 升高,同时伴有多个潜在病因。急性呼吸性酸中毒最常见的原因是重度哮喘发作(膈肌疲劳后)、肺炎、肺水肿以及由药物如阿片类、苯二氮䓬类、肌松药和神经肌肉阻滞剂引起的呼吸中枢抑制。慢性呼吸性酸中毒最常的原因是慢性阻塞性肺疾病(COPD)和过度肥胖。通过分泌 H^+ 进行肾脏代偿可能需要数日,因此对于急性呼吸性酸中毒,必须清除有害因素或对潜在的病因进行治疗,严重时需要补充氧气。

本案例经逐步分析发现,患者出现肺部疾病(呼吸衰竭)后发生 pH 偏酸化。呼吸衰竭后评估 PaCO₂ 提示是呼吸性酸中毒。虽然不能评估 HCO₃⁻,但可以预计 HCO₃⁻ 不会发生太大变化,因

为代谢性代偿一般在数天后发生。通过对患者进行评估,可以推断患者为原发性呼吸性酸中毒,且没有证据表明存在代谢性代偿。继发于庆大霉素治疗的急性呼吸衰竭是一种罕见的不良反应——神经肌肉阻滞。停用庆大霉素并采用机械通气,患者情况可得到改善。虽然这种情况较为罕见,但与阿米卡星和丁胺卡那相比,庆大霉素和新霉素更易发生这种不良反应,所有临床医生应对氨基糖苷类抗菌药物产生的神经肌肉阻滞不良反应有所认识。上述情况在联合神经肌肉阻滞剂如顺 - 阿曲库铵时最常见。

呼吸性碱中毒/混合型酸碱平衡紊乱

案例五

患者,男,58 岁,患有精神分裂症,因行为异常入院,由于完全失去判断力无法提供病史。血清实验室检验结果如下。电解质:钠 139mEq/L;钾 4.7mEq/L;氯 90mEq/L;碳酸氢根 14mEq/L;尿素氮 18mg/dL;血肌酐 1mg/dL;葡萄糖 100mg/dL。动脉血气:pH 值 7.49;PaCO₂ 15mmHg;PaO₂ 169mmHg(2L 鼻导管吸氧)。

呼吸性碱中毒的特征是 pH 大于 7.40 和过度换气导致 PaCO₂ 低于正常值。在缺氧时常见,如肺炎、肺栓塞、心力衰竭和重度贫血。其他原因包括心因性过度换气、妊娠、肝衰竭、水杨酸盐过量、发热、感染、脑血管事件和药物如儿茶酚胺、哌醋甲酯、尼古丁及孕激素。呼吸性碱中毒治疗的唯一目标是纠正潜在病因。

上述案例较复杂,在某种意义上,这是一个混合型酸碱平衡紊乱。如果使用逐步分析法,可以看到患者的 pH 升高,提示为碱中毒。遗憾的是,由于患者当时的精神状况,很难对疾病进行评估,因此,必须完全依靠实验室检查结果判断。PaCO₂ 明显降低,提示有呼吸性碱中毒,此外,HCO₃⁻ 显著下降提示为代谢性酸中毒。发现代谢性酸中毒后,下一步是计算阴离子间隙,本案例中阴离子间隙为 35mEq/L,有所升高。虽然可能有一种简单的情况,即患者是伴有呼吸代偿的代谢性酸中毒,但粗略观察下很难确定哪一种为原发。进一步分析实验室数据发现,患者的水杨酸盐水平明显升高。水杨酸盐过量的典型表现包括呼吸性碱中

毒,随后伴发阴离子间隙增大的代谢性酸中毒。之后家属带来了患者床边发现的 Alka - Seltzer 空瓶,其中含有阿司匹林。因此,该患者是继发于阿司匹林过量的呼吸性碱中毒和阴离子间隙增大的代谢性酸中毒。

结论

　　酸碱平衡的病理生理较为复杂,让初学者和有经验的临床医生都感到手足无措。回顾以上五种主要的酸碱平衡紊乱,利用本章介绍的逐步分析法可帮助任何级别的医生对临床中遇到的各种酸碱平衡紊乱进行病情评估和治疗方案制订。

案例应用

根据以下案例回答问题 1~3。

　　患者,女性,58 岁,腹部手术后经气管插管,进入重症监护室。在手术室期间,该患者接受了超过 10L 的液体和血液制品,但同时积极给予利尿。过去 3 天患者生成尿量 8L,BUN 和 Cr 分别升至 40mg/dL 和 1.5mg/dL,血压下降至 100/60mmHg。今晨,该患者 ABG 显示如下:pH 7.51,$PaCO_2$ 46mmHg,和 HCO_3 35mEq/L。

1. 该患者表现为哪一种原发性酸碱平衡紊乱?
　　a. 代谢性酸中毒
　　b. 代谢性碱中毒
　　c. 呼吸性酸中毒
　　d. 呼吸性碱中毒

2. 对于原发的酸碱平衡紊乱,该患者是否存在适当的生理代偿?
　　a. 是,$PaCO_2$ 升高,表明有适当的代偿
　　b. 是,HCO_3 升高,表明有适当的代偿
　　c. 否,HCO_3 较低,表明患者无代偿
　　d. 否,$PaCO_2$ 低,表明患者无代偿

3. 慢性阻塞性肺疾病(COPD)患者最可能出现下列哪一种酸碱平衡紊乱?
　　a. 代谢性碱中毒伴代偿性呼吸性酸中毒
　　b. 呼吸性碱中毒伴代谢性酸中毒
　　c. 呼吸性酸中毒伴代偿性碱中毒
　　d. 代谢性酸中毒伴呼吸性碱中毒

4. 急性哮喘发作早期可见到下列哪一种酸碱平衡紊乱?
　　a. 呼吸性酸中毒

　　b. 呼吸性碱中毒
　　c. 代谢性酸中毒
　　d. 代谢性碱中毒

5. 患者因服用一瓶劳拉西泮后意识丧失入急诊治疗,可见到下列哪一种酸碱平衡紊乱?
　　a. 阴离子间隙增加的代谢性酸中毒
　　b. 呼吸性碱中毒
　　c. 代谢性碱中毒
　　d. 呼吸性酸中毒

根据以下案例回答问题 6~7。

　　患者,女性,62 岁,于 ICU 住院数周,患有复杂的医院获得性肺炎及脓毒血症,需要长疗程的抗生素治疗。过去的几天,患者出现高热、严重腹泻。

　　粪便聚合酶链反应检查结果示艰难梭状芽孢杆菌阳性。实验室检查结果显示 Na^+ 142mEq/L,Cl^- 110mEq/L,HCO_3^- 18mEq/L,白蛋白 4.5g/dL,pH 7.32,$PaCO_2$ 33mmHg。

6. 该患者最有可能出现哪一种原发性酸碱平衡紊乱?
　　a. 阴离子间隙增高的代谢性酸中毒
　　b. 阴离子间隙正常的代谢性酸中毒
　　c. 代谢性碱中毒
　　d. 呼吸性酸中毒
　　e. 呼吸性碱中毒

7. 该患者对于原发性紊乱是否发生了代偿?
　　a. 无,$PaCO_2$ 升高,提示患者无代偿
　　b. 有,HCO_3 升高,提示患者存在适当代偿
　　c. 无,HCO_3 较低,提示患者无代偿
　　d. 有,$PaCO_2$ 较低,提示存在适当代偿

根据以下案例回答问题 8~9。

　　患者,男性,18 岁,无已知病史,因呼之不应被送往急诊(ED)。其父母诉患者上午早些时候有腹部隐痛,入院前几小时开始呕吐,小便频繁。尿酮和血酮呈阳性。随后的实验室检查如下:Na^+ 142mEq/L,K^+ 4.5mEq/L,Cl^- 100mEq/L,HCO_3^- 10mEq/L,葡萄糖 795mg/dL,pH 7.26,$PaCO_2$ 23mmHg。

8. 该患者最有可能为哪一种原发性酸碱平衡紊乱?
　　a. 阴离子间隙增加的代谢性酸中毒
　　b. 阴离子间隙正常的代谢性酸中毒
　　c. 代谢性碱中毒
　　d. 呼吸性酸中毒
　　e. 呼吸性碱中毒

9. 该患者对于原发性紊乱是否发生了一定代偿?
　　a. 是,$PaCO_2$ 升高,提示存在适当代偿
　　b. 是,HCO_3 升高,提示存在适当代偿
　　c. 是,$PaCO_2$ 较低,提示存在适当代偿

　　d. 是,HCO_3 较低,提示存在适当代偿

根据以下案例回答问题 10～11。

　　患者,男性,27 岁,无已知病史,在聚会过程中大量饮酒,发现昏迷长达 30 分钟。送至 ER 后,患者神经反应迟钝,随后的实验室检查结果如下:pH7.15,PaO_2 55mmHg,$PaCO_2$ 60mmHg,HCO_3^- 25mEq/L,Na^+ 132mEq/L,Cl^- 95mEq/L,白蛋白 4.2g/dL。苯二氮䓬类药物尿检呈阳性。

10. 该患者为哪一种原发性酸碱平衡紊乱?
　　a. 阴离子间隙增高的代谢性酸中毒
　　b. 阴离子间隙正常的代谢性酸中毒
　　c. 代谢性碱中毒
　　d. 呼吸性酸中毒
　　e. 呼吸性碱中毒

11. 该患者对于原发性紊乱是否发生了一定代偿?
　　a. 是,$PaCO_2$ 升高,提示存在适当的代偿
　　b. 是,$PaCO_2$ 降低,提示存在适当的代偿
　　c. 是,HCO_3 升高,提示存在适当的代偿
　　d. 是,HCO_3 降低,提示存在适当的代偿
　　e. 不确定,急性呼吸紊乱发生后即评估代谢代偿,时间过早

根据以下案例回答问题 12～13。

　　患者,女性,45 岁,有消化性溃疡,伴持续性呕吐。患者有脱水症状,皮肤黏膜干燥皱褶。血液检查结果为 Na^+ 141mEq/L,K^+ 2.6mEq/L,Cl^- 87mEq/L,pH7.51,$PaCO_2$ 50mmHg,HCO_3^- 40mEq/L。

12. 该患者最有可能为哪一种原发性酸碱平衡紊乱?
　　a. 阴离子间隙增高的代谢性酸中毒
　　b. 阴离子间隙正常的代谢性酸中毒
　　c. 代谢性碱中毒
　　d. 呼吸性酸中毒
　　e. 呼吸性碱中毒

13. 该患者对于原发性紊乱是否发生了一定代偿?
　　a. 是,$PaCO_2$ 升高,提示存在适当代偿
　　b. 是,$PaCO_2$ 降低,提示存在适当代偿
　　c. 是,HCO_3 升高,提示存在适当代偿
　　d. 是,HCO_3 降低,提示存在适当代偿

根据以下案例回答问题 14～15。

　　患者,男性,55 岁,因持续呕吐 3 天入院。入院后实验室检查结果如下:pH7.40,$PaCO_2$ 40mmHg,HCO_3^- 24mEq/L,Na^+ 149mEq/L,Cl^- 100mEq/L,BUN110mg/dL,Cr8.7mg/dL。

14. 持续性呕吐患者的 pH、$PaCO_2$ 和 HCO_3 将如何变化(↑,↓,N)?
　　a. pH↑;$PaCO_2$↓;HCO_3↑

　　b. pH↓;$PaCO_2$↓;HCO_3↓
　　c. pH↑;$PaCO_2$N;HCO_3↑
　　d. pH↓;$PaCO_2$N;HCO_3↓

15. 该尿毒症患者最有可能为哪一种原发性酸碱平衡紊乱?
　　a. 阴离子间隙增高的代谢性酸中毒
　　b. 阴离子间隙正常的代谢性酸中毒
　　c. 代谢性碱中毒
　　d. 呼吸性酸中毒
　　e. 呼吸性碱中毒

　　患者,女性,55 岁,有严重的慢性阻塞性肺疾病病史,因病情恶化呼吸急促数天入院。近日,该患者因类似症状治疗后出院,直至入院前 3 天症状控制良好,随后咳痰,并增加了家用吸氧和沙丁胺醇/异丙托溴铵的使用频率。

16. 该患者的 pH、$PaCO_2$ 和 HCO_3 将如何变化(↑,↓,N)?$PaCO$
　　a. pH↑;$PaCO_2$↓;HCO_3↑
　　b. pH↓;$PaCO_2$↑;HCO_3↑
　　c. pH↑;$PaCO_2$N;HCO_3↑
　　d. pH↓;$PaCO_2$N;HCO_3↓

17. 一名登上珠穆朗玛峰的人可发生哪一种酸碱平衡紊乱?
　　a. 阴离子间隙增加的代谢性酸中毒
　　b. 阴离子间隙正常的代谢性酸中毒
　　c. 代谢性碱中毒
　　d. 呼吸性酸中毒
　　e. 呼吸性碱中毒

18. 下列哪一个抗真菌药可能导致阴离子间隙正常的代谢性酸中毒?
　　a. 氟胞嘧啶
　　b. 两性霉素 B
　　c. 卡泊芬净
　　d. 伏立康唑

19. 下列哪一种镇痛药在中毒剂量下与呼吸性碱中毒有关?
　　a. 对乙酰氨基酚
　　b. 阿司匹林
　　c. 氢可酮
　　d. 芬太尼

20. 过量的依他尼酸可导致哪一种酸碱平衡紊乱?
　　a. 代谢性酸中毒
　　b. 代谢性碱中毒
　　c. 呼吸性酸中毒
　　d. 呼吸性碱中毒

要点小结

■ 酸碱平衡紊乱主要是由于代谢或呼吸过程中 HCO_3^- 或者 $PaCO_2$ 的紊乱引起;此外,也可出现上述两种情况结合的酸碱平衡紊乱。

■ 酸血症的定义是 pH 小于 7.40,而碱血症定义是 pH 大于 7.40。酸中毒和碱中毒分别指引起酸血症和碱血症的过程。

■ $PaCO_2$ 大于 40mmHg 可发生呼吸性酸中毒,而 $PaCO_2$ 小于 40mmHg 可发生呼吸性碱中毒。

■ HCO_3^- 小于 22mEq/L 可发生代谢性酸中毒,而 HCO_3^- 大于 28mEq/L 可发生代谢性碱中毒。

■ 进一步分析代谢性酸中毒的特征主要靠阴离子间隙($[Na^+]-[Cl^-]-[HCO_3^-]$)。

■ "KILU" 可导致阴离子间隙增高的代谢性酸中毒,"USED CAR" 可导致阴离子间隙正常的酸中毒。

■ 评估酸碱平衡紊乱可采用以下方法逐步进行:

1. 评估患者。患者在特定时间是否存在肺部疾病或代谢性疾病?

2. 评估 pH。患者是酸血症或碱血症?

3. 评估 $PaCO_2$。$PaCO_2$ 小于或大于 40mmHg? 评估可能的原因。

4. 评估 HCO_3^-。

a. HCO_3^- 是否小于 22mEq/L? 如果是,计算阴离子间隙。如阴离子间隙增高,计算 δ 间隙,并将结果与 HCO_3^- 值相加以反映真实水平。

b. HCO_3^- 是否大于 28mEq/L? 评估代谢性碱中毒的原因。

5. 评估代偿。

参考文献

Devlin JW, Matzke GR. Acid-base disorders//DiPiro JT, Talbert RL, Yee GC, et al. Pharmacotherapy: A Pathophysiologic Approach. 9th ed. New York, NY: McGraw-Hill, 2014:chap 37.

McConville JF, Solway J. Disorders of ventilation//Longo DL, Fauci AS, Kasper DL, et al. Harrison's Principles of Internal Medicine. 18th ed. New York, NY: McGraw-Hill, 2012:chap 264.

Rose BD, Post TW. Clinical Physiology of Acid-Base and Electrolyte Disorders. 5th ed. New York, NY: McGraw-Hill, 2001.

Wargo KA, Centor RM. ABCs of ABGs: a guide to interpreting acid-base disorders. Hosp Pharm, 2008, 43:808 – 815.

第 34 章　肠内营养

Laurajo Ryan

译者　王　娜　刘琳娜

基础概述

　　肠内营养(EN)是指通过胃肠途径摄入机体所需的营养素。无论是因为疾病、损伤、手术、吞咽困难,还是因为吸收改变,使得患者不能通过进食摄取必需的营养素时,均可使用肠内营养补充缺乏的营养素。在医学上,肠内营养是通过管饲喂养方式提供专业的营养支持,肠外营养则是通过静脉途径提供营养素,完全不通过胃肠道。一般而言,如果胃肠有功能,最好采用肠内营养,而不采用肠外营养。

　　肠内营养可用于各种临床情况。当患者不能经口摄取或吸收足够的营养素时或者患病时间较长,都可以使用肠内营养提供营养素。一般而言,当患者既往营养状况良好、但有 7~14 天不能经口进食时,应该考虑给予肠内营养。当经口摄取不足时,肠内营养可能是唯一的用以作为食物补充的能量摄取方法。与肠外喂养(通过静脉系统提供营养素)相比,应首选肠内营养,原因如下:①肠内喂养利用有功能或有部分功能的消化道,减少消化道萎缩的风险;②肠内营养可减少由于静脉置管带来的感染风险;③比肠外营养的费用低。

治疗

　　是否采用肠内营养取决于患者的风险获益比。患者潜在的获益必须高于置管引起的并发症风险,开始肠内营养前要综合考虑各方面的因素,这些因素将在下面分别讨论。

给予途径

　　采用何种喂养途径应考虑如下因素:胃肠功能障碍水平和疾病状态决定了营养素应该从哪里进入胃肠道,应在胃肠功能处于最高水平时就开始喂养,与患者的疾病一致,这样不仅可以保证营养素的吸收达到最大程度,同时也可使胃肠功能处于最高水平。对于存在胃轻瘫或其他胃肠运动障碍的患者,可以通过在空肠或十二指肠置管获益;另外一个需要考虑的是治疗的疗程,短期治疗可采用经鼻胃管、口胃管、鼻肠管或口肠管实现,长期治疗常需经皮置管(表 34-1);鼻胃管可在床旁放置,喂养管在室温或体温条件下非常柔软且富于弹性,遇冷变硬,易于放置。

导管

　　正常进食过程的破坏程度决定了肠内喂养的方式及路径。例如,对于颌部缝合的患者,导管不能经口放置,所以使用鼻胃管更适当,如果是胃癌患者,则需要在十二指肠喂养,绕过胃。

　　导管依据外直径进行分类,外直径单位为法国单位(Fr),1 法国单位等于 0.33mm。内腔尺寸根据所用材料不同而各异。使患者舒适的尺寸就是最适合的导管,小口径的导管易堵塞,首选用于经口或经鼻喂养,大口径的鼻胃管或口胃管一般用于吸痰或减压。

给予方法

　　对于病危患者,应采用持续输注的方式,与间断输注或推注法相比,大多数患者对持续输注的耐受性更好,但持续输注也是有严格适应证的。持续输注要求患者保持与输注源的相连,这使那些能够活动的患者使用受限,持续输注也可能因为要给予药物治疗而中断。间断输注则是在输注开始前就制订好了输注时间和输注间隔,故灵活性更好。推注法是指在较短的时间内给予较大量的配方,和其他喂养方式一样,推注法在患者刚开始喂养时耐受性较差,但随着患者营养状态的改善,许多长期接受肠内营养的患者均可有较好的耐受性。

禁忌证

肠内营养禁用于机械性肠梗阻和胃肠道局部缺血的患者,对于急性胃肠道出血的患者属相对禁忌证,有顽固性恶心和呕吐的患者也应限制使用。

表 34 - 1　肠内喂养途径

导管	类型/插入技术	临床应用	潜在并发症
经鼻胃输注	经鼻置入胃管;通过注入空气、听诊或 X 线判定导管是否放置到位	用于短期(4 周以内)喂养,如长期喂养则应采取间断输注的方式;如采取连续泵入患者耐受性更好	误吸;鼻腔和食管溃疡从而引发狭窄;鼻窦炎
经鼻十二指肠输注	经鼻置入十二指肠,通常使用内窥镜判定导管是否放置到位	短期的胃排空受损;要求持续泵入;与胃内置管相比,误吸的风险降低	导管可自发撤回胃内(可通过吸取物来验证导管的位置,pH > 6);鼻窦炎;常见腹泻,含纤维素的配方可减少腹泻发生
经鼻空肠输注	通过鼻置入空肠,通常使用内窥镜判定导管是否放置到位	短期的胃排空受损;要求持续泵入	导管可自发撤回胃内;腹泻常见,含纤维素的配方可减少腹泻;鼻窦炎
胃造口术	经皮内镜下胃造瘘术,采用内窥镜将导管直接放入胃内	长期的吞咽障碍或小肠吸收功能受损,需要连续滴入	误吸;导管出口周围刺激;腹膜渗漏;气囊迁移及幽门梗阻
空肠造口术	经皮内镜下空肠造口术,采用内窥镜将导管直接放入空肠	长期的胃排空受损,需要持续泵入,直接采用内窥镜放置导管对患者而言舒适度最好	导管堵塞或移位,如果使用大内径的导管可导致空肠瘘管形成,水样便,手术固定缝合的刺激
胃空肠吻合术	两条管路:一根导管放在胃内用于抽吸,另外一根放入空肠提供营养	用于胃肠排空受损、误吸风险高、急性胰腺炎及近端漏的患者	饲管堵塞,尤其是小内经的空肠管更易堵塞

注:所有小口径导管均存在堵塞风险,尤其是将药物压碎通过导管给予时更易发生。在长期肠内营养的患者中,一旦通道建立,胃造口术和空肠造口术的导管可以用一个隐蔽的按钮(端口)替换

方案选择

选用何种营养产品应基于患者的个体情况,不仅要考虑患者的营养需求(表 34 - 2),还要考虑患者的生理生化等参数。

表 34 - 2　肠内营养配方组成

配方	碳水化合物	蛋白质	脂肪	适用人群	注释
标准配方	固态玉米糖浆 水解玉米淀粉 蔗糖 果糖	酪蛋白 乳清 大豆蛋白 蛋清	玉米油 大豆油 菜籽油 中链脂肪酸 (MCT)	胃肠道有功能的患者	等渗,1 ~ 2kcal/mL
氨基酸短肽配方	水解玉米淀粉 麦芽糊精果糖	水解酪蛋白 水解乳清 水解大豆蛋白 水解乳清蛋白 晶体氨基酸	玉米油 大豆油 菜籽油 中链脂肪酸 (MCT)	不能消化整蛋白的患者	

配方	碳水化合物	蛋白质	脂肪	适用人群	注释
高能配方				每天需要蛋白质的量≥ 1.5g/kg 的患者	
单体配方				需要在其他肠内营养配方 中补充特殊的营养素(蛋 白质、脂肪或碳水化合物)	

液体需要量

每日的液体需要量根据患者年龄和体重的不同而不同(表 34-3)。在严重疾病患者中,需要的液体量可显著偏离估算量,因为采用公式计算时并没有考虑丢失的液体部分,如腹泻、呕吐、鼻胃管吸出或伤口引流,也不考虑疾病导致的液体潴留,如心衰、肾衰竭或肝衰竭。

评估患者的液体需要量应基于个体的情况,也必须考虑到患者液体摄取来源(口服摄入、管饲喂养、静脉输注)。

表 34-3　每天的维持液体需求量

年龄	体重	计算
新生儿	1~10kg	100mL/kg
儿童	10~20kg	1000mL + 50mL/kg >10kg
成人	>20kg	1500mL + 20mL/kg >20kg

能量需求

营养状况良好的成年人在卧床休息时能量需求平均为 30~35kcal/kg。病危、外伤(尤其是烧伤)、处于分解代谢状态,如某些肿瘤以及之前存在营养不良的患者能量需求可增加,有慢性疾病或去脂肪体重减少的患者能量需求明显降低。

商品化的肠内营养配方热量密度为 0.5~2.0kcal/mL,大多数标准配方的热量密度在 1kcal/mL左右。对于那些限制液体摄入或不能耐受高热量密度的患者也可以找到适合的肠内营养产品。

蛋白质与氨基酸

对于需要营养支持的患者,推荐的蛋白质量为每天不低于 1g/kg,该水平的蛋白质可使蛋白质丢失和肌肉萎缩降至最低。营养不良或处于分解代谢状态的患者推荐每天蛋白质的量不低于 1.5g/kg,肝肾衰竭的患者蛋白摄入量应等于或低于 1g/kg。

肠内营养配方中的蛋白质通过几种不同的方式提供。标准的肠内配方(又称为聚合物肠内营养配方)适用于那些消化功能正常的患者,因为这类配方包含整蛋白质,这些蛋白质通常来源于牛奶、肉类、鸡蛋或大豆;对于那些不能消化整蛋白的患者,蛋白质则由水解的多肽或特定的氨基酸提供。蛋白质的分子越小,渗透力越高。许多产品包含几种蛋白质形式。

必需氨基酸是指必须由饮食提供、不能在体内合成的氨基酸。条件必需氨基酸是那些可以耗尽的氨基酸,这些氨基酸在体内的合成基本不能满足需要。因此,在需求较高时,条件必需氨基酸必须通过饮食补充。

谷氨酰胺和精氨酸在生理应激例如外伤或感染时可以变成条件必需氨基酸,也经常在肠内营养配方中出现,用于危重疾病,虽然临床试验结果显示的获益并不一致。

碳水化合物

在肠内营养中,碳水化合物提供了大多数的热量,通常占 40%~60%。根据配方的组成,这些热量由单糖或多糖提供。多糖配方首选用于有能力消化多糖的患者,与多糖相比,单糖具有更高的渗透压活性,可提高配方的渗透压。

对于有胰岛素抵抗或糖尿病的患者,应特别注意使葡萄糖含量偏差最小化,葡萄糖偏差过大可使患者暴露于高血糖或低血糖并且可能使其恢复的过程复杂化。

大多数肠内配方不含乳糖,这非常重要,因为在人群中乳糖酶缺乏的比例很高。在危重疾病中乳糖酶的合成降低,这也使含乳糖产品的耐受性降低。

脂类

虽然市售肠内营养产品较多,但大多数肠内营养产品 30%~40% 的热量来源于脂肪。脂类物质通常来源于玉米、大豆和菜籽油。肠内基本配方中的中链甘油三酯比标准配方中的脂类更容易消化,对肝衰竭的患者尤其有益。

纤维

肠内营养患者的纤维需求量来源于几个因素。对于既往有不耐受肠内营养而出现诸如腹泻或便秘的患者,含纤维的肠内营养产品可能更有益。对于长期使用肠内营养的患者,补充纤维素可以帮助保持胃肠道功能,但不适合有胃肠道梗阻风险的患者。

特殊疾病的治疗

慢性肾脏疾病尤其是肾病综合征的患者有蛋白质营养不良的风险。根据疾病的阶段,营养不良风险必须与限制蛋白质的获益(潜在降低疾病进展)保持平衡,可以通过提供低蛋白、高氨基酸含量的肠内喂养来实现。透析患者的配方中蛋白质含量较高(接近于正常的蛋白质饮食)以代替透析中的蛋白质丢失,为了减少肾脏疾病患者的液体负荷,所有用于肾功能不良患者的产品均为热量高、电解质含量低的产品。

肝脏疾病导致蛋白质的代谢和合成异常,这不仅可以导致蛋白质营养不良,还可因为含氮废物的蓄积导致肝性脑病,尤其是芳香氨基酸(AAAs)的蓄积。肝脏疾病患者体内支链氨基酸(BCAAs)水平低、芳香氨基酸水平高,所以需要补充支链氨基酸含量高、芳香氨基酸含量低的配方。随机对照临床试验的结果是混合使用这些产品。

创伤患者处于高分解代谢状态,对热量的需求较高。针对这些患者的产品都是高热量并提供高水平的氮,以防止蛋白质营养不良。

营养不良在肺疾病中很常见,许多重度COPD患者均处于高代谢状态,与脂肪或蛋白质相比,碳水化合物代谢会产生更多的CO_2。与标准营养产品相比,肺病患者的营养配方中能量来源于碳水化合物的比例较低,来源于脂肪的比例较高(大约50%),这样可以减轻呼吸系统的负担。

药物治疗

作为药师,关于肠内营养围绕给药方法产生的一些最常见的问题是药物能否通过管饲喂养给予。

当口服给药时,药物直接进入胃内。胃内pH值较低,药物在设计时会考虑到保证其在胃较低pH值条件下能够有较好的溶出度,没有经过胃而进入体内的药物,可能出现溶出时间延长或溶出量减少。

当通过管饲管给药时,必须考虑喂养时间和给药时间,尤其是那些接受连续喂养的患者。对于采用持续输注方式喂养的患者,应在给药前和给药后15分钟再进行肠内营养输注。对于需要空腹给药的药物,给药前和给药后应停止1~2小时的营养输注。

喂养管的尺寸也要考虑。虽然小管径的导管对患者而言可能更舒适,但被药物堵塞的可能性也更大,所以,给药前后应用30mL水(儿童用10~15mL)冲洗管道以减少堵塞的发生。当所给的药物是片剂时,必须特别注意该片剂能否压碎服用。现在发行了多种提示"请勿压碎服用"的药物表格,这些特殊药品的说明书也会明确写明这一信息。可以压碎服用的片剂必须磨碎成细粉,然后与15~30mL水(或根据药品说明书要求)混合后用于管饲给药。必须特别注意每个"可压碎药物"。缓释药物若被压碎将使药物出现突释效应。某些胶囊剂可将药物颗粒从囊壳中倒出来,然后通过导管给予,但这些药物颗粒可能堵塞小口径的导管。主观上,我们总认为液体药物比其他剂型的药物更适合管饲给药,但也并非总是如此,例如一些液体药物可以引起胃肠道不耐受(尤其是含山梨醇的药物),因此,对于这类药物而言,首选将药物给至小肠而不是胃。此外,液体药物可能与肠内营养产品本身有物理不相溶性,在胃肠道中变成不溶性的团块或堵塞喂养管;给药前先将药物用液体稀释,可以减少该类不良反应的发生。

苯妥英是管饲时发生药物相互作用最多的药物(表34-4),当与肠内营养素同时使用时,药物吸收可减少至75%。接受肠内营养的患者给予苯妥英时,必须保持喂养和给药之间时间的一致性,并加强患者监护,以使毒性降至最低并维持苯妥英的治疗浓度。在某些情况下需要通过静脉途径给予苯妥英以保证治疗浓度。

在接受肠内营养的患者中需要加强监护的另一个药物是华法林。许多肠内营养产品维生素K含量较高,高于正常情况下的摄入剂量(90~120μg/d),大多数产品维生素K含量大约为200μg/1000kcal,在那些使用肠内营养的患者中经常有华法林抵抗的报道。

　　除了一些比较明显的相互作用,通过管饲喂养给药经常导致腹泻,尤其是含山梨醇和高渗透压的液体药物。

表 34 - 4　肠内喂养管饲给药时需要特别注意的药物

药物	相互作用	备注
苯妥英	■ 采用管饲给药生物利用度降低 ■ 在肠内喂养中苯妥英可能与酪酸蛋白钙或蛋白水解物结合	■ 为使相互作用降至最低,建议在使用苯妥英前后停止管饲喂养 1 ~ 2 小时;但没有证据表明此项建议可使患者获益 ■ 调整肠内喂养的速度,留出苯妥英的给药时间 ■ 密切监测苯妥英的血药浓度和临床反应 ■ 如果不能达到治疗血药浓度,应考虑采用静脉途径给予苯妥英
■ 氟喹诺酮类 ■ 四环素类	因为药物与肠内营养液中的二价和三价阳离子形成络合物,可能降低生物利用度	■ 应在给药前或给药后 1 小时再进行管饲 ■ 避免环丙沙星空肠给药 ■ 监测临床反应
华法林	因为肠道配方中的维生素 K 含量较高,降低了华法林的吸收	■ 根据 INR 值调整华法林的剂量 ■ 估计肠道喂养开始时间并增加华法林的剂量,当肠道喂养结束时应减少剂量 ■ 考虑给药前或给药后 1 小时再进行管饲
■ 奥美拉唑 ■ 兰索拉唑	使需要在酸性环境中吸收的药物给药复杂化,可能导致药物释放减慢	■ 当药物被水湿润后颗粒变黏,可能堵塞小口径的管子 ■ 通过胃的喂养管给药时颗粒剂应该与酸性的液体混合 ■ 口服液体混悬液可以直接通过喂养管道给药

并发症

　　许多肠内营养的并发症是喂养过程机械性损伤的直接结果,另外一些是胃肠或代谢方面的并发症,可能与使用的特殊配方或患者的疾病状态有关。

胃肠并发症

　　胃肠运动功能紊乱是肠内营养常见的不良反应,包括便秘和腹泻。引发腹泻最常见的原因是吸收不良、药物或细菌过度生长;少部分情况是由于使用的营养配方为高渗配方所致,这通常可以通过连续输注代替间断输注或使用含纤维素的配方来解决。同样,便秘也可由药物导致,由于低容量状态、梗阻或摄入纤维量低引起。

　　恶心和呕吐也常见于肠内营养,被认为是高胃残留(较大体积的营养液残留在胃内)的结果。在严重情况下,胃残留要每 4 ~ 6 小时监测一次,或在下一次喂养之前监测。高胃残留也被认为是误吸的罪魁祸首。

误吸

　　误吸是管饲喂养的一个常见并发症。误吸的风险随着胃排空延迟(以及随后出现的高胃残留)、食道下括约肌受损、咳嗽反射的抑制、意识降低及机械通气量而增加。所有患者均应进行误吸风险评估。

　　由误吸引起的吸入性肺炎是肠内营养最严重的并发症。吸入性肺炎最初是一种化学性肺炎,因为胃的 pH 值较低,不利于细菌生长。质子泵抑制剂和 H_2 受体阻滞剂的普遍使用导致感染过程中细菌的早期参与。大多数由于误吸导致的肺部疾病是肺炎而不是肺实质炎性变化,因此,抗生素治疗仅在很少情况时才有指征。

　　在喂养中将床头调至 30° ~ 45°,并在喂养后保持该角度至少 30 ~ 60 分钟,可将误吸的风险降至最低。相对于间断或注射喂养,使用连续喂养及定期对管道位置进行评估或将导管置于十二指肠可以降低误吸风险。

代谢并发症

　　肠内营养代谢并发症包括高血糖伴液体、电解质失衡,与长期使用肠内营养的患者相比,这些并发症好发于危重患者。

机械并发症

到目前为止,肠内营养中最常见的机械并发症是喂养管的堵塞。这可能是由于使用不当所致,如管道冲洗不充分或片剂的粉碎/混合不到位。喂养管出现故障及来自于管道自身的物理刺激,可能使治疗复杂化。可采用无菌水、胰酶和碳酸氢钠溶液处理导管降低机械堵管的发生率。

案例应用

1. 下列哪一种营养补充途径最适合面部创伤引起的营养不良患者?
   a. 肠外营养
   b. 鼻空肠的肠内营养
   c. 经皮胃肠内营养
   d. 鼻十二指肠的肠内营养

2. 当通过鼻胃管实施药物治疗时,以下哪项正确?
   a. 药物与营养液中的液体必须具有相容性
   b. 片剂必须被充分压碎并与 15~30mL 水混合
   c. 给药前后必须用 250mL 水冲洗管道
   d. 胶囊中的药物颗粒必须被压碎并与 15~30mL 水混合

3. 接受管饲的患者给予苯妥英时,以下哪项正确?
   a. 空肠的酸性介质使苯妥英降解为无活性的产物
   b. 十二指肠的碱性介质使苯妥英降解为无活性的产物
   c. 苯妥英必须随肠内营养缓慢给予
   d. 随肠内营养产品一起给药可能降低药物的吸收

4. 当通过肠内营养管给药时,以下哪项正确?
   a. 液体剂型比固体剂型的药物更适合
   b. 只要将片剂充分压碎就可暴露其药代动力学特征
   c. 患者的所有药物应该同时给予以使喂养中断时间最短
   d. 液体药物可能与营养配方发生相互作用并堵塞喂养管

5. 下列描述正确的是哪项?
   a. 单体配方中的碳水化合物和脂肪含量均衡
   b. 高能配方主要为特殊疾病状态的患者提供营养
   c. 要素型配方含有整蛋白和多糖
   d. 标准配方含有整蛋白

6. 下列哪项可增加肠内营养喂养中的误吸风险? 选出所有正确答案。
   a. 将患者头部抬高或采取直立体位喂养
   b. 喂养之前的高胃残留
   c. 采用连续输注喂养方案
   d. 高蛋白单体配方喂养

7. 下列哪项关于吸入性肺炎的描述是正确的? 选出所有正确答案。
   a. 通常是病毒感染引起的
   b. 通常是细菌感染引起的
   c. 最初是化学性肺炎
   d. H_2 受体阻滞剂可降低发生率

8. 下列哪个因素对开始选择肠内营养时最重要?
   a. 配方的渗透压
   b. 配方的价格
   c. 导管的位置
   d. 患者的营养需求

9. 下列哪些情况是肠内营养的禁忌? 选出所有正确的答案。
   a. 消化道出血
   b. 胃癌
   c. 短肠综合征
   d. 结肠造口术

10. MJ 是一个体重 78kg、体重指数 24kg/m^2 的住院患者,他每天的液体需要量是多少?
    a. 2160mL
    b. 2660mL
    c. 3160mL
    d. 3660mL

11. MJ 每日热量达到多少最合适?
    a. 1500kcal
    b. 2000kcal
    c. 2500kcal
    d. 3000kcal

12. 下列哪项是肠内营养治疗的常见并发症?
    a. 体重减轻
    b. 腹泻
    c. 体重增加
    d. 低血糖

13. 与肠内营养相关的液体潴留问题经常在下列哪种疾病状态时遇到?
    a. 心力衰竭
    b. 呼吸窘迫
    c. 甲状腺功能亢进
    d. 糖尿病酮症酸中毒

14. ED 是一名 62 岁的女性,患有 2 型糖尿病和终末期肾病,需要肠内营养。她最近每周行 3 次血液透析治疗。请选出最适合的营养组合。
    a. 低蛋白,高碳水化合物
    b. 低蛋白,低碳水化合物
    c. 中等量的蛋白,低碳水化合物
    d. 高蛋白,高碳水化合物

15. 肝性脑病的患者可从下列哪个营养配方中获益？
　　a. 高含量的支链氨基酸（BCAAs），低含量芳香氨基酸（AAAs）
　　b. 低含量 BCAAs，低含量 AAAs
　　c. 高蛋白，低氨基酸
　　d. 蛋白质和氨基酸的含量对肝性脑病无影响

16. TR 是一名 72 岁的男性，患有糖尿病和慢性阻塞性肺病。他目前因为社区获得性肺炎住院并使用通气装置。下列哪个方案可提供最佳营养？
　　a. 50% 碳水化合物，30% 脂肪，20% 蛋白质
　　b. 65% 碳水化合物，20% 脂肪，15% 蛋白质
　　c. 35% 碳水化合物，25% 脂肪，40% 蛋白质
　　d. 35% 碳水化合物，50% 脂肪，15% 蛋白质

17. TR(上接问题 16) 已经使用简易通气装置 4 天，住院医生询问如何降低误吸的风险。下列哪种方法最适合该患者？
　　a. 在喂养中和喂养后抬高床头
　　b. 开始进行间断注射喂养而不是连续喂养
　　c. 放置胃管，停用质子泵抑制剂
　　d. 放置胃管代替十二指肠管

18. 下列哪项描述适用于含纤维素的肠内营养配方？选出所有正确的答案。
　　a. 大多数患者的耐受性降低
　　b. 可使腹泻增加
　　c. 可使便秘增加
　　d. 可能导致胃肠道梗阻

19. 下列哪种导管与其使用时间或口径最为匹配？
　　a. 鼻胃管，长期使用
　　b. 口胃管，小口径
　　c. 经皮胃管，短期使用
　　d. 鼻空肠管，大口径

20. 下列哪类患者群体的代谢需求增加？选出所有正确的答案。
　　a. 1 型糖尿病
　　b. 创伤患者
　　c. 烧伤患者
　　d. 危重患者

要点小结

■ 消化道有功能的患者应首选肠内营养而非肠外营养。

■ 肠内营养应在患者消化道功能最好时给予，并与患者的疾病状态相匹配。

■ 经鼻插入管子适用于短期肠内营养。

■ 恶心、呕吐、腹泻、便秘是肠内营养常见的不良反应。

■ 吸入性肺炎是肠内营养最严重的并发症。

■ 精神状态下降、长时间的仰卧位以及采用快速推注方式可增加误吸的发生率。

■ 标准的肠内配方提供整蛋白，整蛋白必须在消化道内水解。

■ 肠内营养喂养中的液体含量必须根据疾病状态和患者的生理生化参数进行个体化。

参考文献

ASPEN Board of Directors and the Clinical Guidelines Task Force. Guidelines for the use of parenteral and enteral nutrition in adult and pediatric patients. J Parenter Enteral Nutr, 2002,26(suppl):1SA – 138SA.

Bankhead R, Boullata J, Brantley S, et al. Clinical guidelines for the use of parenteral and enteral nutrition in adult and pediatric patients. J Parenter Enteral Nutr, 2009,33:122 – 167.

Bistrian BR, Driscoll DF. Enteral and parenteral nutrition therapy//Longo DL, Fauci AS, Kasper DL, et al. Harrison's Principles of Internal Medicine. 18th ed. New York, NY: McGraw-Hill,2012:chap 76.

Kumpf VJ, Chessman K. Enteral nutrition//DiPiro JT, Talbert RL, Yee GC, et al. Pharmacotherapy: A Pathophysiologic Approach. 9th ed. New York, NY: McGraw-Hill,2014:chap 120.

Walroth TA, Ryan L, Miller ML. Enteral and parenteral nutrition//Attridge RL, Miller ML, Moote R, et al. Internal Medicine: A Guide to Clinical Therapeutics. New York, NY: McGraw-Hill,2013:chap 19.

第 35 章 | 肠外营养

Sarah J. Miller

译者 赵暖暖 王 娜

基础概述

肠外营养(PN)是指通过静脉途径给患者提供营养物质。全肠外营养指患者所有的营养需求均经肠外供给,也可与口服或管饲同时应用。

肠外营养的途径包括周围静脉营养和中心静脉营养,通过中心静脉提供营养时,通常将导管置入锁骨下静脉,导管尖端靠近右心房的开口。周围静脉营养是将导管插入外周静脉,由于外周给予高渗的营养液容易引起静脉炎,所以外周营养液渗透压应不超过 900mOsm/L。外周静脉置入中心静脉导管(PICC)常用于肠外营养的实施。PICC 提供中心静脉通路使高渗营养液得以应用。

只有当肠内营养不能安全使用时,才选择肠外营养。肠外营养只在肠内营养不可行时应用。何时应用肠外营养取决于患者及具体情况,这也存在争议。北美指南指出对营养良好的重症监护室(ICU)患者在前 7 天限制使用肠外营养,这期间也不应给予肠内营养。对于入院前营养不良的ICU 患者,指南建议在肠内营养不可行时尽快实施肠外营养。通常情况下,如果预期 5 ~ 7 天内能够恢复肠内营养,肠外营养不应实施,因为它对预后的影响不大,而且价格昂贵,并有潜在的严重不良反应。表 35 – 1 列举了肠外营养常见的应用指征。中心静脉营养可长期应用;短肠综合征患者可能会连续几十年接受家庭肠外营养。另外,周围静脉营养通常用于不超过7 ~ 10天的短期治疗。

组成和方案设计

肠外营养液含有大分子物质和小分子物质。大分子物质包括碳水化合物、脂肪乳、氨基酸溶液。小分子物质包括电解质、维生素和微量元素。

表 35 – 1 成人肠外营养的适应证[1,2,a]

- 肠梗阻
  - 物理或机械阻塞(如肿瘤压缩肠腔)
  - 胃肠道功能障碍(例如,肠梗阻、假性结肠梗阻)
- 大量小肠切除(如短肠综合征)
  - 无结肠、Treitz 韧带远端小肠小于 100cm 的成年患者
  - 结肠完整、小肠短于 50cm 的成年患者
- 弥漫性腹膜炎
- 不能使用肠内营养的瘘管上方或下方的肠瘘
- 胰腺炎——患者不能越过 Treitz 韧带进行肠内营养或不能接收肠内营养(例如,由于肠梗阻)
- 严重的顽固性呕吐
- 严重的顽固性腹泻
- 不能耐受肠内营养以及手术可安全推迟至少 7 天的中、重度营养不良患者的术前营养支持
- 危重患者入住 ICU 7 天内不能口服或肠内营养且无营养不良,如果 7 天后口服或肠内营养仍不可行,则给予肠外营养

a. 当营养不良患者口服或肠内营养不能维持 5 ~ 10 天或一般患者不能维持 7 ~ 14 天,除另有说明外,应连续给予肠外营养不少于 5 ~ 7 天

缩写:EN,肠内营养;ICU,重症监护室;PN,肠外营养

液体

接受肠外营养的患者对液体的需求差别很大。有液体量限制的患者每天最多接受 1000mL 或 1250mL 肠外营养液。通常无液体限制的患者肠外营养液需求量为 1500 ~ 3000mL/d。在医院,肠外营养持续输注时间普遍超过 24 小时。在家庭环境下,肠外营养输注时间相对较短(如 12 ~ 16 小时),以便于患者自由移动,且常在夜间进行。

葡萄糖

大多数肠外营养液的碳水化合物来源是葡萄糖。静脉注射葡萄糖提供的热量为 3.4kcal/g。配制肠外营养液常用 10%、20%、30%、50% 和 70%

的葡萄糖储备液。

脂肪

静脉注射用脂肪乳剂（Intralipid, Liposyn Ⅱ, Liposyn Ⅲ）含有脂肪、甘油和磷脂。计算静脉注射用脂肪乳的热量,根据以下热量密度计算:

　　10% 乳剂—1.1kcal/mL;

　　20% 乳剂—2kcal/mL;

　　30% 乳剂—2.9kcal/mL。

氨基酸

标准氨基酸溶液（Aminosyn, Aminosyn Ⅱ, Travasol, FreAmine Ⅲ, Clinisol, Novamine）含有必需和非必需氨基酸,由生产厂家提供,浓度为 3.5% ~15% 不等。其中部分产品含有标准浓度的电解质,有些则没有。为儿科专门设计的氨基酸制剂（TrophAmine, AminosynPF, Premasol）应用广泛。成人肾功能衰竭、肝功能衰竭患者专用的氨基酸制剂价格昂贵,且临床上应用极少。氨基酸溶液提供的热量为 4kcal/g。

热量供给建议

指南规定通过肠外营养给非肥胖成人提供的热量（包括蛋白质热量）为 20 ~35kcal/(kg·d)。肥胖患者的热量提供指南见表 35 – 2。热量来源分为葡萄糖和脂肪（以及蛋白质）,葡萄糖不超过 7g/(kg·d),脂肪不超过 2.5g/(kg·d)。通常脂质热量为非蛋白热量的 15% ~30%;北美指南不建议 ICU 患者前 7 天使用脂质注射剂。需要注意的是丙泊酚,一种在 ICU 中使用的镇静药物,在 10% 的脂肪乳中混合使用;其脂质热量（1.1kcal/mL）在计算患者的治疗总热量时应加以考虑。同样,许多药物用 5% 葡萄糖溶解,而葡萄糖本身就能提供大量热量。

表 35 –2　肥胖患者热量和蛋白质指南:低热量、高蛋白质给养[a]

每日热量建议	每日蛋白质建议
<14kcal/kg（实际体重）	1.2gm/kg（实际体重）或 2 ~2.5gm/kg（标准体重）

　　a.该建议适用于无严重肝肾功能不全的患者

肠外营养液中氨基酸的用量通常为 2g/(kg·d)。对于体重指数（BMI）低于 30kg/m² 的烧伤或创伤 ICU 患者,指南规定用量为 1.2 ~2g/kg 或更高,根据患者每日实际体重计算。肥胖患者蛋白质用量指南见表 35 – 2。接受血液透析或连续肾脏替代治疗的患者每日需要高达 2.5g/kg 蛋白质以补充透析过程中的蛋白质丢失。

电解质、维生素和微量元素

肠外营养液中常用的电解质、维生素和微量元素见表 35 – 3。

表 35 –3　肠外营养液中常用的电解质、维生素和微量元素

电解质
钠（来自氯化钠、乙酸钠、磷酸钠）
钾（来自氯化钾、乙酸钾、磷酸钾）
镁（来自硫酸镁、氯化镁）
钙（来自葡萄糖酸钙、氯化钙）
磷（来自磷酸钾、磷酸钠）
氯化物（来自氯化钾、氯化钠、氯化钙、氯化镁）
醋酸盐（来自醋酸钠、醋酸钾）
维生素
维生素 A
维生素 D
维生素 E
维生素 K
硫胺素
核黄素
烟酸
吡哆醇
维生素 B₁₂
叶酸
泛酸
生物素
维生素 C
微量元素
锌
铜[a]
铬
锰[a]
硒

　　a.胆汁淤积或血清总胆红素超过 5mg/dL 时,铜和锰常忽略不计

其他成分

肠外营养制剂常添加的药物见表 35 – 4。

表 35 – 4　肠外营养制剂中常添加的药物

普通胰岛素
H₂受体拮抗剂
肝素ᵃ
氢化可的松ᵃ
右旋糖酐铁ᵇ

　　a. 可加入周围静脉营养,用于防止血栓性静脉炎
　　b. 可加入葡萄糖/氨基酸溶液中,不溶于 TNA

订单、配制、贴标签和给药

　　医院肠外营养液的管理应使用订单形成。肠外营养液的配制可以通过人工配制（例如,不使用泵,使用制造商提供的大量基质,也可以使用自动化混合器,自动化混合器能够更严格地控制各种大分子物质和小分子物质的用量）。市售预混合溶液（氨基酸葡糖糖注射液）是由隔膜隔开的不同浓度的葡萄糖和氨基酸组成,应用广泛。使用前,除去隔膜使各成分混合均匀,然后将脂质添加到氨基酸/葡萄糖混合物中或分别注入。一些医疗机构把肠外营养混合物外包给其他机构。复合肠外营养液的无菌性很重要,因为这些溶液可能有助于微生物生长,并长达 24 小时。

　　肠外营养溶液可由葡萄糖、氨基酸、脂肪和添加剂在单一容器中混合配制,称为三合一乳剂或总营养混合物（TNAs）。另一种方法先将葡萄糖和氨基酸混合,再加入脂肪乳。TNA 和氨基酸葡萄糖溶液可以使用 24 小时。由于脂肪乳 pH 值接近生理范围,具有潜在微生物生长的等渗环境,因此,脂肪乳只能使用 12 小时。

　　电解质,尤其是钙和磷,加入肠外营养液中时必须小心进行。加入量较大时钙和磷可形成沉淀。影响钙和磷溶解度的因素包括温度、pH 值和氨基酸溶液的浓度。一般来说,应先加入磷酸盐,最后加入钙。

　　总营养混合物存在其他稳定性问题。混合物中脂质乳剂表面上负电荷的不稳定性会引起乳液的乳化或裂化。通过轻轻翻转含有乳液的袋子数次,可使乳状乳剂混合均匀。这种乳液可安全用于患者。另外,破乳的乳液混合后不会回到初始状态,不能用于患者。

　　葡萄糖/氨基酸溶液可通过 0.22μm 的过滤器

给药,这种过滤器可除去配制过程中引入的颗粒以及微生物。全营养混合物不能通过 0.22μm 的过滤器,因为这些混合物内的脂质小球大于 0.22μm。因此,只能将 TNA 通过 1.2μm 的过滤器去除微粒,但不能去除小的微生物。

　　肠外营养的标签应该包括各成分的每日摄入量。这样能够减少出错,尤其当患者更换环境时（例如,从医院到家里,反之亦然）。只列举浓度或总含量可能由于误解而导致出错。

并发症与监护

代谢并发症

　　肠外营养与各种代谢并发症有关。高血糖是最常见的;通常,肠外营养初期需每天监测血糖数次。血糖稳定后减少监测次数。接受肠外营养患者血糖值的目标范围为 140 ~ 180mg/dL。普通胰岛素可以添加到肠外营养液中,也可以进行皮下注射。长效胰岛素,如甘精胰岛素,可能对肠外营养选择性患者有效,如果肠外营养意外中断或保留,或肾功能不全患者胰岛素消除障碍,此时胰岛素应慎用。接受肠外营养的 ICU 患者常单独使用普通胰岛素。肠外营养突然中断时会引起低血糖。有时,有些医疗机构在结束前约半小时下调肠外营养的比例。家庭肠外营养患者经常在日常输液周期的第一个和最后一个小时降低胰岛素比例。

　　电解质紊乱在肠外营养患者中十分常见。所以对于低磷血症、低钾血症及低镁血症患者应适当加大肠外营养液中电解质的用量,或者同时增加肠外营养液及电解质的用量。电解质紊乱会引发长期营养不良患者所谓的再喂养综合征,这在低磷血症患者中尤为突出。在开始使用肠外营养液后每周测定两次电解质,当电解质水平趋于稳定时可适当减少检测次数。对于肾功能不全的高磷血症、高钾血症及高镁血症患者应降低肠外营养液中电解质的用量。在使用肠外营养液的患者中轻度的低钠血症是较为常见的。肠外营养液中不常加入钠盐,该类患者常常体液容量超负荷,血清中的钠被稀释。酸碱失衡是肠外营养治疗的继发性非典型性并发症。肠外营养液中的醋酸在肝脏代谢为碳酸氢盐。降低肠外营养液中氯化乙酸的比率有助于纠正代谢性碱中毒,同理增加该比

率有助于纠正代谢性酸中毒。

血清中甘油三酯浓度大于 400～500mg/dL 时定义为高甘油三酯血症,患者接受静脉注射乳剂时有可能发生。这种情况发生的高甘油三酯血症可能与胰腺炎的风险增加有关。在此范围内的高甘油三酯血症,通常需减少输注脂质乳剂的量。住院患者应在开始输注脂肪乳剂前、给药一天后、之后每周对甘油三酯水平进行测定。当肠外营养患者给予脂肪乳超过两周时需慎重;如果不摄入脂肪,有可能导致必需脂肪酸的缺乏。

肝功能异常与肠外营养治疗相关。下面介绍两种情况。第一种情况,在给予肠外营养的初期,天冬氨酸和谷丙转氨酶水平会升高,并与脂肪肝或者肝脏中的脂肪蓄积有关。这种情况可能是由于给予过量,尤其是葡萄糖过量。第二种情况是碱性磷酸酶和总胆红素增加引起的胆汁淤积。这种情况往往在成人患者给予肠外营养 2 周或更长时间后出现。接受肠外营养的住院患者应每周检查肝功能。

机械并发症

肠外营养的机械并发症包括中心静脉导管插入的问题如气胸(肺穿刺),也可能会出现导管阻塞或血栓形成。导管阻塞可采取输注血栓溶解剂或盐酸的方法解决,具体方法取决于闭塞的性质。

感染

导管相关感染在接受肠外营养的患者中很常见。临床症状有发热、寒战和僵直。植入中心静脉导管价格昂贵且属于侵入性操作,因此,长期接受家庭肠外营养的患者经常尝试再利用被感染的导管,静脉导管的放置位置受到很大限制。可通过静脉注射抗生素和/或植入少量抗生素封管治疗导管感染。大多数导管相关感染继发于革兰阳性菌,也可能感染革兰阴性菌或真菌。通常情况下,真菌感染需要除去和更换导管。

案例应用

1. VB,男性,54 岁,因肠坏死接受小肠切除。目前正在接受肠外营养并需要鼻胃管抽吸,出现代谢性碱中毒症状。下列哪项是最适合于 VB 的肠外营养调整方案?
   a. 添加碳酸氢钠

b. 减少醋酸盐,增加氯化物
c. 增加醋酸盐,减少氯化物
d. 增加钠和氯化物

2. 下列关于肠外营养液中大分子物质的描述,哪些是正确的? 选择全部正确选项。
   a. 葡萄糖和氨基酸可由生产企业混合在一起,高温灭菌后配送到医院
   b. 甘油和氨基酸可由生产企业混合在一起,高温灭菌后配送到医院
   c. 在美国可以使用由隔膜分隔开的含有葡萄糖和氨基酸的肠外营养液
   d. 即使存储于冰箱中,葡萄糖和氨基酸的混合溶液必须在混合后 24 小时内使用

3. 一位术后患者以 125mL/h 的速度接受 ProcalAmine 治疗。ProcalAmine 包含终浓度为 3% 的甘油(4.3kcal/g)和终浓度为 3% 的氨基酸。甘油提供热量为 4.3kcal/mL。该溶液每天提供的热量和蛋白质分别是多少?
   a. 747kcal 和 90g 氨基酸
   b. 666kcal 和 90g 氨基酸
   c. 720kcal 和 60g 氨基酸
   d. 747kcal 和 60g 氨基酸

4. 一名 56 岁的肝性脑病患者,使用包括乳果糖在内的标准药物治疗无效。患者不耐受肠内营养,考虑应用肠外营养。与标准氨基酸制剂相比,下列哪种氨基酸组成最适合该患者?
   a. 高水平的支链氨基酸,相同水平的芳香族氨基酸
   b. 高水平的支链氨基酸,低水平的芳香族氨基酸
   c. 高水平的必需氨基酸,低水平的非必需氨基酸
   d. 强化含谷氨酰胺的二肽

5. HO,女性,63 岁,患有恶性肿瘤。6 个月前被诊断出患有结肠癌,体重减少了 10%。癌症治疗过程中出现严重的恶心和呕吐。医生建议应用肠外营养。营养师表示关注再喂养综合征。下列哪项电解质异常是该综合征的特点? 选出全部正确选项。
   a. 高镁血症
   b. 低钙血症
   c. 低钾血症
   d. 低磷血症

6. 静脉注射用多种维生素的紧缺导致医院只能通过肠外营养给予。在静脉注射用多种维生素缺乏的情况下,对于接受肠外营养数周的住院患者,哪些维生素是最重要的补充元素? 选择全部正确选项。
   a. 烟酸
   b. 生物素
   c. 叶酸
   d. 维生素 B_1

7. 以下能够增加钙和磷酸盐在肠外营养溶液中溶解度的是哪些? 选择全部正确选项。
   a. 升高温度
   b. 增加 pH 值
   c. 使用葡萄糖酸钙代替氯化钙
   d. 增加肠外营养液中氨基酸的浓度

8. 某医院从使用葡萄糖/氨基酸添加脂质的溶液改为 TNA 系统。以下关于过滤器使用的正确描述有哪些?
   a. 由 $0.22\mu m$ 的过滤器改为 $1.2\mu m$ 的过滤器
   b. 由 $1.2\mu m$ 的过滤器改为 $0.22\mu m$ 的过滤器
   c. 不需要改变过滤器, $0.22\mu m$ 的过滤器可以继续使用
   d. 由 $0.22\mu m$ 的过滤器改为不需要使用过滤器

9. PW, 男性, 46 岁, 因多发外伤不能耐受肠内喂养而接受肠外营养。每天注射 150g 蛋白质, 24 小时尿中尿素氮 (UUN) 值为 20g。该患者每日预计氮平衡是多少克?
   a. +4
   b. 0
   c. -20
   d. -120

10. SR, 女性, 26 岁, 机械通气接受异丙酚镇静。以 100mg/h 的速度给予 10mg/mL 的异丙酚, 市售异丙酚为 10% 的脂肪乳剂。通过输注异丙酚, SR 每天能吸收多少克脂肪?
    a. 2.4
    b. 4.8
    c. 24
    d. 48

11. 下列关于 TNA 的描述正确的是哪项?
    a. 破乳的 TNA 可以安全地用于患者, 而分层的 TNA 应用不安全
    b. 分层的 TNA 可以安全地用于患者, 但破乳的 TNA 应用不安全
    c. 破乳的 TNA 和分层的 TNA 应用均不安全
    d. 破乳的 TNA 和分层的 TNA 均可安全用于患者

12. 一位 49 岁的女性车祸患者, 入住重症监护室并接受管饲喂养。住院第 8 天时, 患者因不耐受管饲喂养而给予 TNA。下列加入 TNA 中的添加剂哪种可保持 24 小时的稳定性, 同时不影响 TNA 的稳定性? 选出所有正确的答案。
    a. 法莫替丁
    b. 普通胰岛素
    c. 右旋糖酐铁
    d. 铜

13. AZ 接受家庭肠外营养每天超过 16 小时。在 16 小时周期的第一个和最后一个小时, 肠外营养的输注速率为目标速率的一半。如果溶液中氨基酸的终浓度为 5%,

那么目标速率 (mL/h) 为多少时每天可提供约 80g 蛋白质?
   a. 77
   b. 87
   c. 97
   d. 107

14. 一位瘘管修补术后的 63 岁男性患者, 在重症监护室接受肠外营养。对于该患者, 最佳血糖值范围应为?
    a. 70 ~ 100mg/dL
    b. 90 ~ 130mg/dL
    c. 140 ~ 180mg/dL
    d. 180 ~ 240mg/dL

15. NJ, 女性, 53 岁, 因肠系膜缺血进行肠切除后接受肠外营养。接受终浓度为 15% 的葡萄糖和 5% 的氨基酸的葡萄糖/氨基酸溶液。该溶液以 75mL/h 的速度连续输注超过 24 小时。同时每天注射 250mL 20% 的脂质。NJ 肾功能正常, 体重 60kg, 接近标准体重 62kg。以下关于 NJ 接受的热量、蛋白质和葡萄糖的量的描述正确的是?
    a. 热量过多, 蛋白质和葡萄糖的量在推荐范围之内
    b. 葡萄糖、蛋白质和热量的量均低于推荐范围
    c. 蛋白质低于推荐量, 热量和葡萄糖足够
    d. 热量、蛋白质和葡萄糖的量均在推荐范围之内

16. 以下常加入到肠外营养液中的维生素哪种可干预华法林的抗凝作用?
    a. 维生素 D
    b. 维生素 K
    c. 维生素 E
    d. 维生素 B_6

17. 肠外营养液中常含有下列哪些微量元素? 选择全部正确选项。
    a. 铬
    b. 锌
    c. 锰
    d. 铜

18. YN, 男性, 43 岁, 短肠综合征患者, 进行家庭肠外营养。接受家庭肠外营养的患者常见的住院原因是?
    a. 代谢性骨病
    b. 导管相关性脓毒症
    c. 微量元素缺乏症
    d. 高血糖

19. HM, 男性, 63 岁, 急性重症胰腺炎肥胖患者 (BMI 42kg/m^2) 不能给予肠内营养。住院后 7 天开始给予肠外营养。HM 体重为 150kg, 标准体重为 82kg。肠外营养方案包括每天热量 1600kcal/d 和 180g 蛋白质。肾、肝功能无严重损伤。关于该患者的肠外营养方案说法正确

的是?

    a. 热量和蛋白质适当

    b. 热量适当,蛋白质过多

    c. 蛋白质适当,热量过多

    d. 热量太少,蛋白质太多

20. 按体积比例由高到低说明典型肠外营养液中下列组成
部分。

无序选项	排序结果
电解质	
氨基酸	
微量元素	
水	

要点小结

■ 肠外营养用于有严重胃肠道功能障碍,不能口服或肠内营养无法吸收患者的能量补充。

■ 肠内营养可安全使用时,肠内营养优于肠外营养,是由于肠内营养并发感染的机会较小而且促炎条件的刺激较少。

■ 肠外营养可通过任意一个中央或外周静脉通路输注。外周输注受到溶液渗透压的限制。

■ 适合肠外营养的患者,开始进行肠外营养的时间是有争议的。一般情况下,营养不良的患者应该比无营养不良的患者更早给予肠外营养。

■ 肠外营养液中主要的大分子物质的热量贡献如下:葡萄糖 3.4kcal/g,20% 的脂肪乳 2kcal/mL,氨基酸 4kcal/g。

■ 肠外营养每天提供的热量通常在 20 ~ 35kcal/kg。对于肥胖患者,建议按实际体重小于 14kcal/kg。

■ 肠外营养液中葡萄糖一般少于 7g/(kg·d)。脂质少于 2.5g/(kg·d)。

■ 氨基酸一般在实际体重的基础上给予 1.2 ~ 2g/(kg·d)。肥胖患者给予更高剂量(标准体重每天 2 ~ 2.5g/kg)。接收肾脏替代疗法的患者也需要更高剂量的氨基酸。

■ 标准氨基酸制剂适用于大多数患者,特殊氨基酸制剂(如作用于肝肾及应激反应)相对昂贵且无明确说明。

■ 全营养外加剂没有葡萄糖/氨基酸溶液稳定。分层的 TNA 需再分散后用于患者,而破裂的 TNA 不能再使用。

参考文献

A. S. P. E. N. Board of Directors and the Clinical Task Force. Guidelines for the use of parenteral andenteral nutrition in adult and pediatric patients. JPEN J Parenter Enteral Nutr,2002, 26 (suppl):1SA – 138SA.

Ayers P, Adams S, Boullata J, et al. A. S. P. E. N. parenteral nutrition safety consensusrecommendations. JPEN J Parenter Enteral Nutr,2014,38:296 – 333.

Choban P, Dickerson R, Malone A, et al. A. S. P. E. N. clinical guidelines:nutrition support of hospitalized adult patients with obesity. JPEN J Parenter Enteral Nutr, 2013,37:714 – 744.

Critical Care Nutrition. Clinical practice guidelines. McClave SA, Martindale RG, Vanek VW, et al. Guidelines for the provision andassessment of nutrition support therapy in the adult critically ill patient:Society of Critical Care Medicine (SCCM) and American Society for Parenteral and Enteral Nutrition (A. S. P. E. N.). JPEN J Parenter Enteral Nutr,2009, 33:277 – 316.

McMahon MM, Nystrom E, Braunschweig C, et al. A. S. P. E. N. clinical guidelines:nutrition support of adult patients with hyperglycemia. JPEN J Parenter Enteral Nutr, 2013,37:23 – 36.

O'Grady NP, Alexander M, Burns LA, et al. 2011 Guidelines for the prevention of intravenous catheter-related infections.

Trissel LA. Calcium chloride and calcium gluconate. Handbook on Injectable Drugs. 17th ed. Bethesda, MD:American Society of Health-Systems Pharmacists, 2013: 176 – 189.

主要缩写词

BMI = body mass index 体重指数

CPN = central parenteral nutrition 中心静脉营养

EN = enteral nutrition 肠内营养

ICU = intensive care unit 重症监护室

IV = intravenous 静脉注射

PICC = peripherally inserted central catheter 外周导入中心静脉置管

PN = parenteral nutrition 肠外营养

PPN = peripheral parenteral nutrition 周围静脉营养

TNA = total nutrient admixture 全营养液

TPN = total parenteral nutrition 全肠外营养

第 36 章 电解质紊乱

Kendrea M. Muldrew，Kathryn K. Neill，T. Scott Warmack
译者 康力敏 余静洁

基础概述

电解质参与机体新陈代谢及体内平衡过程。电解质紊乱与摄入过度或过少、吸收和排泄改变或体内激素和神经系统平衡的改变有关。电解质紊乱可以从无体征和症状到危及生命，取决于发病的速度和电解质丢失或过量的程度。电解质紊乱的治疗目标是预防疾病发展和/或治疗危及生命的并发症，鉴别和治疗产生紊乱的潜在病因，纠正伴发的电解质异常，达到正常的电解质浓度后也要防止矫正过度。选择治疗方案时，应考虑疾病发展速度、症状严重程度、相应的医疗条件、药物、饮食因素及患者的依从性。本章对电解质紊乱的病理生理、临床表现及最常见的电解质紊乱治疗方案进行了概述。表 36 - 1 为常见电解质的血清浓度。

表 36 - 1 电解质血清浓度

电解质	正常值
钠（Na）	135 ~ 145mEq/L
钾（K）	3.5 ~ 5.0mEq/L
镁（Mg）	1.4 ~ 1.8mEq/L
钙（Ca）	8.5 ~ 10.5mEq/L
磷酸盐（PO_4）	2.6 ~ 4.5mEq/L

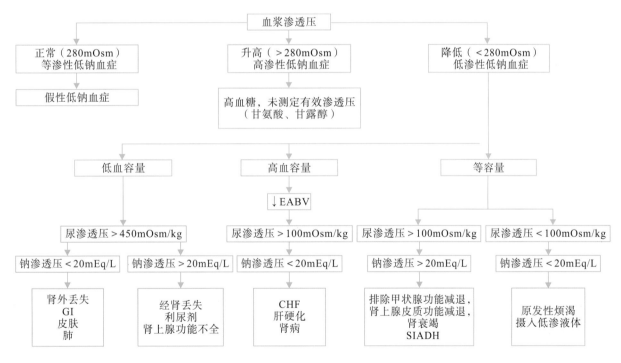

图 36 - 1 低钠血症诊断

引自：Coyle JD，Joy MS. Disorders of sodium and water homeostasis//DiPiro JT, Talbert rL, Yee gC, et al. Pharmacotherapy：A Pathophysiologic Approach. 7th ed. http：//www. accesspharmacy. com/content. aspx? aiD = 3183025

钠紊乱

总体概述

钠是细胞外液最主要的阳离子，是维持细胞外液（ECF）渗透压的主要因素。在正常情况下，血清钠浓度维持在 135 ~ 145mEq/L。钠平衡紊乱是临床中最常见的电解质紊乱，在住院和门诊患者中均有发生。低钠血症可根据患者的血浆渗透压和血容量进行分类(图 36 - 1)。假性低钠血症可能由高蛋白血症和高脂血症(主要是高甘油三酯血症)引起。高钠血症通常可产生高渗,可根据患者的血容量情况进行分类。

常见钠紊乱原因见表 36 - 2。

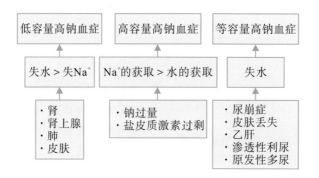

图 36 - 2 高钠血症诊断

引自:Coyle JD, Joy MS. Disorders of sodium and water homeostasis//DiPiro JT, Talbert rL, Yee gC, et al, eds. Pharmacotherapy: A Pathophysiologic Approach. 7th ed. http://www.accesspharmacy.com/content.aspx? aiD = 3183025

表 36 - 2 电解质紊乱的成因和影响因素[a]

电解质	减少	增加
钠	低容量低渗性低钠血症	低容量性高钠血症
	过度出汗	皮肤丢失
	胃肠道丢失	呕吐
	肾脏丢失	鼻胃抽吸
		乳果糖
	等容量低渗性低钠血症	渗透性利尿—高血糖,甘露醇
	继发于恶性肿瘤,肺病,CNS 紊乱,医源性的 SIADH	袢利尿剂
	高容量低渗性低钠血症	高浓度肠内营养
	肝硬化	等容量性高钠血症
	充血性心力衰竭	不显性失水
		尿崩症
		高容量性高钠血症
		高渗生理盐水
钾	饮食摄入量少	饮食不规律
	β 受体阻滞剂	螺内酯
	袢利尿剂和噻嗪类利尿剂	阿米洛利
	山梨醇	氨苯蝶啶
	茶碱中毒	血管紧张素转换酶抑制剂
	咖啡因中毒	血管紧张素受体拮抗剂
	胰岛素过量	甲氧苄啶
	盐皮质激素	肝素
	两性霉素 B	肾功能不全
	顺铂	代谢性酸中毒(通常在 DKA 患者体内钾总水平较
	氨基糖苷类	低时可出现虚高的现象)

电解质	减少	增加
镁	酗酒	肾功能不全
	蛋白质营养不良	子痫的治疗
	吸收障碍性疾病	重度子痫前期
	呕吐	泻药
	滥用泻药	锂治疗
	腹泻	甲状腺功能减退
	Bartter 综合征	乳 – 碱综合征
	两性霉素 B	艾迪生病
	氨基糖苷类	糖尿病酮症酸中毒
	袢利尿剂和噻嗪类利尿剂	
	甲状腺功能亢进	
	高钙血症	
钙	甲状旁腺功能减低	恶性肿瘤
	维生素 D 缺乏	甲状旁腺功能亢进
	高磷酸盐血症	噻嗪类利尿剂
	低蛋白血症	锂剂
	低镁血症	钙摄入过量
	袢利尿剂	畸形性骨炎
	糖皮质激素	甲状腺功能亢进
	降钙素	肾上腺功能不全
	苯巴比妥	结节病
	苯妥英	
磷酸盐	肾小管功能障碍	慢性肾脏疾病
	甲状旁腺功能亢进	肿瘤溶解综合征
	复食症候群	横纹肌溶解
	高钾血症的胰岛素和葡萄糖治疗	脓毒性休克
	酗酒	磷酸盐过度使用
	营养不良	维生素 D 摄入增加
	磷酸盐结合剂	
	维生素 D 摄入减少	

病理生理

ECF 张力和钠离子浓度的维持受游离水摄入和排泄的内稳态机制调节。抗利尿激素（ADH），也被称为精氨酸加压素，在调控肾排水功能，维持血清钠浓度中起主要作用。尽管钠和水的摄入量存在很大变化，但 ADH 和渴感反馈机制可有效维持正常血浆渗透压。虽然会发生体内总钠的丢失或过量，但是钠紊乱主要是由于水平衡异常导致。

血糖显著升高的患者通常可出现低钠血症。最常引用的校正因子是葡萄糖浓度每升高 100mg/dL，钠减少 1.6mg/dL。

当脑细胞因为低钠血症引起肿胀或高钠血症引起收缩时，会采取适当的措施以维持正常的细胞容积。钠紊乱时，胞内电解质和有机渗透调节物浓度将随之改变以减少渗透液在细胞外和胞内间隙之间转移。这种自我调节过程是细胞容积正常化以及慢性钠紊乱时产生轻微症状的原因，同时也与慢性钠紊乱校正过快引起危及生命的并发症有关。

症状和体征

钠紊乱的临床表现与中枢神经系统功能紊乱有关。病情可从无症状到危及生命。当血清钠水平变化较大或改变迅速时，症状更明显。与钠紊乱相关的症状见表 36 – 3。

续表

表36-3　电解质紊乱的表现和症状

电解质	低	高
钠	定向障碍	厌食症
	头痛	虚弱
	嗜睡	恶心
	萎靡不振	心神不定
	恶心	呕吐
	心神不定	精神状态改变
	昏迷	昏迷
	呼吸停止	烦躁
	痫样发作	嗜睡
钾	肌肉痉挛	心悸
	虚弱	心电图改变
	萎靡不振	心律失常
	肌痛	心脏停搏
	肌肉功能受损	
	心电图改变	
	心律失常	
镁	手足抽搐	低血压
	肌纤维自发性收缩	面部潮红
	痉挛	心电图改变
	和/或陶瑟征	完全性房室传
	面部叩击征	导阻滞
	心悸	心脏停搏
	心电图改变	镇静状态
	心律失常	昏迷
	高血压	张力减退/反
		射减退
		麻痹
		呼吸衰竭

电解质	低	高
钙	感觉异常	恶心
	肌肉痉挛	呕吐
	手足抽搐	腹部疼痛
	喉肌痉挛	消化不良
	抑郁症	厌食症
	意识混乱	急性胰腺炎
	记忆丧失	嗜睡
	脆甲症	反应迟钝
	脱发	共济失调
	湿疹	昏迷
	痫样发作	心电图改变
	心肌梗死	心律失常
	心律失常	高血压
	低血压	多尿/烦渴
		肾结石
		肾功能不全
磷酸盐	心律失常	磷酸钙沉积
	呼吸衰竭	
	肌痛	
	意识混乱	
	幻觉	
	虚弱	
	血小板/WBC功能障碍	
	溶血	

低钠血症的治疗

血清钠应按一定速率纠正以改善症状,不能置患者于渗透性脱髓鞘的风险中。长期低血钠(>48小时)患者可通过限制纠正速率避免神经系统并发症,纠正速率为24小时内10~12mEq/L或48小时内18mEq/L。纠正速率为2~4小时内2~4mEq/L有利于伴严重症状的患者,如癫痫患者。可用的静脉(IV)溶液见表36-4。

表36-4　静脉溶液

溶液	葡萄糖 (g/dL)	[Na⁺] (mEq/L)	[Cl⁻] (mEq/L)	张力	分布		游离水/L
					%ECF	%ICF	
D_5W	5	0	0	低张	40	60	1000mL
0.45% NaCl	0	77	77	低张	73	37	500mL
0.9% NaCl	0	154	154	等张	100	0	0mL
3% NaCl[a]	0	513	513	高张	100	0	-2331mL

a. 该溶液可使水从细胞内转移而降低渗透压

缩写:Cl⁻,氯;D_5W,5%葡萄糖溶液;ECF,细胞外液;ICF,细胞内液;Na⁺,钠

引自:Coyle JD, Joy MS. Disorders of sodium and water homeostasis//DiP-iro JT, Talbert rL, Yee gC, et al. Pharmacotherapy: A Pathophysiologic Approach. 7th ed. http://www.accesspharmacy.com/content.aspx? aiD = 3183025

低容量低渗性低钠血症

治疗低容量性低钠血症的基础是输注等渗（0.9%）生理盐水。此外，应对其他潜在病因进行针对性治疗。由于复发率较高，应永久停用噻嗪类利尿剂。胃肠道钠的丢失可酌情用止吐剂和止泻剂处理。

等容量低渗性低钠血症

通常将液体限制作为轻度或中度等容量性低钠血症治疗的基础。抗利尿激素分泌异常综合征（SIADH）患者的液体量应该限制在 1L，以保证每日 500mL 的液体负平衡。除非另有规定，否则食物摄入量应相对较高来增加游离水的排泄，同时应停用与 SIADH 有关的药物治疗。对液体限制无效的患者仍应保留药物治疗。

地美环素是首选药物。其干扰 ADH 在集合管的作用从而增加水的排泄。地美环素应分剂量口服，每日 600 ~ 1200mg。由于其延迟效应，3 ~ 4 天内不应加量。不良反应包括可逆性氮质血症和肾毒性，特别是对于肾功能不全的患者更常见。

锂剂也有类似的肾脏作用，但效果较地美环素差且耐受性较低。抗利尿激素受体拮抗剂是等容量性低钠血症治疗的备选方案。现已上市的药物包括口服药物（托伐普坦、沙他伐坦、利希普坦）和静脉注射药物考尼伐坦。急性症状性 SIADH 应接受高渗（3%）生理盐水治疗。静脉注射呋塞米 20 ~ 40mg 可辅助治疗或预防容量负荷过度。

高容量低渗性低钠血症

限盐饮食和利尿是与水肿相关的低钠血症治疗的基础。抗利尿激素受体拮抗剂是治疗高容量性低钠血症的新的备选方案。

高钠血症的治疗

治疗高钠血症应以一定的速率纠正血清钠以缓解症状，避免患者处于脑水肿的风险中。对于慢性高钠血症患者，纠正速率不超过 0.5mEq/（L·h）即可避免神经系统并发症。钠的纠正速率应限制在 10mEq/（L·d）内。1mEq/L 的快速纠正速率可能有益于急性高钠血症患者。

低容量性高钠血症

血流动力学不稳定的患者应先给予生理盐水直至血容量恢复和生命体征平稳。随后，应换用低渗液体纠正血清钠。首选口服或肠内补充低渗液体。不能接受口服补充者，静脉注射较为合适。由于容量限制，接受高浓度肠内营养的患者常发生低容量性高钠血症。

等容量性高钠血症

摄入游离水或改为静脉注射低渗液体是等容量性高钠血症治疗的基础。中枢性尿崩症患者需要给予外源性 ADH。可选择去氨加压素，通常起始剂量为 10μg，每晚鼻内给药。大多数成人需要每日两次，每次 10μg。去氨加压素同时有注射和口服两种剂型。注射用去氨加压素的剂量为每日 2 ~ 4μg，分两次给药。口服去氨加压素的初始剂量为 0.05mg，每日两次，剂量范围是每日 0.1 ~ 1.2mg，分次服用。由于抗利尿激素活性过高可导致水潴留而引起水中毒，患者应监护低钠血症和血容量过多的相关体征和症状。噻嗪类利尿剂和限盐可用于治疗肾性尿崩症引起的血容量不足。其可促进近端小管对钠和水的重吸收并减少水向集合管转移，整体作用是减少水的排泄。可用于治疗尿崩症的药物见表 36-5。

表 36-5　中枢性和肾源性尿崩症的治疗

药物	指征	剂量
醋酸去氨加压素	中枢性和肾源性	5 ~ 20μg 滴鼻，每 12 ~ 24 小时一次
氯磺丙脲	中枢性	每日口服 125 ~ 250mg
卡马西平	中枢性	100 ~ 300mg 口服，一日两次
安妥明	中枢性	500mg 口服，一日四次
氢氯噻嗪	中枢性和肾源性	25mg 口服，每 12 ~ 24 小时一次
阿米洛利	锂相关肾源性	每日口服 5 ~ 10mg
吲哚美辛	中枢性和肾源性	50mg 口服，每 8 ~ 12 小时一次

高容量性高钠血症

治疗方案由袢利尿剂加入 5% 葡萄糖溶液组成，可促进肾脏钠的排泄。由于这种紊乱通常为医源性且在数小时内发生,所以安全有效的方法是快速纠正血清钠。

钾紊乱

总体概述

钾是人体最丰富的细胞内阳离子。钾离子的全身储存量为 3000 ~ 4000mEq/L,大约有 2% 存在于细胞间隙中。钾离子通过细胞内外转移维持体内平衡,主要受钠 – 钾 – 三磷酸腺苷酶($Na^+ - K^+ - ATP$ 酶)泵的调控;因此,血清钾浓度不能准确反应体内钾的水平。钾离子与许多细胞功能相关,包括蛋白质合成、细胞代谢和动作电位传导。正常血清钾浓度范围是 3.5 ~ 5.0mEq/L。

病理生理学

钾的水平受到饮食、酸碱平衡、醛固酮、胰岛素、儿茶酚胺、液体张力、胃肠道和肾脏排泄的影响。推荐钾的每日摄取量为 50mEq/L。尽管有少量通过胃肠道排泄,但钾的主要排泄途径为肾脏。血清钾浓度小于 3.5mEq/L 为低钾血症,一般分为轻度(血清钾 3 ~ 3.5mEq/L),中度(2.5 ~ 3mEq/L)和重度(< 2.5mEq/L)。饮食中的钾摄入不足或通过肾或胃肠道丢失过度时,可引起全身钾的缺乏。

由血钾转移至细胞内引起的低血钾被称为假性低钾血症,因为整体钾的含量无实质性损失。低血钾通常是医源性的,最常见的原因是袢利尿剂和噻嗪类利尿剂的应用。低血钾也可增加地高辛中毒的风险。肠胃道钾丢失增多也是常见原因。低镁血症可通过增加肾脏对钾的排泄,及减少细胞内钾的摄取而引发低钾血症。如果两种紊乱均存在,应先治疗低镁血症以帮助纠正钾缺乏。

血钾浓度大于 5.5mEq/L 为高钾血症,可分为轻度(5.5 ~ 6mEq/L),中等(6.1 ~ 6.9mEq/L)和重度(> 7mEq/L)。这是由钾的摄入大于钾的排泄或钾分布异常导致。因细胞转移引起的血钾升高被称为假性高钾血症,因为整体钾含量无实质性过量。高钾血症通常与急慢性肾脏疾病有关,特别是饮食无节制的患者。钾紊乱常由药物和医源性补钾引起。引起钾紊乱的原因见表 36 – 2。

症状和体征

钾紊乱患者往往无症状;但是,血钾浓度改变会影响神经肌肉、心脏和平滑肌组织。钾紊乱的症状和体征见表 36 – 3。

治疗

低钾血症

低钾血症的治疗方案包括增加富钾食物摄取、口服补钾和静脉补钾。补钾的一般原则是当血钾浓度低于正常值时,每下降 1mEq/L 时全身钾含量减少 100 ~ 400mEq。每补充 10mEq 的钾,血钾浓度平均可增加 0.1mEq/L。上述原则不适用于严重低血钾患者,这类患者通常需要补充更多。估算补充剂量时,必须考虑患者的肾功能、酸碱状态、合并用药或疾病过程。对于伴有低镁血症的患者,应先纠正镁缺乏以预防难治性低钾血症。

膳食钾

膳食补充推荐用于血钾正常偏低的患者,可考虑用于血钾浓度在 3 ~ 3.5mEq/L 的患者。

口服补钾

尽可能首选口服补钾,特别是对于无症状患者。口服应用于血钾浓度为 3 ~ 3.5mEq/L 并伴有潜在心律失常风险的患者。血钾浓度低于 3mEq/L 的患者补充目标为 4 ~ 4.5mEq/L。在可使用的三种钾盐中,氯化钾因其对低钾血症的常见病因均有效而最常使用。磷酸钾应用于伴有低磷血症的患者,碳酸氢钾对伴有代谢性酸中毒的患者效果最佳。正常患者预防性补钾,应每 1 ~ 2 个月监测血清钾和镁的浓度及肾功能指标。治疗轻度低钾的住院患者应每 2 ~ 3 天监测一次。必须大剂量补钾时,应在口服速释剂型 1 ~ 2 小时,保证吸收和分布后检测血钾浓度。口服补钾可能导致恶心、呕吐和消化道溃疡。

静脉补钾

静脉补钾可用于钾离子严重缺乏,症状严重如 ECG 改变或不能耐受口服制剂的患者。静脉治疗更易引起高血钾,可导致静脉损伤和注射部位疼痛。10 ~ 20mEq 的钾需要至少 100mL 的 0.9% 氯化钠溶液稀释并通过外周静脉给药一小时以上。应监护患者注射部位灼烧感和静脉炎。严重的低血钾患者,补钾量更高而需要更多的液体稀释,且注射速率不得超过 40mEq/h。静脉输注速度超过 10mEq/h 时建议监测 ECG。由于存在疼痛和外周静脉硬化风险,上述输液应使用中心静脉导管进行。每输注 30 ~ 40mEq,必须重新评估血钾浓度以指导后续使用剂量。输液完成,至少 30 分钟后再检测血清钾水平以保证钾的分布。建议关注剂量,注射部位(中心或外周)和钾静注速度,有助于预防补钾产生的不良反应。

替代治疗

保钾利尿剂如螺内酯、氨苯蝶啶和阿米洛利是长期外源性补钾可选的药物。当患者同时接受排钾药物时上述药物尤其有效。

高钾血症

随着高血钾潜在病因的发现,其治疗方案包括饮食限制、药物治疗和血液透析。轻度高钾血症无症状患者可以通过膳食教育解决,并注意监测钾浓度。加入祥利尿剂可加强尿钾排泄,不能耐受祥利尿剂的患者,可口服或直肠给予阳离子交换树脂如聚苯乙烯磺酸钠(SPS)。伴有严重的高血钾或严重心电图改变的住院患者,静脉注射钙剂可稳定心脏瓣膜和血流动力学。氯盐发生外渗可增加组织坏死的风险,因此,与氯化钙相比首选葡萄糖酸钙。同时,应采取辅助治疗使钾转移至细胞内以达到血钾浓度低于 5.5mEq/L,辅助治疗可选择碳酸氢钠、胰岛素和葡萄糖、沙丁胺醇。并发症可影响治疗方案的选择,碳酸氢钠对于伴有代谢性酸中毒的患者疗效最佳;而对于晚期肾功能不全的患者低钾引起的影响可明显延迟,此外,肾病患者的钠和血容量负荷过重的风险增加。胰岛素和葡萄糖的使用不会对容量状态产生不利影响,但是必须严密监测血糖水平。β 受体激动剂对降钾有双重作用,一方面可刺激 $Na^+ - K^+ -$ ATP 酶泵,同时刺激胰腺分泌胰岛素增多,但生物利用度各异的吸入性药物产生的影响是不可预测的。最后,过多的钾随着利尿剂、树脂黏合剂或血液透析排出体外。钾紊乱的治疗方案和治疗效果见表 36 - 6 和 36 - 7。

表 36 - 6 低钾血症的治疗方法

来源	应用
饮食	
果脯:无花果、枣、梅干、葡萄干	食物来源作为补充往往不足,且可导致体重增加
坚果	
蔬菜:大豆、菠菜、土豆	
水果:香蕉、甜瓜、橘子	
肉类:牛肉、猪肉、羊肉	
氯化钾替代物	
口服制剂	
控释片	微囊剂型引起的消化道溃疡较蜡基质片少 蜡基质片可出现在粪便中(药物已代谢完)
酏剂	酏剂价格低廉且速效,但口感较差,常导致依从性降低
泡腾片	
氯化钾、磷酸盐、碳酸氢盐	氯盐对大多原因引起的低钾有效,碳酸氢钠对合并代谢性酸中毒低钾者有效
静脉注射制剂	
氯化钾、磷酸盐、碳酸氢盐	严重缺钾时最有效;静注速度 >10mEq/h 时需持续监测,浓度 >10mEq/(h·100mL)需通过中心静脉导管给药以避免疼痛和血管坏死
保钾利尿剂	
螺内酯、氨苯蝶啶、阿米洛利	作为外源性补充的替代治疗,与排钾药物联用时尤其有效

表 36 - 7　高钾血症的治疗方法

治疗	剂量	途径	起效/持续时间	监测	生理效应
沙丁胺醇	10～20mg	吸入	30 分钟/1～2 小时	心悸/心率	促进 K^+ 向细胞内转移
钙	1g	静脉注射	1～2 分钟/10～30 分钟	血清钙,ECG	提高心肌膜电位
呋塞米	20～40mg	静脉注射	5～15 分钟/4～6 小时	尿量,血常规	增加肾脏 K^+ 排泄
胰岛素	5～10U	静脉注射	30 分钟/2～6 小时	每小时血糖	促进 K^+ 向细胞内转移
葡萄糖	25g	静脉注射	30 分钟/2～6 小时	每小时血糖	胰岛素释放后促进 K^+ 向细胞内转移
碳酸氢钠	50～100mEq	静脉注射	30 分钟/2～6 小时	体液情况,pH,血常规	增加细胞内 K^+ 浓度
聚苯乙烯磺酸钠	15～60g	口服或灌肠	1 小时/—	粪便量	通过 $Na^+ - K^+$ 交换增加 K^+ 的排泄
血液透析	4 小时	—	立刻	体液情况,血常规	增加 K^+ 排泄

与高血钾治疗相关的不良反应包括使用胰岛素和葡萄糖导致的低或高血糖,SPS 引起腹泻,沙丁胺醇导致心悸,利尿剂导致血容量减少或电解质紊乱,及静脉注射钙剂导致高钙血症。此外,如果钙渗出可导致皮肤坏死。

抢救期间,血清钾浓度应每小时监测一次,并持续监测心电图直至血清钾浓度小于 5mEq/L 和心电图正常。接受 SPS 且无症状的患者应在 4 小时内进行血钾浓度检测,以指导是否需要再次纠正。

镁

总体概述

镁是细胞内第二丰富的阳离子,主要分布于骨骼和肌肉。血镁浓度的正常范围是 1.4～1.8mEq/L 或 1.7～2.3mg/dL。镁与很多生理功能包括蛋白质合成、细胞膜和线粒体功能及甲状旁腺激素(PTH)分泌密不可分。由于镁在细胞外和细胞内的分布不受激素调控,因此镁异常很常见。据估计,高达 65% 的重症监护患者存在低镁血症。与低镁血症相比,高镁血症较为罕见。血清镁浓度超过正常范围可导致神经肌肉和心血管活动明显改变。这些变化可危及生命,包括心律失常和瘫痪。

病理生理

与其他电解质一样,体内镁的平衡取决于摄入与排出的平衡,饮食中 30%～40% 的镁在小肠吸收。镁在肾脏的重吸收主要发生在髓袢,只有

约 20% 的滤过镁在近端小管被重吸收。与钾类似,镁主要位于细胞内;因此,血清镁浓度不能准确反映体内总的镁含量。镁的推荐摄入量是女性约 310mg/d,男性约 400mg/d。低镁血症通常与小肠疾病引起的吸收减少或利尿剂治疗导致肾脏排泄增加有关。当镁的摄入量大于肾排泄量时可发生高镁血症,镁紊乱的原因见表 36 - 2。

症状和体征

镁紊乱的症状和体征包括神经肌肉和心血管系统方面见表 36 - 3。低镁血症(血清镁浓度 <1.4mEq/L)通常无症状,伴随的电解质异常,如低血钾和低血钙,往往与低镁血症有关,并使低镁血症的特异症状难以鉴别。高镁血症(血清镁浓度 >2mEq/L)是一种罕见情况,通常无临床症状直至血清镁浓度超过 4mEq/L。子痫或子痫前期的妊娠期妇女持续滴注镁时需每小时监视血清镁水平以及症状/体征(如深部腱反射),以防止镁中毒。

治疗

低镁血症

低镁血症可通过口服、肌内注射(IM)或静脉注射进行治疗。根据镁缺乏的严重程度及相关的症状和体征选择补充途径。由于约半数镁随尿液排出,其恢复需数天时间。镁的补充方案见表 36 - 8。如患者无法维持镁的需要或持续丢失,必须持续补镁。对于肾功能不全的患者,经验剂量应减半。

表 36－8　镁补充方案

血清镁浓度		<1mEq/L	>1mEq/L 并 <1.5mEq/L
症状	严重危及生命（痫样发作，心律失常）	无症状	无症状
第 1 天	2g 硫酸镁 [a] 随后 1mEq/kg 静脉滴注超过 24 小时	以 1mEq/（kg·d）持续静滴或每 4 小时肌注一次，共 5 次	以 1mEq/（kg·d）持续静滴或分次肌内注射，或氢氧化镁混悬剂 5mL，一日 4 次，或含镁抑酸剂 15mL，一日 3 次，或氧化镁片 400mg，如耐受可增加至每日 4 次
第 2～5 天	以 0.5mEq/（kg·d）维持	以 0.5mEq/（kg·d）持续静滴或分次肌内注射	如耐受，氧化镁片可增加至 800mg，一日 4 次；继续补充需要监测

a. 起始 5～60 分钟给药。伴心脏停搏的尖端扭转型室性心动过速可静推，时间缩短至 5～20 分钟。痫样发作给药超过 10 分钟

口服补镁

对于没有症状且镁浓度高于 1mEq/L 的患者可给予口服补充镁。可用药物包括含镁抑酸剂或导泻药以及氧化镁。腹泻是口服补镁和大剂量给药最常见的不良反应。通常口服剂量为 400～800mg 每日 3～4 次。对于住院患者，至少每天评估血清镁浓度直至出院。

肌内补镁

由于肌内注射时有疼痛，此法仅限于静脉注射受限，且与口服补充相比需要更积极补镁的患者。

静脉补镁

严重缺镁（<1mEq/L）或有低镁血症体征和症状的患者，需接受静脉注射补充直至体征和症状消失。脸部潮红和出汗与静脉注射给药速率有关。应尽可能避免快速注射且静脉注射前应稀释至 20% 以防血管硬化。应每小时监测血镁浓度至症状消失且血镁浓度至少达到 1.5mEq/L。在随后的 24 小时内，血镁浓度应每 6～12 小时监测一次，之后每日监测一次，直至浓度恢复正常。

高镁血症

高镁血症的治疗通常有三种方案：减少摄入，增加排泄和拮抗镁浓度升高产生的不良反应。特殊患者的治疗取决于高镁血症相关的体征和症状。指导患者使用富含镁的食物、饮料和非处方药物对于预防高镁血症反复发作必不可少。紧急治疗可选方案包括静脉注射钙剂，使用盐水和袢利尿剂利尿。透析患者可能需要使用无镁离子的透析液紧急血液透析。高镁血症治疗的不良反应与高钾血症类似。

静脉注射钙剂

静脉注射钙剂可用于拮抗高镁血症引起的神经肌肉和心脏的症状和体征。由于效果较短暂，需每小时给药直至症状和体征消失且镁浓度恢复正常。常用剂量是元素钙 100～200mg。如出现血清镁升高产生危及生命的不良反应，必要时应进行额外监护措施如供氧和血流动力学支持。持续监测 ECG 和每小时血清镁浓度直至症状消失且血清镁浓度低于 4mg/dL。

利尿

无肾功能损伤的患者可通过利尿增加镁的清除。通常采用盐水中加入袢利尿剂如呋塞米治疗，与高钾血症的治疗相似。慢性肾功能不全患者可能需要持续使用利尿剂治疗以维持正常的电解质浓度。需密切监测尿量和容量过度负荷的体征和症状。

钙紊乱

病理生理

钙参与多种生理过程，包括神经肌肉传导、凝血级联调控、骨骼和牙齿的新陈代谢和内分泌及外分泌功能。正常情况下，总血钙浓度是 8.5～10.5mg/dL。仅有 0.5% 的钙储存于 ECF，而 99% 的钙储存于骨骼中。ECF 中的钙有三种不同的转运方式：与血浆蛋白结合，主要是白蛋白（45%）；离子态或游离态（40%）；与小分子阴离子包括磷酸盐、柠檬酸盐和碳酸氢盐（6%）结合。非结合型

或离子钙具有生理活性,通过 PTH、维生素 D 及血清磷酸盐水平之间复杂的相互作用进行调控。

任何能够改变白蛋白浓度或改变钙离子结合亲和力的疾病状态或因素均可影响血清中钙离子的浓度。总的钙离子浓度不能准确地反映代谢活跃的或游离的钙浓度。尽管白蛋白水平降低,钙离子浓度实际可能正常。当血清白蛋白低于 4g/dL 时,其浓度每下降 1g/dL,血清总钙浓度下降约 0.8mg/dL。因此,低白蛋白血症的患者,血清总钙浓度应使用以下方程校正:

校正钙 = [(4 - 白蛋白) × 0.8mg/dL] + 实测钙值

如果实验室能够准确地检测钙离子浓度(参考范围 1.12 ~ 1.3mmol/L),多数临床医生对于低白蛋白血症和酸碱紊乱患者更愿意采纳校正的结果。钙离子浓度往往通过血气分析获得。

钙和磷酸盐的激素调节

调节血清钙和磷酸盐浓度的三大激素是 PTH、维生素 D 和降钙素(表 36 - 9)。在血清钙离子减少时,PTH 反应性的由甲状旁腺释放。一旦释放,其可作用于肾脏刺激远端小管对钙的重吸收,同时通过促使肾脏产生 1 - 25 - 二羟胆钙化醇(1,25 - DHCC 或骨化三醇)、活性维生素 D,以增加肠道钙的吸收。此外,其可刺激破骨细胞和成骨细胞活性来增强骨骼钙活化。PTH 作用于肾脏,通过阻断肾脏重吸收以增加磷酸盐的排泄。

表 36 - 9　钙和磷酸盐的激素调节

激素	对钙的影响	对磷酸盐的影响
PTH	■ 由肠道促进钙的吸收 ■ 通过激活破骨细胞动员骨中 Ca^{2+} 盐 ■ 增加远端小管 Ca^{2+} 的重吸收 ■ 刺激维生素 D 的释放 净效应:↑血清钙水平	■ 减少 PO_4 在近端小管的重吸收 净效应:↓血清磷酸盐水平
维生素 D	■ 增加肠道钙的吸收 ■ 促进近端小管钙的重吸收 ■ 激活破骨细胞动员骨钙 净效应:↑血清钙水平	■ 增加肠道磷酸盐的吸收 ■ 有益于近端小管磷酸盐的重吸收 净效应:↑血清磷酸盐水平
降钙素	■ 抑制破骨细胞,刺激成骨细胞 ■ 增加 Ca^{2+} 的肾排泄 净效应:↓血清钙水平	

维生素 D 是一组与固醇类密切相关的激素,而不是维生素。维生素 D_2 和维生素 D_3 可由饮食中获取或由紫外线照射皮肤,将 7 - 脱氢胆固醇(D_2)转变成胆钙化醇(D_3)。维生素 D_3 必须通过肝和肾羟基化转换为骨化三醇。活性维生素 D 通过增加肠道吸收和肾脏重吸收提高钙和磷酸盐水平。此外,维生素 D 可调节 PTH 的合成和释放。钙离子浓度增加可反应性地刺激降钙素释放,降钙素可抑制破骨细胞活性,并降低钙的浓度。这些激素的任何改变均可导致钙和磷酸盐异常。

钙紊乱的原因

低钙血症最常见的病因是甲状旁腺功能减退和见于佝偻病的维生素 D 缺乏、胃肠道疾病和慢性肾病。高钙血症最常见的病因是恶性肿瘤和原发性甲状旁腺功能亢进。恶性肿瘤相关的高钙血症可能是由于肿瘤侵犯骨骼导致骨质溶解和钙的流失,肿瘤可产生类 PTH 物质,或产生增加破骨细胞生长和活性的物质。原发性甲状旁腺功能亢进的特点是甲状旁腺不恰当地释放 PTH,导致钙含量增加。此外,这类患者可能存在骨化三醇制剂过度使用。其他钙紊乱的原因见表 36 - 2。

症状和体征

急性低钙血症患者的症状与神经肌肉系统有关,慢性低钙血症与 CNS 和皮肤病有关。体格检查可观察到 Chvostek 和 Trousseau 体征。Chvostek 体征是轻叩面神经可引起面肌单侧抽动。Trousseau 体征是血压带压缩上臂促发腕痉挛。高钙血症患者,尤其是血清钙水平大于 14mg/dL 者,可能会出现胃肠道疾病,例如急性胰腺炎。除胃肠道疾病外,高钙血症还可能与神经肌肉、心血管或肾脏表现有关。钙紊乱常见症状见表36-3。肾功能不全与磷酸钙的增加有关(通常>55mg/dL),可导致软组织钙化,冠状动脉、心肌纤维和主动脉瓣钙的沉积。血钙浓度升高可抑制抗利尿激素对集合管的作用,导致多尿和烦渴。慢性高钙血症可引起肾小管功能障碍。

治疗

低钙血症

由低蛋白血症引起的低钙血症患者,需要基于钙的浓度摄入钙离子进行治疗。急性症状性低钙血症需要静脉注射钙剂直至症状和体征消失。给予100~300mg元素钙超过10分钟通常可缓解症状。静脉注射钙盐有两种形式:葡萄糖酸钙(1g葡萄糖酸钙=90mg元素钙)和氯化钙(1g氯化钙=270mg元素钙)。与氯化钙相比优先选择葡萄糖酸钙,因其组织坏死风险较小。氯化钙通常存储于急救车以代码的形式使用。快速补钙可导致心功能障碍。此外,由于存在沉淀的风险,静脉注射钙剂不应与含碳酸氢盐或含磷酸盐的溶液使用。钙的单剂量给药效果仅持续约2小时,静脉注射后应密切监测钙和镁的浓度。

由甲状旁腺功能减退或维生素D缺乏引起的慢性或无症状性低钙血症患者,可使用口服钙剂或维生素D来治疗。可从1~3g/d元素钙开始补充,逐渐加至维持剂量2~8g/d分次服用。目前有多种口服含钙产品可供选择,碳酸钙相对含元素钙较多且价格最低。口服钙剂见表36-10。碳酸钙的吸收需要酸性环境。钙盐的不良反应包括胃肠道不适、便秘和高血钙。

维生素D缺乏患者需要补充维生素D。许多不同的药物可供选择,包括维生素D_2、骨化三醇、帕立骨化醇和多西骨化醇。口服剂量范围通常为每日0.5~3μg,每4周调整一次。肝脏代谢减弱的患者,优选骨化三醇。

高钙血症

高钙血症的治疗包括对原发性甲状旁腺功能亢进或恶性肿瘤的明确治疗。药物引起血钙过高的患者,应停用危险性药物。高钙血症且没有严重肾功能障碍的患者初始治疗方案是使用含盐液体和袢利尿剂来提高尿钙排泄。袢利尿剂可阻止钙在Henle循环上升段的重吸收。降钙素是一种替代治疗,通过抑制骨再吸收增加肾脏钙排泄。其起效较快但对血清钙含量影响不可预知。降钙素给药方式包括肌内注射、皮下注射、鼻内或静脉注射。静脉注射降钙素与输液综合征有关,因此为非首选。

表36-10　钙产品

钙盐	每克钙含量	
	mg	mEq
醋酸钙	250	12.7
碳酸钙	400	20
氯化钙	270	13.5
柠檬酸钙	211	10.6
葡乳醛酸钙	64	3.2
葡萄糖酸钙	90	4.5
乳酸钙	130	6.5
磷酸三钙	390	19.3

双膦酸盐是预防和治疗恶性肿瘤引起的高钙血症的一线选择,其通过抑制骨吸收和破骨细胞的形成降低钙水平。双膦酸盐的起效较慢,因此,想要保证快速降低钙水平,有必要采用生理盐水水化联合袢利尿剂或降钙素进行治疗。静脉注射治疗可引起发热,建议对所有双膦酸盐治疗的患者监测血清肌酐。患者肌酐清除率小于30mL/min时禁用双膦酸盐。使用双膦酸盐治疗时,下颌骨坏死是一种严重的并发症,常见于多发性骨髓瘤患者。

硝酸镓通过抑制骨吸收降低血清钙水平。由于其不良反应,适用于对于水化疗法和其他疗法无效的恶性肿瘤引起的高钙血症。普卡霉素(Plicamycin)是一种抗生素,可抑制破骨细胞的活性,由于其肾脏和肝脏毒性及血小板功能障碍的不良反应建议短期使用。糖皮质激素可用于治疗与恶性肿瘤有关的高钙血症、结节病、维生素A和D过多的相关症状。糖皮质激素可促进骨吸收,减少成骨细胞增殖,降低雌激素和睾丸激素水平。由于降钙作用缓慢且不良反应较多,糖皮质激素治疗并非首选。所有接受高钙血症治疗的患者均应密切监测血清钾和镁的浓度。高钙血症的常用药物见表36-11。

表 36 – 11 治疗高血钙

药物	起始剂量	起效时间	禁忌证	不良反应
生理盐水 ± 电解质	200 ~ 300mL/h	24 ~ 48 小时	肾功能不全、慢性心力衰竭	电解质异常,液体超负荷
祥利尿剂	40 ~ 80mg IV 每 1 ~ 4 小时	NA		电解质异常
降钙素	4U/kg q12h SQ/IM;10 ~ 12U/h IV	1 ~ 2 小时		面部潮红,恶心/呕吐,过敏反应
氨羟二磷酸二钠	30 ~ 90mg IV 超过 2 ~ 24 小时	2 天	肾功能不全	发热
依替膦酸钠	7.5mg/kg IV 超过 2 小时	2 天	肾功能不全	发热
唑来膦酸	4 ~ 8mg IV 超过 15 分钟	1 ~ 2 天	肾功能不全	发热、疲劳、骨骼疼痛
硝酸镓	200mg/m² 每日一次	可变	严重肾功能不全	肾毒性、低磷酸盐血症、恶心/呕吐/腹泻,金属味
普卡霉素	25μg/kg IV 超过 4 ~ 6 小时	12 小时	肝功能减退,肾功能不全,血小板减少症	恶心/呕吐、口腔炎、血小板减少症、肾毒性、肝毒性
糖皮质激素	口服泼尼松 40 ~ 60mg 或等效的糖皮质激素	可变	严重感染	高血糖,骨质疏松感染

缩写:NS,生理盐水,SQ,皮下注射;IV,静脉注射;IM,肌内注射

引自:Pai AB, rohrscheib M, Joy MS. Disorders of calcium and phosphorus homeostasis//DiPiro JT, Talbert rL, Yee gC, et al. Pharmacotherapy:A Pathophysiologic Approach. 7th ed. http://www. accesspharmacy. com/content. aspx? aiD = 3183287

磷酸盐紊乱

多种调控血清钙浓度的因素同样可影响血清磷酸盐水平(表 36 – 9)。磷酸盐是细胞内主要的阴离子,正常血清浓度范围是 2.6 ~ 4.5mg/dL。磷酸盐参与多种生理功能,可调节酶促反应,蛋白质、脂肪及碳水化合物的代谢。磷酸盐是所有细胞磷脂膜的主要组成部分,2,3 – 二磷酸甘油酸可调节血红蛋白的携氧能力。此外,在 ATP 生成过程中高能键的形成必须有磷酸盐的参与。膳食中磷酸盐的吸收主要在小肠,1,25 – DHCC 可增加磷酸盐的吸收。在肾脏,磷酸盐的排泄依赖于肾小球滤过和近端小管重吸收。

低磷和高磷血症的原因

磷酸盐紊乱通常由排泄、摄入和细胞转移紊乱引起。常见的与低磷和高磷血症相关的紊乱见表 36 – 2。

症状和体征

血清磷水平低于 2mg/dL 时,可出现低磷酸盐血症的症状,大多由 ATP 生成减少和增加血红蛋白氧亲和力的 2,3 – 二磷酸甘油酸盐消耗,导致组织缺氧而产生。低磷酸盐血症的症状见表 36 – 3。由于形成磷酸钙沉淀,高磷酸盐血症最常见的临床表现是低钙血症引起的手足抽搐。血钙和磷酸盐复合物浓度超过 55mg/dL 的患者形成沉淀和软组织钙化风险升高。接受肠外营养治疗患者在配制前应先计算钙/磷酸盐溶解度以阻止沉淀形成。

治疗

低磷酸盐血症

对于有低磷酸盐血症风险的住院患者,包括有酗酒史或接受肠外营养的患者。使用磷酸盐是预防的关键,无症状轻度低磷酸盐血症可通过口服补充磷酸盐。口服补充磷酸盐可导致腹泻和吸收不稳定。严重的症状性低磷酸盐血症应使用静

脉注射磷酸盐进行治疗,也可使用钾盐或钠盐。1mmol 静脉用磷酸钾含 1.47mEq 钾,1mmol 磷酸钠含 1.33mEq 钠。磷酸钾适用于伴有低钾血症的患者。通常情况下,15~45mmol 的磷静脉滴注超过 4~6 小时可减少输液相关的不良反应和磷酸钙沉淀的形成。低磷酸盐血症的治疗见表 36-12。

表 36-12　低磷酸盐血症的药物治疗

药物	PO₄⁻(mmol)	Na⁺(mEq)	K⁺(mEq)
口服治疗			
中性磷酸盐胶囊/混悬剂(Neutra-Phoscap/packet)	8	7.1	7.1
中性磷酸钾(Neutra-Phos-K)	8	0	14.2
磷酸钾原研片	3.6	0	3.7
磷酸钾片	4	2.9	1.1
中性磷酸氢钾片剂	8	13	1.1
磷酸氢钾片 2 号	8	5.8	2.3
磷酸-碳酸钠	16	32	0
中性钾磷复合片剂	8	10.8	1.3
静脉注射治疗			
磷酸钠	3mmol/mL	4mEq/mL	
磷酸钾	3mmol/mL		4.4mEq/mL

注:250mg 元素磷 = ~8mmol 磷酸盐
译者注:商品名 K-Phos MF,K-Phos Neutral,K-Phos No.2 的通用名均为磷酸钾和碳酸钠

高磷酸盐血症

血清磷酸盐升高常见于慢性肾脏疾病。限制磷酸盐的饮食摄入是预防和治疗高磷酸盐血症的关键。如果出现手足抽搐,需要静脉注射钙剂升高血钙水平。高磷酸盐血症主要的药物治疗是每餐使用磷结合剂以防止饮食中磷的吸收(表 36-13)。口服补钙被认为是长期的一线治疗方案。碳酸钙和醋酸钙是两个常用的药物,剂量需根据磷酸盐水平进行调整。近期,由于血管钙化和高血钙风险升高,相关的钙盐逐渐受到重视。含铝抑酸剂在肠道也可与磷酸盐结合,更有益于急性高磷酸盐血症的治疗,由于存在铝中毒的风险,应避免长期使用。司维拉姆是不含钙和铝的磷酸盐结合剂,其价格比含钙结合剂高,但对继发于慢性肾脏疾病的持续高磷酸血症患者有效。服用后约5天,即可减少膳食中磷的吸收,药效 2 周达峰。

表 36-13　口服磷酸盐结合剂

磷酸盐结合剂	优点	缺点
铝盐	高效	铝中毒
碳酸钙	不含铝 价格低廉	有效性受 pH 值影响 高钙血症 便秘 药物相互作用
醋酸钙	价格低廉 吸收较少 依赖于 pH 值 与碳酸盐相比钙含量较低 与新型制剂相比成本更低	高钙血症 便秘 药物相互作用
司维拉姆	不含钙和铝 与钙剂相比有效性提高	价格高昂 与脂溶性维生素结合 有效性受 pH 值影响
碳酸镧	不含钙和铝 可咀嚼 有效性提高 易于口服	价格高昂 药物相互作用

碳酸镧是另一种不含钙和铝的磷酸盐结合剂,其在上消化道解离为镧离子(La^{3+}),与食物中的磷酸盐结合,结合后产生不溶性磷酸镧复合物减少血清中磷酸盐。

抑酸剂和镧可与某些药物在胃肠道结合以减少药物吸收。因此,建议患者在使用抑酸剂或镧后 2 小时内不要服用有相互作用的药物。

监测

一般来说,患者因电解质紊乱接受治疗时,应在药物初始治疗及滴定过程中密切监测。一旦达到稳定剂量,肾功能正常的患者应至少每月监测一次血清浓度。肾功能不全患者监测应更频繁。

预防

电解质紊乱的预防包括适当的饮食摄入,对服用可改变血清电解质浓度药物的患者进行密切监测,并对改变体内电解质稳态的疾病进行积极的监测和治疗。

特殊人群

　　除有并发症或电解质紊乱,可影响补充剂中盐的选择或指导降血清浓度治疗,对于特殊人群无建议说明。

案例应用

1. 患者,男性,72岁,在常规体检中发现低钠血症。患者自觉良好。既往病史包括慢性阻塞性肺部疾病、抑郁、痛风、高血压。当前的治疗药物有沙丁胺醇、别嘌呤醇、赖诺普利和舍曲林。体检结果正常。相关的实验室检查包括血清钠123mEq/L,尿钠90mEq/L,尿渗透压585mOsm/L。患者被诊断出患有SIADH。下列哪种治疗方案适宜用于纠正患者异常血钠?
   a. 输注3%的生理盐水
   b. 地美环素
   c. 阻断致病因素和液量限制
   d. 生理盐水

2. 下列哪个药物通常与SIADH有关?选择所有正确的选项。
   a. 氢氯噻嗪
   b. 呋塞米
   c. 锂剂
   d. 舍曲林

3. 患者,女性,68岁,因嗜睡和昏厥逐渐加重入院,过去3天出现腹泻。患者精神差,但未出现神经病变。主要病史为肺癌、抑郁症、高血压、胃食管反流和骨关节炎。服用的药物包括对乙酰氨基酚、氢氯噻嗪、氟西汀、雷尼替丁和氧化镁。体检示血压96/56mmHg,心率110/min,黏膜干燥,皮肤弹性降低。重要的实验室检查为血钠125mEq/L。为纠正患者异常的钠,以下哪种治疗方案最合理?
   a. 3%生理盐水
   b. 地美环素
   c. 液量限制<1000mL/d
   d. 生理盐水

4. 患者,男性,54岁,因腹部肿胀、体重增加及实验室检查异常由门诊转住院。主要病史为肝硬化和丙肝。治疗药物包括呋塞米和普萘洛尔。对患者进行腹部检查主要为移动性浊音。重要的实验室检查包括:血钠124mEq/L,INR 1.9,白蛋白2.1g/dL。可用于纠正患者钠异常的最佳治疗方案是?
   a. 以3%生理盐水稀释呋塞米静脉注射
   b. 液量限制
   c. 输注生理盐水
   d. 限钠并使用利尿剂

5. 患者,男性,82岁,因日益严重的意识混乱和腹泻被女儿送至急诊。患者女儿诉患者在过去一周进食较少。主要病史为高血压、缺血性脑卒中、胃食管反流和慢性便秘。治疗药物包括阿司匹林、乳果糖、赖诺普利、奥美拉唑和辛伐他汀。体检主要发现有直立性低血压、心动过速和黏膜干燥。重要的实验检查结果包括血钠162mEq/L,尿素氮66mg/dL,血肌酐2.5mg/dL。适宜用于该患者初始治疗的是哪项?
   a. 输注0.45%生理盐水
   b. 输注5%葡萄糖
   c. 去氨加压素
   d. 输注生理盐水

6. 患者,男性,39岁,因各项检查指标异常从当地精神病医院转入急诊。该患者4天前因双眼自行摘除继发脑室内出血,于神经外科修复治疗。现有幻觉限制行动卧床。病史包括高血压和精神分裂症。治疗药物包括氟哌啶醇、氟奋乃静和苯托品。体检未见异常。相关的实验检查包括钠158mEq/L和尿液渗透压76mOsm/kg。24小时尿量6500mL。患者住院治疗中枢神经性尿崩症。纠正该患者异常血钠最适宜的方案是哪项?
   a. 去氨加压素
   b. 自由补液
   c. 氢氯噻嗪
   d. 生理盐水

7. 锂剂必须持续使用时,应选择下列哪种药物治疗锂剂诱发的糖尿病尿崩症?选择所有正确的答案。
   a. 阿米洛利
   b. 去氨加压素
   c. 氢氯噻嗪
   d. 吲哚美辛

8. 下列哪项是补钾治疗时潜在的不良反应?
   a. 静脉刺激
   b. 便秘
   c. 恶心/呕吐
   d. 心律失常
   e. 消化不良

9. 患者,男性,66岁,病史为高血压、2型糖尿病、冠状动脉疾病和心脏衰竭,每年随访复查。目前的药物治疗包括螺内酯每日25mg,赖诺普利每日20mg,酒石酸美托洛尔每日2次,每次100mg,呋塞米每日40mg,辛伐他汀每日40mg,二甲双胍每日两次,每次500mg,阿司匹林每日81mg。实验室检查结果示 Na^+ 141mEq/L,K 5.6mEq/L,BUN11mg/dL,Scr1.1mg/dL,Phos 3.5Emg/L,Mg^{2+} 2.2Emg/L。患者目前无特殊不适。下列哪种药物最有可能导致患者血钾过高?

a. 螺内酯

b. 美托洛尔

c. 二甲双胍

d. 呋塞米

e. 辛伐他汀

10. 下列哪种高钾血症的治疗可导致体内总钾水平降低?

　　a. 静脉输注碳酸氢钠

　　b. 静脉输注胰岛素和葡萄糖

　　c. 静脉输注钙剂

　　d. 口服聚苯乙烯磺酸钠(SPS)

　　e. 沙丁胺醇雾化

11. 下列哪项关于钾离子稳态机制的描述最恰当? 选择所有正确的答案。

　　a. 胰岛素可减少细胞内钾离子的摄取

　　b. 醛固酮可增加钾的排泄

　　c. 降钙素可提高肾小管对钾的重吸收

　　d. 血浆 pH 值升高可降低细胞内钾离子的摄取

　　e. 兴奋 β 受体可增加细胞外钾离子的转移

12. 患者,男性,48 岁,因过去几日出现心悸于门诊就诊。当前治疗药物为雷米普利每日 10mg,阿司匹林每日 325mg,奥美拉唑每日 20mg。体检示血压 152/90mmHg,脉搏 90/min,体温 37℃,呼吸频率 14/min。实验室检查结果显示 Na^+ 141mEq/L,K^+ 5.9mEq/L,Cl^- 101mEq/L,HCO_3^- 25mEq/L,BUN12mg/dL,Scr1.1mg/dL,葡萄糖 115mg/dL。ECG 示 T 波高尖。下列哪项最适宜用于该患者高钾血症的初始治疗?

　　a. 口服聚苯乙烯磺酸钠(SPS)

　　b. 静脉输注钙剂

　　c. 静脉输注碳酸氢钠

　　d. 沙丁胺醇雾化

　　e. 静脉注射胰岛素和葡萄糖

13. 下列哪项为高镁血症可能出现的症状? 选择所有正确的答案。

　　a. 低血压

　　b. 面部潮红

　　c. 昏迷

　　d. ECG 改变

　　e. 腹泻

14. 下列哪种药物通常可引起低镁血症? 选择所有正确的答案。

　　a. 两性霉素 B

　　b. 阿米洛利

　　c. 锂剂

　　d. 赖诺普利

　　e. 阿莫西林

15. 袢利尿剂通常与下列哪种情况有关? 选择所有正确的答案。

a. 低钾血症

b. 低钙血症

c. 高镁血症

d. 低镁血症

16. 下列关于钙和磷酸盐的激素调节的说法中,哪一项是正确的?

　　a. 维生素 D 可降低血清钙和磷酸盐水平

　　b. 降钙素可降低血清钙水平

　　c. 甲状旁腺素(PTH)可降低钙的水平并增加磷酸盐的水平

　　d. 维生素 D 可引起钾、钙和镁的肾脏丢失

17. 患者,女性,55 岁,有多发性骨髓瘤史,因恶心、腹痛、严重便秘入院。当前实验室检查结果为 Na^+ 140mEq/L,K^+ 4.2mEq/L,Cl^- 103mEq/L,CO_2 24,BUN13mg/dL,Scr0.9mg/dL,Glu123mg/dL,Mg^{2+} 2.2mEq/L,Ca^{2+} 11.5mEq/L,Phos4mEq/L,白蛋白 1.3g/dL。患者目前接受生理盐水和呋塞米 20mg 静脉输注,每 4 小时一次,尿量正常。选择预防该患者高血钙症复发的最佳治疗方案。

　　a. 降钙素鼻喷剂

　　b. 静脉注射磷酸钾

　　c. 司维拉姆

　　d. 静脉注射帕米磷酸二钠 90mg

18. 下列哪一项是帕米膦酸二钠治疗的不良反应?

　　a. 便秘

　　b. 心动过速

　　c. 颌骨坏死

　　d. 血糖升高

19. 患者因甲状旁腺功能亢进伴肺炎和呼吸窘迫入重症监护室并给予器械通气。当前实验室检查结果如下:Na^+ 144mEq/L,K^+ 3.4mEq/L,Cl^- 105mEq/L,CO_2 24,BUN16mg/dL,Scr0.9mg/dL,Glu130mg/dL,Mg^{2+} 1.9mEq/L,Ca^{2+} 9mEq/L,Phos0.8mEq/L,白蛋白 4g/dL。治疗该患者磷酸盐紊乱最佳的方案是哪项?

　　a. 静脉注射磷酸钠

　　b. 静脉注射磷酸钾

　　c. 静脉注射氯化钙

　　d. 口服 Neutra - Phos

20. 患者,男性,70 岁,因慢性肾脏疾病(CKD)5 期行血液透析,于肾病科门诊常规随访。既往病史包括 ESRD、高血压和 2 型糖尿病。目前的药物包括氨氯地平每日 10mg,赖诺普利每日 20mg,格列吡嗪每日 10mg 和阿司匹林每日 325mg。实验室检查结果如下:BUN60mg/dL,Scr4.5mEq/L,Phos8mEq/L,Ca^{2+} 9mEq/L,白蛋白 2g/dL。该患者的高磷血症最佳的初始治疗方案是哪项?

a. 醋酸钙

b. 司维拉姆

c. 停用赖诺普利

d. 碳酸钙

21. 下列哪一项是患者使用磷酸盐结合剂的注意事项?

a. 与餐同服可减少磷酸盐的吸收

b. 与餐同服可增加磷酸盐的吸收

c. 与餐同服可减少胃肠道不良反应

d. 两餐之间服用可减少食物与药物间的相互作用

22. 慢性肾脏疾病患者通常会出现哪种电解质紊乱?选择所有正确的答案。

a. 高钾血症

b. 高磷酸盐血症

c. 低镁血症

d. 高钙血症

23. 按其正常的血清水平排列以下电解质。从含量最低的开始。

无序选项	排序结果
钠	
钾	
镁	

24. 按氯离子浓度顺序排列以下氯化钠溶液。从最低浓度开始。

无序选项	排序结果
0.9% NaCl	
3% NaCl	
0.45% NaCl	

25. 按元素钙含量排列以下钙制剂。从含量最低的开始。

无序选项	排序结果
醋酸钙 250mg	
葡萄糖酸钙 90mg	
碳酸钙 400mg	

要点小结

■ 为了尽可能避免致命的神经系统影响,对于无危及生命的症状的患者,慢性钠代谢紊乱应缓慢纠正。

■ 药物是导致低钠血症的一个常见原因。噻嗪类利尿剂可导致低血容量性低钠血症。抗抑郁药物、化疗和止痉药物可导致 SIADH。

■ 生理盐水用于低血容量性低钠血症的扩充血容量和纠正血清钠。

■ 高渗盐水用于有危及生命的症状的高钠血症患者。

■ 液量限制是治疗等容量性低钠血症患者的基础。

■ 低血容量性和等容量性低钠血症患者需要自由水以纠正血清钠。中枢性尿崩症患者需补充外源性 ADH。

■ 噻嗪类和 NSAIDs 可用于治疗糖尿病继发的肾源性尿崩症。

■ 阿米洛利可用于锂剂诱导的糖尿病继发的肾源性尿崩症。

■ 静脉补钾速率超过 10mgEq/h 时需监测 ECG。

■ 为了成功治疗低钾血症,有必要纠正伴发的低镁血症。

■ 高钾血症和高镁血症通常发生于有肾脏疾病的患者。

■ 低钾血症通常由药物所致。

■ 低镁血症通常由胃肠道或肾脏过度丢失导致。

■ 血清钙和磷酸盐水平由 PTH、维生素 D 和降钙素调控。

■ 钙和磷酸盐紊乱的典型体征和症状包括神经系统、神经肌肉、肾脏、心脏和皮肤的表现。

■ 高钙血症最常用的治疗是扩充血容量,使用利尿剂和双膦酸盐。

■ 高磷酸盐血症通常发生于有肾脏疾病的患者,可使用磷酸结合剂进行治疗。

参考文献

Brophy DF. Disorders of potassium and magnesium homeostasis//DiPiro JT, Talbert RL, Yee GC, et al. Pharmacotherapy: A athophysiologic Approach. 9th ed. New York, NY: McGraw-Hill, 2014: chap 36.

Chessman KH, Matzke GR. Disorders of sodium and water homeostasis//DiPiro JT, Talbert RL, Yee GC, et al. Pharmacotherapy: A Pathophysiologic Approach. 9th ed. New York, NY: McGraw-Hill,2014: chap 34.

Cohn JN, Kowey PR, Whelton PKK, et al. New guidelines for potassium replacement in clinical practice: a contemporary review by the National Council on Potassium in Clinical-Practice. Arch Intern Med,2000,160:2429 – 2436.

Lau A, Chan LN. Electrolytes, other minerals, and trace elements//Lee M, ed. Basic Skills in Interpreting Laboratory Data. 4th ed. Bethesda, MD: American Society of Health-SystemPharmacists, 2009,119.

Pai AB. Disorders of calcium and phosphorus homeostasis//DiPiro JT, Talbert RL, Yee GC, et al. Pharmacotherapy: A Pathophysiologic Approach. 9th ed. New York, NY: McGraw-Hill,2014: chap 35.

Verbalis JG, Goldsmith SR, Greenberg A, et al. Hyponatremia treatment guidelines 2007: expert panel recommendations. Am J Med,2007,120:S1 – S21.

第 37 章 | 肾功能评估

Christopher M. Bland, S. Scott Sutton

译者 魏丽娜 王 娜

基础概述

对于需要服用经肾排泄药物的患者而言,评估肾功能是非常必要的,因为它能够在确保疗效最大化的同时减少药物毒副作用的发生。肾小球滤过率(glomerular filtration rate,GFR)是评价肾功能的有效指标,其正常值大约为男性:130mL/(min·1.73m^2),女性:120mL/(min·1.73m^2)。菊粉清除率是测定 GFR 的金标准,菊粉能够通过肾小球滤过,但不经过肾小管分泌或重吸收,因此是测定肾小球滤过功能的理想外源性物质。菊粉清除率在临床极少开展,主要原因是检测费用高、有创性、对检测技术要求高等。其他评估 GFR 的常用指标包括碘酞、碘海醇、EDTA 等,但这些标志物同样因为昂贵且不易获得,限制了它们在临床中的使用。目前临床常见的评估方法包括 Cockcroft-Gault 公式和肾脏病膳食改良试验(MDRD)公式。

血肌酐

肌酐是一种主要通过肾小球滤过排出的内源性物质,是评估肾脏功能的重要指标。由于部分肌酐需经肾小管分泌排出,因此通过肌酐估算肾小球滤过率不如通过菊粉测定精确。在正常健康成人中血肌酐(Scr)范围在 0.6~1.2mg/dL,年龄、性别、种族、饮食、肌肉含量和某些药物都能影响血肌酐的水平。因此,仅使用血肌酐并不能正确评估 GFR 水平。在分析血肌酐水平时,肌肉含量是非常重要的影响因素。肌酐是人体肌肉代谢产物,并且与患者体内的肌肉重量总和相关。当患者体内肌肉含量偏低时,如老年人、恶病质(例如获得性免疫功能缺陷患者),肌肉运动受限患者(例如脊髓损伤患者),血肌酐水平也会偏低。因此,对于肌肉含量较低的患者,即使其血肌酐值在正常范围,但是实际上已经出现了肾功能损伤。

尿肌酐清除率

GFR 可以通过测量一定时间内的血液和尿液中肌酐含量来评估。一般是通过回收 24 小时尿液样本测定获得。但是由于样本采集的误差较大,导致这种检测方法使用受限。

肌酐清除率和 GFR 预测公式

GFR 预测公式综合血肌酐、年龄、体重、种族等因素,远比单纯血肌酐更准确。Cockcroft-Gault 公式计算肌酐清除率(CrCl)的方法被广泛使用,并且其结果与肾小球滤过率(GFR)十分接近。

$$男性:CrCl(mL/min) = \frac{(140 - age) \times IBW}{72 \times Scr}$$

$$女性:CrCl(mL/min) = \frac{(140 - age) \times IBW}{72 \times Scr} \times 0.85$$

注:CrCl,肌酐清除率;age,年龄;IBW,理想体重;Scr,血肌酐(mg/dL)

如果患者的真实体重低于理想体重(IBW),那么计算 CrCl 时应使用真实体重;Cockcroft-Gault 预测公式可以用于粗略估算肥胖患者的给药剂量。理解说明书中的推荐用法是非常重要的。当说明书中的给药剂量基于 Cockcroft-Gault 公式时,这时带入公式的患者体重则应是真实体重。对肥胖患者特别是病理性肥胖患者而言,真实体重带入计算公式将导致对肾脏功能的评估过高,从而加重药物毒性。

Cockcroft-Gault 预测公式:

$IBW(男) = 50kg +$
$[2.3kg \times (身高 - 152) \div 2.54]$
$IBW(女) = 45.5kg +$
$[2.3kg \times (身高 - 152) \div 2.54]$

Cockcroft 和 Gault 在 1976 年创建了 Cockcroft-Gault 预测公式,当时使用的数据主要来自健康人群,之后才被用于患者。在临床实践中,对于实际血肌酐水平低于 1.0mg/dL 的患者(例如肌肉含量偏低或者年龄大于 65 岁的患者),一般将其血肌酐约等于 1.0mg/dL。

MDRD 公式是另一个用于评估 GFR 的公式，但这个公式与肌酐清除率（CrCl）比较，并不常用。

MDRD 公式：

$$GFR(mL/min/1.73m^2)（男）= 186 \times (Scr)^{-1.154} \times (年龄)^{-0.203}$$

$$GFR(mL/min/1.73m^2)（女）= 186 \times (Scr)^{-1.154} \times (年龄)^{-0.203} \times 0.742$$

注：如果患者为南非人则需要在公式中乘以 1.21；GFR，肾小球滤过率；Scr，血肌酐（mg/dL）

MDRD 公式首先是在慢性肾脏病患者中得到验证，之后被用于各类患者群中。MDRD 公式为解释非裔美国人肌肉重量增加所导致的肌酐水平升高，因此将种族因素放入公式中。

当给药剂量需要根据肾功能调整时，Cockcroft-Gault 公式或者 MDRD 公式都可以应用，但大多药代动力学研究中使用的是 Cockcroft-Gault 公式。美国肾脏病基金会建议应用 Cockcroft-Gault 公式指导药物剂量调整。同样地，大多数临床药物治疗学书籍也会给予药物剂量调整建议，其中肾功能的计算也是基于 Cockcroft-Gault 公式。

特殊人群

儿童

Cockcroft-Gault 和 MDRD 公式并没有在儿童中得到验证，因此应谨慎用于评估儿童肾脏功能。常用的评估儿童肾脏功能的公式是 Schwartz 公式。

Schwartz 公式：

$$GFR(mL/min/1.73m^2) = 身长（cm）\times K/Scr$$

注：age < 1 岁，K = 0.45；1 岁 ≤ age ≤ 13 岁，K = 0.55；青春期女性，K = 0.55；青春期男性，K = 0.7；Scr，血肌酐（mg/dL）

Schwartz 公式在儿童肾功能评估方面，是一个简单而比较可靠的方法。其中，儿童身高与肌肉重量成正比，因此被纳入公式。

肾功能不稳定的患者

对于肾功能不稳定的患者而言，使用传统方法评估肾小球滤过率（GFR）并不可取。这是因为，在急性肾功能损伤时，血肌酐水平升高或降低变化常常滞后于肾功能变化，因此并不能反映 GFR 的真实水平。Cockcroft-Gault 和 MDRD 公式

都会存在此类问题：在肾功能下降的时候会高估 GFR，而在肾功能恢复时又会低估 GFR。如果一个人的血肌酐在 24 小时内升高一倍的话，则 GFR 将接近零。为解决这种问题，目前研究了许多公式，试图为评估此类患者的肾功能提供更为精确的方法。其中认可程度较高是 Jelliffe 公式。尽管 Jelliffe 公式目前支持性证据有限，但在此类患者的剂量调整时仍然没有更好的方法。例如危重患者在给予液体复苏治疗后，将促进其肾功能的恢复，但同时也会导致脓毒症的抗感染治疗剂量不足，影响疗效。由于肾功能不稳定对于药物清除的影响，在此类患者中，应考虑到用药剂量不足或超量的风险。

案例应用

1. AR，50 岁，女性，白人，身高约 160cm，体重约 75kg，她目前血肌酐是 1.6mg/dL，请问她的理想体重是多少？

　a. 56kg

　b. 52kg

　c. 61kg

　d. 74kg

2. 请按照 Cockcroft-Gault 公式，为 AR 计算其内生肌酐清除率。

　a. 41mL/min

　b. 35mL/min

　c. 50mL/min

　d. 58mL/min

3. 请按照 MDRD 公式，计算 AR 的 GFR。

　a. 25mL/min

　b. 35mL/min

　c. 45mL/min

　d. 55mL/min

4. TM，79 岁，非裔黑人，身高约 180cm，体重约 114kg，目前血肌酐 1.2mg/dL，请问他的理想体重是多少？

　a. 65kg

　b. 70kg

　c. 75kg

　d. 114kg

5. 请按照 Cockcroft-Gault 公式，为 TM 计算其内生肌酐清除率。

　a. 69mL/min

　b. 45mL/min

　c. 81mL/min

　d. 53mL/min

6. 请按照 MDRD 公式,计算 AR 的 GFR。
   a. 45mL/min
   b. 55mL/min
   c. 65mL/min
   d. 75mL/min

7. AB,4 岁,女,身高约 107cm,体重 22.5kg,血肌酐 0.6mg/dL,请根据 Schwartz 公式计算 AB 的 GFR。
   a. ~ 30mL/min
   b. ~ 60mL/min
   c. ~ 80mL/min
   d. ~ 100mL/min

8. DW,6 个月,长约 63.5cm,体重 6.75kg,血肌酐 0.4mg/dL,请根据 Schwartz 公式计算 DW 的 GFR。
   a. 60mL/min
   b. 70mL/min
   c. 80mL/min
   d. 90mL/min

9. 下列哪些因素是影响血肌酐水平而不影响 GFR 的?
   a. 年龄
   b. 饮食
   c. 性别
   d. 种族

10. 一般来说,下列哪个患者的血肌酐低于 0.8mg/dL?
    a. 一个 24 岁身体健康的男性
    b. 一个阿氏饮食减肥的 35 岁成年男性
    c. 一个 95 岁坐轮椅的老年女性
    d. 一个正在服用肌氨酸的健美运动者

11. 下列哪个是测量 GFR 的金标准?
    a. Cockcroft-Gault 公式
    b. MDRD 公式
    c. 24 小时尿肌酐
    d. 菊粉清除率

12. 当基于肾功能为患者制订给药剂量时,应考虑下列哪些因素? 选出所有正确的答案。
    a. 药物经肾代谢比例
    b. 血肌酐水平
    c. 说明书中的给药说明
    d. 天冬氨酸转氨酶

13. RT,50 岁,入院时血肌酐 1.1mg/dL,24 小时后血肌酐升至 2.0mg/dL,RT 目前治疗方案中,部分药物需要根据肾功能调整,下列哪项是最恰当的治疗手段?
    a. 利用 MDRD 公式评估 RT 的肾功能,并根据结果调整药物剂量
    b. 利用 Cockcroft-Gault 公式计算 RT 的肌酐清除率,并根据结果调整药物剂量
    c. 继续 RT 目前的治疗方案,直到肾功能改善
    d. 评估 RT 的每个治疗药物,运用临床知识决定最佳的治疗方案,权衡药物的疗效和毒性

14. TY,88 岁,70kg,180cm。目前血肌酐水平 0.5mg/dL,利用 Cockcroft-Gault 公式计算 TY 的肌酐清除率是哪个?
    a. 10mL/min
    b. 51mL/min
    c. 92mL/min
    d. 46mL/min

15. FW,33 岁,女性,血肌酐 1.3mg/dL,体重 53kg,身高 163cm。否认既往用药史,下列哪种方法最适宜评估患者的肾功能? (多选)
    a. Schwartz 公式
    b. MDRD 公式
    c. Cockcroft-Gault 公式
    d. Jelliffe 公式

16. QR,32 岁,白人女性,身高 170cm,体重约 40kg,目前她的血肌酐水平 0.8mg/dL,QR 的理想体重是多少?
    a. 61kg
    b. 56kg
    c. 65kg
    d. 38kg

17. 利用 Cockcroft-Gault 公式计算 QR 的肌酐清除率。
    a. 98mL/min
    b. 115mL/min
    c. 64mL/min
    d. 75mL/min

18. 利用 MDRD 公式评估 QR 的肾小球滤过率。
    a. 54mL/min
    b. 66mL/min
    c. 75mL/min
    d. 88mL/min

19. 下列哪项是健康成年人的血肌酐水平?
    a. 0.3mg/dL
    b. 0.7mg/dL
    c. 1.7mg/dL
    d. 2.0mg/dL

20. 利用 Cockcroft-Gault 公式计算肌酐清除率时,应选择下列哪个体重?
    a. 理想体重
    b. 实际体重
    c. 调整后的体重
    d. 不需要使用体重

要点小结

■ GFR 是评估肾功能的最佳指标,但由于不易测量,需要通过替代标志物进行评估。

■ 菊粉清除率是评估 GFR 的金标准,因为其只经过肾小球滤出,但是这种方法临床实用性不佳,因其昂贵且技术难度高。

■ 血肌酐影响因素较多,包括年龄、性别、种族、饮食、肌肉含量以及某些药物。

■ 评估肾功能最常用的方法是 GFR 和 CrCl 计算公式。

■ MDRD 公式和 Cockcroft-Gault 公式计算 GFR,对于多数肾功能稳定的患者而言数据可靠。

■ MDRD 公式和 Cockcroft-Gault 公式都能评估肾功能。

■ 肾功能处于稳定状态的儿童,可以使用 Schwart 公式计算 GFR。

■ 肾功能不稳定的患者,利用常规公式计算 GFR 误差较大,建议结合临床实际情况评价患者的肾功能水平。

参考文献

Cockcroft DW, Gault MH. Prediction of creatinine clearance from serum creatinine. Nephron, 1976, 16:31 – 41.

JelliffeRW. Estimation of creatinine clearance in patients with unstable renal function, without a urine specimen. Am J Nephrol, 2002, 22(4):320 – 324.

Jones CA, McQuillanGM, KusekJW, etal. Serum creatinine levels in the US population: third National Health and Nutrition Examination Survey. Am J Kidney Dis, 1998, 32:992 – 999.

Lemann J, Bidani AK, Bain PP, et al. Use of the serum ceatinine to estimate glomerular filtration rate in health and early diabetic nephropathy. Am J Kidney Dis, 1990, 16:236 – 243.

Levey AS, Bosch JP, Lewis JB, et al. A more accurate method to estimate glomerular filtration rate from serum ceatinine: a new prediction equation. Ann Intern Med, 1999, 130:461 – 470.

National Kidney Foundation. K/DOQI Clinical practice guidelines for chronic kidney disease: evaluation, classfication, and stratification. Am J Kidney Dis, 2002, 39:S1 – S266.

Schwartz GJ, Brion LP, Spitzer A. The use of plasma creatinine concentration for estimating glomerular filtration rate in infants, children, andadolescents. PediatrClin North Am, 1987, 34:571 – 590.

第 38 章 | 急性肾损伤

S. Scott Sutton, Christopher M. Bland, Sarah R. Tomasello
译者 魏丽娜 王 娜

基础概述

急性肾损伤(AKI)是由于肾功能突然出现具有临床意义的下降,肾小球滤过率(GFR)降低,体内毒素蓄积,从而导致血清肌酐水平升高的疾病。AKI 的诊断是基于血清肌酐水平的变化情况以及其他非肌酐代谢废物的堆积情况。肾脏对于特定损伤的抵抗能力较弱,首先,它依赖于心脏和血管系统输送充足的血液保证肾小球滤过功能的正常进行;其次,它需要将众多内源性和外源性物质通过尿液排出体外。

常用于评估 AKI 严重程度的方法是利用 Scr、GFR、尿量。目前临床根据 AKI 的严重程度,将其分成五期,各期首字母可缩写为 RIFLE:危险期(risk)、损伤期(injury)、衰竭期(failure)、丧失期(loss)、终末期(end-stage renal disease)。前三期与肾功能损伤的严重程度有关,后两期则预示着远期的预后不良。RIFLE 是一种预测 AKI 进展结局的有效手段。虽然并未证实 RIFLE 标准是否可用于评价所有 AKI 患者的结局,但作为一种系统评价不可预测疾病的有效方法仍值得推荐。

病理生理学和 AKI 分级

急性肾功能损伤通常按照损伤的类型和损伤部位分为三型,分别为:肾前性、肾性、肾后性。

肾前性 AKI

肾前性损伤意味着损伤或者生理缺陷发生在肾脏之前。血液流动受阻或血压下降导致肾小球内压力下降,GFR 降低,同时伴有肾脏的局部缺氧缺血状态。肾前性 AKI 常合并全身水潴留,但有效血容量下降。心脏衰竭、肾动脉狭窄、肾病水平内的蛋白尿、肝功能障碍的患者常因心脏输出功能障碍和/或血管内液体转移至血管外而出现体内容量负荷升高,而有效血容量下降。尽管这类患者会出现液体负荷过多(如水肿、肺部水泡音、腹水),但其实际有效血容量下降,使肾脏灌注不足,是导致肾前性 AKI 的主要原因。

功能性肾前性 AKI 是肾前性 AKI 的一种亚型,发病机制主要是肾小球灌注不足和球内压力增高。肾小球病理生理学研究显示,肾小球内压力取决于进入肾小囊的入球小动脉压力和流出肾小囊的出球小动脉压力(图 38-1)。入球小动脉张力的维持主要依赖于前列腺素类血管扩张剂,如 PGE_2 和 PGI_2。某些药物如非甾体抗炎药能够抑制前列腺素合成,使入球小动脉的血管收缩,导致肾小球内压力降低(图 38-3)。其他药物如环孢素和他克莫司也能导致入球小动脉的收缩,但机制稍有不同。出球小动脉的血压维持主要依赖血管紧张素 II 的血管收缩作用。某些药物如血管紧张素转换酶抑制剂、血管紧张素 II 受体拮抗剂,能够导致血管紧张素 II 的生成减少或拮抗其功能,促使血管舒张,最终导致肾小囊内压力下降(图 38-2)。肾素-血管紧张素-醛固酮受体激活,继而使水钠重吸收增加,这也是患者水肿的主要原因。

肾性 AKI

肾性 AKI 是包括肾小球、肾小管或肾间质在内的一个或多个区域的直接肾脏损伤。例如肾小球肾炎、急性肾小管坏死、急性间质性肾炎。可能导致肾性 AKI 的药物见表 38-1。

肾小球肾炎

肾小球肾炎(GN)是免疫反应介导或急性感染等化学事件导致的炎症反应及肾小管上皮细胞损害。免疫复合物的沉积将损伤肾小球导致滤过功能缺陷,诸如蛋白质、血细胞等大分子物质通过受损的肾小球滤过屏障,进入近端小管,形成显性蛋白尿和血尿。

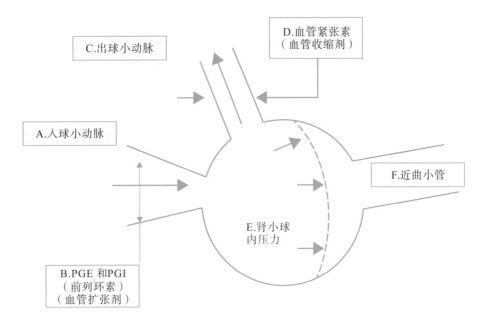

图 38 −1　肾小球内压力的生理基础及调节机制

注:肾小球内压力(E)和肾小球滤过率与鲍曼氏囊内压有关

(A)血液通过入球小动脉进入肾小球。(B)血管扩张剂前列腺素和前列环素使入球小动脉维持适当的血管张力。进入肾小球但不能通过近曲小管(F)的物质直接经过出球小动脉(C)进入循环系统中。血管紧张素Ⅱ(D)使出球小动脉收缩从而保持囊内压力

A.入球小动脉;B.PGE$_2$ 和 PGI(前列环素)(血管扩张剂);C.出球小动脉;D.血管紧张素Ⅱ(血管收缩剂);E.肾小球内压力;F.近曲小管

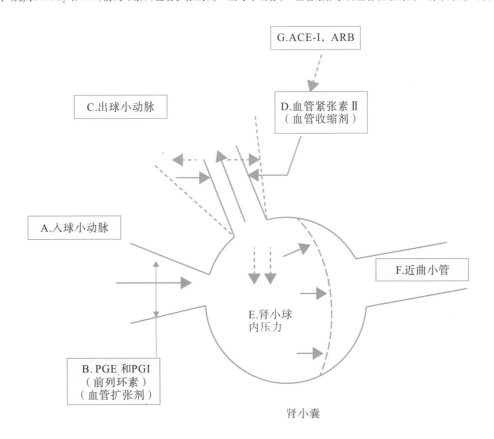

图 38 −2　ACEI/ARB 对肾小球内压力的调节机制

注:上述药物通过抑制血管紧张素Ⅱ使得出球小动脉舒张,从而降低肾小球内压力

A.入球小动脉;B.PGE$_2$ 和 PGI(前列环素)(血管扩张剂);C.出球小动脉;D.血管紧张素Ⅱ(血管收缩剂);E.肾小球内压力;F.近曲小管;G.ACE−I,ARB

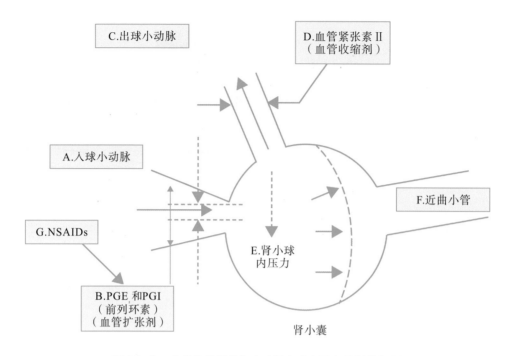

图 38-3 非甾体抗炎药（G）对肾小球内压力的调节机制

注：上述药物可以抑制血管扩张剂前列腺素（PGE₂和前列环素）的合成，使入球小动脉收缩，从而降低肾小球内压力

A. 入球小动脉；B. PGE₂和 PGI（前列环素）（血管扩张剂）；C. 出球小动脉；D. 血管紧张素Ⅱ（血管收缩剂）；E. 肾小球内压力；F. 近曲小管；G. NSAIDs

表 38-1 可能导致肾性 AKI 的药物

急性肾小球肾炎	急性肾小管坏死	急性间质性肾炎
含金化合物	氨基糖苷类抗生素	环丙沙星
	两性霉素 B	
锂	顺铂	左氧氟沙星
	卡铂	
	双膦酸盐类药物（Ⅳ）	磺胺类药物
	替诺福韦酯	青霉素类抗菌药物
	潘他米丁	头孢菌类抗菌药物
	蔗糖 b（Ⅳ）	非甾体抗炎药
	对比剂ª	质子泵抑制剂
	万古霉素	

a. 诊断类药物

急性肾小管坏死

急性肾小管坏死（ATN）是指肾小管上皮细胞坏死，是肾性急性肾损伤最常见的形式。细胞碎片（棕色颗粒管型）是诊断 ATN 的特异性指标。ATN 的主要机制包括两种：①长期缺血；②毒性物质的直接损伤。长期缺血是肾前性 AKI 的一种极端表现。肾前性 AKI 如不能及时逆转将导致急性

肾小管坏死（ATN），部分药物如氨基糖苷类、顺铂、对比剂对肾小管细胞可造成直接毒性作用，而导致肾小管坏死。

急性间质性肾炎

急性间质性肾炎（AIN）是超敏反应引发肾脏疾病中最常见的类型，药物和感染是主要的致病原因。抗菌药物（尤其是青霉素类）常常引发药物过敏和急性间质性肾炎。由于本病的发病机制主要是致敏物质在肾间质中引起的炎症反应，因此尽快鉴别并停用致病药物是治疗 AIN 的关键。

肾后性 AKI

肾后性急性肾损伤是由于不同的物质和原因所致的尿路梗阻，肾结石、结晶沉淀、良性或恶性肿块、错误放置的导尿管、前列腺增生均能够导致尿路完全或部分梗阻。同时尿路梗阻还将导致尿液向肾脏反流，这种反向压力将导致肾脏损伤，引起急性肾损伤，如不及时治疗将最终发展成为慢性肾功能衰竭。与肾前性相同，肾后性 AKI 将导致肾功能损伤，其损伤程度与梗阻时间长短、是否快速逆转、是否给予规范的支持治疗有关。

尿量

无尿是指每天尿量少于 50mL,同时伴有高钾血症、高血压、代谢性酸中毒等症状。少尿是指每天尿量在 50~400mL。

诊断

不同类型 AKI 鉴别诊断主要通过既往病史、用药史、体格检查、实验室指标、影像学检查的综合评估得出。表 38-2 总结出了不同类型 AKI 的特点,AKI 呈隐匿性,尤其在疾病早期或者症状被其他疾病所掩盖。一般而言,AKI 最早被观察到的指标是血尿素氮(BUN)和血肌酐(Scr)的升高,伴或不伴有尿量改变。血清尿素氮和肌酐水平受肌肉合成与分解代谢平衡的影响,某些因素可能影响 BUN 和 Scr 水平。使用皮质类固醇、高蛋白饮食、急性胃肠道出血、横纹肌溶解可能导致正常肾功能情况下 BUN 和 Scr 的血清水平升高。同样地,当营养不良或肌肉萎缩时 BUN 和 Scr 水平就会降低。另外一些药物常常干扰 Scr 检测的准确性,例如头孢唑啉、头孢氨苄、维生素 C。

表 38-2　引起各种类型急性肾损伤的症状和因素

	肾前性	GN	ATN	AIN	肾后性
现病史	脱水,失血,感染,低血压	血管炎/炎症(如关节痛,肌痛)	感染,住院,使用静脉对比剂,肌肉损伤	感染,新药	排尿困难,尿量减少或排尿不连贯
既往史(CKD,HTN,DM)	心衰,肾动脉狭窄,严重肝脏疾病	免疫系统紊乱			泌尿生殖道或消化道阻塞,结石
PSH	近期手术-失血,低血压		使用对比剂		近期的置尿管操作,TURP
过敏				氯化萘,磺胺类药物	
药物	利尿剂,ACEI,ARB,环孢素,他克莫司,NSAIDs	金/锂制剂	对比剂,氨基糖苷类抗生素,顺铂,两性霉素	青霉素类抗生素,头孢类抗生素,质子泵抑制剂	α-还原酶抑制剂,α-受体拮抗剂,三环类药物
生命体征	低血压,心动过速			+/-体温升高	
ROS	尿量减少,晕厥,口渴,失血	少见的关节痛,肌痛,病毒性疾病			尿量减少,排尿困难,尿痛
体格检查	脱水,有效血容量减少		肾前性 AKI 持续不缓解	皮疹/荨麻疹	前列腺增生,腹部肿块,留置导尿管
实验室检查	BUN:Scr > 15(AST/ALT 肝功能异常)	C 反应蛋白升高		WBC 增多,嗜酸性粒细增多症	PSA 浓度升高,尿酸浓度升高
尿液分析	无沉渣,SpGr > 1.013 uOsom > 350mOsm/kg	活性沉积物+蛋白质	活性沉积物,粗大棕色管型 尿比重 > 1.013;尿渗透压 < 250 mOsm/kg	活性沉积物,+WBC,+/-嗜酸性粒细胞增多症	活性沉积物,结晶尿
尿电解质	Na < 20mEq/L,FeNa < 1%		Na > 20mEq/L,FeNa > 1% ~2%		
尿排泄情况	少尿		无尿,少尿或多尿		无尿或排尿困难或尿痛
辅助检查	ECHO:EF 下降				KUB:肾积水

缩写:EABV,有效动脉血流量;ECHO,心脏超声;EF,射血分数;KUB,肾脏输尿管膀胱的 X 射线;PSA,前列腺特异性抗原;TURP,经尿道前列腺切除术

除了评估肾功能，BUN 和 Scr 还可用于鉴别肾前性 AKI 和非肾前性 AKI。尽管在任何 AKI 时两者均可升高，但肾前性 AKI 时 BUN 和 Scr 比值常常升高（一般大于 15）。因为缺氧或灌注不足时，肾脏将代偿性增加肾小管水重吸收，同时因为被动扩散作用使尿素的重吸收增加，导致 BUN 和 Scr 不成比例的升高。

尿液分析

尿液样本分析在鉴别 AKI 不同类型中具有重要作用，尿液样本分析包括三部分内容，分别是肉眼检查、显微镜检查、化学检查。尿液检验结果常是非特异性的，特别是肾后性 AKI 患者。但可用于区分肾前性 AKI 和肾性 AKI，特别是急性间质性肾炎（表 38 - 3）。除此以外，检查报告中还包括尿电解质检查（钠、氯、钾）。评估尿钠水平和尿钠排出分数在鉴别肾前性 AKI 和 ATN 中具有重要作用。肾前性 AKI 时，肾脏代偿性地重吸收水以提高有效血容量，故尿钠排泄较少。滤过钠排泄分数（FeNa）是评估肾脏尿钠重吸收功能的公式，即肾小球滤过而未被肾小管重吸收钠的百分率。正常人每天通过肾脏排出摄入钠为 1% ~ 2%，这也是 FeNa 的正常值范围。因为肾前性 AKI 血容量不足导致水钠重吸收的增加，其 FeNa 多小于 1%；相反，ATN 患者由于肾小管功能障碍导致钠重吸收减少，其 FeNa 多大于 1%。这是因为 ATN 中肾小管的损伤导致水钠重吸收障碍，使 FeNa 异常升高超过正常值，而尿比重和渗透压均低于正常值。

表 38 - 3 肾前性急性肾损伤和急性肾小管
坏死实验室检查的对比

实验室检查	肾前性 AKI	ATN
尿液的颜色	深色，浑浊	白色，清亮
尿液的体积	很少	变化（无尿到多尿）
尿沉渣	阴性（没有细胞/管型）	阳性（细胞，管型，等）
尿钠	<20mEq/L	>40mEq/L
FeNa[a]	<1%	>2%
尿液:血浆渗透压	>1.5	<1.5
BUN:Scr	>15 ~ 20	<15"棕色颗粒管型"[b]

a. 使用利尿剂后可能会偏高
b. 肾小管上皮细胞脱落并随尿排出形成的管型

肾前性 AKI 患者的尿液检测报告不应该包括细胞、管形或微粒物质。反之，如果尿液中出现上述物质，则应排除患者肾前性 AKI 的可能性，而应该考虑其他类型的 AKI。如果一份尿液样本中包含白细胞、红细胞、蛋白或管型（除了棕色颗粒管型），则对鉴别诊断意义较小。尿嗜酸性粒细胞代表机体超敏反应状态，提示 AIN 发病可能性高。然而，缺乏尿嗜酸性粒细胞却不能排除 AIN 的可能。如果患者血尿酸水平升高，则可考虑尿酸结晶导致的肾后性梗阻可能性大。如果存在其他结晶或结石，则可提示特定物质的过饱和现象或沉积的可能。

泌尿系超声（即肾脏、输尿管、膀胱超声检查）对诊断肾后梗阻性 AKI 具有重要意义。这项检查不仅可以测定肾脏大小，还能够评估肾内是否存在肿块、气体和液体。如果一个患者存在肾内液体淤积，则考虑该患者可能存在肾后梗阻性 AKI，这是因为下尿路梗阻可致尿液反流淤积在肾脏，就会形成我们所说的肾盂积水。

肾组织穿刺活检术也可以帮助确定 AKI 的类型，但由于这个检查是有创性的，存在诸多禁忌证，例如未控制的高血压、出血风险高、单肾的患者。由于该项检查具有一定风险，因此只有当其他非有创性检查均无效，仅能依靠穿刺明确诊断时才能使用。

预防

对于 AKI 而言，最佳的治疗手段就是预防。对于高危人群应加强监护，同时慎用或者避免使用具有肾毒性的药物且保持适当的尿量。例如茶碱和 N - 乙酰半胱氨酸能够降低对比剂肾病的风险，但给予造影患者充分的水化才是最佳的预防手段（表 38 - 4）。

已经确诊的 AKI 的治疗

对于所有的 AKI 患者首要的治疗手段是水和电解质代谢紊乱以及酸碱平衡的治疗，以避免肾脏的进一步损伤。查找并去除诱因，对于保护肾功能具有重要意义。

肾前性 AKI

提高肾脏灌流和肾小球球内压力有助于减轻肾脏损伤，否则肾脏将由于长期缺血缺氧发生 ATN。提高灌流和球内压力的措施包括改善心脏

表 38 - 4　预防对比剂诱导的肾病的策略

预防方法	具体措施
选择安全的对比剂	尽量减少检查所用对比剂的剂量
	选用等渗或低渗对比剂
停用/避免选用具有肾毒性或改变肾灌注的药物	利尿剂、ACEI、ARB、NSAIDs、氨基糖苷类抗生素
充分水化	生理盐水 1mL/（kg·h）~150mL/h
	预处理 3~6 小时，随后持续使用至少 8 小时
其他可能有益的治疗方法	N - 乙酰半胱氨酸：600~1200mg PO q12h。（首剂于操作前给予）
	茶碱：200mg IV 或 PO。（首剂于操作前给予）
	碳酸氢钠 150mEq/L IV 代替生理盐水：（操作前 1~6 小时给予）

输出量、改善容量不足、停用或慎用那些对有效血容量或肾小球球内压改善不利的药物，例如利尿剂、ACEI/ARB 类药物、钙调磷酸酶抑制剂、NSAIDs 等。改善有效循环血容量的方法包括使用等渗溶液、输注血液制品、强心药，或者使用缩血管药物维持系统血压等。当出现全身液体负荷过重同时有效血容量降低，例如心衰、肝功能衰竭或肾病综合征时，应谨慎使用胶体溶液和利尿剂。

肾小球肾炎

肾小球肾炎的致病因素和分型众多，当肾小球细胞损伤的致病因素为炎症反应时，则应给予患者激素或其他免疫抑制剂治疗，而具体选择何种免疫抑制剂则应根据 GN 分型来确定。

急性间质性肾炎

停用可疑药物是治疗 AIN 首要的治疗方案。由于 AIN 的疾病进展与炎症反应相关，有证据表明激素能够在炎症早期有效减轻肾脏损害。然而是否给予激素治疗还应综合考虑患者的病情（如是否存在感染和糖尿病）后决定。

急性肾小管坏死

对于 ATN 患者而言，目前治疗手段仅限于对症支持治疗以及避免肾功能进一步恶化。

肾后性 AKI

与肾前性 AKI 相同，其首要的治疗手段是鉴别诊断和去除诱因。根据病因不同，治疗的方式和所用药物也将不同。如果患者是因为前列腺增生所致的尿路梗阻，则可应用坦索罗辛治疗；如果因肿瘤压迫输尿管造成的梗阻，则应放置支架保证其尿路通畅；如果尿路梗阻的原因是患者应用三环类抗抑郁药治疗神经痛所引起的副交感神经兴奋的副作用，则应考虑换药。

水和电解质代谢

理论上使用利尿剂能够有效减轻水钠潴留，加速体内药物的清除，避免患者进行肾脏替代治疗。然而在使用利尿剂前应先评估患者的总体液量与有效循环血容量，特别是心力衰竭、肝硬化、肾病综合征患者。因为在这些疾病中利尿剂治疗可能使有效循环血容量减少而全身水肿情况加重，导致脱水治疗更加困难。虽然这种治疗能够排出血管内多余的水分，然而毛细血管水分充盈不足，组织间隙水肿，血管内胶体渗透压不足，水分从组织间隙向血管转运速度减慢，将导致血管收缩，血压升高，并进一步加重 AKI。水潴留将导致肾功能急剧恶化，这是由于血容量直接影响血管张力、组织供能、血压的维持。另外，许多 AKI 患者因为病情危重需要使用多种静脉药物，也将明显增加患者的液体入量。假设患者没有低钠血症，每日严格控制摄入钠 2~3g，临床医师可谨慎应用利尿剂排出多余水分，但同时应严格监测有效循环血容量。多数 AKI 患者更易发生高钾血症，因此醛固酮受体拮抗剂（如螺内酯和依普利酮）和保钾利尿剂（氨苯蝶啶）应避免使用。同时在肾功能受损患者中，单一使用噻嗪类利尿剂疗效不佳，一般多与袢利尿剂合用起到协同排钠利尿的作用。由于阻断髓袢升支粗段上的 Na^+ - K^+ - Cl^- 转运体，使钠重吸收减少，这比作用远曲小管排钠更多。这是因为远曲小管仅阻断钠重吸收。

任何袢利尿剂均可用于 AKI 患者。虽然某种袢利尿剂看似优于其他药物，但在给予等效剂量时疗效相当。由于各种利尿剂的生物利用度不同，因此对于静脉制剂换成口服制剂时，药师应注意加强监护。依他尼酸一般用于磺胺类药物严重过敏患者的替代治疗。在少尿或无尿的患者中，由于达到肾小管的液体量下降,因此利尿剂常常需要更大的剂量。在制订初始治疗方案时,静脉给药剂量常常需根据患者用药后的疗效进行调整。虽然更大的给药剂量可以达到更好的治疗效果,但同时剂量依赖性药物的毒副作用也会增加,因此药师应考虑给药对于患者的风险受益比。为了降低毒副作用、提高疗效,可考虑给予患者静脉泵入袢利尿剂治疗。另一种治疗方法是,在使用呋塞米之前或同时使用人血白蛋白注射液,以提高胶体渗透压,达到使组织中的水分转运回血液中并最终从尿液排出体外的作用。

电解质代谢紊乱

患者电解质水平可能受到 AKI 的类型和尿量的影响,通常钾、钠、镁、磷的水平都会在肾前性 AKI 患者中升高(因此这类患者多伴有尿量减少)。而在肾性和肾后性 AKI 患者中,电解质的水平将取决于尿量和肾损伤的生理解剖位置。例如 ATN 将导致血钾、血镁甚至是血磷的丢失,其原因主要是肾小管重吸收障碍所致。

高钾血症

在 AKI 患者中高钾血症是很常见的,严重者可出现生命危险,由于钾离子可使心脏传导增强,因此对于高钾血症或怀疑为高钾血症的患者,可以通过心电图进行鉴别。一旦出现高尖 T 波或 QRS 波群增宽,则预示着患者出现危及生命的高钾血症,应立即给予紧急处理。

首要的治疗措施是静推 1g 的氯化钙或葡萄糖酸钙(推注时间 2~5 分钟),因为钙离子能够拮抗钾离子所致的心脏兴奋作用。其次是通过不同的手段使钾离子向细胞内转运,其中最常用的方法是给予 10U 的普通人胰岛素联合 25g 葡萄糖注射液静推 2~5 分钟,胰岛素通过刺激 $Na^+ - K^+ -$ ATP 酶受体,促进钠钾离子的交换作用,使钾离子向细胞内转运。尽管 β_2 受体激动剂能够起到相同的作用,但其心脏兴奋作用却是有害的。碳酸氢钠同样可以使钾离子向细胞内转运,其通常用于缺氧以及存在无氧酵解的患者以治疗代谢性酸中毒,危及生命时可给予 50mEq/L 的碳酸氢钠注射液静推 2~5 分钟。虽然这些治疗可以部分拮抗钾离子对心肌细胞的作用或促进其转运,然而唯一能够降低体内钾含量的方式是通过尿液和粪便排钾,或通过肾脏替代治疗(血液透析)排钾。如果患者有尿,则可通过利尿剂(可配合适当的水化治疗)加速钾离子的排泄。聚苯乙烯磺酸钠山梨醇可口服或保留灌肠,增加钾离子通过肠道排泄。作为一种交换树脂,该药能通过钠钾交换作用吸附钾离子,同时也会导致钠离子摄入增加,在心力衰竭和肝硬化的患者中有增加液体负荷的风险。肾脏替代治疗因需要血管或腹腔插管,除非其余方法均不可行,一般不建议使用。

肾脏替代治疗

肾脏替代治疗(RRT),一般指血液透析或血液滤过治疗,应严格把握适应证。AEIOU 首字母可以帮助记住这些适应征,分别为:代谢性酸中毒、电解质代谢紊乱、中毒、严重水肿和无尿(表 38 - 5)。任何一种肾脏替代治疗都需要考虑患者血流动力

表 38 - 5   "AEIOU" - 便于记忆急性肾损伤替代治疗指征的缩写

首字母缩写	指征
A	酸碱平衡紊乱
	最常见的是代谢性酸中毒,可导致患者心律失常
E	电解质紊乱
	95% 通过肾脏进行消除,所以高钾血症是最常见的电解质紊乱。
	高钾血症可导致心律失常而危及生命
I	中毒
	无论是故意服毒,偶然中毒或由消除较少继发的中毒,都可进行肾脏替代治疗。肾脏替代治疗可清除低分子量的化合物。在毒性环境下,高分布容积和蛋白结合物质不能被透析清除
O	负荷过重 - 容量负荷过重
	疾病(心衰)或容量复苏过程中的严重并发症 - 肺水肿
U	尿毒症
	尿毒症是由于患者严重肾功能不全造成体内物质累积的临床综合征。虽然所有的毒性物质还不确定,但代谢废物、药物和其他物质可引起如顽固性恶心呕吐、皮肤瘙痒、心包炎、扑翼样震颤、迟钝和癫痫发作等症状

学稳定性、是否具有透析通路以及患者其他身体因素。血液透析能够清除体内物质和水分,但要求患者必须血流动力学稳定并能够耐受治疗所致的快速的体液交换过程。连续性肾脏替代治疗(CRRT),因其持续时间长、液体流速相对慢、清除物质分子量更大,能够为患者提供更为理想的清除效果,因此对于血流动力学不稳定的患者和病情危重需加强监护的患者更为适用。尽管不常用,但腹膜透析也可用于急性肾损伤的支持治疗,其禁忌证包括新近的腹部手术、腹腔感染和腹水。

AKI 患者的个体化给药

在肾功能受损或给予肾脏替代治疗的患者中,药代动力学参数将会变化。例如,因为 AKI 继发的水肿和胃肠动力不足所导致的患者经口摄入的吸收以及生物利用度的减少;因为水肿及组织间隙体液增加所导致表观分布容积的变化;因为肾脏排泄功能减弱所导致的其他器官活性代偿性增加。一种避免调整给药剂量的方法是选择无须根据肾功能调整剂量的药物,并对患者的所有用药医嘱进行审核,评估药物因肾功能受损导致蓄积时的潜在毒性。

对于 AKI 患者而言,应用血肌酐水平评价肾功能具有局限性。运用公式计算可以为临床医师评价患者肾功能情况提供参考,但最终的临床判断需要结合患者的具体病情而定。其中尿量以及血肌酐的变化趋势对评估肾功能具有参考意义。

在患者接受肾脏替代治疗时,血肌酐水平并不能评价患者的肾功能。其数值的变化取决于患者自身的肌酐清除率与肾脏替代治疗肌酐清除率的总和。在这种情况下,药物剂量调整方案常常需要考虑众多的影响因素。临床研究文献中剂量调整的成功案例能够为临床医师选择给药剂量提供参考。文献综述中有关常用药物(如抗菌药物)在 RRT 时的剂量调整建议也是非常有帮助的。

一些方法可以用来预测 RRT 时合适的给药剂量,但是想要做出精准的判断是非常困难的,因此,临床影响因素与医师的专业判断对决定最终给药剂量至关重要。影响药物清除率的因素包括血流速度、透析液流速、超滤量(水分清除)是否达

标、残余尿量、透析时间、透析膜孔径大小等。多数情况下,当透析器中的血液凝结或患者血流动力学不稳定时,RRT 将会被中断。一种看似安全的药物(无须剂量调整)在应用前也需要评价其风险获益比,治疗后药物浓度不足或剂量过大出现剂量依赖性毒性反应都应被考虑,一般文献推荐的剂量调整方案都是基于肌酐清除率 $10 \sim 50 \text{mL/min}$ 水平得出。初始治疗方案给定后,应监护给药后患者的血清肌酐变化情况。医务工作者应结合患者的疗效或药物中毒的情况,对治疗的有效性和安全性进行全面评价。

预后

AKI 的死亡率很大程度上取决于致病源、严重程度和病程。肾前性 AKI 一般是可逆的,并且大多数患者肾功能可以恢复正常。

案例应用

1. HL,69 岁,女性,因"严重恶心、呕吐 3 天"来到医院就诊,入院时血肌酐 2.0mg/dL(既往 0.8mg/dL)。近 3 天来患者自诉无法进食,体重下降2.5kg,入院时的药物治疗方案包括口服氢氯噻嗪 25mg/d,口服赖诺普利 10mg/d。关于 HL 疾病状态下列表述正确的是?
   a. 恶心呕吐可能使患者有效循环血容量下降,导致肾前性 AKI
   b. 在 HL 肾功能恢复之前,除非必要,应避免使用造影剂
   c. 氢氯噻嗪可能导致血管收缩,引发肾前性 AKI
   d. 赖诺普利应暂停,并在 HL 肾功能恢复后继续使用
   e. HL 体重降低说明她液体丢失较多

2. 下列哪项指标与患者的肾前性 AKI 的临床诊断相一致?
   a. 尿比重 1.029,FeNa0.72%,尿渗透压 550mOsm/kg
   b. 尿比重 1.013,FeNa1.72%,尿渗透压 350mOsm/kg
   c. 尿比重 1.009,FeNa2.02%,尿渗透压 213mOsm/kg
   d. 尿常规:尿蛋白 +,红细胞计数 10 ~ 15,白细胞计数 10 ~ 15
   e. 尿常规:尿蛋白 3 +,红细胞计数 0,白细胞计数 0

3. 一位重症监护患者发生了 AKI,当你对患者医嘱进行审核后,考虑为药物相关性肾损害,下列哪个药物最可能导致 AIN?
   a. 拉贝洛尔
   b. 地尔硫䓬

c. 苯唑西林

d. 芬太尼

e. 丙泊酚

4. 关于利尿剂与少尿型 AKI 的关系,下列哪项说法是正确的?

　　a. 利尿剂可增加尿量,有助于减轻肾脏损害

　　b. 利尿剂在急性肾损伤患者中禁用,因为该药可以导致患者脱水以及加重肾损害

　　c. 因为利尿剂没有相关的毒性反应,因此可以在 AKI 患者中大剂量使用

　　d. 噻嗪类和其他非排钾利尿剂可以在 AKI 中使用

　　e. 利尿剂可能增加尿量,有助于改善水电解质平衡

5. 下列哪种药物可以导致动脉血管收缩?

　　a. 非甾体抗炎药(NSAIDs)

　　b. 钙调磷酸酶受体阻滞剂

　　c. 肾素 - 血管紧张素转换酶抑制剂(ACEI)

　　d. 头孢菌素类抗生素

6. 下列哪项治疗有助于改善患者因为急性间质性肾炎(ATN)所导致的少尿型 AKI?

　　a. 呋塞米和依他尼酸

　　b. 氨苯蝶啶和氢氯噻嗪

　　c. 布美他尼和螺内酯

　　d. 呋塞米和美托拉宗

　　e. 螺内酯和美托拉宗

7. 一位患者被诊断出患有"急性少尿型肾小管坏死",血钾 6.5mEq/L,心电图显示 T 波高尖,对于该患者首要的治疗措施是哪项?

　　a. 普通胰岛素 10U,葡萄糖 25g 静推,静推时间 2～5 分钟

　　b. 碳酸氢钠 50Eq 静推,静推时间 2～5 分钟

　　c. 氯化钙 1g 静推,推注时间 2～5 分钟

　　d. 聚苯乙烯 15g 口服

　　e. 呋塞米 80mg 静推,推注时间 2～5 分钟

8. PH,68 岁,男性,因急性心肌梗死于昨日入院,心脏科医师准备使用造影剂为患者进行介入手术,下列哪种预防措施对于预防该患者出现造影剂肾病最合适?

　　a. N - 乙酰半胱氨酸 150mg/kg,IV,时间 6 小时

　　b. 分别在介入前 6 小时和介入后 6 小时给予 0.9% 生理盐水水化治疗

　　c. 茶碱 200mg,PO,q12h,分别在术前和术后各给予两剂

　　d. 分别在介入前 6 小时和介入后 6 小时,静脉给予多巴胺 0.5μg/(kg·min)

　　e. 以上措施均不推荐

9. 下列哪项因素能够导致急性肾小管坏死?

　　a. 直接肾毒性药物的使用

b. 未控制的高血压

c. 持续的肾前性 AKI 状态

d. 甲硝唑

e. 多黏菌素 E

10. 关于 AKI 患者的给药剂量,下列说法正确的是?

　　a. 患者应按照内生肌酐清除率 <10mL/min,计算给药剂量

　　b. 药代动力学参数一般不会改变,因此患者给药剂量不需要调整

　　c. 对于 AKI 患者来说,虽然清除减少,但药物分布容积不会改变

　　d. 肾功能评估应包括尿量

　　e. 所有药物都应监测药物浓度,以保证安全性和有效性

11. 下列尿液样本检测结果中,哪项有助于诊断急性肾小球肾炎?

　　a. 尿比重 <1.003

　　b. 棕褐色细胞碎片

　　c. pH8.0

　　d. 嗜酸性粒细胞

　　e. 尿蛋白

12. 下列关于尿量的定义正确的是?

　　a. 无尿是指 24 小时尿量 <50mL

　　b. 少尿是指 24 小时尿量 <50mL

　　c. 多尿是指 24 小时尿量 <50mL

　　d. 无尿是指尿中没有尿素

　　e. 多尿是指 24 小时尿蛋白 >1g

13. 在急性肾脏替代治疗中,下列关于"AEIOU"首字母所代表的适应证正确的是?

　　a. A—酸中毒,E—心电图改变,I—感染,O—密闭,U—尿毒症

　　b. A—急性疼痛,E—电解质紊乱,I—感染,O—大量蛋白尿,U—尿毒症

　　c. A—酸中毒,E—电解质紊乱,I—食物中毒,O—容量负荷超载,U—尿毒症

　　d. A—酸中毒,E—心电图异常,I—食物中毒,O—少尿,U—尿毒症

　　e. A—无尿,E—电解质紊乱,I—食物中毒,O—容量负荷超载,U—尿毒症

14. JT,24 岁,女性,被其舍友送至医院,自诉腹泻伴呕吐 3 天,体重下降 3kg,无法进食水及其他任何食物。在急诊检查结果显示:BP96/46mmHg,HR120/min,T 39.3℃,体重 48kg。查体示皮肤表面干燥,无水肿。自昨日至今无小便。下列哪项血液和尿液的检查结果与患者病情相符?

a. 尿比重 1.016，尿蛋白 2 +，淡黄色尿液，白细胞和红细胞计数增多

b. 尿比重 1.035，尿蛋白 -，红色浑浊尿液，存在细胞管型，FeNa > 2%

c. 尿比重 1.005，尿蛋白 2 +，淡黄色尿液，白细胞和红细胞计数增多

d. 尿比重 1.035，尿蛋白 -，红色浑浊尿液，存在细胞管型，FeNa > 1%

e. 尿比重 1.035，尿蛋白 -，暗黄色尿液，无细胞管型，FeNa < 1%

15. 下列关于尿素氮与肌酐比值的表述正确的是哪项？

a. 当患者出现脱水时，尿素氮与肌酐比值将 < 10

b. 当患者出现脱水时，尿素氮与肌酐比值将 > 15

c. 当患者容量负荷超载时，尿素氮与肌酐比值将 < 10

d. 当患者容量负荷超载时，尿素氮与肌酐比值将 > 15

e. 当患者为肾小球肾炎时，尿素氮与肌酐比值将 < 5

16. PL，38 岁，因醉酒晕倒在公寓的楼梯处被送至医院急诊，已昏迷 6 小时，在急诊室被诊断为"横纹肌溶解症"，关于患者的疾病下列哪项表述正确？

a. 横纹肌溶解症将导致急性间质性肾炎

b. 横纹肌溶解症将导致急性肾小管坏死

c. 横纹肌溶解症将导致血和尿中的嗜酸性粒细胞增多

d. 应给予 PL 肾脏替代治疗以治疗横纹肌溶解症

e. 横纹肌溶解症所致的急性肾小管坏死通常预后良好

17. AKI 所致的高钾血症，将导致哪种危及生命的并发症？

a. 癫痫

b. 心律失常

c. 高血压

d. 酸中毒

e. 脑病

18. AB，60 岁，男性，既往有慢性肾病和心力衰竭病史，血肌酐 1.6mg/dL，计算其内生肌酐清除率接近 50mL/min，今日因"静息状态下呼吸困难和下肢严重水肿"被救护车送入急诊室，入院血肌酐 3.2mg/dL，近一天无小便，下列关于 AB 的肾功能损伤表述正确的是？

a. 当他无尿时，患者的内生肌酐清除率接近零

b. 他的内生肌酐清除率为 25mL/min

c. 他的内生肌酐清除率仍为 50mL/min

d. 患者具有急症血液透析的指征

e. 给予利尿剂后，再评估患者肌酐清除率情况

19. CG，58，女性，被诊断为卵巢癌 4 期，已经发生结肠、腹腔、肝脏和骨骼的转移。最近正接受放疗联合化疗的姑息治疗，自诉近一周劳累、情绪不佳伴恶心、呕吐，同时强调近几日未小便，查体后医生发现其膀胱充盈。为证实"肾后性 AKI"的诊断，下列哪项检查是必要的？

a. 强化核磁共振

b. 腹部增强 CT

c. 腹部平片

d. 泌尿系超声

e. 膀胱核磁共振(不使用造影剂)

20. 下列哪种药物可用于治疗急性间质性肾炎？

a. 强的松

b. 呋塞米

c. 赖诺普利

d. 布洛芬

e. 二甲双胍

要点小结

- AKI 最佳的治疗手段是预防。
- 急性肾损伤可导致永久性肾损伤和慢性肾脏病。
- 治疗 AKI 的首要措施是查找和去除诱因。
- 对于 AKI 患者，应尽量避免使用肾毒性药物。
- 支持治疗包括纠正水电解质紊乱、纠正酸中毒、控制血压、避免使用肾毒性药物，同时避免进一步的肾脏损伤，合理调整药物剂量。
- 利尿剂有助于加速水电解质排出。
- AIN 和 GN 患者应给予靶向药物治疗。
- 对每位患者进行个体化的用药剂量调整和监护是十分必要的。

参考文献

BargmanJM，SkoreckiK. Chronic Kidney disease//LongoDI，FauciAS，KasperDI，et al. Harrison's Principles of Internal Medicine. 18th ed. New York，NY：MCGraw-Hill，2012：chap 280.

Cockcroft DW，GaultMH，Prediction of creatinine clearance from serum creatinine，Nephron，1976，16：31 − 41.

Dager W，HalilovicJ，Acute Kidney injury//DiPiroJT，TalbertRL，YeeGC，et al. Pharmacotherapy：A Pathophysiogic Approach. 9th ed. New York，NY：McGraw-Hill，2014：chap 28.

Levey AS，Bosch JP，Lewis JB，et al. A more accurate method to estimate glomerular filtration rate from serum creatinine：a new prediction equation. Modification of Diet in Renal Disease Study Group. Ann Intern Med，1999，130：461 − 470.

WailkarSS，BonventreJV. Acute kidney injury//LongoDL，Fauci AS，Kasper DL，et al. Harrison's Princriples of Internal Medicine. 18th ed. New York，NY：McGraw-Hill，2012：chap 279.

第五部分

胃肠道疾病

第 39 章 | 上消化道疾病

Bryan L. Love, Lisa Meade, S. Scott Sutton

译者 闫抗抗 王 娜

基础概述:胃肠道溃疡性疾病

胃肠道溃疡是发生在胃部或十二指肠的损伤范围较深的酸相关胃肠道疾病。这类损伤随着胃酸和胃蛋白酶对黏膜的侵害而发展。其中胃溃疡主要发生在胃小弯处,但也可能发生在胃部的任何位置。相反的,十二指肠溃疡则发生在十二指肠的第一部分。消化性溃疡(PUD)存在以下三种类型:幽门螺杆菌诱导,非甾体抗炎药(NSAID)诱导,应激性黏膜损伤(SRMD)。胃肠道溃疡类型对照表如表 39 - 1。

表 39 - 1 常见消化道溃疡类型的比较

特征	幽门螺杆菌诱导	NSAID 诱导	SRMD
条件	慢性	慢性	急性
损伤位置	十二指肠 > 胃	胃 > 十二指肠	胃 > 十二指肠
胃内 PH	多数依赖	少数依赖	少数依赖
症状	通常上腹部疼痛	通常无症状	无症状
溃疡深度	表面	深层	大部分表面
胃肠道出血	少数严重,单支血管	多数严重,单支血管	多数严重,表面黏膜毛细血管

缩写:NSAID,非甾体抗炎药;SRMD,应激性黏膜损伤诱导

幽门螺杆菌:幽门螺杆菌是一种螺旋状、pH 敏感,尿素酶产生的革兰阴性菌。存在于黏膜层和消化道上皮。消化道损伤的确切机制尚不明确,但现有的产生损伤理论包括酶/细胞毒素产物,过多的胃酸,以及宿主免疫应答的改变。幽门螺杆菌感染被认为是引发胃癌的一个风险因素。

非甾体抗炎药:非甾体抗炎药通过以下两种机制造成胃肠道损伤。①对胃肠道上皮细胞的直接刺激;②对前列腺素花生四烯酸 - 环氧酶 - 1(COX - 1)和 COX - 2 的系统抑制。长期服用非甾体抗炎药的人群(大于 25%)将发展为溃疡病患者,所以非甾体抗炎药与胃溃疡的产生有一定的关联。

应激性溃疡:应激性溃疡是在胃黏膜层产生的浅表性损伤,是重症监护患者中胃肠道出血的常见主要原因。

症状

胃肠道溃疡的临床表现主要包括:上腹部疼痛、烧心、打嗝、胃胀气、反胃、食欲减退。十二指肠溃疡在空腹、夜间或餐间产生的疼痛尤为剧烈。

胃溃疡的疼痛可发生在任何时间段,并且餐中会有所加重。这两种溃疡发生时可能无任何症状,尤其是在胃溃疡发生的早期。消化道溃疡患者可表现出不同的症状。没有典型的症状能区别幽门螺杆菌感染、非甾体抗炎药、应激性反应所导致的溃疡。

胃肠道出血、穿孔、梗阻等症状可由幽门螺杆菌感染或非甾体抗炎药引起。出血症状包括呕血和黑便。穿孔初期可表现为突发性尖锐痛,之后疼痛扩散至下腹部。梗阻可伴随胃胀气、反胃、呕吐等症状。

诊断

胃肠道造影和内窥镜是常用的诊断胃肠道溃疡的手段。有活动性溃疡和胃黏膜相关淋巴瘤的患者应进行幽门螺杆菌感染检查。幽门螺杆菌利用内窥镜观测(通过迅速的尿素检查、组织学检测和细胞培养)或非内窥镜检查(血清检查、尿素呼气实验和粪便抗原检测)。内窥镜检测较昂贵,为侵入性操作,所以会产生一定的不适感。

点击 http://www.mhpharmacotherapy.com/上的评论标签,查看完整的书籍参考资料,同时可获得两次可评分的互动练习测试。

续表

水杨酸类	胃肠道毒性风险
萘普生	中等
氟比洛芬	高
酮洛芬	高
吡罗昔康	高
舒林酸	高

预防

　　预防非甾体抗炎药引发的溃疡,可以通过使用低胃肠毒性的非甾体抗炎药或使用最低有效量来实现。一部分具有选择性的非乙酰化药物对胃肠道毒性较低。(表 39 - 2)

表 39 - 2　NSAIDs 和 COX - 2 抑制剂

水杨酸类		胃肠道毒性风险
乙酰化	阿司匹林	中等
非乙酰化	双氧酸酯	低
	三水杨酸	低
非水杨酸类		
部分选择性	依托度酸	低
	萘丁美酮	低
	美洛昔康	低
COX - 2 选择性	塞来昔布	低
无选择性	布洛芬	低
	双氯芬酸	中等
	吲哚美辛	中等

　　在非甾体抗炎药的选择上,主要取决于风险因素和是否使用低剂量阿司匹林疗法。非甾体抗炎药引发胃肠道并发症的风险因素包括:早期的胃肠道问题(溃疡,出血),年龄大于 65 岁,使用高剂量的非甾体抗炎药,同时服用糖皮质激素、低剂量阿司匹林、氢氯吡格雷及抗凝药(表 39 - 3)。存在高风险因素的患者应使用 COX - 2 抑制剂连同米索前列醇或质子泵抑制剂(PPI)。存在中等风险的患者应单独使用 COX - 2 抑制剂或采取一种非甾体抗炎药联合米索前列醇或质子泵抑制剂。为了降低患者心血管疾病的发生风险,使用塞来昔布的日剂量不能超过 400mg。非甾体抗炎药诱导的溃疡风险较低或无风险的患者不需要采取其他预防措施。

表 39 - 3　胃肠毒性风险因素及预防 NSAID 溃疡并发症的推荐疗法

风险分层	推荐疗法	
	使用低剂量阿司匹林	未使用低剂量阿司匹林
非常高风险		
近期有溃疡病史	避免使用 NSAID 或 COX - 2	尽量避免使用 NSAID 或 COX - 2 + 米索前列醇/PPI
高风险		
有溃疡史并且使用低剂量阿司匹林、华法林、糖皮质激素或存在多种(>2)风险因素	避免使用 NSAID 或 COX - 2	COX - 2 + 米索前列醇/PPI
中等风险(1~2 风险因素)		
年龄 >65 岁	萘普生 + 米索前列醇/PPI	单独使用 COX - 2 或 NSAID + 米索前列醇/PPI
高剂量 NSAID		
有溃疡不伴有并发症病史		
同时使用糖皮质激素、低剂量阿司匹林、抗凝药		
低风险		
不存在风险因素	萘普生 + 米索前列醇/PPI	NSAID

相比传统的非甾体抗炎药，COX－2 抑制剂引发胃十二指肠溃疡的概率较低。但是，在患者同时服用低剂量阿司匹林时，COX－2 抑制剂会丧失其胃黏膜保护性。FDA 要求所有 COX－2 抑制剂和非甾体抗炎药必须在包装上显著标明其存在增加心血管疾病的风险。两份荟萃分析结果表明，萘普生对心血管系统会产生一定的影响。虽然结果仍具有争议，但近期的指南推荐使用萘普生联合米索前列醇或 PPI，用于同时进行低剂量阿司匹林治疗，以及存在非甾体抗炎药诱发溃疡的中低风险患者。

为了治疗心血管疾病而服用低剂量阿司匹林的患者，和具有其他风险的患者被认为存在胃肠道高出血风险，不建议使用非甾体抗炎药和 COX－2 抑制剂。小剂量阿司匹林可抵消 COX－2 抑制剂对胃肠道的保护作用。

布洛芬可降低小剂量阿司匹林的抗血小板作用。美国心血管协会建议患者在服用布洛芬前 30 分钟或至少 8 小时后服用阿司匹林，这样可以避免药物相互作用并保证阿司匹林的心脏保护作用。FDA 研究表明所有的非甾体抗炎药，包括 COX－2 抑制剂，因存在增加心肌梗死和中风的风险，禁止在冠状动脉搭桥手术围术期作为止痛药使用。

米索前列醇

米索前列醇是一种前列腺素 E1 类似物，可用于预防和治疗非甾体抗炎药诱导的溃疡。10%～30% 的非甾体抗炎药诱导的溃疡患者服用米索前列醇期间会出现腹泻症状，其他症状还包括反胃、胃痉挛、头痛和胃胀气。餐间服用米索前列醇可以缓解腹泻症状。米索前列醇的妊娠分级为 X 级。除非患者存在胃肠道溃疡并发症的高风险，应避免孕期妇女服用米索前列醇。患者应获得书面和口头用药风险警告，并应遵从医嘱采取有效的避孕措施。在治疗前两周内应进行孕检。女性患者应在下个月经周期的第二天或第三天开始服用米索前列醇。Arthrotec 是含有双氯芬酸和米索前列醇的复合制剂。

应激性溃疡

应激性溃疡存在于两个独立的危险因素，一是呼吸衰竭的患者（机械通气超过 48 小时），二是凝血障碍的患者，其血小板计数小于 50 000/mm^3，国际标准化比值大于 1.5，或部分凝血活酶时间超过正常值的 2 倍。存在以上危险因素的患者应预防应激性溃疡。其他危险因素还包括：严重烧伤（烧伤面积大于 35%）、复杂外伤、败血症、术后或器官衰竭。药物预防并不是对所有患者都有效。因此，药物预防只用于存在应激性溃疡高风险的患者。由于抗酸药和铝剂存在一定副作用，药物相互影响以及频繁给药的问题，使得其在预防应激性溃疡方面的优势没有 H$_2$ 受体阻滞剂（H$_2$RAs）和 PPI 明显。临床试验表明 H$_2$RAs 可显著地降低高危患者胃出血的风险，但是在 42 小时内会产生耐受性，并且 pH 抑制作用会在服药后进一步降低。PPI 可提供持续性的酸抑制并可保持良好的疗效。H$_2$RAs 和 PPI 均可经口、鼻胃管、静脉给药。

治疗

胃肠溃疡疾病治疗的主要目的是缓解症状、修复溃疡、保护溃疡面、减少并发症。

非甾体抗炎药诱导的溃疡

治疗时，需要注意两方面，一是非甾体抗炎药诱导的溃疡的预防，二是针对已有溃疡的治疗。当停用非甾体抗炎药时，大多数浅表的溃疡可自愈。当必须连续使用非甾体抗炎药时，如治疗关节炎，PPI 为首选治疗药物。如果幽门螺杆菌检测为阳性，推荐对服用非甾体抗炎药的患者进行抗幽门螺杆菌治疗。

硫糖铝

硫糖铝可用于十二指肠溃疡，也可用于胃溃疡、胃反流、食管炎疾病的治疗。使用非甾体抗炎药时联合硫糖铝并不能起到预防溃疡的作用。硫糖铝并不影响胃酸分泌，而是在溃疡组织表面形成一层物理屏障。其副作用包括口干、反胃、皮疹、金属味等。老年患者伴随吞咽困难时宜服用混悬剂。硫糖铝可减少其他药物的吸收，所以应与存在相互作用的药物间隔 2 小时使用。为了避免延缓 PPI 的起效时间和降低其药效，应在给予 PPI 后 30 分钟再服用硫糖铝。硫糖铝应慎用于慢性肾衰竭和正在接受透析治疗的患者，以防止铝蓄积产生毒性。

H_2受体拮抗剂

H_2RAs 可以可逆地抑制胃壁细胞上 H_2 受体。患者在接受 H_2RAs 治疗后 30 天后出现耐受性。H_2RAs 对治疗和预防胃溃疡效果不佳,但对预防十二指肠溃疡效果明显。其副作用的发生率低于 3%,包括意识模糊、头痛、嗜睡、易疲劳、多梦和便秘。这些副作用多数发生在老年和肾功能不全的患者中。西咪替丁因其抑制 CYP 450 同工酶的作用,可与多种药物产生相互影响。法莫替丁、雷尼替丁和尼扎替丁的代谢途径为肝代谢,肝功不全者应减少给药剂量或延长给药间隔。

质子泵抑制剂

质子泵抑制剂(PPIs)可有效治疗胃、十二指肠溃疡。另外,此类药物对非甾体抗炎药引起的黏膜损伤有保护作用。PPI 在胃酸分泌的最后环节产生不可逆的抑制作用,24 小时内可抑制 90% 的胃酸分泌。不同的 PPI 可达到相似的溃疡治疗指数,缓解症状。与 H_2RAs 相比,PPI 的缓解和治愈速度更快,但是也相对较昂贵。患者应在餐前 30~60 分钟服用 PPI。PPI 主要经肝代谢,存在严重肝病的患者,用量应作相应调整,不同的 PPI 剂量调整的范围不同,也不完全依据肝功能分级。在肝损伤情况下,泮托拉唑不需要进行剂量调整,而艾

司奥美拉唑、奥美拉唑和右兰索拉唑建议最大剂量调整为每天 20~30mg。近期一项具有争议的数据表明 PPI 可降低氯吡格雷的疗效,增加死亡和心梗的风险,而唯一一项评价这种药物相互作用的临床研究并未提及这种风险。氯吡格雷是一种前体药,需要在肝脏经过 CYP2C19 转化成活性产物,有理论分析一些 PPI 抑制 CYP2C19 酶活性,从而降低氯吡格雷的抗栓作用。总之,PPI 耐受性好且副作用与 H_2RAs 相似,这些副作用包括头痛、恶心、头晕、嗜睡、腹泻、便秘及维生素 B_{12} 缺乏。

幽门螺杆菌诱导的溃疡

针对确诊的幽门螺杆菌感染所致的溃疡,主要治疗方法为三联疗法(PPI、克拉霉素、阿莫西林或甲硝唑)治疗 14 天,或四联疗法(PPI 或 H_2RA、铋剂、甲硝唑和四环素)治疗 10~14 天。由于 7 天方案的幽门螺杆菌清除率太低,所以选择 14 天方案比较合适。对青霉素过敏的患者,可用甲硝唑替代阿莫西林。如果最初治疗方案失败,在第二轮治疗中应避免使用已使用过的抗生素。根除幽门螺杆菌的治疗方案见表 39-4。

阿莫西林和克拉霉素可引起胃肠道不适和腹泻。克拉霉素可引起 Q-T 间期延长和口腔金属味。甲硝唑可引起金属味、消化不良、周围神经病变、双硫仑样反应等。铋剂可引起反胃、舌头发黑和粪便呈灰黑色。

表 39-4　根除幽门螺杆菌的药物治疗方案

	PPI 或 NSAID	抗生素 1	抗生素 2	铋剂	疗程
基于克拉霉素的三联疗法	PPI 每天两次或艾司奥美拉唑每天一次	克拉霉素 500mg 每天两次	阿莫西林 1000mg 每天两次或甲硝唑 500mg 每天两次		14 天
铋剂四联疗法	H_2RA 或 PPI 每天两次或艾司奥美拉唑每天一次	甲硝唑 250mg 每日四次	四环素 500mg 每日四次或阿莫西林 500mg 每日四次	碱式水杨酸铋剂 525mg 每天四次	10~14 天
复合制剂					
Prevpac	兰索拉唑 30mg 每日两次	克拉霉素 500mg 每日两次	阿莫西林 1000mg 每日两次		10~14 天
Helidac(甲硝唑、四环素、铋剂)	PPI 或 H_2RA	甲硝唑 250mg 每天四次	四环素 500mg 每天四次	碱式水杨酸铋剂 525mg 每日四次	14 天
Pylera(甲硝唑、四环素、铋剂)	奥美拉唑 20mg 每日两次,10 天	甲硝唑 125mg 每日四次	四环素 125mg 每日四次	枸橼酸铋剂 140mg 每日四次	10 天

特别注意事项

在美国,儿童感染幽门螺杆菌、患胃十二指肠溃疡和胃部恶性病变的情况并不常见。由于没有标准的用药指南,治疗成人幽门螺杆菌感染的药物在治疗儿童时同样有效。胃溃疡在 40 岁之前不会有所发展,十二指肠溃疡的发病率在 60 岁以后有所增长。H_2RAs 和 PPI 属于妊娠 B 级或 C 级,都可通过乳汁排泄。

基础概述:胃食管反流性疾病

胃食管反流(GERD)是由于食管下括约肌功能存在缺陷导致胃内容物异常地反流至食管的一种功能紊乱性疾病。这种异常缺陷机制可增加胃肠道反流和食管裂孔疝的发生,减弱食管清除率,延长胃排空时间,影响黏液的分泌,减少唾液缓冲作用。典型的 GERD 症状是烧心,常有胸骨下灼烧感或灼烧感从上腹放射状延伸至颈部。复杂的 GERD 症状包括:吞咽困难、早饱、胃肠道出血、缺铁性贫血、吞咽痛、呕吐或体重减轻。没有标准方法诊断 GERD,很多诊断都基于症状。内窥镜、测压法和其他检测方法被应用到复杂的 GERD 和初期治疗失败的诊断中。

过多的胃酸和胃蛋白酶反流导致胃黏膜损伤和炎症的产生,被称为食道炎。少数情况下,反流可引起食管上皮鳞状层腐蚀或直接腐蚀食管。长期的反流并发症包括食管狭窄、巴雷特食管和腺癌等。另外,慢性的反流还有可能导致其他的食管症状,比如慢性咳嗽、喉炎、哮喘病和牙釉质的腐蚀。

预防

预防 GERD 首先推荐生活方式的调整和必要的饮食禁忌。包括避免食用一些刺激反流的食物和采取一些行为降低烧心和反流的发生(表 39 - 5),酸性食物会产生直接刺激导致烧心,其他推荐的生活方式对个体患者有一定效果,比如,有饮用酒精和含咖啡因类饮品习惯的 GERD 患者采取以上措施预防效果更佳。

表 39 - 5　治疗胃食管反流的推荐治疗性生活方式改变方案

饮食或药物因素		生活方式改变
直接刺激的食物	直接刺激的药物	通常:
柑橘类水果	双磷酸盐	戒烟
碳酸饮料	阿司匹林/NSAID	减重
洋葱	铁剂	减少饮酒
辛辣食物	钾	避免摄入刺激的食物或药物
西红柿	减弱食管括约肌张力的药物	夜间出现症状:
减弱食管括约肌张力的食物	抗胆碱药	避免睡前三小时内进餐
含咖啡因饮品	雌激素或孕激素	升高床头
巧克力	尼古丁	餐后出现症状:
油炸食品	四环素	少食多餐
薄荷	茶碱	避免吃完立刻卧床

治疗

GERD 治疗目的包括缓解症状,减少复发,促进黏膜愈合,预防并发症等。胃酸减少可降低反流症状的发生,并促使食管愈合。酸抑制疗法的试验表明,经过 4 ~ 8 周治疗,对具有典型症状的患者有效。经验治疗中可采取升级和降级的疗法。在升级疗法中,开始时给予 H_2RAs 每日两次,持续 8 周,如果症状仍存在,改为常规剂量的 PPI。降级疗法为,开始给予 8 周的 PPI,之后调整剂量至酸抑制的最小有效量以缓解症状。GERD 是一种慢性疾病,需要持续治疗以缓解反流症状。持续的酸抑制治疗可缓解症状并防止食道炎的复发。GERD 疗法见表 39-6。

表 39-6 成人 GERD 的治疗方法

1. 评估患者的症状,确定患者的治疗是否合适,或者患者是否应该进一步接受临床医生的评估。确定症状的类型、频次和恶化的因素。应将所有有报警症状或不典型症状的患者转介给医生以做进一步的诊断性检查
2. 获得全面的处方药、非处方药、中草药的用药史
3. 给患者一些调节生活方式的建议,以改善症状
4. 根据患者的临床体征推荐其适合的药物治疗方案
5. 酸抑制治疗后 8~16 周应对其有效性进行评价,必要时调整治疗方案
6. 评估生活质量改善情况,如生理、心理、社会职能和健康状况
7. 评估患者目前所服用药物的副作用、过敏反应、药物相互作用
8. 强调治疗方案中依从性的重要性,包括生活方式的改变。推荐患者依从性更好的治疗方案
9. 提供给患者相关知识,比如疾病所处的阶段、生活方式改变、药物治疗等,应就以下事项向患者提供咨询: ■ GERD 的成因和如何避免 ■ 服药时间 ■ 潜在的药物不良反应和药物相互作用 ■ 出现哪些警示现象时患者应告知其临床医生

抗酸药

OTC 类抗酸药及海藻酸钠对 GERD 有效。抗酸药可立即缓解症状并可与酸抑制剂联合使用。但不建议用于治疗腐蚀性食管炎。抗酸药的胃肠道副作用较常见,如腹泻或便秘,并与使用的药物有关。选择药物时应考虑可引起的电解质紊乱和药物间的相互作用。

硫糖铝

硫糖铝是一种处方药,通过物理屏障阻碍酸渗透至食管内而达到保护作用。临床研究表明硫糖铝对治疗 GERD 作用不大因而不作推荐。

H$_2$ 受体拮抗剂

西咪替丁(Tagamet)、法莫替丁(Pepcid)、尼扎替丁(Axid)和雷尼替丁(Eantac)是有效控制烧心的 OTC 药物。轻到中度的 GERD 需要大剂量多次使用 H$_2$ 受体拮抗剂。与安慰剂相比,H$_2$RA 可提升食管愈合率并缓解胃灼烧感症状。治疗效果小于 PPI。给予正常剂量的 H$_2$RA 可使大约 50% 的食管愈合。可用的 H$_2$RA 药物效果相似并可替换使用。西咪替丁由于存在增加药物相互作用和诱发男性乳腺发育的风险而不经常使用。

质子泵抑制剂

质子泵抑制剂(PPI)可抑制胃壁细胞中的 H$^+$/K$^+$-ATP,从而阻断胃酸分泌。PPI 药物在治疗严重 GERD 症状,包括腐蚀性食管炎等方面优于 H$_2$RA。在持续 8 周的处方治疗后,大约 80% 的患者症状得到缓解。PPI 的常见副作用有腹痛、腹泻、便秘和头痛。长期使用 PPI 通常被认为是安全有效的,但是,一些潜在的被证实的风险可能跟持续使用 PPI 有关。理论上讲,长期使用 PPI 所产生的酸抑制作用可导致吸收障碍、胃泌素过度分泌,增加患高胃泌素血症、胃肠道癌症的风险,同时胃酸分泌过少也会导致细菌的过度生长。近期,大量研究表明,超过 50 岁的患者由于钙流失而发生盆骨骨折的概率增长了 40%。另外,PPI 药物可增加 50% 的胃肠道感染并使患梭菌肠炎的风险翻倍。

各种疗法

缩小食管括约肌、食管清洁和延迟胃排空可用于治疗 GERD。甲氧氯普胺、氯贝胆碱和巴氯酚可用于以上因素的改善。但是中枢神经系统的副作用限制了这些药物的使用。副作用引发的剂量依赖行为发生在年长患者和肾功能不足的患者中。虽然这些药物可以起到改善症状的效果,但是在治疗中这些药物属于最后考虑使用的,并且在应用时应联合抑酸治疗。

手术治疗

手术治疗也是治疗慢性 GERD 的手段之一,尤其在患者抗拒药物治疗时。手术风险包括反复手术、胃胀气加剧、无力打嗝、严重的吞咽困难和肠功能改变。

特殊考虑

GERD 发生在 18% 的儿童患者中。饮食的调整和在进食中或进食后的体位改变会影响首次的

给药策略。并且,少量多次的喂食也有好处。H_2
RA 和 PPI 类药物可以安全地用于儿童和新生儿
患者,尽管大多数 PPI 类药物只适合用于 1 岁以上
的患者。可用的 H_2RA 和 PPI 类药物在孕妇用药
分类中属于 B 或 C 级,并且都可进入乳汁。

案例应用

1. 下列哪几项是 NSAID 诱导溃疡患者的症状?
   a. 表面溃疡深度
   b. 十二指肠溃疡
   c. 压力相关的黏膜出血
   d. 胃黏膜损伤

2. 患者,59 岁,有 NSAID 诱导溃疡病史,幽门螺杆菌检测
   阴性,需要使用 NSAID 治疗严重的骨关节炎,下列哪项
   是最佳的治疗 NSAID 诱导溃疡的药物?
   a. 兰索拉唑
   b. 米索前列醇
   c. 雷尼替丁
   d. 硫糖铝

3. 患者,43 岁,有上腹部疼痛,最近被诊断出患有十二指肠
   溃疡,尿素呼吸实验确定幽门螺杆菌感染。患者无药物
   过敏史,下列哪项可作为治疗幽门螺杆菌的首选治疗?
   a. PPI + 甲硝唑 + 左氧氟沙星
   b. PPI + 甲硝唑 + 克拉霉素
   c. PPI + 阿莫西林 + 克拉霉素
   d. PPI + 甲硝唑 + 铋剂 + 四环素

4. 下列哪项是不通过内窥镜诊断幽门螺杆菌感染的途径?
   a. 尿素呼吸实验
   b. 黏膜活检
   c. 培养
   d. 抗体检测

5. 一名患者向药师反映在他开始治疗胃溃疡后出现舌苔
   发黑的症状,下列哪种药物可导致这类副作用?
   a. 阿莫西林
   b. 甲硝唑
   c. 次水杨酸铋
   d. 克拉霉素

6. 如果患者开始给予 PPI + 阿莫西林 + 克拉霉素的治疗,
   下列哪项可推荐为补救治疗方案?
   a. PPI + 阿莫西林
   b. PPI + 四环素 + 甲硝唑 + 铋剂
   c. PPI + 甲硝唑 + 克拉霉素
   d. PPI + 阿莫西林 + 左氧氟沙星

7. 用含克拉霉素的三联疗法治疗幽门螺杆菌感染时,推荐
   的周期是几天?
   a. 5 天
   b. 7 天
   c. 10 天
   d. 14 天

8. 患者,女性,62 岁,患类风湿关节炎和房颤。她使用高剂
   量萘丁美酮控制关节疼痛,使用华法林治疗房颤。患者
   存在中度溃疡风险,可推荐下列哪项方案预防 NSAID 溃
   疡并发症?
   a. 改用塞来昔布联合 PPI
   b. 增加使用 PPI
   c. 改用塞来昔布
   c. 无须改变

9. 患者,58 岁,咨询药师是否有更好的方案治疗她的关节
   炎,她倾向于使用具有相同功效的 NSAID 但是胃肠道溃
   疡风险更低的药物,以下哪种药物适合推荐?
   a. 舒林酸
   b. 依托度酸
   c. 吡罗昔康
   d. 萘普生

10. 患者,女性,55 岁,患有高脂血症、两年的心肌炎病史和
    HTN。每天使用阿托伐他汀 20mg,ASA 81mg,美托洛
    尔 100mg 每日两次。如果患者需要使用 NSAID 治疗,
    以下哪项可用于溃疡的预防?
    a. COX - 2 抑制剂
    b. 萘普生
    c. COX - 2 抑制剂 + PPI
    d. 萘普生 + PPI

11. 下列哪一项是十二指肠溃疡的临床表现?
    a. 疼痛伴咯血
    b. 在夜间和餐间疼痛加重
    c. 进餐时疼痛加重
    d. 疼痛由 NSAID 产生的损伤引起

12. 下列哪种药物治疗在开始前需要做阴性妊娠检测?
    a. 塞来昔布
    b. 米索前列醇
    c. PPI
    d. 阿莫西林

13. 患者因车祸住进 ICU 病房,已接受 72 小时机械通气并
    有头部损伤,下列哪项可用于预防应激性溃疡?
    a. 口服雷尼替丁
    b. 静注泮托拉唑
    c. 鼻管注入硫糖铝
    d. 患者不需要预防应激性溃疡

根据以下案例回答 14～15 题。

患者是 45 岁的肥胖女性,伴有高血压和糖尿病,最近偶尔在夜间出现严重烧心症状。患者有吸烟和饮酒史,每天喝 4～5 杯含咖啡因的饮料。现在每天服用氢氯噻嗪 12.5mg,二甲双胍 850mg 两次。

14. 下列哪项可能加重患者的 GERD 症状?

    a. 饮酒

    b. 咖啡因摄入

    c. 肥胖

    d. 吸烟

15. 以下哪种药物最能有效控制 GERD 症状?

    a. 法莫替丁

    b. 甲氧氯普胺

    c. 泮托拉唑

    d. 硫糖铝

16. 患者,女性,65 岁伴有骨质疏松、GERD 和 HTN。每周服用阿伦磷酸钙 70mg,每天服用碳酸钙 600mg + 维生素 D 400U + 奥美拉唑 20mg,依那普利 10mg 每天两次。此方案可产生以下哪种后果?

    a. 阿伦磷酸钠会使 GERD 症状加重

    b. 依那普利会使 GERD 症状加重

    c. 奥美拉唑会降低钙吸收

    d. 奥美拉唑会减弱阿伦磷酸钠的代谢

17. 以下哪项是患者患有 GERD 的典型表现或症状?

    a. 缺铁性贫血

    b. 吞咽困难

    c. 反胃

    d. 体重下降

18. 下列哪项可竞争性抑制胃肠道顶叶细胞中 H_2 受体中的组胺?

    a. 奥美拉唑

    b. 泮托拉唑

    c. 法莫替丁

    d. 雷尼替丁

19. NJ,女性,50 岁,8 周前向医生反映自己有烧心、反液、吞咽困难的症状,经内窥镜检查,被诊出患有 GERD 伴糜烂性食管炎,开具处方为每天兰索拉唑 30mg。患者复查结果表示症状有所缓解。以下哪项可推荐给此患者作为持续性治疗方案?

    a. 每天 15mg 兰索拉唑

    b. 每天 30mg 兰索拉唑

    c. 不需要继续治疗

    d. 硫糖铝

20. 以下哪项是泮托拉唑的商品名?

    a. Axid

    b. Aciphex

    c. Prevacid

    d. Protonix

    e. Tagamet

21. 以下哪项合理建议是药师需要提供给 GERD 患者的?

    a. 少食多餐

    b. 升高床头

    c. 超重者减轻体重

    d. 吸烟者停止吸烟

22. 患者每日服用 40mg 奥美拉唑,应给予什么建议?

    a. 睡前 30 分钟服用

    b. 胶囊剂可咀嚼和碾碎服用

    c. 与食物同服

    d. 缓释胶囊可以打开用汤勺服用

23. 按对胃肠道的毒性由小到大排序。

    a. 双水杨酯＜吡罗昔康＜阿司匹林

    b. 双水杨酯＜阿司匹林＜吡罗昔康

    c. 阿司匹林＜吡罗昔康＜双水杨酯

    d. 吡罗昔康＜阿司匹林＜双水杨酯

要点小结

- PUD 分为三种形式:幽门螺旋杆菌诱导、NSAID 诱导和应激性黏膜损伤。
- 不能根据症状区别幽门螺杆菌诱导的溃疡和 NSAID 诱导的溃疡。
- 米索前列醇是前列素类药物,可预防 NSAID 诱导的胃肠道溃疡。
- 米索前列醇的妊娠分级为 X 级。
- 呼吸衰竭和凝血障碍是应激性黏膜损伤(SRMD)的风险因素。
- 预防 SRMD 的方案包括 H_2RA 和 PPI 类药物。
- 在治疗 NSAID 诱导的溃疡时,如果 NSAID 需要继续使用,质子泵抑制剂(PPI)是很好的选择。

- 硫糖铝可用于治疗十二指肠溃疡,但是引起便秘和给药次数频繁限制了它的临床应用。

- H_2RA 类药物对预防和治疗胃溃疡效果不佳,但可用于十二指肠溃疡的预防。

- 所有的 PPI 类药物对溃疡的治愈率和症状缓解的效果差别不大。

- 与 H_2RA 类药物相比,PPI 可迅速缓解和治愈症状,但是费用较昂贵。

- PPI 类药物可减弱氯吡格雷的疗效。

- 幽门螺杆菌的首次治疗应选择 14 天的三联疗法或 10 ~ 14 天的四联疗法。

- 生活方式的改变对 GERD 患者有益处,但大多数患者症状的控制需要通过使用适当的药物。

- 酸抑制是 GERD 的基础治疗。但是在 8 周的治疗方案中,可以采取逐渐加强或减弱的方案。

- 虽然 H_2RA 的总体疗效没有 PPI 好,但是对轻度和中度 GERD 有一定疗效。

- PPI 可以达到最好的缓解症状效果并且对反流性食管炎治愈率最高。

- 抗酸药和 OTC 抑酸药可用于出现烧心症状的患者。

- 促胃动力药物可作为抑酸药的补充治疗用药。

- PPI 可作为中度或重度 GERD 维持治疗的药物,同时在治疗中应使用最小有效剂量。

参考文献

AGA Institute Medical Position Panel. American Gastroenterological Association Medical Position Statement on the management of gastroesophageal reflux disease. Gastroenterology,2008,135:1383 – 1391.

Dunleavy AA, Mack D. Peptic ulcer disease//Linn WD, Wofford MR, O'Keefe M, et al. Pharmacotherapy in Primary Care. New York, NY: McGraw-Hill,2009:chap 11.

Katz PO, Gerson LB, Vela MF. Guidelines for the Diagnosis and Treatment ofastroesophageal Reflux Disease. Am J Gastroenterol,2013,108:308 – 328.

Love B, Thoma MN. Peptic ulcer disease//DiPiro JT, Talbert RL, Yee GC, et al. Pharmacotherapy: A Pathophysiologic Approach. 9thed. New York, NY: McGraw-Hill, 2014:chap 20.

Wallace JL, Sharkey KA. Pharmacotherapy of gastric acidity, peptic ulcers, andgastroesophageal reflux disease//Brunton LL, Chabner BA, Knollmann BC, et al. Goodman & Gilman's The Pharmacological Basis of Therapeutics, 12th ed. NewYork, NY: McGraw-Hill,2011:chap 45.

第 40 章 病毒性肝炎

Bryan L. Love
译者 王 娜 刘琳娜

基础概述

肝炎是由甲、乙、丙、丁、戊型肝炎病毒，酒精以及药物引起的肝细胞的炎症和损伤。病毒性肝炎可发生于任何年龄，是肝脏疾病最常见的病因。由于患者常常无临床症状，故文献报道的病毒性肝炎患病率和发病率可能低于实际发生率。急性肝炎与 5 种病毒性肝炎均有关联，且其病程很少超过 6 个月；慢性病毒性肝炎与乙型、丙型、丁型肝炎相关，可导致腹水、黄疸、肝性脑病、食管静脉曲张、肝硬化以及肝细胞癌。本章主要介绍常见的肝炎类型(甲、乙和丙型肝炎)。

甲型肝炎

甲型肝炎病毒(HAV)是一种通过粪 - 口途径传播的急性感染性病毒。在美国，由于甲型肝炎疫苗接种的普及，HAV 已经明显减少，但是在不发达国家，HAV 仍普遍存在。HAV 是一种 RNA 病毒，医疗卫生条件不足的地区和个人卫生习惯差的人群易被感染，其他危险因素还包括静脉注射毒品、暴露于感染者以及男性同性性行为。

乙型肝炎

乙型肝炎病毒(HBV)可引起急、慢性病毒感染。在美国，急性 HBV 可通过接触血液和身体分泌物、性行为、静脉注射毒品以及职业暴露传播。尽管有有效的疫苗预防 HBV，但是每年仍有超过 300 000 的人新诊断为急性 HBV 感染，其中 10% ~ 15% 的患者发展为慢性 HBV 感染，另外 85% ~ 90% 的急性 HBV 感染患者可自行缓解而无并发症的发生。

丙型肝炎

在美国，丙型肝炎病毒(HCV)感染是最常见的血源传播性感染。HCV 有 6 种基因型，其分布存在地区性差异，美国最常见的基因型是 1 ~ 4 型，其中 75% 的感染是基因 1 型；基因型 4 在中东地区常见。HCV 的基因型对于确定疗程和选择药物非常重要。在 1992 年血库开始 HCV 筛查之前，HCV 最常见的传播方式是静脉注射毒品和输血，HCV 其他的危险因素包括文身、身体穿孔以及共用吸毒用品，HCV 几乎不通过夫妻之间的性行为传播。10% ~ 15% 的急性 HCV 患者可自行缓解而无任何后遗症，85% ~ 90% 的患者则发展为慢性丙肝。

临床表现及诊断

患者的症状和体征各不相同，可从无临床症状到肝衰竭。无症状的患者可能仅表现为轻度的肝酶升高。常见的急性症状包括疲劳、黄疸、恶心和呕吐、体重减轻、发热、右上腹痛及脾大。甲型肝炎、乙型肝炎和丙型肝炎的概述见表 40 - 1。

病毒性肝炎的诊断比较困难，因为患者可能没有临床症状，单纯依靠症状也不能确定肝炎的分型，需进行实验室血清学检查。病毒性肝炎的诊断可通过抗体、抗原和病毒定量检查。肝酶升高(如 AST 和 ALT)不是病毒性肝炎特异性的指标，而是肝细胞损伤的表现。如果存在肝酶持续升高、抗体生成减少以及血液中病毒颗粒持续产生即可诊断慢性 HBV 或 HCV。肝组织活检是评定慢性 HBV 或 HCV 肝病分级和分期的有效手段。分级反映的是肝脏炎症的程度，分期反映的是肝纤维化或肝硬化发生的程度。

预防

HAV、HBV 和 HCV 的预防包括避免传播的危险因素以及对儿童及高危成人接种 HAV 和 HBV 疫苗(目前尚无针对 HCV 的疫苗)，建议对有感染病毒性肝炎危险因素的人群进行筛查；孕妇应进行 HBV 筛查以防止 HBV 母婴传播。感染 HBV 或 HCV 的患者应进行其他类型病毒性肝炎的筛查，因为混合感染常见并且难以治疗。

点击 http://www.mhpharmacotherapy.com/上的评论标签，查看完整的书籍参考资料，同时可获得两次可评分的互动练习测试。

表 40 - 1　甲、乙、丙型肝炎概述

	甲型肝炎	乙型肝炎	丙型肝炎
传播途径	粪-口	血液、身体分泌物	血液
危险因素	医疗卫生条件不足的地区,个人卫生习惯差的人群,静脉注射毒品,男性同性性行为	静脉注射毒品,性行为,职业暴露于感染的血液或身体分泌物,母婴传播	静脉注射毒品,1992年之前输血,经鼻腔吸毒者共用吸毒工具,在没有适当的感染控制措施下进行文身或身体穿孔
急性感染的症状和体征	肝酶升高,疲劳,黄疸,恶心,呕吐,体重减轻,发热,右上腹痛,脾大;可能无症状		
慢性型(发病率%)	无	有(10%);90%(如果急性HBV为母婴传播)	有(80%~85%)
筛查	除非需要接种疫苗,否则无须筛查	有上述危险因素的患者,孕妇,有HCV或HIV感染的患者	建议以下患者进行筛查:曾经静脉注射毒品、接受血液透析、1992年之前输血、1987年之前输入凝血因子、不能解释的肝酶升高、器官移植、母亲为HCV感染者的儿童、暴露于HCV感染的血液或针刺、出生于1945—1965年之间的人
高危儿童和成人的预防	**贺福立适(Havria)** **成人:** 1440酶免疫单位(1mL)肌内注射,初次免疫之后每6~12个月给予加强剂量1440酶免疫单位 **儿童:** 720酶免疫单位(0.5mL)肌内注射,初次免疫之后每6~12个月给予加强剂量720酶免疫单位 **维康特(Vaqta)** **成人:** 50U(1mL)肌内注射,初次免疫之后每6~18个月给予加强剂量50U(1mL) **儿童:** 25U(0.5mL)肌内注射,初次免疫之后每6~18个月给予加强剂量25U(0.5mL) **双福立适(Twinrix)(甲肝和乙肝复合疫苗)** **成人:** 第0、1和6个月肌内注射1mL	**安在时(Engerix-B)** Recombivax HBA **成人(>19岁):** 第0、1和6个月肌内注射1mL **儿童(0~19岁):** 第0、1和6个月肌内注射0.5mL	无可预防措施
诊断	IgM抗-HAV,肝酶升高(非特异性)	HBsAg,HBcAg,HbeAg,HBV DNA,肝酶升高(非特异性)	HCV RNA,抗-HCV,肝酶升高(非特异性)

甲型肝炎的预防

养成良好的个人卫生习惯以及严格按照规定处理医疗废物有助于防止 HAV 的粪－口途径传播,包括在饭前便后使用肥皂和清水洗手,在 HAV 流行地区饮用瓶装水也可将感染 HAV 的危险降至最低。HAV 的高危人群应注射血清免疫球蛋白或 HAV 疫苗。

免疫球蛋白

免疫球蛋白(IG)中抗体来源于各种传染病(包括 HAV)提供被动免疫的混合人血浆,有静脉注射(IVIG)和肌内注射(IGIM)两种剂型,但是只有肌内注射免疫球蛋白可用于预防 HAV。肌内注射免疫球蛋白为 HAV 暴露前和暴露后提供有效预防,但是不能给予终身免疫。肌内注射免疫球蛋白的不良反应较少,但是,已经有免疫球蛋白 A 缺陷的患者发生过敏反应的报道。IgA 缺陷的患者不可肌内注射免疫球蛋白。

HAV 疫苗

HAV 疫苗(贺福立适、维康特)是灭活疫苗,可用于成年人和 1 岁以上儿童肌内注射。HAV 疫苗推荐用于以下人群:儿童、前往 HAV 流行地区的旅游者、男同性恋者、慢性肝脏疾病患者、静脉吸毒者、输注凝血因子的患者以及职业暴露于灵长类动物或 HAV 者。如果是前往 HAV 流行国家进行预防性接种,则应至少提前 2 周接种。

乙型肝炎的预防

HBV 疫苗(安在时,Recombivax HBA)是灭活疫苗,给药方式为肌内注射,需要接种数次。HBV 疫苗推荐用于以下人群:儿童和职业暴露于 HBV 的成人、HBV 携带者的家人和性伴侣、男同性恋者、多性伴侣者、新感染性传播疾病患者的伴侣、HIV 患者、静脉吸毒者、出生于 1991 年之后的儿童、通过母婴途径感染 HBV 的婴儿、血液透析患者、慢性肝脏疾病患者以及从 HBV 流行地区返回美国的人。双福立适是供成人使用的 HAV 和 HBV 的复合疫苗,疫苗中含有微量新霉素,对新霉素过敏的患者慎用。

疫苗的不良反应

HAV 和 HBV 疫苗的不良反应包括注射部位疼痛、发热及红斑、乏力、头痛和发热。罕见(＜1%)病例报道吉兰－巴雷综合征。HAV 和 HBV 疫苗唯一的禁忌证是对 HAV 或 HBV 及酵母菌(HBV 和双福立适疫苗)过敏。

HAV 和 HBV 疫苗的妊娠分级为 C 级。妊娠并非 HAV 和 HBV 疫苗的禁忌证,且任何一种疫苗都不含硫柳汞防腐剂。

治疗

病毒性肝炎的治疗目标根据其所感染的病毒而有所不同,HAV 治疗本质上是支持或预防性治疗,慢性肝炎的治疗对于 HBV 感染主要是抑制病毒,对于 HCV 感染则以清除病毒为主,以期预防长期并发症(例如,肝硬化和肝细胞癌),替代终点包括血清肝功能检查指标恢复正常(例如 ALT)、病毒载量降低和组织学改善。HBV 和 HCV 的初始治疗基于病毒载量、肝组织活检和肝功能检查。表 40－2 和 40－3 总结了 HBV 和 HCV 的治疗方案。

慢性乙型肝炎

慢性 HBV 患者可能是 e 抗原阳性或 e 抗原阴性,e 抗原阴性治疗难度大且治疗周期长。慢性 HBV 可以使用聚乙二醇干扰素 α－2a(派罗欣)或一种核苷类逆转录酶抑制剂(NRTI)治疗。对于 e 抗原阳性和阴性的 HBV 患者,聚乙二醇干扰素 α－2a 和 NRTIs 的疗效相似。但是,聚乙二醇干扰素 α－2a 可使 e 抗原在 1 年内发生血清学转换,

表 40－2　慢性 HBV 的药物治疗

乙型肝炎	
治疗	聚乙二醇干扰素 α－2a(派罗欣)或以下药物之一:拉米夫定(Epivir),阿德福韦(Hepsera),恩替卡韦(Baraclude),替比夫定(Tyzeka),替诺福韦(Viread)
疗程	聚乙二醇干扰素 α－2a(派罗欣):48 周 核苷类逆转录酶抑制剂(NRTIs):HBeAg 阳性患者 HBeAg 血清学转换后或 HBeAg 阴性患者 HBsAg 消失后 6～12 个月,一般是不确定的
疗效	由于所选择的药物以及患者是否 HBeAg 阳性,疗效存在差异

表 40-3 慢性 HCV 的药物治疗

	治疗	疗程	有效率
基因 1 型	推荐： 索非布韦 400mg/d,利巴 韦林 1000~1200mg/d, 聚乙二醇干扰素每周一次	12 周	90%
	替代治疗： 西咪匹韦 150mg/d,利巴 韦林 1000~1200mg/d, 聚乙二醇干扰素每周一次	24 周	75%~85%
基因 2 型	推荐： 索非布韦 400mg/d 和利 巴韦林 1000~1200mg/d	12 周	94%
	替代治疗： 无		
基因 3 型	推荐： 索非布韦 400mg/d 和利 巴韦林 1000~1200mg/d	24 周	84%
	替代治疗： 索非布韦 400mg/d,利巴 韦林 1000~1200mg/d, 聚乙二醇干扰素每周一次	12 周	83%
基因 4 型	推荐： 索非布韦 400mg/d,利巴 韦林 1000~1200mg/d, 聚乙二醇干扰素每周一次	12 周	96%
	替代治疗： 西咪匹韦 150mg/d,利巴 韦林 1000~1200mg/d, 聚乙二醇干扰素每周一次	24~ 48 周	91%

而 NRTIs 则需 2 年。聚乙二醇干扰素 α-2a 不会发生病毒耐药,但是 NRTIs 可发生。拉米夫定是第一个用于治疗慢性 HBV 的 NRTI,其缺点是病毒耐药和交叉耐药发生率较高;阿德福韦与替诺福韦的分子结构类似,但阿德福韦抑制 HBV 的疗效不如替诺福韦。在筛选的患者中,替比夫定是另一个可供选择的药物,但是有报道指出经过 2 年治疗后,25% 的患者出现了病毒耐药。有 NRTIs 的治疗指征时,替诺福韦和恩替卡韦为首选药物,因为二者耐药发生率低,患者对其不良反应可耐受,且每日给药一次。替诺福韦可优先用于既往使用拉米夫定的患者,因为拉米夫定与恩替卡韦可能发生交叉耐药。恩替卡韦可用于对拉米夫定耐药的患者,此时,恩替卡韦应使用 1mg/d 的高剂

量。研究表明,与单药治疗相比,NRTIs 联合治疗并不会提高治疗效果;所以,对大多数患者而言,不提倡联合用药。

干扰素最常见的不良反应是流感样症状(发热、头痛、恶心、肌肉骨骼疼痛、肌痛和虚弱)、血小板减少、中性粒细胞减少、抑郁、脱发、疲劳、焦虑和失眠。严重的不良反应包括肝功能失代偿、骨髓抑制、消化道出血或缺血性肠炎、出血性或缺血性中风、包括呼吸衰竭在内的肺部疾病和严重精神症状(抑郁、自杀意念和自杀倾向)。对于有神经精神疾病、自身免疫性疾病、持续的严重感染和缺血性疾病的患者,有黑框警告提示该类患者应慎用。干扰素治疗的禁忌包括对药物过敏、自身免疫性肝炎和肝硬化失代偿期。

NRTIs 是 HBV 聚合酶抑制剂,包括拉米夫定(Epivir)、阿德福韦(Hepsera)、恩替卡韦(Baraclude)、替比夫定(Tyzeka)和替诺福韦(Viread)。NRTIs 口服给药,耐受性良好,不良反应较少。报道最多的不良反应是头痛和胃肠道症状,罕见但严重的不良反应包括乳酸酸中毒、肝肿大伴脂肪变性以及停药后可引发 HBV 加重(黑框警告)。阿德福韦和替诺福韦可引起肾毒性,所以,应密切监测血清肌酐水平。替比夫定可能引起外周神经病变和肌酸激酶升高。

慢性丙型肝炎

以前,HCV 患者通常使用非聚乙二醇化干扰素治疗,其持续病毒学应答(SVR)较低。干扰素联合利巴韦林口服治疗可提高 SVR,随着长效干扰素——聚乙二醇化干扰素的上市,给药次数减少至每周一次,且比非聚乙二醇化干扰素的应答更好。每日口服利巴韦林和每周使用聚乙二醇干扰素 α-2a(派罗欣)或聚乙二醇干扰素 α-2b(佩乐能)可使基因 1 型和 4 型患者的 SVR 达50%,基因 2 型和 3 型患者的 SVR 可达80%。所有的干扰素制剂对于肝硬化失代偿期的患者均为禁忌。

利巴韦林抗病毒能力较弱,可与聚乙二醇干扰素 α 联合应用。当肌酐清除率低于 50mL/min 时,需要根据肾功能来调整用药剂量。其他的禁忌证包括妊娠、孕妇的配偶、自身免疫性肝炎、肝硬化失代偿期及镰刀细胞性贫血。利巴韦林的不良反应有皮疹、皮肤干燥、恶心、体重减轻、脱发和

剂量依赖性溶血性贫血,对溶血性贫血和妊娠有黑框警告,且禁止使用利巴韦林单药治疗。

近年来,慢性 HCV 感染的治疗变化巨大,2011 年 5 月第一个直接抗病毒药物(DAAs)被批准用于 HCV 感染,HCV 蛋白酶抑制剂波普瑞韦(Victrelis)和特拉匹韦(Incivek)与聚乙二醇干扰素和利巴韦林联用可使基因 1 型的治愈(如 SVR)率从 65% 提高至 75%。随后,FDA 批准西咪匹韦(Olysio)——第二代蛋白酶抑制剂用于基因 1 型感染的治疗。西咪匹韦联合聚乙二醇干扰素和利巴韦林治疗基因 1 型的总治疗持续时间为 24 ~ 48 周。在临床试验中,大部分基因 1 型患者的西咪匹韦 SVR 率介于 80% ~ 85% 之间。西咪匹韦禁止单独使用,因其单药治疗很快产生耐药性,西咪匹韦最常见的不良反应是皮疹(包括光敏性)、瘙痒和恶心。聚乙二醇干扰素和利巴韦林的不良反应和注意事项适用于包括西咪匹韦在内的治疗方案。

另外,核苷酸 NS5B 聚合酶抑制剂索非布韦(Sovald),被批准用于基因 1、2、3 型和 4 型丙肝的治疗。索非布韦联合聚乙二醇干扰素和利巴韦林可用于基因 1 型和 4 型,用于基因 2 型和 3 型的治疗时,可单独联合利巴韦林。除基因 3 型外,目前推荐的疗程一般为 12 周,因为基因 3 型治疗是将索非布韦/利巴韦林联用而不是与聚乙二醇干扰素联用。与其他 DAAs 相似,不推荐单独使用索非布韦,因易产生耐药性。在所有 HCV 可行的治疗方案中,以索非布韦为基础的治疗 SVR 率最高,在多数患者中可达到 90%。索非布韦联合聚乙二醇干扰素和利巴韦林最常见的不良反应是疲劳、头痛、恶心、失眠和贫血。

特别提示

患有慢性 HBV 的孕妇在第三孕期应使用 NRTI 预防母婴传播,如母亲未在第三孕期进行抗病毒治疗,约 90% 的婴儿在出生后 6 个月内会发展为 HBV。拉米夫定和替诺福韦孕期安全性数据已经被收集。

聚乙二醇干扰素的妊娠分级为 C 级,对于妊娠分级为 X 的利巴韦林,无论是孕妇直接使用该药还是由于其男性伴侣服药导致孕妇间接接触该药,胎儿均可出现严重的出生缺陷,故所有育龄期

的男性和女性在利巴韦林治疗期间和停药 6 个月内应采取两种避孕措施。FDA 要求进行利巴韦林孕期登记,以收集和评估在孕期和孕前 6 个月子宫暴露于利巴韦林的情况,医护人员和患者均可向这个项目提供信息。

HBV 或 HCV 合并 HIV 感染很常见,由于给药品种较多,药物相互作用和不良反应增多的问题,给药方案的制定更为困难。对于 HBV/HIV 合并感染,应避免 NRTI 的单药治疗,因为 HIV 可引起治疗 HBV 的 NRTIs 耐药(替比夫定除外)。因此,除非使用替比夫定,NRTI 治疗活动性 HBV 需联合用药。替比夫定/恩曲他滨常用于 HBV/HIV 合并感染的患者,因其对两种病毒有双倍的活性;然而,这种联合用药还要求至少合并使用一种对 HIV 效果最佳的药物(如,HIV NNRTI 或蛋白酶抑制剂)。NRTIs 治疗需要持续较长时间,因为对于 HBV/HIV 合并感染的患者,HBV 治疗应答不佳。

HCV/HIV 合并感染患者的 HCV 治疗应当在患者 HIV 已使用药物良好控制后开始。如果 HIV 治疗方案中包含地达诺新,需要选择另外一个治疗 HIV 的药物,或将利巴韦林从治疗方案中剔除,因其可能引起严重的贫血。用于治疗 HCV/HIV 合并感染的聚乙二醇干扰素只有聚乙二醇干扰素 $\alpha - 2a$(派罗欣)。有关 DAAs 有限的研究提示,HCV/HIV 合并感染的患者与 HCV 单一感染的患者相比,治愈率相似。

HBV/HCV 合并感染可导致更严重的肝脏疾病,并可增加肝细胞癌的发生风险。对于 HBV/HCV 合并感染患者的治疗尚无指南;患者的治疗应个体化。

暴露后预防

HAV 和 HBV 暴露后的预防需在暴露于病毒后 14 日内注射疫苗和免疫球蛋白。免疫球蛋白(GamaSTAN)和乙型肝炎免疫球蛋白(HepaGam B;HyperHEP B S/D;Nabi-HB)可分别为 HAV 和 HBV 患者提供被动免疫。

肌内注射 IG 和 HBIG 的不良反应包括注射部位肿痛、头痛、肌肉痛、恶心和呕吐。因为免疫球蛋白由人血浆制备而成,因此有感染 HIV 或病毒性肝炎的风险。IG 和 HBIG 的唯一禁忌证是对制剂过敏。免疫球蛋白和 HBIG 的妊娠分级为 C 级。

案例应用

1. 甲型病毒性肝炎(HAV)最常见的感染途径是下列哪项?

   a. 血液

   b. 粪 – 口途径

   c. 围产期暴露

   d. 精液

2. 下列哪种病毒性肝炎可经药物治疗治愈?

   a. 慢性甲型肝炎

   b. 慢性乙型肝炎

   c. 慢性丙型肝炎

   d. 病毒性肝炎永不能治愈

3. 以下哪种是双福立适(甲/乙型肝炎疫苗)罕见的不良反应?

   a. 史 – 约综合征

   b. 精神病综合征

   c. 吉兰 – 巴雷综合征

   d. 红人综合征

4. 下列哪项是聚乙二醇干扰素 α – 2a 和利巴韦林联合治疗的妊娠期分级?

   a. B

   b. C

   c. D

   d. X

5. CR 是一名 58 岁的男性,被诊断出患有基因 1 型慢性丙型肝炎(HCV)。今天他将开始聚乙二醇干扰素 α – 2b、利巴韦林和西咪匹韦的治疗。下列哪项忠告是合适的?选出所有适合的答案。

   a. CR 应采取两种避孕措施

   b. CR 的治疗应持续 24 周

   c. CR 可能是食用受污染的食物而感染 HCV

   d. 应告知 CR 避免强光照射以免发生皮疹

6. LO 是一名 28 岁的女性,她发现其男友有慢性乙型肝炎(HBV)。他们性生活频繁且打算在 6 个月内结婚。下列哪项是最佳的措施?选出所有适合的答案。

   a. 注射 HBIG

   b. 开始注射 HBV 疫苗

   c. 开始服用拉米夫定

   d. 进行 HBV 筛查

7. 如果 LO 感染了 HBV,下列哪些症状和体征可能出现?选出所有适合的答案。

   a. 黄疸

   b. 恶心

   c. 转氨酶升高

   d. 她可能不会出现任何身体症状

8. MO 是一名 19 岁的亚裔男性,被诊断出患有母婴传播感染的慢性 HBV。今天他将开始恩替卡韦治疗。恩替卡韦可能导致下列哪种结果?

   a. 与利巴韦林联合

   b. 根除 HBV 病毒

   c. 发展耐药

   d. 引起轻微不良反应

9. 将下列 HCV 治疗方案按照 SVR 应答率从低到高排列。所有选项均需使用。

无序选项	排序结果
干扰素 – α 单药治疗	
聚乙二醇干扰素 α – 2b,利巴韦林和特拉匹韦	
聚乙二醇干扰素 α – 2b 和利巴韦林	
聚乙二醇干扰素 α – 2b,利巴韦林和索非布韦	

10. 免疫球蛋白(GamaSTAN)可用于下列哪种疾病的暴露后预防?选出所有适合的答案。

   a. 自身免疫性肝炎

   b. 甲型肝炎

   c. 乙型肝炎

   d. 丙型肝炎

11. 下列哪种药物溶血性贫血发生率最高?

   a. 利巴韦林

   b. 聚乙二醇干扰素 α – 2a

   c. 拉米夫定

   d. 替诺福韦

12. DP 是一名 42 岁的女性,因长期采用静脉注射方式吸毒而感染慢性 HBV。她的医师请你推荐一种既高效又不易耐药的 NRTI。将下列 HBV 治疗方案从最佳到最差排列。所有选项均需使用。

无序选项	排序结果
替比夫定	
拉米夫定	
恩替卡韦	
阿德福韦	

13. TR 是一名 54 岁的基因 2 型 HCV 男性患者,下列哪项是 TR 的最佳治疗方案?

   a. 聚乙二醇干扰素和利巴韦林治疗 24 周

   b. 聚乙二醇干扰素和利巴韦林治疗 48 周

   c. 索非布韦和利巴韦林治疗 12 周

   d. 索非布韦和利巴韦林治疗 24 周

14. MR 是一名男性,刚得知自己有 HIV/HCV 合并感染。RM 的慢性 HCV 应何时开始治疗?

　　a. 立即

　　b. 一旦其 HIV 被药物良好控制后

　　c. 永不,HCV 不可治疗

　　d. 在发展为失代偿期肝硬化后

15. DA 被诊断出患有基因 1 型慢性 HCV。他的病史及社会经历包括静脉注射吸毒、酗酒、妻子(结婚 30 年)患有慢性 HCV,他本人在 2002 年曾输过血。DA 在与你的交流中询问:他感染 HCV 最可能的原因是什么?

　　a. 2002 年的输血

　　b. 与妻子性接触感染

　　c. 静脉注射毒品

　　d. 酗酒

16. BR 是一名 47 岁的女性,合并 HBV 和 HIV 感染。医师想给他开一种核苷逆转录酶抑制剂(NRTI)单药治疗其慢性 HBV。你会推荐下列哪个 NRTIs?

　　a. 拉米夫定

　　b. 恩替卡韦

　　c. 替比夫定

　　d. 替诺福韦

17. 下列哪种药物因可能导致严重的抑郁和自杀风险而被 FDA 给予黑框警告?

　　a. 利巴韦林

　　b. 聚乙二醇干扰素

　　c. 核苷逆转录酶抑制剂

　　d. 乙型肝炎免疫球蛋白(HBIG)

18. 下列哪种药物不能与肝炎疫苗同时使用?

　　a. Engerix – B

　　b. Recombivax HB

　　c. Twinrix

　　d. GamaSTAN

19. MM 是一名 21 岁的女性,已暴露于丙型肝炎。下列哪项是最适合的处理措施?

　　a. 除非 MM 感染了丙型肝炎,否则不用做任何处理

　　b. 注射免疫球蛋白

　　c. 开始使用聚乙二醇干扰素和利巴韦林

　　d. 开始使用拉米夫定

20. TO 是一名 42 岁的患者,服用拉米夫定治疗 HBV。下列哪些制剂含有拉米夫定,可用于 TO 的 HBV 治疗?选出所有适合的答案。

　　a. Viread

　　b. Combivir

　　c. Epivir

　　d. Emtriva

要点小结

- HAV、HBV 和 HCV 是肝炎最常见的形式。

- HAV 是一种急性疾病,而 HBV 和 HCV 可引起急性和慢性疾病。

- 病毒性肝炎可通过以下途径传播:HAV(粪 – 口途径)、HBV(血液和身体分泌物)和 HCV(血液)。

- 急性和慢性病毒性肝炎的患者通常无症状,转氨酶升高是疾病最初的表现。

- HAV 和 HBV 有预防疫苗可以使用,而 HCV 没有。

- 聚乙二醇干扰素 α – 2a 治疗慢性 HBV 的疗程需 1 年,但核苷逆转录酶抑制剂(NRTIs)单药治疗疗程通常需 1 年以上。

- NRTIs 的不良反应少,但是病毒耐药和交叉耐药常见。

- 患有 HBV 的孕妇应在第三孕期接受 NRTIs 治疗,以减少 HBV 对婴儿的传播。

- NRTI 单药治疗应避免用于 HIV/HBV 合并感染的患者,因为 HIV 可引起治疗 HBV 的 NRTI 耐药,但替比夫定例外。所以,除非使用替比夫定,NRTI 治疗应联合使用。

- 目前治疗慢性 1 型或 4 型基因型 HCV 的方案应包括三联疗法:每日口服利巴韦林、每周皮下注射聚乙二醇干扰素和服用索非布韦或西咪匹韦 12 ~ 48 周。对于 2 型基因型感染的 HCV 患者,治疗应包括服用索非布韦和利巴韦林 12 周。3 型基因型感染的 HCV 患者,接受索非布韦和利巴韦林治疗应延长至 24 周。

- 干扰素制品的严重不良反应包括肝功能失代偿、骨髓抑制、消化道出血或缺血性

肠炎、出血性或缺血性中风、包括呼吸衰竭在内的肺部疾病和严重精神不良反应（抑郁、自杀意念和自杀倾向）。

■ 利巴韦林的妊娠分类为 X 类。孕期妇女应放弃慢性 HCV 的治疗直到生产之后。所有育龄期的男性和女性在使用利巴韦林治疗期间和停药 6 个月内，应采取两种避孕措施。FDA 要求进行利巴韦林孕期登记，以收集和评价在孕期和孕前 6 个月子宫暴露于利巴韦林的情况。

■ 合并感染 HIV/HCV 的患者不进行慢性 HCV 的治疗，除非 HIV 已被药物良好控制。

■ HAV 和 HBV 的暴露后预防包括使用免疫球蛋白及 HAV 和 HBA 疫苗，给予患者被动免疫。HCV 没有暴露后预防措施。

参考文献

AASLD/IDSA/IAS-USA. Recommendations for testing, managing, and treating hepatitis C. http://www.hcvguidelines.org. Accessed October 2, 2014.

Acosta EP, Flexner C. Antiviral agents (nonretroviral)//Brunton LL, Chabner BA, Knollmann BC, et al. Goodman & Gilman's The Pharmacological Basis of Therapeutics. 12th ed. New York, NY: McGraw-Hill, 2011: chap 58.

Deming P. Viral hepatitis//DiPiro JT, Talbert RL, Yee GC, et al. Pharmacotherapy: A Pathophysiologic Approach. 9th ed. New York, NY: McGraw-Hill, 2014: chap 26.

Dienstag JL. Acute viral hepatitis//Longo DL, Fauci AS, Kasper DL, et al. Harrison's Principles of Internal Medicine. 18th ed. New York, NY: McGraw-Hill, 2012: chap 304.

Safrin S. Antiviral agents//Katzung BG, Masters SB, Trevor AJ, et al. Basic & Clinical Pharmacology. 12th ed. New York, NY: McGraw-Hill, 2012: chap 49.

第 41 章 | 恶心和呕吐

Kelly K. Nystrom，Amy M. Pick

译者 闫抗抗 王 娜

基础概述

恶心和呕吐可由多种因素引起,包括化疗和手术。恶心和呕吐可导致多种并发症,如脱水、电解质失衡和食管撕裂等。预防恶心、呕吐比发生后的治疗更容易。虽然在控制恶心、呕吐方面已有显著进展,但恶心、呕吐仍然是化疗患者最难以忍受的不良反应之一。

恶心和呕吐的病因很复杂。呕吐化学感受器(CTZ)定位在血脑屏障外,可通过化疗或其他刺激物激活。神经递质如多巴胺、组胺、5 - 羟色胺、神经激肽,可触发 CTZ(图 41 - 1)。活跃的 CTZ 刺激呕吐中枢。这一过程发生在化疗诱导的恶心和呕吐现象(CINV)。除了 CTZ,胃肠道受化疗刺激会释放 5 - 羟色胺,同样也会引发 CINV。现用的止吐药作用机制是通过阻滞神经递质受体达到减轻 CINV 的目的。

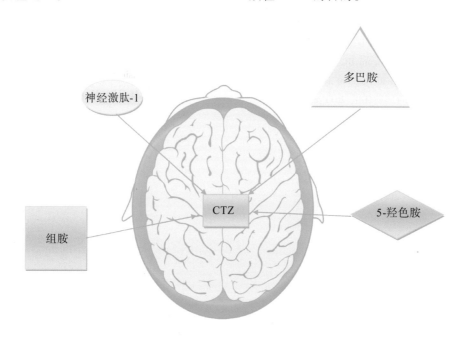

图 41 - 1 呕吐化学感受器(CTZ)和激活神经递质

有一些风险因素可增加患 CINV 的可能。其中有潜在致吐作用的化疗药物是最重要的因素。药物致吐的风险被分为高、中、低、最小这几个等级(表 41 - 1)。化疗药的使用剂量和滴注速度也能影响其风险等级,剂量越高,风险越高。静脉推注风险更大。年轻患者(小于 50 岁)、女性患者、未摄入酒精的患者和有 CINV 低治愈率的患者,尽管接受适当的止吐治疗,仍存在病情发展的风险。有晕动病病史的患者和怀孕引起反胃的患者,增加 CINV 的风险,但较之前提及的风险,程度较低。

有一项研究显示吸烟也会增加患急性 CINV 的风险。

CINV 分为急性、延迟性、预期性、爆发和难治性等型。急性 CINV 是在进行化疗后的 24 小时内发生的恶心和呕吐。延迟性 CINV 多在化疗 24 小时之后发生,并在化疗 7 天后仍然存在。化疗药顺铂、卡铂、环磷酰胺和多柔比星(表 41 -2)等是引起延迟性 CINV 的常见药。预期性 CINV 是化疗中不愉快的体验,只有当前期接受过化疗才会产生这种 CINV,发病率在 10% ~45%。爆发性 CINV

表 41 – 1　常见化疗药物的致吐风险

致吐风险	没有止吐药参与下的发生率	药物
高	>90%	顺铂
高	>90%	环磷酰胺($\geq 1500mg/m^2$)
高	>90%	环磷酰胺/多柔吡星联合
高	>90%	环磷酰胺/表柔吡星
中等	30% ~ 90%	卡铂
中等	30% ~ 90%	阿糖胞苷($>1g/m^2$)
中等	30% ~ 90%	多柔吡星
中等	30% ~ 90%	异环磷酰胺
中等	30% ~ 90%	伊马替尼(PO)
中等	30% ~ 90%	伊立替康
中等	30% ~ 90%	奥沙利铂
低	10% ~ 30%	卡培他滨(PO)
低	10% ~ 30%	多烯紫杉醇
低	10% ~ 30%	依托泊苷(PO 或 IV)
低	10% ~ 30%	依维莫司(PO)
低	10% ~ 30%	氟尿嘧啶
低	10% ~ 30%	吉西他滨
低	10% ~ 30%	来那度胺(PO)
低	10% ~ 30%	甲氨蝶呤
低	10% ~ 30%	紫杉醇
最小	<10%	贝伐株单抗
最小	<10%	达沙替尼
最小	<10%	埃罗替尼(PO)
最小	<10%	甲氨蝶呤(PO)
最小	<10%	利妥昔单抗
最小	<10%	索拉菲尼
最小	<10%	长春新碱

PO:口服

除另有说明,药物给药途径为静注

表 41 – 2　可增加延迟性恶心和呕吐的化疗药物

需要预防治疗延迟性恶心和呕吐的化疗药物	
顺铂	多柔吡星
环磷酰胺($\geq 1500mg/m^2$)	表柔吡星
环磷酰胺/多柔吡星复合物	异环磷酰胺
环磷酰胺/表柔吡星复合物	伊立替康
卡铂	甲氨蝶呤

发生在患者至少有一次恶心或呕吐的发病后,尽管预防性给予止吐药,仍需要进行止吐治疗。难治性 CINV 发生在预防性给药和爆发性治疗失败后。

化疗诱导的恶心和呕吐

止吐药

5 – 羟色胺受体拮抗剂

5 – 羟色胺(5 – HT$_3$)受体拮抗剂阻止 5 – 羟色胺进入胃肠道和呕吐化学感应器,从而预防 CINV 的发生。5 – HT$_3$ 受体拮抗剂(表 41 – 3)对预防急性 CINV 的发作有效,但是对延迟性 CINV 疗效有限(除了帕洛诺司琼)。由于帕洛诺司琼具有较长的半衰期和更高的受体亲和力,对治疗延迟性 CINV 疗效较其他药物更优。帕洛诺司琼是 FDA 推荐的唯一一种可同时预防接受中度致吐化疗患者产生的急性和延迟性 CINV 的药物,同时也可预防高度致吐化疗药物产生的急性 CINV。与其他 5 – HT$_3$ 受体拮抗剂相比,帕洛诺司琼联合阿瑞匹坦和地塞米松是否可以减轻高致吐化疗方案所致的延迟性 CINN,仍需进一步研究。基于这一点,5 – HT$_3$ 受体拮抗剂之间无差异。

应基于有效性和经济性来选药。口服给药与静脉给药疗效无差异。因此从依从性和费用上比较,预防 CINV 选择口服给药比较好。还有一种选择是外用格拉司琼,在化疗前 24 ~ 48 小时使用,可在皮肤上保留 7 天。5 – 羟色胺受体拮抗剂的常见不良反应为头痛、便秘、轻度眩晕,罕见但严重的不良反应是 Q – T 间期延长。因为可能增加 Q – T间期延长的风险,治疗 CINV 不选择多拉司琼静脉给药。也是因为同样的原因,FDA 不推荐使用昂丹司琼 32mg 静脉给药。

糖皮质激素类

糖皮质激素可单药用于预防低致吐风险药物引起的 CINV。虽然没有数据表明糖皮质激素之间的差异(表 41 – 3),但地塞米松是最常用的。糖皮质激素联合 5 – 羟色胺受体拮抗剂广泛用于预防中度或重度致吐化疗药导致的 CINV,口服给药和静脉给药同样被推荐。由于在治疗 CINV 时是短时间使用糖皮质激素,主要不良反应包括胃肠道不适、失眠、液体潴留、食欲增强、痤疮和高血糖。

表 41 - 3　可用于预防化疗诱导的恶心和呕吐的止吐药

止吐药	商品名	剂量	途径	服用方法
5 - HT₃ 受体拮抗剂				
昂丹司琼	Zofan	8 ~ 16mg	IV	化疗前 30 ~ 60 分钟给药
		0.15mg/kg	IV	最大静注剂量为 16mg
		16 ~ 24mg	PO	
格拉司琼	Kytril	2mg	PO	化疗前 30 ~ 60 分钟给药
		1mg bid	PO	
		1mg	IV	
	Sancuso	3.1mg/24h	局部给药	化疗前 24 ~ 48 小时给药
多拉司琼	Anzemet	100mg	PO	化疗前 30 ~ 60 分钟给药,不推荐静注
帕洛诺司琼	Aloxi	0.25mg	IV	化疗前 30 分钟给药
糖皮质激素				
地塞米松	Decadron	12 ~ 20mg	IV/PO	化疗前 30 ~ 60 分钟给药
		12mg	IV/PO	在第一天与阿瑞吡坦/福沙吡坦同时给药
		8mg	PO	与阿瑞匹坦联合使用时,每天 1 次,或单药每天两次,化疗后连用 2 ~ 3 天
神经激肽 - 1 受体抑制剂				
阿瑞匹坦	Emend	125mg	PO	化疗前 30 ~ 60 分钟给药
		80mg	PO	在第二和第三天
福沙吡坦葡胺	Emend	115mg	IV	化疗前 30 分钟给药(在第二和第三天联合口服阿瑞匹坦)
		150mg	IV	化疗前 30 分钟给药(无须额外联合阿瑞匹坦)

缩写:IV,静注;PO,口服

神经激肽-1 受体拮抗剂

神经激肽 - 1(NK - 1)受体拮抗剂用于预防重度致吐化疗和部分中度致吐化疗产生的 CINV。P 物质通过 NK - 1 受体介导发挥作用,导致恶心和呕吐,阿瑞匹坦和福沙吡坦二甲葡胺可拮抗 P 物质从而防止恶心和呕吐的发生。患者可给予 3 天阿瑞匹坦的治疗,但静脉给药只限于在化疗后的第一天使用,后续口服给药的剂量要根据第一天静脉给药的剂量决定(表 41 - 3)。常见副作用包括头痛、厌食、腹痛、打嗝和轻度转氨酶升高。阿瑞匹坦和福沙吡坦二甲葡胺是 CYP3A4 的底物和中度抑制剂,也是 CPY2C9 的诱导剂。因此可与口服避孕药、华法林、地塞米松等其他 3A4、2C9 药物产生相互作用。所以当联用时地塞米松的用量应降低 50% 。

多巴胺受体拮抗剂

多巴胺是一种神经递质,通过影响中枢催吐化学感受区(CTZ)而导致 CINV(图 41 - 1)。多巴胺受体拮抗剂包括吩噻嗪类(甲哌氯丙嗪、异丙嗪)、丁酰苯(达哌丁醇、氟哌啶醇)和甲氧氯普胺(表 41 - 4)。这些药物用于爆发性恶心和呕吐。不良反应包括镇静和锥体外系反应。高剂量和长时间(大于 3 个月)使用甲氧氯普胺可能导致迟发型运动障碍,并且运动障碍在停药后依然持续。氟哌利多也有延长 Q - T 间期的潜在风险。

大麻素类

大麻素通过对中枢神经系统和胃肠系统的影响产生止吐效果,包括在大麻素受体 1(CB₁)上产生活性。屈大麻酚是二级管控药物,用于治疗难治性恶心和呕吐患者(表 41 - 4)。副作用包括镇静、烦躁、眩晕和口渴,老年患者对这些副作用更为敏感。这些药物可以增加患者食欲,对难治性恶心和呕吐患者产生的体重减轻症状有好处。

表 41 - 4　可选择性用于治疗爆发性 CINV 的止吐药

药物	商品名	剂量	途径	频次	特别提示
多巴胺受体拮抗剂					
氟哌利多	Inapsine	0.625 ~ 1.25mg	IV	必要时每 4 ~ 6 小时	有延长 Q - T 间期风险的黑框警告
氟哌啶醇	Haldol	1 ~ 5mg	IV/IM/PO	必要时每 4 ~ 6 小时	
甲氧氯普胺	Reglan	10 ~ 20mg	IV/PO	必要时每 4 ~ 6 小时	有永久性 EPSE 的黑框警告
		1 ~ 2mg/kg	IV	必要时每 4 ~ 6 小时	常用于难治性 CINV
氯吡嗪	Compazine	5 ~ 10mg	IV/IM/PO	必要时每 4 ~ 6 小时	
		25mg	PR	必要时每 12 小时	
异丙嗪	Phenergan	12.5 ~ 25mg	IV/deep IM/PO/PR	必要时每 4 ~ 6 小时	浓缩液外渗可导致器官损伤,使用前应用 10mL 盐水稀释
苯二氮䓬类					
劳拉西泮	Ativan	0.5 ~ 2mg	IV/IM/PO/SL	必要时每 4 ~ 6 小时	对预期性 CINV 效果好
其他					
屈大麻酚	Marinol	5 ~ 10mg	PO	必要时每 3 ~ 6 小时	可增加患者食欲,老年患者副作用有所增加,应谨慎使用,按照二类管制药品管理
奥氮平	Zyprexa	2.5 ~ 5mg	PO	必要时每天两次	可用于急性和难治性 CINV 治疗

缩写:CINV,化疗诱导的恶心和呕吐;EPSE,锥体外系副作用;IM,肌内注射;IV,静脉注射;PO,口服;PR,直肠给药;SL,舌下给药

化疗药物诱导急性恶心和呕吐的预防

许多机构都有预防 CINV 的治疗指南。通常使用的指南是多国癌症支持治疗学会(MASCC)或欧洲肿瘤内科学会(ESMO)在网站上发布的止吐指南。美国临床肿瘤学会(ASCO)和美国国立综合癌症网络(NCCN)发布的指南也被经常使用。对于高致吐性化疗或治疗方案中含有蒽环类抗肿瘤药和环磷酰胺的,推荐化疗前使用 5 - HT₃ 受体拮抗剂、地塞米松和阿瑞匹坦或福沙吡坦(表 41 - 3)。某些化疗药物如卡铂和异环磷酰胺(表 41 - 2),可导致迟发性恶心和呕吐,这些患者也推荐使用阿瑞匹坦或福沙吡坦。治疗爆发性恶心和呕吐的药物,由于其作用机制与预防 CINV 药物不同,应按需使用。

在中度致吐化疗方案中,不包括蒽环类抗癌药和环磷酰胺,推荐使用 5 - HT₃ 受体拮抗剂联合地塞米松(表 41 - 3)。

对低致吐风险的药物,建议使用单药止吐,如地塞米松、5 - HT₃ 受体拮抗剂或多巴胺受体拮抗剂。药物应在化疗前 30 ~ 60 分钟内给予。首选帕洛诺司琼,但其他 5 - HT₃ 受体拮抗剂也可使用。治疗爆发性恶心和呕吐的药物,由于其作用机制与预防 CINV 药物不同,应根据患者需求使用。对于极低风险的药物,应尽量避免使用止吐药,并且只能在有需求时使用。

预防急性 CINV 的方案跟以上方案类似。因此,止吐药应在每天化疗前使用。

即使选择适合的预防 CINV 方案,患者仍有可能在化疗后 24 小时内出现爆发性 CINV,在选择治疗爆发性 CINV 的药物时需考虑诸多因素(表 41 -4)。为了有效控制爆发性 CINV,应连续

给予止吐药直到爆发性 CINV 得到缓解。

延迟性 CINV 的预防

对于高致吐性药物和包含蒽环类抗肿瘤药以及环磷酰胺的方案,在化疗第一天口服阿瑞匹坦 125mg 或静注福沙吡坦 115mg,之后的 2~3 天需持续每天口服阿瑞匹坦 80mg。如果第一天静注福沙吡坦 150mg,就不需要再给予阿瑞匹坦。化疗后 2~3 天仍需每天口服 8mg 地塞米松以预防延迟性 CINV。

对于中度致吐药物,不包括已经使用阿瑞匹坦或福沙比坦的情况,5-HT$_3$ 受体拮抗剂中首选帕洛诺司琼,其他 5-HT$_3$ 受体拮抗剂也可选用。在化疗后的 2~4 天应每天口服地塞米松两次,每次 8mg。

预防延迟性 CINV 的止吐治疗时不宜采用多日方案,比如,对于中度和高度致吐化疗方案,推荐每天化疗前给予 5-HT$_3$ 受体拮抗剂和地塞米松。

延迟性 CINV 的治疗

选择的治疗药物与治疗急性 CINV 的药物相同,但是值得注意的是延迟性 CINV 更加难以控制。

预期性恶心和呕吐

预期性恶心较预期性呕吐更常见,但是两者都是条件反射,所以它们都发生在经历了痛苦的化疗以后。苯二氮䓬类可用于控制这类恶心和呕吐。劳拉西泮是最常用的苯二氮䓬类,常联合其他止吐药用于预防 CINV(表 41-4)。常见的副作用有镇静、眩晕和健忘。

术后恶心和呕吐

术后恶心和呕吐(PONV)是手术和麻醉后出现的症状。门诊麻醉学会发表了治疗 PONV 的指南。存在 PONV 高风险的人群包括女性、不吸烟者、有 PONV 病史的、晕动病和术后阿片使用者。每个风险因素将增加 20% 患 PONV 的风险。麻醉类型、手术时长、患者年龄和手术类型都会增加 PONV 风险。风险被分为低级(0~1 个风险因素)、中级(2 风险因素)、高级(≥3 个风险因素)。

PONV 的预防

降低 PONV 风险的策略包括避免选择麻醉药、减少术中和术后阿片类的使用、使用常规麻醉和使用丙泊酚作为麻醉诱导和维持剂、适当补液。PONV 低风险的患者不会在预防治疗中受益,不应接受此类治疗,除非患者因金属固定额或颅内压升高产生呕吐而导致临床不良影响。有中度到高度 PONV 风险的患者,应该接受预防止吐治疗(表 41-5)。对于存在中度风险的患者,预防治疗中推荐使用 1~2 种药物。对那些存在高风险的患者,推荐预防治疗联合三种或三种以上不同类别的药物。

表 41-5　预防术后恶心和呕吐的止吐药

止吐药	商品名	剂量	途径	频次
5-HT$_3$ 受体拮抗剂				
格拉司琼	Kytril	0.35~3mg	IV	术后
多拉司琼[a]	Anzemet	12.5mg	IV	术后
昂丹司琼[a]	Zofran	4mg	IV	术后
		8mg	ODT	术后
帕洛诺司琼	Aloxi	0.075mg	IV	诱导时
糖皮质激素				
地塞米松	Decadron	4~5mg	IV	诱导时
神经激肽-1 受体抑制剂				
阿瑞匹坦	Emend	40mg	PO	诱导时

止吐药	商品名	剂量	途径	频次
多巴胺抑制剂				
氟哌利多	Inapsine	0.625 ~ 1.25mg	IV	术后
氟哌啶醇	Haldol	0.5 ~ 2mg	IV/IM	诱导时或术后
异丙嗪	Phenergan	12.5 ~ 25mg	IV	术后
其他				
东莨菪碱透皮贴	Transscop	1 贴	局部	前夜或手术结束前 2 小时

PONV 的治疗

　　经历 PONV 的患者和没有接受预防治疗或以地塞米松为预防药物的患者,可给予低剂量 5 - HT$_3$ 受体拮抗剂如多拉司琼 12.5mg,昂丹司琼 1mg,格拉司琼 0.1mg。5 - HT$_3$ 受体拮抗剂预防使用时,如患者在初次使用后 6 小时内出现 PONV,应给予作用机制不同的其他药物,5 - HT$_3$ 受体拮抗剂不能重复给药。如果患者仍在接受麻醉后恢复治疗,必要时使用 20mg 丙泊酚治疗 PONV。

　　初始三种止吐疗法失败后,应考虑使用丙泊酚。如初始止吐治疗使用 6 小时后出现 PONV,可使用以上任一种药物治疗 PONV。

案例应用

1. 下列哪些患者对化疗诱导的恶心和呕吐更加敏感?
   a. 酗酒者
   b. 女性
   c. 小于 50 岁
   d. 使用长春新碱

根据下列案例回答 2 ~ 5 题。

　　56 岁女性患者被诊断出患有 II 期乳腺癌,有酗酒史。患者单身,没有子女。现接受多柔吡星和环磷酰胺治疗。

2. 下列哪项可作为止吐药复合制剂用于预防 CINV?
   a. 福沙吡坦、多拉司琼、氯吡嗪
   b. 福沙吡坦、氟哌啶醇、异丙嗪
   c. 福沙吡坦、昂丹司琼、地塞米松
   d. 福沙吡坦、氯吡嗪、地塞米松

3. 患者只出现急性 CINV,她的预防方案是在化疗前静注福沙吡坦 150mg,以下哪项是最好的延迟性 CINV 预防方案?
   a. 阿瑞匹坦 80mg/d × 2 + 地塞米松 8mg bid × 3

   b. 昂丹司琼 8mg bid × 3 + 地塞米松 8mg bid × 3
   c. 患者没有延迟性 CINV 的风险,无须治疗
   d. 地塞米松 8mg bid × 3

4. 患者在第三轮化疗中有明显的恶心和呕吐症状,在第四轮化疗开始就明显感到恶心,这是哪一类型的 CINV 表现?
   a. 急性
   b. 预发性
   c. 突发性
   d. 迟发性

5. 患者出院回家,下列哪项止吐药适合防止突发性恶心和呕吐?
   a. 阿瑞匹坦
   b. 屈大麻酚
   c. 昂丹司琼
   d. 氯吡嗪

6. 下列关于延迟性 CINV 的表述,哪项是正确的?
   a. 比急性的更易预防
   b. 在给药 24 小时内发生
   c. 通常发生在使用顺铂或高剂量环磷酰胺时
   d. 在给药后 72 小时可缓解

7. 下列哪种神经递质参与 CINV?
   a. 多巴胺
   b. 神经激肽 - 1
   c. 去甲肾上腺素
   d. 5 - 羟色胺

根据下列案例回答 8 ~ 9 题。

8. 患者是 35 岁女性,接受了子宫切除术,她有 PONV 病史,没有酗酒和吸烟习惯,下列哪种药物可用于预防 PONV?
   a. 地塞米松
   b. 昂丹司琼
   c. 阿瑞匹坦
   d. 东莨菪碱

9. 阿瑞匹坦用于预防 PONV 的正确剂量是多少?
   a. 口服 40mg

b. 口服 80mg

c. 静注 115mg

d. 口服 125mg

10. 患者为 67 岁男性,因髓细胞白血病用阿糖胞苷作为巩固治疗。下列哪种 5 – HT₃ 受体拮抗剂可作为止吐方案的一部分?

　　a. Aloxi

　　b. Anzemet

　　c. Kytril

　　c. Zofran

11. 患者为 72 岁男性,患有非小细胞肺癌,计划接受卡铂和依托泊苷治疗。止吐方案是:在化疗前 30 分钟静注昂丹司琼 32mg 和地塞米松 12mg。对此你的评估是?

　　a. 方案中应加入阿瑞匹坦

　　b. 昂丹司琼的剂量很合适

　　c. 地塞米松的剂量应改为 20mg

　　d. 5 – HT₃ 受体拮抗剂应该为帕洛诺司琼

12. 下列关于 5 – HT₃ 受体拮抗剂治疗急性 CINV 的描述,哪项是正确的?

　　a. 在相同剂量下多拉司琼与昂丹司琼的效果一致

　　b. 格拉司琼是 5 – HT₃ 受体拮抗剂中唯一一种可用于预防高致吐延迟性 CINV 的药物

　　c. 在治疗突发性恶心和呕吐时帕洛诺司琼较有优势

　　d. 昂丹司琼静注途径优于口服途径

13. 患者接受顺铂化疗 3 天,下列哪种方案适合用于预防该患者发生急性 CINV?

　　a. 化疗前每天静注多拉司琼 100mg 和地塞米松 12mg,化疗前一天静注福沙吡坦 150mg

　　b. 化疗前 24 小时给予格拉司琼透皮贴,静注地塞米松 12mg 和阿瑞匹坦 125mg,在第二天和第三天给予地塞米松 8mg 和阿瑞匹坦 80mg

　　c. 化疗前每天给予静注昂丹司琼 32mg 和地塞米松 20mg,化疗第一天给予 125mg 阿瑞匹坦,第二天和第三天给予 80mg

　　d. 化疗前给予帕洛诺司琼 0.25mg、地塞米松 12mg、阿瑞匹坦 125mg,第二天和第三天给予阿瑞匹坦 80mg 和地塞米松 8mg

14. 当患者有潜在 Q - T 间期延长的风险时,哪种止吐药应避免使用?

　　a. 口服阿瑞匹坦 125mg

　　b. 静注多拉司琼 100mg

　　c. 静注氟哌利多 1.25mg

　　d. 静注昂丹司琼 8mg

15. 患者为 54 岁男性,主诉腹部疼痛,无饮酒,有吸烟史。CT 显示有胆囊炎,安排胆囊切除术。下列哪种因素可增加患者患 PONV 的风险?

　　a. 年龄

　　b. 性别

　　c. 吸烟史

　　d. 手术类型

根据下列案例回答 16 ~ 17 题。

　　患者为 64 岁女性,行胰腺癌第一周期治疗,接受单剂量吉西他滨,患者在怀孕和运动时没有恶心和呕吐症状。

16. 根据化疗药物分析患者属于 CINV 风险的哪一级?

　　a. 高风险

　　b. 低风险

　　c. 最小风险

　　d. 中等风险

17. 根据吉西他滨的致呕吐等级,使用哪种药物可预防急性恶心和呕吐的发生?

　　a. 昂丹司琼、阿瑞匹坦、地塞米松

　　b. 地塞米松

　　c. 劳拉西泮

　　d. 奥氮平

18. 下列哪种止吐剂在静脉注射时需要稀释以减小渗透压?

　　a. 氟哌利多

　　b. 福沙吡坦

　　c. 帕洛诺司琼

　　d. 异丙嗪

19. 哪种药物可用于预防预期性 CINV?

　　a. 地塞米松

　　b. 屈大麻酚

　　c. 劳拉西泮

　　d. 帕洛诺司琼

20. 患者为 34 岁女性,接受腹部子宫切除术和双侧卵巢切除术。现询问使用昂丹司琼预防 PONV 的剂量是多少?

　　a. 在手术开始时静注昂丹司琼 16mg

　　b. 术后静注昂丹司琼 32mg

　　c. 术前 2 小时静注昂丹司琼 8mg

　　d. 手术结束时静注 4mg 昂丹司琼

21. 将下列 5 – HT₃ 受体拮抗剂按剂量由小到大排列。

无序选项	排序结果
多拉司琼	
格拉司琼	
昂丹司琼	
帕洛诺司琼	

要点小结

■ 恶心和呕吐是接受化疗的患者常见的一种副作用。

■ 神经递质参与恶心和呕吐的发病机制,包括多巴胺、5－羟色胺、组胺、神经激肽－1。

■ CINV 的风险因素包括化疗药物、输注速率、药物剂量、年龄小于 50 岁、女性患者和有晕动病病史以及有孕期恶心病史的患者。

■ 急性 CINV 和延迟性 CINV 的预防较治疗容易,应使用止吐药物来预防急性和延迟性 CINV。

■ 对于 CINV,5－HT$_3$ 受体拮抗剂和地塞米松应在作为预防使用而非治疗。

■ 阿瑞匹坦应在急性和延迟性 CINV 的预防阶段使用,并且应该应用在高致吐方案和化疗方案中使用环磷酰胺及蒽环类抗肿瘤药时。

■ 多巴胺受体拮抗剂应用于爆发性 CINV 的治疗。

■ 当治疗爆发性 CINV 时,应选用与其在预防治疗中作用机制不同的药物。

■ 苯二氮䓬类药物如劳拉西泮可用于预期性 CINV 的治疗。

■ PONV 病情发展的风险因素包括麻醉类型、手术时长、手术类型、女性患者、不吸烟者、PONV 病史等。

■ 5－HT$_3$ 受体拮抗剂常作为治疗高风险 PONV 的止吐药。

参考文献

Basch E, Prestrud AA, Hesketh PJ, et al. Antiemetics: American Society of Clinical Oncology Clinical Practice Guideline Update. J Clin Oncol, 2011, 29 (31): 4189 – 4198.

DiPiro CV, Ignofo RJ. Nausea and vomiting//DiPiro JT, Talbert RL, Yee GC, et al. Pharmacotherapy: A Pathophysiologic Approach. 9th ed. New York, NY: McGraw-Hill, 2014; chap 22.

Greene RE, McKibbin T. Nausea and vomiting//Linn WD, Woford MR, O'Keefe M, et al. Pharmacotherapy in Primary Care. New York, NY: McGraw-Hill, 2009; chap 13.

Grunberg SM, Warr D, Gralla RJ, et al. Evaluation of new antiemetic agents and defnition of antineoplastic agent emetogenicity—state of the art. Support Care Cancer, 2011, 19 (suppl 1): S43 – S47.

Navari RM. Management of chemotherapy-induced nausea and vomiting. Drugs, 2013, 73: 249 – 262.

Roila F, Herrstedt J, Aapro M, et al. Guideline update for MASCC and ESMO in the prevention of chemotherapy- and radiotherapy-induced nausea and vomiting: results of the Perugia consensus conference. Ann Oncol, 2010, 21 (suppl 5): v232-v243. http://www.mascc.org/antiemetic-guidelines. Accessed January 19, 2014.

Sekine I, Segawa Y, Kubota K, et al. Risk factors of chemotherapyinduced nausea and vomiting: index of personalized antiemetic prophylaxis. Cancer Sci, 2013, 104 (6): 711 – 717.

第 42 章 | 肝硬化及其并发症

David H. Eagerton, Julie M. Sease
译者 王 娜 刘琳娜

基础概述

　　肝硬化是肝纤维化的进展阶段,纤维化是瘢痕组织代替了损伤组织。纤维化伴随着肝血管变形,从而导致肝脏血供分流,分流意味着肝血窦与肝细胞的交换,导致肝功能的改变。肝硬化的结果包括肝细胞功能损伤、门脉高压、肝细胞癌、肝肾和肝肺综合征、血小板减少及凝血障碍。肝硬化可能无症状,也可能出现多种症状,如黄疸、蜘蛛痣、脾大、腹水、肝掌、男性乳房发育、性功能减退、厌食、疲劳、体重减轻、肌肉萎缩和 2 型糖尿病。

　　酗酒和丙型肝炎是肝硬化最常见的原因,引起肝损伤的药物见表 42 - 1。药物引起的肝脏损伤类似急性肝炎、胆汁淤积性肝病或肝炎/胆汁淤积混合型肝病。此外,药物引起的肝脏疾病也可能类似于肝硬化或纤维化(例如甲氨蝶呤)。

表 42 - 1　导致肝损伤的药物

胺碘酮
HMG - CoA 还原酶抑制剂
高活性抗逆转录病毒药物
酮康唑
烟酸
对乙酰氨基酚
视黄醇
利福平
异烟肼
苯妥英
丙戊酸
硫唑嘌呤
雌激素
口服避孕药

　　急性和慢性肝损伤性可使血清谷草转氨酶(AST)和谷丙转氨酶(ALT)浓度升高,AST 和 ALT 的异常升高是肝损伤的信号。对于肝损伤,ALT 的升高更具特异性,因为 AST 还存在于心脏、骨骼肌、肾脏、大脑和红细胞中。AST 和 ALT 高于正常值上限 10 倍以上意味着急性肝损伤(例如中毒性肝损伤或急性病毒性肝炎)。肝硬化和慢性肝炎亦可导致 AST 和 ALT 的升高,但不如急性损伤升高的明显。肝硬化和慢性肝脏疾病患者的 AST 及 ALT 水平可能处于正常值范围,碱性磷酸酶(alk phos)和 γ - 谷氨酰转移酶(GGT)的升高可能伴随胆汁淤积性肝病(例如药物性胆汁淤积、胆管炎)。碱性磷酸酶和 GGT 也存在于其他组织中;所以,它们对于肝脏疾病缺乏特异性。虽然血清白蛋白降低、结合胆红素升高以及凝血酶原时间延长对于肝脏疾病也非特异性指标,但是终末期肝脏疾病可能的表现。

肝功能障碍的量化和药物剂量调整

　　Child-Pugh 分级通过对实验室检查和临床表现的评估对肝硬化程度进行量化(表 42 - 2),经肝脏代谢药物的剂量推荐和调整也基于 Child-Pugh 评分。然而,终末期肝病(MELD)的评分系统参照器官共享联合网络用于肝移植分配使用的分级。

表 42 - 2　慢性肝脏疾病 Child-Pugh 分级的评分标准

评分	1	2	3
总胆红素(mg/dL)	1~2	2~3	>3
白蛋白(g/dL)	>3.5	2.8~3.5	<2.8
腹水	无	轻度	中度
脑病(级)	无	1 和 2	3 和 4
凝血酶原时间(延长秒数)	1~4	4~6	>6

注:A 级 <7 分,B 级 7~9 分,C 级 10~15 分

　　肝硬化改变了一些与药物治疗相关的生理参数,包括减少 I 相氧化代谢、II 相结合反应(例如葡萄糖苷酸化),减少细胞色素 P450 酶以及降低蛋白结合。此外,肝硬化患者可能表现出药效学

点击 http://www.mhpharmacotherapy.com/ 上的评论标签,查看完整的书籍参考资料,同时可获得两次可评分的互动练习测试。

的改变,如肝硬化患者对 β 受体阻滞剂和利尿剂疗效降低,阿片类镇痛药、抗焦虑药和镇静药敏感性升高,非甾体抗炎药肾毒性增加。

药物治疗时剂量的调整也基于 Child-Pugh 评分。肝功能障碍患者药物剂量调整见表 42 - 3;此外,还应查阅药品生产厂家提供的药品说明书中对肝功能损伤患者的推荐意见。患有肝肾综合征的患者由于肝肾功能降低需对药物剂量进行调整。不幸的是,肝肾综合征患者的药物剂量调整较为复杂,因为对于严重肝脏疾病的患者,测得的血清肌酐水平通常不准。

表 42 - 3　肝功能损伤时药物剂量调整指南

1	肝脏清除率高的药物口服生物利用度明显升高,所以,剂量应相应地减少
2	肝脏清除率低和血浆蛋白结合率高的药物药代动力学评价应基于未结合蛋白的药物浓度,应进行剂量调整,尽管总的血液/血浆浓度处于正常值范围内
3	肝脏清除率低/血浆蛋白结合率低的药物剂量调整的目标应维持正常总(结合加未结合)的血浆浓度
4	在肝肾综合征的患者中,部分通过肾脏排泄的药物清除可能受到影响,这类患者的肌酐清除率反映肾小球滤过率比实际要高
5	亲水性药物的分布容积在肝硬化伴水肿或腹水的患者中可能会增加。如果想要迅速起效,这些药物的剂量可能需要增加。肾功能情况也必须考虑在内
6	使用治疗指数窄的药物需要非常谨慎

肝硬化并发症的治疗

门静脉高压和食管静脉曲张

肝硬化时肝窦纤维化的改变可升高门静脉压和中心静脉压之间的压力差,压力差导致食管、胃底静脉曲张,静脉曲张的发生是因为机体要找到一种降低门脉高压的出路,另外的出路包括腹膜后血管、直肠静脉丛、脐静脉再通和肝内分流。静脉曲张的治疗包含三个策略:①一级预防(预防第一次出血事件);②治疗急性静脉曲张破裂出血;③二级预防(预防再次出血)。门静脉高压和静脉曲张破裂出血的治疗推荐意见见表 42 - 4。

表 42 - 4　门静脉高压静脉曲张出血的治疗推荐意见

推荐意见	注意
静脉曲张患者出血预防普萘洛尔 20mg,PO,bid 或纳多洛尔 40mg,PO,qd	采用剂量滴定的方法,将 β 受体阻滞剂的剂量调整至最大耐受剂量或使心率至 55 ~ 60/min。纳多洛尔经肾脏清除,肾功能异常的患者需调整剂量。对于中/重度静脉曲张和高出血风险的患者(Child B/C 或静脉曲张红色征),可采取内镜静脉曲张套扎术替代药物治疗
静脉曲张出血治疗 抗生素预防[a] 诺氟沙星 400mg,PO,bid 或头孢曲松 1g,IV,qd 血管活性药物: 奥曲肽 50μg,弹丸式静脉注射,继以 50μg/h 持续滴注 3 ~ 5 天 同时联合 内镜静脉曲张套扎术或硬化剂治疗	
静脉曲张出血二级预防非选择性 β 受体阻滞剂(普萘洛尔 20mg,PO,bid 或纳多洛尔 40mg,PO,qd)同时联合内镜静脉曲张套扎术	采用剂量滴定的方法,将 β 受体阻滞剂的剂量调整至最大耐受剂量或心率至 55 ~60/min。对于不能行内镜静脉曲张套扎术的患者,可考虑非选择性 β 受体阻滞剂与单硝酸异山梨酯联合治疗

a. 氟喹诺酮类药物高耐药率地区可考虑使用头孢曲松

一级预防

一级预防使用非选择性 β 受体阻滞剂。β 受体阻滞剂通过减少门静脉血流而降低门脉压,作用机制如下:①通过阻断 β_1 受体减少心输出量;②通过阻断 β_2 受体减少内脏血流。如患者存在 β 受体阻滞剂的禁忌证(如哮喘、外周血管疾病)或不能耐受非选择性 β 受体阻滞剂治疗,可行内镜下静脉曲张套扎术(EVL)。

治疗

血管活性药物可用于治疗静脉曲张出血,可

止血或减慢出血。奥曲肽是治疗急性静脉曲张出血的血管活性药物，采用静脉方式给药。奥曲肽是一种内脏血管收缩剂，可降低门静脉血流和压力。应用奥曲肽期间，应监测血糖（低血糖或高血糖）和心脏传导是否出现异常。肝硬化伴急性出血的患者细菌感染的风险较高，应对所有肝硬化和急性静脉曲张出血的患者预防性使用抗生素，推荐短期（7 日）口服诺氟沙星或静脉给予头孢曲松。

二级预防

推荐 EVL 联合药物治疗预防再出血。药物治疗应从口服非选择性 β 受体阻滞剂（普萘洛尔或纳多洛尔）开始。服用非选择性 β 受体阻滞剂的患者应监测心力衰竭、支气管痉挛和糖耐量异常。EVL 应每 1 ~ 2 周进行一次直至曲张静脉闭塞，接下来每 1 ~ 3 个月复查内镜，然后每 6 ~ 12 个月复查。对于不能行 EVL 的患者，可考虑非选择性 β 受体阻滞剂和单硝酸异山梨酯联合治疗。

腹水和自发性细菌性腹膜炎

腹水是肝硬化进展过程中液体潴留的结果。如果体检发现腹部饱满、腹部膨出和移动的侧面浊音则判定为腹水。诊断性穿刺可用来评估腹水的情况，如是否有感染。腹水的治疗包括避免饮酒、限钠和口服利尿剂。临床指南推荐螺内酯和呋塞米（按 100mg : 40mg 的比例）联合应用。口服利尿剂治疗的患者应监测电解质。

自发性细菌性腹膜炎（SBP）是腹水细菌感染，腹水细菌培养阳性和腹水中性粒细胞绝对计数升高即可诊断。引起 SBP 的细菌有大肠埃希菌、肺炎克雷伯菌和肺炎链球菌，抗生素经验治疗应覆盖上述病原菌，有 SBP 高风险的患者应考虑长期给予抗生素以预防 SBP。高风险的患者包括既往发生过 SBP、低蛋白腹水——蛋白低于 1.5g/dL，加上下述条件的至少一项：血清肌酐大于或等于 1.2mg/dL，血尿素氮大于或等于 25mg/dL，血钠低于或等于 130mEq/L，或 Child-Pugh 评分大于或等于 9 伴胆红素大于或等于 3mg/dL。长期预防 SBP 可每日 1 次口服诺氟沙星或甲氧苄啶 – 磺胺甲噁唑。长期预防推荐每日给药一次的抗生素。对于筛查发现有 SBP 的患者以及难治性腹水伴大量穿刺放液的患者，可考虑输注白蛋白。腹水和 SBP 的药物治疗见表 42 – 5。

表 42 – 5　腹水和自发性细菌性腹膜炎治疗推荐

推荐	备注
腹水	
初次穿刺治疗应用于张力性腹水的患者 限钠 2000mg/d 同时口服利尿剂治疗 利尿剂敏感的患者应限钠和利尿治疗，而不需连续穿刺治疗	利尿剂治疗： 螺内酯 100mg, PO, qd 联合或不联合呋塞米 40mg, PO, qd。治疗可每 3 ~ 5 天（保持 100mg : 40mg 比例）调整剂量直至达到足够量的尿钠排泄和体重减轻。最大剂量为螺内酯每日 400mg 和呋塞米每日 160mg
难治性腹水	
可能需要连续穿刺治疗。如果穿刺引流大量液体，需输注与引流量相对应的白蛋白，按 6 ~ 8g/L 输注	
自发性细菌性腹膜炎的治疗	
如果腹水 PMN 计数 > 250/mm^3，应采取抗生素经验性治疗 如果腹水 PMN 计数 < 250/mm^3，但存在感染的症状或体征，等待细菌培养结果的同时应开始抗生素经验性治疗。 如果腹水 PMN 计数 > 250/mm^3，临床怀疑有自发性细菌性腹膜炎，且患者血清肌酐 > 1mg/dL，血尿素氮 > 30mg/dL 或总胆红素 > 4mg/dL，应在检测 6 小时内按 1.5g/kg 输注白蛋白，然后按 1g/kg 继续输注白蛋白 3 日	社区处置：推荐头孢噻肟 2g, IV, q8h 既往未使用过喹诺酮类药物，无呕吐、休克、Ⅱ级或以上脑病或血清肌酐 > 3mg/dL 的患者，氧氟沙星 400mg 每日 2 次口服可替代头孢噻肟

续表

推荐	备注
自发性细菌性腹膜炎的预防	
长期预防:考虑诺氟沙星 400mg 每日 1 次口服(或甲氧苄啶 - 磺胺甲噁唑每日 1 次) 对伴有腹水且腹水总蛋白 <1.5g/dL 且符合下列至少一项的患者应进行长期预防:血清肌酐≥1.2mg/dL,血尿素氮≥25mg/dL,血钠≤130mg/dL,或 Child-Pugh 评分≥9 且血清胆红素≥3mg/dL	

缩写:PMN,中性粒细胞

肝性脑病

　　肝性脑病(HE)是由于肝功能障碍导致的中枢神经系统功能紊乱。对于间歇性和持续性 HE 的初始治疗均需降低血氨浓度,限制蛋白摄入可降低血氨水平,而药物治疗可限制氨的产生或增加其清除。乳果糖(口服或直肠)可降低血氨水平,其机制包括:①通便作用减少氨的吸收;②使氨进入结肠,增加细菌对氨的摄取;③干扰肠壁中谷氨酰胺的摄取从而减少氨的产生。服用乳果糖治疗的患者应定期监测电解质。新霉素、甲硝唑或利福昔明可通过抑制细菌产生尿素酶而减少氨的生成,尽管吸收较差,长期使用新霉素仍可导致耳毒性和肾毒性,故新霉素不作为 HE 的一线治疗药物。甲硝唑治疗 HE 虽然疗效较好,但由于其影响肝功能导致肝清除药物能力受损,其神经毒性也影响临床应用。口服利福昔明治疗 HE 有效,且与新霉素和甲硝唑相比不良反应少,患者耐受性好,因此可考虑作为二线治疗药物。利福昔明可联合乳果糖用于难治性 HE 患者或者代替乳果糖用于不能耐受乳果糖缓泻作用的患者。对于需长期治疗的锌缺乏肝硬化患者,推荐口服补锌。肝性脑病的推荐治疗药物见表 42 - 6。

表 42 - 6　治疗推荐:肝性脑病

推荐	注意
营养治疗	
HE 患者应接受最大耐受量的蛋白质[目标剂量为 1.2g/(kg·d)]。	锌缺乏的患者应接受补锌治疗
硫酸锌 220mg,PO,bid	

续表

推荐	注意
减少肠道氮的产生	
乳果糖	乳果糖剂量: 口服 45mL,随后按小时给药直至氮清除。然后剂量调整至每日 2~3 次软便(通常 15~45mL 每 8~12 小时)。也可采取保留灌肠方式给药(将 250mL 乳果糖溶于 750mL 水中灌肠)
抗生素	
新霉素	新霉素剂量: 3~6g/d,1~2wk;然后 1~2g/d。患者应定期监测肾功能,每年监测耳毒性
甲硝唑	甲硝唑剂量:250mg,PO,bid
利福昔明	利福昔明剂量:400mg,PO,tid

缩写:HE,肝性脑病

案例应用

DS 是一名 36 岁的男性,过去 3 个月出现精神状态改变、厌食、明显的体重减轻,近期出现腹部水肿和全身不适。目前所用药物如下:辛伐他汀、烟酸、对乙酰氨基酚和阿普唑仑。体格检查发现他有肝掌和脾大,实验室检查发现:AST、ALT、胆红素和血糖轻度升高。诊断为肝硬化。

1. 下列哪种药物最可能引起 DS 肝硬化?
   a. HMG - CoA 还原酶抑制剂(他汀类)
   b. 烟酸
   c. 对乙酰氨基酚
   d. 乙醇

2. 以下是 DS 的动脉血氨水平:125μg/dL(正常值:15 ~ 60μg/dL)。这个实验室数据的异常与下列 DS 的哪个症状最可能有关?

a.腹部水肿

b.厌食

c.精神状态改变

d.肝掌

3. 对 DS 会诊的重点包括阻止其肝硬化加重或进展以及肝硬化并发症的发生。对于药师而言关注的要点是什么？选出所有正确答案。

a.禁止饮酒

b.限制蛋白摄入

c.限制钠摄入

d.限制总热量的摄取

4. GH 的肝功能检查结果如下：AST 250U/L（正常值 8～20U/L），ALT 460U/L（正常值 5～40U/L），GH 肝功能结果与下列哪项有关？选出所有正确答案。

a.肝硬化

b.对乙酰氨基酚急性中毒

c.急性丙型肝炎感染

d.慢性丙型肝炎感染

　　BT 是一名 58 岁的男性，2 年前被诊断出患有肝硬化。BT 目前有轻度腹水、食管和胃底静脉曲张但未出血，无肝性脑病。实验室检查如下：总胆红素 2.1mg/dL（0.3～1.2），白蛋白 2.8g/dL（3.2～4.6），凝血酶原时间 20.2 秒（12.5～15.2）。

5. BT 目前存在膀胱过度活动症的问题，他的医师打算开始给他使用达非那新。根据患者的 Child-Pugh 评分和下列达非那新的剂量信息，你会给 BT 什么建议？

无肝脏疾病	轻度肝功能不全	中度肝功能不全	重度肝功不全
15mg，每日	15mg，每日	7.5mg，每日	无临床应用经验

a.BT 患有 A 级肝硬化，达非那新应从每日 15mg 开始使用

b.BT 患有 A 级肝硬化，达非那新应从每日 7.5mg 开始使用

c.BT 患有 B 级肝硬化，达非那新应从每日 7.5mg 开始使用

d.BT 患有 C 级肝硬化，不应给予达非那新

6. 由于 BT 的慢性肝功能疾病导致药代动力学的改变，下列哪种药物疗效会降低？

a.吗啡

b.呋塞米

c.劳拉西泮

d.唑吡坦

7. 关于 BT 血液中高蛋白结合率药物的分布容积和半衰期，下列哪项是正确的？

a.慢性肝脏疾病的白蛋白升高，导致蛋白结合升高、分布容积升高和半衰期可能缩短

b.慢性肝脏疾病的白蛋白降低，导致蛋白结合降低、分布容积降低和半衰期可能缩短

c.慢性肝脏疾病的白蛋白降低，导致蛋白结合降低、分布容积升高和半衰期可能延长

d.慢性肝脏疾病通常白蛋白浓度无变化，分布容积或半衰期通常也无变化

8. 如果 BT 发生门体静脉分流，有关肝脏高清除率药物的口服生物利用度，下列哪项是正确的？

a.口服生物利用度会升高，初始剂量应减少

b.口服生物利用度会降低，初始剂量应增加

c.口服生物利用度会升高，但是无须考虑调整剂量

d.口服生物利用度不变，而且无须考虑调整剂量

9. 药物肝脏清除依赖于下列哪项？

a.血流量、血浆药物结合率和肝摄取率

b.血流量、血浆药物结合率和生物利用度

c.血浆药物结合率、生物利用度和肝摄取率

d.血流量、血浆药物结合率、肝固有清除率

10. 基于下列哪项可评价低肝脏摄取率和高血浆蛋白结合率药物的药代动力学？

a.未结合药物浓度

b.结合药物浓度

c.总的药物浓度

d.肝血流量

11. 低肝脏摄取率/低血浆蛋白结合率的药物剂量调整应达到维持下列哪项的浓度？

a.正常未结合血浆药物浓度

b.正常结合血浆药物浓度

c.正常总的（结合加未结合）血浆药物浓度

d.无须考虑剂量调整

12. 下列哪项表述是正确的？

a.在肝脏疾病中，Ⅱ相结合代谢受影响的程度要高于Ⅰ相氧化代谢

b.在肝脏疾病中，Ⅰ相氧化代谢受影响的程度要高于Ⅱ相结合代谢

c.发生慢性肝脏疾病时，所有通过 P450 代谢的药物代谢均减少

d.在慢性肝脏疾病中，血清肌酐水平可准确反映肾功能

13. CD 刚被诊断出患有肝硬化，并且行内镜检查。他的肝病医师发现他有几条食管静脉严重曲张，并决定开始给他药物治疗以预防静脉曲张出血。下列哪项治疗对于 CD 静脉曲张出血的一级预防最为适宜？

a.无须一级预防；只有过去出现过静脉曲张出血的患者才应接受预防治疗

b.奥美拉唑 20mg，每日 1 次口服

c.硫糖铝 1g，每日 4 次服用

d.纳多洛尔 40mg，每日 1 次口服

14. 医师决定使用口服利尿剂治疗 KT 的腹水,让他开始每日用 100mg 螺内酯和 40mg 呋塞米。5 日后重新评估 KT 的指标,医师决定增加螺内酯的剂量至 150mg/d。为了保持 100∶40mg 的比例,按照上述螺内酯的剂量,应给予呋塞米的剂量是多少最为合适?

    a. 呋塞米 100mg/d

    b. 呋塞米 40mg/d

    c. 呋塞米 60mg/d

    d. 呋塞米 80mg/d

15. RP 是一名 65 岁的男性,有 20 年酗酒史,患有肝硬化和门脉高压。他吐血后经急诊处理,并诊断为急性食管静脉曲张出血。此时,下列哪项治疗对于 RP 是适宜的?

    a. 泮托拉唑 40mg 每日 1 次静滴,同时口服诺氟沙星 40mg, bid

    b. 奥曲肽 50μg 弹丸式静脉注射,然后以 50μg/h 静滴同时口服诺氟沙星 40mg, bid

    c. 奥曲肽 50μg 弹丸式静脉注射,然后以 50μg/h 静滴同时联合泮托拉唑 40mg 每日 1 次静滴

    d. 奥曲肽单药治疗,50μg 弹丸式静脉注射,然后以 50μg/h 静滴

16. 奥曲肽给药时静滴速率为 50μg/h,药房将 1000μg 奥曲肽溶于 1L 生理盐水中,则每小时需要滴注多少量才能达到处方规定的速率?

    a. 25mL/h

    b. 50mL/h

    c. 100mL/h

    d. 125mL/h

PW 是一名 56 岁的女性患者,既往有肝硬化史,刚被确认患严重腹水并且行腹水穿刺引流,中性粒细胞计数为 275/mm³,目前诊断其合并 SBP。

17. 下列哪种抗生素可静脉给药,并且适合用于 PW 的 SBP 的经验性治疗?

    a. 万古霉素

    b. 头孢氨苄

    c. 替加环素

    d. 头孢噻肟

18. 下列哪种指南可以用来决定 PW 的抗生素静脉使用溶媒的配伍情况?选出所有适合的答案。

    a. King Guide

    b. Red Book

    c. Orange Book

    d. Trissel's

19. PW 的治疗有效,SBP 好转,但出现肝性脑病症状。按照一线、二线、三线的顺序选出治疗肝性脑病的药物。

    a. 新霉素、乳果糖、利福昔明

    b. 乳果糖、利福昔明、新霉素

    c. 利福昔明、乳果糖、新霉素

20. VC 的医师选用甲硝唑(商品名 Flagyl)来治疗他的肝性脑病,VC 的病情可使用其他药物作为替代治疗,下列哪种药物可以用作甲硝唑的替代治疗?

    a. 新霉素

    b. 利福昔明

    c. 甲硝唑

    d. 头孢噻肟

要点小结

- 引起肝硬化的主要原因有酒精滥用和丙型肝炎病毒感染。

- 肝脏急性毒性或急性损伤可引起转氨酶水平升高。慢性疾病如肝硬化,可能引起转氨酶中度升高也可能保持正常。

- Child-Pugh 分级和 MELD 评分系统可用于肝硬化患者肝脏疾病严重程度的划分。

- 经肝脏代谢的药物剂量调整意见基于 Child-Pugh 分级。

- 肝硬化的并发症包括门脉高压、食管静脉曲张、腹水、SBP、脑病、肝肾综合征、肝肺综合征、肝细胞癌、血小板减少和凝血障碍。

- 门脉高压和中至重度静脉曲张的患者应接受非选择性 β 受体阻滞剂作为一级预防。

- 患者应使用非选择性 β 受体阻滞剂联合 EVL 作为二级预防来防止出血。

- 非选择性 β 受体阻滞剂联合单硝酸异山梨酯可用于不能行 EVL 的患者以及对 β 受体阻滞剂联合 EVL 疗效不佳的患者。

- 奥曲肽用于控制急性静脉曲张出血。

- 限钠和口服利尿剂治疗可用于控制肝硬化患者的腹水。

- 乳果糖是治疗肝性脑病的一线药物。

- 利福昔明可作为不能耐受乳果糖的患者以及乳果糖单药难以治疗的患者的二线治疗药物。

参考文献

Bacon BR. Chapter 308. Cirrhosis and its complications//Longo DL, Fauci AS, Kasper DL, et al. Harrison's Principles of Internal Medicine, 18th ed. New York, NY: McGraw-Hill, 2012.

Dienstag JL. Toxic and drug-induced hepatitis//Longo DL, Fauci AS, Kasper DL, et al. Harrison's Principles of Internal Medicin 18th ed. New York, NY: McGraw-Hill, 2012: chap 305.

Garcia-Tsao G, Lim J; Members of the Veterans Affairs Hepatitis C Resource Center Program. Management and treatment of patients with cirrhosis and portal hypertension: recommendations from the Department of Veterans Affairs hepatitis C resource center program and the national hepatitis C program. Am J Gastroenterol, 2009, 104: 1802 – 1829.

McQuaid KR. Drugs used in the treatment of gastrointestinal diseases//Katzung BG, Masters SB, Trevor AJ, et al. Basic & Clinical Pharmacology, 12th ed. New York, NY: McGraw-Hill, 2012: chap 62.

Runyon BA. Management of adult patients with ascites due to cirrhosis: update 2012. Accessed January 30, 2014.

Sease JM. Portal hypertension and cirrhosis//DiPiro JT, Talbert RL, Yee GC, et al. Pharmacotherapy: A Pathophysiologic Approach, 9th ed. New York, NY: McGraw-Hill, 2014: chap 24.

第 43 章 | 炎症性肠病

Sheila M. Wilhelm

译者 王 娜 刘琳娜

基础概述

炎症性肠病(IBD)是一种慢性反复发作、忽重忽轻的胃肠道(GI)炎症性疾病,包括溃疡性结肠炎(UC)和克罗恩病(CD)。IBD 的基础病理生理涉及肠道异常免疫炎症反应,其真正的病因目前仍未阐明。遗传和环境因素被认为是 IBD 发生发展的主要因素。很多 IBD 患者都有 IBD 的阳性家族史。另外一个主要理论认为定植在人体胃肠道的菌群诱发炎症反应,最终炎症反应导致胃肠道损伤,其损伤的部位、深度、严重程度和持续时间可能各不相同。

尽管 UC 和 CD 都涉及胃肠道的炎症反应,但是二者有明显区别。UC 好发于结肠,以弥漫性连续性黏膜炎症且不伴有肉芽肿性改变为特征,约 95% 的 UC 患者有直肠病变。相反,CD 可影响胃肠道的任何部位,但是以回肠或结肠最为常见,CD 的炎性病变通常表现为"跳跃性病变",与 UC 相比穿透肠壁的程度更深。炎症局限在肠壁内称瘘管性 CD,可能进展为狭窄、管腔阻塞的纤维性狭窄疾病。同样,严重炎症导致 20% ~40% CD 患者瘘管形成,而 UC 患者并不发展为瘘管。

由于疾病发生的部位并有炎症存在,大部分 UC 患者以血性腹泻、尿急和里急后重为主要症状。CD 患者可能表现出相似的症状,但是通常表现为腹泻、腹痛、体重减轻、发热、肛周损伤和营养不良。除了消化道受累,IBD 患者也可发展为各种其他器官系统的炎症,称肠外症状。例如关节炎、结节性红斑、坏疽性脓皮病、葡萄膜炎、巩膜炎和原发性硬化性胆管炎。

IBD 的诊断基于临床症状和体征以及 X 线和内镜检查。内镜在确定病变的程度和部位中的作用尤为关键,同时还能确定引起肠道炎症的其他可能原因。病变部位也直接影响到药物治疗的选择。如果炎症从近端延伸至脾区,UC 患者可被归类为患有"广泛"病变;如果炎症从远端至脾区,可用术语"远端"或"左半"病变来描述。最后,溃疡性直肠炎定义为炎症局限于直肠,而直肠乙状结肠炎涉及直肠和乙状结肠。以上术语基于炎症程度和部位来定义 UC 的亚型,而 CD 的病变程度和部位也是以相似的方式通过内镜来决定。

UC 病变的严重程度是按各种参数来分级的,例如每日大便的次数和性状、是否存在全身炎症反应、发热或红细胞沉降率升高,等等。UC 分为轻度、中度、中重度和爆发型。作为有效的评分系统——克罗恩活动指数,可用来划分 CD 的严重程度,UC 也有相似的分级,包括轻中度、中重度和严重/爆发型 UC。

治疗

一旦确定了疾病的程度、部位和严重性,需开始药物治疗以控制基础炎症。药物治疗的主要目标是控制急性炎症、改善患者症状和生活质量、避免或将毒性降至最低以及预防并发症。药物治疗应旨在诱导疾病缓解,如果可能应维持长期缓解。IBD 的肠外症状也需要结合 GI 病变进行治疗。在某些病例中,难治性或有严重并发症的患者可能需要外科干预。

IBD 药物治疗非常重要的一个方面是根据疾病亚型、严重程度和部位来选择药物。IBD 较为严重或广泛病变可能需要全身治疗,无论是口服或是肠外给药。另外,轻度或中度病变以及局限在远端至脾区的病变可使用直肠形式给药,也被称为"局部"治疗;栓剂可用来治疗 20cm 的直肠病变,且首选用于直肠炎患者;灌肠可使药物的作用部位延伸至脾区,因此用于左半病变的患者;口服药物用来缓解小肠或大肠的特殊病变,且需按照目标炎症部位来选择。全身联合局部治疗可达到

点击 http://www.mhpharmacotherapy.com/ 上的评论标签,查看完整的书籍参考资料,同时可获得两次可评分的互动练习测试。

最大疗效。IBD 的药物治疗可能有严重的不良反应或复杂的给药方案;所以,提高患者依从性是获得最佳疗效的关键。

氨基水杨酸盐

氨基水杨酸类药物包括原形药物柳氮磺吡啶和可将美沙拉嗪运送到胃肠道不同部位的其他制剂类型(表 43 - 1)。美沙拉嗪又名 5 - 氨基水杨酸或 5 - ASA,是柳氮磺吡啶的活性成分。柳氮磺吡啶是由 5 - 氨基水杨酸通过偶氮基与磺胺吡啶结合而成。当口服给药时,结肠内的细菌使偶氮基断裂并释放出 5 - 氨基水杨酸,后者在结肠内发挥局部作用,磺胺吡啶则被全身吸收。对磺胺类药物过敏的患者应避免使用柳氮磺吡啶,因为磺胺吡啶可能导致超敏反应。柳氮磺吡啶的不良反应与磺胺吡啶有关,可能是剂量依赖性的,也可能发生特异质反应。常见的不良反应包括恶心、腹泻、头痛和腹痛。

表 43 - 1 治疗 IBD 的氨基水杨酸盐制剂

商品名	剂型	作用部位
局部 5 - 氨基水杨酸治疗药物		
Rowasa	灌肠剂	直肠,远端结肠
Canasa	栓剂	直肠
口服制剂		
柳氮磺吡啶		
Azulfidine	速释片或肠溶片	结肠
Azulfidine Entabs		
5 - 氨基水杨酸		
Asacol HD	由丙烯酸树脂 - S 包被的片剂(丙烯酸树脂具有缓释作用)	回肠末端和结肠
Delzicol		
Pentasa	胶囊剂,内含乙基纤维素包裹的药物微粒	小肠和结肠
Dipentum	美沙拉秦二聚体(胶囊型)	结肠
Colazal	美沙拉秦结合惰性载体分子(胶囊剂)	结肠
Lialda	pH 依赖型 MMX 肠溶片,每日服用 1 次	回肠末端和结肠
Apriso	采用 Intellicor 技术制备的 pH 依赖性缓释片,每日服用 1 次	结肠

5 - 氨基水杨酸的新型制剂不含磺胺吡啶,采用缓释的方法将药物运送至胃肠道,这类剂型可用于磺胺类药物过敏的患者。这些新剂型主要有如下三种:一是采用无活性的载体分子取代磺胺吡啶,例如巴柳氮(Colazal);二是通过偶氮基将两分子的 5 - 氨基水杨酸连接在一起,如奥沙拉嗪(Dipentum),可将药物运送至结肠;第三种是采用 pH 依赖性的肠溶材料包衣(美沙拉嗪片,Delzicol)或是将药物颗粒用聚合物包裹的方法(Pentasa)。5 - 氨基水杨酸最新剂型使用 pH 依赖性的多骨架片(Lialda)或树脂基颗粒(Apriso),可每日服用 1 次,从而提高患者的依从性。此外,5 - 氨基水杨酸还可用作栓剂或灌肠剂,适用于远端病变的患者。与柳氮磺吡啶相比,不含磺胺基的氨基水杨酸盐耐受性更好,因此应用更为广泛。

氨基水杨酸盐的选择基于疾病类型、部位和严重程度,选择的药物剂型应可释放或运送 5 - 氨基水杨酸至炎症部位。氨基水杨酸盐可用于远端、广泛、轻中度 UC 患者炎症的诱导和维持缓解,也可用于轻中度 CD,但是相比 UC 其治疗效果较差。患者应遵嘱服用最适剂量的片剂或胶囊,且不得压碎或掰开。同样,当使用栓剂和灌肠剂治疗时也应严格按照说明书使用,以保证药物能够发挥最好的疗效。

糖皮质激素类

糖皮质激素具有抗炎作用,在 IBD 的治疗中具有特殊的地位。糖皮质激素可快速抑制有中重度症状的患者的炎症症状或是对氨基水杨酸盐无效的患者。临床有多个剂型可供选择,包括口服、肠外和局部制剂。一般而言,短疗程(7~10 日)每日口服 40~60mg 泼尼松用于中至重度 UC 和 CD 的治疗;肠外给予氢化可的松或甲泼尼龙则适用于重度的住院患者;布地奈德(Entocort)全身给药生物利用度较低,但若制成在回肠和升结肠释放的剂型,可代替氨基水杨酸盐作为一线药物用于轻中度 CD 治疗,尤其是治疗病变在回肠和升结肠的 CD;氢化可的松可制成局部给药的灌肠剂或栓剂,用于初始使用氨基水杨酸盐无反应的远端病变患者。糖皮质激素对于瘘管性 CD 一般无效。

尽管能迅速抑制炎症,糖皮质激素对于长期治疗无效,不能用于 IBD 的维持缓解治疗。潜在的严重不良反应限制了糖皮质激素的长期应用,糖皮质激素依赖的患者可能会发生继发性高血压、骨质疏松、糖耐量异常及精神障碍,因此,应限制皮质激素的使用,可通过同时使用具有类固醇样效应的药物减少糖皮质激素的用量,这样可以减少患者对糖皮质激素的依赖且有利于病情控制。

免疫调节剂

免疫调节剂,如硫唑嘌呤、6 - 巯基嘌呤(6 - MP)和甲氨蝶呤,具有免疫抑制作用,可用于 IBD 的维持治疗。免疫调节剂用于糖皮质激素抵抗或依赖的患者(表 43 - 2)。

表 43 - 2　治疗 IBD 的免疫调节剂和生物制剂

药物	商品名	剂型
免疫调节剂		
硫唑嘌呤	Imuran, Azasan	片剂
6 - 巯嘌呤	Purinethol	片剂
甲氨蝶呤	Trexall	片剂,注射剂(IM,SC)
生物制剂		
英夫利西单抗	Reicade	注射剂(IV)
阿达木单抗	Humira	注射剂(SC)
赛妥珠单抗	Cimzia	注射剂(SC)
戈利木单抗	Simponi	注射剂(SC)
那他珠单抗	Tysabri	注射剂(IV)
维多珠单抗	Entyvio	注射剂(IV)

缩写:IM,肌内注射;IV,静脉注射;SC,皮下注射

硫唑嘌呤是 6 - MP 的前体药物,需要在肝脏代谢为活性产物 6 - MP 才能被吸收,之后 6 - MP 被细胞摄取而进一步被各种酶系代谢,包括黄嘌呤氧化酶和硫嘌呤甲基转移酶(TPMT)。TPMT 酶的基因多态性易致患者硫唑嘌呤和 6 - MP 中毒,所以开始治疗前,应对患者进行 TPMT 活性或基因型的检测。

对于中至重度 IBD 患者或糖皮质激素、氨基水杨酸盐治疗失败的患者,推荐口服硫唑嘌呤 2~3mg/(kg·d)或 6 - MP 1~1.5mg/(kg·d)作为维持治疗,继以糖皮质激素诱导缓解。目前的数据也支持硫唑嘌呤联合英夫利西单抗治疗 CD,因为这两种药物联合较单用生物制剂或免疫调节剂的疗效要好。硫唑嘌呤和 6 - MP 起效较慢,通常要服用 3~4 个月以上才能发挥药效。硫唑嘌呤和 6 - MP 的毒性包括骨髓抑制、肝炎、胰腺炎、皮疹、发热、关节痛、淋巴瘤和腹泻。患者在治疗期间应定期监测全血细胞计数和肝脏转氨酶的水平。

甲氨蝶呤是叶酸拮抗剂,多用于 CD 的维持治疗。与硫唑嘌呤和 6 - MP 类似,甲氨蝶呤起效慢,因此不能用于急性病变患者的诱导治疗。甲氨蝶呤在糖皮质激素依赖患者中有类固醇样效应,可用于糖皮质激素抵抗的患者,建议 CD 患者每周肌肉或皮下注射 1 次,每次 15~25mg。甲氨蝶呤潜在的毒性包括恶心、腹痛、腹泻、骨髓抑制、肺炎和肝毒性。甲氨蝶呤治疗前应先进行全血细胞计数、肝脏转氨酶和胸部 X 线检查,并在治疗过程中定期复查。甲氨蝶呤有致畸作用,育龄期妇女应避免使用。如果必须使用,应采取可靠的避孕措施。

生物疗法

一些生物制剂被批准用于治疗急性活动性 IBD 的治疗及维持缓解期(表 43 - 2)。应用最广泛的生物制剂是肿瘤坏死因子 - α(TNF - α)拮抗剂,包括英夫利西单抗、阿达木单抗、赛妥珠单抗和戈利木单抗,这些药物可用于糖皮质激素依赖患者的替代治疗或其他治疗失败的中至重度患者。TNF - α 拮抗剂适用于瘘管性 CD 患者。所有 TNF - α 拮抗剂均需肠外给药,且与口服药物治疗相比费用昂贵。

英夫利西单抗是一种嵌合抗体,采用静脉途

径给药,用于中至重度的 UC 和 CD 以及儿童和瘘管性 CD,分别在第 0、2、6 周静脉给予 5mg/kg 的剂量,随后通常每 8 周给予 5mg/kg 的剂量。由于嵌合结构的原因,随着用药时间的延长,可能产生抗英夫利西单抗的抗体而使药物失效。阿达木单抗是完全人源化的 TNF-α 拮抗剂,被批准用于中至重度 CD 和 UC,阿达木单抗在治疗第 1 天皮下注射 160mg,然后在第 15 天注射 80mg,随后从治疗第 29 天起每隔 1 周皮下注射 40mg。由于是人源化抗体分子,阿达木单抗可用于因抗体产生而使用英夫利西单抗无效的患者或者作为一线生物制剂使用。赛妥珠单抗用于中至重度 CD,是聚乙二醇人源化的抗原结合片段,该片段具有从鼠源分离的互补决定区。赛妥珠单抗初始剂量为皮下注射 400mg,如果实现初始应答,则在第 2 周和 4 周注射 400mg,随后每 4 周皮下注射 400mg。初始 C 反应蛋白浓度高于 10mg/dL 的患者对赛妥珠单抗的应答要比那些低于 10mg/dL 的患者的应答要好。戈利木单抗是人源化的 TNF-α 拮抗剂,被批准用于中至重度 UC 的治疗。戈利木单抗初始剂量为皮下注射 200mg,第 2 周注射 100mg,然后每 4 周注射 100mg。

所有的 TNF-α 拮抗剂都存在潜在的严重不良反应,尤其是感染倾向。在使用 TNF-α 拮抗剂初始治疗之前,患者应接受潜伏性结核的评估,可能需要进行 TNF-α 治疗的患者不得有严重的感染或脓毒血症,TNF-α 拮抗剂可能会诱发或加重心力衰竭,所以患有严重心力衰竭的患者应避免使用 TNF-α 拮抗剂。英夫利西单抗可能会引起输液反应,如荨麻疹、红斑、头晕和恶心,缓慢输注或输注前给予对乙酰氨基酚和苯海拉明可以减少输液反应的发生。输液反应也可能延迟发生,可发生在注射后 3～14 天,患者可能还会出现肌痛、发热、皮疹、荨麻疹和瘙痒。由于给药方式为皮下注射,阿达木单抗、赛妥珠单抗和戈利木单抗发生注射相关不良反应的风险较低。TNF-α 拮抗剂其他常见的不良反应包括流感样症状、淋巴瘤和神经脱髓鞘。

除了 TNF-α 拮抗剂,那他珠单抗也是被批准用于 IBD 治疗的生物制剂。那他珠单抗是人源化的单克隆抗体,可阻止白细胞 α₄ 介导的黏附,从而阻止其通过内皮细胞迁移。那他珠单抗可用于

TNF-α 拮抗剂失败的中至重度活动性 CD 患者的诱导和维持缓解。初始给药剂量为 300mg 静脉注射,然后每 4 周静脉注射 300mg。采用那他珠单抗治疗需要重点注意的是,如果患者在治疗的 12 周内没有应答,就几乎不可能产生药物疗效则不应继续治疗。那他珠单抗有发生进行性多灶性脑白质病的风险,故只能通过制造商的处方计划登记获得。在使用那他珠单抗期间,患者应密切监测神经系统的任何异常表现,输液反应和肝毒性也曾有所报道。

抗生素

由于细菌可能在 IBD 的发病机制中扮演重要角色,临床发现抗生素也可用于 IBD 的治疗。甲硝唑和环丙沙星是目前研究最多的两种抗菌药,被推荐用于 UC 发展为憩室炎并行袋肛管吻合术的患者。甲硝唑单独或与环丙沙星联合使用,可作为结肠、肛周或瘘管性 CD 患者的短期辅助治疗,疗效较好。甲硝唑常见的不良反应包括恶心、腹泻和口腔金属味。长期使用可能导致外周神经病变,应尽可能避免。环丙沙星可能引起腹泻,尤其是难辨梭状芽孢杆菌的过度生长,罕见肌腱断裂。

特别提示

活动期 IBD 患者可能有进展为急性结肠扩张的风险,又称中毒性巨结肠,尤其是在使用抑制肠道蠕动的药物时,活动期的患者不应再继续使用洛哌丁胺、麻醉药品和抗胆碱能药物。长期使用糖皮质激素的患者应补充钙剂和维生素 D,以预防骨质疏松,同时应使用双磷酸盐作为预防治疗。吸烟的患者有糖皮质激素依赖的高风险,所以应通过技术手段或治疗来戒烟,尤其是 CD 患者。尼古丁替代治疗,通常使用替代品,是一种可行的 UC 辅助治疗选择。此外,还要强调的是,因治疗 IBD 而行多次手术的患者,可能需要长期肠外或肠内营养,尤其是患有短肠综合征的患者。

案例应用

1. 选出所有是 UC 但不是 CD 特征的选项。

  a. 疾病局限于结肠

b. 炎症散布于健康组织

c. 炎症只影响黏膜层

d. 炎症穿透于黏膜下层

2. 患者，男性，67 岁，主诉 2 个月来每日有 2～3 次稀血便，不伴发热和体重减轻。其 UC 病变局限在直肠。对于该患者，下列哪种 5 - 氨基水杨酸的剂型作为初始治疗最有效？

a. 栓剂

b. 灌肠剂

c. 片剂

d. 静脉注射剂

3. 硫唑嘌呤的代谢中哪种酶受基因多态性的影响？

a. 拉布立酶

b. 二氢叶酸还原酶

c. 硫嘌呤甲基转移酶

d. 透明质酸酶

4. 一名 27 岁的白种男性，刚被诊断为中度广泛性 UC。他自诉对含磺酰胺的药物有皮疹的过敏反应。对于这个患者下列哪种药物作为初始治疗最合适？

a. Canasa

b. Azulfidine

c. Colazal

d. Entocort

5. 下列哪种药物只能通过静脉给药？

a. Purinethol

b. Colazal

c. Flagyl

d. Remicade

6. 患者，女性，38 岁，每日口服美沙拉嗪 800mg 和泼尼松 20mg。她打算尝试每周皮下注射甲氨蝶呤以希望能够不再使用泼尼松治疗。在甲氨蝶呤使用初期和定期治疗前，需要检测哪些指标？选出所有适合的答案。

a. 全血细胞计数

b. 血清钾

c. 肝脏转氨酶

d. 胸部 X 线

7. 哪项是接受 TNF - α 拮抗剂治疗的禁忌证？

a. 偏头痛

b. 既往心肌梗死

c. 哮喘

d. 脓毒血症

8. 一名 37 岁的女性，已经接受最大剂量的美沙拉嗪片治疗 UC，但是仍然每天出现中度症状，包括紧迫感、腹痛和直肠出血。此时，哪种药物是治疗其症状的最佳

药物？

a. Enterocort

b. Trexall

c. Remicade

d. Apriso

9. 一名 48 岁的男性 CD 患者，给予 Humira 治疗其严重的症状。在开始治疗前，你应当向这位患者提供哪项建议？

a. 每日服用正确数量的药片

b. 掌握正确的注射技术

c. 监测腹泻发生情况

d. 下一次药物应在第 8 周给予

10. 一名 42 岁患有 CD 20 年的女性，目前有腹泻、未愈合的瘘。她打算开始使用英夫利西单抗治疗。在开始前，下列哪些是需要与患者重点讨论的？选出所有适合的答案。

a. 在初始注射前需要给予试验剂量

b. 在英夫利西单抗治疗前排除肺结核

c. 英夫利西单抗可自行皮下注射

d. 为防止输液反应，给药前给先给予对乙酰氨基酚和苯海拉明

11. 一名 38 岁女性表现出 8 周的初发的痉挛性腹痛伴每日 2～3 次血便，她被诊断为左半 UC，下列哪项是最适合的初始治疗？

a. 口服柳氮磺砒啶 1g，每日 4 次

b. 每晚经直肠灌肠美沙拉嗪 4g

c. 口服 6 - 巯嘌呤（6 - MP）75mg/d

d. 每晚经直肠灌肠氢化可的松 100mg

12. 一名 46 岁女性刚被诊断为轻至中度 CD，病变累及回肠和升结肠，下列哪种治疗方案最好？

a. 每晚睡前灌肠美沙拉嗪 1g

b. 皮下注射赛妥珠单抗 400mg

c. 每日口服布地奈德 9mg

d. 每日口服泼尼松 40mg

13. 将下列 5 - 氨基水杨酸制剂在胃肠道内覆盖的区域从最少到最多排序：

无序选项	排序结果
Asacol	
Rowasa	
Pentasa	
Canasa	

14. Entocort 的通用名是什么？

a. 泼尼松

b.氢化可的松

c.甲泼尼龙

d.布地奈德

15.某患者接受 Tysabri 治疗 CD 24 周后出现了精神状态改变,这可能暗示哪种不良反应的发生?

a.脑血管意外

b.进行性多灶性脑白质病

c.脑桥中央髓鞘溶解症

d.梗死性痴呆

16.患者,男性,35 岁,其 UC 病变区域累及结肠的多数部位(全结肠炎),已服用 2 年巴柳氮(6.75g/d)和 1 年泼尼松(40mg/d)。当泼尼松的剂量减至 40mg 以下时,患者就出现发热、腹痛和每日 5 次或 6 次血便。此时该患者的药物治疗方案应怎样调整最为适合?

a.将巴柳氮调整为柳氮磺吡啶 6g/d

b.开始甲氨蝶呤治疗,肌内注射 25mg,每周 1 次

c.开始静脉注射英夫利西单抗 5mg/kg

d.加用美沙拉嗪栓 1000mg,每日直肠给予 1 次

17.患者,男性,25 岁,由于痉挛性腹痛 2 天、发热、疲惫以及每日 10～12 次血便于急诊科就诊。该患者有 5 年的 CD 病史,常规服用美沙拉嗪(Pentasa)胶囊 250mg,每日 2 次,维持治疗。入院时,他的生命体征为体温 38.3℃,心率 110/min,呼吸 18/min,血压 118/68mmHg。以下哪项治疗是最佳选择?

a.将美沙拉嗪(Pentasa)的剂量增加至 4g/d

b.持续输注环孢素 4mg/h

c.考虑立即行结肠切除术

d.静脉注射氢化可的松 100mg,每 8 小时一次

18.患者,女性,64 岁,长期服用甲硝唑用于憩室炎及行袋肛管吻合术的预防。该患者应监测下列哪种不良反应的发生?

a.周围神经病

b.肝炎

c.肺纤维化

d.贫血

19.患者,女性,42 岁,既往有 UC 病史,由于腹痛一天于急诊科就诊,疼痛评分为 10 分。进食时腹痛加重,平躺时腹痛稍有缓解,否认饮酒、吸烟史,否认非法使用药物史。实验室检查示血清脂肪酶 3794U/L(正常 0～160U/L)。患者自诉开始服用一种新的药物以控制 UC,但是回忆不起药名。下列哪种药物最有可能引起这种不良反应?

a.甲氨蝶呤

b.硫唑嘌呤

c.阿达木单抗

d.那多珠单抗

20.患者,女性,20 岁,在过去的一年,口服 5 - 氨基水杨酸、硫唑嘌呤和静注英夫利西单抗维持缓解 UC。该患者的疫苗未跟随接种。下列哪些疫苗推荐用于该患者? 选出所有适合的答案。

a.鼻内流行性感冒病毒亚单位疫苗(LAIV)

b.破伤风白喉百日咳

c.人乳头瘤病毒疫苗

d.麻疹流行性腮腺炎风疹疫苗

要点小结

■ IBD 包括 UC 和 CD,是一种病因未明的炎症性疾病。

■ UC 和 CD 的区别在于病变部位、炎症的深度和形式以及表现出的症状和体征。

■ 患者也可表现出 IBD 的肠外症状,如关节炎。

■ 活动性 IBD 的药物选择应基于 IBD 的亚型、病变的部位和严重程度以及治疗可能潜在的禁忌证。

■ 一般来说,水杨酸盐是 UC 和 CD 的一线药物,剂型的选择应基于能够将活性成分美沙拉秦运送至炎症部位。

■ 局部美沙拉秦制剂适用于远端病变的患者。

■ 糖皮质激素治疗活动性 IBD 应短期应用,并且不能用于维持治疗。

■ 免疫调节剂例如硫唑嘌呤和甲氨蝶呤,可用于长期维持治疗,尤其适用于糖皮质激素依赖的患者。

■ 生物制剂 TNF - α 拮抗剂可作为一线药物用于中至重度 IBD 的治疗,也是瘘管性 CD 的治疗药物。

■ TNF - α 拮抗剂可诱发患者产生严重的感染。

■ 抗生素可作为瘘管性或肛周 CD 患者的辅助治疗药物。

参考文献

Friedman S, Blumberg RS. Inflammatory bowel disease//Longo DL, Fauci AS, Kasper DL, et al. Harrison's Principles of Internal Medicine, 18th ed. New York, NY: McGraw-Hill, 2012: chap 295.

Hemstreet BA. Inflammatory bowel disease//DiPiro JT, Talbert RL, Yee GC, et al. Pharmacotherapy: A Pathophysiologic Approach, 9th ed. New York, NY: McGraw-Hill, 2014: chap 21.

Kornbluth A, Sachar DB. Ulcerative colitis practice guidelines in adults: American College of Gastroenterology, Practice Parameters Committee. Am J Gastroenterol, 2010, 105: 501 – 523.

Lichtenstein GR, Hanauer SB, Sandborn WJ; The Practice Parameters Committee of the American College of Gastroenterology. Management of Crohn's disease in adults. Am J Gastroenterol, 2009, 104: 465 – 483.

Regueiro M, Loftus EV, Steinhart AH, et al. Clinical guidelines for the medical management of left-sided ulcerative colitis and ulcerative proctitis: summary statement. Inflamm Bowel Dis, 2006, 12: 972 – 978.

Wallace JL, Sharkey KA. Pharmacotherapy of inflammatory bowel disease//Brunton LL, Chabner BA, Knollmann BC, et al. Goodman & Gilman's The Pharmacological Basis of Therapeutics, 12th ed. New York, NY: McGraw-Hill, 2011: chap 47.

第六部分

呼吸系统疾病

第 44 章 | 慢性阻塞性肺疾病

Miranda R. Andrus, Nathan A. Pinner, S. Scott Sutton
译者 蔡 艳 张抗怀

基础概述

慢性阻塞性肺疾病（chronic obstructive pulmonary disease，COPD）是一种以肺功能逐渐下降和恶化为特征的可以预防的疾病。其气流受限不完全可逆，与肺脏对有害颗粒或气体的异常炎症反应有关。COPD 常表现为肺气肿和慢性支气管炎，但必须有肺功能异常方可诊断。肺气肿指肺终末细支气管远端气腔出现异常持久的扩张，并伴有肺泡壁和细支气管的破坏而无明显的肺纤维化。慢性支气管炎是指细支气管炎症，伴有过多的黏液分泌和慢性咳痰。

COPD 最常见的高危因素是吸烟，但并不是所有的吸烟患者都会发展为 COPD。吸入职业粉尘和化合物（化学制品和气体）、室内空气污染（木材、动物粪便、农作物残留物、露天燃煤）以及室外空气污染都是 COPD 高危因素。一种较罕见的遗传因素 α_1 - 抗胰蛋白酶（AAT）缺乏也是 COPD 的高危因素之一。由于 α_1 - 抗胰蛋白酶缺乏所致的 COPD 通常发病年龄较早（20~50 岁），因此 COPD 症状出现较早或有强烈家族倾向时应筛查该酶是否缺乏。另外，孕期、出生期以及童年期肺发育受损也是 COPD 潜在高危因素。氧化应激或抗氧化失衡可引起肺部炎症和损伤，呼吸道感染（病毒和细菌）也为 COPD 高危因素，可导致 COPD 的发生发展。

COPD 是机体对香烟等慢性刺激物质的异常炎症反应，COPD 患者中性粒细胞、巨噬细胞和淋巴细胞等炎症介质增加。香烟和其他吸入物刺激氧化物释放，氧化应激加剧，内源性抗氧化物质减少，导致肺部炎症。蛋白酶可破坏肺部紧密连接结构，而抗蛋白酶起保护作用，二者的失衡也是 COPD 的重要病因。上述因素导致了气流受限和气体限闭，表现为肺过度充气，吸气容积减少，出现呼吸困难，活动后明显。COPD 患者由于气体交换异常常见低氧血症和高碳酸血症，最终，由于气道的慢性刺激导致黏液分泌增加和慢性咳痰。

COPD 的典型症状是气短、慢性咳嗽和咳痰。气短每天均可出现，患者往往主诉为呼吸费力或气喘，活动后加剧，随病程延长逐渐恶化。有 COPD 症状并暴露于高危因素的患者应进行肺功能检测以明确诊断。根据慢性阻塞性肺疾病全球倡议（The Global Initiative for Chronic Obstructive Lung Disease，GOLD），吸入支气管扩张剂后第一秒用力呼气容积（FEV_1）与肺活量（FVC）的比例小于 0.7 并有典型 COPD 症状者则可诊断为 COPD。GOLD 根据吸入支气管扩张剂后 FEV_1 减少导致气流受限的严重程度分级如见表 44 - 1。

表 44 - 1　GOLD 气流受限分级

分级	严重程度	FEV_1
1	轻度	>80% 预计值
2	中度	<80%，≥50% 预计值
3	重度	<50%，≥30% 预计值
4	极重度	<30% 预计值

* 所有患者 FEV_1/FVC <0.7

COPD 是一种进展性疾病，患者即使接受最好的治疗病情仍然会恶化。治疗的目标是缓解症状，避免急性加重。COPD 常见并发症即 COPD 急性加重。COPD 急性加重的定义为咳嗽咳痰出现急性改变，超出了日间变异。急性加重可影响 COPD 患者的预后，导致远期疗效较差，死亡率增加。肺动脉血管缺氧、收缩导致肺动脉高压，并逐渐发展为肺心病。另外，COPD 也可发展为全身症状，如骨骼肌萎缩、骨质疏松、抑郁、心血管疾病和肺癌。

治疗

GOLD 指南推荐根据急性加重风险（气流受限程度和既往急性加重次数）以及症状分组治疗，

点击 http://www.mhpharmacotherapy.com/上的评论标签，查看完整的书籍参考资料，同时可获得两次可评分的互动练习测试。

见表44-2。如果两个因素不在同一组中,则将其列入分级较高的一组。症状评估是使用修订的英国医学研究委员会呼吸困难量表(mMRC)进行评分(分值范围0~4,0表示仅在费力运动时出现呼吸困难,4表示严重呼吸困难,不能离开家到室外活动)。COPD治疗总目标是缓解症状和避免急性加重,具体内容见表44-3。

表44-2　GOLD患者分组

高危因素评估			
分组	GOLD分级	急性加重次数/年	症状
A	1~2(轻中度)	<2	轻
B	1~2(轻中度)	<2	重
C	3~4(中重度)	≥2	轻
D	3~4(中重度)	≥2	重

表44-3　COPD治疗目标

减轻症状
提高运动耐力
提高健康状况
阻止疾病进展
防止和治疗急性加重
降低死亡率

非药物治疗

戒烟是延缓COPD进展的有效手段。烟草依赖是一种慢性疾病,需要强化和反复的干预措施,包括心理咨询和药物治疗,直到完全戒烟为止。

呼吸康复治疗可提高运动能力,减少住院次数,缓解抑郁和焦虑状态,提高生活质量,延长生存时间。广义的康复治疗应包括运动训练、营养支持和健康教育。

具有静息状态下低氧血症(正常呼吸时血氧饱和度<88%)的患者应进行氧疗,可明显提高慢性呼吸衰竭患者的生存率。所有COPD患者均建议接种流感疫苗和肺炎链球菌疫苗(PPSV23)。

药物治疗

药物治疗可有效缓解COPD症状,提高运动耐力,减少急性发作次数和严重程度,提高生活质量,但是所有药物均不能阻止肺功能下降的趋势和降低死亡率。

支气管扩张剂

支气管扩张剂是COPD的主要治疗药物,可减轻症状、提高运动耐力、提高生活质量。支气管扩张剂主要包括 β_2 受体激动剂、抗胆碱能药和茶碱类药物。 β_2 受体激动剂和抗胆碱能药首选吸入剂型,掌握正确的吸入技术非常重要。临床医师应坚持定期告知、教育和检查患者吸入装置使用是否正确、有效。两种不同作用机制的支气管扩张剂可联合使用,且优于使用较大剂量的单一药物治疗,因后者可导致不良反应发生风险增加而疗效不再增加。支气管扩张剂的作用机制是松弛气道平滑肌,缓解气流受限。对于COPD症状较轻且风险较低的患者(A组),起始治疗推荐短效支气管扩张剂,包括短效 β_2 受体激动剂和短效抗胆碱能药物。这类药物起效快,可迅速缓解症状,改善肺功能。对于B组患者(低风险,但症状相对较重),可使用一种长效 β_2 受体激动剂。对于C组和D组患者(具有急性加重高风险),起始治疗首选一种长效抗胆碱能药或联合使用吸入性糖皮质激素和长效 β_2 受体激动剂。

β_2 受体激动剂　β_2 受体激动剂通过刺激腺苷酸环化酶(AC),增加环磷酸腺苷(cAMP,一种舒张支气管的重要介质)含量达到松弛气道平滑肌的作用。 β_2 受体激动剂有吸入、口服和注射等剂型,吸入剂型由于较小的不良反应为治疗COPD首选。短效 β_2 受体激动剂用于缓解COPD急性症状和维持治疗,常需一天多次给药(如常规开具沙丁胺醇,一次2喷,每6小时一次),规律使用超过3个月后通常失效(快速耐受)。长效 β_2 受体激动剂作用维持时间为12~24小时,可一日1~2次给药,规律使用尚未出现失效的情况。与短效 β_2 受体激动剂相比,长效 β_2 受体激动剂因疗效好、使用便利,更适合COPD稳定期的治疗,但是价格昂贵。同时,患者使用长效 β_2 受体激动剂维持治疗时,需备用短效 β_2 受体激动剂作为缓解药物。短效 β_2 受体激动剂首选沙丁胺醇和左沙丁胺醇。 β_2 受体激动剂的不良反应与剂量相关,主要包括心悸、心动过速、震颤等,吸入较大剂量的长效 β_2 受体激动剂亦可出现或加重睡眠障碍。应使用临床常用剂量,增加剂量不仅不能增加疗效,反而与不良反应密切相关。常用的 β_2 受体激动剂比较见表44-4。

表 44 - 4　β₂受体激动剂

通用名	商品名	剂型	适应证	注意事项
短效 β₂受体激动剂				
沙丁胺醇	Proventil; Ventolin	吸入用雾化溶液,喷雾剂,口服	COPD 的缓解和维持治疗	快速耐受;维持治疗时一日需要多次给药。不良反应:心悸、心动过速、震颤;心血管疾病、糖尿病、甲状腺功能亢进、低钾血症者慎用
左旋沙丁胺醇	Xooenex	吸入用雾化溶液,喷雾剂	COPD 的缓解和维持治疗	快速耐受;维持治疗时一日需要多次给药。不良反应(较沙丁胺醇小):心悸、心动过速、震颤;心血管疾病、糖尿病、甲状腺功能亢进、低钾血症者慎用
长效 β₂受体激动剂				
福莫特罗	Foradil	粉吸入剂	COPD 维持治疗	不作为缓解药物使用。不良反应包括心律不齐、血钾降低、Q - T 间期延长、升高血糖,也可导致血压升高、心率加快以及精神兴奋等。心血管疾病、糖尿病、甲状腺功能亢进、低钾血症者慎用
沙美特罗	Serevent	粉吸入剂	COPD 维持治疗	同福莫特罗
阿福特罗	Brovana	喷雾剂	COPD 维持治疗	同福莫特罗
茚达特罗	Arcapta	粉吸入剂	COPD 维持治疗	同福莫特罗
维兰特罗	Breo	粉吸入剂	COPD 维持治疗	同福莫特罗

抗胆碱能药　抗胆碱能药物通过竞争性阻断支气管平滑肌毒蕈碱受体(M 受体),拮抗乙酰胆碱的作用,导致具有收缩支气管效应的环鸟苷酸(cGMP)减少而发挥舒张支气管作用。抗胆碱能药物也可减少黏液分泌,不同人群中该作用差异较大。吸入抗胆碱能药物对多数患者来说耐受性良好,最常见的副作用是口干,异丙托溴铵还有口腔金属味的报道。吸入剂量下抗胆碱能药物的不良反应(如便秘、心悸、视物模糊、尿潴留和狭角性青光眼等)发生率较低。表 44 - 5 对吸入性抗胆碱能药物做了比较。

表 44 -5　用于 COPD 的吸入性抗胆碱能药物

通用名	商品名	剂型	作用时间	适应证	特别注意事项
异丙托溴铵	Atrovent	雾化溶液、喷雾剂	短	COPD 的维持治疗	部分患者可出现矛盾性支气管痉挛;不用于支气管痉挛急性发作;重症肌无力、狭角性青光眼、良性前列腺增生症患者慎用
噻托溴铵	Spiriva	粉吸入剂	长	COPD 的维持治疗	同异丙托溴铵
阿地溴铵	Tudorza	粉吸入剂	长	COPD 的维持治疗	同异丙托溴铵

甲基黄嘌呤类　主要包括茶碱和氨茶碱,在临床应用时间较长,曾作为一线药物使用。近年来茶碱仅在 β₂受体激动剂、抗胆碱能药物和糖皮质激素类效果不佳的患者中使用。甲基黄嘌呤类为非特异性磷酸二酯酶抑制剂,可增加平滑肌细胞内 cAMP 浓度从而引起支气管舒张。茶碱类扩张支气管作用较弱、治疗窗较窄且药物相互作用多。

茶碱的平喘作用依赖于足够的血浆药物浓度,但不同个体间差异较大,因此应进行茶碱药物浓度测定,以优化给药方案。茶碱血药浓度范围在 5 ~ 15mg/L(28 ~ 83μmol/L)即可达到较好的疗效,且安全性高于传统推荐浓度范围 10 ~ 20mg/L(55 ~ 110μmol/L)。常见的不良反应包括胃部不适、乏力、失眠、易怒、心动过速和震颤等。恶心、呕吐、癫痫发作和心律不齐等不良反应呈剂量相关性。香烟中含有诱导细胞色素 P450 同工酶 1A1、1A2 和 2E1 的成分。茶碱经由 1A1 和 2E1 代谢,因此,吸烟可增加茶碱清除率。

抗炎药

糖皮质激素　严重 COPD 患者($FEV_1 < 50\%$ 预计值)并且频繁急性发作时可考虑吸入糖皮质激素,规律使用吸入性糖皮质激素可减少急性发作次数,改善健康状况。但是激素的使用并不能延缓肺功能的下降,并且与肺炎发生率相关。糖皮质激素的抗炎机制包括:①减轻毛细血管通透性,减少黏液产生;②抑制白细胞释放蛋白水解酶;③抑制前列腺素的产生。糖皮质激素可在 COPD 急性加重期短期全身给药,维持治疗中应长期吸入给药。糖皮质激素长期全身给药弊大于利,应避免。长期口服糖皮质激素可导致类固醇相关性肌病,进而可减弱呼吸肌力量导致疾病加重。长期用药的其他不良反应还包括骨质疏松、皮肤菲薄、白内障、肾上腺抑制等。和全身用激素相比,吸入激素风险获益比明显降低。但是停用吸入性糖皮质激素也可导致肺功能恶化、呼吸困难加重,出现急性加重可能,此时应继续使用吸入性糖皮质激素。

吸入性糖皮质激素最常见的不良反应为口咽部念珠菌感染和声音嘶哑。吸入后漱口、使用带有储雾装置的定量吸入器(MDI)可明显降低发生率。表 44-6 为吸入性糖皮质激素,表 44-7 是常用 COPD 治疗药物的剂型和剂量。

表 44-6　用于 COPD 的吸入性糖皮质激素[a,b]

通用名	商品名	剂型
倍氯米松	Qvar	雾化溶液
布地奈德	Pulmicort	粉吸入剂
环索奈德	Alvesco	雾化溶液
氟尼缩松	AeroBid	雾化溶液
氟替卡松	Flovent	雾化溶液,粉吸入剂
莫米松	Asmanex	粉吸入剂
曲安奈德	Azmacort	雾化溶液

a. 特别注意事项:使用后应漱口以预防念珠菌感染;不用于缓解急性支气管痉挛(出现 COPD 急性加重时可口服全身性糖皮质激素);监测生长相关指标(青少年和儿童[b])以及肾上腺抑制的症状和体征

b. 经口和经鼻使用糖皮质激素也可导致儿童生长缓慢;COPD 患者一般大于 50 岁,可以不用考虑该问题,但是年幼的哮喘患者需注意该不良反应

表 44-7　常用 COPD 治疗药物的剂型和剂量

通用名/商品名	剂型	起效时间	常用剂量
短效 β_2 受体激动剂			
沙丁胺醇	雾化溶液	5~15 分钟	2.5mg,每 6~8 小时一次(最大剂量:30mg/d)
	气雾剂	5~15 分钟	MDI(每吸 90μg),一次 1~2 吸,每 4~6 小时一次(最大剂量:1080μg/d)
	口服	7~30 分钟	一次 2~4mg,一日 3~4 次;缓释剂型:一次 4~8mg,每 12 小时一次(最大剂量:32mg/d)
左旋沙丁胺醇 (Xopenex)	雾化溶液	10~20 分钟	0.63~1.25mg,一日 3 次,间隔 6~8 小时(最大剂量:3.75mg/d)
	气雾剂	5~10 分钟	MDI(每吸 45μg),一次 1~2 吸,每 4~6 小时一次(最大剂量:540μg/d)
长效 β_2 受体激动剂			
沙美特罗 (Serevent)	吸入剂	10 分钟至 2 小时	粉吸入剂(每吸 50μg),每 12 小时一吸(最大剂量:100μg/d)
福莫特罗 (Foradil)	吸入剂	1~3 分钟	粉吸入剂(每吸 12μg),每 12 小时一吸(最大剂量:24μg/d)
短效抗胆碱能药			
异丙托溴铵 (Atrovent)	雾化溶液	15 分钟	500μg,每 6~8 小时一次
	气雾剂	15 分钟	MDI(每吸 17μg),一次 2 吸,每 6~8 小时一次(最大剂量:12 吸/天)
长效抗胆碱能药			
噻托溴铵 (Spiriva)	吸入剂	30 分钟	粉吸入剂(每吸 18μg),一次 1 吸,一日一次(最大剂量:18μg/d)

续表

商品名/通用名	剂型	起效时间	常用剂量
阿地溴铵	吸入剂	10 分钟	粉吸入剂（每吸 400μg），一次 1 吸，每 12 小时一次（最大剂量:800μg/d）
吸入性糖皮质激素			
倍氯米松 （Qvar）	吸入剂	1~7 天	MDI（40μg，每吸 80μg），一次 40~160μg，一日 2 次（最大剂量:640μg/d）
布地奈德 （Pulmicort）	吸入剂	1~7 天	粉吸入剂（每吸 200μg），一次 1~2 吸，一日 2 次
氟替卡松 （Flovent）	吸入剂	1~7 天	MDI（44,110，每吸 220μg），一次 88~440μg，一日 2 次（最大剂量:1760μg/d）
莫米松 （Asmanex）	吸入剂	1~7 天	MDI（110，每吸 220μg），一次 220~440μg，一日 1 次
复方制剂			
异丙托溴铵/沙丁胺醇（Combivent）	吸入剂（气溶胶型） 吸入剂（溶液型） 雾化溶液	参见各药物	MDI（每吸 18/90μg），一次 2 吸，一天 4 次（最大剂量:12 吸/天） MDI（每吸 20/100μg），一次 1 吸，一天 4 次（最大剂量:6 吸/天） 一次 0.5/2.5mg，一天 4 次
福莫特罗/布地奈德（Symbicort）	吸入剂		MDI（每吸 4.5/160μg），一次 2 吸，一天 2 次
福莫特罗/莫米松（Dulera）	吸入剂		MDI（每吸 5/100,5/200μg），一次 2 吸，一天 2 次
沙美特罗/氟替卡松（Advair）	吸入剂		粉吸入剂（每吸 50/100,50/250,50/500μg），一次 1 吸，一天 2 次 MDI（每吸 21/45、21/115、21/230μg），一次 2 吸，一天 2 次
甲基黄嘌呤类			
茶碱	口服	0.2~2 小时	一天 400~600μg,根据剂型分 1~4 次给予。不同个体所需剂量差异较大,应监测其血浆药物浓度。氨茶碱是茶碱最常用的盐,通常需缓慢静脉注射给药。茶碱的平喘作用和其血浆药物浓度的对数值呈比例,即随着浓度的增加,平喘作用增加的比例较小。患者的血药浓度应维持在达到满意疗效的最低可能浓度。有多种因素或疾病状况（如吸烟、肝硬化、心衰、药物相互作用等）影响茶碱的清除。24 小时缓释茶碱在高脂饮食时可发生剂量倾泻,其他剂型尚未出现该现象
磷酸二酯酶-4 抑制剂			
罗氟司特 （Daliresp）	口服	不明确	一次 500μg,一天 1 次

磷酸二酯酶-4 抑制剂　罗氟司特是目前批准用于 COPD 治疗的唯一一个磷酸二酯酶-4（PDE4）抑制剂,仅在下列情况下考虑使用:严重 COPD、慢性咳嗽咳痰以及有 COPD 急性加重史的患者。抑制 PDE4 可增加 cAMP 浓度、减轻炎症,但并不能舒张支气管。使用罗氟司特可减少急性加重次数,但不能改善生活质量评分和死亡率。常规剂量为一次 1 片（500μg）,一天 1 次。常见不良反应包括胃肠道反应（恶心、呕吐）、体重减轻、神经系统症状（失眠、焦虑）等。罗氟司特通过细胞色素 P450 酶 3A4 和 1A2 代谢,应避免与强效细胞色素 P450 酶诱导剂（利福平,卡马西平）联用。目前罗氟司特在 COPD 中的治疗地位尚不明确,应仅限于一线治疗反应不佳的患者。

特别注意事项

其他药物治疗

补充治疗用于 α₁-抗胰蛋白酶（AAT）缺乏且

中重度气流受限（FEV_1 为 35% ~ 60% 预计值）的患者。补充治疗通过每周输注混合人 AAT 以维持足够的血浆酶浓度。对于 AAT 缺乏但无肺部疾病的患者不推荐补充治疗。

白三烯调节剂（扎鲁司特和孟鲁司特）在 COPD 患者中没有充分的研究，不推荐常规使用。肥大细胞稳定剂奈多罗米在治疗 COPD 中的作用未得到充分证实，GOLD 指南未纳入该药物。N - 乙酰半胱氨酸具有抗氧化和黏液溶解作用，在 COPD 治疗中有一定前景，但研究结果不一致。目前不推荐常规使用 N - 乙酰半胱氨酸。预防性使用抗菌药物可能减少急性加重次数，但是考虑到长期使用抗菌药物的风险和极小的获益，应限用于治疗感染性加重的患者。由于咳嗽具有重要的保护作用，COPD 患者禁用镇咳药。

COPD 加重期的药物治疗

COPD 加重指患者症状从一般稳定状态转向持续恶化，超出正常的日间变化。常见症状包括呼吸困难加重、痰量增多及痰液颜色改变。急性加重的最常见病因是呼吸道感染和空气污染。治疗因症状和急性加重的严重程度而定。轻度加重通常可在家中治疗，增加平喘药治疗的次数，加用或不加用口服糖皮质激素。抗菌药物仅用于有气道感染的临床症状（如痰量增加和颜色改变，和/或发热等）。中重度加重需要急诊或住院治疗。措施包括控制性氧疗、支气管扩张剂、口服或静脉糖皮质激素、抗菌药物（如有指征）以及考虑机械通气等。

疗效评估

COPD 患者应监测症状改善或恶化（呼吸困难、咳嗽、咳痰、乏力等）。FEV_1 变化不应是主要的监测结果。FEV_1 变化与 COPD 症状、急性加重和健康有关的生命质量等的相关性较差。

案例应用

1. 某患者，主诉气短、持续干咳，肺功能结果显示使用舒张药物前 FEV_1 为 69% 预计值，舒张药物使用后为 70% 预计值，FEV_1/FVC 为 0.64。如何解释上述结果？
   a. 患者为 COPD，气流受限可逆
   b. 患者为 COPD，气流受限不可逆

c. 患者为哮喘，气流受限可逆
   d. 该患者不是哮喘，因其气流受限不可逆
   e. 患者既不是 COPD 也不是哮喘

2. AB 是一位 41 岁的白种人，男性，已行肺功能检查确诊为 COPD。医生拟检测其 α_1 - 胰蛋白酶是否缺乏。下列关于该疾病特点的描述哪些是正确的？
   a. 发病年龄较早（< 50 岁）
   b. 该病由环境因素所致
   c. 该病由遗传因素决定
   d. 主要发生于美国黑种人中
   e. 该病由氧化应激所致

3. AF 是一名 59 岁的非洲裔美国人，吸烟，近期被诊断出患有 COPD，目前属于 GOLD 指南中 A 组人群。下列哪条是 AF 的一线治疗方案？
   a. 短效支气管扩张剂
   b. 长效抗胆碱能药
   c. 长效 β 受体激动剂
   d. 吸入性糖皮质激素
   e. 口服茶碱

4. BD，59 岁，被诊断出患有 COPD、高血压和高脂血症，主诉使用某种药物后出现震颤。最可能由下列哪种药物所致？
   a. 异丙托溴铵
   b. 噻托溴铵
   c. 氟替卡松
   d. 泼尼松
   e. 沙丁胺醇

5. ZH 是一名 59 岁的 COPD 患者，最近医师给他开具氟替卡松吸入剂治疗，但是他对吸入性糖皮质激素的副作用有所担心，请药师进行吸入指导。下列哪项是吸入性糖皮质激素最常见的不良反应？
   a. 口腔念珠菌感染
   b. 糖耐量异常
   c. 心动过速
   d. 免疫抑制
   e. 体重增加

6. 下列哪些是使用定量吸入剂加用储雾器的优点？
   a. 减少药物口腔沉积量
   b. 增加到达肺部的量
   c. 对按压和吸药的同步性要求小
   d. 减少吸入性激素的不良反应

7. SS，68 岁，女性，有吸烟嗜好，近期被诊断出患有 COPD，除了短效支气管扩张剂之外，你会推荐患者进行哪些治疗？选出所有正确答案。
   a. 戒烟
   b. 每年接种流感病毒

c. 接种肺炎疫苗

d. 氧疗

8. COPD 的常见临床表现包括哪些？选出所有正确选项。

a. 呼吸困难

b. 慢性咳嗽

c. 咳痰

d. 暴露于高危因素

9. CP，男性，65 岁，被诊断出患有 COPD，GOLD 分组为 C。目前使用沙美特罗吸入剂，一天 2 次，噻托溴铵吸入剂，一天 1 次，必要时加用沙丁胺醇吸入剂，但 COPD 控制不佳，症状频繁，近期出现一次急性加重。该患者的治疗方案该如何调整？

a. 加用茶碱，一天 1 次

b. 将沙美特罗吸入剂改为沙美特罗氟替卡松复方制剂

c. 增加一种口服糖皮质激素，一天 1 次

d. 将噻托溴铵吸入剂改为异丙托溴铵，一天 4 次

e. 治疗方案暂无须调整

10. PL，男性，75 岁，一个月前出现呼吸困难加重。患者 3 年前被诊断出患有 COPD，出现症状时使用沙丁胺醇定量吸入剂。最近一次肺功能检查结果显示 FEV_1/FVC 为 0.65，FEV_1 为 65% 预计值。过去一年内未发生急性加重，生活质量评分为 2 分。下列哪种药物治疗方案最适合该患者？

a. 规律吸入噻托溴铵，必要时继续使用沙丁胺醇

b. 规律吸入氟替卡松，必要时继续使用沙丁胺醇

c. 必要时吸入沙美特罗和沙丁胺醇

d. 规律口服茶碱，继续使用沙丁胺醇

e. 目前无须调整治疗方案

11. 下列哪两种药物可以同时用于 GOLD 分组为 C 组的患者的维持治疗？

a. 左旋沙丁胺醇和沙丁胺醇

b. 沙丁胺醇和福莫特罗

c. 福莫特罗和沙美特罗

d. 氟替卡松和莫米松

e. 茶碱和氨茶碱

12. 下列哪些因素可影响茶碱的清除？

a. 吸烟史

b. 肝硬化

c. 药物相互作用（细胞色素 P450 酶抑制剂，尤其是 1A2、2E1、3A4 同工酶抑制剂）

d. 饮酒

13. COPD 的维持治疗中糖皮质激素的给药途径是下列哪项？

a. 静脉注射（甲强龙）

b. 口服（泼尼松）

c. 吸入（氟替卡松）

d. 经鼻吸入（氟替卡松）

14. BD，男性，59 岁，白种人，因 COPD 急性加重入院，接受氨茶碱静脉注射，监测氨茶碱浓度是 22μg/mL，这种情况下可能发生哪些不良事件？选出所有正确选项。

a. 低血压

b. 心律失常

c. 恶心、呕吐

d. 癫痫发作

15. PW，女性，49 岁，白种人，被诊断出患有 COPD，医师计划为其开具短效支气管扩张剂治疗。下列哪些方案适合该患者 COPD 的治疗？选出所有正确选项。

a. 沙丁胺醇吸入（MDI，每喷 90μg），必要时作为缓解药物使用

b. 左沙丁胺醇吸入（MDI，每喷 90μg），必要时作为缓解药物使用

c. 沙丁胺醇口服，4mg，一天 3 次

d. 异丙托溴铵吸入（MDI，每喷 17μg），必要时作为缓解药物使用

16. AZ，男性，67 岁，白种人，住院使用氨茶碱治疗，剂量为 32mg/h。拟改为口服茶碱，和 32mg/h 氨茶碱等效的茶碱剂量是多少（茶碱∶氨茶碱 = 0.8）？

a. 614mg

b. 768mg

c. 300mg

d. 900mg

17. Symbicort 的通用名是什么？

a. 氟替卡松 + 沙美特罗

b. 沙丁胺醇 + 异丙托溴铵

c. 布地奈德 + 福莫特罗

d. 莫米松 + 福莫特罗

18. KT，使用 Theo - 24（一种控释茶碱，一天给药 1 次）治疗，主诉在食用高脂饮食时出现茶碱剂量倾泻，拟更换为其他无倾泻效应的茶碱控释制剂治疗，下列哪些药物可替换 Theo - 24？

a. Theo - Dur，一天 2 次

b. Slo - Bid，一天 2 次

c. Uniphyl，一天 1 次

d. 氨茶碱静滴

19. 下列治疗 COPD 的药物中，属于磷酸二酯酶抑制剂的是？

a. 沙丁胺醇

b. 沙美特罗

c. 异丙托溴铵

d. 氟替卡松

e. 罗氟司特

20. AB，60 岁，女性，因 COPD 急性加重入院，使用 Advair、Spiriva 和 Daliresp 治疗后患者出现恶心和体重减轻，最

可能由下列哪种药物引起?

a. Advair(氟替卡松/沙美特罗)

b. Daliresp(罗氟司特)

c. Spiriva(异丙托溴铵)

d. Proair(沙丁胺醇)

要点小结

■ 慢性阻塞性肺疾病是一种以肺功能逐渐下降为表现的可以预防的疾病,其典型特征是不可逆气流受限。

■ COPD 症状将不断进展并时常恶化,最常见的并发症是急性加重。COPD 急性加重指咳嗽咳痰从基线状态出现急性改变,超出正常的日间变化。

■ 戒烟是延缓 COPD 进展的最有效的手段。

■ COPD 患者应每年接种流感疫苗和肺炎链球菌疫苗。

■ 支气管扩张剂是 COPD 对症治疗的主要药物,可缓解症状,提高运动耐力和生活质量。最常用于 COPD 治疗的支气管扩张剂是 β_2 受体激动剂和抗胆碱能药。

■ 有症状的严重 COPD 患者(FEV$_1$<50% 预计值)且频繁出现急性加重时,应常规给予吸入性糖皮质激素,以减少每年急性加重次数,改善健康状况。但是糖皮质激素并不能延缓肺功能的下降,反而使肺炎发生率升高。

■ COPD 患者应注意监测症状的改善或恶化(呼吸困难、咳嗽、咳痰和乏力)。

参考文献

Advisory committee on immunization practices (ACIP) recommended immunization schedule for adults aged 19 years and older-United States, 2013. MMWR Surveill Summ, 2013,62S9–S19.

Barnes PJ. Pulmonary Pharmacology//Brunton LL, Chabner BA, Knollmann BC, et al. Goodman & Gilman's The PharmacologicalBasis of Therapeutics, 12th ed. New York, NY: McGraw-Hill,2011;chap 36.

Bourdet SV, Williams DM. Chronic Obstructive Pulmonary Disease//DiPiro JT, Talbert RL, Yee GC, et al. Pharmacotherapy: A Pathophysiologic Approach, 9th ed. New York, NY: McGraw-Hill,2014;chap 16.

Global Initiative for the Chronic Obstructive Lung Disease. Global strategy for the diagnosis, management, and prevention of chronic obstructive pulmonary disease. www.goldcopd.com. Updated 2013. Accessed January 20, 2014.

Trevor AJ, Katzung BG, Kruidering-Hall MM, et al. Drugs Used in Asthma & Chronic Obstructive Pulmonary Disease//Trevor AJ, Katzung BG, Kruidering-Hall MM, et al. Katzung & Trevor's Pharmacology: Examination & Board Review, 10th ed. New York, NY: McGraw-Hill, 2013;chap 20.

第 45 章 哮 喘

Wendy Brown
译者 余静洁 蔡 艳

基础概述

哮喘的特征是气道炎症及气道高反应性导致的不同程度的气流受限。特应性个体或具有易感基因者暴露在特定的刺激或诱因下可发生哮喘。哮喘的常见诱因包括霉菌、花粉、动物皮屑及尘螨。反复暴露数分钟后，可发生速发型反应并导致支气管收缩，可自行缓解或使用 β_2 受体激动剂后快速缓解。速发型反应后的 4～12 小时内可发生迟发型反应，由大量炎症细胞（主要是嗜酸性粒细胞、辅助性 Th2 淋巴细胞、肥大细胞、巨噬细胞）以及炎症介质（如组胺、白三烯和前列腺素）浸润气道导致。迟发型反应通常较严重且持续时间较长，被认为是哮喘恶化。如果这种慢性炎症引起支气管平滑肌和黏液腺增生，可导致永久性、不可逆的阻塞，称为气道重塑。气道阻塞合并炎症可导致哮喘的常见症状，包括咳嗽（尤其是夜间咳嗽）、喘息、胸闷和呼吸困难。在儿童中，男孩哮喘的患病率为女孩的两倍；而在成人中男女的比例相等。

诊断哮喘需要基于完整的个人史，尤其要关注症状及遗传倾向。肺功能检查是用于诊断哮喘的初步检查。这是一个诊断性检测，通过受试者向仪器用力呼气来判断是否存在气道阻塞。确定是否存在气道阻塞，可以参考第 1 秒用力呼气量（FEV_1）与用力肺活量（FVC）的比率（表 45－1）。例如哮喘，可给予短效 β 受体激动剂（沙丁胺醇），对使用支气管扩张剂后的 FEV_1 进行评估确定是否可逆。如果 FEV_1 较用药前增加 ≥12%，且其绝对值增加 200mL，则受试者诊断为哮喘。一旦诊断成立，以损伤及风险为依据进一步按年龄评估，对哮喘进行严重度及控制水平分级（表 45－1，45－2）。根据体征或症状定为严重程度最高的患者，当病情稳定超过 3 个月时，开始降阶梯治疗。

治疗

哮喘治疗药物分为两类（快速缓解和长期控制）。不论疾病是否严重，哮喘患者均需常备快速缓解药物。最常用的快速缓解药物是短效选择性 β_2 受体激动剂（表 45－3）。通过兴奋支气管平滑肌上的 β_2 受体起到舒张支气管的作用。这类药物效果相似，5 分钟内起效，达峰时间为 30～60 分钟，作用持续 4～6 个小时。短效 β_2 受体激动剂（SABAs）常见的不良反应包括震颤、焦虑和心动过速。剂量相关的血钾和血镁降低也有报道。频繁使用 SABAs，是指因哮喘症状用药每周 >2 次或因夜间憋醒用药每月 >2 次。

频繁使用 SABAs 的患者需要对长期控制药物进行评估。吸入性糖皮质激素是帮助患者成功控制哮喘最有效的药物。通过对基因转录的广泛影响，糖皮质激素可以抑制气道炎症的多种介质，但不能彻底消除。所有吸入性糖皮质激素对于控制支气管炎症和降低气道高反应性效果相同，但他们每毫克或每喷的剂量是不等效的（表 45－4）。为了达到最佳治疗效果，必须每日用药，并且需告知患者用药至少 2 周至 1 个月时才能充分发挥药效。中低剂量的吸入性糖皮质激素常见不良反应为鹅口疮和声音嘶哑。为了预防和最大限度减少不良反应，应鼓励哮喘患者用药后清水漱口。使用压力定量气雾剂（MDI）吸入糖皮质激素的患者，加用储雾罐可降低口腔的药物沉积，减少常见药物不良反应的发生。大剂量长期使用时，患者出现肾上腺抑制、骨质疏松、皮肤变薄和白内障的风险升高。为了维持中低剂量的激素，可根据患者哮喘严重程度添加长期控制药物，如长效 β_2 受体激动剂（LABAs）、白三烯调节剂、茶碱、色甘酸钠、和/或奥马珠单抗（Xolair）。长效 β_2 受体激动剂药效持续时间约 12 小时。由于 SMSRT 试验（沙美特罗多中心哮喘研究试验）和随后关于死

表 45－1　哮喘严重程度分级

年龄	间歇状态ᵃ—1级	轻度持续ᵃ—2级	中度持续ᵃ—3级	重度持续ᵃ—4~6级
0~4岁	症状≤2日/周 无夜间憋醒 SABA≤2日/周 不影响活动 症状加重0~1次/年	症状>2日/周 每月1~2次夜间憋醒 间断使用SABA>2日/周 活动轻微受限 症状加重≥2次/6个月 超过1日的喘息发作>4次/年	每日有症状 每月3~4次夜间憋醒 每日使用SABA 活动部分受限 症状加重≥2次/6个月 超过1日的喘息发作>4次/年	持续有症状 夜间憋醒>1次/周 每日多次使用SABA 活动严重受限 症状加重≥2次/6个月 超过1日的喘息发作>4次/年
5~11岁 正常 FEV_1/FVC 8~19岁 85% 20~39岁 80%	症状、夜间憋醒次数、活动加重次数与12岁以上相同 $FEV_1>80\%$,正常 FEV_1/FVC	症状、夜间憋醒次数、活动、加重次数与12岁以上相同 $FEV_1\geq80\%$ $FEV_1/FVC>80\%$	症状、夜间憋醒次数、活动、加重次数与12岁以上相同 $FEV_1=60\%\sim80\%$ $FEV_1/FVC=75\%\sim80\%$	症状、夜间憋醒次数、活动、加重次数与12岁以上相同 $FEV_1<60\%$ $FEV_1/FVC<75\%$
12岁以上	症状≤2日/周 夜间憋醒≤2次/月 SABA≤2日/周 不影响活动 $FEV_1\geq80\%$ 正常 FEV_1/FVC 症状加重0~1次/年	症状>2日/周 每月3~4次夜间憋醒 间断使用SABA>2日/周;≤1次/日 活动轻微受限 $FEV_1\geq80\%$ 正常 FEV_1/FVC 症状加重≥2次/年	每日有症状 夜间憋醒>1次/周 每日使用SABA 活动部分受限 $60\%<FEV_1<80\%$ FEV_1/FVC 下降≤5% 症状加重≥2次/年	持续有症状 夜间憋醒7次/周 每日使用SABA数次 活动严重受限 $FEV_1<60\%$ FEV_1/FVC 下降>5% 症状加重≥2次/年

治疗ᵈ

年龄	间歇状态ᵃ—1级	轻度持续ᵃ—2级	中度持续ᵃ—3级	重度持续ᵃ—4~6级
0~4岁	必要时使用SABA	低剂量ICS 替代治疗： 色甘酸二钠/孟鲁司特	中剂量ICS	4级：中剂量ICS+LABA 或孟鲁司特 5级：高剂量ICS+LABA 或孟鲁司特 6级：高剂量ICS+LABA 或孟鲁司特+口服激素
5~11岁	必要时使用SABA	低剂量ICS 替代治疗： 色甘酸二钠/LTRA/茶碱	低剂量ICS+LABA/LTRA/茶碱 或中剂量ICS	4级：中剂量ICS+LABAᵇ 5级：高剂量ICS+LABAᵇ 6级：高剂量ICS+LABA+口服激素ᵇ

续表

年龄	间歇状态[a]—1级	轻度持续[a]—2级	中度持续[a]—3级	重度持续[a]—4～6级
12岁以上	必要时使用 SABA	低剂量 ICS 替代治疗:色甘酸二钠/LTRA/茶碱	低剂量 ICS + LABA 或中剂量 ICS 替代治疗: 低剂量 ICS + LTRA/茶碱或白三烯 (齐留通)	4级:中剂量 ICS + LABA[c] 5级:高剂量 ICS + LABA,考虑用奥 马珠单抗 6级:高剂量 ICS + LABA + 口服激 素,考虑用奥马珠单抗

a. 按需使用短效 β_2 受体激动剂控制治疗

b. 替代治疗:ICS + LTRA 或茶碱

c. 替代治疗:ICS + LTRA,茶碱或齐留通

d. 患者在 2～6 周需重新评估病情。如病情控制稳定超过 3 个月,可采取降阶梯治疗

引自:Expert Panel Report 3-Diagnosis and Management of Asthma. NIH Publication Number 09-6147

亡风险增加的黑框警告,长效 β_2 受体激动剂不能单独用于哮喘的控制。尤其是在儿童和青少年中,推荐使用含长效 β_2 受体激动剂和激素的复合制剂。这类复合制剂有三种:氟替卡松/沙美特罗(Advair),布地奈德/福莫特罗(Symbicort)和糠酸莫米松/福莫特罗(Dulera)。

白三烯调节剂针对炎症可分为两类。两类均拮抗白三烯受体,齐留通作为最早的药物,是 5 - 脂氧合酶抑制剂(表 45 - 3)。常见的不良反应为胃肠道症状。需要监测患者的行为及情绪变化,如果发生不良反应需立即停药。扎鲁司特的吸收受食物的影响,齐留通可使肝酶升高。

表 45 - 2　哮喘控制水平分级

年龄	控制	部分控制	未控制
0 ~ 4 岁	症状 ≤2 日/周 夜间憋醒 ≤1 次/月 使用 SABA ≤2 日/周 活动不受限制 症状加重需要口服激素 0 ~ 1 次/年	症状 >2 日/周 夜间憋醒 >1 次/月 使用 SABA >2 日/周 活动部分受限 症状加重需要口服激素 2 ~ 3 次/年	每日有症状 夜间憋醒 >1 次/周 每日使用 SABA 数次 活动严重受限 症状加重需要口服激素 >3 次/年
5 ~ 11 岁	症状 ≤2 日/周,每日不超过 1 次 夜间憋醒 ≤1 次/月 使用 SABA ≤2 日/周 活动不受限制 症状加重需要口服激素 0 ~ 1 次/年 FEV_1 或 PEF >80% ,FEV_1/FVC >80%	症状 >2 日/周,或 ≤2 日/周但多次出现 夜间憋醒 ≥2 次/月 使用 SABA >2 日/周 活动部分受限 症状加重需要口服激素 ≥2 次/年 FEV_1 或 PEF =60% ~80% ,FEV_1/FVC =75% ~80%	持续有症状 夜间憋醒 >2 次/周 每日使用 SABA 数次 活动严重受限 症状加重需要口服激素 ≥2 次/年 FEV_1 或 PEF <60% ,FEV_1/FVC <75%
12 + 岁	症状 ≤2 日/周 夜间憋醒 ≤2 次/月 使用 SABA ≤2 日/周 活动不受限制 FEV_1 或 PEF >80% ATAQ =0,ACQ ≤0.75,ACT ≥20 症状加重 0 ~ 1 次/年	症状 >2 日/周 夜间憋醒 1 ~ 3 次/月 使用 SABA >2 日/周 活动部分受限 FEV_1 或 PEF 60% ~80% ATAQ =1 ~2,0.75 < ACQ <1.5,ACT =16 ~19	持续有症状 夜间憋醒 >4 次/月 每日使用 SABA 数次 活动严重受限 FEV_1 或 PEF <60% ATAQ =3 ~4,ACQ =N/A,ACT ≤15 症状加重 ≥2 次/年
治疗[a]	继续目前治疗 随访 1 ~ 6 月 症状控制超过 3 个月降阶梯治疗	升 1 级治疗 如未改善 2 ~ 6 周随访 考虑替代诊断或根据不良反应调整治疗方案采取替代治疗	急性发作口服糖皮质激素 升 1 ~ 2 级治疗 如未改善 2 周随访 考虑替代诊断或根据不良反应调整治疗方案采取替代治疗

a. 升级治疗前需考查用药依从性,吸入方法,环境控制情况

缩写:ACT,哮喘控制试验;ACQ,哮喘控制调查问卷;ATAQ,哮喘疗效评估问卷;FEV_1,第 1 秒用力呼气量;FVC,用力肺活量;ICS,吸入性糖皮质激素;LABA,长效 β_2 受体激动剂;LTRA,白三烯受体拮抗剂;SABA,短效 β_2 受体激动剂

引自:Expert Panel Report 3 - Diagnosis and Management of Asthma. NIH Publication Number 09 - 6147

表 45 - 3　哮喘治疗药物的作用机制和剂型

作用机制	药物名称	剂型
选择性短效 β_2 受体激动剂	沙丁胺醇(ProAir,Provental,Ventolin)	MDI,雾化溶液
	左旋沙丁胺醇(Xopenex)	MDI,雾化溶液
	吡布特罗(Maxair)	MDI

作用机制	药物名称	剂型
选择性长效 β₂ 受体激动剂	沙美特罗（Serevent），福莫特罗（Foradil）	DPI
吸入性糖皮质激素	倍氯米松（QVAR）	MDI
	布地奈德（Pulmicort）	DPI，雾化溶液
	环索奈德（Alvesco）	MDI
	氟尼缩松（Aerospan）	MDI
	氟替卡松（Flovent）	MDI，DPI
白三烯受体拮抗剂	孟鲁司特（Singulair）	颗粒剂，咀嚼片
	扎鲁司特（Accolate）	片剂
5 - 脂氧合酶抑制剂	齐留通（Zyflo CR）	片剂
甲基黄嘌呤类	茶碱（Theo - Dur，Theo - 24，Unphyl）	片剂
肥大细胞稳定剂	色甘酸	雾化溶液
单克隆抗体	奥马珠单抗（Xolair）	皮下注射剂

茶碱具有长效的支气管舒张作用，可作为辅助治疗，但由于治疗窗窄、剂量相关性不良反应和药物相互作用（CYP 450）使其应用受到限制。另一种替代药物为肥大细胞稳定剂，可雾化使用。它具有广泛的安全性和极小的不良反应。但是，由于其药效维持时间短，因此需要每日 3 ~ 4 次给药，且与吸入性糖皮质激素相比有效性较低，只作为轻度持续性哮喘患者的替代治疗。对于即使使用大剂量吸入性糖皮质激素仍不能有效控制的患者，如有明确的过敏原并且符合体重要求，可考虑使用奥马珠单抗（Xolair）。奥马珠单抗为单克隆抗体，与游离的 IgE 结合，阻止 IgE 与肥大细胞结合，以此抑制部分炎症反应。奥马珠单抗每 2 ~ 4 周皮下注射一次。常见不良反应为注射部位反应。临床上提示黑框警告的严重不良反应为过敏反应，可能发生在治疗的任何时期。18 岁及以上有重度持续性哮喘且使用吸入性糖皮质激素及长效 β₂ 受体激动剂控制无效的患者，可采用 Alair 支气管热成形系统，此方法是一种在支气管镜的介导下将射频能量直接传入气道中的治疗。

评估吸入技术正确与否对药物最大限度地在呼吸道沉积非常重要。使用压力定量气雾剂，需要缓慢深吸气，建议加用储雾罐。干粉吸入剂如 Diskus、Twisthaler、Flexhaler 和 Aerolizer 需要更有力更深的吸气。在对药物吸入技术进行调整之前，需要对哮喘治疗的依从性和环境因素进行评估。

在哮喘急性发作期，需要口服糖皮质激素 7 ~ 10 天快速缓解明显的气道炎症。

特殊人群

β₂ 受体的多态性

在 16 位密码子上表达为 A/A 或 A/G 的哮喘患者对 β 受体激动剂的治疗不敏感，对于使用大剂量吸入性糖皮质激素联合 LABA 治疗仍有症状的患者，试验性地使用噻托溴铵作为辅助治疗可能获益。

β 受体阻滞剂的使用

同时伴有心肌梗死需要使用 β - 受体阻滞剂的哮喘患者，可使用心脏选择性的 β - 受体阻滞剂。与 β₂ 受体相比，此类药物对 β₁ 受体亲和力更高，因此治疗剂量下的 β₂ 受体阻滞作用可忽略不计。

妊娠期

妊娠期间哮喘可能会好转，不变或更严重。当患者目前哮喘控制稳定时可继续治疗。大多数哮喘药物的妊娠分级为 C 级。吸氧有利于预防早产、低出生体重儿，降低剖宫产风险。启动吸入性糖皮质激素治疗时，布地奈德（Pulmicort）被证实对妊娠期患者较安全，妊娠分级为 B 级。

儿童

对于持续性哮喘的患儿，中低剂量的吸入性

表 45-4　糖皮质激素的剂量

药物	一日总剂量								
	低剂量			中剂量			高剂量		
	0~4岁	5~11岁	≥12岁	0~4岁	5~11岁	≥12岁	0~4岁	5~11岁	≥12岁
丙酸倍氯米松 氢氟烷-前体药物 40或80μg/喷 MDI(每日2次)	NA	80~160μg	80~240μg	NA	>160~320μg	>240~480μg	NA	>320μg	>480μg
布地奈德 0.25,0.5mg或1mg/2ml Neb(只能通过雾化器每日使用1~2次)	0.25~0.5mg	0.5mg	NA	>0.5~1mg	1.0mg	NA	>1.0mg	2.0mg	NA
90或180μg/吸 DPI(每日2次)	NA	180~360μg	180~540μg	NA	>360~720μg	>540~1080μg	NA	>720mg	>1080mg
环索奈德 氢氟烷-前体药物 80或160μg/喷 MDI(每日2次)	NA	80~160μg	160~320μg	NA	>160~320μg	>320~640μg	NA	>320μg	>640μg
氟尼缩松 氢氟烷 80μg MDI(每日2次)	NA	160μg	320μg	NA	320~480μg	>320~640μg	NA	>480μg	>640μg
氟替卡松 44,110,220μg/喷(氢氟烷)MDI(每日2次)	88~176μg	88~176μg	88~264μg	>176~352μg	>176~352μg	>264~440μg	>352μg	>352μg	>440μg
50,100,150μg/吸 DPI(每日2次)	NA	100~200μg	100~300μg	NA	>200~400μg	>300~500μg	NA	>400μg	>500μg
糠酸莫米松 110或220μg/吸 DPI(每日1~2次)	NA	110μg	110~220μg	NA	220~440μg	220~440μg	NA	>440μg	>440μg

缩写:MDI,压力定量气雾剂;DPI,干粉定量吸入剂;Neb,雾化溶液;NA,无推荐剂量

引自:Asthma Care Quick Reference Diagnosis and Managing Asthma. NIH Publication No. 12-5075

糖皮质激素用于控制治疗可提供最大的获益同时合并极少的全身反应。根据儿童哮喘管理计划 12.5 年的长期研究显示,确定吸入性糖皮质激素的最低有效剂量非常重要。研究发现,虽然使用吸入性糖皮质激素儿童仍会生长发育,但初始降低的 1.2 cm 不能恢复。这是吸入性糖皮质激素剂量增加和青春期前儿童使用吸入性糖皮质激素最常见的情况。任何治疗都需要评估风险和获益。吸入性糖皮质激素是治疗持续性哮喘最佳的控制药物,并证实可以降低死亡率。

运动性支气管痉挛

剧烈运动后 FEV$_1$ 下降 15% 可诊断为运动性支气管痉挛。为了预防支气管痉挛,鼓励进行 10 分钟的热身及放松活动。可使用下列药物之一进行治疗:至少在运动前 10 分钟使用 SABA(沙丁胺醇、吡布特罗或左旋沙丁胺醇)(持续时间分别为 2~3 小时或 1~2 小时),LABA 在运动前至少半小时使用(持续时间 10~12 小时),或白三烯受体拮抗剂(LTRA)孟鲁司特在运动前至少 2 小时使用。

并发症

有哮喘症状的患者即使管理适当,如合并有胃食管反流病(GERD)、阻塞性睡眠呼吸暂停综合征、过敏性鼻炎、阿司匹林加重的呼吸系统疾病(AERD)和肥胖时仍应进行评估。

疫苗接种

所有哮喘患者需每年接种流感疫苗。肺炎球菌多糖疫苗(PPSV)可用于所有成人哮喘患者,65 岁以上的患者可加强免疫。

案例应用

1. 从下列关于哮喘的描述中选出所有正确的答案。
    a. 气道炎症
    b. 食道高反应性
    c. 肾上腺炎症
    d. 气道高反应性

2. 从下列关于哮喘的发病机制中选出所有正确的答案。
    a. 异位

    b. 自然杀伤细胞的激活
    c. 过敏
    d. 环境暴露

问题 3~4 根据下述案例回答。

JB 正在使用 220μg 氟替卡松气雾剂每次两喷,每日 2 次,咳嗽时沙丁胺醇气雾剂每次两喷,每 4~6 小时一次,10mg 孟鲁司特钠 1 片,睡前服用,氯雷他定每日 10mg。患者 1 个月后复诊时发音困难,近期治疗过鹅口疮。

3. 下列哪种药物最有可能导致患者目前的不良反应?
    a. 氟替卡松
    b. 氯雷他定
    c. 孟鲁司特
    d. 沙丁胺醇

4. 临床药师可以推荐下列哪些干预措施来治疗或预防 JB 目前的不良反应?选择所有正确的选项。
    a. 用药后使用清水漱口
    b. 快速吸入药物
    c. 使用储雾罐
    d. 使用后冲洗吸入器

5. AJ,5 岁,在过去一周白天有流涕,夜间因咳嗽憋醒两次,过去一月内遗尿两次,并有胃酸反流病史。下列哪个症状最有可能提示需要做哮喘相关检查?
    a. 流涕
    b. 咳嗽
    c. 胃酸反流
    d. 遗尿

6. 一名 18 岁的男性患者过去一周内 4 天间断胸闷不伴夜间憋醒,FEV$_1$/FVC = 83%,FEV$_1$ = 75%,下列哪项可作为首选治疗方案?选择所有正确的选项。
    a. 低剂量吸入性糖皮质激素
    b. 中剂量吸入性糖皮质激素
    c. 低剂量吸入性糖皮质激素联合 LABA
    d. 按需使用短效 β 受体激动剂

7. 患儿,男性,3 岁,患有哮喘,在过去一个月内按计划使用沙丁胺醇(AccuNeb)1.25mg 每日 3 次控制症状。家属诉患儿每晚因为咳嗽至少醒来一次。现对该患儿做随访教育,下列哪项治疗建议对患儿目前的哮喘控制最佳?选择所有正确的选项。
    a. 继续目前的治疗
    b. 升一级治疗
    c. 降一级治疗
    d. 口服激素

8. CM 使用氟替卡松/沙美特罗干粉吸入剂 100/50μg 每次一喷,每日 2 次。该患者复诊时症状轻微改善,FEV$_1$ 70%,表明哮喘未得到有效控制。评估环境因素和用药依从性后,在升级哮喘治疗前应先解决哪些额外问题?

a.缓慢深吸气的吸入技术评估

b.过去一个月沙丁胺醇的使用

c.坚持早晚监测峰流速

d.有力深吸气的技术评估

9. 下列哪些药物可以作为定量吸入剂和雾化溶液? 选择所有正确的选项。

a.沙丁胺醇

b.氟替卡松

c.左旋沙丁胺醇

d.布地奈德

10. 下列哪项是左旋沙丁胺醇的商品名?

a. Serevent

b. Flovent

c. Xolair

d. Xopenex

11. 将下列 10 岁儿童的糖皮质激素按药效低、中、高进行排列。

分类前	分类后
80μg 倍氯米松气雾剂每次两喷,每日 2 次	
180μg 布地奈德干粉剂每次一喷,每日 2 次	
110μg 氟替卡松气雾剂每次两喷,每日 2 次	
220μg 莫米松每次一喷,每日一次	

12. 一名 16 岁非洲裔美国患者因哮喘发作入院。医嘱规定患者使用的药物为沙丁胺醇气雾剂喘息发作时每次两喷,糠酸莫米松干粉剂一天一次吸入,非索非那定 180mg 每天 1 片,福莫特罗干粉剂每次一喷,每日 2 次。哪一种药物每日单用控制哮喘可能会增加死亡风险?

a.沙丁胺醇

b.糠酸莫米松

c.非索非那定

d.福莫特罗

13. 即使坚持联合大剂量吸入性糖皮质激素/LABA 治疗,患者仍有症状。下列哪项可能是患者控制不佳的潜在原因?

a.β 受体的基因多态性(Arg/Arg 或 Arg/Gly)

b.免疫治疗后 IgG 过度表达

c.支气管平滑肌细胞受体(M3)的下调

d.IgE 与肥大细胞的 Fc 受体结合力下降

14. 利用下图找出奥马珠单抗的作用机制。

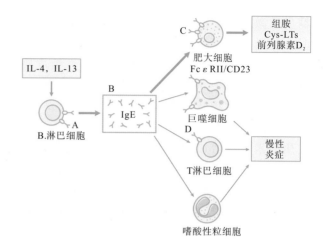

15. 下列哪项为一名 46 岁男性哮喘患者的最佳治疗方案? 主诉:晨起有喘息,日间好转。过去的一个月有间断咳嗽,过去一年已使用过三个疗程的口服激素。目前 $FEV_1 = 55\%$ 。

a.中剂量的糖皮质激素(ICS)

b.低剂量 ICS 和 LABA

c.中剂量 ICS 和 LABA

d.茶碱

16. 选择环索奈德的商品名。

a. Ventolin

b. Asmanex

c. Pulmicort

d. Alvesco

17. 一名 16 岁的女性患者目前使用二丙酸倍氯米松(QVAR)80μg 每次两喷,每日 2 次,活动不受限制,该患者的 SABA 停用超过 3 个月,后续治疗建议是什么?

a.升级治疗

b.降级治疗

c.继续目前治疗

d.停用 SABA

18. 下列哪些疫苗特别推荐用于一名 23 岁的哮喘患者? 选择所有正确的选项。

a.麻-腮-风疫苗

b.流感疫苗

c.带状疱疹

d.肺炎球菌疫苗

19. 一名 2 岁的患儿即将出院,准备开始使用中剂量吸入性糖皮质激素,接待该患儿父母咨询服务时需要告知哪些药物不良反应?

a.减少葡萄糖的生成可导致低血糖

b.永久性的生长抑制

c.间歇性喘息

d.在开始的几年可能会减慢生长,但不会持续影响

20. 一名 25 岁的女性哮喘患者,使用氟替卡松/沙美特罗 (Advair) 250/50μg 每次一喷,每日 2 次,沙丁胺醇必要时每次两喷,每 4~6 小时一次,哮喘控制良好。现该患者拿出产科开具的产前维生素处方进行咨询。下列哪种药物最安全可推荐用于其控制哮喘?

   a. 沙丁胺醇每次两喷,每日 4 次

   b. 氟替卡松/沙美特罗 (Advair) 250/50μg 每次一喷,每日 2 次

   c. 环素奈德 (Alvesco) 160μg 每次一喷,每日 1 次

   d. 布地奈德 (Pulmicort) 90mg 每次一喷,每日 2 次

要点小结

■ 哮喘的主要特征是气道炎症和支气管高反应性,可导致不同程度的气流受限。

■ 炎症控制不佳引起支气管平滑肌和黏液腺增生和肥大,可能导致永久性的、不可逆的阻塞,被称为气道重塑。

■ 肺活量测定 FEV_1 较用药前增加 ≥ 12%,且其绝对值增加 200mL,则诊断为哮喘。

■ 所有哮喘患者应备有快速缓解药物(沙丁胺醇)。

■ 吸入性糖皮质激素是持续哮喘患者控制炎症的首选药物。在儿童中被证明可降低死亡率;但是,在开始治疗的几年内会短暂地减少生长,成年期不能恢复。

■ 由于可增加哮喘相关死亡的风险(黑框警告),长效 β_2 受体激动剂禁用于哮喘单药治疗。长效 β_2 受体激动剂只应与激素在同一吸入器中(复方制剂)用于吸入性糖皮质激素不能完全控制的辅助治疗。

■ 有心肌梗死需要使用 β 受体阻滞剂的哮喘患者,可用对哮喘控制无不良影响的心脏选择性 β 受体阻滞剂。

参考文献

Barnes PJ. Asthma//Longo DL, Fauci AS, Kasper DL, et al. Harrison's Principles of Internal Medicine. 18th ed. New York, NY: McGraw-Hill,2012:chap254.

Barnes PJ. Pulmonary pharmacology//Brunton LL, Chabner BA, Knollmann BC, et al. Goodman & Gilman's The Pharmacological Basis of Therapeutics. 12th ed. New York, NY: McGraw-Hill,2011:chap 36.

Boushey HA. Drugs used in asthma//Katzung BG, Masters SB, Trevor AJ, et al. Basic & Clinical Pharmacology. 12th ed. New York, NY: McGraw-Hill,2012:chap 20.

DiPiro JT, Talbert RL, Yee GC, et al. Asthma//DiPiro JT, Talbert RL, Yee GC, et al. Pharmacotherapy: APathophysiologic Approach. 9th ed. New York, NY: McGraw-Hill,2014:chap 15.

National Asthma Education and Prevention Program. Expert Panel Report 3 (EPR-3):Guidelines for the Diagnosis and Management of Asthma-Summary Report 2007. J Allergy Clin Immunol,Nov 2007,120(suppl 5):S94-S138.

第 46 章 | 囊性纤维化

Terra Varner, Rob Daniels, S. Scott Sutton
译者 张抗怀 问媛媛

基础概述

囊性纤维化(CF)是人体上皮细胞(尤其是衬于肠道和肺部气道的上皮细胞)的一种常染色体隐性遗传病。正常情况下,上皮细胞通过囊性纤维化跨膜调节因子(CFTR)将氯离子与钠离子和水随着离子流进行转运。CF 是指 CFTR 功能缺失,同时伴体内氯离子和水转运异常。因此,胰腺、肝胆系统、生殖道、汗腺和气道等产生的分泌物变稠,导致阻塞,伴有功能障碍。功能障碍导致器官系统疾病(表 46 - 1)。

表 46 - 1　囊性纤维化对器官系统的影响

器官阻塞	功能障碍	临床影响
胰管	管道阻塞	酶缺乏,消化不良
胆管	管道阻塞	肝硬化,门静脉高压,食管静脉曲张
肠道	黏性分泌物	远端肠梗阻综合征(DIOS)
肺	黏性分泌物	阻塞,感染
汗腺	不能重吸收钠离子("皮肤咸味")	低钠血症
生殖	男性:附睾、输精管、精囊等阻塞 女性:子宫颈阻塞	无精 生育能力减退
骨,关节	未知	关节炎,骨质减少

CF 患者临床表现的严重程度随基因型不同而变化。但是,随着年龄增长,所有患者的受影响器官功能都将从基线水平发展为渐进性恶化。疾病早期病情轻微,疾病晚期病情恶化和严重。胃肠系统的早期阻塞表现为腹胀、腹痛、呕吐和粪排出改变。由于脂肪酶缺乏,早期消化不良产生含高脂肪成分的粪便,即所谓的脂肪泻。脂肪泻的特点是有恶臭味的、油腻的粪便量增加。晚期消化不良可导致不同程度的营养不良。晚期胰腺疾

病可致囊性纤维化相关糖尿病(CFRD)。CFRD 可兼有 1 型和 2 型糖尿病的性质。CF 患者可因胰腺阻塞而出现胰岛素缺乏,同时无法利用体内存在的胰岛素,这种情况可以是症状性的,或者可以表现为未处理的 2 型糖尿病。晚期胆道疾病导致阻塞和肝衰竭(表 46 - 2)。

表 46 - 2　CF 患者的早期疾病与晚期疾病比较

器官功能障碍		
消化道	**早期疾病**	**晚期疾病**
阻塞	腹胀,腹痛,恶心,呕吐	DIOS,肝衰竭,CFRD
消化不良	脂肪泻,营养不良	严重营养不良
肺		
阻塞	咳嗽,痰量增加	COPD,肺源性心脏病
感染	急性加重	PFTs 持续下降

缩写:DIOS,远端肠梗阻综合征;CFRD,囊性纤维化相关糖尿病;COPD,慢性阻塞性肺疾病;PFTs,肺功能检测

肺部疾病也分为早期疾病和晚期疾病。肺脏系统的早期阻塞导致咳嗽、痰量增加、喘息、收缩、呼吸急促、呼吸困难和发绀。早期肺部感染开始表现为一个缓慢循环模式,即正常与肺部恶化(所谓的加重)交替出现。早期加重由金黄色葡萄球菌、流感嗜血杆菌和铜绿假单胞菌等细菌引起。晚期感染由多重耐药菌如嗜麦芽窄食单胞菌和洋葱伯克霍尔德菌等引起。晚期肺部疾病导致需氧量增加、杵状指、胸腔前后径增宽和膈肌扁平。慢性感染和炎症引起肺组织破坏,导致肺功能检查(PFTs)永久性下降(表 46 - 2)。慢性鼻窦炎症状可包括鼻塞、疼痛和嗅觉丧失。

CF 的诊断基于汗液氯离子浓度的升高。采用毛果芸香碱电离子透入法收集 2 份汗液标本,氯离子浓度均≥60 mEq/L 视为阳性。存在呼吸阻塞、胰腺外分泌功能障碍以及家族史阳性等可为诊断 CF 提供辅助支持。汗液检测结

果不能确定 CF 的患者可能需要进行 CFTR 突变分析。

预防

CF 的预防基于家庭遗传咨询以及对常染色体隐性遗传的了解。95% 男性 CF 患者由于附睾、输精管和精囊的阻塞而丧失生育能力。女性 CF 患者由于子宫颈黏膜异常,导致生育能力减退。CF 携带者结婚后可以生出一个 CF 孩子,5% 的美国白人为 CF 携带者。CFTR 突变分析可检出杂合子(携带者),这些人没有 CF 的体征或症状。如果一对夫妻均为携带者,孩子发生 CF 的概率为 1:4,孩子为携带者的概率为 1:2,孩子为正常人(既不发生 CF,也不是携带者)的概率为 1:4。

治疗

CF 的治疗目标分为短期目标和长期目标。肠道疾病的短期目标是大便习惯正常、体重增加以及维生素水平正常。肠道疾病的长期目标是最佳营养状况。肺部治疗的短期目标是减少气道感染、炎症和阻塞。急性加重治疗的目标是使肺功能恢复到加重前状态。肺部治疗的长期目标是阻止用力肺活量(FVC)、1 秒用力呼气量(FEV$_1$)等持续下降,阻止因气道陷闭所致的残气量(RV)持续增加。

胃肠道疾病

胰酶替代治疗

胃肠道疾病的处理通过胰酶替代治疗完成。首选制剂是微囊胰酶(表 46 - 3)。这些胶囊中的肠溶衣微球得到保护免受胃酸的破坏,因此与未包衣制剂相比,可以给予较低剂量。根据脂肪酶含量,这些制剂的起始剂量为每餐 1000U/kg 脂肪酶。与点心一起服用时剂量减半。无法吞咽胶囊的患者,可打开胶囊,将内容物撒在苹果酱、果酱和非碱性的软性食物上。日剂量一般不应超过 10 000U/kg,每餐脂肪酶最大量为 2500U/kg。不良反应与大剂量酶制剂有关。已有报道含有高嘌呤成分的产品可致高尿酸尿。近侧结肠狭窄与剂量超过每天 24 000U/kg 有关。对于酸分泌过多患者,可给予组胺 H$_2$ 受体拮抗剂和质子泵抑制剂以减少酶的剂量,并使胰酶替代治疗效果最佳。结肠内的恒定酸也会抑制肠溶衣的溶解。

表 46 - 3　肠溶胰酶制剂

制剂	注释	脂肪酶 (USP 单位)	蛋白酶 (USP 单位)	淀粉酶 (USP 单位)
Creon	猪源性,缓释,肠溶微球	3000	9500	15 000
		6000	19 000	30 000
		12 000	38 000	60 000
		24 000	76 000	120 000
		36 000	114 000	180 000
Pancrelipase	猪源性,缓释,肠溶颗粒	5000	17 000	27 000
Pancrease	猪源性,缓释,肠溶微片	4200	10 000	17 500
		10 500	25 000	43 750
		16 800	40 000	70 000
		21 000	37 000	61 000
Pertzye	猪源性,缓释,碳酸氢盐缓冲,肠溶微球	8000	28 750	30 250
		16 000	57 500	60 500
Ultresa	猪源性,缓释,肠溶小片	13 800	27 600	27 600
		20 700	41 400	41 400
		23 000	46 000	46 000

续表

制剂	注意	脂肪酶 （USP 单位）	蛋白酶 （USP 单位）	淀粉酶 （USP 单位）
Zenpep	猪源性,缓释,肠溶颗粒	3000	10 000	16 000
		5000	17 000	27 000
		10 000	34 000	55 000
		15 000	51 000	82 000
		20 000	68 000	109 000
		25 000	85 000	136 000

译者注:USP,美国药典

维生素替代治疗

CF 患者由于营养吸收不良,需要补充维生素,尤其是脂溶性维生素。这些维生素的缺乏在临床上表现为神经功能障碍(维生素 E)、骨脱矿质(维生素 D)、出血问题(维生素 K)、皮炎和视觉困难(维生素 A)。凝血酶原升高患者应考虑每天给予维生素 K 2.5 ~ 10mg(根据年龄调整剂量)。无论是否存在症状或胰酶缺乏,所有确诊的 CF 患者都应该给予脂溶性维生素补充剂。已有几种制剂(如 AquADEKs)能够为 CF 患者提供适当的维生素和剂量(注意—这些剂量高于非 CF 患者的推荐日剂量)。

利胆治疗

老年 CF 患者使用熊去氧胆酸(UDCA)有益,后者为一种具有利胆作用的胆汁酸。研究显示,该药对于肝脏疾病患者的形态和功能有改善作用。剂量为每日 15 ~ 20mg/kg,分 3 次与牛磺酸补充剂联合使用。预防性使用该药有益于防止终末期肝衰竭。

肺疾病

肺部治疗集中在三个方面:抗阻塞治疗,抗炎治疗和抗感染治疗。

抗阻塞治疗

将黏液和分泌物从气道中清除的主要治疗方法是叩击和体位引流。振动可以松解黏液和分泌物(如拍击),头部位置比身体更低(如体位引流)便于黏液和分泌物的清除。雾化吸入黏液溶解剂如无菌氯化钠或 N - 乙酰半胱氨酸(Mucomyst)等可以提高叩击的效果;雾化吸入支气管扩张剂(沙丁胺醇)可以提高体位引流的效果。已对两种雾化制剂长期使用防止黏液和分泌物在 CF 患者肺中堆积进行了研究。第一种是重组人脱氧核糖核酸酶,吸入给药(2.5mg,一日 1 ~ 2 次)以降低肺分泌物的黏稠度。已证实该药能够延长 CF 患者肺部加重发作的间隔时间。第二种长期使用的雾化制剂是高渗盐(7% 无菌溶液)。目前认为该药可以延缓 CF 患者肺损伤的进展。

抗炎治疗

CF 患者的抗炎治疗可以通过以下三组药物完成:口服糖皮质激素类,吸入糖皮质激素类,布洛芬和大环内酯类抗生素。口服糖皮质激素类能够改善肺功能,但对线性生长和糖代谢有不良影响。吸入性糖皮质激素类在此类人群中应用的研究不多。CF 治疗指南不推荐使用吸入和口服糖皮质激素类。高剂量布洛芬能够减慢肺疾病进展的速度,但是需要监测血清药物浓度,成本很高。已证实阿奇霉素能够改善呼吸功能,减少肺部加重的频次。目前的建议是,不论铜绿假单胞菌感染情况如何,所有大于 6 岁的患者均应使用大环内酯类药物。

抗感染治疗

对 CF 患者进行抗菌治疗可改善临床状况而无须清除痰液中的所有细菌(如抑制治疗)。CF 患者肺部感染的主要细菌是铜绿假单胞菌,该菌可以分泌一种细胞外基质(生物膜),使细菌能够抵抗局部的宿主防御反应和大多数抗生素。另外,该细菌定植在气道表面而不是作为病原体穿透组织,这是该细菌免受宿主防御和抗生素打击的另一种方法(即气管内感染)。抗菌治疗主要针对铜绿假单胞菌和金黄色葡萄球菌,通常联合使用一种氨基糖苷类和一种 β - 内酰胺类抗生素。当铜绿假单胞菌对氨基糖苷类耐药时,可以用一种氟喹诺酮类或黏菌素与 β - 内酰胺类抗生素联合。推荐进行双重抗菌治疗,可以发挥联合用药的协同作用,预防耐药发生。当有 MSSA 和铜绿假单胞菌两种细菌生长时,治疗选择同样只需双重覆盖铜绿假单胞菌即可(头孢他啶除外)。如果是 MRSA 与铜绿假单胞菌两种细菌,治疗应该包括万古霉素或利奈唑胺,外加与治疗铜绿假单胞菌同样的抗菌药物组合。双重治疗较单药治疗已显示出优势,减少了耐药的发生。与其他下呼吸道感染不同的是,CF 患者的痰培养结果与下呼吸道病原体密切相关,应该用于指导治疗。年龄较大的 CF 患者通常会有耐药革兰阴性细菌如洋葱伯克霍尔德菌和嗜麦芽窄食单胞菌。这些细菌通常对多种抗生素耐药,应通过细菌培养和敏感性报告指导治疗。具有独特作用机制的老的抗生素(如黏菌素、多黏菌素 B)对这些耐药菌可能敏感。应持续治疗直至肺部加重的体征和症状消退(如 FEV_1 改善)。已证实耐药菌可以从一位患者传染给其他患者,因此,当携带耐药菌的患者与其他 CF 患者在一起时,应佩戴呼吸面罩。

敏感细菌引起的有症状的门诊患者出现轻度加重时,可口服抗生素进行治疗。一些常用的口服抗菌药物包括:甲氧苄氨嘧啶 - 磺胺甲基异噁唑、利奈唑胺或环丙沙星。不推荐预防性使用口服抗生素,其潜在益处没有超过耐药菌发生的风险。

抗生素的吸入给药途径也已试用于 CF 患者群体,尤其是有铜绿假单胞菌定植的患者。通过吸入进行局部输送确保药物在感染部位具有较高的浓度,同时避免全身毒性。CF 患者最常用的方案是,妥布霉素雾化吸入 300mg,一日 2 次,连续 1 个月,隔月交替使用。替代的吸入药物包括氨曲南和黏菌素。

特殊考虑

CF 患者对许多抗生素包括氨基糖苷类、一些 β - 内酰胺类和甲氧苄氨嘧啶 - 磺胺甲基异噁唑等的消除加快。消除加快意味着大多数患者需要较高的剂量。这些患者的给药剂量应参考 CF 剂量表(表 46 - 4),并随后进行药代动力学计算以促进剂量个体化。

表 46 - 4　治疗囊性纤维化的抗生素剂量

抗生素	剂量[a]	最大剂量[b]	方案	血清水平[c]
注射				
妥布霉素	10	NA	每 24 小时 1 次	峰浓度 20 ~ 40,谷浓度 <1
阿米卡星	30 ~ 35	NA	每 24 小时 1 次	峰浓度 80 ~ 120,谷浓度 <1
氨曲南	20 ~ 300	8 ~ 12	每 6 小时 1 次	NA
头孢吡肟	150 ~ 200	6 ~ 8	每 6 ~ 8 小时 1 次	NA
头孢他啶	200 ~ 400	8 ~ 12	每 6 ~ 8 小时 1 次	NA
粘菌素	8	480mg/d	每 8 小时 1 次	NA
亚胺培南	100	4	每 6 小时 1 次	NA
美罗培南	120	6	每 8 小时 1 次	NA
奈夫西林	200	12	每 4 ~ 6 小时 1 次	NA
万古霉素	80	NA	每 6 小时 1 次	谷浓度 15 ~ 20
替卡西林 + 克拉维酸	400 ~ 750	24 ~ 30	每 6 小时 1 次	NA
环丙沙星	30	1.2	每 8 小时 1 次	NA
哌拉西林 + 他唑巴坦	350 ~ 600	18 ~ 24	每 4 ~ 6 小时 1 次	NA
口服				
环丙沙星	40	2	每 12 小时 1 次	NA
头孢氨苄	50 ~ 100	4	每 6 ~ 8 小时 1 次	NA
复方磺胺甲基异噁唑	10 ~ 15	0.64	每 12 小时 1 次	NA

续表

抗生素	剂量[a]	最大剂量[b]	方案	血清水平[c]
吸入				
妥布霉素	0.6g/d	NA	每 12 小时 1 次	NA
黏菌素	150~300mg/d	NA	每 12 小时 1 次	NA

a. mg/(kg·d)

b. g/d

c. μg/mL

案例应用

1. 患者 JN,女性,2 岁,体重 8kg,反复以"肺炎"就诊。患者有 CF 家族史。应进行哪项检查来诊断 CF?

   a. 胸部 X 线检查

   b. 痰培养

   c. 汗液检测

   d. DNA 检测

2. JN 被诊断为 CF,需要启动针对肺炎的治疗,应进行哪项检查以指导抗生素的选择?

   a. 痰培养和药敏试验

   b. 胸部 X 线检查

   c. 胸部 MRI 检查

   d. 胸部 CAT 扫描

3. 对于该 CF 患者,应经验性地针对哪种细菌进行治疗?

   a. 洋葱伯克霍尔德菌

   b. 铜绿假单胞菌

   c. 嗜麦芽窄食单胞菌

   d. 流感嗜血杆菌

4. 下列哪种抗生素联合方案适宜治疗 JN 的肺炎?

   a. 氨基糖苷类和阿莫西林

   b. 氨基糖苷类和头孢吡肟

   c. 氨基糖苷类和氨苄西林/舒巴坦

   d. 环丙沙星

5. 需要高的血清峰浓度以便穿透组织和充分治疗革兰阴性菌引起的肺部感染。需要低的谷浓度以确保低毒性。对于 JN 的氨基糖苷类治疗来说,其适当的血清药物水平是多少?

   a. 峰浓度>20 且谷浓度>1

   b. 峰浓度>20 且谷浓度<1

   c. 峰浓度<20 且谷浓度>1

   d. 峰浓度<20 且谷浓度<1

6. 关于 CF 患者的抗生素初始剂量,可以做哪些一般性陈述?选出所有正确答案。

   a. 患者需要较高的抗生素剂量

   b. 患者需要的抗生素剂量与其他肺炎患者相同

   c. 剂量因人而异,应个体化

   c. 患者需要较低的抗生素剂量

7. 为治疗 JN 的 CF 加重,应给予抗生素多长时间?

   a. 7 天

   b. 10 天

   c. 14 天

   d. 直至 JN 的肺功能检查(PFTs)恢复到 2 岁儿童的基线水平

8. 给出两个理由说明为什么应采用双重静脉抗生素治疗 JN 的肺部加重?

   a. 协同抗菌以及减少细菌耐药

   b. 协同抗菌以及增加细菌耐药

   c. 因为使用较低剂量,可将抗生素的不良反应降至最小

   d. 较窄的抗菌覆盖和协同抗菌

9. 对于 JN 的肺炎,除了抗生素之外,还应采取哪些其他治疗?

   a. 胸部叩击和体位引流

   b. 胰酶替代治疗

   c. 维生素替代治疗

   d. 胰岛素替代治疗

10. 患者 VC,女性,3 岁(36 个月),患有囊性纤维化,准备从儿童医院出院。她需要开始胰酶替代治疗。她一日三餐另加三次点心。体重 21kg。请计算她每餐的起始酶剂量。

    a. 每餐 15 000U

    b. 每餐 21 000U

    c. 每餐 22 000U

    d. 每餐 23 000U

11. 你会为 VC 每餐选择使用下列哪种产品?

    a. Pancreaze 4200U

    b. Pancreaze 10 500U

    c. Pancreaze 16 800U

    d. Pancreaze 21 000U

12. 与 VC 每日 3 次点心同时服用的胰酶替代治疗剂量是多少?

    a. Pancreaze 4200U

b. Pancreaze 10 500U

c. Pancreaze 16 800U

d. Pancreaze 21 000U

13. 如何指导 VC 母亲为 VC 实施胰酶替代治疗？

　　a. 用水送服整个胶囊

　　b. 用果汁送服整个胶囊

　　c. 打开胶囊，将药物撒在软的、非碱性食物上，不要咀嚼药粒

　　d. 打开胶囊，将药物撒在软的、碱性食物上，不要咀嚼药粒

14. 如何指导 VC 的母亲监测孩子的胰酶替代治疗效果？

　　a. 脂肪泻减少，体重增加

　　b. 脂肪泻减少，体重减少

　　c. 脂肪泻增加，体重增加

　　d. 脂肪泻增加，体重减少

15. 应指导 VC 母亲注意监测胰酶替代治疗的哪些不良反应？选出所有正确答案。

　　a. 口疮

　　b. 晒伤

　　c. 尿疹

　　d. 食欲下降

16. VC 母亲听说 CF 患者缺乏维生素，她想知道是哪些维生素。

　　a. 脂溶性维生素

　　b. 水溶性维生素

　　c. 叶酸

　　d. 所有维生素

17. 某患儿以"囊性纤维化"入住儿童医院，起初入院目的是治疗肺炎，但是后来患者出现肝衰竭。孩子母亲想知道是否有药物能够防止肝衰竭。

　　a. 胰补充剂

　　b. 维生素补充剂

　　c. 抗生素

　　d. 熊去氧胆酸

18. PR 是一位囊性纤维化患儿，医生希望使用能够延长肺部感染间期的药物。你会建议哪些药物？选出所有正确答案。

　　a. 吸入妥布霉素

　　b. 吸入沙丁胺醇

　　c. 吸入脱氧核糖核酸酶

　　d. 吸入高渗盐水

19. 为协助预防肺部感染，可给予 PR 哪些辅助治疗？选出所有正确答案。

　　a. 流感疫苗

　　b. 脑膜炎球菌疫苗

　　c. 麻疹 – 腮腺炎 – 风疹三联疫苗

　　d. 肝炎疫苗

20. 如果一位母亲有一个囊性纤维化的孩子，她将来生育的其他孩子发生 CF 的可能性有多大？她和她的丈夫都不是 CF 患者。

　　a. 25%

　　b. 50%

　　c. 75%

　　d. 100%

要点小结

　　■ 囊性纤维化是人体上皮细胞氯离子转运障碍导致的疾病。大多数问题发生在胃肠系统和呼吸系统。

　　■ CF 病理机制导致体内钠和水的异常转运，进而导致分泌物黏稠，阻塞系统，阻塞外分泌腺管道，持续诱发感染并伴有炎症。

　　■ 胃肠系统的黏稠分泌物引起管道（包括胰管和胆管）阻塞，进而导致消化酶缺乏、食物吸收不良以及营养不良。

　　■ 消化系统的治疗包括胰酶和维生素的替代治疗。

　　■ 呼吸系统的黏稠分泌物导致肺部阻塞、细菌定植和慢性炎症。

　　■ 呼吸系统的治疗目标是减少感染和炎症。

　　■ 肺部感染的治疗包括静脉抗生素治疗 CF 加重以及预防性使用抗生素以延缓疾病发展。抗菌治疗针对铜绿假单胞菌，铜绿假单胞菌是 CF 患者肺部感染最常见的病原体。

■肺部炎症的治疗目标是延缓随着时间推移而出现的肺损害。

■CF 治疗的总体目标是延缓疾病进展，预防营养不良，帮助患者拥有尽可能正常的生活方式。

参考文献

Boucher RC. Cystic fbrosis//Longo DL, Fauci AS, Kasper DL, et al. Harrison's Principles of Internal Medicine. 18th ed. New York, NY: McGraw-Hill, 2012: chap 259.

Cystic Fibrosis Foundation. Clinical Practice Guidelines for Cystic Fibrosis: preventive and maintenance care for the patient with cystic fbrosis, May 2006, 1 - 24. https://www. portcf. org/Resources/Consensus% 20&% 20Guidelines/Chapter% 201. pdf.

Farrell PM, Rosenstein BJ, White TB, et al. Guidelines for the diagnosis of cystic fbrosis in newborns through older adults: Cystic Fibrosis Foundation Consensus Report. J Pediatr, 2008,153(2): S4 - S14.

Flume PA, Mogayzel PJ Jr, Robinson KA, et al. Cystic fbrosis pulmonary guidelines: treatment of pulmonary exacerbations. Am J Respir Crit Care Med, 2009,180: 802.

Wright CC, Vera YY. Cystic fbrosis//DiPiro JT, Talbert RL, Yee GC, et al. Pharmacotherapy: A Pathophysiologic Approach. 9th ed. New York, NY: McGraw-Hill, 2014: chap 18.

Zobell JT, Young DC, Waters CD, et al. Optimization of antipseudomonal antibiotics for cystic fbrosis pulmonary exacerbations: VI. Executive summary. Pediatr Pulmonol, 2013, 48: 525.

第七部分

骨关节疾病

第 47 章 痛 风

Michelle M. Bottenberg

译者 王海涛 蔡 艳

基础概述

痛风是由于单钠尿酸(MSU)晶体在关节及周围组织沉积形成的急性和复发性关节炎,可导致疼痛、红肿和炎症。血清尿酸(SUA)浓度升高是嘌呤代谢紊乱、尿酸排泄减少、核酸转化增加或嘌呤生成增加的结果。尿酸是一种来源于饮食或人体细胞内 DNA 破坏后的嘌呤化合物代谢产物。尿酸由肾脏排泄,其生成超过排泄时出现累积。大多数痛风患者由于尿酸排泄减少出现累积。不管成因如何,过量摄入高嘌呤饮食均可诱发高尿酸血症和痛风急性发作(表 47 – 1)。

表 47 – 1 可影响血清尿酸(SUA)水平的饮食成分

增加 SUA
■ 红肉和内脏(肝、肾)、海鲜(贝类、凤尾鱼)、啤酒和烈酒
■ 含糖软饮料和果糖
降低 SUA
■ 维生素 C
■ 咖啡

SUA 是痛风的一项重要监测指标。随着年龄、血压、体重和酒精摄入量的增加,SUA 浓度可进一步升高。痛风发作可在 SUA 水平正常的个体中发生,且 SUA 浓度升高并不一定导致痛风的进展。

临床表现

痛风是一种累及下肢关节的自限性单关节炎疾病(表 47 – 2)。此外,90% 的患者有足部痛风(大脚趾急性发作)。症状发展迅速,包括剧烈的疼痛、红斑、发热和受累的关节周围肿胀。痛风急性发作通常是自发的,也可以由应激、感染、手术或摄入酒精或药物诱发。疾病初期急性发作次数较少,但痛风是一种反复发作的慢性疾病,其发作频率随着时间的推移而增加。如果不治疗,急性痛风发作可能持续 1 ~ 2 周,随后为无症状期。

表 47 – 2 痛风的临床体征和症状

体征
■ 受累关节肿胀、红斑和发热
■ 轻微发热
■ 慢性、严重的痛风时可能出现痛风石(通常在耳朵、手、手腕、肘或膝)
症状
■ 受累关节严重疼痛、肿胀和发热
■ 通常是单关节发作,最常见的部位是跖趾关节和膝关节
■ 老年患者可能表现非典型症状,如发病症状隐匿和多关节受累,常累及手、腕关节

除了典型的痛风症状外,患者还可能出现其他并发症,包括:

■ 痛风石 – 尿酸盐结晶沉积物,可破坏周围的软组织,并引起剧烈的疼痛和关节破坏。

■ 在肾脏出现尿酸结石(尿酸性肾结石)。

诊断

高尿酸血症是定义为 SUA 水平大于 7mg/dL(男性)或大于 6mg/dL(女性)。无症状高尿酸血症很常见,一般不需要药物治疗。因此,评估 SUA 浓度升高时必须考虑痛风的临床特点。滑膜液检查有 MSU 晶体存在是诊断的金标准。然而,临床医生诊断痛风主要是基于查体、患者及家族病史和目前的治疗药物。受累关节的 X 线片可显示痛风损伤,但不应单独用于诊断。

治疗—急性痛风发作

治疗的目标包括缓解症状,防止反复发作和并发症。早期,适当的治疗可减少疼痛、残疾和痛风发作持续时间。痛风急性发作的药物选择包括

非甾体抗炎药(NSAIDs)、秋水仙碱和糖皮质激素(表 47 - 3)。一线治疗包括口服秋水仙碱或

NSAIDs,以缓解疼痛和炎症。此外,受累关节应注意休息,并用冷敷包处理(应避免使用热敷)。

表 47 -3 急性痛风患者的药物选择

药物分类	举例	常用剂量	注意事项
非甾体抗炎药	吲哚美辛(Indocin)	50mg 口服,一日 3 次,一旦有疗效,然后递减到终止	抗炎剂量的任一 NSAIDs 药品都是有效的;肝肾功不全患者慎用
	萘普生(Naprosyn)	首剂 750mg 口服,以后 250mg 口服,一日 3 次直到疼痛消失	有胃肠道出血和溃疡病史的患者慎用
	舒林酸(Clinoril)	200mg,一日 2 次 ×7 天	
秋水仙碱	Colcrys	首次出现发作时 1.2mg,以后每小时 0.6mg;1 小时最大剂量为 1.8mg	最好在发作的 24 小时内使用;避免静脉使用;静脉剂型不再生产;最常见不良反应:恶心、呕吐、腹泻;少见但严重的不良反应:骨髓抑制、神经肌肉病;肝肾功不全患者慎用;与红霉素、辛伐他汀和环孢菌素有潜在的药物相互作用,能增加秋水仙碱导致的毒性作用风险
糖皮质激素	泼尼松	40 ~ 60mg 口服,一日 1 次,连用3 天,以后每 3 天递减 10mg 直到停药	用于有 NSAIDs 和秋水仙碱使用禁忌或多关节疼痛的患者
	曲安奈德(Kenlog)	60mg 肌内注射×1 剂	高血糖患者慎用;当只累及一个或两个关节时可选择关节腔内治疗
	甲泼尼龙(Depo-Medrol)	10 ~ 40mg ×1 剂,关节腔内注射	

非甾体抗炎药(NSAIDs)

虽然吲哚美辛(Indocin)被认为是治疗痛风的经典药物,但是在等效抗炎剂量下的任何短效 NSAIDs 都是有效的。NSAIDs 通过抑制前列腺素的合成而达到抗炎、镇痛和解热的作用。不良反应包括:胃病、液体潴留、肾功能不全。尽管需要考虑费用和环氧化酶 -2(COX -2)选择性抑制剂潜在的心血管风险,但是质子泵抑制剂或 COX -2 选择性抑制剂可能有减少胃肠道毒性的作用。有肝肾功能不全、溃疡、心脏衰竭或出血风险的患者应谨慎使用。监测参数包括出血的体征和症状、血肌酐、血压和电解质。

秋水仙碱

口服秋水仙碱对急性痛风发作有效,但治疗指数窄,耐受性差且起效慢。口服秋水仙碱用于有 NSAIDs 导致胃病风险或 NSAIDs 治疗失败的患者。秋水仙碱通过减少吞噬作用和关节中乳酸的产生,发挥抗炎作用,减少尿酸盐结晶沉积。疼痛

发作后的第一个 24 ~ 48 小时用药是最有效的。秋水仙碱会引起明显的胃肠不耐受(如恶心、呕吐、腹泻、腹痛)、肌病、骨髓抑制。对心律失常、肝肾功能受损患者的毒性风险更大。此外,秋水仙碱与多种药物有相互作用,包括环孢菌素和 HMG - CoA 还原酶抑制剂。

糖皮质激素

糖皮质激素推荐作为不能使用 NSAIDs 或秋水仙碱(如有肾功能不全或胃肠道出血病史的患者)患者的一种替代治疗选择。糖皮质激素可通过口服或关节内注射给药。关节内注射之前,应进行关节穿刺取关节液排查感染。全身系统用药推荐用于严重的少关节或多关节的发作和发作部位(如足中段)不能吸收的患者。全身系统使用糖皮质激素的患者应监测血糖、中枢神经系统刺激征、体液潴留、体重增长和增加感染的风险。虽然促皮质素(促肾上腺皮质激素,ACTH)已被用于急性痛风发作,但不是一个首选药物。

预防—慢性痛风的管理

降尿酸治疗的首要目标是防止尿酸结晶形成和沉积以及增加晶体的溶解。预防痛风发作包括非药物管理和药物管理。患者应减少摄入富含嘌呤的饮食,保持健康体重,并避免使用能增加 SUA 浓度的药物(表 47－4)。

几种药物已被批准用于预防痛风发作(表 47－5)。下列患者推荐降尿酸治疗:①每年有两次或两次以上痛风发作;②有痛风结石;或③X 线照片显示关节损伤。目标 SUA 水平应小于或等于 6,并且

患者通常需要 3～12 个月的持续治疗。

表 47－4　可增加血尿酸浓度的药物

噻嗪类利尿药
左旋多巴
烟酸
低剂量阿司匹林
细胞毒性制剂
环孢菌素
乙胺丁醇
吡嗪酰胺

表 47－5　慢性痛风患者降尿酸治疗的药物选择

通用名(商品名)	典型剂量	注解
别嘌醇(Zyloprim)	100～300mg 口服,一日 1 次	肾功能不全患者调整剂量;可诱发急性痛风发作;根据 SUA 水平调整剂量;可引起少见却危及生命的过敏反应;可用于治疗尿酸生成过多和肾脏尿酸排泄过少
非布司他(Uloric)	40～80mg 口服,一日 1 次	严重肝功能不全患者避免使用
丙磺舒(Benemid)	250～500mg 口服,一日 2 次	根据 SUA 水平调整剂量;可诱发急性痛风发作;改变其他药物经肾排泄;监测药物相互作用;保持充足的水化
秋水仙碱(Colcrys)	CrCl 50mL/min:0.6mg 口服,一日 2 次; CrCl 35～49mL/min:0.6mg 口服,一日 1 次; CrCl 10～34mL/min:0.6mg 口服,2～3 天一次; CrCl >10mL/min:避免使用	避免静脉使用;静脉制剂不再生产;最常见的不良反应包括恶心、呕吐、腹泻;少见但严重的不良反应:骨髓抑制、神经肌病;肝肾功能不全患者慎用;可能与红霉素、辛伐他汀、环孢菌素有潜在的药物相互作用,可增加秋水仙碱导致的毒性反应风险

黄嘌呤氧化酶抑制剂

别嘌醇(Zyloprim)是一种阻断黄嘌呤转换为尿酸的嘌呤类似物抑制剂。对尿酸生成过多者和尿酸排泄过低者有效。根据 SUA 水平和肾功能调整别嘌醇的剂量。此外,别嘌醇不应在急性痛风开始发作时使用,否则会加重关节炎。不良反应包括胃肠道不耐受和皮疹。

非布司他(Uloric)是一种非嘌呤类似物抑制剂,批准用于有症状的慢性高尿酸血症痛风患者。非布司他通过肝脏代谢,因此,肾功能不全患者不需要调整剂量。不良反应包括肝酶升高、恶心、皮疹。

秋水仙碱

尽管临床证据有限,秋水仙碱(Colcrys)被批

准用于预防痛风。用于预防时,每日最大剂量为 1.2mg,肾功能不全患者推荐较低剂量。关于不良反应以及监测的具体信息参考治疗–急性痛风发作和特别注意事项部分。

促尿酸排泄的药物

丙磺舒(Benemid)是顽固性高尿酸血症或黄嘌呤氧化酶抑制剂不耐受患者的首选促尿酸排泄药物。丙磺舒可抑制肾近端小管的再摄取,用于治疗尿酸排泄过少。不推荐有肾结石病史或肾功能减退患者使用(估计肌酐清除率 <50mL/min)。和黄嘌呤氧化酶抑制剂一样,丙磺舒不应在急性痛风发作期间开始使用。此外,如果患者有高血压或高脂血症,可考虑使用氯沙坦(Cozaar)、非诺贝特(Tricor,Trilipix),因为它们有一定程度的促尿酸排泄作用。

特别注意事项

肝肾功能不全者

　　肝肾功能不全者痛风的治疗选择具有挑战性。肝肾功能不全时应避免使用 NSAIDs。使用别嘌醇和丙磺舒患者应监测 SUA 浓度,这两种药物需要根据肾功能调整剂量,而严重肾功能受损(肌酐清除率 <10mL/min)应避免使用秋水仙碱。此外,丙磺舒在肾功能降低的患者中(肌酐清除率 <50mL/min)无效。因此,糖皮质激素或非布司他是肾功能不全患者的替代药物。尽管非布司他在肝脏代谢,但轻度或中度肝功能不全(Child-Pugh 分级 A 或 B)患者不需调整剂量。由于在严重肝功能不全患者中没有研究,所以这类患者应慎用。

胃肠道出血/溃疡病史

　　NSAIDs 应避免应用于出血风险高或有胃肠道出血病史的患者。虽然糖皮质激素也可能发生胃肠道不良事件,但对这类人群来说相对更安全。接受抗凝治疗的患者有出血的风险,因此使用 NSAIDs 应特别谨慎。

药物相互作用

　　同时使用红霉素、辛伐他汀和环孢菌素可以改变秋水仙碱的消除,导致不良反应风险增加。别嘌醇可增加华法林、茶碱、硫唑嘌呤和 6 - 巯基嘌呤的血药浓度。与非布司他有相互作用的药物主要包括硫唑嘌呤、6 - 巯基嘌呤、茶碱和所有黄嘌呤氧化酶的底物。与非布司他同时服用可增加这些药物的血药浓度并产生毒性,因此禁止非布司他与这些药物同时使用。

　　由于低剂量阿司匹林减弱丙磺舒排尿酸作用,服用阿司匹林一级或二级心血管预防的患者可能不适合联用丙磺舒。此外,丙磺舒可抑制肾小管分泌青霉素类、头孢菌素类、利福平和甲氨蝶呤,从而增加这些药物血药浓度,并可能导致不良反应发生率增加。

案例应用

1. 下列哪个是 Colcrys 的通用名?

　　a. 丙磺舒

　　b. 秋水仙碱

　　c. 舒林酸

　　d. 非布司他

2. JJ 是一位在你们药房接受药物治疗服务的患者。他有痛风病史,你建议他应避免食用下列哪种高嘌呤食物?

　　a. 肝脏

　　b. 苹果

　　c. 爆米花

　　d. 马铃薯

3. 痛风的典型临床表现有哪些? 选出所有正确的答案。

　　a. 通常累及大脚趾

　　b. 双侧关节受累

　　c. 迅速出现症状

　　d. 自限性的疼痛和红斑

4. 一位有 10 年痛风病史的 76 岁女性患者,临床表现为手上有 MSU 晶体沉积、伴有疼痛。下列哪个术语最准确地描述了这一痛风的并发症?

　　a. 动脉粥样硬化

　　b. 足部痛风

　　c. 痛风石

　　d. 尿酸性肾结石

5. 一位有高血压与痛风病史的 60 岁男性患者来到药房。从他的药物治疗方案看,下列哪个药物最可能导致 SUA 水平升高? 选出所有正确答案。

　　a. 氢氯噻嗪

　　b. 赖诺普利

　　c. 美托洛尔

　　d. 吲哚美辛

6. 下面哪个是别嘌醇的商品名?

　　a. Uloric

　　b. Zyloprim

　　c. Zebata

　　d. Benemid

7. 下列关于别嘌醇药物相互作用的描述,哪一项是正确的?

　　a. 使用别嘌醇可增加华法林和茶碱的血药浓度

　　b. 使用别嘌醇可增加华法林的血药浓度、降低茶碱的血药浓度

　　c. 使用别嘌醇可降低华法林和茶碱的血药浓度

　　d. 使用别嘌醇可降低华法林的血药浓度、增加茶碱的血药浓度

8. 住院医师和你讨论一位已确诊为急性痛风发作的患者,拟对其使用糖皮质激素治疗。下列哪个监测指标是与住院医师沟通的重点?

　　a. 建议因肾功能不全监测血肌酐

b. 建议监测血糖水平

c. 建议监测腹泻

d. 建议监测皮疹的出现

9. 一位 63 岁的男性患者,主诉左大脚趾疼痛剧烈。经诊断为急性痛风发作,医生拟对其进行治疗。患者有高血压、高脂血症、消化性溃疡和青光眼病史。对于这位患者,下列种药物是适当的?

a. 布洛芬

b. 吲哚美辛

c. 别嘌醇

d. 泼尼松

10. 对肌酐清除率小于 10mL/min 的急性痛风患者,下列哪种药物治疗最合适?

a. 泼尼松

b. 布洛芬

c. 萘丁美酮

d. 秋水仙碱

11. 一位患者持新开处方"秋水仙碱"来取药。下列哪条是对该患者进行用药指导的要点?

a. 应告知患者胃肠道不良反应:恶心、呕吐、腹泻、腹痛

b. 应告知患者可能出现皮疹

c. 应告知患者出血的体征和症状

d. 应告知患者密切监测血糖水平

12. 关于非甾体抗炎药(NSAIDs)治疗痛风的作用机制,下列哪种说法正确?

a. NSAIDs 的作用机制是减少吞噬作用和乳酸在关节的产生,从而减少尿酸盐结晶沉积

b. NSAIDs 的作用机制是通过阻断黄嘌呤转换为尿酸

c. NSAIDs 的作用机制是通过抑制前列腺素的合成,发挥抗炎、镇痛和解热作用

d. NSAIDs 的作用机制是通过抑制近端肾小管重吸收尿酸,从而降低血尿酸水平

13. 关于非布司他,下列哪项是正确的?

a. 非布司他是肝功能衰竭患者合适的选择

b. 非布司他是急性痛风患者的药物选择

c. 非布司他是肾功能不全患者的一种选择

d. 非布司他没有药物相互作用

14. 你在内科为一位痛风急性发作的患者开展药学服务。你所在团队的住院医生拟使用吲哚美辛治疗。你和住院医师沟通关于使用 NSAIDs 治疗痛风的信息,下列哪种说法正确?

a. NSAID 中治疗痛风的药物是吲哚美辛

b. 没有禁忌的急性痛风患者选择等效抗炎剂量的短效 NSAIDs 均可

c. NSAID 用于痛风治疗首选的给药途径是静脉注射

d. NSAIDs 是秋水仙碱之后的痛风治疗二线药物

15. 一位 68 岁的男性患者,主诉过去的一年中有三次急性痛风发作史,诊断为尿酸生成过多。患者有严重的肝功能损害,但无肾功能不全。下列哪种药物适用于该患者慢性痛风的预防?

a. 别嘌醇

b. 非布司他

c. 丙磺舒

d. 磺吡酮

16. 丙磺舒通过什么作用机制产生效应?

a. 黄嘌呤氧化酶的抑制作用

b. 抑制尿酸排泄

c. 抑制尿酸在近端小管的重吸收

d. 抑制前列腺素的合成

问题 17~18 基于以下病例。

一位 75 岁的男性患者开始使用别嘌醇预防痛风。他的血尿酸基线水平为 11.6mg/dL。他身体超重(BMI30mg/m²),一天喝 1~2 两罐的啤酒。

17. 下列描述别嘌醇及其预防痛风作用的说法,哪项是正确的?

a. 别嘌醇最有效的时间是在急性疼痛发作的 24~48 小时

b. 通常的起始剂量为每日口服 300mg

c. 别嘌醇治疗时间应持续 3~12 个月

d. 严重不良反应包括肌病和骨髓抑制

18. 下列哪些措施可推荐用于该痛风患者? 选出所有正确答案。

a. 减轻体重

b. 减少饮酒

c. 使用冷敷包

d. 使用热疗法

19. 选出治疗痛风时血尿酸的目标水平。

a. ≤6mg/dL

b. ≤7mg/dL

c. ≤8mg/dL

d. ≤9mg/dL

20. 根据剂量水平(mg),将下列痛风治疗药物排序,从最低剂量开始。

无序选项	排序结果
甲泼尼龙	
秋水仙碱	
萘普生	
吲哚美辛	

要点小结

■ 痛风是急性和反复发作的单关节炎，由 MSU 结晶在关节和外围组织沉积而引起。

■ 高尿酸血症定义为男性 SUA 浓度大于 7mg/dL 或女性 SUA 浓度大于 6mg/dL。

■ 有高尿酸血症的人并非都会进展成痛风，而痛风也能在血尿酸水平正常时发作。

■ 尽管许多医生根据临床表现诊断痛风，但是痛风的确诊需要在穿刺液里检测到 MSU 结晶。

■ 高尿酸血症的体征和症状包括在受累的关节附近出现疼痛、红斑、温度升高和肿胀。

■ 痛风可能的并发症包括可造成关节损伤的痛风石和尿酸性肾石病。

■ 痛风的治疗包括非药物和药物联合的方法。

■ 急性痛风性关节炎的治疗药物包括 NSAIDs 和秋水仙碱，它们能减轻疼痛和炎症。

■ 降尿酸治疗常用于慢性痛风的管理，预防急性发作。

参考文献

Fravel MA, Ernst ME, Clark EC. Gout and hyperuricemia//DiPiro JT, Talbert RL, Yee GC, et al. Pharmacotherapy: APathophysiologic Approach. 9th ed. New York, NY: McGraw-Hill, 2014:chap 74.

Grosser T, Smyth E, FitzGerald GA. Anti-inflammatory, antipyretic, and analgesicagents: pharmacotherapy of gout//Brunton LL, Chabner BA, Knollmann BC, et al. Goodman & Gilman's The Pharmacological Basis of Therapeutics. 12th ed. NewYork, NY: McGraw-Hill, 2011:chap 34.

Khanna D, Fitzgerald JD, Khanna PP, et al. 2012 American College of Rheumatologyguidelines for management of gout. Part 1: systemic nonpharmacologic andpharmacologic therapeutic approaches to hyperuricemia. Arthritis Care Res(Hoboken),2012,64:1431 - 1446.

Khanna D, Khanna PP, Fitzgerald JD, et al. 2012 American College of Rheumatologyguidelines for management of gout. Part 2: therapy and anti-inflammatoryprophylaxis of acute gouty arthritis. Arthritis Care Res (Hoboken), 2012,64:1447 - 1461.

Schumacher H, Chen LX. Gout and other crystal-associated arthropathies//Longo DL,Fauci AS, Kasper DL, et al. Harrison's Principlesof Internal Medicine. 18th ed. New York, NY: McGraw-Hill,2012:chap 333.

Wall GC. Gout and hyperuricemia//Chisholm-Burns MA, Wells BG, SchwinghammerTL, et al. Pharmacotherapy Principles and Practice. 3rd ed. New York, NY: McGraw-Hill ,2013:chap 59.

第 48 章 骨质疏松症

Jennifer N. Clements

译者 蔡　艳　薛小荣

基础概述

　　骨质疏松症是由于骨密度减少、骨强度降低、骨骼微结构破坏导致骨脆性增加、易发生骨折（尤其髋部、脊柱和腕关节等处）。人体骨骼分为皮质骨和松质骨，皮质骨（密质骨）结构密、硬度高分布于长骨和扁平骨的表面，发挥支撑作用，占人体骨骼重量的80%。松质骨（小梁骨）位于长骨、椎骨的内部，呈海绵状，结构疏松，富有弹性，骨强度低，易发生骨折。

　　骨重建由成骨细胞和破骨细胞控制。成骨细胞负责骨的重建和矿化（利用钙和磷）；破骨细胞则通过破坏或吸收骨质导致骨骼内部空腔形成。当骨形成超过骨吸收时总的骨量不断增加，18～20岁时可达成人骨量的90%。对于青年人，骨重建是稳定的，产生的新骨可移除和替代破坏的旧骨。人体骨量在25～35岁间达到峰值。随着年龄的增长，骨重建开始失衡，破骨细胞重吸收活性增强，如女性绝经后的5～7年间，每年骨量损失3%～5%。NF-KB 在骨质疏松发生发展中发挥重要作用，可促进破骨细胞的分化、形成及生存，从而导致骨吸收。

　　骨质疏松可分为原发性和继发性两种。具体分类如下：

　　■ 原发性：无明确病因，常见于绝经后女性和年龄较大的男性，分为绝经后骨质疏松和增龄性骨质疏松。

　　■ 继发性：由药物或疾病引起。

　　药物：抗凝药、抗癫痫药、芳香化酶抑制剂、巴比妥类药物、化疗药、长效甲羟孕酮、糖皮质激素、促性腺激素释放激素类似物、锂盐、质子泵抑制剂、噻唑烷二酮类，具体见表48-1。

　　疾病：内分泌疾病（库欣综合征）、胃肠道疾病（炎症性肠病）、风湿性疾病（类风湿关节炎）。

　　骨质疏松症可没有症状，但发生骨折可出现疼痛和活动受限。疼痛常为局限性，可表现为钝痛、持续痛、锐痛等。骨折常发生于弯曲、抬举或跌倒等动作时，可出现长期的并发症（如抑郁、慢性疼痛）。医生应该对患者进行身高和体态的评估（有无驼背或向后弯曲），并行基本的检查，包括全血细胞计数、基础代谢检查、促甲状腺激素、25-OH-维生素D水平和钙磷水平。评估患者骨质疏松风险十分重要（表48-2），同时还应开展防跌倒评估。

表 48 - 1　可导致骨量降低、增加骨折风险的药物

药物	注释
抗癫痫药物（苯妥英、卡马西平、苯巴比妥、丙戊酸）	降低骨密度，骨折发生风险升高，增加维生素 D 代谢导致 25-OH-维生素 D 浓度降低
芳香化酶抑制剂（如来曲唑、阿那曲唑）	降低骨密度，增加骨折风险，降低雌激素水平
呋塞米	增加骨折风险，增加钙经肾消除
糖皮质激素（长期口服治疗）	降低骨密度，增加骨折风险，表现为剂量和疗程依赖性，具体见"特殊人群"章节
促性腺激素释放激素及其类似物（如亮丙瑞林、戈舍瑞林）	降低骨密度，增加骨折风险，减少性激素产生
普通肝素或低分子肝素	降低骨密度；增加骨折风险（普通肝素远远大于低分子肝素，尤其是使用大于 6 个月时）；降低成骨细胞功能，增加破骨细胞功能

点击 http://www.mhpharmacotherapy.com/上的评论标签，查看完整的书籍参考资料，同时可获得两次可评分的互动练习测试。

药物	注释
抗 HIV 药物 核苷类逆转录酶抑制剂（ART）：拉米夫定、齐多夫定、去羟肌苷	骨密度降低（ART > PI），没有骨折报道；增加破骨细胞活性，降低成骨细胞活性
蛋白酶抑制剂（PI）：奈非那韦、茚地那韦、沙奎那韦、利托那韦、洛匹那韦	
长效醋酸甲羟孕酮	降低骨密度，无骨折报道，停用药物后骨密度可能恢复，使用 >2 年时建议用双能 X 线吸收测定法（DXA）监测骨密度，降低雌激素水平
质子泵抑制剂（长期使用时）	椎骨、髋部骨折风险增加，抑酸后碳酸钙吸收不良
选择性 5 – HT 再摄取抑制剂	髋部骨折，降低成骨细胞活性
噻唑烷二酮类（吡格列酮，罗格列酮）	骨密度降低，骨折风险升高，女性可能风险比男性高，降低成骨细胞功能
甲状腺激素：过量补充时	骨密度降低，骨折风险升高（男性更甚），TSH < 0.1mIU/L 时风险增加，骨吸收可能增加
维生素 A：摄入过量时（≥1.5mg 视黄醇当量）	降低骨密度；升高骨折风险；降低成骨细胞活性，增加破骨细胞活性

缩写：ART，抗逆转录治疗；BMD，骨密度；DXA，双能 X 线吸收测定法；HIV，人免疫缺陷病毒；PIs，蛋白酶抑制剂；TSH，促甲状腺激素

引自：O'Connell M, Borchert JS, Osteoporosis and Other Metabolic Bone Diseases//DiPiro JT, Talbert RL, Yee GC, et al. Pharmacotherapy: A Pathophysiologic Approach. 9th ed. New York, NY：McGraw-Hill, 2014；chap 73

表 48 – 2　骨质疏松症的高危因素

骨密度低[a]
女性[a]
高龄[a]
种族[a]
成年后发生骨折史[a]（尤其是椎骨骨折或髋部骨折）
骨质疏松性骨折第一代亲属家族史（尤其是父母髋部骨折[a]）
体重较轻或体质量指数（BMI）低[a]
绝经过早（<45 岁）
继发性骨质疏松[b]（尤其是类风湿关节炎[a]）
曾经或正在接受全身糖皮质激素治疗[a,c]
抽烟[a,c]
天饮酒 3 杯及以上[a,c]
钙摄入不足
体育运动少或制动
维生素 D 缺乏
近期摔伤史
认知损害
视觉损害

a. 高危因素根据世界卫生组织骨折风险评估工具确定（FRAX）；b. FRAX 中的继发因素包括 1 型糖尿病、成人型成骨不全、病程较长且未予治疗的甲亢患者、性腺功能减退症、绝经过早（<45 岁）、慢性营养不良、吸收不良、慢性肝病。c. 暴露越多，风险越高

引自：O'Connell M, Borchert JS. Osteoporosis and Other Metabolic Bone Diseases//DiPiro JT, Talbert RL, Yee GC, et al. Pharmacotherapy: A Pathophysiologic Approach. 9th ed. New York, NY：McGraw-Hill, 2014；chap 73

骨质疏松症的诊断是基于低创伤性骨折或 WHO 推荐的髋部和/或椎骨的双能 X 线吸收测定法（DXA）所得 T 值来判定。T 值为 –1 ～ –2.5 为骨量低下（骨量减少）；T 值小于或等于 –2.5 为骨质疏松。尽管这些数据是基于绝经后女性的，但是也可应用于围绝经期女性和 50 岁以上的男性，并且适用于各种族。对于儿童、绝经前女性以及小于 50 岁的男性，其骨密度水平可用 Z 值来表示，若 Z 值 ≤ –2.0 且存在高危因素或发生骨折时可诊断为骨质疏松。WHO 提供了在线风险评估工具（FRAX 分值），通过 12 种高危因素和骨密度值来确定患者是否存在骨质疏松风险并开始治疗。当 FRAX 分值 ≥3%（髋部骨折）或 ≥20%（任何大的骨质疏松性骨折）时应当考虑药物治疗。患者应每两年进行一次骨密度测定，尤其对于初

始治疗的患者。

预防

骨质疏松症的管理目标是保持成人的最大骨量,防止骨质流失,预防跌倒和骨折,降低死亡率,提高生活质量。应建议患者纠正或减少跌倒或骨质疏松危险因素。应鼓励具有骨量减少或骨质疏松的患者使用非药物治疗手段,包括戒烟、限酒、减少咖啡因摄入、避免负重运动等,这些也适用于青壮年人最大限度地保持骨量。

钙是获得或维持骨质量的重要元素,可降低骨转换。可通过钙补充剂和饮食途径补钙。首先推荐饮食途径(如奶制品)补钙,如果饮食中钙摄入不足,可使用钙补充剂,超过 50 岁的成年人每天至少需要 1000 ~ 1200mg 的钙元素(表 48 - 3)。应注意阅读产品说明书,避免过量摄入,每日钙量超过 2500mg 以上时可出现高钙血症或肾结石。碳酸钙中含钙最高(40%)且剂型较多(片剂、咀嚼剂、口服液),常规剂型为一片 500mg,与食物同服以增加钙的吸收。如患者正在使用质子泵抑制剂或抑酸药,则不宜使用碳酸钙,因为碳酸钙需要在酸性环境中崩解和溶出;可考虑使用柠檬酸钙(含钙量 21%),在空腹或进餐时服用两片。含钙制剂可与某些药物产生相互作用降低其生物利用度,如抗生素(氟喹诺酮类、四环素类等)、左甲状腺素。钙补充剂最常见的不良反应是便秘和腹胀。

表 48 - 3　钙和维生素 D 的饮食推荐量及限量

组别	钙元素(mg)	钙摄入上限(mg)	维生素 D(U)[a]	维生素 D 摄入上限(U)
婴儿				
出生至 6 个月	200	1000	400	1000
6 ~ 12 个月	260	1500	400	1500
儿童				
1 ~ 3 岁	700	2500	600	2500
4 ~ 8 岁	1000	2500	600	3000
9 ~ 18 岁	1300	3000	600	4000
成人				
19 ~ 50 岁	1000	2500	600[b]	4000
51 ~ 70 岁(男性)	1000	2000	600[b]	4000
51 ~ 70 岁(女性)	1200	2000	600[b]	4000
>70 岁	1200	2000	800[b]	4000

a. 其他指南推荐摄入 25 - OH - 维生素 D ≥30ng/mL(75nmol/L),比美国医学会(IOM)设定的目标 ≥20ng/mL(50nmol/L)要高

b. 2013 年美国国家骨质疏松症基金会(NOF)指南推荐成人维生素 D 摄入应在 800 ~ 1000U/d 以上

引自:O'Connell M, Borchert JS. Osteoporosis and Other Metabolic Bone Diseases//DiPiro JT, Talbert RL, Yee GC, et al. Pharmacotherapy: A Pathophysiologic Approach. 9th ed. New York, NY: McGraw-Hill, 2014:chap 73

维生素 D 可增加钙的吸收,在骨质疏松的预防和治疗中具有重要地位。饮食来源的维生素 D 包括强化奶、橙汁以及谷物等,但是通过饮食往往不能摄入足够的维生素 D,因此,推荐 50 岁以上人群每天补充 800 ~ 1000U 的维生素 D(表 48 - 3)。维生素 D 补充剂有单方制剂、与钙剂或其他维生素组成的复方制剂。胆骨化醇形式(维生素 D₃)为非处方药(OTC);麦角骨化醇(维生素 D₂)为处方药,均用于维生素 D 不足或缺乏的患者。通过测定血清 25 - OH - 维生素 D 水平可了解患者是否存在维生素 D 不足或缺乏,正常值为 ≥30ng/mL。阳光暴露至少 15 分钟可促进维生素 D 的合成,年龄增大或遮光剂可减少或阻断内源性维生素 D 的产生。

抗骨吸收类药物也可用于骨质疏松症的预防。双膦酸盐类作用于破骨细胞,降低其活性和生存期。阿仑膦酸钠、伊班膦酸钠和唑来膦酸已被批准用于预防绝经后妇女骨质疏松症(表 48 - 4,48 - 5)。阿仑膦酸钠可一天给药 1 次或一周 1 次(剂量分别为 5mg 或 35mg)。伊班膦酸钠为口服

剂型(分别为一天 2.5mg 或一月 150mg)和静脉剂型(每 3 个月给予 3mg,缓慢静脉注射 15 ~ 30 秒)。唑来膦酸是静脉剂型,一次 5mg,每两年 1 次。某些激素类抗骨吸收剂也可抑制破骨细胞的生成和聚集。雷洛昔芬是一种选择性雌激素受体调节剂,在骨骼和脂肪组织中为激动作用,而在乳腺和子宫中为拮抗作用。雷洛昔芬可用于预防骨质疏松症,降低椎骨骨折风险,一般在双膦酸盐类无效或不能耐受时作为替代药物使用。激素制剂(雌激素)可预防椎骨、髋部骨折。这两类药物长期使用可能发生心血管或血栓事件。

表 48 - 4　预防、治疗骨质疏松的药物剂量一览表

药物	商品名/剂型	剂量	说明
抑制骨吸收的药物——营养补充			
钙	非常多	■ 与饮食摄入钙量是否充足有关。服用剂量因年龄(200 ~ 1300mg 之间,见表 73 - 4)及饮食摄入量不同而不同 ■ 剂量需要个体化	多为钙盐的形式,如碳酸钙、柠檬酸钙。剂型有咀嚼片、口服液等。碳酸钙需和食物同服以增加吸收
■ 维生素 D ■ 维生素 D_3 (胆骨化醇)	■ OTC(非处方药): ■ 片剂:400U、1000U、2000U ■ 胶囊:400U、1000U、2000U、5000U、10 000U、50 000U ■ 滴剂:400U/mL、1000U/mL、2000U/mL ■ 溶液:400U/mL、5000U/mL ■ 喷剂:1000U/喷、5000U/喷	■ 足量饮食摄入: IOM:400 ~ 800U/d,与年龄有关。摄入目标见表 73 - 4。NOF:口服800 ~ 1000U/d;如果 25 - OH - 维生素 D 浓度较低,吸收不良或使用多种抗惊厥药物时需要高剂量(>2000U/d)	
维生素 D_2 (麦角骨化醇)	■ 处方药: ■ 胶囊:50 000U ■ 溶液剂:8000U/mL	■ 维生素D 缺乏:口服,50 000U/d,每周 1 ~ 2 次,连续 8 ~ 12 周。必要时可重复几个周期直到达到治疗浓度	
抑制骨吸收的药物			
双膦酸盐类			
阿仑膦酸钠	■ Fosamax ■ Binosto(泡腾片)	■ *治疗*:口服,10mg,一天 1 次或 70mg,一周 1 次 ■ *预防*:口服,5mg,一天 1 次或 35mg,一周 1 次	■ 70mg 有普通片剂、泡腾片以及与 2800U 或 5600U 维生素 D_3 组成的复方片剂 ■ 晨起空腹口服,使用 6 ~ 8oz(177 ~ 237mL) 白开水吞服。服药后 30 分钟之内不宜进食,并保持直立 ■ 不要和其他药物或营养补充剂同时使用,包括钙和维生素 D ■ 肌酐清除率 <35mL/min 者避免使用
依班膦酸钠	Boniva	■ *治疗*:口服,一次 150mg,一个月 1 次或静脉注射,一次 3mg,三个月 1 次 ■ *预防*:口服,150mg,一个月 1 次	■ 服药后 60 分钟内不得进食并保持直立。其余同阿仑膦酸钠 ■ 肌酐清除率 <35mL/min 者避免使用
利塞膦酸钠	■ Actonel ■ Atelvia(缓释)	■ *预防、治疗*:口服,5mg,一天 1 次;或 35mg,一周 1 次;或 150mg,一个月 1 次	■ 只有 35mg 有缓释剂型 ■ 缓释剂型应在早餐后立即服用,其余给药注意事项同阿仑膦酸钠 ■ 肌酐清除率 <30mL/min 者避免使用

药物	商品名/剂型	剂量	说明
唑来膦酸	Reclast	■ **治疗**:静滴,5mg,一年 1 次 ■ **预防**:静滴,5mg,两年 1 次	■ 可预先使用对乙酰氨基酚或非甾体抗炎药以减轻输液反应 ■ 肌酐清除率 <35mL/min 者禁用 ■ 市场上还有一种唑来膦酸,商品名为 Zometa,用于预防实体瘤骨转移所致骨痛
RANK 配体抑制剂			
狄诺塞麦	Prolia	*治疗*:60mg,皮下注射,每 6 个月 1 次	■ 需由医务人员注射 ■ 给药前需纠正低钙血症 ■ 市场上还有一种狄诺塞麦,商品名为 Vgeva,用于预防实体瘤骨转移所致骨痛
雌激素调节剂			
雷洛昔芬	Evista	60mg,一天 1 次	
苯卓昔芬	Viviant	20mg,一天 1 次	
结合雌激素/苯卓昔芬复合制剂	Aprela	20mg 或 40mg 苯卓昔芬,0.45 或 0.625mg 结合雌激素,一天 1 次	
降钙素			
鲑鱼降钙素	■ Miacalcin ■ Fortical	■ 200U(1 喷),经鼻吸入,一天 1 次,每隔一天另一鼻孔吸入 ■ 100U,皮下注射,一天 1 次	■ 开封前在冰箱内保存,开封后室温保存 ■ 第一次使用时需对装置进行初始化
促进骨形成的药物			
重组人甲状旁腺激素(1~34)			
特立帕肽	Forteo	20μg,皮下注射,一天 1 次,持续 2 年	

缩写:CrCl,肌酐清除率;IOM,美国医学会;NOF,国家骨质疏松症基金会;NSAID,非甾体抗炎药;PTH,甲状旁腺激素;RANK,NF - KB 受体激活剂

引自:O'Connell M, Borchert JS. Osteoporosis and Other Metabolic Bone Diseases//DiPiro JT, Talbert RL, Yee GC, et al. Pharmacotherapy: A Pathophysiologic Approach. 9th ed. New York, NY: McGraw-Hill, 2014:chap 73

表 48 - 5　预防、治疗骨质疏松症药物的监测指标

药物	不良反应	监测指标	注释
营养补充剂			
钙	■ 便秘、腹胀、胃部不适 ■ 罕见:肾结石	饮食中钙的摄入量;便秘	对患者进行有关肠道健康的生活方式教育(如多饮水、食用富含纤维成分的食物、多运动)
维生素 D	高钙血症(虚弱、头痛、嗜睡、恶心、心律不齐),高钙尿症	血清 25 - OH - 维生素 D 水平	血清 25 - OH - 维生素 D 水平应高于 20 ~ 30ng/mL(50 ~ 75nmol/L)但不超过 50 ~ 100ng/mL(125 ~ 250nmol/L)。具体见表 73 - 4 的讨论部分

续表

药物	不良反应	监测指标	注释
抑制骨吸收药物			
双膦酸盐类			
双膦酸盐类	■ 短暂性骨骼肌疼痛、恶心、消化不良(口服剂型)、流感样症状(注射剂型) ■ 罕见:消化道穿孔、溃疡和/或出血(口服剂型);下颌骨坏死;非典型股骨干骨折;严重骨骼肌肉疼痛	骨密度、骨折、血钙水平(注射剂型)	■ 妊娠分级:阿仑膦酸钠、利塞膦酸钠、伊班膦酸钠:C ■ 唑来膦酸:D ■ 患者依从性不佳时需增加监测频率
RANK 配体抑制剂			
狄诺塞麦	■ 胀气、湿疹、蜂窝织炎、感染 ■ 罕见:下颌骨坏死	血钙水平、骨密度、骨折	■ 妊娠分级:X ■ REMS(风险评估和缓解策略):治疗和监测计划根据严重感染风险、皮肤不良反应以及骨转换抑制情况来确定
雌激素调节剂			
雷洛昔芬	潮红、腿疼、抽搐或痉挛、外周水肿、静脉血栓形成(下肢红肿、胸痛、气短、咯血、视力改变)	骨密度、骨折、潮红、下肢痉挛、血栓形成	■ 妊娠分级:X ■ 警惕致死性中风事件;罕见卒中易发生于高危女性
苯卓昔芬	同雷洛昔芬	骨密度、骨折、潮红、血栓	妊娠分级:尚不明确
结合雌激素/苯卓昔芬复合制剂	见雷洛昔芬和雌激素,其他不良反应还有腹痛、念珠菌感染	骨密度、骨折、潮红、血栓	妊娠分级:尚不明确
降钙素			
鲑鱼降钙素	■ 鼻喷剂:鼻炎、鼻出血 ■ 注射剂:恶心、潮红、局部炎症	骨密度、骨折	妊娠分级:C。FDA 调查数据显示可轻度增加肿瘤风险
促进骨形成的药物			
重组人甲状旁腺激素(1-34)			
特立帕肽	站立晕厥(前几次注射时易出现),注射部位疼痛、恶心、头痛、头晕、下肢痉挛、罕见尿酸升高、血钙轻度升高	骨密度、骨折、治疗 1 月后血钙谷浓度	■ 妊娠分级:C ■ 如血钙浓度高于 10.6mg/mL(2.65mmol/L),需减少钙摄入 ■ 动物试验有骨肉瘤不良反应,因此有骨肉瘤高风险者禁用 ■ REMS:由于骨肉瘤风险,使用该药最长不得超过 2 年

缩写:FDA,食品药品监督管理局;GI,胃肠道;PTH,甲状旁腺激素;REMS,风险评估和缓解策略项目;TBD,待确定

引自:O'Connell M, Borchert JS. Osteoporosis and Other Metabolic Bone Diseases//DiPiro JT, Talbert RL, Yee GC, et al. Pharmacotherapy: A Pathophysiologic Approach, 9th ed. New York, NY: McGraw-Hill, 2014:chap 73

治疗

双膦酸盐是治疗男性、绝经后女性骨质疏松症的一线药物，可结合到骨骼内，半衰期长。抑制骨吸收药物可抑制破骨细胞活性、降低其生存期，增加或稳定骨量，减少椎骨和髋部骨折发生。双膦酸盐类药物宜空腹服用，最好在早餐前使用8盎司（240mL左右）水吞服，服用后30~60分钟内应保持直立姿势。利塞膦酸钠缓释制剂可在早餐后30分钟服用。静脉用双膦酸盐主要用于不能耐受口服剂型者（如胃肠道因素）或者不能遵守口服剂型使用要求者。

狄诺塞麦是二线治疗药物，用于患者不能耐受双膦酸盐类或者有禁忌证者（如肾功能不全）。该药抑制骨吸收作用独特，可模拟骨保护素阻止破骨细胞成熟，抑制其活性，对减少椎骨和髋部骨折有效。应由医护人员通过皮下注射给药，每6个月一次，注射部位可为大腿、上臂和腹部。在冰箱中可保存3年以上，使用前放至室温后注射。

雷洛昔芬是预防和治疗骨质疏松症的二线药物，通过激动骨骼和脂肪组织中的雌激素受体减少椎骨骨折发生。另外，雷洛昔芬也可降低总胆固醇和低密度脂蛋白水平。然而，在子宫和乳腺中雷洛昔芬发挥拮抗作用，可减少浸润性乳腺癌发生，但可导致血栓和潮红等不良反应。

降钙素是一种合成激素，主要用于骨质疏松症的治疗。通过直接抑制破骨细胞活性，减少骨吸收，从而减少椎骨骨折发生、缓解背痛。降钙素有鼻喷剂，应在冰箱中保存，取出放至室温后方可使用。初次使用时应对装置进行初始化，喷鼻时瓶口对准鼻腔。建议患者记录开瓶使用日期，最好在开封后35天内使用。降钙素也有注射剂型。

特立帕肽是一种蛋白同化制剂，通过促进成骨细胞的产生和成熟，阻止椎骨和髋部骨折发生；特立帕肽还可促进钙在胃肠道中的吸收和肾脏中的重吸收。仅限于严重骨质疏松（T值低于-3）且有骨折史的患者、具有多种骨质疏松高危因素或其他药物治疗失败者使用。特立帕肽置于28次的预填充装置中，该装置应在冰箱中储藏。患者可自行注射于大腿或腹部。由于有体位性低血压的不良反应，建议患者最初几次给药时采取坐位注射。

特殊注意事项

65岁以下女性患者应筛查骨质疏松高危因素。所有的围绝经期女性应进行非药物干预以维持骨质量，对于这类患者虽然暂无明确的骨质疏松治疗指南，但如果有多个高危因素且T值低于-2.5时，建议开始针对骨质疏松治疗，可首选双膦酸盐类。也可使用雷洛昔芬，但由于其妊娠分级为X，对于育龄期妇女应进行孕检排除妊娠后方可使用。

糖皮质激素可促进骨吸收，减少钙从胃肠道吸收促进排泄，减少成骨细胞数量。使用糖皮质激素大于3个月者建议联合非药物治疗手段预防骨质疏松。使用5mg以上剂量泼尼松大于3个月的患者可使用阿仑膦酸钠和利塞膦酸钠，唑来膦酸和特立帕肽可作为口服双膦酸盐类的替代药物。

案例应用

1. SD，女性，45岁，无特殊的药物治疗史，近期开始吸烟，一天半包，因社交需要偶饮酒。在健康机构进行骨密度检查示T值为-1.5。对于该患者最佳处置措施是什么？

   a. SD为骨量减少，需使用阿仑膦酸钠70mg，一周1次

   b. SD无骨质疏松症状和体征，建议戒烟，6个月之后复查骨密度

   c. SD较年轻，应使用特立帕肽20μg，皮下注射，一天1次，以将其骨量增至正常水平

   d. SD应开始使用钙剂1000mg、维生素D 800U，一天1次

2. JR，男性，58岁，白种人，因在家中掉至床下发生髋部骨折来急诊就诊。患者生命体征和实验室检查结果未见异常。患者身高173cm，体重60kg。既往有轻度哮喘和类风湿关节炎，正在使用沙丁胺醇喷雾剂，需要时4~6小时一次，泼尼松10mg，一天1次，以及多种维生素。出院三星期后患者到门诊进行远期评估。下列哪种说法正确？

   a. JR应当立即进行骨密度检查以明确是否有骨质疏松

   b. JR可使用唑来膦酸5mg，静脉注射，两年1次

   c. JR可使用雷洛昔芬60mg，口服，一天1次

   d. JR可使用特立帕肽20μg，皮下注射，一天1次

   e. JR应使用钙剂和维生素D治疗，6个月后随访

3. 下列治疗骨质疏松的药物中可以一个月使用一次的是哪项？

   a. 利塞膦酸钠

b. 雷洛昔芬

c. 唑来膦酸

d. 阿仑膦酸钠

4. RS,67 岁,亚裔女性,骨密度测定 T 值为 −2.7。她身高
168cm,体重 58kg。因下肢肿胀入院,诊断为深静脉血栓
形成,既往有高血压、骨关节炎和糖尿病,正在服用呋塞
米、喹那普利、塞来昔布、二甲双胍和阿司匹林。哪些方
案适用于该患者?

　a. RS 应每天服用钙剂 1000mg 和维生素 D 400U

　b. RS 可使用雌激素 0.625mg,口服,一天 1 次

　c. RS 可使用伊班膦酸钠 3mg,静脉注射,每 3 个月 1 次

　d. RS 可使用雷洛昔芬 60mg,口服,一天 1 次

5. 下列哪种情况应慎用双膦酸盐类?

　a. 肌酐清除率 <30mL/min

　b. 花生过敏

　c. 卒中史

　d. Paget 骨病史

6. 关于特立帕肽,下列说法哪些是正确的?

　a. 可能导致高钙血症

　b. 禁用于 Paget 骨病患者

　c. 一般为肌内注射,一月 1 次

　d. 使用不得超过 3 年

7. 关于双膦酸盐,下列哪种说法是正确的?

　a. 伊班膦酸钠应与食物同服以减轻消化道不良反应

　b. 利塞膦酸钠应在睡前服用以减少中枢神经系统不良
反应,如眩晕

　c. 接受唑来膦酸治疗的患者应避免饮用含矿物质高的
水,如泉水

　d. 使用阿仑膦酸钠的患者应常规服用钙剂和维生素 D

8. 选出雷洛昔芬的商品名。

　a. Evista

　b. Fosamax

　c. Premarin

　d. Reclast

　e. Actonel

9. 下列治疗骨质疏松症的药物中,有鼻喷剂的是哪一项?

　a. 伊班膦酸钠

　b. 特立帕肽

　c. 降钙素

　d. 唑来膦酸

10. KG,59 岁,女性,已绝经。近期 BMD 测定 T 值为 −2.3。
既往病史无特殊,服用多种维生素、钙剂和维生素 D。
其母曾患有骨质疏松症,因乳腺癌去世。父亲患有糖
尿病。下列关于 KG 的治疗方案,哪些是正确的?

　a. KG 有骨量减少,服用钙剂和维生素 D 是正确的

　b. KG 可使用利塞膦酸钠 5mg,口服,一天 1 次

c. KG 可使用阿仑膦酸钠 70mg,静脉注射,每周 1 次

d. KG 可使用雷洛昔芬 60mg,口服,一天 1 次

e. KG 可使用降钙素 100U,肌内注射,一天 1 次

11. MF,女性,63 岁,已绝经,近期行骨密度测定 T 值为 −2.
9(一年前为 −2.8),已口服双膦酸盐、钙剂和维生素 D。
未服用其他药物。作为药师,应给她下列哪种建议?

　a. 告知患者已 63 岁,已绝经,T 值轻微下降无须担心

　b. 建议患者门诊复诊,换用另一种双膦酸盐

　c. 建议患者复诊,可在现有药物基础上增加雷洛昔芬

　d. 建议患者检查其服用双膦酸盐的方法是否正确

12. SM,女性,65 岁,已绝经,近期行骨密度测定 T 值为 −3.0。
既往有骨关节炎,正在服用萘普生,同时使用钙剂
1200mg/d,维生素 D 1000U/d。下列哪些说法正确?

　a. SM 使用的钙剂和维生素 D 剂量符合 WHO 推荐

　b. 尽管 SM 已使用萘普生,可使用利塞膦酸钠 150mg,
口服,每月 1 次

　c. 尽管 SM 已使用高剂量维生素 D,但还是应监测血浆
维生素 D 水平

　d. SM 可使用唑来膦酸 5mg,静脉注射,一年 1 次。建议
每次使用前检查肾功能是否正常

13. QW,女性,43 岁,既往有癫痫失神发作史、类风湿关节
炎、胃食管反流、抑郁症、高血压,使用的药物有丙戊
酸、泼尼松(7.5mg/d,已使用 1 年)、奥美拉唑、舍曲林、
呋塞米。现因骨折就诊。QW 使用的哪些药物可导致
骨质量下降从而导致骨折风险升高?

　a. 丙戊酸

　b. 泼尼松

　c. 奥美拉唑

　d. 舍曲林

　e. 呋塞米

14. 维生素 D_3(胆骨化醇)有哪些剂型?

　a. 片剂

　b. 胶囊剂

　c. 溶液剂

　d. 可溶片

　e. 喷雾剂

15. 阿仑膦酸钠的商品名有哪些?

　a. Foramax

　b. Boniva

　c. Actonel

　d. Atelvia

　e. Binosto

16. AP,45 岁,持"Atelvia"处方到药房取药。药师应交代
哪些注意事项?

　a. 晨起空腹服用

　b. 餐后立即服用

　　c.服药后直立至少 30 分钟

　　d.服药后直立至少 60 分钟

　　e.用一大杯矿物质水吞服(177~237mL)

17.唑来膦酸的商品名有哪些?

　　a.Reclast

　　b.Zometa

　　c.Prolia

　　d.Xgeva

18.根据最低口服治疗剂量(mg),按照从低到高的顺序排列下列双膦酸盐类药物。

无序选项	排序结果
阿仑膦酸钠	
利塞膦酸钠	
伊班膦酸钠	

19.下列哪种药物妊娠分级为 X 级?

　　a.狄诺塞麦

　　b.雷洛昔芬

　　c.阿仑膦酸钠

　　d.利塞膦酸钠

20.AS,女性,54 岁,有骨质疏松高危因素,到药物门诊开具钙剂和维生素 D。药师应给患者交代哪些注意事项?

　　a.多喝水

　　b.多摄入纤维类食物

　　c.多运动

　　d.补充 1000mg 钙元素

要点小结

■ 骨质疏松症是一种可以预防和治疗、无明显症状的骨骼疾病。

■ 成骨细胞介导骨形成,破骨细胞引起骨吸收。当骨吸收大于骨形成时可发生骨质疏松症。

■ 骨质疏松症的诊断主要基于 T 值,若 T 值小于 -2.5 表明存在骨质疏松,骨折风险增加。

■ FRAX 评估工具可预测患者的骨折风险,并进一步判断其是否需要骨质疏松药物治疗。

■ 建议患者通过饮食或营养补充剂摄入足量的钙和维生素 D 以预防和治疗骨质疏松症。

■ 建议患者使用非药物手段预防由高危因素(包括药物)引起的骨量减少。

■ 抑制骨吸收的药物主要作用于破骨细胞,包括双膦酸盐、雌激素、选择性雌激素受体调节剂、降钙素。

■ 特立帕肽是唯一一种蛋白同化制剂,主要作用于成骨细胞。

参考文献

Levin ER, Hammes SR. Estrogens and progestins//Brunton LL, Chabner BA, Knollmann BC, et al. Goodman & Gilman's The Pharmacological Basis ofTherapeutics. 12th ed. New York, NY: McGraw-Hill, 2011:chap 40.

Lindsay R, Cosman F. Osteoporosis//Longo DL, Fauci AS, Kasper DL, et al. Harrison's Principles of Internal Medicine. 18th ed. New York, NY: McGraw-Hill,2012:chap 354.

Lundquist LM, Chapman LG. Osteoporosis//Ellis AW, Sherman JJ. Community and Clinical Pharmacy Services: A Step-by-Step Approach. New York, NY: McGraw-Hill, 2013:chap 13.

Morello CM, Singh RF, Deftos LJ. Osteoporosis//Linn WD, Wofford MR, O'Keefe M, et al. Pharmacotherapy in Primary Care. New York, NY: McGrawHill,2009:chap 33.

O'Connell M, Borchert JS. Osteoporosis and other metabolic bone diseases//DiPiro JT, Talbert RL, Yee GC, et al. Pharmacotherapy: A Pathophysiologic Approach. 9th ed. New York, NY: McGraw-Hill,2014:chap 73.

第 49 章 类风湿关节炎

Alison Marie Reta, Rory O'Callaghan, Steven W. Chen
译者 蔡 艳 薛小荣

基础概述

类风湿关节炎（RA）是一种以慢性炎症和对称性滑膜炎为表现，导致关节侵蚀和畸形的疾病。该病一般发病年龄较早（15～45 岁），女性较男性多见。RA 是一种自身免疫性疾病，与 T 淋巴细胞、B 淋巴细胞、巨噬细胞和细胞因子等均有关系，但具体病因尚不明确。T 淋巴细胞产生的炎性细胞因子和细胞毒物质可导致骨和软骨损害；B 淋巴细胞激活分化为浆细胞，生成抗体侵犯关节组织；巨噬细胞可释放前列腺素和细胞毒素导致炎症和损伤加剧。

RA 多以隐匿方式起病，缓慢进展数周至数月。在疾病早期，患者可表现为一些不典型的全身症状，如疲乏、全身不适、弥漫性骨骼肌肉疼痛、关节晨僵 30 分钟以上。之后逐渐出现如手、腕、和足部等小关节肿胀、皮温高等症状。随着病情进展，炎症进一步侵犯到骨骼、肌腱和韧带，指关节等出现畸形。有些类风湿关节炎患者伴有其他关节外表现，如脉管炎、干燥综合征、类风湿结节、肺部和心脏并发症等。

类风湿关节炎的诊断无特异性的检查手段，某些指标对诊断有提示作用。60%～70% 的类风湿关节炎患者类风湿因子（RF）为阳性，25% 的患者抗核抗体（ANA）阳性。血沉（ESR）和 C 反应蛋白（CRP）在类风湿关节炎患者中可能升高，但没有特异性。全血细胞计数可发现慢性贫血或血小板减少症。

根据美国风湿病学会建议，符合下列 7 条标准中的 4 条，且持续时间至少大于 6 周即可诊断类风湿关节炎：晨僵（持续至少 1 小时）；≥3 个关节肿胀；手指关节或腕关节肿胀；对称性关节炎；类风湿性结节；RF 阳性；X 线显示关节侵蚀或骨质疏松。

类风湿关节炎的活动性和严重性在不同患者、同一患者不同时期均有差异。因此，评估每位患者病程、活动水平和预后因素十分重要。疾病可分为早期（病程＜6 个月）、中期（6～24 个月）、慢性期（＞24 个月）。使用评估工具（如 RA 疾病活动程度评分表、活动度指数评分简表）可对患者类风湿关节炎活动性进行客观评价，根据分值可分为低活动度、中活动度和高活动度，据此来确定治疗方案。下列情况提示患者预后较差：高活动度、多关节肿胀、RF 水平升高，关节外受累、X 片可见关节侵蚀、抗环瓜氨酸肽（CCP）抗体升高、功能受限（根据健康评估问卷残疾指数判定）。

治疗

RA 的 5 个治疗目标包括：减轻症状、缓解疼痛、维持关节功能和活动度、防止疾病进展、制订一个适宜的药物治疗计划，以达到最佳疗效、安全性和耐受性。根据 RA 指南，只要诊断为 RA 即可开始使用改善病情抗风湿药（DMARDs）。糖皮质激素、非甾体抗炎药（NSAIDs）、缓解疼痛药物可在 DMARDs 疗效显现前一起作为初始治疗药物使用。生物制剂类 DMARDs（生物制剂）仅限于活动度高、预后差或已使用非生物制剂类（传统）DMARDs 治疗失败者。表 49－1,49－2,49－3 为常用的治疗 RA 的药物剂量及注意事项。

非药物疗法

所有 RA 患者及家属应接受类风湿关节炎疾病相关知识教育、自我管理和情感关怀。建议局部热疗或者冷疗（均可缓解疼痛，为达较好效果，可尝试多种方法联合）、减少急性炎症关节的活动。患者应避免负重，防止病情加重。健康饮食、规律锻炼（可承受范围内）以维持肌力和关节活动度。物理治疗或作业治疗可能有益。药物治疗无效的难治性 RA 可选择关节或肌腱修复术。

点击 http://www.mhpharmacotherapy.com/ 上的评论标签，查看完整的书籍参考资料，同时可获得两次可评分的互动练习测试。

表 49 - 1　传统 DMARDs 剂量信息一览表

通用名	商品名	剂量范围	给药频次	给药途径
甲氨蝶呤	Rheumatrex,Trexall	起始:7.5mg 最大:20mg	一周 1 次	PO,IM,SQ,IV
来氟米特	Arava	负荷剂量:100mg/d×3 天 维持剂量:20mg/d[a]	1 - 2 次/天	PO
羟氯喹	Plaquenil	起始:400~600mg×4~12 周 维持剂量:200~400mg	一天 1 次	PO
柳氮磺吡啶	Azulfidine	起始:0.5~1g 维持:2~3g 最大:3g/d	2~3 次/天	PO
硫代苹果酸金钠	Myochrysine	25~50mg	2~4 周 1 次	IM
金诺芬	Ridaura	3~6mg 最大:9mg/d	1~2 次/天	PO
D-青霉胺	Cuprimine	起始:125~250mg/d[b] 维持:500~1500mg	2~3 次/天	PO
环磷酰胺[c]	Cytoxan	1~2mg/kg	一天 1 次	PO,IV
硫唑嘌呤	Imuran	起始:1mg/kg 维持:1~2.5mg/kg[d]	1~2 次/天	PO,IV
环孢素	Neoral	2.5~5mg/kg	一天 1 次	PO,IV
托法替尼	Xeljanz	5mg	一天 2 次	PO
米诺环素[c]	Minocin	100~200mg	一天 2 次	PO

a. 若患者使用 20mg/d 不耐受,可降至 10mg/d

b. 根据患者反应和耐受性可在 1~3 个月内缓慢增加 125mg/d 或 250mg/d;若 2~3 个月后无明显改善,也未出现明显毒性时,可在 2~3 个月内每日增加 250mg 直至症状缓解或出现毒性

c. FDA 未批准其用于类风湿关节炎

d. 6~8 周后可每 4 周增加剂量 0.5mg/(kg·d),直到达最大剂量 2.5mg/(kg·d)。维持剂量每 4 周减少 0.5mg/(kg·d)直至达到最低有效剂量

缩写:IM,肌内注射;IV,静脉注射;PO,口服;SQ,皮下注射

表 49 - 2　生物制剂剂量信息一览表

通用名	商品名	剂量范围	给药频次	给药途径
英夫利昔单抗 (Infliximab)	Remicade	3mg/kg[a]	第 0、2、6 周,之后每 8 周一次	IV
依那西普 (Etanercept)	Enbrel	25mg,每周 2 次或 50mg,每周 1 次	每周 1~2 次	SQ
阿达木单抗 (Adalimumab)	Humira	40mg	每 14 天	SQ
赛妥珠单抗 (Certolizumab)	Cimzia	起始:400mg,SQ,第 0、2、4 周 之后 200mg,每 2 周一次或 400mg, 每 4 周一次	第 0、2、4 周,然后每 2 周或 4 周一次	SQ
戈利木单抗 (Golimumab)	Simponi	50mg	每 4 周一次	SQ

续表

通用名	商品名	剂量范围	给药频次	给药途径
阿巴西普 （Abatacept）	Orencia	<60kg,500mg 60~100kg,750mg >100kg,1000mg	第0、2、4周给药,然后每4周 1次	IV
利妥昔单抗 （Rituximab）	Rituxan	1000mg,静脉滴注 初次滴注:50mg/h,可每30分钟增加 50mg/h,直至最大速度400mg/h[b] 后续滴注:100mg/h,可每30分钟增加 100mg/h,直至最大速度400mg/h	第14天再用1次即可	IV
阿那白滞素 （Anakinra）	Kineret	100mg	一天1次	SQ
托珠单抗 （Tocilizumab）	Actemra	4mg/kg,静脉滴注至少60分钟 体重≤100kg:162mg 体重>100kg:162mg	每4周一次 根据临床效果每周1次或每2 周一次 每周1次	IV SQ

a.若反应不佳,可增加剂量至10mg/kg或给药间隔改为每4周一次
b.总剂量2剂即可,超过2剂安全性未知。可在给药前预防性使用糖皮质激素、对乙酰氨基酚和抗组胺药物
缩写:IV,静脉注射;SQ,皮下注射

表49-3　类风湿关节炎治疗药物常见不良反应和监测指标

药物	不良反应	治疗初期监测指标	维持治疗期间监测指标	需要复诊或咨询的情况[a]
非甾体抗炎药,水杨酸类	消化道溃疡、出血,肾毒性	血肌酐或尿素氮;开始治疗后每2~4周检查一次全血细胞计数;如使用治疗剂量的水杨酸1~2个月效果不明显时建议监测血清水杨酸水平	每6~12个月检查粪隐血;其余指标同治疗初期	便血、黑便、消化不良、恶心、呕吐、乏力、头晕、腹痛、水肿、体重增加、呼吸短促
糖皮质激素	高血压、高血糖、骨质疏松[b]	每3~6个月检测一次血糖、血压	同治疗初期	条件允许时监测血压,是否有多饮、多尿、水肿、呼吸短促、视觉改变、体重增加、头痛、骨折、骨痛
金制剂（口服或注射）	骨髓抑制、蛋白尿、皮疹、口腔炎	监测用药前尿常规、血常规（白细胞计数、血小板）基线值并直至稳定为止	同治疗初期,每两剂测一次	出现骨髓抑制、水肿、皮疹、口腔溃疡、腹泻
羟氯喹	斑疹、皮疹、腹泻	眼底成像、中心视野分析	每9~12个月进行一次眼科检查;每两周进行一次黄斑病变自我检测（阿姆斯勒方格表）	视力改变（夜间视力和周边视觉下降）、皮疹、腹泻

续表

药物	不良反应	治疗初期监测指标	维持治疗期间监测指标	需要复诊或咨询的情况[a]
甲氨蝶呤	骨髓抑制、肝纤维化、肝硬化、肺纤维化、口腔炎、皮疹	基线值：谷丙转氨酶、谷草转氨酶、碱性磷酸酶、白蛋白、总胆红素、丙肝、乙肝筛查，全血细胞计数（白细胞/血小板）、血肌酐	全血细胞计数（白细胞/血小板）、谷草转氨酶、白蛋白，每 1～2 个月 1 次	骨髓抑制症状、呼吸急促、恶心、呕吐、淋巴结肿大、咳嗽、口腔溃疡、腹泻、黄疸
来氟米特	肝炎、胃肠道不适、脱发	基线值：谷丙转氨酶、全血细胞计数（白细胞/血小板）	初期每月一次全血细胞计数和谷丙转氨酶检测，之后每 6～8 周一次	恶心呕吐、胃炎、腹泻、脱发、黄疸
青霉胺	骨髓抑制、蛋白尿、口腔炎、皮疹、味觉异常	基线值：尿常规、全血细胞计数（白细胞/血小板），之后每周 1 次，持续 1 月	同治疗初期，每 1～2 月 1 次，如调整剂量则每 2 周 1 次	骨髓抑制、水肿、皮疹、腹泻、味觉改变、口腔溃疡
环磷酰胺	脱发、不育、胃肠道不适、出血性膀胱炎、骨髓抑制、肾毒性、心脏毒性	尿常规、全血细胞计数，每周 1 次，连续 1 个月	同治疗初期，每 2～4 周 1 次	恶心、呕吐、胃炎、腹泻、脱发、排尿困难、胸痛、皮疹、呼吸困难
环孢素	肝毒性、肾毒性、高血压、头痛、恶性肿瘤、感染、胃肠不适	血肌酐、血压，每月 1 次	同治疗初期	恶心、呕吐、腹泻、感染症状、血压升高
柳氮磺吡啶	骨髓抑制、皮疹	血常规（白细胞、血小板），每周 1 次，持续 1 月	同治疗初期，每 1～2 月 1 次	骨髓抑制、光敏性、皮疹、恶心、呕吐
托珠单抗	注射局部反应、感染	谷丙转氨酶、谷草转氨酶、全血细胞计数（白细胞/血小板）、血脂	同治疗初期，每 4～8 周一次	感染症状
阿那白滞素	同上	中性粒细胞计数	中性粒细胞计数，每月 1 次，连续 3 月；之后每季度 1 次，持续 1 年	同上
依那西普、阿达木单抗、戈利木单抗、赛妥珠单抗	同上	结核菌素试验，乙肝和丙肝筛查	无	同上
英夫利昔单抗、利妥昔单抗、阿巴西普	免疫反应，感染	同上	无	输液反应，感染症状
托法替尼	感染、恶性肿瘤、消化道穿孔、上呼吸道感染、头痛、腹泻、鼻咽炎	结核菌素试验、丙肝和乙肝筛查、中性粒细胞计数、血红蛋白、淋巴细胞、谷丙转氨酶、谷草转氨酶	治疗开始后 4～8 周测定中性粒细胞、血红蛋白、血脂，然后每 3 月检测一次淋巴细胞、中性粒细胞计数和血红蛋白含量	感染症状，骨髓抑制、呼吸困难，血便、黑便、消化不良

a. 免疫系统改变可导致感染风险增加；使用硫唑嘌呤、甲氨蝶呤、糖皮质激素或其他可导致骨髓抑制药物的患者尤应注意

b. 骨质疏松早期症状不明显，所有患者均应采取适当措施防止骨流失

引自：Wahl K, Schuna AA. Rheumatoid Arthritis//DiPiro JT, Talbert RL, Yee GC, et al. Pharmacotherapy：A Pathophysiologic Approach, 9e. New York, NY：McGraw-Hill, 2014：chap 72

非改善病情药物(Non – DMARDs)

非改善病情药物不能改变疾病的进程,一般与改善病情药物(DMARDs)同时使用或在改善病情药物使用初期短期使用。阿司匹林、非甾体抗炎药、选择性COX – 2抑制剂通过抑制前列腺素产生,减轻炎症、缓解疼痛。应使用较高剂量以增加抗炎作用,而非镇痛作用。抗炎作用需要连续使用数周方可体现。

口服糖皮质激素如泼尼松可减轻炎症,改善RA症状。但是,长期使用激素可致骨质疏松、肾上腺功能抑制等多种不良反应,一般只在急性炎症期短期使用或在等待DMARDs起效期间作为过渡期药物使用。另外,对于难治性RA使用NSAIDs或DMARDs效果不明显的患者,低剂量糖皮质激素长期使用是可以的,但也应尽量避免。

使用NSAIDs或糖皮质激素时应和食物同服以减轻胃肠道不良反应。需要长期使用NSAIDs的患者,可考虑使用质子泵抑制剂或米索前列醇以减轻胃溃疡风险。所有NSAIDs药物,包括COX – 2抑制剂均需注意肾毒性。

改善病情药物(DMARDs)

改善病情药物可减少或防止关节损害,维持关节功能和完整性。DMARDs应在疾病早期即使用,最好在诊断后的3个月内。DMARDs一般起效较慢(1~6个月),因此,推荐早期使用NSAIDs或糖皮质激素桥接治疗,直至DMARDs起效。不同患者对DMARDs的反应差异较大,因此,可尝试不同种类的DMARDs治疗。

使用DMARDs时,建议连续评估疗效,每3个月加强监测一次,以降低疾病活动性,达到病情缓解。在治疗前3个月内应反复评估疾病活动性。如低活动度患者病情加重,应考虑加用另一种DMARD。对于中重度RA患者,若使用DMARDs 3个月内病情未见改善,则更换为另一种DMARD替代,或加用另一种传统DMARD,或使用TNF – α拮抗剂如阿巴西普或利妥昔单抗联合治疗或替代治疗。如果3个月后无明显疗效,可考虑使用另一种TNF – α拮抗剂或其他的生物制剂。如果患者使用TNF – α拮抗剂出现严重不良反应,则应转换为其他生物制剂;如不良反应不严重,则可换为另一种TNF – α拮抗剂或其他生物制剂。传统

DMARDs可单独或联合其他DMARDs(传统、生物制剂)使用。

传统DMARDs

甲氨蝶呤 甲氨蝶呤应作为首选的DMARDs,通过抑制免疫功能发挥抗炎作用。甲氨蝶呤每周给药1次,使用方便,但对依从性要求高。常见不良反应包括恶心、呕吐、腹泻、乏力和脱发。偶见转氨酶(谷草转氨酶、谷丙转氨酶)升高、肾毒性、血小板减少、骨髓抑制等。转氨酶高于2倍正常值上限、肌酐清除率 < 40mL/min、白细胞计数低于 3×10^9/L以及血小板计数低于 50×10^9/L者不宜使用。甲氨蝶呤不应启用或继用于活动性肺结核、细菌感染、带状疱疹、危及生命的真菌感染以及孕妇(妊娠分级:X)。应测定患者转氨酶、血肌酐和全血细胞计数的基础水平,治疗开始后每2~4周监测一次,持续3月,之后可每6个月监测一次。不推荐使用甲氨蝶呤的患者进行常规肝脏活检,对于转氨酶正常者肝脏活检成本 – 效果比太低,但是对于持续转氨酶升高者活检是有指征的。

甲氨蝶呤可抑制叶酸还原酶,可导致叶酸不足。每日补充1mg叶酸可减轻甲氨蝶呤的不良反应,如胃肠道不适、转氨酶升高等,而对甲氨蝶呤的疗效无明显影响。

来氟米特 甲氨蝶呤是最常用的一线DMARDs,和甲氨蝶呤一样,来氟米特也是DMARDs一线治疗药物,适用于任何活动度的RA患者。来氟米特的药理作用是抑制淋巴细胞的嘧啶合成。常见不良反应包括恶心、皮疹、脱发、头痛、体重减轻、转氨酶升高。转氨酶高于2倍正常值上限、活动性肺结核、细菌感染、带状疱疹、危及生命的真菌感染、白细胞计数低于 3×10^9/L以及血小板计数低于 50×10^9/L者不宜使用。妊娠分级为X,男性和女性使用后均可发生致畸作用,备孕双方均应避免使用来氟米特。由于来氟米特半衰期极长,停止治疗后至少需要2年方可完全从体内清除。如患者计划怀孕,应在怀孕前至少3个月停止使用来氟米特,并使用考拉烯胺加快药物清除。和甲氨蝶呤相似,需监测患者转氨酶、血肌酐和全血细胞计数的基线水平,前3个月每2~4周一次,之后每6个月一次。

羟氯喹 羟氯喹为抗疟疾药物之一,具有抗炎和免疫调节活性,适用于轻中度RA的治疗,其治疗RA的作用机制尚不明确。羟氯喹需给予负荷剂

量,之后每天给药 1 次,少数患者可出现胃肠道不适、腹泻、肠痉挛、皮疹或头痛等不良反应,绝大多数患者耐受性良好。羟氯喹无肝肾毒性和骨髓抑制作用。因其可能导致黄斑损害和视网膜毒性,使用药物 1 年内需进行眼科检查。高危患者每 6~12 个月进行一次眼科检查,风险较低的患者则可每 5 年检查一次。

柳氮磺吡啶 治疗 RA 的机制不详。不良反应包括恶心、呕吐、厌食、骨髓抑制、皮疹、光敏性、转氨酶升高。转氨酶大于 2 倍正常值上限者、磺胺过敏者不宜使用。

托法替尼 作用机制为通过抑制 Janus 激酶(JAK)从而抑制炎性细胞因子的产生,适用于已经使用甲氨蝶呤疗效不佳或不能耐受的中重度 RA 患者,推荐剂量为 5mg,一天 2 次。托法替尼可单独或联用其他传统 DMARDs,但不推荐与生物制剂或免疫抑制剂联用。和生物制剂类似,托法替尼有严重感染、淋巴瘤和恶性肿瘤的风险,已在说明书中黑框警示。有胃肠道穿孔高风险的患者需慎用。

其他药物 其他 DMARDs(有的并未获得 FDA 批准)包括金制剂、青霉胺、环磷酰胺、硫唑嘌呤、环孢素和米诺环素等,因疗效有限且毒性较大,临床应用较少。

生物制剂

生物制剂用于传统 DMARDs 治疗失败的 RA 患者,可降低 RA 活动度,改善运动功能,提高生活质量。生物制剂可分为作用于 TNF-α 和作用于其他免疫调节因子两类药物,一般不建议两种生物制剂联用,否则发生感染等不良反应的风险明显增加。建议使用生物制剂的患者用药前检测其转氨酶、血肌酐和全血细胞计数水平,同时应进行结核菌素试验,阴性者方可使用。使用生物制剂的患者均应密切监测感染症状,有活动性细菌、结核、疱疹病毒、危及生命的真菌感染以及乙肝、丙肝患者均不得使用。医师应告知患者警惕使用过程中发生上呼吸道感染和皮肤损伤。TNF-α 拮抗剂禁用于纽约心脏病学会规定的 Ⅲ~Ⅳ 级心衰患者。使用 TNF-α 拮抗剂的成人和儿童均有发生淋巴瘤和其他恶性肿瘤的报道。

TNF-α 拮抗剂

英夫利昔单抗 是一种抗 TNF-α 人-鼠嵌合 IgG 抗体,与 TNF-α 结合后阻止 TNF-α 与其受体结合。本药静脉滴注时,需同时口服甲氨蝶呤,以降低自身抗体形成风险。不良反应包括感染风险增加、头痛、皮疹,可通过苯海拉明预处理防止输液反应的发生。

依那西普 可竞争性结合 TNF-α,防止其与炎性细胞表面结合。一般为皮下注射,一周或两周 1 次。依那西普的毒性与剂量不相关,但是可能升高感染风险,无须进行常规实验室监测。

阿达木单抗 重组人单克隆抗体,占据 TNF 受体结合位点,抑制内源性 TNF 与受体结合。一般每两周给药 1 次,未同时使用甲氨蝶呤的患者每周给药 1 次可能疗效更佳。不良反应包括头痛、皮疹、注射局部反应以及感染风险增加。

赛妥珠单抗 重组人源化 TNF-α 特异性抗体,重组 Fab 片段通过聚乙二醇与人源化抗 TNF-α 单克隆抗体融合。每两周皮下注射一次,连续给药 3 次后可延长为每 4 周注射一次。赛妥珠单抗可单药治疗或与传统 DMARDs 联合使用。最常见的不良反应是上呼吸道感染、皮疹、泌尿道感染。

戈利木单抗 特异性人类 TNF-α IgG 单克隆抗体。一次 50mg,皮下注射,每 4 周一次。为笔芯形式,可自行注射。常见不良反应为上呼吸道感染、鼻咽炎、注射部位反应。

其他生物制剂

阿巴西普 为免疫球蛋白制剂,通过阻断抗原递呈细胞的刺激,抑制 T 淋巴细胞激活。一般静脉输注,剂量因患者体重而异。对传统类 DMARDs 和 TNF-α 拮抗剂疗效不佳时的患者使用阿巴西普可能有效。常见不良反应包括恶心、头痛、输液反应。由于导致感染风险较 TNF-α 拮抗剂更高,一般仅用于中度以上或者预后较差 RA、已使用甲氨蝶呤联合 DMARDs 或者序贯使用其他传统 DMARDs 仍反应不佳者。

利妥昔单抗 作用于 B 淋巴细胞 CD20 抗原的单克隆抗体。一般静脉输注 2 次,间隔 2 周。常见不良反应为输液反应。和阿巴西普相似,患者使用传统 DMARDs 和 TNF-α 拮抗剂疗效不佳时使用本药可能有效。严重不良反应包括致命的输液反应、肿瘤溶解综合征、严重的皮肤黏膜反应、进行性多发性脑白质病等,已被列入黑框警告。一般仅用于高活动度 RA 或者预后较差、已使用甲氨蝶呤联合 DMARDs 或者序贯使用其他传统 DMARDs 仍然反应不佳者。

阿那白滞素 重组人 IL-1 受体拮抗剂,一天给药 1 次,皮下注射。疗效较 TNF-α 拮抗剂差,美国风湿病学会不推荐其作为一线药物。

托珠单抗 人源化单克隆抗体,可选择性、竞争性拮抗 IL-6 受体。一般静脉输注,每 4 周一次,或皮下注射,1~2 周一次,可单药治疗或与甲氨蝶呤等 DMARDs 联合治疗。托珠单抗耐受性良好,主要不良反应包括输液反应、上呼吸道感染、头痛。感染等严重不良事件发生率与其他生物制剂类似。需定期监测转氨酶、胆固醇、全血细胞计数等。

基础概述 类风湿关节炎患者在启动 DMARDs 治疗时及治疗之后应每年接种流感疫苗,使用甲氨蝶呤、来氟米特、柳氮磺吡啶或生物制剂者应接种肺炎球菌疫苗。乙肝高危患者使用生物制剂时应接种乙肝疫苗。由于感染阈值降低,使用生物制剂者应避免接种活疫苗,且在手术前后一周内避免使用。使用生物制剂之前还应评估患者是否感染结核。

案例应用

1. 患者 GS,女性,50 岁,白种人,主诉全身乏力、不适数月,晨起 1~2 小时内指关节僵硬,手指和脚趾(双侧)偶有肿胀。医师开具下列检查:基础代谢系列、全血细胞计数、类风湿因子,手部和足部 X 片。GS 的哪些体征可考虑诊断类风湿关节炎?

   a. 晨僵

   b. 指关节肿胀

   c. 症状持续时间

   d. 脚趾肿胀

2. PT,38 岁,有类风湿关节炎药物治疗史。医师拟为其更改药物治疗方案。患者 2 年前有磺胺过敏史。根据其过敏史,下列哪种改善病情药物有使用禁忌?

   a. Neoral

   b. Arava

   c. Rheumatrex

   d. Azulfidine

   e. Cytoxan

3. JJ 被诊断出患有 RA,活动度中等,近 2 个月来出现 RA 相关症状。下列哪项可作为该患者的初始治疗药物?

   a. 布洛芬

   b. 泼尼松

   c. 来氟米特

   d. 依那西普

4. 下列哪些非药物治疗手段适合 JJ?

   a. 热疗或冷疗

   b. 体育锻炼

   c. 减肥

   d. 冷疗

5. 依那西普(Enbrel)的作用机制是什么?

   a. 作用于 B 淋巴细胞 CD20 的单克隆抗体

   b. TNF-α 抑制剂

   c. 抑制 T 淋巴细胞的免疫球蛋白

   d. 二氢叶酸还原酶抑制剂

6. RA 治疗方案中,为何 DMARDs 优于非 DMARDs?

   a. DMARDs 较非 DMARDs 类不良反应小

   b. 非 DMARDs 成本-效果比较 DMARDs 低

   c. DMARDs 制剂可减轻关节损害,维持关节功能

   d. 非 DMARDs 检测指标较少

7. 下列哪项通用名/商品名配对是正确的?

   a. 阿达木单抗/Enbrel

   b. 依那西普/Orencia

   c. 阿巴西普/Humira

   d. 英夫利昔单抗/Remicade

8. 下列哪种药物每周给药一次?

   a. 甲氨蝶呤

   b. 来氟米特

   c. 羟氯喹

   d. 柳氮磺吡啶

9. 某医师为初次诊断为 RA 的患者开具 Areva100mg 作为负荷剂量,维持剂量应为

   a. 甲氨蝶呤 20mg,一天 1 次

   b. 甲氨蝶呤 20mg,一周 1 次

   c. 来氟米特 20mg,一天 1 次

   d. 来氟米特 20mg,一周 1 次

10. 使用羟氯喹的患者需监测下列哪项指标?

    a. 由于有骨髓抑制风险,应了解全血细胞计数的基线值;之后每 3 个月监测一次

    b. 由于有肝毒性,应了解肝功能基础值,之后第 6 个月、第 12 个月监测一次

    c. 由于有肾毒性,应每 6 个月监测一次肾功能

    d. 由于有视网膜毒性,应在起始治疗一年内行眼科检查

11. 下列哪些是所有生物制剂均有的不良反应?

    a. 骨髓抑制

    b. 心衰加重

    c. 感染风险增加

    d. 致畸性

12. 下列哪种药物属于 TNF-α 拮抗剂?

a.托法替尼

b.托珠单抗

c.利妥昔单抗

d.戈利木单抗

13.下列哪些是甲氨蝶呤的禁忌证?

　　a.轻度肾功能损害(CrCl = 50mL/min)

　　b.轻度血小板减少(血小板计数 = 100 × 10⁹/L)

　　c.妊娠妇女

　　d.肺结核潜伏期

14.使用甲氨蝶呤的患者为何建议每日服用 1mg 叶酸?

　　a.叶酸可减轻甲氨蝶呤的肾毒性

　　b.叶酸可减轻甲氨蝶呤的胃肠道反应

　　c.大多数类风湿关节炎患者都有叶酸缺乏

　　d.叶酸可提高甲氨蝶呤的治疗效果

15.某 RA 患者使用足量甲氨蝶呤单一治疗 3 个月反应不佳,医师拟为其增加 TNF - α 拮抗剂,皮下注射。下列哪种药物满足上述条件?

　　a.Abatacept(阿巴西普)

　　b.Cytoxan(环磷酰胺)

　　c.Cimzia(赛妥珠单抗)

　　d.Remicade(英夫利昔单抗)

　　e.Rituxan(利妥昔单抗)

16.选择羟氯喹的商品名。

　　a.Arava

　　b.Cytoxan

　　c.Humira

　　d.Plaquenil

　　e.Rituxan

17.下列关于 DMARDs 的说法正确的是?

　　a.DMARDs 可缓解或阻止关节损害

　　b.一般需要 1 ~ 2 周起效

　　c.仅在严重、病程较长的 RA 患者中使用

　　d.若患者对一种 DMARD 无反应,则其他所有 DMARDs 均无效

18.AA,34 岁,定期购买 Arava 和 Ortho TriCyclen 笔芯。本次 AA 购买 Arava 时告知药师她和丈夫计划怀孕,因此不再打算使用 Ortho TriCyclen。针对该患者,下列哪项建议合适?

　　a.怀孕期间继续使用低剂量 Arava,因怀孕期间患者的 RA 症状可进展

　　b.孕期将 Arava 更换为甲氨蝶呤

　　c.怀孕前 2 ~ 3 周停止使用 Arava

　　d.怀孕前使用考来烯胺加快药物清除

19.关于利妥昔单抗,下列哪些说法正确?

　　a.静脉给药

　　b.每次给药前可提前使用糖皮质激素、对乙酰氨基酚和抗组胺药

　　c.每 7 天重复给药一次

　　d.可皮下给药

20.DR,65 岁,诊断为 RA,正在使用甲氨蝶呤和赛妥珠单抗。现在是 11 月份,医师想了解该患者能否接种流感疫苗。你的建议是?

　　a.DR 应肌注流感疫苗 Fluzone

　　b.DR 应鼻内使用流感疫苗 FluMist

　　c.DR 应预防性使用奥司他韦

　　d.DR 使用 Cimzia(赛妥珠单抗)期间无须使用任何疫苗

要点小结

■ 类风湿关节炎是一种慢性自身免疫性疾病,表现为持续的炎症和对称性滑膜损害,最终导致关节破坏和畸形。

■ 类风湿关节炎的诊断尚无特异性的实验室检查手段,类风湿因子(RF)和抗核抗体可为阳性。血沉和 C 反应蛋白可能升高。

■ 满足下列七条中的四条即可建立 RA 诊断:晨僵持续 1 小时以上;3 个以上关节肿胀;手或腕关节肿胀;对称性关节炎;类风湿结节;RF 阳性;影像学提示关节侵蚀或骨质疏松。

■ RA 患者应接受自我管理相关教育及培训,包括局部热疗或冷疗、关节休息、适宜的锻炼以维持关节活动度和肌力、健康饮食、必要时接受理疗和作业治疗等。

■ RA 治疗指南中推荐 RA 诊断成立后立即启用症状改善药物(DMARDs),其他药物如非甾体抗炎药和糖皮质激素可在治疗初期 DMARDs 尚未生效时或者 RA 症状爆发时使用。

■ 多种 DMARDs(传统 DMARDs、生物制剂),可减轻或阻止关节损害、维持关节功能

和完整性。传统 DMARDs 甲氨蝶呤和来氟米特,是所有活动度 RA 患者的一线治疗药物。

■ 生物制剂多用于已使用传统 DMARDs,尤其是甲氨蝶呤治疗失败的患者。但是,三种传统 DMARDs,包括甲氨蝶呤、柳氮磺吡啶和羟氯喹可同时使用。

■ 生物制剂不推荐联合应用,易导致感染等严重不良反应发生,且并无相加效应。

■ 阿巴西普和利妥昔单抗可用于传统 DMARDs 或者 TNF - α 拮抗剂治疗失败的 RA 患者。

参考文献

Grosser T, Smyth E, FitzGerald GA. Anti-inflammatory, antipy-retic, and analgesic agents; pharmacotherapy of gout// Brunton LL, Chabner BA, Knollmann BC, et al. Goodman & Gilman's The Pharmacological Basis of Therapeutics. 12th ed. New York, NY: McGraw-Hill,2011:chap 34.

Schuna AA. Rheumatoid arthritis//Linn WD, Wofford MR, O'Keefe M, et al. Pharmacotherapy in Primary Care. New York, NY: McGraw-Hill, 2009:chap 34.

Shah A, St. Clair E. Rheumatoid arthritis//Longo DL, Fauci AS, Kasper DL, et al. Harrison's Principles of Internal Medicine. 18th ed. New York, NY:McGraw-Hill,2012: chap 321.

Singh JA, Furst DE, Bharat A, et al. 2012 update of the 2008 American College of Rheumatology recommenda-tions for the use of disease-modifying antirheumatic drugs and biologic agents in the treatment of rheumatoid arthri-tis. Arthritis Care Research, 2012,64:625 – 639.

Wahl K, Schuna AA. Rheumatoid arthritis//DiPiro JT, Tal-bert RL, Yee GC,et al. Pharmacotherapy: A Pathophys-iologic Approach. 9th ed. New York, NY: McGrawHill, 2014:chap 72.

第 50 章 骨关节炎

Cynthia M. Phillips, Amy D. Grant
译者 蔡 艳 薛小荣

基础概述

骨关节炎(OA)是一种由于关节损伤、机械应力和关节软骨流失等病理机制导致的关节疾病。正常的关节由相邻的两个软骨下骨(上面覆盖着关节软骨薄层)组成,中间为关节腔,充斥着关节滑液。关节软骨的作用是减轻摩擦、使负荷分配均匀。关节外包绕着肌肉、韧带和肌腱,起到增加关节力量、维持稳定性和减轻负荷的作用。某些病理状态下可出现关节功能减弱,如关节不稳、灵活性降低、疼痛加剧、活动度减小。膝关节、髋关节等负重关节最易出现骨关节炎,其他关节如手、脚、腰椎、颈椎等关节也可发生。

骨关节炎的主要临床表现包括关节疼痛和压痛、活动受限、不稳、关节捻发音。患者症状可逐渐进展,从无疼痛到活动后关节疼痛休息后缓解,发展至休息时疼痛,随疾病进展可进一步表现为关节间隙变窄、骨质增生(骨赘)、影像学上出现软骨下骨硬化等改变。骨关节炎的高危因素包括增龄、女性、遗传因素、肥胖、关节创伤史、重复运动、关节不稳以及股四头肌肌力较弱等。骨关节炎的诊断主要根据患者的病史、体格检查、影像学检查和实验室检查来确定。美国风湿病学会对膝关节和髋关节骨关节炎的分级标准中均包括了年龄大于50岁、关节疼痛、关节僵硬等,其他诊断依据还包括关节压痛、骨赘增大等。髋关节内旋疼痛可诊断骨关节炎。骨性膨大、关节肿胀和畸形、手部疼痛、僵硬可作为手部骨关节炎的诊断依据。

预防

预防骨关节炎的主要手段包括减轻体重、对潜在的损伤关节进行保护、加强锻炼增加肌力等。体重增加往往导致肌力减弱、步态改变、功能降低、跌倒风险增加,减肥可降低骨关节炎发生率。

关节创伤亦可导致远期骨关节炎发生风险增加;对于没有骨关节炎的患者,发生创伤后的及时治疗手段包括手术、康复训练、肌力锻炼等。由于肌肉具有运动、降低负荷、稳定关节等功能,因此定期体育锻炼和对抗训练增加肌力为预防骨关节炎的有效手段。

治疗

骨关节炎的治疗目标包括增加患者对疾病的知晓程度、缓解疼痛和僵硬、提高骨骼肌活动度和功能、保护受损关节。这些目标可通过调整生活方式、矫形、体育锻炼、康复训练以及药物治疗来实现。应嘱患者定期复诊或对患者电话随访,以了解患者的疼痛程度、药物使用依从性、非药物治疗手段的开展、药品不良反应以及某种治疗方案的实施是否存在困难(图50-1)。

非药物疗法

肥胖是骨关节炎可预防的高危因素,肥胖患者应积极减肥以减轻关节负荷。针对每位患者均可制订一个健身计划,以提高肌力、灵活性和协调性,也可使用理疗和/或作业疗法维持和恢复活动度和肌力。应选择合适的鞋以支持和缓冲关节应力。热治疗可通过对非炎症状态时局部热敷或者水疗实现,如在准备锻炼之前。使用辅助工具如手杖、拐杖、护膝、护踝等也十分必要,可保护关节,防止使用过度。

药物治疗

应对患者实行阶梯式疗法以找到最合适的治疗药物。

镇痛药

药物治疗的主要目的是缓解疼痛、减轻炎症。骨关节炎的一线治疗药物是对乙酰氨基酚(表50-1)。对乙酰氨基酚可抑制中枢环氧酶,抑制前列腺素(一种提高疼痛敏感性的物质)的合成,对疼痛有效,但无抗炎作用。不良反应包括对肝脏、肾脏和血液系统的影响。应监测胆红素、碱性磷酸酶、血肌酐水平。

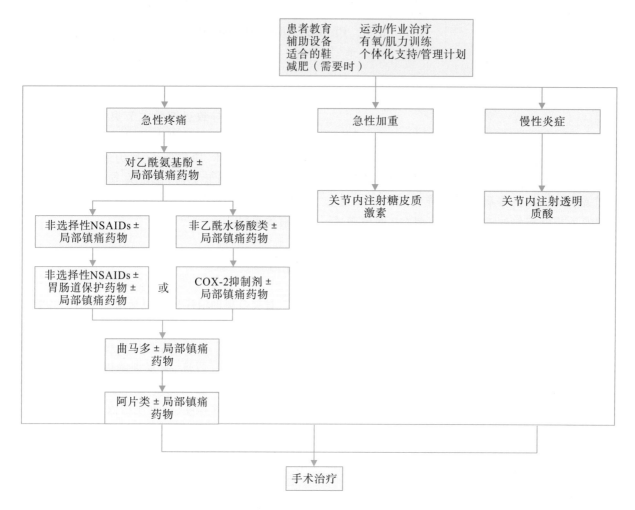

图 50 – 1 骨关节炎的治疗流程

表 50 – 1 骨关节炎常用药物比较

药物	剂量/频次	最大日剂量
口服镇痛药		
对乙酰氨基酚[a]	325～650mg,每4～6小时一次	3000mg
曲马多[a]	50～100mg,每4～6小时一次	300～400mg
局部镇痛药物		
辣椒碱(0.025%或0.075%)	一天3～4次	
水杨酸甲酯	一天3～4次	
营养补充剂		
盐酸氨基葡萄糖	500mg,一天3～4次	
硫酸软骨素	200mg,一天2～3次	1200mg
水杨酸类		
乙酰水杨酸		
阿司匹林	325～650mg,每4～6小时一次	4000mg

药物	剂量/频次	最大日剂量
非乙酰水杨酸类		
三水杨酸胆碱镁[a]	500～1500mg,一天 2～3 次	4500mg
其他非甾体抗炎药		
水杨酸衍生物		
双水杨酸酯[a]	1500mg,一天 2 次或 1000mg,一天 3 次	3000mg
二氟尼柳[a]	500～1000mg,分 2 次使用	1500mg
乙酸类		
依托度酸	400mg,一天 2 次;或 300mg,一天 3 次;或 500mg,一天 2 次	1000mg
双氯芬酸	100～150mg 分为 2～3 次使用	
吲哚美辛	25～50mg,一天 2～3 次	200mg
酮咯酸	10mg,每 4～6 小时一次	40mg
舒林酸	150mg,一天 2 次	400mg
托美丁	400mg,一天 3 次	1800mg
丙酸类		
非诺洛芬	300～600mg,一天 3～4 次	3200mg
氟比洛芬	200～300mg 分 2～4 次使用	300mg
布洛芬	400～800mg,一天 3～4 次	3200mg
酮洛芬[a]	50mg,一天 4 次或 75mg,一天 3 次	300mg
萘普生	500～1000mg 分 2 次使用	
奥沙普秦[a]	600～1200mg,一天 1 次	＞50kg,1800mg ＜50kg,1200mg
灭酸酯类		
甲氯灭酸	50mg,每 4～6 小时一次,可增至 100mg,每 6 小时一次	400mg
非酸性物质		
萘丁美酮	1000mg,一天 1 次	2000mg
昔康类		
吡罗昔康	10～20mg,一天 1 次	20mg
美洛昔康	7.5～15mg,一天 1 次	15mg
昔布类		
塞来昔布	200mg,一天 1 次	800mg
糖皮质激素		
倍他米松	0.25～2mL(6mg/mL)	
地塞米松	0.4～6mg	
甲泼尼龙	4～80mg,每 1～5 周	
曲安西龙	丙酮酸盐:2.5～40mg,每 3～4 周	每次总剂量 80mg
	己酸盐:2～20mg,每 3～4 周	
其他类		
透明质酸	16～30mg,每周一次,持续 3～5 周	

续表

药物	剂量/频次	最大日剂量
阿片类		
对乙酰氨基酚/可待因ª	30~60mg 可待因,每4~6小时一次	4000mg 对乙酰氨基酚
对乙酰氨基酚/氢可酮ª	5~10mg 氢可酮,每6小时一次	4000mg 对乙酰氨基酚
对乙酰氨基酚/羟考酮ª	2.5~30mg 羟考酮,每4~6小时一次	4000mg 对乙酰氨基酚

a. 根据肾功能调整剂量;所有非甾体抗炎药慎用于严重肾功能不全者

如果使用1~2周对乙酰氨基酚无效,可考虑使用低剂量非甾体抗炎药(NSAIDs)或非乙酰化水杨酸类。炎症较严重时 NSAIDs 可替代对乙酰基酚作为一线药物。非选择性 NSAIDs 可抑制环氧酶(COX-1 和 COX-2),减少前列腺素合成。常见不良反应为胃肠道反应,包括恶心、腹泻、痉挛和消化不良。严重不良反应包括穿孔、溃疡、梗阻、胃肠道出血和肾功能下降。注意监测的指标包括血肌酐、尿素氮、血钾、血压、观察有无水肿、体重增加、尿色变深、血尿或血便。如果使用低剂量 NSAIDs 疼痛无明显缓解,应考虑使用足剂量非选择性 NSAIDs 或 COX-2 抑制剂(选择性 NSAIDs)。磺胺过敏是使用 COX-2 抑制剂的禁忌证。

曲马多是一种中枢性镇痛药,通过抑制5-羟色胺和去甲肾上腺素的再摄取发挥作用,一般用于使用 NSAIDs 有禁忌证或治疗失败的患者。不良反应包括恶心、呕吐、头晕、头痛、嗜睡和便秘。曲马多可降低癫痫发作阈值,需要密切监测。阿片类药物是骨关节炎的最后选择,通过与中枢神经系统阿片受体结合,改变对疼痛的感知和反应。常见不良反应有便秘、恶心、嗜睡和头晕。外用镇痛药物,如辣椒碱、水杨酸甲酯等可用于不愿接受全身给药的患者或根据需要作为口服药物的补充治疗。外用药物可减少和防止疼痛介质 P 物质的再聚集,不良反应较少,包括局部烧灼、刺痛感和红斑。

糖皮质激素

出现急性加重或不能使用 NSAIDs 时可考虑关节内注射糖皮质激素,一般同时使用局部麻醉药,因为注射前需进行关节穿刺术(或关节引流术)。局部注射糖皮质激素后2~3天内疼痛可缓解,持续4~8周。局部注射糖皮质激素的不良反应包括面部潮红、局部皮肤变白、血糖升高、肾上腺功能不全、肾上腺功能亢进、水钠潴留、关节腔感染等。每个关节一年最多注射4次,继续增加注射次数对症状改善无益且全身不良反应增多。

透明质酸

透明质酸适用于不能耐受或者对其他药物无反应的患者。它是人体滑液中的一种成分,可刺激滑膜细胞生成透明质酸,起效较糖皮质激素慢。

氨基葡萄糖和软骨素

氨基葡萄糖和软骨素属于饮食补充剂,一般用作联合治疗或辅助治疗。氨基葡萄糖可维持关节软骨的弹性和强度,可能也有抗炎作用。应避免用于贝壳过敏者、同时服用增加出血风险药物的患者,禁用于活动性出血者。不良反应轻微,常见胃肠道不适。软骨素是结缔组织和软骨中的成分之一,可吸收水分,增加软骨厚度。有出血倾向、出血史者使用软骨素时应格外谨慎,同时服用可增加出血风险药物的患者应避免使用软骨素。最常见不良反应为恶心。对于该类药物与传统治疗药物的比较,研究结论并不一致。有的研究认为该类药物可改善疼痛、缓解僵硬;但是绝大多数研究显示与传统治疗相比并无统计学差异。

特殊注意事项

塞来昔布(COX-2 抑制剂)和其他非甾体抗炎药均有胃肠道和心血管风险的黑框警告。具有胃肠道出血高风险(联合使用阿司匹林和 NSAIDs 治疗、有胃肠道出血史)而心血管风险较小者可使用 COX-2 抑制剂 ± 质子泵抑制剂(PPI)或一种 NSAIDs 联用 PPI。米索前列醇是一种胃肠道保护药物,可防治 NSAIDs 所致胃肠道溃疡发生。但是,它本身是前列腺素类似物,禁用于怀孕或者可能怀孕的妇女(除非患者使用有效的避孕手段)。胃肠道出血和心血管风险均较高的患者应尽量避免使用 NSAIDs,必须使用时可考虑萘普生联用 PPI。

　　NSAIDs 有水钠潴留作用,因此使用时应考虑患者是否有高血压、充血性心力衰竭、肾功能减退等。有上述并发症的患者或年龄大于 65 岁的老年人应密切监测相关指标,当患者不能进食时建议暂缓 NSAIDs 的使用。

案例应用

1. EM,男性,63 岁,体型较胖,有左膝关节进行性疼痛史。近日他负责照顾因骨关节炎行双侧膝关节置换术的 85 岁的母亲。他在学校时曾经多次参加足球比赛且膝关节多次受伤。后来担任运动类节目广播员,静坐时间较长,近期运动较少。下列哪些是 EM 可能发展为骨关节炎的高危因素?

   a. 年龄

   b. 遗传

   c. 关节创伤

   d. 肥胖

2. 下列哪项是骨关节炎患者的临床症状?

   a. 休息时关节僵硬

   b. 关节活动度正常

   c. 关节稳定

   d. 活动时关节疼痛

   e. 关节活动无摩擦

3. 下列哪些措施可以预防骨关节炎的发生?

   a. 抗阻训练

   b. 维持健康的体重

   c. 手术

   d. 康复训练

4. SL,62 岁,男性,体型肥胖。有左膝关节退行性病变史。既往使用吉非贝齐降脂,中性鱼精蛋白锌胰岛素(10U,睡前使用)和格列吡嗪(10mg,bid)降糖。但血糖控制不佳,糖化血红蛋白(HgAlc)为 8.5%。血压 130/80mmHg。今日他使用了第二剂曲安奈德(40mg,关节内注射)。哪种不良反应可能导致该患者药物 - 疾病之间的相互作用?

   a. 皮肤色素脱失

   b. 肾上腺功能减退

   c. 关节感染

   d. 高血糖

5. 骨关节炎药物治疗的主要目标是什么?

   a. 提高活动度

   b. 降低体重

   c. 减轻疼痛

   d. 提高肌肉和关节强度

6. RT,建筑工人,因膝关节疼痛入院,诊断为患有骨关节炎。他体型较胖,有骨关节炎家族史。患者拟在开始药物治疗之前选择非药物干预手段。下列哪些为骨关节炎可预防的高危因素?

   a. 遗传因素

   b. 关节创伤史

   c. 重复运动

   d. 肥胖

7. 治疗骨关节炎的一线治疗药物是?

   a. 对乙酰氨基酚

   b. 关节腔内注射糖皮质激素

   c. 曲马多

   d. 布洛芬

8. 下列哪些可减轻 NSAIDs 所致的胃肠道不良反应?

   a. 使用非乙酰水杨酸

   b. 使用 COX - 2 抑制剂

   c. 加用米索前列醇

   d. 加用质子泵抑制剂

9. 下列哪些是骨关节炎的管理目标?

   a. 告知患者疾病状态

   b. 治疗骨关节炎

   c. 缓解疼痛

   d. 提高骨骼肌运动能力

   e. 维持日常生活能力

10. 请排出下列治疗骨关节炎急性疼痛药物的先后选择顺序。

无序选项	排序结果
COX - 2 抑制剂	
非选择性 NSAID	
对乙酰氨基酚	
曲马多/阿片类镇痛药	

11. AZ,72 岁,女性,有心房纤颤病史,使用华法林治疗。她身高 157cm,体重 90kg,血压 116/76mmHg,血肌酐 97.25μmol/L。主诉为左膝关节疼痛、僵硬,X 片显示关节间隙变窄、骨赘形成。这时可选择的治疗手段包括哪些?

   a. 减肥

   b. 对乙酰氨基酚

   c. 塞来昔布

   d. 曲马多

12. BY,男性,65 岁,已出患有诊断为骨关节炎。既往使用对乙酰氨基酚 650mg,每 6 小时一次,持续 2 年,疼痛度控制良好。4 年前曾出现胃肠道出血,有高血压。本次主诉为左髋关节疼痛。正在使用的药物包括赖诺普利 40mg,一天 1 次,以及氢氯噻嗪 25mg,一天 1 次。下列哪种治疗方案适合该患者?

a. 增加对乙酰氨基酚剂量至 1000mg,每 4 小时 1 次,加强锻炼

b. 在目前治疗的基础上加用泮托拉唑 40mg,一天 1 次,加强锻炼

c. 停用对乙酰氨基酚,使用布洛芬,400mg,一天 3 次,加强锻炼

d. 停用对乙酰氨基酚,使用萘普生 250mg,一天 2 次,泮托拉唑 40mg,一天 1 次,加强锻炼

e. 增加塞来昔布 200mg,一天 1 次,加强锻炼

13. CK,女性,58 岁,就诊时 INR 值为 4.2(过去 6 个月内 INR 值在正常范围)。患者有糖尿病、心房纤颤和高血压病史,目前使用药物包括:二甲双胍 1000mg,一天 2 次;格列齐特 10mg,一天 2 次;华法林,每周一、周三、周五 5mg,周二、周四、周六、周日 2.5mg;氨氯地平 10mg,一天 1 次;氯化钾 10mg,一天 1 次;氢氯噻嗪 25mg,一天 1 次。过去一年内华法林剂量未做调整。近期右膝关节不适较前加重。患者 INR 值波动的原因是什么?

a. 过去一周内 CK 每天使用 5mg 华法林

b. 询问患者的非处方药物使用情况后得知其上周在膝关节部位使用辣椒碱乳膏

c. 询问患者的非处方药物使用情况后得知其上周使用对乙酰氨基酚 650mg,每 6 小时一次以缓解关节疼痛

d. CK 未说明她正在使用中药

14. DP,男性,55 岁,有高血压病史,家族有早期心血管疾病史。正在使用阿司匹林 81mg,一天 1 次,美托洛尔 25mg,一天 2 次。目前使用对乙酰氨基酚 650mg,每 6 小时一次,骨关节炎控制不佳。医师拟为其开具一种 NSAIDs。你会推荐下列哪种方案?

a. 萘普生 250mg,一天 2 次

b. 萘普生 500mg,一天 3 次

c. 塞来昔布 200mg,一天 1 次

d. 塞来昔布 800mg,一天 1 次

15. 医师并未采用你题 14 中的建议,开具了布洛芬 800mg,一天 3 次。药师应该提醒患者注意什么?

a. 不要使用这个药物,对患者有危害

b. 至少在使用阿司匹林 30 分钟后使用布洛芬;或者使用布洛芬 8 小时后使用阿司匹林。监测血压

c. 停止使用阿司匹林。不要空腹服用布洛芬

d. 停止使用阿司匹林。监测血压

16. 患者,女性,44 岁,有胃肠道出血病史,本次就诊时告知药师昨日妊娠试验阳性。她正在使用布洛芬 400mg,每 8 小时一次,米索前列醇 200 μg,一天 2 次,咨询药师可否继续使用。你的答复是?

a. 停用米索前列醇,可继续使用布洛芬

b. 停用布洛芬,可继续使用米索前列醇

c. 两种药物均可继续使用,和医师保持联系

d. 两种药物均可继续使用。妊娠试验可能不准确

e. 两种药物均停用。和医师联系共同商讨治疗方案

17. 磺胺过敏是使用下列哪种药物的禁忌证?

a. 曲马多

b. 酮咯酸

c. 塞来昔布

d. 阿司匹林

e. 透明质酸

18. AM,女性,52 岁,正在使用对乙酰氨基酚 500mg,一天 4 次;加巴喷丁 300mg,一天 3 次;吉非贝齐 600mg,一天 2 次;氟西汀 20mg,一天 1 次。在医师建议下 AM 加用布洛芬 800mg,一天 2 次,复方辣椒碱乳膏(0.025%)一天 3 次局部使用。患者诉今晨戴隐形眼镜时出现眼睛烧灼痛,立即取下隐形眼镜,冲洗眼睛并和药师联系。导致患者眼睛疼痛最主要的原因可能是什么?

a. 辣椒碱乳膏

b. 对乙酰氨基酚

c. 对乙酰氨基酚和吉非贝齐药物相互作用

d. 对乙酰氨基酚和加巴喷丁药物相互作用

19. KT,女性,73 岁,患有手部骨关节炎。正在使用的药物包括双水杨酯 500mg,一天 2 次,甘精胰岛素注射液 10U,睡前使用,氢氯噻嗪 25mg,一天 1 次,布洛芬 400mg,必要时使用。近日因疼痛控制不佳,布洛芬剂量增加至 800mg,一天 2 次。查房时可以给医师哪些建议?

a. KT 不应同时使用一种以上 NSAIDs

b. 布洛芬治疗骨关节炎不应按需使用

c. 布洛芬剂量应增加至一天 3~4 次

d. 相比布洛芬,双水杨酯对血小板的作用时间更长

20. GM,女性,81 岁,诊断双侧膝关节骨关节炎 25 年。有手术禁忌,使用透明质酸(Synvisc One)关节内注射 2 天后和药师联系,诉疼痛缓解不明显。你的解释是?

a. 目前患者疼痛不会缓解

b. 患者需要同时关节腔内注射糖皮质激素

c. 患者使用透明质酸的同时应服用氨基葡萄糖和软骨素

d. 患者使用透明质酸注射后不再需要 NSAIDs 治疗

21. 患者,男性,59 岁,主诉活动后膝关节疼痛 2 个月,拟使用氨基葡萄糖和软骨素治疗。有贝类过敏史。患者咨询药师治疗方案。你可以给患者哪些建议?

a. 仅使用氨基葡萄糖、硫酸软骨素治疗无明显获益

b. 氨基葡萄糖和软骨素与 NSAIDs 联合使用时疗效较好

c. 氨基葡萄糖和软骨素应禁用于贝类过敏者

d. 使用氨基葡萄糖软骨素可能出现腹胀、胃肠道痉挛等不良反应

要点小结

■ 骨关节炎是一种由于关节损伤、机械应力和关节软骨流失等病理生理原因导致的关节疾病。

■ 骨关节炎高危因素包括年龄、女性、遗传因素、肥胖、关节创伤史、重复运动、关节不稳、股四头肌肌力减弱等。

■ 骨关节炎主要症状包括：特定关节疼痛和压痛、僵硬、关节肿胀、活动受限等。

■ 骨关节炎的诊断主要根据患者病史、体格检查、影像学检查和实验室检查来确定。

■ 骨关节炎的预防措施包括减肥、保护关节、运动锻炼、康复训练等。

■ 骨关节炎的治疗目标包括疾病知识教育、缓解疼痛、提高骨骼肌运动度和功能。

■ 骨关节炎的非药物治疗手段包括：超重者减肥、理疗/作业疗法、肌力训练、穿适宜的鞋、使用辅助装置、受损关节局部热疗和密切随访。

■ 治疗药物主要包括口服和局部使用镇痛药、非甾体抗炎药、营养补充剂、关节内注射糖皮质激素和透明质酸、阿片类药物。

■ 对乙酰氨基酚是骨关节炎一线治疗药物。

■ 有对乙酰氨基酚使用禁忌或疗效不佳者可使用非选择性 NSAIDs 和水杨酸。

■ 选择性 NSAIDs（COX-2 抑制剂）可替代非选择性 NSAIDs。

■ 其他镇痛药无效时可考虑使用曲马多。由于成瘾性和呼吸抑制等副作用，阿片类药物作为骨关节炎最后选择的药物。

■ 有胃肠道出血风险者应避免使用非选择性 NSAIDs。必须使用时应加用胃肠道保护药物。

■ NSAIDs（非选择性和选择性）应慎用于高血压、充血性心力衰竭、肾功能不全患者。

■ 局部使用镇痛药物可用于不愿意使用全身镇痛药的患者，或者作为全身用药的联合治疗。

■ 关节内注射糖皮质激素可用于骨关节炎急性发作或者不能使用 NSAIDs 的患者。

■ 对于慢性炎症期患者，关节腔内注射透明质酸可替代关节内注射糖皮质激素。

■ 氨基葡萄糖和软骨素为饮食补充剂，研究表明其对改善疼痛无明显效果，仅作为骨关节炎的辅助治疗。

参考文献

Buys LM, Elliott M. Osteoarthritis//DiPiro JT, Talbert RL, Yee GC, et al. Pharmacotherapy：A Pathophysiologic Approach. 9th ed. New York, NY：McGraw-Hill, 2014：chap 71.

Buys LM, Elliott M. Osteoarthritis//Linn WD, Wofford MR, O'Keefe M, et al. Pharmacotherapy in Primary Care. New York, NY：McGraw-Hill, 2009：chap 35.

Felson DT. Osteoarthritis//Longo DL, Fauci AS, Kasper DL, et al. Harrison's Principlesof Internal Medicine. 18th ed. New York, NY：McGraw-Hill, 2012：chap 332.

Grosser T, Smyth E, FitzGerald GA. Anti-inflammatory, antipyretic, and analgesic agents；pharmacotherapy of gout//Brunton LL, Chabner BA, Knollmann BC, et al. Goodman & Gilman's The Pharmacological Basis of Therapeutics. 12th ed. New York, NY：McGraw-Hill, 2011：chap 34.

第八部分

神经系统疾病

第 51 章 癫痫

Mckenzie C. Ferguson, S. Scott Sutton

译者 余静洁 张抗怀

基础概述

癫痫是干扰脑部电活动的慢性疾病,伴或不伴抽搐反复发作。癫痫是一种对生活方式有深远影响的疾病,患者通常依赖于护理人员来帮助服药和行动。所有地区都加强了对近期有意识损害的癫痫发作人群的驾驶限制。

癫痫发作的病理生理是由脑灰质中不稳定的细胞膜引起的。细胞膜不稳定的原因与三个因素有关:钾离子导电异常,电压敏感性离子通道异常,膜离子转运 ATP 酶缺乏。兴奋性神经递质(谷氨酸、天冬氨酸、乙酰胆碱、去甲肾上腺素)增强癫痫发作的传播,而抑制性神经递质(GABA、多巴胺)降低大脑中癫痫发作的传播。传播可以是局部的(部分发作),也可以遍及整个脑部(全身性发作)。不同的病理生理产生不同的癫痫类型。

癫痫可根据发作时的表现来分类(表 51 – 1)。如根据癫痫发作如何开始进行分类,从第三方获得完整的描述是非常重要的。癫痫的分类如下:

- 失神发作(小发作)——活动突然中断和茫然凝视。
- 肌阵挛性发作——肌肉的触电样收缩。
- 阵挛性发作——在强直过程中出现肌肉节律性抽动。
- 强直 – 阵挛发作(大发作)——肌肉收缩并继发阵挛。
- 肌张力突然丧失的失张力发作被称为跌倒发作。

癫痫综合征是基于发作类型和病因的另一种分类系统。该综合征提供了一种帮助临床管理并提示预后的方式。

- 特发性癫痫——无潜在病因,推测与遗传有关。
- 症状性癫痫——有潜在病因,通常由脑损伤引起。
- 隐源性癫痫——推测有潜在的病因,但不能确定。

癫痫是一种临床诊断,当患者反复发作时可诊断癫痫。一次孤立性的发作不能作为诊断癫痫的依据。可使用实验室检查进行评估,排除导致发作的可治疗的原因,如低血糖、电解质紊乱和感染。可治疗的原因引起的癫痫发作不代表是癫痫。基于尖峰和波形生成的脑电图(EEG)可用于确认发作和识别发作类型;但是,EEG 在部分患者中可能是正常的。

有 80% 的癫痫患者潜在病因不明。引发癫痫最常见的病因是脑外伤和脑卒中。发育和遗传缺陷占癫痫病例的 5%。其他病因还有中枢神经系统肿瘤、感染、代谢紊乱(低钠血症和低血糖)、神经退行性疾病和药物。与癫痫发作相关的药物包括曲马多,盐酸安非他酮,茶碱,部分抗抑郁药、部分抗精神病药物,安非他明,可卡因,亚胺培南,锂,大剂量的青霉素或头孢菌素,拟交感神经药和兴奋剂。头孢吡肟与癫痫发作和癫痫持续状态有关,有肾损伤和癫痫发作病史的患者发作风险增大。

预防

癫痫不能预防,但是患者发作的次数和持续时间可最大限度地减少。及早开始抗癫痫药物(AED)治疗对控制癫痫发作有积极作用。早期无法控制癫痫发作可导致发作频率增加以及产生其他发作类型。诱发癫痫患者发作的外部因素包括过度换气、睡眠剥夺、感官刺激、情绪紧张和妊娠/月经/青春期。在癫痫患者中这些外部因素需要尽量减少。

表 51 - 1　癫痫发作的分类与管理

发作类型	特征	传统抗癫痫药物	新型抗癫痫药物
部分性发作			
单纯部分性发作	癫痫发作对不同皮质区的激活决定了不同的表现形式(例如,如果左手拇指运动皮质层被激活,则导致左手拇指的阵挛性抽搐;如果左手拇指感觉皮质层被激活,则导致左手拇指的感觉异常),持续 20 ~ 60 秒。关键特征是意识清楚	卡马西平、苯妥英、丙戊酸	加巴喷丁、拉考沙胺、拉莫三嗪、左乙拉西坦、卢非酰胺、噻加宾、托吡酯、唑尼沙胺
复杂部分性发作	意识障碍持续 30 秒到 2 分钟,经常伴有无目的的动作,如咂嘴或搓手		
部分性继发全身强直-阵挛发作	单纯或复杂部分性发作演变为全身强直-阵挛发作伴有意识丧失和肌肉持续收缩(强直),随后交替出现肌肉收缩和松弛(阵挛)通常 1~2 分钟	卡马西平、苯巴比妥、苯妥英、扑米酮、丙戊酸	
全身性发作			
失神发作	突然意识障碍伴凝视,并且停止正在进行的活动,一般持续不到 30 秒	乙琥胺、丙戊酸、氯硝西泮	拉莫三嗪
肌阵挛性发作	短暂的(可能只 1 秒)肌肉收缩停止,可能累及身体的一部分或全身	丙戊酸、氯硝西泮	左乙拉西坦
强直-阵挛性发作	如前表所述的部分性继发全身的强直-阵挛性发作的特征,但之前无部分性发作	卡马西平、苯巴比妥、苯妥英、扑米酮、丙戊酸	拉莫三嗪、左乙拉西坦、托吡酯

治疗

癫痫的治疗目标是完全消除发作并且不发生药物不良反应。不是所有患者均能达到该目标,患者需要在发作频率与不良反应发生之间寻找平衡。在某些情况下,为了改善患者的日常生活可能需要在癫痫控制上有所牺牲。优化生活质量需要维持癫痫发作、不良反应和解决生活问题(例如驾驶、安全、关系和社会耻辱)之间的平衡。癫痫患者可能有神经精神疾病如抑郁症、焦虑和睡眠障碍,需要通过治疗来提高生活质量。

初始治疗由单用一种 AED 开始,高达70%的患者单药治疗可控制发作。癫痫发作的管理取决于发作类型(表 51 - 1)。30%的患者需要联合 AED 治疗来达到控制发作;但是,联合治疗可增加不良反应发生的概率和药物相互作用。AED 联合治疗可通过使用不同作用机制的抗癫痫药物实现。表 51 - 2 列出了影响药物选择、剂量和不良反应的 AED 的特点。

表 51 -2　AED 的剂量和血药浓度目标

药物	商品名	初始或起始剂量	常用剂量范围或最大剂量	目标血药浓度范围
巴比妥类药物				
苯巴比妥	Various	1 ~3mg/(kg·d)(10 ~20mg/kg LD)	180 ~ 300mg	10 ~40μg/mL(43 ~ 172μmol/L)
扑米酮	Mysoline	100 ~ 125mg/d	750 ~ 2000mg	5 ~ 10μg/mL(23 ~ 46μmol/L)
苯二氮䓬类				
氯巴占	Onfi	≤30kg,5mg/d ; >30kg,10mg/d	≤30kg 加至 20mg; >30kg 加至 40mg	0.03 ~ 0.3ng/mL(0.1 ~ 1.0nmol)
氯硝西泮	Klonopin	1.5mg/d	20mg	20 ~70ng/mL(0.06 ~ 0.22μmol/L)

续表

药物	商品名	初始或起始剂量	常用剂量范围或最大剂量	目标血药浓度范围
地西泮	Valium	PO:4 ~ 40mg IV:5 ~ 10mg	PO:4 ~ 40mg IV:5 ~ 30mg	100 ~ 1000ng/mL(0.4 ~ 3.5μmol/L)
劳拉西泮	Ativan	PO:2 ~ 6mg IV:0.05mg/kg IM:0.05mg/kg	PO:10mg IV:0.05mg/kg	10 ~ 30ng/mL(31 ~ 93nmol/L)
乙内酰脲				
苯妥英	Dilantin	PO:3 ~ 5mg/kg(200 ~ 400mg) (15 ~ 20mg/kg LD)	PO:500 ~ 600mg	全血:10 ~ 20μg/mL (40 ~ 79μmol/L) 游离:0.5 ~ 3μg/mL (2 ~ 12μmol/L)
琥珀酰亚胺				
乙琥胺	Zarontin	500mg/d	500 ~ 2000mg	40 ~ 100μg/mL(282 ~ 708μmol/L)
其他				
卡马西平	Tegretol	400mg/d	400 ~ 2400mg	4 ~ 12μg/mL(17 ~ 51μmol/L)
依佐加滨	Potiga	300mg/d	1200mg	无明确规定
非氨酯	Felbatol	1200mg/d	3600mg	30 ~ 60μg/mL(126 ~ 252μmol/L)
加巴喷丁	Neurontin	300 ~ 900mg/d	4800mg	2 ~ 20μg/mL(12 ~ 117μmol/L)
拉考沙胺	Vimpat	100mg/d	400mg	无明确规定
拉莫三嗪	Lamictal	如果使用 VPA,隔日 25mg; 如果未使用 VPA,25 ~ 50mg/d	如果使用 VPA,100 ~ 150mg; 如果未使用 VPA,300 ~ 500mg	4 ~ 20μg/mL(16 ~ 78μmol/L)
左乙拉西坦	Keppra Keppra XR	500 ~ 1000mg/d	3000 ~ 4000mg	12 ~ 46μg/mL(70 ~ 270μmol/L)
奥卡西平	Trileptal	300 ~ 600mg/d	2400 ~ 3000mg	3 ~ 35μg/mL (MHD)(12 ~ 139μmol/L)
普瑞巴林	Lyrica	150mg/d	600mg	无明确规定
卢非酰胺	Banzel	400 ~ 800mg/d	3200mg	无明确规定
噻加宾	Gabitril	4 ~ 8mg/d	80mg	0.02 ~ 0.2μg/mL(0.05 ~ 0.5μmol/L)
托吡酯	Topamax	25 ~ 50mg/d	200 ~ 1000mg	5 ~ 20μg/mL(15 ~ 59μmol/L)
丙戊酸	Depakene Depakene SR Depakote Depakote ER Depacon	15mg/kg(500 ~ 1000mg)	60mg/kg(3000 ~ 5000mg)	50 ~ 100μg/mL(347 ~ 693μmol/L)
氨己烯酸	Sabril	1000mg/d	3000mg	0.8 ~ 36μg/mL(6 ~ 279μmol/L)
唑尼沙胺	Zonegran	100 ~ 200mg/d	600mg	10 ~ 40μg/mL(47 ~ 188μmol/L)

缩写:IM,肌内注射;LD,负荷剂量;MHD,10 - 羟基衍生物;PO,口服;IV,静脉注射;VPA,丙戊酸

引自:Rogers SJ, Cavazos JE, Rogers SJ, et al. Epilepsy//DiPiro JT, Talbert Rl, Yee GC, et al. Pharmacotherapy: A Pathophysiologic Approach, 9e. New York: McGraw-Hill, 2014: chap 40. http://accesspharmacy. mhmedical. com/content. aspx? bookid = 689&Sectionid = 45310490. accessed February 03, 2014

表 51 –3 抗癫痫药物的不良反应

| 药物 | 药物急性不良反应 | | 慢性不良反应 |
	浓度依赖性	特异性	
卡马西平	复视 头晕 困倦 恶心 激动 嗜睡	血液恶性疾病 皮疹（HLA 抗原检测可能与避 免史 – 约综合征或中毒性表 皮坏死松懈症有关）	低钠血症 代谢性骨病（监测维生素 D 和血钙）
氯巴占	嗜睡 镇静状态 发热 共济失调	流涎 攻击性 烦躁 便秘	
乙琥胺	共济失调 困倦 胃肠道疾病（避免一日多 次给药） 激动 打嗝	血液恶性疾病 皮疹	行为改变 头痛
依佐加滨	头晕 嗜睡 疲劳 混乱 眩晕 震颤 视物模糊	尿潴留 Q – T 间期延长（根据基础心 电图和治疗期间心电图） 欣快感	未发现
非尔氨酯	厌食症 恶心 呕吐 失眠 头痛	再生障碍性贫血（参考 CBC） 急性肝功能衰竭（参考肝酶）	未发现
加巴喷丁	嗜睡 疲劳 镇静状态 共济失调	足部水肿	体重增加
拉考沙胺	头晕 眩晕 头痛 恶心 呕吐 P – R 间期延长（参考基础 心电图和治疗期间心电图）	肝酶升高	未发现

续表

药物	药物急性不良反应		慢性不良反应
	浓度依赖性	特异性	
拉莫三嗪	复视 头晕 激动 头痛	皮疹(缓慢加量可能减少发生率)	未发现
左乙拉西坦	镇静状态 行为失常	精神病(罕见,但更常见于老年人或精神病患者)	未发现
奥卡西平	镇静状态 头晕 共济失调 恶心	皮疹	低钠血症
苯巴比妥	共济失调 多动 头痛 激动 镇静状态 恶心	血液恶性疾病 皮疹	行为改变 结缔组织病 智力减退 代谢性骨病 情绪变化 镇静状态
苯妥英	共济失调 眼球震颤 行为改变 头晕 头痛 运动失调 镇静状态 嗜睡 认知障碍 疲劳 视物模糊	血液恶性疾病 皮疹(HLA 抗原检测可能与避免史 - 约综合征或中毒性表皮坏死松懈症有关) 免疫反应	行为改变 小脑综合征(血清浓度升高时出现) 结缔组织病 皮肤增生 叶酸缺乏 牙龈增生 多毛症 面部特征粗化 痤疮 认知障碍 代谢性骨病(监测维生素 D 和血钙) 镇静状态
普瑞巴林	头晕 嗜睡 运动失调 嘴唇干裂 视物模糊	足部水肿 磷酸肌酸酶升高 血小板减少	体重增加
扑米酮	行为改变 头痛 恶心 镇静状态 激动	血液恶性疾病 皮疹	行为改变 结缔组织病 认知障碍 镇静状态
卢非酰胺	头晕 恶心 呕吐 嗜睡	多器官超敏综合征 癫痫持续状态 白细胞减少症 Q - T 间期缩短	未发现

药物	药物急性不良反应		慢性不良反应
	浓度依赖性	特异性	
噻加宾	头晕 疲劳 注意力不集中 紧张 震颤 视物模糊 抑郁 虚弱	棘－慢波昏睡	未发现
托吡酯	注意力不集中 精神运动迟缓 语言问题 嗜睡，疲劳 头晕 头痛	代谢性酸中毒 急性闭角型青光眼 泌汗障碍	肾结石 体重下降
丙戊酸	胃肠道不适 镇静状态 激动 震颤 血小板减少	急性肝脏衰竭 急性胰腺炎 脱发	多囊卵巢综合征（＜20 岁或超重患者发生率增加） 体重增加 高氨血症 月经周期不规则
氨己烯酸	永久性视力丧失 疲劳 嗜睡 体重增加 震颤 视物模糊	异常的脑 MRI 信号改变（婴儿痉挛症者） 周围神经病变 贫血	永久性视力丧失（更频繁成人 VS 儿童 VS 婴儿）
唑尼沙胺	镇静状态 头晕 认知障碍 恶心	皮疹（一种磺胺类药物） 代谢性酸中毒 泌汗障碍	肾结石 体重下降

引自：Rogers SJ, Cavazos JE, Rogers S J, et al. Epilepsy//DiPiro JT, Talbert Rl, Yee GC, et al. Pharmacotherapy：A Pathophysiologic Approach, 9e. New York：McGraw-Hill, 2014：chap 40. http://accesspharmacy. mhmedical. com/content. aspx? bookid = 689&Sectionid = 45310490. accessed February 03, 2014

特殊注意事项

并发症的治疗

　　AED 不良反应通常是剂量限制性或可导致停药。AED 的不良反应分为剂量相关性和特异性不良反应（表 51－3）。剂量相关性不良反应与剂量或浓度有关。剂量相关性不良反应包括镇静、共济失调和复视。特异性不良反应与 AED 剂量无关，通常可导致停药。特异性反应包括皮疹、肝毒性和血液毒性。由于特异性不良反应可能威胁生命，发生不良反应后应停用 AED。特异性不良反应与免疫反应有关，因此，AEDs 之间可能会发生交叉反应。

AEDs 的更换

　　由于突然停用抗癫痫药物可导致突破性发

作,因此更换 AEDs 需要一个滴定过程。滴定过程要求新的 AED 从小剂量开始,滴定至最低有效剂量。一旦达到最低有效剂量,被停用的药物逐渐减量,同时新的 AED 继续加至目标剂量。

AEDs 的停用

　　虽然癫痫是终身性疾病,但无发作的患者仍有希望可以停药。有利于 AEDs 成功停药的因素包括 2~4 年癫痫未发作,发病 1 年内发作完全控制,发病年龄大于 2 岁且小于 35 岁以及神经系统检查和 EEG 正常。AEDs 撤药需缓慢减量至少 3 个月。

药物相互作用

　　AEDs 有许多与吸收、代谢和蛋白结合相关的药物相互作用。鼻饲和抗酸剂可减少苯妥英和卡马西平的吸收。苯妥英、卡马西平和苯巴比妥是 P450 同工酶(CYP 450)的强效诱导剂,丙戊酸是 P450 同工酶的抑制剂(表 51-4)。

表 51-4　AEDs 药物相互作用

抗癫痫药物	主要肝药酶	肾清除率(%)	诱导	抑制
卡马西平	CYP3A4,CYP1A2,CYCP2C8	<1	CYP1A2,CYP2C,CYP3A,GT	无
氯巴占	CYP3A4,CYP2C19,CYCP2B6	0	CYP3A4(弱)	CYP2D6
乙琥胺	CYP3A4	12~20	无	无
依佐加滨	GT,乙酰化作用	85	无	无
非尔氨酯	CYP3A4,CYP2E1,其他	50	CYP3A4	CYP2C19,β-氧化
加巴喷丁	无	几乎全部	无	无
拉考沙胺	CYP2C19	70	无	无
拉莫三嗪	GT	10	GT	无
左乙拉西坦	无(经过非肝脏水解)	66	无	无
奥卡西平(MHD 是奥卡西平的活性代谢产物)	胞浆系统	1(MHD 27)	CYP3A4,CYP3A5,GT	CYP2C19
苯巴比妥	CYP2C9,其他	25	CYP3A,CYP2C,GT	无
苯妥英	CYP2C9,CYP2C19	5	CYP3A,CYP2C,GT	
普瑞巴林	无	100	无	无
卢非酰胺	水解	2	CYP3A4(弱)	
噻加宾	CYP3A4	2	无	无
托吡酯	不明确	70	CYP3A(剂量依赖)	
丙戊酸	GT,β-氧化	2	无	
氨己烯酸	无	几乎全部	CYP2C9	无
唑尼沙胺	CYP3A4	35	无	无

　　缩写:CYP,细胞色素 P450 酶系统;GT,葡萄糖醛酸转移酶

　　引自:Rogers SJ, Cavazos JE, Rogers SJ, et al. Epilepsy//DiPiro JT, Talbert Rl, Yee GC, et al. Pharmacotherapy: A Pathophysiologic Approach, 9e. New York: McGraw-Hill, 2014: chap 40. http://accesspharmacy. mhmedical. com/content. aspx? bookid = 689&Sectionid = 45310490. accessed February 03, 2014

特殊人群

儿童需要及时控制癫痫发作以避免影响大脑和认知的发育。为了最大限度控制癫痫发作，AED的剂量可迅速增加，方案可快速改变。由于儿童代谢率高，与成人相比儿童每千克体重的AEDs剂量更高。

育龄期或妊娠期妇女有AED的管理建议（表51-5）。某些AEDs与轻微和严重的出生缺陷密切相关。丙戊酸和卡马西平与神经管畸形（如脊柱裂）有关。多数妊娠期的癫痫患者服用AEDs后可生育正常婴儿，但仍需要遵循特殊建议。AEDs诱导肝脏CYP 450酶系统，可降低激素类避孕药的效果。服用抗癫痫药物和激素类避孕药的癫痫女性推荐使用其他的避孕方式。

表 51-5 妊娠期 AEDs 的管理

- 对所有育龄期妇女每天给予叶酸 1~4mg
- 尽可能用单药治疗
- 尽量使用最低剂量控制癫痫发作
- 在怀孕初始及此后每月监测抗癫痫药物血清浓度
- 使用有酶诱导作用的 AEDs 的妇女在怀孕第 8 个月给予足量的维生素 K

米曼代谢

苯妥英呈非线性（米曼方程）药代动力学特点，意味着在常规剂量范围内代谢药物的肝药酶代谢能力已达到最大。因此，剂量小幅度改变可导致血药浓度发生不成比例的巨大变化。由于代谢的个体差异，每位患者剂量和血药浓度之间的关系各不相同。

蛋白结合

苯妥英和丙戊酸是高蛋白结合药物，但只有非结合药物能够产生临床疗效和不良反应。当评估高蛋白结合 AEDs 的血药浓度时，评估总浓度（结合与非结合）是非常重要的。蛋白（白蛋白）水平降低的患者，AEDs 仍有相同的总浓度，但非结合浓度（活性成分）将增加。另外，某些疾病状态和药物也可使 AEDs 从蛋白上解离，从而增加非结合浓度。患者低蛋白或某些情况/药物增加AEDs 非结合浓度的实例包括：

- 肾衰患者
- 低蛋白血症患者
- 新生儿
- 妊娠期妇女
- 服用其他高蛋白结合药物的患者
- 危重患者

苯妥英蛋白结合的改变将导致剂量相关性不良反应增加。在怀疑蛋白结合改变的患者中，检测或计算非结合（游离）苯妥英浓度是非常重要的。

自身诱导

卡马西平是CYP 450 同工酶系统的强效诱导剂，可导致许多药物及自身的清除增加。卡马西平有自身诱导代谢作用。

血药浓度监测

应为每一位患者确立一个治疗范围，该范围需要确定一个不良反应发生率最低且癫痫发作控制最佳的浓度。表51-2列出了AEDs常用的血药浓度。

癫痫持续状态

癫痫持续状态(SE)是一种可导致永久性脑损伤或死亡的神经系统急症。SE 是指任何癫痫发作持续 30 分钟以上，伴或不伴意识丧失；或有反复发作且发作间期意识未完全恢复者。SE 治疗的目标包括停止癫痫发作和预防再次发作。理想情况下，通过针对性的药物治疗来实现目标，同时将不良反应最小化。SE 的治疗包括苯二氮䓬类和抗惊厥药(表51-6)。

癫痫持续状态中苯妥英和磷苯妥英的应用

静脉注射苯妥英的负荷剂量（患者之前未使用过苯妥英）是 15~20mg/kg。因为低血压和心律失常的风险，负荷剂量输注速度不得超过50mg/min。推荐持续监测 ECG 和血压。维持剂量可在负荷剂量 12 小时后开始。由于苯妥英是碱性药物，不能通过肌内注射途径给药。药物溢出可导致局部变色、水肿、疼痛甚至坏死。

磷苯妥英是苯妥英的水溶性前体药物，在体内可快速转化为苯妥英。与苯妥英不同，磷苯妥英和大多数静脉溶媒均可兼容，肌内注射可耐受。磷苯妥英的剂量通过苯妥英等量单位（PE）表示，其输注速度可达 150mg PE/min。未使用过苯妥英的患者的负荷剂量是 15～20mg PE/kg。即使磷苯妥英与苯妥英相比具有较小的心血管不良反应，仍应监测血压和 ECG。

表 51-6　成人癫痫持续状态胃肠外药物的应用

药物（途径）	商品名	起始剂量（最大剂量）	维持剂量	说明
地西泮（IV）	Valium			静脉注射速率不超过 5mg/min
成人		0.25mg/kg[a,b,c]（20mg）	不使用	
儿童		0.25～0.5mg/kg[a,b,c]	不使用	
磷苯妥英（IV）	Cerebyx			静脉注射速率成人不超过 150mg PE/min，儿童不超过 3mg PE/（kg·min）
成人		20～25mg PE/kg	4～5mg PE/（kg·d）	
儿童		20～25mg PE/kg	5～10mg PE/（kg·d）	
劳拉西泮（IV）	Ativan			静脉注射速率成人和儿童不超过 2mg/min
成人		4mg[b,c]（6mg）	不使用	
儿童		0.1mg/kg[a,c]（6mg）	不使用	
咪达唑仑（IV，IM）	Versed			成人静脉注射速率 0.5～1mg/min，儿童大于 2～3 分钟
成人		200μg/kg[a,d]	50～500μg/（kg·h）[e]	
儿童		150μg/kg[a,d]	60～120μg/（kg·h）[e]	
苯巴比妥（IV）				静脉注射速率成人不超过 100mg/min，儿童不超过 30mg/min
成人		10～20mg/kg[e]	1～4mg/d[e]	
儿童		15～20mg/kg[e]	20～25mg/d[f]	
苯妥英（IV）	Dilantin			静脉注射速率成人不超过 50mg/min[g]，儿童不超过 3mg/（kg·min）（最大 50mg/min）
成人		20～25mg/kg[f]	4～5mg/d[e]	
儿童		20～25mg/kg[f]	5～10mg/d[e]	

a. 该剂量可每 10～15 分钟重复一次直至达到最大剂量

b. 老年人起始剂量为 2～5mg

c. 如果患者长期使用苯二氮䓬类（如氯硝西泮）可加大剂量

d. 可以肌内注射、直肠或口服给药

e. 需要滴定剂量

f. 根据血药浓度给予额外的负荷剂量

g. 老年人静脉注射速率不超过 25mg/min，尤其是有动脉粥样硬化性心血管疾病者

缩写：GCSE，全身惊厥性癫痫持续状态；PE，苯妥英等量单位

引自：Rogers SJ, Cavazos JE, Rogers SJ, et al//DiPiro JT, Talbert Rl, Yee GC, et al. Pharmacotherapy：A Pathophysiologic Approach, 9e. New York：McGraw-Hill, 2014：chap 41. http://accesspharmacy. mhmedical. com/content. aspx? bookid = 689&Sectionid = 45310490. accessed February 03，2014

抗癫痫药物的商品名和剂型

表 51-7 列出了抗癫痫药物的商品名/通用

名和剂型。

表 51-7　抗癫痫药物的商品名和剂型

通用名	商品名	剂型	通用名	商品名	剂型
钠通道调节剂			**钙通道调节剂**		
卡马西平	Tegretol，epitol	片剂	乙琥胺	Zarontin	胶囊
	Tegretol XR	咀嚼片			口服溶液
	Epitol	缓释片	普瑞巴林	Lyrica	胶囊
	Equetro	缓释胶囊			口服溶液
		混悬液	**GABA 调节剂**		
拉莫三嗪	Lamictal	片剂	氯硝西泮	Klonopin	片剂
		咀嚼片		Klonopin Wafers	崩解片
		缓释片	**谷氨酸调节剂**		
		崩解片	氨己烯酸	sabril	片剂
奥卡西平	Trileptal	片剂			口服粉包
		混悬液	非尔氨酯	felbatol	片剂
	Oxtellar XR	缓释片			口服混悬剂
丙戊酸	Depacon	静脉注射液	**联合调节剂**		
	Depakene	胶囊	依佐加滨	Potiga	片剂
		糖浆	加巴喷丁	Neurontin	胶囊
	Stavzor	迟释胶囊			片剂
双丙戊酸钠	Depakote	迟释胶囊			溶液
	Depakote ER	缓释片	托吡酯	Topamax	胶囊微粒
		胶囊微粒			片剂
		延迟/肠溶片		Trokendi XR	缓释胶囊
苯妥英	Dilantin	胶囊	唑尼沙胺	Zonegran	胶囊
	phenytek	缓释胶囊	**机制不明**		
		咀嚼片	左乙拉西坦	Keppra	片剂
		混悬液			口服液
		静脉注射液		Keppra XR	缓释片
磷苯妥英	Cerebyx	IV/IM 注射液			静脉注射液
苯巴比妥	Luminal	片剂			
		酊剂			
		静脉注射液			

案例应用

1. 下列哪些是可治疗的癫痫发作的病因？选择所有适合
的选项。

　a. 低血糖

　b. 电解质改变

　c. 感染

　d. 遗传缺陷

2. WW 是一名 56 岁的住院患者，正在服用以下药物：头孢
吡肟、琥珀酸美托洛尔、甲状腺素和对乙酰氨基酚。患
者发生癫痫发作。选择可能导致癫痫发作的药物。选
择所有适合的选项。

　a. 甲状腺素

　b. 对乙酰氨基酚

　c. 头孢吡肟

d. 美托洛尔

3. JW 是一位 29 岁的女性,正在向药房出示新的苯妥英处方。该患者目前没有服用其他药物。关于该患者的新药治疗应给予什么建议? 选择所有适合的选项。
   a. 在服药时避免饮酒
   b. 使用适当的屏障避孕法
   c. 涂防晒霜。这种药物可能会增加光敏性
   d. 每日药物与食物同服

4. 选择该患者苯妥英的目标治疗浓度。
   a. 4 ~ 12μg/mL
   b. 10 ~ 20μg/mL
   c. 50 ~ 100μg/mL
   d. 该药物不需要监测药物治疗浓度

5. JW 治疗一年后自诉想要怀孕,希望更换一种妊娠期安全的抗癫痫药物。更换药物时,非常重要且需要与该患者及其医生讨论的是?
   a. 该患者目前的药物需立刻停止以确保药物完全从体内清除并准备怀孕
   b. 该患者目前的药物可以直接停用,新的 AED 需从低剂量开始,并逐渐加至目标剂量
   c. 该患者新的 AED 需从小剂量开始并逐渐加至最低有效剂量,然后将目前的 AED 逐渐减量
   d. 该患者应完全避免怀孕并维持目前的 AED 治疗

根据下述案例回答问题 6 ~ 7。

6. 一位患者因癫痫发作被送往医院,癫痫发作时活动突然中断并伴有茫然凝视。这是什么类型的癫痫发作?
   a. 失神发作
   b. 强直 - 阵挛
   c. 肌阵挛
   d. 失张力发作

7. 对于这种类型的癫痫发作,建议的一线治疗药物是什么?
   a. 苯妥英
   b. 非氨酯
   c. 左乙拉西坦
   d. 乙琥胺

根据下述案例回答问题 8 ~ 9。

8. BH 是一名 47 岁的男性患者,现正处于癫痫持续状态,需要药物治疗。苯妥英的静脉注射速度不应超过 50mg/min。选择下列与输注速度超过 50mg/min 有关的不良反应。选择所有适合的选项。
   a. 低血压
   b. 牙龈增生
   c. 贫血
   d. 皮疹

9. 下列哪一项是苯妥英的水溶性前体药物,可在体内迅速

转化为苯妥英,且可以作为替代药物?
   a. Trileptal
   b. Tegretol
   c. Cerebyx
   d. Dilantin

10. GG 是一名 67 岁使用卡马西平控制癫痫的女性患者。其家人由于年龄问题担心有严重的不良反应。下列哪一项是与卡马西平相关的特异性不良反应? 选择所有适合的选项。
    a. 再生障碍性贫血
    b. 低钠血症
    c. 皮疹
    d. 结肠炎

11. 选择下列可以使 AEDs 快速改变剂量的人群或情况。
    a. AEDs 更换
    b. 停用 AEDs
    c. 儿童
    d. 潜在的育龄妇女

根据下述案例回答问题 12 ~ 13。

12. DD 是一名老年男性患者,正在使用苯妥英。该患者在过去一周开始出现意识混乱和眼球震颤。最近一次的血肌酐是 3.6mg/dL,血浆白蛋白是 2.4g/dL。其他现用药物只有阿司匹林和奥美拉唑。这可能是由什么导致的症状? 选择所有适合的选项。
    a. 癫痫发作的先兆
    b. 癫痫缺乏控制
    c. 苯妥英中毒
    d. 药物的正常不良反应

13. 下列哪些选项可以促进这些症状的发生?
    a. 药物相互作用
    b. 低白蛋白
    c. 肾损伤
    d. 不服用药物

14. 一位医生自诉为了避免与其他 AEDs 的相互作用,希望给一位患者使用拉莫三嗪,但该医生想知道是否有其他不良反应需要对患者进行用药教育。下列哪一项需要告知患者?
    a. 皮疹
    b. 水肿
    c. 胰腺炎
    d. 脱发

根据下述案例回答问题 15 ~ 16。

15. SB 是一名新诊断出复杂性癫痫的患者。其医生已经注意到该患者因为心房颤动正在服用华法林,且有不安腿综合征。为此,他希望避免使用诱导 CYP 450 2C9 或是其底物的 AED。该患者需避免使用下列哪些药

物？选择所有适合的选项。

a. 苯妥英

b. 苯巴比妥

c. 卡马西平

d. 扑米酮

16. 依据现有的信息,下列哪一项是该患者最佳的选择？

a. 加巴喷丁

b. 左乙拉西坦

c. 卡马西平

d. 乙琥胺

17. 选择 AEDs 剂量相关性不良反应。

a. 粒细胞减少

b. 镇静

c. 血小板减少症

d. 共济失调

18. 选择与牙龈增生的特异性不良反应有关的 AED。

a. 苯巴比妥

b. 扑米酮

c. 噻加宾

d. 苯妥英

19. 选择既可口服也可胃肠外给药的抗癫痫药物。选择所有适合的选项。

a. Neurontin

b. Dilantin

c. Keppra

d. Trileptal

20. 下列哪些药物可采用肌内注射治疗癫痫持续状态？选择所有适合的选项。

a. 苯妥英

b. 拉莫三嗪

c. 地西泮

d. 磷苯妥英

21. 大量的临床试验数据证实一个新型抗癫痫药物与其他 AEDs 具有相似的有效性。研究的治疗时间是 18 周。临床试验显示了以下安全有关的数据:

不良反应	对照品(N=260)%	新药(N=258)%
恶心	14%	16%
腹泻	12%	11%
严重心律失常	1%	5%

与心律失常相关的损害需要的人数(NNH)有多少？

a. 1

b. 4

c. 20

d. 25

根据下述案例回答问题 22~23。

22. 当接到患者询问是否有一个名为 Sabril 的仿制药物。查找该药等效性信息应使用下列哪项工具？

a. 处方信息

b. Lexicomp

c. PubMed

d. 实践指南

23. 由于吞咽药片困难,患者询问替代片剂的口服液。以下是查询 FDA 橘皮书获得的信息。你的建议是？

编号	N022006	N020427
TE Code		
RLD	是	是
活性成分	氨己烯酸	氨己烯酸
剂型	溶液	片剂
途径	口服	口服
剂量	500mg/包	500mg
专利商品名	Sabril	Sabril
申请人	Lundbeck LLC	Lundbeck LLC

a. 不告知医生而直接更换药物,因为两种药物疗效相同

b. 关于更换药物电话咨询医生,两种药物疗效不同

c. 不告知医生更换药物,两种药物是等效制剂

d. 关于更换药物电话咨询医生,两种药物疗效相同

要点小结

■ 癫痫是干扰脑部电活动,导致伴或不伴抽搐反复发作的慢性疾病。

■ 失神发作(小发作)——活动突然中断和茫然凝视;肌阵挛性发作——肌肉群的突然收缩;阵挛性发作——肌肉反复收缩阵发抽动而无强直;强直-阵挛发作(大发作)——交替的肌肉收缩和痉挛;肌张力突然丧失的失张力发作被称为"跌倒发作"。

■ 可使用实验室检查进行评估,排除导致发作的可治疗的原因,如低血糖,电解质紊乱和感染。可治疗的原因引起的癫痫发作不代表癫痫。

■ 与癫痫发作相关的药物包括曲马多,盐酸安非他酮,茶碱,部分抗抑郁药、某些抗精神病药物,安非他明,可卡因,亚胺培南,锂,大剂量的青霉素或头孢菌素,拟交感神经药和兴奋剂。

■ 癫痫的药物治疗有高度的个体差异,需要剂量的滴定来优化药物治疗(最大限度控制癫痫发作同时伴有最小的或无不良反应)。50% ~ 70% 的患者可以使用一种抗癫痫药物维持。

■ AEDs 的不良反应通常是剂量限制性或可导致停药的。AED 的不良反应分为剂量相关性和特异性不良反应。

■ 剂量相关性不良反应包括镇静、共济失调和复视。特异性不良反应与 AED 剂量无关,且通常可导致 AED 停药。

■ AEDs 有许多与吸收、代谢和蛋白结合有关的药物相互作用。

■ 苯妥英呈非线性(米曼)药代动力学特点,即在常规剂量范围内代谢药物的肝药酶代谢能力已达到最大。

■ 苯妥英和丙戊酸是高蛋白结合药物,只有非结合药物能够产生临床疗效和不良反应。

■ 应为每一位患者确立一个治疗范围,该范围需要确定不良反应发生率最低且癫痫发作控制最佳的浓度。

■ 癫痫持续状态(SE)是一种可导致永久性的脑损伤或死亡的神经系统紧急情况。

参考文献

French JA, Kanner AM, Bautista J, et al. Efficacy and tolerability of the newantiepileptic drugs I: treatment of new onset epilepsy, report of the Therapeutics andTechnology Assessment Subcommittee and Quality Standards Subcommittee of the American Academy of Neurology and the American Epilepsy Society. Neurology,2005,62:1252 – 1260.

French JA, Kanner AM, Bautista J, et al. Efficacy and tolerability of the newantiepileptic drugs II: treatment of new onset epilepsy, report of the Therapeutics andTechnology Assessment Subcommittee and Quality Standards Subcommittee of the American Academy of Neurology and the American Epilepsy Society. Neurology,2005,62:1261 – 1273.

McNamara JO. Pharmacotherapy of the epilepsies//Brunton LL, Chabner BA, Knollmann BC, et al. Goodman & Gilman's The Pharmacological Basis of Therapeutics.

12th ed. New York, NY: McGraw-Hill, 2011:chap 21.

Meierkord H, Boon P, Engelsen B, et al; European Federation of Neurological Societies. EFNS guideline on the management of status epilepticus in adults. Eur J Neurol, 2010 Mar,17(3):348 – 355.

Phelps SJ, Wheless JW. Status epilepticus//DiPiro JT, Talbert RL, Yee GC,et al. Pharmacotherapy:A Pathophysiologic Approach. 9th ed. New York, NY: McGraw-Hill,2014:chap 41.

Quality Standards Subcommittee of the American Academy of Neurology. Practiceparameter: a guideline for discontinuing antiepileptic drugs in seizure free patients[summary statement]. Neurology,1996,47:600 – 602.

Rogers SJ, Cavazos JE. Epilepsy//DiPiro JT, Talbert RL, Yee GC, et al. Pharmacotherapy:A Pathophysiologic Approach. 9th ed. NewYork, NY: McGraw-Hill,2014: chap 40.

第 52 章 | 帕金森病

Michele A. Faulkner

译者 张 莉 张抗怀

基础概述

帕金森病(PD)是一种慢性、渐进性影响锥体外系运动系统的神经退行性疾病。中脑黑质致密部和路易小体中黑质纹状体的丢失导致这一神经退行性疾病。当症状逐渐出现,诊断成立时,大约有80%的黑质纹状体神经元已经丢失。由于缺乏多巴胺这一神经递质,来自神经基底节的抑制性递质输出减少而使乙酰胆碱过度活跃。PD 的临床特征为神经递质间的不平衡导致运动功能出现异常表现。PD 的主要特点包括震颤、运动迟缓、肌强直和姿势异常(尽管这种症状在疾病早期是罕见的)。PD 的症状通常为单侧肢体起病,随着疾病的进展逐渐发展至对侧肢体,该病的临床表现通常存在较大的个体差异,不同患者的表现可完全不同。

震颤是 PD 最常见的临床症状,该症状可能被描述为内在的震动感,而不是外在表现。"搓丸样"动作(拇指和其他四指向相反的方向运动)通常用来描述这一特征。病情较轻时,震颤通常会在有目的的运动和睡眠时消失。在个别病例中,震颤也可能出现在嘴唇、下巴和下颌。

运动迟缓(运动变慢)常可导致重复性动作和精细动作(如刷牙)难以完成。走路时摆臂动作减弱或消失,手势和面部表情常常缺失。慌张步态、难以转身上床或从椅子上站起来,常影响患者的生活质量。患者还会出现书写时字迹会越写越小(写字过小症)和阅读困难。最终,所有的随意运动都会不同程度地受到影响。

肌强直是被动运动时肌肉产生的刚性阻力,这种阻力被描述为"铅管样"或"齿轮样"。难以描述的疼痛感是发生肌强直的最初信号,疼痛发生的部位通常在背部、肩部或者手臂。一些患者经受了痛苦的肌张力障碍和脚抽筋。

姿势不稳定(或姿势反射异常)是疾病进展的典型表现,且与肌强直进展有关。患者可能因膝、臀和腰的弯曲而呈现弯腰姿态。患者也可出现走路时的慌张步态。姿势异常可增加因跌倒而发生二次伤害的风险。

PD 是一种排除诊断。没有生物学或实验室检查能够确诊 PD(尽管近期放射性药物检查可以表明 PD 与其他运动障碍性疾病在纹状体多巴胺转运体方面有所不同)。通常,如果患者出现两种基本特征且是其他运动障碍性疾病所不具备的特有表现,即可临床诊断,使用左旋多巴(该药物可暂时性升高中枢神经系统多巴胺水平)反应阳性时可确诊。药物(吩噻嗪类止吐药、甲氧氯普胺和频繁地使用神经安定药)引起的帕金森综合征,应评估患者的 PD 症状。

治疗

PD 的治疗目标是通过"控制"运动症状而维持患者的正常功能。运动疗法有助于延缓患者运动功能减退,改善僵硬、平衡和力量。最终治疗方案需根据患者个体情况进行调整(图 52-1)。

左旋多巴/卡比多巴

左旋多巴是控制 PD 运动症状的首选药物,左旋多巴转化成多巴胺从而纠正神经递质间的平衡。卡比多巴用来抑制多巴胺脱羧酶的活性,防止左旋多巴在外周转化为多巴胺。不添加卡比多巴时,进入中枢神经系统的多巴胺水平会减少,患者易发生恶心和体位性低血压等不良反应。卡比多巴用于抑制左旋多巴外周脱羧的最低剂量为75~100mg/d,通过添加卡比多巴可以不增加左旋多巴的剂量。卡比多巴/左旋多巴复合制剂的起始剂量通常为 25/100mg,口服,3 次/天(表 52-1)。该药应空腹服用,如果因不良反应不能耐受需要与食物同服时,应选择低蛋白饮食,因为氨基酸能够与左旋多巴(也是氨基酸)竞争转运进入中枢神经系统。卡比多巴/左旋多巴有即释、缓释和含片三种剂型可供使用。因控释制剂吸收不完全，如需将速释制剂转换成控释剂时需要增加 30% 的日剂量。

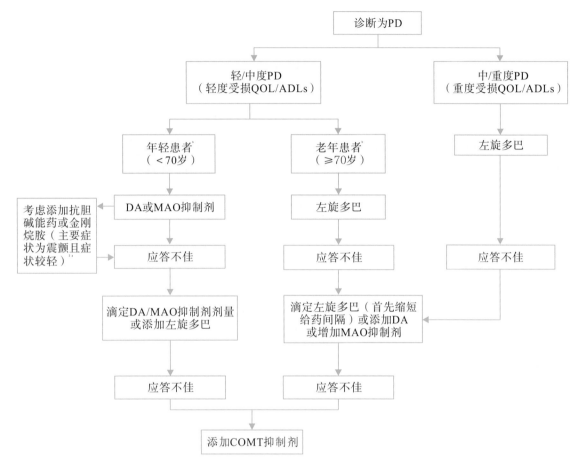

图 52 -1　帕金森病的药物治疗策略

a. 应根据药物的药理学特点及患者个体化需求选择药物

b. 基于生理状况而非实际年龄

缩写：PD，帕金森病；QOL，生活质量；ADL，日常生活能力；DA，多巴胺受体激动剂；MAO，单胺氧化酶；COMT，儿茶酚 - O - 甲基转移酶抑制剂

表 52 -1　治疗帕金森病的药物及剂量

药物	剂量	
卡比多巴/左旋多巴 （Sinemet, Parcopa）	起始剂量：25/100mg PO tid 起始剂量：（控释剂）50/200mg PO bid 通常最大剂量（左旋多巴）：6000mg	
甲磺酸溴隐亭 （Parlodel）	起始剂量：1.25mg PO bid 最大剂量：100mg/d	
普拉克索 （Mirapex）	起始剂量：0.125mg PO tid 最大剂量：4.5mg/d 每 5 ~ 7 天增加一次剂量	CrCl 35 ~ 59mL/min：0.125mg PO bid CrCl 15 ~ 34mL/min：0.125mg PO qd CrCl <15mL/min：不推荐使用
罗匹尼罗 （Requip）	起始剂量：0.25mg PO tid 起始剂量（XR）：2mg PO qd 最大剂量：24mg/d 每周增加一次剂量	

药物	剂量	
罗替戈汀 (Neurpro)	起始剂量:2mg qd 最大剂量:8mg qd	
司来吉兰 (Eldepry,Zelapar)	起始/最大剂量:5mg PO bid 或 10mg PO qd 起始剂量(崩解片):1.25mg/d PO 最大剂量(崩解片):2.5mg/d PO	
雷沙吉兰 (Azilect)	起始剂量(联合左旋多巴):0.5mg PO qd 最大剂量(联合左旋多巴):1mg PO qd 起始/最大剂量(单药治疗):1mg PO qd	
金刚烷胺 (Symmetrel)	起始剂量:100mg PO bid 最大剂量:400mg/d CrCl<15mL/min 或透析患者:200mg PO qwk	CrCl 30~50mL/min:100mg/d CrCl 15~29mL/min:100mg PO qod
苯甲托品 (Cogentin)	起始剂量:0.5mg PO qd 最大剂量:6mg PO qd	
苯海索 (Artane)	起始剂量:1mg PO qd 最大剂量:15mg/d(或分 q6~8h 给药)	
恩他卡朋 (Comtan)	200mg PO 与左旋多巴同时使用 最大剂量:800mg/d	
托卡朋 (Tasmar)	起始剂量:100mg PO tid 最大剂量:200mg PO tid	

卡比多巴/左旋多巴复合制剂主要用于改善运动症状,最初的几年患者可通过每日服用600mg 或更低剂量的左旋多巴以控制该症状。然而,左旋多巴的疗效会随着大脑储存多巴胺能力的下降而降低。结果是,在下一次用药前可能出现症状波动即"疗效减退"(wearing off)。相比之下,"开 – 关"(on – off)现象出现在长期使用左旋多巴后,但是该现象的发生以不可预知的方式和类型出现,通常持续数秒至数分钟。该现象不可预知的特性使患者感到更加痛苦,尤其是症状快速进展且频繁出现时。

运动障碍,主要包括肌张力障碍和舞蹈样动作,这些不自主运动通常出现在正在使用左旋多巴制剂的患者中,且 PD 的运动症状得到控制时(通常被称为"剂峰"异动症)。医生通常会推迟患者使用左旋多巴制剂以延缓运动障碍的发生,尤其是年轻患者。

卡比多巴/左旋多巴的不良反应包括精神错乱、便秘、腹泻、抑郁、头晕、恶心。停药时应逐渐减量以免发生神经阻滞剂恶性综合征所导致的神经错乱、发热和肌肉僵硬(所有用于治疗 PD 的多巴胺能药物都有可能发生该恶性综合征)。

多巴胺受体激动剂

共有四种多巴胺受体激动剂(DAs)可用于 PD 的初始治疗或联合治疗。DAs 通过黑质纹状体旁路直接刺激突触后多巴胺受体。DAs 的疗效略低于左旋多巴制剂,但是这类药物却较少引起运动障碍。大多数患者单用多巴胺受体激动剂可将症状控制 1 年或以上。当左旋多巴治疗疗效减退而加用 DAs 时,左旋多巴制剂的剂量需减少 1/4 ~ 1/3 以免发生运动障碍。三种 DAs(罗替戈汀、普拉克索和罗匹尼罗)均为非麦角类多巴胺受体激动剂,作用于 D_2、D_3 受体,均为抑制性受体。溴隐亭是麦角类衍生物,主要作用于 D_2 受体,但同时也兴奋 D_1 受体。阿扑吗啡是最古老的多巴胺受体激动剂,主要用于严重"关"期的治疗。治疗 PD 的药物及剂量见表 52 – 1。当停止使用左旋多巴制剂或多巴胺受体激动剂时应逐渐减量。

多巴胺受体激动剂的副作用与左旋多巴相似,包括恶心、嗜睡、体位性低血压。DAs 导致精神方面(主要为幻视)副作用的发生率是左旋多巴的 3 倍。下肢水肿和冲动行为(例如,赌博、购物、贪食和性欲亢进)等不良反应也见于 DAs。一些患者称发生过类似发作性睡病的睡眠发作。麦角衍生物类 DAs 因与肺和腹膜后纤维化有关而限制了其临床应用。

单胺氧化酶抑制剂

司来吉兰和雷沙吉兰的作用机制是抑制单胺氧化酶(MAO)的活性从而阻止脑内多巴胺的分解。常规剂量下,其选择性抑制位于基底神经节的 B 型 MAO。单胺氧化酶抑制剂不可逆地抑制 MAO 的活性,当停止使用单胺氧化酶抑制剂时通常需要几周的时间 MAO 才能恢复到之前的水平。作为较早的 MAO 抑制剂,司来吉兰被批准用于联合治疗。常规剂量为 5mg 口服 2 次/天,或 10mg 1 次/天。司来吉兰口服崩解片起效较快,起始剂量为每天 1.25mg。必要时,治疗 6 周后可将剂量增加至最大剂量每日 2.5mg。雷沙吉兰,被批准用于单药治疗或联合治疗。单独使用时每日剂量为 1mg。然而,如果与左旋多巴联用时,起始剂量为每天 0.5mg。值得注意的是,近期一些研究证据表明雷沙吉兰能够减缓 PD 的进展,因此,可以考虑使用 MAO 抑制剂作为症状较轻患者的初始治疗。单胺氧化酶抑制剂是否具有神经保护作用仍未可知。

单胺氧化酶抑制剂的副作用包括恶心、头痛、头晕。司来吉兰导致的失眠与其代谢物苯丙胺有关。司来吉兰应在下午之前服用以免影响睡眠。司来吉兰口服崩解片因避免了首过代谢而引起失眠的可能性较小。因司来吉兰和雷沙吉兰具有选择性,当他们与其他药物联用时较少发生 5 - 羟色胺综合征。然而,其与选择性 5 - 羟色胺和去甲肾上腺素再摄取抑制剂类抗抑郁药、拟交感神经类药物、右美沙芬、哌替啶、曲马多联用时仍需谨慎。同样,与酪胺的相互作用可增加去甲肾上腺素水平,产生拟交感样效应如血压升高、心动过速,司来吉兰和雷沙吉兰常规剂量时几乎不产生此反应。然而,有罕见报道称服用司来吉兰的患者摄入干酪、泡菜或发酵食物和饮料时发生该反应(有时被称为"奶酪效应")。

金刚烷胺

金刚烷胺是一种抗病毒药物,偶然发现其可用于治疗 PD。金刚烷胺在治疗 PD 时作用温和而短暂,因此其在治疗中的地位有限。该药主要用于诊断初期,最适用于以震颤为主要症状(具有降低肌强直的作用)的患者。金刚烷胺还可用于改善运动障碍。金刚烷胺用于 PD 的早期治疗,其疗效在几个月之后便会减弱。通常剂量为 100mg,2 次/天,建议根据肾功能情况调整剂量。金刚烷胺用于抗 PD 的作用机制尚不明确,但是其是 NMDA 受体拮抗剂,能够降低兴奋性神经递质谷氨酸的活性。此外,金刚烷胺还具有抗胆碱能作用。服用金刚烷胺可能发生便秘、腿部水肿、梦魇、幻觉和精神错乱等。金刚烷胺应缓慢减量至停药以免症状发生反弹。

抗胆碱能药

用于治疗 PD 的抗胆碱能药物有许多种,最常见的是苯甲托品和苯海索。此类药物的作用是纠正因左旋多巴减少而导致相对亢进的乙酰胆碱水平。抗胆碱能药主要用于控制震颤。此类药物因副作用较多而在老年人的应用受到限制,包括黏膜干燥、心动过速、记忆力下降、抑制出汗、体位性低血压。既往有便秘、前列腺增生、闭角型青光眼及心律失常的患者慎用。抗胆碱能类药物也应缓慢减量至停用以免 PD 症状反弹。

儿茶酚 - O - 甲基转移酶抑制剂

目前有两种儿茶酚 - O - 甲基转移酶(COMT)抑制剂用于 PD 的治疗。这两种酶抑制剂能够防止左旋多巴和多巴胺被 COMT 分解。虽然它通常是一个次要的酶代谢途径,但当多巴胺脱羧酶的活性被卡比多巴抑制后,COMT 便占主导地位。COMT 抑制剂仅作为左旋多巴的联合治疗,尤其适用于正处于"关期"的 PD 患者。

托卡朋在外周和脑内均能发挥作用。然而因有使用托卡朋导致肝衰竭的案例,该药适用于其他抗 PD 药物疗效不佳的患者。托卡朋的起始剂量一般为 100mg,3 次/天。用药期间前 6 个月应每 2~4 周监测肝功能,6 个月之后定期监测。该药的给药时间不依赖于左旋多巴,用药 3 周后患者症状无改善需停药。相反,恩他卡朋需要与左旋多巴制剂同时服用,剂量通常为 200mg。恩他卡朋仅在外周发挥作用。含有卡比多巴/左旋多巴和恩他卡朋的复方制剂的各组分含量已经确立。

近来有研究资料显示早期使用 COMT 抑制剂可加速运动障碍的发生,因此,此类药物应在治疗的后期使用。当加用 COMT 抑制剂时应减少左旋多巴的剂量(通常约减少 25%)有助于避免运动障碍的发生。应当告知患者用药早期可能出现腹泻,用药几周后这种不良反应的发生将减少。有个别因不良反应严重而中断治疗的案例。患者也可因服用恩他卡朋而使体液变成橘黄色。

特殊注意事项

虽然 PD 主要是多巴胺缺乏所致的神经递质紊乱,但其 5 - 羟色胺能、肾上腺素能和胆碱能通路也可能受到影响。因此,PD 患者通常会有共病存在。许多共病都属于神经精神病学范畴。高达 60% 的患者合并有抑郁症,该症状也可能是疾病的一部分。不同种类的抗抑郁药间并无差别,但处理其他共病(如失眠、嗜睡和性功能紊乱)时需根据患者的情况选择合适的药物。抗抑郁药可能与药物导致的震颤有关,当患者的症状出现恶化时应对抗抑郁药进行评估。此外,抗抑郁药与抗帕金森药(例如 MAO 抑制剂)合用时需谨慎。PD 患者普遍存在精神疾病和痴呆的情况,如果必须使用抗精神病药,应避免使用抗多巴胺类药物。首选的药物包括喹硫平和氯氮平,其他抗精神病药都可引起或使症状加重。卡巴拉汀用于治疗帕金森痴呆,但是由于其抑制胆碱酯酶的活性,使乙酰胆碱相对过度活跃,从而有加重震颤的潜在可能。膀胱功能障碍、性功能障碍、流涎、便秘、低血压(药物导致或疾病相关)和跌倒导致骨折这些在 PD 患者中常见的问题应通过药物进行干预。

案例应用

1. 帕金森病主要是哪种神经递质缺失?
  a. 乙酰胆碱
  b. 多巴胺
  c. 去甲肾上腺素
  d. 5 - 羟色胺

2. 帕金森病的治疗目标是什么?
  a. 阻止病情发展

b. 提高储存多巴胺的能力
  c. 维持运动功能
  d. 逆转神经元缺失

3. 卡比多巴在帕金森病治疗中的作用机制是什么?
  a. 抑制乙酰胆碱
  b. 抑制多巴胺脱羧酶
  c. 抑制儿茶酚 - O - 甲基转移酶
  d. 抑制单胺氧化酶

4. KJ 是一位年轻的帕金森病患者,大约在 1 个月前开始治疗。她的丈夫打电话咨询医生关于妻子最近的行为。他说 KJ 几周之前开始不断地在网上购物,最近又在他不知情的情况下外出购买了一辆车。假如这是药物所诱导的现象,浏览 KJ 的服药资料后你认为是哪种药物所致? 从下列选项中选出所有正确答案。
  a. 金刚烷胺
  b. 普拉克索
  c. 雷沙吉兰
  d. 罗替戈汀

5. SP 7 年前被诊断出患有帕金森病。期初,她服用卡比多巴/左旋多巴 25/100mg,3 次/天,近来她把剂量增加为 50/250mg,4 次/天。她的非运动症状包括便秘、失眠。她还同时患有关节炎,每天服用对乙酰氨基酚 650mg 3 次/天。如该患者此时需要添加一种治疗药物,结合患者现病史下列哪种药物应避免使用?
  a. 普拉克索
  b. 雷沙吉兰
  c. 罗匹尼罗
  d. 司来吉兰

6. 抗胆碱能药物用于帕金森病的哪种典型症状?
  a. 运动迟缓
  b. 姿势异常
  c. 肌强直
  d. 震颤

7. AB 是一位患有帕金森病多年的患者。神经科医师为他开具的新处方为托卡朋 100mg,口服 3 次/天。增加该药后应常规监测下列哪项实验室指标?
  a. 红细胞积压
  b. 肝功能检测
  c. 血小板计数
  d. 血糖

8. 下列哪种药物需与左旋多巴同时服用?
  a. 金刚烷胺
  b. 恩他卡朋
  c. 普拉克索

d. 雷沙吉兰

9. EF 是一位新就诊患者。主诉为"震颤和肌强直",他指出这些症状"整夜"存在。EF 的症状符合帕金森病的临床表现,为排除上述症状是由药物所致,他的药物清单需排除下列哪些药物? 选出所有正确答案。

　a. 氟哌啶醇

　b. 甲氧氯普胺

　c. 奋乃静

　d. 利培酮

10. 罗匹尼罗的作用机制是哪项?

　a. 中枢神经系统中多巴胺直接替代多巴胺

　b. 直接刺激突触后多巴胺受体

　c. 抑制中枢神经系统分解多巴胺酶的活性

　d. 抑制外周分解多巴胺酶的活性

11. WO 患有帕金森病多年,就诊时诉发生幻觉。患者的抗帕金森药物治疗方案近来并未添加药物也未增加药物剂量。幻视的症状使她感到恐惧,因此决定开始抗精神病治疗。下列哪种药物是帕金森病相关精神障碍的首选治疗药物?

　a. 氯丙嗪

　b. 氟哌啶醇

　c. 奥氮平

　d. 喹硫平

12. PY 是一位帕金森病患者,吞咽药物时存在困难。家人诉 PY 有时会因为服药时喝的一点液体而导致窒息。下列哪种治疗帕金森病的口服制剂对于存在吞咽困难的 PY 是较为安全的? 选出所有正确答案。

　a. 卡比多巴/左旋多巴

　b. 普拉克索

　c. 司来吉兰

　d. 苯海索

13. 下列哪种药物突然停药时可导致帕金森病的症状发生反弹?

　a. 金刚烷胺

　b. 卡比多巴/左旋多巴

　c. 普拉克索

　d. 雷沙吉兰

14. GR 近期被诊断出患有帕金森病。家庭医生为他选择了卡比多巴/左旋多巴 10/100mg 3 次/天。他在进餐时服用药物,但仍出现严重的恶心症状。GR 注意到他的症状并没有多少改善。导致 GR 恶心这一反应的主要原因是什么?

　a. 卡比多巴/左旋多巴需空腹服用

　b. 卡比多巴/左旋多巴需与高蛋白食物同时服用

　c. 左旋多巴在外周转化为多巴胺

　d. 卡比多巴/左旋多巴常见不良反应为恶心

15. 帕金森病患者通常合并下列哪些疾病? 从所列选项中选出。

　a. 便秘

　b. 痴呆

　c. 抑郁

　d. 低血压

16. 胸外科医生写信与你讨论患者 JL 的情况。JL 最近气短的情况越来越严重。胸外科医生询问 JL 服用了哪些抗帕金森病药物。哪种药物可导致 JL 的上述症状?

　a. 溴隐亭

　b. 普拉克索

　c. 罗匹尼罗

　d. 罗替戈汀

17. 雷沙吉兰的商品名是什么?

　a. Azilect

　b. Comtan

　c. Mirapex

　d. Zelapar

18. WR 12 年前被诊断出患有帕金森病,近一年来痴呆症状日益加重。WR 拒绝口服药物或经常将药物吐出,导致他的看护人难以管理他的口服药物。下列哪种多巴胺受体激动剂制剂可避免上述问题?

　a. 溴隐亭

　b. 普拉克索

　c. 罗匹尼罗

　d. 罗替戈汀

19. NE 是一位服药依从性较差的帕金森病患者,除了清晨服用的药物外她经常忘记其他时间所需要服用的药物。哪些药物剂型能够提高 NE 的服药依从性,使其能够按规定服药? 从所列选项中选出正确的答案。

　a. 卡比多巴/左旋多巴

　b. 普拉克索

　c. 雷沙吉兰

　d. 罗替戈汀

20. MV 服用卡比多巴/左旋多巴有 6 年时间。他的不自主运动已经发展到躯干和四肢,症状包括抽搐和舞蹈样动作。下列关于 MV 的症状描述正确的是? 从所列选项中选出正确的答案。

　a. 上述症状主要出现在帕金森病的运动症状得到有效控制时

　b. 多巴胺受体受到"脉冲样"刺激是导致上述不自主运动症状出现的主要原因

c. 上述症状与大剂量使用左旋多巴有关

d. 使用多巴胺受体激动剂时易发生上述症状

21. TS 生活在没有神经科的乡村。近几年，他的左侧肢体出现震颤、肌强直和运动徐缓的症状。但症状已经开始向右侧迁移，进展为双侧，但左侧重于右侧。他被诊断出患有帕金森病，运动症状分级为中度（震颤和运动徐缓）和中到重度（肌强直）。下列哪项是该患者帕金森病起始治疗及维持治疗的最佳方案？

a. 苯甲托品，雷沙吉兰，卡比多巴/左旋多巴

b. 普拉克索，恩他卡朋，卡比多巴/左旋多巴

c. 罗匹尼罗，卡比多巴/左旋多巴，托卡朋

d. 卡比多巴/左旋多巴，罗替戈汀、雷沙吉兰

要点小结

- 帕金森病的病理标记是黑质纹状体神经元脱失导致多巴胺不足和路易小体的形成。

- 大脑中多巴胺浓度降低导致乙酰胆碱相对过度活跃。神经递质间的不平衡所致的运动功能紊乱是帕金森病的主要症状。

- 本病的主要特征是运动迟缓、肌强直、震颤和姿势异常。

- 卡比多巴/左旋多巴的作用机制是直接替代多巴胺。卡比多巴能够阻止左旋多巴在外周转变为多巴胺而使其更多地进入中枢。

- 卡比多巴/左旋多巴使用几年之后功效减弱可导致"关期"。运动障碍，尤其是肌张力障碍和舞蹈样动作通常出现在用药几年之后。

- 多巴胺受体激动剂可绕过黑质纹状体而直接刺激神经元突触后膜的多巴胺受体。

- 用于治疗帕金森病的单胺氧化酶抑制剂主要抑制单胺氧化酶 B 型。常规剂量下选择性单胺氧化酶抑制剂与非选择性单胺氧化酶抑制剂相比很少与酪胺及 5 - 羟色胺发生相互作用。

- 金刚烷胺是一种抗病毒药，有助于控制帕金森病的震颤症状。该药的疗效温和且使用一段时间后疗效会减退。金刚烷胺可用于左旋多巴所致的运动困难。

- 抗胆碱能药物主要用于震颤。此类药物有助于消除多巴胺和乙酰胆碱能间的不平衡。因常发生副作用，在老年人中的应用受到限制。

- COMT 抑制剂防止左旋多巴和卡比多巴在外周的分解，以使更多的左旋多巴通过血脑屏障。

- COMT 抑制剂托卡朋与肝衰竭相关，使用期间需检测肝功能。

- COMT 抑制剂恩他卡朋需与左旋多巴同服，托卡朋可单独服用。

- 帕金森病患者可存在多种并发症。对症治疗时需谨慎选择药物，避免发生严重的药物相互作用或使帕金森病症状加重。

参考文献

Aminoff MJ. Pharmacologic management of parkinsonism and other movement Disorders//Katzung BG, Masters SB, Trevor AJ. Basic and ClinicalPharmacology. 12th ed. New York, NY: McGraw-Hill,2012.

Chen JJ, Nelson MV, Swope DM. Parkinson's disease//DiPiro JT, Talbert RL, YeeGC, et al. Pharmacotherapy: A PathophysiologicApproach. 8th ed. New York, NY: McGraw-Hill,2011.

Fox SH, Katzenschlager R, Lim SY, et al. The Movement Disorder Society Evidence-Based Medicine Review Update: treatments for the motor symptoms of Parkinson's disease. Mov Disord,2011,26(suppl 3):S2 - S41.

Movement Disorders//Greenberg DA, Aminoff MJ, Simon RP, et al. Clinical Neurology. 8th ed. New York, NY: McGraw-Hill,2012.

Standaert DG, Roberson ED. Treatment of central nervous system degenerative Disorders//Brunton L, Chabner B, Knollman B. Goodman and Gilman's The Pharmacological Basis of Therapeutics. 12th ed. New York, NY: McGraw-Hill,2011.

关键词缩写

CNS = central nervous system 中枢神经系统

MAO = monoamine oxidase 单胺氧化酶

COMT = catechol-O-methyltransferase 儿茶酚 – O – 甲基转移酶

NMDA = N-methyl-D – aspartate N – 甲基 – D – 天门冬氨酸

DA = dopamine agonist 多巴胺受体激动剂

PD = Parkinson disease 帕金森病

第 53 章　头　痛

Carrie Foust Koenigsfeld，Darla KlugEastman，Anisa Fornoff
译者　田　云　张　莉

基础概述

　　患者咨询药师时，头痛是常见的主诉之一。原发性头痛主要分为三种类型：偏头痛、紧张性头痛和丛集性头痛。偏头痛的病理生理学和病因学机制尚不清楚。感觉敏感性可能是由于脑干和丘脑的单胺能感觉控制系统功能障碍引起。据推测，偏头痛公认的通路是脑膜血管三叉血管神经传入。三叉神经核内细胞被激活后，释放血管活性神经肽，特别是降钙素基因相关肽（CGRP）。偏头痛发作时血浆内 5 - 羟色胺水平不足。使用曲普坦类 5 - 羟色胺受体激动剂通过强力激动 5 - HT_{1B}，5 - HT_{1D} 和 5 - HT_{1F} 受体治疗偏头痛，证明了5 - 羟色胺在治疗中的作用。多巴胺在偏头痛中也起到一定的作用，因为多巴胺受体激动剂单独或与其他抗偏头痛药物联合使用也是有效的。然而，尚缺乏临床数据支持这一理论。

　　紧张性头痛的病理生理学机制尚不清楚，有一假说认为压力是重要的刺激因素。丛集性头痛可能是由于下丘脑相关的皮质醇、催乳素、睾丸素、生长激素、促黄体激素、内啡肽或褪黑激素等变化引起。

　　考虑诊断头痛时，全面的现病史和体检非常重要。全面的病史包括发作时间，发作频率，持续时间，加重或缓解因素，疼痛性质，相关表现，症状及治疗史。病史和体检结果可以提示是否为继发性头痛发作，包括是否为最严重的头痛，运动时头痛，喷嚏或咳嗽，头痛导致患者睡眠中断，共济失调，头外伤史，精神状态的改变。50 岁以上的新发头痛提示潜在的病理变化，如软组织肿块或脑血管疾病。以上任何发现都被认为是危险的信号，说明患者需要转诊至内科治疗。

　　头痛类型依据头痛持续时间、部位、频率、严重程度及疼痛性质区分。紧张性头痛持续 30 分钟至 7 天，主要位于枕骨或前额区域，呈带状紧束样疼痛。丛集性头痛是单侧血管源性疼痛，累及眼睛、太阳穴或前额。头痛 3 小时内缓解，伴有鼻塞、流泪、眼睑水肿或下垂。偏头痛具有临床多样性。发作缓慢加重，疼痛在几分钟到数小时达到高峰。对于成人疼痛持续时间为 4 ~ 72 小时，位于头部的前额或颞部区域。患者对疼痛描述是中到重度疼痛、搏动性、活动后加重。常伴有恶心、呕吐、畏光或畏声。偏头痛发生分为无先兆型和有先兆型。先兆是指通过精神症状预示发作，包括复视、暗点、视物模糊、共济失调和眩晕。

预防

　　头痛由很多患者相关的因素诱发。可能的诱发因素包括情感压力，睡眠习惯改变，身体活动，环境因素包括闪烁的灯光和嘈杂的噪音，摄入巧克力、红酒、咖啡因、酒精、硝酸盐、阿斯巴甜及口服避孕药等。患者应尽量避免可能的诱发因素。并鼓励患者记录每日头痛情况，帮助追溯患者症状的持续时间、频率、诱发因素、治疗干预措施的效果。

　　非药物治疗可以作为预防和辅助治疗缓解头痛。头痛患者可通过减少活动、减少感觉输入和睡眠来改善症状。一些患者曾使用过放松疗法，包括生物反馈、催眠或针灸缓解疼痛。患者应避免接触已明确的诱发因素，重点关注一致的睡眠模式、锻炼、健康饮食、限制咖啡因和尼古丁摄入的健康方案。

治疗

偏头痛

急性治疗方案

　　治疗急性偏头痛的目的是快速缓解发作，避免复发，恢复患者运动能力，优化自我保健，减少不良反应,同时具有成本效益。急性偏头痛发作时可以使用多种药物,包括非甾体抗炎药(NSAIDs)、镇痛复合制剂、麦角碱衍生物、5 - HT受体激动剂(曲普坦类)和阿片类药物(表53 - 1)。治疗急性发作使用分层治疗方法,有时也使用阶梯式方法。分层方法根据头痛的严重程度和行动能力制订个体化治疗方案。患者可以根据头痛严重程度选择合适的药物治疗。

阶梯式方法首先使用一种安全、有效和经济的药物作为一线治疗方法。阶梯式方法的初始药物为 NSAIDs 或镇痛药。如果第一种药物无效,可以选择对于偏头痛更有针对性的第二种药物,如曲坦类或麦角碱衍生物。

急性头痛药物的合理选择需要考虑多方面因素,如头痛严重程度,以及对患者功能的影响。过去头痛治疗的反应在选择药物时也是一个重要的因素。给药途径应根据患者的偏好、某一给药途径的必要性和起效时间的差异进行选择。药物有效时间也很重要,因为半衰期长的药物给药频次少,可以减少头痛复发。

表 53 - 1 头痛的治疗药物

分类	通用名(商品名)	给药途径	作用机制	不良反应	禁忌证
NSAID	布洛芬(Advil/Motrin)	PO	抑制前列腺素合成,抑制三叉神经血管系统的炎症	胃肠不适,嗜睡,头晕	消化性溃疡,肾功能不全,对阿司匹林或 NSAIDs 有超敏反应
	阿司匹林	PO			
	萘普生(Naprosyn, Alele)	PO			
	酮咯酸(Toradol)	IV			
镇痛药	对乙酰氨基酚(Tylenol)	PO, PR	抑制前列腺素合成	红疹,肝功能指标或胆红素升高	与酒精或其他含对乙基氨基酚药物谨慎使用
复合制剂	对乙酰氨基酚/阿司匹林/咖啡因(Excedrin Extra Strength, Excedrin Migraine, Excedrin Tension Headache)	PO	抑制前列腺素合成	过量使用,药物过量性头痛,戒断症状	与酒精或其他含对乙基氨基酚药物谨慎使用
	异丁巴比妥/咖啡因 + 阿司匹林(Fiorinal)或对乙酰氨基酚(Fioricet)	PO			
	异美汀/氯醛比林/对乙酰氨基酚(Midrin)	PO			
阿片类	哌替啶(Demerol)	IV, PO	与阿片受体结合,改变对疼痛的感知和反应	依赖,药物过量性头痛,便秘,恶心,呕吐	
	布托菲诺(Stadol)	IV,鼻喷			
	羟考酮	IV, PO			
	二氢吗啡酮	IV, PO			
5 - HT 受体激动剂	舒马曲坦(Imitrex, Zecuity, Alsuma, Sumavel DosePro) - $t_{1/2}$ 2 ~ 2.5 小时	PO, SQ, 经鼻、透皮、无针注射系统	收缩扩张的脑血管	麻木,疲倦,头晕,温热感,嗜睡,胸闷,胸部或颈部疼痛	缺血性心脏病,未控制的高血压,脑血管疾病,偏瘫或基底偏头痛,24 小时内使用过麦角碱,选择 5 - 羟色胺再摄取抑制剂(SSRI)和 5 - 羟色胺/去甲肾上腺素再摄取抑制剂(SNRI)
	舒马曲坦/萘普生(Treximet)				
	利扎曲坦(Maxalt, Maxalt, MLT) - $t_{1/2}$ 2 ~ 3 小时	PO,口崩			
	佐米曲坦(Zomig, ZomigZMT) - $t_{1/2}$ 2 ~ 3 小时	PO,口崩			
	那拉曲坦(Amerge) - $t_{1/2}$ 2 ~ 6 小时	PO			
	氟伐曲坦(Frova) - $t_{1/2}$ 2 ~ 26 小时	PO			
	依立曲坦(Relpax) - $t_{1/2}$ 2 ~ 4 小时	PO			
	阿莫曲坦(Axert) - $t_{1/2}$ 2 ~ 3 小时	PO			

分类	通用名（商品名）	给药途径	作用机制	不良反应	禁忌证
麦角衍生物	麦角胺（Ergomar） 双氢麦角胺（Migranal）	舌下 IM,SQ,鼻腔	收缩颅内血管，降低三叉神经血管系统的神经性炎症	恶心/呕吐，血管收缩，特发性腹膜炎，麦角中毒或强烈的血管收缩导致的外周血管缺血或坏疽	周围血管疾病，肝或肾衰竭，冠状动脉疾病，未控制的高血压，联用 CYP 3A4 强抑制剂，妊娠，24 小时内使用过曲坦类药物
止吐药	甲氧氯普胺（Reglan）	IV	阻断中枢神经系统的多巴胺和 5-羟色胺受体，增加胃肠道乙酰胆碱	困倦、疲劳，锥体外系反应	癫痫史
	奋乃静（Compro）	IV,IM,PR	阻断中枢神经系统的多巴胺受体	镇静、低血压、抗胆碱能作用	雷氏综合征，年龄小于 2 岁儿童
其他	100% 氧气	IH	未知，但可能引起血管收缩	未知	COPD，吸烟者慎用
	利多卡因	鼻腔	阻断疼痛冲动	局部刺激	

NASIDs 和镇痛复合制剂适用于轻到中度偏头痛。使用这类药物时应谨慎，避免药物过量。许多药物是 OTC，方便获得，对于一些患者是更经济的选择。单独使用对乙酰氨基酚未显示可以足够缓解症状，所以不予推荐。

麦角衍生物，包括麦角胺和双氢麦角胺，是治疗偏头痛的特异性药物，适用于中到重度偏头痛。对于重复给药有专门的个体化给药方式。双氢麦角胺鼻喷雾（Migranal）单剂量装必须在 8 小时内使用，剩余溶液应丢弃。麦角中毒的风险也值得重视。麦角中毒的表现是严重的外周缺血，可能的症状有感冒、肢体疼痛、感觉异常、周围血管搏动减少、跛行，最终引起坏疽。使用麦角碱衍生物有以下禁忌证：周围血管疾病、冠状动脉疾病、未控制的高血压、肝或肾衰竭、脓毒症、妊娠或哺乳期，以及 24 小时内使用过曲坦类药物。

曲坦类也是治疗偏头痛的特异性药物，适用于中到重度疼痛。曲坦类药物有专门的指南，规定达到全效重复用药的剂量。曲坦类的注意事项包括：

■ 与影响 5-羟色胺的其他药物合用时注意5-羟色胺综合征的风险。

■ 不能在 24 小时内同时使用（血管收缩作用）曲坦类和麦角碱衍生物。

■ 有缺血性心脏疾病、未控制高血压、脑血管疾病，或偏瘫、基底偏头痛不能使用曲坦类。

因为药物过量有引起头痛的风险，阿片类药物仅用于其他药物控制不佳或对其他治疗有禁忌证的患者。患者应被告知药物过量性头痛的可能性。药物过量性头痛通常发生在急性治疗失败后使用补救药物缓解新发头痛。这样做的结果是引起头痛反复发作的恶性循环。

除了阻断治疗之外，患者可能需要止吐药物进行辅助治疗（甲氧氯普胺或奋乃静）。口服阻断治疗药物前 15~30 分钟给予止吐药能改善恶心、呕吐，提高偏头痛药物的吸收。

预防治疗

急性偏头痛发作患者应评估预防治疗。预防治疗考虑的因素包括发作频率，对日常生活活动的影响，使用阻断药物的可能性，医疗条件的复杂程度。

预防治疗的药物包括 β 受体阻滞剂、抗抑郁药、抗惊厥药、NSAIDs、钙通道阻断剂、5-羟色胺能药物、麦角碱衍生物（表 53-1,53-2）。

表 53-2 预防头痛的药物

类别	通用名(商品名)	作用机制	不良反应	禁忌证
β受体阻滞剂	阿替洛尔 美托洛尔(Toprol) 纳多洛尔 普萘洛尔 噻吗洛尔	未知,但可能通过调节肾上腺素或5-羟色胺神经递质增加偏头痛阈值	疲劳、沮丧、恶心、头晕、失眠、心动过缓	慢性心衰、周围血管疾病,房室传导紊乱,哮喘、抑郁和糖尿病
抗抑郁药	阿米替林 多塞平 丙咪嗪 去甲替林 普罗替林	未知,可能会引起中枢5-羟色胺和肾上腺素下调	镇静、尿潴留、眼干、食欲增加	联合使用单胺氧化酶抑制剂时,需注意良性前列腺增生、青光眼、低血压
	氟西汀 文拉法辛		不良反应少于TCAs,但会增加5-羟色胺综合征的风险	联合使用单胺氧化酶抑制剂时,使用曲坦类药物慎用,注意血清综合征的风险
抗惊厥药	加巴喷丁 托吡酯	抑制GABA,调节谷氨酸,抑制钠、钙通道	嗜睡、头晕、无力 感觉异常、疲劳、厌食、腹泻、体重减轻、恶心	避免突然停药
	丙戊酸		恶心、呕吐,脱发、震颤、嗜睡、体重增加	妊娠
钙通道阻断剂	维拉帕米	抑制钙离子进入血管平滑肌	牙龈增生、便秘、水肿、低血压、头晕、呕吐	左心室功能不全,低血压
其他	锂	改变神经和肌肉细胞中的阳离子受体,影响5-羟色胺的重吸收	震颤、昏睡、呕吐、腹泻和胃肠道不适	肾或心脏血管疾病,脱水,妊娠,与利尿剂联合使用

当选择预防药物时,患者的用药史非常重要。最好是尽可能选择共病也有适应证的药物。举例,β受体阻滞剂或钙离子通道阻断剂优先用于有高血压的患者。虽然中药或维生素补充剂的数据有限,美国神经病学学会认可野甘菊、维生素B₂、镁可以作为预防治疗选择。

丛集性头痛

急性丛集性头痛的治疗目的是尽快阻断发作。因为丛集性头痛发作快而短的特性,选择作用快的治疗非常重要。口服药物治疗急性发作的作用有限。皮下注射、鼻内或吸入给药是有效的。皮下注射舒马曲坦或通过非循环呼吸式面罩吸入100%氧气都是急性丛集性头痛可以选择的治疗方式。其他的曲坦类药或麦角碱衍生物也可以使用。

如患者每天发作2次及以上或急性治疗无效或发生不良反应时,可以考虑预防性治疗。预防性药物应在丛集性头痛周期早期使用,并且持续整个周期,直到患者最少两周未再发生头痛。钙通道阻滞剂维拉帕米、麦角碱衍生物麦角胺、锂、皮质激素或抗惊厥药丙戊酸都可使用。伴随疾病、不良反应和药物潜在相互作用也用于指导药物选择。

紧张性头痛

紧张性头痛治疗的目的是缓解症状,同时避免复发。紧张性头痛可以选择非处方药物,包括NSAIDs,或镇痛药与阿司匹林联用,对乙酰氨基酚,和/或咖啡因。如果使用这些药物不能完全缓解,可以使用处方药物。每周发作2次及以上,头痛超过3~4小时,或头痛严重导致药物使用过量

或残疾的患者可以考虑预防治疗。可以使用三环
类抗抑郁药或注射肉毒素。

案例应用

1. 以下在偏头痛发病机制中发挥重要作用的递质是什么？
   选择所有合适的选项。
   a. 去甲肾上腺素
   b. 5 - 羟色胺
   c. 多巴胺
   d. P 物质

2. 一位主诉头痛的患者，来到您所在的社区药房。按照
   1～10 分评分，患者的头痛为 7 分，且脉搏随头痛加重减
   弱。患者呕吐、对光敏感，症状直到头痛缓解 12 小时后
   消失。头痛发作期间患者无法工作。患者正经历以下
   哪种头痛类型？
   a. 偏头痛
   b. 紧张性
   c. 丛集性
   d. 咖啡因

3. 以下何种体征或症状被认为是危险信号，表明需要医生
   转诊和诊断评估？选择所有合适选项。
   a. 人生中最严重的头痛
   b. 咳嗽/喷嚏后发生急性头痛
   c. 头痛发作年龄≥40 岁
   d. 血压 150/80mmHg

4. LK 曾患慢性偏头痛，最近经历过一次急性发作。她致
   电社区药房并询问专业意见。交谈中发现她不再经常
   饮用咖啡，加入了健身俱乐部，两周前开始口服单相避
   孕药。患者昨晚和健身房遇见的朋友参加了红酒芝士
   聚会。以下能帮助她今后预防偏头痛的最好的建议是
   什么？
   a. 避免红酒和芝士的摄入
   b. 她可以重新开始经常饮用咖啡
   c. 她可能从转换到使用一种三相口服避孕药受益
   d. 她应避免体育活动

5. 选择性 5 - HT$_1$ 受体激动剂（曲普坦）的绝对禁忌证是什
   么？选择所有适合选项。
   a. 糖尿病
   b. 缺血性心脏病
   c. 贫血
   d. 控制良好的高血压

6. 利扎曲坦的商品名是什么？
   a. Imitrex

   b. Maxalt
   c. Amerge
   d. Flova

7. 一名患者正在服用 Zomig ZMT。以下关于该药的表述哪
   个是正确的？选择所有适合选项。
   a. 该药是皮下注射
   b. 无须液体送服
   c. 该药是口服崩解片
   d. 该药是经皮贴剂

8. 一名目前正在口服舒马曲坦的患者经常头痛复发，服用
   该药后有效但 24 小时内会复发。她的主治医师建议使
   用具有较长半衰期的 5 - HT$_1$ 受体激动剂（曲普坦）。您
   建议选择以下哪种药物？
   a. 氟伐曲坦
   b. 利扎曲坦
   c. 佐米曲坦
   d. 阿莫曲坦

9. 以下哪一项关于偏头痛的重复给药说明是正确的？
   a. Zomig 片：先服用一片，2 小时后可以重复给药
   b. Imitrex 皮下注射：先注射一剂，30 分钟后可以重复
      使用
   c. Amerge 片：先服用一片，2 小时后可以重复给药
   d. Imitrex 皮下注射：先注射一剂；30 分钟后可以重复使
      用，2 小时后再次使用

10. Treimet 是治疗头痛的复合制剂，由以下哪种药物组成？
    a. 舒马曲坦和萘普生
    b. 对乙酰氨基酚，阿司匹林和咖啡因
    c. 对乙酰氨基酚，半乳糖二酸异美汀和氯醛比林
    d. 对乙酰氨基酚，异丁巴比妥和咖啡因

11. CJ，30 岁，因持续性偏头痛入院。她在过去 12 小时中
    服用了 2 剂那拉曲坦。因控制血压需每日服用赖诺普
    利 10mg，一日一次。因甲癣服用特比萘芬。重要体征：
    血压 132/88mmHg，心率 70/min，身高 168cm，体重
    117kg。医生计划给予双氢麦角胺。以下哪个是 CJ 接
    受该药物的禁忌证？
    a. 未控制的高血压
    b. 心率升高
    c. 特比萘芬
    d. 那拉曲坦

12. 以下哪一项是服用酒石酸麦角胺引起的严重不良反
    应？选择所有合适选项。
    a. 紫趾综合征
    b. 麦角中毒
    c. 瘙痒症
    d. 恶心

13. JB,女性,55 岁,患偏头痛多年。服用佐米曲坦 5mg 效果良好,可以在发作时解除头痛。在过去的几个月里,她的头痛发作次数增加为每 2 周 1 次。她还诉睡眠困难。今日查体,主要体征为:身高 167cm,体重 126kg,血压 120/80mmHg,心率 60/min。医生拟开启预防用药。对于该患者以下哪个药物是最好的预防用药选择?

    a.普萘洛尔

    b.A 型肉毒毒素

    c.阿米替林

    d.苯乙肼

14. 以下哪种药物可用于偏头痛的预防?选择所有合适选项。

    a.维拉帕米

    b.托吡酯

    c.丙戊酸

    d.麦角胺

15. JJ,男性,49 岁,每年头痛发作 2 个周期,通常在春季和秋季。头痛发作持续 3~4 周,每天最多发作 5 次。头痛为突发,疼痛难以忍受,部位位于左眼,持续 1~2 小时。他还有严重的眼鼻症状,如鼻子不通气或流鼻涕,眼睛流泪和眼睑下垂。他说为了止痛,有时会揉搓疼痛区域,甚至拍打头部。以下哪一项是适合该患者的阻断疗法?

    a.吸氧

    b.Imitrex(舒马曲坦)片

    c.阿米替林

    d.托吡酯

16. AB,25 岁,大学生,过去几个月中每月头痛 3~4 次,每次发作 12~24 小时。他描述头部双侧有抓压感,好像某人用橡皮筋绑住头部。无恶心、呕吐。头痛未影响上学,但有时学习时必须关掉收音机,因为难以忍受噪音。头痛不受灯光影响。以下哪一项是适合该患者的阻断疗法?

    a.NSAIDs

    b.Imitrex(舒马曲坦)片

    c.阿米替林

    d.甲氧氯普胺

17. DT,女性,37 岁,怀孕 36 周。近期头痛,陈述类似于紧张型头痛。她要求提供治疗建议。以下哪一项是最好的建议。选择所有合适选项。

    a.萘普生

    b.麦角胺

    c.对乙酰氨基酚

    d.布洛芬

18. MM,因严重偏头痛伴恶心、呕吐入急诊科(ER)。他 6 小时内服用过佐米曲坦 5mg,但 10 分钟后呕吐。以下适合作为下一步治疗的是?

    a.甲氧氯普胺 10mg IV

    b.生物反馈

    c.住院静脉注射双氢麦角胺 3 天

    d.经直肠(PR)给予 650mg 对乙酰氨基酚

19. 一位在门诊工作的医生询问您的建议。他想知道 5-羟色胺受体激动剂类治疗偏头痛药物中有鼻喷雾剂型的是哪种药物。选择所有合适选项。

    a.舒马曲坦

    b.利扎曲坦

    c.佐米曲坦

    d.那拉曲坦

20. 一位患者正在您的社区药房取处方药双氢麦角胺。她以前未使用过该药物。以下哪一项属于应提供的重要咨询信息?选择所有合适选项。

    a.经直肠给药前应取掉铝箔包装

    b.配制后,应在 8 小时内使用

    c.佩戴无乳胶手套使用

    d.用一满杯水送服

21. 选择依立曲坦的商品名。

    a.Maxalt

    b.Zomig

    c.Ergomar

    d.Replax

22. 以下哪种中药有证据支持可用于偏头痛的预防?

    a.氨基葡萄糖

    b.黑升麻

    c.野甘菊

    d.锯棕榈

23. 一位患者持新处方来取舒马曲坦片。当确认处方时,计算机提示与现在的处方药 Paxil(帕罗西汀)20mg 有配伍禁忌。以下哪一项是配伍禁忌的原因?

    a.史-约综合征

    b.5-羟色胺综合征

    c.神经阻滞剂恶性综合征

    d.计算机错误-无禁忌证

要点小结

■ 头痛是药师遇到的常见致残疾病。

■ 全面的病史和身体检查对于判断头痛类型和合理的治疗是有帮助的。

■ 偏头痛在额颞区逐渐发作，持续 4~72 小时，可能有或没有预兆。

■ 紧张性头痛是指疼痛位于枕部或额部的束带感，且持续 30 分钟至 1 周。

■ 丛集性头痛是位于眼睛、太阳穴或前额周围的单边性头痛，持续 3 小时以内。

■ 头痛日记可以帮助患者确定和避免头痛诱发。

■ 中到重度偏头痛的急性药物疗法包括 NSAIDs 或镇痛药。

■ 麦角碱衍生物可用于治疗中到重度的急性偏头痛，但患有周围血管疾病、冠状动脉疾病、未控制高血压或 24 小时内使用过曲坦类药物的患者应该避免使用。

■ 曲坦类或 5-羟色胺抑制剂可用于中到重度的偏头痛。曲坦类禁止用于冠状动脉疾病、未控制高血压或 24 小时内使用过麦角碱的患者。

■ β 受体阻滞剂、抗抑郁药、抗惊厥药，NSAIDs，钙通道阻滞剂，或 5-羟色胺抑制剂不作为偏头痛患者的预防用药。

■ 皮下给予舒马曲坦或吸入 100% 氧气是丛集性头痛的一线治疗方案。

■ 紧张性头痛主要使用 NSAIDs 或单一镇痛药治疗。

参考文献

Chu J. Antimigraine Medications//Nelson LS, Lewin NA, Howland M, et al. Goldfrank's Toxicologic Emergencies. 9th ed. New York, NY: McGraw-Hill,2011:chap 51.

Goadsby PJ, Raskin NH. Headache//Longo DL, Fauci AS, Kasper DL, et al. Harrison's Principles of Internal Medicine. 18th ed. New York, NY: McGraw-Hill, 2012: chap 14.

Katzung BG. Histamine, Serotonin, & the Ergot Alkaloids//Katzung BG, Masters SB, Trevor AJ, et al. Basic & Clinical Pharmacology. 12th ed. New York, NY: McGraw-Hill,2012:chap 16.

Minor DS, Jackson D. Headache Disorders//Linn WD, Wofford MR, O'Keefe M,et al. Pharmacotherapy in Primary Care. New York, NY: McGraw-Hill,2009:chap 19.

Minor DS, Wofford MR. Headache Disorders//DiPiro JT, Talbert RL, Yee GC,et al. Pharmacotherapy: A Pathophysiologic Approach. 9th ed. New York, NY: McGraw-Hill,2014:chap 45.

第 54 章 | 疼痛管理

S. Scott Sutton

译者 田 云 张 莉

基础概述

疼痛是一种不愉快的感觉,会对人们的生活,包括舒适感、睡眠、情绪和日常活动,产生负面影响。疼痛是一种令人不愉快的感觉和情绪,伴有实质或潜在的组织损伤。此外,疼痛通常是一种主观感受。因为疼痛的感受是可变的,与个人感受有关,所以很难客观地描述和衡量。临床医生必须防止个人偏见影响治疗。还必须借助如疼痛评分工具与患者沟通,以了解他们的疼痛程度。

疼痛类型

依据疼痛的原因、部位、持续时间和临床特征对疼痛进行分类。疼痛分为短暂性(急性)疼痛和持续性(慢性)疼痛。其他类型的疼痛包括内脏痛、躯体痛和神经性疼痛。

急性疼痛

急性疼痛由创伤或手术引起。急性疼痛持续时间有限,具有客观特征,如心率增加、血压变化、焦虑和/或出汗。急性疼痛开始时最为剧烈,强度随时间推移减弱或转变为间歇性疼痛。

慢性疼痛

慢性疼痛是长期性的,有时具有主观性。不能治愈的以疼痛为特征的慢性疾病可导致慢性疼痛,包括:关节炎、癌症、偏头痛、纤维肌痛以及糖尿病神经病变。心理疾病如抑郁症可能会加剧或引起慢性疼痛。

内脏痛

内脏痛是刺激内脏痛觉感受器引起的。如胰腺癌疼痛或肿瘤转移。来自内脏感受器的疼痛刺激进入与躯体疼痛纤维伴行的脊髓的各个水平,因此,患者对疼痛的描述是感到压迫、深层挤压,而且通常不能准确定位或确认。一般情况下,患者常常不能准确定位疼痛的来源。

躯体性疼痛

躯体性疼痛因体表或深部组织的疼痛纤维刺激而产生。如手术切口疼痛或骨痛。疼痛刺激进入相应脊髓,然后投射到顶叶皮质。患者对疼痛的描述是来自体表的锐痛、针刺样疼痛或深部组织的钝痛,而且患者通常能准确定位疼痛的部位。

神经性疼痛

神经性疼痛是由于外周或中枢神经系统原发性病变或功能障碍,或短暂紊乱引起,导致烧灼样痛、刺痛或电击样疼痛。这些感觉由轻微的触碰所引发,常导致夸张的疼痛感。

治疗

■ 有效治疗应考虑疼痛原因、持续时间和疼痛强度,选择合理的干预方式。治疗的目标是消除或减轻疼痛到可耐受强度,并防止复发。选择镇痛药时必须考虑临床情况,例如:消除和预防慢性疼痛最好是按时而不是按需给予镇痛药物。

■ 严重急性或恶性疼痛的患者可能需要追加镇痛药物治疗爆发痛,因为仅按时给予镇痛药可能是不够的。

根据需要选择药物、调整剂量、给药途径和给药频率,直到达到治疗目标。剂量稳定后,应监测镇痛疗效和不良反应。成功的疼痛管理可能还包括使用非药物措施,如确保患者得到充分的休息和情感支持。表 54 - 1 总结了镇痛药的作用机制。

阿片类药物是治疗急性、创伤性和多种慢性疼痛的标准治疗方案。NSAIDs 可用于骨骼肌肉疼痛综合征。然而,有些疼痛,尤其是慢性或神经性疼痛,对阿片类药物和 NSAIDs 的反应不佳。此外,由于剂量限制性不良反应,阿片类药物对慢性神经性疼痛治疗效果有限。辅助药物通常与其他镇痛药协同使用。已证实三环抗抑郁药、抗惊厥

点击 http://www.mhpharmacotherapy.com/上的评论标签,查看完整的书籍参考资料,同时可获得两次可评分的互动练习测试。

药及其他膜稳定剂在神经性疼痛和偏头痛中的治疗作用。

表 54 – 1　镇痛药作用机制

作用	药物
↓疼痛刺激	NSAIDs,抗组胺药,交感神经阻滞药
↓疼痛传递	膜稳定剂,抗抑郁药
改变中枢感知	阿片类药物,抗抑郁药

对乙酰氨基酚

对乙酰氨基酚与 NSAIDs 相似,具有抑制中枢(脊髓)前列腺素作用。对乙酰氨基酚的剂量与阿司匹林相似(如根据疼痛需要,325～650mg,q4～6h),并且不应该超过 4g/d。对乙酰氨基酚可单药用于退行性关节疾病相关的疼痛,也可与阿片类联合用于中度疼痛(如对乙酰氨基酚 325mg/羟考酮 5mg,q4h)。对乙酰氨基酚临床无显著抗炎作用,比足量 NSAIDs 效果稍差,但不良反应较少。对乙酰氨基酚的优点是剂型多,包括直肠和静脉内给药,与其他镇痛药物联合,且镇痛疗效不会下降。对乙酰氨基酚过量可引起致命性肝毒性,危险因素包括酗酒,联合使用异烟肼、齐多夫定,或巴比妥治疗。

水杨酸盐

阿司匹林对轻、中度疼痛有效,但通常用于抗血小板(使用低剂量阿司匹林预防中风)。与其他 NSAID 不同,阿司匹林在血小板生命周期中不可逆地抑制血小板功能。此外,阿司匹林的关键特征包括:

■ 可引起阿司匹林过敏患者哮喘症状。

■ 引起胃肠道出血,服用缓冲盐或肠包衣制剂可减轻胃肠道不适,但不会降低胃肠道出血风险。

■ 儿童和青少年在病毒感染期间不应使用,以免发生 Reye' 综合征。

未乙酰化水杨酸盐不干扰血小板聚集,也很少引起消化道出血,且哮喘患者的耐受性良好。如二氟尼柳和双水杨酯。

非甾体抗炎药(NSAIDs)

NSAIDs 在术后疼痛、急性和慢性疼痛的治疗中发挥重要作用。也可用于自身免疫性疾病(如类风湿关节炎)的治疗。NSAIDs 的疗效和不良反应因个体反应差异明显。NSAIDs 有两个主要的药理特性:

1. 抗炎:抑制外周前列腺素。

2. 镇痛:中枢抑制前列腺素/其他具有神经活性的化学物质。

注意:抗炎持续时间(而不是镇痛时间)与血清半衰期相关。

NSAIDs 的性质与抑制环氧合酶的两种亚型有关,即 COX – 1 和 COX – 2。COX – 1 保护胃黏膜,而 COX – 2 在各种组织中均有表达(包括帮助肾脏维持灌注)。抑制 COX – 1 干扰血小板聚集,而抑制 COX – 2 与抗炎作用有关。对于急性疼痛,NSAIDs 比对乙酰氨基酚和水杨酸盐更有效,选择 NSAIDs 药物相当于阿片类药物。肠外酮咯酸止痛效果堪比吗啡。双氯芬酸贴剂可局部使用(Flector),如局部凝胶(Voltaren,1% 凝胶)和局部溶液(Pennsaid,1.5% 溶液)可用于治疗退行性关节疾病和肌肉骨骼疼痛。局部双氯芬酸可有效降低疼痛,且全身不良反应风险较低。

NSAIDs 的优点包括:中枢神经系统(CNS)副作用最小,不减慢肠动力(如不发生便秘),与阿片类镇痛药有协同作用。

NSAIDs 的缺点包括:

■ 有天花板效应(例如,更高剂量不能更好地缓解疼痛,但镇痛作用时间小幅度延长)。

■ 镇痛持续时间比药物半衰期预测的时间更短。

■ 胃肠道刺激及出血。

塞来昔布是 COX – 2 选择性 NSAIDs,与非选择性 NSAIDs 相比,消化道刺激较低。双氯芬酸、依托度酸、美洛昔康在体外对 COX – 2 有一定的选择性。然而,无临床数据评价疗效。

同时使用质子泵抑制剂、H_2 受体拮抗剂或前列腺素类似物米索前列醇(Cytotec)可降低胃肠道出血风险。含有这些药物的复方制剂有:双氯芬酸钠/米索前列醇(Arthrotec)、布洛芬/法莫替丁(Duexis)和萘普生/埃索美拉唑(Vimovo)。

抗血小板作用:对于非阿司匹林的 NSAIDs,作用持续时间与镇痛时间相近,虽然长期给药增加抗血小板活性。

降低肾功能:降低肾小球滤过率(GFR)、止痛药相关性肾脏病变,急性肾小管坏死(ATN)。血容量减少,循环损害或脱水患者的风险更大。

其他影响：液体潴留，粒细胞缺乏症，皮肤病/光敏性，哮喘发作，耳鸣，头痛，认知功能障碍和轻度肝酶升高。

长期使用或心脏搭桥手术后立即使用可使心血管事件增加。

NSAID 药物相互作用可降低或增加某些药物的疗效。NSAIDs 降低 ACEI、β 受体阻滞剂、袢利尿剂和噻嗪类利尿剂的疗效，增加抗凝剂、环孢素（肾毒性）、地高辛、苯妥英、锂、甲氨蝶呤和丙磺舒的疗效。

神经病理性疼痛/辅助镇痛药

抗抑郁药和抗癫痫药可用于神经性疼痛，包括疱疹后神经痛、糖尿病性神经病、纤维肌痛；然而，一些药物用于疼痛的适应证未获得批准。表 54 - 2 列出了辅助镇痛药的主要特点。

表 54 - 2　神经性疼痛辅助药物的选择

药物类别	起始剂量(mg)	滴定(mg)	最大日剂量(mg)	疗程	评价
三环类抗抑郁药(TCA)					
阿米替林	10 ~ 25(q HS)	10 ~ 25/d（每3 ~ 5天）	75 ~ 150/d	6 ~ 8 周，至少1 ~ 2 周达到最大耐受剂量	对合并的失眠或抑郁可能有益
地昔帕明	75	逐渐增加	300/d	6 ~ 8 周，至少1 ~ 2 周达到最大耐受剂量	镇静，体重增加及抗胆碱能作用常见
去甲替林	10 ~ 25,睡前	25/d,每周	150/d	6 ~ 8 周，至少1 ~ 2 周达到最大耐受剂量	避免用于心脏传导异常、近期心脏事件、心肌梗死和缺血性心脏疾病的患者。避免用于窄角型青光眼，自杀风险高和老年患者。地昔帕明和去甲替林比阿米替林的抗胆碱能作用小
5 - 羟色胺/去甲肾上腺素再摄取抑制剂					
度洛西汀	60/d	老年或肾功能不全患者初始剂量小	60/d, bid 纤维肌痛	2 ~ 3 周	如果有饮酒史或肝功能不全的应避免使用。可能引起排尿延迟。CrCl < 30mL/min 时应避免使用
抗惊厥药					
加巴喷丁	100 ~ 300(q HS)或 100 ~ 300 tid	100 ~ 300 tid	1800 ~ 3600/d	滴定 3 ~ 8 周，1 ~ 2 周加量，直至使最大耐受剂量	头晕、嗜睡、胃肠道不适是常见的不良反应。可能使老年患者的认知功能恶化。如果 CrCl < 60mL/min,减少剂量。剂量大于 1800mg/d 未显示使带状疱疹后神经痛患者受益
普瑞巴林	50（tid）或 75（bid）	100/d（1 周后改为 tid）	300/d	2 ~ 4 周增至最大耐受剂量	CrCl < 60mL/min,减少剂量。头晕、嗜睡、水肿、体重增加是常见的不良反应

续表

药物类别	起始剂量（mg）	滴定（mg）	最大日剂量（mg）	疗程	评价
卡马西平	100（bid）	100/d（q7d）	1200（分次服用）	NA	嗜睡、共济失调、疲劳、眩晕、视物模糊是剂量相关性不良反应。 一过性白细胞减少，罕见再生障碍性贫血。 皮疹。 监测肝功能，全血细胞计数和血清药物浓度
苯妥英钠	150/d	50/d q（1～2wk）	300～400/d	NA	镇静、共济失调、眼球震颤、呕吐、视物模糊是剂量相关性不良反应。 短暂性白细胞减少，血小板减少症，粒细胞缺乏症。 皮疹。 监测肝功能，全血细胞计数和血清药物浓度

缩写：TCA，三环类抗抑郁药；DPN，糖尿病周围神经病；PHN，带状疱疹后神经痛；NA，未知

引自：Burzynski JA, Strassels S. Persistent Pain//Linn WD, Wofford MR, O'Keefe M, et al. Pharmacotherapy in Primary Care. New York, NY：McGraw-Hill, 2009：chap 18

三环类抗抑郁药

三环类抗抑郁药（TCAs）通过增强 5-HT 和/或去甲肾上腺素浓度，减少疼痛信号在脊髓中的传输从而发挥镇痛作用。抗抑郁药也能增强阿片类药物镇痛作用。起始剂量为 10～25mg，睡前服用，剂量滴定直到疼痛缓解。老年患者剂量滴定应缓慢（每7～14天）。一般情况下，老年患者应避免使用三环类抗抑郁药。与 TCAs 相关的副作用包括：

1. 抗胆碱能作用（如口干、视物模糊、便秘）。

2. 心血管系统（如心动过速、心脏梗阻、体位性低血压）。

3. 中枢神经系统（如头晕、嗜睡、意识模糊、震颤、惊厥）。

4. 皮肤病（如光敏性）。

抗癫痫药

抗癫痫药物延长神经去极化，引起神经元兴奋性降低和疼痛信号减少。使用抗惊厥药治疗疼痛的例子包括：

■ 卡马西平：用于三叉神经痛和神经病变。副作用包括镇静、共济失调和罕见的血液病（贫血、中性粒细胞减少和血小板减少症）。此外，卡马西平与 CYP 450 底物存在相互作用，影响自身代谢。

■ 丙戊酸钠：用于偏头痛和神经病理性疼痛，通过增强 GABA，降低神经元在疼痛信号传导中的兴奋性。丙戊酸钠的副作用包括共济失调、头晕、皮疹、体重增加和胃肠道症状。

■ 加巴喷丁：用于慢性神经病理性疼痛和疱疹后神经痛。加巴喷丁的副作用包括嗜睡、共济失调、头晕、乏力、眼球震颤、震颤、复视和鼻炎。此外，普瑞巴林用于纤维肌痛。托吡酯、拉莫三嗪和新的抗惊厥药用于治疗糖尿病神经病变和其他神经病理性疼痛。

局部麻醉药

局部麻醉药通过作用于神经膜上的钠通道延长神经去极化。药物包括利多卡因和美西律。利多卡因适用于局部神经阻滞和局部麻醉。利多卡因可能需要多次给药或通过局部神经导管注入。美西律是利多卡因同类口服药物，用于神经病、神经痛、交感神经疼痛综合征。全身使用的副作用包括恶心、呕吐、消化不良、食欲减退、震颤、共济失调、眼球震颤、意识模糊、复视、低血压、尖端扭转型室速、心动过缓、心律失常和光敏性。

其他药物

■ 辣椒素:0.025% 和 0.075% 局部用于糖尿病性和其他神经性疾病疼痛。

■ 通过消耗 P 物质改变疼痛敏感神经末梢(伤害感受器)的功能,以及改变伤害感受器的活动。报道会引起皮肤灼伤。8% 的辣椒素贴(Qutenza)是用于带状疱疹后神经性疼痛的处方药。

■ 5% 利多卡因贴剂(Lidoderm):被批准用于带状疱疹后神经性疼痛的治疗。通过作用于疼痛受体,降低感官活动,达到局部麻醉作用。连续使用产生快速耐受性。因此,患者每天更换贴剂需间隔 12 小时。

■ 骨骼肌松弛剂:环苯扎林具有三环结构,主要用于骨骼肌肉痉挛。巴氯芬和苯二氮䓬类是 GABA 受体激动剂。替扎尼定与可乐定属于同类药物,具有镇痛(止痛)作用。这些药物用于脊髓起源的痉挛,如神经根损伤,或脊髓压迫和刺激。

阿片类镇痛药

虽然阿片类药物的作用范围广泛,但比非阿片类药物(如 NSAIDs)的镇痛效果强。阿片类药物用于中至重度疼痛,其他药物难治的急性和慢性疼痛症状。阿片类药物的给药是复杂的,不同给药途径或不同阿片制剂之间需进行转换。肠外和口服阿片类镇痛剂的等效剂量换算见表 54 - 3。阿片类镇痛药的合理使用应从患者和技术评估开始。阿片类药物剂量必须基于患者阿片类药物用药史、患者的个体需求和给药途径。根据给药系统和途径不同,阿片类药物剂量的差异可为 10 ~ 100 倍。因此,阿片类药物给药途径的变化可导致患者的临床反应或毒性显著变化。通常,等效剂量的概念总是让人感到困惑。长期使用阿片药物会产生耐受性,表现为患者发生不良事件减少,每剂药物效能减低,药效持续时间缩短。患者对大多数不良反应的耐受速度与对镇痛作用的耐受性同样迅速。

表 54 - 3　常见阿片类镇痛药物

| 受体作用[1] | | | | | | | |
通用名	μ	δ	κ	大约等效剂量(mg)	口服 - 肠外效价比	镇痛时间(h)	最大效能
吗啡[2]	+ + +		+	10	低	4 ~ 5	高
二氢吗啡酮	+ + +			1.5	低	4 ~ 5	高
羟吗啡酮	+ + +			1.5	低	3 ~ 4	高
美沙酮	+ + +			10	高	4 ~ 6	高
哌替啶	+ + +			60 ~ 100	中	2 ~ 4	高
芬太尼	+ + +			0.1	低	1 ~ 1.5	高
舒芬太尼	+ + +	+	+	0.02	仅肠外	1 ~ 1.5	高
阿芬太尼	+ + +			滴定	仅肠外	0.25 ~ 0.75	高
瑞芬太尼	+ + +			滴定[3]	仅肠外	0.05[4]	高
左啡诺	+ + +			2 ~ 3	高	4 ~ 5	高
可待因	±			30 ~ 60	高	3 ~ 4	低
氢可酮[5]	±			5 ~ 10	中	4 ~ 6	中
羟考酮[2,6]	+ +			4.5	中	3 ~ 4	中 - 高
喷他佐辛	±		+	30 ~ 50	中	3 ~ 4	中
纳布啡	-		+ +	10	仅肠外	3 ~ 6	高
丁丙诺啡	±	-	-	0.3	低	4 ~ 8	高
布托啡诺	±		+ + +	2	仅肠外	3 ~ 4	高

1. + + + , + + , + 强激动剂;±,部分激动剂;-,拮抗剂
2. 有缓释制剂,吗啡(MSContin),羟考酮(Oxy Contin)
3. 以 0.025 ~ 0.2μg/(kg·min)滴速输注
4. 镇痛持续时间取决于时 - 量半衰期 3 ~ 4 分钟
5. 有含对乙酰氨基酚的片剂(Norco,Vicodin,Lortab,其他)
6. 有含对乙酰氨基酚的片剂(Percocet),阿司匹林(Percodan)

阿片类药物的主要特点：

1. 吗啡
   a. 直肠吸收好于口服。使用大剂量时，代谢产物可引起中枢神经系统兴奋，焦虑增加或躁动。
   b. 吗啡是平滑肌松弛剂，静脉给药导致血管扩张和低血压。
   c. 有明显首过效应。

2. 哌替啶（推荐证据不足）
   a. 活性代谢物（去甲哌替啶）经肾脏排泄，如果哌替啶剂量较大或患者的肾功能降低，累积会引起中枢神经系统兴奋和肌阵挛发作。
   b. 重复给药后注射部位的肌肉吸收度差异很大。

3. 左啡诺
   a. 半衰期 16 小时，频繁重复给药会导致药物蓄积。
   b. 使用一天后可能需要减少剂量，以防止药物蓄积。
   c. 药物的镇痛半衰期比血清半衰期短，所以频繁给药可以导致药物蓄积，尤其是治疗初期。

4. 氢吗啡酮
   a. 同等镇痛剂量下，氢吗啡酮比吗啡较少引起老年认知障碍。
   b. 药理学上与吗啡类似，按 g/g 换算，比吗啡作用更强。

5. 美沙酮
   a. 平均半衰期 24 小时，与左啡诺一样，频繁给药可以导致药物蓄积，所以剂量须谨慎调整。初次使用美沙酮治疗，尤其是未使用过阿片类药物的患者，应避免快速增加剂量。
   b. 首过效应和代谢率低，口服生物利用度良好。
   c. 经 P450 3A4 代谢，使用 CYP 诱导剂后能显著增加代谢，降低疗效。

6. 羟吗啡酮
   a. 相同镇痛剂量下，较吗啡引起的呕吐和镇静少。
   b. 亲脂性强，静脉给药起效迅速。

7. 芬太尼
   a. 被动扩散芬太尼贴剂起效缓慢，时间长达 72 小时。贴剂常用于慢性疼痛。急性疼痛患者止痛需求变化快速，贴剂无效或不够敏感。镇痛需要迅速变化的患者，静脉，经黏膜或离子导入透皮途径可能更合适。
   b. 相同镇痛剂量下，比吗啡或氢吗啡酮导致低血压的作用弱，尤其是静脉给药。
   c. 透皮贴剂应谨慎处理和丢弃，防止动物或儿童意外中毒。建议只用于阿片类药物耐受的患者。耐受是指持续 2 周以上，每日至少口服 60mg 吗啡。

8. 可待因
   a. 需要通过 CYP 2D6 代谢转化为活性代谢产物吗啡。
   b. 抑制 CYP 2D6 可降低药效。

9. 氢可酮
   a. 需要代谢转化为活性代谢产物——氢吗啡酮。
   b. 止痛时仅与对乙酰氨基酚联合使用。
   c. 与可待因相比较少引起恶心、呕吐或瘙痒。与可待因不存在交叉过敏。
   d. 抑制 CYP 2D6 可降低药效。

10. 曲马多
    a. 它是一个 μ_1 激动剂，轻度阿片类镇痛药。
    b. 老年人初始使用时应选择低剂量。
    c. 曲马多也具有 SSRI 的性质。
    d. 曲马多能产生中枢神经系统兴奋或镇静，取决于初始治疗时患者的具体情况。
    e. 用于轻度神经性疼痛的治疗时最有效。

阿片类药物的副作用包括：

■ 精神活动减慢：老年患者使用吗啡。使用另一种阿片类镇痛剂可能减少该作用。

■ 尿潴留：可使用乌拉胆碱或特拉唑嗪进行治疗。

■ 便秘：接受阿片类药物应常规性预防。除大便软化剂外，可使用刺激性泻药，如番泻叶、鼠李，或比沙可啶治疗。严重情况下，可口服纳洛酮、甲氧氯普胺或使用聚乙二醇或枸橼酸镁。

■ 不可避免的镇静：慢性恶性疼痛可以在上午 8 点和中午 12 点使用安非他明 5mg。

■ 中枢神经系统刺激：常与哌替啶的代谢产物去甲哌替啶相关，使用高剂量的吗啡也会发生，原因是代谢产物吗啡 - 6 - 葡萄糖苷酸具有中枢活性。

■ 低血压：全麻后或体液缺乏的患者最明显。最常发生于静脉注射阿片类药物。芬太尼经常在重症监护情况下使用，因为它降压作用最小。

■ 呼吸抑制：治疗剂量下偶尔发生，通常与快速静脉注射有关,如果早期被识别,可使用纳洛酮逆转。当阿片类药物与其他中枢神经系统抑制剂同时使用时,患者发生呼吸抑制风险较高。

■阿片类戒断症状:患者长期使用阿片类药物突然停药后可能发生。阿片类药物依赖患者单独使用脊髓镇痛时,可能会出现阿片类戒断。戒断症状可使用全身阿片类药物或可乐定缓解。

阿片类镇痛药的给药方案和途径包括:

1. 间歇按需给药(PRN):神经系统或血流动力学不稳定患者的首选方案。

2.(全天)按时给药,用于控制严重疼痛或慢性疼痛的首选方法。此方法也应用于患者从自控镇痛(PCA)转换为口服给药方案。

3. 连续输注:仅用于无其他镇痛给药途径或均不可行的患者。除重症监护外不予推荐。可用于癌症疼痛的治疗。

4. 患者自控静脉镇痛 IV(PCA):术后疼痛控制的首选方法,可以让患者控制自己的疼痛。

5. 脊髓镇痛(硬膜外或鞘内):镇痛持续时间取决于所使用阿片类药物的亲脂性。亲脂性较低的阿片类药物作用持续时间更长。亲脂性较高的阿片类药物镇痛持续时间较短。硬膜外或鞘内注射吗啡的镇痛作用持续 12 ~ 24 小时。硬膜外吗啡剂量为 1 ~ 5mg,鞘内吗啡剂量为 0.5 ~ 2mg。(脊髓镇痛治疗或脊髓导管插入前 12 小时内,及脊髓镇痛治疗或脊椎导管拔除后 2 小时内禁止使用低分子量肝素)。

6. 局部镇痛(神经丛阻滞或神经阻滞):与脊髓镇痛不同,它是在脊柱外周神经给予局麻药或阿片类药物(导管放置 12 小时内或拆除后 2 小时内禁止使用低分子量肝素)。

7. 缓释阿片类药物:用于即释制剂稳定后的慢性疼痛的控制。起效较慢,持续作用时间长达 8 ~ 24 小时。缓释阿片类药物不适于手术或外伤后急性疼痛治疗,因为起效缓慢,而且特殊情况下,阿片类药物作用时间较长可能会导致疼痛控制延迟或不可预见的毒性。

8. 芬太尼透皮贴剂:仅用于患者不能口服药物时的稳定持续性疼痛。由于最大作用延迟最少 8 小时,不能用于疼痛快速升级或不稳定的患者。芬太尼透皮贴剂仅用于阿片耐受的患者。不建议阿片类药物初治患者使用芬太尼透皮贴剂。有贴剂使用指征的最初 8 小时内应该使用其他短效阿片类药物。一定要告知患者需认真处理废旧贴剂,以防止儿童或宠物意外中毒。芬太尼主要用于持久性慢性疼痛的治疗。通常情况下,口服缓释阿片类药物同样有效(阿片耐受是指持续 2 周以上,每日至少口服 60mg 吗啡)。

案例应用

下面的案例与问题 1 ~ 2 有关。

JG,56 岁,女性,主诉左手臂、肩部、腋窝疼痛。患者 1 年前因乳腺癌行左乳房大部切除和化疗,并接受放射治疗和骨髓移植。患者肿瘤目前完全缓解,但诉左臂烧灼和刺痛,无有效的缓解方式。患者便秘严重。她目前使用的药物有安非他酮(Wellbutrin)150mg,口服,bid;布洛芬600mg,口服,tid;缓释硫酸吗啡(ER)30mg,bid;阿替洛尔50mg,口服,每早给药;他莫昔芬 10mg,口服,bid。

1. 该患者的最佳镇痛治疗方案是什么?
   a. 停止镇痛治疗方案,因为长效阿片类药物不适用于该患者的疼痛
   b. 疼痛治疗不充分,缓释吗啡的剂量增加至 30mg,口服,q4h
   c. 因为疼痛控制未达到最佳,缓释吗啡的剂量增加至 60mg,口服,tid
   d. 增加治疗神经性症状的止痛药

2. 处理该患者烧灼痛最好的方法是什么?
   a. 睡前口服阿米替林 50mg
   b. 因为副作用较少,睡前口服度洛西汀 20mg
   c. 睡前口服去甲替林 50mg
   d. 对于神经性疼痛的患者,每天睡前口服加巴喷丁 300mg,并在接下来 7 ~ 10 天滴定剂量至 300mg,tid

3. 选择有天花板效应的止痛药(如更高剂量不能达到更好的缓解疼痛目的)。
   a. 羟考酮
   b. 加巴喷丁
   c. 布洛芬
   d. 吗啡

4. TP,67 岁男性,新诊断出患有退行性骨关节病。医生开具 NSAID,药物治疗疼痛。他了解到 NSAIDs 通常用于治疗疼痛,但同时也担心副作用。选出使用 NSAIDs 作为疼痛治疗的潜在不良反应。选择所有正确的答案。
   a. 消化道出血
   b. 抗血小板作用
   c. 肾功能降低
   d. 体液潴留

5. AO,骨关节炎患者,就诊于骨科门诊。AO 有高血压、慢

性阻塞性肺疾病和反流病史。使用的药物包括赖诺普利，按需服用沙丁胺醇、美托洛尔、氯噻酮和泮托拉唑。AO 治疗关节炎使用的药物是美洛昔康。AO 正在服用的药物与 NSAIDs 联用时可能降低其疗效的有哪些？选择所有正确的答案。

a. 赖诺普利

b. 沙丁胺醇

c. 美托洛尔

d. 氯噻酮

6. QP，44 岁，被诊断出患有严重糖尿病神经病变。他目前正在使用 α 受体阻滞剂（特拉唑嗪）治疗前列腺增生。特拉唑嗪已显著改善前列腺增生的症状，但患者出现体位性低血压。选择最适合 QP 的糖尿病性神经病理性疼痛的药物。

a. 萘普生

b. 吗啡

c. 去甲替林

d. 加巴喷丁

7. 选择与三环抗抑郁药相关的副作用。选择所有符合条件的答案。

a. 消化道出血

b. 心脏阻滞

c. 呼吸抑制

d. 贫血

8. 选择可能会导致中枢神经系统不良反应的药物。选择所有符合条件的答案。

a. 加巴喷丁

b. 吗啡

c. 阿米替林

d. 度洛西汀

9. 选择用于治疗三叉神经痛和神经病变且与 CYP 450 药物有显著相互作用的药物。

a. 丙戊酸钠

b. 加巴喷丁

c. 托吡酯

d. 卡马西平

10. 选择通过 P 物质消耗改变疼痛敏感神经末梢功能的药物。

a. 辣椒素

b. 阿米替林

c. 托吡酯

d. 卡马西平

11. VI，79 岁女性，因褥疮溃疡导致败血症入住重症监护病房。溃疡疼痛剧烈，一年资住院医师为换药开具了哌替啶。该患者既往有高血压、心绞痛、慢性肾病和骨质疏松症病史。当药物剂量过高或患者肾功能不全时，

选择与哌替啶活性代谢产物相关的副作用。从所列选项中选出。

a. 癫痫发作

b. 消化道出血

c. 呼吸抑制

d. 贫血

12. 选择有多个剂型的阿片类药物，包括透皮贴剂。

a. 吗啡

b. 羟考酮

c. 哌替啶

d. 芬太尼

13. IT，74 岁，男性，患严重慢性疼痛。曾接受过非阿片类镇痛药治疗，今日开具了吗啡。患者将长期使用吗啡。选择除了吗啡之外，IT 可使用的药物。

a. 布洛芬

b. 加巴喷丁

c. 辣椒素

d. 比沙可啶

14. SQ，一位车祸受伤患者。她在事故中摔断了一条腿，接受阿片类药物止痛。SQ 发生呼吸抑制。选择可以逆转阿片类药物引起的呼吸抑制的药物。

a. 氟马西尼

b. 纳洛酮

c. 乙酰半胱氨酸

d. 美司钠

15. 选择治疗急性剧烈疼痛时使用的给药方法。

a. 间断

b. 按时给药

c. 督导短程治疗

d. 按需给药

16. 选择降低疼痛传递的药物。

a. 萘普生

b. 卡马西平

c. 羟考酮

d. 辣椒素

17. 选择有口服、肠胃外和直肠剂型的阿片类药物。从所列选项中选出。

a. 芬太尼

b. 氢可酮

c. 氢吗啡酮

d. 吗啡

18. 选择口服和肌肉给药剂量相同的阿片类药物。

a. 芬太尼

b. 羟考酮

c. 美沙酮

d. 氢可酮

19. QY,41 岁,会计师,受急性疼痛困扰。他希望服用的药物不会影响他的工作,但可以有效地治疗疼痛。选择中枢神经系统副作用最小,并且不减慢肠道蠕动的非阿片类镇痛药物。

    a. 萘普生

    b. 氢可酮

    c. 卡马西平

    d. 阿米替林

20. 选择通过增强神经递质 5 - 羟色胺和去甲肾上腺素治疗疼痛的药物。从所列选项中选出。

    a. 布洛芬

    b. 阿米替林

    c. 卡马西平

    d. 曲马多

要点小结

■ 疼痛是一种不愉快的感觉,可能对一个人的生活产生负面影响,包括舒适性、思维、睡眠、情绪和日常活动。

■ 疼痛可依据疼痛原因、部位、持续时间和临床特征进行分类。最简单的分类分为短暂性(急性)疼痛和持续性(慢性)疼痛。

■ 有效的治疗应考虑病因、持续时间和疼痛程度,选择合适的干预方式。治疗的目标是消除或减轻疼痛至可耐受的程度,并防止其再次发生。选择止痛药时必须考虑临床情况。

■ 根据需要调整药物、剂量、给药途径和给药频率,直至达到治疗目标。剂量稳定前,所有接受止痛药的患者应监护镇痛疗效以及副作用。

■ 阿片类药物仍然是急性、创伤性和多种慢性疼痛的标准治疗方案,而 NSAIDs 用于肌肉骨骼疼痛。

■ 有些疼痛,尤其是慢性或神经相关性疼痛,对阿片类和 NSAIDs 的反应不佳。

■ 三环类抗抑郁药、抗惊厥药,及其他膜稳定剂被证实可用于神经病理性疼痛及其他情况的疼痛如偏头痛等。

■ NSAIDs 的优点包括:较小的中枢神经系统(CNS)副作用,不减慢肠道蠕动(例如,不引起便秘),以及与阿片类镇痛药有协同作用。

■ TCAs 相关的副作用包括抗胆碱能作用,以及心血管、中枢神经系统和皮肤不良影响。

■ 抗惊厥药延长神经去极化,引起神经元兴奋性降低和疼痛信号传导减少。

■ 阿片类药物比非阿片类镇痛药作用强,如 NSAIDs,虽然后者的作用范围广泛。

■ 阿片类药物被推荐用于中度至重度疼痛,及其他药物难治的急性和慢性疼痛。

参考文献

Baumann TJ, Herndon CM, Strickland JM. Pain management//DiPiro JT, Talbert RL, Yee GC, et al. Pharmacotherapy: a Pathophysiologic Approach. 9th ed. New York, NY: McGraw-Hill, 2014: chap 44.

Burzynski JA, Strassels S. Persistent pain// Linn WD, Wofford MR, O'Keefe M, et al. Pharmacotherapy in Primary Care. New York, NY: McGraw-Hill, 2009: chap 18.

Schumacher MA, Basbaum AI, Way WL. Opioid analgesics & antagonists// Katzung BG, Masters SB, Trevor AJ, et al. Basic & Clinical Pharmacology. 12th ed. NewYork, NY: McGraw-Hill, 2012; chap 31.

Yaksh TL, Wallace MS. Opioids, analgesia, and pain management//Brunton LL, Chabner BA, Knollmann BC, et al. Goodman & Gilman's The Pharmacological Basis of Therapeutics. 12th ed. New York, NY: McGraw-Hill, 2011: chap 18.

第九部分

精神疾病

第 55 章 | 抑郁症

Kathryn N. Freeland, S. Scott Sutton
译者 张　莉　张抗怀

基础概述

当患者经历一次或几次重性抑郁发作,且无躁狂、混合性或轻躁狂发作病史时,可诊断为抑郁症(MDD)。《精神障碍诊断与统计手册》第 5 版(DSM－V)列出了 MDD 的标准定义。抑郁症与重要功能残疾、发病率、死亡率相关。MDD 的症状可影响到患者的情绪、思想、健康状况、工作和人际关系。不幸的是,一些 MDD 患者因为没有被诊断或没有得到充分的治疗而导致自杀。

病理生理

MDD 的具体病因不明,与多种因素相关。许多生理、心理和社会理论试图解释抑郁障碍的病因,但其中任何一种理论都不能完全解释。不同患者有各种各样的因素导致疾病的发生及症状具有不同的严重程度。

遗传:MDD 具有遗传特性。MDD 患者的一级亲属相比对照组更容易患 MDD。

压力/环境:抑郁症可发生在缺乏或存在严重生活、环境和家庭压力的人群中。此外,具有遗传因素的人群同时存在严重生活压力时,抑郁发作的机会将增加。

神经递质和受体:经典学说认为导致 MDD 与神经递质有关,如去甲肾上腺素(NE)、5－羟色胺(5－HT)和多巴胺(DA)。神经递质假说认为抑郁症是缺乏神经递质所致。现有的抗抑郁药通过增加神经递质的浓度来支持这一假说。神经递质受体假说认为抑郁症与神经递质受体功能异常有关。基于这一理论,抗抑郁药通过改变受体的敏感性发挥作用。长期服用抗抑郁药导致 β－肾上腺素能受体和各种 5－HT 能受体脱敏(受体下调)。重要的是,受体敏感性的变化与开始使用抗抑郁治疗的时间有关。

虽然抑郁症的概念化模型有利于解释抗抑郁药活性作用机制,然而与实际抑郁障碍的病理生理过程相比,这种理论代表了过于简化的病理过程。抑郁症与复杂的神经递质系统失调有关,神经递质系统又调控或被其他生理系统所调控。因此,抑郁症的确切发病机制不仅仅与神经递质系统功能紊乱有关。

临床表现与诊断

MDD 患者的临床表现由情感、躯体和认知三方面症状组成。表 55－1 列出了抑郁症患者的临床表现。严重抑郁症发作的症状会发展几天至数周,在发生完全综合征的几个星期至几个月前可能会存在轻度抑郁和焦虑症状。未经治疗,重性抑郁发作可能会持续至少 6 个月甚至更长时间。少数患者经历的慢性发作可以持续至少 2 年时间。通过治疗,大约有 2/3 的重性抑郁患者能够恢复正常的情绪和生理功能,而剩下 1/3 部分缓解的患者还会继续存在各种不同程度的抑郁症状。

MDD 的诊断需每天存在至少 5 种抑郁症状,且至少持续 2 周时间。这些症状须严重影响患者在家庭、工作或学校中的能力。这些症状之一必需包括:心境低落或兴趣、愉悦感丧失。其他抑郁症状需包括:日常活动兴趣丧失、食欲或体重改变、精神运动改变、睡眠数量改变、精力丧失、自我评价过低或过度内疚、思考或注意力集中的能力降低、周期性自杀想法。

表 55－1　抑郁症的临床表现[a]

- 睡眠和/或食欲紊乱
- 对既往感兴趣的事情兴趣丧失(快感缺失)
- 过分内疚和自我评价过低
- 奖励减退或疲乏感
- 注意力和记忆力受损或难以集中注意力
- 精神运动改变(激越或迟滞)
- 自杀的想法和意识

a.一些抑郁症患者同时可能合并有精神病症状(幻觉或妄想),当抑郁症完全控制后这些精神症状也能够得到解决

点击 http://www.mhpharmacotherapy.com/上的评论标签,查看完整的书籍参考资料,同时可获得两次可评分的互动练习测试。

当患者存在抑郁症状时,需要排除是疾病或药物引起的。例如:

- 神经系统疾病患者(如卒中、阿尔茨海默病或帕金森病)可能产生抑郁症状。
- 药物滥用史(如可卡因、海洛因)也可出现抑郁症状。

应对抑郁症患者进行全面的体格检查、精神状态检查和基础实验室检查,包括全血细胞计数、甲状腺功能检测和电解质检查以鉴别器质性疾病。全面回顾用药史,一些药物可导致抑郁症状。表 55-2 列出了与抑郁症状相关的疾病和药物。一旦排除是疾病和药物所致的抑郁症,应对患者的抑郁障碍进行评估。

治疗

治疗的目标是减轻急性抑郁症发作的症状,帮助患者恢复到之前的功能水平,并防止抑郁症的进一步发作。此外,还应密切关注患者自杀的想法或行为,预防患者的自杀企图在 MDD 治疗中极为重要。

表 55-2　与抑郁症相关的疾病、物质滥用和药物

疾病
内分泌系统疾病(甲状腺功能减退、艾迪生病、库欣综合征)
缺陷状态(重度贫血、韦尼克脑病)
感染(脑炎、人类免疫缺陷病毒、肺结核、单核细胞增多症)
胶原蛋白病(全身性红斑狼疮)
心血管疾病(冠状动脉疾病、心脏病、心肌梗死)
神经系统疾病(阿尔茨海默病、癫痫、帕金森病、多发硬化、亨廷顿病)
恶性病
物质滥用(中毒或戒断)
酗酒
大麻滥用及依赖
尼古丁依赖
鸦片滥用及依赖
兴奋剂滥用及依赖(如尼古丁)
药物治疗
降血压药(可乐定、利尿剂、胍乙啶、肼苯哒嗪、甲基多巴、普萘洛尔、利血平)
激素疗法(口服避孕药、类固醇)
痤疮治疗(异维 A 酸)
干扰素

抗抑郁药有几种常见的分类方法,包括按照抗抑郁药的化学结构和作用机制进行分类。虽然抗抑郁药的作用机制与疗效间的关系有限,分类的好处能够基于药理学解释一些常见的和可预见的不良反应。以往研究发现,当给予相同效价的抗抑郁药时产生的疗效相同。对于不同的患者无法预测哪种抗抑郁药最有效,因此通常根据经验选择初始治疗药物。影响抗抑郁药选择的因素包括:既往对药物的反应、药物基因组学(家族对抗抑郁药的反应)、共病史、现有症状、潜在药物相互作用、不良反应事件、患者偏好和药物费用。

选择性 5-羟色胺再摄取抑制剂

选择性 5-羟色胺再摄取抑制剂(SSRIs)的疗效优于安慰剂和其他类型的抗抑郁药。与其他药物相比,其具有良好的耐受性、药物过量时的安全性,SSRIs 常作为抗抑郁的一线治疗药物。SSRIs 与组织胺、α_1 肾上腺素受体、毒蕈碱受体的亲和力较低,因此这类药物较少发生抗胆碱能和心血管方面的不良反应。SSRIs 相关的副作用常见且轻微,包括胃肠道反应(恶心、呕吐和腹泻)、性功能障碍和头痛。SSRIs(除了帕罗西汀)通常在早晨服用以消除潜在失眠的不良反应。帕罗西汀在 SSRIs 中镇静作用最强,因此需要在睡前服用以提高耐受性。SSRIs 突然停药可能发生戒断症状(帕罗西汀最为常见)。表 55-3,55-4 列出了 SSRIs 的重要参数。

5-羟色胺/去甲肾上腺素再摄取抑制剂

文拉法辛(Effexor)、去甲文拉法辛(Pristiq)、度洛西汀(Cymbalta)、左旋米那普仑(Fetzima)均为 5-羟色胺/去甲肾上腺素再摄取抑制剂(SNRIs)。这些药物常用于抑郁症的二线治疗,但当患者合并有神经性疼痛和纤维肌痛时作为一线治疗药物。文拉法辛低剂量时抑制 5-HT 的再吸收,高剂量时(≥150mg)抑制 NE 的再摄取。度洛西汀和左旋米那普仑任意剂量时均抑制 5-HT 和 NE 的吸收。SNRIs 已知的常见不良反应与剂量相关,有头痛、恶心、口干、出汗、性功能紊乱、失眠和易怒。文拉法辛有剂量相关性的升高收缩压和舒张压的作用。治疗期间应常规监测血压。表 55-3,55-4 列出了 SNRIs 的重要参数。

三唑吡啶类

曲唑酮和奈法唑酮治疗抑郁症同样有效,然而由于风险和副作用,限制了其作为抗抑郁药的应用。曲唑酮和奈法唑酮对 5 - 羟色胺能神经元有双重作用,可发挥 5 - HT$_2$ 受体阻滞剂和 5 - HT 再摄取抑制剂的作用。表 55 - 3,55 - 4 列出了三唑吡啶类的重要参数。

表 55 - 3　抗抑郁药的剂量和剂型

抗抑郁药	商品名	常规剂量	剂型
选择性 5 - HT 再摄取抑制剂			
西酞普兰	Celexa	20 ~ 40mg	片剂,口服液
艾司西酞普兰	Lexapro	10 ~ 20mg	片剂,口服液
氟西汀	Prozac,Prozac weekly	20 ~ 60mg	片剂,胶囊(即释、缓释),口服液
帕罗西汀	Paxil,Paxil CR,Pexeva	20 ~ 60mg	缓释片,片剂、胶囊、口服混悬液(控释制剂不能掰开或碾碎)
舍曲林	Zoloft	50 ~ 200mg	片剂,口服液
沃替西汀	Brintellix	10 ~ 20mg	片剂
5 - 羟色胺再摄取抑制剂/5 - HT$_{1a}$ 受体部分激动剂			
维拉佐酮	Viibryd	10 ~ 40mg	片剂
5 - 羟色胺和去甲肾上腺素再摄取抑制剂			
去甲文拉法辛	Pristiq	50 ~ 100mg	缓释片
度洛西汀	Cymbalta	30 ~ 90mg	肠溶胶囊(不可将胶囊打开)
左旋米那普仑	Fetzima	40 ~ 120mg	缓释胶囊(不可将胶囊打开)
文拉法辛	Effexor,Effexor XR	37.5 ~ 225mg	缓释胶囊,缓释片,片剂(缓释胶囊可以打开撒于食物上)
三唑吡啶类			
曲唑酮	Desyrel,Oleptro	100 ~ 600mg	片剂,缓释片(缓释片需空腹服用,可沿刻痕掰开或整片吞服)
奈法唑酮	Serzone	150 ~ 300mg	片剂
三环类抗抑郁药			
阿米替林	Elavil	100 ~ 300mg	片剂
地昔帕明	Norpramin	100 ~ 300mg	片剂
多塞平	Silenor	100 ~ 300mg	胶囊,片剂,口服液
丙咪嗪	Tofranil	100 ~ 300mg	胶囊,片剂
去甲替林	Pamelor	50 ~ 200mg	胶囊,口服液
四环类抗抑郁药			
米氮平	Remeron	10 ~ 45mg	片剂,口腔崩解片
氨基酮类			
安非他酮	Wellbutrin,Wellbutrin SR Wellbutrin XL	150 ~ 300mg	即释片,迟释片,缓释片(迟释和缓释片不可碾碎或掰开)
单胺氧化酶抑制剂			
苯乙肼	Nardil	30 ~ 90mg	片剂
司来吉兰	Emsam	6 ~ 12mg	透皮贴
反苯环丙胺	Parnate	20 ~ 60mg	片剂

表 55 - 4   抗抑郁药的分类特点

抗抑郁药	作用机制	禁忌证(C)和警示(W)[a]	不良反应	基本信息
选择性 5 - 羟色胺再摄取抑制剂[b](SSRIs)	抑制 5 - HT 的再摄取	C:对 SSRI 过敏 W:所有 SSRI 都有导致低钠血症和影响血小板聚集而致出血的风险;低钠血症,低镁血症,近期心肌梗死或心力衰竭患者不应使用西酞普兰	头痛、恶心、呕吐、腹泻、失眠、性功能障碍、食欲减退(氟西汀)、镇静、头晕、口干(帕罗西汀)	此类药物妊娠分级为 C 级(帕罗西汀为:D 级);突然停药会发生戒断症状;不同药物代谢与不同 CYP 450 酶有关(应个体化评估)
5 - 羟色胺和去甲肾上腺素再摄取抑制剂[c](SNRIs)	抑制 5 - HT 和 NE 的再摄取	C:对 SNRI 过敏;未得到控制的窄角型青光眼 W:所有 SNRIs 都有导致低钠血症和影响血小板聚集而致出血的风险;度洛西汀不得用于酒精滥用或慢性肝脏疾病患者以免增加肝脏毒性风险;度洛西汀可增加体位性低血压和晕厥的风险	头痛、恶心、呕吐、便秘、头晕、失眠、性功能紊乱、多汗、血压升高、高胆固醇血症	妊娠分级为 C 级;突然停药会发生戒断症状;通过 CYP 450 2D6(度洛西汀)、3A4(文拉法辛、去甲文拉法辛)和 1A2(度洛西汀)代谢
三环类抗抑郁药[d](TCAs)	抑制 5 - HT 和 NE 的再摄取;对再摄取抑制的亲和性取决于药物	C:对 TCAs 过敏;急性心肌梗死恢复期患者 W:过量时可能致死;可能导致心脏传导异常(包括大剂量时可导致尖端扭转心律失常)	镇静、口干、体位性低血压、癫痫(大剂量)、体重增加、性功能紊乱	突然停药时会发生戒断症状;妊娠分级为 C 级;不同药物代谢与不同 CYP 450 酶有关(需个体化评估);大部分药物通过 2D6,3A4 和 2C19 代谢
5 - 羟色胺再摄取抑制剂/5 - HT$_{1a}$受体部分激动剂[e]	抑制 5 - HT 再摄取和部分激动 5 - HT$_{1a}$受体	C:对维拉佐酮过敏 W:有低钠血症和因影响血小板聚集而导致出血风险;因有诱发癫痫发作风险,避免用于癫痫患者	镇静、头晕、恶心、腹泻、口干、失眠	妊娠分级:C 级;与 SSRIs 相比对性功能影响较小;最初治疗时应进行剂量滴定;同时使用 3A4 强抑制剂或诱导剂时需进行剂量调整
三唑吡啶类[f]	抑制 5 - HT 再摄取,拮抗 5 - HT$_2$受体,阻断 α 肾上腺素受体和组胺受体	C:对曲唑酮或奈法唑酮过敏;肝脏疾病或血浆转氨酶升高 W:阴茎异常勃起风险(曲唑酮);肝毒性风险(奈法唑酮)	头晕、体位性低血压、镇静、嗜睡、口干、恶心、腹泻	妊娠分级:C 级;通过 P450 3A4 和 2D6 代谢;服用三唑仑或阿普唑仑的患者同时使用奈法唑酮时,应减少奈法唑酮的剂量
氨基酮类[g]	抑制多巴胺和去甲肾上腺素再摄取	C:对安非他酮或其任何成分过敏;癫痫发作;厌食或暴食;电解质异常 W:剂量相关性癫痫发作风险	头痛、失眠、心动过速、震颤、口干、体重减轻	妊娠分级:C 级;剂量 >450mg 时与癫痫发作相关;通过 CYP 450 2B6 代谢,同时是 2D6 的强抑制剂
四环类[h]	拮抗突触前 α$_2$肾上腺素受体导致 NE 和 5 - HT 释放增多;拮抗 5 - HT$_{2\&3}$ 和 H$_1$ 受体	C:对米氮平过敏 W:导致低钠血症风险	困倦、食欲增加、镇静、体重增加、口干、便秘、高脂血症	妊娠分级:C 级;可能增加食欲,导致体重增加;通过 CYP 450 2D6,1A2 和 3A4 代谢

抗抑郁药	作用机制	禁忌证（C）和警示（W）[a]	不良反应	基本信息
单胺氧化酶抑制剂（MAOIs）[i]	通过抑制单胺氧化酶的氧化，增加内源性 NE、5-HT 和 DA	C：对 MAOI 过敏；心功能不全，肝功能异常，肾脏疾病，使用拟交感药物，高酪胺食物 W：高酪胺食物和补充酪胺可增加高血压危象的风险；体位性低血压风险	体位性低血压、体重增加、性功能紊乱、高血压危象	妊娠分级：C 级；需停用 MAOI 2 周才可使用其他抗抑郁药，反之亦然；在使用 MAOI 之前需要 3 周的（沃替西汀）或 5 周（氟西汀）的清洗期；饮食禁忌见表 55-5

a. 所有抗抑郁药都有增加自杀行为和想法的黑框警告；当患者开始使用抗抑郁药时需密切观察抑郁症状是否恶化、自杀行为和行为改变；抗抑郁药也应避免与 MAOI 类药物同时使用。如果之前使用过 MAOI，所有患者必须经过 14 天的清洗期才能够开始使用新的抗抑郁药。同样地，当患者需要终止使用其他抗抑郁药而开始使用 MAOI 时，也需经过 14 天的清洗期。患者启用 MAOI 之前如果服用沃替西汀需 3 周的清洗期，而服用氟西汀的患者则需要 5 周的清洗期

b. 氟西汀、西酞普兰、艾司西酞普兰、舍曲林、帕罗西汀、氟氟沙明、沃替西汀

c. 文拉法辛、去甲文拉法辛、度洛西汀、左旋米那普仑

d. 叔胺类：阿米替林、氯丙嗪、多塞平、丙咪嗪；仲胺类：他昔帕明、去甲替林

e. 维拉佐酮

f. 曲唑酮和奈法唑酮

g. 安非他酮

h. 米氮平

i. 苯乙肼、苯环丙胺、司来吉兰

奈法唑酮因为有药物性肝毒性的报道而减少了在抗抑郁治疗中的应用。包括黑框警告在内的标签信息提示奈法唑酮可导致罕见肝衰竭。由于奈法唑酮有潜在的致肝损伤的风险，有活动性肝病或血清转氨酶升高的患者不可使用其抗抑郁治疗。奈法唑酮常见的不良反应包括头晕、直立性低血压、镇静、口干、恶心和无力。

曲唑酮阻断 α_1 肾上腺素受体和组胺能受体导致副作用增加，使耐受性降低。曲唑酮剂量限制性副作用有镇静和头晕。由于具有镇静作用，曲唑酮常用于治疗失眠而不是抑郁。尽管曲唑酮不具有肝毒性风险，但可导致严重的阴茎异常勃起，虽然发生风险低，据报道每年有 1/6000 的男性患者发生该不良反应。

氨基酮类

安非他酮（Wellbutrin）是一种用于治疗 MDD 的多巴胺再摄取抑制剂。安非他酮的不良反应包括头痛、恶心、震颤、失眠、口干和食欲降低。安非他酮性功能方面的副作用较小，可单独或与其他抗抑郁药联合使用，以减少药物相关的性功能障碍。癫痫和电解质异常与安非他酮的剂量相关（每日最大剂量 ≤450mg）。由于有提高兴奋性作用，安非他酮应在清晨或午后服用（假如一天需服

药两次），以免影响睡眠。

四环类抑郁药

米氮平（Remeron）通过拮抗中枢去甲肾上腺素能神经元突触 α_2 自身受体和异质受体，增强去甲肾上腺素和 5-HT 的浓度而发挥作用。米氮平也拮抗 5-HT$_2$ 和 5-HT$_3$，胃肠道和焦虑的不良反应发生率较低，对组织胺受体有一定的亲和性而导致镇静。米氮平常见的不良反应为镇静、食欲增加继而体重增加、口干和便秘。米氮平的一些不良反应是剂量依赖性的，较低剂量时更加常见，如镇静和食欲增加，这些不良反应通常会随着剂量增加而消失。表 55-3，55-4 列出了米氮平的重要参数。

5-羟色胺再摄取抑制剂/5-HT$_{1a}$ 受体部分激动剂

维拉佐酮（Viibryd）主要抑制 5-HT 的再摄取，与 SSRI 类药物类似，然而其同样选择性地作用于 5-HT$_{1a}$ 受体，是 5-HT$_{1a}$ 受体部分激动剂。这一活性有助于减少使用抗抑郁药初始出现的焦虑症状。维拉佐酮的使用方法也很独特，所有患者治疗的前两周都需要对剂量进行仔细滴定。维拉佐酮常见的不良反应是腹泻、恶心、镇静、口干、头晕和失眠。表 55-3，55-4 列出了维拉佐酮的重要参数。

三环类抗抑郁药

三环类抗抑郁药(TCAs)对所有亚型的抑郁症都有效。然而,由于有疗效相同、过量时安全且耐受性更好的药物,从而减少了 TCAs 的使用。TCAs 通过阻止 NE 和 5 - HT 在突触前末梢的再摄取而增强其活性。TCAs 对许多受体系统都有活性,常见各种不良反应事件的报道。最常见的副作用是剂量依赖性的,且与胆碱能受体阻滞(抗胆碱能效应)、胆碱能受体亲和性(通常导致体位性低血压)有关。TCAs 还可导致心脏传导阻滞和诱发心肌梗死、引起心律失常,尤其是在药物过量时。突然停药可出现与胆碱能相关反跳症状(如头晕、恶心、腹泻、失眠、烦躁不安),因此建议通过数天时间缓慢停药。叔胺类 TCAs(如阿米替林和多塞平)有很强的镇静作用,需要睡前服用。由于他们具有镇静的作用也通常作为催眠药使用。表55 - 3,55 - 4 列出了 TCAs 的重要参数。

单胺氧化酶抑制剂

单胺氧化酶抑制剂(MAOIs)通过抑制 MAO 酶的活性从而增加神经元突触间 NE、5 - HT 和 DA 的浓度。MAOI 最常见的副作用是体位性低血压。其他常见不良反应有体重增加和性功能障碍。高血压危象是一种罕见可威胁生命的潜在不良反应,当 MAOIs 与含高酪胺和拟交感神经药同时使用时可能发生该不良反应。这些不良反应如未得到及时的诊断和治疗,最终可能导致脑血管意外和死亡。当患者服用 MAOIs 时需完全严格遵循饮食要求,且服用任何新的药物时都需警惕药物的相互作用。表55 - 3,55 - 4 列出了 MAOIs 的重要参数;表55 - 5 总结了使用 MAOI 类药物的饮食禁忌。

表55 - 5 患者服用单胺氧化酶抑制剂的饮食禁忌

乳制品	成熟的干酪,尤其是蓝奶酪、切达干酪、高德干酪、马苏里拉奶酪、帕尔玛干酪、菠萝伏洛干酪
饮料	酒(尤其是基安蒂红葡萄酒),雪莉酒、啤酒
肉类	鲱鱼(盐腌制的,风干的)、沙丁鱼、鱼子酱、肝脏(鸡或牛)、意大利蒜味腊肠、风干/盐腌的肉类
蔬菜	中国豌豆、蚕豆、大豆制品
调味品/其他	酵母提取物、酸酵母、黄豆酱、德国泡菜、味精(MSG)

特殊注意事项

药物相互作用

抗抑郁药与其他药物合用时可发生药效学(如药理学作用增加)和药代动力学(如药物浓度改变)相互作用。药效学相互作用包括受体阻滞剂类抗抑郁药,如:

■ TCAs 与其他药物合用时可产生明显的叠加效应从而导致镇静、低血压或抗胆碱能效应。

■ 奈法唑酮和米氮平与其他药物发生相互作用分别可导致低血压和镇静。

最需要关注的药效学相互作用是发生高血压危象和 5 - 羟色胺综合征。高血压危象的特点是急剧升高的血压、头痛、恶心、呕吐和出汗。这可能是因为服用 MAOI 治疗期间患者使用拟交感神经药(如麻黄碱和伪麻黄碱)或进食了富含酪胺的食物所致(表55 - 5)。由于许多镇咳药和非处方感冒药中都含有拟交感神经药物,因此应告知患者在使用任何新药物之前都应咨询药师。

5 - 羟色胺综合征的特点是患者出现意识混乱、恶心、呕吐、发热、肌阵挛、痉挛、反射亢进、出汗、腹泻和心动过速。这一反应通常发生在联合使用 5 - 羟色胺能药物与 5 - 羟色胺能抗抑郁药时。MAOIs 与严重的 5 - 羟色胺综合征有关,但所有的抗抑郁药都可增加 5 - 羟色胺浓度,因此也可能导致 5 - 羟色胺综合征。一些药物与其他药物合用时也可能增加 5 - 羟色胺综合征的风险,因为这些药物的 5 - 羟色胺能特性通常被忽视(如右美沙芬、哌替啶、曲马多)。

一些抗抑郁药通过抑制各种细胞色素 P450 同工酶而影响其他药物的代谢,导致血浆药物浓度升高。这些相互作用可以导致药物的不良反应或毒性增加。产生的药物相互作用因抗抑郁药物的不同而不同。表55 - 6 列出了抗抑郁药的相互作用。

疗效

当给予患者恰当的抗抑郁药剂量及疗程后,总体有效率在 60% ~80% 。选择抗抑郁药以达到最佳疗效时应考虑众多的影响因素。例如:患者既往用药的反应,家族其他成员对抗抑郁药的反应、副作用、共患病、药物相互作用和费用。

表 55-6　抗抑郁药相互作用

抗抑郁药	相互作用类型	相互作用药物举例
TCAs 曲唑酮 米氮平	药效学—增强镇静	苯二氮䓬类 阿片或阿片镇痛药 酒精 抗组胺药
TACs 曲唑酮	药效学—增强体位性低血压作用	哌唑嗪（α受体阻断药） 抗精神病药
TCAs	药效学—增强抗胆碱能作用	吩噻嗪类 苯托品 抗精神病药
TCAs	药效学—增加心脏毒性	甲硫哒嗪 奎尼丁 美沙酮
TCAs	药效学—降低抗高血压作用	胍乙啶 可乐定 甲基多巴
丁氨苯丙酮	药效学—增加癫痫发作风险	TCAs 吩噻嗪类
MAOIs	药效学—高血压危象	富含酪胺的食物 拟交感神经药
MAOIs TCAs SSRIs SNRIs	药效学—5-羟色胺综合征	5-羟色胺能抗抑郁药 哌替啶 右美沙芬 曲马多
氟伏沙明	药代动力学—CYP1A2抑制剂	TCAs 氯氮平 奥氮平 茶碱类药物
氟西汀 氟伏沙明 舍曲林	药代动力学—CY2C抑制剂	TCAs 苯妥英 华法林
氟西汀 帕罗西汀 度洛西汀 舍曲林	药代动力学—CYP2D6抑制剂	TCAs 氟哌啶醇 利培酮 可待因 普萘洛尔
奈法唑酮 氟西汀 氟伏沙明	药代动力学—CYP3A4抑制剂	TCAs 阿普唑仑 维拉帕米 阿立哌唑 卡马西平 洛伐他汀

a. 所列只是部分药物

缩写：MAOI,单胺氧化酶抑制剂；SNRI,5-羟色胺和去甲肾上腺素再摄取抑制剂；SSRI,选择性5-羟色胺再摄取抑制剂；TCAs,三环类抗抑郁药

抗抑郁药不会立即产生临床疗效。在用药最初的 1~2 周，患者的躯体症状（睡眠、食欲、精力）能够得到改善。精神症状的改善则需要药物疗效得到完全发挥时，通常需要 6~8 周。若患者症状没有得到改善，应对患者进行剂量滴定，增加药物剂量、联合其他药物或更换为其他抗抑郁药。

案例应用

阅读以下案例回答 1~5 题。

Jimmy G 是一位 25 岁的青年男性，他因食欲减退、睡眠减少、日益增加的负罪感和无用感，注意力集中受损和明显缺乏精力而就诊。Jimmy 的医生诊断他患有抑郁症（MDD）。

1. 导致 Jimmy MDD 最可能的因素有哪些？选出所有的正确答案。
   a. 基因因素
   b. 压力/环境因素
   c. 神经递质因素
   d. 文化因素

2. 下列哪种（些）神经递质与 Jimmy 抑郁症的病理相关？选出所有的正确答案。
   a. 去甲肾上腺素
   b. 5-羟色胺
   c. 多巴胺
   d. 乙酰胆碱

3. 重性抑郁障碍的症状还包括下列哪些？选出所有的正确答案。
   a. 抑郁心境
   b. 对日常活动兴趣减退
   c. 自杀想法或行为
   d. 性格改变

4. Jimmy 的医生决定为他开启作用于双通道神经递质的药物治疗。下列抗抑郁药中哪些是抑制 NE 和 5-HT 再摄取抑制剂？选出所有的正确答案。
   a. 地昔帕明
   b. 文拉法辛
   c. 艾司西酞普兰
   d. 苯乙肼
   e. 安非他酮

5. 三个月后 Jimmy 复诊时告诉医生他仍存在睡眠障碍。Jimmy 的医生为他开具了有镇静作用的曲唑酮。选出导致曲唑酮头晕和镇静不良反应的作用机制。
   a. 拮抗 5-HT 受体
   b. 抑制 5-HT 再摄取

c. 抗 α_1 肾上腺素和组胺能

d. 阻滞血管紧张素受体

6. 请选出因导致肝衰竭而受到黑框警告的抗抑郁药。

　　a. 米氮平

　　b. 安非他酮

　　c. 阿米替林

　　d. 奈法唑酮

7. 下列哪种抗抑郁药为多巴胺再摄取抑制剂?

　　a. Wellbutrin(安非他酮)

　　b. Elavil(阿米替林)

　　c. Prozac(氟西汀)

　　d. Cymbalta(度洛西汀)

8. 下列哪些药物导致高血压危象的不良反应风险最高?

　　a. 苯乙肼联合赖诺普利

　　b. 丙咪嗪联合舍曲林

　　c. 苯环丙胺联合伪麻黄碱

　　d. 文拉法辛联合劳拉西泮

9. Walt 是一位 49 岁的患者,一周前发生过心肌梗死。根据 Walt 的表现,提示他出现了抑郁障碍。随后的一周 Walt 拜访了他的医生,Walt 符合诊断为重性抑郁障碍的诊断标准。他的既往史有:难治性高血压、2 型糖尿病和重症窄角型青光眼。请选出对 Walt 最安全、最有效的抗抑郁药。

　　a. Elavil(阿米替林)

　　b. Effexor XR(缓释文拉法辛)

　　c. Zoloft(舍曲林)

　　d. Pamelor(去甲替林)

10. 一个月后 Walt 的心肌梗死已经完全恢复,且使用抗抑郁药 4 周后他的感觉也较前好转。今天是 Walt 的随访日,他对抗抑郁药的疗效感到高兴,但他很担心他的性功能障碍问题。下列哪种抗抑郁药物可以避免 Walt 担心的性功能障碍的副作用?

　　a. Wellbutrin(安非他酮)

　　b. Pamelor(去甲替林)

　　c. Prozac(氟西汀)

　　d. Cymbalta(度洛西汀)

11. Tim,49 岁,被诊断为患有重性抑郁障碍。他的既往史有饮酒导致的肝损伤(肝功能检查)、高血压和高脂血症。下列哪种抗抑郁药是安全且适合 Tim 使用的?选出所有的正确答案。

　　a. 奈法唑酮

　　b. 舍曲林

　　c. 维拉左酮

　　d. 度洛西汀

12. Kelly,44 岁,既往有暴食症,近期因多种电解质紊乱导致癫痫发作而住院。Kelly 被诊断出患有重性抑郁障

碍。因 Kelly 的伴随疾病而禁用下列哪种药物?

　　a. Wellbutrin(安非他酮)

　　b. Prozac(氟西汀)

　　c. Cymbalta(度洛西汀)

　　d. Remeron(米氮平)

13. 最近住院期间 Kelly 被发现有心房纤颤。下列哪种抗抑郁药不改变 Q - Tc 间期,可安全用于有心脏传导异常的患者?选出所有的正确答案。

　　a. Celexa(西酞普兰)

　　b. Norpramin(地昔帕明)

　　c. Zoloft(舍曲林)

　　d. Elavil(阿米替林)

14. 下列哪种药物与 TCA 类抗抑郁药合用时可导致严重的药物相互作用?

　　a. 酒精

　　b. 硫利哒嗪

　　c. 哌替啶

　　d. 氟西汀

15. Betty 是一位重性抑郁障碍患者,近期服用苯乙肼进行抗抑郁治疗。她正经受痛苦的窦性压力、头痛和鼻充血。Betty 来到药房咨询药师她能否使用减鼻充血剂来缓解充血。请告知她不可将减鼻解充血剂和抗抑郁药同时使用的原因且可能带来的风险和不良反应是什么?

　　a. 5 - HT 综合征

　　b. 高血压危象

　　c. 性功能障碍

　　d. 直立性低血压

16. 你注意到 Betty 在药店购物之前一直咨询减鼻充血剂。下列哪种食物可与她正在服用的抗抑郁药发生严重的药物相互作用?选出所有的正确答案。

　　a. 德国泡菜

　　b. 鸡蛋

　　c. 蓝奶酪

　　d. 全脂牛奶

17. 从下列选项中选出与氟伏沙明有相互作用的药物。

　　a. 维拉帕米

　　b. 卡马西平

　　c. 洛伐他汀

　　d. 阿奇霉素

18. 选出帕罗西汀的商品名。

　　a. Paxil

　　b. Remeron

　　c. Prozac

　　d. Effexor

19. 选出 Pristiq 的通用名。

　　a. 去甲文拉法辛

b. 沃替西汀

c. 度洛西汀

d. 维拉佐酮

20. 下列哪种抗抑郁药有可每周服用一次的剂型?

    a. 氟伏沙明

    b. 度洛西汀

    c. 文拉法辛

    d. 氟西汀

21. Cindy Lou,76 岁,近期被诊断出患有抑郁症。Cindy Lou 有轻度痴呆,难以吞咽片剂和胶囊。下列哪种药物有液体剂型?

    a. 舍曲林

    b. 文拉法辛

    c. 阿米替林

    d. 度洛西汀

22. Cindy Lou 的女儿咨询医生要求更换药物,因为 Cindy Lou 不喜欢口服液的味道。她的女儿希望更换为能够粉碎或能够打开且可掺入苹果酱中的药物。下列哪种药物制剂或传递装置能够粉碎或打开? 选出所有的正确答案。

    a. Phenelzine(苯乙肼)

    b. Zoloft(舍曲林)

    c. Cymbalta(度洛西汀)

    d. Paxil(帕罗西汀)

23. 以对神经递质的选择性排列下列抗抑郁药,以选择性最强的开始,选择性最差的结尾。

    a. 丙咪嗪、苯乙肼、舍曲林

    b. 西酞普兰、度洛西汀、苯环丙胺

    c. 文拉法辛、帕罗西汀、安非他酮

    d. 司来吉兰、左旋米那普仑、米氮平

要点小结

■ 当患者经历一次或几次抑郁发作,且无躁狂、混合性或轻躁狂发作病史时,可诊断为抑郁障碍(MDD)。患者必须具有 5 个或更多抑郁症状,且持续时间超过两周,临床显著损害包括情感、思想、生理健康、工作和人际关系。

■ 导致 MDD 的确切病因不明,是多种因素影响的结果。遗传、心理和环境因素的共同作用可导致突然的抑郁发作。

■ 经典理论认为导致 MDD 与 5 - 羟色胺(5 - HT)、去甲肾上腺素(NE)和多巴胺(DA)这些神经递质有关。

■ 治疗的目标是减少急性抑郁症的症状,使患者的各种功能恢复到发病之前和防止抑郁症的进展。治疗 MDD 的一个重要目标是预防患者的自杀企图。

■ 选择性 5 - 羟色胺再摄取抑制剂(SSRIs)的疗效优于安慰剂且与其他类型的抗抑郁药疗效相当。SSRIs 因为其较好的耐受性和过量时更好的安全性通常作为一线用药。

■ 文拉法辛(Effexor)、去甲文拉法辛(Pristiq)、左旋米那普仑(Fetzima)和度洛西汀(Cymbalta)是 5 - 羟色胺和去甲肾上腺素再摄取抑制剂(SNRIs),这些药物通常作为抗抑郁的二线治疗药物。

■ 曲唑酮(Desyrel)和奈法唑酮(Serzone)是有效的抗抑郁药,但因其用药风险而限制了他们作为抗抑郁药的使用。曲唑酮和奈法唑酮对 5 - 羟色胺能神经元有双重作用,通过激动 5 - HT_2 受体和抑制 5 - HT 的再摄取发挥作用。曲唑酮主要用于镇静/催眠。

■ 安非他酮(Wellbutrin)是一种多巴胺再摄取抑制剂,用于治疗 MDD。安非他酮性功能障碍的发生率低于其他抗抑郁药,可作为单一疗法或与其他抗抑郁药物联合使用以使性功能障碍的副作用降到最低。

■ 米氮平(Remeron)通过拮抗中枢突触前 α_2 肾上腺素自身受体和异身受体从而增强去甲肾上腺素和 5 - 羟色胺能活性。米氮平同样能够拮抗 5 - HT_2 和 5 - HT_3,导致轻微的胃肠道反应和抗焦虑作用。抗组胺性能使其具有镇静作用。

■ 三环类抗抑郁药(TCAs)对所有亚型的抑郁症均有效,但是由于治疗过程中过量时的安全性和耐受性使其在临床上的应用大为减少。TCAs 通过抑制 NE 和 5 - HT 的再摄取而增强其活性。然而,不同 TCAs 对递质的选择性和再吸收的抑制作用存在很大差异。

■ 单胺氧化酶抑制剂（MAOIs）通过抑制单胺氧化酶来增加神经元突触间 NE、5-HT 和 DA 的浓度。MAOI 常见的不良反应是体位性低血压。

■ 高血压危象是罕见但严重的，当 MAOI 与拟交感药物或富含酪胺的食物/饮料同服时可发生这一危及生命的反应。

■ 抗抑郁药与其他药物间可能会发生药效学（如相加的药理效应）和药代动力学（如药物浓度水平变化）相互作用，因此患者用药时应基于目前的药物治疗方案谨慎选择药物。

■ 抗抑郁药起效较慢。躯体症状（睡眠、食欲、精力）可在治疗的最初 2 周得到改善，但精神症状的改善则需要药物的作用完全发挥，通常需 6~8 周的时间。然而，在使用了合理的剂量和足疗程后，抗抑郁药的有效率只有 60%~80%。

参考文献

American Psychiatric Association. Diagnostic and Statistical Manual of Mental Disorders. 5th ed. Arlington, V A: American Psychiatric Association, 2013.

DeBattista C. Antidepressant Agents//Katzung BG, Masters SB, Trevor AJ, et al. Basic & Clinical Pharmacology. 12th ed. New York, NY: McGraw-Hill, 2012: chap 30.

Lai P. Depression and Anxiety//Attridge RL, Miller ML, Moote R, et al. Internal Medicine: A Guide to Clinical Therapeutics. New York, NY: McGraw-Hill, 2013: chap 43.

O'Donnell JM, Shelton RC. Drug Therapy of Depression and Anxiety Disorders//Brunton LL, Chabner BA, Knollmann BC, et al. Goodman & Gilman's ThePharmacological Basis of Therapeutics. 12th ed. New York, NY: McGraw-Hill, 2011: chap 15.

Teter CJ, Kando JC, Wells BG. Major Depressive Disorder//DiPiro JT, Talbert RL, Yee GC, et al. Pharmacotherapy: APathophysiologic Approach, 9e. New York, NY: McGraw-Hill, 2014: chap 51.

第 56 章 | 双相情感障碍

Susie H. Park

译者 张 莉 季美汐

基础概述

双相障碍(也称双相情感障碍)是兼有躁狂状态和抑郁状态,间歇交替反复发作的一种精神障碍性疾病。双相情感障碍表现为情绪、精力、思维及日常活动的极端变化。患者需终身治疗以控制症状。

病理学

双相情感障碍发病的原因尚不十分明确;然而,证据表明其与大脑中的神经递质不平衡相关。体内去甲肾上腺素与多巴胺的增多会表现出躁狂,而体内5-羟色胺、去甲肾上腺素和多巴胺减少会表现出抑郁。用于控制双相情感障碍症状的药物主要通过改变5-羟色胺、多巴胺、去甲肾上腺素以及γ-氨基丁酸(GABA)、谷氨酸和天冬氨酸的转运发挥作用。除此以外,家系研究证据表明遗传因素与双相情感障碍有关。

临床表现及诊断

情绪发作的类型分为躁狂、轻躁狂、抑郁或混合型。躁狂是双相情感障碍的标志。躁狂的标志和体征包括兴高采烈、欣快感、夸大或易激惹;自我评价过高或夸大妄想;睡眠需求减少;语量增多,言语迫促;思维奔逸或意念飘忽;注意力分散;有意图的活动增加;精神运动激越。患者可能被报告冒险行为增加或过度寻求快乐的活动(例如:性滥交,无节制的购买欲)。若患者的情绪为欣快或高涨,应合并3项及以上上述症状。若为易激惹,则至少需4项。如需住院治疗,这些症状至少持续1周或持续存在。躁狂发作期间可伴随精神症状。轻躁狂比躁狂的程度轻,持续至少4天,无须住院治疗。患者自觉更具创造性、感觉自我很重要,效率很高,认为无须治疗。如果抑郁发作与躁狂发作交替出现,患者将被分类为双相抑郁症(不同于单向抑郁症,也称为重度抑郁症;见第55

章)。双相情感障碍的发作过程,一种是在数年间有一次躁狂发作然后三次抑郁发作,并回归或没有回归到躁狂。另一种可能为最初的抑郁发作持续几个月之后一次躁狂发作,然后回归到抑郁发作持续数月至数年。混合型(或焦虑的)包括躁狂和重度抑郁发生在同一段时间且持续至少1周。躁动、精神病性症状和自杀是混合型发作相关的症状。快速循环型是一个术语,来描述患者在12个月内经历4次或更多抑郁或躁狂发作。

双相情感障碍的诊断有不同类型。双相Ⅰ型障碍包括躁狂或混合发作,通常伴有重度抑郁发作。双相Ⅱ型障碍除轻躁狂发作以外还包括重度抑郁发作。环性心境障碍:反复发作的轻躁狂伴抑郁,反复发作至少两年。物质或药物诱发的双相情感障碍和其他疾病引起的双相情感障碍都与躁狂类现象有关。

治疗

急性躁狂的治疗目标是控制躁动,减少自我伤害或伤害他人的风险,最终恢复正常功能。这可能需要镇静和睡眠诱导,尤其是患者几天没有入睡时。急性躁狂发作期,可用心境稳定剂(例如碳酸锂或双丙戊酸钠),联用或不联用抗精神病药物或苯二氮䓬类药物治疗急性躁狂发作。苯二氮䓬类药物(例如氯硝西泮或劳拉西泮)可用于激越和多动患者的辅助治疗以改善睡眠。维持治疗的目标是预防或最大程度减少发作,防止再入院,最大限度地提高患者的功能和生活质量。维持治疗可选择锂盐、双丙戊酸钠、卡马西平或拉莫三嗪,联用或不联用非典型抗精神病药物和抗抑郁药物。表56-1列出了治疗双相情感障碍的药物。可同时联用多种药物以控制症状。治疗双相抑郁时,目标是缓解抑郁而不诱发躁狂发作。治疗中需要使用抗抑郁药联合心境稳定剂或安定类抗精神病药。抗抑郁药不能单独用于治疗双相情感障碍,甚至在治疗双相情感障碍中抑郁发作时可能导致躁狂。

点击 http://www.mhpharmacotherapy.com/ 上的评论标签,查看完整的书籍参考资料,同时可获得两次可评分的互动练习测试。

表 56 -1 治疗双相情感障碍的药物

药物	剂型	商品名	每日剂量(mg)	备注
碳酸锂	150mg,600mg 胶囊 300mg 片剂 300mg 胶囊 450mg 缓释片 300mg 缓释片	Eskalith Eskalith CR Lithobid slow – release	600 ~ 2400	急性发作:0.5 ~ 1.2mEq/L 维持:0.6 ~ 0.8mEq/L
枸橼酸锂	300mg/5mL 混悬液	Cibalith – S		
丙戊酸	250mg 片剂 250mg/5mL 混悬液	Depakene	750 ~ 3500	治疗范围:50 ~ 125μg/mL 负荷剂量适用急性躁狂或复合 发作;20 ~ 30mg/(kg·d)
双丙戊酸钠	125mg,250mg,500mg 片剂	Depakote		
双丙戊酸钠缓释片	250mg,500mg 片剂	Depakote ER		
卡马西平ᵃ	100mg 咀嚼片 200mg 片剂 100mg/5mL 混悬液 100,200,400mg ER 片剂 100,200,300mg ER 胶囊	Tefretol Tefretol XR Equetro	200 ~ 1600	治疗范围:4 ~ 12μg/mL 以免 中毒
奥卡西平	150,300,600mg 片剂 300mg/5mL 混悬液	Trileptal	600 ~ 2400	FDA 未批准使用于 BPD
拉莫三嗪	25,100,150,200mg 片剂 25,50,100,200mg 口崩片 2,5,25mg 咀嚼分散片	Lamictal Lamictal ODT	100 ~ 400	BDI 的维持治疗 剂量基于合并药物
拉莫三嗪缓释片	25,50,100,200,250,300mg 片剂	Lamictal XR		
奥氮平/氟西汀组合	3/25,6/25,6/50,12/25,12/50mg 胶囊	Symbyax	6/25 ~ 12/50	双相抑郁
喹硫平	25,50,100,200,300,400mg 片剂	Seroquel	200 ~ 800	双相抑郁 急性躁狂发作 维持期
喹硫平 XR	50,150,200,300,400mg ER 片剂	Seroquel XR		
奥氮平ᵇ	2.5,5,7.5,10,15,20mg 片剂 5,10,15,20mg ODT	Zyprexa Zydis	5 ~ 20	急性躁狂发作 维持期
阿立哌唑ᵇ	2,5,10,20,30mg 片剂 1mg/mL 口服液 10,15mg ODT	Abilify Discmelt	10 ~ 30	急性躁狂发作 维持期
利培酮长效注射制剂	12.5,25,37.5,50mg 肌内注射	Consta	25 ~ 50	维持

续表

药物	剂型	商品名	每日剂量(mg)	备注
利培酮	0.25,0.5,1,2,3,4mg 片剂 1mg/mL 口服液 0.5,1,2,3,4mg ODT	Risperdal M - Tab	2 ~ 6	急性躁发作
齐拉西酮	20,40,60,80mg 胶囊	Geodon	40 ~ 160	急性躁狂发作 维持治疗
阿塞那平	5,10mg 舌下含服片	Saphris	10 ~ 20	急性躁狂发作
帕潘立酮	1.5,3,6,9mg 片剂	Invega	3 ~ 12	分裂情感障碍的急性治疗
鲁拉西酮	20,40,60,80,120mg 胶囊	latuda	20 ~ 120	双相抑郁

a. 卡马西平的其他商品名包括 Carbatrol 和 Epitol。Equetro 是 FDA 唯一批准可用于治疗边缘性人格的药物

b. 奥氮平和阿立哌唑的注射剂型被 FDA 批准用于双相 I 型躁狂症发作的成年患者

缩写:BPD,双相情感障碍;BDI, 双相 I 型障碍;ER & XR,缓控释制剂;IM,肌内注射;ODT,口腔崩解片(使用时注意用干燥的手放置舌头顶端)

锂

锂是有效的抗躁狂药物,用于急性躁狂和混合发作的起始治疗及维持治疗。锂具有减少双相情感障碍患者自杀的优势;由于起效较慢,限制了其在急性躁狂发作中的应用。锂在体内通过肾脏排泄,存在较窄的治疗/安全范围,需要监测血浆药物浓度(急性躁狂治疗剂量 0.5 ~ 1.2mEq/L;维持治疗剂量 0.6 ~ 0.8mEq/L)。锂血药浓度超过 1.5mmol/L 会出现锂中毒。锂中毒可表现为双手粗大震颤,震颤由小变得粗大,持续性腹泻,不协调的运动(共济失调),言语不清和意识模糊。锂血药浓度高于 2.5mEq/L 时,可能会导致肾功能衰竭、癫痫发作和昏迷。表 56 - 2 列出了血锂监测,表 56 - 3 列出了锂与其他药物间相互作用。锂推荐的起始剂量为 300mg,一天 1 ~ 3 次,剂量取决于患者的年龄和体重(最大剂量 2400mg/d)。锂的不良反应有恶心、呕吐、腹泻、手抖、多尿、多饮、镇静、体重增加、痤疮、甲状腺功能减退。应告知患者保持充足的水分摄入量(脱水会增加锂的血药浓度)和钠摄入量(低钠可以增加锂的血药浓度)。患者也应意识到,咖啡因可以通过增加利尿降低锂的浓度。锂禁用于肾功能衰竭患者和妊娠早期。锂妊娠分级为 D 级,与一种心脏畸形——Eb-stein 畸形有关。

丙戊酸/双丙戊酸钠

丙戊酸（双丙戊酸钠,Depakote 或 Depakote

ER;丙戊酸钠,Depakene;VPA)可选择用于急性躁狂发作的初始治疗。与锂相比,丙戊酸钠有两个优点:①较宽的治疗窗（VPA 治疗范围是 50 ~ 125μg/mL）。②起效更快。丙戊酸是双相情感障碍混合型发作的优选药物。推荐起始剂量 250mg,

表 56 - 2　血锂监测

实验监测基线/ 持续监测	说明
Scr, BUN	锂通过肾脏排泄
尿比重	锂会引起多尿症 锂降低肾小球滤过率
电解质	低钠血症和脱水可导致锂的肾脏重吸收↑;锂水平↑;锂中毒性低钾血症使锂造成的心脏毒性↑
全血细胞计数的差异	锂可导致 WBC↑(除嗜碱性粒细胞) 锂可导致血小板计数↑
TSH, T₄	甲状腺功能亢进类似躁狂症状 锂引起的甲减需长期治疗
心电图(患者存在心血管疾病风险;年龄大于 40 岁)	锂可使心脏病恶化 锂可导致心脏传导异常
体重	锂会导致体重增加
妊娠监测	锂妊娠分级为 D 级 锂可致畸:三尖瓣下移畸形
锂盐水平	锂是治疗窗窄的药物 协助制订治疗剂量避免中毒

表 56 - 3　锂与药物间相互作用

可升高锂浓度的药物
ACEI 类会导致血容量减少和肾小球滤过率降低→减少 Li$^+$ 排泄→增加血中 Li$^+$ 含量
■ 报道显示血管紧张素 II 受体阻滞剂（ARBs；如氯沙坦也可增加 Li$^+$ 浓度
利尿剂，尤其是噻嗪类利尿剂可最大限度地增加 Li$^+$ 含量；所有的利尿剂可消耗钠→钠的消耗导致更多的钠和锂被肾小管重吸收
■ 循环利尿剂和保钾利尿剂此类相互作用较少
NSAID$_s$ 可增加 50% 的 Li$^+$；最有可能因为抑制了前列腺素的合成，继而增强钠和锂的再吸收
■ 阿司匹林和舒林酸（Clinoril）除外

可降低锂浓度的药物
乙酰唑胺可降低肾小管对锂、钠的重吸收，促进锂的肾清除
茶碱和咖啡因会增加锂的肾清除率并减少 20% 的 Li$^+$

增加锂毒性的药物
卡马西平可增加神经毒性
■ 不改变锂浓度水平
钙通道阻滞剂增加神经毒性；大多数的非二氢吡啶类 CCBs（例如：地尔硫䓬、维拉帕米）
■ 不改变锂浓度水平
甲基多巴会增加神经毒性
苯妥英钠会增加神经毒性

一天三次，最大剂量为 60mg/kg。急性发作期，丙戊酸钠可给予负荷剂量 20 ~ 30mg/kg。应进行以下实验室监测：CBC 评分包括血小板、肝功能检查、育龄妇女孕检。副作用包括恶心、呕吐、消化不良、镇静、震颤、脱发、体重增加、肝酶升高和血小板减少。丙戊酸钠与引起妇女高氨血症、胰腺炎和多囊卵巢综合征（PCOS）相关。应告知患者服用丙戊酸钠可与食物同服，以减少胃肠道不良反应。有些患者应用硒和锌治疗脱发的同时使用丙戊酸钠，需间隔至少 4 小时。丙戊酸钠与多种通过细胞色素 P450 同工酶 2C9 代谢的药物存在药物间相互作用，并且蛋白结合率高。丙戊酸钠属于妊娠 D 级，有造成脊柱裂的风险。如果母亲在怀孕期间使用丙戊酸钠或任何其他抗惊厥药，她应同时服用叶酸补充剂。

卡马西平

　　卡马西平（Tegretol，Equetro）可有效地用于抗躁狂、混合发作（FDA 批准的）和双相情感障碍的维持治疗。当锂、丙戊酸钠或非典型抗精神病药物治疗失败时，卡马西平可用作替代剂。推荐起始剂量为 200mg，一天两次，如果需要最高可达 1600mg/d。卡马西平是细胞色素 P450 酶诱导剂，潜在地降低联合给药的 P450 底物（如口服避孕药）的血药浓度。其他选择性 P450 3A4 底物包括氟哌啶醇、咪达唑仑、丙戊酸和华法林。与卡马西平合用时需调整剂量。卡马西平也是自诱导剂，诱导自身的代谢。卡马西平需要监测血药浓度。治疗浓度是 4 ~ 12μg/mL，当大于 12μg/mL 会出现毒性反应。卡马西平可能引起史 - 约综合征（SJS）和中毒性表皮坏死松解症（TEN），两个潜在的致命性皮肤病。与 HLA - B 基因（HLA - B * 1502）的等位基因变异相关。HLA - A * 3101 检测阳性也可能与皮肤病的反应有关。易感基因型患者应慎用卡马西平。卡马西平的副作用包括嗜睡、眩晕、体重增加、恶心、复视、肝酶升高和低钠血症。此外，罕见的不良影响是粒细胞缺乏症和再生障碍性贫血。如同丙戊酸钠，卡马西平是妊娠 D 级药物，因为它与造成脊柱裂相关。

拉莫三嗪

　　拉莫三嗪（Lamictal）被 FDA 批准用于双相 I 型障碍的维持治疗，且可被用来作为锂剂治疗双相情感障碍时的替代药物。拉莫三嗪治疗双相抑郁发作时有效，但对躁狂发作无效。拉莫三嗪的起始剂量取决于合用药物。单独服用拉莫三嗪的患者，初始剂量为 25mg/d，1 ~ 2 周，随后 50mg/d，3 ~ 4 周，第 5 周开始为 100mg/d，然后第 6 周提高到 200mg/d。如果拉莫三嗪与丙戊酸钠合用，起始剂量应为 25mg，隔天给药，并在第 6 周达到目标剂量 100mg/d。如果拉莫三嗪与卡马西平这类肝酶诱导剂合用，起始剂量是 50mg/d，并在第 6 周达到 400mg/d 的目标剂量。较高剂量通常每天分两次给予，并且为了避免潜在的威胁生命的皮疹，应缓慢进行剂量滴定。发生皮疹的风险因素包括合用丙戊酸钠，超过推荐初始剂量的拉莫三嗪，或加量过快。也建议在应用拉莫三嗪出现皮疹迹象时立刻停药，除非确定皮疹与药物无关。拉莫三嗪的不良反应有头痛、头晕、镇静、视物模糊和胃肠道不适。妇女服用雌激素，包括口服避孕药，可能需要将拉莫三嗪增加到两倍剂量，以保持拉莫三嗪稳定的血浆药物浓度。

其他抗惊厥药物

奥卡西平（Trileptal），托吡酯（Topamax），加巴喷丁（Neurontin），苯妥英（Dilantin），唑尼沙胺（Zonegran）和左乙拉西坦（Keppra）已证实在双相情感障碍应用中的疗效和安全性。但这些药物并不是标准治疗且未被 FDA 批准用于治疗双相情感障碍。它们可被用作辅助治疗或难治性双相情感障碍的治疗。

非典型抗精神病药物（AAPs）

非典型抗精神病药物（AAPs；第二代抗精神病药物）在双相情感障碍的治疗中的作用日益增长。这些药物可用于单一治疗或与锂或双丙戊酸钠的联合治疗。奥氮平（Zyprexa），阿立哌唑（Abilify），喹硫平（Seroquel），喹硫平缓控释制剂（Seroquel XR，每日一次给药），齐拉西酮（Geodon）被 FDA 批准用于治疗急性躁狂或混合发作以及双相 I 型障碍维持治疗的非典型抗精神病药物。利培酮（Risperdal）和阿塞那平（Saphris）被批准用于急性躁狂或混合发作的治疗。喹硫平、喹硫平缓控释制剂和鲁拉西酮（Latuda）是专门批准用于治疗双相抑郁的药物。奥氮平与氟西汀组合（OFC）产品（Symbyax）也用于双相抑郁症治疗。利培酮长效注射剂（LAI）被批准用于双相 I 型障碍维持治疗，每 2 周肌内注射（IM）一次。在第一次肌内注射前 3 周应口服利培酮（或其他口服抗精神病药），以确保有效的治疗血浆药物浓度。帕潘立酮（Invega）是利培酮的活性代谢物，用于急性分裂情感障碍的治疗。精神病（如幻觉、妄想）伴随躁狂或抑郁发作需使用抗精神病药物治疗，直到情绪发作控制良好。治疗分裂情感障碍，抗精神病药可以用于治疗持续精神病症状并伴随抑郁、躁狂或混合发作。AAPs 使用受限的原因是长期使用时由于其活性代谢物产生的副作用，如体重增加和乳糖不耐受，治疗期间需定期监测。

抗抑郁药

抗抑郁药用于治疗双相情感障碍的抑郁发作，应与心境稳定剂联合使用。单药治疗时，可能诱发躁狂发作。SSRIs 如氟西汀（Prozac），帕罗西汀（Paxil），舍曲林（Zoloft）和多巴胺/去甲肾上腺素再摄取抑制剂，如安非他酮（Wellbutrin）与 TCAs 相比，导致躁狂的可能性较小。其他 SSRIs 中较安全的是西酞普兰（Celexa 的）和艾司西酞普兰（Lexapro）。

其他治疗双相情感障碍的药物

钙通道阻滞剂，如维拉帕米，已被用于治疗双相躁狂。不幸的是，这类药物疗效的研究结果是矛盾的。此外，正在研究使用 omega – 3 脂肪酸用于双相情感障碍治疗，目前已被证明具有阳性结果。

特殊人群

妊娠期双相情感障碍的治疗极具挑战性。锂、丙戊酸和卡马西平都是妊娠 D 级药物，应避免使用。典型高效的抗精神病药，如氟哌啶醇，已被用于治疗急性躁狂。正在服用锂或抗惊厥药物的妊娠期患者应更换为第一代抗精神病药物，无论处于妊娠前三个月或是整个孕期。越来越多的证据显示，怀孕期间可使用非典型的第二代抗精神病药物。电休克治疗（ECT）对于妊娠期双相情感障碍的患者也是有效且安全的。

案例应用

1. 从以下选项中选择出所有符合躁狂发作的症状和体征。
   a. 急躁的情绪
   b. 快感缺乏
   c. 思维奔逸
   d. 精神运动性激越
   e. 睡眠需求减低

2. VV 是一位被诊断为患有双相情感障碍并住院治疗的患者，VV 存在情感障碍的家族史，但家庭成员从未接受过住院治疗。其家人从未接受住院治疗的轻度躁狂的症状特点有哪些？
   a. 多次住院
   b. 精神病发作
   c. 社会能力减低
   d. 职业能力减低
   e. 过于自负

3. 医疗团队因一名双相情感障碍的患者向临床药师咨询。该患者是否符合快速循环型的标准。药师的回答是，需要确认患者在多长时间内经历几次以上的抑郁或躁狂的发作。

a. 6 个月;2 次

b. 1 年;2 次

c. 2 年;3 次

d. 1 年;4 次

e. 2 年;4 次

4. LC 是一名被诊断为患有双相情感障碍的患者,近期抑郁发作。近 3 年表现出明显的抑郁症状。该患者拒绝使用一种以上的药物进行治疗和预防复发。你会给予怎样的药物治疗建议以确保单药治疗获得疗效?

　　a. 锂盐

　　b. 拉莫三嗪

　　c. 奥氮平

　　d. 喹硫平

　　e. 西酞普兰

5. 患者 JA 从奥氮平更换为锂盐控制双相情感障碍。JA 要求药师为他提供用药咨询,关于锂常见和可预期的不良反应。请选出应告知患者的咨询内容。

　　a. 脱发

　　b. 增加排尿

　　c. 高氨血症

　　d. 甲状腺功能亢进症

　　e. 复视

6. 25 岁的双相情感障碍患者使用锂剂维持治疗,肾功能在正常范围内,BMI 为 23。请问你将建议该患者的起始剂量和给药次数分别为多少?

　　a. 300mg, tid

　　b. 15mg, qhs

　　c. 200mg, bid

　　d. 500mg, bid

　　e. 50mg, qd

7. 妊娠期前 3 个月使用锂剂治疗所致的畸形是?

　　a. 心血管

　　b. 肾脏

　　c. 肝脏

　　d. 神经肌肉

　　e. 皮肤

8. 下列哪些用药交代适用于服用锂剂治疗的患者? 选出所有正确答案。

　　a. "你应该多喝水,防止脱水"

　　b. "如果遇到持续性腹泻应停止使用药物"

　　c. "服药期间谨慎进行机械操作或开车"

　　d. "服用任何止痛药前,请咨询你的药师"

　　e. "服用锂时应减少钠的摄入量"

9. 患者 3 年来一直坚持服用锂,症状稳定无复发,也未见肾功能或其他实验室监测参数异常。患者同时被另一个健康保健专业人员监护。该患者使用锂治疗的目标血药浓度范围是多少?

　　a. 4 ~ 12μg/mL

　　b. 4 ~ 12mEq/L

　　c. 50 ~ 125μg/mL

　　d. 0.6 ~ 0.8mEq/L

　　e. 1 ~ 1.8mEq/L

10. 一名 42 岁双相情感障碍患者使用多种药物治疗,该患者用药及病史如下:Aleve(萘普生钠),1 片/次,qd,用于工作时背痛;Mortin(布洛芬)每片 400mg,1 片/次,q8h,用于每月出现 3 次的头痛;Cozaar(氯沙坦)50mg,1 片/次,bid;Glucophage(二甲双胍)850mg,1 片/次,bid。患者有吸烟史,6 ~ 7 支/天,偶尔喝酒,除了周五和周六外每天早上 3 ~ 4 杯咖啡。以下哪些因素会影响下一次随访时锂的血药浓度水平?

　　a. Aleve

　　b. Cozaar

　　c. Glucophage

　　d. 吸烟

　　e. 咖啡

11. 医生想知道锂是否有缓释制剂,如果有,处方应如何书写?

　　a. 柠檬酸锂

　　b. 碳酸锂片

　　c. 碳酸锂胶囊

　　d. Eskalith

　　e. Lithobid

12. 接受锂治疗的患者,以下哪项实验室检查应在治疗前进行?

　　a. 血清肌酐

　　b. 心电图

　　c. 甲状腺功能

　　d. 肝酶

　　e. 电解质

13. 多囊卵巢综合征(PCOS)与下列哪些药物相关?

　　a. 阿立哌唑

　　b. 双丙戊酸钠

　　c. 锂

　　d. 拉莫三嗪

　　e. 奥氮平

14. 患者急性躁狂发作入住急诊科,呈现思维奔逸和性欲亢进,自称"你的整个人生中,我是最好的情人,这是我很多朋友说的!"患者家属诉其有双丙戊酸钠用药史。该患者使用双丙戊酸钠的负荷剂量[mg/(kg·d)]应该是多少?

　　a. 5mg

　　b. 10 ~ 15mg

c. 20 ~ 30mg

d. 40mg

e. 50 ~ 55mg

15. 一名双相患者担心会使用某些药物来治疗她的精神病。她听说一些药物在怀孕期间使用会导致神经管缺陷。你证实了她的顾虑并告知其在妊娠期服用一些药物确实会导致新生儿出现这种情况。你将告知她下列哪些药物可能导致该缺陷。选出所有正确答案。

a. 锂

b. 双丙戊酸钠

c. 卡马西平

d. 奥氮平

e. 利培酮

16. 建议亚洲患者在服用下列哪些药物前,对白细胞抗原 B 型,*HLA - B* * 1502 等位基因进行分型?

a. 锂

b. 卡马西平

c. 劳拉西泮

d. 氟哌啶醇

e. 喹硫平

17. 你发现一名住院的双相患者在过去 4 天中将药物藏在口腔中并没有服用。你建议该患者服用同一药物的口腔崩解制剂(ODT)。下面哪个药物有 ODT 剂型?

a. 卡马西平

b. 氟哌啶醇

c. 锂

d. 喹硫平

e. 利培酮

18. 下列哪些因素会增加拉莫三嗪相关性皮疹的风险?选出所有正确答案。

a. 与另一种抗惊厥药物丙戊酸联用

b. 与另一种抗惊厥药物卡马西平联用

c. 超过推荐起始剂量的拉莫三嗪

d. 超过推荐最大剂量的拉莫三嗪

e. 超过推荐剂量并继续递增拉莫三嗪的剂量

19. 精神心理医生决定开始换用 Risperdal Consta(利培酮)治疗过去 6 年中使用心境稳定剂但依从性不好的双相情感障碍患者。他们让身为临床药师的你来推荐起始剂量,你会如何推荐?

a. 2mg 片剂,一片,口服,bid

b. 3mg 口腔崩解片,每天一片

c. 25mg 皮下注射,每两周一次

d. 25mg 肌内注射,每两周一次

e. 50mg 肌内注射,每两周一次

20. 妊娠期急性躁狂相发作时,哪种药物最安全?

a. 卡马西平

b. 氯丙嗪

c. 氟哌啶醇

d. 锂

e. 丙戊酸钠

21. Symbyax 是以下哪两种药物的复合制剂用于治疗双相抑郁?

a. 锂 + 丙戊酸钠

b. 利培酮 + 氟西汀

c. 奥氮平 + 氟西汀

d. 利培酮 + 舍曲林

e. 鲁拉西酮 + 舍曲林

22. 双相情感障碍患者使用以下哪种抗抑郁药容易逆转为躁狂相?

a. 阿米替林

b. 安非他酮

c. 西酞普兰

d. 艾司西酞普兰

e. 舍曲林

23. 以下哪些药物可用于稳定双相情感障碍患者的情绪但未在说明书中提及?

a. ACEI

b. 抗惊厥药物

c. 抗抑郁药

d. 抗精神病药

e. 钙离子通道阻滞剂

24. 药师通过文献回顾介绍双相情感障碍的药物治疗管理。以下哪种药物可用于双相 I 型情感障碍的治疗?

a. Dilantin

b. Lamictal

c. Lamisil

d. Neurontin

e. Tirleptal

25. 你作为医院的临床药师是治疗团队的成员。团队咨询你可以替代锂和拉莫三嗪用于治疗双相情感障碍患者的抑郁相的药物。请选择出所有 FDA 批准适用于治疗双相情感障碍抑郁相的药物。

a. 阿塞那平

b. 伊潘立酮

c. 鲁拉西酮

d. 帕立哌酮

e. 喹硫平

26. 你会为正在使用阿塞那平治疗躁狂发作的双相情感障碍患者提供以下哪些建议?

a. "按指导用,每天睡前使用一次"

b. "注射给药,以确保剂量"

c. "小心且轻柔地从原包装中取出药片"

d. "服药后 10 分钟内禁饮食"

e. "舌下含服使其完全溶解"

要点小结

■ 双相情感障碍的临床表现包括躁狂、轻躁狂、混合(或烦躁不安的)型、抑郁症、快速循环型。

■ 情绪稳定剂如锂和双丙戊酸钠(丙戊酸钠)用作单一疗法或联合用于治疗双相情感障碍。

■ 非典型抗精神病药物(单一疗法或与情绪稳定剂的组合)用于双相情感障碍的治疗。

■ 在双相情感障碍患者的治疗中应避免单独使用抗抑郁药。

■ 锂治疗窗窄,而且需要治疗期间仔细监测。

■ 锂存在较多的药物相互作用。

■ 拉莫三嗪可有效治疗双相抑郁但不能治疗急性躁狂发作。

■ 锂、丙戊酸钠、卡马西平禁用于妊娠前三个月。

■ 坚持治疗是防止复发、自杀行为和再住院的重要手段。

参考文献

Drayton SJ, Pelic CM. Bipolar Disorder//DiPiro JT, Talbert RL, Yee GC, et al. Pharmacotherapy: A Pathophysiologic Approach. 9th ed. New York, NY: McGraw-Hill, 2014: chap 52.

Goodwin GM. Evidence-based guidelines for treating bipolar disorder: revised second edition-recommendations from the British Association for Psychopharmacology. J Psychopharmacol, 2009, 23: 346-388.

Hirschfeld RMA, Bowden CL, Gitlin MJ, et al. Practice guideline for the treatment of patient with bipolar disorder (revision). Am J Psychiatry, 2002, 159: 1-50.

Meltzer H. Antipsychotic Agents & Lithium//Katzung BG, Masters SB, Trevor AJ, et al. Basic & Clinical Pharmacology. 12th ed. New York, NY: McGraw-Hill, 2012: chap 29.

Meyer JM. Pharmacotherapy of Psychosis and Mania//Brunton LL, Chabner BA, Knollmann BC, et al. Goodman & Gilman's The Pharmacological Basis of Therapeutics. 12th ed. New York, NY: McGraw-Hill, 2011: chap 16.

第 57 章 | 焦虑障碍

Angela L. Crispo, KellyC. Lee
译者 张 莉 张抗怀

基础概述

焦虑障碍包括惊恐障碍(PD)、广泛性焦虑障碍(GAD)、社交焦虑障碍(SAD)和特殊恐惧障碍。直到《精神障碍诊断与统计手册》(第 5 版)(DMS－5)的出版,强迫症(OCD)和创伤后应激障碍(PTSD)也被归类到焦虑障碍中。目前,OCD 和 PTSD 从焦虑障碍中分离出来,然而他们将在本章进行讨论。特殊恐惧障碍不在本章进行讨论,因为药物在恐惧症治疗中的作用有限。患者被诊断为焦虑障碍时必须存在严重的社会或职业功能受损,且与个体素质和物质条件无关。

惊恐障碍

惊恐障碍的特点是反复出现的异乎寻常的恐惧和焦虑,持续时间至少 1 个月。PD 可能和广场恐怖症有关,即害怕身处难以逃离的地方或情境。惊恐障碍的特点包括躯体和认知症状,如胸痛、心悸、出汗、呼吸急促、对死亡的恐惧、头晕或潮热。这些症状突然出现并持续约 10 分钟。患者一生中可能会有多次惊恐发作,因此,一次单独的惊恐发作并不构成 PD 的诊断。

广泛性焦虑障碍

广泛性焦虑障碍的特点是缓慢起病,对生活事件感到过度的担忧和焦虑。其症状包括感到不安、注意力不集中、肌紧张或睡眠障碍,容易感到疲劳。作为重性抑郁障碍的共患病,广泛性焦虑障碍有很高的发病率。

强迫症

强迫症患者有强迫观念或强迫行为,或兼而有之。强迫观念的特点是有反复而持久的不恰当的想法而导致严重的焦虑。强迫行为的特点是重复性行为。成年人能够认识到这些强迫观念或强迫行为是过分的,但又不能控制自己的这种想法或行为。这些行为一般每天持续超过 1 小时。

创伤后应激障碍

创伤后应激障碍的特点是症状发生在患者暴露于创伤性事件之后,如军事打击或暴力人身攻击。症状需持续 1 个月以上且包括以下类型的表现:情景重现(病理性重现、梦魇)、逃避(与创伤相关的活动或人)、觉醒增加(睡眠障碍、夸张的惊吓反应)。PTSD 患者普遍存在其他精神疾病,如重性抑郁障碍。大多数 PTSD 发生在患者暴露于创伤 3 个月之内,但它可在患者一生中任何阶段发生。

社交焦虑障碍

SAD 患者对一种或多种社交活动表现出持久的恐惧。恐惧通常源自尴尬、审视或羞耻感。他们害怕在公共场合进行活动(讲话、进食或书写)。对于这些患者,社会接触会产生显著的焦虑,使他们陷入惊恐发作甚至导致完全的社会隔离。社交焦虑障碍通常是心境障碍和物质使用障碍的共患病。

治疗

治疗焦虑障碍的目标是减轻症状和防止复发或发作。焦虑障碍是难治性慢性疾病。治疗时需要滴定药物的有效剂量,当与认知行为疗法相结合时疗效更佳。认知行为疗法是治疗大多数焦虑障碍的一线疗法,单一治疗或与药物联合取决于疾病的严重程度和持续时间。主要有三类药物用于治疗焦虑障碍:抗抑郁药、苯二氮䓬类和丁螺环酮。抗抑郁药包括选择性 5－羟色胺再摄取抑制剂(SSRIs),5－羟色胺去甲肾上腺素再摄取抑制剂(SNRI)和三环类抗抑郁药(TCAs)。而其他抗抑郁药如安非他酮、米氮平和单胺氧化酶抑制剂(MAOIs)可用于选择性焦虑障碍,由于他们的疗

点击 http://www.mhpharmacotherapy.com/ 上的评论标签,查看完整的书籍参考资料,同时可获得两次可评分的互动练习测试。

效有限和耐受性,通常作为三线或四线治疗药物。表57-1列出了用于治疗焦虑障碍的药物。

选择性5-羟色胺再摄取抑制剂

选择性5-羟色胺再摄取抑制剂对大多数类型的焦虑障碍有效。SSRI通过抑制突触前神经元对5-HT的再摄取,使5-HT停留在突触间隙而发挥作用,抗焦虑障碍的具体作用机制未知。SSRIs因其耐受性、安全性、较低的依赖性和/或撤药综合征风险成为治疗焦虑障碍的一线用药。SSRIs可供使用的口服剂型有片剂/胶囊和口服液(氟伏沙明有静脉注射剂型)。

SSRIs常见不良反应包括睡眠障碍、胃肠道不适、头痛、性功能障碍。除了性功能障碍,其他不良反通常局限在治疗的前两周之内。SSRIs主要通过肝脏代谢,严重肝功能受损的患者应谨慎使用。使用SSRIs的患者禁止使用MAOIs,和其他增加5-羟色胺综合征风险的药物联用时也需谨慎(如TCAs、文拉法辛和度洛西汀)。停用SSRIs两周之后才能开启MAOIs治疗。SSRIs可能与非精神药物(如利奈唑胺、5-HT1A激动剂)发生相互作用,增加5-羟色胺综合征风险。许多SSRIs抑制细胞色素P450酶,因此药代动力学间相互作用很常见。最值得注意的是,氟西汀抑制CYP2C9/2C19、CYP2D6 和 CYP3A4,氟伏沙明抑制CYP1A2,帕罗西汀是CYP2D6的强抑制剂。通过肝药酶代谢的药物与SSRIs合用时可增高血清药物浓度。SSRIs突然停药可发生戒断症状,如胃肠道不适、头晕、不安、刺痛和静坐不能。该反应常见于半衰期较短的药物,如帕罗西汀。

尽管许多药物可用于PTSD的治疗,SSRIs和SNRIs在治疗PTSD时被认为优于其他药物,PTSD的长期治疗中,抗抑郁药应该作为首选治疗药物。

5-羟色胺去甲肾上腺素再摄取抑制剂

文拉法辛是SNRI类抗抑郁药,用于治疗多种焦虑障碍(表57-1)。和其他抗抑郁药不同,文拉法辛抗胆碱能、α肾上腺素阻滞和抗组胺能的作用较小。文拉法辛常见的不良反应有胃肠道不适、镇静、性功能障碍和剂量依赖性高血压(剂量 >150mg/d)。治疗焦虑障碍的剂量与治疗抑郁症时相当。文拉法辛的半衰期较短,突然停药时可诱发患者发生恶性综合征,撤药症状包括:激越、头晕、感觉异常、出汗、震颤。度洛西汀是另一个批准用于焦虑障碍的SNRI类药物。度洛西汀与恶心、口干、便秘和性功能障碍有关。文拉法辛和度洛西汀不可与MAOIs和SSRIs联用。这两个药物的口服剂型有片剂和胶囊。

三环类抗抑郁药

三环类抗抑郁药对焦虑障碍同样有效,然而因为潜在的不良反应和过量时的毒性使其作为焦虑障碍的二线治疗药物。TCAs阻止5-羟色胺和去甲肾上腺素的再摄取。这类药物也阻滞毒蕈碱、组胺和α肾上腺素受体,对其他受体的活性导致了如镇静、口干、体重增加和体位性低血压的不良反应。三环类抗抑郁药可降低癫痫发作阈值和性功能,过量时可导致心律失常。TCAs中的丙咪嗪和氯米帕明广泛用于PD患者。三环类抗抑郁药用于PTSD和SAD的证据较少或存在争议。TCAs药物的优点是能够监测血浆药物浓度。血药浓度的水平可以判断药物过量、依从性或中毒。大多数TCAs通过细胞色素P450 2D6代谢,因此,联合使用抑制或诱导酶活性的药物时可升高或降低TCA的浓度。使用TCAs禁止使用MAOIs。饮酒和其他作用于中枢神经系统的镇静药物也应避免同时使用。

表57-1 用于治疗焦虑障碍的抗抑郁药

焦虑障碍	氟西汀	帕罗西汀[a]	氟伏沙明	舍曲林	艾司西酞普兰	文拉法辛	度洛西汀	丁螺环酮[b]	氯米帕明
惊恐障碍	√	√		√		√			
广泛性焦虑障碍		√			√	√	√	√	
强迫症	√	√	√	√					√
创伤后应激障碍		√		√					
社交焦虑障碍		√		√					

a. 帕罗西汀仅批准用于 OCD,PD 和 GAD

b. 批准用于治疗焦虑障碍或短暂性焦虑症状,大量证据表明可用于广泛性焦虑障碍

苯二氮䓬类药物

苯二氮䓬类药物作用于 GABA－A 受体,导致氯离子内流,引起细胞膜超极化和稳定(降低兴奋性)。可以短时间使用苯二氮䓬类作为抗抑郁药治疗焦虑障碍。另外,此类药物还可用于抗抑郁药不耐受或与其他抗抑郁药联合时作为基础用药。因为躯体依赖性和药物滥用,苯二氮䓬类药物通常作为抗焦虑障碍的二线或三线药物。和其他抗抑郁药相比,苯二氮䓬类药物起效迅速,因此受到患者青睐。苯二氮䓬类药物常见不良反应有镇静、认知损害、顺应性遗忘、呼吸抑制和依赖。相反的反应,如刺激和去抑制都可能发生,尤其是在老年人和年轻患者中。苯二氮䓬类药物应避免突然停药以减少戒断症状和癫痫发作的风险。短时间内使用苯二氮䓬类药物即有戒断综合征和躯体依赖的高风险(表 57－2)。苯二氮䓬类药物通过结合代谢,尤其适用于肝功能不全、高龄或同时使用细胞色素 P450 酶抑制剂/诱导剂的患者。三唑苯二氮䓬类药物(阿普唑仑、三唑仑、咪达唑仑)易受到 CYP3A4 抑制剂或诱导剂的显著影响,应谨慎与这些药物合用。苯二氮䓬类药物有口服剂、肌内注射和静脉注射剂。劳拉西泮肌内注射吸收完全,而肌内注射地西泮吸收率较低。

丁螺环酮

口服丁螺环酮发挥药理作用的主要机制是部分激动5－HT1A。丁螺环酮批准用于治疗 GAD,起效需要至少 2 周。全部药效的发挥需要至少 4～6 周。丁螺环酮可作为其他抗抑郁药无效或不能耐受时的选择。另外,丁螺环酮可用于有药物滥用史而避免使用苯二氮䓬类药物的患者。丁螺环酮常见不良反应包括恶心、头痛、神经过敏。与丁螺环酮有相互作用的药物包括 CYP 3A4 抑制剂或诱导剂、其他 5－羟色胺能药物和 MAOIs。

特殊人群

一般人群

焦虑障碍患者开始使用抗抑郁药时可能会加重焦虑症状(如 SSRIs 类药物可促使惊恐发作)。使用这些药物时应谨慎,需从低剂量开始进行缓慢剂量滴定。三环类抗抑郁药过量时有导致死亡的可能性,应避免用于有自杀倾向的患者。

有物质滥用/依赖史的患者应避免使用苯二氮䓬类药物。应警告患者苯二氮䓬类药物应避免与中枢抑制剂联合使用,如酒精。老年患者应避免使用苯二氮䓬类药物,其导致认知障碍、跌倒和骨折的风险增加。

妊娠期

决定使用抗焦虑药时应基于母亲和胎儿的风险和获益。虽然一些妇女希望在妊娠期间避免使用任何药物,但应考虑焦虑障碍的严重程度和不治疗疾病所带来的风险。

妊娠期使用 SSRIs 的安全性已经得到广泛研究,制造商也对其标签进行了更改。妊娠早期使用帕罗西汀与胎儿心脏畸形有关,因此其妊娠分级为 D 级。其他妊娠分级为 C 级的 SSRIs 在孕期的使用应权衡风险和获益。在妊娠中期,SSRIs 与新生儿持续肺动脉高压(PPHN)相关。已有报道 15%～30% 女性重性抑郁症患者在妊娠晚期服用 SSRIs 时发生新生儿适应不良综合征(或新生儿戒断综合征)。新生儿戒断综合征的症状包括低血糖、烦躁不安、体温不稳定、癫痫发作等,这些症状是短暂的,通常在出生 2 周后停止。

已知苯二氮䓬类药物与唇腭裂相关,虽然这一相关性在近期的研究中受到质疑。妊娠晚期使用苯二氮䓬类药物可导致新生儿镇静及戒断症状。苯二氮䓬类药物妊娠分级为 D 级,除非获益明显大于风险,妊娠期妇女应避免使用。丁螺环酮妊娠分级为 B 级。

表 57－2 苯二氮䓬类药物药代动力学特征

苯二氮䓬类药物	起效	维持时间	代谢
阿普唑仑	中等	短	氧化
氯硝西泮	中等	长	硝基还原
地西泮	非常快	短(单剂量) 长(长期剂量)	氧化
劳拉西泮	中等 (单剂量)	短	结合
奥沙西泮	慢	中等	结合
羟基安定	慢	中等	结合
三唑仑	中等	非常短	氧化

哺乳期

哺乳期应避免使用苯二氮䓬类药物,此类药

物可通过乳汁分泌而导致新生儿嗜睡和体温调节异常。SSRIs 类药物可进入乳汁,可引起婴儿罕见的症状,如烦躁不安、哭闹、拒食、绞痛样症状。

儿童和青少年

儿童和青少年使用抗抑郁药治疗焦虑障碍一直存在争议。氟西汀被 FDA 批准用于治疗儿童 OCD,舍曲林被 FDA 批准用于治疗儿童和青少年 OCD。抗抑郁药都有导致儿童和青年(年龄小于 24 岁)自杀倾向的黑框警告标签。这类药物的指南应随药物处方一同发放给患者。需要常规监测患者症状和体征,如躁动、焦虑、情绪/行为的变化,特别是开始治疗或剂量变化时。

案例应用

阅读下列案例回答 1~2 题。

一位 40 岁的女性总是抱怨自己持续一整天的紧张,并伴随背部、颈部疼痛和整夜失眠。虽然她最近刚得到晋升,但她总是担心失去会计师的工作。在报税季节,她也难以在工作中集中注意力。这些症状在过去的 7 个月中逐渐加重。

1. 神经科医生咨询药师,对于这位新被诊断出患有广泛性焦虑障碍的患者,FDA 批准下列哪个药物可用于广泛性焦虑障碍?
   a. 阿普唑仑
   b. 阿米替林
   c. 安非他酮
   d. 艾司西酞普兰
   e. 氟伏沙明

2. 艾司西酞普兰的作用机制是?
   a. 多巴胺 2A 部分激动剂
   b. 选择性 5 - HT 再摄取抑制剂
   c. 5 - HT 和 NE 再摄取抑制剂
   d. 5 - HT1A 部分激动剂
   e. 5 - HT 和 DA 拮抗剂

3. 下列作用时间最长的苯二氮䓬类药物是?
   a. 阿普唑仑
   b. 氯硝西泮
   c. 地西泮
   d. 三唑仑
   e. 劳拉西泮

阅读下列案例回答 4~5 题。

一位 18 岁的男性,在演讲 101 班 10 分钟演讲后表现出过度焦虑。他承认当遇到陌生人或处于人群中时总是

感到难受,但这是他有史以来最糟糕的感觉。自从他发表这次演讲以来就不断担心他将来不得不再一次进行演讲。1 个月后,他放弃了该课程,并且避免涉及任何将来需要做口头报告的课程。

4. 下列哪个抗抑郁药最适合这位被新诊断出患有社交焦虑障碍的年轻人的治疗?
   a. 安非他酮
   b. 度洛西汀
   c. 米氮平
   d. 曲唑酮
   e. 文拉法辛

5. 患者关心文拉法辛及其不良反应。文拉法辛最重要的剂量相关性不良反应是?
   a. 镇静
   b. 癫痫发作
   c. 血压升高
   d. 肝毒性
   e. 肾功能不全

6. 当惊恐障碍患者开始使用抗抑郁药治疗时,最应关注的问题是?
   a. 焦虑
   b. 夜间磨牙
   c. 胃肠道不适
   d. 头痛
   e. 性功能障碍

7. 请选出 Cymbalta 的通用名。
   a. 度洛西汀
   b. 艾司西酞普兰
   c. 米氮平
   d. 曲唑酮
   e. 文拉法辛

8. 一位 28 岁的女性来到社区药房说她最近被诊断出患有强迫症。她认为自己的健康正受到威胁,并一直为这种不安的想法所困扰。当接触不属于自己的东西时就开始不停地洗手。洗手的频繁程度导致她不能完成手头的工作直到洗手完毕。下列哪种药物应列在她的药物清单中以帮助她解决目前的问题?
   a. 丁螺环酮
   b. 氯硝西泮
   c. 度洛西汀
   d. 帕罗西汀
   e. 文拉法辛

9. 用于治疗焦虑障碍时,SSRI 类药物与三环类抗抑郁药相比有哪些优点?选出所有正确答案。
   a. 药物过量时更安全
   b. 可检测药物水平

c. 无镇静作用

d. 无胃肠道不适

e. 无性功能障碍

10. 度洛西汀被 FDA 批准用于治疗下列哪种焦虑障碍？

a. 广泛性焦虑障碍

b. 强迫症

c. 创伤后应激障碍

d. 惊恐障碍

e. 社交焦虑障碍

11. 一位 42 岁的男性来到诊所，有酗酒史和肝硬化病史。主治医师想给予患者苯二氮䓬类药物治疗他的惊恐发作。为了使不良反应风险最小化，下列哪些苯二氮䓬类药物最适合于该患者？

a. 阿普唑仑、氯硝西泮、艾司唑仑

b. 氯氮䓬、氯拉卓酸、地西泮

c. 劳拉西泮、奥沙西泮、替马西泮

d. 劳拉西泮、氯硝西泮、三唑仑

e. 地西泮、氯硝西泮、劳拉西泮

12. 一位母亲带着处方为她 10 岁的儿子开具氟西汀，她的儿子被诊断患有抑郁症和强迫症。她儿子从未接受过抗抑郁药治疗，药物咨询的同时，药师还需要为这位母亲提供哪些药学服务？选出所有正确答案。

a. 药物指南

b. 药品说明书

c. 关于抑郁症的小册子

d. 强迫症的教育网站列表

e. 抑郁症指南

13. 患者带来一个新的药物处方：阿普唑仑。他目前正服用的其他药物有：苯妥英、卡马西平抗癫痫，西酞普兰抗抑郁症，使用对乙酰氨基酚和可待因解决背部疼痛以及华法林预防深静脉血栓形成。下列哪种药物可能与新处方中的药物发生严重药代动力学相互作用？

a. 西酞普兰

b. 卡马西平

c. 可待因

d. 苯妥英

e. 华法林

14. 一位 29 岁的男子因为血压升高、心律失常、出汗和情绪激越来到急诊科。他不能提供详细的病史，且没有携带任何身份证件。苯二氮䓬类药物尿检结果显示阴性，血液酒精检测阴性。下列哪种药物突然停药最可能导致这一撤药综合征？

a. 氯硝西泮

b. 地西泮

c. 奥沙西泮

d. 咪达唑仑

e. 三唑仑

15. KJ，38 岁，患有惊恐障碍而需要治疗。他最近还完成了酒精戒断。下列哪种药物最适合 KJ？

a. 阿普唑仑

b. 地西泮

c. 丙咪嗪

d. 苯乙肼

e. 舍曲林

16. 下列哪种非药物治疗方法对治疗大多数焦虑障碍有效？

a. 认知行为疗法

b. 辨证行为疗法

c. 情景暴露疗法

d. 催眠疗法

e. 人际关系疗法

阅读下列案例回答 17~18 题。

一位 32 岁的孕妇主诉她的强迫症在妊娠前 3 个月出现恶化。由于她的强迫行为对胎儿存在潜在风险，因此她同意开始药物治疗。

17. 下列哪种药物应避免使用？

a. 西酞普兰

b. 艾司西酞普兰

c. 氟伏沙明

d. 帕罗西汀

e. 舍曲林

18. 她在孕早期服用过阿普唑仑，但是没有持续服用。下列哪种风险是导致她停用的原因？

a. 唇腭裂

b. 心脏缺陷

c. 四肢畸形

d. 肺动脉高压

e. 肾脏缺陷

19. 下列哪种药物与舍曲林联合使用导致 5-HT 综合征的风险最低？

a. 氯硝西泮

b. 氟西汀

c. 丙咪嗪

d. 苯乙肼

e. 文拉法辛

20. 艾司西酞普兰的商品名是？

a. Celexa

b. Effexor

c. Lexapro

d. Paxil

e. Zoloft

要点小结

■ 焦虑障碍是常见的精神疾病,包括惊恐障碍、广泛性焦虑障碍和社交恐惧症。

■ 选择性5－HT再摄取抑制剂是治疗焦虑障碍及有效预防症状复发且可长期使用的一线药物。

■ 对胎儿获益大于风险时,建议使用选择性5－HT再摄取抑制剂,如果可能的话应避免使用帕罗西汀。

■ 5－HT和去甲肾上腺素再摄取抑制剂文拉法辛和度洛西汀对选择性焦虑障碍有效且优于TCAs和苯二氮䓬类。

■ 三环类抗抑郁药由于其耐受性和安全性问题,是治疗焦虑障碍的三线或四线药物。

■ 苯二氮䓬类可单独或与其他药物联合治疗焦虑障碍;然而,对于高风险人群如有药物滥用史、高龄和妊娠期妇女,应提出警告。

■ 丁螺环酮也可用于焦虑障碍,且不产生任何躯体依赖及滥用风险。

参考文献

American Psychiatric Association. DSM－5 Task Force. Diagnostic and Statistical Manual of Mental Disorders. DSM－5. 5th ed. Washington, DC: American Psychiatric Association,2013.

Bandelow B, Sher L, Bunevicius R, et al. Guidelines for the pharmacological treatment of anxiety disorders, obsessive－compulsive disorder and posttraumatic stress disorder in primary care. Int J Psychiatry Clin Pract,2012,16(2): 77－84.

Melton ST, Kirkwood CK. Anxiety Disorders I: Generalized Anxiety, Panic, and Social Anxiety Disorders//DiPiro JT, Talbert RL, Yee GC, et al. Pharmacotherapy: A Pathophysiologic Approach. 9th ed. New York, NY: McGraw－Hill,2014:chap 53.

Mihic S, Harris R. Hypnotics and Sedatives//Brunton LL, Chabner BA, Knollmann BC, et al. Goodman & Gilman's The Pharmacological Basis of Therapeutics. 12th ed. New York, NY: McGraw－Hill,2011:chap 17.

Trevor AJ, Way WL. Sedative－Hypnotic Drugs//Katzung BG, Masters SB, Trevor AJ, et al. Basic & Clinical Pharmacology. 12th ed. New York, NY: McGraw－Hill,2012:chap 22.

Work Group on Panic Disorder. Practice guideline for the treatment of patients with panic disorder. American Psychiatric Association. Am J Psychiatry,1998,155:1－34.

第 58 章 | 精神分裂症

Krina H. Patel

译者 季美汐 张 莉

基础概述

精神分裂症是一种由多种症状群所组成的精神疾病,其表现为混乱和怪异的想法,妄想、幻觉、不恰当的行为和心理社会功能受损。精神分裂症的病因不明,遗传和神经递质(如多巴胺的改变)在疾病发生变化中扮演重要的角色。

症状

分裂人格或多重人格是对精神分裂症的一个普遍的误解。精神分裂症是一种具有各种精神症状的疾病而不单纯是分裂人格障碍。不同类型的精神分裂症具有不同的阳性、阴性症状和认知改变。阳性症状是超越或附加于正常功能之外的症状,如妄想和幻觉。阴性症状是正常功能的缺失或个人特质的减少。例如:失语、动机和快感缺乏。阴性症状比阳性症状更难评估,因为阴性症状还与其他精神障碍相关。认知症状包括注意力或记忆力受损。此外,精神分裂症患者可能出现生活或社会功能障碍。例如,患者生活可能无法自理,难以维持工作或人际关系。

诊断

没有客观指标可明确精神分裂症的诊断。精神分裂症是通过评估患者和其症状来进行诊断的。《精神障碍诊断和统计手册》(第 5 版)(DSM-5)作为参考,提供了精神分裂症的诊断标准。DSM-5 的诊断标准中包括了特征性症状、社会和职业功能障碍、持续时间和排除标准等。

治疗

精神分裂症的治疗目标是减少症状、提高生活质量和改善患者功能,同时使药物的副作用降至最低。精神分裂症的治疗方案包括非药物疗法和药物疗法,两者对于治疗精神分裂症均有益。非药物治疗包括心理团队支持,关注增强患者的各种功能。抗精神病药物治疗是精神分裂症的基石。有两种类型的抗精神病药物:第一代抗精神病药(FGAs)和二代抗精神病药物(SGAs)。两类抗精神病药均可有效地改善阳性症状;SGAs 相比于 FGAs 能更有效地控制阴性症状。表 58-1 和 58-2 列出了 FGAs 和 SGas 的剂型、剂量和副作用。

药物治疗

FGAs 是高亲和力的多巴胺-2(D_2)受体阻滞剂。FGAs 被分为高、中、低效三类(表 58-3),但是它们在等效剂量时疗效相同。FGAs 由于安全性和耐受性的局限不作为一线治疗用药。例如,FGAs 有可能引起锥体外系症状。锥体外系症状(EPS)为运动障碍,如肌张力障碍、静坐不能、假性帕金森综合征和迟发性运动障碍(表 58-4)。

表 58-1 抗精神分裂症药物的分类

第一代抗精神病药物(FGAs)[a]	第二代抗精神病药物(SGAs)[b]
[c]氟哌啶醇	氯氮平
[d]氯丙嗪	利培酮
[a]氟奋乃静	奥氮平
洛沙平	喹硫平
茚酮	齐拉西酮
奋乃静	阿立哌唑
[a]匹莫齐特	帕利哌酮
[b]硫利达嗪	伊潘立酮
[a]替沃噻吨	阿塞那平
三氟拉嗪	鲁拉西平

a. 典型抗精神病药物

b. 非典型抗精神病药物

c. 高效药物

d. 低效药物

点击 http://www.mhpharmacotherapy.com/上的评论标签,查看完整的书籍参考资料,同时可获得两次可评分的互动练习测试。

注意:低、中、高效 FGAs 均可引起 EPS;此外,SGAs 也可引起 EPS,只是没有 FGAs 那么常见。

SGAs 也是 D_2 受体阻滞剂;然而其对 D_2 受体的亲和力小于 FGAs(表 58-3)。与 D_2 受体相比,SGAs 对 5-HT_2 受体有更强的亲和力。SGAs 对 D_2 和 $5HT_2$ 具有不同的活性,因此对组胺、毒蕈碱和 α 受体具有不同的亲和力。SGAs 作用机制的多样性解释了不同药物会出现不同的副作用。SGAs 被推荐用于一线治疗(氯氮平除外),与 FGAs 相比导致 EPS 的作用较低。关于 SGAs 的要点概念包括:

1. 氯氮平疗效较好,是唯一可用于耐药患者的 SGA。但是由于其安全性较低,故不作为一线用药。

2. 利培酮剂量大于 6mg 时会失去其非典型抗精神病药物的特点,而更像是 FGA。

3. 阿立哌唑对 D_2 受体具有激动和拮抗的双重作用,其活性取决于当前的多巴胺能状态。

4. 帕利哌酮是利培酮的活性代谢物的长效缓释制剂。

此外,抗精神病药物的不良反应包括:镇静、代谢异常、体位性低血压、Q-T 间期延长以及泌乳素升高。不同种类的药物、给药频次可能引起不同的不良反应。例如,患者使用 FGAs 治疗时引起 EPS、泌乳素升高、神经阻滞恶性综合征(NMS)的风险较高。NMS 相关症状包括自主神经失调、意识水平改变、肌强直和肌酸激酶升高。

使用 SGAs 治疗的患者代谢异常(葡萄糖调节异常、血脂异常和体重增加)的风险较高。氯氮平和奥氮平最有可能诱发代谢异常,而阿立哌唑和齐拉西酮的可能性最小。泌乳素升高与 FGAs 相关;然而,利培酮和帕利哌酮也引起泌乳素水平升高。氯氮平增加癫痫发作和粒细胞缺乏的风险。

监测

患者在接受 SGA 治疗期间应定期监测他们的体重、空腹血脂、血糖和血压。频繁监测这些参数易于早期发现代谢异常。接受氯氮平治疗的患者应严格监测白细胞(WBC)和中性粒细胞计数(ANC)(表 58-5)。如果白细胞和中性粒细胞低于正常值,就应做更多的监测去评估是否需要停止使用氯氮平。患者使用齐拉西酮和伊潘立酮时需监测 Q-Tc。接受 FGAs、利培酮或帕潘立酮治疗的患者需监测泌乳素水平。所有患者需监护 EPS 迹象。如果怀疑 EPS,可使用苯二氮䓬类药物、多巴胺受体激动剂、抗胆碱能药如苯海拉明和苯甲托品(表 58-3)。

治疗策略

精神分裂症药物治疗策略推荐意见见图 58-1。该策略也推荐 SGAs 作为一线用药的治疗,使用 SGAs 失败后,可选择 FGAs。该策略还指出,如果患者对 SGAs 和 FGAs 无应答,可使用氯氮平。后期阶段,如单一疗法无应答,可联合用药;然而,数据显示联合用药的疗效结果存在矛盾且具有局限性。选择抗精神病药物时应考虑成本、不良反应、监测参数、患者的反应及依从性。

治疗依从性

精神分裂症是一种慢性疾病,需要长期维持治疗,这对患者的依从性可能是一个挑战。依从性差的原因包括:存在偏执症状、药物不良反应、缺乏用药教育。提供患者教育以及使用长效制剂(表 58-2),对存在依从性问题的患者可能是有效的选择。

特殊人群

妊娠期间使用抗精神病药物是复杂的。对每一位妊娠期患者都应当充分权衡继续使用抗精神病药物的风险和获益。停止抗精神病药物有可能使孕妇病情复发或导致妊娠期并发症。目前,抗精神病药的致畸性尚不明确。大多数抗精神病药被列为妊娠 C 级,且可分泌进入乳汁。与患者讨论决定妊娠期治疗方案是最好的选择。

老年伴老年痴呆症患者使用抗精神病药需要格外小心。所有抗精神病药物均有一个黑框警告,提示使用抗精神病药物治疗老年痴呆相关性精神病的死亡风险增加。非药物治疗对这些患者可能是一种选择;然而,对于非药物治疗无效和有多种症状的患者,需要抗精神病药物治疗。这些患者治疗前应充分评估治疗的风险和获益。当必须使用抗精神病药物治疗时,低剂量起始并仔细监测不良反应至关重要。

表 58 - 2　精神分裂症急性期与维持期治疗药物、剂量及代谢副作用[a]

化学名（商品名）	急性精神分裂症的口服剂量（mg/d）		维持		代谢副作用		
剂型	首次发作	慢性	首次发作	慢性	体重增加	血脂	血糖
典型抗精神病药物							
吩噻嗪类							
氯丙嗪（Thorazie）O,S,IM	200 ~ 600	400 ~ 800	150 ~ 600	250 ~ 750	+ + +	+ + +	+ +
奋乃静（Trilafon）O,S,IM	12 ~ 50	24 ~ 48	12 ~ 48	24 ~ 16	+/-	-	-
三氟拉嗪（Stelazine）O,S,IM	5 ~ 30	10 ~ 40	2.5 ~ 20	10 ~ 30	+/-	-	-
氟奋乃静（Prolixin）O,S,IM	2.5 ~ 15	5 ~ 20	2.5 ~ 10	5 ~ 15	+/-	-	-
氟奋乃静癸酸盐 长效 IM	不用于急性发作		每 2 周 5 ~ 75mg		+/-	-	- -
其他典型药物							
吗茚酮（Moban）O,S	15 ~ 50	30 ~ 60	15 ~ 50	30 ~ 60	-	-	-
洛沙平（Loxitane）O,S,IM	15 ~ 50	30 ~ 60	15 ~ 50	30 ~ 60	+	-	-
氟哌啶醇（Haldol）O,S,IM	2.5 ~ 10	5 ~ 20	2.5 ~ 10	5 ~ 15	+/-	-	-
氟哌啶醇癸酸盐 长效 IM	不用于急性发作		每月 100 ~ 300mg		+/-	-	-
非典型抗精神病药物							
阿立哌唑（Abilify）O,S,ODT,IM	10 ~ 20	15 ~ 30	10 ~ 20	15 ~ 30	+/-	-	-
阿塞纳平（Saphris,Sycrest）ODT	10	10 ~ 20	10	10 ~ 20	+/-	-	-
氯氮平（Clozaril, Fazclo）O,ODT	200 ~ 600	400 ~ 900	200 ~ 600	300 ~ 900	+ + + +	+ + +	+ + +
伊潘立酮（Fanapt）O		12 ~ 24[b]		8 ~ 16	+	+/-	+/-
奥氮平（Zyprexa）O,ODT,IM	7.5 ~ 20	10 ~ 30	7.5 ~ 15	15 ~ 30	+ + +	+ + +	+ + +
帕潘立酮（Invega）O	6 ~ 9	6 ~ 12	3 ~ 9	6 ~ 15	+	+/-	+/-
棕榈酸帕利哌酮（Srstenna）[c] 长效 IM	剂量调整见注释[c]				+	+/-	+/-
喹硫平（SEROQUEL, SEROQUEL XR）O	200 ~ 600	400 ~ 900	200 ~ 600	300 ~ 900	+	+	+/-
利培酮（RISPERDAL）O,S,ODT	2 ~ 4	3 ~ 6	2 ~ 6	3 ~ 8	+	+/-	+/-
利培酮 IM	不用于急性发作		每 2 周 25 ~ 50mg				
舍吲哚（Serdolect, Serlect）[d] O	4 ~ 16	12 ~ 20	12 ~ 20	12 ~ 32	+/-	-	-
齐拉西酮（GEODON,ZELDOX）[e] O,IM	120 ~ 160	120 ~ 200	80 ~ 160	120 ~ 200	+/-	-	-

缩写：O, 片剂；S, solution ；IM, 肌内注射；ODT, 口腔崩解片

引自：Meyer JM. Pharmachtherapy of psychosis and mania//brunton LL, Chabner BA, Knollmann BC, et al, Goodman& Gilman's The Pharmacological Bases of Therapeutics, 12e. New York, NY: McGraw - Hill, 2011;chap 16

表 58 - 3 抗精神病药物:化学结构与效能和毒性的关系

化学类别	药物	$D_2/5-HT_{2A}$ 比[1]	临床效能	锥体外系反应	镇静作用	体位性低血压
吩噻嗪类						
脂肪族	氯丙嗪	高	低	中等	高	高
哌嗪	氟奋乃静	高	高	高	低	很低
噻吨	氨砜噻吨	很高	高	中等	中等	中等
丁酰苯类	氟哌啶醇	中等	高	很高	低	很低
苯二氮䓬类	氯氮平	很低	中等	很低	低	中等
苯丙异噁唑	利培酮	很低	高	低[2]	低	低
噻吩并苯二氮䓬	奥氮平	低	高	很低	中等	低
二苯硫氮䓬类	喹硫平	低	低	很低	中等	低到中等
二氢吲哚酮	齐拉西酮	低	中等	很低	低	很低
Dihydrocarbostyril	阿立哌唑	中等	高	很低	很高	低

1. D_2 受体与 $5-HT_{2A}$ 受体亲和力之比

2. 剂量低于 8mg/d

引自:Meltzer H. Antipsychotic Agents & Lithium//Katzung BG, Masters SB, Trevor AJ, et al. Basic & Clinical Pharmacology, 12e. New York, NY: McGraw - Hill, 2012: chap 29

表 58 - 4 抗精神病药物的神经系统副作用

症状	特点	发病和风险	建议	治疗
急性肌张力障碍	肌肉痉挛:舌头、面部、颈部、后背	时间:1~5 天 年轻,单纯精神分裂症患者有高风险	急性 DA 拮抗	抗帕金森病药物的诊断和治疗[a]
静坐不能	主观和客观的不安,没有焦虑或"烦乱"	时间:5~60 天	未知	减少剂量或更换药物;氯硝西泮,普萘洛尔比抗帕金森药物更有效[b]
帕金森病	运动迟缓、僵直、震颤、面具脸、步态异常	时间:5~10 天 老年人的风险最大	DA 拮抗	减少剂量,更换药物,抗帕金森药物[c]
恶性神经抑制综合征	肌强直、发热、血压波动、高肌红蛋白血症、可能是致命的	时间:几周至几个月。停抗精神病药后可持续几天	DA 拮抗	立刻停用抗精神病药物;支持治疗;丹曲林和溴麦角环肽[d]
口周震颤 ("兔子综合征")	口周震颤(帕金森症的后期可能发生)	时间:治疗后几个月或几年	未知	抗帕金森药物[e]
迟发性运动障碍	口面部运动障碍;广泛的舞蹈手足徐动症或肌张力障碍	时间:治疗后数月或数年 老年人存在 5 倍或更高的风险。D_2 受体阻滞剂风险 * 效力	突触后 DA 受体超敏,上调	预防更关键,治疗不理想可逆的早期识别和停药

a. 治疗:苯海拉明 25~50mg IM, 或苯甲托品 1~2mg IM。由于抗精神病 $t_{1/2}$ 较长,可能需要重复给药或序贯口服药物

b. 在相对较低的剂量往往有效(20~80mg/d,分次给药)。选择性 β_1 受体阻滞剂效应较小。非亲脂性 β 受体激动剂进入中枢神经系统有限,无获益(例如:阿替洛尔)

c. 金刚烷胺避免与苯海拉明或苯甲托品等抗胆碱能药物合用

d. 尽管曲丹林有效,没有证据显示骨骼肌 Ca^{2+} 转运异常;持续性抗精神病作用(例如:长效注射剂),需耐受大剂量溴隐亭(10~40mg/d)。抗帕金森药物无效

引自:Meyer JM. Pharmacotherapy of psychosis and mania//Brunton LL, Chabner BA, Knollmann BC, et al. Goodman & Gliman's the pharmacological basis of therapeutics,12e. New York, NY: McGraw - Hill, 2011:chap 16

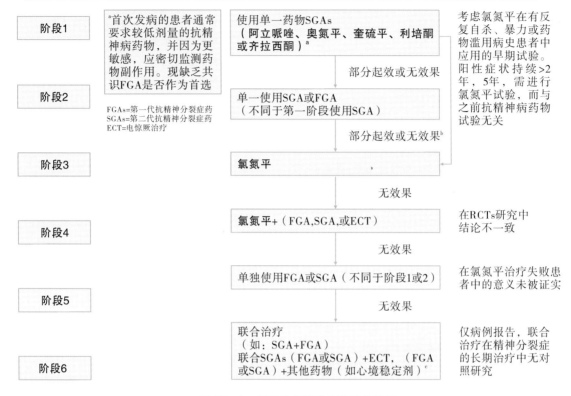

图 58-1　用于治疗精神分裂症的策略

a. 若患者依从性不佳，临床医生应进行评估并考虑换用长效制剂，如利培酮脂质微球、氟哌啶醇癸酸盐或氯苯那嗪癸酸盐

b. 难治性患者应从诊断、药物滥用、依从性和社会心理压力方面重新评估。需考虑进行行为认知疗法（CBT）或社会心理建设

c. 一旦在治疗方案中加入第二种药物（氯氮平除外）以改善精神症状，则认为患者处于第 6 阶段

表 58-5　氯氮平监测

治疗	监测频率	WBC 和 ANC 范围
氯氮平治疗前 6 个月	每周	WBC ＞/3500mm³ ANC ＞/2000mm³
氯氮平治疗 6～12 个月	每 2 周	WBC ＞/3500mm³ ANC ＞/2000mm³
氯氮平治疗 12 月后	每 4 周	WBC ＞/3500mm³ ANC ＞/2000mm³

案例应用

1. 下面哪些为精神分裂的症状？选出所有正确的选项。

　a. 胡言乱语

　b. 情感缺乏和失语症

　c. 记忆力和注意力受损

　d. 幻觉和妄想

2. 下面哪些选项可用来确诊精神分裂症？

　a. 可通过实验室检测进行确诊，如血液检查

　b. 是否满足 DSM-5 对精神分裂症的诊断标准

　c. 可通过头颅影像学检查进行确诊

　d. 通过体格检查进行确诊

3. 下列哪项对于减少复发最有效？

　a. 急性期使用抗精神病药物治疗

　b. 急性期使用非抗精神病药物治疗

　c. 非药物疗法维持治疗

　d. 抗精神病药物疗法维持治疗

4. DP 是一个 24 岁的女性精神分裂症患者。过去的几个月，她出现幻听。心理医生评估后指出她表现出阴性和认知症状。精神科医生希望开具一种能够改善 DP 阳性、阴性和认知症状的药物。以下哪种药物是 DP 的最佳选择？

　a. 氟哌啶醇

　b. 氯丙嗪

　c. 奋乃静

　d. 喹硫平

5. 下列哪个抗精神病药对 D_2 受体的亲和力强于 5-羟色

胺受体?

　　a. 帕潘立酮

　　b. 齐拉西酮

　　c. 氟哌啶醇

　　d. 氯丙嗪

6. Zyprexa 的通用名是?

　　a. 齐拉西酮

　　b. 喹硫平

　　c. 帕潘立酮

　　d. 奥氮平

7. MT,男性,30 岁,数月前因幻视和幻听住院治疗,被确诊患有精神分裂症。MT 无精神疾病家族史,无其他疾病史和用药史。实验室检查未见明显异常。MT 药物治疗的最佳选择是?

　　a. 阿立哌唑

　　b. 氯氮平

　　c. 氟哌啶醇

　　d. 氯丙嗪

8. RM,男性,27 岁,近期被诊断出患有精神分裂症。心理医生告诉他将使用抗精神病药物控制病情。RM 是很难接受他的诊断和治疗,并寻求更多的治疗信息。RM 想知道与使用抗精神病药物相关的副作用,选出所有正确答案。

　　a. 胆碱能作用

　　b. 体位性低血压

　　c. 镇静

　　d. 锥体外系反应

9. GB,女性,32 岁,有精神分裂症病史 5 年。GB 有哮喘病史和车祸造成的慢性疼痛。其目前使用的药物是沙丁胺醇气雾剂和对乙酰氨基酚。GB 曾接受 SGAs 和 FGAs 治疗但以失败告终。GB 将开始接受氯氮平治疗,使用氯氮平时应监测以下哪个指标? 选出所有符合条件的选项。

　　a. 中性粒细胞计数

　　b. 白细胞计数

　　c. 体重

　　d. 泌乳素

10. BW,女性,29 岁,被诊断出患有精神分裂症,有明确的精神分裂症家族史,父亲、叔叔和弟弟均患有精神分裂症。BW 注意到抗精神病药物的副作用,因为她的父亲在抗精神病药物治疗中出现锥体外系反应。BW 想获得抗精神病药物所致 EPS 的教育,并希望得到抗精神病药物所致运动障碍的建议。抗精神病药物的使用可能出现哪些运动障碍?

　　a. 静坐不能

　　b. 肌张力障碍

　　c. 假性帕金森症

　　d. 迟发性运动障碍

11. HY,男性,39 岁,精神分裂症病史 9 年。之前使用 SGAs 类药物治疗,效果并不理想。HY 继续呈现严重阳性症状,如幻觉和幻听。现开始应用 FGAs 类药物。应告知 HY 下列哪些 FGAs 常见的副作用?

　　a. 泌乳素增加和锥体外系反应

　　b. 代谢紊乱和体重增加

　　c. 胰腺炎和史-约综合征

　　d. 心情低落和反常

12. RT,男性,35 岁,近期被确诊患有精神分裂症。他拒绝服用任何抗精神病药物,因为他上网得知这类药物会导致体重增加和糖尿病。在心理医生的鼓励下,他决定尝试使用一种药物。心理医生决定为 RT 选择一种增加体重或导致糖尿病的风险较小的药物,下列哪种药物对于 RT 是最佳选择? 选出所有正确答案。

　　a. 氯氮平

　　b. 奥氮平

　　c. 阿立哌唑

　　d. 齐拉西酮

13. YM,男性,55 岁,有精神分裂史 20 年。他曾自行停止服药,他的理由是不喜欢每天服药,且在工作期间有漏服,未遵照医嘱服药的情况。YM 在药物服用后也没有及时补充。此外,YM 因未遵照医嘱服药在过去的 2 年中已经住院 4 次。依照 YM 的病史,建议使用哪种药物?

　　a. 癸酸氟哌啶醇

　　b. 硫利达嗪

　　c. 伊潘立酮

　　d. 匹莫齐特

14. 以下抗精神病药物导致体重增加副作用由轻到重排列顺序正确的是:

　　a. 阿立哌唑 < 奥氮平 < 利培酮 < 齐拉西酮

　　b. 奥氮平 < 利培酮 < 齐拉西酮 < 阿立哌唑

　　c. 利培酮 = 奥氮平 < 齐拉西酮 < 阿立哌唑

　　d. 齐拉西酮 = 阿立哌唑 < 利培酮 < 奥氮平

15. AB,女性,35 岁,因同时表现出阴性和阳性症状而就诊。既往史包括高血压、季节性过敏和胃食管反流病。服用药物有阿替洛尔、氯雷他定和奥美拉唑。AB 出现精神症状数月。心理医生决定开始给予其 SGAs 治疗。使用 SGAs 后应监测下列哪项指标? 选择所有符合条件的选项。

　　a. 空腹血糖

　　b. 血压

　　c. 血脂

　　d. 体重

16. VT,男性,46 岁,有精神分裂症病史 23 年。曾接受许多种类精神病药物治疗。一周前,由于病情恶化而住院治疗,并开始使用氯氮平。治疗一周时 VT 检查 WBC 和 ANC。服用氯氮平期间 WBC 和 ANC 应控制在下列哪个水平?

a. WBC $< 3000/mm^3$,ANC $< 2000/mm^3$

b. WBC $> 2000/mm^3$,ANC $> 1000/mm^3$

c. WBC $> 3000/mm^3$,ANC $> 1500/mm^3$

d. WBC $> 3500/mm^3$,ANC $> 2000/mm^3$

17. SW,女性,45 岁,有精神分裂症史 15 年,正在接受精神病相关治疗;然而 2 周前她因为失业无力承担药费而停止了抗精神病治疗。按照心理医生的建议,她 2 天前开始使用氟哌啶醇治疗。SW 今天开始出现颈部僵硬及肌肉痉挛。心理医生确诊该表现为肌张力障碍。下列哪些药物可以用来对抗 EPS?

a. 环苯扎林

b. 阿塞那平

c. 苯甲托品

d. 氯氮平

18. MJ 于近日开始服用氟奋乃静治疗精神分裂症,使用 3 天后他感到疗效不佳。MJ 出现肌强直、高热、高血压并出现意识改变。MJ 的症状符合下列哪项疾病特点?

a. 迟发性运动障碍

b. 肌张力障碍

c. 抗精神病药物恶性症候群

d. 5 - 羟色胺综合征

e. 高血压危象

19. CJ 是一名 55 岁的男性患者,30 年前被确诊出患有精神分裂症。确诊后 CJ 一直使用 FGAs 类药物治疗,近几个月出现迟发型运动障碍。心理医生建议他更换为 SGAs 类药物治疗。CJ 有心脏病病史,心理医生希望选择一种能避免延长 Q - Tc 的药物,以下何种药物更为适合?

a. 阿立哌唑

b. 奥氮平

c. 齐拉西酮

d. 喹硫平

20. 诱导 EPS 发生的原因是阻滞了以下何种受体?

a. 5 - 羟色胺

b. 多巴胺 $-2(D_2)$

c. 去甲肾上腺素

d. 组胺

21. RT 是一名 35 岁的男性患者,有 10 年的精神分裂症病史,近期更换为 FGAs 类药物治疗。曾经用过利培酮、奥氮平、阿立哌唑,这些药物无法控制他的阳性症状。精神科医生想为 RT 试用 FGAs 类药物。RT 不想再经历曾发生过的不良反应,如极端口干、便秘和尿失禁。精神科医生希望找到这些不良反应风险最小的药物,以下选项中最好的选择是?

a. 氟哌啶醇

b. 氯丙嗪

c. 洛沙平

d. 硫利达嗪

22. TS,女性,30 岁,有精神分裂症病史 2 年,曾接受 FGAs 类药物治疗,引起她的泌乳素水平上升。精神科医生希望使用避免升高泌乳素水平的药物。应避免使用下列哪种药物?

a. 阿立哌唑

b. 利培酮

c. 齐拉西酮

d. 喹硫平

23. 鲁拉西酮的商品名是?

a. Abilify

b. Latuda

c. Fanapt

d. Geodon

24. 下面哪些药物有长效注射剂? 选出所有正确答案。

a. 利培酮

b. 帕潘立酮

c. 氟哌啶醇

d. 氟奋乃静

要点小结

■ 精神分裂症是一种慢性、复杂的思想和情感紊乱。

■ 精神分裂症患者可能会出现阳性、阴性和认知症状。

■《精神疾病诊断与统计手册》(第 5 版)(DSM - 5)提供了精神分裂症的诊断标准。

■ 精神分裂症治疗的目的是减少症状、提高生活质量、改善患者功能,药物不良反应最小化。

■ FGAs 和 SGAs 是两类用于治疗神经分裂症的药物。

■ SGAs 除氯氮平外，可作为治疗精神分裂症的一线治疗药物。

■ FGAs 和 SGAs 均可有效治疗精神分裂症，然而这两类药物的不良反应和所需要监测的指标有很大差异。FGAs 易造成 EPS 和泌乳素升高，而 SGAs 很可能会引起代谢异常。与抗精神病药物相关的其他常见的副作用有镇静、抗胆碱作用及体位性低血压。

■ 氯氮平有导致中性粒细胞缺乏的风险，因此接受氯氮平治疗的患者应定期监测 ANC 和 WBC。

■ 为患者进行抗精神分裂症药物治疗时，需要综合考虑药物副作用、监测指标、花费、疗效及患者依从性等。

参考文献

American Psychiatric Association. Schizophrenia and other psychotic disorders//Diagnostic and Statistical Manual of Mental Disorders. 5th ed. Arlington, VA: American Psychiatric Association, 2013.

Crismon L, Argo TR, Buckley PF. Schizophrenia//DiPiro JT, Talbert RL, Yee GC, et al. Pharmacotherapy: A Pathophysiologic Approach. 9th ed. New York, NY: McGraw – Hill, 2014: chap 50.

Lehman AF, Lieberman JA, Dixon LB, et al. Practice guidelines for the treatment of patients with schizophrenia. 2nd ed. Am J Psychiatry, 2004, 161: 1 – 56.

Meltzer H. Antipsychotic Agents & Lithium//Katzung BG, Masters SB, Trevor AJ, et al. Basic & Clinical Pharmacology. 12th ed. New York, NY: McGraw – Hill, 2012: chap 29.

Meyer JM. Pharmacotherapy of Psychosis and Mania//Brunton LL, Chabner BA, Knollmann BC, et al. Goodman & Gilman's The Pharmacological Basis of Therapeutics. 12th ed. New York, NY: McGraw – Hill, 2011: chap 16.

第 59 章　创伤后应激障碍

Joshua Caballero , Jennifer E. Thomas

译者　田　云　张　莉

基础概述

创伤后应激障碍（PTSD）传统上被归为焦虑症,然而根据最新的诊断标准被定义为创伤和应激相关障碍。创伤后应激障碍的发生是由于情感或心理创伤,或身体伤害（例如,被迫的性行为、身体伤害）而引起的。创伤后应激障碍也可能是因为经历或知晓了威胁生命事件,如战争或飓风。

风险因素

严重或反复的创伤性事件增加 PTSD 的风险。遗传因素可以预测个体对经历创伤事件的易感性。神经生物学变化,如海马体变小、肾上腺皮质功能减退或杏仁核活动过度,都会增加风险。此外,已有的精神疾病（如抑郁、焦虑）,社会经济地位和受教育水平低下,药物滥用都会增加创伤后应激障碍发生的风险。

病理生理学

创伤后应激障碍的发生,可能是由于下丘脑－垂体－肾上腺轴（HPA）的调节异常引起。HPA 负责调节压力反应。HPA 调节异常导致糖皮质激素敏感性增高而导致 HPA 负反馈抑制作用增强,引起肾上腺皮质功能减退。皮质醇是减少压力的糖皮质激素,低于正常浓度会增加应激反应。

多种神经递质在 PTSD 的病理生理发挥作用。两种最常见的神经递质是 5－羟色胺（5－HT）和去甲肾上腺素（NE）。γ－氨基丁酸（GABA）和多巴胺（DA）间接地发挥作用。主要神经递质（如 5－HT、NE）通过以下方式影响创伤后应激障碍：

1. 5－羟色胺影响睡眠、运动功能、冲动和攻击行为。PTSD 患者的 5－羟色胺能神经递质浓度降低,可能造成失眠、运动功能异常和攻击行为。

2. 去甲肾上腺素可能参与调节恐惧、兴奋,情感记忆和警觉。α 受体是抑制 NE 释放的自受体。因此,PTSD 向下调节 α_2 受体,引起去甲肾上腺素浓度升高和去甲肾上腺素能系统过度活跃。

临床表现

创伤后应激障碍通常在创伤性事件后 3 个月内发生,但也可以延迟至 6 个月或更长时间。初次发病后,患者出现四个核心症状群。包括:①创伤事件相关的闯入性症状;②回避;③与事件有关的认知和情绪负面变化;④高警惕症状。PTSD 患者可能经历睡眠障碍,如失眠。此外,患者可能出现一般的心理困扰、身体健康状况不佳、社会功能障碍。

诊断

根据《精神疾病诊断和统计手册》（第五版）（DSM－5）的标准,诊断为创伤后应激障碍的患者必须具备以下所有症状,并持续 1 个月以上:

1. 暴露于创伤性事件。

2. 发生创伤事件有关的闯入性症状:

■ 可能表现为记忆、梦境、想法或感觉的重现。

■ 可能出现分离感,表现为个体感觉他们正在经历创伤性事件。

3. 持续存在一个或多个回避症状:

■ 回避和创伤有关的活动,如想法、记忆或情感。

■ 回避可能激发创伤思考的人物、地点、物体、场合、对话和事件。

4. 两个或更多与创伤事件相关的认知和情感的负面变化,例如:

■ 不能回忆创伤的某些重要方面。

■ 对自己或他人持续和过度的负面情绪。

■ 情绪状态不佳。

■ 有关创伤事件信念失真,将事件归咎于他/她自己或其他人。

点击 http://www.mhpharmacotherapy.com/上的评论标签,查看完整的书籍参考资料,同时可获得两次可评分的互动练习测试。

- 重要事件兴趣缺失。
- 最低限度地与人们表达感情。

5.持续存在两个或多个高警惕反应症状包括：

- 夸张的吃惊反应。
- 烦躁或易怒。
- 高度警觉。
- 入睡或睡眠困难。
- 注意力难以集中。
- 自我毁灭行为。

6.所有症状引起痛苦以及社会或职业功能损害。

7.症状不是由其他疾病或物质（如药物或酒精）引起。

预防

认知行为疗法（CBT）可用于创伤后应激障碍的预防和治疗。包括使用以创伤为中心的焦虑治疗，使患者恢复正常状态和正常的日常工作。此外，药物预防创伤后应激障碍已经得到了研究。具体包括创伤3个月内使用普萘洛尔，疗程为10天，以阻止记忆巩固。然而，使用普萘洛尔仍存在争议，研究未显示其对该人群有效。

治疗

创伤后应激障碍治疗的短期目标主要是降低症状的严重程度。长期目标强调生活质量的改善，包括适应功能的改善和整体缓解，以及防止创伤并发症和复发。各种干预方法的最终结果是让患者重新回到创伤前状态。创伤后应激障碍的治疗疗程至少是12个月。因为症状完全缓解很难实现，所以与患者讨论理想的治疗目标非常重要。同时，由于黑框警告信息提示可能增加自杀倾向或使症状恶化，所有患者在开始抗抑郁治疗时需密切监测（如早期随访、电话交流）。

非药物治疗

非药物治疗包括 CBT、眼动脱敏（EMDR）、暴露脱敏、压力训练、沟通治疗、应对技能和放松训练。然而，大多数已公布的数据支持使用 CBT。

药物治疗

一线药物

指南共识推荐选择性 5-羟色胺再摄取抑制剂（SSRIs）作为一线治疗，这类药物有效，且较其他药物安全性高。总体而言，SSRIs 减少麻木症状是有效的。SSRIs 类药物中，FDA 批准且最常用的是帕罗西汀和舍曲林（表 59-1）。帕罗西汀每日有效剂量为 20～60mg。然而，帕罗西汀是抗胆碱能最高的 SSRIs，最常见的不良反应是过度镇静和体重增加。其他的 SSRIs 如氟西汀、西酞普兰、艾司西酞普兰、氟伏沙明也显示出益处。数据表明舍曲林较西酞普兰减少麻木症状的效果更好。长期研究表明氟西汀（使用9个月）和舍曲林（使用16个月）有效。所有 SSRIs 初始应使用低剂量，并在数周内滴定至平均剂量（表59-1）。值得注意的是，在治疗的初期临床疗效并不明显，直至治疗后 8～12 周。与 SSRIs 相关的常见不良反应包括腹泻、性功能障碍、入睡困难/激动（帕罗西汀因为镇静作用，以上症状较少）。SSRIs 妊娠分级为 C 级，帕罗西汀除外（D 级）。推荐所有 SSRIs 逐渐减量（氟西汀例外），因为突然停药可能会发生戒断症状（如恶心、呕吐、出汗、头晕）。

二线药物

二线药物包括以前未使用过的其他 SSRI 或文拉法辛。

文拉法辛是 5-HT/NE 再摄取抑制剂（SNRI）。数据显示文拉法辛缓释制剂（平均剂量约:225mg/d）可以持续 6 个月获益，与使用 3 个月舍曲林（平均剂量约:150mg/d）疗效相似。

三线药物

三线药物包括米氮平或三环类抗抑郁药（TCAs）。米氮平提高 5-羟色胺的活性，而三环类抗抑郁药使 5-HT 和 NE 都增加。两项小规模研究证明米氮平 45mg/d，使用 8～12 周产生疗效。由于药理学特点，米氮平在较低剂量下表现出较强的镇静作用和体重增加；然而，当剂量继续增加时，药物镇静作用减弱。三环类抗抑郁药中，可使用丙咪嗪和阿米替林，使用 8 周以上有效。然而，三环类抗抑郁药由于心血管不良事件被归为三线用药。苯乙肼是一种单胺氧化酶抑制剂（MAOI），

表 59 - 1　PTSD 的药物治疗

药物(商品名)	FDA 批准[a]	初始剂量 (mg/d)	剂量范围 (mg/d)	频次[b]	剂型[c]	评价/不良反应
SSRIs						
西酞普兰 (Celexa)	N	20	20 ~ 60	qd	S,T	SSRIs 是一线药物; 充分起效时间 8 ~ 12 周;舍曲林和
艾司西酞普兰 (Lexapro)	N	10	10 ~ 20	qd	S,T	帕罗西汀是 FDA 批准的治疗 PTSD 的药物;帕罗西汀镇静作用最强;
氟西汀 (Prozac)	N	10 ~ 20	10 ~ 80	qd	C, S, SY, T,EC	CYP - 450 相互作用包括氟西汀 (3A4,2D6),帕罗西汀(2D6),氟
氟伏沙明 (Luvox)	N	50	100 ~ 250	qd,bid	EC,T	伏沙明(2D6,1A2,2C19); 帕罗西汀是妊娠 D 级,其他 SSRIs
帕罗西汀 (Paxil)	Y	10 ~ 20	20 ~ 50	qd	ET,OS,T	是妊娠 C 级; 恶心/呕吐;
舍曲林 (Zoloft)	Y	25 ~ 50	50 ~ 200	qd	S,T	性功能障碍; 腹泻/便秘
其他药物						
文拉法辛缓释 制剂 (Effexor XR)	N	37.5	37.5 ~ 225	qd,bid,tid	EC,ET,T	二线药物; 高剂量导致血压升高; 恶心/呕吐; 性功能障碍
阿米替林 (Elavil)	N	25 ~ 50	50 ~ 300	qd,bid,tid	T	由于不可耐受的不良反应,属于三 线药物
丙咪嗪 (Tofranil)	N	25 ~ 50	50 ~ 300	qd,bid,tid	T,C	抗胆碱能症状(如便秘、视觉模糊、 口干),镇静; 性功能障碍
米氮平 (Remeron)	N	15	15 ~ 45	qhs	D,T	由于证据有限和不良反应,属于三 线药物; 食欲增加/体重增加,镇静
苯乙肼 (Nardil)	N	15	15 ~ 90	tid,qid	T	由于药物 - 食物相互作用和不良 反应,属于最后一线药物;避免进 食酪胺含量高的食物; 直立性低血压; 镇静;水肿,体重增加;性功能障碍
哌唑嗪 (Minipress)	N	1	1 ~ 14	qd	C	多用于辅助治疗; 有噩梦症状优先使用; 可能需要高剂量; 直立性低血压; 心绞痛,心动过速

a. N,否;Y,是

b. bid,每日两次;qd,每日一次;qid,每日四次;qhs,每天临睡前;tid,每日三次

c. C,胶囊;D,(口服片剂)崩解剂;EC,缓释胶囊;ET,缓释片剂;OS,口服混悬制剂;S,口服溶液;SY,口服糖浆;T,片剂

比丙咪嗪更有效。然而，由于食物相互作用和不良事件，苯乙肼是最后的治疗选择。此外，三环类抗抑郁药和单胺氧化抑制剂过量对于有自杀意念的患者是致命的。

其他药物

哌唑嗪也可以用于创伤后应激障碍的治疗。该 α_1 肾上腺素受体阻滞剂已经证明它带来的获益，尤其是对于夜间并发症（例如，噩梦）的患者。一项大型持续 15 周的纳入患 PTSD 现役士兵的研究表明，使用哌唑嗪可以减少噩梦，改善睡眠。PTSD 伴噩梦和睡眠障碍的患者可以考虑使用哌唑嗪；然而，心脏病患者应谨慎使用。

第二代抗精神病药（SGAs）推荐作为抗抑郁药物或精神病症状（如攻击性、幻觉）的辅助治疗。利培酮、奥氮平、喹硫平已被用于小规模研究，结果良好。一项大型随机对照试验发现，利培酮辅助治疗与安慰剂相比不能有效地降低 PTSD 量表（CAPS）评分；然而，利培酮可能会减少重新体验和过度警惕症状。代谢综合征是第二代抗精神病药的主要并发症之一，特别是奥氮平和喹硫平。使用这些药物的患者应进行适当监测（例如，体重、体重指数、空腹血糖）。

苯二氮䓬类对于创伤后应激障碍是无效的。此外，缺乏支持使用安非他酮的证据。度洛西汀在一例报道中显示有效，但在另一例中却加剧症状。然而，这些病例报告混淆了共病和伴随使用的抗精神病药物。一项小型开放性研究发现，度洛西汀改善 PTSD 患者的 CAPS 评分。对情绪稳定剂（例如，托吡酯、双丙戊酸钠、噻加宾）进行了研究，但效果有限或无效。

特殊人群

儿童和青少年可以使用非药物和药物治疗。非药物治疗包括 CBT、心理治疗、疏导和支持疗法。CBT 研究最多，可以作为首选的治疗方法。

儿童和青少年使用的药物主要集中于 SSRIs 类抗抑郁药物。然而，黑框警告提示对于该群体（以及小于 25 岁的年轻人）这类药物有导致自杀的风险，用药时必须谨慎。老年患者一线药物治疗包括 SSRIs 类药物，与 TCAs 比较具有更高的安全性。

复发预防

已有研究使用氟西汀和舍曲林长期治疗。一项试验证明在患者完成初始 12 周氟西汀（平均剂量：53mg/d）的治疗后再进行 24 周的疗效。另一项研究证明在患者已经初步完成 36 周舍曲林（平均剂量 137mg/d）治疗后再进行 28 周的疗效。

案例应用

1. 下面哪些是创伤后应激障碍的症状？选择所有符合条件的答案。
   a. 复发，闯入症状，痛苦的回忆
   b. 失眠
   c. 回避关于创伤的谈话
   d. 高度警惕

阅读以下有关 2~3 题的案例。

LH，34 岁，女性，该患者几个月前离开餐厅时经历持枪抢劫威胁，随后持续存在关于该事件的回忆和噩梦。她发现自己难以再次提及该事件，并且极力避免使她回忆起该事件的情境。该患者近期被诊断为 PTSD。

2. 下列哪种药物可以作为该患者治疗 PTSD 的一线治疗方案？
   a. 苯乙肼
   b. 帕罗西汀
   c. 阿米替林
   d. 安非他酮

3. 除药物治疗外，LH 想获得非药物治疗。以下哪项非药物治疗 PTSD 具有最多证据支持，且常用于创伤后应激障碍的治疗？
   a. 团体心理咨询
   b. 压力预防训练
   c. 心理教育
   d. 认知行为治疗

4. 下列哪个 SSRIs 类药物被 FDA 批准用于治疗 PTSD？选出所有正确答案。
   a. 舍曲林
   b. 氟西汀
   c. 帕罗西汀
   d. 西酞普兰

5. TW，43 岁，男性，患 PTSD。他曾使用过几种药物，包括舍曲林、西酞普兰和文拉法辛；然而，服用这些药物并没有显著改善她的症状。医生打算使用阿普唑仑，1mg，

2 次/日,并询问这是否合适。你将如何回复医生?

a.阿普唑仑不能有效治疗 PTSD

b.阿普唑仑是有效的,然而,给药剂量应从0.5mg开始,每天两次

c.阿普唑仑是有效的且剂量恰当

d.阿普唑仑不是苯二氮䓬类中最适合的。最好使用氯硝西泮,0.5mg,每天两次

6. RB,27 岁,男性,退伍老兵,1 年前被诊断为 PTSD。起初服用氟西汀,但在服药后未取得任何疗效。过去两个月里他一直服用舍曲林 200mg/d,然而症状仍然存在。精神医生想更改患者的药物治疗方案,并征求药师的建议。以下哪些药物在 PTSD 的治疗中已经被证明疗效较好?选择所有符合条件的答案。

a.利培酮

b.文拉法辛

c.安非他酮

d.哌唑嗪

7. 推荐舍曲林用于治疗 PTSD 时的正确剂量范围是多少?

a.2 ~ 8mg/d

b.20 ~ 60mg/d

c.50 ~ 200mg/d

d.200 ~ 800mg/d

8. 下列通用名和商品名匹配正确的是哪项?选择所有符合条件的选项。

a.舍曲林 – Zoloft

b.帕罗西汀 – Prozac

c.西酞普兰 – Celexa

d.丙咪嗪 – Tofranil

9. AB,32 岁,女性,确诊为 PTSD。AB 咨询药剂师需要服用多长时间的药物以预防复发。PTSD 持续治疗的目标疗程是多久?

a.1 个月

b.6 个月

c.12 个月

d.5 年

10. CR,42 岁,男性,诊断为 PTSD。每天服用西酞普兰 20mg。1 个月后 CR 来医院再次开药,并告诉医生:"我感觉稍微好一些,但脑海里还是会重现当时的情形",你对该患者的建议是?

a.要求 MD 更换为其他 SSRI,如帕罗西汀

b.要求 MD 更换为文拉法辛

c.提醒患者,可能需要 8 ~ 12 周的时间让药物充分发挥作用

d.告知患者根据美国联邦法律,药物咨询不是你的责任

11. MN,23 岁,女性,肥胖,多年前车祸后被诊断为 PTSD。

虽然 MN 已经使用 SSRI 和其他药物治疗,她仍然反复发作,经常的关于车祸的噩梦以及白天产生轻微的幻觉。MN 的心理医生打算开具非典型抗精神病药来加强治疗同时能够避免体重增加的不良反应。作为临床药师你最可能推荐的药物是什么?

a.利培酮

b.喹硫平

c.奥氮平

d.氟哌啶醇

12. PK,32 岁,女性,被确诊患有 PTSD。她马上要组建一个家庭,并计划第二年怀孕。以下哪个药物妊娠等级是 D 级?

a.帕罗西汀

b.氟西汀

c.西酞普兰

d.舍曲林

13. 你会告知患者下列哪种药物存在药物 – 食物间相互作用,尤其要避免含酪胺的食物?

a.哌唑嗪

b.苯乙肼

c.文拉法辛

d.左洛复

14. PTSD 有关的主要神经递质有哪些?选择所有符合条件的答案。

a.单胺氧化酶

b.GABA

c. 5 – HT

d. NE

15. MR,男性,14 岁。近日被确诊为 PTSD。哪种药物有提示增加儿童自杀意念风险的黑框警告。如果该患儿正使用此药物,需要求密切监测该患者与此相关的不良事件。选择所有的正确答案。

a.阿立哌唑

b.劳拉西泮

c.舍曲林

d.氟西汀

16. PT,57 岁,男性,患 PTSD。他过去未接受过任何治疗。请为该患者提供起始药物治疗的建议。为下列药物选择次序进行排序。

无序选项	排序结果
文拉法辛	
舍曲林	
阿米替林	
托吡酯	

17. SB,23 岁,女性,患 PTSD,门诊主诉噩梦和入睡困难。目前她使用帕罗西汀 40mg/d,不能耐受更高剂量。以下哪种药物可作为该患者的辅助治疗?

　a. 奥氮平

　b. 哌唑嗪

　c. 安非他酮

　d. 阿普唑仑

18. SSRIs 已被证明在下列哪种核心症状中有效?

　a. 重复经历

　b. 麻木

　c. 回避

　d. 在任何核心症状没有效果

19. 哪种药物(s)有缓释制剂?选择所有符合条件的答案。

　a. 西酞普兰

　b. 文拉法辛

　c. 帕罗西汀

　d. 舍曲林

20. 以下 SSRIs 按剂量排序。以 SSER 最高剂量起始,最低剂量结束。

无序选项	排序结果
舍曲林	
艾司西酞普兰	
帕罗西汀	
氟西汀	

要点小结

■ PTSD 的非药物治疗应首选 CBT。

■ SSRIs 依然为所有人群治疗 PTSD 的一线方案。

■ 通常在治疗的 8 ~ 12 周才可观察到疗效。

■ 舍曲林和帕罗西汀是被 FDA 批准用于 PTSD 的 SSRIs。

■ SSRIs 中帕罗西汀导致镇静和体重增加的作用更强。

■ 如果患者使用 SSRIs 无效则可使用文拉法辛作为二线治疗药物。

■ 米氮平或 TCAs(例如,丙咪嗪、阿米替林)可以用作三线药物。

■ 哌唑嗪可起到降低 PTSD 患者噩梦严重程度的作用。

■ 若使用抗抑郁药部分有效或患者存在精神症状,则可选用第二代非典型抗精神病药辅助治疗。

■ 已证实苯二氮䓬和安非他酮在 PTSD 治疗中无效。

■ 情绪稳定剂和度洛西汀治疗 PTSD 的证据有限。

参考文献

DeBattista C. Antidepressant Agents//Katzung BG, Masters SB, Trevor AJ, et al. Basic & Clinical Pharmacology. 12th ed. New York, NY: McGraw – Hill,2012;chap 30.

Kirkwood CK, Melton ST, Wells BG. Anxiety Disorders II: Posttraumatic Stress Disorder and obsessive – compulsive disorder//DiPiro JT, Talbert RL, Yee GC, et al. Pharmacotherapy: A Pathophysiologic Approach. 9th ed. New York, NY: McGraw – Hill,2014;chap 54.

Molinoff PB. Neurotransmission and the central nervous system//Brunton LL, Chabner BA, Knollmann BC, et al. Goodman & Gilman's The Pharmacological Basis of Therapeutics. 12th ed. New York, NY: McGraw – Hill, 2011;chap 14.

O'Donnell JM, Shelton RC. Drug Therapy of Depression and Anxiety Disorders//Brunton LL, Chabner BA, Knollmann BC,et al. Goodman & Gilman's The Pharmacological Basis of Therapeutics. 12th ed. New York, NY: McGraw – Hill, 2011;chap 15.

Porter RJ, Meldrum BS. Antiseizure Drugs//Katzung BG, Masters SB, Trevor AJ, et al. Basic & Clinical Pharmacology. 12th ed. New York, NY: McGraw – Hill, 2012; chap 24.

第十部分

内分泌疾病

第60章 | 糖尿病

Jessica L. Kerr

译者 韩旭亮 李友佳 问媛媛

基础概述

糖尿病是一种胰岛素功能或分泌缺陷导致的以血糖升高为特征的疾病。糖尿病分为两种类型:1型(T_1DM)和2型(T_2DM)。其他亚型包括妊娠糖尿病(GDM)以及与激素分泌综合征、药物和胰腺疾病相关的继发糖尿病。T_1DM和T_2DM之间的关键区别在于病理生理、高血糖的病因以及临床表现。

T_1DM是细胞介导的自身免疫性过程,通过损伤胰岛 β 细胞而导致胰岛素缺乏。由于缺乏胰岛素,葡萄糖不能转化为能量使用。T_1DM的特点为起病突然,症状包括多饮、多尿、多食、体重减轻或酮症酸中毒。T_2DM则是胰岛素分泌受损和肝脏、肌肉以及脂肪组织的胰岛素抵抗。T_2DM患者能够产生胰岛素,但是不能满足自身葡萄糖代谢的需求。此外,T_2DM患者所产生的胰岛素不能在受体部位有效地发挥作用。

筛查和诊断

应对具有糖尿病风险的孕妇、超重的成年人和儿童进行筛查(表60-1)。筛查出可能进展为糖尿病或已患有糖尿病的患者。美国糖尿病协会(ADA)不建议以空腹血糖作为每位患者的筛查指标。有风险的患者需完成 ADA 糖尿病风险筛查实验。如果患者评分为10分或以上,推荐进行指尖血检查。筛查工具的在线版本可通过网络获得,网址为 http://www. diabetes. org/are - you - at - risk/diabetes - risk - test/。糖尿病或糖尿病前期通过评估糖化血红蛋白(HbA1c)、空腹或随机血糖、糖耐量实验(OGTT)进行诊断(表60-2)。HbA1c 可以评估最近2~3个月内血糖的控制情况,能够估计平均血糖(eAG)水平。eAG 为血糖水平值,eAG 的计算公式为:

$$eGA(mg/dL) = 28.7 \times HbA1c - 46.7$$

预防

改变生活方式能够显著影响糖尿病进展和改善胰岛素抵抗。例如,在糖尿病预防计划(DPP)研究中,把患者随机分为改变生活方式组、二甲双胍组和安慰剂组。生活方式干预组(每周150分钟运动锻炼和健康饮食)使糖尿病进展减少58%,而二甲双胍组减少31%。此外,ADA 共识发展专家组建议对有糖尿病风险的患者进行生活方式干预。口服二甲双胍、阿卡波糖、罗格列酮和奥利司他可有效预防糖尿病,然而由于其他药物的副作用,仅推荐二甲双胍用于糖尿病的预防。二甲双胍推荐用于有空腹血糖受损(IFG)、糖耐量受损(IGT)的肥胖人群和60岁以下合并其他的糖尿病风险人群糖尿病的预防。

糖尿病会伴随微血管、大血管和神经病变并发症(表60-3),ADA 建议:

- 血压和血脂达到控制目标
- 抗血小板治疗
- 戒烟
- 筛查和治疗肾病、视网膜病变以及神经病变
- 适当的脚部和牙齿护理
- 适宜的疫苗接种

治疗

ADA 建议控制血糖达到正常水平以预防微血管并发症。治疗干预应在不增加低血糖风险的情况下达到血糖控制。治疗的目标是 HbA1c 接近或低于7%。鼓励患者进行自我血糖监测,遵守医疗服务人员的建议,应对高血糖或低血糖问题(表60-4)。

批准用于控制 T_1DM 血糖的药物为胰岛素和胰淀素类似物。控制 T_2DM 血糖的药物包括口服

降血糖药、GLP－1受体激动剂或普兰林肽,联合或不联合胰岛素。抗高血糖药物应当基于其降糖的有效性、除降血糖以外的能够减少糖尿病并发症的作用、安全性、耐受性、使用方便性和费用进行选择。没有足够的数据表明哪一类或联合用药对糖尿病并发症更加有效。然而,数据显示不同的药物对血糖控制有差异。

注射治疗

胰岛素

　　胰岛素通过起效和作用持续时间、纯度、浓度三个参数进行分类。包括牛胰岛素和猪胰岛素在内的所有动物源胰岛素已在美国停止使用。可供使用的人胰岛素有两种:①应用DNA重组技术改变

表60－1　建议筛查糖尿病的成人、儿童和孕妇(GDM)

成人[a]	儿童[b]	孕妇[c]
BMI≥25kg/m² 并且有至少以下危险因素之一的成年人	在同年龄和性别中,BMI＞第85百分位数,体重或身高＞第85百分位数,或体重＞理想体重的120%,加至少以下两种危险因素的儿童:	所有妇女在进行孕前检查时,都应使用常规筛查标准进行 T₂DM 筛查。
■ 缺乏体力活动		妊娠24~28周前未发现有 T₂DM 的妇女
■ 一级亲属患有糖尿病		
■ 种族:非裔美国人,亚裔美国人,拉丁美洲人,印第安人,太平洋岛民	■ 种族:非裔美国人,亚裔美国人,拉丁美洲人,印第安人,太平洋岛民	
■ IFG 或 IGT 或 HbA1c≥5.7%	■ 一级或二级亲属中有 T₂DM	
■ HTN(≥140/90mmHg 或服用抗高血压药)	■ 母亲妊娠期间有糖尿病或 GDM 病史	
■ HDL－C＜35mg/dL 和/或 TG≥250mg/dL	■ 胰岛素抵抗的体征或伴随胰岛素抵抗的状况(PCOS,HTN,血脂异常,出生体重小于胎龄儿,黑棘皮病)	
■ 女性合并 PCOS		
■ 出生时体重＞9Ib(约为4kg)		
■ GDM		
■ CVD 病史		
■ 黑棘皮病		

　a.如果患者不符合以上标准,应在45岁开始筛查糖尿病前期和糖尿病

　b.如果青春期发生在较小年龄,筛查应在10岁或青春期开始时

　c.诊断为GDM的妇女,应在产后6~12周筛查糖尿病前期或糖尿病

　缩写:BMI,体重指数;CVD,心血管疾病;GDM,妊娠糖尿病;HDL－C,高密度脂蛋白胆固醇;HTN,高血压;IFG,空腹血糖受损;IGT,糖耐量受损;PCOS,多囊卵巢综合征;TG,甘油三酯

表60－2　糖尿病诊断及糖尿病前期分类

	血糖水平	诊断方法
正常血糖	FPG:60~90mg/dL	
糖尿病前期(存在风险)	IFG:100~125mg/dL 或 IGT:140~199mg/dL 或 HbA1c 5.7%~6.4%	IFG:所得标本测量 FPG 水平;空腹是指采集血液样本之前至少8小时内未摄入热量 IGT:75g 无水葡萄糖 OGTT 后2小时的标本
糖尿病	FPG≥126mg/dL[a] 或 餐后2小时血糖≥200mg/dL 或 随机血糖≥200mg/dL 加高血糖症状 或 HbA1c≥6.5%	空腹是指采集血液样本之前至少8小时内未摄入热量 2小时后血糖水平应在75g 无水葡萄糖 OGTT 2小时后获取 随机血糖定义为在一天内的任何时间采集血样,不考虑是否进餐 高血糖症状包括多尿、多饮和不能解释的体重减轻

　a.若未确诊糖尿病,这些指标应在不同时期反复检测进行确认

　缩写:FPG,空腹血糖;IFG,空腹血糖受损;IGT,糖耐量受损;OGTT,口服糖耐量试验

表 60 - 3 成年患者并发症的预防和管理

	目标	筛查/诊断	治疗
大血管并发症			
HTN[a]	SBP < 140mmHg DBP < 80mmHg	筛查:每次就诊时测量血压 诊断:SBP > 130mmHg 或 DBP > 80mmHg,在不同的几天	LSM 除 LSM 外 ACEI 类或 ARB 类 对于有复杂并发症的患者加用治疗药物时应增加血压监测次数以达到控制目标
高脂血症[b]	TC < 200mg/dL TG < 250mg/dL 女性 HDL - C > 50mg/dL 男性 HDL - C > 40mg/dL 没有 CVD 的患者 LDL - C < 100mg/dL 使用大剂量他汀类药物 有 CVD 的患者 LDL - C < 70mg/dL 中到高强度剂量他汀类	筛查:绝大多数患者每年检查空腹血脂。低风险的患者最少每 2 年 1 次 (LDL - C < 100mg/dL, HDL - C > 50mg/dL, 并且 TG < 150mg/dL)	除运动锻炼外,LSM 注重减少饱和脂肪酸、反式脂肪酸、胆固醇和 ω - 3 脂肪酸、纤维素、植物甾烷醇/甾醇摄入。 无论基线血脂水平如何,糖尿病患者有 CVD 或没有 CVD,但年龄超过 40 岁,有 1 个或多个 CVD 风险因素,应使用他汀类药物治疗。 复查特殊人群,确保没有禁忌证或发生非预期的副作用
抗血小板治疗	如无禁忌证或特殊人群,将接受抗血小板治疗	筛查:建议对抗血小板治疗患者每次就诊进行评估。	患者 Framingham 评分结果 > 10% , > 50 岁男性或 > 60 岁女性合并一项风险因素(高血压、吸烟、血脂异常、CVD 家族史或蛋白尿)应当开始每日 75 ~ 162mg 阿司匹林治疗,作为 T_1DM 和 T_2DM 的心血管疾病一级预防。 建议使用阿司匹林每日 75 ~ 162mg 作为有 CVD 病史的患者的二级预防。如果阿司匹林过敏,可以每天使用 75mg 氯吡格雷。复查特殊人群,确保没有禁忌证或发生非预期的副作用
戒烟	完全戒除	筛查:建议每次就诊时评估吸烟状况	包括戒烟咨询和戒除的治疗方式
微血管并发症			
肾病	减少进展为 CKD 或透析风险或延缓其进程。 达到 BP 和血糖目标	筛查:T_1DM 病程 ≥ 5 年和所有确诊 T_2DM 的患者每年检查尿蛋白	尿蛋白排泄增加至 > 30mg/24h 的非妊娠患者,应当使用 ACEI 类或 ARB 类 当 eGFR < 60mL/(min · 1.73m²),评估肾功能,监测 CKD
视网膜病变	减少导致失明或其他并发症的风险或延缓其进程。 达到 BP 和血糖目标	筛查: 成年人和 T_1DM 确诊 5 年内的 10 岁及以上的儿童 所有近期诊断为 T_2DM 的患者。 进一步的随访检查应每年完成 1 次[c] 先前有糖尿病、计划怀孕或已经怀孕的女性,应当在前三个月内进行一次检查	可以选择激光光凝术 视网膜病变不是使用保护心血管剂量的阿司匹林的禁忌证

	目标	筛查/诊断	治疗
神经病变	减少发生 DPN 的风险或延缓其进程 达到血糖控制目标	筛查: 1. 每年用简单的临床检查评估[针刺觉,振动觉(128Hz 音叉),DPN 双侧大趾远端跖区和跖关节 10g 单丝压力感觉] 2. 在诊断为 T₂DM 和 T₁DM 5 年后,患者应筛查心血管自主神经病变	建议药物缓解有关 DPN 症状和自主神经病变:TCA(阿米替林、去甲替林、丙咪嗪)、抗惊厥药(加巴喷丁、卡马西平、普瑞巴林[d]、度洛西汀[d])或辣椒素乳膏 选择外科治疗 戒烟
脚部护理	减少感染或截肢的风险 达到血糖控制目标	筛查:所有糖尿病患者每年应进行 1 次全面的足部检查,包括神经病变的筛查 建议初期筛查 PAD,如出现症状 建议尽可能计算 ABI	对患者提供教育 戒烟
牙齿护理	减少牙周感染或牙龈疾病的风险 达到血糖控制目标	筛查:每年 1~2 次	预防措施 良好的口腔卫生
感染性疾病			
流感疫苗接种	减少感染或死亡的风险	筛查:确定还未接种疫苗的患者 在夏季和整个流感季节与患者就该问题进行交流很重要	每年在流感流行季节提供流感疫苗
肺炎球菌疫苗接种	减少感染或死亡的风险	筛查:确定未接受接种的患者	在一生中进行 2 次疫苗接种
乙型肝炎	减少感染或死亡的风险	筛查:确定未接受接种的患者	>65 岁的患者,初始接种≥5 年前,并且初始接种时 <65 岁,再次进行接种 19~59 岁的患者进行接种。一旦患者≥60 岁,需进行临床判断

a. 由于患者有某些并发症或特殊情况(较年轻的患者、糖尿病诊断后病程较短),更低的血压目标是可以接受的

b. 2013AHA/ACC 高脂血管理指南不再建议特定的 LDL - C 目标,推荐中到高强度的他汀类的剂量。但是,2014 ADA 监护标准依然指出,如果患者药物治疗不能达到 LDL - C 目标,建议目标为降低 LDL - C 基线的 30% ~40%

c. 在一次或几次眼科检查正常之后,减少检查频率可能是恰当的

d. FDA 批准用于治疗糖尿病神经病变疼痛

缩写:ABI,踝臂指数;ACEI,血管紧张素酶转换酶抑制剂;ARB,血管紧张素受体抑制剂;BP,血压;CKD,慢性肾病;CrCl,肌酐清除率;CVD,心血管病;DBP,舒张压;DPN,远端对称性多神经病变;eGFR,肾小球清除率;HDL - C,高密度脂蛋白胆固醇;LSMs,生活方式改变;PAD,外周动脉疾病;SBP,收缩压;TC,总胆固醇;TG,甘油三酯

微生物基因生成的生物合成人胰岛素;②使用 DNA 重组技术通过面包酵母细胞生成的生物合成人胰岛素。人胰岛素抗原性更小,因此与动物源胰岛素相比,过敏风险更低。可供使用的胰岛素有两种浓度:U - 100 和 U - 500(分别表示每毫升的胰岛素单位数)。除非有患者正在使用 U - 500,药房一般不储备此浓度胰岛素。U - 500胰岛素和胰岛素类似物(赖脯胰岛素、门冬胰岛素、谷赖胰岛素、甘精胰岛素和地特胰岛素)需凭处方购买。胰岛素的作用机制是多方面的(表 60 - 5)。胰岛素制剂的药代动力学特点决定了给药方案。建议选择模仿胰岛素正常生理释放的方案。推荐 T₁DM 患者和需要胰岛素治疗的 T₂DM 患者使用基础胰岛素联合速效胰岛素。目前胰岛素按药动学分为以下四类:①速效胰岛素;②短效胰岛素;③中效胰岛素;④长效胰岛素(表 60 - 6)。胰岛素的不良反应包括低血糖反应、体重增加(胰岛素的同化作用和钠潴留引起外周水肿)和过敏。局

部过敏反应,在注射部位可能出现红疹、肿胀和荨麻疹。全身的过敏反应不常见,但所有胰岛素都可能引发。患者注射部位可能发生的反应包括脂肪增生(脂肪组织变厚)和脂肪萎缩(脂肪组织变薄)。这些反应可以通过轮换注射部位而减少。

胰淀素类似物

胰淀素是一种在胰岛 β 细胞分泌颗粒中与胰岛素一起分泌的神经激素。普兰林肽是人工合成的胰淀素类似物,用于降低餐后血糖。其通过抑制糖异生、减慢胃排空和产生饱腹感而限制餐后血糖的释放。普兰林肽可用于 T_1DM 和 T_2DM。胃肠道不良反应较常见,包括恶心(T_2DM 20% ,T_1DM 40%)、呕吐(10%)和厌食。可以通过使用低剂量进行初始治疗,待前一剂量的不良反应耐受时再逐渐增加剂量。由于葡萄糖依赖的作用机制,单药治疗时不需关注低血糖反应。与餐前速效或短效胰岛素合用时,胰岛素的用量需要减半。促动力药可能与普兰林肽产生相互作用。如果必需使用快速吸收的促动力药,建议在给予普兰林肽 1 小时前或 3 小时后使用。表 60 - 7 列出了普兰林肽的主要特点。

胰高血糖素样肽(GLP - 1)受体激动剂

GLP - 1 在肠道中释放,刺激葡萄糖依赖的胰岛素释放。循环中的内生 GLP - 1 在几分钟内就被二肽基肽酶Ⅳ(DPP - Ⅳ)分解。其降低空腹和餐后血糖的机制为葡萄糖依赖型。GLP - 1 类似物能抑制胰高血糖素释放,减少肝脏葡萄糖生成,促进第一时相胰岛素释放,延缓胃排空,降低食欲。由于胃排空的改变,许多不良反应与普兰林肽相同。新一代 GLP - 1 类似物改善了耐受性并进一步降低 HbA1c。可能产生过饱的感觉,应当指导患者缓慢进食,并限制每餐进食量。当与胰岛素促泌剂或胰岛素合用时,低血糖反应会增加。表 60 - 7 列出了 GLP - 1 类似物的主要特点。

口服治疗

胰岛素促泌剂

磺酰脲类 磺酰脲类分为第一代和第二代,区别在于副作用、蛋白结合率以及疗效。第二代磺酰脲类(格列本脲、格列吡嗪和格列美脲)效能比第一代(醋磺环己脲、氯磺丙脲、甲磺氮卓脲、甲苯磺丁脲)强 100 ~ 200 倍。但等效剂量下,磺酰脲类的降血糖作用相同。磺酰脲类与胰岛 β 细胞的磺酰脲受体 1(SUR1)结合,阻断 ATP 敏感的 K^+ 通道,使得钾离子外流减少,细胞膜去极化。钙离子通道打开, Ca^{2+} 进入细胞。细胞内 Ca^{2+} 增加使胰岛素分泌颗粒移向细胞表面,使得胰岛素分泌。此外,磺酰脲类能刺激生长抑素的释放,胰高血糖素的分泌减少。磺酰脲类通过肝脏代谢为有活性或无活性的代谢物。磺酰脲类的原药或活性代谢物通过肾脏排泄,需要根据肾功能调整剂量,以减少低血糖风险。半衰期长的磺酰脲类(氯磺丙脲和格列本脲)低血糖反应更常见。其他不良反应包括皮疹、红斑、荨麻疹、瘙痒、消化不良、恶心、呕吐和体重增加。使用第一代磺酰脲类的氯磺丙脲和甲苯磺丁脲时,应注意双硫仑反应。氯磺丙脲能够通过增强抗利尿激素在肾脏集合管的作用,导致抗利尿激素分泌异常综合征反应,进而引起低钠血症。涉及磺酰脲类的药物间相互作用包括改变蛋白结合以及增强或抑制细胞色素 P450(CYP)2C9 的药物。由于第一代磺酰脲类不良反应较多,建议使用第二代磺酰脲类。表 60 - 7 列出了磺酰脲类的主要特点。

表 60 - 4　血糖目标[a,b]

HbA1c	<7%
空腹 SMBGs	70 ~ 130mg/dL
餐后 SMBGs	<180mg/dL 开始进餐的 1 ~ 2 小时之后

a. 非妊娠成年人
b. 特殊患者可能会增加并发症或低血糖风险,可以选择不达到这些目标
缩写:SMBGs,自我监测血糖

表 60 - 5　胰岛素的作用机制

- 促进肌肉和脂肪组织吸收葡萄糖
- 促进肝脏吸收葡萄糖
- 促进氨基酸的吸收和蛋白质合成
- 抑制肝脏产生葡萄糖
- 抑制脂肪组织甘油三酯的分解
- 抑制蛋白质分解

表 60 − 6　胰岛素的药理学特点

胰岛素	商品名 (制造商)	起效时间 (h)	达峰时间 (h)	持续时间 (h)	备注
速效胰岛素					
门冬胰岛素	NovoLog (诺和诺德)	≤0.25	0.5 ~ 1.5	3 ~ 4	■ 餐时胰岛素 ■ 给药途径:SC, IV, CSII ■ 可用于胰岛素给药装置(笔) ■ 浓度:U − 100 ■ 制剂 　1. NovoLog 　2. NovoLog70/30(精蛋白门冬胰岛素/门冬胰岛素) ■ 仅能与 NPH 混合 ■ 未开封的冷藏药瓶/装置:保质至有效期 ■ 打开的药瓶/装置:无论是否冷藏,保质期为28 天(一旦装置打开,不应再冷藏) ■ 妊娠分级 B ■ 哺乳期:是否从人乳中排出未知
赖脯胰岛素	Humalog (礼来公司)	≤0.25	0.5 ~ 1.5	3 ~ 4	■ 餐时胰岛素 ■ 给药途径:SC, IV, CSII ■ 可用于胰岛素给药装置(笔) ■ 浓度:U − 100 ■ 制剂 　1. Humalog 　2. Humalog50/50(精蛋白赖脯胰岛素/赖脯胰岛素) 　3. Humalog75/25(精蛋白赖脯胰岛素/赖脯胰岛素) ■ 仅能与 NPH 混合 ■ 未开封的冷藏药瓶/装置:保质至有效期 ■ 打开的药瓶或装置:无论是否冷藏,保质期为28 天(一旦装置打开,不应再冷藏) ■ 妊娠分级 B ■ 哺乳期:是否在人乳中排出未知
谷赖胰岛素	Apidra (赛诺菲 − 安万特)	≤0.25	0.5 ~ 1.75	1 ~ 3	■ 餐时胰岛素 ■ 给药途径:SC, IV, CSII ■ 可用于胰岛素给药装置(笔) ■ 浓度:U − 100 ■ 仅能与 NPH 混合 ■ 未开封的冷藏药瓶/装置:保质至有效期 ■ 打开的药瓶/装置:无论是否冷藏,保质期为28 天(一旦装置打开,不应再冷藏) ■ 妊娠分级 C ■ 哺乳期:是否从人乳中排出未知

续表

胰岛素	商品名（制造商）	起效时间（h）	达峰时间（h）	持续时间（h）	备注
短效胰岛素					
普通胰岛素	Humulin R（礼来公司） Novolin R（诺和诺德）	0.5~1	2~3	3~6	■ 餐时胰岛素 ■ 给药途径:SC, IV, CSII ■ 可用于胰岛素给药装置(笔) ■ 浓度:U-100 和 U-500(仅 Humulin R) ■ 制剂 　1. Humulin R 　2. Humulin 70/30(混悬低精蛋白胰岛素/普通胰岛素) 　3. Novolin R 　4. Novolin 70/30(混悬低精蛋白胰岛素/普通胰岛素) 　5. ReliOn R 　6. ReliOn70/30(混悬低精蛋白胰岛素/普通胰岛素) ■ 仅能与 NPH 混合 ■ 未开封的冷藏药瓶/装置:保质至有效期 ■ 打开的药瓶/装置:参考说明书(一旦装置打开,不应再冷藏) ■ 妊娠分级 B ■ 哺乳期:是否从人乳中排出未知
中效胰岛素					
NPH	HumulinN（礼来公司） NovolinN（诺和诺德）	1~4	4~10	10~16	■ 基础胰岛素 ■ 给药途径:SC ■ 可用于胰岛素给药装置(笔) ■ 制剂 　1. HumulinN 　2. Humulin70/30(混悬低精蛋白胰岛素/普通胰岛素) 　3. NovolinN 　4. Novolin70/30(混悬低精蛋白胰岛素/普通胰岛素) 　5. ReliOn N 　6. ReliOn70/30(混悬低精蛋白胰岛素/普通胰岛素) ■ 浓度:U-100 ■ 仅可与短效或速效胰岛素混合 ■ 未开封的冷藏药瓶/装置:保质至有效期 ■ 打开的药瓶/装置:参考说明书(一旦装置打开,不应再冷藏) ■ 妊娠分级 B ■ 哺乳期:是否从人乳中排出未知

续表

胰岛素	商品名（制造商）	起效时间（h）	达峰时间（h）	持续时间（h）	备注
长效胰岛素					
甘精胰岛素	Lantus（赛诺菲－安万特）	1.5	无	20~24	■ 基础胰岛素 ■ 给药途径:SC ■ 可用于胰岛素给药装置(笔) ■ 浓度:U-100 ■ 不可与任何其他胰岛素/溶液相混合 ■ 未开封的冷藏药瓶/装置:保质至有效期 ■ 打开的药瓶/装置:无论是否冷藏,保质期为28天(一旦装置打开,不应再冷藏) ■ 妊娠分级 C ■ 哺乳期:是否从人乳中排出未知
地特胰岛素	Levemir（诺和诺德）	1.5	相对无	12~24	■ 基础胰岛素 ■ 给药途径:SC ■ 可用于胰岛素给药装置(笔) ■ 浓度:U-100 ■ 不可与任何其他胰岛素/溶液相混合 ■ 未开封的冷藏药瓶/装置:保质至有效期 ■ 打开的药瓶/装置:无论是否冷藏,保质期为42天(一旦装置打开,不应再冷藏) ■ 妊娠分级 B ■ 哺乳期:是否从人乳中排出未知

缩写:CSII,持续皮下胰岛素注射;IV,静脉注射;SC,皮下注射

短效促泌剂

格列奈类　那格列奈是苯丙氨酸衍生物,瑞格列奈是苯甲酸衍生物。它们除了刺激胰岛 β 细胞分泌胰岛素具有葡萄糖依赖性以外,作用机制与磺酰脲类相似,这是其降低餐后血糖的作用原因。由于葡萄糖依赖的作用机制,血糖水平降低至正常的同时,胰岛素的释放也减少。这种作用机制和较短的作用时间,使其与磺酰脲类相比,低血糖风险更低。格列奈类药物也可能导致体重增加。格列奈类药物作用时间较短,应当在餐前30分钟服用。其通过 CYP 450 3A4 代谢,可能存在药物相互作用。同时使用吉非贝齐和瑞格列奈可能产生严重的低血糖反应,为配伍禁忌。那格列奈通过 CYP 450 代谢,其中约70%通过 CYP2C9代谢,约30%通过 CYP3A4 代谢。短效促泌剂不能与磺酰脲类联合使用。对于 HbA1c 目标值低于7%以及餐后血糖高的患者,使用瑞格列奈和那格列奈是有益的。表60-7列出了格列奈类的主要特点。

酶抑制剂

α－糖苷酶抑制剂　阿卡波糖和米格列醇通过竞争性抑制诸如麦芽糖酶、异麦芽糖酶、蔗糖酶、糖化淀粉酶,延缓蔗糖和多糖在小肠刷状缘上的分解。它们的作用是降低餐后血糖。由于不会刺激胰岛素的分泌,单药治疗通常不会产生低血糖反应。单用或与其他抗高血糖药物合用发生低血糖反应时,建议口服葡萄糖或含有乳糖的牛奶。副作用包括胃肠道反应,如腹胀、腹泻、胀气。从低剂量开始,缓慢增加剂量可以减少或消除胃肠道症状。此类药物吸收很少,因此通常极少发生药物之间相互作用。表60-7列出了 α－糖苷酶抑制剂的主要特点。

胰岛素增敏剂

双胍类　二甲双胍是一种胰岛素增敏剂,增强胰岛素在肌肉和脂肪组织中的作用。此外,二甲双胍能够减少肝脏葡萄糖的产生。二甲双胍通

表 60 - 7 用于 T₁DM 和 T₂DM 治疗的非胰岛素药物

通用名	商品名	分类	FDA 适应证	给药剂量	药代动力学	妊娠分级	监测	临床事项
普兰林肽	Sylin	胰淀素类似物	T_1DM、T_2DM	T_1DM:起始剂量 15μg tid,随餐服用,逐渐增加剂量,至最大剂量 60μg tid T_2DM:起始剂量 60μg tid,随餐服用,逐渐增加剂量,至最大剂量 120μg tid	A:30%~40% BA D:PPB 结合不广泛 M:肾脏 E:肾脏	C	肾功能;HbA1c	1. 当开始使用普兰林肽时,餐前胰岛素减少 50% 2. GI 功能紊乱患者使用时应谨慎 3. 患者接受需要 GI 快速吸收的口服药物时应谨慎 4. 不应用于 HbA1c > 9% 的患者
艾塞那肽	Byetta (bid)	肠促胰岛素类似物	T_2DM	起始剂量为 5μg bid,4 周内逐渐增加剂量,至最大 10μg bid 两次剂量之间隔应有 6 小时,通常于早、晚餐前 60 分钟给药	A:65%~76% BA D:ND M:ND E:肾脏	C	肾功能;HbA1c;急性胰腺炎症状和体征;甲状腺风险	1. 轻至中度肝损伤或肾损伤无须剂量调整 2. CrCl < 30ml/min 不推荐使用(特别是艾塞那肽制剂) 3. GI 功能紊乱患者使用应谨慎 4. 接受需要 GI 迅速吸收的口服药物患者,使用应谨慎 5. 有减轻体重的效果(下降 0.3~2.6kg) 6. 上市后观测到有发生急性胰腺炎的病例。筛查甲状腺癌 7. HbA1c > 9% 不应使用
	Bydureon (qwk)			起始和滴定剂量均为每周 2mg	微球释放缓慢,Bydureon 达到稳态需 6~7 周			
利拉鲁肽	Victoza	肠促胰岛素类似物	T_2DM	起始剂量为 0.6mg qd×7 天,逐渐增加至 1.2mg qd×7 天,如血糖控制需要,可逐渐增加剂量至最大 1.8mg qd	A:55% BA D:广泛的 PPB M:ND E:尿/粪中的 < 6%	C	HbA1c;急性胰腺炎的体征和症状;甲状腺癌风险	1. GI 反应症状与剂量有关,随着用药时间的增加而减轻 2. 已有过敏反应的报道 3. 已有急性和慢性胰腺炎的报道 4. 在动物试验中发现剂量和疗程相关的甲状腺 C 细胞肿瘤
醋磺己脲	Dymelor	磺脲类(第一代)	T_2DM	起始剂量 250mg qd 至 bid,逐渐增加剂量至最大每天 1500mg	A:ND D:60%~90% PPB M:肝脏(非活性/活性代谢物) E:肾脏 80%	C	肝肾功能;HbA1c;电解质	1. 母体药物和活性代谢物需肾脏清除,肾功能受损不宜使用 2. 肝功能受损需剂量调整 3. 与第二代磺脲类相比,由于不良反应和低血糖风险,不推荐使用
氯磺丙脲	Diabinese	磺脲类(第一代)	T_2DM	起始剂量 250mg qd,逐渐增加剂量至最大每天 750mg 平顶曲线效应:绝大多数患者每天 500mg	A:ND D:ND M:肝脏,中量 E:肾脏 80%~90%(尿中无变化)	C	肝肾功能;HbA1c;电解质	1. 肝肾功能受损患者用药需谨慎,无剂量调整建议 2. 与第二代磺脲类相比,由于不良反应和低血糖风险,不推荐使用

续表

通用名	商品名	分类	FDA适应证	给药剂量	药代动力学	妊娠分级	监测	临床事项
妥拉磺脲	Tolinase	磺脲类(第一代)	T₂DM	起始剂量 100mg/d,逐渐增加剂量,至最大 1000mg/d	A:ND D:ND M:肝脏,大量(活性代谢物) E:肾脏 85%;粪便 7%	C	肝肾功能;HbA1c;电解质	1.肝肾功能受损用药需谨慎,无剂量调整建议 2.与第二代磺脲相比,由于不良反应和低血糖风险,不推荐使用
甲苯磺丁脲	Orinase	磺脲类(第一代)	T₂DM	起始剂量 1~2g qd 或分次服用,逐渐增加剂量,至最大剂量 3g/d	A:ND D:80%~99% PPB M:肝脏,大量(无活性代谢物) E:肾脏,大量	C	肝肾功能;HbA1c;电解质	1.肝肾功能受损用药需谨慎,无剂量调整建议 2.与第二代磺脲类相比,由于不良反应和低血糖风险,不推荐使用
格列吡嗪	Glucotrol	磺脲类(第二代)	T₂DM	起始剂量 2.5~5mg qd 或 bid,逐渐增加剂量,至最大 40mg/d(qd 或分次服用)	A:100% BA D:97%~99% PPB M:肝脏,大量(无活性代谢物) E:肾脏 63%~89%;粪便 11%	C	肝肾功能;HbA1c	1.格列吡嗪比格列本脲低血糖反应发生率低,与格列美脲的低血糖反应相当 2.肾功能不全时磺脲类首选 3.由于其 MOA,适用于疾病进展早期
格列吡嗪	Glucotrol XL	磺脲类(第二代)	T₂DM	起始剂量 5~10mg/d,逐渐增加剂量,至最大 20mg/d	A:100% BA D:97%~99% PPB M:肝脏,大量(无活性代谢物) E:肾脏 63%~89%;粪便 11%	C	肝肾功能;HbA1c	1.格列吡嗪比格列本脲低血糖反应可能更少,与格列美脲的低血糖反应相当 2.肾功能受损时磺脲类治疗的首选 3.由于其 MOA,适用于疾病进展早期
格列本脲	Diaveta Micronase	磺脲类(第二代)	T₂DM	起始剂量 1.25~5mg qd 至 bid,逐渐增加剂量,至最大 20mg/d(qd 或分次服用)	A:ND D:99% PPB M:肝脏,大量(活性代谢物) E:肾脏 50%	B	肝肾功能;HbA1c	在尿中排泄的原药多达 50%,不建议用于 CrCl<50ml/min 的患者

续表

通用名	商品名	分类	FDA适应证	给药剂量	药代动力学	妊娠分级	监测	临床事项
格列本脲微粉	Glynase	磺脲类（第二代）	T₂DM	起始剂量 1.25~3mg qd 至 bid，逐渐增加剂量，至最大 12mg/d（qd 或分次服用）	A:ND D:99% PPB M:肝脏，大量（活性代谢物） E:肾脏 50%	B	肝肾功能；HbA1c	尿中排泄的原药多达 50%，不建议用于 CrCl <50ml/min 的患者
格列美脲	Amaryl	磺脲类（第二代）	T₂DM	起始剂量 1~2mg/d，逐渐增加剂量，至最大 8mg/d	A:100% BA D:>99% PPB M:肝脏（CYP2C9） E:肾脏 60%	C	肝肾功能；HbA1c	肝肾功能受损用药需谨慎，无剂量调整建议
那格列奈	Starlix	格列奈类	T₂DM	起始和最大剂量为 120mg tid 未进餐不要服药	A:72%~75% BA D:97%~99% PPB M:肝脏，大量（CYP3A4/2C9） E:肾（尿中 13%~14% 原药）	C	肝肾功能；HbA1c	1.因为 MOA 类似，不建议与磺脲类联用 2.中、重度肝损伤需慎重 3.与能置换出白蛋白结合的药物合用，可能产生相互作用和并发症
瑞格列奈	Prandin	格列奈类	T₂DM	HbA1c <8%，起始剂量为三餐时每次 0.5mg，逐渐增加剂量至最大 16mg/d，HbA1c >8%，起始剂量为三餐时每次 1~2mg，逐渐增加餐时剂量至最大 16mg/d。未进餐不要服药	A:56% BA D:>98% PPB M:肝脏，大量（CYP3A4/2C8） E:粪便 90%，肾脏 8%（尿中原药 0.1%）	C	肝肾功能；HbA1c	1.因为 MOA 类似，不建议与磺脲类联用 2.中、重度肝功能受损慎用 3.与能置换出白蛋白结合的药物合用，可能产生相互作用和并发症
阿卡波糖	Precose	α-糖苷酶抑制剂	T₂DM	起始剂量为三餐时每次 25mg，逐渐增加剂量至最大 50mg tid[a] 未进餐不要服药	A:<2% BA D:ND M:独特的 GI 方式:（肠道菌群） E:粪便 51%，肾脏 34%	B	肝肾功能；HbA1c	1.治疗低血糖反应必须使用单糖 2.无 Scr >2mg/dl 患者研究资料，因此不建议使用 3.由于不良反应，胃肠道功能紊乱患者应避免使用

续表

通用名	商品名	分类	FDA 适应证	给药剂量	药代动力学	妊娠分级	监测	临床事项
米格列醇	Glyset	α-糖苷酶抑制剂	T_2DM	起始剂量为三餐时每次 25mg,逐渐增加剂量至最大 100mg tid 未进餐不要服药	A:50%~100% BA,与剂量有关 D:<4% PPB M:不代谢 E:肾脏>95%(尿中原药)	B	肾功能; HbA1c	1. 治疗低血糖反应必须使用单糖 2. CrCl<25mL/min 的患者,血清米格列醇浓度增加2倍 3. 由于不良反应,胃肠道功能紊乱患者应避免使用
二甲双胍	Glucophage Riomet(solution)	双胍类	T_2DM	起始剂量为 500mg bid 或 850mg/d,逐渐增加剂量,至最大 2550mg/d	A:50%~60% BA D:90% PPB M:不代谢 E:肾脏 90%	B	肝肾功能; HbA1c; 乳酸性酸中毒的体征和症状	1. 由于乳酸性酸中毒风险,二甲双胍禁用于 Scr>1.4mg/dl 的女性和 Scr>1.5mg/dl 的男性 2. 其他情况或药物引起的低灌注,合用二甲双胍可能增加乳酸性酸中毒的风险,应当谨慎 3. 金属味
二甲双胍缓释制剂	Glucophage XR Fortamet Glumetza	双胍类	T_2DM	起始剂量 500mg/d,逐渐增加剂量,至最大 2500mg/d				
吡格列酮	Actos	TZD	T_2DM	起始剂量 15~30mg/d,逐渐增加剂量,至最大 45mg/d	A:ND BA D:>90% PPB M:肝脏(CYP2C8/3A4;活性代谢物) E:粪便排泄/原药经肾脏 15%~30%:代谢物/结合形式	C	肝功能; HF 的水肿体征/症状	1. 可能引发或加重 HF 2. 有症状的 HF 患者不建议用使用 3. 禁用于 NYHA Ⅲ/Ⅳ 4. 吡格列酮比罗格列酮有更积极的调脂效果 5. 用药1年后有并发膀胱癌的风险

续表

通用名	商品名	分类	FDA 适应证	给药剂量	药代动力学	妊娠分级	监测	临床事项
罗格列酮	Avandia	TZD	T₂DM	起始剂量 4mg qd 或分次服用，逐渐增加剂量，至最大 8mg/d	A:99% BA D:99.8% PPB M:肝脏,广泛(CYP2C8/9) E:肾脏 64%（尿中无原药）粪便:23%	C	肝功能； HF 的水肿症状和体征	1. 可能引发或加重 HF 2. 有症状的 HF 患者不建议使用 3. 禁用于 NYHA Ⅲ／Ⅳ 4. 根据 REMS 标准调整用药
西格列汀	Januvia	DPP – Ⅳ 抑制剂	T₂DM	起始和最大剂量为 100mg/d 根据肾功能调整： 1. 每天 50mg:CrCl≥30 ~ <50ml/min 或男性 Scr >1.7 ~ ≤3.0mg/dl 或女性 Scr >1.5 ~ ≤2.5mg/dl 2. 每天 25mg：严重和 ESRD CrCl<30ml/min 或男性 Scr >3.0mg/dl 或女性 Scr >2.5mg/dl	A:87% BA D:38% PPB M:肝脏,很少(CYP3A4/2C8) E:肾脏 87%（尿中 79% 原药）	B	肾功能； HbA1c	1. 联用时减少磺脲类剂量 2. 已有 SJS,水肿,过敏报道 3. 需根据肾功能调整剂量 4. 胰腺炎风险
沙格列汀	Onglyza	DPP – Ⅳ 抑制剂	T₂DM	起始剂量每天 2.5mg 或 5mg，逐渐增加剂量，至最大 5mg/d 根据肾功能调整：每天 2.5mg，CrCl<50ml/min	A:ND D:可以忽略 PPB M:肝脏（CYP 3A4/5，活性代谢物） E:肾脏/肝脏	B	肾功能； HbA1c	1. 联用时减少磺脲类剂量 2. 需根据肾功能调整剂量 3. 胰腺炎风险
利格列汀	Tradjenta	DPP – Ⅳ 抑制剂	T₂DM	5mg/d	A:ND D:PPB 与浓度有关 M:ND E:肾脏 5%（尿中 90% 为原药）	B	HbA1c	1. 联用时减少磺脲类剂量 2. 无须根据肾功能调整剂量 3. 胰腺炎风险
阿格列汀	Nesina	DPP – Ⅳ 抑制剂	T₂DM	25mg/d 根据肾功能调整： 1. 如果 CrCl≥30 ~ <60ml/min，每天 12.5mg 2. 如果 CrCl <30ml/min，每天 6.25mg	A:100% BA D:20% PPB M:部分 CYP2D6/ CYP3A4 E:75% 肾脏,13% 粪便	B	肾功能； HbA1c	1. 联用时减少磺脲类剂量 2. 已有 SJS,水肿,过敏报道 3. 需根据肾功能调整剂量 4. 胰腺炎风险

续表

通用名	商品名	分类	FDA适应证	给药剂量	药代动力学	妊娠分级	监测	临床事项
卡格列净	Invokana	SGLT2抑制剂	T₂DM	起始剂量餐前100mg，每天1次，可以增加剂量至每天300mg。如果eGFR <60mL/(min·1.73m²)，每天不要超过100mg。如果eGFR <45mL/(min·1.73m²)，不要使用	A:65% BA; D:PPB广泛结合(99%); M:O-葡萄糖醛酸的3A4(7%); E:肾脏	C	肾功能; HbA1c; 血脂; 血压	1.根据肾功能调整剂量 2.可能发生生殖系真菌感染 3.有高钾血症和低钠血症报道，监测体液情况 4.低血压 5.临床研究中观察到膀胱癌发生率不均等(达格列净)
达格列净	Farxiga	SGLT2抑制剂	T₂DM	起始剂量每天早晨5mg，可以增加至每天早晨10mg。如果eGFR <60mL/(min·1.73m²)不要使用	A:剂量10mg 78%; D:91% PPB; M:UGT1A9，较少CYP450; E:肾脏75%粪便21%	C	肾功能; HbA1c; 血脂; 血压	1.根据肾功能调整剂量 2.可能发生生殖系真菌感染 3.有高钾血症和低钠血症报道，监测体液情况 4.低血压 5.临床研究中观察到膀胱癌发生率不均等
溴隐亭	Cycloset	多巴胺受体激动剂	T₂DM	起始剂量0.8mg/d，每周逐渐增加剂量，至最大1.6~4.8mg/d	A:65%~95% BA; D:90%~96% PPB; M:大多数通过GI和肝脏(CYP3A4); E:胆汁	B	肝肾功; HbA1c; 血压	1.低血压 2.嗜睡 3.精神病患者使用溴隐亭治疗可使疾病加重，或降低治疗精神病药物的疗效 4.与多巴胺受体抑制剂可产生相互作用 5.慎用于肝肾功能受损-无剂量调整参考 6.对血脂无作用

a. 如果患者>60kg，最大剂量为100mg tid

缩写：BA，生物利用度；bid，每天两次；CrCl，肌酐清除率；CYP，细胞色素P450；ESRD，终末期肾病；GI，胃肠道；HF，心衰；MI，心肌梗死；MOA，作用机制；ND，无记录；NYHA，纽约心脏病协会；PPB，血清蛋白结合；Scr，血清肌酐；SJS，史-约综合征；tid，每天三次；T₁DM，1型糖尿病；T₂DM，2型糖尿病；UGT，尿苷二磷酸葡萄糖醛酸转移酶；qd，每天一次；REMS，风险评估和缓解策略过肾小管分泌和肾小球过滤,由肾脏排泄,肾功能不全的患者禁用(女性血清肌酐≥1.4mg/dL,男性血清肌酐≥1.5mg/dL;肌酐清除率≤60mL/min)。肾功能不全患者使用二甲双胍可能会造成乳酸性酸中毒。虽然乳酸性酸中毒较罕见,但是影响乳酸的产生或聚集的情况(中风、心衰、近期心肌梗死、慢性阻塞性肺病)存在时会增加乳酸中毒风险。约有 30% 使用二甲双胍的患者发生胃肠道副作用,包括腹泻和腹部不适。饭后服药、较低起始剂量、在几周内逐渐增加剂量或使用缓释制剂可以减少胃肠道不良反应。二甲双胍作为绝大多数 T_2DM 患者的一线治疗疗物。表 60 - 7 列出了二甲双胍的主要特点。

噻唑烷二酮类(TZDs 或格列酮类)　TZDs 是胰岛素增敏剂能够在肌肉、肝脏和脂肪组织产生间接作用。第二代 TZDs,吡格列酮和罗格列酮与位于脂肪和血管细胞的过氧化物酶体增殖物激活受体 γ(PPAR - γ)结合,这类受体调节碳水化合物和脂类的代谢。吡格列酮能增加 PPAR - α 的活性,对调节甘油三酯和高密度脂蛋白胆固醇(HDL - C)水平有益。两种药物都能引起液体潴留和水肿,引发或加重心衰。TZDs 禁用于纽约心脏协会(NYHA)心衰分级 Ⅲ 级和 Ⅳ 级的患者,慎用于 NYHA 分级 Ⅰ 级和 Ⅱ 级的心衰患者和其他心脏病患者。用药后体重通常会增加 2 ~ 4kg 且 HbA1c 会大幅下降。绝经妇女使用 TZDs 可增加四肢骨折的风险。二代 TZDs 极少发生肝毒性,但是建议检查基线转氨酶水平并定期监测。表 60 - 7 列出了 TZDs 的主要特点。

二肽基肽酶- Ⅳ(DPP - Ⅳ)抑制剂

阿格列汀、利格列汀、西格列汀和沙格列汀是 DPP - Ⅳ 抑制剂。这类药物抑制 DPP - Ⅳ 的活性,具有葡萄糖依赖性,延长机体分泌的胰高血糖素样肽 1(GLP - 1)的半衰期。从而促进胰岛素分泌,降低餐后血糖。其作用机制与胰淀素类似物和肠促胰岛素类似物相同,但不改变胃排空。可能发生轻度的低血糖反应,当与磺脲类或二甲双胍合用时低血糖反应增加。不良反应包括上呼吸道感染、鼻咽炎、头痛和泌尿系感染。荨麻疹和神经血管性水肿已有报道。由于经过肝脏代谢,与强效 CYP3A4/3A5 抑制剂合用时,应当减少沙格列汀剂量。肾功不全患者选用 DPP - Ⅳ 抑制剂应当注意调整剂量。表 60 - 7 列出了 DPP - Ⅳ 抑制

剂的主要特点。

钠葡萄糖转运体2 蛋白抑制剂(SGLT -2 抑制剂)

卡格列净和达格列净抑制 SGLT - 2,在近曲小管 S1 段促进肾脏排泄葡萄糖,从而降低血糖。不良反应包括高钾血症和低钠血症,以及生殖系霉菌感染、体重降低、血压降低和膀胱癌(达格列净)。表 60 - 7 列出了 SGLT - 2 抑制剂的主要特点。

多巴胺受体激动剂

溴隐亭是批准用于糖尿病的一种抗交感神经的多巴胺 D2 受体激动剂。作用机制不明。作用机制假说:溴隐亭在中枢神经系统对 5 - 羟色胺的传递具有抑制作用,导致下丘脑生理节律活动改变,从而改善胰岛素的敏感性。不良反应包括头痛、眩晕和胃肠道不适(恶心)。单用会发生低血糖反应,与磺脲类合用低血糖反应增加。起始治疗和剂量逐渐增加时,可发生体位性低血压。由于其作用机制(增加多巴胺),建议精神病患者使用溴隐亭。患者同时使用强效的酶抑制剂或 CYP3A4 诱导剂,会增加溴隐亭浓度水平。表 60 -7列出了溴隐亭的主要特点。

案例应用

问题 1 ~ 4 与下列病例相关。

JR 是一位 68 岁的男性,非洲裔美国人,新诊断为 T_2DM。5 年前确诊已经属于糖尿病前期(有进展为糖尿病的风险),并且有明显的 T_2DM 家族病史。JR 的血压为 150/92mmHg。实验室检查结果 HbA1c 为 9.2%,胆固醇正常(除了葡萄糖为 279mg/dL)。当天的实验室检查结果显示肝肾功能正常。

既往病史	高血压(4 年)
	高血脂(2 年)
	胰腺炎(突发)(3 年前紧急住院)
家族史	2 型糖尿病
用药史	HCTZ 每天 25mg,辛伐他汀每天 10mg
生命体征	BP:150/92mmHg
	P:78/min
	RR:12/min
	腰围:117cm
	体重:121kg
	身高:168cm
	BMI:43.1kg/m²

1. JR 进展为糖尿病的已知的危险因素有哪些？选出全部正确选项。

   a. 肥胖

   b. 非洲裔美国人

   c. 糖尿病家族史

   d. 糖尿病前期

2. 6 周后，JR 回来取新的实验室检查结果。他在家中测量血糖和血压。在过去的 4 周中，开始进行运动锻炼，每周 4 次有氧运动/阻力训练，每次 40 分钟。JR 表示，他积极控制，并阅读了许多糖尿病教材。

家中血压(mmHg) - (电子设备/坐式/右臂)	150/85，161/74，152/82，148/83，156/71，150/74
家中读取的空腹血糖 (mg/dL)	278，218，219，119，156，193

   当天的实验室检查结果和生命体征

HbA1c→8.1%	空腹血糖→176mg/dL
总胆固醇→201mg/dL	LDL - C→124mg/dL
Scr→0.98mg/dL	Na→138mEq/L K→4.3mEq/L
BP:148/92mmHg	P:75/min

   由于在家和诊所测出的血压偏高，有必要使用第二种抗高血压药。为了控制血压和预防微血管并发症，应使用下列哪种药物？

   a. 可乐定 0.1mg，每天 2 次

   b. 单硝酸异山梨酯，每天 60mg

   c. 赖诺普利，每天 5mg

   d. 特拉唑嗪，睡前 10mg

3. 今日，JR 的 HbA1c 值为 8.1%，比 6 周前降低。尽管选择改变生活方式，但仍符合糖尿病的诊断。作为临床药师负责临床糖尿病管理，为患者提供生活方式和药物方面的服务。此时 JR 想开始药物治疗和更加严格的生活方式改变。下列哪种药物最适合 JR？

   a. 普兰林肽 15μg，每天 2 次

   b. 利拉鲁肽，每天 0.6mg，1 周内逐渐增加剂量至达到血糖控制目标(不超过 1.8mg/d)

   c. 二甲双胍每天 500mg，在几天或几周中逐渐增加剂量至 2000mg/d(每日 1 次或每日 2 次)

   d. 阿卡波糖 100mg，每天 3 次，餐时服用

4. 应为 JR 提供哪些教育措施以减少糖尿病相关的并发症？从下列选项中选出所有正确的选项。

   a. 每天进行脚部检查

   b. 每年常规进行牙科检查

   c. 每年接种肺炎疫苗

   d. 如无禁忌证，每天服用阿司匹林预防心血管疾病

5. 如患者正在服用利尿剂和 ARB 类药物，为了降低不良反应的风险，药师应当在咨询中提供哪些建议？从下列选项中选出所有正确的选项。

   a. 避免/限制使用食盐替代品

   b. 由于抗高血压药物会引起血压显著下降而导致跌倒，应停止运动锻炼

   c. 保持机体足够的水分

   d. 在使用抗高血压药物时，不要服用 HMG - CoA 还原酶抑制剂(他汀类)

根据以下病例回答问题 6~7。

PT 是一位 58 岁的白人女性，BMI 为 32kg/m² 。最近她在营养师的指导下进行减重，在过去 8 个月中减少了 18kg。她非常地努力以使血糖得到控制。此时她不打算继续使用胰岛素治疗。在家中测得的血糖值：空腹血糖均 <130mg/dL，餐后 2 小时血糖在 190~200mg/dL。既往病史有高血压、高血脂、T₂DM、睡眠呼吸暂停及抑郁，家族史未知(患者系收养)，个人史为吸烟(+)—每天 1.5 包，42 年；饮酒(+)1700g 加奎宁水的松子酒。用药史：二甲双胍 1000mg bid，依那普利 10mg bid，氢氯噻嗪 25mg qd，西酞普兰 40mg qd，瑞舒伐他汀 5mg qd。实验室检查显示电解质和胆固醇正常，肝肾功能正常，HbA1c 7.9%。

6. 鉴于患者的具体情况，有助于降低 HbA1c 及改善血糖控制的最佳治疗方案是什么？

   a. 艾塞那肽，bid，随餐

   b. 氯磺丙脲 250mg，qd

   c. 增加二甲双胍至 2000mg，bid

   d. 开始睡前使用胰岛素 NPH 10U

7. 下列哪些是二甲双胍常见的不良反应？

   a. 体重增加

   b. 腹泻

   c. 乳酸酸中毒

   d. 胰腺炎

8. 市售的普兰林肽给药途径通常有哪些？

   a. 静脉注射

   b. 肌内注射

   c. 皮下注射

   d. 通过胰岛素泵

9. 下列哪种胰岛素可以与甘精胰岛素在同一个注射器中混合使用以减少每日胰岛素注射次数？

   a. 门冬胰岛素

   b. 普通胰岛素

   c. 地特胰岛素

   d. 甘精胰岛素不能与任何胰岛素在同一个注射器/注射笔/胰岛素泵中混合

10. 鉴于阿卡波糖降血糖的作用机制，患者在使用阿卡波糖治疗时发生低血糖反应最好的处理方法是？

    a. 1 块糖果

b.3~4 块葡萄糖片

c.50g 土豆泥

d.在事发时注射 2U 速效胰岛素

11.患者射血分数为 32% 合并心衰症状,NYHA 分级为 Ⅲ级,建议不应使用哪种药物?

　a.那格列奈

　b.卡格列净

　c.吡格列酮

　d.利拉鲁肽

根据下列病例回答问题 12~14。

　　EP,女性,38 岁,来寻求糖尿病教育和管理。EP 有糖尿病病史 12 年,她表示最近不能控制饮食,虽然每天坚持适宜的碳水化合物摄入,每天饮食热量 1600cal(按照营养师处方),步行 40 分钟。EP 服药依从性良好,虽然从未发生过低血糖,但她能够识别低血糖的症状和体征,且能够描述出恰当的处理措施。

既往病史	T₂DM,HTN(高血压),肥胖,抑郁,因甲状腺癌行甲状腺次全切
家族史	无
社会史	不吸烟,不饮酒,高中时使用过大麻
用药史	二甲双胍 850mg tid,格列吡嗪 20mg bid,赖诺普利 每天 20mg,舍曲林 每天 100mg,每天服用复合维生素
生命体征	BP 128/82mmHg;P 72/min;BMI 31kg/m²
实验室检查	Na⁺ 134mEq/L,K⁺ 5.4mEq/L,Cl⁻ 106mEq/L,BUN 16mg/dL,Scr 0.89mg/dL,血糖 128mg/dL,HbA1c 7.8%

12.为了减少不良反应的风险或避免禁忌证,建议使用卡格列净前,需要评估 EP 哪些检查指标?

　a.血压

　b.CrCl 或 Scr

　c.钾浓度

　d.钠浓度

13.EP 表示她还没有开始胰岛素治疗的打算,但听说一些新型药物有助于限制体重增加甚至导致体重下降。EP 更倾向于下列哪种药物? 选出所有正确答案。

　a.阿格列汀

　b.卡格列净

　c.每周一次艾塞那肽

　d.罗格列酮

14.针对 EP,使用下列哪种药物能够达到 HbA1c 小于 7%

的目标,同时不良反应的发生率最低?

　a.Bydureon(艾塞那肽)

　b.Faxiga(达格列净)

　c.Januvia(盐酸西格列汀片)

　d.Precose(阿卡波糖片)

15.患者应当在餐前多少分钟使用谷赖胰岛素?

　a.餐前 15 分钟

　b.餐前 30 分钟

　c.餐前 60 分钟

　d.谷赖胰岛素是基础胰岛素,不考虑进餐时间

16.下列关于胰岛素作用机制的描述,正确的是?

　a.促进酮体生成

　b.促进外周对葡萄糖的摄取

　c.激活过氧化物酶体增殖物激活受体 - γ(PPAR - γ)

　d.增加胰淀素生成

17.调整或选择抗高血糖药物治疗应当考虑下列哪些因素? 选出所有正确答案。

　a.血糖水平

　b.生殖系真菌感染病史

　c.低血糖反应的风险

　d.如果患者服用 TZDs,应进行肝功能检测

18.下列关于瑞格列奈的描述哪些是正确的? 选出所有正确答案。

　a.无论进餐与否,都应服用瑞格列奈

　b.推荐服用瑞格列奈的患者进行低血糖的常规治疗

　c.同时服用吉非贝齐时注意低血糖反应

　d.每天服用瑞格列奈的最大剂量为 16mg(进餐时分次服用)

19.使用哪种药物会掩盖低血糖反应?

　a.阿替洛尔

　b.缬沙坦

　c.氢氯噻嗪

　d.吡格列酮

20.把下列胰岛素产品按照起效时间从快到慢排序。

无序选项	排序结果
门冬胰岛素	
常规胰岛素	
NPH	
地特胰岛素	

要点小结

■ 1 型糖尿病（T₁DM）是一种胰岛素缺乏的自身免疫性疾病。

■ T₂DM 是胰岛素分泌受损和肝脏、肌肉及脂肪细胞等部位的胰岛素抵抗。

■ 糖尿病管理包括血糖控制、血压控制和胆固醇管理，以减少微血管、大血管和外周神经并发症的风险。

■ 建议每季度检查 HbA1c 以了解长期血糖控制情况（血糖控制达标后，建议每年监测两次 HbA1c）。

■ 教育患者关于 HbA1c 的结果时，建议使用平均血糖（eAG）。

■ 筛查出糖尿病前期的患者，ADA 推荐进行改变生活方式和二甲双胍治疗。

■ 每种胰岛素产品的药代动力学特点不同，这有助于模拟正常的生理胰岛素释放。

■ 需对使用二甲双胍的患者进行有关腹泻以及乳酸性酸中毒体征和症状的教育。这些患者需持续进行肾功能不全或器官低灌注标志物和症状的监测。

■ 使用 TZDs 的患者需定期进行肝功能检查，并教育患者心衰可能的体征和症状。

■ 新型药物如 DPP－Ⅳ抑制剂、GLP－1 类似物和 SGLT－2 抑制剂具有非血糖控制的作用。它们有限的低血糖风险和不影响或减轻体重对医务人员和患者有积极的作用。

参考文献

American Diabetes Association. Standards of medical care in diabetes. Diabetes Care,2014,37(suppl 1):S5－S80

Nolte Kennedy MS. Pancreatic hormones & antidiabetic drugs//Katzung BG, Masters SB, Trevor AJ, et al. Basic Clinical Pharmacology. 12th ed. New York, NY: McGraw－Hill, 2012:chap41.

Powers AC, D'Alessio D. Endocrine pancreas and pharmacotherapy of diabetes mellitus and hypoglycemia//Brunton LL, Chabner BA, Knollmann BC, et al. Goodman Gilman's The Pharmacological Basis of Therapeutics. 12th ed. New York, NY: McGraw－Hill,2011:chap43.

Triplitt CL, Repas T, Alvarez C. Diabetes mellitus//Dipiro JT, Talbert RL, Yee GC, et al. Pharmacotherapy: A Pathophysiologic Approach. 9th ed. New York, NY: McGraw－Hill,2014:chap57.

Ulbrich TR, Krinsky DL. Self－care concepts of selected chronic disorders//Krinsky DL, Berreri RR, Ferreri SP, et al. Handbook of Nonprescription Drugs: An Interactive Approach to Self Care. 17th ed. Washington, DC: Anerican Pharmacists Association,2012,825－841.

第 61 章 | 甲状腺疾病

Elizabeth W. Blake
译者 李 莎 李友佳

基础概述

甲状腺位于颈部前方,通过负反馈调节合成甲状腺激素。下丘脑产生促甲状腺激素释放激素(TRH),刺激垂体释放促甲状腺激素(TSH)。TSH又名甲状腺刺激激素,刺激甲状腺合成和释放甲状腺激素。甲状腺激素的合成需要在甲状腺过氧化物酶的作用下碘化酪氨酸残基产生一碘酪氨酸和二碘酪氨酸,缩合形成三碘甲状腺原氨酸(T_3)和四碘甲状腺原氨酸(T_4)。循环的T_3和T_4水平通过负反馈调节 TSH 的分泌。T_4和 20% 的 T_3由甲状腺分泌。大部分T_3则由外周血中T_4转变而成。相比T_4,T_3的作用更强,血浆蛋白结合更少,且半衰期更短。甲状腺激素影响全身多个器官系统,激素水平及 TSH 的变化会引起甲状腺功能亢进或甲状腺功能减退(表 61 – 1,61 – 2)。

甲状腺毒症是由甲状腺激素过多引起的,大多数甲状腺毒症是由格雷夫斯病(Graves 病)引起的甲状腺功能亢进所导致。Graves 病是一种自身免疫性疾病,能导致机体产生特异性抗体拮抗促甲状腺受体,并刺激甲状腺激素的分泌。甲状腺功能亢进的其他原因可能是由毒性结节性甲状腺肿、腺瘤、肿瘤或者药物引发的。甲状腺毒症会出现紧张、焦虑、心悸及心动过速、体重下降、睡眠障碍、排便次数增加、怕热等临床症状。女性患有甲状腺毒症可能会出现月经不调、生育率下降,男性则出现阳痿或男性乳房发育症。Graves 病可能诱发眼病包括突眼,个别患者表现为甲状腺危象,是一种罕见的危及生命的甲状腺功能亢进症。

确诊甲状腺功能亢进要全面评估综合病史,体格检查及甲状腺激素的实验室检查。当 TSH 浓度小于 0.01mU/L,且游离的T_3和T_4浓度升高则诊断为甲状腺功能亢进。当T_4浓度在正常参考范围内,血清 TSH 水平低于正常值则诊断为亚临床甲状腺功能亢进。尽管无须诊断,但促甲状激素受体抗体(TRAbs)或甲状腺刺激免疫球蛋白的存在可提示为 Graves 病。放射性碘摄取试验则有可能进一步提示为甲状腺毒症。

甲状腺功能减退症是由于甲状腺激素合成和分泌减少导致的。桥本甲状腺炎是一种慢性自身免疫性疾病。在美国,桥本甲状腺炎是甲状腺功能减退症最常见的原因(先天性甲状腺功能减退症经常发生在世界上缺碘的地方)。甲状腺功能减退症进展缓慢,临床症状表现为乏力、畏寒、便秘、皮肤干燥、体重增加、甲状腺肿大或声音嘶哑,抑郁症及心理认知迟钝也时有发生。此外,患者可能出现心动过缓、血脂异常、水肿、月经不调或者量多以及不孕,甚至可能出现昏迷、癫痫发作或体温过低等症状。

TSH 浓度增高,血清游离T_4浓度降低则可诊断为原发性甲状腺功能减退症。当 TSH 浓度高于10mU/L 时,甲状腺功能减退症患者可出现明显症状。自身免疫性甲状腺炎患者进行甲状腺抗体如抗甲状腺过氧化物酶抗体或其他抗甲状腺抗体检测时,结果可能呈阳性。当 TSH 浓度略微升高,在4.5 ~ 10mU/L 范围内,而T_4浓度保持在正常参考值范围内可诊断为亚临床甲状腺功能减退症。此外,当 TSH 浓度日变化范围高达 40%,且最低水平出现在傍晚,则会进一步混淆甲状腺功能减退症的诊断。非甲状腺疾病和药物也可能影响 TSH浓度。即使是甲状腺功能减退症,糖皮质激素和多巴胺等药物也会抑制 TSH 浓度。

治疗

甲状腺毒症

总体概述

Graves 病是甲状腺功能亢进症最常见的病因,因此推荐治疗时应重点关注这一疾病状态。治疗方法包括甲状腺切除术、放射性碘治疗、抗甲状腺药物治疗(表 61 – 3,61 – 4)。确定治疗方案时应考虑临床诊断和患者的意向。

表 61 −1 甲状腺激素的生理作用

靶组织	作用	机制
心脏	变时作用	增加 β 肾上腺素受体的数量和亲和力
	肌力作用	提高循环中儿茶酚胺的反应性,增加 α−肌球蛋白重链的比例(具有较高 ATP 酶活性)
脂肪组织	分解代谢	刺激脂肪分解
肌肉	分解代谢	增加蛋白分解
骨骼	发育和代谢	促进正常生长和骨骼发育,加速骨转换
神经系统	发育	促进大脑的正常发育
肠道	代谢	增加碳水化合物的吸收率
脂蛋白	代谢	刺激 LDL 受体的合成
其他	产热	增加代谢活跃的组织的氧耗(不包括:成人大脑、睾丸、子宫、淋巴结、脾、脑垂体前叶)提高代谢率

引自:Bauer DC, McPhee SJ. Thyroid Disease//McPhee SJ, Hammer GD. Pathophysiology of Disease. 6th ed. New York:McGraw − Hill, 2010:chap 20

表 61 −2 甲状腺疾病概述

疾病类型	TSH	T₄和 T₃
甲状腺毒症或甲状腺功能亢进症	低或检测不到	增加
亚临床甲状腺功能亢进症	低或检测不到	正常
甲状腺功能减退症	升高	降低
亚临床甲状腺功能减退症	升高	正常

特异性药物

抗甲状腺药物 硫脲类药物(甲巯咪唑、丙硫氧嘧啶)可单独治疗甲状腺功能亢进或用于放射性碘治疗及甲亢手术前的准备。此类药物通过抑制甲状腺过氧化酶介导的碘化酪氨酸残基的缩合,从而抑制甲状腺激素合成。此外,丙硫氧嘧啶在外周组织抑制 T₄ 转换为 T₃。治疗过程中,硫脲类药物具有降低促甲状腺素受体抗体浓度等免疫抑制作用。虽然两种药物作用相似,但甲巯咪唑的副作用较小,故作为首选药物。

甲巯咪唑和丙硫氧嘧啶口服胃肠道吸收迅速。初始治疗时可能需要大剂量多次给药,待甲状腺毒症临床症状缓解后开始减量(表 61 − 3)。由于甲巯咪唑作用时间较长,每日只需服用一次,丙硫氧嘧啶需要每日服用 2 ~ 3 次。另外,甲巯咪唑的优点是临床起效迅速,可快速降低 T₄ 和 T₃ 的血药浓度。给药剂量不适宜时,可导致持续的甲状腺功能亢进或发展为甲状腺功能减退症。

单药治疗的目标为实现症状缓解,1 年内不服用抗甲状腺药物,甲状腺功能仍保持正常。30% ~ 50% 的患者在治疗后 18 ~ 24 个月内症状缓解;然而,复发率较高。多数患者在停止治疗的第一年内病情复发。某些因素如男性患者,年龄小于 40 岁,甲状腺肿大,T₄ 和 T₃ 基线浓度较高,病程较短(<6 个月)的促甲状腺素受体抗体浓度高等,都可能降低缓解率。提高缓解率的方法如延长治疗持续时间(>1 年)或加用甲状腺素,但有效性尚未证实。对于药物治疗失败的患者,与再次使用药物治疗相比,放射性碘治疗也是一种选择。

患者症状和检查结果可在抗甲状腺药物治疗 3 ~ 4 周得到改善。T₄ 和 T₃ 水平能够较快恢复正常,但血清 TSH 水平恢复正常则需要几个月。应每 4 ~ 8 周评估甲状腺功能直到甲状腺激素水平恢复正常。一旦症状改善且甲状腺功能恢复正常,可开始减少抗甲状腺药物剂量。为缓解症状单药治疗应持续 12 ~ 18 个月,TSH 水平正常后应逐渐减量或者停药,为防止复发第一年内每 1 ~ 3 个月应复查甲状腺功能。

表 61 −3 抗甲状腺药物

	甲巯咪唑	丙硫氧嘧啶
作用机制	抑制 T₃ 和 T₄ 合成	抑制 T₃ 和 T₄ 合成 抑制外周 T₄ 转化为 T₃
初始剂量	日剂量 30 ~ 60mg,分 2 ~ 3 次服用	日剂量 300 ~ 600mg,分 2 ~ 3 次服用
维持剂量	每日 5 ~ 10mg	每日 100 ~ 300mg,分 2 ~ 3 次服用
半衰期	6 ~ 9 小时	1 ~ 2.5 小时
蛋白结合率	无	60% ~ 80%
严重不良反应	粒细胞缺乏症,皮疹,胆汁淤积,关节痛	粒细胞缺乏症,血管炎,肝毒性(黑框警告),关节痛,皮疹

表 61 - 4　甲状腺疾病治疗中的常用药物

分类	作用机制和效应	适应证	药代动力学,毒性,相互作用
甲状腺制剂			
左甲状腺素(T_4) 碘塞罗宁(T_3)	受体激活会引起基因表达,RNA 形成和蛋白质合成	甲状腺功能减退症	■ 治疗后 6 ~ 8 周可见最佳效果 ■ 毒性:可参照表 61 - 3 中甲状腺素过量的症状
抗甲状腺药物			
硫脲类			
甲巯咪唑 丙硫氧嘧啶 (PTU)	抑制甲状腺过氧化酶反应 ■ 抑制碘有机化 ■ 抑制 T_4 和 T_3(特别是 PTU)的外周脱碘	甲状腺功能亢进症	口服 ■ 持续时间:24 小时(甲巯咪唑),6 ~ 8 小时(PTU) ■ 行动延迟反应 ■ 毒性:恶心,肠胃不适,皮疹,粒细胞缺乏症,肝炎(PTU 黑框警告),甲状腺功能减退
β 受体阻滞剂			
普萘洛尔	抑制 β 肾上腺素受体 ■ 抑制 T_4 转换为 T_3(仅普萘洛尔)	甲状腺功能亢进症,尤其是甲状腺危象 ■ 辅助控制心动过速,高血压和心房纤颤	作用时间 ■ 持续时间为 4 ~ 6 小时(口服普萘洛尔) ■ 毒性:哮喘,房室传导阻滞,低血压,心动过缓
放射性碘(RAI)			
	辐射破坏甲状腺实质	甲状腺功能亢进症 ■ 患者接受放射性碘治疗前甲状腺功能应正常或服用 β 受体阻滞剂 ■ 妊娠或哺乳期妇女避免使用	口服 ■ 半衰期 5 天 ■ 6 ~ 12 周起效 ■ 3 ~ 6 个月出现最佳疗效 ■ 毒性:喉咙痛,涎腺炎,甲状腺功能减退

引自:Dong BJ, Greenspan FS. Thyroid&Antithroid Drugs//Katzung BG, Masters SB, Trevor AJ, et al. Basic&Clinical Pharmacology, 12e. New York, NY:McGraw - Hill, 2012:chap 38

　　抗甲状腺药物副作用发生率为 5% ~ 25%,包括皮肤反应、胃肠道不适、关节痛。发生关节痛时必须引起足够重视,可能预示着严重多发性关节炎的发生,此时需立即停用抗甲状腺药物。其他副作用都较少发生,但一旦发生将产生严重反应。抗甲状腺药物治疗前应进行全血细胞计数和肝功能检查(LFTs)以评估副作用。患者使用抗甲状腺药物治疗过程中,粒细胞缺乏症发生率为 0.5%。多数不良反应发生在治疗开始后 3 个月内,但也可能出现在一年之后。通常粒细胞缺乏症进展较快,不建议常规检查白细胞。当患者出现发热、咽痛或口腔溃疡时应立即停用抗甲状腺药物并迅速就医。粒细胞缺乏症可能在甲巯咪唑和丙硫氧嘧啶之间交叉出现。因此,患者必须寻找一种替代疗法治疗甲状腺功能亢进症。

　　甲巯咪唑和丙硫氧嘧啶都可能产生肝毒性。丙硫氧嘧啶可诱发肝功能衰竭,对少数患者甚至是致命的,这通常发生于用药后 6 个月内。一般不建议常规进行 LFTs,但若出现疲劳、黄疸、小便黄赤、淤伤等肝毒性症状,患者应立即进行 LFTs 并及时就医,停用丙硫氧嘧啶。当出现粒细胞缺乏症、血管炎或肝毒性等任何危及生命的副作用时,抗甲状腺药物在以后治疗中都应禁止使用。

　　放射性碘治疗　放射性碘治疗可作为甲状腺功能亢进的初始治疗或用于使用抗甲状腺药物治疗后复发的患者。放射性碘治疗的疗效会在甲状腺组织细胞逐渐破坏后出现,但此种疗法会在治疗的数月甚至数年内导致永久性甲状腺功能减退症。放射性碘应根据甲状腺大小,放射性碘的预期吸收和碘转化给予固定剂量或计算剂量。很少有患者需要再次接受放射性碘治疗。对存在潜在的心血管疾病或严重慢性疾病以及老年患者,放射性碘治疗前使用甲巯咪唑可降低治疗后甲状腺功能亢进相关的心血管事件风险。患者应在放射性碘治疗前 3 ~ 5 天停用甲巯咪唑,治疗后 3 ~ 5 天重新启用,随后几周内逐渐减量以尽量减少治疗失败的风险。游离 T_4 浓度应在治疗后 1 ~ 2 个月内重新评估。甲状腺激素浓度恢复正常后,建议患者每年进行一次甲状腺功能评估。如果发展为甲状腺功能减退症,应根据游离 T_4 水平使用左甲状腺素替代治疗。

患者进行放射性碘治疗后,必须采取一些措施防止放射性碘辐射他人。由于碘能透过胎盘,可被胎儿甲状腺吸收,因此妊娠期禁止使用放射性碘治疗。此外,育龄妇女放射性碘治疗后 6 ~ 12 个月内应避免怀孕。

β 肾上腺素受体阻滞剂 β 肾上腺素受体阻滞剂作为辅助治疗将甲状腺功能亢进的症状(焦虑、心悸、震颤)降至最低,直至甲状腺激素水平恢复正常。普萘洛尔和纳多洛尔能最低限度地抑制 T_4 转化为 T_3。β 肾上腺素受体阻滞剂的选择主要取决于给药频次和伴随疾病状态以及所选药物的 β 受体选择性。

特殊注意事项

怀孕和哺乳

妊娠期间可发生甲状腺功能亢进症。因存在流产、子痫前期和早产的风险,妊娠期甲状腺功能亢进需进行治疗。禁止使用放射性碘治疗,同时也应避免手术,因此推荐使用抗甲状腺药物治疗。由于甲巯咪唑与先天性畸形(表皮发育不全和胃肠缺陷)有关,怀孕前三个月丙硫氧嘧啶优于甲巯咪唑。然而,丙硫氧嘧啶存在肝毒性风险,孕中期应换为甲巯咪唑治疗。孕期应使用最低药物剂量维持甲状腺激素水平在正常上限范围,以减少新生儿甲状腺功能减退症的风险。一些患者在孕晚期症状缓解,可停用抗甲状腺药物,但甲状腺功能亢进可能在产后恶化。两种抗甲状腺药物均在乳汁中分泌较少,因此哺乳期使用可能是安全的。

甲状腺危象

甲状腺危象是由甲状腺激素水平急剧升高导致危及生命的综合征。其发生率很低,但死亡率高达 20% ~ 30%。常见诱因包括感染、外伤、糖尿病酮症酸中毒、某些药物,以及抗甲状腺激素或左甲状腺素的不合理使用;患者临床表现为高热、心动过速、意识模糊或昏迷、胃肠道功能紊乱等极端甲状腺功能亢进症状。治疗推荐给予大剂量 β 肾上腺素受体阻滞剂联合丙硫氧嘧啶、糖皮质激素、稳定碘化物和支持治疗。丙硫氧嘧啶作为首选药物,因为其抑制外围 T_4 转换为 T_3 的能力强于甲巯咪唑。同时诱因也应得到相应的控制。

治疗

甲状腺功能减退症

概述

与单用左甲状腺素(T_4)相比,联合使用左甲状腺素(T_4)和碘塞罗宁(T_3)并未产生明显获益。由于在体内合成的 T_4 在外周转化为 T_3,因此治疗甲状腺功能减退症首选左甲状腺素(表 61 - 4)。治疗的目标为改善患者的症状及使 TSH 水平恢复到正常参考范围内。

特异性药物

左甲状腺素 左甲状腺素替代疗法需要个体化给药。口服左甲状腺素起始剂量应从低剂量开始(每日 25 ~ 50μg),随后逐渐调整剂量(特别是年龄 ≥60 岁和缺血性心脏病患者)。对于大多数无其他疾病的患者,初始剂量按理想体重计算,每日给予左甲状腺素 $1.6\mu g/(kg \cdot d)$,随后滴定剂量使 TSH 达到最佳水平。剂量调整应每次增量 12.5 ~ 25μg。由于左甲状腺素的半衰期较长(7 天),TSH 浓度应每 4 ~ 6 周评估一次,使得药物能够达到稳态。一旦 TSH 浓度恢复正常,需 6 ~ 12 个月复查一次。需要提醒患者的是,甲状腺功能减退症的症状可能需要几个月才能缓解,并且需要持续治疗。

甲状腺激素替代疗法因受多种因素的影响变得复杂。年龄和腹腔疾病影响药物吸收。空腹单独服用左甲状腺素吸收效果最佳。某些药物,包括钙盐、硫酸亚铁、氢氧化铝、消胆胺均能抑制甲状腺素的吸收。其他一些药物,特别是抗惊厥药和利福平,能够增加左甲状腺素的清除。

多数患者需要口服左甲状腺素替代治疗,对于长期不能口服给药或用于治疗黏液性水肿昏迷的患者则需要胃肠外给药(静脉或肌注)。由于生物利用度的差异,肠外替代治疗的剂量应为口服剂量的 70% ~ 80%。由于稳定性较差,注射用药配置后须立即使用。

由于左甲状腺素治疗窗较窄,剂量使用不当会增加不良反应的风险。左甲状腺素过量可能会导致突发心房纤颤,加重骨质流失。因此,心脏病患者服用左甲状腺素时应以小剂量开始,缓慢调整剂量至 TSH 浓度恢复正常。症状尚未改善的甲状腺功能减退症患者需继续服用亚治疗剂量的左甲状腺素。左甲状腺素治疗非毒性弥漫性甲状腺肿或结节性甲状腺疾病时可能诱发甲状腺毒症。此外,急性心肌梗死、甲状腺毒症、肾上腺功能不全的患者应避免使用左甲状腺素。同时也应避免使用左甲状腺素用于治疗肥胖或者减重。

特殊注意事项

怀孕

明显的甲状腺功能减退症如未及时治疗将会对母婴产生严重后果。现已证实孕期服用左甲状腺素安全有效,因此应使用甲状腺激素替代疗法治疗甲状腺功能减退症。妊娠可改变甲状腺功能,孕期对左甲状腺素的需求更高。因此孕期应严格控制 TSH 浓度,每 4 ~ 6 周复查一次。游离 T_4 浓度应保持在正常范围内。

口服左甲状腺素制剂的生物等效性

1962 年左甲状腺素被首次应用,当时并未通过美国食品药物监督管理局(FDA)的新药应用申请。1997 年,FDA 要求市场上所有正在销售的左甲状腺素产品提交新药申请。由于缺乏有效性及稳定性的实验数据,美国 FDA 不能确定这些药品是否安全有效。当时左甲状腺素的产品在治疗中也不能相互替代。2001 年 7 月,基于 T_4 的吸收而不是更为可信的对 TSH 浓度的影响,FDA 制订了有关左甲状腺素生物等效的标准。无论使用哪种产品,患者应持续使用一种特定品牌的左甲状腺素。如果患者更换了左甲状腺素的品牌,则应经常监测 TSH 水平。

胺碘酮和甲状腺

胺碘酮可引起 4% ~ 18% 的治疗患者发生甲状腺功能障碍。胺碘酮含有大量的碘(大约每 200mg 的剂量含有 75mg 碘)并抑制甲状腺功能。另外,胺碘酮可抑制 T_4 转换为 T_3,并可能诱发甲状腺功能减退或亢进。胺碘酮治疗之前应检测 TSH 基线水平并每 6 个月进行复查。由于其半衰期较长,且储存于脂肪组织,即使停药后,胺碘酮仍可继续发挥其对甲状腺的影响。

世界上碘充足地区,胺碘酮诱发的甲状腺功能减退症通常发生在治疗后 6 ~ 12 个月内。与其他因素导致的甲状腺功能减退症相同,左甲状腺素治疗仍然是首选。应通过 TSH 水平而不是 T_4 水平来评估疗效。治疗心脏疾病需持续使用胺碘酮,然而一旦停药,甲状腺功能可在 2 ~ 4 个月后恢复正常。

胺碘酮诱发的甲状腺功能亢进有两种形式(1 型和 2 型),并且多发于世界上碘缺乏地区。1 型可在使用胺碘酮治疗的任何时间发生,患者可能具有潜在的甲状腺疾病。甲状腺激素水平因碘暴露而升高。由于放射性碘的摄取较少,因此不能用于治疗。使用抗甲状腺药物可能获益,但甲状腺功能恢复仍需一定时间且必须停用胺碘酮。胺碘酮诱发的 2 型甲状腺功能亢进是由于炎症反应引起的破坏性甲状腺炎,一般持续 1 ~ 3 个月。患者可使用糖皮质激素治疗,可继续使用胺碘酮。少数情况下,可能需要进行甲状腺切除术。

案例应用

1. 患者 BS,女性,36 岁,主诉患有焦虑、睡眠障碍,近期体重下降。医生初步诊断为甲状腺功能亢进症。以下哪项实验室检查结果与甲状腺功能亢进症诊断一致?
   a. TSH 升高,甲状腺激素增加
   b. TSH 降低,甲状腺激素增加
   c. TSH 升高,甲状腺激素减少
   d. TSH 降低,甲状腺激素减少

2. 患者 MM,27 岁,孕妇,近期被诊断出患有甲状腺功能亢进。她可能出现哪些症状?
   a. 心动过缓和怕冷
   b. 心动过速和怕热

c.抑郁症和认知障碍

d.体重增加和便秘

3.患者 MM,怀孕不足 3 个月,医生咨询你整个妊娠过程中甲状腺功能亢进的治疗方案。选择所有符合条件的选项。

　　a.手术

　　b.放射性碘

　　c.甲巯咪唑

　　d.丙硫氧嘧啶

4.M 医生想了解哪些抗甲状腺药物将是非妊娠无甲状腺危象的甲状腺功能亢进患者首选的,以及为什么。您的回答是什么?

　　a.首选丙硫氧嘧啶,由于较少的副作用,用药次数少

　　b.首选甲巯咪唑,因为较少的副作用,用药次数少

　　c.首选甲巯咪唑,因为它可阻止 T_4 在外周转换为 T_3

　　d.首选丙硫氧嘧啶,因为它可阻止 T_4 在外周转换为 T_3

5.患者 TS,女性,35 岁,开始服用丙硫氧嘧啶进行甲状腺功能亢进治疗。下列哪项副作用可能导致她无法继续使用该药? 选择所有符合条件的选项。

　　a.粒细胞缺乏症

　　b.失眠

　　c.肠胃不适

　　d.肝毒性

6.患者 LR,女性,32 岁,服用甲巯咪唑治疗甲状腺功能亢进,症状并未缓解。联合哪种药物治疗可缓解其症状?

　　a.硝苯地平

　　b.泼尼松

　　c.普萘洛尔

　　d.布洛芬

7.患者 YD,因发热和心动过速导致昏迷入急诊科。根据甲状腺功能检查结果,YD 被诊断为甲状腺危象。下列哪些可作为 YD 的首选治疗方案? 选择所有符合条件的选项。

　　a.放射性碘

　　b.丙硫氧嘧啶

　　c.甲巯咪唑

　　d.糖皮质激素

8.X 医生咨询你患者服用甲巯咪唑的剂量。该患者一直服用甲巯咪唑 3 个月。您的回答是?

TSH	1.5	$(0.4 \sim 4.0 \text{mU/L})$
游离 T_4	6.2	$(4.5 \sim 11.2 \mu\text{g/dL})$
游离 T_3	125	$(100 \sim 200 \text{ng/dL})$

　　a.甲状腺功能检查结果均在正常范围内,故应开始减少甲巯咪唑的剂量

　　b.甲状腺功能检查结果均在正常范围内,故应停止甲巯

咪唑

c.甲巯咪唑需要终身服用,以保持甲状腺水平在正常范围内

d.甲巯咪唑治疗的患者容易导致甲状腺功能减退,应逐渐从甲巯咪唑过渡到左甲状腺素

9.一位 72 岁具有心脏病史的患者咨询你关于放射性碘治疗的相关情况,你的建议包括哪些? 选择所有符合条件的答案。

　　a.暴露于放射性碘治疗的患者不需要采取其他的预防措施

　　b.患者进行放射性碘治疗前应服用甲巯咪唑 3 ~ 7 天,减少甲状腺功能亢进治疗后心血管事件的发生率

　　c.放射性碘治疗后患者的甲状腺功能一旦恢复正常,不再需要甲状腺功能监测

　　d.放射性碘治疗后患者可能出现甲状腺功能减退,需要左甲状腺素治疗

10.患者 GB,女性,55 岁,被确诊出患有甲状腺功能减退症。她可能会存在哪些症状?

　　a.心动过缓和怕冷

　　b.焦虑和紧张

　　c.体重减少和失眠

　　d.排便次数增多,水肿

11.下列哪项实验室结果提示 GB 患有甲状腺功能减退症?

　　a.TSH 升高,甲状腺激素增加

　　b.TSH 降低,甲状腺激素增加

　　c.TSH 升高,甲状腺激素减少

　　d.TSH 降低,甲状腺激素减少

12.GB 咨询医生甲状腺功能减退症治疗的新方法,医生希望你给出适合 GB 治疗的建议。

　　a.无水甲状腺片

　　b.碘塞罗宁

　　c.左甲状腺素

　　d.联合应用碘塞罗宁和左甲状腺素

13.下列哪一项用药指导适用于 GB? 选择所有符合条件的选项。

　　a.左甲状腺素需要终身服用

　　b.左甲状腺素应空腹服用,最大程度吸收

　　c.左甲状腺素应与食物一起服用,可以最大程度吸收

　　d.服用左甲状腺素后,甲状腺功能减退的症状立即缓解

14.患者 KM 带着她初次使用左甲状腺素的处方咨询应该什么时候复查甲状腺功能。你的回答是?

　　a.1 周

　　b.1 个月

　　c.3 个月

　　d.6 个月

15. Z 先生在诊所里咨询甲状腺功能减退症使用左甲状腺素起始治疗的剂量。左甲状腺素最新的推荐剂量是多少？下列哪项回答是正确的？选择所有符合条件的选项。

　　a. 一些患者使用左甲状腺素时可全量起始

　　b. 所有患者左甲状腺素必须以低剂量开始，并逐渐剂量滴定

　　c. 缺血性心脏病患者使用左甲状腺素时可全量起始

　　d. 只有年轻无其他疾病的患者才可使用全量左甲状腺素

16. 一位无其他疾病的 42 岁女性被确诊患有甲状腺功能减退症。计算左甲状腺素的起始剂量，身高体重分别为：身高 157cm，体重 50kg

　　答案 = _____。

17. 患者 PR，女性，35 岁，怀孕 3 个月，出现难以控制的恶心、呕吐。既往病史为甲状腺功能减退症和 GERD。住院期间该如何治疗 PR 的甲状腺功能减退症？

　　a. 持续使用左甲状腺素直到 PR 可以重新口服药物

　　b. 应给予静脉注射左甲状腺素，直到 PR 可以重新口服药物

　　c. 口服低剂量左甲状腺素以减少恶心、呕吐

　　d. 将左甲状腺素换为碘塞罗宁以减少恶心、呕吐

18. 患者 FN 在孕中期被确诊为桥本甲状腺炎。FN 首选药物是哪一种？

　　a. 干甲状腺片

　　b. 单用碘塞罗宁

　　c. 单用左甲状腺素

　　d. 左甲状腺素和碘塞罗宁联合使用

19. 患者 TC 服用胺碘酮 2 个月，目前已确诊为胺碘酮所致甲状腺功能减退症。治疗胺碘酮导致的甲状腺功能减退症的首选药物是什么？选择所有符合条件的选项。

　　a. 停用胺碘酮

　　b. 单用碘塞罗宁

　　c. 单用左甲状腺素

　　d. 左甲状腺素和碘塞罗宁联合使用

20. 下列哪项是正确的？

　　a. 放射性碘能够治疗胺碘酮所致的 1 型甲状腺功能亢进症

　　b. 治疗胺碘酮所致的 1 型甲状腺功能亢进症时，胺碘酮必须停药

　　c. 治疗胺碘酮所致的 2 型甲状腺功能亢进症时，胺碘酮必须停药

　　d. 抗甲状腺药物对胺碘酮所致的 2 型甲状腺功能亢进症有效

要点小结

■ 循环中甲状腺激素浓度通过负反馈系统影响促甲状腺激素的生成。

■ 左甲状腺素（T_4）产生于甲状腺，大多数三碘甲状腺氨酸（T_3）是由 T_4 在外周转换而来。

■ 甲状腺功能亢进的症状包括心动过速、体重下降、精神紧张、怕热和突眼。

■ 甲状腺功能亢进时 TSH 浓度可能检测不到，而游离甲状腺浓度则可能超出正常水平范围。

■ 治疗甲状腺功能亢进症的方法包括手术、放射性碘和抗甲状腺药物治疗。

■ 甲巯咪唑和丙硫氧嘧啶可抑制甲状腺激素的合成，但丙硫氧嘧啶可抑制外周 T_4 转换为 T_3。甲巯咪唑的效力高、副作用小，因此作为首选药物。抗甲状腺药物的严重副作用包括粒细胞缺乏症、肝毒性和血管炎。治疗时

间应持续 12～18 个月，之后逐渐停药。

■ β 肾上腺素受体阻滞剂可作为辅助药物缓解症状。

■ 甲状腺危象的治疗主要包括丙硫氧嘧啶、β 肾上腺素受体阻滞剂、糖皮质激素、稳定碘化物以及支持疗法。

■ 甲状腺功能减退的症状包括畏寒、体重增加、抑郁和易疲劳。

■ 甲状腺功能减退时，血清 TSH 浓度升高，游离 T_4 的浓度则下降。

■ 由于左甲状腺素的半衰期长达 7 天，尽管可能需要 4～6 周才可达到稳定水平，但甲状腺功能减退症患者仍应首选左甲状腺素。

■ 无其他疾病的患者初始治疗使用甲状腺素时应以全量开始。年龄超过 60 岁以及患有缺血性心脏疾病的患者，左甲状腺素应以较低的剂量开始，防止发生不良反应。

■ 妊娠期使用左甲状腺素治疗甲状腺功能减退症是安全有效的。

■ 胺碘酮由于碘含量高,可以抑制甲状腺功能,并阻止 T_4 转化为 T_3,可能会导致甲状腺功能亢进或减退。

■ 胺碘酮诱发的甲状腺功能减退可通过左甲状腺素治疗并停用胺碘酮。

■ 胺碘酮可能诱发两种类型的甲状腺功能亢进。1 型可用抗甲状腺药物治疗,但可能需要停用胺碘酮。2 型可用糖皮质激素治疗,胺碘酮可继续使用。

参考文献

Bahn RS, Burch HB, Cooper DS, et al. Hyperthyroidism and other causes of thyrotoxicosis: management guidelines of the American Thyroid Association and American Association of Clinical Endocrinologists. Thyroid,2011,21(6): 593 – 646.

Bauer DC, McPhee SJ. Thyroid disease//McPhee SJ, Hammer GD. Pathophysiology of Disease. 6th ed. New York, NY: McGraw – Hill, 2010:chap 20.

Brent GA, Koenig RJ. Thyroid and anti – thyroid drugs// Brunton LL, Chabner BA, Knollmann BC, et al. Goodman & Gilman's The Pharmacological Basis of Therapeutics. 12th ed. New York, NY: McGraw – Hill, 2011: chap 39.

Dong BJ, Greenspan FS. Thyroid & antithyroid drugs//Katzung BG, Masters SB, Trevor AJ, et al. Basic & Clinical Pharmacology. 12th ed. New York, NY: McGraw – Hill,2012:chap 38.

Garber JR, Cobin RH, Gharib H, et al. Clinical practice guidelines for hypothyroidism in adults: cosponsored by the American Association of Clinical Endocrinologists and the American Thyroid Association. Thyroid, 2012, 22 (12):1200 – 1235.

Jameson J, Weetman AP. Disorders of the thyroid gland// Longo DL, Fauci AS, Kasper DL, et al. Harrison's Principles of Internal Medicine. 18th ed. New York, NY: McGraw – Hill,2012:chap 341.

Jonklaas J, Talbert RL. Thyroid disorders//DiPiro JT, Talbert RL, Yee GC, et al. Pharmacotherapy: A Pathophysiologic Approach. 9th ed. New York, NY: McGraw – Hill,2014: chap 58.

主要缩写词

TRAbs = thyrotropin – receptor antibodies 促甲状腺激素受体抗体

TRH = thyrotropin – releasing hormone 促甲状腺激素释放激素

TSH = thyroid – stimulating hormone 促甲状腺激素

T_3 = triiodothyronine 三碘甲状腺原氨酸

T_4 = levothyroxine 四碘甲状腺原氨酸

第62章 戒 烟

Daniel S. Longyhore

译者 方 宇 张 莉 杨才君 常 捷

基础概述

尼古丁依赖,也称烟草依赖,是由尼古丁引起的烟草成瘾。吸烟是最普遍的烟草使用方式,其他方式包括无烟产品(咀嚼和鼻烟)和其他有烟产品(烟斗、雪茄及水烟管)。

尼古丁依赖涉及生理和心理过程。生理依赖:尼古丁刺激神经递质多巴胺,激活大脑奖赏通路。最初,使用烟草会给吸烟者带来愉悦或者压力释放的感觉。然而,随着持续使用,愉悦的效果逐渐降低,但吸烟可避免尼古丁戒断。心理成瘾:吸烟的生理奖赏缺失后,吸烟者会在一天中因某些活动、刺激或时间点渴望吸烟。与生理成瘾因素不同,心理成瘾因素会无限期持续存在。因此,戒烟后总有复吸的可能。生理和心理的戒断过程表现为多种症状,并且持续 2~4 周。尼古丁戒断症状可能包括易怒、失眠、饥饿、疲劳、眩晕、注意力不集中、情绪沮丧以及胸闷。虽然尼古丁替代疗法(NRT)可能减少或缓解尼古丁戒断,症状在某种程度上还会持续。

治疗

最好的戒烟治疗是通过公共健康教育和禁烟来预防。可用于戒烟的处方药和非处方药也为尝试戒烟的人提供了很多选择。此外,认知行为疗法以及增加与健康服务提供者的接触提高了戒烟的可能。健康服务提供者在每次接触吸烟者时都应该使用5A法则来进行戒烟指导(表62-1)。

尼古丁替代疗法(NRT)在戒烟方面已经被证明是成功的。NRT有多种剂型与传递装置,可以应用于各种戒烟策略。表62-2给出了NRT产品、剂量以及特殊注意事项的汇总信息。NRT可以相互联用,或者与安非他酮联用来增加长期的戒断率。尼古丁中毒的常见症状包括恶心、呕吐、腹痛、高血压以及心动过速。

尼古丁透皮贴

尼古丁透皮贴可持续控制性释放尼古丁16~24小时。贴剂用来控制长期的吸烟渴望并减少爆发性渴求的严重程度。24小时型贴夜间无须摘除,然而,它可能引起失眠或者异常做梦。如果发生中枢神经系统(CNS)反应,换成16小时型贴或者睡前60分钟去掉贴片,可以最大限度地降低中枢神经系统的副作用。血浆尼古丁水平在移除贴片后60~120分钟开始降低。

患者应该得到关于正确使用尼古丁贴的咨询服务。贴片应该贴在上半身干净、相对无毛的部位。此外,贴片所贴部位每天应该轮换。当去除贴片时,患者应该把贴片折叠起来以免其他人接触到尼古丁。不能通过剪切贴片来减少剂量。

尼古丁口胶剂

尼古丁口胶剂通过立即释放尼古丁来控制吸烟渴望。口胶剂中相应剂量的尼古丁通过有力的咀嚼后以含化形式吸收。在咀嚼出现明显味觉变化时,口胶剂应该放在牙龈和脸颊之间,直到刺痛感消退。患者应在使用口胶剂前至少15分钟避免饮用咖啡、果汁或其他影响口腔 pH 值的产品。酸化会减少尼古丁的吸收。

表 62-1 戒烟的 5A 指导法则

询问(Ask)——询问患者当前使用的烟草产品

建议(Advise)——使患者了解使用烟草所带来的危害

评估(Assess)——评估患者戒烟的意愿。如果患者没有准备好戒烟,就此停止。以后每次接触时再继续使用此 5A 法则

协助(Assist)——协助患者明确戒烟的障碍,制订治疗方案[a]

安排(Arrange)——为患者制订随访计划以便于完成戒烟

a. 对于大多数吸烟者来说,需要多次戒烟尝试才能彻底成功戒烟

点击 http://www.mhpharmacotherapy.com/上的评论标签,查看完整的书籍参考资料,同时可获得两次可评分的互动练习测试。

表 62 - 2   尼古丁替代产品[a]

剂型	剂量	使用说明	特殊注意事项
贴剂[b,c]	21mg,14mg,7mg（每 24 小时）	21mg/d×6 周[d] 14mg/d×2 周 7mg/d×2 周	24 小时型
	15mg,10mg,5mg（每 16 小时）	15mg/d×6 周 10mg/d×2 周 5mg/d×2 周	16 小时型
口香糖[b]	2mg,4mg	1～6 周:每 1～2 小时 1 片 7～9 周:每 2～4 小时 1 片 10～12 周:每 4～8 小时 1 片	根据清晨起床后吸第一支烟的时间确定起始剂量;在医护人员的直接监视下每天最多可使用 24 片 <30 分钟:4mg >30 分钟:2mg
含片[b]	2mg,4mg	1～6 周:每 1～2 小时 1 片 7～9 周:每 2～4 小时 1 片 10～12 周:每 4～8 小时 1 片	根据清晨起床后吸第一支烟的时间确定起始剂量;每天可以最多用 20 片 <30 分钟:4mg >30 分钟:2mg
鼻喷雾剂[c]	0.5mg(每喷)	起始每小时使用 1～2 次 最大剂量为每小时 5 次或每天 40 次	在 4～6 周内用药逐渐减量至停用
口腔吸入剂[c]	10mg 药盒（可吸收 4mg）	起始剂量为 6 盒/天,根据需要可增加至 16 盒/天	药盒在使用 20 分钟后完全释放

a. 所有尼古丁替代疗法对于戒烟都有效,使用替代疗法会使戒烟的概率增加一倍。在治疗期间应该定期监测心率以及血压

b. 有非处方药可用

c. 有处方药可用

d. 如果患者每天吸烟数量小于 10 根,那么治疗过程仅需两步。前 6 周每天使用步骤 2,之后 2 周降阶梯至步骤 3

尼古丁含片

使用口胶剂受限的人群(牙齿矫正、颞下颌关节功能紊乱、社会或职业原因以及个人偏好)可选择使用尼古丁含片。含片应该放在(不能咀嚼)牙龈和面颊之间,并且周期性轮换到口腔内的其他位置,以避免刺激黏膜。患者应在使用含片前至少 15 分钟避免饮用咖啡、果汁和其他酸化口腔的产品。酸化会减少尼古丁的吸收。

尼古丁口腔吸入剂

尼古丁吸入剂模拟香烟中尼古丁的传输系统,而不含其他腐蚀性的惰性成分。把药盒放入吸入装置,然后将药盒内药物吸完(大约 20 分钟)或者至渴望减退为止。患者使用尼古丁吸入剂时最初每天应使用 6 盒,根据需要可增加至每日 16 盒,最长使用 12 周。另需 12 周逐渐停止使用吸入剂。

尼古丁鼻喷雾剂

由于局部和鼻内副作用,尼古丁鼻喷雾剂是替代疗法中最不理想的剂型。患者可能会感到胡椒刺激感、打喷嚏、咳嗽、流眼泪或者流鼻涕。起始剂量为 2 喷/次,每小时 1～2 次。最大剂量为每小时 5 次,或每天 40 次。鼻喷雾剂可能需要 4～6 周逐渐减量至停用。因药物通过鼻腔黏膜吸收,患者在用药后 3 分钟内应该避免擤鼻子。

非尼古丁药物

安非他酮和伐尼克兰是美国食品药品监督管理局(FDA)批准的辅助戒烟的非尼古丁药物。去甲替林和可乐定是未批准的二线戒烟药物。表 62 - 3 列出了用于戒烟的非尼古丁药物的关键信息。

表 62 – 3 用于戒烟的非尼古丁药物

药物	剂量范围	疗程	注意事项/监护
安非他酮 SR（Zyban）	滴定至 150mg 口服 2 次/天。老年患者可能需要减少初始剂量	3 ~ 6 个月	接受安非他酮和尼古丁替代疗法的患者应该监测血压。排便时可见缓释片的不溶性骨架。该药是 CYP 450 的主要作用底物和弱抑制剂；此外，需通过 CYP 2B6 代谢为活性代谢产物。缓释片禁止咀嚼、压碎和掰开
伐尼克兰（Chantix）	滴定至 1mg 口服 2 次/天。肌酐清除率小于 30mL/min 需减量	3 ~ 6 个月	监测肾功能，尤其对于老年患者。剂量依赖性副作用有恶心、头痛及失眠。可与食物同服或大量饮水来减少胃肠不适。因为会增强恶心症状，所以不应该和尼古丁替代产品联合使用
可乐定（Catapres）	滴定至起效；每天 0.15 ~ 0.75mg。老年患者酌情减少剂量	6 ~ 12 个月	如果治疗需要停止，则需逐渐撤药（口服药应 1 周以上）。需要对患者进行有关突然停药（引起血压迅速升高及症状或交感神经过度活跃症状）的指导。监测血压（站位、坐位/卧位）、精神状态以及心率
去甲替林（Aventyl、Pamelor）	滴定至每天 75 ~ 100mg	6 ~ 12 个月	老年患者在治疗前以及治疗期间应监测血压和脉搏（心电图、心脏监测）。治疗前 14 天内，禁止服用单氨氧化酶抑制剂

安非他酮

安非他酮是多巴胺、5 – 羟色胺以及去甲肾上腺素等的神经元再摄取的弱抑制剂。因为尼古丁产生的愉悦感（和戒断症状）是由多巴胺能活性介导，安非他酮会减弱愉悦和焦躁之间的波动。因此，尼古丁戒断症状的生理不良反应变得能够忍受。由于安非他酮达到稳态时间较长，应在准备戒烟的 2 周前开始使用。剂量是每次 150mg，每天 2 次，前 3 天每天一次。安非他酮具有多巴胺、5 – 羟色胺及去甲肾上腺素活性，因此副作用包括高血压、心动过速、失眠、体重减轻以及头痛。如果没有对剂量进行滴定，这些副作用在治疗初期更明显。安非他酮禁用于有进食障碍病史、癫痫发作病史及目前或近期使用单胺氧化酶抑制剂（MAOIs）的患者。

伐尼克兰

伐尼克兰是中枢神经系统烟碱受体的混合激动剂及拮抗剂。伐尼克兰能轻微刺激产生愉悦（或者避免戒断）的烟碱受体，并且能阻止同样的受体接受过量的刺激。在计划戒烟日期的前 7 天内，要对伐尼克兰的剂量进行滴定，第 1 ~ 3 天每次 0.5mg，1 次/天，第 4 ~ 7 天增加到每次 0.5mg，2 次/天。在第 8 天给予目标剂量，每次 1mg，2 次/天。肌酐清除率小于 30mL/min 的患者应调整治疗剂量（每次 0.5mg，2 次/天），血液透析患者应调整为每次 0.5mg，1 次/天。伐尼克兰最常见的副作用是恶心（继续吸烟会更严重）、失眠、异常梦境以及头痛。另外，FDA 已发出警告，正在服用伐尼克兰的患者可出现自杀倾向、行为异常以及攻击行为。应监测患者行为变化以及精神症状。如有显著变化，应立即停止治疗并告知医师。

可乐定

可乐定是未获批准的用于治疗烟草依赖的二线药物。它的剂量范围是每天口服 0.15 ~ 0.75mg，透皮贴每天 0.1 ~ 0.2mg。剂量依赖性副作用发生率很高，特别是口干和镇静。另外，突然停药可能导致紧张、激动、头痛以及震颤，伴随或继发血压快速升高。

去甲替林

去甲替林是未获批准的用于治疗烟草依赖的二线药物。为使药物达到稳态，应在计划戒烟前 10 ~ 28 天开始服用。去甲替林的副作用包括镇静、口干、视物模糊、尿潴留、头晕以及震颤。

特殊注意事项

戒烟治疗禁用于存在禁忌或者不能耐受尼古丁替代疗法、安非他酮以及伐尼克兰的患者。例如：无法控制的高血压、不稳定性心绞痛、心律失常或者妊娠。FDA 对尼古丁替代疗法的妊娠分级为 D 级。伐尼克兰和安非他酮的妊娠分级为 C 级，缺乏孕妇使用伐尼克兰的有关数据，而安非他酮有矛盾的结果。

电子尼古丁给药装置例如电子烟，以电池作为动力，通过气溶胶形式，传递尼古丁、调味料（如水果、薄荷、巧克力等）以及其他化学物质。生产商上市的电子烟没有声明具有治疗作用，因此目前不受 FDA 监管。有一点需要注意，电子烟有引起急性尼古丁中毒的潜在风险。电子烟暴露对健康最常见的不利影响是呕吐、恶心以及眼刺激。医师应该意识到电子烟具有导致急性不良健康影响的潜在风险，可能成为一个新出现的公共卫生问题。

案例应用

1. JT 是一名 47 岁的男性，有意戒烟。JT 在过去的 17 年中每天吸烟 1.5 包。他曾成功以突然完全戒断的方式停止吸烟，并坚持了约 16 个月，但就职于一个新单位后，他重新开始吸烟。根据尼古丁依赖的各种因素，最有可能导致 JT 复吸的原因是？
   a. 心理依赖
   b. 生理依赖
   c. 他没有借助药物辅助戒烟
   d. 多数人在其戒烟后的 24 个月内会复吸

2. HN 打算戒烟，在没有尼古丁替代疗法的情况下她感到不适。她认为咀嚼口香糖是一种很好的选择，因为这种方式不易被朋友、家人和同事察觉。在过去的 13 年中，HN 每天吸烟 1~1.5 包。HN 使用尼古丁离子交换树脂口香糖的初始剂量应为多少？
   a. 每片 4mg，24 小时内不超过 24 片
   b. 每片 4mg，24 小时内不超过 20 片
   c. 每片 2mg，24 小时内不超过 20 片
   d. 没有足够的信息以确定合适剂量

3. 通过与 HN 的交谈了解到她清晨醒后 10 分钟开始吸烟。HN 应该在什么时候减量至下一步/阶段？
   a. 她不应该减少剂量，而是应该增加使用口香糖的频率
   b. 8 周
   c. 6 周
   d. 4 周

4. IO，31 岁，准备在牙科诊所工作。她希望开始工作之前能够戒烟，因为诊所不允许员工在轮岗期间吸烟。同

时，她戒烟的另一个目的是保持肺部健康。IO 每日大约吸烟 15 根，一般在其驾车上班的路上吸第一根烟（醒来后 95 分钟）。她希望借助含片来戒烟。你推荐 IO 使用以下哪种产品？
   a. 尼古丁透皮贴 4mg
   b. 尼古丁透皮贴 2mg
   c. Commit 戒烟糖 4mg
   d. Commit 戒烟糖 2mg

5. 使用尼古丁口香糖会使以下哪个/些情况变得更坏？从所列选项中选出。
   a. 颞下颌关节紊乱综合征
   b. 牙龈增生
   c. 口咽念珠菌病
   d. 发作性鼻出血

6. JE 是一位 72 岁的老年男性，过去 40 年中每天吸烟 1 盒。他之前并没有戒烟的打算，直到因为肺炎住院 3 天后决定尝试戒烟。住院期间，他使用尼古丁透皮贴，每天更换一次。出院时没有为 JE 开具尼古丁透皮贴，但他仍希望使用继续贴剂戒烟，JE 使用透皮贴的起始剂量因为多少？
   a. 每贴 21mg/d
   b. 每贴 14mg/d
   c. 每贴 7mg/d
   d. 他的吸烟量无须使用透皮贴这种替代疗法

7. JE 通过使用尼古丁贴已经 3 天没有吸烟。第 4 天，JE 感到压力很大需要外出吸一根香烟。他正在使用尼古丁透皮贴，此时最可能发生的不良反应是什么？从所列选项中选出。
   a. 过度疲劳
   b. 下肢痉挛
   c. 恶心、呕吐、头痛
   d. 耳鸣

8. 在使用尼古丁贴期间，JE 应选择何种更好的方式来克制其对吸烟的渴望？
   a. Nicorette 口香糖
   b. Chantix 每次 1mg，2 次/日
   c. Zyban 每次 150mg，2 次/日
   d. 他无须采用联合治疗

9. OH 是一位 41 岁的女性，伴有多种精神症状。她大约 5 年前开始吸烟，慢慢增加到每天 2 包的吸烟量。她开始使用 Nicoderm CQ 21mg/贴，但经常出现异常梦境，使她过去 3 个晚上无法入眠。如果持续存在异常梦境她将停止使用贴剂。OH 可通过哪些选择来减轻其副作用？从所列选项中选出。
   a. Nicotrol 每贴 15mg/d
   b. Habitrol 每贴 21mg/d

c. Habitrol 每贴 14mg/d

d. 入睡前取下 Nicoderm CQ 21mg 贴

10. OH 决定停用尼古丁贴而换成 Commit 尼古丁含片。以下哪种服药方式能够改变含片的药代动力学？从所列选项中选出。

a. 清晨醒后立即服用

b. 下午，当她工作间歇时

c. 晚上，晚餐和咖啡后

d. 睡前，观看晚间新闻

11. OH 的医师也决定用一种非尼古丁的处方药来帮助戒烟，因为单独使用含片效果不佳。以下哪种药物不建议/禁用？

a. 伐尼克兰

b. 安非他酮

c. 去甲替林

d. 可乐定

12. 对服用伐尼克兰的患者，应该向其告知最常见的不良反应。从所列选项中选出。

a. 失眠

b. 头痛

c. 异常梦境

d. 恶心

13. 开始使用伐尼克兰之前，需要筛查以下哪些疾病？

a. 高血压

b. 糖尿病

c. 慢性阻塞性肺部疾病

d. 肾功能不全

14. TY 是一名 40 岁的肥胖男性，有高血压与血脂异常病史。吸烟史 16 年，平均每日吸烟 1.5 包。近期血压为 161/94mmHg，该值与其前三次血压测量数据一致。医生告诫他，如果能够减肥和戒烟，很多疾病状况能够得到更好的管理。TY 要求采用辅助性戒烟手段，以下哪种药物最适于 TY？

a. 安非他酮

b. 尼古丁口香糖

c. 尼古丁贴

d. 伐尼克兰

15. VX 是一名 54 岁的药师，有多年吸烟史，目前正在努力戒烟。他最初使用安非他酮治疗。失眠和焦虑是安非他酮的常见副作用。以下哪个信息应告知 VX 以降低药物的副作用？从所列选项中选出。

a. 晚上 5 点后不要服用第二剂

b. 如果患者发生失眠，应停用每日的第二剂

c. 失眠是一种暂时性的不良反应症状，并且会在大约 7 天后通过将剂量增至每日两次来消除

d. 失眠与焦虑最有可能是由尼古丁戒断而引起的，并且会在戒烟的 7 ~ 10 日后消除

16. 联合疗法是帮助患者戒烟的理想方法。下列哪种或哪几种联合是适宜的？从所列选项中选出。

a. 安非他酮和尼古丁口香糖

b. 尼古丁贴和尼古丁口香糖

c. 伐尼克兰和尼古丁口香糖

d. 去甲替林和尼古丁口香糖

17. LK，女性，62 岁，伴有骨质疏松、慢性鼻炎以及 50 年的吸烟史。最近看牙医时，医生告知由于较差的口腔卫生和龋齿，她需要拔牙并安装假牙。医生也建议她在此期间戒烟以助于目前的状况。下列选项中哪种药物最适合于 LK？

a. 尼古丁口香糖

b. 尼古丁含片

c. 尼古丁鼻喷雾剂

d. 尼古丁透皮贴

18. AI，女性，28 岁。既往病史有多囊卵巢综合征（PCOS）、高甘油三酯血症、癫痫症、甲状腺功能亢进和烟草滥用，病史 9 年。下列哪种疾病使她应慎用安非他酮治疗？

a. 多囊卵巢综合征

b. 高甘油三酯血症

c. 癫痫

d. 甲状腺功能亢进

19. 可乐定的商品名是什么？

a. Chantix

b. Pamelor

c. Aventyl

d. Catapres

20. 尼古丁替代疗法有下列哪些剂型？从所列的选项中选出。

a. 贴剂

b. 鼻喷雾剂

c. 口腔吸入器

d. 含片

要点小结

■ 尼古丁依赖包含心理依赖和生理依赖。

■ 戒烟是需要持续努力的过程,只有这样才能使成功戒断的概率最大化。

■ 身体戒断症状是暂时的,并且可以用药物帮助来克服。心理因素会无限存在。治疗方案应该把行为纠正和药物治疗结合起来。

■ 尼古丁贴是唯一的长效尼古丁替代剂型。它是戒烟较好的初始选择(联合或不联合安非他酮),并且可以和任何速释制剂联用。

■ 尼古丁口香糖是帮助缓解心理渴望的适当药物,但佩戴牙科装置和颞下颌关节障碍(TMJ)的患者应避免使用。口香糖应该咀嚼后放置在口中,不要连续咀嚼。

■ 尼古丁含片是帮助缓解心理渴望的药物,患者佩戴牙科装置或颞下颌关节紊乱综合征(TMJ)时均可使用。和尼古丁口香糖一样,在饮用如咖啡、果汁等酸性食物后15分钟内使用,产品疗效会减弱。

■ 对于需要满足与吸烟相关的手 - 口动作的人来说,尼古丁口腔吸入剂是理想的选择。

■ 使用非尼古丁制剂戒烟时可选择安非他酮。安非他酮应避免用于有癫痫发作和/或饮食失调史的患者。

■ 伐尼克兰不应该和尼古丁替代产品联合使用,因为会增加恶心的风险。美国食品药品监督管理局(FDA)已经向医师警示服用伐尼克兰的患者有自杀倾向、行为异常以及攻击行为。

参考文献

Doering PL, Li R. Substance – related disorders II：alcohol, nicotine, and caffeine//DiPiro JT, Talbert RL, Yee GC, et al. Pharmacotherapy：A Pathophysiologic Approach. 9th ed. New York, NY：McGraw – Hill,2014：chap 49.

Fiore MC, Bailey WC. Treating tobacco use and dependence. Clinical Practice Guidelines. Rockville, MD：United States Department of Health and Human Services, Public Health Service,June 2000 (updated May 2008).

Lüscher C. Drugs of abuse//Katzung BG, Masters SB, Trevor AJ, et al. Basic & Clinical Pharmacology. 12th ed. New York, NY：McGraw – Hill,2012：chap 32.

O'Brien CP. Drug addiction//Brunton LL, Chabner BA, Knollmann BC, et al. Goodman & Gilman's The Pharmacological Basis of Therapeutics. 12th ed. New York, NY：MvGraw – Hill,2011：chap 24.

第十一部分

健康及其他主题

第63章 避 孕

Shareen Y. El-Ibiary

译者 杨 鑫 田 云 赵文娜

基础概述

避孕是指通过抑制活精子与成熟卵细胞结合或者阻止受精卵在子宫内成功着床而防止房事行为后怀孕。避孕还具有改善月经周期规律性,防止性传播感染的作用。避孕方法包括使用非处方避孕用品或处方药。非处方避孕用品包括避孕套和杀精剂,而处方药通常是激素类避孕药。选择避孕方法时需考虑多种因素,包括效果、花费、可及性、副作用、恢复生育的快慢、性行为频率、预防性传播感染、药物史、合并用药等。

产品概述

非激素避孕

避孕套是最常用的非激素类非处方避孕用品。男性乳胶避孕套可防止性传播感染(STIs);但是油性润滑剂会分解乳胶,因此两者不能同时使用。对乳胶过敏的个体可以使用聚氨酯、聚异戊二烯、以及小羊盲肠为材质的避孕套。非乳胶避孕套增加了热传导和敏感性,可以与水性或油性润滑剂同时使用。此外,聚氨酯避孕套比乳胶避孕套容易破损,小羊盲肠避孕套多孔、昂贵,并且无法防止性传播感染。总的来说,男性避孕套存在15%的避孕失败率。联合使用杀精剂将减低这一比率。

也可选择女用避孕套(FC2)避孕和预防性传播感染。女用避孕套用聚氨酯制成,置入阴道,可在房事前8小时使用。取出时把避孕套底部扎住然后从阴道中取出。其缺点包括房事时发出吱吱的声音、露在阴道外面、刺激性、敏感性减低、置入困难以及21%的避孕失败率。男用避孕套和女用避孕套不能一起使用,因为他们粘在一起会相互摩擦,可能破损。

杀精剂也是非处方药,有多种剂型,包括冻胶剂、凝胶剂、泡沫剂、栓剂和膜剂。在美国,杀精剂中的活性成分是壬苯醇醚-9。壬苯醇醚-9是一种非离子型表面活性剂,能够抑制精子的运动和功能。单独使用杀精剂时避孕失败率为5%～29%。壬苯醇醚-9不是杀菌剂,不能杀灭如HIV病毒。一些报道称,壬苯醇醚-9刺激阴道和直肠黏膜,可能使病毒进入血液,增加HIV感染的风险。使用杀精剂的注意事项为6小时内不能冲洗阴道,用于1小时内的房事有效,只能在一次房事中发挥作用。此外,阴道膜剂和栓剂在房事前至少15分钟必须完全溶解。膜剂由女性分泌物激活;因此,对于使用润滑剂困难的女性,膜剂不是最佳选择。壬苯醇醚-9可能会刺激皮肤。如果发生皮肤刺激,推荐使用低浓度的壬苯醇醚-9产品。壬苯醇醚-9在膜剂中最高浓度是28%,泡沫剂8%～12%,栓剂2.3%～5.6%,冻胶剂/凝胶剂2%～5%。

含有聚氨酯泡沫和1g壬苯醇醚-9的海绵也是一种非处方避孕用品。用两勺水润湿海绵,从宫颈置入子宫,可持续使用24小时。房事后,海绵要在子宫内保持6小时。它的作用是杀精、机械屏障和吸收精液。报道称对于未生育过的女性避孕失败率是18%,对生育过的女性是36%。其副作用可能有宫颈和阴道黏膜刺激或溃疡。此外,如果海绵在24～36小时后未去除或者有残留,则需要注意中毒性休克综合征的发生。

其他的非激素类避孕器有处方类T型铜镀避孕器和避孕膜。T型铜镀避孕器是一种子宫内防止着床的装置。子宫内避孕器中的铜含有顶体酶,可阻止精子的运动。T型铜环可使用10年。避孕失败率是0.8%,非常有效。其副作用有出血、痉挛、疼痛和排出。避孕膜是一种植入子宫内阻止精子的避孕装置,避孕失败率是16%。

激素避孕

复方激素避孕药

激素避孕药主要有两种:单纯孕酮和复方激

素(雌激素和孕酮)。炔雌醇(EE)是大多数药物中使用的雌激素。复方激素避孕药(CHCs)通过抑制排卵发挥作用。FDA 批准复方激素避孕药的适应证为避孕,报道称避孕失败率为 8%,恢复生育需要 3 个月。一些复方激素避孕药不仅仅用于避孕。FDA 批准 YAZ(炔雌醇/屈螺酮),Yasmin(炔雌醇/屈螺酮),Beyaz(炔雌醇/屈螺酮/四氢叶酸),Ortho Tri – Cyclen(炔雌醇/肟炔诺酮)和 Estrostep(炔雌醇/炔诺酮)用于治疗痤疮。YAZ 和 Beyaz 也被 FDA 推荐用于治疗经前焦虑症(PMDD)。Safyral(炔雌醇/屈螺酮/四氢叶酸)和 Beyaz 可提高叶酸水平,Natazia(雌二醇戊酸酯/地诺孕素)用于治疗无机体病变的月经量过多。大多数复方激素避孕药的超说明书使用包括调节月经周期、治疗缺铁性贫血、多囊卵巢综合征、多毛症、痛经和降低卵巢癌的风险。

但是,复方激素避孕药并不是没有副作用。一些副作用可能是由雌激素和孕酮引起的(表63 – 1)。常见的副作用有恶心、突破性出血、情绪变化和体重增加。建议女性服用一种药至少 3 个月后再更换另一种,因为身体需要几个月时间适应复方激素避孕药。如果副作用持续至服药 3 个月后,建议换药。

雌激素和孕酮由 CYP 450 酶代谢,合并使用影响这些酶的药物会改变激素避孕的有效性(表63 – 2)。众所周知,与复方激素避孕药相互作用会降低其有效性的药物包括抗癫痫药物、抗生素、抗逆转录病毒药物、蛋白酶抑制剂、草本药物如圣约翰草。由于药物相互作用,推荐使用更高剂量的激素或者改变剂型。尤其是抗生素和激素同时使用还存在争议。多数保守方法建议在服用抗生素期间和停止服药后的一周内使用备用避孕方法。

表 63 – 1 激素的副作用[a]

副作用	应对措施
雌激素过量	
恶心,乳房疼痛,头痛,水潴留导致循环量增加	减少复方激素避孕药中的雌激素含量 考虑单一孕酮或者宫内节育
痛经,月经过多,子宫肌瘤生长	减少复方激素避孕药中的雌激素含量 考虑延长用药周期或继续服用口服避孕药 考虑单一孕酮或者宫内节育 非甾体抗炎类药缓解痛经
雌激素不足	
血管舒缩综合征,焦虑,性欲减退	增加复方激素避孕药中的雌激素含量
月经周期早期(1~9 天)突破性或者点状出血	增加复方激素避孕药中的雌激素含量
停药后无月经出血(闭经)	排除怀孕 如果要求月经,增加复方激素避孕药中的雌激素含量 如果接受闭经,就继续服用当前的药物
孕酮过量	
食欲增加,体重增加,肿胀,便秘	减少复方激素避孕药中的雌激素含量
痤疮,皮肤油性,多毛	减少复方激素避孕药中的雌激素含量
抑郁,疲乏,易怒	选择较少雄性激素源性的孕酮的复方激素避孕药 减少复方激素避孕药中的雌激素含量
孕酮不足	
痛经,月经过多	增加复方激素避孕药中的雌激素含量 考虑延长用药周期或继续服用口服避孕药 考虑单一孕酮或使用宫内节育器 非甾体抗炎类药缓解痛经
月经周期后期(10~21 天)突破性或点状出血	增加复方激素避孕药中的雌激素含量

a. 复方激素避孕药的用药方案要至少持续 3 个月,然后基于副作用进行调整

表 63 - 2　部分复方激素避孕药物的相互作用[a]

降低复方避孕药药效的药物	可能降低复方避孕药药效的药物(存在争议)	增加复方避孕药药效的药物	复方避孕药可改变代谢或清除的药物
安泼那韦	氨苄西林	阿伐他汀	对乙酰氨基酚
巴比妥酸	阿莫西林	阿扎那韦	抗抑郁药,三环类
卡巴咪嗪	环丙沙星	印地那韦	
非氨酯	多西环素		阿司匹林
灰黄霉素	红霉素		苯二氮䓬类
洛匹那韦	氟康唑		β 受体阻滞剂
莫达非尼	甲硝哒唑		咖啡因
那非那韦	二甲胺四环素		糖皮质激素
奈韦拉平	氧氟沙星		环孢霉素
奥卡西平	四环素		拉莫三嗪
鲁米那	托吡酯		茶碱
苯妥英			
普里米酮			
利福霉素			
利托那韦			
沙奎那韦			
圣约翰草			
替拉那韦			

a. 目录不包括所有药物。一些可能存在的药物相互作用未含在此表中

复方激素避孕药的剂型有口服片剂、经皮贴剂和阴道环。口服片剂有四种类型:单相、双相、三相和四相(表 63 - 3)。单相给药方案是在一组药中使用相同活性强度的一种激素;两相方案是前 10 天使用一种激素,第 11 天增加激素数量;三相方案是服药周期内的每周用不同剂量的激素;四相方案是使用四种不同用量的激素。大多数用药方案,雌激素剂量保持不变,每周增加孕酮的剂量。这些方案的好处在于减少了孕酮的用量。一些产品,如 Cyclessa(炔雌醇/去氧孕烯)和 Estro-step(炔雌醇/炔诺酮),每周雌激素的剂量不同而孕酮剂量相同。四相药物 Natazia(雌二醇戊酸酯/地诺孕素)在用药周期内雌激素和孕酮剂量均不同。这些药物降低了雌激素的用量和副作用,但都具有相同的避孕效果。

由于雌激素的含量不同,复方激素避孕药有多种制剂。可分为极低剂量(10 ~ 25μg 炔雌醇)、

低剂量(30 ~ 35μg 炔雌醇)、高剂量(50μg 炔雌醇)制剂。极低剂量和低剂量制剂由于副作用少被经常使用。当发生药物相互作用或突破性出血需要高浓度的雌激素时才使用高剂量制剂。

根据活性药片数量的不同有多种用药方案。大多数复方口服避孕药服用方式是服用 21 天的活性药片,再服用 7 天安慰剂。新型复方口服避孕药,如 YAZ(炔雌醇/屈螺酮)和 Loestrin24(炔雌醇/炔诺酮)的方案是服用 24 天的活性药片,然后服用安慰剂 4 天,以减少突破性出血和月经出血。其他刚上市的产品如 Seasonale 和 Seasonique(炔雌醇/左炔孕诺酮)含有 84 片活性药片,每年可有 4 次月经。单相制剂、阴道环和经皮贴剂没有激素空窗期,可连续使用。长期方案的优点包括在激素空窗期可减轻经期偏头痛,减少出血以及经前综合征(PMS)。

表 63 - 3　常见口服处方避孕药的组成[a]

药物	雌激素	微克[b]	孕酮	微克[b]	点状和突破性出血(%)
50μg 雌激素					
Necon 1/50, Norinyl 1 + 50, Ortho - Novum 1/50	炔雌醇甲醚	50	炔诺酮	1	10.6
Ovcon 50	炔雌醇	50	炔诺酮	1	11.9
Ovral, Ogestrel 0.5/50	炔雌醇	50	炔诺孕酮	0.5	4.5
Demulen 1/50, Zovia 1/50	炔雌醇	50	双醋酸炔诺酮	1	13.9
35μg 雌激素或较少的单相药物					
Aviane, Falmina, Orsythia Lessina, Levlite, Lutera, Sronyx	炔雌醇	20	左炔诺孕酮	0.1	26.5
Brevicon, Modicon, Necon 0.5/35, Nortrel 0.5/35, Wera	炔雌醇	35	炔诺酮	0.5	24.6
Demulen 1/35, Zovia 1/35, Kelnor 1/35	炔雌醇	37.4	双醋酸炔诺酮	1	37.4
Apri, Desogen, Ortho - Cept, Reclipsen, Solia, Emoquette	炔雌醇	30	去氧孕烯	0.15	13.1
Altavera, Chateal, Kurvelo, Marlissa Levora, Portia	炔雌醇	30	左炔诺孕酮	0.15	14
Junel 1/20, Junel Fe 1/20, Loestrin 1/20; Fe 1/20, Micro-gestin 1/20; Fe 1/20, Gildess 1/20, Gildess 1/20 Fe, Larin Fe 1/20, Larin 1/20	炔雌醇	20	醋酸炔诺酮	1	26.5
Junel 1. 5/30, Junel Fe 1. 5/30, Junel 21 Day 1. 5/30 Loestrin Fe 1.5/30, Loestrin 21 1.5/30 Microgestin 1.5/30, Microgestin Fe 1.5/30 Larin Fe 1.5/30	炔雌醇	30	醋酸炔诺酮	1.5	25.2
Cryselle, Elinest Low - Ogestrel	炔雌醇	30	炔诺孕酮	0.3	9.6
Necon 1/35, Norinyl 1 + 35, Norethin 1/35, Nortrel 1/35, Ortho - Novum 1/35, Alyacen 1/35, Cyclafem 1/35, Dasetta 1/35, Pirmella 1/35	炔雌醇	35	炔诺酮	1	14.7
Ortho - Cyclen, Mononessa, Previfem, Sprintec, Estarylla	炔雌醇	35	肟炔诺酮	0.25	14.3
Ovcon - 35, Balziva, Femcon Fe chewable, Zenchent Zen-chant Fe, Balziva, Briellyn, Gildagia, Philith, Vyfemla, Wymzya Fe	炔雌醇	35	炔诺酮	0.4	11
Yasmin, Ocella, Safyral, Syeda, Zarah	炔雌醇	30	屈螺酮	3	14.5
35μg 雌激素或较少的单相长效避孕药					
Loestrin - 24Fe[c] Lomedia 24 Fe, Minastrin 24 Fe chewable, Minastrin 24 Fe softgel caps	炔雌醇	20	炔诺酮	1	50[e]
Lybrel, Amethyst	炔雌醇	20	左炔诺孕酮	0.09	52[e]
Seasonale, Jolessa, Quasence Introvale[d]	炔雌醇	30	左炔诺孕酮	0.15	58.5[e]
Yaz, Gianvi, Loryna, Vestura[e]	炔雌醇	20	屈螺酮	3	52.5[e]
Beyaz[f]	炔雌醇	20	屈螺酮	3	52.5[e]

续表

药物	雌激素	微克[b]	孕酮	微克[b]	点状和突破性出血(%)
35μg 雌激素或较少的多相药物					
Cyclessa, Cesia, Velivet, Caziant	炔雌醇	25(7)	去氧孕烯	0.1(7)	11.1
		25(7)		0.125(7)	
		25(7)		0.15(7)	
Estrostep Fe, Tilia, Tri – Legest Fe	炔雌醇	20(5)	醋酸炔诺酮	1(5)	21.7
	炔雌醇	30(7)	醋酸炔诺酮	1(7)	
	炔雌醇	35(9)	醋酸炔诺酮	1(9)	
Kariva, Mircette, Azurette, Viorele	炔雌醇	20(21)	去氧孕烯	0.15(21)	19.7
LoLoestrin Fe and Lo Minastrin Fe 10(24), Norethindrone 1(24), 10(2)	炔雌醇	10(5)	去氧孕烯		
Gencept 10/11, Necon 10/11,	炔雌醇	35(10)	炔诺酮	0.5(10)	17.6
Ortho – Novum 10/11	炔雌醇	35(11)	炔诺酮	1(11)	
Ortho – Novum 7/7/7, Nortrel 7/7/7, Necon 7/7/7, Alyacen 7/7/7, Pirmella 7/7/7,	炔雌醇	35(7)	炔诺酮	0.5(7)	14.5
	炔雌醇	35(7)	炔诺酮	0.75(7)	
Dasetta 7/7/7, Cyclafem 7/7/7	炔雌醇	35(7)	炔诺酮	1(7)	
Ortho Tri – Cyclen, Trinessa,	炔雌醇	35(7)	肟炔诺酮	0.18(7)	
Tri – Previfem, Tri – Sprintec, Tri – Linyah,	炔雌醇	35(7)	肟炔诺酮	0.215(7)	17.7
Tri – Estarylla	炔雌醇	35(7)	肟炔诺酮	0.25(7)	
Ortho Tri – Cyclen Lo	炔雌醇	25(7)	肟炔诺酮	0.18(7)	11.5
	炔雌醇	25(7)	肟炔诺酮	0.215(7)	
	炔雌醇	25(7)	肟炔诺酮	0.25(7)	
Aranelle, Leena, Tri – Norinyl	炔雌醇	35(7)	炔诺酮	0.5(7)	25.5
	炔雌醇	35(9)	炔诺酮	1(9)	
	炔雌醇	35(5)	炔诺酮	0.5(5)	
Enpresse, Trivora, Myzilra, Levonest	炔雌醇	30(6)	左炔诺孕酮	0.05(6)	
	炔雌醇	40(5)	左炔诺孕酮	0.075(5)	
	炔雌醇	30(10)	左炔诺孕酮	0.125(10)	
35μg 雌激素或较少的多相长效药物					
LoSeasonique, Camrese Lo, Amethia Lo	炔雌醇	20(84)	左炔诺孕酮	0.1(84)	42.5[c]
	炔雌醇	10(7)	左炔诺孕酮	0(7)	
单纯孕酮					
Camila, Errin, Jolivette, Micronor, Nor – QD, Nora – BE	炔雌醇	–	炔诺酮	0.35	42.3

a. 除有其他注释外均为 28 天服药周期(21 天服用,然后 7 天不服用)

b. 括号中的值为服用多相药物的天数

c. 28 天服药周期(24 天服用,然后 4 天不服用)

d. 91 天的服药周期(84 天服用,然后 7 天不服用)

e. 使用 6～12 个月后报道的百分率

f. 包含叶酸补充剂(叶酸钙 0.451mg)

为了确保最大有效性,咨询医师是非常重要的。开始服用复方口服避孕药(表63-4)有三种方式。理想情况下,应在每天同一时间服药。如果出现恶心,建议在睡前服用。如果距离上次服药超过24小时,则认为是漏服一次(表63-5)。对于炔雌醇含量低于30 μg的药物,在服药周期内任何时间少服两片则被视为漏服两片以上。在最后7天内如果发生无保护措施的性行为,紧急避孕也可作为漏服药物的一种补救。

经皮给药 避孕贴剂(Ortho Evra)是一种应用于皮肤的粘合贴片,每周一次,甲基孕酮0.15mg/d和炔雌醇20μg/d。其说明书显示一组经皮贴剂的避孕失败率为0.3%。但是,对于体重超过90kg的肥胖女性失败率会增加。贴剂应贴于干净、干燥、无毛的肩膀、上臂或者腹部,并且每周更换一次部位以防刺激。贴剂在洗澡、游泳或蒸桑拿时都可使用。使用贴剂后的第一个7天应该使用一种备用的避孕方法。贴剂在开始使用后4周停止,这时一般也是月经期。如果贴剂脱落超过24小时,需要使用一个新的贴剂。而且被认为是一个新的用药周期,因此,推荐使用一种7天的备用避孕方法。如果在最后5天发生无保护性行为,可考虑紧急避孕。如果贴剂脱落未超过24小时,应该尽快重新贴回,不必采用备用避孕方法。报道的贴剂常见副作用(9% ~20%)包括:乳房症状、头痛、粘贴部位不适、恶心、上呼吸道感染、痛经、腹痛。近期报道称,使用贴剂后静脉血栓(VTE)的风险高于其他复方激素避孕药。但是,这是有争议的。避孕贴剂的药动学特征与复方口

表63-4 复方激素避孕药的服用方法

起服方法	详细情况
第一天	月经周期的第一天起服,并且使用备用法7天(一些人认为不必使用备用法,但是这是最保守的方法)
星期天开始	月经开始后的星期天开始服用(对于阴道环,最好在月经开始的5天内使用),并且使用备用法7天
快速开始	不管月经周期,在临床上开始服用,并且使用备用法7天

表63-5 漏服[a]

产品	漏服剂量	补救
口服避孕药(复方)	漏服一片(超过24小时)	第二天服用两片,不必使用备用方法,但如果使用则更好。
	漏服两片	漏服的剂量和当天的一起服用,使用备用方法7天,如果漏服后剩余活性药片少于7片,则忽略安慰剂周,重新开始服用一组药物,如果在这期间发生无保护措施的性交,则可以使用紧急避孕。
		如果服用的是低剂量的复方口服避孕药(<30 μg炔雌醇),漏服两片要视为三片。
	一组中漏服两片以上	弃掉这组药,重新开始一组,使用备用方法7天,如果这期间发生无保护措施的性交,可以紧急避孕;或者,如果这组药中活性药片还剩余7片,则继续服用,忽略安慰剂周,然后开始服用新的一组药物,使用备用法7天,如果这期间发生无保护措施的性交,可以紧急避孕
	长周期方案中漏服3片	忽略漏服的药物,从当天开始服药直到这组结束,使用备用法7天。如果这期间发生无保护措施的性交,可以紧急避孕
单纯孕激素	延期3小时认为是漏服	继续如期服用,使用备用法2天
透皮贴剂	脱落<24小时	重新贴回,不必使用备用方法。
	脱落>24小时	使用新贴剂,开始新的周期,使用备用方法7天
阴道环	掉落不超过3小时	温水冲洗,重新植入,不需要备用方法。
	掉落超过3小时	植入新环,使用备用方法7天
醋酸甲羟孕酮(DMPA)注射剂	距离上次注射超过13周认为是漏用	再次注射前使用备用法,并且注射后继续使用备用法7天

a. 以上为大多数产品的信息,一些特别的产品需要向管理人员咨询产品说明

服避孕药的不同之处在于其具有更高的稳态浓度和较低的峰浓度。贴剂说明书中其炔雌醇的含量比复方口服避孕药（含 35 μg 炔雌醇）高 60%，增加了静脉血栓的风险，厂家应该告知关于血栓出现的替代方法。药物间的相互作用类似复方口服避孕药。

阴道环 避孕环从阴道置入，放置 3 周，可释放依托孕烯 0.120mg/d 和炔雌醇 0.015mg/d。每个避孕环标明有 0.3% 的失败率。避孕环的位置是否准确并不重要，只要在阴道内即可。在第 4 周，取出避孕环，月经将在 2~3 天后来潮。使用避孕环时不推荐冲洗和使用避孕膜。在房事后避孕环可留在子宫内，突破性出血时使用卫生棉条并使用抗真菌乳膏或杀精剂。取环时用食指和中指抓住环拉出即可。放环应在月经周期前 5 天，置入环后，最后 7 天应该使用一种备用的避孕方法。避孕环的副作用包括复方避孕药会出现的副作用以及阴道炎、头痛和异物感。

如果阴道环取出或脱落，应尽快用温水冲洗，并在 3 小时内重新置入（表 63-5）。如果超过 3 小时，要采取备用避孕方法直到重新置入后至少 7 天。在最后 5 天发生无保护性行为的女性可采取紧急避孕。

单纯孕酮激素避孕药

对于不能使用含雌激素避孕药的患者，可使用替代药物，如单纯孕酮激素避孕药。单纯孕酮避孕药是通过增加宫颈黏液的稠度，改变子宫环境使得不宜着床，有时也阻止排卵而避孕。单纯孕酮激素避孕药有不同的剂型，如片剂、注射剂、宫内节育器和植入剂。

孕酮是一种口服片剂，每日服用 1 次，被称为迷你片。安慰剂中不含孕酮。药物和安慰剂要在每天同一时间服用。超过计划服药时间 3 小时，则认为是漏服。漏服要尽快补服，并推荐 48 小时内采取备用避孕措施。孕酮引起的副作用有痤疮、体重增加、抑郁和男性秃顶。停止使用孕酮 1~3 个月内，即可排卵并快速恢复生育能力。

单纯孕酮注射剂（Depo-Provera）有药性持久的醋酸甲羟孕酮（DMPA），分为 150mg 肌内注射和 104mg 皮下注射两种。每 12±1 周注射一次。其副作用类似于其他孕酮；但是，DMPA 被认为可引起更多的体重增加。此外，FDA 黑框警告 DMPA 可能使女性面临骨密度降低的风险，如果没有

可替代的方法，DMPA 只能长时间使用（>2 年）。在使用 DMPA 期间推荐每天服用 1000~1200mg 的钙补充剂。其他副作用还包括闭经、抑郁、注射部位疼痛、恢复生育时间长（10 个月）。

另外一种单纯孕酮避孕药是左炔孕诺酮（Mirena，Skyla）宫内节育器（IUS）。这种宫内节育器分别释放 20μg/d 和 14μg/d 的左炔孕诺酮。节育器是一种 T 型装置，由医护人员放置入子宫，可以在子宫内放置 5 年（Mirena）或 3 年（Skyla）。宫内节育器是通过阻断着床和减少子宫内膜厚度而发挥作用的。其副作用与其他孕酮制剂相似，但可能会导致更多的突破性出血。去除宫内节育器 1~3 个月后可迅速恢复生育。由于发生盆腔炎性疾病的风险小，推荐有单一性伴侣的患者使用宫内节育器，因为她们发生性传播感染的风险较低。

孕酮植埋剂（依托孕烯植埋剂）是由医护人员埋入上臂皮下的小棒子。可埋入 3 年，通过抑制排卵、增加宫颈黏液黏稠度、改变子宫内膜而避孕。取出后恢复生育能力时间相对较短，24% 的妇女可在 4 个月内恢复生育能力。植埋剂的副作用包括埋入物周围纤维化，取出困难，植入部位疼痛，以及其他与孕酮相关的副作用（表 63-1）。Nexplanon 由不透射线的材料制成，可被 X 光准确定位。

特殊人群

激素避孕药，尤其是复方激素避孕药在特殊人群中是禁止使用的（表 63-6）。原因是雌二醇可使血压升高，增加凝血因子。患有静脉血栓栓塞（VTE）、顽固性高血压、偏头痛、中风或心血管疾病史的女性应避免使用。此外，35 岁以上每天吸烟超过 15 支的女性，不应该使用复方激素避孕药，因为可增加中风、心脏病、血栓的风险。

根据 CDC 医学合格标准四类注意事项，女性产后出现血栓的风险更高。如果患者未进行母乳喂养，无静脉血栓栓塞的危险因素，可在产后 3 周使用复方激素避孕药，但 CDC 还是建议最好产后 6 周再使用。雌二醇可能会使母乳量减少。目前，美国妇产科医师学会（ACOG）表明，如果母乳足够，母乳喂养时可以使用复方激素避孕药。但是，对于母乳不足或者努力产乳的女性，单纯孕酮或者非激素避孕药可能更合适。活动性肝病患者禁止使用复方激素避孕药，因为其必须通过肝脏代谢。

表 63 - 6　雌激素禁忌证

- 大于 35 岁并且每天吸烟 15 支
- 静脉栓塞病史
- 偏头痛
- 心血管疾病
- 产后不足 6 周
- 肝病
- 血压大于 160/100mmHg
- 怀孕
- 乳腺癌
- 4 周内做过手术
- 胆囊疾病
- 糖尿病合并视网膜病变、神经病变或血管疾病
- 哺乳
- 凝血病

有乳腺癌或其他可能有激素介导的癌症病史的女性也要避免使用复方激素避孕药,甚至单纯孕酮避孕药。Hatcher 等人使用缩略词"ACHES"来帮助记忆 CHCs 的严重副作用:A = 腹痛(肝脏),C = 胸痛(肺栓塞),H = 头痛(中风或血栓),E = 眼睛疼痛(中风),S = 腿肿胀〔深静脉血栓形成(DVT)〕。

紧急避孕

紧急避孕(EC)用于无保护情况下发生房事的女性。具体情况包括避孕失败、接触致畸剂、性侵犯、72～120 小时内发生无保护的性行为。有不同类型的紧急避孕方法。T 型铜镀节育器和 RU - 486 必须由执业医师提供而且不能频繁使用。虽然 RU - 486 可以用于紧急避孕,但它被认为是堕胎药。最常用的是大剂量激素,被称为"事后避孕"和"紧急避孕"。大剂量激素不被认为是堕胎药,其主要作用是抑制排卵、增加宫颈黏液、防止着床,但不影响受精卵着床。

有两种激素紧急避孕法,Yuzpe 方法〔两种剂量:高剂量雌激素(100μg)和大剂量孕酮(0.5mg 左炔诺孕酮)〕和单纯孕酮法(2 剂 0.75mg 左炔孕诺酮或者 1 剂 1.5mg)。两种方法都能有效地避孕(Yuzpe 避孕有效率 75%,单一孕酮 89%)。72 小时内发生无保护性行为应采取紧急避孕;但是,紧急避孕在房事后 120 小时内可能依然有效。

目前,产品 Plan B One - Step Next Choice One Dose, My Way 和 Take Action(一片含 1.5mg 左炔诺孕酮)是非处方药,适用于所有年龄段。对于超过 17 岁的女性,一种非专利药,内装两剂药(两片 0.75mg 的左炔孕诺酮),药房以 OTC 销售。该药中的两片左炔孕诺酮可同时服用或者隔 12 小时服用。单纯孕酮紧急避孕药对于 BMI 指数为 30 或更高的女性可能无效。

两种避孕药(Yuzpe 和左炔孕诺酮)常见的副作用包括头痛、乳房胀痛、恶心、疲劳和突破性出血。使用 Yuzpe 方法时恶心和呕吐的发生率更高。可用止吐药缓解这种副作用,如氯苯甲嗪、乘晕宁、苯海拉明,可在紧急避孕前 1 小时服用这些药物。如果女性在紧急避孕后 1～2 小时内呕吐,则应再服用一次药物。如果在 3 周内没有月经,可能已怀孕,应该去咨询医生。

另一个批准可用于紧急避孕的产品是 Ella(Ulipristal)。Ella 是一种孕激素受体调节剂,可在发生无保护性行为后 120 小时内口服。它是处方药。副作用类似于单纯孕酮紧急避孕药。对于 BMI 指数为 35 或更高的女性其避孕有效性较低。

案例应用

1. TK,女性,23 岁,主诉其一直服用避孕药迷你片,但昨天漏服了。基于这些信息,对于这种情况最佳的补救措施是什么?
   a. 她应该今天尽快服用两片药,不需要备用方法
   b. 她应该继续按时服用药物,且在下一个 48 小时使用一种备用方法
   c. 她应该今天尽快服用两片药,且在她下次月经来潮之前使用一种备用方法
   d. 她应该继续按时服用她的药,且在她下次月经来潮之前使用一种备用方法

2. AC,女性,26 岁,主诉其 3 天前有过无保护措施的性行为,现来药店欲购买紧急避孕药(Plan B One - Step)。基于这些信息,选择与 EC 有关的最佳陈述。
   a. 因为无保护措施的性行为已超过 24 小时,故紧急避孕药对 AC 是无效的
   b. 因为无保护措施的性行为已超过 48 小时,故紧急避孕药对 AC 是无效的
   c. 如果没有医生处方,AC 将不能购买紧急避孕药
   d. 因无保护措施的性行为未超过 72 小时,故紧急避孕药可能对 AC 仍是有效的
   e. 因无保护措施的性行为未超过 120 小时,故紧急避孕药可能对 AC 仍是有效的,但是她仍需要处方

3. 根据下列药物中炔雌醇(EE)含量,从高到低进行正确的排列。

a. 阴道避孕环 > 避孕贴 > 口服复方避孕药(30 μg EE)

b. 避孕贴 > 口服复方避孕药(30μg EE) > 阴道避孕环

c. 口服复方避孕药(30μg EE) > 阴道避孕环 > 避孕贴

d. 上述药物提供相同含量的炔雌醇

4. GT,女性,21 岁,有痤疮史,既往体健,曾使用局部药物和多西环素,但对其顽固性痤疮无效。她的医生打算使用 FDA 指南上用于痤疮治疗的一种激素治疗方法。可以推荐给 GT 以下哪种药物? 选择所有适用的答案。

a. Depo – Provera

b. NuvaRing

c. YAZ

d. Estrostep

5. JK,女性,32 岁,体重 75kg,身高 155cm。由于有增加体重的副作用,以下哪一种药物超胖/肥胖患者最好避免使用?

a. Depo – Provera

b. NuvaRing

c. Ortho – Evra

d. Yasmin

6. 一个复方阴道避孕环 NuvaRing 置入阴道后多久需要更换?

a. 每周一次

b. 每 3 周一次

c. 每 2 周一次

d. 每 4 周一次

7. BW,女性,28 岁,肥胖,一周前曾剖官产子。她没有计划母乳喂养,想要尽早开始服用一种复方口服避孕药。在不增加血栓风险的前提下,她开始口服复方避孕药的最早时间是什么时候?

a. 立刻

b. 产后 2 周

c. 产后 6 周

d. 产后 6 个月

8. AJ,女性,22 岁,体重 100kg,想要开始使用激素避孕。以下哪种药物对 AJ 避孕有效? 选择所有正确的答案。

a. Depo – Provera

b. Nuva Ring

c. Ortho – Evra

d. Yasmin

9. 以下哪种药物含有屈螺酮,并且可能会提高钾水平? 选择所有正确的答案。

a. Safyral

b. YAZ

c. Cyclessa

d. Nor – QD

10. RS 两周前刚刚开始服用一种新型的复方口服避孕药,当她服用避孕药时,有轻微的恶心;如果更换药物,对于 RS 来说最佳的推荐是什么?

a. 本周更换为另一种口服复方避孕药

b. 观察 3 个月后副作用是否有所改善,如果没有,更换药物

c. 观察 2 个月后副作用是否有所改善,如果没有,更换药物

d. 观察 6 个月后副作用是否有所改善,如果没有,更换药物

11. 选择通用名为左炔诺孕酮紧急避孕药的药品名称。选择所有正确的答案。

a. Plan B One – Step

b. Ortho Tri – Cyclen Lo

c. My Way

d. Ortho – Evra

e. Next Choice One Dose

12. 选择剂型为注射剂的避孕药。

a. 去氧孕烯

b. 左炔诺孕酮宫内节育器

c. 乙烯雌二醇

d. 炔雌醇/甲基孕酮

e. 甲羟孕酮

13. JS,男性,21 岁,来药店咨询一种男女均可使用,并能预防性传播疾病的避孕方式。从以下选项中选择推荐的最好方式。

a. 水性润滑剂 + 男性乳胶避孕套

b. 油性润滑剂 + 男性乳胶避孕套

c. 女性避孕套 + 男性乳胶避孕套

d. 女性避孕套 + 男性羊盲肠避孕套

e. 油性润滑剂 + 男性羊盲肠避孕套

14. 以下哪种避孕套导热性良好且可预防性传播感染? 选择所有正确的答案。

a. 聚氨酯

b. 乳胶

c. 羊盲肠

d. 聚异戊二烯

15. QS,女性,32 岁,每次月经期服用口服避孕药中的安慰剂时,都会出现无先兆性偏头痛。医生建议她更换为一种长周期服避孕药以减少服用安慰剂周数,减少月经数量到每年 4 次。对于 QS 每年 4 次月经来说,长周期服避孕药中活性药片的合适数量是多少?

a. 24

b. 21

c. 44

d. 84

e. 352

16. CS,女性,36 岁,每天抽一包烟。她要结婚了,并且想要开始使用激素避孕。以下哪一种药物最适合 CS?

a. NuvaRing

b. Ortho – Evra

c. Mircette

d. Tri – Levlen

e. Nor – QD

17. 以下哪种药物可以降低 Ortho – Tri Cyclen 的有效性? 选择所有正确答案。

　　a. 阿托伐他汀

　　b. 卡马西平

　　c. 拉莫三嗪

　　d. 对乙酰氨基酚

　　e. 苯妥英钠

18. DL,女性,19 岁,给你打电话说她在最后 2 天时忘记服用 Desogen 片(炔雌醇 30μg/0.15mg 去氧孕烯)。她说她是在服药周期的第 2 周。选择以下陈述中对于漏服药物最恰当的说法。

　　a. DL 应该在第 2 天服用 2 片药,且使用 7 天的备用方法

　　b. DL 应该按常规继续服药,每天一次,不需要使用备用方法

c. DL 应该弃掉原有的一组药,且重新开始一组,使用备用方法是必要的

d. DL 应该持续两天每天吃两片药,不必使用备用方法

19. 复方激素避孕药对以下哪种情况是禁用的? 选择所有正确答案。

　　a. 深静脉血栓史

　　b. 先兆性偏头痛

　　c. 活动性肝病

　　d. 顽固性高血压

20. RR 是一位 26 岁的女性,刚刚被确诊患有经前焦虑症(PMDD),并在寻找避孕方式。无其他疾病,体重正常。下列哪种药物最合适 RR?

　　a. YAZ

　　b. Ortho Tri – Cyclen

　　c. Estrostep

　　d. Mircette

　　e. Yosmin

要点小结

　　■ 对于预防 STIs 和怀孕,乳胶避孕套是最佳选择,但是不能和油性润滑剂一起使用。

　　■ 女性避孕套和男性避孕套不能同时使用,否则可能会出现破裂。

　　■ 当给患者选择一种避孕方式时,需要综合考虑,如有效性、价格、可获得性、恢复生育速度、副作用、附着性和舒适度。

　　■ 避孕贴对体重超过 90kg 的女性有效性较低。

　　■ 避孕贴比 35μg 口服炔雌醇药品多提供 60% 的雌激素,但可能会增加静脉血栓栓塞(VTE)的风险。

　　■ 阴道环放置入阴道内 3 周,与其他所有剂型的复方激素避孕药相比,其可提供最少量的雌激素。

　　■ DMPA 是可注射的避孕药,每 12 周通过肌内或皮下注射给药一次。

　　■ 当使用 DMPA 时,每天应服用 1000 ~ 1200mg 的钙补充剂。

　　■ 复方激素避孕药禁用于以下情况:深静脉血栓史(DVT)、预兆性头痛、中风、≥35 岁且每天抽烟超过 15 支、心血管疾病、顽固性高血压或活动性肝病的患者。

　　■ 激素紧急避孕药也称为事后避孕药,仅在发生无保护性房事后 5 天内是有效的。

参考文献

Carroll S, Dean WS. Contraception//Linn WD, Wofford MR, O'Keefe M, et al. Pharmacotherapy in Primary Care. New York, NY: McGraw – Hill,2009:chap 28.

Hall JE. The female reproductive system, infertility, and contraception//Longo DL, Fauci AS, Kasper DL, et al. Harrison's Principles of Internal Medicine. 18thed. New York, NY: McGraw – Hill,2012:chap 347.

Levin ER, Hammes SR. Estrogens and progestins//Brunton LL, Chabner BA, Knollmann BC, et al. Goodman & Gilman's ThePharmacological Basis of Therapeutics. 12th ed. New York, NY: McGraw – Hill,2011:chap 40.

Shrader SP, Ragucci KR. Contraception//DiPiro JT, Talbert RL, Yee GC, et al. Pharmacotherapy:A Pathophysiologic Approach. 9th ed. New York, NY: McGraw – Hill, 2014:chap 62.

第 64 章 眼药理学

Karen H. McGee, S. Scott Sutton

译者 闵 慧 田 云 刘 娜

基础概述

眼是一种特殊的感觉器官,血 - 视网膜、血 - 房水和血 - 玻璃体屏障使其与全身循环相对隔离,所以,眼睛表现出独特的药效学和药代动力学特性。

给药策略

目前已经研发出多种眼部给药途径。溶液剂是最常见的眼用药物剂型,但对于一些溶解度有限的药物,混悬剂型更有利于给药。不同的给药途径特点见表 64 - 1。凝胶、软膏、固体植入剂、软性隐形眼镜和胶原膜剂延长了药物在眼球表面的保留时间。眼用凝胶(如 4% 毛果芸香碱凝胶)是通过水溶性聚合物的溶蚀作用释放药物。所用的聚合物包括纤维素醚、聚乙烯醇、卡波姆、聚丙烯酰胺、聚甲基乙烯基醚/马来酸酐、泊洛沙姆 407 和普朗尼克(商品名泊洛沙姆)。眼膏通常含有矿物油和石蜡基质,有利于抗生素、散瞳药或缩瞳剂的给药。固体植入剂,如更昔洛韦玻璃体腔内植入剂,通过稳态扩散达到零级速率,使药物在一段时间内以恒定速率而不是快速释放,这种外科植入已被用于治疗抗巨细胞病毒(CMV)视网膜感染。植入剂的目的是可以在给药后的数月内持续释放恒定剂量的药物,大大减少了给药次数从而提高患者的用药依从性。

药代动力学

基于全身给药的药代动力学研究理论不完全适用于所有眼科药物。尽管与全身给药过程类似,药物的吸收、分布、代谢和消除过程决定了药物在眼内的处置过程,但是作为除了口服和静脉给药之外的另一种给药途径——眼内给药,在房室分析中引入了其他变量。

吸收

眼部局部给药后,药物吸收的速度和程度取决于:药物在结膜囊和泪液膜的停留时间,通过鼻泪管引流消除、与泪液蛋白结合,通过泪液和组织蛋白代谢,药物穿过角膜和结膜扩散。药物的保留时间可以通过改变药物剂型延长,也可以通过关闭泪液管道,阻断泪液流出鼻泪管,减少局部眼科药物给药后的全身吸收。经鼻黏膜吸收虽然可以避免肝脏首过代谢,但是这种局部给药,尤其是长期用药时可能引起显著的全身性副作用。

分布

局部给药后药物主要通过鼻黏膜吸收分布全身,眼内的局部分布可能通过角膜和结膜吸收。经角膜吸收后,药物在房水中累积,然后分布到眼内结构,也可能通过小梁网通路进入体循环。

代谢

由于眼睛中有含多种酶(酯酶、氧化还原酶和溶酶体酶),眼用药物的酶促生物转化意义重大。随着增强角膜渗透性前药的研发,酯酶受到了特别的关注(例如盐酸地匹福林的前药是肾上腺素,拉坦前列素的前药是前列腺素 $F2\alpha$);两种药物都用于治疗青光眼。眼用药物局部给药经全身吸收后被肝脏和肾脏消除,但是全身给药的酶促转化过程在眼科学中也很重要。

毒性

所有眼用药物均有可能被吸收进入体循环,所以也可能产生全身性副作用。大多数眼科药物通过眼睛局部给药,可能的局部毒性作用是由于角膜、结膜、眼周皮肤和鼻黏膜的过敏反应或直接的毒性作用造成。滴眼液和隐形眼镜护理液通常含有防腐剂,如苯扎氯铵,其可能引起溃疡性角膜病变。

点击 http://www.mhpharmacotherapy.com/ 上的评论标签,查看完整的书籍参考资料,同时可获得两次可评分的互动练习测试。

表 64 - 1　眼科常用给药方式的特点

途径	吸收模式	特殊效用	局限和注意事项
局部给药	迅速,根据药物不同有所差异	方便,经济,相对安全	顺应性,角膜和结膜毒性,鼻黏膜毒性,从鼻泪管吸收引起全身不良反应
结膜下、眼筋膜囊内和球后注射	迅速或持续,根据药物处方不同有所差异	眼前节感染、葡萄膜炎、黄斑囊样水肿	局部毒性、组织损伤、眼球穿孔、视神经损伤、视网膜中央动脉和/或静脉阻塞,穿孔、眼外伤或长期用药直接造成的视网膜毒性
房内注射	迅速	眼前节手术、感染	角膜毒性、眼内毒性,作用的持续时间相对较短
玻璃体腔注射或装置	绕过吸收直接发挥局部作用,潜在的持续效应	眼内炎、视网膜炎、老年性黄斑变性	视网膜毒性

引自:Henderer JD, Rapuano CJ. Ocular Pharmacology//Brunton LL, Chabner BA, Knollmann BC, et al. Goodman & Gilman's The Pharmacological Basis of Therapeutics, 12e. New York, NY:McGraw - Hill, 2011:chap 64

眼部感染性疾病

临床中最常见的眼部感染性疾病是眼部皮肤、眼睑、结膜、泪道等感染,药物治疗为眼睛局部使用抗感染药物。抗感染药物和给药途径的选择取决于患者的症状、临床检查结果、细菌培养及药敏结果。

抗感染药物

局部应用抗菌药物的适应证包括睑腺炎、睑缘炎、结膜炎、角膜炎。表 64 - 2 总结了眼科局部使用的抗菌药物。眼睑的感染包括睑腺炎和睑缘炎。

■ 睑腺炎(麦粒肿)是一种眼睑边缘的感染,典型的致病菌是金黄色葡萄球菌,其治疗包括热敷和外用抗菌药物凝胶、滴眼液或眼膏。

■ 睑缘炎是一种常见的、葡萄球菌引起的眼睑双侧炎症,特征是伴有刺激和烧灼感。注意眼睛局部卫生是治疗的关键;常需使用局部抗菌药物治疗,尤其是合并结膜炎、角膜炎时。常用剂型有凝胶剂、滴眼剂或眼膏剂。

■ 结膜炎是一种伴随不同程度的结膜充血和脓性分泌物的炎症过程。常见病因包括病毒、过敏、环境刺激、佩戴隐形眼镜和化学品接触;不常见的病因包括其他传染性病原体、自身免疫性疾病、相关的全身疾病、结膜或眼睑肿瘤。常见的致病原是腺病毒和单纯疱疹病毒,其次是其他病毒(如肠道病毒、柯萨奇病毒、麻疹病毒、水痘 - 带状疱疹病毒)和细菌(如奈瑟菌、肺炎链球菌、嗜血杆菌、金黄色葡萄球菌和衣原体)。真菌和寄生虫是结膜炎十分罕见的病原体。有效的治疗是基于可疑细菌病原体选择适当的抗菌药物。细菌性结膜炎,通常可经验性局部使用广谱抗菌药物治疗而不需要进行培养,除非怀疑是不常见的致病菌。

■ 角膜炎可以发生在角膜的任何层(如上皮细胞、上皮下膜、基质、内皮细胞),其致病原因包括感染性和非感染性。对于轻度、范围小和外周角膜感染通常不需要进行细菌培养,可局部使用广谱抗菌药物治疗。对于严重的、中央或范围较大的角膜感染,应立即行角膜刮片涂片、细菌培养和敏感性试验,立即开始持续的局部抗感染治疗。治疗角膜炎的目标是消除感染,减少角膜瘢痕和角膜穿孔的风险,降低严重视力下降或失明程度。在给予初始治疗后应及时根据临床反应、细菌培养及药敏性结果,调整抗菌药物的品种和剂量。

抗病毒药物

抗病毒药物在眼科的主要适应证是病毒性角膜炎和视网膜炎。对于由腺病毒引起的病毒性结膜炎,目前尚无有效的抗病毒药物,其病程往往具有自限性,治疗通常是缓解刺激症状。表 64 - 3 总结了眼科常用的抗病毒药物。

病毒性角膜炎是一种由 Ⅰ 型单纯疱疹病毒和水痘 - 带状疱疹病毒引起的累及角膜上皮细胞或基质的感染。单纯疱疹病毒 Ⅱ 型和巨细胞病毒(CMV)是两种不常见的病毒致病原。治疗单纯疱疹感染引起的上皮感染可外用抗病毒药物。在治疗病毒性角膜炎时,由于局部使用的抗病毒药物治疗窗非常窄,必须密切随访患者。

表 64-2　局部眼用抗菌药物

通用名称(商品名)	制剂	毒性	适应证
阿奇霉素(AzaSite)	1% 溶液	H	结膜炎
杆菌肽	500U/g 软膏	H	结膜炎、睑缘炎、角膜炎、结膜炎、角膜溃疡、眼睑结膜炎、泪囊炎
贝西沙星(Besivance)	0.6% 混悬液		结膜炎
氯霉素	1% 软膏	H, BD	结膜炎、角膜炎
盐酸环丙沙星(Ciloxan, 其他)	0.3% 溶液,0.3% 软膏	H, D-RCD	结膜炎、角膜炎、角膜溃疡、睑缘炎、睑结膜炎、泪囊炎
红霉素(Liotycin, 其他)	0.5% 软膏	H	浅表感染结膜炎或角膜炎,预防新生儿眼炎
加替沙星(Zymar)	0.3% 溶液	H	结膜炎
硫酸庆大霉素(Garamycin, Genoptic, Gentak, Gentacidin, 其他)	0.3% 溶液,0.3% 软膏	H	结膜炎、睑缘炎、角膜炎、角膜溃疡、眼睑结膜炎、睑板腺炎、泪囊炎
左氧氟沙星(Quixin, Iquix)	0.5% 溶液	H	结膜炎
左氧氟沙星(Iquix)	1.5% 溶液	H	角膜溃疡
莫西沙星(Vigamox)	0.5% 溶液	H	结膜炎
氧氟沙星(Ocuflox, 其他)	0.3% 溶液	H	结膜炎,角膜溃疡
磺胺醋酰钠(Bleph-10, cetamide, 30% solution; Isopto Cetamide, 其他)	1%、10%、15% 和 10% 软膏	H, BD	结膜炎,其他浅表性眼感染
多黏菌素 B[a]	多种溶液和软膏		结膜炎、睑缘炎、角膜炎
硫酸妥布霉素[b](Tobrex, Aktob, Defy, 其他)	0.3% 溶液,0.3% 软膏	H	眼及其附件的外部感染

a. 多黏菌素 B 用于眼科时,常与新霉素、杆菌肽、土霉素、甲氧苄氨嘧啶制成复方制剂使用

b. 妥布霉素常与地塞米松或氯替泼诺制成复方制剂使用

缩写:BD,血质恶液质;D-RCDA,药物相关性角膜积物;H,过敏反应

引自:Henderer JD, Rapuano CJ. Ocular Pharmacology//Brunton LL, Chabner BA, Knollmann BC, et al. Goodman & Gilman's The Pharmacological Basis of Therapeutics, 12e. New York, NY: McGraw-Hill, 2011: chap 64

病毒性视网膜炎可由单纯疱疹病毒、腺病毒、巨细胞病毒、水痘-带状疱疹病毒引起。通常采用长期肠外给予抗病毒药物来治疗。玻璃体内注射更昔洛韦是一种有效的全身给药的替代方案。急性视网膜坏死和进行性外层视网膜坏死,大多由水痘-带状疱疹病毒引起,可以通过口服、静脉注射、玻璃体内注射、玻璃体内植入抗病毒药物等多种给药方式联合治疗。

抗真菌药物

目前唯一可用的局部眼用抗真菌制剂是纳他霉素。其他抗真菌药物是复方制剂,给药途径包括局部、结膜下或玻璃体内给药。抗真菌药物的眼科适应证包括真菌性角膜炎、巩膜炎、眼内炎、毛霉菌病和泪小管炎。真菌性角膜炎的危险因素包括外伤、慢性眼表疾病、佩戴隐形眼镜和免疫抑制(包括局部使用类固醇)。

眼用调节植物神经药

调节植物神经药广泛用于青光眼的诊断和外科治疗。青光眼是一种进行性眼部疾病,分为原发性开角型青光眼(POAG)和闭角型青光眼。原发性开角型青光眼是最常见的类型,将是本章的重点。闭角型青光眼是一种医疗紧急情况,因为

表64-3 眼用抗病毒药物

通用名称(商品名)	给药途径	适应证
脱氧尿苷(Viroptic, others)	局部(1%溶液)	单纯疱疹性角膜炎和结膜炎
阿昔洛韦(Zovirax)	口服(200mg胶囊、400和800mg片剂),静脉	眼带状疱疹 单纯疱疹性虹膜睫状体炎
伐昔洛韦(Valtrex)	口服(500和1000mg片剂)	单纯疱疹性角膜炎 眼带状疱疹
泛昔洛韦(Famvir)	口服(125、250、500mg片剂)	单纯疱疹性角膜炎 眼带状疱疹
膦甲酸钠(Foscavir)	静脉注射、玻璃体腔内注射	巨细胞病毒性视网膜炎
更昔洛韦	静脉注射	巨细胞病毒性视网膜炎
(Cytovene)	玻璃体腔内植入	
缬更昔洛韦(万赛维)	口服	巨细胞病毒性视网膜炎
西多福韦(Vistide)	静脉注射	巨细胞病毒性视网膜炎

引自:Henderer JD, Rapuano CJ. Ocular Pharmacology//Brunton LL, Chabner BA, Knollmann Be, et al. Goodman & Gilman's The Pharmacological Basis of Therapeutics, 12e. New York, NY: McGraw-Hill, 2011 :chap 64

它可能导致视力突然丧失或模糊、眼压显著升高、恶心和呕吐。这两种类型的青光眼如果不治疗可能会导致视神经损害和永久性失明。大多数青光眼患者是无症状的,因此,进行常规眼科检查和青光眼筛查是非常重要的。青光眼的危险因素包括:年龄大于40岁、非裔美国人或亚裔、糖尿病、高血压、眼压升高、近视和直系亲属有青光眼疾病家族史。青光眼的治疗目标是通过使用滴眼液和外科手术降低眼内压。

药师在青光眼患者保健中的作用包括:疾病和药物咨询,滴眼剂给药技巧宣教,滴眼剂依从性评价以及常规眼科检查建议。

青光眼患者直至视野损伤发生之前都是没有症状表现的。即使治疗适当,仍有8%~20%的患者会发生视野缺损。如果不接受治疗,80%的患者将进展为双侧失明。青光眼患者驾驶机动车容易发生机动车辆事故,因为他们周边视野缺损而导致视野盲点。老年长期青光眼患者常出现视力下降、头痛、眼痛。患者即使失明后也可继续使用滴眼液以减少眼痛的发生率。青光眼与其他眼科疾病对于眼神经的影响可以通过散瞳检查区分。在检查过程中,眼科医生会注意到视神经边缘的减薄,这种变薄是由视网膜神经细胞的丢失引起的。视神经变薄的结果是杯盘比增大,杯盘比是视觉效果的标志。在青光眼中,眼压升高导致病理性的视神经盘杯状化,随着青光眼的进展,生理凹陷(杯)增大,覆盖大部分的视盘。

测量虹膜和角膜形成的角度可以确定青光眼类型。最常见的青光眼类型——原发性开角型青光眼,当房角没有闭合时可以诊断。某些种类的药物也可能引起或加重青光眼。表64-5总结了已知的可能恶化青光眼的药物。

治疗

青光眼治疗的目的是为了保持视力,降低眼压。除手术治疗外,药物治疗降低眼内压应首先局部用药。滴眼液的优点包括快速吸收、疗效佳和副作用少。二线药物是口服药物,手术也可作为一种治疗方案。不同药物通过不同的作用机制起到治疗目的(表64-6)。例如:

- 前列腺素类药物可增加葡萄膜巩膜流出量。
- β受体阻滞剂可减少房水生成并增加其流出。
- 碳酸酐酶抑制剂通过抑制碳酸酐酶的活性,减少房水的生成。

最有效的两类药物是前列腺素类似物和β受体阻滞剂。每类药物副作用不同,可以通过滴眼液给药技术降低副作用的发生率。多数情况下,滴眼液引起的轻微眼部刺激会随使用时间而改善。应指导患者在使用滴眼液之前洗手,避免滴眼液瓶口接触眼睛或其他表面,避免造成药液污染和眼部感染(表 64-7)。布林佐胺(Azopt)、倍他洛尔(Betoptic-s)、噻吗洛尔和多佐胺的复方制剂(Cozopt)、噻吗洛尔凝胶剂(Timoptic XE)是混悬液,使用前应摇匀。

表 64-4　眼用抗真菌药物

药物类别/药物	给药途径	适应证
多烯类化合物		
两性霉素 B[a]	0.1%~0.5%(通常0.15%)外用溶液 0.8~1mg 结膜下注射 5μg 玻璃体内注射	酵母菌和真菌性角膜炎和眼内炎
纳他霉素	5%混悬液	酵母菌和真菌性睑缘炎、结膜炎、角膜炎
咪唑类药物		
氟康唑[a]	口服,静脉注射	酵母菌角膜炎和眼内炎
伊曲康唑[a]	口服	酵母菌和真菌性角膜炎和眼内炎
酮康唑[a]	口服	酵母菌角膜炎和眼内炎
咪康唑[a]	1%外用溶液 5~10mg 结膜下注射 10μg 玻璃体内注射	酵母菌与真菌性角膜炎

a. 超说明书用药。只有纳他霉素(natacyn)是市售的和被批准的眼科用抗真菌药物。所有其他抗真菌药物均未被审批为眼科使用,其使用必须进行超说明用药的相关监管

引自:Henderer JD, Rapuano CJ. Ocular Pharmacology//Brunton LL, Chabner BA, Knollmann Be, et al. Goodman & Gilman's The Pharmacological Basis of Therapeutics, 12e. New York, NY: McGraw-Hill, 2011:chap 64

表 64-5　药物引起的青光眼

可加重糖皮质激素性青光眼的药物
抗胆碱能药物
抗组胺药
血管扩张剂
西咪替丁
苯二氮䓬类
局部交感神经药(肾上腺素受体激动药)
杂环类抗抑郁药
吩噻嗪类
茶碱
选择性 5-羟色胺再摄取抑制剂
万拉法新
托吡酯

β 受体阻滞剂

β 受体阻滞剂对原发性开角型青光眼有效,是治疗青光眼的一线药物。然而,因其副作用导致其耐受性差,临床并不常用。常见的局部副作用有刺痛、眼睛干涩、视物模糊和睑缘炎。常见的全身副作用包括血压下降、心率减慢和支气管痉挛,这些副作用对于糖尿病、充血性心力衰竭、心脏传导阻滞或慢性阻塞性肺疾病患者是棘手的。采用鼻泪管阻塞(NLO)有助于减少副作用的发生率。

前列腺素类似物

前列腺素类似物是最常用的治疗原发性开角型青光眼的药物,可有效降低眼压同时副作用小。前列腺素类似物有昼夜降眼压作用(夜间睡眠当眼压为峰值时可有效降低眼压)。常见的副作用包括虹膜色素沉着、多毛症。

α₂ 受体激动剂

α₂ 受体激动剂可通过减少房水的生成,从而降低 15% 的眼内压。α₂ 受体激动剂的特殊用途为白内障或激光手术后。副作用包括眼睑水肿、异物感、眼痒、充血。全身副作用包括头晕、疲劳和口干。采用鼻泪管阻塞有助于降低其全身副作用的发生率。

拟交感神经药和拟副交感神经药

拟交感神经药和拟副交感神经药由于其局部和全身副作用,仅作为治疗青光眼的最后一线用药。其副作用包括流泪、视物模糊、眶上部神经痛和充血。全身副作用包括头痛、血压升高、心动过速、震颤和焦虑。

碳酸酐酶抑制剂

碳酸酐酶抑制剂通过酶抑制作用抑制钠和碳酸氢盐的分泌降低眼压。其局部副作用包括刺痛、视物模糊和结膜炎。全身副作用为酸中毒、恶心、体重减轻、出汗和近视。只有当滴眼剂治疗无效或无法使用滴眼剂时(如精神障碍患者),口服该类药物治疗可作为最后的选择。

联合治疗

联合治疗如 Cosopt(0.5% 噻吗洛尔和 2% 多

佐胺组成的复方制剂）、Combigan（0.5%噻吗洛尔和 0.2%溴莫尼定组成的复方制剂）和 Simbrinza（1% 布林佐胺和 0.2%溴莫尼定组成的复方制剂）可提高依从性，比单独给药更有效，副作用为两个药物的叠加。

表 64 – 6　治疗青光眼的药物

类别/药物通用名和商品名	通常剂量	降低眼压（%）	作用机制	副作用（局部和全身）
β 受体阻滞剂		18% ~ 34%	减少房水生成	刺激,干眼症,抑制全身 β 受体引起的系统反应
噻吗洛尔（Timoptic）0.25%、0.5%	每日 2 次,每次 1 滴			
马来酸噻吗洛尔凝胶 0.25%、0.5%	每日 1 次,每次 1 滴			
倍他洛尔 0.5、0.25%（倍他心安）	每日 2 次,每次 1 滴			
卡替洛尔	每日 2 次,每次 1 滴			
左布诺洛尔（贝他根）0.5%	每日 2 次,每次 1 滴			
0.3%美替洛尔、0.3%盐酸美替洛尔眼液 0.3%	每日 2 次,每次 1 滴			
前列腺素类药物		25% ~ 36%	增加葡萄膜巩膜途径房水流出量	虹膜色素沉着、多毛症、瘙痒、充血
拉坦前列素（适利达）0.01%、0.03%	每晚 1 滴			
曲伏前列素（苏为坦）0.004%	每晚 1 滴			
比马前列素（卢美根）0.03%	每晚 1 滴			
乌诺前列酮（瑞灵）0.12%	每晚 1 滴			
他氟前列腺素（zioptan）	每晚 1 滴			
α₂ 受体激动剂		15% ~ 16%	减少房水生成	过敏、眼睑水肿、瘙痒
溴莫尼定（阿法根）0.15%、0.1%	每日 2 ~ 3 次,每次 1 滴			
安普乐定（lopidine）0.5%	每日 2 ~ 3 次,每次 1 滴			
拟交感神经药		不适用	增加房水外流	疼痛、烧灼感、眶上神经痛、头痛、心动过速
地匹福林（普罗品）0.1%	每日 2 次,每次 1 滴			
拟副交感神经药		20% ~ 30%	增加房水外流	眶上神经痛、头痛、瞳孔缩小、视物模糊、水肿
毛果芸香碱（Pilocar）1%、2%、4%	每天 2 ~ 4 次,每次 1 滴			
卡巴胆碱（Carboptic）1.5%、3%	每天 2 ~ 4 次,每次 1 滴			

续表

类别/药物通用名和商品名	通常剂量	降低眼压（%）	作用机制	副作用（局部和全身）
碳酸酐酶抑制剂[a]		10%～26%	减少房水生成	刺激、味苦、酸重度、含有磺胺类物质
布林佐胺（Azopt）1%	每天 2～3 次,每次 1 滴			
多佐胺（Trusopt）2%	每天 2～3 次,每次 1 滴			
乙酰唑胺 Diamox 125mg、250mg（Sequels）、500mg	每天 2～4 次,每次 1 片			
醋甲唑胺（Neptazane）25mg、50mg	每天 2～3 次,每次 1 片			
复方制剂		29%	视具体药物	视具体药物
噻吗洛尔/多佐胺（Cosopt）0.5% 和 2%	每天 2 次,每次 1 滴			
噻吗洛尔/溴莫尼定（Combigan）0.5% 和 0.2%	每天 2 次,每次 1 滴			
布林佐胺 1%,0.2% 溴莫尼定（Simbrinza）	每天 3 次,每次 1 滴			

a. 碳酸酐酶抑制剂含有磺胺基团,对磺胺过敏的患者不应使用碳酸酐酶抑制剂

表 64-7　鼻泪管阻塞滴眼给药方法

1. 彻底洗手

2. 用食指拉下下眼睑形成口袋

3. 用另一只手食指和拇指拿住药瓶

4. 用手指抵在鼻子的一侧,让药瓶靠近眼睛

5. 将头向后倾斜,滴入正确滴数

6. 立即按下手指轻轻靠内眼角（鼻泪管阻塞）

7. 1～3 分钟内保持压力

8. 闭上眼睛,增加药物吸收

案例应用

KM 是一位 44 岁的非洲裔美国妇女,出现边缘视觉下降和左侧视野盲点。因为她没有看到在左车道的汽车而发生了一起机动车辆交通事故。她主诉眶上部神经痛和头痛加重 2 周。测量右眼眼内压 26mmHg,左眼 28mmHg。她打了很多份零工,有固定收入,购买药物存在困难。血压为 140/95mmHg。

诊断:原发性开角型青光眼、高血压和失眠。

药物治疗:氨氯地平每日 5mg,2% 毛果芸香碱滴眼每日四次,泰诺安睡前服用。

过敏反应:磺胺类。使用拉坦前列素蓝色眼睛棕色色素增加,并拒绝治疗。

1. 下列哪一项关于 KM 的描述是正确的？选择所有正确选项。

　　a. 她至少具有青光眼的三个危险因素

　　b. 盐酸毛果芸香碱眼液是 POAG 的一线药物

　　c. 她可能有药源性的青光眼

　　d. 苯海拉明可能加重青光眼

　　e. 苯磺酸氨氯地平可能加重青光眼

2. 下列哪一项可能影响到 KM 的青光眼治疗？选择所有正确选项。

　　a. 降压药物的滴定可影响眼内压

　　b. 依从性可能是一个问题

　　c. 毛果芸香碱会引起全身副作用,NLO 教育可以帮助患者

　　d. 对乙酰氨基酚可能升高眼内压

3. 下列哪种治疗青光眼的药物对 KM 来说是禁忌？

　　a. 噻吗洛尔

　　b. 对氨基可乐定

　　c. 溴莫尼定

　　d. 多佐胺

　　e. 他氟前列腺素

4. 下列哪种药可能导致 KM 的眶上部神经痛？

　　a. 氨氯地平

　　b. 对乙酰氨基酚

　　c. 苯海拉明

d. 毛果芸香碱

e. 拉坦前列素

5. 根据对 KM 青光眼治疗的重要性,对下列药师的建议排序。必须使用所有选项。

无序选项	排序结果
每 3~6 个月评估用药史,并根据需要对患者进行依从性教育	
停止使用毛果芸香碱,如果眼内压仍高,可以开始使用噻吗洛尔	
评估滴眼技术,培训鼻泪管	
停止使用泰诺安	

6. 下列哪类药物可导致眼睫毛变深、变浓密和变长? 选择所有正确选项。

a. 前列腺素类似物

b. 碳酸酐酶抑制剂

c. α 受体阻滞剂

d. 拟交感神经药

e. β 受体阻滞剂

7. 下列哪种药物可引起药源性青光眼? 选择所有正确选项。

a. 糖皮质激素

b. 抗组胺药

c. 西咪替丁

d. 苯那普利

e. 阿司匹林

8. 下列关于鼻泪管阻塞的说法,哪些是正确的?

a. 药物有效性

b. 减少副作用

c. 增加滴眼液的全身吸收

d. 增加滴眼液使用滴数

e. 增加治疗费用

9. 根据降低眼内压的能力给下列药物类别从高到低排序。

无序选项	排序结果
布林佐胺	
噻吗洛尔	
拉坦前列素	
溴莫尼定	

10. 选择拉坦前列素的商品名。

a. Lumigan

b. Xalatan

c. Zioptan

d. Alphagan

11. 按照百分强度对下列 β 肾上腺素能阻断剂排序。从最低强度开始。

无序选项	排序结果
美替洛尔	
卡替洛尔	
倍他洛尔	

12. 下列哪个用于治疗青光眼的局部 β 受体阻滞剂为非选择性 β 受体阻滞剂? 选择所有正确选项。

a. 噻吗洛尔

b. 美替洛尔

c. 氨甲酰胆碱

d. 左布诺洛尔

13. 下列哪种药品含有噻吗洛尔? 选择所有正确选项。

a. Combigan

b. Timoptic

c. Azopt

d. Xalatan

14. 根据制剂的强度对下列局部用抗生素按排序? 从最低百分强度开始。

无序选项	排序结果
阿奇霉素	
莫西沙星	
氧氟沙星	

15. 下列哪种药物是用于治疗结膜炎的外用氟喹诺酮类药物?

a. Quixin

b. Vigamox

c. Ocuflox

d. Ciloxan

16. 下列哪种氨基糖苷类抗生素可以制成眼用溶液和软膏? 选择所有正确选项。

a. 妥布霉素

b. 阿奇霉素

c. 庆大霉素

d. 红霉素

17. 下列哪一种抗病毒药物作为一种眼科使用的局部溶液销售?

a. 脱氧尿苷

b. 伐昔洛韦

c.泛昔洛韦

d.膦甲酸钠

18.按市售每片药物的最低剂量（mg）对下列抗病毒药物排序。从最低剂量开始。

无序选项	排序结果
阿昔洛韦	
泛昔洛韦	
伐昔洛韦	

19.下列哪一种抗病毒药物有胃肠外、口服和植入物制剂？

a.缬更昔洛韦

b.更昔洛韦

c.伐昔洛韦

d.阿昔洛韦

20.下列哪种抗真菌剂有5%的外用混悬液上市？选择所有正确选项。

a.两性霉素B

b.那他霉素

c.氟康唑

d.伊曲康唑

要点小结

■ 目前已经研发出多种用于治疗眼部疾病的药物剂型。大部分眼用药物都是溶液剂，但对于一些溶解度较低的药物，制成混悬液更利于吸收。

■ 眼部局部使用抗生素的适应证是睑腺炎、睑缘炎、结膜炎和角膜炎。

■ 眼部使用抗病毒药物的主要适应证是病毒性角膜炎和视网膜炎。

■ 目前唯一可用的局部眼用抗真菌制剂是纳他霉素。其他的抗真菌药物可能是复方的，给药途径包括局部、结膜下或玻璃体内。

■ 植物神经药物广泛用于诊断和外科目的，也用于青光眼的治疗。

■ 青光眼是一种进行性眼病，早期发现和治疗青光眼对保持视力非常重要。

■ 青光眼的主要两种类型是原发性开角型青光眼（POAG）和闭角型青光眼。原发性开角型青光眼是最常见的类型。

■ 局部用药是治疗开角型青光眼的首选。

■ 前列腺素类似物和β受体阻滞剂是一线药物。

■ 药物的选择是基于合并疾病状态和药物的副作用。

■ 碳酸酐酶抑制剂含有磺胺基团，对磺胺过敏的患者不应使用。

■ α_2受体激动剂、拟交感神经药和拟副交感神经药可引起明显的副作用，是治疗青光眼的最后一线药物。

■ 滴眼剂给药技术教育和阻塞鼻泪管可提高药物疗效，降低全身吸收和副作用发生的风险。

参考文献

Fiscella RG, Lesar TS, Edward DP. Glaucoma//DiPiro JT, Talbert RL, Yee GC, et al. Pharmacotherapy: A Pathophysiologic Approach. 9th ed. New York, NY: McGraw – Hill, 2014:chap 75.

Henderer JD, Rapuano C], Ocular pharmacology//Brunton LL, Chabner BA, Knollmann BC, et al. Goodman & Gilman's The Pharmacological Basis of Therapeutics. 12th ed. New York, NY:McGraw – Hill,2011:chap 64.

Horton JC, Disorders of the eye//Longo DL, Fauci AS, Kasper DL, et al. Harrison's Principles of Internal Medicine. 18th ed. New York, NY: McGraw – Hill,2012: chap 28.

Katzung BG. Special aspects of geriatric pharmacology//Katzung BG, Masters SB, Trevor AT, et al. Basic & Clinical Pharmacology. 12th ed. New York, NY:McGraw – Hill,2012:chap 60.

Robertson D, Biaggioni 1. Adrenoceptor antagonist drugs//Katzung BG, Masters SB, Trevor AJ, et al. Basic & Clinical Pharmacology. 12th ed. New York, NY: McGraw – Hill,2012:chap 10.

第 65 章 | 泌尿学

MatthewA. Cantrell, Michael W. Kelly, Scott Martin Vauri
译者 董卫华 田 云 薛小荣

基础概述:良性前列腺增生

良性前列腺增生症(BPH)是老年男性最常见的良性肿瘤。前列腺包绕着尿道,尿液从膀胱经尿道排出体外。前列腺增大,可能会压迫或部分堵塞尿道引起排尿问题。前列腺随男性年龄增长而增大,患 BPH 的风险也增加。BPH 患者前列腺中含 α_1 肾上腺素能受体的平滑肌组织增加,造成血管收缩、尿道管腔变窄。此外,前列腺增大患者还可出现全身症状。

下尿路症状(LUTS)提示 BPH 改变膀胱排空或储存。排尿症状在疾病早期即被发现,包括排尿踌躇、尿流变细以及膀胱不能完全排空感。储尿症状几年后出现,包括尿频、夜尿、尿急和尿失禁,原因是膀胱平滑肌肥大,功能减退。BPH 增加了尿路感染、尿潴留继发性膀胱结石及肾功能损害的风险。BPH 的严重并发症为急性尿潴留,常常需要立即导尿。

LUTS 患者应于医生处就诊,详细的病史和体格检查是必需的,以排除其他可能的病因,如前列腺癌、尿路感染以及神经或内分泌紊乱。直肠指诊(DRE)可以确定前列腺的大小,提示良恶性。尿液分析可排查尿路感染或膀胱结石。药师应了解可能加重 LUTS 的药物,例如具有抗胆碱活性的药物:抗组胺药、三环类抗抑郁药和阿片类药物。此外,由于前列腺组织含有 α_1 肾上腺素能受体,伪麻黄碱或其他减充血剂等 α 受体激动剂会加重症状,或者减弱 α_1 肾上腺素能受体阻滞剂的治疗作用。

治疗

BPH 的治疗取决于多种因素:LUTS 的严重程度,合并影响血流动力学稳定性的疾病,前列腺大小以及存在 BPH 相关并发症。美国泌尿协会(AUA)制订了 BPH 症状评分系统。轻度 BPH 患者(AUA 评分 0 ~ 7)可以观察等待(如果症状允许)。当 BPH 症状时好时坏,不进行治疗,也是一个合理的策略。实施此策略时,应密切监测患者,如症状加重则需要药物治疗。

α_1 肾上腺素受体阻滞剂

对于中重度 BPH 患者(AUA 评分 8 ~ 35),α_1 肾上腺素受体阻滞剂能够有效减轻 LUTS(表 65 - 1)。该类药物通过松弛前列腺平滑肌组织改善排空症状,使尿液通过尿道,但不能改变前列腺的大小或者阻止 BPH 的进展。α_1 肾上腺素受体阻滞剂之间的主要区别是对 α_{1A} 肾上腺素受体的选择性,可影响耐受性。α_1 肾上腺素受体阻滞剂的疗效大致相当。

哌唑嗪(Minipress)由于一日多次给药、起效快、具有亲脂结构(增加体位性低血压和晕厥)而不被推荐。特拉唑嗪(Hytrin)和多沙唑嗪(Cardura)是第二代 α_1 肾上腺素受体阻滞剂。即释特拉唑嗪和多沙唑嗪需要剂量滴定以预防心血管副作用,因此延迟了达到有效剂量的时间。多沙唑嗪有缓释剂型,可以提高耐受性,其副作用包括直立性低血压、晕厥、肌无力和疲劳。患者如果同时因勃起功能障碍而使用 5 型磷酸二酯酶抑制剂(PDE5)时应注意血压降低。

坦索罗辛(Flomax)和西洛多辛(Rapaflo)因为对 α_{1A} 受体的亲和性而具有尿道选择性,阿夫唑嗪(Uroxatral)因为缓释剂型可避免血清浓度峰值而具有功能上的尿道选择性。该类制剂以前列腺中的 α_{1A} 受体为靶点,很少引起低血压或昏厥。这些药物因不需要剂量滴定,可在一周之内改善排尿症状。其他副作用有射精障碍和术中虹膜松弛综合征(IFIS)。药师应建议患者,如果服用此类药物,应在白内障手术前告知眼科医生。

5 - α 还原酶抑制剂(5ARI)

在 5 - α 还原酶介导下睾酮转化为双氢睾酮

（DHT），促进前列腺的生长。抑制 5-α 还原酶可减小前列腺的大小、降低前列腺特异性抗原 PSA（约 25%），从而减轻 BPH 症状。两种 5-α 还原酶抑制剂包括非那雄胺（Proscar 保列治）和度他雄胺（Avodart）（表 65-1），两者的区别是非那雄胺抑制Ⅱ型 5-α 还原酶，而度他雄胺抑制Ⅰ型和Ⅱ型 5-α 还原酶，理论上可更快、更有效地降低前列腺内的 DHT，但是，与非那雄胺相比没有发现临床优势。因为不能立即减轻症状，5ARI 试验治疗应该持续 6~12 个月。PSA 检测是前列腺癌筛查的一种工具，患者应在开始治疗前做 PSA 基线检测。考虑到 5ARI 对 PSA 的影响，如果之后 PSA 高于 2 倍数值，应引起充分警惕。副作用有性欲下降、男性乳房女性化。非那雄胺和度他雄胺为妊娠 X 类药物，所以孕妇及育龄期的妇女不应使用。前列腺增大的 BPH 患者应考虑 5ARI 单药疗法。5ARI 与 α_1 肾上腺素受体阻滞剂合用，可以改善中重度且有前列腺增大证据（>40g）的 BPH 患者的尿流率，阻止 BPH 进展。

近年来，他达拉非（Cialis）被批准用于 BPH 继发的 LUTS，推荐剂量为 5mg，一日一次。大多数研究使用他达拉非作为单药治疗，长期使用的资料比较有限。他达拉非可能是 α_1 肾上腺素受体阻滞剂和 5ARI 的最佳替代药，可用于合并常见勃起功能障碍并发症的患者。

锯棕榈（Serenoa repens）是一种植物药，临床效果尚未充分证实。锯棕榈可以适度减轻 BPH 的症状，但一项大型试验发现它与安慰剂的疗效没有区别。因为缺少症状改善的临床研究，AUA 未推荐使用此产品。如果患者决定使用锯棕榈，则推荐一日两次，一次 160mg 标准提取物的剂量。应告知同时使用抗血小板药或抗凝药的患者可能增加出血风险。

基础概述：勃起功能障碍

勃起功能障碍（ED）是指性生活时不能达到和维持足够的勃起。患糖尿病、心脏疾病、高血压

表 65-1 用于治疗良性前列腺增生（BPH）的药物

α 肾上腺素受体阻滞剂				
药物	起始剂量/最大剂量（mg）	对 α_{1A} 受体的选择性	代谢	常见不良反应
阿夫唑嗪（Uroxatral）	10/10	无	肝 CYP3A4	眩晕（6%）、疲乏（3%）、头痛（3%）
多沙唑嗪（Cardura 可多华，Cardura XL 可多华 XL）	1/8	无	肝	眩晕（16%）、疲乏（12%）、直立性低血压（高达 10%）、晕厥（2%） 可多华 XL：体位性低血压 2%、晕厥 <1%
西洛多辛（Rapaflo）	8	有	肝 CYP3A4，CYP2D6	射精异常 28%、直立性低血压 2.8%
坦索罗辛（Flomax）	0.4/0.8	有	肝 CYP3A4，CYP2D6	射精异常（高达 18%）、头痛（20%）、晕厥（0.4%）
特拉唑嗪（Hytrin 高特灵）	1/10	无	肝	>10%：眩晕、头痛、肌肉无力 <5%：外周性水肿、体位性低血压
5-α 还原酶抑制剂（5ARIs）				
药物	剂量（mg）	代谢	不良反应	
度他雄胺（Avodart）	0.5	肝 CYP3A4,3A5	阳痿（3.9%）、性欲下降（3.3%）、乳房压痛和增大（0.9%）	
非他雄胺（Proscar）	5	肝 CYP3A4	阳痿（19%）、性欲下降（10%）、男子女性化乳房（2%）	
5 型磷酸二酯酶抑制剂				
他达拉非（Cialis）	5	肝 CYP3A4	（5%~10%）面红、恶心、背痛、呼吸道感染	

引自：Lacy CF, Armstrong LL, Goldman Mp, et al. Lexi-Comp Drug Information Handbook. 22nd ed, 2013

以及抽烟的男性,ED 发生的风险增加。ED 是由于器官或精神因素导致阴茎血流减少引起,包括以下因素,如血管的(如心脏疾病、高血压、血脂异常)、神经的(如脊髓损伤、帕金森病)、内分泌紊乱(如糖尿病、性腺功能减退),其他原因(如佩罗尼病、前列腺增生)以及精神原因(如抑郁、焦虑、压力)。使用处方药(如降压药、抗精神病药、激素)、酒精和药物滥用(如可卡因、安非他命)也能引起 ED。

ED 患者的评估包括病史、体格检查和实验室检查,以排查 ED 相关情况,确定危险因素。应从患者及其伴侣处获得性生活史,关注问题的实质(频率、持续时间、质量、勃起持续时间),以及社会心理因素,可能提示潜在的病因和最合适的治疗方法。标准问卷如男性性健康量表也很有帮助。

治疗

治疗的目的是鉴别和治疗引起 ED 的医学和心理学状况。其中包括对风险因素的管理,如糖尿病、高血压、血脂异常和性腺功能减退。如果这些病因被排除或治疗,那么目标就是治疗反应(包括疗效和耐受性)和治疗满意度(治疗达到或超过患者及其伴侣的预期)。

5 型磷酸二酯酶(PDE5)抑制剂

西地那非(Viagra)、伐地那非(Levitra)、他达拉非(Cialis)和阿伐那非(Strendra)通过选择性抑制 5 型磷酸二酯酶而增强一氧化氮的作用,不论病因(器官的、心理的或混合的)、病程、年龄、种族或者严重程度,临床试验证实该类药物均有效。当 PDE5 抑制剂无效时,应该考虑 ED 的次要原因(剂量不正确、性腺功能减退、心理因素、并发症)。尚无充分的证据表明哪一个药物更好,但是,按需服用或按时给药无效的患者,每日使用他达拉非 2.5~5mg 可能会改善 ED。他达拉非的血清半衰期(17.5 小时)比西地那非(3.7 小时)、伐地那非(3.9 小时)和阿伐那非(5 小时)长,具有更持久的效应。因此,他达拉非用药后可 36 小时有效,而西地那非和伐地那非应在预期性生活前30~60分钟服用。另外,他达拉非对改善 BPH 的症状和体征是有效的。

PDE5 抑制剂的不良反应包括头痛、面部潮红、消化不良和鼻炎。同时接受 α 肾上腺素受体阻滞剂的患者可能还会出现直立性低血压和眩晕。由于同时使用硝酸盐和 PDE5 抑制剂会显著降低血压,因此禁止二者联用。PDE5 抑制剂可能引起严重的心血管事件,因此,不用于因心脏状况差而不宜性生活的患者。这类药物也与暂时性蓝绿辨识困难有关。少数患者观察到突然视觉和听觉丧失。勃起延长和阴茎异常勃起较少报道。如勃起时间超过 4 小时患者应寻求医治。PDE5 抑制剂通过细胞色素 P450(CYP)3A4 酶代谢,如果合用影响该酶系的药物(如红霉素、酮康唑、力托那韦)时应降低 PDE5 抑制剂的剂量。

血管活性药物

这类药物可模仿勃起时的血管反应,适用于 PDE5 抑制剂无效或不耐受的患者。前列地尔是合成的前列腺素 E_1,通过松弛血管平滑肌而发挥作用,该药物采用注射至阴茎海绵体(Caverject,Edex)或以尿道栓剂(Muse)给药。另外两种用于 ED 的血管活性药物为 α 肾上腺素受体阻滞剂酚妥拉明和非特异性磷酸二酯酶抑制剂罂粟碱,采用海绵体注射给药,常常与前列地尔合用,用于单用前列地尔无效的患者。这些药物十分有效,单用前列地尔反应率超过 70%,合用接近 90%。

使用前列地尔产生的特殊不良反应是疼痛,可能会引起治疗失败。三种药物联合使用时均应给予更低的剂量以获得更好的耐受性。海绵体内注射还会引起阴茎纤维化。阴茎异常勃起也是一个可能的副作用,勃起时间大于 6 小时的患者需要寻求医治。有阴茎异常勃起倾向的患者(镰刀形细胞性贫血、多发性骨髓瘤或白血病患者)禁用该类药物。

其他治疗

当 PDE5 抑制剂和血管活性药物单用无效时,联用可能会成功。真空勃起装置通过负压将血液注入阴茎造成阴茎勃起,并由收缩环来维持,也是有效的。阴茎假体植入术是另一种治疗选择。

基础概述:尿失禁

尿失禁(UI)是在没有结石或感染的情况下发生的不自主尿液流出。尿失禁有五种类型,包括压力性尿失禁(SUI)、急迫性尿失禁［也被称为膀胱过度活动症(OAB)］、充溢性尿失禁(OI)、混合性尿失禁和功能性尿失禁。SUI 发生于尿道括约肌力弱的患者,当用力时(打喷嚏、咳嗽)腹压增大压迫膀胱而发生。OAB 是在达到正常最大充盈量之前,由于膀胱逼尿肌异常收缩引起,患者表现为尿频、尿急、夜尿。OI 由泌尿道阻塞引起(BPH 引起的 LUTS、神经功能性膀胱活动减退)。混合性尿失禁是前述三种尿失禁的任意合并。功能性尿失禁发生于患者功能或认知损害时,比如灵活性降低、身体功能低下导致尿漏。总体来讲,无论患者属于哪种尿失禁均应接受检测以排除膀胱或肾脏感染、膀胱癌、前列腺癌和糖尿病。

治疗

非药物治疗

非药物治疗是首选,也可与药物治疗同时使用。推荐使用排尿日记评估 UI 的严重程度,便于了解排尿和尿失禁的发作频率。液体管理、避免咖啡因和其他膀胱刺激物质有助于纠正 UI。肥胖是 SUI 的影响因素之一,减轻体重可以显著改善症状。UI 最常用的非药物治疗方法是膀胱训练,包括定时排尿、抑制排尿冲动的方法(有益于 OAB)、盆底肌锻炼,其中包括肌肉自主收缩和松弛来帮助控制排尿(对 OAB 和 SUI 有益)。对于功能性尿失禁患者,能够获得护理人员的帮助、定时上卫生间、使用纸尿裤或吸收性服装可能是有益的。

抗毒蕈碱药物

抗毒蕈碱药物是最广泛用于 OAB 治疗的处方药,也是首选药物,除非患者有禁忌证(尿潴留、胃肠道梗阻、闭角型青光眼或过敏)。抗毒蕈碱药物有两种类型:叔胺和季铵(表 65－2)。叔胺类抗毒蕈碱药物不带电荷、具有亲脂性,可引起中枢神经系统不良反应。季铵类抗毒蕈碱药物带电荷,不易穿透血脑屏障。患者服用抗毒蕈碱药物发生尿失禁的次数是安慰剂的一半,疗效确切。抗毒蕈碱药物对抗 M₃ 受体而减轻 OAB 的症状,但是,M₃ 毒蕈碱受体也分布于唾液腺、低段肠和睫状体平滑肌,因此,会引起口干、便秘和视物模糊。抗毒蕈碱药物也对抗其他毒蕈碱受体(M₁ 毒蕈碱

受体),造成中枢神经系统副作用(谵妄)。抗毒蕈碱药物使用要点如下:

- 奥昔布宁即释制剂(IR)与缓释制剂相比,活性代谢物 N－去乙基奥西布宁的转化率高,因此口干的发生率较高。
- 奥昔布宁透皮贴可用于腹部、髋部和臀部,凝胶剂用于上臂、肩部或大腿。
- 奥昔布宁透皮贴作为 OTC 药物仅限于女性使用。
- 托特罗定对 M₃ 受体有高选择性,但临床试验中与奥昔布宁对比,具有同等疗效。
- 达非那新对 M₃ 受体的选择性最高,由于对 M₃ 受体的选择性高于 M₁ 受体,因此几乎没有认知功能副作用。
- 弗斯特罗定是一种需经酯酶水解的前体药物,可以避开 CYP 酶系,转化为有效成分 5－羟甲基托特罗定。
- 曲司氯铵是阿托品的衍生物,因其季铵属性、不需要肝 CYP 代谢,发生副作用和药物相互作用的风险较低。

米拉贝隆是被批准用于治疗膀胱过度活动症的非抗胆碱药物。米拉贝隆的作用机制是刺激 β₃ 受体激动剂导致膀胱交感作用增强,因而增强了膀胱顺应性且减少了排尿频率。β₃ 受体激动剂可能导致血压升高、心跳加快,因此推荐进行适当的监测。

A 型肉毒杆菌毒素是被批准用于膀胱过度活动症的强效神经毒素。A 型肉毒杆菌毒素通过膀胱注射,每 12 周一次。每次给药的剂量为 50 ~ 300U,并根据有效性和安全性调整剂量。与抗毒蕈碱药物相比,A 型肉毒杆菌毒素疗效相似、抗胆碱能作用更少、尿路感染风险更高,所以它是 OAB 抗毒蕈碱药物治疗失败后的二线方案。

度洛西汀(Cymbalta)未被批准用于 SUI 的治疗。度洛西汀增强尿道括约肌张力,减少尿失禁频率,提高生活质量。度洛西汀每次口服 40mg,每日 2 次,常见副作用为轻至中度恶心、血压升高。

阴道萎缩可见于绝经后妇女,并伴有干燥、灼热、瘙痒及 SUI 尿失禁增多的症状。每天阴道内应用微粉化 17β－雌二醇(Vagifem),持续两周,接着每周 2 次,可减少阴道萎缩及 UI 的症状。绝经后妇女雌激素缺乏曾经被认为是 OAB 的诱因,但发现口服雌激素的患者 OAB 症状增加,所以口服雌二醇不被推荐使用。

表 65 - 2　膀胱过度活动症治疗药物对比

药物	常用剂量(mg)	代谢(CYP)	肾功调整剂量(mg)[a]	M$_3$受体亲和力	常见副作用	费用[b,c]
抗毒蕈碱药物(叔胺类)						
奥昔布宁(Ditropan)	5mg PO bid	3A4;抑制 3A4,2D6(小)	无	中度	口干(71%),便秘(12%)	$22.80
奥昔布宁 ER (Ditropan XL)	5 ~ 10mg PO 每日 1 次	3A4;抑制 3A4	无	中度	口干(29%),便秘(7%)	$98.52[d] $98.63[e]
奥昔布宁透皮给药系统(Oxytrol)	3.9mg/d 每周两次	3A4(小)	无	中度	用药部位反应(17%),口干(10%)	$29.99
奥昔布宁 10% 凝胶(Gelnique)[f]	每次一袋(1g),每日 1 次	3A4(小)	无	中度	口干(8%),用药部位反应(6%)	$74.70[g]
托特罗定(Detrol)	2mg PO bid	2D6	1mg PO bid	无选择性	口干(37%)	$203.79
托特罗定 ER (Detrol LA)	4mg PO 每日 1 次	2D6	2mg PO,每日 1 次	无选择性	口干(23%)	$244.75
达非那新(Enablex)	15mg PO 每日 1 次	2D6,3A4	无	高度	口干(35%),便秘(21%)	$215.77
索利那新 (VESIcare)	10mg PO 每日 1 次	3A4	5mg PO,每日 1 次	中度	口干(27%),便秘(13%)	$243.49
弗斯特罗定(Toviaz)	8mg PO 每日 1 次	无	4mg PO,每日 1 次	无选择性	口干(35%)	$199.22
抗毒蕈碱(季铵类)						
曲司氯铵(Sanctura)	20mg PO bid	无	20mg PO,每日 1 次	无选择性	口干(20%)	$170.26
曲司氯铵 ER (Sanctura XR)	60mg PO 每日 1 次	无	未推荐	无选择性	口干(10%)	$202.10
β$_3$受体激动剂						
米拉贝隆 ER (Myrbetriq)	50mg PO 每日 1 次	2D6	25mg PO,每日 1 次	N/A	高血压(11%)	$272.72

a. 肌酐清除率 <30mL/min

b. 基于 30 天用量

c. Lexicomp 价格

d. 每天 5mg

e. 每天 10mg

f. 仅供女性使用的非处方药

g. Price per drugstore.com

　　以前用于治疗 UI 的很多种药物由于缺乏有效性证据及耐受性差而不再被推荐。这些药物有抗毒蕈碱药物(丙胺太林、乙胺太林、依美溴铵、双环维林和特罗地林)、解痉剂(黄酮哌酯)、三环类抗抑郁药(丙咪嗪)、前列腺素合成酶抑制剂(吲哚美辛)。

案例应用

1. 以下哪一个是度他雄胺的商品名?

　　a. Hytrin

　　b. Flomax

c. Proscar

d. Avodart

e. Cardura

2. 一位服用 2mg 特拉唑嗪治疗 BPH 的 82 岁患者来到药房,主诉头晕眼花、全身肌无力且持续 LUTS,你会向他的医生推荐什么?

　　a. 在他的治疗方案中增加非那雄胺每日 5mg

　　b. 将特拉唑嗪更换为多沙唑嗪 4mg

　　c. 将特拉唑嗪更换为坦索罗辛每日 0.4mg

　　d. 减少特拉唑嗪的剂量至 1mg

　　e. 增加锯棕榈一日 2 次

3. 非那雄胺的妊娠分类是什么?

　　a. A

　　b. B

　　c. C

　　d. D

　　e. X

4. 一患者叙述他在过去的 6 个月里每日服用非那雄胺治疗 BPH。他最近一次 PSA 值为 2.6ng/mL,今天此值为 1.3ng/mL。下列选项哪一项是这一结果的最佳解释?

　　a. 非那雄胺可使前列腺停止分泌 PSA

　　b. 非那雄胺可以导致 PSA 实验室检查产生错误的结果

　　c. 服用 5ARI 的患者 PSA 水平常显著降低

　　d. 非那雄胺对 PSA 水平没有影响

5. 一患者计划下周进行白内障手术,医生给他开具了处方药坦索罗辛。他的症状不复杂但反映排尿延迟和费力,你决定:

　　a. 按处方发药并告诉患者有性方面副作用的风险

　　b. 电话联系他的内科和眼科医生,将医嘱改为非那雄胺

　　c. 电话联系他的内科和眼科医生来决定可否延缓坦索罗辛治疗至完成白内障手术后

　　d. 按处方发药并告知眩晕和体位性低血压的风险

　　e. 电话联系他的内科医生,将医嘱改为特拉唑嗪

6. 与多沙唑嗪相比,以下哪些是坦索罗辛的优点?

　　a. 降低 LUTS 的疗效增强

　　b. 减少体位性低血压

　　c. 减轻症状起效快

　　d. 减少晕厥

7. 以下哪一项是促进前列腺生长的原因?

　　a. PSA

　　b. DHT

　　c. 5-α 还原酶

　　d. 睾酮

8. 选出正确描述勃起功能障碍的陈述。

　　a. 糖尿病患者的风险更高

　　b. 在美国不常见

c. 常常困扰年轻男性

d. 血压升高者不易患此病

e. 吸烟者不太可能患此病

9. 请选择勃起功能障碍的血管因素。

　　a. 抑郁

　　b. 帕金森病

　　c. 性腺功能减退

　　d. 焦虑

　　e. 血脂异常

10. 选择勃起功能障碍应评估的项目。选出所有正确选项。

　　a. 患者及其伴侣的性生活史

　　b. 病史

　　c. 体格检查

　　d. 心理评估

11. KR,62 岁,西班牙男性,有高血压病史。他主诉 ED 来就诊。ED 没有可确认的器官因素。选择关于该患者治疗方法的正确表述。

　　a. PDE5 抑制剂不应成为该患者的治疗选择

　　b. PDE5 抑制剂在西班牙裔人中的疗效较差

　　c. 该患者有高血压,使用 PDE5 抑制剂无效

　　d. PDE5 通过增强一氧化氮作用来发挥作用

　　e. 他不应接受 PDE5 抑制剂,因为他的心血管状态而不建议性生活

12. DL,男性,59 岁,白种人,有良性前列腺增生史,使用多沙唑嗪充分治疗,来院主诉 ED。他的病情检查正常,决定开始使用 PDE5 抑制剂进行治疗。选择关于该患者治疗方法的正确表述。

　　a. 建议 DL 在性生活前立即服用药物

　　b. 使用 PDE5 抑制剂可能导致体位性低血压

　　c. BPH 患者禁用 PDE5 抑制剂

　　d. 应选择西地那非,因为它的疗效更好

　　e. 使用多沙唑嗪的患者禁用 PDE5 抑制剂

13. JC,男性,72 岁,非洲裔美国人,患有 ED,且无使用 PDE5 抑制剂的禁忌证。以下哪种药物与 PDE5 抑制剂有潜在的药物相互作用并会导致其血清药物浓度上升?

　　a. 红霉素

　　b. 阿司匹林

　　c. 阿莫西林

　　d. 氟哌啶醇

　　e. 流感疫苗

14. 选择他达拉非的商品名。

　　a. Relenza

　　b. Viagra

　　c. Enzyte

d. Cialis

e. Levitra

15. 以下哪项陈述是关于前列地尔的最佳描述?

a. 它是治疗 ED 的第一个药物

b. 它是非特异性的 PDE5 抑制剂

c. 它可以通过尿道栓剂给药

d. 使用前列地尔未见阴茎异常勃起的报道

e. 它通过收缩阴茎平滑肌来发挥作用

16. LT, 75 岁女性, 患有严重的肾功能损害 (CrCl <30mL/min)。以下哪个药物是急迫性尿失禁的选择? 选择所有合适选项。

a. 奥昔布宁透皮贴

b. 托特罗定 ER

c. 索利那新

d. 奥昔布宁 IR

e. 曲司氯铵 ER

17. 抗毒蕈碱药物治疗膀胱过度活动症的主要靶点是毒蕈碱受体的哪一亚型?

a. M_1

b. M_2

c. M_3

d. M_4

e. M_5

18. TV, 女性, 55 岁绝经后, 患有尿失禁, 同时有阴道干燥、灼烧、瘙痒症状。以下药物适合该患者的是?

a. 口服雌激素

b. 度洛西汀

c. A 型肉毒杆菌毒素

d. 外用雌激素

19. 以下哪一个是尿失禁患者的非药物治疗选择?

a. 减肥

b. 减少液体摄入

c. 增加咖啡摄入

d. 盆底肌锻炼

20. 哪种失禁可描述为尿急、尿频、遗尿、运动时尿漏?

a. 压力性尿失禁

b. 急迫性尿失禁

c. 溢出性尿失禁

d. 混合性尿失禁

e. 功能性尿失禁

21. 米拉贝隆的商品名是什么?

a. Detrol LA

b. Ditropan

c. Myrbetriq

d. VESIcare

e. Sanctura XR

要点小结

■ BPH 是老年男性常见泌尿系疾病, 但并非所有的患者都会出现 LUTS。

■ BPH 的症状包括排尿踌躇、尿流细、尿频、夜尿和失禁。

■ BPH 的并发症包括尿潴留、尿路感染、膀胱结石和肾功能衰竭。

■ α - 肾上腺素受体阻滞剂包括特拉唑嗪、多沙唑嗪、坦索罗辛、阿夫唑嗪、西洛多辛, 均可有效降低伴有下尿路症状 (LUTS) 的 BPH。

■ 具有前列腺增生 (>40g)的患者, 可使用 5 - α 还原酶抑制剂治疗、缩小前列腺、减缓疾病进展、降低患者发生急性尿潴留的风险。

■ 5 - α 还原酶抑制剂治疗应持续6 ~ 12 个月。

■ 因缺少临床资料, AUA 未推荐使用锯棕榈进行植物疗法。

■ 勃起功能障碍是指性生活时不能获得和维持充分硬度的勃起。

■ ED 患者的评估目的是识别可治疗的器官和心理因素。

■ PDE5 抑制剂是 ED 治疗的一线药物, 增强一氧化氮对阴茎平滑肌的作用, 导致动脉血管舒张而勃起。

■ 西地那非和伐地那非应在预期性生活前 30 ~ 60 分钟服用。

■ PDE5 抑制剂可使服用 α 受体阻滞剂的患者出现头晕和体位性低血压, 接受硝酸盐类药物治疗的患者禁用 PDE5 抑制剂, 因为可潜在引起显著血压降低。

■ PDE5 抑制剂通过 CYP3A4 肝药酶系统代谢, 可能与这类酶的抑制剂发生相互作用。

■ 血管活性药物前列地尔、酚妥拉明和罂粟碱,有松弛血管平滑肌的作用,可直接注射入阴茎。

■ 使用血管活性物质可能会发生疼痛和阴茎异常勃起,容易发生阴茎异常勃起的患者禁用。

■ UI 的五种类型包括压力性尿失禁(SUI)、急迫性尿失禁(UUI)、溢出性尿失禁(OI)、混合性尿失禁和功能性尿失禁。

■ 非药物治疗是首选治疗方法,可以与药物治疗联合应用。

■ 抗毒蕈碱药物拮抗膀胱 M_3 毒蕈碱受体,减少急迫性,降低排尿频率。

■ 抗毒蕈碱药物是一线治疗药,除非有禁忌证。

■ 抗毒蕈碱药物的副作用是口干、便秘和视物模糊。

■ 用于其他类型尿失禁的几种药物有米拉贝隆、A 型肉毒杆菌毒素、度洛西汀和微粉化 17β – 雌二醇。

参考文献

American Urological Association Practice Guidelines Committee. AUA guidelines on management of benign prostatic hyperplasia. Chapter 1: diagnosis and treatment recommendations. J Urol,2003,170:530 – 547.

Lee M. Benign prostatic hyperplasia//DiPiro IT, Talbert RL, Yee GC, et al. Pharmacotherapy: A Pathophysiologic Approach. 9th ed. New York, NY: McGrawHill,2014: chap 67.

Linnebur SA, Wall ace II. Erectile dysfunction//Linn WD, Wofford MR, O'Keefe M, et al. Pharmacotherapy in Primary Care. New York, NY: McGraw – Hill, 2009: chap 30.

Martin CP, Talbert RL. Urology//Martin CP, Talbert RL. Pharmacotherapy Bedside Guide. New York, NY: McGraw – Hill,2013:sec 15.

主要缩写词

5ARI = 5 – α reductase inhibitor 5 – α 还原酶抑制剂

AUA = American Urological Association 美国泌尿协会

BPH = benign prostatic hyperplasia 良性前列腺增生

CNS = central nervous system 中枢神经系统

CYP = cytochrome P450 细胞色素 P450

DHT = dihydrotestosterone 双氢睾酮

DRE = digital rectal examination 直肠指检

ED = erectile dysfunction 勃起功能障碍

ER = extended release 缓释

FDA = Food and Drug Administration 食品药品管理局

IFIS = Intraoperative floppy iris syndrome 术中虹膜松弛综合征

IR = immediate release 即释

LUTS = lower urinary tract symptoms 下尿路症状

M = muscarinic 毒蕈碱

OAB = overactive bladder 膀胱过度活动症

OI = overflow incontinence 溢出性尿失禁

PDE5 = Phosphodiesterase type 5 5 型磷酸二酯酶

PSA = prostate – specific antigen 前列腺特异性抗原

SUI = stress urinary incontinence 压力性尿失禁

UI = urinary incontinence 尿失禁

第 66 章 | 过敏性鼻炎

Nancy Borja - Hart, Karen Whalen
译者 余静洁 田 云

基础概述

过敏性鼻炎是上呼吸道的一种慢性炎症性疾病。它以下述一个或多个症状为特征：鼻塞、流涕、打喷嚏和瘙痒。过敏性鼻炎可影响生活质量，导致睡眠障碍，影响工作和学习。

鼻过敏反应是由免疫球蛋白 E（IgE）介导的。空气中的过敏原与肥大细胞上的抗原特异性 IgE 结合后触发炎症性介质释放，如组胺和白三烯。在过敏原暴露后速发和迟发型过敏反应均可发生。速发反应在几秒至几分钟内发生，由于组胺、白三烯、类胰蛋白酶和细胞因子的释放引起。打喷嚏、鼻痒、流涕和鼻塞是典型的症状。细胞因子的释放导致炎性细胞浸润，如嗜酸性粒细胞和嗜碱性粒细胞，这会导致在过敏原暴露后 4~8 小时发生一种迟发型过敏反应。随着过敏原的持续暴露，迟发型的炎症反应可导致过敏性鼻炎的慢性症状。

过敏性鼻炎患者可能出现以下症状：清涕、鼻塞、过敏性结膜炎、喷嚏、鼻后滴漏/流和鼻痒、耳痒和/或眼睛痒。变态反应性着色（由于鼻塞和静脉瘀血引起的眼下框水肿和黑眼圈）和过敏性敬礼症（向上揉搓鼻子）报道较少。

过敏性鼻炎可通过全面的病史和体格检查与其他类型鼻炎进行区分。可从患者处获得主诉、症状、类型、鼻部及相关症状的诱因。皮肤试验及过敏原特异性 IgE 抗体筛查（如放射过敏原吸附试验[RAST]）是最常用的过敏性鼻炎诊断方法。

过敏性鼻炎的严重程度分级有两种分类方法。根据过敏性鼻炎及其对哮喘的影响（ARIA）将过敏性鼻炎分为四种类型：轻度间歇性、轻度持续性、中重度间歇性、中重度持续性。间歇性过敏性鼻炎指患者症状每周少于 4 天或持续不到 4 周。持续性过敏性鼻炎指过敏性鼻炎症状每周大于 4 天或持续 4 周以上。如果症状未影响日常活动、睡眠模式、工作和学习，则认为疾病是轻度。

如果以上情况受到过敏性鼻炎的影响，则患者属于中度至重度。在第二种分类方法中，美国实践参数联合特别工作组将过敏性鼻炎分为季节性、常年性或间歇性。季节性过敏性鼻炎是指主要在春季和秋季（高花粉季节）出现症状。常年性过敏性鼻炎指患者整年均有症状。间歇性过敏性鼻炎指患者在偶尔暴露于吸入性过敏原时出现症状。

预防

建议患者应尽量避免致病过敏原（花粉、真菌、灰尘和动物）。在花粉浓度高的季节，患者应该限制外出暴露。为进一步避免过敏原，患者可以采取以下预防措施使室内过敏原暴露水平降至最低：使用高效微粒空气（HEPA）过滤器，真空 HEPA 过滤器，热水洗衣，对枕头和床垫使用防护罩保护，以及使用害虫控制系统避免昆虫的排泄物。

治疗

过敏性鼻炎的治疗主要包括以下三种方法：规避过敏原、药物治疗、免疫治疗。六种药物可用于治疗过敏性鼻炎，包括抗组胺药、减鼻充血剂、鼻内糖皮质激素、肥大细胞稳定剂、鼻用抗胆碱能药物和白三烯调节剂（表 66 - 1）。过敏性鼻炎患者的治疗目标是改善症状，提高生活质量并将药物不良反应降至最小（如果需要）（表 66 - 2）。需综合考虑患者的主要症状、症状严重程度、年龄及并发症等，来选择单药或联合治疗。

抗组胺药物

抗组胺药为组胺（H_1）- 受体阻滞剂。口服、鼻内及眼用剂型均可用于过敏性鼻炎的治疗。口服抗组胺药对流涕、打喷嚏、鼻痒及过敏性结膜炎的治疗有效。该类药物对预防过敏性鼻炎的症状比缓解已出现的症状更有效，因此最好在预期的过敏原暴露前使用。

点击 http://www.mhpharmacotherapy.com/上的评论标签，查看完整的书籍参考资料，同时可获得两次可评分的互动练习测试。

表 66 - 1　过敏性鼻炎的治疗药物

药物（商品名）	成人常规剂量
抗组胺药	
第一代口服药物	
溴苯比丙胺[a]	4mg PO，必要时每 4 ~ 6 小时一次
（LoHist - 12 缓释片）[b]	6 ~ 12mg PO，每 12 小时一次
氯苯那敏[a]（Aller - Chlor，Allergy）	4mg PO，每 4 ~ 6 小时一次
氯马斯汀[a]（Tavist Allergy）	1.34mg PO，每 12 小时一次
苯那坐尔[a]（Benadryl，Diphenhist）	25 ~ 50mg PO，必要时每 4 ~ 6 小时一次
曲普利啶[a]（Zymine）[b]	2.5mg PO，每 4 ~ 6 小时一次
第二代口服药物	
西替利嗪[a]（Zymine）	10mg PO，每天 1 次
地氯雷他定（Clarinex）[b]	5mg PO，每天 1 次
非索非那定[a]	
（Allegra 12 小时）	60mg PO，每天 2 次
（Allegra 24 小时）	180mg PO，每天 1 次
左西替利嗪（Xyzal）[b]	5mg PO，每晚 1 次
氯雷他定[a]（Claritin，Alavert）	10mg PO，每天 1 次
鼻内	
氮卓斯汀 137μg/喷（Astelin）[b]	每个鼻孔 1 ~ 2 喷，每日 2 次
氮卓斯汀 0.15%（Astepro0.15%）[b]	每个鼻孔 1 ~ 2 喷，每日 2 次或每个鼻孔 2 喷，每日 1 次
奥洛他定 665μg/喷（Patanase）[b]	每个鼻孔 2 喷，每日 2 次
眼用	
氮卓斯汀 0.05%（Optivar）[b]	患眼每次 1 滴，每日 2 次
甲派噻庚酮富马酸盐 0.025% 　（Zaditor，Zyrtec Itchy Eye，Alaway）	患眼每次 1 滴，每 8 ~ 12 小时 1 次
奥洛他定 0.1%（Patanol）[b]	患眼每次 1 滴，每日 2 次
奥洛他定 0.2%（Pataday）[b]	患眼每次 1 滴，每日 1 次
减鼻充血药	
口服	
苯肾上腺素（Sudafed PE）	10mg PO，每 4 ~ 6 小时一次
伪麻黄碱（Sudafed）	60mg PO，每 4 ~ 6 小时一次
（Sudafed 12 小时缓释片）	120mg PO，每 12 小时一次
（Sudafed 24 小时缓释片）	240mg PO，每 24 小时一次
局部	
苯肾上腺素 0.1%（4 路速效）	每个鼻孔 2 ~ 3 喷，每 2 ~ 4 小时 1 次
氧甲唑啉 0.05%（Afrin）	每个鼻孔 2 喷，每日 2 次
鼻用糖皮质激素	
丙酸倍氯米松 42μg/喷（Becinase AQ）[b]	每个鼻孔 1 ~ 2 喷，每日 2 次
布地奈德 32μg/喷（Rhinocort Aqua）[b]	每个鼻孔 1 ~ 2 喷，每日上午 1 次

续表

药物（商品名）	成人常规剂量
环索奈德 37μg/喷（Zetonna）[b]	每个鼻孔 1 喷，每日 1 次
环索奈德 50μg/喷（Omnaris）[b]	每个鼻孔 2 喷，每日 1 次
氟尼缩松 25μg/喷（仅仿制药）[b]	每个鼻孔 2 喷，每日 2 次
糠酸氟替卡松 27.5μg/喷（Veramyst）[b]	每个鼻孔 2 喷，每日 1 次；可减至每个鼻孔 1 喷，每日 1 次
丙酸氟替卡松 50μg/喷（Flonase）[b]	每个鼻孔 2 喷，每日 1 次或每个鼻孔 1 喷，每日 2 次；可减至每个鼻孔 1 喷，每日 1 次
糠酸莫米松 50μg/喷（Nasonex）[b]	每个鼻孔 2 喷，每日 1 次
曲安奈德（Nasacort）	每个鼻孔 2 喷，每日 1 次
肥大细胞稳定剂	
鼻内	
色甘酸钠 5.2mg/喷（Nasalcrom）	每个鼻孔 1 喷，每日 3～4 次
眼用	
色甘酸钠 4%（Crolom）[b]	每只眼 1～2 滴，每日 4～6 次
鼻用抗胆碱能药	
异丙托溴铵 0.03%（Atrovent）[b]	每个鼻孔 2 喷，每日 2～3 次
白三烯受体阻滞剂	
孟鲁司特（Singulair）[b]	10mg PO，每天 1 次

a. 抗组胺药与减鼻充血药也可作为联合制剂

b. 该类制剂只可通过处方使用（Rx）

缩写：PO，口服（per os）

在口服抗组胺药物中，首选第二代药物（如氯雷他定、非索非那定）。一般情况下，第一代抗组胺药物是非选择性的，与第二代药物相比有较强的镇静作用。在儿童中，第一代口服抗组胺药可引起异常激动而不是镇静。此外，第一代抗组胺药与第二代相比有更强的抗胆碱能不良反应（口干、便秘）。部分第二代抗组胺药在常规剂量下可产生镇静作用（如西替利嗪和盐酸氮卓斯汀），或超过常规剂量时产生镇静作用（如氯雷他定和地氯雷他定）。鼻用抗组胺药物（盐酸氮卓斯汀和奥洛他定）可有效治疗季节性过敏性鼻炎。盐酸氮卓斯汀起效迅速，患者可在接触已知过敏原前预防使用。鼻用抗组胺药不适用于眼部症状，因此，过敏性结膜炎需要眼用抗组胺药进行治疗。富马酸酮替芬是一种非处方（OTC）眼用抗组胺药及肥大细胞稳定剂，可缓解眼部发痒，可用于 3 岁儿童。

减鼻充血药

减鼻充血药由于交感神经作用可产生血管收缩。在过敏性鼻炎中，减鼻充血药对鼻塞患者最有效。多年来，伪麻黄碱是最常用的口服减鼻充血药；然而，伪麻黄碱的滥用使得很多非处方药使用苯肾上腺素作为替代用药。滥用伪麻黄碱的担忧来源于其可用以制作甲基苯丙胺。因此，伪麻黄碱只能作为处方药使用。高于推荐剂量时，伪麻黄碱可引起血压升高。其他不良反应包括失眠和烦躁不安。苯肾上腺素的不良反应与伪麻黄碱相似。未控制的高血压、冠状动脉疾病、闭角型青光眼和尿潴留患者应避免口服减鼻充血药。糖尿病、可控制的高血压、肾功能损害的患者慎用该类药物。

局部减鼻充血药有鼻喷剂或滴鼻液。局部制剂可引起灼烧感、刺痛、打喷嚏或鼻黏膜干燥。使用局部减鼻充血药时，建议患者不要经常使用，且避免长期使用。使用超过 3～5 天可能导致药物性鼻炎或鼻塞反弹。

表 66 -2　过敏性鼻炎治疗药物的不良反应及监测

药物	不良反应	监测内容	建议
抗组胺药	困倦	警告患者潜在的嗜睡作用,即使是无镇静作用的抗组胺药和鼻用剂型	不要与酒精或其他中枢神经系统抑制剂合用
	胃肠道反应	提醒患者服药后吃饭或喝一杯水	
	抗胆碱能作用	注意口干和排尿困难。提醒患者使用其他有抗胆碱能作用的药物时注意	必要时更换为其他抗胆碱能作用较弱的抗组胺药
减鼻充血药			
■ 局部	■ 血管舒张反弹 ■ 局部刺激	■ 注意局部制剂反应的降低 ■ 注意灼烧感、刺痛、打喷嚏和黏膜干燥	■ 长时间使用(>3 ~ 5 天) ■ 由于短期使用有自限性。可尝试鼻腔生理盐水冲洗
■ 全身	■ 高血压 ■ 中枢神经系统刺激	■ 高血压患者使用时,应定期监测血压,如血压升高需停药 ■ 通常是轻度的,但是要与患者讨论	■ 无高血压病史的患者通常不存在该问题。使用最低有效剂量 ■ 使用最低有效剂量
鼻用激素	■ 局部影响,如打喷嚏、鼻出血和刺痛	■ 这些影响在不同的制剂中可能不同	
其他药物			
色甘酸	■ 局部影响,如打喷嚏、灼烧感和咳嗽	■ 通常较轻,但要告知患者报告令其困扰的症状	■ 如果患者不能耐受局部反应,可选择替代药物
异丙托溴铵	头痛、流鼻血和鼻腔干燥	■ 通常较轻,但要告知患者报告令其困扰的症状	■ 如果患者不能耐受局部反应,可选择替代药物
孟鲁司特	■ 行为改变	■ 监测患者情绪和行为的改变,包括自杀想法	■ 罕见但需要监测
免疫治疗	■ 局部反应 ■ 过敏反应	■ 注意注射部位的硬结和肿胀 ■ 监测过敏反应	■ 罕见,只在能够使用肾上腺素的医疗监督下使用

引自:May J, Smith PH. Allergic rhinitis//DiPiro JT, Talbert RL, Yee GC, et al. Pharmacotherapy: A Pathophysiologic Approach. 9th ed. New York, NY: McGraw - Hill, 2014:chap 76

鼻用糖皮质激素

鼻用糖皮质激素可抑制鼻内过敏性炎症反应。该类药物的治疗目标是过敏性鼻炎的四个典型症状,包括打喷嚏、鼻痒、流涕和鼻塞。鼻用糖皮质激素是治疗过敏性鼻炎和改善鼻塞最有效的药物,较口服抗组胺药物更有效。鼻用糖皮质激素引起下丘脑 - 垂体 - 肾上腺素轴(HPA)受抑制的可能性极小。鼻内丙酸倍氯米松的使用可导致儿童生长发育迟缓,对于全身生物利用度较低的药物如丙酸氟替卡松和糠酸莫米松,未观察到生长抑制现象。使用鼻内糖皮质激素常见不良反应为鼻黏膜局部刺激(灼烧感、干燥和刺激)。应告知患者使用后至少10分钟内不要擤鼻涕。

肥大细胞稳定剂

色甘酸钠是鼻用肥大细胞稳定剂,对预防和治疗过敏性鼻炎有一定的疗效。色甘酸是通过抑制肥大细胞脱颗粒和白三烯炎症的释放起效。鼻内用药每天4次最佳。色甘酸必须覆盖整个鼻腔内部,因此,需告知患者在用药前先擤鼻涕。色甘酸的最佳疗效出现在用药后1 ~ 2周。色甘酸钠也有滴眼液剂型,用于过敏性结膜炎,需要每天4 ~ 6次达到最大疗效。

鼻用抗胆碱能药物

鼻用抗胆碱能药物如异丙托溴铵可有效治疗流涕,与鼻用糖皮质激素联合应用疗效更佳。

白三烯受体阻滞剂

孟鲁司特对于合并有哮喘的患者是一个很好的选择，该药是唯一批准用于治疗过敏性鼻炎的抗白三烯药物。孟鲁司特有片剂或颗粒剂。可用于6个月以上的婴儿。对于6个月至5岁的儿童，颗粒剂可直接口服，溶于婴儿配方奶粉或母乳，或与一勺苹果酱、胡萝卜、大米或冰激凌混合。

鼻用盐水

鼻用盐水对于轻度间歇性过敏性鼻炎的流涕有效。也可用于鼻腔使用其他药物前清除鼻腔阻塞。

过敏原免疫疗法

对于使用药物无法改善症状及药物不耐受的患者可考虑使用过敏原免疫疗法。免疫疗法是指使用逐渐增加剂量的过敏原诱导耐受，以达到减轻过敏症状的目的。接受免疫疗法最理想的患者是有过敏原的特异性IgE抗体的患者。

特殊人群

婴儿和6个月以上的儿童可使用孟鲁司特、西替利嗪、左西替利嗪和地氯雷他定治疗轻度过敏性鼻炎的症状。氯雷他定和盐酸非索非那定批准用于2岁及2岁以上的儿童。如果症状加重，这类人群可通过使用鼻用糖皮质激素获益，部分糖皮质激素批准用于2岁及2岁以上儿童。

不推荐妊娠期妇女使用非处方药物进行过敏性鼻炎的自我治疗，除非医师同意。抗组胺药物，尤其是西替利嗪和左西替利嗪可用于妊娠期患者（药物妊娠分级均为B级）。鼻用糖皮质激素可用于妊娠期，但布地奈德是唯一的妊娠分级B级鼻用糖皮质激素（其余妊娠分级为C级）。口服减鼻充血药可在妊娠期前三个月使用。女性在妊娠期间初始治疗不应选择免疫疗法，但在妊娠期间可继续免疫治疗。

案例应用

1. 下列哪一项是过敏性鼻炎的典型症状？选择所有正确的答案。
   a. 流涕
   b. 鼻塞
   c. 打喷嚏
   d. 浊涕

2. 下列哪一项是3岁儿童使用口服抗组胺药治疗过敏性鼻炎的潜在不良反应？
   a. HPA轴抑制
   b. 反常性激动
   c. 鼻塞复发
   d. 药物耐受

3. JB是一名45岁的男性患者，有慢性鼻塞病史，几乎全年中的每天都鼻塞。该患者还患有高血压。除了鼻塞外，患者经常在工作中打喷嚏（他觉得很尴尬）。除此之外，过敏导致他取消了和家人的公园郊游。根据ARIA指南，下列哪一项是JB症状的最佳分类？
   a. 轻度间歇性
   b. 中至重度间歇性
   c. 轻度持续性
   d. 中至重度持续性

4. 下列哪一种治疗对JB是最好的选择？
   a. 口服减鼻充血药
   b. 非选择性抗组胺药
   c. 鼻内糖皮质激素
   d. 鼻内减鼻充血药

5. BJ是一名30岁的妊娠期妇女（孕早期），有慢性鼻塞病史，几乎全年中的每天都鼻塞。该患者其他的疾病只有高血压。除鼻塞外，还经常打喷嚏。同时，因过敏其取消了与家人外出。下列哪一种治疗对BJ是最好的选择？
   a. 鼻内糖皮质激素
   b. 初始选择非选择性抗组胺药
   c. 初始选择口服减鼻充血药
   d. 初始选择肥大细胞稳定剂

6. 选择左西替利嗪的商品名。
   a. Clarinex
   b. Zaditor
   c. Xyzal
   d. Singulair

7. 下列哪类患者使用盐酸伪麻黄碱需密切关注？选出所有正确的答案。
   a. 糖尿病
   b. 慢性肾脏病
   c. 高血压
   d. 骨关节炎

8. 下列哪个抗组胺药物需凭处方购买？
   a. 苯海拉明
   b. 富马酸酮替芬

c. 左西替利嗪

d. 氯雷他定

9. 下列哪类药物可用于妊娠期过敏性鼻炎的治疗？选择所有适合的选项。

　　a. 口服抗组胺药

　　b. 鼻内糖皮质激素

　　c. 口服减鼻充血药

　　d. 局部减鼻充血药

10. JS，男性，23 岁，有季节性过敏性鼻炎病史。该患者抱怨每年秋天到了豚草花粉季节有鼻塞。下列哪一种药物最适合该患者及时缓解鼻塞？

　　a. 西替利嗪

　　b. 马来酸氯苯那敏

　　c. 氟替卡松

　　d. 羟甲唑林

11. 下列哪种规避过敏原的方法适用于减少由豚草花粉引起的过敏症状？

　　a. 将枕头和床垫用过敏原防护罩包裹

　　b. 保持窗户关闭，尽可能减少外出活动

　　c. 减少室内湿度至小于 50%

　　d. 用热水清洗床上用品

12. 下列哪种药物在过敏原暴露前开始使用有利于减少季节性过敏性鼻炎的症状？选择所有正确的答案。

　　a. 鼻内糖皮质激素

　　b. 白三烯拮抗剂

　　c. 口服抗组胺药

　　d. 局部减鼻充血药

13. CW 是一名有季节性过敏性鼻炎和轻度持续性哮喘的 8 岁男性患儿。下列哪种药物适用于治疗他的哮喘及过敏性鼻炎症状？

　　a. 鼻内丙酸倍氯米松

　　b. 鼻内色甘酸钠

　　c. 西替利嗪

　　d. 孟鲁司特

14. 成人患者在使用推荐剂量时，下列哪种抗组胺药最可能产生镇静作用？

　　a. 地氯雷他定

　　b. 苯海拉明

　　c. 非索非那定

　　d. 奥洛他定

15. 下列哪种抗组胺药可作为鼻内制剂？

　　a. 盐酸氮卓斯汀

b. 富马酸酮替芬

c. 左西替利嗪

d. 氯雷他定

16. 下列哪一类治疗过敏性鼻炎的药物长期使用最可能导致药物性鼻炎（鼻塞复发）？

　　a. 鼻内糖皮质激素

　　b. 鼻内减鼻充血药

　　c. 口服抗组胺药

　　d. 口服减鼻充血药

17. 下列哪种药物必须作为处方药销售，因为其可能用于生产甲基苯丙胺？

　　a. 溴苯吡丙胺

　　b. 马来酸氯苯那敏

　　c. 去氧肾上腺素

　　d. 伪麻黄碱

18. NB 是一名 28 岁女性患者，正在联合使用西替利嗪、鼻内丙酸氟替卡松、伪麻黄碱和孟鲁司特治疗持续性过敏性鼻炎症状。该患者主诉早晨服用所有药物后感觉紧张不安和心悸。下列哪种药物最有可能引起该患者的症状？

　　a. 西替利嗪

　　b. 氟替卡松

　　c. 孟鲁司特

　　d. 伪麻黄碱

19. TR 是一名有持续性过敏性鼻炎的 6 岁男性患儿。该患儿尽管使用了口服抗组胺药仍有症状，医师拟加用鼻用糖皮质激素。下列关于 TR 使用鼻用糖皮质激素的说法，哪一项是正确的？

　　a. 在儿童患者中鼻内糖皮质激素不应与口服抗组胺药联用

　　b. 新型鼻内糖皮质激素全身生物利用度较低，不会引起 TR 的生长抑制

　　c. 对于小于 12 岁的儿童使用鼻内糖皮质激素不恰当

　　d. TR 需要使用鼻内糖皮质激素在几分钟内达到症状缓解

20. KW 是一名 39 岁的女性患者，使用西替利嗪及鼻用糖皮质激素仍每日流涕。以流涕症状为治疗目标增加下列哪种药物最适宜？

　　a. 盐酸氮卓斯汀

　　b. 异丙托溴铵

　　c. 羟甲唑林

　　d. 去氧肾上腺素

要点小结

- 过敏性鼻炎是一种常见的鼻黏膜炎症性紊乱，它以下述一个或多个症状为特征：流涕、鼻痒、打喷嚏和鼻塞。过敏性结膜炎的症状常伴随过敏性鼻炎。

- 规避过敏原（如罩住床单和枕头、去掉地毯、使用 HEPA 过滤器）可能有助于减少或预防过敏性鼻炎的症状。

- 过敏性鼻炎药物治疗选择应依据主要症状、考虑患者年龄及合并疾病。

- 总体而言，鼻内糖皮质激素是过敏性鼻炎最有效的药物。它针对过敏性鼻炎的多种症状，包括流涕、打喷嚏、鼻痒和鼻塞。鼻内糖皮质激素也有助于减轻眼部症状。

- 鼻内丙酸倍氯米松的儿童生长抑制受到关注；但是，该抑制作用与全身生物利用度低的鼻内糖皮质激素无关（如氟替卡松和莫米松）。

- 口服抗组胺药可治疗过敏性鼻炎的多种症状，但对于鼻塞的治疗效果较鼻用糖皮质激素差。为了达到最佳治疗效果，抗组胺药需要在过敏原暴露前使用。

- 一般来说，第一代抗组胺药较第二代有更强的抗胆碱能和镇静作用。

- 鼻内局部抗组胺药起效迅速，可作为口服抗组胺药的替代药物。它们不治疗眼部症状。因此过敏性结膜炎的治疗可能需要增加局部眼用抗组胺药。

- 口服和局部使用减鼻充血药只对过敏性鼻炎的鼻塞症状有效。需嘱患者减鼻充血药使用不得超过 3~5 天，因为有发展成药物性鼻炎的可能。

- 白三烯拮抗剂孟鲁司特可用于季节性过敏性鼻炎，对于有过敏性鼻炎合并哮喘的患者也是合理的选择。

- 使用其他治疗但仍有持续性流涕或不能耐受其他治疗的患者可考虑使用鼻内异丙托溴铵进行治疗。

- 对季节性过敏性鼻炎有效的药物包括口服或局部抗组胺药、鼻内糖皮质激素、白三烯拮抗剂（孟鲁司特）和鼻内色甘酸。为了达到最佳治疗效果，这些药物需要在预期的过敏症状发生前使用。

参考文献

Austen K. Allergies, anaphylaxis, and systemic mastocytosis//Longo DL, Fauci AS, Kasper DL, et al. Harrison's Principles of Internal Medicine. 18th ed. New York, NY: McGraw – Hill, 2012；chap 317.

Inamdar S. Allergic and nonallergic rhinitis//Linn WD, Wofford MR, O'Keefe M, et al. Pharmacotherapy in Primary Care. New York, NY: McGraw – Hill,2009；chap 37.

May J, Smith PH. Allergic rhinitis//DiPiro JT, Talbert RL, Yee GC, et al. Pharmacotherapy: A Pathophysiologic Approach. 9th ed. New York, NY: McGraw – Hill, 2014；chap 76.

Skidgel RA, Kaplan AP, Erd？s EG. Histamine, bradykinin, and their antagonists//Brunton LL, Chabner BA, Knollmann BC, et al. Goodman & Gilman's The Pharmacological Basis of Therapeutics. 12th ed. New York, NY: McGraw – Hill,2011；chap 32.

Wallace DV, Dykewicz MS, Bernstein DI, et al；Joint Task Force on Practice；merican Academy of Allergy；Asthma & Immunology；American College of Allergy；Asthma and Immunology；Joint Council of Allergy, Asthma and Immunology. The diagnosis and management of rhinitis：an updated practice parameter. J Allergy Clin Immunol, 2008,122(suppl 2)：S1 – S84.

第 67 章　临床毒理学

Keith R. McCain, Howell R. Foster

译者　张丽娜　张抗怀　田　云　刘　娜

基础概述

临床毒理学是对暴露于可能引起副作用的物质所致疾病的评估和管理。所有天然和合成的外源性化学物质都能引起人体毒性。最重要的是认识到在特定情况下所有的物质都可导致中毒。也就是说,一些物质在微克剂量(肉毒毒素)能造成严重的后果,而其他物质通常被认为是无害的,尽管一些物质在极量(水中毒)下是致命的。

关键术语

ABCs	气道 – 呼吸 – 循环
ABG	动脉血气
ACLS	高级心脏生命支持
APAP	对乙酰氨基酚
AST	天冬氨酸转氨酶
BZD	苯二氮䓬类药物
CNS	中枢神经系统
ECG	心电图
GABA	γ – 氨基丁酸
NAPQI	N – 乙酰基 – 对苯醌亚胺
NAC	N – 乙酰半胱氨酸
PC	毒物中心
PPPA	防毒包装法案

预防

目前已经建立了多种方法以减少意外中毒事件。法律(1961 年)规定每年 5 月的第三周为"国家毒物预防周",旨在提高公众对中毒事件和危险的认识。防毒包装法案(1970 年)(PPPA)要求,一些危险居家用品、口服处方药和非处方药应该使用儿童安全容器存放。此外,PPPA 限制了一些产品的包装量。毒物控制中心增强和意识法案(The Poison Control Center Enhancement and Awareness Act)(2000 年)设立了一个免费电话(1 – 800 – 222 – 1222),美国全国范围都可通过此电话获得 24 小时毒物中心咨询。表 67 – 1 提供了需要向公众强化的可供选择的提示信息,以预防中毒突发事件。

表 67 – 1　中毒预防提示

1. 识别家里和工作场所所有潜在的有害物品
2. 所有的化学品和药品应上锁,并放在视野之外的地方
3. 不要将物品从原始包装容器中移出
4. 使用并确保正确使用儿童安全盖
5. 不要将化学品和药品与食物放在一起
6. 使用前先阅读产品标签
7. 避免在儿童面前服药,从不把药品说成糖果
8. 物品和药品使用后立即放回合适的储存处
9. 不要在黑暗处服用或使用药物,每次使用时核对剂量
10. 保证随时可拨通毒物中心电话(1 – 800 – 222 – 1222)

一般治疗

中毒患者的一般处理方法

在已知或可疑的中毒环境中,患者通常存在不充足、不可靠的病史。因此,应提前预测患者可能出现的快速恶化情况,尽早给予积极的支持治疗,首先考虑建立 ABCs(气道 – 呼吸 – 循环)。有相关病史或异常情况的患者,干预措施应包括吸氧,建立静脉通道,获得十二导联心电图、持续的心脏监测,测定动脉血气、血糖和电解质。此外,治疗精神状态改变患者时,应及早凭经验给予静脉注射"昏迷鸡尾酒",包括 100mg 维生素 B₁、25 ~ 50g 葡萄糖和 0.04 ~ 2mg 纳洛酮。并且应该考虑癫痫和节律障碍的可能性,及预估是否需要给予苯二氮䓬类(静脉注射劳拉西泮或地西泮)治

疗和标准的高级心脏生命支持。病情稳定后,应考虑更详细的体格检查、实验室检查、暴露史以及可能采取的清洗措施。

体格检查

全面的病史和体格检查对于治疗中毒紧急事件至关重要。密切和持续地评估患者的重要生命体征和体格检查结果为选择合适的支持疗法提供了重要信息,并为诊断提供帮助。中毒患者初步检查和 ABCs 建立完成后,应该进行更详细的二次检查。通过识别类型或症状可以将诊断缩小至某一类或某一批的中毒物质。目前已经建立了几种中毒症候群,详见表 67-2。值得注意的是,并非所有的患者都表现出典型的中毒症状,有些特征是重叠的。医护人员必须认识到中毒症状在患者评估方面的局限性。

表 67-2 典型中毒症状

中毒症候群	
阿片制剂	中枢神经系统抑制,呼吸抑制,瞳孔缩小,肠蠕动减弱
胆碱能药	流涎,流泪,排尿,排便,胃肠不适,呕吐,支气管分泌物增加,心动过缓
抗胆碱能药	谵妄/幻觉,尿潴留,肠运动减弱,瞳孔散大,心动过速,高热,皮肤发红,黏膜干燥
拟交感神经药	激动,瞳孔散大,心动过速,高热,发汗,震颤,高血压

实验室检查

综合考虑病史、体格检查、实验室检测结果为中毒患者的治疗提供了重要线索。虽然中毒患者通常需进行毒理学筛查,但其有效性仍有争论。这些检测仅局限于少数物质,存在假阳性和阴性结果,测试结果不能证实损伤情况,对患者的总体治疗影响很小。基础代谢检查、动脉血气分析、心电图及特定部位的 X 射线结果更有帮助。此外,对所有可疑服毒的患者,应进行对乙酰氨基酚、水杨酸浓度测定。特定药物的血清浓度是有帮助的,应根据病史或可疑物质(如毒性醇类、锂、地高辛、重金属等)进行测定。有帮助的其他实验室数据包括阴离子间隙酸中毒、渗透压间隙或氧饱和度间隙测定结果。

清洗

皮肤和眼部暴露后,首先应快速彻底地冲洗污染表面。吸入暴露的患者应转移至新鲜空气处。由于 80% 的中毒由摄入引起,所以洗胃是中毒后常见的处理方法。然而关于洗胃效果存在明显差异,目前仍有争议。毒理学研究小组评估洗胃相关文献后拟出意见书。意见书表明,支持常规使用吐根、洗胃、单剂量或多剂量活性炭、泻药或全肠道灌洗的证据有限。洗胃应建立在充分了解风险和获益的基础上,并注意适应证和禁忌证。表 67-3 列举了应用洗胃的因素和条件。洗胃和单剂量活性炭的适应证和禁忌证见 67-4 和表 67-5。

解毒剂

支持治疗是大多数中毒患者的主要治疗手段。然而有些情况下,解毒治疗对于降低发病率和死亡率具有重要意义。理想的解毒剂应该具备

表 67-3 风险评估:何时考虑洗胃

下列情况不建议洗胃[a]	下列情况建议洗胃[b]
任何剂量下药物毒性都有限	有理由认为,鉴于摄入时间,大量的摄入毒物仍在胃里
摄入毒物有潜在毒性,但剂量远低于预期的致病剂量	已知摄入物产生了严重毒性,或患者有明显威胁生命的症状或体征
摄入毒物可被活性炭吸附,且摄取量不超过活性炭吸附能力	摄入物不能被活性炭吸附,或者活性炭不可获得
有明显的自发性呕吐	摄入物可被活性炭吸收,但摄入物量超过了活性炭与毒物比例 10:1,即使使用活性炭的剂量是标准推荐剂量的两倍
摄入毒物后数小时,中毒症状弱	患者无自发性呕吐
摄入物有强效解毒剂(如对乙酰氨基酚和 NAC)	摄入物无强效解毒剂或替代疗法(如血液透析),给患者带来很大危险

a. 满足这些标准的患者可以安全地单独使用活性炭去污染或可能根本不需要去污染

b. 满足这些标准的患者,如果没有禁忌证应考虑作为胃排空的候选患者。对于那些符合这些标准,但被认为不是胃排空的候选患者,应考虑单剂量或多剂量活性炭和/或全肠道灌洗

引自:Goldfrank's Toxicologic Emergencies. 9th ed. Copyright 2011 by The McGraw-Hill Companies, Inc.

表 67 - 4　洗胃的适应证和禁忌证

适应证	禁忌证
符合洗胃标准的患者（表 66 - 3）	不符合洗胃的患者（表 66 - 3）
洗胃的获益超过风险	患者已失去或将可能失去呼吸道保护性反应并且仍未行气管插管（患者气管插管后，如无其他禁忌证可进行洗胃） 摄入碱性腐蚀剂 摄入异物（如药物包装） 在气管插管的情况下，摄入具有高吸入潜在风险的外源性物质（如碳氢化合物） 可能由于潜在病理状态、近期手术或其他医疗情况而存在出血或胃穿孔风险的患者，洗胃可能进一步加重其风险。 摄入物形状太大而不能进入灌洗管的管腔（例如，许多改良释放制剂）

引自：Goldfrank's Toxicologic Emergencies. 9th ed. Copyright 2011 by The McGraw - Hill Companies, Inc.

表 67 - 5　未进行胃排空时单剂量活性炭疗法的适应证和禁忌证

适应证	禁忌证
不符合洗胃标准的患者（表 66 - 3）或洗胃可能有害	活性炭被认为不能吸附具有临床意义数量的外源性摄入物
患者摄入的有毒外源性物质被认为可被活性炭吸附	患者已失去或预期会失去呼吸道保护性反应并且还未进行气管插管
摄入时间窗适合使用活性炭吸附或临床表现表明不是所有的外源性物质已被全身吸收	因摄入碱性物质而存在胃肠穿孔的可能 该疗法可能增加误吸的风险及严重性，如在碳氢化合物存在的情况下具有很高的误吸风险，内窥镜将是一个重要的诊断方式（腐蚀剂）

引自：Goldfrank's Toxicologic Emergencies. 9th ed. Copyright 2011 by The McGraw - Hill Companies, Inc.

高效逆转或减弱毒性、方便易得、副作用少、价格便宜等特点。不幸的是，由于多种解毒剂储备不足的历史问题，使得这些条件无法满足。其中一些疗法的获得成本高。此外，解毒剂通常具有副作用，因此使用时需权衡利弊。最新指南推荐 24 种解毒剂应该在医院储备。表 67 - 6 列出了常见的解毒剂及相应的毒素。

部分中毒的治疗

对乙酰氨基酚

急性或慢性对乙酰氨基酚过量会导致肝损伤。其毒性由代谢产物 N - 乙酰基 - 对苯醌亚胺（NAPQI）引起，它是 CYP2E1 的强亲电剂。在治疗情况下，少量 NAPQI 可被体内的谷胱甘肽分解，大量谷胱甘肽储存耗尽后，剩余 NAPQI 与肝细胞结合产生肝损伤，可表现为从轻度转氨酶升高到爆发性肝衰竭。由于对乙酰氨基酚的毒性由代谢产物产生，因此中毒症状通常延迟出现，在摄入过量药物 24 小时内仅有恶心、呕吐症状。急性摄入超过 10g 或 200mg/kg（以较低的为准）需要医疗处理。慢性摄入大于 10g 或 200mg/kg（以较低的为准）超过 24 小时，或在 48 小时内每 24 小时摄入 6g 或 150mg/kg（以较低的为准），或 6 岁以下儿童每 24 小时摄入 100mg/kg 达 72 小时甚至更长时间，都需要医学评估。潜在肝损伤风险高的患者（酒精中毒，合用 CYP2E1 诱导剂，营养不良）常规每日剂量超过 4g 或 100mg/kg（以较低的为准）应每天进行医学评估。医学评估包括测定血清 APAP 浓度和检查基线肝功能。急性药物过量时，APAP 浓度和已知摄入后时间点可通过 Rumack - Matthew 列线图描绘出来，从而判定肝损伤潜在风险以及是否需要乙酰半胱氨酸（NAC，Acetadote，Mucomyst）解毒疗法。NAC 可以维持或恢复谷胱甘肽的储备，或作为 NAPQI 的替代底物。为达到理想的肝脏保护效果，NAC 应在对乙酰氨基酚摄入后 8 小时内使用，因为其有效性在中毒过程中会逐渐降低。NAC 可通过静脉注射或口服给药，但剂量和疗程有所不同。静脉注射由三种不同剂量袋组成，给药时间持续 21 小时；而口服则需要一剂负荷剂量，之后 72 小时内每 4 小时给予维持剂量。除了难治性呕吐患者或妊娠期妇女推荐使用静脉给药外，哪种给药途径更好仍存在争论。静脉给药疗程短、剂量少、无恶心、呕吐等早期中毒症状，但是成本高、副作用发生率增加。在某些情况下，治疗时间较短也令人担忧。列线图不适用于慢性中毒，仅用于评价急性过量。超剂量重复给药的治疗尚无明确标准，保守方法是对有肝中毒体征或症状（AST 升高或 APAP 大于 10μg/mL）的患者开始 NAC 治疗。如果症状进展，所有患者应被告知再次接受医疗评估。

表 67 - 6 常用解毒剂

解毒剂	药物/毒素	注意
乙酰半胱氨酸/NAC（IV = Acetadote，PO = Mucomyst 或非专利药）	对乙酰氨基酚	如果必须使用静脉途径给药且 Acetadote 不可获得，则口服的乙酰半胱氨酸可经适当的过滤器静脉注射 将口服剂量稀释至最大浓度 5%
响尾蛇多价 Fab 片段，绵羊（CroFab）	北美响尾蛇（响尾蛇、毒蛇、铜斑蛇）	剂量与体重无关 溶解可能需 1 小时 对木瓜和木瓜蛋白酶过敏者可能有潜在过敏反应
抗蛇毒血清（黑寡妇蜘蛛）	黑寡妇蜘蛛	马血清来源抗毒素，注意免疫反应和血清病
抗蛇毒血清（珊瑚蛇）	东/德克萨斯珊瑚蛇	制造商停产，马血清来源抗毒素有供应
硫酸阿托品	有机磷和氨基甲酸酯类农药，神经毒制剂，药物/毒物引起的心动过缓	胆碱酯酶抑制剂（CI）毒性可能需要大剂量治疗，CI 毒性治疗终点为支气管干燥、无瞳孔散大或心动过速
10% 氯化钙 10% 葡萄糖酸钙	钙通道阻滞剂，氢氟酸/氟化物	由于血管刺激性，氯化钙应经中心静脉给药 氢氟酸灼伤时，局部使用 2.5% 的葡萄糖酸钙，可将静脉用葡萄糖酸钙和水凝胶混合得到
乙二胺四乙酸钙二钠（乙二胺四乙酸盐）	铅	潜在用药错误是与乙二胺四乙酸二钠混淆
喷替酸钙钠	钚、镅、锔体内污染	放射扩散装置的潜在成分（脏弹）
氰化物解毒剂包或 Cyanokit	氰化物	氰化物解毒剂包括：亚硝酸戊酯吸入剂、注射用亚硝酸钠、硫代硫酸钠 Cyanokit 包括：肠外维生素 B_{12a} 和不通过诱导高铁血红蛋白血症作为其作用机制的任何成分
去铁胺（Desferal）	铁（急性）	尿液颜色改变通常不易检测到，使用时间大于 24 小时会引起急性呼吸窘迫综合征（ARDS）
地高辛免疫 Fab 片段（DigiFab，Digibind）	地高辛/强心苷	计算剂量有多种方法，取决于特定情况下的因素，参考处方信息（1 瓶结合约 0.5mg 地高辛）；Fab 产品使用后影响地高辛浓度测定；对木瓜和木瓜蛋白酶敏感者、既往接受过地高辛免疫治疗者、对绵羊蛋白和乳胶过敏者，有潜在过敏风险
二巯基丙醇（BAL 油剂）	砷、金、汞、铅	铅中毒必须用乙二胺四乙酸钙二钠来结合，用花生油配制
乙醇	甲醇或乙二醇	很难获得、计算剂量和监测浓度；如果使用有多种副作用
甲吡唑（Antizol）	甲醇或乙二醇	需要剂量增加至第五剂
氟马西尼（Romazicon）	苯二氮䓬类药物	如果急性过量服用后可能引发撤药反应或暴露共摄入物的毒性，应谨慎使用 主要适应证是医源性过度镇静 作用持续时间短
胰高血糖素	β 受体阻滞剂、钙离子通道阻滞剂	恶心、呕吐，注意患者意识水平下降及未受保护的气道
亚甲蓝	高铁血红蛋白血症	G6PD 不足的患者易产生溶血，禁忌使用
纳洛酮（Narcan）	阿片类药物、鸦片制剂	小剂量起始，以降低引发撤药反应的风险 作用持续时间短

解毒剂	药物/毒素	注意
奥曲肽(Sandostatin)	口服磺酰脲类引起的低血糖	抑制磺胺脲类引起的胰岛素分泌 皮下注射或静脉注射,可能需要在 24~48 小时内多次给药
毒扁豆碱(Antilirium)	抗胆碱能综合征,特别是抗毒蕈碱样谵妄	抑制乙酰胆碱酯酶,增强胆碱能张力;关于适当使用的重大争论,特别是多药过量可能引起 QRS/Q - T 间期延长(三环类抗抑郁药、神经松弛剂);潜在副作用包括癫痫和 SLUDGE 综合征
碘化钾	甲状腺放射性碘预防	关注年轻患者的肿瘤风险(18 岁以下患者,孕妇除外),大于 40 岁患者肿瘤风险极小。可用于哺乳期妇女,无论年龄大小
解磷定 2 - PAM(Protopam)	有机磷类农药,神经毒剂	使被有机磷农药或相关化合物灭活的胆碱酯酶复活
吡多辛/维生素 B_6	异烟肼,肼类	经验性给予 5g,需要给予维生素 B_6 1mL(100mg/mL) × 50 瓶
碳酸氢钠	药物导致宽 QRS 波群,尿液增多,血清碱化	多重作用/多种作用机制;注意血液 pH 值,钠、钾浓度

毒性醇类

乙二醇和甲醇是危险的非乙醇类。少量摄取任何一种都能产生严重的毒性。乙二醇是常见的防冻剂组成成分。挡风玻璃清洗液、罐装燃料、除漆剂、除冰剂中均含有甲醇。两种物质的毒性与其代谢产物有关。两者的初级代谢产物经乙醇脱氢酶作用产生,乙二醇生成乙醇酸和草酸,甲醇生成甲酸。这些有机酸代谢物可以产生严重的代谢性酸中毒,导致阴离子间隙增大($[Na^+]$) - $[Cl^-]$ + $[HCO_3^-]$),伴或不伴渗透压间隙增大(测量血清渗透压 - 计算渗透压)。此外,草酸可以与钙螯合生成草酸钙沉淀,导致肾和其他器官功能障碍和低钙血症。甲酸损害视网膜和视神经,导致视觉障碍,甚至失明。及时采取治疗以减少毒性代谢产物的生成是必要的。乙醇和甲吡唑(Antizol)都是乙醇脱氢酶的抑制剂,可以有效防止乙二醇和甲醇的代谢物生成。甲吡唑比乙醇更好,它不会产生酒醉或其他毒副作用,不需要血液监测,并且有标准剂量。甲吡唑需给予 15mg/kg 的负荷剂量,然后每 12 小时给予 10mg/kg 的维持剂量,共四剂;基于自发诱导代谢的原因,之后的维持剂量增加至 15mg/kg,每 12 小时 1 次。是否需要同时采用血液透析,根据患者意愿以及血清中乙二醇和甲醇的浓度而定。

苯二氮䓬类

苯二氮䓬类(BZD)可促进 γ - 氨基丁酸(GABA)与 $GABA_A$ 受体结合,导致突触后神经超极化而引起中枢神经系统(CNS)抑制。苯二氮䓬类常发生服药过量,其中毒症状包括:中枢神经系统抑制(共济失调、意识混乱、昏睡甚至昏迷),低血压和呼吸抑制。单独摄入苯二氮䓬类死亡率低,当与其他中枢神经系统抑制剂过量合用时,其协同毒性导致呼吸抑制和死亡风险增加。氟马西尼(Romazicon)是作用于中枢神经系统的静脉用苯二氮䓬类竞争性拮抗剂,是苯二氮䓬类过量的解毒剂。然而,氟马西尼用于服药过量和非特异性昏迷受到限制且存在争论。使用前应考虑到引发戒断综合征如癫痫发作,或暴露共同摄入物毒性的可能。氟马西尼初始剂量为 0.2mg,谨慎滴注 30 秒以上,以降低引发戒断或暴露共同摄入物毒性的风险。初始滴定剂量应为 0.3mg。如有必要,推荐间隔 1 分钟追加 0.5mg 静注直到效果满意或者累积剂量达 3~5mg。更大剂量不会带来更多益处。由于氟马西尼半衰期短,用药期间密切观察患者,警惕发生再次镇静。

β 肾上腺素受体阻滞剂

β 受体阻滞剂竞争性地拮抗肾上腺素 β 受体。拮抗这些受体导致细胞内磷酸激酶 A 活性降低,最终降低收缩力和心率。不同药物之间在整体药理学特征方面存在明显的内在差异。该类药物的潜在差异包括心脏选择性、内在拟交感活性、α拮抗作用、膜稳定作用以及亲脂性。过量使用时,β受体阻滞剂的受体选择性消失,标准治疗剂量所看不到的效应可能会出现。β受体阻滞剂中毒最常见的临床表现为低血压和心动过缓。其他可能的并发症包括:癫痫、中枢神经系统抑制、室性心律失常、心脏传导阻滞、肺水肿、低灌注和支气管痉挛。中枢神经系统抑制、癫痫、心律失常等尤为常见于亲脂性较强的药物(如普萘洛尔)。通常认为,胰高血糖素是β受体阻滞剂过量的解毒剂。位于β受体复合体上的胰高血糖素受体的激活能够有效避开β受体阻滞剂拮抗作用的障碍,从而激活共用G蛋白,增强细胞内磷酸激酶A的活性。胰高血糖素应给予静脉注射3~5mg的冲击剂量,由于疗效持续时间短,可能需要额外冲击剂量或连续静滴。使用胰高血糖素会引起恶心和呕吐。此外,可能需要积极的支持疗法,包括下列措施的联合:液体复苏、阿托品、体外起搏、血管升压药、高剂量胰岛素和葡萄糖治疗。

钙通道阻滞剂

钙通道阻滞剂通过电压门控钙离子通道减少钙离子内流。这些通道存在于心肌、平滑肌和胰腺细胞。阻滞这些通道使细胞内钙离子减少,导致肌动蛋白-肌球蛋白的相互作用降低,从而降低血管和心肌的收缩力。此外,胞内钙浓度降低导致窦房结和房室结张力减弱。治疗剂量下,二氢吡啶类药物有外周血管舒张作用,非二氢吡啶类(维拉帕米、地尔硫草)则表现出更直接的心脏作用。过量使用时,不存在这种选择性差异。常见症状包括低血压、心动过缓、传导紊乱。胰岛细胞上的钙通道阻滞,进而导致胰岛素分泌减少,引起血糖升高。这种代谢障碍降低了心肌碳水化合物的供给,加重了心肌功能障碍。其他可能的症状包括恶心、呕吐、中枢神经系统抑制、低灌注和肺水肿。钙通道阻滞剂中毒的初始治疗应包括静脉输液、阿托品、给予钙盐(外周静脉注射10~20mL 10%葡萄糖酸钙或中心静脉注射5~10mL 10%氯化钙)。这些措施通常不能改善中重度中毒患者的血流动力学状况,需要给予血管升压支持治疗。若反应欠佳,可考虑额外给予胰高血糖

素和/或氨力农治疗。越来越多的证据支持在钙通道阻滞剂过量时给予高剂量的胰岛素和葡萄糖(高血浆胰岛素-正常血糖治疗)治疗进行早期干预。胰岛素有正性肌力作用,可以促进碳水化合物输送至心肌细胞。目前的推荐方案建议单次普通胰岛素1U/kg的冲击剂量,之后以0.5U/(kg·h)的速度进行输注,再根据患者反应进行调整。在胰岛素冲击给药的同时应启动葡萄糖输注以维持血糖正常,整个治疗过程中应严密监测葡萄糖和钾离子浓度。开始治疗前,应该测定血糖和钾离子浓度,若分别低于200mg/dL或2.5mEq/L,应予以补充。很多情况下,患者需要同时启动上述多种治疗。

地高辛

地高辛是一种抑制Na^+-K^+-ATP酶(泵)的强心苷类药物。它可以通过增加胞内钙离子而提高心肌收缩力。此外,地高辛通过调节迷走神经和交感神经活性而降低心率。地高辛治疗窗窄,药物相互作用多(维拉帕米、卡维地洛、螺内酯、阿普唑仑、大环内酯类抗生素等)。伴随疾病(肾功能障碍、体重降低等)会促发毒性。中毒症状因毒性的急性或慢性而异。急性过量的早期常见临床症状有恶心、呕吐、意识混乱、昏睡、高钾血症和广泛的心血管毒性。慢性中毒症状不明显,如果有恶心、呕吐、体重减轻、意识混乱、昏睡、视觉障碍(色视症和黄视症),应高度怀疑慢性地高辛中毒。除室上性快速心律失常外,地高辛中毒几乎可以导致任何一种已知的节律紊乱,双向性室性心动过速是其典型特征。

除了应用钙盐治疗高钾血症和IA类抗心律失常药物之外(两者均可增加疑似地高辛中毒者的死亡率),处置地高辛中毒时应使用标准的支持疗法。较严重的强心苷毒性可以使用地高辛免疫Fab片段治疗,这些抗体片段解毒剂与地高辛的亲和力比地高辛与其靶点Na^+-K^+-ATP泵的亲和力更高,可以有效地阻断和逆转地高辛的毒性。每瓶抗体片段大约可结合0.5mg地高辛。

解毒剂可用于:任何威胁生命的节律障碍;急性中毒引起的钾离子浓度高于5mEq/L;与节律障碍有关的地高辛浓度升高;明显的胃肠道症状;长期使用地高辛患者的精神状态改变;明显或难治的血流动力学不稳定;成人急性摄入10mg以上或

儿童急性摄入 4mg 以上；摄入后任意时间血清地高辛浓度≥15ng/mL；或摄入后 6 小时血清地高辛浓度≥10ng/mL。可通过下列方法确定适当的解毒剂剂量：

1. 按照经验，对于任何年龄的患者，推荐急性过量者使用 10 瓶，慢性中毒者使用 3 瓶。

2. 根据已知摄入剂量，1 瓶地高辛 Fab 片段结合 0.5mg 地高辛。

3. 基于稳态血清浓度（必须在摄入后 4~6 小时确定，以便达到完全分布），计算公式参见产品说明书。

使用地高辛免疫 Fab 片段治疗后地高辛浓度会显著性升高，是由于地高辛浓度包含结合型药物和未结合型药物。因此，对于地高辛免疫 Fab 片段治疗后的患者，总地高辛浓度的指导作用不大。

三环类抗抑郁药

三环类抗抑郁药（TCAD）通过多种机制产生毒性：钠离子通道拮抗剂、α 受体阻滞剂、抗胆碱能效应、抑制去甲肾上腺素和血清素的摄取。10~20mg/kg 可引起中度至重度毒性，剂量小于 20mg/kg 有潜在的致命性。中毒的临床表现可突然发生，包括：中枢神经系统抑制、呼吸抑制、癫痫、抗胆碱能作用、传导阻滞（特别是 QRS 时程延长）、心律失常和严重低血压。TCAD 中毒引起 QRS 时程超过 100 毫秒时癫痫发作风险更高，时程超过 160 毫秒时恶性心律失常的发生风险更高。α 肾上腺素受体阻滞是导致低血压的主要原因，直接作用于 α 受体的激动剂（去甲肾上腺素或去氧肾上腺素）是首选的升压药。除了积极的支持治疗，TCAD 中毒并且有证据表明有明显的心血管或神经毒性患者，应使用碳酸氢钠碱化血清，使全身 pH 值维持在 7.5~7.55。竞争性钠通道拮抗剂除了升高 Na⁺ 水平外，还提高全身 pH 值，从理论上可增加 TCAD 的分布容积，加快 Na⁺ 通道阻滞的恢复时间。碱化血清不仅有助于纠正 Na⁺ 通道阻断相关的症状，还可以治疗由 TCAD 诱发癫痫或低血压引起的代谢性酸中毒。这不能解释 TCAD 的其他毒性机制，它只是一种干预方式。

阿片类

阿片类药物中毒的特点包括瞳孔缩小、中枢神经系统抑制和呼吸抑制。其他可能的并发症包括呕吐、缺氧、肠蠕动减少、肺水肿、低血压、心动过缓、癫痫发作（哌替啶和曲马多）、节律障碍（美沙酮）和酸中毒。不同患者的耐受程度差异可以显著影响剂量相关症状的严重程度。除了良好的 ABCs 治疗，阿片受体阻滞剂纳洛酮能逆转阿片类药物过量引起的中枢神经系统抑制和呼吸抑制。最低有效剂量应在初始剂量（0.4~2mg 静脉注射）基础上，之后每次追加 0.1mg，直至达到理想的治疗效果，从而避免阿片戒断综合征。如果使用 10mg 纳洛酮后中枢神经系统/呼吸抑制状态没有明显改善，则需寻找其他原因。纳洛酮的拮抗持续时间可能比阿片类药物作用时间短；因此，应密切监测患者是否发生再次镇静，并且可能需要连续输注纳洛酮。应同时检测常常与阿片类药物组成复方制剂的药物（对乙酰氨基酚/阿司匹林）的毒性。

水杨酸类

在美国，许多处方药和非处方药中都含有水杨酸盐成分。中毒通常与摄入相关，皮肤使用不当也会导致中毒。毒性可发生于急性过量的患者，也可发生于超治疗剂量长期使用或机体代谢减慢或肾功能降低时长期使用的患者。为了确定其潜在毒性，不同药物需换算为适当的阿司匹林等效剂量，具体算法为摄入药物剂量乘以对应的水杨酸阿司匹林等价系数（如阿司匹林 =1，水杨酸甲酯 =1.4，次水杨酸铋 =0.5，水杨酸镁 =1.21 等）。目前指南建议，所有有症状的患者和摄入量大于 150mg/kg 或 6.5g 阿司匹林等效剂量的无症状患者均应在急诊科进行评估。急、慢性水杨酸中毒可导致胃肠道、中枢神经系统和代谢功能障碍。可能的症状包括恶心呕吐、耳鸣、呼吸急促、发汗、低血糖、高热、精神状态改变、癫痫、中枢神经系统抑制、呼吸性碱中毒（早期）、呼吸性碱中毒混合代谢性酸中毒（后期）、肺水肿和脑水肿。慢性中毒症状在早期诊断中通常不易识别，原因是慢性中毒的症状和水杨酸血药浓度水平不像急性中毒那样明显或具有症候群。水杨酸反应发现不及时可能会致命；因此，所有伴有无法解释的精神状态改变和代谢紊乱的患者都应该检查是否存在水杨酸中毒。解释水杨酸血药浓度比较复杂，需要考虑的不仅仅是血药浓度的检测值。药物剂型、幽门痉挛或结石形成等均可导致水杨酸盐吸收延迟或持续吸收。因此,急性过量时通常需要连续测定血清药物水平。血药浓度降低并不总意味着毒性减弱。尽管血药浓度降低直观上可以认为是病情改善,但是当水杨酸盐引起酸血症时,水杨酸盐的分布容积和重要器官(特别是中枢神经系统)的组织穿透性增加会导致更严重的临床毒性。基于上述原因,水杨酸浓度绝不是评估毒性的唯一因素。此外,目前认为列线图并不适于确定水杨酸中毒,因此不应使用。水杨酸中毒没有真正的解毒剂。治疗主要围绕减少药物吸收和增加药物消除来进行。碳酸氢钠碱化尿液是增加水杨酸盐肾脏消除的一种有效方式,使尿液 pH 维持在 7.5~8 的目标值,从而增加尿液中离子化水杨酸的水平。血液透析能有效清除水杨酸,适用于水杨酸中毒患者伴有中枢神经系统功能障碍、肾衰竭、急性肺损伤、严重的酸碱或电解质紊乱、肝功能异常并凝血功能紊乱或水杨酸水平大于 100mg/dL 的所有患者。

特殊人群

　　在毒物管理中,儿童、老人及孕妇是需要特殊考虑的人群。与年长儿童和成人暴露相比,幼童中毒并非自我伤害,通常涉及小剂量和单一成分。由于幼童体型小,一些药品或化学物质一片或一口即可致命。对于老年患者,药物毒性可能表现不明显,也不易通过临床症状察觉。然而,肝、肾功能的改变会影响药代动力学和药物的消除,导致血药浓度增加。此外,老年患者往往服用多种药理活性物质且常伴有其他疾病,增加了药物间相互作用和临床效应叠加的风险。一般来说,对于孕妇患者,即使治疗对母亲是必需的,也不能忽视对胎儿的影响。这类人群需注意,推荐乙酰半胱氨酸静脉注射而非口服,一氧化碳对胎儿血红蛋白的毒性更加显著。同时,与非妊娠患者比较,高压氧治疗推荐用于碳氧血红蛋白浓度较低的妊娠患者。

案例应用

以下案例涉及问题 1~3。

1. 患者 RC,男性,40 岁,体重 77kg。主诉:牙痛,过去 3 天每 3~4 小时服用 4 粒 500mg 对乙酰氨基酚片,症状无缓解。此外,患者有恶心、新发右上腹疼痛。最后一次服用对乙酰氨基酚是在体格检查前 2 小时。下列哪项因素可能增加患者肝毒性的风险? 选择所有正确的答案。

a. 慢性酗酒

b. 合并异烟肼治疗

c. 获得性免疫缺陷综合征

d. 年龄 >40 岁

2. 下列哪项治疗措施适用于评估/治疗该患者?

a. 在 Rumack - Matthew 列线图上标定对乙酰氨基酚的浓度,以决定是否需要解毒治疗

b. 立即开始解毒治疗

c. 应测定对乙酰氨基酚的浓度以决定是否需要解毒治疗

d. 应给予活性炭治疗,同时测定对乙酰氨基酚的浓度以确定是否需要解毒治疗

3. 已决定给予 RC 对乙酰氨基酚解毒治疗。下列哪种乙酰半胱氨酸制剂可通过静脉注射用于对乙酰氨基酚中毒的解毒治疗? 选择所有正确的答案。

a. 20% 乙酰半胱氨酸溶液

b. Acetadote 注射液

c. 10% 乙酰半胱氨酸溶液

d. 乙酰半胱氨酸注射液

4. 患者 MP,女性,40 岁,体重 48.5kg。在一个音乐会上跌倒后被 EMS 送至急诊科。体检结果:MP 只对疼痛刺激有反应,呼吸频率为 6/min,瞳孔缩小。下列哪个(些)药物最可能与这些体检结果有关? 选出所有正确答案。

a. 哌醋甲酯

b. 阿米替林

c. 多奈哌齐

d. 氢吗啡酮

5. 患者 ZW 以"耳鸣和呕吐 5 次"之主诉就诊于急诊科。就诊前 90 分钟服用了 50 片阿司匹林肠溶片。体格检查:心率 92/min,血压 115/80mmHg,呼吸频率 32/min,出汗。若患者病史准确,其动脉血气分析最可能显示下列哪项酸碱紊乱?

a. 代谢性酸中毒

b. 呼吸性碱中毒

c. 部分代偿的代谢性酸中毒

d. 部分代偿的呼吸性碱中毒

6. 5mL 外用止痛药冬青油(100% 水杨酸甲酯),其阿司匹林等效剂量是多少?

a. 140mg

b. 500mg

c. 1400mg

d. 7g

7. 下列毒性药物与解毒剂配对正确的是哪一组? 选择所有正确答案。

 a. 布托啡诺和纳洛酮

 b. 氰化物和羟钴胺

 c. 甲吡唑和异丙醇

 d. 吡哆醇和异烟肼

 e. 去铁胺和铁

以下案例涉及问题 8~9。

8. 患者 GL,女性,58 岁,既往有使用地高辛治疗充血性心力衰竭的病史。就诊急诊科 6 小时前,摄入 60 片 0.25mg 的地高辛片。心电图显示:高度心脏传导阻滞,心室率 40~50/min。钾离子浓度 5.8mEq/L,地高辛浓度 12ng/mL。作为预防措施,应评估 GL 下列哪项医学记录以评价其是否需要使用地高辛免疫 Fab 片段? 选择所有正确答案。

 a. 木瓜或木瓜蛋白酶过敏

 b. 患者以前使用过地高辛免疫 Fab 片段治疗

 c. 绵羊蛋白过敏

 d. 乳胶过敏

9. 根据摄入剂量使用合适剂量的地高辛免疫 Fab 片段。60 分钟内,患者临床症状得到改善,但 Fab 治疗后 6 小时地高辛浓度恢复至 19ng/mL。下列哪项是解释 GL 地高辛浓度增加的最佳答案?

 a. 地高辛的持续吸收

 b. 摄入时间点有误,摄入时间与就诊时间更接近

 c. 地高辛免疫 Fab 片段治疗增加了总地高辛的血药浓度

 d. 内源性地高辛样免疫反应物质

10. 三环类抗抑郁药过量引发癫痫或 QRS 时长 ≥115 毫秒时,应使用下列哪种药物?

 a. 碳酸氢钠

 b. 氟马西尼

 c. 毒扁豆碱

 d. 普鲁卡因胺

11. 三环类抗抑郁药引起的低血压对液体复苏和碳酸氢钠治疗无反应时,以下哪种升压药物最合适?

 a. 去甲肾上腺素

 b. 肾上腺素

 c. 多巴胺

 d. 多巴酚丁胺

12. 下列哪项是葡萄糖酸钙和氯化钙肠外制剂的差异?

 a. 氯化钙的作用机制使其在治疗钙通道阻滞剂中毒中占优势

 b. 葡萄糖酸钙的作用机制使其在治疗钙通道阻滞剂中毒中占优势

 c. 在同等体积的情况下,氯化钙提供的阳离子是葡萄

糖酸钙的三倍以上

 d. 静脉注射时,葡萄糖酸钙比氯化钙的刺激性更强

以下案例涉及问题 13~14。

13. 患者 RF,男性,47 岁,体重 93kg,就诊于急诊科。主诉:3 小时前服用过量"心脏药物",现自觉头晕、恶心。生命体征显示:心率 45/min,血压 85/40mmHg。急诊科联系患者的药房后得知患者使用的药品有阿替洛尔、氨氯地平和地高辛。在地高辛血药浓度测定结果回报前,不能使用下列哪类药物?

 a. 阿托品

 b. 液体冲击疗法

 c. 钙盐

 d. 胰高血糖素

14. 静脉注射 0.9% 生理盐水、阿托品、氯化钙、多巴胺和去甲肾上腺素等药物,患者 RF 的临床状况未得到充分改善。医师启用了高胰岛素－正常血糖治疗。在输液速度为 $0.5U/(kg \cdot h)$ 时,在最初输注的 30 分钟内注射胰岛素的量应为多少?

 a. 23U

 b. 47U

 c. 51U

 d. 103U

15. 患者 KP,男性,39 岁,由妻子送至急诊科就诊。主诉:患者呕吐 2 小时,大约 4 小时前争论后行为异常。初次实验室检测结果:Na^+ 144mEq/L,K^+ 3.8mEq/L,碳酸氢盐 8mEq/L,Cl^- 98mEq/L,BUN 23mg/dL,肌酐 0.7mg/dL,葡萄糖 93mg/dL,Ca^{2+} 96mg/dL,白蛋白 4g/dL。动脉血气(未吸氧情况下)pH 值为 7.34,CO_2 分压 11mmHg,O_2 分压 93mmHg。请计算出该患者的阴离子间隙。

 a. 23

 b. -49.8

 c. 147

 d. 38

16. 下列哪一个阿片类药物过量时具有致惊厥活性?

 a. 哌替啶

 b. 美沙酮

 c. 氢可酮

 d. 海洛因

17. 患者 ES,男性,84 岁,体重 91kg,因使用每周药盒误服 4 粒 200mg 美托洛尔片至急诊科就诊。下列哪种药物是治疗美托洛尔中毒的一线药物且引发恶心和呕吐的概率较高?

 a. 阿托品

 b. 葡萄糖酸钙

 c. 胰高血糖素

 d. 米力农

18. 患者 JD,女性,39 岁,下午 3:00 被送至急诊科,到达急诊科 1 小时前急性摄入 10g 对乙酰氨基酚。查体时,患者易激动和不安,无其他身体不适。既往有氟西汀治疗抑郁病史。为了确定 JD 潜在的肝毒性风险和是否需要给予解毒剂,在 Rumack – Matthew 列线图上绘制和标定出对乙酰氨基酚浓度的最早时间是?

　　a. 送至急诊室时

　　b. 4:00pm

　　c. 6:00pm

　　d. 10:00pm

19. 患者 ZM,男性,44 岁,体重 77kg,在市中心昏迷。血压为 115/60mmHg,心率 61/min,呼吸频率 6/min。心电图显示:正常窦性节律。无发热,无明显外伤,呼气带有酒精味。在患者衬衣口袋中发现处方药美沙酮和氯硝西泮的药瓶。针对患者病史,选择下列哪类药物治疗是合适的? 选择所有正确选项。

　　a. 氟马西尼

　　b. 纳洛酮

　　c. 维生素 B_1

　　d. 葡萄糖

20. 下列哪些是 1970 年颁布的《防毒包装法案》(PPPA) 的要求? 选择所有正确选项。

　　a. 将"儿童装"调味阿司匹林的数量限制为 36 片,每片 81mg

　　b. 除个别情况例外,要求药师必须调配具有防儿童开启包装的口服处方药,除非患者或处方医生要求非儿童安全包装

　　c. 允许非处方药和某些家用物品的生产企业在下列条件下可以使用不遵守 PPPA 规定的包装规格:①药品生产企业同时提供符合 PPPA 规定的物品包装;②这些物品包装上附有"此包装用于无儿童家庭"的明显标识

　　d. 规定每个包装铁元素含量≥250mg 的含铁处方药和膳食补充剂使用儿童安全包装

要点小结

■ 当剂量足够时,所有物质都能产生不利的毒性作用。"足够的剂量"在不同患者之间差异很大。

■ 无论症状或预期毒性如何,所有以自我伤害为目的的毒物暴露患者都应进行医学评估。

■ 尿液药物筛查有许多缺点,应用有限,很少改变治疗。与"毒物筛查"相比,传统实验室检测在诊断和治疗上一般能提供更好的帮助。

■ 常规应用洗胃受到很大程度的限制,且鲜有证据支持。决定采用该技术时应根据患者个体情况全面评估风险获益比。

■ 可用解毒治疗的情况和毒素有限。因此,对症性和支持性治疗是处置中毒患者的基石。

■ 对乙酰氨基酚过量会产生肝毒性甚至爆发性肝衰竭。急性剂量超过 10g 或 200mg/kg 时必须进行医学评估。

■ 极小剂量的乙二醇和甲醇可导致严重的发病率和死亡率。在大量代谢物产生和继发性酸中毒发生前,中毒早期给予甲吡唑或乙醇,通过抑制乙醇脱氢酶可以预防毒性。

■ 由于可能引发苯二氮䓬类药物戒断反应和暴露共摄取药物毒性,氟马西尼不应该常规用于治疗苯二氮䓬类药物中毒。

■ 在 β 受体抑制剂中毒时,胰高血糖素的作用机制是绕过拮抗的 β 受体起作用。

■ 钙离子通道阻滞剂能够产生严重的心血管毒性,高剂量的胰岛素和葡萄糖治疗越来越多的用于中毒早期的治疗。

■ 地高辛能够抑制 $Na^+ - K^+ - ATP$ 泵,致使胞内钙离子储量增加和胞外钾离子浓度升高。地高辛免疫 F_{ab} 片段在逆转地高辛中毒方面十分有效。

■ 10～20mg/kg 剂量的三环类抗抑郁药可引起严重的中枢神经系统抑制,阻断钠离子通道,导致 QRS 间期延长和严重心律失常风险。

■ 由于纳洛酮作用时间只有短短 45 分钟,应用纳洛酮有效且意识或呼吸情况改善的阿片中毒患者需要密切观察镇静状态。长效阿片类药物过量可能需要持续输注纳洛酮。

■ 碱化尿液形成的离子障是增加水杨酸盐消除的一种有效方式,但不如血液透析有效,后者应用于更为严重的中毒。

■ 正确管理中毒患者要求正确理解中毒的病理生理学和药物学以及潜在干预的风险和收益。地区毒物中心咨询(1 – 800 – 222 –2222)提供免费的 24 小时服务的即刻专家建议。

参考文献

Chyka PA, Erdman AR, Christianson G, et al. Salicylate poisoning: an evidence – basedconsensus guideline for out – of – hospital management. Clin Toxicol, 2007, 45: 95 – 131.

Dart RC, Borron SW, Caravati EM, et al. Expert consensus guidelines for stocking ofantidotes in hospitals that provide emergency care. Ann Emerg Med, 2009, 54(3): 386 – 394.

Dart RC, Erdman AR, Olson KR, et al. Acetaminophen poisoning: an evidence – basedconsensus guideline for out – of – hospital management. Clin Toxicol, 2006, 44:1 – 18.

Holstege CP, Dobmeier SG, Bechtel LK. Critical care toxicology. Emerg Med ClinNorth Am, 2008, 26:715 – 739.

Marraffa JM, Cohen V, Howland MA. Antidotes for toxicological emergencies: apractical review. Am J Health Syst Pharm, 2012, 69(3):199 – 212.

Nelsen LS, Lewin NA, Howland MA, et al. Goldfrank's Toxicologic Emergencies. 9thed. New York, NY: McGraw – Hill Companies, 2011.

第 68 章　灾害准备

Howell R. Foster, Keith R. McCain

译者　张丽娜　田　云　沈　倩　张抗怀

基础概述

科学家路易·巴斯德说过:"机遇偏爱有准备的头脑"。当一个事件发生时,就会有所响应,这种响应通常始于小范围然后逐渐扩散。绝大多数事件都是规模较小的地方性事件,而有些事件则是全国性的重大事件。2007 年发生在明尼阿波里斯市的 I-35 大桥坍塌事件就是一件地方性灾难局部应对很好的例子。明尼苏达大学医学中心药学部主任 Scott Knoer 说:"所有的灾难训练都是值得的"。"尽管对于我们的城市来说是一件可怕的灾难","我们齐心协力的付出得到了相应的回报。"

作者认为,作为医务人员,在灾难发生时提供帮助是药师的社会责任。医院药师的角色最容易界定,因为他们参与医院灾难应急计划的内容是明确的。发生灾难时,他们应该在自己的工作单位提供服务。没有医疗单位隶属关系的药师应该联系所在区域的卫生部门、药学协会或是突发事件管理部门,告知其成为志愿者的意愿。

虽然区域机构会发生变化,但所有的应急方案都应该遵循国家事故管理系统(NIMS)的要求。NIMS 为所有政府、非政府以及私营企业的部门和机构提供了系统性、前瞻性的方案以指导该项工作。这些方案允许各机构不论事件的起因、规模、地点或者复杂性均可进行无缝对接,以便预防、保护、响应、恢复及缓解事件的影响,最终降低生命和财产的损失,以及对环境的危害。灾害准备可以通过连续的计划、组织、培训、装备、演练、评估和校正来实现和维持。

国家战略储备(SNS)项目在灾难发生时应向公众免费提供药物和医疗设备。发生灾害的区域需向 SNS 寻求帮助,如果请求得以批准,物资会在12 小时内到位,因此又被称作 12 小时物资发放。申请救助的区域在物资到位后负责储存、分配和发放。但是对于神经毒气事件,治疗必须在 12 小时内完成,因此,这样的响应时间是不够的。美国 CHEMPACK 集装箱物流系统可允许地方性和州立机构储存神经毒性解毒剂。

SNS 项目最初的药物是针对 A 类危险物质。目前,这些危险物质包括生物制品(天花、炭疽、肉毒杆菌中毒、病毒性出血热、瘟疫、兔热病)、化学品(神经制剂)、放射物,以及最近大流行的流感。以上大多数威胁的治疗药物都建立了儿童剂量,在此领域这将非常有用。

A 类生物制剂

该类生物制剂主要指 A 类危险物质。炭疽、鼠疫、兔热病阳性患者需要静脉注射抗生素。这些静脉注射治疗方案在 SNS 救助之前各有不同。本节将主要关注以上感染暴露后口服抗菌药物预防。环丙沙星和多西环素在儿童群体中应用较少。但是,暴露于 A 类物质中的死亡风险很高,所以儿童使用以上抗菌药物应得到相关批准。

炭疽吸入暴露

炭疽杆菌是一种带荚膜、需氧的革兰阳性芽孢杆菌。它能引起皮肤、胃肠道、呼吸道以及口腔感染。环丙沙星和多西环素用于暴露后预防吸入炭疽杆菌孢子的初始治疗方案。目前,还没有证据证明这两种药物在预防方面哪一种更好,因此患者的个人病史将成为选择的决定因素。

暴露后预防(成人)

环丙沙星(Cipro) 500mg,每 12 小时一次,持续 60 天。当肌酐清除率小于 50mL/min 需调整剂量。

或

多西环素(Doryx, Doxy, Monodox, Vibramycin, 和 Vibra-Tabs)100mg,每 12 小时一次,使用 60 天。

点击 http://www.mhpharmacotherapy.com/ 上的评论标签,查看完整的书籍参考资料,同时可获得两次可评分的互动练习测试。

暴露后预防（儿童）

环丙沙星（Cipro）10～15mg/kg，每 12 小时一次，使用 60 天。

或

多西环素（Doryx，Doxy，Monodox，Vibramycin，和 Vibra－Tabs）

年龄＞8 岁和体重≥45kg：100mg，每 12 小时一次，使用 60 天；

年龄＞8 岁和体重＜45kg：2.2mg/kg，每 12 小时一次，使用 60 天；

年龄≤8 岁：2.2mg/kg，每 12 小时一次，使用 60 天。

鼠疫

鼠疫杆菌是一种厌氧、革兰阴性杆菌，能够引起腺鼠疫和肺鼠疫。虽然这两种疾病由相同的微生物引起，症状却不相同，但死亡率都很高。肺鼠疫作为生物学武器备受关注，细菌一旦经雾化吸入，潜伏期只有 2～3 天；之后发展为肺炎，患者通常表现为喘鸣、发绀和呼吸困难。肺鼠疫患者具有很高的传染性。虽然腺鼠疫是自然发生的，但能够导致爆发大规模伤亡，在中世纪被认为是黑死病的病因。患者会出现发热、不安和腺体疼痛（腹股沟腺炎），然后发展成肺鼠疫。由于鼠疫杆菌的发病机制和快速复制的能力，治疗后死亡率接近 50%，若未治疗则死亡率近 100%，因此，抗生素治疗需及时，不能因为等待实验室结果而延迟。

兔热病

土拉弗朗西斯菌是一种兼性细胞内寄生革兰阴性杆菌。兔热病是自然发病，通常由蜱叮咬引起，其气雾剂可作为武器。自然发生的兔热病常表现为局部皮肤溃疡、发热、寒战、头痛和局部淋巴结病，进展成肺炎型的非常少见。雾化的兔热病菌毒力强大，即使接种菌浓度低至 25cfu/mL 也有可能使人身体虚弱甚至致命，肺炎型死亡率最高。除非有证据，否则肺炎型兔热病的爆发应视为人为蓄意事件。

鼠疫和兔热病暴露后预防

暴露后预防（成人）

环丙沙星（Cipro）500mg，每 12 小时一次，持续 7 天。如果肌酐清除率小于 50mL/min 需调整剂量。

或

多西环素（Doryx，Doxy，Monodox，Vibramycin，以及 Vibra－Tabs）100mg，每 12 小时一次，使用 7 天。

暴露后预防（儿童）

环丙沙星（Cipro）10～15mg/kg，每 12 小时一次，使用 7 天。

或

多西环素（Doryx，Doxy，Monodox，Vibramycin，以及 Vibra－Tabs）：体重≤45kg：2.2mg/kg，每 12 小时一次，使用 7 天。

肉毒中毒

肉毒杆菌是一种厌氧的革兰阳性芽孢杆菌，能产生毒性很强的神经毒素。其孢子具有耐热性，可在未正规加工或微加工的食物中存活。根据毒素抗原特异性不同分为七个亚型（A、B、C、D、E、F 和 G）。A、B、E 和 F 型可引起人肉毒杆菌中毒自然发生，而人类感染其他类型应提示可能为恐怖行为。C、D 型易引起动物中毒。最容易被感染的动物包括野鸟、家禽、牛、马和某些鱼类。伴有广泛肌无力、眼睑下垂、吞咽困难、胃肠道反应频发和尿潴留的肉毒杆菌感染患者发展成呼吸衰竭的风险较高，并且需要进行机械通气。肉毒杆菌无传染性。包含 A 型和 B 型的二价肉毒抗毒素和 E 型单价抗毒素（提示污染的海鲜）可用于治疗上述毒素引起的肉毒杆菌中毒［三价抗毒素（A，B 和 E 型）不再供应］。单价 E 型抗毒素仅在怀疑为 E 型毒素中毒时使用。在美国如欲获得抗毒素，需拨打疾病防控中心电话 770－488－7100。现已研制出七价抗毒素并为美国军方所有。

病毒性出血热

病毒性出血热（VHFs）是由四种不同属的病毒引起：沙粒病毒（Lassa 热），线状病毒（Ebola 和 Marburg），布尼亚病毒（Rift Valley 热），虫媒病毒（黄热病和登革热）。以上病毒均为 RNA 病毒，且需要存在宿主。通常病毒性出血热受宿主的地理位置限制。由于人类并非其天然宿主，因此只是偶尔出现个体或爆发性病毒性出血热。一旦被感染,部分类型的病毒会在人与人之间传播。目前还无法治愈,但是利巴韦林可能对沙粒病毒和布尼亚病毒有一定作用。其他的治疗手段包括对症治疗及辅助治疗。

天花

天花病毒可引起急性发热伴皮疹,并进展成小的脓疱,死亡率高达 30%。幸存者常留下严重疤痕,侵犯眼部可导致部分患者失明。长时间面对面接触会引起传播。患者从开始发热到痘痂最终消失,期间都具有感染性。

从记录爆发的第一天开始,国家战略储备会将天花疫苗分配给所有处于暴露环境的人。在之后的 5 ~ 6 天,CDC 将监测其他需要疫苗接种的地区。

神经毒剂

有机磷化合物

该类化合物分为军用毒剂 GA(塔崩),GB(沙林),GD(索曼),VX 和非军用或农用毒剂(对硫磷、马拉硫磷、二嗪农和其他衍生物)。后者毒性较小,但大剂量仍十分可怕。

任何暴露于有机磷化合物的方式都会使人中毒。不管何种暴露途径,本质上都是胆碱能症状和体征,会产生毒蕈碱样或烟碱样症状。其基本症状为流涎、流泪、排尿困难、便秘、胃肠道症状以及呕吐,采用缩写 SLUDGE 有助于记忆上述基本症状。有机磷中毒常会发生针尖样瞳孔、胸闷、气短、多汗、肌肉颤搐、意识混乱、痉挛、麻痹、昏迷、呼吸麻痹甚至死亡。对于毒性更强的军用毒剂,可在 1 分钟内丧失工作能力,1 ~ 10 分钟内产生致命性影响。有机磷暴露恢复后,疲劳、易怒、神经紧张和记忆减弱等症状可持续长达六周。

由于严重的体征和症状发生迅速,神经毒剂的储存和运输不同于国家战略储备的其他制剂。如前所述,美国的神经解毒剂储存于 CHEMP-ACK,为了造福美国公民,CHEMPACK 是由国家战略储备自发设立,由疾病防控中心运营。其任务是为州政府和当地政府持续提供神经毒剂解毒药。CHEMPACK 只包含用于神经毒剂暴露的物品,不含任何其他物品。

发生有机磷(OP)中毒事件时,需要随时准备三种解毒剂(阿托品、解磷定和地西泮)。阿托品用于拮抗常见的毒蕈碱样作用。应重复给予阿托品直到支气管分泌物减少,通气自如。但是,它与烟碱受体亲和力小,因而无法逆转呼吸麻痹、肌肉震颤或者全身肌无力。在没有发生老化之前,解磷定用于逆转 OP 与胆碱酯酶的结合。老化是 OP 与胆碱酯酶共价结合后使之无法发挥作用的过程。某些军用 OPs 的老化可在 12 小时内发生,这也是设立 CHEMPACK 的主要原因。地西泮可用于预防或治疗癫痫。

阿托品

成人:2 ~ 6mg(0.02 ~ 0.04mg/kg),每 2 ~ 30 分钟重复给药一次。

儿童:每 2 ~ 30 分钟给予 0.05 ~ 0.1mg/kg 冲击一次。

解磷定(Protopam)

成人:1 ~ 2g 溶解于 100mL 0.9% 生理盐水中,静脉滴注 15 ~ 30 分钟。之后以 500mg/h 的速度持续输注。应持续输注直至症状消失至少 24 小时。

儿童:按 20 ~ 40mg/kg 溶于 100mL 0.9% 生理盐水中,最大剂量 1g,静脉滴注 30 分钟以上。之后按 10 ~ 20mg/(kg·h)的速度持续输注,直至症状消失至少 24 小时。

有机磷化合物引起的中枢神经系统损伤目前认为是癫痫发作而非直接毒性作用。在治疗中,使用地西泮预防和治疗癫痫很重要。癫痫在儿童乙酰胆碱酯酶抑制剂中毒中更为常见。

地西泮(Dizac;Valium)

成人:5 ~ 10mg,静脉注射,每 5 ~ 10 分钟一次(1 个 10mg 自动注射器,最大剂量为每 10 分钟 3 剂)。

儿童:0.2mg/kg,静脉注射,每 5 ~ 10 分钟一次。

放射性物质

放射性物质无色无味,无法察觉,需要特殊仪器检测。由于其未知性,是理想的恐怖袭击武器。尽管近年来媒体关注的焦点是脏弹,但它对生命最大的威胁很可能来自于爆炸时使用的燃烧装置,而非其本身的放射性。原子弹和脏弹有很大差别,原子弹的爆炸会产生非常严重的后果。以下是对接近脏弹爆炸区域的个人提供的建议。

脏弹

如果你在事发地外围或附近

- 衣物捂住口鼻降低吸入放射性烟尘的风险。
- 切勿接触爆炸物——它们可能有放射性。
- 快速进入墙体和窗户完整的建筑,这一区域将保护你远离外面可能存在的放射物。
- 一旦进入建筑物内,脱去外层衣物,尽可能装入密封塑料袋中,将捂过口鼻的衣物也放入袋中。脱去外层衣物可除去 90% 的放射性灰尘。
- 将塑料袋放置在他人不能接触的地方并保存,直到当局告知如何处理。
- 用肥皂和水淋浴或清洗,一定要洗发。可以去除剩余的放射性灰尘。
- 调至当地广播和电视新闻获取更多指导。

如果你处在事发地内部或附近

- 待在墙体和窗户完整的建筑物内,请勿离开。
- 为避免放射性粉尘进入,关闭所有门、窗、壁炉。关闭风扇、暖气和空调,避免外部空气进入。不必用胶带和塑料封闭门窗。
- 若建筑物墙体和窗户损坏,进入里面的房间不要离开。若建筑物遭受严重破坏,快速进入其他墙体和窗户完整的建筑物内。若必须待在户外,务必用布遮住口鼻。一旦进入建筑物内,脱去外层衣物,尽可能装入塑料袋中,放置在他人不能接触的地方。
- 用肥皂和水淋浴或清洗,去除剩余的灰尘。一定要洗发。
- 调至当地广播和电视新闻获取更多指导。

对暴露于放射性物质的患者进行对症和辅助治疗。对暴露于碘 131 和铯 137 的患者,需给予解毒剂。

碘化钾(KI)　KI 用于碘 131 急性暴露。儿童甲状腺更易受碘 131 的影响,快速给予碘化钾是有益的。摄取的 90% 的碘 131 在暴露后 2 小时内可被阻断,而暴露后 4 小时仅 50% 被阻断。应每日使用维持剂量持续 7 ~ 14 天,以避免碘 131 再循环至甲状腺。年龄大于等于 40 岁的成人甲状腺损伤风险较低,可不必给予碘化钾治疗。如果距离产生或释放碘 131 核设施 80 公里内,最好联系医学会、所属区域的公共卫生部门,应急响应机构和民意代表,保证碘化钾的储备和分配计划到位。

普鲁士蓝　可防止放射性铯在肠道内再吸收,随后将结合的铯排出体外。普鲁士蓝将铯 137 的半衰期从 110 天降至 30 天。普鲁士蓝可降低铯在体内的时间,从而降低人体放射的总暴露时间。

核攻击　按照国家应急预案和核/放射文件规定,美国卫生及公共服务部(HHS)通过监督、评估、随访公民健康,对保护公民健康负有主要责任。通过评估工作人员在放射污染区域安全工作的时间,及提供防护装置,如呼吸装置和监测装置,保证工作人员的安全。首要的是维持和确保该区域食物和水供给的安全性。分发医疗和公共卫生建议,必要时部署 SNS。

流感大流行

流感大流行是一种全球性爆发疾病,它的发生大多是由于一种新型 A 型流感病毒的出现,人群对其几乎没有免疫力。由于免疫力低下,病毒可迅速传播。药师可通过浏览 http://www.flu.gov/获知。这是一个关于流感信息的综合性网站,面向公众和医护人员开放并实时更新。

美国卫生及公共服务部储存抗病毒药,作为国家战略储备的一部分。美国抗流感病毒药物包括神经氨酸酶抑制剂奥司他韦和扎那米韦。这些药物用于应对新型 A 型流感事件。防范流感是国家、企业、家庭及个人各层面的共同责任。

案例应用

1. 下列哪些措施可以达到和维持灾害防备的目的? 选择所有正确的答案。
   a. 计划
   b. 组织
   c. 培训
   d. 演练

2. 所有灾难应急方案应遵循哪种国家系统的要求?
   a. 国家规划系统(NPS)
   b. 国家事故管理系统(NIMS)

c. 联邦事件办公系统 (FIBS)

d. 灾难国家规划系统 (SNPS)

3. 在国家性事件中,国家战略储备提供什么?

a. 来自全国的训练有素的医护人员为全国分配物资

b. 仅为受难地区提供药物

c. 现役军队医护人员为公众提供医疗支持

d. 为有需要的地区提供药物和医疗用品

4. 在美国哪种政府部门会申请国家战略储备?

a. 美国总统

b. 卫生与公共服务部部长

c. 州长

d. 众议院议长

5. 美国 CHEMPACK 集装系统允许地方性和州立机构储存神经毒性解毒剂。该项目提供哪些解毒剂?选择所有正确的答案。

a. 阿托品

b. 吡哆醇

c. 氯解磷定

d. 地西泮

6. 下列哪些是 A 类危险物质?选择所有正确的答案。

a. 天花

b. 新型 H1N1

c. 炭疽

d. 肉毒杆菌中毒

7. 国家战略储备中哪种药物用于炭疽杆菌吸入暴露后预防?

a. 氨苯砜

b. 达托霉素

c. 多西环素

d. 双氯青霉素

8. 炭疽杆菌吸入暴露后预防使用抗生素治疗应该持续多少天?

a. 30

b. 40

c. 60

d. 90

9. 一名 18 岁的患者被诊断为耶尔森鼠疫杆菌感染,对于接触该患者的个体采取的最好措施是?

a. 一旦症状出现,立即给予 500mg 环丙沙星,每 12 小时一次

b. 所有接触者每 12 小时给予 100mg 多匹环素,持续 7 天

c. 等待患者的培养和敏感试验结果,然后为暴露的个体选用最合适的抗生素作为预防

d. 预防无用

10. 一名当地零售药店的药师,在生物恐怖演练过程中接到了急诊室医师的电话。医生陈述他们已确认了一例肺炎型兔热病事件。患者称前同事威胁过单位所有人。根据警方的审问,可以确认他的同事 3 天前在工作单位通过通风管道释放土拉弗朗西斯菌。该区域共有 6 人,医师已经为他们开具环丙沙星,每 12 小时 500mg,疗程为 7 天的处方作为预防。但是另有托儿所 8 名儿童可能暴露其中,8 名儿童体重都小于 30kg。医师寻求抗生素使用建议。下列对于所有儿童最好的治疗建议是什么?选择所有正确的答案。

a. 多西环素 50mg,每 12 小时一次,持续 7 天

b. 多西环素 2.2mg/kg,每 12 小时一次,持续 7 天

c. 环丙沙星 500mg/d,持续 7 天

d. 环丙沙星 25mg/kg,每 12 小时一次,持续 7 天

11. 下列哪种类型的肉毒杆菌中毒可以使用疾病防控中心提供的解毒剂治疗?选择所有正确的答案。

a. A 型

b. B 型

c. C 型

d. E 型

12. 美国 12 名患者在过去 24 小时内被诊断为 G 型肉毒杆菌中毒。在过去 72 小时他们都从不同的地点飞经多伦多皮尔森国际机场。所有患者出现了快速下行性麻痹。引起爆发最可能的原因是什么?

a. 在机场自动售货机买到受污染的海鲜

b. 在机场故意释放毒物

c. 人与人之间传播

d. 意外

13. 目前治疗埃博拉最佳的方法是什么?

a. 补液,通风,根据需要给予支持治疗

b. 大剂量利巴韦林

c. 冷冻疗法,使核心温度降至 35℃ 以下

d. 阿昔洛韦、蛋白酶抑制剂和干扰素组成的鸡尾酒疗法

14. 患天花的患者出现哪种状况可视为不具传染性?

a. 退热

b. 最后的脓疱结痂

c. 最后的脓疱脱落

d. 疹子变成脓疱

15. 对于有机磷暴露患者,出现下列哪种体征或症状时,可认为使用阿托品达到临床意义上的控制?

a. 瞳孔缩小,流涎和肌肉颤搐

b. 瞳孔放大,黏膜干燥,脸红,心动过速

c. 心动过速,支气管黏液溢,流涎

d. 支气管分泌物减少,通气增加

16. 沙林中毒患者已洗胃并安置在分诊区。该患者瞳孔变

小、流汗、流涎和鼻分泌物较多。在分诊区产生癫痫。最佳的治疗方案是什么？

a. 给予地西泮 10mg，阿托品 2mg 静注，然后使用 2g 氯解磷定溶于 100mL 生理盐水静脉滴注 30 分钟

b. 阿托品 2mg 静注，必要时重复给予，然后使用 2g 氯解磷定溶于 100mL 生理盐水静脉滴注 30 分钟。癫痫未减轻时，再给予地西泮 5mg

c. 给予地西泮 10mg 治疗癫痫，对其他症状不用给予额外治疗

d. 通过静脉肾盂造影给予 5g 氯解磷定以增加 γ–氨基丁酸，必要时给予 2g 阿托品直到支气管黏液减少

17. 一名 3 岁儿童和他 65 岁的祖母在凌晨 3 点开车遭遇三车交通事故，二者都受轻伤，但其中一辆车载有碘 131 作为显影剂。碘 131 没有储存或密封好，进入二人的车窗内，大量的碘 131 胶囊破裂，散于车内。事故 20 分钟后，核药房电话无人接听，且无碘 131 产品相关记录，运送司机失去意识。对该名儿童和其祖母最好的建议是什么？

a. 两者给予碘化钾治疗

b. 给予祖母碘化钾治疗，儿童不治疗

c. 给予儿童碘化钾治疗，祖母不治疗

d. 两者给予普鲁士蓝治疗

18. 2009 年 3 月底 4 月初美国报道第一例新型 H1N1，到 7 月底，报道病例达 100 万。下列哪个是快速传播的最合理原因？

a. 季节性流感疫苗削弱了免疫系统

b. 湿润的季节有利于病毒存活

c. 人群缺乏免疫

d. 抗病毒药有传染性

19. 选择多西环素的商品名。选择所有正确的答案。

a. Vibramycin

b. Zosyn

c. Zovirax

d. Valtrex

20. 选择环丙沙星的商品名。选择所有正确的答案。

a. Levaquin

b. Cipro

c. Avelox

d. Flagy

要点小结

■ 虽然区域机构会发生变化，但所有应急方案均应遵循国家事故管理系统的要求。国家事故管理系统为所有政府、非政府以及私营企业的部门和机构提供系统、前瞻性的方案。

■ 国家战略储备项目在灾难中对公众免费提供药物和医疗设备。

■ 炭疽杆菌是一种带荚膜、需氧的革兰阳性芽孢杆菌。它能引起皮肤、胃肠道、呼吸道以及口腔感染。环丙沙星和多西环素用于暴露后预防的初始治疗方案，以防止吸入炭疽杆菌孢子。

■ 鼠疫杆菌是一种厌氧、革兰阴性杆菌，能够引起腺鼠疫和肺鼠疫。环丙沙星和多西环素用于鼠疫杆菌的治疗和预防。

■ 土拉弗朗西斯菌是一种兼性细胞内寄生革兰阴性杆菌。兔热病的发生大多数与蜱叮咬有关，其气雾剂可作为武器。环丙沙星和多西环素用于鼠疫杆菌的治疗和预防。

■ 肉毒杆菌是一种厌氧的、革兰阳性芽孢杆菌，能产生神经毒素。

■ 病毒性出血热是由四种不同属病毒引起的：沙粒病毒（拉萨热），线状病毒（埃博拉病毒和马尔堡病），布尼亚病毒（里夫特裂谷热），虫媒病毒（黄热病和登革热）。目前无法治愈，但利巴韦林对沙粒病毒和布尼亚病毒可能有效。其他的治疗手段为对症治疗及辅助治疗。

■ 天花可引起急性发热伴随皮疹，并进展成小的脓疱。从记录爆发的第一天起，国家战略储备会将天花疫苗分配给任何接触过天花的人。5～6 天后，疾病防控中心要按需对剩下的地区接种疫苗。

■ 发生有机磷中毒事件时，需随时准备三种解毒剂（阿托品、氯解磷定和地西泮）。

参考文献

http://www. fema. gov/national – incident – management – system. Accessed January 15,2014.

http:// http://www. fema. gov/preparedness – 0. Accessed January 15, 2014.

http://emergency. cdc. gov/publications/feb08phprep/section1/response. asp January 15,2014.

http://emergency. cdc. gov/agent. Accessed January 30, 2014.

http://www. cdc. gov/DiseasesConditions. Accessed January 31, 2014.

http://emergency. cdc. gov/radiation. Accessed January 30, 2014.

http://www. flu. gov. Accessed January 30, 2014.

Nelsen LS, Lewin NA, Howland MA, et al. Goldfrank'sToxicologic Emergencies. 9thed. New York, NY: McGraw – Hill Companies, 2011.

Sheffer JU. Minnesota hospital pharmacists lend a hand in bridge crisis. Pharm Today,2007, 13(9): 1. Available at: http://apha. imirus. com/Mpowered/book/vpt13/i9/p2. Accessed January 15, 2014.

Update: Investigation of Anthrax Associated with Intentional Exposure and Interim Public Health Guidelines. MMWR, October 2001, 50(41): 889 – 893. Available at:http://www. cdc. gov/mmwr/preview/mmwrhtml/mm5041a1. htm. Accessed January30, 2014.

第 69 章 疫苗和免疫

Patricia H. Fabel, Catherine H. Kuhn
译者 常瑛 张抗怀 田云 沈倩 李友佳

基础概述

在美国,因为婴儿、儿童及成人常规接种疫苗,疫苗可预防疾病的发生率处于历史最低水平。遗憾的是,接种疫苗的覆盖范围仍存在差距。疫苗的供应者负责合理使用疫苗及按照 ACIP 推荐确保患者接受疫苗接种。本章涉及常规的儿童期、青少年期及成人疫苗。读者可以访问 CDC 疫苗网站(http://www.cdc.gov/vaccines/)来获取关于旅游及生物恐怖主义的疫苗信息。

重要术语

ACIP = 免疫实践顾问委员会

CDC = 疾病控制和预防中心

DTaP = 小儿白喉类毒素,破伤风类毒素,无细胞百日咳疫苗

DT = 小儿白喉 - 破伤风类毒素疫苗

GBS = 吉兰 - 巴雷综合征

GSK = 英国葛兰素史克公司

HepA = A 型肝炎

HepB = B 型肝炎

Hib = b 型流感嗜血杆菌疫苗

IM = 肌内注射

IPV = 灭活脊髓灰质炎病毒

MCV = 脑膜炎球菌结合疫苗

MPSV = 脑膜炎球菌多糖疫苗

MMR = 麻疹,腮腺炎,风疹

MMWR = 发病率及死亡率周报

PCV = 肺炎球菌疫苗(结合型)

PPSV = 肺炎球菌疫苗(多糖型)

RV = 轮状病毒

SC = 皮下给药

SP = 赛诺菲巴斯德

Td = 成人破伤风 - 白喉类毒素疫苗

Tdap = 破伤风,白喉类毒素,无细胞百日咳疫苗

Varicella = 水痘 - 带状疱疹病毒

Zoster = 带状疱疹病毒

适应证

美国获准使用疫苗的适应证和目标人群,详见表 69 - 1。

白喉、破伤风和百日咳(DTaP,DT,Td 和 Tdap)

白喉是一种由白喉杆菌产生的毒素引起的疾病。这种细菌通过呼吸系统飞沫在人与人之间进行传播,最常见的感染部位为咽喉和扁桃体。症状包括发热、咽喉痛,以及出现软腭部位青白色膜。膜会继续生长导致呼吸道梗阻。全身吸收毒素引起心动过速、麻木、昏迷甚至死亡。某些白喉菌种产生的毒素可引起严重并发症(心肌炎、神经炎、血小板减少、蛋白尿)。白喉类毒素可与破伤风类毒素和百日咳疫苗进行不同的组合。DTap(白喉类毒素、破伤风类毒素、无细胞百日咳疫苗)及 DT(白喉 - 破伤风类毒素疫苗)含有大量的白喉类毒素,可用于年龄小于 7 岁的儿童。对百日咳疫苗过敏的儿童,应将 DT 作为其主要的白喉 - 破伤风疫苗。Td 或 Tdap 疫苗所含的白喉类毒素剂量较小,可用于成人接种。

破伤风是一种由破伤风梭状芽孢杆菌外毒素引起的疾病。孢子存在于土壤中,一般通过伤口进入身体。破伤风通常表现为牙关紧闭和吞咽困难,继而出现下行性麻痹、肌肉僵直、抽搐。主要并发症包括喉痉挛和抽搐引起的脊柱或髋关节骨折。破伤风毒素研发于十九世纪二十年代,目前,可与白喉类毒素和百日咳疫苗组合使用。

百日咳是一种由百日咳鲍特杆菌(简称百日咳杆菌)引起的高接触传染性呼吸道感染。患者表现为深度咳嗽,呼吸困难,且咳嗽可持续超过 3 周。抗生素对于减少症状持续时间作用甚微。常规疫苗接种是减少发病率的主要方法。青少年及成人的百日咳病例数在增加,是因为疫苗接种后 5 ~ 10 年对百日咳的免疫力降低。因此,ACIP 推

荐常规接种 Tdap 的人群为 11 ~ 12 岁儿童以及 65 岁及以上老人。成年人应接受一次 Tdap 加强剂来替代单次 Td。妊娠妇女应在每次妊娠晚期(末 3 个月)接种一次 Tdap。

b 型流感嗜血杆菌(Hib)

流感嗜血杆菌是一种通过鼻咽部位进入身体的细菌。它有 6 中不同的血清型(a ~ f),其中大多数可在局部潜伏并引发流感样症状。在一些病例中,微生物进入血流中引发侵袭性疾病,比如脑膜炎。在推荐进行常规疫苗接种之前,b 型流感嗜血杆菌是导致 5 岁以下儿童脑膜炎的首要原因。美国可使用的三种 Hib 疫苗间的剂量差异参见表格 69 - 2。

表 69 - 1　疫苗适应证

疫苗	适应证	目标人群
DTaP	预防白喉、破伤风、百日咳	7 岁以下的儿童
Td	破伤风、白喉的加强免疫以及创伤后的破伤风预防	7 岁以上的青少年及成人
Tdap	破伤风,白喉,百日咳的加强免疫	11 岁及以上的青少年及成人
DT	预防白喉和破伤风	对百日咳疫苗过敏的 7 岁以下儿童
Hep A	预防 A 型肝炎感染	12 个月以上的儿童,A 型肝炎感染的高危成人
Hep B	预防 B 型肝炎感染	所有的新生儿,未接种的儿童及青少年,B 型肝炎感染的高危成人
Hib	预防用于 b 型嗜血杆菌引起的侵袭性细菌疾病	5 岁以下的儿童,患有镰状细胞贫血、无脾、白血病或艾滋病毒感染的成人
HPV - 4	预防宫颈癌,癌前病变或发育不良的子宫颈癌病变和由人乳头瘤病毒 6、11、16、18 型引起的尖锐湿疣	9 ~ 26 岁的女性,9 ~ 26 岁[a]的男性
HPV - 2	预防宫颈癌、宫颈上皮内瘤和由人乳头瘤病毒 16 型和 18 型引起的原位腺癌	10 ~ 26 岁的女性
IPV	预防脊髓灰质炎病毒 1、2、3 型导致的小儿麻痹症	儿童
MCV,MPSV	预防脑膜炎奈瑟菌 A、C、Y、W135 血清群引起的侵袭性脑膜炎球菌病	11 ~ 12 岁青少年;脑膜炎球菌病的高危成人
MMR	预防麻疹,腮腺炎,风疹和先天性风疹综合征	12 个月以上的儿童
PCV	预防肺炎链球菌引起的侵袭性肺炎球菌病	65 岁及以上的成人;小于 2 岁的儿童;≥19 ~ 64 岁[b]的高危成人(人工耳蜗,无脾,脑脊液漏,免疫功能低下或免疫抑制治疗)
PPSV	预防肺炎链球菌引起的侵袭性肺炎球菌病	65 岁及以上的成人;2 ~ 64 岁的慢性心脏疾病(排除高血压)、慢性肺疾病,糖尿病,脑脊液漏,人工耳蜗,酒精中毒,慢性肝病,无脾,免疫功能低下或抑制、吸烟者
RV	预防轮状病毒引起的肠胃炎	6 周到 8 个月的婴幼儿
Varicella	预防水痘 - 带状疱疹病毒引起的水痘	12 个月以上的儿童
Zoster	预防带状疱疹和减轻由带状疱疹病毒引起的带状疱疹疼痛	60 岁[c]以上的成人

a. 男性使用 HPV - 4 疫苗可预防尖锐湿疣

b. FDA 批准 PCV 疫苗用于 5 岁以下的儿童和 50 岁及以上的老年人

c. FDA 批准 Zoster 疫苗用于 50 岁及以上的老年人,然而 ACIP 仅推荐用于 60 岁及以上的老年人

表 69 - 2 疫苗的剂量和给药方法

疫苗	商品名（生产厂家）	剂量	用药途径	接种顺序
DTaP	Daptacel（赛诺菲巴斯德公司） Infanrix（葛兰素史克公司）	0.5mL	肌内注射	分别在第 2、4、6、15～18 个月和 4～6 岁注射，共 5 剂
Td	Decavac（赛诺菲巴斯德公司） 非专利疫苗	0.5mL	肌内注射	每 10 年追加一剂； 伤口管理时按需给予[a]
Tdap	Boostrix（葛兰素史克公司） Adacel（赛诺菲巴斯德公司）	0.5mL	肌内注射	单剂作为 Td 追加剂量的替代品用于 11 岁及以上人群[b]； 伤口管理时按需给予[a]
DT	非专利疫苗	0.5mL	肌内注射	分别在第 2、4、6、15～18 个月和 4～6 岁注射，共 5 剂
Hep A	Havrix（葛兰素史克公司） Vaqta（默克制药）	≤18 岁:0.5mL ≥19 岁:1.0mL	肌内注射	2 剂，间隔 6 个月注射
Hep B	Engerix - B（葛兰素史克公司） Recombivax HB（默克制药）	≤19 岁:0.5mL ≥20 岁:1.0mL	肌内注射	分别在第 0、1、6 个月注射，共 3 剂
Hib	ActHIB（赛诺菲巴斯德公司）	0.5mL	肌内注射	分别在第 2、4、6 个月注射，共 3 剂，在第 12～15 个月间追加一剂
Hib	PedvaxHIB（默克制药）	0.5mL	肌内注射	分别在第 2、4 个月注射，共 2 剂，在第 12～15 个月间追加一剂
Hib	Hiberix（葛兰素史克公司）	0.5mL	肌内注射	替代 12～15 个月的追加剂量和 15 个月至 4 岁没有接受追加剂量的
HPV - 4	Gardasil（默克制药）	0.5mL	肌内注射	分别在第 0、2、6 个月注射，共 3 剂
HPV - 2	Cervarix（葛兰素史克公司）	0.5mL	肌内注射	分别在第 0、1、3 个月注射，共 3 剂
IPV	Ipol（赛诺菲巴斯德公司）	0.5mL	肌内注射或皮下注射	分别在第 2、4、6～18 月、4～6 岁注射，共 4 剂
MCV	Menactra（赛诺菲巴斯德公司）[c]	0.5mL	肌内注射	11～12 岁 1 剂，16 岁追加一剂；高危患者每 5 年 1 剂
	Menveo（诺华公司）[d]	0.5mL	肌内注射	
MPSV	Menomune（赛诺菲巴斯德公司）[e]	0.5mL	皮下注射	MCV 首选
MMR	M - M - R Ⅱ（默克制药）	0.5mL	皮下注射	分别在 12～15 个月和 4～6 岁注射，共 2 剂
PCV	Prevnar - 13（惠氏制药）	0.5mL	肌内注射	分别在第 2、4、6、12～15 个月注射，共 4 剂；19 岁及以上的高危人群注射 1 剂
PPSV	Pneumovax 23（默克制药）	0.5mL	肌内注射或皮下注射	单剂量[f]
RV	RotaTeq（默克制药）	2mL	口服	分别在第 2、4、6 个月口服，共 3 剂[g]
RV	Rotarix（葛兰素史克公司）	1mL	口服	分别在第 2、4 个月口服，共 2 剂[g]
Varicella	Varivax（默克制药）	0.5mL	皮下注射	分别在第 12～15 个月和 4～6 岁注射，共 2 剂
Zoster	Zostavax（默克制药）	0.65mL	皮下注射	单剂量

a. Td 或 Tdap 接种被推荐用于合适的伤口管理；然而，此章没有讨论该用法

b. 孕妇是唯一重复接种 Tdap 的人群，在每次妊娠晚期（末 3 个月）接种一次

c. Menactra 批准用于 9 个月至 55 岁的患者

d. Menveo 批准用于 2～55 岁的患者

e. Menomune 批准用于 2 岁及以上的患者

f. 第 2 剂推荐用于第 1 剂后至少 5 年，第 2 次使用的患者应是大于等于 2 岁、免疫功能低下、镰状细胞贫血病、无脾或 65 岁前接种过 1 剂的人群

g. 不要晚于 14 周零 6 天给予首剂 RV 疫苗接种；不要晚于整 8 个月龄大时接种最后一剂该类疫苗

A 型肝炎（Hep A）

甲肝病毒感染的表现是发热、不适、厌食、呕吐、深色尿和黄疸。一般来说，成人的症状通常比儿童严重。甲肝病毒在肝脏内复制，从胆汁排泄，从粪便排出。主要的传染途径为粪-口传染。甲肝传染的高风险人群包括去发展中国家的旅行者、注射毒品使用者、凝血因子异常者，以及与被收养的发展中国家小孩亲密接触者。推荐所有儿童在 1 岁时接种甲肝疫苗；居住在有特殊疫苗接种项目的国家或存在高感染风险的 2 岁以上儿童和青少年都应该接种甲肝系列疫苗。未接种过的成年人存在高危感染风险，也应该接种甲肝系列疫苗。目前，不推荐饮食服务行业人员常规接种甲肝疫苗。

B 型肝炎（Hep B）

乙肝病毒是一种在肝脏中复制的血源性和性传播病毒。乙肝感染症状表现为黄疸、厌食、恶心、呕吐和全身乏力。所有刚出生的新生儿都推荐常规接种疫苗。除了所有婴儿外，乙肝感染的风险人群也应该接受疫苗。从事危险性行为、滥用毒品注射、与慢性乙肝患者共同生活、职业暴露危险、透析的患者，以及到乙肝流行区的旅行者，都是感染乙肝的高风险人群。糖尿病患者也被认为具有感染乙肝的风险。目前推荐年龄 19～59 岁、之前未接种的糖尿病患者，应该接种乙肝系列疫苗。

人乳头瘤病毒（HPV）

在美国，人乳头瘤病毒感染是最常见的性传播疾病。大多数感染没有症状，然而，持续感染会导致男性和女性的尖锐湿疣，还有宫颈、阴道及外阴的癌症。HPV 引起的宫颈癌病例中，70% 由 HPV16 型和 18 型引起。90% HPV 诱发的尖锐湿疣由 HPV6 型和 11 型引起。美国有 2 种 HPV 疫苗，分别是四价人乳头瘤病毒疫苗 HPV-4 和二价人乳头瘤病毒疫苗 HPV-2。ACIP 认为两种疫苗间无优劣，但是，男性只批准接种 HPV-4 疫苗。两种市场可获得 HPV 疫苗的差异详见表 69-1 和 69-2。无论性别，所有年龄 11～12 岁青少年均应常规接种 HPV 疫苗。

上市后安全性分析表明，接种 HPV 疫苗后晕厥的发生率增高，因此建议患者在接种疫苗后至少 15 分钟内保持坐姿或平躺。

麻疹、腮腺炎和风疹（MMR）

麻疹皮疹通常在暴露后 14 天出现。麻疹能引起腹泻、中耳炎、脑炎、神经发育迟缓，甚至死亡。腮腺炎能引发双侧或单侧腮腺炎（肿胀的腮腺腺体）。腮腺炎能导致永久性后遗症，包括瘫痪、癫痫和耳聋。风疹能引起红斑、痒疹、关节痛和低热。风疹最严重的并发症发生在妊娠的前三个月。先天性风疹综合征（CRS）能导致耳聋、白内障以及神经发育迟缓。建议所有一岁以上的孩子常规接种疫苗。推荐所有儿童在 4～6 岁使用第 2 剂。如有必要，MMR 疫苗第 2 剂可在第 1 剂后 28 天给予。

脑膜炎球菌感染（MCV，MPSV）

脑膜炎奈瑟菌通过呼吸道飞沫传播，在美国是细菌性脑膜炎的主要致病因素。尽管可获得有效的抗生素，但致死率仍在 10%～14%。脑膜炎疾病的高危人群包括居住在学生宿舍的大学新生、军队的新兵、到疾病流行国家的旅行者及功能性或解剖学无脾病患者。可使用的疫苗有三种——一种四价多聚糖疫苗（MPSV）和两种四价结合疫苗（MCV）。目前推荐所有 11 岁或 12 岁孩子常规接种，且在 16 岁时使用加强针。处于高危感染的成人建议每 5 年接种一次。结合疫苗（MCV）是首选疫苗。

肺炎球菌感染（PCV，PPSV）

肺炎链球菌是一种细菌病原体，能引起上呼吸道感染（中耳炎、鼻窦炎）、下呼吸道感染（肺炎）及侵袭性疾病（败血症、脑膜炎）。易患侵袭性疾病的高危人群是小于 5 岁的儿童、65 岁以上老人、慢性肺疾病患者、慢性心血管疾病患者、糖尿病患者、慢性肝病患者、功能性或解剖学无脾症患者及吸烟者。美国批准使用的有两种疫苗，一种肺炎球菌结合性疫苗（PCV）和一种肺炎球菌多聚糖疫苗（PPSV），两种疫苗的差异参见表 69-1 和 69-2。

脊髓灰质炎（IPV）

脊髓灰质炎是一种由脊髓灰质炎病毒引起的高度接触性传染疾病。主要传播途径是粪-口传播。其症状范围从发热到脑膜炎,甚至神经麻痹。脊髓灰质炎病毒在运动神经元中复制,可以引起不对称的神经麻痹。然而,大多数小儿麻痹症是无症状的。无症状与神经麻痹的比率范围为100∶1到 1000∶1(通常 200∶1)。感染后的几十年中,患者会发展为脊髓灰质炎后综合征,其特点为肌肉疼痛、软弱无力,甚至麻痹。由于有常规疫苗注射,美国本土已无小儿麻痹症发生。因此,口服脊髓灰质炎疫苗已不再推荐使用。所有儿童从 2 个月时起应接受 4 剂灭活的脊髓灰质炎疫苗(IPV)。

轮状病毒(RV)

轮状病毒是婴幼儿严重肠胃炎的最常见病因,每年有超过 5 万名婴幼儿因此住院治疗。它能感染小肠,引起腹泻、呕吐、发热,进而导致脱水。美国有两种 RV 疫苗,一种单价人类疫苗(Rotarix)和一种五价人 - 牛重组疫苗(RotaTeq)。之前上市的 RV 疫苗(Rotashield)由于增加肠套叠的发病率,已撤出了市场。目前,被准入的 RV 疫苗尚未发现可增加肠套叠症的风险。推荐所有婴儿在 14 周零 6 天之前接受首剂轮状病毒疫苗,最后一剂轮状病毒疫苗应在 8 个月龄之前接种。

水痘 - 带状疱疹病毒(Varicalla,Zoster)

水痘病毒引起两种疾病:水痘和带状疱疹。水痘 - 带状疱疹病毒进入呼吸道,在鼻咽部复制。原发性感染的水痘,是一种儿童中很普遍的接触传染性皮疹。在典型皮疹出现前,它呈现出发热、全身不适的症状。水痘一般是轻度的且有自限性,但也会出现并发症,包括细菌性皮肤感染、肺炎、脑膜炎和脑病。

水痘 - 带状疱疹病毒潜伏于脊柱的感觉后根神经节。数年后可再次激活引发一种局部疼痛性皮疹(即带状疱疹)。皮疹是单侧出现,不超越全身中线。疼痛表现为酸痛和电击样疼痛。皮疹通常在四周内消失,但其并发症带状疱疹后遗神经痛(PHN)会持续数周、数月甚至数年。带状疱疹后遗神经痛是一种在皮疹消散后持续存在的使人衰弱的疼痛。

在美国有三种减毒活病毒疫苗用于水痘 - 带状疱疹病毒,一种水痘疫苗、一种 MMR 和水痘的联合疫苗以及一种预防带状疱疹病毒感染的疫苗。详见表 69 - 1。

疫苗接种

注射途径和位置

大多数疫苗是肌内注射(IM)或皮下注射(SC)。大多数成人肌内注射需使用 2.54cm 针头。肌内注射应在成人、儿童胳膊的三角肌或婴儿大腿的前外侧部位 90°垂直注射。皮下注射应使用 1.58cm 针头。皮下注射在三头肌的外侧部以 45°进针。表 69 - 2 列举了在美国使用的大多数疫苗的剂量及途径。

同时接种

患者在一次就诊中同时接种所有疫苗,显示可提高接种率且不降低疫苗功效。因此,推荐所有该年龄适合接种的疫苗在同一天注射,除非有禁忌证或注意事项。

无论疫苗是活菌的还是灭活的都不影响同时接种。灭活疫苗不需考虑间隔时间,活菌疫苗和灭活疫苗也可以不用考虑间隔时间。有资料显示,在 MMR 疫苗注射后 28 天内接种水痘疫苗是无效的,但是在 MMR 疫苗当天同时接种是有效的。因此,推荐两种活疫苗同一天注射或者间隔至少 28 天。该推荐不适用于口服活疫苗——不论先前接种的疫苗是活的或者是灭活的,口服疫苗可在任何间隔时间给予。需要多次接种的疫苗有具体的推荐间隔时间。接种时间早于推荐时间,可能会降低疫苗效果,应避免。表 69 - 3 列举了美国使用的灭活疫苗和活疫苗。

禁忌证及注意事项

在接种疫苗前,筛查患者潜在的禁忌证及注意事项是非常重要的。如果患者在有禁忌证的情况下接种疫苗,会增加发生严重不良反应的可能性。患者对之前接种的疫苗或疫苗中的任何成分有过敏反应,疫苗是被禁用的。注意事项是指可能增加严重不良反应的风险或降低疫苗有效性的情况。一般来说,在未解决注意事项前,疫苗应该停止使用。在一些情况下,接种疫苗的益处超过风险,可以进行接种。有伴或不伴发热的中到重度急性疾病的患者,接种任何疫苗都应该谨慎。美国大多数常用疫苗的禁忌证及注意事项详见表

69 - 4。鼓励医疗保健专业人员访问 CDC 疫苗网站获取最新的疫苗安全信息。

不良反应

美国使用的大多数疫苗的不良反应见表 69 - 5。卫生保健专业人员要求报告接种疫苗后发生的所有不良反应。CDC 要求疫苗提供者完成疫苗不良反应报告系统表格(VAERS)。该表格可从 http://vaers. hhs. gov 下载。接种疫苗的人员要求能处理接种疫苗时出现的各种紧急情况。患者出现过敏反应时,可能需要给予肾上腺素、苯海拉明和 CPR(心肺复苏)。实施者需要取得心肺复苏和急救证书资格。

联合疫苗

美国批准使用的联合疫苗见表 69 - 6。使用联合疫苗的主要好处是减少注射次数。ACIP 推荐根据供应商评估、患者偏好、安全性、可获得性和成本,尽可能使用联合疫苗。

表 69 - 3 灭活疫苗和活疫苗

灭活疫苗	活疫苗
DTaP, DT, Td, Tdap	MMR
Hep B	Varicella
Hib	Zoster
Hep A	RV
HPV	LAIV[a]
PCV	Yellow fever[a]
PPSV	Oral typhoid[a]
IPV	
MCV	
MPSV	
Influenza[a]	

a. 在此章节中不包括的疫苗
缩写:LAIV,流感减毒活疫苗

表 69 - 4 疫苗的禁忌证和注意事项

疫苗	禁忌证	注意事项

DTaP, Tdap	前一剂接种 7 天内出现脑病
	进行性神经系统疾病 - 婴儿痉挛症,未控制的癫痫、脑病
		前一剂接种 3 天内出现惊厥
		前一剂接种 6 周内出现吉兰 - 巴雷综合征
		前一剂接种 48 小时内出现下列情况之一:
		  发热 >40.5℃
		  晕倒或类似休克状态
		  持续的、无法安慰的哭泣 >3 小时

Hep B		婴儿体重 <2000g
Hib	年龄 <6 周	
HPV	怀孕	
IPV	对新霉素、链霉素、多黏菌素 B 过敏	怀孕
MMR	对明胶或新霉素过敏 怀孕 严重的免疫缺陷	11 个月内接受过含抗体的血制品 有血小板减少或血小板减少性紫癜史
RV	严重的乳胶过敏者(仅适用 Rotarix) 肠套叠史 重症综合性免疫缺陷	免疫缺陷 急性胃肠炎 已有慢性胃肠道疾病 脊柱裂或膀胱外翻
Varicella	怀孕 免疫缺陷 未治疗的活动性结核 对明胶或新霉素过敏	11 个月内接受过含抗体的血液制品
Zoster	怀孕 免疫缺陷 对明胶或新霉素过敏	接种前 24 小时内接受过抗病毒药(例如阿昔洛韦、泛昔洛韦),疫苗接种后 14 天内避免使用

表 69－5　疫苗的不良反应

疫苗	不良反应
DTaP	注射部位反应(疼痛、肿胀、红斑)、发热、疲劳、呕吐、厌食、热性惊厥(罕见)
Td,Tdap	注射部位反应、头痛、肌痛、疲劳、神经病变(罕见)、麻痹(罕见)
Hep A	注射部位反应、头痛、不适、发热、吉兰－巴雷综合征(GBS)
Hep B	注射部位反应、发热、GBS
Hib	注射部位反应、发热
HPV	注射部位反应、晕厥、发热、恶心、头痛、GBS、血栓栓塞
IPV	注射部位反应、发热
MCV,MPSV	注射部位反应、发热、腹泻、厌食、嗜睡、GBSa
MMRb	注射部位反应、血小板减少症、热性惊厥、GBS
PCV	注射部位反应、发热、热性惊厥
PPSV	注射部位反应、发热、肌痛
RV	轻度腹泻和呕吐、易怒
Varicella	注射部位反应、水痘样皮疹
Zoster	注射部位反应、发热、关节痛、水痘样反应

　　a. MCV 比 MPSV 的 GBS 发生率高

　　b. MMR 与自闭症发生率增高无关

表 69－6　联合疫苗

商品名 (生产厂家)	疫苗	剂量	用药途径
Pediarix(葛兰素史克公司)	DTaP/IPV/Hep B	0.5mL	肌内注射
Pentacel(赛诺菲巴斯德公司)	DTaP/IPV/Hib	0.5mL	肌内注射
Kinrix(葛兰素史克公司)	DTaP/IPV	0.5mL	肌内注射
Twinrix(葛兰素史克公司)	Hep A/Heb B	1mL	肌内注射
Comvax(默克制药)	Hep B/Hib	0.5mL	肌内注射
ProQuad(默克制药)	MMR/Varicella	0.5mL	皮下注射

疫苗贮存

　　合适的贮存对维持疫苗的效价很重要。说明书应包括推荐的储存温度及重新溶解方法说明(若有必要的话)。大多数疫苗需要冷藏,有些则需要冷冻保存(比如 Zoster)。推荐储存疫苗的温度为35 ℉～46 ℉(即 2℃～8℃)。冷冻疫苗的储存温度为小于或等于 5 ℉(≤ －15℃)。

疫苗接种计划

　　2013 年对儿童、青少年或成人的疫苗推荐接种计划见附表 69－1 和附表 69－2。每年会修订疫苗接种计划。鼓励读者访问 CDC 网站查看最新的疫苗接种计划(http://www.cdc.gov/vaccines/schedules/index.html)。

案例应用

1. 对百日咳疫苗过敏的 6 个月婴儿,可以接种以下哪种疫苗?
   a. DTaP
   b. Tdap
   c. Td
   d. DT

2. KS,5 岁,女孩,今天已经预约了她的儿科医生接种疫苗。她的疫苗接种记录如下:Hep B 出生、2 个月、6 个月;RV 2 个月、4 个月、6 个月;DTaP 2 个月、4 个月、6 个月、15 个月;Hib(ActHIB)2 个月、4 个月、6 个月、15 个月;PCV 2 个月,4 个月,6 个月,15 个月;IPV 2 个月、4 个月、6 个月;MMR 15 个月;Varicella 15 个月;Hep A 15 个月。她没有任何疾病,也不对任何药物或疫苗过敏。KS 今天应该接种什么疫苗?
   a. DT, PPSV, IPV, MMR, MCV 和 Hep A
   b. DTaP, IPV, MMR, Varicella 和 Hep A
   c. Tdap, IPV, MMR, Varicella 和 Hep A
   d. DTaP, PPSV, IPV, MMR, Varicella 和 Hep A

3. 以下哪种疫苗仅需要单剂次接种?
   a. PCV
   b. Zoster
   c. RV
   d. Td

4. 以下的儿科疫苗哪种是口服的?
   a. IPV
   b. PCV
   c. RV
   d. Varicella

5. 一位 69 岁的男子,在收到一份免疫计划广告后,来到你的药房。他患有糖尿病、高血压,每天抽烟一包。他没有任何药物或疫苗过敏史。他的接种记录显示已接种了所有的儿童期疫苗（DTaP、Hib、PCV、IPV 和 MMR）以及乙肝系列疫苗,他 5 岁的时候得过水痘,并在 11 年前接受了最后一剂 Td 加强针。这位患者应该接受哪些疫苗?

a. Td, Zoster, PPSV 和 Hep A

b. Tdap, Varicella 和 PPSV

c. Td, Zoster 和 PPSV

d. Tdap, Zoster 和 PPSV

6. 下列哪种白喉破伤风疫苗可作为成人的一剂次加强针使用?

a. Td

b. DT

c. Tdap

d. DtaP

7. 下列 65 岁以下成人中,哪些需要接种肺炎球菌多糖疫苗(PPSV)? 请选择所有适合选项。

a. 孕妇

b. 吸烟者

c. 心脏病患者

d. 高血压患者

8. 如何接种乙肝疫苗(Hep B)?

a. 在三角肌呈 90°角

b. 在三角肌呈 45°角

c. 在肱三头肌外侧方面呈 45°角

d. 在大腿前外侧呈 45°角

9. EP 是一名妊娠晚期(末 3 个月)孕妇。她可以接种以下哪些疫苗? 选择所有适合选项。

a. HPV

b. Hep B

c. MMR

d. Tdap

10. 一位 11 岁的女孩,在接种了 11～12 岁的常规疫苗后晕倒。下列哪种疫苗最有可能导致她晕倒?

a. Tdap

b. HPV

c. MCV

d. Hep B

11. 带状疱疹疫苗应在什么温度下储存?

a. 低于 -15℃

b. -14.4～1.6℃

c. 2.2～7.8℃

d. 8.3～25℃

12. JM,6 个月男婴,今天来拜访儿科医生接种 6 个月的疫苗。他的疫苗接种记录如下。乙肝疫苗:出生、2 月龄;DTaP:2 月龄、4 月龄; Hib (PedvaxHIB):2 月龄、4 月龄;PCV:2 月龄、4 月龄;IPV:2 月龄、4 月龄;无细胞百

白破;JM 未对任何药物或疫苗过敏。JM 今天应该接种哪些疫苗?

a. Hep B, RV, DTaP, Hib, PCV 和 IPV

b. Hep B, RV, DTaP, PCV 和 IPV

c. Hep B, DTaP, Hib, PCV 和 IPV

d. Hep B, DTaP, PCV 和 IPV

13. 一位 68 岁的女患者,打电话给你的药房,主诉她的腹部左侧有皮疹,缠绕在一侧,但是,没有穿过她的脊柱或肚脐。患者告知,皮疹不痒但是非常疼。2 天前开始出现,她认为这是带状疱疹,因为她小时候出过水痘。她想知道是如何感染这种病毒的,因为她也不记得周围最近有得带状疱疹的人。下列哪个陈述应该包括在你关于她如何感染带状疱疹的咨询中?

a. 水痘 - 带状疱疹病毒引起的带状疱疹。它最初呈现为水痘皮疹,然后潜伏在脊髓神经节内,可在多年后再次出现,表现为带状疱疹

b. 水痘 - 带状疱疹病毒引起的带状疱疹。她一定接触到带状疱疹活跃期的人而获得的

c. 水痘 - 带状疱疹病毒引起的带状疱疹。她一定接触过处于水痘活动期的患者。因为她曾患过水痘,所以出现了带状疱疹

d. 水痘 - 带状疱疹病毒只引起水痘。她一定接触过可以引起带状疱疹的其他病毒

14. 下列哪些患者可以接受 B 型流感嗜血杆菌(Hib)疫苗? 请选择所有正确答案。

a. 一个 4 月龄的婴儿

b. 一个 20 岁的吸烟者

c. 一位 58 岁男性白血病患者

d. 一位 26 岁无脾患者

15. 带状疱疹疫苗应如何接种?

a. 在三角肌呈 90°角

b. 在三角肌呈 45°角

c. 在肱三头肌外侧呈 45°角

d. 在大腿前外侧呈 45°角

16. LM 是一位 18 岁的女孩,下个月将去就读大学第一个学期。她想知道去之前需要接种哪些疫苗 ,她的接种记录如下:DTaP,分别在 2、4、6、15 月龄和 5 岁;Hib (ActHIB),分别在 2、4、6 月龄;PCV,分别在 2,4,6,15 月龄; IPV,分别在 2、4、6 月龄和 5 岁;MMR,分别在 15 月龄和 5 岁;水痘,分别在 15 月龄和 5 岁;甲肝,分别在 12,18 月龄;乙肝,分别在 11 岁、11 岁 2 个月和 11 岁 6 个月;Tdap,在 15 岁;LM 没有任何疾病史,或药物、疫苗过敏史,今天应该接种什么疫苗?

a. MCV 和 HPV

b. Tdap、MCV 和 HPV

c. Tdap 和 MCV

d. MPSV 和 HPV

17. TR,一个 4 岁的小女孩,为了接种 4～6 岁的疫苗来到

医生办公室。她已经完成了她的乙肝、Hib、PCV 和甲肝的系列疫苗。她没有基础疾病，或药物、疫苗过敏史。5 天前她接种了减毒活流感疫苗。TR 今天应该接种哪种疫苗？

a. DTaP、IPV、MMR 和 Varicella

b. DTaP、PPSV、IPV 和 MMR

c. 只有 IPV

d. DTaP 和 IPV

18. 甲型肝炎疫苗的第 2 剂应该什么时候接种？

a. 第 1 剂之后的 28 天

b. 第 1 剂之后的 2 个月

c. 第 1 剂之后的 6 个月

d 第 1 剂之后的 30 天

19. 下列患者中，哪些是乙肝感染的高危人群，且应建议接种乙肝疫苗来保护自己？选择所有适用选项。

a. 一个 23 岁的男性有同性性行为

b. 一位 58 岁的女性糖尿病患者

c. 一位 63 岁的高血压男性患者

d. 一位 34 岁的伤口护理护士

20. 下列哪些患者应接种带状疱疹疫苗？

a. 一位 58 岁的糖尿病患者

b. 一位 37 岁的无脾患者

c. 一位 68 岁的高血压患者

d. 一位 72 岁的新霉素过敏者

要点小结

- DTap 适用于预防 7 岁以下儿童的白喉、破伤风、百日咳。DT 适用于对百日咳疫苗有过敏性或神经性反应的 7 岁以下儿童，预防白喉和破伤风。

- 成年人应该每 10 年接受 Td 一次加强剂。11 ~ 12 岁的患者应该接受一剂次 Tdap。成人一生中应至少有一次用 Tdap 替换 Td 的加强剂。怀孕的女性应在每次妊娠晚期接种一剂 Tdap。

- 美国使用的三种 Hib 疫苗有不同的剂量指导，不可互换。

- Hep B 应分别在 0、1 和 6 个月分三次接种。这是唯一出生时接种的疫苗。

- 接种 HPV 疫苗会引起晕厥。因此，患者应该在接种后至少静坐 15 分钟。

- 青少年应在 11 ~ 12 岁接种 1 剂 MCV 疫苗，16 岁时接种加强针。处于高风险期的人群（居住在学生宿舍的大学新生、军队新兵、到脑膜炎球菌病广泛传播国家旅行的人及无脾病患者），建议每 5 年接种一次 MCV 疫苗。

- PCV 推荐用于小于 5 岁及 65 岁以上的所有患者。19 ~ 64 岁的成年人及老人，如果他们被认为是高危人群（人工耳蜗植入、无脾、脑脊液漏、免疫功能低下或免疫抑制治疗），应该接种 1 剂 PCV 疫苗。

- PPSV 推荐用于大于 2 岁患高风险侵袭性疾病的患者，包括：65 岁以上的成人、慢性心脏疾病的患者（排除高血压）、慢性肺部疾病、糖尿病、脑脊液漏、人工耳蜗植入、酒精中毒、慢性肝病、无脾、免疫抑制状态或治疗、吸烟者。

- 65 岁以上的老年人首剂应接种一剂 PCV，首剂 6 ~ 12 个月后再接种一剂 PPSV。

- PPSV 的第二剂推荐用于 2 岁以上、免疫力低下、贫血、无脾或 65 岁之前接种过首剂的人群，在首剂后至少 5 年接种。

- RV 首剂应该在周龄 14 周加 6 天前接种，最后一剂应该在月龄 8 个月前接种。

- 肌内注射疫苗应使用 2.54cm 针头在成年人三角肌呈 90°垂直注射接种。皮下注射疫苗应使用 1.58cm 针头在肱三头肌外方 45°进针接种。

- 大多数疫苗的接种可不考虑间隔时间，但 2 种活疫苗应在同一天或间隔 28 天接种。

- 中至重度急性疾病的患者应该谨慎接种疫苗。

- CDC 要求免疫从业人员报告接种后的所有不良反应并填写 VAERS 报表。

- 冷藏疫苗应该储存在 35 ℉ ~ 46 ℉（2℃ ~ 8℃）。冷冻疫苗应该储存在小于或等于 5 ℉（≤ −15℃）。

参考文献

Hayney MS. Vaccines, Toxoids, and Other Immunobiologics//DiPiro JT, Talbert RL, Yee GC, et al. Pharmacotherapy: A Pathophysiologic Approach. 9th ed. New York, NY: McGraw-Hill,2014:chap 102.

Lampiris HW, Maddix DS. Vaccines, Immune Globulins, & Other Complex Biologic Products//Katzung BG, Masters SB, Trevor AJ, et al. Basic & Clinical Pharmacology. 12th ed. New York, NY: McGraw-Hill,2012.

Schuchat A, Jackson LA. Immunization Principles and Vaccine Use//Longo DL, Fauci AS, Kasper DL, et al. Harrison's Principles of Internal Medicine, 18th ed. New York, NY: McGraw-Hill,2012:chap 122.

Tovar J, Farrell N. Immunizations//Attridge RL, Miller ML, Moote R, et al. Internal Medicine: A Guide to Clinical Therapeutics. New York, NY: McGraw-Hill,2013.

附表 69-1:2013 年度 0~18 岁免疫接种计划

下列建议必须和下面的脚注一起阅读。对于那些逾期或开始接种晚的人,如图 1 所示的绿杠表示了补种疫苗的最早机会。确定剂量之间的最小间隔,参见"初始强化程序"(图 2)。入学组和青少年疫苗年龄组是黑体字。

疫苗	出生	1个月	2个月	4个月	6个月	9个月	12个月	15个月	18个月	19~23个月	2~3年	4~6年	7~10年	11~12年	13~15年	16~18年
乙肝[1](Hep B)	第一剂	第二剂			第三剂											
轮状病毒[2](RV)			第一剂	第二剂	见脚注2											
白喉,破伤风,无细胞性百日咳[3](DTaP<7岁)			第一剂	第二剂	第三剂			第四剂				第五剂				
破伤风,白喉,无细胞性百日咳[4](Tdap;≥7岁)														(Tdap)		
b型流感嗜血杆菌[5](Hib)			第一剂	第二剂	见脚注5		第三剂或第四剂,见脚注5									
肺炎球菌结合疫苗[6a,c](PCV13)			第一剂	第二剂	第三剂		第四剂									
肺炎球菌多糖疫苗[6b,c](PPSV23)																
脊髓灰质炎灭活疫苗[7](IPV)(<18岁)			第一剂	第二剂	第三剂							第四剂				
流感疫苗[8](IIV;LAIV),一些用用2剂量,见脚注8					每年接种(仅IIV)								每年接种(IIV或LAIV)			
麻疹,腮腺炎,风疹[9](MMR)							第一剂					第二剂				
水痘[10](VAR)							第一剂					第二剂				
甲肝[11](Hep A)						见脚注11	2剂系列,见脚注11									
人乳头瘤病毒[12](HPV2;仅女性;HPV4;用于男和女)														3剂系列		
脑膜炎球菌[13](Hib-MenCY≥6周;MCV4-D≥9月;MCV4-CRM≥2年)						见脚注13								第1剂		加强

所有儿童推荐年龄范围　　补种推荐推荐年龄范围　　某些高危人群推荐年龄范围　　鼓励补种和某些高危人群推荐范围　　不常规推荐

该疫苗接种计划实施于 2013 年 1 月 1 日。任何在推荐年龄未接种的剂量,如果存在指证且可行,应在下一次随访时补种。一般首选使用联合疫苗来替代等效组分疫苗的分次注射。疫苗提供者应该查询相关免疫实践咨询委员会(ACIP)声明,以了解详细推荐内容。网址为 http://www.cdc.gov/vaccines/pubs/acip-list.htm。接种后发生的临床严重不良反应应该上报疫苗不良反应报告系统(VAERS)网址(http://www.vaers.hhs.gov)或电话(800-822-7967)。疫苗预防疾病的疑似病例应该上报国家或当地卫生部门。更多资料,包括疫苗的注意事项和禁忌症,可访问 CDC 网站(http://www.cdc.gov/vaccines)或电话(800-CDC-INFO[800-232-4636])获知。

本计划通过了 ACIP(http://www.cdc.gov/vaccines/acip/index.html),美国儿科学会(http://www.aap.org),美国家庭医师学会(http://www.aafp.org),美国妇产科医师协会(http://www.acog.org)的批准。

注意:以上推荐必须和脚注一起读

脚注–2013 年度美国推荐0~18 岁人群免疫接种计划

下面提到的疫苗用法的更多资料,详见:http://www.cdc.gov/vaccines/pubs/acip-list.htm.

1.乙肝(HepB)疫苗(最小接种年龄:出生时)

常规接种:

出生

●所有的新生儿出院前需接种单价乙肝疫苗。

●对于母亲乙肝表面抗原(HBsAg)阳性的新生儿,应在出生 12 小时内接种乙肝疫苗和注射 0.5mL 的乙肝免疫球蛋白(HBIG)。按接种计划接种完最后 1 剂疫苗后的 1~2 月(在 9~18 个月龄,在下一次健康儿童随访时最好),评估这些婴儿的 HBsAg 和 HBsAg 抗体(抗-HBs)。

●若不清楚新生儿母亲的 HBsAg 状态,12 小时内给予体重≥2000g 的新生儿乙肝疫苗,给予体重<2000g 的新生儿乙肝疫苗和 HBIG。尽早确定母亲的 HBsAg 状态,若为阳性则给予≥2000g 的婴儿注射 HBIG(最迟不超过 1 周龄)。

出生剂量后的接种剂量

●1~2 月龄时接种第 2 剂。应使用单价乙肝疫苗作为 6 周前的接种剂量。

●出生时未接种的婴儿应尽早开始接种 3 剂含乙肝病毒成分的疫苗,分别在 0、1~2 个月、6 个月接种。

●第 1 剂和第 2 剂的最短接种间隔时间是 4 周,第 2 剂和第 3 剂的最短接种间隔时间是 8 周。最后 1 剂(第 3 或第 4 剂)乙肝疫苗系列的接种时间应在首剂后至少 16 周,并且不能早于 24 周龄。

●若在接种出生剂量之后再接种含乙肝组分的联合疫苗,则推荐总共接种 4 剂乙肝疫苗。

补种

●未接种过的人群应该完成 3 个剂量系列。

●11~15 岁儿童获批可以接种 2 剂(2 剂次间隔时间至少为 4 个月)成人重组乙型肝炎疫苗(Recombivax HB)。

2.轮状病毒(RV)疫苗(最小接种年龄:6 周;接种疫苗:RV-1[Rotarix]和 RV-5[RotaTeq])

常规接种:

●所有婴儿均完成全程接种 RV 疫苗,程序如下:

(1)RV-1 疫苗为 2 剂,分别在 2、4 月龄各接种一次。

(2)RV-5 疫苗为 3 剂,分别在 2、4、6 月龄各接种一次。

(3)任何剂次中如果接种了 RV-5 或任何剂量的疫苗产品未知,应该接种总共 3 剂轮状病毒疫苗。

补种:

●接种系列中首剂接种年龄不超过 14 周零 6 天。

●年龄≥15 周又 0 天或更大的婴儿不应接种。

●最后 1 剂接种年龄不超过 8 个月整。

●若第 1 剂和第 2 剂接种了 RV-1(Rotarix),第 3 剂不要求接种。

3.白喉破伤风类毒素和无细胞百日咳(DTaP)疫苗(最小接种年龄:6 周)

常规接种:

●DTaP 疫苗全程为 5 剂,接种年龄分别为 2 月龄、4 月龄、6 月龄、15~18 月龄和 4~6 岁。第 4 剂接种年龄可早在 12 月龄时开始,注意与第 3 剂间隔时间最少为 6 个月。

补种:

●如果在 4 岁以后接种第 4 剂疫苗,则可以不接种第 5 剂。

4.破伤风白喉类毒素和无细胞百日咳(Tdap)疫苗[Boostrix(商品名)最小接种年龄为 10 岁;Adacel(商品名)最小接种年龄为 11 岁]

常规接种:

●所有 11~12 岁青少年需常规接种一剂次 Tdap 疫苗。

●Tdap 接种无须考虑与上剂破伤风-白喉联合疫苗(Td)的间隔时间。

●孕妇妊娠期间(最好在孕 27~36 周)需接种一剂次 Tdap,无须考虑与 Td 疫苗或 Tdap 疫苗的间隔时间。

补种:

●未完成全程 DTaP 疫苗接种的 7~10 岁儿童,补种过程中需至少接种一剂 Tdap 疫苗(并作为第一剂);需要再次补种时,使用 Td 疫苗;对于这些儿童,不能再次接种 Tdap 疫苗。

●未接种过 Tdap 疫苗的 11~18 岁青少年,应使用一剂 Tdap,之后每隔 10 年接种一次 Td 加强剂量。

●7~10 岁儿童漏种 DTaP 疫苗,可进行补种。可使用青少年 Tdap 剂次进行补种,或者待 11~12 岁时使用 Tdap 加强针。

5.b 型流感嗜血杆菌(Hib)结合疫苗(最小接种年龄:6 周)

常规接种:

●所有婴儿都要接种 Hib 疫苗的基础免疫和加强针。基础免疫分别在 2、4、6 月龄接种,若在 2~4 月龄时接种了 PRP-OMP(PedvaxHib 或 Comvax),则不再推荐 6 个月龄接种。应在 12~15 个月时使用加强针。

●Hiberix(PRP-T)应作为 12 月至 4 岁儿童至少接种过一剂 Hib 疫苗的加强剂量(最后剂量)。

补种:

●若在 12~14 月龄时接种过第 1 剂,应至少相隔 8 周后接种追加剂(最后 1 剂)。

●若前两剂次用 PRP-OMP(PedvaxHIB 或 Comvax)均在 11 月前接种,则第 3 剂(最后 1 剂)应在 12~15 个月龄接种,并且与第 2 剂至少间隔 8 周。

●若第 1 剂接种年龄为 7~11 个月龄,无论第 1 剂使用 PRP-T 或 PRP-OMP,则至少间隔 4 周后接种第 2 剂,12~15 个月龄接种最后一剂。

• 未接种过疫苗的 15 月龄以上人群,仅需接种一剂。

高危人群的免疫接种:

• 5 岁以上儿童不建议常规接种 Hib 疫苗。但是未接种或部分接种的 5 岁或以上伴有白血病、恶性肿瘤、解剖性或功能性无脾患者(包括镰状细胞病)、HIV 感染者或其他免疫缺陷患者,应该接种 1 剂 Hib 疫苗。

6a. 肺炎球菌结合疫苗(PCV)(最小接种年龄:6 周龄)

常规接种:

• PCV13 疫苗接种系列分别为 2、4、6 月龄和 12 ~ 15 个月龄加强针。

• 对 14 ~ 59 月龄的所有儿童,已按年龄接种 7 价 PCV(PCV7)疫苗系列,应单独补种一剂 13 价 PCV(PCV13)。

补种:

• 所有 24 ~ 59 月龄,未按年龄完成接种的健康儿童均应接种 1 剂 PCV13。

高危人群接种:

• 24 ~ 71 月龄有基础疾病的儿童(见脚注 6c),若之前接种 3 剂 PCV,应再接种 1 剂 PCV13,或之前接种的少于 3 剂 PCV,则应再接种 2 剂 PCV13 且至少间隔 8 周。

• 6 ~ 18 岁之前未接种儿童存在以下任何情况时:解剖性或功能性无脾(包括镰状细胞病)、HIV 感染、免疫功能缺陷、耳蜗植入物、脑脊液漏,应接种 1 剂 PCV13。见 MMWR 2010;59;(No. RR - 11),网址 http://www.cdc.gov/mmwr/pdf/rr/rr5911.pdf。

• 对 ≥2 岁并有基础疾病(见脚注 6b 和 6c)的儿童,于最后 1 剂 PCV 接种后 8 周或以上接种 PPSV23。

6b. 肺炎球菌多糖疫苗(PPSV)(最小接种年龄:2 岁)

高危人群接种:

• 对 ≥2 岁并有基础疾病(见脚注 6c)的儿童,于最后 1 剂 PCV 接种后 8 周或以上接种 PPSV23。有解剖性或功能性无脾(包括镰状细胞病)或免疫功能缺陷的,应 5 年后单独接种 PPSV。

6c. ≥2 岁并有一些基础疾病接种 PPSV23 和 24 ~ 71 月龄并有一些基础疾病接种 PCV13 的情况包括:

• 免疫功能正常伴有慢性心脏病(尤其是发绀型先心病和心衰);慢性肺脏疾病(包括使用高剂量口服激素治疗的哮喘);糖尿病;脑脊液漏;耳蜗植入。

• 伴有解剖性或功能性无脾(包括镰状细胞病和其他血红蛋白疾病,先天性或获得性无脾、脾功能障碍)儿童。

• 免疫缺陷儿童:HIV 感染;慢性肾衰竭和肾病综合征;需使用免疫抑制剂或放疗的疾病,包括恶性肿瘤、白血病、淋巴瘤、霍奇金病;实质器官移植;先天性免疫缺陷。

7. 灭活的脊髓灰质炎病毒疫苗(IPV)(最小接种年龄:6 周)

常规接种:

IPV 疫苗接种 4 剂,接种年龄分别为 2 月龄、4 月龄、6 ~ 18 月龄、4 ~ 6 岁加强针。根据接种计划,最后 1 剂疫苗应在 ≥4 岁时接种,且与前一剂接种时间至少间隔 6 个月。

补种:

• 出生 6 个月内婴儿,有暴露于脊髓灰质炎病毒环境中的风险时(如到脊髓灰质炎病毒流行或爆发地区旅行),才推荐免疫接种的最小年龄和最小剂次间隔时间。

• 若 4 岁前已接种了 ≥4 剂的疫苗,则 4 ~ 6 岁时应再接种 1 剂疫苗。

• 若第 3 剂在 4 岁以后接种、且与最近一剂接种时间间隔大于 6 个月,无须接种第 4 剂。

• 若全程免疫接种系列中包含灭活脊髓灰质炎病毒疫苗(IPV)和口服脊灰减毒活疫苗(OPV),则应接种所有 4 剂,无须考虑接种年龄。

• 美国 18 岁以上人群不推荐常规接种 IPV。

8. 流感疫苗[最小接种年龄:灭活流感疫苗(IIV)为 6 个月;减毒活流感疫苗(LAIV)为 2 岁]

常规接种:

• 所有 6 月龄以上儿童均应每年接种。对于大多数健康的 2 ~ 49 岁未孕人群,LAIV 或 IIV 均可使用。但以下人群不应使用 LAIV,包括:①哮喘患儿;②既往 12 个月曾发生喘鸣的 2 ~ 4 岁儿童;③患有易出现流感并发症的基础疾病的儿童。LAIV 疫苗接种的其他禁忌证可参考 MMWR 2010;59(No. RR - 8),网址 http://www.cdc.gov/mmwr/pdf/rr/rr5908.pdf。

6 月龄至 8 岁儿童:

• 2013—2014 年流感季节,初次接种流感病毒疫苗的儿童需接种 2 剂(至少间隔 4 周)。更多建议、接种剂量请参考 2012 年 ACIP 指南中关于流感疫苗的推荐。MMWR 2012;61:613 - 618,网址 http://www.cdc.gov/mmwr/pdf/wk/mm6132.pdf

• 2013—2014 年流感季节,请参考美国 2013 ACIP 流感疫苗推荐指南。

9. 麻疹、腮腺炎和风疹(MMR)疫苗(最小接种年龄:12 个月)

常规接种:

• MMR 疫苗接种 2 剂,接种年龄分别为 12 ~ 15 月龄、4 ~ 6 岁。第 2 剂也可在 4 岁以前接种,只要与第 1 剂间隔至少 4 周即可。

• 美国 6 ~ 11 月龄婴儿准备国外旅行时,可在离开本土前接种第 1 剂。随后还需接种 2 剂,第一剂在 12 ~ 15 月龄(若婴儿仍停留在高风险地区,则在 12 月龄接种),第二剂在至少 4 周后。

• 美国 ≥12 月龄婴儿准备国外旅行时,需接种 2 剂,第 1 剂在 ≥12 月龄接种,至少 4 周后接种第 2 剂。

补种:

• 确保所有学龄儿童和青少年接种 2 剂 MMR 疫苗。剂次间隔时间最少为 4 周。

10. 水痘(VAR)疫苗(最小接种年龄:12 个月)

常规接种:

水痘疫苗接种 2 剂,分别为 12 ~ 15 月龄、4 ~ 6 岁。第 2 剂也可在 4 岁以前接种,只要与第 1 剂间隔至少 3 个月即可;若第 2 剂与第 1 剂间隔至少 4 周,也可认为接种有效。

补种:

• 确保 7 ~ 18 岁未行免疫接种人群接种 2 剂[见 MMWR 2007;56;(No. RR - 4)],网址 http://www.cdc.gov/mmwr/pdf/rr/rr5604.pdf]。7 ~ 12 岁人群,建议接种间隔时间至少 3 个月(若第 2 剂与第 1 剂间隔至少 4 周,也可认为接种有效)。≥13 岁人群,2 剂间隔至少 4 周。

11. 甲肝(HepA)疫苗(最小接种年龄:12 个月)

常规免疫接种:

• 12 ~ 23 月龄完成首次 2 剂甲肝接种,剂次间隔 6 ~ 18 个月。

• 24 月龄前接种过一次甲肝疫苗者,应间隔 6 ~ 18 个月后接种第 2 剂。

• ≥2 岁且未接种过甲肝疫苗者,如需预防甲肝,建议接种 2

剂,剂次间隔 6 ~ 18 个月。

补种:

- 剂次间隔至少 6 个月。

特殊人群接种:

- 居住在仅针对大龄儿童进行免疫接种地区或具有高度感染风险的儿童,建议接种 2 剂甲肝疫苗,剂次间隔至少 6 个月。

12. 人乳头瘤病毒(HPV)疫苗[最小接种年龄:9 岁;HPV2(Cervarix),HPV4(Gardasil)]

常规接种:

- 人乳头瘤病毒疫苗接种 3 剂,接种年龄分别为 0 月龄、1 ~ 2 月龄、6 月龄至所有 11 ~ 12 岁青少年。HPV2 和 HVP4 均可用于女性,仅 HPV4 可用于男性。
- 也可从 9 岁开始全程接种程序。
- 第 2 剂与第 1 剂间隔 1 ~ 2 个月,第 3 剂与第 1 剂间隔 6 月(第 1 剂后至少 24 周)。

补种:

- 13 ~ 18 岁未接种 HPV 疫苗者均应完成全程接种,女性接种 HPV2 或 HPV4,男性接种 HPV4。
- 按照前述常规剂次间隔进行补种。

13. 脑膜炎球菌结合疫苗(MCV)[最小接种年龄:MenCY 为 6 个月,Menactra(MCV - D)为 9 个月,Menveo(MCV4 - CRM)为 2 岁]

常规接种:

- 11 ~ 12 岁时接种 1 剂 MCV4,16 岁时接种加强针。
- 11 ~ 18 岁 HIV 患者,接种 2 剂基础 MCV4,剂次间隔至少 8 周。见 MMWR 2011;60:1018 - 1019,网址 http://www.cdc.gov/mmwr/pdf/wk/mm6030.pdf
- 2 月龄至 10 岁高危人群,参考如下。

补种:

- 13 ~ 18 岁人群无接种史者,应接种 MCV4。
- 若在 13 ~ 15 岁时接种第 1 剂,则 16 ~ 18 岁接种加强针,且两剂间隔至少 8 周。
- 若≥16 岁接种第 1 剂,则不需要接种加强针。

高危人群的接种:

- <19 月龄伴有解剖性或功能性无脾(包括镰状细胞病)患儿,应接种儿童系列 Hib - MenCY,分别在 2、4、6、12 ~ 15 个月龄接种。
- 2 ~ 18 个月伴有持续性补体成分缺陷儿童,可接种儿童系列 Hib - MenCY 4 剂,分别在 2、4、6、12 ~ 15 月龄,或接种 2 剂基础系列 MCV4 - D,从 9 月龄开始,2 剂间隔至少 8 周。19 ~ 23 个月伴有持续性补体成分缺陷,且未全程接种 Hib - MenCY 或 MCV4 - D 儿童,应该接种 2 剂基础剂量 MCV4 - D,间隔至少 8 周。

- ≥24 月龄伴有持续性补体成分缺陷或解剖性或功能性无脾(包括镰状细胞病)儿童,且未全程接种 Hib - MenCY 或 MCV4 - D,应接种 2 剂基础剂量 MCV4 - D 或 MCV4 - CRM。无脾患儿(包括镰状细胞病)若 1 剂接种疫苗为 MCV4 - D(Menactra),第 2 剂接种在 2 岁以后进行,且 PCV13 全程接种完成后至少 4 周以上。见 MMWR 2011;60:1391 - 2,网址 http://www.cdc.gov/mmwr/pdf/wk/mm6040.pdf。

- ≥9 月龄前往脑膜炎病毒高度流行地区(包括非洲脑膜炎流行带、麦加朝觐)旅行或定居的儿童,根据年龄选择合适的 MCV4 可预防 A 和 W - 135 群脑膜炎球菌;之前接种过 Hib - MenCY 疫苗的,正在脑膜炎流行带或麦加朝觐的儿童,无法获得足够免疫力。见 MMWR 2011;60:1391 - 2,网址 http://www.cdc.gov/mmwr/pdf/wk/mm6040.pdf。

- 居住在某种亚型脑膜炎爆发地区的儿童,可根据年龄选择合适的 Hib - MenCY 或 MCV4 疫苗接种。

- 高危情况下接种加强针。http://www.cdc.gov/vaccines/pubs/acip - list.htm#mening。

新增信息:

- 关于疫苗接种的配伍禁忌和注意事项等更多信息,疫苗提供者应该查询免疫实践咨询委员会(ACIP)有关声明,网址为 http://www.cdc.gov/vaccines/pubs/acip - list.htm。

- 关于两剂量间隔计算,4 周 = 28 天,4 个月或更多天的间隔需要用日历表的月份确定。

- 旅行者接种疫苗的需求和建议信息见 http://wwwnc.cdc.gov/travel/page/vaccinations.htm。

- 伴有原发性或继发性免疫缺陷病的人群接种,见 ACIP 一般免疫推荐,"vaccine ation of person with primary and secondary immunodeficiencies",网址 http://www.cdc.gov/mmwr/preview/mmwrhtml/rr6002a1.htm; and American Academy of Pediatrics. Immunization in Special Clinical Circumstances. In:Pickering LK,Baker CJ,Kimberlin DW,Long SS eds. Red book:2012 report of the Committee on Infectious Disease.29th ed. Elk Grove Village,IL:American Academy of Pediatrics.

附表 69 - 2　2013 年度成人免疫接种计划

这些建议必须和下面的脚注一起阅读,包括剂量次数、剂量间隔及其他重要信息。

疫苗 ▼　　　　　年龄组 ►	19 ~ 21 岁	22 ~ 26 岁	27 ~ 49 岁	50 ~ 59 岁	60 ~ 64 岁	≥65 岁
流感[2,*]	每年 1 剂					
破伤风、白喉、百日咳 (Td/Tdap)[3,*]	用 1 剂 Tdap 代替 Td 进行加强免疫;然后每隔 10 年加强接种 1 剂 Td					
水痘[4,*]	2 剂					
人乳头瘤病毒(HPV)女性[5,*]	3 剂					
人乳头瘤病毒(HPV)男性[5,*]	3	剂				
带状疱疹[6]					1 剂	
麻疹、腮腺炎、风疹(MMR)[7,*]	1 或 2 剂					
肺炎球菌多糖(PPSV23)[8,9]	1 或 2 剂					1 剂
肺炎球菌 13 价结合 (PCV13)[10,*]	1 剂					
脑膜炎球菌[11,*]	1 剂或多剂					
甲肝[12,*]	2 剂					
乙肝[13,*]	3 剂					

＊表示该疫苗在疫苗伤害补偿计划内

　　　　符合年龄范围、无免疫史或之前无感染病史的所有人群;带状疱疹疫苗推荐无须考虑疱疹发病史

　　　　有危险因素(医学、职业、生活方式或其他指征)的人群推荐

　　　　无建议

向疫苗不良事件报告系统(VAERS)报告所有临床显著的免疫后反应,报告表格和填写说明见 www. vaers. hhs. gov 或电话 800 - 822 - 7967。

如何填写疫苗伤害补偿计划申请的相关信息见 www. hrsa. gov/vaccinecompensation 或电话 800 - 338 - 2382。填写疫苗伤害,联系 the U. S. Court of Federal Claims,717 Madison Place,N. W. ,Washington,D. C. 20005;电话 202 - 357 - 6400

有关疫苗计划的新增信息,相关数据,配伍禁忌可见 www. cdc. gov/vaccines 或 CDC - INFO Contact Center at 800 - CDC - INFO(800 - 232 - 4636)in English and Spanish,8:00 a. m. - 8:00 p. m. 东部时间,星期一至星期五,节假日除外。

商品名称的使用和商业来源是仅供识别,并不意味着美国卫生和公共服务部(the US Deparment of Health and Human Services)已认可。

这个免疫推荐程序通过了美国疾病控制与预防中心(CDC),免疫实施咨询委员会(ACIP),美国家庭医师协会(AAFP),美国医师协会(ACP),美国妇产科医师协会(ACOG),美国助产士协会(ACNM)批准。

疫苗 ▶ / 指证 ▶	怀孕	免疫功能低下（除HIV感染）[4,6,7,10,15]	HIV感染 CD4+T淋巴细胞计数 <200个/ul	HIV感染 CD4+T淋巴细胞计数 ≥200个/ul	男男性行为（MSM）	心脏病、慢性肺疾病、慢性酒精中毒	慢性肝脏病	无脾（包括选择性脾切除和持续性补体成分缺乏）[10,14]	肾衰竭、终末期肾病、血液透析者	糖尿病	医疗保健人员
流感[2,*]	每年1剂IIV	每年1剂IIV	每年1剂IIV		每年1剂IIV 或LAIV	每年1剂IIV					每年1剂IIV 或LAIV
破伤风，白喉，百日咳（Td/Tdap）[3,*]	每次妊娠1剂Tdap	用1剂Tdap代替Td进行加强免疫；然后每隔10年加强接种1剂Td									
水痘[4,*]	禁忌证	禁忌证				2剂					
人乳头瘤病毒（HPV）女性[5,*]		26岁前接种3剂	26岁前接种3剂			26岁前接种3剂					
人乳头瘤病毒（HPV）男性[5,*]		26岁接种3剂	26岁接种3剂		21岁前接种3剂						
带状疱疹[6]	禁忌证	禁忌证				1剂					
麻疹，腮腺炎，风疹（MMR）[7,*]	禁忌证	禁忌证				1或2剂					
肺炎球菌多糖（PPSV23）[8,9]		1或2剂					1或2剂				
肺炎球菌13价结合（PCV13）[10,*]		1剂			1剂		1剂				
脑膜炎球菌[11,*]		1剂或多剂	1剂或多剂				1剂或多剂				
甲肝[12,*]							2剂				
乙肝[13,*]							3剂				

* 表示该疫苗在疫苗伤害补偿计划内

- 符合年龄范围，无免疫史或之前无感染史的所有人群
- 推荐无须考虑疱疹发病史
- 有危险因素（医学、职业、生活方式或其他指征）的人群推荐
- 无建议

这些免疫程序推荐的年龄组和医学指征，适用于年龄≥19岁成人的疫苗接种，自2013年1月1日起用。

被推荐用于成人免疫接种计划中的所有疫苗：一种疫苗系列不需要重新启动，不用考虑两剂量间隔时间。

当联合疫苗中的所有有组分均有使用指证，且疫苗中其他成分无禁忌时，可使用批准的联合疫苗。关于所有疫苗的详细推荐建议，包括那些主要用于旅行者或年度计划内旅行者的免疫计划书和完整的ACIP陈述。商品名称的使用和商业来源是仅供识别，并不意味着美国卫生和公共服务部（the US Department of Health and Human Services）已认可。

脚注2013 年美国推荐的≥19 岁成人免疫计划

1.新增信息

● 关于本附件所述疫苗的其他使用指南见 http://www.cdc.gov/vaccines/pubs/acip – list. htm。

● 免疫状态不详时的免疫接种建议或其他一般免疫信息见 http://www.cdc. gov/mmwr/preview/mmwrhtml/rr6002al. htm。

● 旅行者接种疫苗(如 HepA、HepB、MCV 和其他疫苗)的需求和建议信息见 http://wwwnc. cdc. gov/travel/page/vaccinations. htm。

2.流感疫苗

● 推荐≥6 月龄的人群每年接种流感疫苗。

● 推荐≥6 月龄的人群,包括孕妇,可以接种流感灭活疫苗(IIV)。

● 2～49 岁健康非妊娠、且无高危医学指征的成人可经鼻内接种流感减毒活疫苗(LAIV)(FluMist)或 IIV。照顾严重免疫功能低下患者(如需要在隔离环境中的)的健康保健人员,应接种 IIV 而不是 LAIV。

● 18～64 岁成人可以选择肌内或皮下注射 IIV。

● ≥65 岁成人可接种标准剂量或高剂量 IIV(Fluzone 高剂量型)。

3.白喉破伤风非细胞性百日咳混合疫苗(Td/Tdap)

● 妊娠妇女应每胎次(最理想的接种时间为 27～36 孕周)接种 1 剂 Tdap,无须考虑与之前 Td 或 Tdap 的接种间隔。

● 无 Tdap 免疫史或免疫状态不详的人群应接种 Tdap,接种 Tdap 无须考虑与最近接种 1 剂含破伤风或白喉类毒素的间隔时间。

● 不确定或未全程接种 3 剂含 Td 成分疫苗的成人,应开始或完成全程免疫系列,其中需含 1 剂 Tdap。

● 无免疫史的成人,前两剂间隔至少 4 周,第 3 剂与第 2 剂间隔为 6～12 个月。

● 如未全程接种(即 <3 剂)的成人,应完成剩余的剂次。

● 在伤口处理中,预防性接种 Td/Tdap(见脚注 1)参见美国 ACIP 相关建议。

4.水痘疫苗(VarV)

● 水痘免疫状态不详的成人(像如下定义者),应接种 2 剂单价的水痘疫苗;如接种过 1 剂,应完成第 2 剂。

● 需要考虑接种疫苗的特殊人群:与高危重症患者密切接触者[如卫生保健提供者(HCP),与免疫功能低下者家庭内接触者];有高度暴露或传播风险的人群(如教师、托幼机构人员、在集体单位居住着或工作人员,包括劳教机构、大学生、军人、与儿童共同生活的青少年和成人;非妊娠育龄妇女及国际旅行者)。

● 应评价妊娠妇女水痘免疫力。无免疫力的妊娠妇女完成或终止妊娠后,离开医疗机构前应接种第 1 剂水痘疫苗。第 2 剂与第 1 剂间隔为4～8 周。

● 成人具有水痘免疫力的证据包括以下任意一项:

——有接种过 2 剂、且间隔至少 4 周的证明。

——1980 年之前在美国出生的人(HCP 及孕妇除外)。

——根据诊断或 HCP 提供信息证明有水痘患病史;HCP 诊断或证明有带状疱疹的病史。

——实验室检测证明具有免疫力或实验室确诊疾病。

5.人乳头瘤病毒疫苗(HPV)

● 已批准 HPV2 和 HPV4 用于女性,HPV4 用于男性。

● 在女性中,HPV4 或 HPV2 用于 11 岁或 12 岁人群常规免疫(接种 3 剂),也用于 13～26 岁无免疫史人群补种。

● 在男性中,HPV4 推荐用于 11 岁或 12 岁人群常规免疫接种 3 剂,也用于 13～21 岁无免疫史人群补种。22～26 岁男性也可接种。

● <26 岁有男男性行为(MSM)者、且无免疫史或未全程接种过的男性,推荐接种 HPV4。

● 推荐 <26 岁无免疫史或未全程接种的免疫功能低下(包括 HIV 感染)人群接种 HPV。

● HPV4 或 HPV2 全程免疫系列均接种 3 剂,前两剂隔 1～2 月,第 3 剂与第 1 剂间隔 6 个月(至少 24 周)。

● 不推荐孕妇接种 HPV,但接种前无须检测是否怀孕。如接种 HPV 后检测怀孕,无须采取干预措施,剩余 3 剂次应在结束妊娠后接种。

● 根据职业,虽然 HCP 人员并没有接种 HPV 疫苗的具体推荐,但应该接种(见上面)。

6.带状疱疹疫苗

● ≥60 岁人群无须考虑带状疱疹发病史,均推荐接种 1 剂 HZV。尽管美国 FDA 批准用于≥50 岁的人群,但美国 ACIP 仍推荐用于≥60 岁的人群。

● ≥60 岁且患有慢性疾病者可接种疫苗,除非有禁忌,如怀孕、严重免疫功能低下等。

● 虽然 HCP 人员并没有具体推荐,但若处于推荐年龄,应接种。

7.麻疹腮腺炎风疹(MMR)疫苗

● 1957 年前出生的成人通常认为有麻疹和腮腺炎的免疫力。所有 1957 年及以后成生的成人应有接种过≥1 剂 MMR 的证明,除非对疫苗有医学禁忌证,或实验室证明对这 3 种疾病有免疫力。患有麻疹、流腮或风疹的医生证明文件不是可接受的对麻疹、流行性腮腺炎和风疹有免疫力的证据。

麻疹成分:

● 常规接种 2 剂,间隔至少 28 天,推荐以下成人接种:

——中学教育之后的学生。

——在卫生保健机构工作的人员。

——拟国际旅行的人员。

● 1963—1967 年接种过灭活麻疹病毒疫苗,或麻疹疫苗类型不详,应再接种 2 剂 MMR 疫苗。

流腮成分:

● 常规接种 2 剂,间隔至少 28 天,推荐以下成人接种:

——中学教育之后的学生。

——在卫生保健机构工作的人员。

——拟国际旅行的人员。

● 在 1979 年前接种过灭活流腮病毒疫苗或流腮疫苗类型不详,并有流腮发病高危风险(如在医疗保健机构工作)的人群,应再接种 2 剂 MMR 疫苗。

风疹成分:

● 育龄期妇女,不论出生年份,应确定是否有风疹免疫力。如无免疫力证据,未怀孕的妇女应接种。无免疫力的孕妇完成或终止妊娠后,离开医疗机构前应接种 MMR 疫苗。

1957 年前出生的 HCP:

● 1957 年前出生无免疫史,且缺乏实验室检测的麻疹、流腮和/或风疹免疫力,或实验室确诊疾病等证据的 HCP,卫生保健机构应考虑给予接种 1 剂 MMR 疫苗预防风疹,或以适当的间隔常规免疫接种 2 剂 MMR 疫苗预防麻疹和流腮。

8.肺炎球菌多糖(PPSV23)疫苗:

● 推荐以下人群接种:

——年龄≥65 岁。

——<65 岁伴有慢性肺疾病(包括慢性阻塞性肺病、肺气肿、哮喘),慢性心血管疾病,糖尿病,慢性肾衰竭,肾病综合征,慢性肝病(包括肝硬化),酒精中毒,人工耳蜗植入,脑脊液漏,免疫功能缺陷,解剖性或功能性无脾者(镰状细胞贫血病和其他血红蛋白病、先天性或后天性无脾、脾功能障碍或脾切除术[若计划择期脾切除手术,应在手术前至少 2 周进行疫苗接种])。

——居住在养老院或长期使用护理设施者。

——吸烟的成年人。

• 伴有免疫功能缺陷和其他情况均推荐接种 PCV13、PPSV23 疫苗(见脚注 10 获取 PCV13、PPSV23 接种时间表)。

• 无症状或有症状 HIV 感染者,都应在确诊后尽快接种。

• 当需要化疗或其他的免疫抑制治疗时,接种时间和免疫抑制治疗的开始时间至少间隔 2 周,要避免化疗或放疗期间接种。

• 不推荐美籍印第安人、阿拉斯加原住民或其他小于 65 岁人群常规免疫接种,除非上述人群具有接种 PPSV23 潜在的临床指征。但公共卫生当局可考虑建议居住在侵袭性肺炎球菌病发病风险增高地区的美籍印第安人或阿拉斯加原住民接种 PPSV23。

• 无免疫史或免疫史不详,有指征的,应该接种 PPSV23。如也适合接种 PCV13 时,第 1 剂应接种 PCV13(见脚注 10)。

9. PPSV23 复种

• 19~64 岁且患有慢性肾衰竭、肾病综合征、解剖性或功能性无脾者(镰状细胞贫血病或脾切除术),以及有免疫功能缺陷的患者,均推荐在第 1 剂 5 年后复种 1 次。

• 65 岁之前有任何指征且接种过 1 剂或 2 剂 PPSV23 的人群,65 岁或 65 岁之后(都应在与最近 1 剂 PPSV23 间隔至少 5 年),再接种另 1 剂。

• 65 岁时或 65 岁以后接种 PPSV23 的人群无须再接种。

10. 13 价肺炎球菌结合疫苗(PCV13)

• ≥19 岁有免疫缺陷的成人(包括慢性肾衰竭、肾病综合征)、解剖性或功能性无脾者、脑脊液漏者、人工耳蜗植入者,如之前没有接种过 PCV13 或 PPSV23,应该在 1 剂 PPSV23 至少 8 周后接种 1 剂 PCV13。

• ≥19 岁有上述情况的,之前接种过≥1 剂 PPSV23 者,应与最近 1 剂 PPSV23 间隔至少 1 年再接种 1 剂 PCV13。对于需要更多剂量 PPSV23 的人来说,应在接种 PCV13 至少 8 周后接种第 1 剂 PPSV23,且应与最近 1 剂 PPSV23 间隔至少 5 年。

• 无免疫史或免疫史不详者,应接种 PCV13。

• 虽然美国 FDA 批准 PCV13 用于≥50 岁人群接种,但 ACIP 推荐 PCV13 用于伴有上述基础疾病的 19 岁以上人群。

11. 脑膜炎球菌疫苗

• 功能性无脾或长期补体成分不足的成人应接种 2 剂 4 价脑膜炎球菌多糖结合疫苗(MCV4)。两剂间隔至少 2 个月。

• HIV 感染的已接种人群,应接种 2 剂 MCV4。

• 经常暴露于脑膜炎奈瑟菌的微生物学家、军队新兵、前往脑膜炎球菌病流行或高流行国家的旅行者或居住者,推荐接种 1 剂脑膜炎球菌疫苗。

• <21 岁且居住在集体宿舍的大学一年级新生,如≥16 岁且无免疫史者,应接种脑膜炎球菌疫苗。

• ≤55 岁伴有上述指证者,首选接种 MCV4。≥56 岁首选接种 4 价脑膜炎球菌多糖疫苗(MPSV4)。

• 有 MCV4 或 MPSV4 免疫史、且具有感染高风险(如有解剖性或功能性无脾、长期补体成分不足)的人群,推荐每 5 年复种 1 次 MCV4。

12. 甲肝疫苗

• 预防 HAV 感染和具有下列任一指征的人群,推荐接种:

——MSM 者、静脉或非静脉注射毒品者。

——与感染 HIV 的灵长类动物在一起的工作者或 HAV 实验室研究者。

——慢性肝病患者、使用凝血因子浓缩物者。

——在 HAV 高度或中度流行国家的工作人员或前往旅行者。

——无免疫史中,预期将密切接触来自 HAV 高度或中度流行国家的被收养人(如家庭生活或常规看护儿童),被收养人抵达美国后 60 天内(见脚注 1 获取更多旅行接种推荐)。收养计划一旦确定,应尽快接种第 1 剂,最理想的是,在被收养人到达前(≥2 周)接种第 1 剂。

• 单一抗原疫苗 2 剂的免疫程序可按 0 和 6~12 个月各接种 1 剂(Havrix),或按 0 和 6~18 个月各接种 1 剂(Vaqta)。如使用甲肝和乙肝联合疫苗(Twinrix),可按 0、1、6 个月程序各接种 1 剂,共 3 剂;也可采用 4 剂免疫程序,按 0、7、21~30 天各接种 1 剂,在第 12 个月加强免疫 1 剂。

13. 乙肝疫苗

• 预防乙肝病毒(HBV)感染和具有以下任一指证的人群,推荐接种:

——非长期单一性伴侣的性活跃人群(如在近 6 个月内有>1 个性伴侣的人);寻求检测或治疗性传播疾病(STD)的患者;当前或近期静脉注射毒品者;MSM 者。

——可能接触血液或其他感染性体液的 HCP 和公共安全人员。

——<60 岁伴有糖尿病的人群确诊后只要符合条件即可接种;≥60 岁伴有糖尿病,根据需要在保健机构长期辅助检测血糖、感染 HBV、发生并发症或慢性后遗症的可能性、接种疫苗后免疫应答的可能性,以便酌情治疗的人群。

——肾脏病终末期患者,包括接受血液透析的患者、HIV 感染者、慢性肝病患者。

——与表面抗原阳性者有家庭内接触及性接触者;在康复机构住院的残疾人和工作人员;去高或中度慢性 HBV 感染流行地区的国际旅行者。

——以下所有机构人群:STD 治疗机构、HIV 检测和治疗机构、药物滥用治疗和预防服务机构、服务对象为静脉注射毒品者或 MSM 者的医疗保健机构、劳教机构、肾脏病终末期和长期血液透析患者治疗机构、为残疾人设置的非居住的日托机构。

• 无免疫史或未完成 3 剂 HepB 全程免疫的人,应补种完成 3 剂。第 2 剂与第 1 剂间隔 1 个月,第 3 剂与第 2 剂间隔至少 2 个月(第 3 剂与第 1 剂间隔至少 4 个月)。如使用甲肝和乙肝联合疫苗(Twinrix),可按 0、1、6 个月程序各接种 1 剂,共 3 剂;也可采用 4 剂免疫计划,按 0、7、21~30 天各接种 1 剂,在第 12 个月加强免疫 1 剂。

• 接受血液透析或伴有其他免疫功能低下的成人,在 3 剂免疫计划(0、1、6 个月)中,应接种 1 剂 40μg/mL(Recombivax HB),或在 4 剂免疫计划(0、1、2、6 个月)中,接种 2 剂 20μg/mL(Engerix - B)。

14. 可接种 b 型流感嗜血杆菌(Hib)疫苗的某些特定条件

• 镰状细胞病、白血病、HIV 感染、解剖性或功能性无脾,如无 Hib 免疫史,应接种 1 剂 Hib 疫苗。

15. 免疫功能低下者

• 通常可以接种灭活疫苗[如肺炎球菌疫苗,脑膜炎球菌疫苗,IIV(灭活流感疫苗)];一般来说,对有免疫缺陷或免疫功能低下的人避免接种活疫苗。信息具体可查询 http://www.cdc.gov/vaccines/pubs/acip - list.htm。

第 70 章 | 药学计算

S. Scott Sutton, Nancy A. Taylor
译者 张爱军 田 云 李友佳

基础概述

度量单位

药物计算涉及四种不同的衡量体系:国际单位制(SI)(旧称公制)、药衡制、常衡制,以及家用衡量制。国际单位制是国际十进制进位度量衡单位系统,采用克、米、公升等基本单位。国际单位制采用十进制进位系统,广义上说就是所有基本单位的倍数和因数都遵守满十进一的规则。

国际单位制包括以下例子:

- 百万 $= 10^6$
- 千 $= 10^3$
- 十分之一 $= 10^{-1}$
- 百分之一 $= 10^{-2}$
- 千分之一 $= 10^{-3}$
- 百万分之一 $= 10^{-6}$
- 十亿分之一 $= 10^{-9}$
- 兆分之一 $= 10^{-12}$

药衡制是一种使用打兰(液体)和谷(固体)做计量单位的传统量衡体系,处方中偶尔也会看到这种用法。例如,处方药阿司匹林会以 113.4g 的瓶装或者 5 谷(略作 gr.)销售。药衡制中只有两个基础单位,即用于计量固体的谷和用于计量液体的量滴。药衡制举例见表 70 - 1。

美国常衡制通常使用重量或者质量来衡量婴儿体重和商品重量。一常衡盎司等于 437.5 谷,16 盎司(7000 谷)相当于 1 磅,见表 70 - 2。

家用衡量制单位有茶匙和汤匙。1 茶匙等于 5mL,1 汤匙等于 3 茶匙。其他家用的液体测量单位见表 70 - 3。

数制

药物计算使用两种数字系统,即阿拉伯数字系统和罗马数字系统。阿拉伯数字系统更为常用,但罗马数字系统也会间或被使用。罗马数字系统使用字母代替数量和金额。常见的罗马数字有以下:

- ss = 1/2
- I = 1
- V = 5
- X = 10
- L = 50
- C = 100
- D = 500
- M = 1000

罗马数字组合在一起可以表示不同的数量。这种组合表达不同的数量时需要用加减法来解释。罗马数字系统中有以下关键点:

- 重复一个数字或者一个较小的数字跟在一个较大的数之后,组合值就是两者之和。
- ii = 2(1 + 1 = 2)
- CXIII = 113(100 + 10 + 1 + 1 + 1 = 113)
- 一个较小的数字在较大的数字之前时,组合值为二者之差。
- IV = 4(5 - 1 = 4)
- IX = 9(10 - 1 = 9)
- 一个组合序列中同一个数字最多出现三次。
- III = 3
- IV = 4
- 一个小数在两个大数之间时,用后面较大的数减去前面较小的数再做相加。
- XIV = 14(10 - 1 + 5 = 14)
- XIX = 19(10 + 10 - 1 = 19)

阿拉伯数字系统是十进制数制。小数点是一个数学分界符号,小数点左边的整数部分左移一位数值扩大 10 倍,右边的小数部分右移一位数值缩小十倍。

表 70 – 1 药衡制^a

重量				
■ 20 谷 = 1 吩				
■ 60 谷 = 3 吩 = 1 打兰				
■ 480 谷 = 24 吩 = 8 打兰 = 1 盎司				
■ 5760 谷 = 288 吩 = 96 打兰 = 12 盎司 = 1 磅				
磅(lb)	盎司	打兰	吩	谷
1	12	96	288	5760
	1	8	24	480
		1	3	60
			1	20
体积				
■ 60 量滴 = 1 液量打兰				
■ 480 量滴 = 8 液量打兰 = 1 液量英两				
■ 7680 量滴 = 128 液量打兰 = 16 液量英两 = 1 品脱				
■ 15360 量滴 = 256 液量打兰 = 32 液量英两 = 2 品脱 = 1 夸脱				
■ 61440 量滴 = 1024 液量打兰 = 128 液量英两 = 8 品脱 = 4 夸脱 = 1 加仑				

加仑(gal)	夸脱(qt)	品脱(pt)	液量英两(f)	液量打兰	量滴
1	4	8	128	1024	61440
	1	2	32	256	15360
		1	16	128	7680
			1	8	480
				1	60

a. 在药衡制和常衡制中都会使用谷、磅和盎司,磅和盎司在两种衡制中表示有不同的值,但是谷在两种衡制中具有相同值

表 70 – 2 常衡制^a

■ 1 盎司		= 437.5 谷
■ 16 盎司		= 1 磅
		= 256 打兰
		= 7000 谷
磅(lb)	盎司(oz)	谷(gr)
1	16	7000
	1	437.5

a. 在药衡制和常衡制中都会使用谷、磅和盎司,磅和盎司在两种衡制中表示有不同的值,但是谷在两种衡制中具有相同值

百分率和比率

药物有各种剂型,包含有活性成分和非活性成分,只有活性成分的含量需要标示。制剂可能是液体制剂、复合粉剂、软膏等。活性成分含量的表述方式有很多,其中有:①单个剂型中的含量(胶囊、片剂);②单个计量体积中的含量;③百分含量;④比重;⑤百万分率。

百分率是指每一百份制剂中所含活性成分的量(比如,100 份溶液制剂中溶质的量)。在药学中,百分率有三种表达方式:

■ 重量百分率:%(w/w)= 100g 制剂成品中所含活性成分的重量,适用于固体和半固体制剂。

■ 容量百分率:%(v/v)= 100mL 制剂中所含活性成分的体积,适用于液体溶液制剂。

■ 重量对容量百分率:%(w/v)= 100mL 制剂中所含活性成分的质量;适用于液体制剂、混悬剂,或者是溶有气体的液体制剂。

备注:在实际计算过程中,百分率的表示可以去除%的符号直接用除以 100 表示,或者用除以 100 所得的小数来表示。

$$0.05\% = 0.05/100 \text{ 或者 } 0.0005$$

相反的,一个小数表示的浓度可以通过乘以 100 用 a % 来表示。

$$0.50 \times 100 = 50\%$$

药学中通常使用比率和比例来进行计算。比率表述的是活性成分在制剂中所占的比例。使用比率时,分子通常设定为 1,用冒号分隔分子和分母。1:2 表示在 2 份制剂中含 1 份有效成分。1:100 表示 100 份的混合物或者制剂中含有一份药物。

举例:5 盎司的药物溶入水中制备为 20 盎司的制剂,其比率就是 5:20 或者 1:4 或者用分数 1/4 表示。

比例用两个相等的比率表述。比例通常有两种表达方式:等式两边的比率用分数表示(a/b = c/d)或者使用冒号表示(a:b = c:d)。

百万分率用来特定描述非常稀释的溶液的比例。不同于设定分子为 1,百万分率使用百万为分母。这种表示法用于标示可测数量的相对比例,尤其用于低浓度(高比例)的溶液中。

ppm(百万分率)表示在 10^6 份溶液制剂中所含的药物溶液份数。

ppb(十亿分率)在 10^9 份溶液制剂中所含的药物溶液份数。

ppt(兆分率)在 10^{12} 份溶液制剂中所含的药物溶液份数。

表 70 - 3　家用衡量制

1 汤匙（T）	= 15mL
1 茶匙（tsp）	= 5mL
2 汤匙 = 1 液量盎司（fl oz）	= 1/8 杯
1 杯	= 8 液量盎司
1 品脱 = 16 液量盎司	= 2 杯
1 夸脱 = 32 液量盎司	= 4 杯
1 加仑 = 128 液量盎司	= 16 杯

溶液的制备——稀释、浓缩和混合

稀释

药厂在制备药品时通常主要使用成人剂量。而药剂师在临床上会遇到儿童或者身材矮小者的患者的情况,这时就需要将药物进行稀释。

举例:某种氨基糖苷类抗生素注射剂的浓度为 10mg/mL,一个婴儿需要注射 4mg。注射体积小于 1mL 时难以精确衡量。这种情况下,就需要稀释制剂。现有 1mL 的 10mg/mL 的药液,要得到 1mg/mL 的稀释药液,请问需要多少药物、稀释溶剂以及 10mg/mL 的药液。

- $\dfrac{1mg}{1mL} = \dfrac{10mg}{xmL}$　$x = 10mL$（制剂的总体积）

- $10mL - 1mL$（氨基糖苷类抗生素）$= 9mL$ 稀释溶剂 [加入后浓度即为 10mg/10mL（1mg/mL）]

- $\dfrac{1mg}{1mL} = \dfrac{4mg}{xmL}$　$x = 4mL$ 稀释药液（包含 4mg 氨基糖苷类抗生素）

浓度

溶液是两种或者两种以上物质的混合物。溶液中物质的存在有三种形态:气体、固体和液体。溶液中物质的混合形式有以下几种:①液液混溶（混合饮料）;②气体溶于液体（苏打水）;③固体溶于液体（盐水）。溶解在液体中的物质叫溶质,这个液体就是溶剂。如果是液液混溶,量少的液体是溶质。浓度的定义如下:

浓度 = 溶质的质量/制剂的质量

例如:9% 的药液就是 100 份溶液中含有 9 份药物。

如果药物是液体,1:50 就表示 50mL 药液中含有 1mL 药物。

如果药物是固体或者以其他干燥的形式存在,1:50 就表示 50mL 药液中含有 1g 药物。

粉末容积

制备液体制剂或者混悬剂时,固体或者干态药物的加入量用质量来衡量,然而,当这些固体的或者干粉的药物加入到稀释液中时,它们也占一定的体积。在制药学中,这个被称为粉末容积。粉料容积等于最终的制剂量减去所加稀释液的量。

例如:QP 是一种用于治疗伴有铜绿假单胞菌感染的囊性纤维化病症的广谱抗生素。现有 500mg 药物干粉,标注说明要加入 9.3mL 的溶媒,最终制备成 50mg/mL 的溶液制剂。请问药物的粉末容积是多少?

$$\frac{500mg}{xmL} = \frac{50mg}{1mL}　x = 10mL$$

10mL 是最终制剂的容积,加入 9.3mL 的溶媒,两者之差（10mL - 9.3mL = 0.7mL）即为粉末容积。

此方法同样适用于在其他干粉制备成口服制剂或者注射剂时粉末容积的计算。

混合法

液体或者固体的混合过程中涉及不同物料比例的问题,有时需要计算出它们的比例。在列混合计算等式时,不同物料成分的比重用百分比来表示。确定最终混合物的浓度后,就可以计算出所需不同物料相应的百分比。得到不同物料所占百分比后,就可以精确计算配制药物时所需不同物料的质量。混合计算涉及通过应用比率和比例将百分比转换为份数,以计算所需物料的始量。

例如:用浓度 5% 和 50% 的葡萄糖溶液配制 500mL 7.5% 的葡萄糖溶液。5% 和 50% 的葡萄糖溶液各需要多少?

大数字和小数字交叉相减。

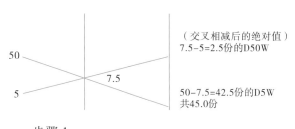

步骤 1:

$$\frac{45 \text{ 份}}{500mL} = \frac{2.5 \text{ 份}}{xmL D50W}　x = 27.78mL \text{ D50W}$$

步骤 2:

$$\frac{45 \text{ 份}}{500\text{mL}} = \frac{42.5 \text{ 份}}{x\text{mLD5W}} \qquad x = 472.22\text{mL D5W}$$

步骤3：

检查两种物料的体积相加之和是否等于最终所配制溶液的体积。

$$472.22\text{mL} + 27.78\text{mL} = 500\text{mL}$$

步骤4：另外一种检验结果的方法是比较三种不同溶液中葡萄糖的克数。7.5% 的溶液中所含葡萄糖含量应当等于 5% 溶液和 50% 溶液中葡萄糖含量之和。

①500mL 溶液总量 × 0.075（7.5% 是溶液的最终浓度）＝37.5g 葡萄糖，即最终溶液中溶质的量。所加入 D50W 和 D5W 两种溶液中葡萄糖的总量应为 37.5g。

②27.78mL × 0.50（D50W）＝ 13.89g 葡萄糖

③472.22mL × 0.05（D5W）＝ 23.61g 葡萄糖

④13.89g + 23.61g ＝ 37.5g 葡萄糖

其他度量单位

密度和比重

密度描述的是物质质量及其体积之间的关系。

$$\text{密度} = \frac{\text{质量}}{\text{体积}}$$

已知密度，可以通过体积计算质量，反之亦然。密度通常指的是每立方厘米的物质质量（g），它的单位为 g/mL。

比重（略作 sp gr）是一个物质在与同体积的标准物质的质量比值。比如液体，标准物质为水，它的密度为 1g/mL。比重是无单位的值，它是该物质的密度与标准物质密度的比值，单位就抵消了。

$$\text{比重} = \frac{\text{物质的质量}}{\text{同体积水的质量}}$$

因此，

物质的质量 = 物质的体积×物质比重

或者，

$$\text{g} = \text{mL} \times \text{sp gr}$$

例如：

■ 水是标准物质。它的密度为 100g/100mL 或者说它的比重为 1，因此所有的物质都会以水为标准物质。

如果 100mL 的 50% 的葡萄糖溶液质量为 117g，那么此葡萄糖溶液的比重是多少？

■ 117g（葡萄糖溶液的质量）/100g（100mL 水的质量）＝ 1.17 即比重

■ 如果一种液体的比重为 0.75，那么 150mL 此种液体的质量是多少？

■ g ＝ mL × sp gr

■ g ＝ 150 × 0.75 ＝ 112.5g

毫克当量

毫克当量（mEq）根据电解质的化合价度量该电解质的化学性质，用来描述无机分子在溶液中的解离能力。一个离子的克当量等于原子价除以原子量。如铁离子的克当量是 18.6（原子量为 55.9，原子价为 3）。毫克当量是克当量的千分之一（1 克当量等于 1000 毫克当量）。一个分子的克当量等于分子量（化学结构式量）除以所有阳离子效价或者所有阴离子效价。

例如：大多数的电解质用毫克当量衡量离子的化合能力。一个离子的化合价是该离子要形成一个稳定的分子所需结合的相应的离子量。化合价是元素的一种重要性质，不单指阴离子或者阳离子。

■ 水（H_2O）：氢的化合价为 1，氧的化合价为 2。形成一个稳定的水分子需要两个氢离子和一个氧离子。

■ 分子量，化学结构式量，以及原子量没有单位，只是一个数值。

■ 原子量（单位为 g）和化合价决定克当量。

■ 克当量（单位为 g）＝ 原子量/化合价。

■ Na 的原子量为 22.99，化合价为 1。

■ Na 的克当量 ＝ 22.99/1 ＝22.99g 或 23g。

■ 毫克当量（mEq）等于克当量的千分之一。毫克当量的计算公式与克当量的计算公式相同，不同点在于毫克当量的单位是毫克。

■ 毫克当量（单位为 mg）＝原子量/化合价

■ Na 的原子量为 22.99，化合价为 1。

■ 1 毫克当量的 Na ＝ 22.99/1 ＝ 22.99mg 或 23mg。

■ 通过毫克当量可用以下公式进行 mg 和 mEq 之间的转化：

$$\text{mg} = \text{mEq} \times \frac{\text{分子量（原子量）}}{\text{原子价}} \text{或者}$$

$$\text{mEq} = \text{mg} \times \frac{\text{原子价}}{\text{分子量（原子量）}}$$

■ Na 的原子量为 22.99，化合价为 1。

■ 115mg 的 Na 的 mEq 是多少?

■ 利用上面的公式:mEq = mEq = mg × $\dfrac{原子价}{原子量}$

■ mEq = 115 × 1/23

■ mEq = 5,所以 115mg Na 等于 5mEq Na

■ 或者可以通过比例来表达

$$\dfrac{115\,mgNa}{x\,mEq} = \dfrac{23\,mgNa(原子量)}{1\,mEq} = 5mEq$$

摩尔和毫摩尔

1 摩尔 = 物质的分子量,单位是 g。

毫摩尔 = 物质的分子量或者化学结构式量,单位为毫摩尔。

1 摩尔浓度的溶液是在 1L 溶液中 1g 物质的分子量[1GMW = 1 摩尔 = 含有阿伏伽德罗常量(约 6.02×10^{23})个微粒的质量]。摩尔浓度表达了每升溶液中所含物质的摩尔数。毫摩尔浓度(毫摩尔/升)是摩尔浓度的 1/1000。

例如:镁的原子量为 24。那么 1 毫摩尔(mmol)镁的质量是多少?

1mmol = 24/1000 = 0.024g 或 24mg

毫渗摩尔量

渗透浓度溶液中所有微粒个数的总和,单位为毫渗摩尔(mOsmol)。毫渗摩尔量是所有阴离子和氧离子的总和。毫渗摩尔浓度等于每升溶液中毫渗摩尔量(mOsm/L)。

$$mOsmol/L = \dfrac{溶质质量(g/L) \times 微粒个数 \times 1000}{分子量(g)}$$

粒子个数 = 完全解离的离子个数(葡萄糖是 1,NaCl 是 2,$MgCl_2$ 是 3)。

溶液的总摩尔渗透压是溶液中所有物质的摩尔渗透压的总和。计算摩尔渗透压浓度时,一般忽略物质的其他存在形式,如果没有其他说明,假设盐(NaCl)是完全溶解的,且每升溶液中毫渗摩尔量的渗透压和每千克溶液毫渗摩尔量的渗透压是不同的。

案例应用

1. 下列哪个是罗马数字 50?

　a. X

　b. M

　c. I

　d. L

2. DCXXIV 的阿拉伯数值是多少?

　a. 624

　b. 626

　c. 1024

　d. 1026

3. 120mL 的止咳糖浆包含 0.4g 右美沙芬,那么 1 茶匙止咳糖浆中含有多少右美沙芬?

　a. 0.016mg

　b. 16mg

　c. 160mg

　d. 1.6mg

4. 某干扰素浓度为 5×10^6 U/mL。0.65mL 该干扰素溶液有多少单位干扰素?

　a. 3250U

　b. 32 500U

　c. 325 000U

　d. 3 250 000U

5. 某吸入剂浓度为 0.025% w/v,其体积为 5mL。计算溶液中溶质的质量(单位为 mg)。

　a. 0.125mg

　b. 1.25mg

　c. 12.5mg

　d. 0.0125mg

6. 10mL 0.65% w/v 溶液中含有多少毫克的药物?

　a. 0.65

　b. 6.5

　c. 65

　d. 650

7. 240mL 10% 的 KCl 溶液中钾的毫克当量是多少? KCl 的分子量为 74.5g(K 的原子量为 39;Cl 的原子量为 35.5)。

　a. 24mEq

　b. 0.0745mEq

　c. 2.4mEq

　d. 322mEq

8. 1L 0.9% 生理盐水中 NaCl 的毫渗量是多少? NaCl 的分子量为 58.5。

　a. 58.5mOsmol

　b. 308mOsmol

　c. 1mOsmol

　d. 9000mOsmol

9. 250mL 的 100mEq 的氯化铵溶液的百分浓度(w/v)是多少? NH_4Cl 的分子量为 53.5。

　a. 53.5%

　b. 5.35%

　c. 2.14%

　d. 21.4%

10. 130mL 10% 的 HCl 中有多少毫摩尔 HCl？HCl 分子量为 36.5。
    a. 361mmol
    b. 34mmol
    c. 36.5mmol
    d. 13mmol

11. 配制以下的咳嗽糖浆需要多少含量为 60mg 的硫酸可待因片？
    处方：硫酸可待因每茶匙 30mg，樱桃糖浆 150mL
    用法：治疗咳嗽每 6 小时 1 茶匙
    a. 7
    b. 15
    c. 20
    d. 24

12. 配制 1:750 w/v 350mL 的苯扎氯铵溶液需要多少 17% 的苯扎氯铵溶液？
    a. 2.75mL
    b. 0.275mL
    c. 27.5mL
    d. 275mL

13. 现有 10mL 的稀释液，将其部分加入含有 0.5g 药物的注射剂中，得到药液最终体积为 7.3mL，请问此溶液的最终浓度为多少？
    a. 6.85mg/mL
    b. 0.069mg/mL
    c. 685mg/mL
    d. 68.5mg/mL

14. 某制剂给予 31 lb 儿童的剂量为 0.6mg/kg。现有 50mL 此制剂，包含 0.25mg 的药物。给予此儿童的药剂剂量是多少毫升？
    a. 8.45mL
    b. 0.008 45mL
    c. 1.69mL
    d. 0.25mL

15. 某溶液中每毫升有 2mEq 的 KCl。一个全胃肠外营养液要加入 180mg K^+，那么需要加入多少毫升的此溶液？K 的原子量为 39，Cl 的原子量为 35.5。
    a. 343.85mL
    b. 2.3mL
    c. 39mL
    d. 74.5mL

16. 某全胃肠外营养液中包含 750mL 的 D5W。如果每千克的葡萄糖的热量是 3.4kcal，此全胃肠外营养液可以提供的热量是多少？
    a. 127.5kcal
    b. 37.5kcal
    c. 34kcal
    d. 75kcal

17. 选择比重的正确定义。
    a. 同体积的某物质与标准物质的质量之比
    b. 不同固体溶于液体中各自的百分含量
    c. 相等的两个比例的表示方法
    d. 100g 制剂中某物质的质量，此制剂为固体和半固体的混合物

18. 选择药衡制中的体积单位。
    a. 谷
    b. 吩
    c. 打兰
    d. 量滴

19. 480 量滴和以下哪个选项相同，选择所有正确的答案。
    a. 8 液量打兰
    b. 1 液量盎司
    c. 1 加仑
    d. 1 液量打兰

20. 437.5 谷等于多少盎司（oz）？
    a. 1oz
    b. 16oz
    c. 30oz
    d. 38oz

要点小结

■ 药学计算有四种不同的度量体系：公制、药衡制、常衡制、家用衡量制。

■ 国际单位制（SI），旧称公制，在药学计算中最为常用，通常有以下基本单位：克、米、公升等。国际单位制采用十进制进位系统，广义上说就是所有基本单位的倍数和因数都遵守满十进一的规则。

■ 药衡制传统上分别使用打兰和谷来衡

量液体和固体,并且偶尔见于处方中使用。例如,处方中会开具 4 盎司的瓶装或者 5 谷(略作 gr.)阿司匹林。药衡制中只有两个基础单位,固体制剂的谷数及液体制剂的量滴。

■ 常衡制在美国通常使用重量或者质量来衡量体重和商品重量。一常衡盎司等于 437.5 量滴,16 盎司(7000 量滴)相当于 1 磅(lb)。

■ 家用衡量制单位有茶匙和汤匙,1 茶匙等于 5mL,1 汤匙等于 3 茶匙。

■ 药物计算使用两种数字系统,即阿拉伯和罗马数字系统。阿拉伯数字系统更为常用,但罗马数字系统也间或被使用。

■ 药物中包含活性成分和非活性成分,只有活性成分的含量需要标注。一个制剂可能是液体制剂、复合粉剂、软膏等。活性成分含量的表述方式有很多,其中有:①单个剂型中的含量(胶囊、片剂);②单个计量体积中的含量;③百分含量;④比重;⑤百万分率。

■ 重量百分率:%(w/w) = 100g 制剂成品中所含活性成分的重量,适用于固体和半固体制剂。

■ 容量百分率:%(v/v) = 100mL 制剂中所含活性成分的体积,适用于液体溶液制剂。

■ 重量对容量百分率:%(w/v) =100mL 制剂中所含活性成分的质量,适用于液体制剂、混悬剂(固体混悬溶液剂),或者是气体溶于液体的制剂。

■ 药厂在制备药品时通常使用成人剂量。而药剂师在临床上会遇到患者为儿童或者身材矮小者的情况,这时就需要将药物进行稀释。

■ 药物为固体或者干性粉末时,以一定质量加入到溶液中。当这些固体的或者干粉的药物加入到稀释液中时,它们也占一定的体积。在制药学中,这个被称为粉末容积。粉末容积等于最终的制剂量减去所加稀释液的量。

液体或者固体的混合过程中涉及不同物料比例的问题,有时需要计算出它们的比例。在列混合计算等式时,不同物料成分的比重用百分比来表示。确定最终混合物的浓度后,就可以计算出所需不同物料相应的份数。得到不同物料所占比例份数后,就可以精确计算配制药物时所需不同物料的质量。混合计算涉及通过应用比率和比例将百分比转换为份数,以计算所需物料的始量。

■ 混合法是一种计算两种初始物料在混合物中所需比例的方法。它涉及将百分率转化为占比,使用比率或者比例表示,以计算所需各种初始物料的量。

■ 密度描述的是物质质量及其体积之间的关系。有了密度,知道物质的体积就可以计算它的质量,反之亦然。

■ 比重(略作 gr)是一个物质在与同体积的标准物质的质量比值。比如液体,标准物质为水,它的密度为 1g/mL。

■ 毫克当量(mEq)可以描述物质无机分子解离于液体的能力或者化合力相当的量。一个离子的克当量等于原子价除以原子量。一个分子的克当量等于分子量(化学结构式量)除以所有阳离子效价或者所有阴离子效价。

■ 1 摩尔液体指 1L 溶液中含有质量为 1g 的分子[1GMW = 1 摩尔 = 含有阿伏伽德罗常量(约 6.02×10^{23})个微粒的质量]。

■ 溶液渗透浓度为溶液中所有粒子渗透压的总和,单位为毫渗摩尔(mOsmol)。

参考文献

HC ansel. Pharmaceutical Calculations. 13th ed. Philadelphia,

PA:Lippincott Williams & Wilkins,2010.

JL Zatz,M Teixeira. Pharmaceutical Calculations. 3rd ed. New York:NY:John Wiley and Sons,Inc.,2005.

第71章 妊娠和哺乳

Renee L. Rose, Karen Whalen

译者 雷 冬 张抗怀 田 云 赵文娜

基础概述

由于药物会影响发育中的胎儿,因而,妊娠期妇女在接受药物治疗时要格外注意。此外,某些药物的药动学参数在妊娠期间会发生改变,使用时剂量也需调整。患有急慢性疾病的妊娠期妇女需用药时,应选择对母体健康有益而对胎儿风险最小的药物。分娩后,应尽量采取措施减少母乳喂养婴儿的药物暴露。在临床工作中,药师可在妊娠期和哺乳期最大限度地安全有效用药方面发挥关键作用,为妊娠期和哺乳期妇女提供安全有效的用药建议。

孕前保健

育龄妇女应关注孕前保健,尽量减少不良妊娠、降低对胎儿和母体的危害。孕前保健包括营养补充、饮食禁忌、免疫接种和优化控制慢性疾病。

维生素及矿物质补充

叶酸缺乏是导致神经管畸形(NTDs)的主要原因,摄入足量的叶酸可使胎儿患神经管畸形的危险减少 50% ~ 70%。推荐大部分育龄妇女每日服用含 400μg 叶酸的复合维生素(MVI),胎儿 NTDs 高危孕妇(比如正在服用抗癫痫药物的妇女)则需要服用更高剂量的叶酸来预防(每日 4 ~ 5mg)。补充时间为至少怀孕前一个月到孕期前三个月。

孕妇可通过服用 MVI 来补充铁和钙(1000 ~ 1300mg)。钙对母体和胎儿的骨骼健康非常重要,若 MVI 和饮食中钙摄入不足,应另通过碳酸钙或柠檬酸钙来补充。疾病预防控制中心(CDC)建议每日补充 27 ~ 30mg 铁来满足孕妇的需求。

饮食禁忌

过多摄入咖啡因可导致不孕、流产和胎儿低出生体重,而每日摄入低至中等量(< 200mg)则相对安全。海产品富含长链 Ω - 3 不饱和脂肪酸和汞,脂肪酸对中枢神经系统有益,但汞会导致婴儿出生缺陷,故推荐每周摄入汞含量少于 12 盎司的海产品。酒精会影响生育能力,怀孕期间可导致并发症及胎儿乙醇综合征(身体、行为和认知异常),因此建议怀孕期间不要饮酒。

免疫接种

孕妇接种疫苗最好从备孕时开始。怀孕期间,可接种灭活疫苗;因活疫苗理论上存在母婴传播的风险,故应避免接种活疫苗(如水痘、麻疹腮腺炎风疹联合疫苗)。流感病毒具有高发病率和死亡率,故孕妇应接种灭活的流感疫苗。CDC 同时推荐孕妇于妊娠期 27 ~ 36 周接种 Tdap(百白破三联针),无须考虑与之前怀孕时接种的时间间隔。

药物的致畸作用

胎儿发育的关键时期可能发生发育毒性。妊娠前 8 周是关键时期,用药原则是可用可不用时尽量不用,将对胎儿的风险降到最低。

药物治疗对胎儿的风险按照美国 FDA 妊娠药物分类分为五个级别,分别为 A、B、C、D 和 X(表 71 - 1)。此分级有一些局限性,提供信息不详,某些药物可能出现分级混乱。因此,FDA 提出了一项新的孕期与哺乳期分级规则,该规则将用药物的 3 种核心要素替代以前的字母风险分类:胎儿风险概要(不良结果的概率)、临床注意事项(帮助处方决策的信息)和数据(人类和动物实验数据汇总)。

将药物暴露降至最低的方法有:避免使用已知具有致畸作用的药物(表 71 - 2),使用单药治疗且用药时间尽可能短,使用安全性好的老药。此外,使用分子量高、解离度高、蛋白结合率高和水溶性高的药物,可以限制药物通过被动扩散进入胎盘。

表 71 - 1　FDA 妊娠分级

妊娠分级		药物举例
A	在有对照组的药物研究中,早期妊娠妇女中未显示药物对胎儿有危险(并在中、晚期妊娠中亦无危险的证据)	叶酸 左旋甲状腺素 铁盐(如硫酸亚铁) 维生素 B_6
B	动物生殖试验未显示药物对胎儿的危险,但无孕妇的对照研究;或动物生殖试验显示有副反应,但这些副反应并未在设对照的孕妇中得到证实	布地奈德 依诺肝素 H_2受体阻滞剂 PPIs(奥美拉唑除外)
C	动物生殖研究显示药物对胎儿有副反应,但无足够的设对照的人类研究;或尚无动物生殖研究以及设对照的人类研究,药物仅在对胎儿的利大于弊时给予	沙丁胺醇 肝素 奥美拉唑 舍曲林
D	基于调查研究/市场经验/人类研究的不良反应数据证实药物对胎儿的风险。仅在利大于弊时使用	ACE 抑制剂 血管紧张素受体阻滞剂 帕罗西汀 丙戊酸
X	动物或人类研究证实可致胎儿畸形;或基于调查研究或市场经验的不良反应数据证实药物对胎儿有危险,孕妇使用这些药物的风险明显大于获益	异维 A 酸 米索前列醇 他汀类药物 华法林

缩写:ACE,血管紧张素转化酶;PPI,质子泵抑制剂

表 71 -2　已知具有致畸作用的药物

药物或类别	致畸作用
血管紧张素转化酶抑制剂	肾损害,生长抑制
巴比妥类	新生儿戒断综合征
苯二氮䓬类	新生儿戒断综合征
化疗剂	多发性畸形(包括中枢神经系统、面部和肢体)
异维 A 酸	中枢神经系统、耳和心脏畸形
锂	心血管畸形
米索前列醇	肢体和中枢神经系统畸形
非甾体抗炎药	动脉导管早闭(孕中晚期)、出血、坏死性肠炎
阿片类	新生儿戒断综合征
苯妥英	中枢神经系统畸形、胎儿生长受限
四环素类	牙釉质及骨骼发育不良
沙利度胺	四肢和内脏畸形
丙戊酸	神经管缺陷
华法林	生长受限、胎儿出血、骨骼及中枢神经系统畸形

妊娠期药代动力学变化

妊娠引起的生理变化可影响药物的药代动力学参数。妊娠期间胃蠕动和胃酸分泌减少,但绝大多数药物的吸收并没有显著改变。孕妇血浆容量增加约50%,药物的表观分布容积(V_d)亦随之增加,最大血药浓度(C_{max})相对减少(特别是水溶性较好的药物)。

妊娠期第 4～6 月,血浆白蛋白浓度降低,导致药物蛋白结合率降低。对大部分药物而言,游离型(未结合)药物的浓度相对保持不变,因为游离药物更易通过肝脏和肾脏清除。然而,对于蛋白结合率高且主要通过肝脏消除(如苯妥英)的低摄取药物,游离(活性)药物浓度可能会增加。因此,监测这些药物的总血浆浓度可能有误导性,因为总浓度包含了游离和结合的药物浓度,应尽可能监测游离血药浓度水平。

妊娠对肝脏代谢的影响是多变的。妊娠能够增加细胞色素 P450 同工酶 CYP3A4、CYP2C9、

CYP2D6 及部分尿苷二磷酸葡萄糖醛酸基转移酶（UGT）同工酶的活性，而降低 CYP1A2 和 CYP2C19 等酶的活性。肝药酶代谢活性增加，需增加相关药物的给药剂量。相反地，若活性减少，则应降低给药剂量，防止不良反应。

妊娠期间，肾血浆流量和肾小球滤过率增加，使以原药形式排泄的药物血浆浓度下降（例如某些 β-内酰胺类抗生素、锂盐、地高辛）。因此，主要以原型经肾脏排泄的药物应增加给药剂量以维持治疗药物浓度。

妊娠期用药

妊娠期急性和慢性疾病需要优化药物治疗管理。胃肠道疾病（如胃灼热、恶心、呕吐和便秘）在妊娠期间普遍发生。此外，怀孕会引起许多并发症，如妊娠期糖尿病、妊娠期高血压或偶见静脉血栓栓塞。慢性疾病的优化管理应始于妊娠前，必要时需换用对胎儿风险更小的药物。表 71-3 总结了妊娠期常见疾病的药物治疗。

妊娠期糖尿病

妊娠期糖尿病（GDM）指妊娠期首次诊断的葡萄糖耐受不良。对于存在糖尿病高危因素的人群（如前次妊娠有 GDM 史、肥胖、已知葡萄糖耐受不良）需在孕早期进行 2 型糖尿病的检查，无糖尿病病史的孕妇应在孕 24~28 周时进行 GDM 筛查。血糖控制良好可减少 GDM 并发症，如巨大儿和分娩时肩难产。因此，GDM 要比其他类型糖尿病的血糖控制目标更为严格。饮食控制是治疗 GDM 的基石，同时要定期监测血糖。如需药物治疗，首选胰岛素。也可以选择二甲双胍和格列本脲等口服降糖药。

妊娠期高血压

妊娠期高血压指妊娠期 20 周之后首次诊断出血压（BP）>140/90mmHg。尽管高血压的启动治疗节点仍有争议，但孕妇需及时管理血压以免发展成重度高血压（BP>160/110mmHg）。治疗妊娠期高血压的常见药物有甲基多巴、拉贝洛尔及长效钙通道拮抗剂，应避免使用血管紧张素转换酶抑制剂、血管紧张素 Ⅱ 受体阻滞剂、肾素拮抗剂等降压药。妊娠期高血压可诱发子痫前期（BP>140/90mmHg，尿蛋白 ≥300mg/24h），后者可进展为子痫（子痫前期伴有抽搐），子痫是产科急症。

B 族链球菌

筛查阳性的孕妇应接受产时青霉素 G（首选）或氨苄西林治疗。同样，若孕妇 GBS 筛查结果未知且体温 >38℃，胎膜早破超过 18 小时，或者怀孕不足 37 周的孕妇，也应接受产时治疗。对青霉素过敏患者，可选用头孢唑林、克林霉素和万古霉素。若对其他药物耐药，应选用万古霉素。

妊娠期慢性疾病

患有慢性疾病（如哮喘、癫痫、甲状腺功能减退、糖尿病、高血压）的女性，最好能在怀孕前控制在较优状态。如未充分控制，可能引发怀孕并发症，如早产、子痫前期、宫内生长迟滞和流产。沙丁胺醇是短效 β$_2$ 受体激动剂，可推荐用于所有妊娠期哮喘患者；对于持续性哮喘发作患者，妊娠期间可选用布地奈德吸入剂。许多抗癫痫药物可导致胎儿先天性畸形，但若不加控制，对胎儿的风险更大，一般来说，应尽可能选用单药治疗。对孕妇而言，应避免使用丙戊酸钠和卡马西平，因其有致畸作用，且能增加后代发育障碍的风险。妊娠期甲减是令人担忧的另一大问题，若未控制，会导致胎儿神经系统损伤。应使用左旋甲状腺素，以维持正常甲状腺功能。

哺乳期用药

如果条件允许，6 个月内的婴儿推荐纯母乳喂养。大多数药物治疗的同时允许母乳喂养，服药期间限制母乳喂养应谨慎。表 71-4 总结了哺乳期间禁用的药物以及需要关注的药物。大多数母乳喂养相关药物不良反应发生于 2 个月内的婴儿。分子量大、解离度高、蛋白结合率高、水溶性好的药物较少通过被动扩散进入乳汁。

药物在乳汁和血浆之间的转运是双向的，两者间的持续转运使得药物很难达到平衡，吸取和丢弃乳汁并不能加快药物的清除。减少婴儿药物暴露的措施有：少用药物（通常是 OTC 药物），延迟治疗，选择替代药物，使用其他给药途径，避免在血药浓度高峰期哺乳，在婴儿最长睡眠前给药，尽量每日给药一次或在给药后使用 1~2 次替代

表 71 - 3 妊娠期常见疾病的药物治疗

疾病	推荐治疗	注释
哮喘	短效吸入性 β₂受体激动剂 　沙丁胺醇（ProAir HFA or Ventolin HFA or Proventil HFA） 吸入型糖皮质激素 　布地奈德（Pulmicort）	长效 β₂受体激动剂也同样安全（与短效安全性相似）； 怀孕前也可使用其他吸入型糖皮质激素
便秘	容积性泻剂 　聚卡波非（Fibercon） 　欧车前（Metamucil） 溶透性泻剂 　聚乙二醇（MiraLax）	增加膳食纤维和水分摄入仍无法缓解，需使用药物治疗； 可使用大便软化剂（多库酯钠）； 避免使用性泻药（比沙可啶、番泻叶）可短期使用； 避免使用矿物油或蓖麻油
糖尿病	胰岛素治疗	若无法通过控制饮食降低血糖，应采用药物治疗； 可选择格列本脲、二甲双胍
癫痫	无首选药物 尽量采用单药治疗在孕前控制癫痫发作	若单药治疗不能控制发作，尽可能使用较少的药物； 避免使用丙戊酸、卡马西平； 每日增补高剂量叶酸（4~5mg）来减少胎儿患 NTDs 的风险
B 族链球菌	青霉素 轻微青霉素过敏者，选用头孢唑林 严重青霉素过敏者，选用克林霉素	静注治疗时间为胎膜破裂到分娩； 氨苄西林可作为青霉素的替代药物； 若对克林霉素耐药，可选用万古霉素
胃灼热	抗酸药（优先选用） 含钙、镁的抗酸药（各类） H₂受体阻滞剂 　雷尼替丁（Zantac）	药物治疗前先进行生活方式调整（如少食多餐）； 避免使用含铝抗酸药和碳酸氢钠； 若抗酸药无法缓解，使用雷尼替丁； 症状严重时，可使用质子泵抑制剂[a]
高血压	钙离子通道阻滞剂 硝苯地平缓释片（Adalat CC, Procardia XL） 拉贝洛尔（Trandate） 甲基多巴	禁用 ACEIs, ARBs, 肾素抑制剂（阿利吉仑）； 重度高血压患者，可静注拉贝洛尔或肼屈嗪； 具有先兆子痫症状的孕妇，可静注硫酸镁来预防子痫发作
甲状腺功能亢进	甲巯咪唑（他巴唑） 丙硫氧嘧啶（PTU）	妊娠早期优先选择丙硫氧嘧啶； 妊娠中晚期可更换为甲巯咪唑，避免 PTU 引起的肝脏毒性； 禁用放射性[131]I
甲状腺功能减退	左旋甲状腺素（Synthroid, Levothroid, Levoxyl）	妊娠期前甲减患者，妊娠期间可能需要增加左旋甲状腺素的剂量
恶心/呕吐	多西拉敏/吡哆醇（Diclegis, 也可以分别使用单药制剂）	可选择苯海拉明、甲氧氯普胺、吩噻嗪、生姜； 昂丹司琼可用于治疗妊娠剧吐
泌尿道感染	头孢氨苄（Keflex） 呋喃妥因（Macrobid）	为减少新生儿发生溶血性贫血风险，在妊娠晚期应避免使用呋喃妥因；
静脉血栓栓塞	低分子肝素 达肝素（Framin） 依诺肝素（Lovenox）	可选择普通肝素； 禁用华法林（妊娠分级 X）； 在妊娠中晚期，孕妇因人工心脏瓣膜置换术后需抗凝治疗时，可考虑使用华法林； 禁用阿哌沙班、达比加群、利伐沙班

缩写：ACE, 血管紧张素转化酶；ARB, 血管紧张素受体阻滞剂；IV, 静脉注射；NTD, 神经管畸形；TMP/SMX, 甲氧苄啶/磺胺甲噁唑

a. 奥美拉唑妊娠分级为 C（其他质子泵抑制剂为 B），但该药具有最多的临床安全数据，在妊娠期间可以使用

表 71 – 4 哺乳期禁用药物及应关注的药物

药物或类别	作用
禁用药物及类别	
胺碘酮	新生儿甲减和肺毒性
溴隐亭	抑制乳汁分泌
化疗药物	新生儿免疫抑制,中性粒细胞减少
麦角胺	新生儿腹泻、呕吐、惊厥;抑制乳汁分泌
异维 A 酸	可能导致新生儿肿瘤
锂盐	新生儿中枢神经系统和心血管畸形
须关注药物及类别	
醋丁洛尔	新生儿低血压、心动过缓、呼吸急促
含铝的抗酸药	发育迟缓
抗抑郁药	不明,仍需关注
抗精神病药	不明,仍需关注
阿替洛尔	新生儿心动过缓、发绀
苯二氮䓬类	不明,仍需关注
氯马斯汀	新生儿嗜睡、易怒
甲硝唑	体外致突变物
苯巴比妥类	新生儿镇静,婴儿痉挛
扑米酮	新生儿镇静
放射性药物	传递放射活性

引自:Kraft MD, Btaiche IF, Pleva MR. Parenteral Nutrition// In Chisholm – Burns MA, Wells BG, Schwinghammer TL, et al. Pharmacotherapy Principles and Practice. 3rd ed. New York: McGraw – Hill, 2013

喂养。不太理想的方案有暂时限制或停止哺乳。哺乳期用药的综合性信息来源参考 LactMed。

　　药物同样可减少或增加乳汁分泌。催乳剂可增加乳汁分泌量,其中甲氧氯普胺最为常见。催乳剂不能替代良好的哺乳行为。如频繁哺乳不能满足婴儿需求,应建议患者做进一步评估。可减少乳汁分泌的药物有乙醇、抗胆碱能药物、利尿药、多巴胺能药、雌激素和减充血药。如果需要避孕,对于正在哺乳的妈妈来说,首选仅含孕激素的避孕药,因为该类药物不像其他含雌激素的药物那样会减少乳汁分泌。伪麻黄碱可减少泌乳,口服苯肾上腺素有相似的作用。哺乳期间,首选含羟甲唑啉的局部鼻减充血药。

案例应用

根据下列案例回答问题 1~3。

　　PM,女性,28 岁,处于备孕期。她朋友告诉她需在怀孕前摄取维生素。PM 近期无服药史,她近期注射过疫苗且每天摄入 500mg 咖啡因。

1. 补充下列哪种维生素可预防胎儿神经管畸形的发生?
   a. 钙
   b. 铁
   c. 维生素 D
   d. 叶酸

2. 若 PM 已怀孕,下列哪种疫苗在孕期接种是安全的?
   a. 水痘和 MMR 疫苗
   b. 流感和 Tdap 疫苗
   c. Tdap 和 HPV 疫苗
   d. 流感和 MMR 疫苗

3. 关于 PM 咖啡因的摄取情况,以下哪种说法是正确的?
   a. 此习惯无须改变
   b. 咖啡因可致畸,应不再摄取
   c. 咖啡因日摄入量应限制在 200mg 以内
   d. 每天摄入多达 1000mg 咖啡因也是安全的

4. PS,有癫痫病史,计划半年内怀孕。目前服用药物有:孕期维生素、丙戊酸钠、舍曲林及对乙酰氨基酚。怀孕期间,她需要特别关注以下哪种药物?
   A. 丙戊酸钠
   B. 对乙酰氨基酚
   C. 舍曲林
   D. 孕期维生素

5. 以下哪种药物孕妇可以服用? 选出所有正确答案。
   A. 左旋甲状腺素
   B. 布地奈德吸入剂
   C. 依诺肝素
   D. 异维 A 酸

6. 怀孕期间,以下哪种措施可减少药物的暴露量? 选出所有正确答案。
   A. 单药治疗,用药时间尽可能短
   B. 用具有较长安全性历史的药物
   C. 选择分子量大、蛋白结合率高的药物
   D. 选择解离度低、水溶性低的药物

7. 当制订孕期患者给药方案时,需考虑以下哪个药物代谢动力学参数?
   A. 血浆容量减少

B. 吸收增加

C. 蛋白结合率增加

D. 肾脏清除率增加

8. 患者,女性,怀孕 26 周,患有上呼吸道感染,服用头孢呋辛。头孢呋辛大部分以原形从尿中排泄,使用本品时,以下哪种考虑是正确的?

　　A. 本品需要增加剂量来充分治疗感染

　　B. 孕期应避免使用抗生素,如头孢呋辛

　　C. 头孢呋辛的最大血药浓度(C_{max}) 可能增加

　　D. 头孢呋辛的分布容积可能减少

9. 以下哪个选项最好地描述了孕期的肝脏代谢改变?

　　A. 细胞色素 P450 同工酶的活性降低

　　B. 细胞色素 P450 同工酶的活性增加

　　C. 细胞色素 P450 同工酶的活性不变

　　D. 细胞色素 P450 同工酶的活性多变

10. 患者,女性,34 岁。患妊娠期糖尿病,饮食调和控制不佳。最好用以下哪种药物来开始治疗?

　　A. 艾塞那肽

　　B. 格列吡嗪

　　C. 胰岛素

　　D. 西格列汀

11. 妊娠期高血压患者,可选用以下哪种药物? 选出所有正确答案。

　　A. 卡托普利

　　B. 拉贝洛尔

　　C. 氯沙坦

　　D. 甲基多巴

12. 患者,女性,27 岁,怀孕 36 周,GBS 筛查阳性,临床上无急性症状且无药物过敏史,她分娩时,最好选用以下哪种药物?

　　A. 静注头孢唑林

　　B. 静注青霉素 G

　　C. 口服阿莫西林

　　D. 因其未发热,故无须用药

13. 患者,女性,怀孕 24 周。偶见轻微胃灼热,以下哪种治疗方式最好?

　　A. 抗酸药(含氢氧化铝)

　　B. 抗酸药(含碳酸钙)

　　C. 奥美拉唑/碳酸氢钠

　　D. 雷尼替丁

14. 患者,女性,25 岁,怀孕 20 周,因泌尿道感染需要治疗。她无药物过敏史,假设细菌对以下抗生素均敏感,最好选择哪种药物治疗? 选出所有正确答案。

　　A. 头孢氨苄

　　B. 环丙沙星

C. 呋喃妥因

D. 磺胺甲噁唑/甲氧苄啶

15. 对于妊娠期慢性病,以下哪种药物治疗是合理的?

　　A. 糖尿病——吡格列酮

　　B. 血脂异常——普伐他汀

　　C. 甲状腺功能减退——左旋甲状腺素

　　D. 静脉血栓栓塞症——华法林

16. TW,女性,32 岁。每 3 小时母乳喂养她 4 周的婴儿。她患感冒,想服用一种减充血药。最好选择以下哪种药物?

　　A. 苯肾上腺素,15mg,PO,q6h

　　B. 伪麻黄碱,30mg,PO,q6h

　　C. 羟甲唑啉喷鼻剂,一次一侧 2 喷,q12h,连续 3 天

　　D. 哺乳期妇女无安全的减充血药可用

17. 对哺乳期妇女而言,以下哪个来源的药物信息最为全面权威? 选出所有正确答案。

　　A. LactMed

　　B. Clinical Pharmacology

　　C. Drugs in Pregancy and Lactation

　　D. Up to date

18. JS,女性,27 岁。已母乳喂养她女儿 3 个月,最近乳汁量减少。她服用的药物有:孕期维生素、布洛芬、碳酸钙,近期开始服用屈螺酮/炔雌醇用于避孕。这些药物中哪些会影响她的乳汁量?

　　A. 孕期维生素

　　B. 屈螺酮/炔雌醇

　　C. 布洛芬

　　D. 碳酸钙

19. 以下哪种药物可促进乳汁分泌?

　　A. 伪麻黄碱

　　B. 甲氧氯普胺

　　C. 华法林

　　D. 帕罗西汀

20. 以下哪种方式可减少哺乳期婴儿的药物暴露量? 选出所有正确答案。

　　A. 选择其他给药方式

　　B. 避免在血药浓度达峰时哺乳

　　C. 在婴儿最长的睡眠时间前服用药物

　　D. 低剂量、多次服用药物

21. 以下哪个是处方药多西拉敏/吡哆醇的商品名?

　　A. Diclegis

　　B. Fragmin

　　C. Macrobid

　　D. Unisom

要点小结

■ 大多数备孕期妇女需每日增补含400μg叶酸的复合维生素（MVI），应至少在怀孕前一个月开始补充叶酸。

■ 所有妊娠期妇女都需接种流感疫苗。

■ 尽管发育毒性会发生在整个妊娠时期，但最关键的时期是妊娠前8周。

■ 可通过以下措施来减少药物暴露量：避免使用具有致畸性的药物，尽量使用单药且服药时间越短越好，使用具有长期安全记录的药物，避免使用易通过被动扩散进入胎盘的药物。

■ 药物治疗对胎儿的风险按照美国FDA妊娠药物分类为五个级别，分别为A、B、C、D和X。

■ 妊娠期妇女药代动力学会发生改变：药物的表观分布容积（V_d）增加，蛋白结合率降低，肾脏清除率增加。妊娠对肝脏代谢的影响是多变的，部分细胞色素P450酶活性增强，而另一部分活性减弱。

■ 妊娠期妇女在如下情况下通常需要药物治疗：胃肠道不适、感染以及妊娠期疾病如妊娠期糖尿病和妊娠期高血压等。药物方案应以成功治疗疾病为目标，同时将对胎儿的危害降至最低。

■ 慢性疾病的优化管理应始于妊娠前，使用对胎儿风险最小的药物。

■ 慢性疾病管理欠佳会导致妊娠期并发症，如早产、先兆子痫、宫内发育迟缓以及流产。

■ 母乳喂养相关的药物不良反应常发生于两个月内的婴儿。

■ 大多数药物治疗的同时允许母乳喂养，可以采取措施减少母乳喂养期间婴儿的药物暴露，从而使药物治疗对乳汁供应的影响降至最低。

■ 减少婴儿药物暴露的措施有：尽量少用药物，延迟治疗，选择替代药物，使用替代的给药途径，避免在血药浓度高峰期哺乳，在婴儿最长睡眠前给药，尽量每日给药一次或在服药后使用1～2次人工喂养。

■ 妊娠和哺乳期用药可参考综合性书籍《妊娠及哺乳期用药（"Briggs"）》。LactMed数据库可提供哺乳期间的用药信息。

参考文献

Anderson GD. Pregnancy – induced changes in pharmacokinetics. Clin Pharmacokinet,2005,44:989 – 1008.

Briggs GG. Developmental toxicity and drugs//Briggs GG,Nageotte M. Diseases Complications and Drug Therapy in Obstetrics:A Guide for Clinicians. Maryland:American Society of Health – System Pharmacists, Inc. , 2009:chap 2

Briggs GG. Drug use and lactation//Briggs GG,Nageotte M. Diseases Complications and Drug Therapy in Obstetrics:A Guide for Clinicians. Maryland:American Society of Health – System Pharmacists,Inc. ,2009:chap 3

Center for Disease Control:Vaccines for pregnant women. http://www.cdc.gov/vaccines/adults/rec – vac/pregnant. html Bethesda,MD 2013.

Lee JJ, Thomason TE. Pregnancy Planning//Borgelt LM, O'Connell MB,Smith JA,et al. Women's Health Across the Lifespan: A pharmacotherapeutic Approach. Maryland:American Society of Health – System Pharmacists, Inc. ,2010:chap 21.

LactMed:A drugs and lactation database. http://toxnet. nlm. nih. gov Bethesda,MD 2011.

Loebstein R,Lalkin A,Koren G. Pharmacokinetic changes during pregnancy and their clinical relevance. Clin Pharmacokinet,1997,33:328 – 343.

Sturpe D, Alperovitz – Bichell K. Pregnancy and Lactation: Therapeutic Considerations//Chisholm – Burns MA, Wells BG,Schwinghammer TL,Malone PM,et al. Pharmacotherapy principles and practice. 3rd ed. New York: McGraw – Hill,2013:chap 44.

US Food and Drug Administration:Pregnancy and lactation labeling. http://www. fda. gov/Drugs/Development Approval Process/Development Resources/Labeling/ucm093307. htm Silver Spring,MD 2011.

Ward KE, O'Brien BM. Pregnancy and Lactation:Therapeutic Considerations//Dipiro JT, Talbert RL, Yee GC, et al. Pharmacotherapy:A Pathophysiologic Approach. 9th ed. New York,NY:McGraw – Hill,2014:chap 61.

第72章 统 计

S. Scott Sutton

译者 张抗怀 问媛媛

基础概述

统计知识对于理解生物医学科学文献至关重要。本章重点是介绍与医学文献评价有关的概念,而不是数学计算和运行具体统计检验。

总体和样本

总体是指宇宙中所有同质单位的全体,样本是从总体中抽取的、能够代表研究总体的部分观察单位。这样,通过抽取样本就可以外推研究总体。由于很多时候无法收集总体中所有单位的数据,研究者通常并不试图研究整个总体。这里强调为何必须随机抽取样本,即总体的每个个体必须具有同等被抽入样本的机会。随机样本并不意味着样本是随意地或者以未经计划的方式进行抽取。有几种抽取随机样本的方法,最常用的方法是使用随机数字表。随机数字表包含从 1 到无穷大之间的所有整数,这些数字的抽取没有任何趋向或模式(即完全随机)。根据研究设计类型,简单随机抽样可能不是抽取具有代表性样本的最好方法。有时可能需要将总体分成相互独立的组(称为层),根据某个具体因素(如患者种族、性别等)进行分层以协助分析。在这种情况下,分别在每个层抽取随机样本,称为分层随机抽样。另一种总体随机抽样方法即所谓的聚类抽样。当研究总体内部存在自然分组时,适宜采取聚类抽样方法。另一种抽样方法即所谓的系统抽样。当总体信息以电话号码簿、选举记录、类列表、许可证记录等清单形式出现时,可以采取这种抽样方法。系统抽样是一种等概率法,这种方法先随机抽取一个样本,然后每逢 n 值抽出一个个体作为样本。最后,应该注意的是,研究者经常采用方便抽样法。方便抽样是根据研究者的便利来选择观察对象,即方便抽样法并不试图抽取一个能够代表总体的随机样本。但是,在方便样本内,观察对象可能是随机抽取。显然,这种抽样方法存在明显缺陷,主要是外推性有限(即外部有效性)。

变量和数据

变量是指具有可观察性和可测性特征的概念。数据是赋予总体中每个个体关于变量的测量值。例如,变量可能是患者性别,而数据是指该患者是男性还是女性。有三种类型的变量:因变量(DV),自变量(IV)和混杂变量。

因变量是研究的反应变量或结果变量,而自变量是被控变量。混杂变量是除自变量外的任何对因变量有影响的变量,但不是具体研究的兴趣所在。

测量尺度

有四种度量水平:名目尺度,次序尺度,等距尺度和等比尺度。测量尺度是决定适当的统计检验以回答研究问题和假设的重要考量。名目尺度包括的各种类型没有暗含的等级或顺序("男性"对"女性",或"不存在"对"存在")关系。患者只能纳入其中一个类型,即数据点是相互排除的。次序尺度具有名目变量的所有特征;但是,数据是按照等级排序的类型。类型之间的差异不能视为相等,即数据点可以具有等级顺序,但是数据之间可能差别较大(例如,纽约心脏协会分级 Ⅰ、Ⅱ、Ⅲ 和Ⅳ)。等距尺度指一个连续尺度上的有顺序的数据点,没有自然零点。等距尺度允许研究者对两个单位(如温度)之间的距离进行有意义的量化,增加了次序尺度所能提供的信息量。等比尺度与等距尺度的区别在于前者具有绝对零点(如血压)。尽管研究者不应混淆绝对零点和人为给定零点,当等距尺度和等比尺度进行同一统计操作时,该区别并不重要。

连续变量和离散变量

连续变量的数据采用等距尺度或等比尺度进

行测量。连续变量的例子包括：年龄、体重指数（BMI）、未归类的实验室数值（例如血压 160/95mmHg，而不是"高血压"）。离散变量的数据采用名目尺度或次序尺度进行测量。离散变量常常称为名目变量或类别变量。如果一个变量的名目尺度测量只包含两个水平（如"男性"对"女性"），可称为二分类变量。

描述性统计

有两种统计类型：描述性统计和统计推断。描述性统计以一种非常基本的方式呈现、组织和总结数据，提供关于数据外观和分布假设的信息。描述统计通常以数字或图形的形式总结研究数据。集中趋势指标、变异性指标和形状指标等都是数字表现形式，而直方图、箱线图和散点图等是常见的图形表现形式。统计推断（后面讨论）是基于随机变化，检验研究样本的差异或关联，允许可靠的发现能够外推到研究总体。

集中趋势指标

集中趋势指标有助于从数字上辨识数据的分布。常用的集中趋势指标有：平均数，中位数和众数。集中趋势指标的选择依研究变量的测量尺度而定。

■ 平均数是以等距尺度或等比尺度测量的正态分布数据最常见、最适当的集中趋势指标。其最佳描述是变量所有数据的平均数值。平均数的计算方法是变量所有数据的总和除以总患者人数（总样本量或简化为 n）。

■ 中位数最适用于采用次序尺度测量的数据；然而，也可用于连续变量以协助描述变量分布。中位数是数据的绝对中间值（准确地位于 50 百分位），也就是说，一半的数据点大于中位数，一半的数据点小于中位数。要注意的是，异常值（即与其他数据点分离的数据点）可以显著影响平均数，但不影响中位数。因此，比较平均数和中位数可以深入了解异常值是否影响了平均数以及变量所有数据点的整体分布。

■ 众数是名目数据最适当的集中趋势指标。众数是变量最常发生的值或类型。此外，一个变量可以有 2 个、3 个或更多的众数；因此，有 2 个众数的变量称为双峰变量，有 3 个众数的变量称为三峰变量。

变异性指标

最常用的变异性（或离散性）指标包括极差、四分位距、方差和标准差。变异性指标用于显示变量数据的分散范围。这些指标联合集中趋势指标可用于评估围绕平均数或中位数的数据的分散程度。极差适用于描述次序、等距或等比尺度测量的数据。极差是最大数据点减去最小数据点的所得值。四分位距（IQR）是另一个用于描述次序、等距或等比尺度测量数据的离散性指标。IQR 是与中位数直接相关的变异性指标。IQR 是第 75 百分位数与第 25 百分位数的数值之差。记住，中位数准确地位于第 50 百分位；因此，IQR 包括了中间 50% 的数据，且总是包含中位数。该值是一个稳定的分散指标，并不受数据中的极端值（即异常值）的影响。最后两个描述变异性的指标是方差和标准差。这些指标适用于采用等距或等比尺度测量的、正态分布的连续变量。变量方差是某特定变量内所有数据点与平均数的偏离平方的均值。标准差与方差直接相关，标准差是方差的平方根。因此，如果知道其中一个值，另一个值可以被计算出来。标准差优于方差，因为标准差显示与平均数的平均偏离程度且单位与原变量相同，不像方差的单位是原单位的平方。比较平均数相同的两组，标准差可以使研究者深入理解围绕平均数的数值的离散程度，标准差越大，变异越大。最后，变异系数是一个不大常用的指标，可评估比较两个或更多使用不同尺度测量变量的离散情况。变异系数一般使用百分比表示，百分数越高，变异越大。变异系数的计算方法是标准差除以平均数，然后乘以 100。

形状指标

偏度和峰度适用于等距和等比尺度测量的变量，分别表示对称和高耸的程度。他们一般被研究者用来评估变量的分布假设，但是两者在生物医学文献中经常被忽略。因为大多数参数统计检验要求正态分布，因此，在决定选用最适当的统计检验时，明确因变量的分布情况非常重要。

正态分布（讨论见下）的平均数，中位数和众数是相同的；因此，当平均数不直接位于分布中心时，提示存在偏态。当众数和中位数小于平均数时，存在正偏（右偏）；当众数和中位数大于平均数时，存在负偏(左偏)。峰态是指数据点分布的尖耸程度。曲线顶部宽阔平坦,称为低峰态分布;曲线狭窄高耸,称为尖峰态分布。低峰曲线通常说明变异较大;即数据分散在一个较大的范围。相反,尖峰分布变异较小,大部分数据点接近平均数。

图形展示

数据的图形展示非常有用,尤其当样本量较大时更是如此。图形展示允许研究者从视觉上检查具体变量的分布。文献中通常有三种图形展示方法:直方图、箱式图和散点图。需要注意的是,图形展示通常用于次序、等距或等比尺度测量的连续变量。相反,名目变量,二分类变量或分类变量多以记数资料展示,通常如频率和百分比。

直方图以某区间的频数显示数据;即 x 轴显示数据点的值(无论是个别数据点还是区间),而 y 轴表示变量在该数据点或区间的发生频数(即频率)。当图画好后,很容易叠映或显示为正态分布或钟形曲线,从而评估变量的整体正态性(即偏态和峰态)以及离群值。箱式图为读者提供了 5 个描述性统计量。箱式图的箱体长度为四分位数间距,即确定了从第 25 百分位到第 75 百分位的数据。箱体内的宽大横线表示中位数或者 P_{50}。从箱体两端延伸的尾巴或胡须,表示数据点的最小值和最大值。散点图显示的是双变量(即两个变量)数据,这些变量通常采用连续尺度测量。即 x 轴包含一个变量的数据范围,y 轴包含第二个变量的数据范围。散点图用于评估两个变量的关联或相关(下面讨论)关系以及各种统计检验的其他假设(如线性、缺乏离群值)。

常见概率分布

因变量的分布在决定选用哪种统计检验时至关重要。在生物医学文献中,通常使用一些概率分布来对数据进行推论和决定统计意义。在社会、行为和护理科学中,因变量通常为连续性变量,要求是正态分布。在生物医学文献中,因变量可以是连续性变量,也可以是分类变量(如"死亡"对"生存","发生疾病"对"不发生疾病"),后者要求是二项分布或泊松分布。

正态分布

正态分布也称高斯(Gaussian)分布,是最重要的密度曲线之一。该分布是统计学中最常用的分布,也是自然界常见的分布。了解变量在总体中是否为正态分布或者变量分布是否接近正态非常重要。一个正态曲线具有几个容易识别的特征,分析集中趋势、变异性和形状等数字指标可以发现这些特征(图 72-1)。具体包括下列特征:

1. 主要形态为钟形曲线。

2. 平均数、中位数和众数均相同。

3. 曲线以平均数为中心对称,即该分布为对称性的,对折时完全重合。

4. 偏度和峰度均为零。

5. 正态分布曲线下面积定义为 1。

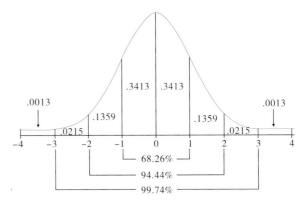

图 72-1 钟形曲线

引自:Walters RW, Kier KL. The Applications of Statistical Analysis in the Biomedical Sciences//Malone PM, Kier KL, Stanovich JE, et al. Drug Information: A Guide for Pharmacists, 4e. New York, NY: McGraw - Hill, 2012: chap 8

二项分布

许多具体的结果或事件可被二分为两个相互排斥小组之一。二项分布(也称 Bernoulli 分布)适用于这种类型的结果或事件(即因变量),并计算结果或事件的准确概率。注意,当 n 较大时二项分布近似于正态分布,结果的概率为 0.50(即 50/50)。只有当试验具有下列四种特征时,方可使用二项分布:

1. 试验发生一定次数(相当于样本量,n)。

2. 每次试验只有两个相互排斥的结果(广义上如成功或失败,x)。

3. 每次试验是独立的,意味着一个试验结果对其他试验结果无影响。

4. 在整个试验中,成功的概率保持不变。

二项分布计算在整个研究期间的成功和失败

的次数。当所有试验完成后,可以计算 n 次试验中获得确切 x 次成功(或失败)的概率。使用二项分布的一个经典例子就是抛硬币。当硬币被抛一定次数时,只有两种可能的结果(即正面或反面),每次试验不受其他试验影响。在整个试验过程中,正面或反面朝上的概率保持不变(即 0.50)。假如一个硬币被抛了 10 次,其中正面朝上有 6 次。二项分布可以计算出 10 次投掷中 6 次朝上的准确概率为 0.205。如上所述,如果抛 10 000 次硬币,二项分布将近似于正态分布。

然而在现实中,一个结果的概率极少为 0.50。例如,生物医学研究经常使用全因死亡率作为结果变量。更可能的是,遭遇某事件(即死亡)的概率远低于存活的概率。无论如何,在试验结束时,患者只经历一个相互排斥的结果——死亡或存活。在本例中,假设样本包括 1000 名患者,其中 154 人死亡。二项分布可以计算出在总样本量为 1000 名患者中发生 154 名患者死亡的确切概率。

泊松分布

泊松分布与二项分布相似,也是一种离散概率分布。但是,泊松分布通常涉及记数或率的资料,允许计算事件在一段时间的平均概率。一个试验只有具备下列四种特征时方可使用泊松分布:

1. 在一段时间内事件发生的概率与时间的长短成比例。

2. 在一段时间内发生两次事件的概率较低(即小概率事件)。

3. 在一段时间内事件发生的概率保持不变。

4. 在一个时间段内事件发生的概率不受其他时间段的影响。

流行病学统计

流行病学领域研究疾病在人群中是如何分布以及影响分布的各种因素(或暴露)。

比、构成比和率

比、构成比和率等是医学文献中常见的术语。如果不考虑实际的数学定义,可以相互替代使用。比表示两个数字之间的关系。例如,考虑诊断为类风湿关节炎(RA)的男性与女性的比,如果在一个样本中只包含 RA 患者,103 名男性和 57 名女性被诊断为 RA,男性与女性的比为 103 比 57 或 103:57。谨记,比的显示顺序非常重要,也就是说,103:57 与 57:103 不同。构成比是比的一个具体类型,表示在不考虑时间的情况下,总样本中发生某结果或事件的概率或百分比。这里,构成比的分子(即患某疾病的患者)包括在分母(即所有存在风险的个体)中。例如,假设把 840 名非 RA 患者加入上述样本得到总数为 1000 的样本;因此,RA 患者的构成比为 0.160 或 16.0%(即 160/1000)。注意,一个具体构成比的概率通过二项分布进行评估。率是构成比的一种特殊形式,包括一个具体研究期间,通常用于评估事件或结果发展的速度。率等于一定期间内的事件次数除以时长。例如,假设在 1 年时间内有 50 名患者被诊断为 RA。这样,在该样本中新发 RA 病例的率为每年 50 例。

发病率和患病率

发病率衡量的是在一定期间内、一定人群中某事件或结果的发生率。发病率的计算方法是将新发事件的例数除以可能发生事件的总人数(即风险人群)。例如,根据上述例子中有 50 例新发 RA 病例,计算发病率约为 0.06(即 50/840)。注意:分母不包括已诊断为 RA 的 160 名患者(即 1000 - 160 = 840),因为这些患者不再是风险人群。患病率衡量在某一时间点、已发生某事件或结果的患者人数。患病率的计算方法是将发生某事件的患者总人数除以人群总数。例如,包括上述所有 RA 患者(即 50 + 160 = 210),该样本的 RA 患病率为 0.21。

相对危险度和比数比

相对危险度是指暴露组的事件发生率与非暴露组的事件发生率的比值。相对危险度可以通过队列研究设计直接进行计算。该设计通常为观察性设计,比较随着时间的推移,暴露个体与非暴露个体(即队列)经历某事件的率。根据研究结果制作一个 2×2 列联表(表 72 - 1),包括暴露组和未暴露组的事件发生频数。该表提供了计算暴露组和未暴露组事件发生率的所有必要数据。相对危险度的计算方法是:暴露组中遭受某事件的个体构成比(即 A/A + B)除以未暴露组中遭受某事件的个体构成比(即 C/C + D)。计算得出的相对危险度是一个从零到无穷大的单个数字。基于该计算有三项解释。

表 72－1 2×2 列联表

	发生事件例数	未发生事件例数	
暴露组	A	B	A+B
未暴露组	C	D	C+D
	A+C	B+D	A+B+C+D

引自：Walters RW, Kier KL. The Applications of Statistical Analysis in the Biomedical Sciences//Malone PM, Kier KL, Stanovich JE, et al. Drug Information：A Guide for Pharmacists, 4e. New York, NY：McGraw－Hill, 2012：chap 8

1. 如果相对危险度等于1,暴露组和未暴露组风险相等,表示事件与暴露无关。

2. 如果相对危险度大于1,暴露组较未暴露组的风险大,表示风险因素与事件存在正相关。

3. 如果相对危险度小于1,暴露组的风险小于未暴露组,表示暴露与事件存在负相关或者暴露具有保护效应。

当无法计算相对危险度时,研究者会采用比数比来估计相对危险度。比数的计算方法是发生某事件的概率除以不发生某事件的概率。因此,比数比是两个比数的比:其中一个是有暴露风险的比数;另一个是无暴露风险的比数。在队列研究设计和病例－对照研究设计中都可以计算比数比。病例对照研究对经历事件的个体(及病例)和未经历事件的个体(即对照)进行比较,然后评估是否每个个体存在风险暴露。因此,病例－对照研究为回顾性研究。在队列研究中,比数比的计算方法是暴露组的事件发生比数(即 A/B)除以未暴露组的事件发生比数(即 C/D)。在病例－对照研究中,比数比的计算方法是:病例组中暴露于风险的比数(即 A/C)除以对照组中暴露于风险的比数(即 B/D)。

敏感性、特异性和预测值

敏感性、特异性和预测值(阳性和阴性)测量的是检验正确鉴别经历事件个体和未经历事件个体的能力。可以产生四种结果并用于计算敏感性、特异性和预测值。

1. 真阳性(TP)是患有疾病,并且检查结果为阳性。

2. 假阳性(FP)是没有患病,但检查结果为阳性。

3. 真阴性(TN)是没有患病,并且检查结果为阴性。

4. 假阴性(FN)是患有疾病,但检查结果为阴性。

敏感性是患病个体产生阳性检验结果的概率。敏感性是检验的真阳性率。其计算方法是真阳性例数除以所有实际患者数[即 TP/(TP + FN)]。特异性是未患病个体产生阴性检验结果的概率,是筛查检验的真阴性率。其计算方法是真阴性例数除以所有未患病人数[即 TN/(TN + FP)]。阳性和阴性预测值的计算目的是测量筛查检验的准确性。两种预测值均与疾病患病率直接相关;即患病率越高,预测值越高。阳性预测值是指检验阳性且实际患病个体的构成比。其计算方法是真阳性例数除以阳性检验结果总数[即 TP/(TP + FP)]。阴性预测值是指检验阴性且未患病个体的构成比。其计算方法是真阴性例数除以所有检验阴性结果总数[即 TN/(TN + FN)]。

统计推断

统计分析允许研究者在存在随机过程及变异的情况下做出合理决策。统计推断通过分析样本数据来提供关于总体的结论为真的概率。

样本分布和中心极限理论

统计推断是利用样本数据做出关于总体的推论。由于好样本是随机抽取的,这些样本所产生的平均数也是随机的。这样,均数并不能准确地代表总体,而是随样本变化而变化。但是,大数法则认为,随着样本量的增加,样本均数将不断接近总体均数。此外,随着样本的增加,样本均数的平均数将开始近似于总体均数。中心极限理论认为,只要非正态性不是因为极端值引起,当从非正态分布总体中抽取相同样本量的样本时,以每个样本的均数值做的图将近似于一个正态分布。该分布称为样本均数分布。与任何正态分布一样,可以计算样本均数分布的标准差,称为标准误(SEM)。SEM等于标准差除以样本量的平方根,反映样本均数的变异程度。

假设检验

假设是研究者感兴趣研究的关于总体的某个

结果的一个理论。统计分析检测两种假设，原假设和备择假设。原假设假定不同研究组或变量之间无差异或相关关系，而备择假设认为存在差异或相关关系。进行假设检验时，研究者常常需要决定他们的假设是否有方向，即使用单侧（有方向的）还是双侧（无方向的）的假设检验。在文献中，即使假设存在方向，通常更接受使用双侧检验，双侧检验被认为统计力更强并能降低发生Ⅰ型错误的概率。

统计错误与统计效能

　　研究者在研究开始之前确定他们愿意接受多大的错误至关重要。当研究者指出存在统计学显著差异而实际上并不存在差异（即假阳性）时，就发生了Ⅰ型错误。这样，只有当原假设为真时，才能发生Ⅰ型错误。当研究者未能指出统计学显著差异而实际存在差异（即假阴性）时，就发生了Ⅱ型错误。Ⅰ型错误和Ⅱ型错误是相互联系的；即当一种错误增加时，另一种错误就会降低。研究者在设计研究时必须仔细考虑这两种错误。人们开发了统计效能这种方法，允许研究者计算发现统计学显著结果的概率（当实际存在时）。增加统计效能减少了犯Ⅱ型错误的概率；但是也增加了犯Ⅰ型错误的概率。统计效能受四种因素的影响：α（拒绝原假设的概率值），效应量（治疗效果的大小），误差偏差（测量仪器的精确性）和样本量。通过增加检验水准 α（不推荐）、效应量或样本量以及减少误差偏差等方法，可以增加统计效能。推荐统计效能至少 0.80。但是，在生物医学科学中，一些研究者使用 0.90 或更高的统计效能，表明假阴性较假阳性更为有害。

统计显著与临床显著

　　研究过程的下一步是采用一种统计检验以评估研究样本是否存在差异或相关。首先，研究者感兴趣的是决定是否维持原假设或拒绝原假设而支持备择假设。统计检验产生的概率值（即 p 值）的范围是从 0 到 1。统计检验产生的 p 值是假定原假设为真（即现实中总体无差异或相关，实际观察到的差异或相关是由于抽样误差或随机变化引起），犯Ⅰ型错误的概率。如果 p 值小于 α，差异或相关被认为具有统计显著性。

　　与 p 值相似，α 的变化范围也是从 0 到 1；然而，大多数生物医学科学研究的 α 值设定为 0.05。偶尔有研究将 α 值设定为 0.01，导致更严格的统计检验（即发现统计显著的可能性更小）；但是这种情况很少。统计显著从来不能证明一个假设，只是支持一个假设。一个更严格的统计检验（即 $\alpha = 0.01$ 或 0.001）无论如何也不意味着发生了实际治疗效果。α 设定水平对于理论计算真实Ⅰ型错误发生率具有关键作用；即研究者能够容忍真实原假设被错误拒绝的水平。如果 p 值小于设定的 α 值，研究者拒绝原假设，支持备择假设，差异或相关被认为具有统计显著性。如果 p 值等于或大于 α 值，保留原假设，差异或相关不被认为具有统计显著性。

　　统计显著还可以通过计算关于估计的总体参数（如样本平均数）或检验统计量的可信区间来完成。可信区间说明了样本量和变异的大小；因此，可信区间越窄，数据的变异越小。可信区间提供一个可能包括未知总体参数的数值范围，报告可信区间一般使用 95% 可信度。但是，与 α 相似，可信度也是人为确定的，有些研究者使用 99% 可信度。95% 可信区间表示在条件不变的情况下（如样本量），如果对研究总体进行重复随机抽样，真实的总体参数落在该区间的概率为 95%。这样，区间内的每一个数值被视为总体参数的一个可能值。从上述我们已知，在一个正态分布中，大约 95% 的数值落在平均数的两个标准差（实际上在大约 1.96 个标准差）范围以内。根据中心极限理论，同样也适用于均数抽样分布中的 95% 的平均数。95% 可信区间的计算方法是，标准误乘以 1.96，然后用参数估计值加上或减去该数值，其结果分别为可信区间的上限和下限。利用围绕检验统计量的可信区间来决定统计显著性随统计检验类型而变化。对于大多数组间差异或相关（讨论见下）的参数检验，围绕检验统计量的 95% 可信区间如果包括零，即认为在 α 为 0.05 下无统计学意义。即这些类型的统计显著性分析实质上是检验差异或相关与零不同。这样，95% 可信区间包含零，实质上表示接受真实的总体差异或相关可能为零。或者，基于比（如 logistic 和 Cox 回归，讨论见下）的检验统计量的 95% 可信区间包含 1，则认为在 α 为 0.05 下无统计学意义。尽管这一点看上去与上述不同，实际上是非常相似，其解释完全一样。基于比值的统计检验产生的比数或风险的计算，是通过对检验统计量取幂来产生比数比。95%可信区间是基于取幂的值进行计算。因为这些值是取幂的,将这些比值转回原来未取幂的尺度时,需要计算自然对数。此外,1 的自然对数是零。这样,对于 logistic 回归产生的比数比的 95% 可信区间包含 1,表示支持真实总体参数可能实际为零(即 1 的自然对数)。

评估发现意义时应谨记,统计显著并不总是指示临床显著。统计显著可通过几种方法进行控制,最容易的方法是显著增加样本量。样本量增加可以人为地减少误差方差,其又反过来降低了标准误,检验统计量又是基于标准误,因此增加了统计显著的概率和犯 I 型错误的概率。

试验、非试验和准试验设计

无论是前瞻性研究设计还是文献评价,区别试验研究、非试验研究和准试验研究都很重要。尽管试验设计被大多数人视为金标准,但不要低估采用准试验设计和非试验设计进行的研究,只要其局限性得到考虑。

试验设计

在生物医学科学中,试验设计是指随机控制试验(RCT)。

非试验设计

这些研究在本质上为非随机、回顾性和相关性研究。非试验设计较 RCT 有几个优势,主要是成本低、较快的发表时间和更广的患者范围。非试验研究较 RCT 的优势促使其在生物医学科学中得以广泛使用。

准试验设计

这些研究看上去像是试验研究,但缺乏随机化。准试验设计很少用于生物医学研究,在社会科学研究中更为常见。

临床试验设计与分析

平行组设计

最常见的 RCT 是平行组设计,即:将观察对象随机分为固定的治疗水平(或臂),每个臂代表一个不同的治疗或对照(例如,安慰剂组、主动控制组)。

交叉设计

第二种最常见的 RCT 是采用交叉设计,该设计的主要目的是将观察对象他(她)自身作为控制组。与平行组设计相比,这种设计的主要优点是通常需要较少的观察对象。

适应性设计

适应性设计允许根据中期分析结果对研究设计或终点分析做出改变或调整。可以根据盲法数据或非盲法数据进行中期分析,从而对研究进行修正,以建立更加有效、安全和有益的试验,该试验更有可能证明治疗效果。

意向性治疗方法和符合方案集方法

有两种临床试验分析方法:意向性治疗方法(ITT)和符合方案集方法(PP)。ITT 法常常用于存在背离协议和患者失访的情况下,是文献中最常用的分析方法。ITT 法要求将所有最初随机化分组的研究对象均纳入分析,即通过计划的治疗协议而不是实际给予的治疗能够最好地评价治疗效果。PP 法只评估具有完整数据的依从参与者。尽管该方法分析直截了当,允许研究者评价更准确的治疗效果,但也存在明显不足,主要是降低了统计效能(与 ITT 法相比),因为数据不全的参与者没有在分析中被考虑,导致 I 型错误发生率增大。

分析平行组设计

在分析平行组设计时,传统方法是进行终点分析,通常包括采用独立样本 t 检验(两组)、单因素方差分析(ANOVA)(超过 2 组),或协变量分析(ANCOVA)(两组或以上,从统计学上控制基线测量),只使用最终测量(即终点分析)。

分析交叉设计

交叉设计目的是使用参与者自身作为控制组研究治疗效果。交叉设计要求进行初始顺序检测效应,采用双因素混合方差分析评价顺序与因变量(如便秘症状)的相互作用。当检测顺序效应时,如果存在统计学显著的相互作用,说明接受治疗的顺序影响治疗效果。如果相互作用不显著(即不存在顺序效应),终点分析通常采用配对样本 t 检验进行评估。

分析适应性设计

用于研究终点的统计分析一般包括独立样本

t 检验(即比较两个组),方差分析(即比较两个以上的组)或协变量分析(即从统计学上控制基线测量)。

统计技术

决定采用哪种统计检验基于多种因素——研究问题、研究设计、DV 和 IV 考虑以及假设违背——所有因素都相互联系。

自由度

自由度(df)是所有统计检验的一个至关重要的组分,大多数概率分布以及因此产生的统计显著性均基于自由度。自由度是存在假设违背时样本量是否足够的一个有用指标。

分类资料和记数资料检验

非参数检验

Pearson 卡方检验　Pearson 卡方检验(简称卡方检验)是生物医学科学中最常用的统计检验之一。它用于评估两个或多个相互独立组的两个变量(采用定类、二分类或分类尺度测量)的差异显著性。

Fisher's 确切检验　Fisher's 确切检验在生物医学文献中随处可见。该检验仅可用于 2×2 列联表;但在样本量较小时最有用。当被比较的两个变量为离散变量且处于相互独立的组中时,费舍尔确切检验与卡方检验完全相同。

Mantel – Haenszel 卡方检验　Mantel – Haenszel 卡方检验(或者 Cochran – Mantel – Haenszel 检验或 Mantel – Haenszel 检验)测量的是三个离散变量的相关性,这三个变量通常包括两个二分类自变量和一个分类的混杂变量或协变量。

检验与总体的差异

参数检验

单样本 Z 检验　单样本 z 检验用于评估研究样本均数与一个已知总体均数的差异。

单样本 T 检验　只有在极个别情况下总体标准差为已知;这样,检验统计量通常必须基于样本数据(即标准差和样本量)。单样本 t 检验适用于总体均数已知或者至少可以根据大量的数据估计出总体均数。

非参数检验

二项分布检验　二项分布检验用于当因变量为二分类变量(如住院患者或门诊患者,男性或女性),所有可能的数据(或结果)是且只能是两个类别的其中之一。二项分布检验使用二项分布来检验样本部分是否与随机期望部分(即期望的总体部分)存在差异的确切概率。

Kolmogorov – Smirnov 单样本检验　Kolmogorov – Smirnov 单样本检验是一种拟合优度检验,用于决定研究者的样本数据分布与一个理论总体分布的一致程度。

组间差异检验

参数检验

独立样本 t 检验　独立样本 t 检验(也称 Student's t 检验)用于评估两个相互排斥(即独立)组间均数是否在统计学上有显著性差异。

单因素方差分析　单因素方差分析(ANOVA)是独立样本 t 检验的扩展,适用于评估三个或三个以上相互独立组间均数的差异。

协方差分析　协方差分析(ANCOVA)是单因素方差分析的扩展,这种分析在评估主要效果和相互作用之前,对一个或更多混杂变量(即所谓的协变量)进行统计学调整。即协方差分析调整了所有组的均数,使得好像所有观察对象在协变量的得分相等。

非参数检验

Mann – Whitney 检验　Mann – Whitney 检验是独立样本 t 检验的非参数替代方法,是最有力的非参数检验之一。适用于连续性因变量的分布为非正态性或者因变量采用次序尺度进行测量。Mann – Whitney 检验基于等级资料,即不是像独立样本 t 检验那样使用因变量的实际值,而是对每个参与者的因变量数值进行排列,最高值给予最高的等级,最低值给予最低的等级。然后将每组的等级相加,该检验用以评估组间等级总和的差异是否具有统计学意义。

Kruskal – Wallis 单因素秩和方差分析　Kruskal – Wallis 单因素秩和方差分析(或简称 Kruskal – Wallis 检验)是单因素方差分析的非参数替代检验。该检验是 Mann – Whitney 检验的扩展形式,适用于评估三个或以上的相互独立组间的差异。Kruskal – Wallis 检验通常用于连续性因变量不是正态分布或者因变量为定序资料。

组内差异检验

参数检验

成对样本 T 检验 成对样本 t 检验(也称配对 t 检验或嵌套 t 检验)适用于同一组研究对象的因变量测定两次,或两组研究对象根据具体特性进行一一匹配。

单因素重复测定方差分析 单因素重复测定方差分析(或简单重复测定方差分析)是成对样本 t 检验的扩展,适用于因变量进行三次或以上测定的情况,即对相同观察对象进行重复测定或对三个或三个以上匹配小组进行一次测定。

非参数检验

Wilcoxon 符号秩检验 Wilcoxon 符号秩检验(或简称符号秩检验)是成对样本 t 检验的非参数替代检验。这种检验方法通常适用于因变量分布为非正态或因变量采用次序尺度测量,以评价两次重复测定(或两个匹配组之间)的差异。

Fridman 两因素秩和方差分析 Fridman 两因素秩和方差分析(或简称 Fridman 检验)是单因素重复测量方差分析的非参数替代方法,是符号秩检验的扩展形式,适用于三次或以上重复测量的情况。与其他非参数检验类似,该检验常用于因变量为非正态分布或采取次序尺度测量。Fridman 检验是基于等级资料,高分值赋予高的等级,用于评估重复测量差异的统计学意义。

符号检验 符号检验是另一个成对样本 t 检验的非参数替代方法。与符号秩检验相似,符号检验通常适用于因变量为非正态分布或采取次序尺度测量的情况。

McNemar 变化检验 McNemar 变化检验(或简称 McNemar 检验)是卡方检验和 Fisher's 确切检验的扩展,适用于研究对象在两个不同情况下进行测量,以评估两次重复测量所观察到的变化是否有统计学意义。

Cochran Q 检验 Cochran Q 检验(或简称 Cochran Q)是 McNemar 检验的扩展,适用于对观察单位在三次或三次以上处理后进行重复测量的情况。与 McNemar 检验相似,因变量必须采用二分类尺度进行重复测定。

关系或关联检验

探索两个或更多变量之间的关联或关系时,使用两个具体的分析类型——相关或回归。这些分析用于决定关联或关系的强度和方向。相关分析说明两个变量的相互关系(如一个变量的改变如何受另一个变量的影响)。相关关系并不意味着因果关系,注意这一点很重要。回归分析是一种相关分析,用于利用一些变量值来预测另一个变量值。在这种分析中,研究者试图确定自变量或协变量可以解释的因变量的变异程度。需要注意,回归分析可允许有多种自变量或协变量,这些变量可以用任何尺度进行测量。这种分析被称为多变量或多元分析。

参数检验

Pearson 积差相关 Pearson 积差相关(或简称 Pearson 相关或 Pearson's r)是最常用的相关分析之一,检测两个连续变量间的线性关系的方向和强度。Pearson r 的范围为 – 1 到 1,r 为 0 时表示无相关。当相关系数接近 – 1 或 1 时,相关程度增强。正相关(例如 0.30 或 0.99)表示当一个变量值增加时,另一个变量值也增加;而负相关(如 – 0.50或 – 0.80)表示当一个变量值增加时,另外一个变量值在减小。

简单线性回归 相关关系的大小直接与线性关系的强度有关。线性关系的模式通常以回归线来确定。回归线是描述一个连续性反应变量(DV)如何随着解释变量(IV)改变而变化的最优拟合线。在简单线性回归中,统计检验回归线的坡度是否与零(即无坡度或水平)具有统计学差异。

多元线性回归 多元(有时称为多变量)线性回归是简单线性回归的扩展,用于研究一个连续性因变量和多个自变量或协变量的关系。谨记:自变量是特定的研究者感兴趣的解释变量,而协变量是一个多余变量,其与因变量显著相关但不是研究兴趣所在。也就是说,由于协变量与 DV 相关或之前研究显示他们是重要的,因此通常被包括在内。在多元线性回归中,自变量可以是任何连续变量或离散变量的组合(如身高、性别、HbA1c)。此外,该分析通常优于简单线性回归分析,因为纳入额外的自变量通常提高了对因变量变异的解释度,即更高的 R^2 值。

非参数检验

Spearman 等级相关系数 Spearman 等级相关系数(r_s)也称为 Spearman ρ,是 Pearson's r 的非参数替换方法。该相关用于下列情形:两个变量被认为非正态分布;变量采取次序尺度测量;或两个变量为非线性关系。该相关是基于等级序列资料,而不是实际数值。

Logistic 回归 Logistic 回归分析的解释与线性回归相似;因此,对简单线性回归和多元线性回归的基本理解非常有用。Logistic 回归适用于因变量为离散型数据且自变量与因变量为非线性关系的情况。

生存分析 生存分析(或失败分析)包括两种在生物医学科学中最常用的统计技术——Kaplan - Meier 法和 Cox 回归。一般情况下,生存分析关注的是时间 - 事件数据;即出现研究结果的时间。在生存分析中,没有出现研究结果(在生存分析中称为事件)的观察对象视为存活,而那些出现事件的观察对象视为失败。

案例应用

1. 下列哪一个是研究的结果变量?选出所有正确答案。
   a. 因变量
   b. 自变量
   c. 混杂变量
   d. 总体

2. 下列哪一个表示测量的尺度?选出所有正确答案。
   a. 名目
   b. 次序
   c. 等距
   d. 等比

3. 南卡罗莱纳州的一位药房实习生将评价达托霉素作为她本年的研究项目。她在评价 18 个月内的所有患者,并将其与万古霉素进行比较。主要结果是临床反应,后者定义为 5 天内细菌清除。她的数据收集表有两个主要结果的空格(是或否)。该实习生收集的数据属于哪种测量尺度?
   a. 名目尺度
   b. 次序尺度
   c. 等距尺度
   d. 等比尺度

4. 问题 3 中的药房实习生完成了她的研究,研究表明万古

霉素较达托霉素具有更高的 5 天菌血症治愈率。由于样本量较小(17 例达托霉素患者和 34 例万古霉素患者),她担心研究有错误。此外,她还担心以"是或否"作为测量对结果有影响。她计划重复该研究,并做了两处修改:①她征募了其他药房实习生参加研究以增加样本量;②她将主要结果改为菌血症天数。她将记录天数直至患者血培养阴性。该实习生目前收集的数据属于哪种测量尺度?
   a. 名目尺度
   b. 次序尺度
   c. 等距尺度
   d. 等比尺度

5. 该药房实习生还测量了肥胖对临床结果的影响。她记录了每位患者的体重、身高和体重指数。她记录的哪种变量类型?
   a. 连续型变量
   b. 离散型变量
   c. 分类变量
   d. 二分类变量

6. 该实习生正在对重复的达托霉素研究进行编辑。一个同事收集的变量与她相同。但是,该同事不是记录实际的体重指数,而是根据 WHO 肥胖分类对患者进行分类。该同事使用 WHO 系统记录的变量属于哪一种?选出所有正确答案。
   a. 连续型变量
   b. 离散型变量
   c. 分类变量
   d. 二分类变量

7. 下列哪些属于集中趋势指标?选出所有正确答案。
   a. 均数
   b. 中位数
   c. 众数
   d. 平均值

8. 下列哪一个集中趋势指标的计算是将所有变量数据的总和除以总患者人数?选出所有正确答案。
   a. 均数
   b. 中位数
   c. 众数
   d. 50 百分位

9. 问题 3 中的药房实习生正在书写她的实习报告(第一个研究)。她必须报告适当的集中趋势指标。她应当为她的主要结果选用哪种集中趋势指标?选出所有正确答案。
   a. 均数
   b. 中位数
   c. 众数

d. 平均值

10. 该药房实习生已完成了她的研究报告,正在对第二个研究进行分析。她决定采用 WHO 分类的体重指数。她应当使用哪种集中趋势指标? 选出所有正确答案。

 a. 均数

 b. 中位数

 c. 众数

d. 50 百分位

11. 下列哪些属于变异指标? 选出所有正确答案。

 a. 标准差

 b. 极差

 c. 四分位距

 d. 方差

要点小结

■ 总体是指宇宙中所有同质观察单位的全体,样本是从总体中抽取的、代表具体研究总体的部分观察单位。这样,通过抽取样本就可以外推研究总体。

■ 变量是具有可观察性或可测性特征的概念。数据是赋予总体中每个个体关于变量的测量值。例如,变量是患者性别,而数据是指患者为男性或女性。有三种类型的变量:因变量(DV),自变量(IV)和混杂变量。

■ 有四种测量水平:名目尺度,次序尺度,等距尺度和等比尺度。测量尺度是决定适当的统计检验以回答研究问题和假设时的一个重要考量。

■ 名目尺度包括的各种类型没有暗含的等级或顺序(男性对女性,缺乏对存在)。

■ 次序尺度具有名目变量的所有特征;但是,数据的类别按照等级排序。

■ 等距尺度包括在一个连续尺度上的有顺序的数据点,没有真实的零点。

■ 等比尺度与等距尺度的差别在于前者具有一个绝对零点。

■ 有两种统计类型:描述性统计和统计推断。

■ 描述统计以一种非常基本的方式展示、组织和概括数据,提供有关数据全貌和分布假设的信息。

■ 统计推断是与随机变异相对应,检验研究样本之间存在差异或关联,允许可靠的发现能够外推到研究总体。

■ 集中趋势指标有助于从数字上确认数据分布。常用的集中趋势指标有:平均数,中位数和众数。

■ 变异(或离散)指标包括极差,四分位距,方差和标准差。变异指标用于显示变量数据的散布情况。这些指标也可与集中趋势指标联合,用于评估数据围绕平均数和中位数的分散程度。

■ 流行病学研究疾病在人群中的分布情况以及影响该分布的各种因素(或暴露)。

■ 发病率是测量一定期间内,一定人群中新发生某事件或结果的频率。

■ 患病率是测量在某一时间点时所有发生某事件或结果的患者人数。

■ 相对危险度定义为风险暴露组发生某事件的概率与非暴露组发生该事件的概率之比。

■ 敏感性、特异性和预测值(阳性和阴性)测量的是检验正确识别经历事件和未经历事件的能力。

■ 假设是研究者感兴趣研究的关于总体某个结果的一个理论。

■ 当研究者指出存在统计学显著差异而实际上并不存在差异时(即假阳性),就发生了 I 型错误。

■ 当研究者未能指出而实际存在统计学显著差异时(即假阴性),就发生了 II 型错误。

■ 统计效能作为一种工具,允许研究者能够计算出发生统计学显著结果的概率(当实际存在时)。

■ ITT 法要求分析包含所有最初随机分组的研究对象。

参考文献

Bentley JP. Biostatistics and pharmacoepidemiology//Yang Y, West – Strum D, et al. Understanding Pharmacoepidemiology. New York, NY: McGraw – Hill, 2011: chap 5.

Dawson B, Trapp RG. Analyzing research questions about survival//Dawson B, Trapp RG, et al. Basic & Clinical Biostatistics, 4th ed. New York, NY: McGraw – Hill, 2004: chap 9.

Said Q. Other methodological issues//Yang Y, West – Strum D, et al. Understanding Pharmacoepidemiology. New York, NY: McGraw – Hill, 2011: chap 6.

Shargel L, Wu – Pong S, Yu AC. Appendix A: statistics//Shargel L, Wu – Pong S, Yu AC, et al. Applied Biopharmaceutics & Pharmacokinetics. 6th ed. New York, NY: McGraw – Hill, 2012.

Walters RW, Kier KL. Te application of statistical analysis in the biomedical sciences//Malone PM, Kier KL, Stanovich JE, et al. Drug Information: A Guide for Pharmacists. 4th ed. New York, NY: McGraw – Hill, 2012: chap 8.

第73章 | 药物经济学

S. Scott Sutton

译者 方 宇 张抗怀 计文婧 田 云 沈 倩

基础概述

药物经济学是描述和分析药物治疗在卫生保健系统和社会中的成本。药物经济学研究是对药品和药学服务的成本和产生的效果进行识别、测量和比较。决策者使用这些方法来评价和比较不同治疗方案的总成本和与之相关的效果。为了更直观地表示,设想一个等式的两侧分别为:①为了获得和使用药品所需的投入(花费);②健康相关的不同产出(图73-1)。这个等式的中间是药品,用符号 R_x 来表示。如果只对等式的左侧进行测量,而不考虑产出,即为成本分析。如果只对等式右侧进行测量,而不考虑成本,则为临床研究或结果研究。药物经济学对等式两侧都进行测量。结果研究被定义为识别、测量和评价卫生服务的最终结果。它不仅包含临床或经济学结果,也包含患者健康状况以及他们对卫生服务的满意度等类型的结果。药物经济学是一种结果研究,但并不是所有的结果研究都是药物经济学研究。

成本($)━━━━▶ R_x ━━━━▶ 结果

图73-1 药物经济学研究描述

引自:Malone PM, Kier KL, Stanovich JE, et al. Drug information: A Guide for pharmacists, 4e. New York, NY: McGraw-Hill, 2012: chap 6

药物经济学分析的模型

以下四种药物经济学分析方法用货币来测量成本或投入,并评估与之相关的结果(表73-1)。根据评估结果所用的方法对药物经济学进行分类,包括:

1. 最小成本分析法(CMA):结果被认为是相等的。

2. 成本效益分析法(CBA):结果通过货币测量。

3. 成本效果分析法(CEA):结果通过自然单位测量(如治愈情况、寿命、血压)。

4. 成本效用分析法(CUA):结果考虑患者的偏好(或效用)。

成本评估

成本评估是图73-1中等式左侧的内容。计算成本的目的是估计在结果产生过程中所使用的资源。药物经济学研究将成本分为以下四种类型:

1. 直接医疗成本:是指"直接"用于提供治疗的医疗相关投入。例如包括药品、门诊就诊、急诊就诊以及住院等产生的费用。

2. 直接非医疗成本:是指本质上不属于医疗成本,但又与治疗直接相关的成本。例如包括去医院或看医生所产生的往返交通费用,患者临时雇人照顾孩子的花费,外地就诊时患者及其家庭成员的餐饮和住宿花费。

3. 间接成本:是指因患者疾病或死亡导致的生产能力丧失。需要注意的是,会计学上的"间接成本"(用于分配经常性开支)不同于经济学上的"间接成本",后者指的是患者或其家人因疾病所导致的生产能力丧失。

4. 无形成本:包括因疾病或者疾病治疗产生的疼痛、痛苦、焦虑或疲劳。很难对无形成本进行测量或赋值。

表73-1 药物经济学分析方法的类型

方法	成本计算单位	结果测量单位
最小成本分析法(CMA)	美元	假设对照各组等效分析
成本效益分析法(CBA)	美元	美元
成本效果分析法(CEA)	美元	自然单位(寿命、血压mmHg、血糖 mmol/L)
成本效用分析法(CUA)	美元	质量调整生命年或者其他效用指标

引自:Wilson JP, rascati KL. Pharmacoeconomics//Malone PM, Kier KL, Stanovich Je, et al. Drug Information: A Guide for Pharmacists, 4e. New York, NY: Mcgraw-Hill, 2012; chap 6

点击 http://www.mhpharmacotherapy.com/ 上的评论标签,查看完整的书籍参考资料,同时可获得两次可评分的互动练习测试。

一种疾病的治疗可能包括所有四种成本。例如：手术的成本包括该手术的直接医疗成本（药品、病房费、实验室检验和医师服务费），直接非医疗成本（术前的交通和住宿费用），间接成本（患者在手术期间和恢复期间无法工作导致的损失），以及无形成本（疼痛和焦虑）。许多研究只报告了直接医疗成本。这在某些研究目的及研究视角下也许是适当的。例如：如果研究目的是比较医院中两种手术方案直接医疗成本的差异（如比较心脏搭桥手术中使用高剂量和低剂量的蛋白酶抑制剂），但前提假设是两者有相同的非医疗成本、间接成本和无形成本，则不必计算所有四种类型的成本。

为了决定有哪些重要的成本需要测量，必须明确研究视角。研究视角是一个药物经济学术语，阐明根据研究目的应考虑谁的成本。经济学理论建议最恰当的视角是从整个社会的角度去考虑。社会成本包含保险公司的成本、患者的成本以及劳动力丧失所造成的间接成本。尽管根据经济学理论这是最恰当的研究视角，但是这在药物经济学文献中很少见。药物经济学研究中最常用的视角是站在机构或者支付方的立场上。支付方视角可能包括第三方计划成本、患者成本或者患者共付和第三方计划成本的结合。

成本的时间调整

为评估成本收集的信息始于研究开始的一年以前，或者是在研究开始后未来一年以上，则需要对成本进行调整。如果用于评估资源使用的回顾性数据时间跨越数年，那么这些成本就需要调整到当前这一年。例如，如果一项研究的目的是评价治疗某种感染的 A、B 两种抗生素的成本差异，则需要回顾过去的病例来收集这两种抗生素的使用信息。如果这些回顾性的病例信息时间跨度超过了一年，则有必要调整这两种药品的治疗成本，方法是首先计算每个病例中药品的使用剂量数，然后分别乘以每种药品当前的单位剂量成本。

如果成本估算是基于未来几年内需要花费或可能节约的费用，则需要另一种类型的调整，即折现。这是一个关于货币时间价值的概念。大多数人（以及商家）倾向于当下收到资金，而不是未来的哪一天。因此，今天收到的 1 美元比明年的 1 美元价值更高（货币的时间价值）。贴现率，一个金融术语，是参考预计的通货膨胀率以及借款利率来计算资本成本，然后估计货币的时间价值。通过这个参数，可以计算未来花费或节省的资金现值（PV）。折现系数等于 $1/(1+r)^n$，r 表示贴现率，n 表示产生花费或节省的年数。例如，如果一项新的药学服务项目在未来 3 年内每年的成本是 5000 美元，贴现率是 5%，那么所花费资金的现值是 14 297 美元［第一年 5000 美元 + 第二年 5000 美元/1.05 + 第三年 5000 美元/$(1.05)^2$］（注意折现是从第二年才开始计算的）。目前文献中最常见的贴现率是 3% ~ 5%，近似于目前的贷款利率。

结果评估

结果评估是图 73 – 1 中等式右侧的内容。共有 4 种方法来测量结果（最小成本法、成本效益法、成本效果法、成本效用法），每种测量都与不同的药物经济学分析方法相关。

最小成本分析法

最小成本分析法用货币来衡量成本，并假设结果是相同的。例如当测量和比较治疗效果相当的两种药品（如格列吡嗪和格列本脲）的成本时，认为治疗结果（如效果、不良反应发生率）是相同的，但是成本不同。一些研究者认为最小成本分析法不是一种真正的药物经济学研究，因为该方法仅对成本进行测量，而不测量结果。另有一些研究者认为最小成本法的优势是在已证明结果相等的基础上进行分析，这种证据可以基于之前的研究、出版物或者专家观点。与其他类型的研究相比，这种研究类型的优点是不需要测量结果，缺点是该方法只能在假定结果一致的情况下使用。

实例

一家医院需要确定是否应该将一种新的静脉注射抗生素加入处方集，该药品与本医院目前正在使用的抗生素具有相同的治疗作用和不良反应。新药的优点是每天仅需给药 1 次，而原有抗生素每天需要用 3 次。因为两种药品的治疗结果几乎相同，所以研究目的是评估两种药品对于医院的成本（从医院的视角），仅需对直接医疗成本进行测量和比较。直接医疗成本包括每种药品的每日花费、药师每次用于调配药品所花费的时间，以及护士每次用于给药所花费的时间。虽然新药的成本略高于目前使用的抗生素,但较低的调配和给药成本(每天 1 次与每天 3 次)会抵消此差异。如果从医院的角度出发,使用这两种药品的直接非医疗成本、间接成本和隐形成本预计相同,因此在比较时并不包含这些成本。

氨基糖苷类药品可以每天给药使用 1 次(加强剂量)或者使用传统的剂量方案是每 8 小时使用一次。最小成本分析法可用于比较这两种给药方案的成本。每 8 小时一次的药品购买价格是43.70美元,每天 1 次的药品购买价格是55.39美元。每天 3 次的小包装袋(29.32 美元)、调配(13.81 美元)、给药(67.63 美元),总成本合计110.76 美元,而每天 1 次的总成本是42.23 美元(小包装袋10.90 美元,调配6.20 美元,给药25.13 美元)。在临床治疗效果相同的情况下,每天 1 次的氨基糖苷类给药方案降低了医院成本(97.62美元 VS154.46 美元)。注:此分析不包含实验室内药物浓度测定的成本。

成本效益分析法

成本 - 效益分析以货币形式测量投入和产出。使用该方法的一个优点是可以在不同产出结果的方案之间进行比较,因为每种结果都被转换成相同的单位(元)。例如,可以比较提供药动学服务与提供糖尿病门诊两种方案的成本(投入)与节约的成本(产出),即使不同方案具有不同类型的结果。进行成本效益分析有助于医疗机构决定如何才能最好地利用他们的资源来取得经济收益。例如,沃尔特里德陆军医学中心(Walter Reed Army Medical Center)的一项研究评估了在其医疗团队中增加药师所需要的成本和节约的费用。如果时间跨度超过 1 年,则需要对治疗或服务的成本及收益(或成本节约)进行折现。比较成本和收益(货币形式的结果)可以通过以下两种方法之一来完成:一种方法是用估计的收益除以估计的成本,产生一个效益 - 成本比。当这个比值大于 1时,该方案就具有成本效益。另外一种方法是从收益中减去成本,产生一个净收益值。如果该数值是正数,该方案就具有成本效益。

成本 - 效益分析法的另一种较为复杂的应用是临床结果的测量(例如,避免死亡、降低血压及减少疼痛),并对这些临床结果赋予货币价值。这种成本效益分析法在药学文献中并不常见。这种方法的优点在于使具有不同类型结果的方案都可以被评估,缺点是很难用货币衡量疼痛、痛苦及人的生命。经济学家常用两种方法来衡量这些类型的结果,人力资本法(HC)和支付意愿法(WTP)。人力资本法假定健康效益的价值等于它们所具有的经济生产力。疾病的成本等于因疾病所导致的生产力丧失的成本。个人的税前期望收入以及/或者非市场活动的投入价值(例如,做家务、照顾孩子)被用于估计个人的健康收益。人力资本法被用于计算给大学生注射脑膜炎球菌疫苗的成本和收益。该研究估计每名大学生未来的生产力价值是一百万美元。使用此方法也存在一些弊端,如人们的收入也许不能反映他们给社会带来的实际价值,而且这种方法缺乏权威研究文献支持。支付意愿法是通过估计人们愿意支付多少钱来降低他们不良健康后果的风险,来评估健康收益的价值。例如,如果一组人平均每人愿意支付 100美元以使得他们的死亡风险从 1:1000 降低到1:2000,那么理论上每个生命的价值是 200 000 美元[100 美元/(0.001 - 0.0005)]。这种方法的问题是人们表达出的支付意愿可能与他们实际支付的情况不一致,而且人们是否能够真正理解不良健康风险减少 0.0005 的含义,就这一点来说是有争议的。

实例

一家单体药店的老板在考虑提供一项新的临床药学服务。分析的目的是评估两种可选方案在未来 3 年内的成本以及货币收益。临床服务 A 的启动经费以及第一年的运营成本合计 50 000 美元,第二年和第三年需要 20 000 美元。三年中,临床服务 A 每年能增加 40 000 美元的经济收入。临床服务 B 的启动经费和第一年的运营成本合计 40 000 美元,第二年和第三年需要 30 000 美元。临床服务 B 每年能增加 45 000 美元的经济收入。表73 - 2 基于药房所有者角度展示了这两种选择在不考虑贴现率以及考虑 5% 的贴现率时的比较情况。尽管两种服务均具有成本效益,但临床服务 B 的效益 - 成本比和净收益值均高于临床服务 A。

表 73 - 2　成本效益分析法实例

	第一年金额（第一年没有折现）	第二年金额（折现后金额）	第三年金额（折现后金额）	总金额（折现后金额）	效益 - 成本比（折现后金额）	净收益值（折现后金额）
A 的成本	$50 000（$50 000）	$20 000（$19 048）	$20 000（$18 140）	$90 000（$87 188）	$120 000/$90 000 = 1.33:1（$114 376/87 188 = 1.31:1）	$120 000 ~ $90 000 = $30 000（$114 376 - 87 188 = 27 188）
A 的收益	$40 000（$40 000）	$40 000（$38 095）	$40 000（$36 281）	$120 000（$114 376）		
B 的成本	$40 000（$40 000）	$30 000（$28 571）	$30 000（$27 211）	$100 000（$95 782）	$135 000/100 000 = 1.35:1（$128 673/95 782 = 1.34:1）	$135 000 ~ 100 000 = 35 000（$128 673 - 95 782 = 32 891）
B 的收益	$45 000（$45 000）	$45 000（$42 857）	$45 000（$40 816）	$135 000（$128 673）		

引自：Wilson JP, Rascati KL. Pharmacoeconomics//Malone PM, Kier KL, Stanovich JE, et al. Drug Information：A Guide for Pharmacists, 4e. New York，NY：McGraw - Hill，2012：chap 6

成本效果分析法

这是药物经济学中最常用的分析方法，它用货币衡量成本，用自然单位（如治愈、挽救生命、血压）衡量结果。该方法的优点在于健康单位是常规结果，从业人员易于理解，而且这些结果不必转换成货币价值。另一方面，用于比较的方案的结果采用相同的测量单位，例如两种治疗方法挽救的生命数量。如果比较时重要的自然单位结果不止一个，则需要对每个结果计算成本效果比。不像成本效益分析法（结果是美元）和成本效用分析法（结果指标是质量调整生命年）那样，成本 - 效果分析的不同结果不可以合并成相同的测量单位。因为成本效果分析法是药学文献中最常用的药物经济学研究分析方法，所以可以找到很多例子：

■ 胃食管反流性疾病的两种治疗方法，通过内窥镜检查确认溃疡愈合和无症状时间两种情况来测量效果。

■ 两种降糖药的效果通过比较患者的血糖控制达标百分比来对比。

成本 - 效果网格（表 73 - 3）可以用于说明成本效果分析法的定义。为了确定一种治疗或服务是否具有成本效益，成本和结果都需要考虑。试想把一种新药与目前的标准治疗进行比较。如果新的治疗方法：①更有效并且成本更低（单元格 H）；②在同等成本时效果更好（单元格 G）；③有相同的效果，但成本更低（单元格 E），则认为新的治疗方法具有成本效益。另一方面，如果新药：①效果更差并且成本更高（单元格 C）；②有相同的效果但成本更高（单元格 F）；③在相同的成本时，效果更差（单元格 A），则认为这种新药不具有成本效益。还有其他 3 种可能：①新药的效果好，成本也更高（单元格 I）——一个很常见的结果；②成本更低但效果也更差（单元格 B）；③与标准治疗法有相同的效果和成本（单元格 D）。对于单元格 D，需要考虑一些其他因素来决定哪种药品更好。对于其他两种情况，通过计算增量成本 - 效果比率（ICER）来确定增加一单位的效果需要增加多少成本。由读者基于价值判断决定新药是否具有成本效益。判断增加的收益是否值得所增加的成本时存在潜在的主观性，这是成本 - 效果分析的一个缺点。

表 73 - 3　成本效果表格

成本效果	成本相等	成本更低	成本更高
效果更差	A	B	C
效果相同	D	E	F
效果更好	G	H	I

引自：Wlison JP, Rascati KL. Pharmacoeconmics//Malone PM, Kier KL, Stanovich JE, et al. Drug information：A Guide for Pharmacists, 4e. New York，NY：McGraw - Hill，2012：chap 6

实例

一家医学中心正在评估一种降胆固醇的新药,并投票决定是否将它纳入到处方集中。这种新药的降胆固醇作用与目前处方集中的药品相比作用更强;但是,新药价格也更高。从医学中心的视角进行分析(例如,新药对于医学中心的直接医疗成本),结果通过3种方式分别呈现于表73-4、73-5、73-6,以说明文献中不同方式阐述的成本和效果。表73-4简单呈现了两种选择的成本和效果。有时对于每一种选择,仅仅呈现了成本和效果而没有计算比值,这被称为成本结果分析(CCA)。

表 73-4　成本和结果

备选方案	12 个月的药品成本	12 个月降低的低密度脂蛋白(mg/dL)
目前的治疗方案	$1000	25
新药	$1500	30

引自:Wilson JP, Rascati KL. Pharmacoeconomics//Malone PM, Kier KL, Stanvich JE, et al. Drug information: A Guide for pharmacists, 4e. New York,NY:McGraw-Hill, 2012:chap 6

表 73-5　成本-效果比

备选方案	12 个月的药品成本	12 个月降低的低密度脂蛋白	降低每单位低密度脂蛋白的平均成本
目前的治疗方案	$1000	25mg/dL	$40/mg/dL
新药	$1500	30mg/dL	$50/mg/dL

引自:Wilson JP, Rascati KL. Pharmacoeconomics//Malone PM, Kier KL, Stanvich JE, et al. Drug information: A Guide for pharmacists, 4e. New York,NY:McGraw-Hill, 2012:chap 6

第二种呈现结果的方法包含了每种方案的平均成本效果比(CER)。表73-5展现了两种方案的成本-效果比。成本效果比是所使用资源与每单位临床收益的比值,说明这个计算是相对于不作为或不采取治疗而言。在这个案例中,目前使用的药品每降低1mg/mL低密度脂蛋白的成本是40美元,而同样条件下新药的花费是50美元。在临床上,罕见问到“我们是否应该治疗这个患者?”或者“干预或者不干预的成本和结果分别是怎么样的?”此类问题。更常见的问题是“与另一种治疗方法相比,这种治疗方法的成本和结果如何?”为了回答这类更常见的问题,需要计算增量成本-效果比(ICER)。增量成本-效果比(ICER)是成本之差除以效果之差。大多数经济学家同意增量成本-效果比(增加一单位效果时需要增加的成本)是呈现成本-效果分析结果更恰当的方式。表73-6呈现了新药与目前治疗方案的增量成本效果(产生多一单位效果所带来的成本)。对于新药,每多降低1mg/dL低密度脂蛋白增加了100美元的花费。处方管理委员会需要判断增加的效果(临床治疗效果的提升)是否值得增加的支出。在这个案例中,成本和效果的发生都在1年内,不用考虑折现率。如果增量计算产生负数,则表示这种治疗方法更有效、花费更低,或相对于其他的选择具有优势。这种负值的大小很难解释,所以建议作者只说明哪种治疗方法具有优势。如前文所述,当一个备选方案与其他方案比较,价格更高但效果也更好时,增量成本-效果比(ICER)被用于确定每单位健康产出的提升所需增加的成本。临床医生必需斟酌这种类型的信息,这也成为一种临床需求。很多经济学家认为这种不确定性是导致成本-效果分析法也许不能被作为优先选择的药物经济学分析方法的原因。

表 73-6　增量成本-效果比

备选方案	12 个月的药品成本	12 个月降低的低密度脂蛋白(LDL)	低密度脂蛋白边际降低值的增量成本
目前的治疗方案	$1000	25mg/dL	($1500~$1000)/(30~25mg/dL) = $100/mg/dL
新药	$1500	30mg/dL	

引自:Wilson JP, Rascati KL. Pharmacoeconomics//Malone PM, Kier KL, Stanvich JE, et al. Drug information: A Guide for pharmacists, 4e. New York,NY:McGraw-Hill, 2012:chap

成本－效用分析法

成本－效用分析（CUA）在测量健康结果时考虑患者的偏好，也称效用。CUA中最常用的单位是质量调整生命年（QALYs）。QALY是一种结合生命质量和数量的健康效用测量，通过某些估价过程确定。使用这种方法的优点是可以使用共同的单位（QALYs）比较不同类别的健康产出，而不需要将这些健康产出转化为货币值（如CBA）。缺点是确定一个精确的QALY值比较难。这是一种相对新的结果测量方式，还未被健康提供者和决策者理解和接受，因此，这种方法在药学文献中并不常见。研究者之所以致力建立一种测量QALYs的方法在于他们认为，一种健康状况1年（被用于CEAs中的一个自然单位结果）的权重并不等于另一种健康状况中的1年。例如：如果两种治疗方式都增加了10年的生命，但一种是健康状态下的10年，而另外一种是伤残状况下的10年，两种治疗的结果是不等同的。因此，对于增加的生命年进行质量调整是必要的。计算QALYs时，健康状况良好的1年得1分；如果由于疾病或治疗降低了健康相关生命质量（HR－QOL），那么这个状态的1年是低于1分的。这个单位可以比较发病率和死亡率。按照惯例，健康状况良好1年得1分，死亡得0分，那么这两者之间的分数如何确定呢？下面讨论的是确定QALY测量分值的不同方法。

有三种常用的确定QALY分值的方法：尺度评分法（RS）、标准赌博法（SG）和时间权衡法（TTO）。尺度评分法由一条线段组成，有点像温度计，最好的健康状况在最顶端（100），死亡在最底端（0）。告诉患者不同的疾病状况，然后要求患者将自己的疾病状况标注在刻度尺上，以显示患者相对于所有已描述疾病的偏好。例如：如果患者把疾病状况置于刻度尺上的70，那么他的QALYs值得0.7分。

第二种测量患者偏好（效用）值的方法是标准赌博法。这种方法，患者面临两种选择：选择一是有两种可能结果的治疗，恢复到正常状况或很快死亡；选择二是终身患有某种慢性病的特定结果。变动死亡概率P，直到患者认为两种选择无差异。举例：一个肾病患者有两种选择，一是肾移植，但在手术操作过程中有20%的死亡风险，二是在余生都采取肾透析。如果患者认为这两种选择无差异（当手术的死亡风险高于20%时患者就不会选择手术），那么QALY的计算方法为$1-P$，即0.8QALY。

第三种测量健康偏好的方法是时间权衡法。这个方法也是提供两种选择。选择一是以某种疾病状态存活时间长度为t，然后死亡；选择二是健康存活时间长度x，并且$x < t$。变动时间x直到患者认为两种选择没有差异。患者愿意放弃疾病状态生活的时间（$t-x$）来换取健康状态生活的时间（x），以前者占带病存活时间的比例来估计他的QALY值。例如，一个患者有两种状况，一种是以盲人的状态生活50年，另一种是完全健康（能够看见）生活25年，如果这个患者认为这两种选择无差别的话（他宁愿看不见的生活也不愿放弃剩下的生命），那么这种疾病状况（眼盲）的QALY值为0.5。

正如人们认为的那样，QALY测量并不像CEAs中用到的自然健康计量单位（如血压和胆固醇）那么精确或科学。关于QALY测量的若干问题在文献中仍有争论。其中一个问题是，谁的观点是最合理的。让相应疾病的患者参与到评定健康状态得分的一个优点是，这些患者可能比一般人更了解疾病的影响，但是有学者认为，与他们未患过的疾病相比，这些患者可能会对自己所患疾病持有偏见。一些人认为医务人员能提出良好的评估，因为他们了解各种各样的疾病。但是另外一些人认为，这些专业人员可能不像患者或普通大众那样将不适和残疾状况看待的那么严重。

另外一个争议是哪种测量患者偏好或者效用值的方法最好？采用不同的测量方法得到的效用值可能不同。最后，效用测量由于对轻微的但有临床意义的健康状态变化不敏感而受到批评。

实例

一项分析评估了治疗非小细胞肺癌的两种化疗方案[长春地辛和顺铂（VP方案），环磷酰胺、阿霉素和顺铂（CAP）]和最佳维持疗法（BSC）的成本和效用结果。从卫生服务提供者或支付方的角度分析。采用时间权衡法，由肿瘤病房的工作人员来估计治疗效用值。尽管化疗方案（VP214天、CAP165天）比最佳维持疗法（112天）能提供更长的生存时间，但是采用时间权衡法所得的生命质量值显示维持疗法（0.61）比化疗方案（0.34）更高。用存活时间乘以时间权衡法得分,BSC 的结果是估计为 0.19 个质量调整生命年,这个结果和 VP 的一样,但比 CAP(0.15 个质量调整生命年)要高。三种方案对于医疗保健系统的成本分别是:BSC 约 5000 \$、VP 为 10 000 \$、CAP 为 7000 \$(由于成本数据非正态,作者采用中位数而不是平均数来表述成本)。除了结果单位是质量调整生命年之外,成本效用比的计算与成本效益比的计算方法相似。因此,BSC 的成本效用比大约是 26 000 美元/QALY,化疗方案的成本效用比大约是 44 000 ~ 52 000 美元/QALY。质量调整生命年测量结果发现,由于 BSC 至少等效,而且比其他两种方案便宜,因此,不需要计算边际(或增量)成本效用比。只有在估计额外效益所需的额外成本时才要计算边际成本效用比,当额外效益是以更低的成本获得时无须计算。

开展一项药物经济学分析

开展一项药物经济学分析具有挑战性。资源(如时间、专业知识、数据和金钱)有限。缺乏计算机自动化导致无法获得用于构建模型的数据。不同药物疗法的比较研究很难获得或者设计质量不高。由于资源的缺乏,临床试验的结果可能不会为分析机构所用。药物经济学分析方法如上所述。所有描述过的四种分析类型(即 CMA、CBA、CEA 和 CUA)均应遵循以下 10 个基本步骤。

第一步:确定研究问题

这一步是不言而喻的。分析所关注的问题或目的是什么?例如,"研究目的是分析确定哪些治疗尿路感染的药品应纳入我们的处方集中",可能其中一个被评价药物是最近 FDA 批准的新药,需要讨论这个新药是否应该加入处方集中。这一步骤的重要任务就是将研究问题具体化。

第二步:确定研究视角

在进行药物经济学研究时,确定研究视角非常重要。分析是从患者、医院、诊所、保险公司或者社会的角度进行?根据既定的分析角度才能辨识不同的结果以及基于这些结果的建议。在决定是否将一种新的抗生素加入到治疗尿路感染的处方集中时,可能就要从保险方或者支付方的角度去考虑。

第三步:确定具体的治疗方案和结果

这一步中,应该确定所有在分析中要进行比较的治疗方案。所选方案应该包括研究时最好的临床选择和/或最常用的临床方法。如果正在考虑一种新的治疗选择,将其和过时的治疗方法或者疗效很差的方法进行比较,既浪费时间又浪费金钱,应该将这种新的疗法与次优的或欲替代的疗法进行比较。值得注意的是,所选方案既包括药物治疗,也包括非药物治疗。以尿路感染为例,一种新抗生素可能要与喹诺酮类或磺胺类抗生素进行比较。如今昂贵的新化学药物不太可能比标准疗法更便宜,正因如此,有时候会将新药和作为替代选择的最近价格更高的药品进行比较。

那些替代方案的产出应该包含所有预期的能够被测量的积极和不良结果或事件。但是要记住,产出的测量有不同的方式:包括延长的寿命、急诊就诊次数、住院、药品不良反应、节省的费用及质量调整生命年等。比如尿路感染,治愈率是最重要的结果。

第四步:选择合适的药物经济学方法或者模型

药物经济学方法的选择取决于结果是如何测量的。所有四种分析类型的成本(也称投入)都是用货币表示。当各种备选方案的产出视为相同时,使用最小成本法(CMA)进行分析;如果各备选方案的产出都采用货币单位测量,使用成本 – 效益法(CBA)进行分析;如果各备选方案的产出都是用同一种非货币单位测量,采用成本 – 效果法(CEA)进行分析;如果备选方案考虑患者的偏好,则采用成本 – 效用法(CUA)分析。如尿路感染,治愈率是自然临床测量单位,因此采用成本效果法(CEA)分析比较合适。

第五步:投入和产出的测量

每种方案消耗的所有资源都应该确定并采用货币价值衡量。每种方案的成本应全部列出并估计。成本类型主要根据第二步选择的研究角度测算。当某种方案的评估超过一定的时间(比如大于 1 年)时,在测算时应使用折现率。以尿路感染为例,如果从急诊医院角度分析,只需要测量住院治疗成本;如果从第三方支付的角度出发,无论门诊或住院提供的所有直接医疗成本都应包括在内。

产出的测量有相对简单的指标(如治愈率),也有复杂的指标(如质量调整生命年)。产出结果的测量可以是前瞻性的,也可以是回顾性的。前瞻性的测量更加精确和完整,但是比回顾性需要花费更多的时间和资源。前瞻性测量可以明确定义需要获取的数据,但需要等患者完成整个治疗疗程,因此,这类研究需要数月甚至数年才能完成。回顾性研究可以马上使用电脑中的数据库,而且能够选取感兴趣的数据域。以尿路感染为例,一种新药的治愈率可以根据以往临床试验和专家意见估计,或者可以在研究的患者群中进行前瞻性测量。

第六步:确定分析所需的资源

研究资源的可获得性是一个重要的考虑因素。缺少一些重要的数据或数据本身缺乏准确性,都可能会严重限制分析的效度。可以从一系列的资源中获得数据,如临床试验、药学文献、医疗记录、处方集以及电子数据库。在进行研究之前,应评估数据来源的可获得性,以及在研究项目规定的时间和预算范围内是否可以收集到所需的数据。

第七步:确定治疗方案结果的概率

应明确第 3 步所确定结果的概率,包括治疗成功或失败的概率,或者是特定治疗的不良反应发生率。这些数据可以从医学文献、临床试验、医疗记录、专家观点、处方数据库及机构数据库中获得。如尿路感染,新药的治愈率可以从临床实验或者是 FDA 批准的标签信息中获得。以往药物(如磺胺类)的治愈率可以从临床实验或者医疗记录中获得。如果是收集前瞻性数据,那么所有治疗方案的结果概率就可以直接测量,而不需要进行估计。

第八步:构建决策树

决策分析是药物经济学研究中一个很有用的工具。建立一个决策树可以展示所有治疗方案的结果及发生的概率,确定各方案的成本,推算出各自的成本比。例如图 73 - 2 所示的决策树。

第九步:开展敏感性分析

只要分析中用到估计值,这个估计值就有可能是不准确的。估计值可能是来自于一些假设。例如,研究者假设折现率为 5%,或者假设临床实验的有效率和普通人群的有效率是一致的,这是进行计算时的最佳估计。敏感性分析有助于判断当这些最佳估计或假设值在一定范围内变化时,分析结果是如何变化的。如研究者假设贴现率为 5%,如果这个估计值在 0 ~ 10% 之间变动,从而确定在这个范围内是否仍然选择相同的方案。为了同时变动多种假设,可以进行敏感性分析,是通过在决策模型里使用一系列假设模拟许多患者的随机选择进行的。运用这种方法有助于确定研究方法的稳健性。在治疗方案中一个很小的概率变化会引起结果发生很显著的不同吗?

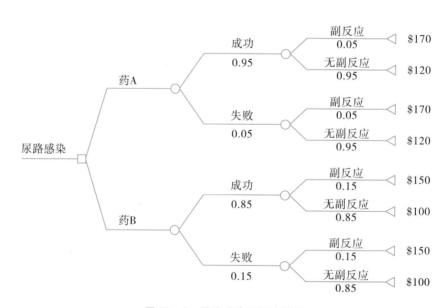

图 73 - 2 尿路感染实例决策树

第十步:结果呈现

分析的结果应展示给合适的受众,比如药学和治疗学委员会、医务人员或第三支付方。当呈现结果时,应采用本部分中概述的步骤,包括陈述问题、确定视角等。明确或澄清所有的假设非常必要。尽管上述方法并不完美,但仍能有助于医疗服务系统在评估新药或技术等艰巨任务时做出更好的决策。

决策分析

决策分析是帮助药物经济学分析可视化的一种工具。运用这种分析模型可以系统地比较不同的决策选项,决策分析可以图形展示所有的选择并可以通过计算比较这些不同的选择,从而找出最佳或最具有成本效益的方案。决策分析在其他很多领域中已经使用了很多年,近十年更多地应用到医学决策中。这种方法有助于在情况复杂和存在信息不确定性时做出决策。

关于决策分析在医学中使用的讨论已被涵盖在大量药物经济学参考文献中,具体主题包括成本 – 效果分析、成本 – 效用分析、成本 – 效益分析、最小成本法、政策、处方集、药学实践和药品开发等。

决策分析的步骤

进行决策分析包括以下六个步骤:

第一步:确定具体决策

清晰定义要评估的具体决策问题(研究目的是什么?)。开展分析的时间段(如护理保健,一年?)。研究视角是患者、医疗服务计划、机构/组织还是社会?确定谁负责治疗费用将决定以何种方法测量成本。如决定是否将一种新的抗生素加入到治疗尿路感染的处方集中,就要从机构的角度去考虑,研究时间为两周。

第二步:确定备选方案

比较两种最有效的治疗或者方案是最理想的。在药物治疗评价中,创新药的生产商会将他们和标准药物(老药或常规药物)进行比较,尤其是化学药品。对于药品来说,剂量和疗程都应包含在内。当分析药学服务的投入和产出时,这些服务应被详细描述。以尿路感染为例,新药的使用(如药物 A)应该和磺胺类药(药物 B)的使用进行比较。

第三步:确定可能的结果和概率

以货币计算的结果和产出得到每一个自然医疗单位如 mg/dL 的成本,这是成本 – 效果分析。对于每一个潜在的结果,应估计它的发生概率(如95%的治愈率或7%的副反应发生率)。表73 – 7展示了尿路感染实例中的结果和概率。概率表示治疗成功或者发生副反应的可能性和相应的成本。

第四步:绘制决策分析结构图

用线条勾勒出的决策点(决策树的树干或树枝),表示为选择节点、机会节点或终节点。在决策树中需要做选择的位置会出现节点;节点的位置可能出现分支。节点可以分为三种:①决策节点,主要用于选择(例如在两种药或两种疗法之间);②机会节点,在这一节点上会发生一些事件(自然发生),这些事件可能会影响决策或者结果,以概率的形式表示;③终节点,指研究决策的最终结果。每一个可能的结果都有一个概率值,概率值的总和为1。很多计算机辅助操作软件用矩形框表示决策节点,圆圈表示机会节点,三角形表示终节点或最终结果。图73 – 2展示了尿路感染实例的决策树。

第五步:进行计算

首先应该考虑的是货币现值或者成本。如果研究时间短于一年,直接使用实际成本计算。若研究时限大于一年,成本要进行折现(转换为PV)。决策树的每一个分枝的成本,等于成本总额乘以其发生概率。每个治疗方案将这些数字(成本×概率)计算出的各种成本相加。表 73 – 8,73 – 9和73 – 10展示了计算实例。尿路感染案例是一个成本 – 效果分析实例,因此,每个臂的成本差除以结果之间的差异得到一个边际成本效果比(表 73 – 10)。

表73 – 7　结果及概率尿路感染为例

	药物 A	药物 B
治疗有效率	0.95	0.85
副反应发生率	0.05	0.15
医疗花费	$ 120	$ 100
副反应花费	$ 50	$ 50

引自:Wilson JP, Rascati KL. Pharmacoeconomics//Malone PM, Kier KL, Stanovich JE, et al. Drug Information: A Guide for Pharmacists, 4e. New York, NY:McGraw – Hill, 2012:chap 6

表73-8 药物 A 的决策分析计算

	费用	概率	概率×费用($)
结果1	$120 + $50 = $170	0.95×0.05 = 0.0475	8.08
结果2	$120	0.95×0.95 = 0.9025	108.30
结果3	$120 + $50 = $170	0.05×0.05 = 0.0025	0.42
结果4	$120	0.05×0.95 = 0.0475	5.70
总计		1	122.50

引自：Wilson JP, Rascati KL. Pharmacoeconomics//Malone PM, Kier KL, Stanovich JE, et al. Drug Information：A Guide for Pharmacists, 4e. New York, NY：McGraw-Hill, 2012：chap 6

表73-9 药物 B 的决策分析计算

	费用	概率	概率×费用($)
结果1	$100 + $50 = $150	0.85×0.15 = 0.1275	19.12
结果2	$100	0.85×0.85 = 0.7225	72.25
结果3	$100 + $50 = $150	0.15×0.15 = 0.0225	3.38
结果4	$100	0.15×0.85 = 0.1275	12.75
总计		1	107.50

引自：Wilson JP, Rascati KL. Pharmacoeconomics//Malone PM, Kier KL, Stanovich JE, et al. Drug Information：A Guide for Pharmacists, 4e. New York, NY：McGraw-Hill, 2012：chap 6

表73-10 增量成本效果比

	每个方案的药物和治疗副反应的总成本	治疗尿路感染的效果(%)	每单位治疗成功率的增量成本
药物A	$122.50	95	($122.50 - $107.50)/(0.95 - 0.85) = $150
药物B	$107.50	85	

第六步：进行敏感性分析(变动成本估算)

因为决策树或者模型是建立在最佳估计基础上的,所以应进行敏感性分析。将最高和最低的成本及概率估计值代入方程,来决定最优或者最劣的治疗选择。这种估计应该有足够的可变性来反映所有可能的真实值。以尿路感染为例,如果委员会认为增量成本(150 美元)相对于增量收益(增加一个治疗成功百分点)(表73-8)来说是值得的,那么这个新药(药物 A)就可以加入到处方集中。一些人可能不认同药物 A 的副反应发生率,因为对于一种新的治疗来说,5% 的副反应发

生率可能是低估了。如果一种新药的副反应率估计值增至10%,那么它的边际成本-效果比值需要重新估算。结果是,每额外增加一个治疗成功百分点需增加成本 175 美元。同样地,委员会还需要决定增量成本和增量效益相比是否值得。

实例

决策树分析被用于构建比较伊诺肝素与华法林在预防髋关节置换术引起的并发症(深静脉血栓形成,血栓栓塞和血栓后综合征)的成本效果模型。这个模型的数据来源于已经发表文献和专家意见。创建的这个模型可同时评估短期(手术后立即开始)和长期(随访到死亡或 100 岁)的成本与结果。从支付方的角度出发,长期分析需考虑3%的贴现率。从短期模型看,使用伊诺肝素治疗费用更高(每个患者需多花费 133 美元),但结果更好(每个患者可增加的质量调整生命年 QALY 为 0.04)。通过长期模型可以看出,使用伊诺肝素治疗则更节约费用(每个患者可减少花费 89 美元),而且可获得更好的结局(每个患者可增加的 QALY 为 0.16),因此也成为优先选项。单变量和概率敏感性分析都表明,结果是可靠的。

评价已发表文献的步骤

当评价药物经济学文献是为了做出某个处方集决策,或为一个机构选择最佳产品时,用一种系统化方法可以使这项工作变得更加容易。评价研究的步骤与开展研究类似,因为读者会判断一项研究是否按照规范的步骤进行。在评价一项药物经济学研究时,至少应该考虑以下 10 个问题。

1.是否采用可答复的形式明确定义研究问题?具体的研究问题和研究假设应该在文章开头明确阐述。

2.是否给出研究角度?研究角度应该表述明确,不能隐含或暗示。

3.是否考虑了合适的替代产品作为比较的对象?与把一个新产品或一项新服务与过时的和无效的替代品相比,选择与最好的替代品做头对头比较可以提供更多信息。

4.是否对比较的对象有一个全面的描述?如果比较的是药品,应包括治疗剂量和疗程的描述。如果比较的是一项服务,明确服务的具体细节会提高研究文献的可用性。还应考虑其他研究人员

是否能够依据所报道的信息对研究进行重复？

5. 研究采用了什么类型的分析方法？文献应该说明是否采用了 CMA、CEA、CBA，或者 CUA 方法。一些研究可能采用了一种以上的分析方法（例如结合 CEA 和 CUA 两种方法）。一些研究，尤其是较早发表的研究，错误地把效益或结果分析放在文章的标题中，但实际上许多是属于 CMA 研究。

6. 所有重要并且相关的成本和结果是否包括在内？要核对是否所有相关的成本和结果都被提到。临床医生需要评估自身的实践，并将其与文献进行比较。

7. 对于未被包括在内的重要成本和结果是否予以解释？有时候，作者会承认尽管一些成本或结果是重要的，但在研究中进行测量是不太现实（或者说不可能）的。作者最好要对这些研究的局限性进行阐述说明，而不是忽略掉。

8. 贴现是否合适？如果合适，是否执行了？如果治疗费用或结果外推时间超过 1 年，资金的时间价值必须纳入成本估算。

9. 是否阐述了所有的假设？对这些假设是否都进行了敏感性分析？药物经济学研究中使用的很多数值都是基于假设。例如，作者可能假定副作用发生率是 5%，或对治疗方案的依从性假定为 80%。这种假设都应该明确说明。对于重要的假设，估计值是否在合理范围内变动？

10. 对研究结果是否进行无偏倚的概括总结？有时，结论会夸大结果部分的数据。作者在确定结果时，是否使用了无偏的、合理的估计值？总体上，研究结果是否可信？

案例应用

1. 以下哪一个参数是由药物经济学分析来评估的？
   a. 成本
   b. 结果
   c. 成本和结果
   d. 副作用
   e. 副作用和所需伤害的数量

2. 什么类型的药物经济学分析假定结果是相同的？
   a. 流行病学研究
   b. 回顾性研究
   c. 最小成本分析

d. 参数分析

3. 一项研究正在评估急诊就诊相关的成本。急诊就诊属于什么类型的成本？选择所有符合条件的答案。
   a. 直接医疗成本
   b. 直接非医疗成本
   c. 间接成本
   d. 无形成本

4. 一项研究正在评估患者出行去看专科医生的食宿相关成本。酒店和饮食费用代表什么类型的成本？选择所有符合条件的答案。
   a. 直接医疗成本
   b. 直接非医疗成本
   c. 间接成本
   d. 无形成本

5. 一项研究正在评估患者因疾病导致的误工费。误工费用代表什么类型的成本？选择所有符合条件的答案。
   a. 直接医疗成本
   b. 直接非医疗成本
   c. 间接成本
   d. 无形成本

6. 一项研究正在评估患者因疾病导致的焦虑相关成本。焦虑代表什么类型的成本？选择所有符合条件的答案。
   a. 直接医疗成本
   b. 直接非医疗成本
   c. 间接成本
   d. 无形成本

7. 计划对辛伐他汀和阿托伐他汀进行一项药物经济学分析。根据与主治医生的讨论，尽管两种药物在降低 LDL（百分点）的效果方面存在差异；但在降低心血管死亡率和安全性方面，这两种药品被认为是一致的。目前需要你做一个分析，对这两种药物进行比较。应使用哪种类型的分析？选择所有符合条件的答案。
   a. CMA
   b. CBA
   c. CEA
   d. CUA

8. 一家学术医学中心委派药学部主任招聘一名全职临床药学专员。他需要 3 名在心脏病、重症监护和感染性疾病领域的全职工作人员。现在他必须决定应该招聘哪种类型的专员。他决定请来自药学院的经济学专业人员帮助他。应该采用什么类型的分析去评估招聘哪个职位的工作人员？
   a. CMA
   b. CBA
   c. CEA
   d. CUA

9. 位于美国东北部的一家医疗中心正在处理他们机构中的细菌耐药问题,尤其是忙于应对产超广谱β内酰胺酶阴性杆菌感染病例。医疗中心主任要求药学人员比较不同类型的治疗,以优化临床治愈效果。应该采取以下哪种类型的药物经济学评价? 选择所有符合条件的答案。

　a. CMA

　b. CBA

　c. CEA

　d. CUA

10. 以下哪一个药物经济学模型评价调整生命年?

　a. CMA

　b. CBA

　c. CEA

　d. CUA

要点小结

■ 药物经济学是医疗卫生系统和社会中关于药物治疗成本的描述和分析。药物经济学研究识别、测量和比较医药产品和服务的成本和效果。

■ 四种类型的药物经济学分析以美元衡量成本或投入,并评估这些成本的相关结果。

■ 最小成本分析(CMA):结果被假定为等同的。

■ 成本效益分析(CBA):结果用货币测量。

■ 成本效果分析(CEA):用自然单位测量成本(如治愈、生命年、血压)。

■ 成本效用分析(CUA):结果要考虑患者的偏好(或效用)。

■ 药物经济学研究将成本分为四种类型(直接医疗成本、直接非医疗成本、间接成本和无形成本)。

■ 决策分析是一个工具,可以使药物经济学分析更直观,它是应用分析方法系统比较不同决策。

参考文献

Jolicoeur LM, Jones – GrizzleAJ, Boyer JG. Guidelines for performing a pharmacoeconomic Analysis. Am J Hosp Pharm, 1992,49:1741 – 1747.

Nadel HI. Formulary conversion from glipizide to glyburide: a cost – minimization analysts. Hosp Pharm,1995,30(6). 467 – 469, 472 – 474.

Mithani H, Brown G. The economic impact of once – daily versus conventional administration of gentamicin and to-bramycin. PharmacoEconom,1996,10(5):494 – 503.

Shaw JW, Zachry WM. Application of probabilistic sensitivity in decision analytic modeling. Formulary (USA),2002, 37:32 – 34,37 – 40.

Wang Z, Salmon JW, Walton SM. Cost – effectiveness analysis and the formulary decision making process. JManag Care Pharm,2004,10(10):48 – 59.

Wilson JP, Rascati KL. Pharmacoeconomics//Malone PM, Kier KL,Stanovich JE,et al. Drug Information: A Guide for pharmacists, 4th ed. New York, NY: McGraw – Hill,2012:chap 6.

答案与解析

第 1 章　高血压

1. 根据 JNC8 指南,对于一名 68 岁不伴有任何并发症的高血压患者,其降压目标值应在多少?
   a. ＜130/80mmHg
   b. ＜140/90mmHg
   c. ＜150/90mmHg
   d. ＜160/100mmHg

   答案 c 正确。在不存在其他疾病的情况下,这是 JNC8 指南推荐的高血压患者降压目标。ASH/AHA 也支持该降压目标值。

   答案 a 不正确。这可作为具有 CAD 高危因素患者的二级治疗目标;但仅有少数临床研究证实这种严格的血压控制对心脏结局是获益的。

   答案 b 不正确。这是针对年龄 ＜60 岁单纯高血压的一般人群的降压目标。

   答案 d 不正确。无指南将此血压作为任何高血压患者的目标值。事实上,持续这样的血压水平可能会增加心血管疾病包括卒中的风险。

2. 下列哪一项关于生活方式调节的建议是正确的?
   a. 最少减轻 6.8kg 体重
   b. 每日钠摄入不应超过 4g
   c. 对于女性,每日酒精摄入不要超过 2 杯,对于男性不超过 1 杯
   d. 一周多天且每次至少运动 30 分钟
   e. 采取低钾低碳水化合物饮食

   答案 d 正确。每天 30 分钟的体育运动是对绝大多数人群的最低推荐限度。规律运动可以降低血压 2 ～9mmHg。确保所有患者已经被初级保健提供者、心脏病医生或其他医务人员明确告知从事体育运动很重要。

   答案 a 不正确。尽管许多患者需要减重至少 6.8kg,但仍建议维持正常体重即 BMI 18.5 ～24.9kg/m²。保持正常体重可以降低血压(降低 5 ～20mmHg/减重 10kg)。

   答案 b 不正确。推荐每天摄入不超过 2.4g 钠。限钠可降低血压 2 ～8mmHg。

   答案 c 不正确。对于酒精摄入,女性不超过 1 杯/天;男性不超过 2 杯/天。一杯相当于 12 盎司(360mL)啤酒、5 盎司(150mL)葡萄酒或 1.5 盎司(45mL)酒精纯度 80 的威士忌。调节酒精摄入可以降低血压 2 ～4mmHg。

   答案 e 不正确。高血压防治饮食计划为低盐、低脂(饱和脂肪和总脂肪)、高钾、蔬菜水果和低脂乳制品。采取高血压防治饮食计划可以降低血压 8 ～14mmHg。

3. JD 是一位 55 岁的非裔美国女性,最近被诊断出患有高血压,平均血压 164/91mmHg。下列哪一项建议最适合 JD?
   a. 开始服用氢氯噻嗪并在 3 个月内复诊
   b. 开始服用美托洛尔并行家庭血压监测
   c. 由于多数高血压 2 期的患者使用一种降压药无法使血压达标,建议开始两联抗高血压治疗
   d. 首先嘱其进行生活方式调节,在 1 个月后复诊再决定是否需要药物治疗
   e. 使用可乐定贴剂,因为每周一贴可以增加患者的依从性

   答案 c 正确。由于 JD 被诊断为高血压 2 期,建议采取二联疗法。由于 JD 是非裔美国人,建议其初始药物治疗中至少包含一种噻嗪类利尿剂和/或一种二氢吡啶类 CCB。

   答案 a 不正确。由于 JD 为高血压 2 期,极可能需要二联疗法。先使用一种药物,随访确定第一种药物的疗效后再加用另一种药物也是合理的。但是应每月进行随访直到患者血压达标。

   答案 b 不正确。对于有意愿有条件的患者,应实施家庭血压监测。但是,美托洛尔不是该患者初始治疗的最佳选择。与其他类别药物相比,β受体阻滞剂治疗高血压的结果更不一致,并且 JD 没有任何需要使用β受体阻滞剂的伴发疾病(心肌梗死后,心力衰竭)。

   答案 d 不正确。生活方式调节对于高血压的治疗和管理至关重要。任何时候都应进行生活方式调节。但是,JD 血压为 164/91mmHg,肯定需要药物治疗,单纯生活方式调节难以使血压达标,同时,血压升高至这个水平存在显著的

心血管疾病风险。

　　答案 e 不正确。虽然经皮给药对于存在依从性问题的患者是一个好的选择，但可乐定和其他中枢降压药物被作为一线治疗无应答患者的最后选择。RAAS 阻断剂、CCBs 和 BBs 应于中枢降压药之前使用。

---

4. 为了控制血压，TM 开始服用一种新药。大约一周后她发现自己已有持续咳嗽的症状。该症状可能是由下列哪种药物导致的？选出所有正确答案。

　　a. Maxzide（氨苯蝶啶/氢氯噻嗪）

　　b. Bystolic（奈比洛尔）

　　c. Vasotec（依那普利）

　　d. Aldactone（螺内酯）

　　e. Catapres（可乐定）

　　答案 c 正确。Vasotec 是依那普利，一种 ACEI 制剂。ACEIs 抑制缓激肽（一种血管扩张物质，在肺组织中浓度高）的降解。推测认为，ACEI 通过升高缓激肽水平，导致非刺激性干咳的副作用。干咳发生于 5%～35% 的患者，通常在 1～4 周内缓解，也有报道这种干咳会持续 3 个月。

　　答案 a 不正确。Maxzide 是包含氨苯蝶啶和氢氯噻嗪两种利尿药的联合制剂。咳嗽并不是该药物预期的副作用。两种药物都会引起电解质紊乱、糖脂代谢异常以及性功能障碍。

　　答案 b 不正确。Bystolic 是奈比洛尔，一种 β 受体阻滞剂。咳嗽不是其预期的副作用。BBs 导致糖脂代谢失衡、疲劳、心动过缓、运动耐力下降和性功能障碍。

　　答案 d 不正确。Aldactone 是螺内酯，一种醛固酮受体阻滞剂（保钾利尿剂），尚未发现可引起咳嗽。其最常见的副作用是男性乳房发育。

　　答案 e 不正确。Catapres 是可乐定，不会导致咳嗽副作用。其常见的不良反应是体位性低血压。

---

5. 你已经找出引起咳嗽的原因。在下一次诊治时，TM 因无法耐受咳嗽想换一种药物。不幸的是，她忘记了复诊并在 6 个月后才来。在此期间她住院了并被诊断出患有 2 型糖尿病。不考虑医保和成本问题，下列哪种药物可推荐用于 TM？

　　a. 更换为 Lopressor（酒石酸美托洛尔）

　　b. 更换为 Atacand（坎地沙坦）

　　c. 更换为 Altace（雷米普利）

　　d. 更换为 Cardizem（地尔硫䓬）

　　e. 继续使用当前药物，因为副作用通常会在 2 个月内消退

　　答案 b 正确。由于在高血压基础上新增糖尿病的诊断，TM 应使用 RAAS 阻断剂如 ACEI 或 ARB（Atacand = 坎地沙坦）。RAAS 阻断剂被证明可以减缓糖尿病患者的靶器官损害，如无禁忌应该使用。由于咳嗽是导致 ACEI 停药的原因，更换为 ARB 是控制 TM 血压的最佳选择。ARB 类药物不会抑制缓激肽降解，也就不会导致干咳。

　　答案 a 不正确。尽管 BB（Lopressor = 酒石酸美托洛尔）是治疗高血压的一种选择，其他药物更适用于该患者。另外，由于 BB 会导致葡萄糖耐受不良，可能会使 TM 的糖尿病加重。然而，如存在强适应证（心肌梗死或心力衰竭）或没有其他药物可使血压达标的情况下，上述风险不作为避免使用 BB 的原因。

　　答案 c 不正确。Altace 是另一种 ACEI（雷米普利）。更换为同一类型的另一种药物可能不会缓解咳嗽。不是每种 ACEI 都会发生 ACE 相关咳嗽，如果患者由于经济或保险问题而不能使用 ARB 时，这可作为一种替代选择。

　　答案 d 不正确。虽然钙通道阻滞剂是有效的降压药物（Cardizem = 地尔硫䓬），但是 TM 有糖尿病，如无禁忌，需要加用一个 RAAS 阻断剂（如 ARB）。

　　答案 e 不正确。由于 TM 用药已有 6 个月，咳嗽缓解的可能很小。需要注意的是，这种咳嗽为干咳且本质上为良性的，如果患者认为咳嗽没关系，可以忍受，不必非停用 ACEI 不可。

---

6. FS 是一名 50 岁的女性，她被诊断出患有骨质疏松和高血压。下列哪种药物在降压的同时可以改善 FS 的骨质疏松？

　　a. Demadex（托拉塞米）

b. Microzide（氢氯噻嗪）

c. Capoten（卡托普利）

d. Toprol XL（琥珀酸美托洛尔缓释片）

答案 b 正确。　Microzide（氢氯噻嗪）是一种噻嗪类利尿剂，首选用于高血压的初始治疗。与袢利尿剂不同，噻嗪类利尿剂降低钙排出，对于伴有骨质疏松的患者会增加其获益。

答案 a 不正确。　Demadex（托拉塞米）是一种袢利尿剂。这种药物通常不作为高血压的单药治疗。另外这类药物会增加钙的排出，最不适合用于伴有骨质疏松的患者。

答案 c 不正确。　Capoten（卡托普利）是一种 ACEI。虽然 ACEI 是治疗高血压的一线药物，与氢氯噻嗪比较，没有其他强适应证支持使用 ACEI。

答案 d 不正确。　Toprol XL（琥珀酸美托洛尔缓释片）是一种 β 受体阻滞剂。在没有强适应证的情况下，这类药物现已不作为高血压治疗的一线药物。

---

7. 下列关于生活方式调节（LSM）的叙述哪些是正确的？

   a. LSM 降低心血管疾病的风险

   b. LSM 降低肾脏疾病的风险

   c. LSM 降低发病率

   d. LSM 对预防（而不是治疗）高血压十分重要

答案 a、b 和 c 正确。　所有形式的心血管疾病、肾脏疾病和卒中都会降低。另外，病死率和死亡率也会通过改善生活方式而降低。

答案 d 不正确。　高血压是主要的公众健康挑战。生活方式调节对于预防和管理高血压至关重要。这些生活方式调节仅仅代表了一种健康的生活方式，所有人都应该采用，无论健康状况如何。

---

8. 一位急诊患者的症状、体征提示高钾血症。电解质检测提示血清钾 6.7mmol/L。下列哪一种药物可能导致或加重电解质异常？选出所有正确答案。

   a. Bumex（布美他尼）

   b. Mavik（群多普利）

   c. Dyrenium（氨苯蝶啶）

d. Aldactone（螺内酯）

e. Cozaar（氯沙坦）

答案 b 正确。　Mavik（群多普利）是一种 ACEI。这类药物会导致血清钾增加。

答案 c 正确。　Dyrenium（氨苯蝶啶）是一种保钾利尿剂，可以导致血清钾浓度升高。

答案 d 正确。　Aldactone（螺内酯）是醛固酮受体阻滞剂。阻断醛固酮可以增加血清钾浓度。

答案 e 正确。　Cozaar（氯沙坦）是一种血管紧张素受体阻滞剂（ARB）。类似于 ACEI，这类药物也可以增加血清钾浓度。

答案 a 不正确。　Bumex（布美他尼）是一种袢利尿剂。袢利尿剂显著增加钾排出，降低血清钾浓度。

---

9. 对于联合使用 ACEI 和 ARB 的降压治疗，下列哪项说法正确？选出所有正确答案。

   a. 联合用药显著降低心血管事件的风险

   b. 联合用药增加高血钾的风险

   c. 联合用药比单药治疗更能有效控制血压

   d. 不推荐这种联合用药，因为这样不会减少心血管事件的风险

答案 b 正确。　如果采用这种联合方案，需要密切监测电解质（钾）水平，而且联用也会增加晕厥、肾功能不全和低血压的风险。

答案 a 不正确。　尽管联合治疗可能使血压进一步降低，但要付出增加晕厥、低血压、肾功能不全和高血钾风险的代价。

答案 c 不正确。　这种说法是不正确的——相比单药治疗，这样的联合方案不会使血压显著降低。

答案 d 不正确。　ACEI 无法抑制所有形式的血管紧张素生成。理论上通过加用 ARB（直接阻断血管紧张素受体）去验证是否可取得额外的阻断作用是有意义的。然而，在获得更多的证据证明获益风险比升高之前，不推荐这种联合方案。

---

10. DL 是一名 35 岁的男性，最近被诊断出患有 2 型糖尿病、高血压、高脂血症和糖尿病肾病导致的性功能障碍。下列哪项两药联合方案最

适合 DL 的初始降压治疗?

a. 氨氯地平 + 赖诺普利

b. 短效硝苯地平 + 群多普利

c. 多沙唑嗪 + 氢氯噻嗪

d. 吲哚洛尔 + 氯沙坦

e. 氢氯噻嗪 + 赖诺普利

答案 a 正确。一种 RAAS 阻断剂如 ACEI 或 ARB,对糖尿病患者有肾保护作用。因此,赖诺普利对于这类患者的高血压治疗是合适的一线药物。一种 CCB 如氨氯地平也是合适的药物,CCB 与 ACEI 或利尿剂有等效的降压作用并对糖稳态和脂代谢具有中性作用。该方案加重性功能障碍的可能性最小。

答案 b 不正确。虽然 ACEI(群多普利)是一种好的选择,但应避免使用短效 CCB 类药物,因为其可增加药物速释带来的副作用(潮红、头痛)。

答案 c 不正确。α₁ 受体阻滞剂多沙唑嗪对于合并前列腺增生的患者是可行的选择,但其降压作用弱且不作为一线药物。氢氯噻嗪是常用的药物,但由于利尿剂在脂糖代谢中的不良作用而不适合该患者。另外,可以使用其他药物(CCBs)。糖尿病和高脂血症不是利尿剂的绝对禁忌证,但尽量避免使用。

答案 d 不正确。鉴于患者有糖尿病应选择一种 ACEI 或 ARB 治疗,氯沙坦是一种可行的选择。由于 BBs 不是一线治疗药物并常常引起性功能障碍,吲哚洛尔不是最优的选择。有内在拟交感活性的 BBs 如吲哚洛尔,对脂代谢有中性作用但会加重糖代谢紊乱。另外,BBs 可以掩盖低血糖的症状和体征(除了出汗)。

答案 e 不正确。这是理想的一线治疗方案。但氢氯噻嗪会加重葡萄糖耐受不良和影响脂代谢,而 CCBs 具有中性作用。由于 CCB 如氨氯地平用于该患者无禁忌,故它是比氢氯噻嗪更好的选择。

---

11. 一名 72 岁的男性 ER 前来就诊,他最近每天服用赖诺普利 40mg、氢氯噻嗪 25mg 和氨氯地平 10mg。他的家庭自测血压升高,诊室测得平均血压为 162/89mmHg,证实 ER 为高血压。他可以接受增加治疗除了进行低盐饮食(但在问诊中发现他的饮食是合适的)。你同意启

用螺内酯 25mg,每天一次。你需要告知患者的药物副作用是什么?

a. 逆行射精

b. 骤然停药会导致反跳性高血压

c. 低钾血症

d. 男性乳房发育症

答案 d 正确。由于螺内酯与孕酮和雄激素受体具有亲和力,男性乳房发育是其常见的副作用,该患者应被告知这一信息。

答案 a、b 和 c 不正确。

---

12. 关于高血压的病理生理机制,下列哪项叙述正确?

a. 大多数高血压患者有明确的继发因素,如醛固酮增多症

b. 心输出量和外周血管阻力是决定血压的两个主要因素

c. 每搏输出量和心率是决定血压的两个主要因素

d. 对于老年人,心输出量升高,增加了高血压尤其是舒张压升高的风险

答案 b 正确。每搏输出量 × 心率 = 心输出量。

答案 a 不正确。90% 的高血压患者为原发性高血压。

答案 c 不正确。每搏输出量和心率是决定心输出量的两个参数。血压由心输出量和外周阻力决定。

答案 d 不正确。老年患者中 2/3 为单纯收缩期高血压。随着年龄的增长,他们发展为收缩期高血压的风险增加,同时舒张期高血压趋于稳定或降低。

---

13. AC, 46 岁, 白人男性,既往有 2 型糖尿病病史(4 年)、肥胖和新发高血压。他进行了糖尿病治疗,目前 HbA1c 7.2%。6 周前开始每天使用赖诺普利 10mg,2 周后剂量增加至 20mg/d。最近 4 周未调整用药,诊室血压为 146/94mmHg,心率 67/min。下列哪项建议最适合 AC?

a. 继续当前方案

b. 停止赖诺普利,换用地尔硫䓬

c. 停止赖诺普利,换用氢氯噻嗪

d. 加用阿替洛尔

e. 加用氨氯地平

答案 e 正确。由于副作用有限,可降低外周血管阻力,无电解质紊乱的风险,对糖代谢影响有限(与部分降压药不同),钙通道阻滞剂氨氯地平是最好的选择。

答案 a 不正确。患者血压未达标并需要干预。需要降低血压以减少高血压相关的发病率和病死率。

答案 b 和 c 不正确。对于高血压伴有糖尿病的患者需要使用 ACEI 并应持续治疗,除非患者存在 ACEI 治疗禁忌(这个患者没有任何禁忌证)。

答案 d 不正确。β 受体阻滞剂用于高血压治疗是有争议的,除非患者有强适应证(心肌梗死和心力衰竭)。

---

14. TJ,64 岁,男性,有长期高血压病史,最近被诊断出患有慢性肾病,GFR 24mL/min。他正在服用雷米普利 10mg/d,血压 148/86mmHg,心率 58/min,血钾 5.1mEq/L。体格检查发现患者有轻度外周水肿,而超声提示无心力衰竭迹象(估测 EF 值 60%),但存在左室功能不全。此时下列哪一项建议最适合该患者?

a. 继续当前治疗并规律监测血压

b. 加用氢氯噻嗪 12.5mg/d

c. 加用呋塞米 20mg/d

d. 开始使用维拉帕米缓释剂 360mg/d

e. 加用螺内酯 25mg/d

答案 c 正确。袢利尿剂如呋塞米可以用于伴有肌酐清除率降低的高血压患者。袢利尿剂经肾脏滤过和分泌,所以当患者丧失肾脏滤过功能(CrCl < 30mL/min)时,袢利尿剂仍会起效(在这种情况下噻嗪类利尿剂难以起效,因其仅被肾脏滤过)。患者还伴有外周水肿,由于这种药物有强效的排 Na^+/H_2O 作用,与噻嗪类利尿剂或保钾利尿剂比较,使用袢利尿剂更合适。

答案 a 不正确。患者血压未达标并需要干预。

答案 b 不正确。鉴于患者的肾功能不全(CrCl < 30mL/min),氢氯噻嗪可能无效,并且由于其作用部位的关系,其排水作用甚微。

答案 d 不正确。TJ 没有使用 NDHP CCB 的强适应证并且有左心室功能不全的可能,该药的负性变时作用可能有害并增加心衰的风险。

答案 e 不正确。在肾功能不全时使用螺内酯会增加高血钾风险。该患者的血钾水平已处于正常范围的高端。

---

15. RH,47 岁,白人女性,最近 2 周内看了两次家庭医生,两次测得血压值接近(测量方法标准),平均值为 138/88mmHg。RH 无明显的病史或心血管疾病危险因素,她比较活跃且喜欢运动。下列哪项建议最适合 RH?

a. 她应该在 3 个月内再次就诊来确定她是否有高血压,同时按照本章所列内容进行生活方式调节

b. 应建议进行高强度减肥方案,随访两年

c. 开始使用雷米普利治疗

d. 开始使用阿替洛尔治疗

e. 开始使用可乐定治疗

答案 a 正确。RH 是高血压前期,指南不推荐此阶段患者开始药物治疗;然而建议采取预防措施,尽可能经常对患者进行教育以延缓进展为高血压和其他慢性疾病。

答案 b 不正确。高血压前期患者应加强常规随访。虽然推荐减重,但 2 年内随访比较随意。

答案 c、d 和 e 不正确。这期间不需要药物治疗。

---

16. 对于存在高血钾危险因素且有高钾血症病史的患者,下列哪种药物是避免高血钾风险的理想治疗药物?

a. 阿米洛利

b. 氨氯地平

c. 依那普利

d. 螺内酯

e. 缬沙坦

答案 b 正确。钙通道阻滞剂(如氨氯地平)和高血钾无关。

答案 a 不正确。阿米洛利是保钾利尿剂(和氨苯蝶啶相似)。

答案 c 不正确。由于 ACEI(如依那普利)

对醛固酮的影响,所以与高血钾相关。

答案 d 不正确。螺内酯是保钾利尿剂(醛固酮拮抗剂)。

答案 e 不正确。由于血管紧张素受体阻滞剂(如缬沙坦)对醛固酮的影响,故与高血钾相关。

---

17. 下列哪种药物会升高血糖? 选出所有正确答案。
 a. 氯噻酮
 b. 呋塞米
 c. 氢氯噻嗪
 d. 赖诺普利
 e. 普萘洛尔

答案 a、b、c 和 e 正确。这些药物都对血糖有影响。

答案 d 不正确。ACEI(如赖诺普利)和高血糖无关。ACEI 有益于糖尿病患者。

---

18. FS,56 岁,男性,患有糖尿病并被诊断出患有高血压。经三次合适测量,他的平均诊室血压为 158/101mmHg。他目前没有进行治疗。下列哪种药物最适合用于 FS?
 a. 氯噻酮
 b. 喹那普利
 c. 贝那普利 + 氨氯地平
 d. 贝那普利 + 氯沙坦
 e. 阿替洛尔 + 氢氯噻嗪

答案 c 正确。因为患者有糖尿病,ACEI 治疗应是联合治疗的一部分。在这种情况下,加用 CCB 会获益。

答案 a 不正确。虽然氯噻酮是一种有效的降压药物,但 ACEI 更适用于伴有糖尿病的高血压患者。

答案 b 不正确。该患者有必要使用 ACEI 治疗;由于患者据目标血压还差 20mmHg,应使用联合治疗。

答案 d 不正确。虽然患者需要给予 ACEI 治疗,但是 ACEI 与 ARB 联合方案不适用于高血压或伴有糖尿病的患者。

答案 e 不正确。由于患者有糖尿病史,联合治疗方案应包含 ACEI。

---

19. 某患者在 6 月 1 日测得血压为 158/104mmHg,6 月 4 日测得血压为 150/110mmHg(分别在两次不同就诊时间测得,患者拒绝去急诊),该患者的血压诊断分级是什么?
 a. 正常
 b. 高血压前期
 c. 高血压 1 期
 d. 高血压 2 期

答案 d 正确。高血压 2 期是收缩压 ≥ 160mmHg 和/或舒张压 ≥ 100mmHg。尽管收缩压表现为高血压 1 期,但是舒张压属于高血压 2 期。高血压的分类取决于较高的血压水平。

答案 a 不正确。正常血压应低于 120/80mmHg。

答案 b 不正确。高血压前期是收缩压 120 ~ 139mmHg 和/或舒张压 80 ~ 89mmHg。

答案 c 不正确。高血压 1 期是收缩压在 140 ~ 159mmHg 和/或舒张压 90 ~ 99mmHg。

---

20. 应用氢氯噻嗪的患者必须监测哪种指标? 选出所有正确答案。
 a. 肾功能
 b. 肝功能
 c. 电解质
 d. 尿酸
 e. 血糖

答案 a、c、d 和 e 正确。这些都会受到氢氯噻嗪的影响,应该监测或随访。

答案 b 不正确。氢氯噻嗪不作用于肝脏,因此不需要监测肝功能。

---

21. 对于难治性高血压患者应该考虑下列哪些问题? 选出所有正确答案。
 a. 容量超负荷是常见原因
 b. 螺内酯可能有效
 c. 米诺地尔可能有效
 d. 可能需要袢利尿剂

答案 a 正确。容量超负荷的患者可能会有难治性高血压。

答案 b 正确。螺内酯可用于治疗难治性高血压。

答案 c 正确。米诺地尔是直接舒张血管的药物,可用于治疗难治性高血压,但是由于其副作用而不作为难治性高血压的首选药物。

答案 d 正确。对于难治性高血压,利尿剂治疗可能是必需的。

第 2 章　血脂异常

1. 下列哪种生活方式调节应推荐用于血脂异常患者?
   a. 增加动物制品摄入,降低富含碳水化合物的蔬菜并限制谷物和水果
   b. 减少反式脂肪和饱和脂肪摄入,要求低于总热量的 10%
   c. 进行规律的运动
   d. 每周食用一次多脂鱼

   答案 c 正确。增加活动量对于所有没有身体限制的患者都是重要的。AHA/ACC 生活方式管理指南支持每周 3 ~ 4 次每次 40 分钟的中等至高等强度的活动量。

   答案 a、b 和 d 不正确。AHA/ACC 生活方式管理指南建议饮食应富含蔬菜、水果和全谷类,还应包括低脂乳制品、鱼类、禽类、豆类和坚果,限制饱和脂肪、反式脂肪、甜食、含糖饮料和红肉的摄入。这种饮食调节适合于素食主义者或严格素食主义者。尽管应减少甚或摒弃反式脂肪摄入,可接受的饱和脂肪的摄入在 5% ~ 6% 总卡路里。AHA 推荐普通人群每周至少食用 2 次鱼类,对于诊断为冠心病的患者每天大约应摄入 1g EPA + DHA(最好来源于多脂鱼类)。

2. RR 是一名 56 岁的亚裔男性,其 LDL - C 180mg/dL,HDL - C 28mg/dL,TG 140mg/dL,空腹血糖 96mg/dL,腰围 104cm,血压 128/82mmHg。治疗药物包括氢氯噻嗪和吉非罗齐。下列哪项指标提示代谢综合征风险?
   a. HDL - C
   b. TG
   c. 空腹血糖
   d. 腰围
   e. 血压

   答案 a 正确。男性 HDL - C < 40mg/dL 和女性 HDL - C < 50mg/dL 被定义为潜在危险因素。ATP Ⅲ 指南将存在三种危险因素的患者定义为代谢综合征。

   答案 b 正确。尽管 ATP Ⅲ 仅将 TG ≥ 150mg/dL 作为一种潜在的危险因素,但最新诊断标准包含了使用药物治疗的高 TG 血症。

   答案 d 正确。ATP Ⅲ 定义腹型肥胖[男性腰围 > 40 英寸(101.6cm),女性 > 35 英寸(88.9cm)]为一种危险因素。对于亚裔美国人,新的诊断标准推荐采用较低的腰围:男性 > 35 英寸(88.9cm),女性 > 31 英寸(78.74cm)。

   答案 e 正确。虽然 ATP Ⅲ 仅将 BP ≥ 130/85mmHg 作为潜在的危险因素,诊断标准最近扩展为包括使用药物治疗的高血压。

   答案 c 不正确。尽管 ATP Ⅲ 考虑空腹血糖 ≥ 110mg/dL 作为潜在的危险因素,ADA 将空腹血糖异常的定义修订且降低为 ≥ 100mg/dL。近期 RR 的空腹血糖 < 100mg/dL,因此目前血糖不是一项危险因素。

3. MM 是一名 54 岁的女性,既往有不稳定型心绞痛、高血压和糖尿病病史。她每天吸烟 2 包。其 LDL - C 120mg/dL,HDL - C 48mg/dL,TG 220mg/dL。推荐下列哪种治疗方案?
   a. 辛伐他汀 80mg/d
   b. 阿托伐他汀 80mg/d
   c. 普伐他汀 20mg/d
   d. 洛伐他汀 40mg/d

   答案 b 正确。因为 MM 有临床 ASCVD,ACC/AHA 专家但建议高强度他汀治疗,使 LDL - C 降低 50% 或更多(如阿托伐他汀 40 和 80mg/d 或瑞舒伐他汀 20 和 40mg/d)。临床随机对照研究支持 80mg 阿托伐他汀和 20mg 瑞舒伐他汀。

   答案 a 不正确。由于会增加横纹肌溶解的风险,患者不应启用或滴定至辛伐他汀 80mg。

   答案 c 不正确。普伐他汀 20mg 是一种低强度他汀治疗,降低 LDL - C 不超过 30%。

   答案 d 不正确。洛伐他汀 40mg 是中等强度治疗,降低 LDL - C 30% ~ 50%。

4. CE 是一名 72 岁的男性,不伴有临床 ASCVD,无糖尿病,10 年 ASCVD 风险为 12%。下列哪

项建议可推荐用于该患者？

a. 辛伐他汀 10mg/d

b. 氟伐他汀 40mg/d

c. 匹伐他汀 1mg/d

d. 瑞舒伐他汀 10mg/d

答案 d 正确。瑞舒伐他汀 10mg 是中等强度治疗，可降低 LDL - C 30% ~ 50%。指南建议对第四组他汀获益人群中的患者进行中等 - 高强度他汀治疗。

答案 a、b 和 c 不正确。这些剂量为低强度他汀治疗，降低 LDL - C 不超过 30%。

---

5. KW 是一名 53 岁亚裔的女性，其 LDL - C 210mg/dL，HDL - C 56mg/dL，TG 182mg/dL。她的既往史中值得一提的是，赖诺普利单药治疗使其近期血压控制在 118/70mmHg。她不吸烟。她的父亲在 58 岁时因心肌梗死去世。她的医生选择使用瑞舒伐他汀并咨询推荐剂量。尽管高强度他汀治疗更推荐用于 LDL - C > 190mg/dL 的情况，但如果考虑到 KW 的遗传因素，下面哪一个是最合适的初始剂量？

a. 5mg/d

b. 10mg/d

c. 20mg/d

d. 40mg/d

答案 a 正确。亚裔患者瑞舒伐他汀暴露量的中位数是白种人的两倍。建议对于这样的患者起始剂量为 5mg/d。

答案 b、c 和 d 不正确。对于亚裔患者，这些起始剂量过高。答案 d 中 40mg 剂量适用于可耐受 20mg 剂量且治疗无效的患者。在临床试验发现更高剂量（80mg）与蛋白尿有关，不建议使用。

---

6. MJ 既往存在华法林抗凝治疗不达标的情况（由于依从性差），直到服药时间从晚上调整到早上才得以改善。患者也偶尔会不规律饮食并服用抗酸药物治疗反流。下列哪一种他汀类药物是该患者的最佳选择？

a. 普伐他汀

b. 阿托伐他汀

c. 洛伐他汀

d. 瑞舒伐他汀

答案 b 正确。阿托伐他汀有更长的半衰期并可以在一天中的任意时间服用。阿托伐他汀和华法林也没有相互作用。

答案 a 不正确。普伐他汀半衰期短且应在睡前服用（由于午夜至凌晨 2 点是胆固醇合成高峰）。氟伐他汀是另一种他汀类药物，也应睡前服用。

答案 c 不正确。为获得更好的药效，洛伐他汀应该在晚上与食物同服，其他他汀药物与或不与食物同服均可。洛伐他汀和辛伐他汀可以通过抑制 CYP3A4 而增加华法林的作用。

答案 d 不正确。瑞舒伐他汀半衰期最长，可在任意时间服用。由于抗酸药可降低瑞舒伐他汀吸收，瑞舒伐他汀服药时间应与抗酸药物间隔至少 2 小时。另外，由于瑞舒伐他汀可抑制 CYP3A4 并可能对 CYP2C9 也有抑制作用，可使服用华法林患者的凝血酶原时间显著增加。氟伐他汀是另一种经 CYP2C9 代谢的药物，可能增加华法林作用。

---

7. CE 是一名74 岁的男性患者，既往有 CHD、卒中和甲状腺功能减退病史。目前服用的药物有阿司匹林、左甲状腺素和辛伐他汀，最近又开具了消胆胺。你需要和该患者讨论什么？

a. 每天一次，空腹服用

b. 将每剂药物与至少 360mL 的果汁或苏打水混合服用

c. 少量缓慢服用以减少副作用

d. 其他药物的服用时间应该在服用消胆胺前至少 1 ~ 2 小时或服用消胆胺后 4 ~ 6 小时

答案 d 正确。消胆胺和考来替泊可与很多药物结合，包括地高辛、华法林、左甲状腺素、苯妥英钠、烟酸、口服避孕药、依折麦布、贝特类、他汀类和阿司匹林。与其存在相互作用的药物，需要在使用这些树脂药物前 1 ~ 2 小时或 4 ~ 6 小时后服用。考来维仑相互作用可能最小，但是生产商仍建议密切监测或与治疗指数窄的药物间隔 4 小时服用。

答案 a 不正确。BAS 应每日分 2 ~ 3 次于餐时或餐后立即服用；考来维仑是个例外（625mg,6 片/天），在能耐受的条件下可一次性给予。

答案 b 不正确。消胆胺（和考来替泊）散剂应与 60～180mL 水,无糖饮品如橙汁、苹果汁或葡萄汁,或含有高水分的果肉(如苹果酱)同服。

答案 c 不正确。树脂散剂可以引起牙齿染色、腐蚀和腐坏,需迅速吞服。

---

8. 选出非诺贝特的商品名。
   a. Fenoglide
   b. Tricor
   c. Triglide
   d. Lipofen
   e. Lopid

答案 a、b、c 和 d 正确。这些都是贝特类药物的商品名。非诺贝特非专利药也有销售。

答案 e 不正确。Lopid 是吉非罗齐的商品名。

---

9. 哪种药物或联合治疗方案对于晚期肝脏疾病患者是最安全的?
   a. 考来维仑
   b. 依折麦布/辛伐他汀
   c. 烟酸
   d. 吉非罗齐

答案 a 正确。BAS 不禁用于肝病患者,尽管这些患者可能更易出现 GI 副作用。且这类药物不需调整剂量。

答案 b 不正确。他汀禁用于活动性肝病患者。尽管有非酒精性脂肪肝、乙肝和丙肝患者使用他汀安全性的最新证据,但该患者存在晚期的非特异性疾病。依折麦布也不推荐用于中重度肝损害的患者。

答案 c 不正确。烟酸禁用于活动性肝病患者。

答案 d 不正确。贝特类禁用于肝功能不全患者。

---

10. JM 是一名 64 岁的女性,既往有胰腺炎(当时 TG 2200mg/dL)、未控制的痛风、严重银屑病、需要住院治疗的复发感染和洛伐他汀相关的肌病。她当前的治疗药物包括瑞舒伐他汀、泼尼松和别嘌醇。几天前因痛风加重而加用了秋水仙碱。自诉在上大学时食用海鲜过敏。她的 LDL-C 96mg/dL,HDL-C 42mg/dL,TG

640mg/dL。下列哪个新增治疗药物是最安全的?
   a. 烟酸
   b. 考来维仑
   c. 鱼油
   d. 非诺贝特

答案 d 正确。非诺贝特不影响他汀的代谢,并且合用他汀类药物时横纹肌溶解发生率显著低于吉非罗齐。吉非罗齐是几种他汀代谢物的强抑制剂,抑制葡萄糖醛酸转移酶,OATP1B1-介导的他汀酸摄取和胆汁排泄。新指南也不建议将他汀和吉非罗齐合用。

答案 a 不正确。理论上,相比他汀单药治疗,烟酸-他汀联合会增高肌病的风险,尽管缺乏更加有力的证据。由于可能增加尿酸,烟酸应首先避免用于这位痛风未控制的患者。

答案 b 不正确。BAS 可升高 TG,禁用于 TG>500mg/dL 或曾因高 TG 血症诱发胰腺炎者。

答案 c 不正确。考虑到患者对海产品有严重过敏反应,应避免使用鱼油。大于 3g/d 的 EPA 和 DHA 也会抑制 T 细胞和 B 细胞功能,与泼尼松合并使用时更易发生感染。

---

11. 选出洛伐他汀的商品名。
    a. Lescol
    b. Crestor
    c. Mevacor
    d. Zocor

答案 c 正确。Mevacor 是洛伐他汀的商品名。

答案 a 不正确。Lescol 是氟伐他汀的商品名。

答案 b 不正确。Crestor 是瑞舒伐他汀的商品名。

答案 d 不正确。Zocor 是辛伐他汀的商品名。

---

12. 对于需要短期使用克拉霉素的患者,应暂停使用下列哪种他汀类药物?
    a. 辛伐他汀
    b. 普伐他汀
    c. 洛伐他汀

d. 阿托伐他汀

e. 瑞舒伐他汀

答案 a 正确。辛伐他汀经 CYP3A4 代谢酶代谢,不应与克拉霉素合用。

答案 c 正确。洛伐他汀经 CYP3A4 代谢,不推荐与克拉霉素合用。洛伐他汀和辛伐他汀禁忌与伊曲康唑、酮康唑、泰利霉素、克拉霉素、红霉素、蛋白酶抑制剂和奈法唑酮合用。尤其是使用高剂量辛伐他汀和洛伐他汀的患者,应避免食用超过 1 夸脱/天(946mL/d)的葡萄柚汁,因为与横纹肌溶解有关。

答案 b 不正确。普伐他汀不需要剂量调整,它通过非 CYP 酶途径代谢。

答案 d 不正确。尽管阿托伐他汀很小程度依赖 CYP3A4 代谢,但对合用克拉霉素时没有具体调整建议。

答案 e 不正确。瑞舒伐他汀与克拉霉素无相互作用。

---

13. 与吉非罗齐联用时,下列哪种他汀类药物及其剂量是适宜的?

a. 瑞舒伐他汀 20mg

b. 辛伐他汀 20mg

c. 洛伐他汀 40mg

d. 氟伐他汀 40mg

答案 d 正确。与吉非罗齐合用时,氟伐他汀没有剂量限制。研究表明氟伐他汀可能是唯一可与吉非罗齐安全联用的他汀类药物,但也建议谨慎使用。

答案 a 不正确。尽管瑞舒伐他汀 90% 以原型消除,药物相互作用较少。但与环孢素合用,瑞舒伐他汀剂量不应超过 5mg;使用吉非罗齐、利托那韦、洛匹那韦和口服避孕药的患者,瑞舒伐他汀剂量不应超过 10mg。

答案 b 不正确。使用吉非罗齐、达那唑和环孢素的患者,辛伐他汀剂量不应超过 10mg;使用胺碘酮和维拉帕米的患者,辛伐他汀剂量不应超过 20mg。

答案 c 不正确。洛伐他汀用于使用吉非罗齐、非诺贝特、环孢素和烟酸(≥1g/d)的患者,其剂量不应超过 20mg;使用胺碘酮和维拉帕米的患者,其剂量不应超过 40mg。

---

14. LR 是一名 54 岁的女性,TG 升高。为了节约资金,她想使用非处方药物鱼油来代替 ω－3 脂肪酸乙酯(Lovaza)。她的医生同意这种改变。她提及曾经食用鱼类造成胃肠道问题。现在使用的鱼油胶囊每粒含 180mgEPA 和 120mgDHA,需要给该患者提供什么建议?

a. 换用浓度更高的鱼肝油

b. 一天 6 粒胶囊相当于处方药物的剂量

c. 随餐服用以提高耐受性

d. 一天 11 粒胶囊相当于处方药物的剂量

e. 定期进行汞含量监测

答案 c 正确。与食物同服、分次服用、使用肠溶包衣制剂和冷冻胶囊(然而生产商不建议将 Lovaza 冷冻),可以提高对鱼油的耐受性。

答案 d 正确。每 1000mg Lovaza 胶囊包含 840mg EPA 和 DHA,4 粒每日一次或 2 粒每日两次,随餐服用。由于每日至少 11 粒鱼油胶囊相当于等效治疗剂量,应考虑更强效的制剂。

答案 a 不正确。鱼肝油由于含有维生素 A,长期或大剂量服用可引起毒性。

答案 b 不正确。由于 OTC 鱼油胶囊每 1000～1200mg 通常仅含有 30%～50% EPA 和 DHA,需要服用更多胶囊来降低 TG。

答案 e 不正确。大部分 OTC 药物中的汞和其他毒素的含量未达到可检测水平。

---

15. 下列哪一项是他汀治疗引发肌病的危险因素?

a. 较大的体格

b. 甲状腺功能亢进

c. 女性

d. 维生素 D 缺乏

e. 年轻

答案 c 正确。女性有更高的风险。

答案 d 正确。维生素 D 缺乏患者更易发生他汀诱导的肌病,许多患者在替代治疗后症状缓解。

答案 a 不正确。体格小和身体虚弱是危险因素。

答案 b 不正确。甲状腺功能减退是危险因素,应监测促甲状腺激素基线水平或对有症状的患者进行检查。

答案 e 不正确。 高龄是危险因素。其他危险因素有酗酒、重大外科手术、外伤、剧烈体力活动、多系统疾病、既往或家族既往降脂治疗肌病史、既往 CK 升高病史、低镁血症、亚洲人、高剂量他汀以及合并使用有相互作用的药物。

16. 用于肾功能不全的患者,下列哪种(些)降脂药物需要调整剂量?
    a. 阿托伐他汀
    b. 吉非罗齐
    c. 依折麦布
    d. 消胆胺
    e. 烟酸

    　　答案 b 正确。 贝特类用于中重度肾损伤患者,需要根据肾功能调整剂量。贝特类禁用于严重肾功能不全患者,生产商规定非诺贝特禁用于 Cr < 30mL/min 患者,吉非罗齐禁用于 Cr < 10mL/min 的患者。
    　　答案 a 不正确。 阿托伐他汀和氟伐他汀(≤40mg)被证明可以安全用于这类人群。阿托伐他汀对伴有糖尿病的透析患者是安全的。尽管目前批准的他汀类的剂量不认为具有肾毒性,但是所有他汀类药物应给予较低剂量以减少肌病风险。
    　　答案 c 不正确。 依折麦布无须调整剂量。
    　　答案 d 不正确。 消胆胺和其他 BAS 无须调整剂量。
    　　答案 e 不正确。 尽管烟酸应慎用于这类人群,但没有具体的调整建议。

17. 一位使用辛伐他汀的患者自诉上周末跑完马拉松后出现肌痛、乏力和痉挛。他今日检测 CK 1760U/L(正常范围 50 ~ 160U/L),3 个月前 CK 为 280U/L。今日检测 Cr 1.0mg/dL。你如何管理该患者?
    a. 继续治疗并密切监测 CK
    b. 停用辛伐他汀直到症状和 CK 改善,然后试用另一种他汀类药物
    c. 加用辅酶 Q10
    d. 将辛伐他汀换为依折麦布

    　　答案 b 正确。 如果症状是他汀治疗引起的,往往在停药后几周内症状会消失。许多患

者可以毫无问题地耐受另一种他汀治疗,但需要低剂量起始并在可耐受情况下逐渐加量。没有研究直接比较不同他汀药物的肌病发生率,但可能存在差异。例如,一项大型观察性研究发现,氟伐他汀的肌肉相关症状的发生率较低。尚无文献报道氟伐他汀相关的致命性横纹肌溶解病例。脂溶性低的他汀药物相互作用更少(如普伐他汀和瑞舒伐他汀),理论上可以降低肌病风险。回顾性研究和个案报道也支持可以从阿托伐他汀和瑞舒伐他汀的剂量方案调整中获益(如每周 1 ~ 3 次)。
    　　答案 a 不正确。 出现不可忍受的肌肉症状、进行性 CK 升高和/或中度 CK 升高(> 10 倍 ULN)时应停用他汀类药物。国家脂质协会肌肉安全专家组推荐:如果症状可以耐受且 CK < 10 倍 ULN,可在密切监测 CK 的情况下继续治疗。轻度 CK 升高 < 5 倍 ULN 并且症状可以耐受的患者,应每 3 ~ 6 个月进行复诊。
    　　答案 c 不正确。 他汀可阻断辅酶 Q10 合成,一个小型试验发现加用 100mg/d 辅酶 Q10 可以显著降低(降低 40%)疼痛严重程度。辅酶 Q10 可以用于其他措施无获益的患者,但它的临床效果差异大并且证据不足。
    　　答案 d 不正确。 尽管他可能更好地耐受依折麦布,但这种选择应备用于其他措施治疗失败的患者。

18. JT 是一名 62 岁的女性,HDL - C 水平低,医生曾为她开具烟酸。由于费用问题,她没有遵从医嘱而是睡前服用 5 片(每片 100mg)速释烟酸片作为替代。患者诉第一次服药后发生潮红和头晕,几乎使她摔倒。为了提高患者整体耐受性,下列哪项建议最合适?
    a. 改用"不引起潮红作用"剂型,并在给药前 30 ~ 60 分钟服用阿司匹林 81mg
    b. 每天早餐和午餐后各服用 100mg
    c. 随食物和热水同服
    d. 换用 OTC 缓释制剂

    　　答案 b 正确。 为了减少潮红,应缓慢增加烟酸剂量。速释烟酸的常见初始剂量为 100mg 2 ~ 3 次/天,或 250mg 2 次/天,餐后服用。
    　　答案 a 不正确。 "不引起潮红作用"烟酸

制剂对降低胆固醇无效。325mg 高剂量的阿司匹林最常用于防止潮红。

答案 c 不正确。尽管与食物同服可以提高耐受性，但是与热的液体、酒精和辛辣食物同服会使症状加重。

答案 d 不正确。虽然这个产品或许可以减少潮红，但肝毒性更常见于缓释剂型（烟酸缓释剂处方药除外）。

---

19. LE 是一名 33 岁的女性，最近准备妊娠。她的医生认为血脂异常治疗的益处大于其对胎儿的风险。她的血脂检查示 LDL - C 240mg/dL，HDL - C 64mg/dL，TG 132mg/dL。她的既往史包括近期发现的胆石症。下列哪种药物最适合 LE？

a. 瑞舒伐他汀
b. 烟酸
c. 考来维仑
d. 吉非罗齐
e. ω - 3 - 脂肪酸乙酯

答案 c 正确。胆固醇和胆固醇衍生物对于正常胎儿生长很重要。因为 BAS 不会全身吸收，所以可以作为哺乳期、妊娠期或备孕期育龄女性的治疗选择。考来维仑是妊娠 B 级药物并且不通过乳汁排泄。氯贝丁酯和消胆胺是妊娠 C 级药物。

答案 a 不正确。他汀类是妊娠 X 级药物，仅用于极不可能受孕的育龄期女性。

答案 b 不正确。烟酸是妊娠 C 级药物，在妊娠期应用研究不足。

答案 d 不正确。吉非罗齐是妊娠 C 级药物，TG 已控制的患者无使用指征，且禁用于胆石症患者。

答案 e 不正确。ω - 3 脂肪酸乙酯（Lovaza）为妊娠 C 级，不适用于 TG 已控制的患者，并可进一步升高 LDL - C。

---

20. CL 是一名 10 岁的男孩，有家族性高脂血症。经改变生活方式治疗失败后医生希望启用药物治疗。其 LDL - C 水平 320mg/dL。你推荐使用下列哪种药物？

a. 阿托伐他汀
b. 考来维仑

c. 依折麦布
d. 烟酸
e. 非诺贝特

答案 a 正确。阿托伐他汀被批准用于 ≥ 10 岁的儿童 FH 患者。普伐他汀和辛伐他汀分别被批准用于 ≥ 8 岁和 ≥ 10 岁的儿童 FH 治疗。

答案 b、c、d 和 e 不正确。由于考来维仑片型很大，儿童患者使用会有危险。考来维仑批准用于治疗儿童高胆固醇血症，但依从性很低。尽管依折麦布用于 10 ~ 17 岁儿童显示有效且可耐受，但 FDA 没有批准用于这类人群。与阿托伐他汀比较，依折麦布仅引起 LDL - C 中度降低。烟酸和贝特类药物在该群体缺乏足够研究并不推荐使用。

第 3 章 抗凝治疗/静脉血栓栓塞症

1. 患者 KP，女性，72 岁，因两天前开始出现血尿前来就诊。复查 INR 值 7.2，KP 自述在过去一周里，她偶尔用每片 10mg 华法林代替当前正在服用的每片 5mg 的华法林。下面哪一个是逆转华法林过量的最佳药物？

a. 苯丙香豆素
b. 硫酸鱼精蛋白
c. 维生素 K
d. 吐根糖浆剂

答案 c 正确。维生素 K 可逆转维生素 K 拮抗剂（VKAs）如华法林的抗凝作用。VKAs 通过抑制维生素 K 依赖性凝血因子 Ⅱ、Ⅶ、Ⅸ 和 Ⅹ 的活化，来降低血栓形成。VKAs 的抗凝作用是可活化凝血因子的维生素 K 总量与最终产生的凝血酶之间的精细平衡。摄入额外的维生素 K 打破这个平衡，并且逆转其抗凝作用。

答案 a 不正确。苯丙香豆素是在美国以外的其他国家上市的维生素 K 拮抗剂。应用苯丙香豆素对于华法林抗凝有叠加作用，并增加不良反应的严重程度。

答案 b 不正确。硫酸鱼精蛋白可用于逆转普通肝素（UFH）过量。推荐剂量是每 100U UFH 加入 1mg 鱼精蛋白。

答案 d 不正确。吐根糖浆过去常用于药物过量或误服时的催吐。鉴于长期使用或用于某种特定药物催吐时存在潜在风险,很少被推荐使用。

---

2. 下面哪一个是维生素 K 拮抗剂的副作用?
   a. 便血
   b. 心律失常(Q - T 间期延长)
   c. 出血
   d. 紫趾综合征
   e. 贫血

　　答案 a 正确。黑便是一个医学名词,指黑色板油样大便。出现黑便表明存在胃肠道出血和/或维生素 K 拮抗剂治疗过度。

　　答案 c 正确。出血是任何一种抗凝剂的最常见不良反应。

　　答案 d 正确。紫趾综合征是华法林少见但严重的不良反应。

　　答案 e 正确。贫血可能是潜在出血的信号,属于华法林常见不良反应。

　　答案 b 不正确。维生素 K 拮抗剂可用于房颤患者预防血栓形成。然而,这类药物不影响心脏的频率及节律。

---

3. 患者如果正在服用华法林,与下列哪一个药物联用将导致显著相互作用?
   a. 赖诺普利
   b. 美托洛尔
   c. 地高辛(Lanoxin)
   d. 氟康唑

　　答案 d 正确。氟康唑是 CYP2C9 抑制剂和弱 CYP3A4 抑制剂。R - 华法林经 CYP1A2 和 CYP3A4 代谢,作用更强的 S - 华法林主要经 CYP2C9 代谢。CYP2C9 抑制剂或诱导剂可显著增加或降低 S - 华法林血药浓度,分别导致出血风险增加(CYP2C9 抑制剂)或治疗失败(CYP2C9 诱导剂)。

　　答案 a 不正确。赖诺普利与华法林之间无显著药物相互作用。

　　答案 b 不正确。美托洛尔与华法林之间无显著药物相互作用。

　　答案 c 不正确。Lanoxin 是地高辛的商品名,地高辛用于治疗心力衰竭。虽然心力衰竭恶化时可导致 INR 值升高,但是单独应用地高

辛与华法林之间无可预期的相互作用。

---

4. 患者 JC,36 岁,孕妇,伴发活动性 DVT。目前没有服用其他药物,无特殊既往用药史。该患者 DVT 初始治疗的最佳药物是哪一个?
   a. 依诺肝素
   b. 阿司匹林
   c. 华法林
   d. 达比加群

　　答案 a 正确。UFH 或 LMWH 是妊娠期抗凝的首选药物。LMWH 无须特殊监测,皮下注射给药,适用于门诊患者。UFH 需要密切监测,通常静脉途径用药。

　　答案 b 不正确。阿司匹林是抗血小板聚集药物。抗血小板治疗及抗凝治疗经常被混淆,因为这些药物在某些情况下都可用于预防卒中和血栓形成。然而,两类药物作用机制不同,不能互相代替。

　　答案 c 不正确。华法林妊娠分级 X,有致畸作用。

　　答案 d 不正确。达比加群妊娠分级 C,因临床资料较少而不作为妊娠患者一线用药。达比加群也批准用于治疗仅经静脉注射抗凝剂治疗 5 ~ 10 天的 DVT。

---

5. 一位体重 80kg 的患者近期诊断出患有肺栓塞,下面哪一项是适宜的初始治疗方案?
   a. Lovenox(依诺肝素)80mg,皮下注射,2 次/日
   b. Plavix(氯吡格雷)75mg,口服,1 次/日
   c. Eliquis(阿哌沙班)5mg,2 次/日
   d. 肝素 5000U,皮下注射,2 次/日

　　答案 a 正确。低分子肝素可用于肺栓塞的初始治疗。Lovenox(依诺肝素)初始剂量 1mg/kg,皮下注射,q12h,或者采用替代方案 1.5mg/kg,皮下注射,qd。对于体重 80kg 患者,应用依诺肝素 80mg,皮下注射,q12h 是合适的。依诺肝素通过含药 80mg 注射器提供。

　　答案 b 不正确。Plavix(氯吡格雷)是抗血小板药物,不适用治疗肺栓塞。

　　答案 c 不正确。Eliquis(阿哌沙班)可用于肺栓塞的初始治疗,推荐剂量 10mg bid × 7 天,后续治疗 5mg bid。答案中推荐剂量过低。

　　答案 d 不正确。肝素 5000U,皮下注射,bid

是预防剂量。治疗肺栓塞需要更高剂量。

---

6. 下列哪一个药物可以安全用于治疗肝素诱导血小板减少症（HIT）伴肌酐清除率 25mL/min 的患者？
   a. 依诺肝素
   b. 达肝素
   c. 磺达肝癸钠
   d. 阿加曲班

　　答案 d 正确。阿加曲班是直接凝血酶抑制剂，被用于预防和治疗 HIT 相关的血栓形成。该药经肝脏代谢，因此可安全用于肾功能不全患者。

　　答案 a 和 b 不正确。依诺肝素和达肝素是低分子肝素，不能用于肝素诱导的血小板减少症。尽管低分子肝素诱导血小板减少症的发生率较低，但其仍与血小板之间有相互作用，可加重 HIT。治疗伴有肾功能不全（肌酐清除率 <30mL/min）VTE 患者，肝素优于低分子肝素。

　　答案 c 不正确。磺达肝癸钠禁用于肌酐清除率 <30mL/min 患者。

---

7. 下列哪一个药物的抗凝作用延迟起效？
   a. 依诺肝素（Lovenox）
   b. 磺达肝癸钠（Arixtra）
   c. 华法林
   d. 亭扎肝素（Innohep）

　　答案 c 正确。华法林发挥抗凝作用取决于维生素 K 依赖凝血因子 Ⅱ、Ⅶ、Ⅸ 和 Ⅹ 的耗竭。Ⅱ 因子即凝血酶，半衰期最长，是华法林抗凝的主要作用靶点。

　　答案 a、b 和 d 不正确。这些抗凝剂的抗凝作用起效快速。

---

8. 患者，女性，57 岁，65kg，BMI 28，因肺栓塞入院治疗。药物医嘱：肝素负荷剂量80U/kg 静脉注射，随后给予 18U/（kg·h）持续滴注。该患者的负荷剂量和维持剂量分别是什么？
   a. 静注 5000U，静滴 1200U/h
   b. 静注 4000U，静滴 800U/h
   c. 静注 6000U，静滴 1150U/h
   d. 静注 4000U，静滴 1150U/h

　　答案 a 正确。肝素剂量依据实际体重计算。起始负荷剂量 65kg ×80U/kg = 5200U。每次剂量近似为 5000U，使用 5000U 含药注射器。吸取接近 100U 剂量也很难操作。持续输注剂量 65kg ×18U/（kg·h）= 1170U/（kg·h）。在本例中，由于大多数静脉泵不能设置接近 50U 剂量，因此将剂量调整为接近 100U。

　　答案 b 不正确。计算剂量使用实际体重，而非理想体重。

　　答案 c 不正确。负荷剂量太高。静脉泵无法设置静脉持续输注的剂量。

　　答案 d 不正确。负荷剂量依据实际体重计算。为了设置静脉泵并保证剂量准确，持续输注速率应该尽量接近 100U。

---

9. 下列答案中，哪一个是肝素最适宜的给药途径？
   a. 静脉注射
   b. 皮下注射
   c. 肌内注射
   d. 口服
   e. 鞘内注射

　　答案 a 和 b 正确。肝素可以通过静脉和皮下注射给予。

　　答案 c，d 和 e 不正确。肌内注射肝素可能引起皮下血肿，应避免肌内注射。肝素无口服制剂，不能鞘内给药。

根据下列案例回答第 10 ~ 12 题。

　　患者 JT，62 岁，女性，既往被诊断出患有心房纤颤、冠心病、高血压和糖尿病。目前治疗药物有华法林 5mg/d、氨氯地平 5mg/d、氯吡格雷 75mg/d、赖诺普利 10mg/d、二甲双胍 1000mg/d 和萘普生 500mg 2 次/日。

---

10. 下面哪一个药物可增加华法林的出血风险？
    a. 氯吡格雷
    b. 氨氯地平
    c. 二甲双胍
    d. 萘普生
    e. 赖诺普利

　　答案 a 和 d 正确。抗血小板药物氯吡格雷单独应用增加出血风险，当与华法林联用时出血风险更高。非甾体抗炎药萘普生与华法林联用时，可增加胃溃疡和胃肠道出血风险。

答案 b、c 和 e 不正确。氨氯地平、二甲双胍、赖诺普利与华法林联用，不增加华法林的出血风险。

---

11. JT 自述因既往出现尿多、尿痛等尿路症状被诊断为尿路感染。下列哪一个抗菌药物与华法林相互作用最小？
    a. 磺胺甲噁唑/甲氧苄啶
    b. 呋喃妥因
    c. 环丙沙星
    d. 双氯西林
    e. 甲硝唑

    答案 b 正确。呋喃妥因与华法林无相互作用，可安全使用。

    答案 a、c、d 和 e 不正确。上述所列抗生素均与华法林存在相互作用。磺胺甲噁唑/甲氧苄啶、环丙沙星和甲硝唑可升高 INR 值，而双氯西林可使 INR 降低。

---

12. 下列哪一个非处方药物与华法林的相互作用最小，JT 可以安全使用？
    a. 阿司匹林
    b. 萘普生
    c. 多种维生素（Centrum Silver）
    d. 氯雷他定

    答案 d 正确。氯雷他定与华法林无相互作用。

    答案 a 和 b 不正确。非甾体抗炎药与华法林联用时，可增加出血风险。在某些情况下，阿司匹林可以与华法林联合应用，但需要医生或抗凝监测机构进行监护。

    答案 c 不正确。多种维生素如本品含有维生素 K。当华法林长期治疗患者使用该药时，含维生素 K 食物/补充剂与华法林存在相互作用，可使患者 INR 值降低。

---

13. 为了治疗其丈夫的 DVT，一位中年女性向药师出示一张新开处方：依诺肝素 240mg，皮下注射，每日一次，疗程 7 天。该患者体重 150kg。下面哪一个是最适宜的调剂药物？

    a. 调剂规格为 21～80mg 的注射器，并说明每次注射 80mg，每日 3 次
    b. 用一个注射器重新包装每日总剂量，共调剂 7 个注射器
    c. 联系处方者，建议更改剂量为 150mg 每日两次
    d. 联系处方者，建议更改剂量为 200mg 每日两次

    答案 c 正确。依诺肝素应用剂量 ≥150mg 无充分研究证据。因为该患者体重已达到目前研究的高限，所以不能使用 1.5mg/kg qd，而必须使用 1mg/kg bid。

    答案 a 不正确。把一次剂量分三针注射，对于患者来说，既困难又令人痛苦。

    答案 b 不正确。无菌产品不能重新包装再发给患者。

    答案 d 不正确。200mg 超过一次给药的最大剂量。

---

14. 一位患者想选择一种 Boost 膳食补充剂，前来咨询药师。经询问得知，患者正在服用华法林治疗复发性 DVT。正在接受华法林治疗的患者开始服用膳食补充剂，最可能出现下列哪一种结果？
    a. 增加出血风险
    b. 升高 INR 值
    c. 降低 INR 值
    d. 减低华法林剂量

    答案 c 正确。Boost 膳食补充剂含有维生素 K，后者可与华法林发生相互作用，影响华法林达到适当的抗凝效果。

    答案 a、b 和 d 不正确。这些是患者联用与华法林存在相互作用且可导致 INR 值升高时的后果。

根据下面的病例回答第 15～17 题。

患者 TS，46 岁，女性，因急性 DVT 入院治疗。患者无特殊药物治疗史，首次发生 DVT。两天前启用华法林治疗，目前 INR 值仍未达到治疗目标。患者今日出院，出院带药为华法林和依诺肝素。

---

15. TS 出院时，应该被提供下面哪一个用药指导

信息?

a. 更换注射部位以减少皮肤瘀斑和疼痛

b. 注射部位从距离脐周至少 2cm 开始,并向腹壁两侧延伸

c. 注射前,轻轻按压注射器内芯以排空注射器内的空气

d. 注射后避免揉搓注射部位,降低瘀斑形成的风险

e. 未使用过的注射器应储存在冰箱,临用前取出

答案 a、b 和 d 正确。这些说法是正确的。

答案 c 不正确。这种说法不正确。试图排出注射器中的气泡可能导致药品损失。

答案 e 不正确。依诺肝素注射器应该被保存在室温条件下。

16. TS 初次随访时正接受抗凝治疗。对于长期服用华法林的 TS 患者,应该提供哪方面的用药信息?

a. 所有中草药与华法林联用都是安全的

b. 告知医生或诊所任何漏服华法林的剂量

c. 非处方镇痛药与华法林联用是安全的

d. 需恒量摄入维生素 K 含量高的食物

e. 酒精摄入量不影响华法林的治疗

答案 b 和 d 正确。不坚持治疗是接受华法林治疗患者 INR 不达标的主要原因。仅仅一次漏服华法林可能导致 INR 降低。基于这个原因,患者将漏服药物剂量告知医生或抗凝监护机构是非常重要的。需要教育患者保持稳定的含维生素 K 食物的摄入。其中许多食物是我们饮食结构所推荐的,不可避免会食用。此外,对于饮食中连续接受小量维生素 K 的患者来说,维生素 K 摄入量的微小变化对于华法林治疗和 INR 值会产生很大影响。

答案 a 不正确。许多中药与华法林有相互作用,在开始使用任何新的中药之前,患者应和医生或抗凝监测机构一起检查用药情况。

答案 c 不正确。许多非处方镇痛药如非甾体抗炎药与华法林联用时,可增加出血风险。高剂量对乙酰氨基酚与华法林存在相互作用,可使 INR 值增加。

答案 e 不正确。酒精摄入可干扰华法林

治疗,慢性过量酒精摄入可导致 INR 值降低。急性酒精摄入可抑制肝脏微粒体酶,导致 INR 升高。

17. 当 TS 长期服用华法林进行治疗时,下面哪一个镇痛药是最佳选择?

a. Celebrex(塞来昔布)

b. Excedrin(对乙酰氨基酚)

c. 阿司匹林

d. 扑热息痛(对乙酰氨基酚)

答案 d 正确。尽管服用高剂量对乙酰氨基酚几天后可与华法林治疗发生相互作用,如病情需要,每日剂量低于 1500mg 是安全的。正在接受长期华法林治疗的轻中度疼痛患者,推荐的非处方镇痛药是对乙酰氨基酚。

答案 a 不正确。Celebrex 是塞来昔布的商品名,是一种 COX - 2 抑制剂。COX - 2 抑制剂可增加华法林使用者的出血风险,因为两药都有潜在引起胃肠道溃疡的风险。

答案 b 不正确。Excedrin 中含有阿司匹林成分。阿司匹林可抑制血小板聚集,增加出血风险。

答案 c 不正确。阿司匹林抑制血小板聚集,增加出血风险。

18. 服用依诺肝素时,避免进行下面哪一项检查?

a. 计算机 CT 断层扫描术

b. 磁共振

c. 硬膜外麻醉

d. 肝脏组织活检

答案 c 正确。LMWHs 避免用于硬膜外麻醉患者,由于可能引起脊髓血肿,后者可导致长期或永久性瘫痪。

答案 a 和 b 不正确。这些操作是非侵入性的,对于接受 LMWHs 治疗患者不增加额外的出血风险。

答案 d 不正确。进行肝组织活检的患者,使用 LMWHs 不是禁忌。

19. 下面哪些抗凝药没有特异性拮抗剂?选择所有正确答案。

a. 利伐沙班

b. 甲磺酸达比加群酯

c. 华法林

d. 阿哌沙班

e. 肝素

　　答案 a、b 和 d 正确。口服直接 Xa 因子抑制剂和口服直接凝血酶抑制剂均无特异性拮抗剂。

　　答案 c 不正确。华法林抗凝作用可被维生素 K、新鲜冰冻血浆或凝血酶原复合物逆转。

　　答案 e 不正确。肝素作用可被鱼精蛋白逆转。

20. 用于肾功能不全患者时,下列哪一个药物需要调整剂量? 选出所有正确答案。

a. 阿加曲班

b. 华法林

c. 甲磺酸达比加群酯

d. 利伐沙班

e. 依诺肝素钠

　　答案 c、d 和 e 正确。肾功能不全患者应用上述药物,推荐进行剂量调整或禁忌使用。

　　答案 a 和 b 不正确。阿加曲班和华法林用于肾功能不全患者无须调整剂量。

21. 患者,女性,62 岁,因急性 PE 就诊,初始给予依诺肝素治疗。患者既往患有高血压,肝肾功能无异常。下面哪一个药物可作为长期治疗药物?

a. 华法林

b. 甲磺酸达比加群酯

c. 阿哌沙班

d. 阿司匹林

e. 利伐沙班

　　答案 a、b、c 和 e 正确。达比加群酯、华法林、阿哌沙班和利伐沙班均被批准用于治疗 PE。

　　答案 d 不正确。阿司匹林不是口服抗凝药,不适用于治疗肺栓塞。

22. 按照半衰期从短到长对下列抗凝药物进行排序。

无序选项	排序结果
依诺肝素	肝素
华法林	依诺肝素
肝素	利伐沙班
磺达肝癸钠	磺达肝癸钠
利伐沙班	华法林

23. 患者,女性,76 岁,既往被诊断出患有房颤、高血压、糖尿病。现主诉消化不良、胃胀气、恶心。目前治疗药物有达比加群 150mg bid,赖诺普利 20mg/d,氯噻酮 25mg/d,二甲双胍 1000mg bid,格列吡嗪 10mg bid。哪一个药物最可能引起上述症状?

a. 达比加群

b. 赖诺普利

c. 氯噻酮

d. 格列吡嗪

　　答案 a 正确。消化不良是达比加群最常见的不良反应之一。

　　答案 b、c 和 d 不正确。这些药物通常不引起消化不良。

24. 患者,男性,42 岁,新发非瓣膜性房颤。既往病史有单纯部分性癫痫发作、高血压、2 型糖尿病。目前治疗药物有卡马西平 40mg bid,Januvia(西格列汀)100mg/d,二甲双胍 500mg bid,赖诺普利 20mg/d。医生想启用利伐沙班治疗房颤。患者当前服用的哪一个药物与利伐沙班之间存在显著相互作用?

a. 赖诺普利

b. 西格列汀

c. 卡马西平

d. 二甲双胍

　　答案 c 正确。卡马西平是强 CYP3A4 和 P-gp 诱导剂,可能降低利伐沙班的疗效。

　　答案 a、b 和 d 不正确。赖诺普利、西格列汀、二甲双胍不是强 CYP3A4 和 P-gp 抑制剂或诱导剂,与利伐沙班无可预期的相互作用。

第4章　外周动脉疾病

1. 一位42岁的吸烟患者,患有高血压、糖尿病、高胆固醇血症和PAD,诉步行2~3个街区后出现小腿疼痛。下列哪一个治疗方案可显著减轻患者症状并降低总体死亡率?
   a. 肢体血管成形术
   b. 西洛他唑
   c. 戒烟
   d. 普伐他汀

   答案c正确。戒烟是改善高危患者心血管发病率和死亡率以及跛行症状的最重要干预措施。

   答案a不正确。肢体血管成形术被用于治疗威胁肢体存活的急性动脉闭塞。

   答案b不正确。西洛他唑可改善跛行症状,但是不影响心血管死亡率。

   答案d不正确。普伐他汀不会改善跛行症状。

2. 下列哪一项是阿司匹林的禁忌证?
   a. 哮喘
   b. NSAIDs过敏
   c. 鼻息肉
   d. 30岁男性流感患者

   答案a正确。哮喘是使用阿司匹林的禁忌证。

   答案b正确。非甾体抗炎药过敏反应者,禁忌使用阿司匹林。

   答案c正确。鼻息肉是使用阿司匹林的禁忌。

   答案d不正确。年龄小于16岁青少年伴有水痘、流感或流感样症状,禁忌使用阿司匹林。

3. 如果患者不能耐受阿司匹林,下列哪一项是可替换的治疗方案?
   a. 己酮可可碱400mg,2次/日
   b. 氯吡格雷225mg,1次/日
   c. 氯吡格雷75mg,1次/日
   d. 己酮可可碱400mg,3次/日

   答案c正确。治疗PAD时,氯吡格雷的推荐剂量为75mg,1次/日,口服。

   答案b不正确。治疗PAD时,氯吡格雷的推荐剂量为75mg,1次/日,口服。

   答案a和d不正确。己酮可可碱治疗PAD,可改善跛行症状,但不能降低心血管风险。不能耐受阿司匹林患者,不能用己酮可可碱代替。

4. 下面哪一个药物干预措施可能降低外周动脉疾病患者的血管事件?选出所有正确答案。
   a. 阿司匹林
   b. 氯吡格雷
   c. 阿司匹林联合双嘧达莫缓释片
   d. 己酮可可碱

   答案a正确。阿司匹林可降低血管事件。阿司匹林治疗PAD不是FDA批准的适应证(证据级别Ⅱb,B级),医学文献强烈支持低中剂量阿司匹林的应用(75~325mg/d)。

   答案b正确。氯吡格雷可降低血管事件。氯吡格雷(Plavix)被推荐用于不能耐受阿司匹林患者的替代抗血小板药物。FDA批准氯吡格雷用于治疗PAD(证据级别Ⅱb,A级)。

   答案c正确。阿司匹林联合双嘧达莫缓释片可降低血管事件。阿司匹林联合双嘧达莫缓释片(Aggrenox)与阿司匹林治疗PAD的疗效相当,但荟萃分析表明联合治疗无显著优势。

   答案d不正确。己酮可可碱不能降低心血管事件。己酮可可碱(Trental)是治疗PAD的抗血小板药物。最新几项临床试验表明,与安慰剂比较,己酮可可碱对于改善步行距离无获益。

5. 患者,男性,61岁,诊断外周动脉疾病、高血压、高脂血症、心力衰竭(纽约心功能Ⅲ级)。目前间歇性跛行已经引起显著功能障碍。下列哪一个治疗药物与该患者所用药物或所处疾病状态存在相互影响?
   a. 阿司匹林
   b. 氯吡格雷
   c. 辛伐他汀
   d. 西洛他唑

   答案d正确。西洛他唑不用于任何阶段/

任何分级的心力衰竭患者。

答案 a、b 和 c 不正确。阿司匹林、氯吡格雷和辛伐他汀对患者并存疾病无影响。

---

6. 下列哪一个抗血小板药物具有潜在的血液系统不良反应风险(如粒细胞减少和再生障碍性贫血),服药期间需要定期检测全血细胞计数?
   a. 阿司匹林
   b. 辛伐他汀
   c. 噻氯匹定
   d. 双嘧达莫/阿司匹林

   答案 c 正确。噻氯匹定的黑框警示指出,该药可引起威胁生命的血液系统不良反应,包括中性粒细胞减少、粒细胞缺乏、血栓性血小板减少性紫癜和再生障碍性贫血。应用噻氯匹定需要常规监护中性粒细胞减少和血小板减少的症状和体征。如果中性粒细胞绝对数低于 1200/mm³ 或者血小板计数低于 80 000/mm³,需要停药。

   答案 a 不正确。阿司匹林不需要常规监测全血细胞计数。

   答案 b 不正确。辛伐他汀不需要常规监测全血细胞计数。

   答案 d 不正确。双嘧达莫/阿司匹林不需要常规监测全血细胞计数。

---

7. 下列哪一个患者存在应用西洛他唑治疗外周动脉疾病的禁忌证?
   a. 女性,49 岁,高血压
   b. 男性,60 岁,良性前列腺增生病史
   c. 男性,48 岁,充血性心力衰竭
   d. 女性,52 岁,甲状腺功能减退

   答案 c 正确。西洛他唑禁用于各个级别的心力衰竭。

   答案 a 不正确。尽管西洛他唑可引起水肿,但是高血压不是绝对禁忌证。

   答案 b 不正确。良性前列腺增生(BPH)不是西洛他唑的禁忌证。

   答案 d 不正确。甲状腺功能减退不是西洛他唑的禁忌证。

---

8. 患者,53 岁,被诊断出患有外周动脉疾病、哮喘、过敏性鼻炎(鼻息肉)。目前应用药物有沙丁胺醇(必要时使用)、氟尼缩松治疗哮喘和氯雷他定治疗过敏性鼻炎。下列哪一个药物禁用于该患者?
   a. 阿司匹林
   b. Trental(己酮可可碱)
   c. Plavix(氯吡格雷)
   d. Aggrenox(双嘧达莫/阿司匹林)

   答案 a 和 d 正确。阿司匹林和 Aggrenox(阿司匹林/双嘧达莫缓释制剂)避免用于哮喘、鼻炎和鼻息肉,因阿司匹林可诱发支气管哮喘。

   答案 b 不正确。Trental(己酮可可碱)不会诱发或影响哮喘综合征。

   答案 c 不正确。Plavix(氯吡格雷)不会诱发或影响哮喘综合征。

---

9. 己酮可可碱的作用机制是什么?
   a. 降低血液黏滞度
   b. 改善红细胞顺应性
   c. 抑制血小板聚集
   d. 增加纤维蛋白原水平

   答案 a、b 和 c 正确。己酮可可碱降低血液黏滞性、改善红细胞顺应性,抑制血小板聚集,降低纤维蛋白原浓度。

   答案 d 不正确。己酮可可碱能降低纤维蛋白原浓度。

---

10. 患者因不能耐受阿司匹林而应用西洛他唑来治疗外周动脉疾病。接受西洛他唑治疗需要进行哪一项监护或评估?
    a. 评估药物对 CYP3A4 的抑制作用
    b. 评估药物对 CYP2C19 的抑制作用
    c. 评估并存疾病(如心衰)
    d. 全血细胞计数

    答案 a 正确。西洛他唑治疗间歇性跛行的剂量是 100mg bid 口服。西洛他唑与地尔硫草、酮康唑、琥乙红霉素、奥美拉唑以及其他 CYP3A4 或 CYP2C19 抑制剂联合应用时,需要减量至 50mg bid 口服。

    答案 b 正确。西洛他唑治疗间歇性跛行的剂量是 100mg bid 口服。西洛他唑与地尔硫草、酮康唑、琥乙红霉素、奥美拉唑以及其他

CYP3A4 或 CYP2C19 抑制剂联合应用时,需要减量至 50mg bid 口服。

答案 c 正确。西洛他唑禁用于各个级别心力衰竭(黑框警示信息)。

答案 d 正确。西洛他唑可引起血小板减少和贫血。因此,需要定期检测全血细胞计数。

---

11. 下列哪些属于间歇性跛行的治疗目标?
    a. 增加最大步行距离
    b. 增加步行持续时间
    c. 增加无痛步行的运动量
    d. 降低前负荷
    e. 降低后负荷

答案 a 正确。增加最大步行距离是 PAD 患者的治疗目标之一。

答案 b 正确。增加步行时间是 PAD 患者的治疗目标之一。

答案 c 正确。增加无痛步行运动量是 PAD 患者的治疗目标之一。

答案 d 和 e 不正确。PAD 治疗策略不包括降低前负荷(静脉血管舒张)和后负荷(动脉血管舒张)。降低前后负荷药物[如 BiDil(肼苯哒嗪 + 硝苯地平)、ACEIs]可用于治疗心力衰竭和其他心血管疾病。

---

12. 一位 48 岁的癌症患者,因最后一次化疗后出现虚弱和疲劳感前来就诊。患者最近还使用噻氯匹定治疗外周动脉疾病。患者的症状可能与噻氯匹定引起哪一个情况有关?
    a. 贫血
    b. 瑞夷综合征
    c. 头痛
    d. 皮疹

答案 a 正确。贫血是噻氯匹定的潜在副作用。贫血可引起虚弱和疲劳感。备注:接受化疗药物的患者也会引起贫血。噻氯匹定黑框警示,该药可引起威胁生命的血液系统不良反应,包括中性粒细胞减少、粒细胞缺乏、血栓性血小板减少性紫癜和再生障碍性贫血。应用噻氯匹定需要常规监护中性粒细胞减少和血小板减少相关症状和体征。如果中性粒细胞绝对数低于 1200/mm³ 或者血小板计数低于

80 000/mm³,需要停药。

答案 b 不正确。Reye 综合征与噻氯匹定无关。年龄小于 16 岁伴有流感症状或水痘患者应用阿司匹林可引起 Reye 综合征。Reye 综合征具有潜在致命性,可引起多器官损害,特别是脑和肝脏。Reye 综合征的确切病因未知。Reye 综合征在使用或未使用阿司匹林伴有病毒性感染儿童患者中均可发生。

答案 c 不正确。头痛是噻氯匹定及许多其他药物的潜在副作用(大多数药物都有头痛副作用);然而,噻氯匹定引起的头痛一般不严重。双嘧达莫是引起严重头痛的典型抗血小板药物。

答案 d 不正确。噻氯匹定可引起皮疹,然而这个副作用不能解释患者的症状。

---

13. PAD 患者需要控制哪些危险因素(并存疾病)?
    a. 血压
    b. 胆固醇
    c. 血糖
    d. 国际标准化比值(INR)

答案 a、b 和 c 正确。减少危险因素和控制潜在病因如糖尿病、高血压、高脂血症是 PAD 的整体治疗策略。共病控制可以改善患者整体生活质量并降低心血管疾病的发病率和死亡率。

答案 d 不正确。治疗 PAD 不需要监测 INR 值,INR 用于监测双香豆素类治疗。

---

14. PAD 的主要治疗药物是什么?
    a. 抗凝药物
    b. 抗血小板药物
    c. 抗高血压药物
    d. 抗交感神经药物

答案 b 正确。PAD 的主要药物干预是抗血小板治疗。抗血小板治疗可降低如心肌梗死、卒中或 PAD 下肢动脉粥样硬化性血管性死亡的风险。阿司匹林、氯吡格雷、西洛他唑和己酮可可碱是治疗 PAD 的常用抗血小板药物。

答案 a 不正确。抗凝药物(如华法林、肝素)不是治疗 PAD 的一线药物。

答案 c 不正确。抗高血压药物不用于治疗 PAD,控制血压是降低 PAD 并发症的关键因素。共存疾病的控制(如高血压、高脂血症和糖尿病)可以改善患者整体生活质量并降低心血管疾病的并发症和死亡率。

答案 d 不正确。由于缺乏长期治疗安全性和有效性证据,抗交感神经药物(如β受体阻滞剂)不推荐用于治疗 PAD。

---

15. 一位 28 岁的母亲,无特殊用药史,前来咨询药师:她能否开始服用小剂量阿司匹林,是否可以在家里备用一瓶阿司匹林以供家人出现头痛或者轻度疼痛时使用。下列哪些咨询问题需要和患者讨论?
    a. 推荐家中备有低剂量阿司匹林。大多数人认为它对轻度疼痛和头痛效果很好,年龄大于 12 岁者可安全使用
    b. 你应该和医生讨论以下内容:阿司匹林的某些常见不良反应如消化不良、恶心,某些严重不良反应如出血、耳鸣和胃肠道疾病
    c. 服用阿司匹林期间如果计划怀孕,需要告知医生。孕期服用阿司匹林是不安全的,特别是妊娠第三阶段
    d. 不要给患有哮喘和呼吸困难的家人服用阿司匹林,因为阿司匹林可引起支气管痉挛

答案 b 正确。上述是常见副作用和严重不良反应。

答案 c 正确。阿司匹林不推荐用于妊娠期,特别是妊娠最后三个月。

答案 d 正确。阿司匹林可引起支气管哮喘(特别是在哮喘、过敏性鼻炎和鼻息肉三联征患者)。

答案 a 不正确。阿司匹林禁用于年龄小于 16 岁任何患者,因其有发生 Reye 综合征的风险。

---

16. 请选择阿司匹林治疗 PAD 的合适剂量?
    a. 81mg
    b. 162mg
    c. 50mg
    d. 325mg

答案 a、b 和 d 正确。阿司匹林 75 ~ 325mg 被用于治疗 PAD。备注:应用低剂量阿司匹林(81mg)偶尔也会出现不良反应。

答案 c 不正确。阿司匹林与双嘧达莫复合抗血小板制剂(Aggrenox)中阿司匹林的剂量是 50mg。

---

17. 氯吡格雷起效的作用机制是什么?
    a. 选择性不可逆性抑制 ADP 诱导的血小板聚集
    b. 可逆性抑制血小板聚集
    c. 通过抑制磷酸二酯酶降低血液黏滞度
    d. 抑制 cAMP 降解,引起血管舒张

答案 a 正确。氯吡格雷需要在体内生物转化为活性代谢物。氯吡格雷活性代谢物选择性且不可逆性抑制 ADP 与血小板受体的结合以及随后 ADP 介导的糖蛋白 GPⅡb/Ⅲa 复合物的活化,从而发挥抗血小板聚集作用。由于此抑制作用是不可逆的,将会影响残余血小板的生命周期。

答案 b 不正确。氯吡格雷不可逆抑制血小板聚集。

答案 c 不正确。这是己酮可可碱的作用机制。

答案 d 不正确。这是双嘧达莫的作用机制。

---

18. 对黄嘌呤类过敏的患者,禁用下列哪一个药物?
    a. 阿司匹林
    b. Plavix(氯吡格雷)
    c. Trental(己酮可可碱)
    d. Pletal(西洛他唑)

答案 c 正确。Trental(己酮可可碱)禁用于黄嘌呤过敏者。

答案 a 不正确。阿司匹林对于黄嘌呤过敏者不是禁忌。

答案 b 不正确。Plavix(氯吡格雷)对于黄嘌呤过敏者不是禁忌。

答案 d 不正确。Pletal(西洛他唑)对于黄嘌呤过敏者不是禁忌。

---

19. 将下列抗血小板药物按照每日总剂量(mg)从低到高排序。

无序选项	排序结果
氯吡格雷	氯吡格雷
噻氯匹定	西洛他唑
己酮可可碱	噻氯匹定
西洛他唑	己酮可可碱

20. 下列哪一个抗血小板药物与 CYP 450 酶之间存在相互作用?

a. 华法林

b. 西洛他唑

c. 噻氯匹定

d. 氯吡格雷

答案 b、c 和 d 正确。西洛他唑、噻氯匹定和氯吡格雷均有 P450 酶相关的药物相互作用。

答案 a 不正确。华法林有 P450 酶相关的药物相互作用,但华法林是抗凝药。

第 5 章　慢性心力衰竭

1. JB,45 岁,男性,患有急性心肌梗死后心肌病(LVEF 35%)。急性心肌梗死后即刻出现了心衰的症状和体征,包括休息状态下呼吸急促。按照 ACC/AHA 和 NYHA 标准如何对 JB 目前的心衰情况进行分期和分级?

a. A 期,NYHA 不适用

b. B 期,NYHA Ⅰ级

c. C 期,NYHA Ⅱ级

d. C 期,NYHA Ⅳ级

答案 d 正确。JB 符合 C 期的分期标准,C 期患者如 JB 已经出现心力衰竭的体征和/或症状。此外,JB 静息状态时也有症状,因此属于 NYHA Ⅳ级。

答案 a,b 和 c 不正确。因为 JB 在静息状态下有症状并且既往有急性心肌梗死。处于 A 期的患者具有发展成左心室功能障碍和心衰的危险因素(例如高血压、冠状动脉疾病),处于 B 期的患者有结构性心脏病但没有出现心衰的体征和症状。如果患者相对无症状并且体力活动不受限,则 NYHA 系统分类为Ⅰ级,NYHA Ⅱ和Ⅲ级分别是中度和轻度体力劳动情况下有症状的患者。

2. 下列哪项是监测体液状态的最佳指标,并且是所有心衰患者每日必须监测的指标?

a. 疲劳

b. 气短

c. 体重变化

d. 下肢水肿

答案 c 正确。体重增加是体液状态的最佳预测指标,因为体重变化通常早于心衰的其他体征和症状。

答案 a 不正确。难以鉴别的疲惫症状在心衰患者中很常见,但是这些症状不能预测体液状态。

答案 b 和 d 不正确。体液超负荷的患者会表现肺瘀血的体征和症状,例如气短(答案 b)或外周瘀血如下肢水肿(答案 d),这些症状需要监测,不同于体重变化的是这些症状不能预测体液状态。每日监测体重变化便于实施防止肺瘀血的干预(如增加利尿剂剂量)。

3. 下面哪个实验室指标可能有助于将心衰与其他引起类似症状的疾病进行鉴别? 选择所有正确答案。

a. 血清钠

b. 血清肌酐

c. B 型利钠肽(BNP)

d. 去甲肾上腺素

答案 c 正确。BNP 的升高是由体液超负荷导致左心室结构伸展进而分泌产生的,它有助于鉴别心衰与其他引起类似症状的疾病。

答案 a 不正确。低钠血症可能发生在心衰中,也可以预测病情恶化。血钠水平可以被诸多因素影响,这个指标不能将心衰与其他引起类似症状的疾病进行区别。

答案 b 不正确。血清肌酐值升高及肾功能恶化是评价心输出量降低的客观指标,血清肌酐可以被诸多因素影响,这个指标不能将心衰与其他引起类似症状的疾病进行区别。

答案 d 不正确。作为对心输出量降低的反应,许多代偿机制被激活去维持足够的心输出量,包括交感神经系统激活,去甲肾上腺素升高。然而,其他疾病也可引起去甲肾上腺素升高。

4. AF是一名 63 岁的女性心衰患者（NYHA Ⅰ
级），正在服用速尿 40mg 每日两次、赖诺普利
10mg/d、琥珀酸美托洛尔 50mg/d、地高辛
0.125mg/d、螺内酯 25mg/d。今天进行例行门
诊访视，有关检测结果显示：BP120/80mmHg,
心率 70/min，呼吸频率 14/min，K⁺5.1mmol/L,
BUN 35mg/dL，肌酐 1.2mg/dL（基线）和血清
地高辛浓度0.7ng/mL（今日 08:00 采血样，最
后一次服药时间为昨日 09:00）。对于优化心
衰治疗方案来讲，下面哪个选项是最适当的调
整方案？选择所有适用的选项。
   a. 增加 ACEI 剂量
   b. 增加 β 受体阻滞剂剂量
   c. 增加地高辛剂量
   d. 增加螺内酯剂量

   答案 b 正确。对于心衰治疗，ACEI 和 β 受
体阻滞剂应该被滴定至经临床试验证实可改善
治疗结果的目标剂量，该患者血压状态足以保
证增加任何一种药物的剂量。此外，心率可耐
受进一步增加 β 受体阻滞剂剂量。对此患者而
言，增加 β 受体阻滞剂滴定剂量是最安全的调
整治疗。

   答案 a 不正确。遗憾的是，ACEI 可引起剂
量依赖性高钾血症，而该患者血清钾水平已经
处于临界高值。

   答案 c 不正确。理想的血清地高辛浓度应
该＜1ng/mL，因此，该患者地高辛剂量不应
调整。

   答案 d 不正确。醛固酮拮抗剂如螺内酯与
高血钾有关，因此，如果持续高血钾或更严重，
螺内酯剂量不应增加，甚至可能需要降到
12.5mg/d。

根据下列案例回答第 5~8 题。
   IH，54 岁，男性，非洲裔美国人，被诊断出患有
HFrEF，2 周前开始出现呼吸急促且日常活动受
限、下肢水肿加重。最近体重增加了4.5kg。体格
检查显示：BP 148/72mmHg，心率 88/min，呼吸 24/
min，肺部啰音，3 度下肢水肿。相关的实验室检查
包括钠离子浓度 138mmol/L，钾离子浓度
5.4mmol/L，尿素氮 35mg/dL，血肌酐 0.9mg/dL，
地高辛血药浓度 2.1ng/mL。既往重要病史有高

血压、痛风和慢性阻塞性肺病。目前治疗药物包
括赖诺普利 20mg/d、地尔硫草 CD 120mg/d、地高
辛 0.25mg/d、沙美特罗/氟替卡松 250/50μg，两
喷/次，bid。IH 最近开始服用萘普生 220mg tid 来
控制痛风引起的疼痛。

5. 除了建议患者限水限盐，下列哪项用药建议最
适合管理 IH 的体液超负荷？
   a. 启动氢氯噻嗪 50mg/d
   b. 启动呋塞米 40mg，每日两次
   c. 启动美托拉宗 2.5mg/d
   d. 启动螺内酯 25mg/d

   答案 b 正确。袢利尿剂如呋塞米是心衰患
者容量超负荷的治疗选择。

   答案 a 和 c 不正确。噻嗪类利尿剂例如氢
氯噻嗪和美托拉宗的单药治疗不是有效选择；
然而，如果患者对袢利尿剂增加应答不良，可加
用噻嗪类。

   答案 d 不正确。对进行标准治疗的轻度到
重度（NYHA 分级Ⅱ~Ⅳ级）心衰患者，联用醛
固酮拮抗剂可有效降低死亡率。小剂量螺内酯
（如 12.5~25mg/d）治疗心衰不会引起明显利
尿作用。

6. 在接下来的 24 小时，IH 接受了及时的利尿治
疗，心衰症状得到显著改善。其他的药物应如
何调整？
   a. 继续目前方案并启动氢氯噻嗪 50mg/d
   b. 继续目前方案并启动螺内酯 25mg/d
   c. 停用赖诺普利，启动肼苯哒嗪 25mg 和硝酸
      异山梨酯 20mg，tid
   d. 停用非处方药萘普生并启动秋水仙素
      0.6mg bid，直到痛风相关疼痛缓解

   答案 d 正确。加重体液潴留的药物在心衰
患者中应避免使用。IH 使用的治疗痛风疼痛
的非甾体抗炎药应该停用，启用秋水仙碱控制
急性痛风是安全的替换药物。虽然秋水仙碱不
会影响患者的心衰状态，然而秋水仙碱有毒性，
使用该药时应该进行相关咨询。

   答案 a 不正确。除非 IH 对袢利尿剂出现
抵抗，否则不应该联用氢氯噻嗪。

   答案 b 不正确。除非 IH 在联合 β 受体阻
滞剂治疗后仍持续出现心衰症状（NYHA Ⅱ~

Ⅳ级),否则螺内酯不考虑使用。此外,当前的高钾血症不允许使用保钾利尿药。螺内酯推荐的初始剂量是 12.5~25mg/d。

答案 c 不正确。如果 IH 出现不能耐受的低血压、肾功能障碍或高血钾,可以用肼苯哒嗪联合硝酸异山梨酯作为 ACEI 的替代治疗。此外,肼苯哒嗪及硝酸异山梨酯联合 ACEI 可用于经标准心衰治疗仍有症状的 NYHA Ⅲ~Ⅳ级的非裔美国患者。

---

7. 一旦达到最佳的容量状态,下面哪项是治疗 IH 高血压的最佳选择? 选择所有正确选项。

　　a. 启动氨氯地平 5mg/d
　　b. 启动卡维地洛 3.125mg,每日两次
　　c. 停用地尔硫䓬
　　d. 启动哌唑嗪 2mg/d

答案 b 正确。除了有助于降低 IH 的高血压,卡维地洛是能降低心衰患者死亡率的三种 β 受体阻滞剂之一。

答案 c 正确。地尔硫䓬因负性肌力作用可能会引发心衰恶化,因此应停用。

答案 a 不正确。氨氯地平不能降低死亡率,除非需要启动降低心衰患者血压和死亡率的治疗,否则不考虑使用氨氯地平。

答案 d 不正确。哌唑嗪对于治疗良性前列腺增生有效;但是其对心衰患者没有获益。

---

8. 下列哪项药物调整可以优化 IH 的治疗方案?

　　a. 增加赖诺普利 40mg/d
　　b. 地高辛减少到 0.125mg/d
　　c. 启动螺内酯 25mg/d
　　d. 启动坎地沙坦 4mg/d

答案 b 正确。虽然地高辛不能降低心衰患者的死亡率,但被证实能降低住院治疗率并改善症状。地高辛的目标血清浓度应低于 1ng/mL,如果地高辛的血清浓度大于 1ng/mL,会增加 IH 的死亡率。为了将地高辛血清浓度降到 1ng/mL 以下,IH 的地高辛用量应降至 0.125mg/d。

答案 a 不正确。虽然增加 ACEI 剂量至目标剂量可以降低死亡率,但是 IH 目前的血清钾水平不允许增加剂量。因为 ACEI 治疗可引起高钾血症,而且呈剂量相关性。

答案 c 不正确。除非经标准心衰治疗 IH 仍有症状(NYHA 分级 Ⅱ~Ⅳ级),否则不考虑联用螺内酯。此外,目前的血钾水平不允许启动保钾治疗。

答案 d 不正确。坎地沙坦有可能使 IH 当前的高钾血症加重,此时应避免使用。在心衰标准药物治疗基础上,联合 ARB 不及联合醛固酮拮抗剂的临床意义重大。此外,因有高钾血症的风险,不推荐 ARB、醛固酮拮抗剂和 AECI 联合治疗。ACC/AHA 指南对这个"三联治疗"方案的推荐级别是 Ⅲ级(风险 >获益)。

根据下列案例回答第 9~10 题。

RJ,71 岁,女性,有缺血性心肌病史,其就诊时的临床症状符合 NYHA Ⅳ级心衰。既往病史包括高脂血症、糖尿病、心肌梗死和甲状腺功能减退。RJ 主诉体重进行性增加(自 3 个月前的随访至今增加 2.72kg)、静息状态下呼吸急促、端坐呼吸,偶发阵发性夜间呼吸困难(PND)。查体发现脚踝 1⁺凹陷性水肿及颈静脉轻度怒张。生命体征:BP105/70mmHg,HR 91/min。实验室结果:钾离子浓度 3.6mmol/L,BUN39mg/dL,肌酐 1.4mg/dL。RJ 目前用药包括左旋甲状腺素片 0.05mg/d、呋塞米 40mg bid、赖诺普利 20mg/d、阿托伐他汀 40mg/d、阿司匹林 81mg/d、甘精胰岛素睡前 46U,门冬胰岛素餐前 6U。

---

9. 针对 RJ 的低血钾和液体超负荷,下列哪项是最佳治疗方案? 选择所有适用选项。

　　a. 继续呋塞米 40mg,每日两次
　　b. 增加呋塞米至 80mg,每日两次
　　c. 启动螺内酯 25mg/d
　　d. 启动氢氯噻嗪 25mg/d

答案 b 和 c 正确。单独增加呋塞米的剂量是不合适的,因为它会加重 RJ 的低血钾。补钾是可以考虑的,随着利尿剂用量逐渐增大,加用螺内酯不仅有保钾作用而且有额外的死亡率方面的获益。当 NYHA Ⅱ~Ⅳ级的心衰患者在标准心衰治疗上增加螺内酯,已被证实可降低死亡率。单用低剂量螺内酯可降低心衰患者的死亡率,但不会发挥具有临床意义的利尿作用。非常重要的是,需要意识到单用螺内酯对维持充足的血清钾水平是不够的,需要密切监测。

答案 a 不正确。该患者目前正在接受这个剂量的呋塞米治疗,出现体重增加。因此,继续使用当前剂量/间隔给药是不合适的。

答案 d 不正确。除非患者发生袢利尿剂抵抗,否则噻嗪类利尿剂不用于心衰的体液控制。因此噻嗪类利尿剂可作为袢利尿剂的附加治疗。

---

10. 下列哪一项是治疗该患者心衰的最佳选择?
    a. 立即启动琥珀酸美托洛尔 25mg/d
    b. 体重恒定后启动琥珀酸美托洛尔 25mg/d
    c. 立即启动酒石酸美托洛尔 12.5mg bid
    d. 启动地高辛 0.25mg/d

答案 b 正确。因 β 受体阻滞剂对于心衰患者死亡率方面有获益,这类药物应该成为心衰治疗的一部分。然而,只有当体重达到恒定状态时才可启动 β 受体阻滞剂。

答案 a 不正确。只有当体重达到恒定状态时才可启动 β 受体阻滞剂。

答案 c 不正确。酒石酸美托洛尔不用于控制 HFrEF,琥珀酸美托洛尔可用于心衰治疗。

答案 d 不正确。地高辛用于即使按标准心衰治疗(ACEI 和 β 受体阻滞剂)仍有症状的患者。此外,老年患者应使用低剂量地高辛,并使血清地高辛浓度 <1ng/mL。

---

11. 下列哪项是 β 受体阻滞剂的绝对禁忌证?
    a. 哮喘伴支气管痉挛
    b. 糖尿病
    c. 慢性阻塞性肺疾病
    d. 周围性血管疾病

答案 a 正确。β 受体阻滞剂的绝对禁忌证较少:哮喘伴活动性支气管痉挛、有症状的低血压或心动过缓。β 受体阻滞剂的相对禁忌证包括糖尿病伴有反复发作低血糖、哮喘不伴活动性支气管痉挛、心率 <55/min、Ⅱ ~ Ⅲ 度房室传导阻滞以及收缩压 <80mmHg。

答案 b、c 和 d 不正确。对 HFrEF 患者而言,给予 β 受体阻滞剂的获益大于风险,β 受体阻滞剂可用于糖尿病(答案 b)、慢性阻塞性肺疾病(答案 c)、哮喘不伴活动性支气管痉挛和周围血管疾病(答案 d)的患者。

根据下列案例回答第 12 ~ 13 题。

BT 是一名 54 岁的非洲裔美国男性,最近被诊断出患有非缺血型心脏病。既往病史有从小罹患中度哮喘及高血压。目前的治疗药物有沙美特罗 50μg/(吸·次),每天两次吸入;氟替卡松 88μg/(吸·次),每天两次吸入;呋塞米 80mg 每日两次,依那普利 20mg 每日两次,螺内酯 25mg 每日一次。

---

12. 下面哪一个 β 受体阻滞剂是治疗 BT 心力衰竭的最佳选择,且对哮喘影响最小?
    a. 卡维地洛
    b. 琥珀酸美托洛尔
    c. 普萘洛尔
    d. 阿替洛尔

答案 b 正确。只有三种 β 受体阻滞剂被证实能降低心衰死亡率:卡维地洛、琥珀酸美托洛尔和比索洛尔。琥珀酸美托洛尔是正确的选择,因其已被证实对降低 HFrEF 死亡率有益,并且是一种心脏高选择性 β 受体阻滞剂。尽管美托洛尔具有 β₁ 受体选择性,需要认识到,随着滴定剂量增加,β 受体选择性会降低。

答案 a 不正确。卡维地洛是一种非选择性的 β 受体阻滞剂,会加重潜在的肺部疾病。

答案 c 和 d 不正确。普萘洛尔(答案 c)和阿替洛尔(答案 d)还没用于心衰治疗的相关研究。此外,普萘洛尔是一种非选择性的 β 受体阻滞剂,可能会加重潜在的肺部疾病。

---

13. 一旦 β 受体阻滞剂治疗稳定后,对 BT 来说,下面哪个药物的调整可进一步改善死亡率?
    a. 地高辛 0.125mg/d
    b. 肼苯哒嗪 25mg 和硝酸异山梨酯 10mg,每日三次
    c. 缬沙坦 160mg,每日两次
    d. 氨氯地平 5mg/d

答案 b 正确。研究表明,对于接受 ACEI 联合 β 受体阻滞剂标准治疗的非裔美国心衰患者,使用肼苯哒嗪联合硝酸异山梨酯能显著降低死亡率。

答案 a 不正确。地高辛可以改善症状并降低住院治疗率,但是它不能改善死亡率。

答案 c 不正确。与 ACEI 联合应用时,缬沙坦可降低心衰的急性加重发作,但不影响全因死亡率。

答案 d 不正确。氨氯地平对心衰患者死亡率的影响是中性的。

---

14. 下面哪项是将 ACEI 替换成 ARB 的合适理由?
    a. 低血压
    b. 肾功能不全
    c. 高钾血症
    d. 咳嗽

答案 d 正确。对于服用 ACEI 出现咳嗽(答案 d)或血管性水肿的患者应考虑换用 ARB。这些副作用是由 ACEI 导致的缓激肽蓄积所致,而 ARB 没有这样的作用。ACEI 治疗发生血管性水肿的患者,换用 ARB 需要高度警惕,因为二药引起血管性水肿交叉性反应已有报道。

答案 a、b 和 c 不正确。如果患者使用 ACEI 发生过低血压(答案 a)、肾功能障碍(答案 b)、高钾血症(答案 c),那么使用 ARB 时这些副作用仍有可能发生。即使 ACEI 和 ARB 有不同的作用机制,但是整体作用均是抑制血管紧张素 II。抑制醛固酮激素是发生上述副作用的原因。

---

15. TH,34 岁,男性,出现眩晕和直立性低血压症状。实验室检查指标:钾离子浓度 5.8mmol/L、BUN 60mg/dL(基线 18)、肌酐 2.0mg/dL(基线 0.9)。TH 药物治疗包括呋塞米 80mg 每日两次、雷米普利 5mg 每日两次、美托洛尔缓释片 50mg/d。下列哪些药物治疗调整是合适的? 选择所有正确选项。
    a. 暂停呋塞米
    b. 暂停美托洛尔缓释片
    c. 暂停雷米普利
    d. 继续目前的方案而不做调整

答案 a 和 c 正确。TH 的生命体征和实验室检查显示患者存在脱水、体位性低血压、尿素氮/血清肌酐率升高;因此,应暂停呋塞米(答案 a)直至 TH 的容量恢复。此外,患者因肾功能不全继发高钾血症,因此暂停雷米普利是最佳选择。

答案 b 不正确。如果是由于最近启用或增加剂量导致体液潴留或心衰恶化,应考虑暂停美托洛尔缓释片或降低剂量。

答案 d 不正确。基于患者的生命体征和实验室检查结果,继续给予当前治疗而不做调整是不合适的。

---

16. 对大多数心衰患者而言,下列哪一项 β 受体阻滞剂的治疗方案达到了目标剂量?
    a. 琥珀酸美托洛尔缓释片 150mg qd
    b. 卡维地洛 25mg bid
    c. 阿替洛尔 100mg qd
    d. 比索洛尔 2.5mg qd

答案 b 正确。三种 β 受体阻滞剂均被研究证实可以降低心衰患者的死亡率。在这些研究中,靶剂量分别是美托洛尔缓释片 200mg qd、卡维地洛 25mg bid、比索洛尔 10 mg qd。

答案 a 不正确。在心衰治疗的研究中,美托洛尔缓释片 150mg qd 属于可以降低死亡率的平均剂量,而靶剂量是 200mg qd;β 受体阻滞剂降低死亡率是剂量依赖性的,因此,达到可耐受的靶剂量是很重要的。

答案 c 不正确。阿替洛尔尚未在心衰的随机对照试验中被研究,所以不考虑使用。

答案 d 不正确。比索洛尔 2.5mg qd 是治疗心衰的合适起始剂量。比索洛尔靶剂量是 10mg qd。

---

17. 在启动硝酸异山梨酯和肼苯哒嗪联合治疗非洲裔美国心力衰竭患者时,下列哪项需要重点关注?
    a. 启动肼苯哒嗪 37.5mg 和硝酸异山梨酯 20mg tid
    b. 停止基础药物 ACEI 治疗
    c. 设置硝酸酯间歇期
    d. 治疗通常是可以耐受的

答案 a 正确。治疗非裔美国人心力衰竭,肼苯哒嗪 37.5mg 和硝酸异山梨酯 20mg tid 是合适的初始剂量,肼苯哒嗪 75mg 和硝酸异山梨酯 40mg tid 是适宜的靶剂量。

答案 b 不正确。应在 ACEI 治疗的基础上,增加肼苯哒嗪/硝酸异山梨酯联合治疗。

答案 c 不正确。对于同时使用肼苯哒嗪

的患者,无须硝酸酯间歇期。

　　答案 d 不正确。　头晕和头痛是这种治疗常见的剂量限制性副作用。

---

18. 启动 β 受体阻滞剂治疗后,下面哪一项是需要重点监测的指标?
    a. 心动过速
    b. 脱水
    c. 疲劳
    d. 高钾血症

　　答案 c 正确。　当使用 β 受体阻滞剂治疗时,监测心衰加重的指标如疲劳和体液潴留是很重要的。心衰加重可能是急性负性肌力作用引起的。

　　答案 a 不正确。　心动过缓是 β 受体阻滞剂的常见不良反应,而不是心动过速。

　　答案 b 不正确。　容量增加(体液潴留)与 β 受体阻滞剂治疗相关,脱水与 β 受体阻滞剂治疗无关。

　　答案 d 不正确。　高钾血症与许多心衰治疗药物如 ACEI、ARBs 和 ARAs 有关,但是与 β 受体阻滞剂无关。

---

19. 哪些心力衰竭患者应避免使用醛固酮拮抗剂?
    a. 血清钾 < 3.5mmol/L
    b. 肌酐清除率 <30mL/min
    c. 伴随 ARB 治疗
    d. 尽管使用标准心衰治疗,心功能仍为 NYHA Ⅲ ~ Ⅳ级

　　答案 b 正确。　醛固酮拮抗剂(ARAs)可引起高钾血症及肾功能障碍,因此应避免用于血清钾 > 5mmol/L 的患者。肌酐清除率 <30mL/min(答案 b)的患者有发生高钾血症的风险,因此禁用醛固酮拮抗剂。

　　答案 a 不正确。　ARAs 用于血清钾 <3.5mmol/L患者是安全的。

　　答案 c 不正确。　只要没有出现高钾血症,可以启动 ARAs 与 ARB 或 ACEI 联合治疗。因为有高钾血症的风险,不推荐 ARB、ACEI 和 ARAs 三药联用。

　　答案 d 不正确。　ARAs 推荐用于按标准治疗后仍处于 NYHA Ⅲ ~ Ⅳ级的心衰患者。

---

20. 选择托拉塞米的商品名。
    a. Lasix
    b. Bumex
    c. Toprol XL
    d. Demadex

　　答案 d 正确。　托拉塞米的商品名是 Demadex。

　　答案 a 不正确。　呋塞米的商品名是 Lasix。

　　答案 b 不正确。　布美他尼的商品名是 Bumex。

　　答案 c 不正确。　琥珀酸美托洛尔的商品名是 Toprol XL。

第 6 章　急性失代偿性心力衰竭

根据下列案例回答第 1 ~ 3 题。

　　JP,73 岁,男性,是非缺血型心肌病患者(EF 值 30% ~ 35%),因急性心力衰竭加重来到急诊室。生命体征:BP 145/80mmHg, 心率(HR)92/min, 呼吸频率(RR)23/min,在经鼻管吸氧 4L/min 的情况下氧气饱和度 96%。查体显示颈静脉扩张 16cm,心率及节律规律(RRR),双肺啰音,3^+ 双下肢水肿。过去 3 周里,严格控制饮食,药物依从性良好,却因卡维地洛加量导致体重增加 9kg。在急诊室,他接受静脉注射呋塞米一剂 40mg,但利尿效果不佳。相关实验室检查结果包括 K^+ 4.1mmol/L, BNP 950pg/mL, BUN 41mg/dL, Scr 1.5mg/dL(基线)。患者家庭用药包括依那普利 10mg 每日两次、卡维地洛 12.5mg 每日两次、地高辛 0.125mg/d、呋塞米 40mg 每日两次。

---

1. 根据 BNP 检测值,JP 正处于下列哪一种病理阶段?选择所有正确选项。
    a. 心肌缺血急性期
    b. 非心血管病因引起的气短
    c. 显著的容量超负荷和心室壁伸展
    d. 肾功能不全

　　答案 c 正确。　体液超荷量引起心室壁伸展,从而使 BNP 释放入血,检测值升高。

　　答案 a 不正确。　用于评价急性心肌缺血的常规实验室检查包括肌酸激酶,肌酸激酶心肌部分和肌钙蛋白。

　　答案 b 不正确。　BNP 可用于排除其他非心

脏原因导致的气短,这时 BNP 水平正常。该患者是由于心衰恶化伴肺瘀血引起的呼吸短促,属于心脏病因。

答案 d 不正确。肾功能不全可引起 BNP 升高,这与容量超负荷引起的 BNP 升高的程度是不一样的。

---

2. 下列哪一项干预措施是 JP 入住重症监护室后的最佳选择?
   a. 输注多巴酚丁胺 2.5μg/(kg·min)
   b. 输注米力农 0.375μg/(kg·min)
   c. 立即口服美托拉宗 10mg,每日一次
   d. 静注呋塞米 100mg,每日两次

答案 d 正确。JP 出现了 ADHF 继发的体液潴留,JP 静注呋塞米初始治疗失败,但是初始剂量很小。因此,应该尝试高剂量呋塞米静注如 100mg IV bid。

答案 a 和 b 不正确。目前 JP 未出现需要使用强心药物如多巴酚丁胺(答案 a)或米力农(答案 b)治疗的低心输出量的症状或体征。

答案 c 不正确。美托拉宗是一种噻嗪样利尿剂,可作为袢利尿剂抵抗的协同治疗药物。但此时 JP 对高剂量呋塞米没有出现抵抗现象。

---

3. 根据 JP 的病史和临床表现,选择适当的 β 受体阻滞剂治疗方案。
   a. 继续使用卡维地洛 12.5mg ,每日两次
   b. 增加卡维地洛剂量至 25mg,每日两次
   c. 将卡维地洛剂量减少至 6.25mg,每日两次
   d. 停用卡维地洛

答案 c 正确。JP 的体液潴留与近期上调 β 受体阻滞剂的剂量有关。因此,在这种情况下应将卡维地洛减量至 6.25mg bid。

答案 a 不正确。JP 的体液潴留与近期上调 β 受体阻滞剂的剂量有关。因此,在这种情况下继续使用卡维地洛 12.5mg bid 是不合适的。

答案 b 不正确。如果 JP 对当前剂量耐受且没有出现体液潴留或心衰恶化,卡维地洛剂量增加至 25mg bid 是合适的。

答案 d 不正确。只有在发生心源性休克时,才需要停用卡维地洛。

---

4. 初始使用静脉利尿剂治疗期间,应对下面哪项指标进行密切监测?
   a. 低钾血症
   b. 高钠血症
   c. 高血压
   d. 低尿酸血症

答案 a 正确。低钾血症是袢利尿剂和噻嗪类利尿剂常见的不良反应。利尿剂会导致细胞外液 K^+ 失衡。细胞外液 K^+ 浓度变化会影响细胞膜电位,膜电位变化又会导致心脏、神经系统和肌肉的电活动异常。

答案 b 不正确。强化利尿治疗会引起低钠血症而不是高钠血症,低钠血症是心衰患者预后不良的预测指标。

答案 c 不正确。利尿剂治疗可能会引起低血压而不是高血压,尤其是当利尿过度时。

答案 d 不正确。使用利尿剂可能发生高尿酸血症而不是低尿酸血症。

根据下列案例回答第 5～7 题。

AL,68 岁,女性,她主诉"近日总是感到非常疲惫"。其运动耐量显著小于 3 个月前;现在从事日常活动时必须休息,这种情况逐渐进展。她有高血压性心肌病史〔1 年前超声心动图结果(ECHO)显示 LVEF 30％〕。患者严格限制饮食并且药物治疗依从性良好,她的女儿证实了这一点,因为她负责准备母亲的三餐并每周将她的药盒装满。生命体征包括 BP 92/57mmHg、HR 95/min(静态平衡值有症状)和 RR 16/min。AL 无头晕、心悸,且心电图(ECG)正常。体格检查:无颈静脉怒张,肺部听诊清晰,无腹水或下肢水肿。实验室检测显示:Na^+ 132mmol/L,K^+ 3.9mmol/L,BUN 52mg/dL 和 Scr 1.8mg/dL(基线 BUN/Scr 32/0.9)。AL 经下列口服药物治疗数月后病情稳定:缬沙坦 80mg bid、美托洛尔缓释片 50mg/d、呋塞米 40mg bid、胺碘酮 200mg/d 和地高辛 0.125mg/d。

---

5. 下列哪一项最好地描述了 AL 的临床分类?
   a. 暖和干
   b. 暖和湿
   c. 冷和干
   d. 冷和湿

　　答案 c 正确。"冷"和"干"恰当的描述了她现在的状态,体液管理有助于改善患者的容量损耗。此外,这或许能或不能改善她的低输出量。

　　答案 b 和 d 不正确。体格检查显示 AL 没有出现任何肺水肿或外周水肿(如"湿")的症状,因此她不属于"暖和湿"(答案 b)或"冷和湿"(答案 d)。事实上,体位性低血压及尿素氮/肌酐 >20 说明容量不足。

　　答案 a 不正确。AL 出现疲惫是低心输出量的常见症状(如"冷");因此,她不属于"暖和干"(答案 a)。AL 的肾功能恶化可能与低输出量有关。

---

6. 下列哪项是针对 AL 的最优初始干预措施?
　　a. 更改为静脉注射呋塞米 80mg bid
　　b. 暂停呋塞米并开始静脉输液谨慎水化
　　c. 暂停美托洛尔并开始使用多巴酚丁胺 2μg/(kg·min)
　　d. 将美托洛尔缓释片增加至 100mg/d

　　答案 b 正确。低剂量利尿剂应该暂停,而且静脉输液也是合理的,尤其是对于肾功能恶化的患者。

　　答案 a 不正确。因为 AL 处于容量缺失状态,因此将呋塞米更改为强化静脉途径给药的决定是错误的。

　　答案 c 不正确。最近没有上调 β 受体阻滞剂的剂量并且没有出现有症状的低血压或心源性休克,因此 β 受体阻滞剂应维持在当前剂量。只有 AL 的低容量状态和充盈压力得到纠正时,方可启动强心治疗(答案 c)。

　　答案 d 不正确。除非低心输出量状态被纠正,否则不能上调 β 受体阻滞剂的剂量。

---

7. 经过治疗干预,AL 明显好转。今日生命体征:BP 126/86mmHg、HR 83/min 和 RR 21/min,并且体位性低血压已被解决。今日进行的 ECHO 检查显示 EF 值 15%,心室持续扩大。相关实验室检测值:Na^+ 125mmol/L、K^+ 4.9mmol/L、BUN 38mg/dL 和 Scr 1.4mg/dL。以下哪一项最有可能解释 AL 在心衰方面的变化?
　　a. 急性心律失常
　　b. 膳食不依从
　　c. 肾功能不全
　　d. 心衰进展

　　答案 d 正确。AL 的血清肌酐没有恢复至基线水平,表明存在某种程度的心衰进展(答案 d),低钠血症也表明心衰恶化。

　　答案 a 不正确。AL 的心电图是正常的,因此急性心律失常不是心衰失代偿的原因。

　　答案 b 不正确。已知患者治疗依从性良好(答案 b)。

　　答案 c 不正确。虽然在容量超负荷的情况下确实存在肾功能不全,但升高的尿素氮/肌酐比率有所改善。不幸的是,AL 的血清肌酐没有恢复至基线水平表明存在某种程度的心衰进展(答案 d),低钠血症也表明心衰恶化。

根据下列案例回答第 8~12 题。

　　CJ 是 81 岁的女性患者,以 ADHF 入院。生命体征:BP 92/63mmHg、HR 72/min 和 RR 19/min。体格检查示:颈静脉怒张至下颌边缘、+ S3,听诊双肺啰音、1 度腹水,3 度双侧下肢水肿延伸至大腿。胸片显示肺水肿和胸腔积液。通过肺动脉导管测量血流动力学:PCWP 31mmHg、CI 1.9 L/(min·m²) 和 SVR 1400dyne.s/cm⁵。实验室检测指标:Na^+ 128mmol/L, BUN 34mg/dL 和 Scr 1.5mg/dL(基线 BUN/Scr 32/0.9),其余指标均正常。入院后治疗药物包括赖诺普利 20mg/d、卡维地洛 12.5mg bid、布美他尼 2mg bid、肼屈嗪 25mg tid、硝酸异山梨酯 20mg tid 和阿司匹林 325mg/d。

---

8. 关于 CJ 的利尿治疗,下列哪项是合理的选择?
　　a. CJ 不应该接受利尿剂治疗,因为她的容量不足
　　b. 静脉给予袢利尿剂治疗应产生净流体损失 500~2000mL/d
　　c. 美托拉宗应该考虑作为一线选择,因为 CJ 有肾功能受损
　　d. 奈西立肽应作为利尿剂的替代治疗,因为 CJ 存在钠水潴留

　　答案 b 正确。袢利尿剂是体液超负荷初始治疗的基石用药,而且 500~2000mL/d 的净体液流失是必要的。袢利尿剂通过抑制钠离子和氯离子在髓袢升支粗段重吸收而产生体液排出,从而迅速降低心室充盈压力和 PCWP。

答案 a 不正确。因为 CJ 处于容量超负荷状态,避免使用利尿剂不是一个选项。

答案 c 不正确。袢利尿剂是肾功能不全患者的首要选择,美托拉宗仅在治疗难治性容量超负荷时考虑。

答案 d 不正确。CJ 的低血压不允许使用奈西立肽,因为该药是强效的血管舒张剂。而且,奈西立肽价格成本高,限制其成为一线利尿药。

---

9. 下列哪项最好地描述了 PCWP 代表什么? 选择所有正确选项。

   a. 液体状态
   b. 收缩力
   c. 后负荷
   d. 心率变异性

   答案 a 正确。PCWP 是血管内流体状态和心室充盈性压力指标。通常健康人的 PCWP 为 10mmHg,但是心衰患者的 PCWP 可能需要达到 15～18mmHg 才能维持心输出量。由于液体超负荷导致患者 PCWP ＞18mmHg 时,通常被认为是"湿",而 PCWP 15～18mmHg 被认为是"干"(正常容量)。

   答案 b 不正确。心输出量(CO)及心脏指数(CI)反映了心肌收缩力。

   答案 c 不正确。前负荷而不是后负荷(答案 c)代表了心室壁牵拉力同时也反映体液状态。

   答案 d 不正确。心率变异性反映的是心脏收缩的时间或速率。

---

10. 下列哪项是 CJ 期望达到的 PCWP 值? 选择所有正确选项。

    a. ＜2.2L/(min·m²)
    b. ＞2.2L/(min·m²)
    c. 6～12mmHg
    d. 15～18mmHg

    答案 d 正确。对于左心室功能障碍的患者,最佳 PCWP 是 15～18mmHg 以维持充盈压轻度升高,这对于优化 Starling 曲线和保证最佳的心输出量是必要的。

    答案 a 和 b 正确。这些数字代表心脏指数,心脏指数 ＞2.2L/(min·m²)对维持充足

的组织灌注是必要的。

答案 c 不正确。对于心脏功能正常的患者,PCWP 的理想值是 6～12mmHg。

---

11. 既往 CJ 采用利尿剂治疗效果良好,CI 和 SVR 基本没有变化。除了利尿剂的剂量有改变,患者的生命体征和口服治疗药物均维持不变。下列哪个药物适合治疗该患者的 ADHF?

    a. 硝普钠
    b. 奈西立肽
    c. 多巴酚丁胺
    d. 米力农

    答案 d 正确。米力农是一种正性肌力药,作用机制是抑制磷酸二酯酶。米力农可能引起的一个不良反应是低血压,因此通常不使用负荷剂量,且应从低剂量开始缓慢滴定。

    答案 a 和 b 不正确。硝普钠(答案 a)和奈西立肽(答案 b)是有效的血管舒张剂,CJ 当前的血压水平排除了这类药物的安全应用。在低血压和肾功能恶化的情况下,目前指南推荐强心药物治疗。

    答案 c 不正确。CJ 目前正在接受 β 受体阻滞剂治疗,除非大剂量使用多巴酚丁胺,否则治疗效果不大。

---

12. CJ 计划出院,参照你的建议,她出院后需要在门诊进行强心药物治疗。根据 ACC/AHA 指南推荐的心衰评估指标,下列哪一项应该在 CJ 出院前完成?

    a. 处方一种醛固酮受体阻滞剂
    b. 记录她的 EF 值
    c. 护理她的静脉穿刺部位
    d. 预立医嘱

    答案 b 正确。增加醛固酮受体阻滞剂(答案 a)、静脉输注部位护理(答案 c)、预立医嘱(答案 d)在 ADHF 患者的出院前处置中都是重要的。然而,记录 EF 值(答案 b)是 ACC/AHA 指南推荐的对 ADHF 患者出院前评估的众多指标之一。对于左心室收缩功能障碍的患者不需要 β 受体阻滞剂治疗,ACEI 或 ARB 在 HFrEF 的应用是当前评估指标。

---

13. 在静脉给予强心药和血管舒张药之前,首先需

要明确下列哪项指标?

a. 足够充盈压力, PCWP 6 ~ 12mmHg

b. 足够充盈压力, PCWP >15mmHg

c. 足够充盈压力, SVR >1200dyne. s/cm^5

d. 足够充盈压力, SVR >1500dyne. s/cm^5

答案 b 正确。足够充盈压即表现为 PC-WP 15 ~ 18mmHg(答案 b)可以保证静脉给予正性肌力药物和血管舒张药物的安全应用。

答案 a 不正确。PCWP 6 ~ 12mmHg 可表明心功能正常者具有足够充盈压,HFrEF 患者需要更高充盈压去维持最佳心输出量(starling 曲线)。

答案 c 和 d 不正确。SVR 测量值(答案 c 和 d)反映的是血管张力或后负荷,而不是充盈压。

14. 下面哪一项是静脉给予血管舒张药的绝对禁忌证?

a. 心率 >90/min

b. 心率 >110/min

c. 收缩压 <90mmHg

d. 收缩压 <110mmHg

答案 c 正确。经利尿药积极治疗未发生低血压(SBP < 90mmHg)的情况下,持续 ADHF 可考虑使用静脉血管舒张药物。收缩压 <90mmHg 是静脉血管舒张药物的绝对禁忌证。

答案 a 和 b 不正确。除非发生极度低血压,否则血管舒张药不会影响心率。在这种情况下,可能出现反射性心动过速。因此,心率 >90/min(答案 a)或 110/min(答案 b)不是治疗的禁忌证。

答案 d 不正确。收缩压 <100mmHg 是静脉血管舒张药物治疗的相对禁忌证,而不是 110mmHg。

15. 下面哪项是多巴酚丁胺的不良反应?

a. 低钠血症

b. 肾功能不全

c. 高钾血症

d. 心律失常

答案 d 正确。心律失常是正性肌力药物

已知的副作用,静脉用正性肌力药物通过增加细胞内钙离子浓度从而增强心肌收缩力,这种机制会促进心律失常发生。

答案 a 和 b 不正确。正性肌力药物可以改善 ADHF 患者的心输出量,并可能改善低钠血症(答案 a)和肾功能不全(答案 b)。

答案 c 不正确。多巴酚丁胺已被报道可引起低钾血症,并且可能与直接作用于 β 受体有关。

16. 下列哪一项被称为"正性肌力扩血管药",即同时具有强心和血管扩张作用的药物?

a. 米力农

b. 多巴酚丁胺

c. 奈西立肽

d. 硝普钠

答案 a 正确。米力农抑制心脏组织中环磷腺苷(cAMP)的降解,导致心肌收缩力和心输出量增加。通过上调血管平滑肌 cAMP 水平, 全身血管及肺血管阻力下降,因此米力农常被归于"变力扩血管药"(正性肌力及血管舒张)。

答案 b 不正确。多巴酚丁胺是正性肌力药物。多巴酚丁胺作用于外周 β$_2$ 受体引起轻度血管舒张,它同时作用于 α 受体引起轻度血管收缩来相互抵消。因此,多巴酚丁胺引起的 SVR 下降是心输出量增加的反射性应答。

答案 c 和 d 不正确。奈西利肽(答案 c)和硝普钠(答案 d)是强效的动静脉血管舒张药。这些药物扩张动脉血管(降低 SVR)并反射性增加心输出量。

17. MJ,45 岁,男性,70kg,确诊为难治性 ADHF,门诊口服利尿剂包括托拉塞米和美托拉宗。他现在接受静脉注射呋塞米 30mg/h,氢氯噻嗪 500mg/d IV,每日两次。MJ 生命体征和肾功能表现稳定 (BP 110/65mmHg, HR 85/min, Scr 1.3mg/dL),尽管在上述方案治疗下其 24 小时尿量仍保持不变。此外,持续心电监护显示多发室性心动过速(持续 10 个心搏)。下面哪个选项适用于下一步治疗?

a. 米力农起始剂量 0.1μg/(kg · min)

b. 多巴酚丁胺起始剂量 2.5μg/(kg·min)

c. 奈西立肽起始剂量 0.01μg/(kg·min)

d. 将呋塞米剂量增加至 60mg/h

答案 c 正确。奈西立肽是一种重组 BNP 分子,可促进尿钠排泄、动静脉扩张。当持续输注奈西立肽时,可降低 PCWP 及 SVR(间接增加 CO),与袢利尿药合用时可起到协同利尿作用。利尿剂抵抗的药物治疗选择包括不同作用机制的药物像噻嗪类利尿剂或奈西立肽。MJ 已经接受了一种噻嗪类药物治疗,MJ 收缩压 >100mmHg,可安全使用奈西立肽。

答案 a 和 b 不正确。MJ 表现为难治性体液超负荷,可考虑使用正性肌力药物如米力农(答案 a)和多巴酚丁胺(答案 b),室性心动过速阻碍了这些致心律失常药物的使用。

答案 d 不正确。持续输注呋塞米的最大目标剂量 0.4mg/(kg·h),因此呋塞米的输注速率可从 30mg/h 提高至 60mg/h。然而它预期不会增加利尿作用。

---

18. 在 ADHF 的治疗中,下列哪一项与静注硝酸甘油的使用相关?

a. 尿钠排泄

b. 增加室性心律失常的风险

c. 肝肾不全导致毒性代谢物蓄积

d. 低剂量时主要扩张静脉 (<100μg/min)

答案 d 正确。硝酸甘油在低剂量时主要扩张静脉,剂量 >100μg/min 同时扩张动静脉。当硝酸甘油剂量 >100μg/min 时,也扩张动脉血管、减轻后负荷及 SVR、并增加心输出量。

答案 a 不正确。与袢利尿药联用时,静脉用硝酸甘油可加强利尿剂作用,这是通过血管舒张和血管外液转移而间接实现的。

答案 b 不正确。静脉使用正性肌力药物经常发生室性心律失常,而对于静脉用硝酸甘油并非如此。

答案 c 不正确。硝普钠产生的毒性代谢物,可能在肝肾功能不全患者体内蓄积,但是硝酸甘油不会出现这样的情况。

---

19. 按照作用强度从小到大将下列利尿剂进行排序。

a. 托拉塞米、呋塞米、布美他尼

b. 呋塞米、托拉塞米、布美他尼

c. 布美他尼、呋塞米、托拉塞米

d. Lasix,Demadex,Bumex

e. Bumex,Lasix,Demadex

答案 b 和 d 正确。袢利尿剂的等效强度:呋塞米 40mg = 托拉塞米 20mg = 布美他尼0.5 ~ 1mg。

20. 请选择对心率呈中性影响的治疗 ADHF 的静脉用药(使用推荐剂量时心率没有变化)。

a. 袢利尿剂

b. 硝普钠

c. 米力农

d. 多巴酚丁胺

答案 a 正确。袢利尿药对心率的影响呈中性。此外,硝酸甘油预期对心率有中性或很小的影响。

答案 b、c 和 d 不正确。硝普钠、米力农和多巴酚丁胺预期可显著加快心率。

第 7 章 卒中

1. 白人男性患者,38 岁,既往有高血压、糖尿病病史和慢性酒精中毒。个人史包括酗酒和吸烟。患者近期每晚饮酒(啤酒)一箱,每日吸烟两包。患者实验室检查结果如下:TC 182mg/dL,TG 218mg/dL,LDL 96mg/dL,HDL 52mg/dL,血糖 146mg/dL,BP 158/94mmHg,HR 92/min。患者身高 175cm,体重 105kg。下列选项中哪些是该患者发生缺血性卒中的危险因素? 从所列选项中选出。

a. 高血压

b. 吸烟

c. 糖尿病

d. 男性

e. 年龄

答案 a、b、c 和 d 均正确。血脂异常和房颤是常见可干预危险因素。年轻人群(25 ~ 44 岁)为低风险人群。

2. 下列语句中准确描述急性缺血性卒中表现的是哪项?

a. 脑组织急性梗死，一侧肢体无力，收缩压 >200mmHg

b. 无梗死灶的神经功能缺损，一侧肢体无力，视野缺损

c. 脑组织急性梗死，一侧肢体无力，视野缺损

d. 无梗死灶的神经功能缺损，一侧肢体无力，血糖 >200mg/dL

　　答案 c 正确。急性缺血性卒中是由于局部血栓形成所致的急性梗死。视野缺损，一侧肢体无力和失语是急性卒中的常见表现。

　　答案 a 不正确。患者通常表现为一侧肢体无力；但是可伴有或不伴血压升高。并没有血压上限值来提示为急性缺血性卒中。

　　答案 b 不正确。卒中定义为脑组织的梗死。出现神经功能缺损而无急性梗死灶称为短暂性脑缺血发作（TIA）。患者通常表现为一侧肢体无力和视野缺损，可能同时存在失语。

　　答案 d 不正确。卒中定义为脑组织的梗死。出现神经功能缺损而无急性梗死灶称为短暂性脑缺血发作（TIA）。患者通常表现为一侧肢体无力，糖尿病是缺血性卒中的危险因素，但血糖水平升高与急性卒中之间并无相关性。

———————————————————

3. JS 是一位 78 岁的白人女性患者，既往有房颤、收缩期心衰（射血分数为 35%）、高血压病史。因"右侧肢体麻木无力"入急诊科，头颅 MRI 示脑梗死，家属描述其症状大约发生在 5 小时之前。JS 既往用药史：美托洛尔 100mg 口服 2 次/天，赖诺普利 40mg 口服 1 次/天，呋塞米 20mg 口服 1 次/天。下列药物中最适合 JS 卒中二级预防的是？

a. 噻氯匹定

b. 氯吡格雷

c. 华法林

d. 缓释双嘧达莫联合阿司匹林

　　答案 c 正确。口服抗凝药物作为心源性（房颤）卒中患者的二级预防是最有效的药物治疗措施。所有房颤患者均应接受抗栓治疗作为卒中的一级预防，抗栓药物包括华法林、达比加群、阿哌沙班、利伐沙班或阿司匹林。决定选择使用哪种药物应基于患者发生卒中的风险高低。

　　答案 a、b 和 d 均不正确。阿司匹林、氯吡

格雷和缓释双嘧达莫/阿司匹林均适用于非心源性卒中患者的二级预防。

———————————————————

4. HB，54 岁，美国非裔老年男性，以"左侧肢体无力伴视野缺损"入急诊科。HB 既往有高血压、血脂异常和良性前列腺增生病史。头颅 MRI 提示为缺血性卒中。下列药物中最适合 HB 卒中二级预防的是？

a. 噻氯匹定

b. 双嘧达莫

c. 阿司匹林

d. 氯吡格雷联合阿司匹林

　　答案 c 正确。阿司匹林作为抗血小板药物用于卒中的二级预防已经得到充分的研究。阿司匹林、氯吡格雷和缓释双嘧达莫/阿司匹林都可用于抗血小板的初始治疗。

　　答案 a 不正确。噻氯匹定因副作用而没有被美国心脏协会卒中委员会推荐用于卒中的二级预防。它可导致严重胃肠道副作用，还有粒细胞减少或粒细胞缺乏、再生障碍性贫血及血栓形成性血小板减少性紫癜的风险。

　　答案 b 不正确。双嘧达莫单药不可用于缺血性卒中的二级预防。缓释双嘧达莫/阿司匹林复方制剂可用于抗血小板初始治疗。

　　答案 d 不正确。美国心脏协会卒中委员会目前不推荐氯吡格雷联合阿司匹林治疗，联合治疗可增加出血风险。

———————————————————

5. 下列哪项是缓释双嘧达莫/阿司匹林的常见不良反应？

a. 中性粒细胞缺乏

b. 视物模糊

c. 胰腺炎

d. 头痛

　　答案 d 正确。使用缓释双嘧达莫/阿司匹林治疗时头痛的发生率为 40%，这也是患者终止治疗最常见的原因。

　　答案 a 不正确。没有资料显示缓释双嘧达莫/阿司匹林可导致粒细胞缺乏。贫血的发生率大概为 1%。粒细胞缺乏症是噻氯匹定的不良反应。

　　答案 b 不正确。没有资料显示缓释双嘧达莫/阿司匹林可导致视觉障碍。

答案 c 不正确。没有资料显示缓释双嘧达莫/阿司匹林可导致胰腺炎。资料显示其可导致腹痛、消化不良、腹泻等,发生率接近 20%。

---

6. 一位 63 岁的美国老年男性,既往史为血脂异常,几天前因急性卒中症状入急诊科。医师希望你给予患者一些血压家庭管理的建议。患者的检查指标:BP 138/88mmHg, HR 86/min。你的建议是下列哪项?

a. β 受体阻滞剂

b. 非二氢吡啶类钙离子通道阻滞剂

c. 血管紧张素转化酶抑制剂联合利尿剂

d. 不需要降压药物。患者的血压在目标水平范围内

答案 c 正确。美国心脏协会卒中委员会推荐使用利尿剂或利尿剂联合血管紧张素转化酶抑制剂治疗。

答案 a 不正确。没有证据支持 β 受体阻滞剂用于卒中后缺血,这患者没有使用 β 受体阻滞剂的强适应证。美国心脏协会卒中委员会推荐使用利尿剂或利尿剂联合血管紧张素转化酶抑制剂治疗。

答案 b 不正确。没有证据支持二氢吡啶类或非二氢吡啶类钙离子通道阻滞剂用于卒中后缺血。美国心脏协会卒中委员会推荐使用利尿剂或利尿剂联合血管紧张素转化酶抑制剂治疗。

答案 d 不正确。根据美国心脏协会卒中委员会推荐,所有有卒中史的患者不论是否有高血压病史,均应进行抗高血压治疗。

---

7. 缓释双嘧达莫/阿司匹林(200mg:25mg)复方制剂的商品名是什么?

a. Angiomax

b. Aggrastat

c. Aggrenox

d. Abraxane

答案 c 正确。Aggrenox 的通用名为缓释双嘧达莫 200mg/阿司匹林 25mg。每次 1 粒,一天两次用于卒中的二级预防。

答案 a 不正确。Angiomax 的通用名为比伐芦定。比伐芦定为直接凝血酶抑制剂。

答案 b 不正确。Aggrastat 的通用名为替罗非班。替罗非班是血小板糖蛋白 Ⅱ b/Ⅲ a 抑制剂。

答案 d 不正确。Abraxane 的通用名为紫杉醇。紫杉醇是抗肿瘤药。

---

8. 49 岁白人男性,既往史为骨关节炎,几天前因动脉粥样硬化进展而被诊断为缺血性卒中。患者每日饮啤酒 1 ~ 2 瓶,否认吸烟。无相关疾病家族史。近期血脂检查结果:TC 168mg/dL, TG 88mg/dL, HDL 44mg/dL, LDL 116mg/dL。生命体征:BP 136/84mmHg, HR78/min。如果该患者需要使用他汀类药物治疗,你的建议是什么?

a. 该患者冠心病的主要危险因素为年龄。他不需要使用他汀类药物治疗

b. 该患者冠心病的主要危险因素为年龄和缺血性卒中病史。他不需要使用他汀类药物治疗

c. 该患者冠心病的主要危险因素为年龄和缺血性卒中病史。他不需要使用他汀类药物治疗,但建议其开始调整生活方式进行调脂治疗

d. 他汀类药物推荐用于所有动脉粥样硬化性缺血性卒中患者。他需要使用他汀类药物调脂治疗

答案 d 正确。所有动脉粥样硬化的缺血性卒中患者都应接受他汀治疗以减低卒中再发的风险。

答案 a、b 和 c 不正确。假如患者没有动脉粥样硬化性缺血性卒中史,因其年龄介于 40 ~ 75 岁之间,LDL 在 70 ~ 189mg/dL 之间,他应接受 10 年心血管风险评估,如果 10 年风险为 7.5% 或更高,需要接受他汀类药物治疗。

---

9. 下列药物中抑制血小板活性的是哪项? 选择所有正确答案。

a. 氯吡格雷

b. 阿司匹林

c. 双嘧达莫

d. 华法林

e. 噻氯匹定

答案 a、b、c 和 e 均正确。阿司匹林不可逆地抑制环氧化酶进而减少血小板聚集。氯吡格雷和噻氯匹定选择性不可逆地抑制二磷酸腺苷

诱导的血小板聚集。双嘧达莫抑制磷酸二酯酶的活性。

答案 d 不正确。华法林为抗凝药物,华法林抑制维生素 K 依赖的凝血因子活性。

---

10. 患者前来咨询缓释双嘧达莫/阿司匹林的服用剂量及频次,正确的是?
    a. 缓释双嘧达莫 200mg,阿司匹林 25mg,1 次/天
    b. 缓释双嘧达莫 25mg,阿司匹林 200mg,1 次/天
    c. 缓释双嘧达莫 200mg,阿司匹林 25mg,2 次/天
    d. 缓释双嘧达莫 25mg,阿司匹林 200mg,2 次/天

    答案 c 正确。Aggrenox 为含缓释双嘧达莫 200mg 和阿司匹林 25mg 的胶囊制剂。服用方法为一天两次。

    答案 a、b、和 d 均不正确。

---

11. CS 是一位 61 岁的白人女性患者,既往史有高血压和 2 型糖尿病。昨天因出现缺血性卒中的症状而入急诊科就诊。头颅 CT 明确诊断。下列哪些药物最适合用于 CS 卒中的二级预防?
    a. 缓释双嘧达莫 200mg,阿司匹林 25mg 胶囊,2 粒/次,2 次/天
    b. 阿司匹林 81mg,1 次/天
    c. 氯吡格雷 75mg,2 次/天
    d. 华法林 5mg,1 次/天

    答案 b 正确。阿司匹林可用于抗血小板的初始治疗,剂量范围为 50～325mg/d。

    答案 a 不正确。Aggrenox 是含缓释双嘧达莫 200mg/阿司匹林 25mg 的胶囊剂。给药剂量为每次 1 粒,一日两次,而不是每次 2 粒,一日两次。

    答案 c 不正确。可选择氯吡格雷作为抗血小板的起始治疗,但给药剂量为 75mg,每日一次。

    答案 d 不正确。华法林仅可用于心源性(如房颤)卒中患者。

---

12. 下列关于氯吡格雷作用机制的描述,正确的是哪项?
    a. 不可逆地抑制二磷酸腺苷诱导的血小板聚集
    b. 不可逆地抑制血小板环氧化酶
    c. 可逆地抑制二磷酸腺苷诱导的血小板聚集
    d. 可逆地抑制血小板环氧化酶

    答案 a 正确。氯吡格雷通过不可逆地抑制二磷酸腺苷诱导的血小板聚集。

    答案 b 不正确。阿司匹林的作用机制为不可逆地抑制血小板环氧化酶。

    答案 c 和 d 均不正确。氯吡格雷抑制二磷酸腺苷诱导的血小板聚集,阿司匹林抑制血小板环化酶;这两种药物都是不可逆地抑制而不是可逆地抑制。

---

13. 下列哪个药物的药理作用是与纤维蛋白结合后诱导纤溶酶原转换为纤溶酶?
    a. Plavix
    b. Aggrenox
    c. Argatroban
    d. Activase

    答案 d 正确。Activase 是 rtPA 的商品名。rtPA 是一种纤维蛋白溶酶原激活剂,用于急性缺血性卒中患者的溶栓治疗。

    答案 a 不正确。Plavix 是氯吡格雷的商品名。它的作用机制为不可逆地抑制二磷酸腺苷诱导的血小板聚集。

    答案 b 不正确。Aggrenox 是缓释双嘧达莫/阿司匹林复方制剂的商品名。双嘧达莫抑制磷酸二酯酶活性,阿司匹林不可逆抑制环氧化酶活性。

    答案 c 不正确。Argatroban(阿加曲班)直接抑制凝血酶活性。

---

14. 下列关于阿司匹林用于急性卒中的剂量说法中,正确的是哪项?
    a. 发病 24 小时内给予阿司匹林 81mg
    b. 发病 48 小时内给予阿司匹林 81mg
    c. 发病 24 小时内给予阿司匹林 325mg
    d. 发病 48 小时内给予阿司匹林 325mg
    e. 发病 24 小时内给予阿司匹林 162mg

    答案 c 和 d 正确。所有答案都包括使用

阿司匹林正确的时间窗（急性卒中发生的 24～48小时内）；然而用于治疗急性卒中时，批准的阿司匹林剂量仅为325mg。

答案 a、b 和 e 均不正确。

---

15. 患者，男性，68 岁，既往有 2 型糖尿病、深静脉血栓病史 5 年，2 周前发生消化道出血。2 小时前出现右侧肢体无力伴右侧面瘫，头颅 CT 示缺血性卒中。患者既往于家中服用华法林 5mg 1 次/天，泮托拉唑 40mg 1 次/天，二甲双胍 1000mg 2 次/天。患者的实验室检查示：INR 1.4，血红蛋白 14mg/dL，红细胞压积 41，血小板 175 000，血糖 200mg/dL，血压 160/90mmHg。下列哪项是该患者使用 rt‑PA 治疗的相对排除标准？

a. 升高的 INR
b. 血小板数过低
c. 近期消化道出血史
d. 升高的血压

答案 c 正确。3 周之内发生过胃肠道出血是排除使用 rtPA 的标准。

答案 a 不正确。若患者正在服用华法林，目前 INR 值≤1.7 时，在症状出现的 3 小时时间窗之内可接受 rtPA 溶栓治疗。

答案 b 不正确。患者的血小板计数大于 100 000 时可以使用 rtPA。

答案 d 不正确。使用 rtPA 前应将血压降低至 185/110mmHg 以下。

---

16. 一位 72 岁的老年女性患者（1.73m，111kg）经头颅 CT 确诊为急性缺血性卒中。患者症状出现在 1.5 小时以内，并符合使用 rtPA 溶栓的所有标准。医师询问该患者使用 rtPA 最适合的剂量以及使用方法。你的回答是哪项？

a. 1 分钟内静推 10mg，余量 90mg 持续静滴 1 小时
b. 1 分钟内静推 9mg，余量 81mg 持续静滴 1 小时
c. 10 分钟内静推 10mg，余量 90mg 持续静滴 1 小时
d. 10 分钟内静推 9mg，余量 81mg 持续静滴 1 小时

答案 b 正确。患者体重超过 100kg，使用 rtPA 的最大剂量为 90mg。先予 10%（9mg）的剂量，静脉推注 1 分钟，剩余剂量（81mg）持续静脉滴注 1 小时。

答案 a 不正确。当患者体重超过 100kg 时使用 rtPA 的最大剂量是 90mg。

答案 c 不正确。当患者体重超过 100kg 时使用 rtPA 的最大总剂量是 90mg。并且，静脉推注的时间应在 1 分钟内，而不是 10 分钟。

答案 d 不正确。剂量正确，包括静脉推注剂量和静脉滴注剂量，然而，静脉推注的时间应在 1 分钟内，而不是 10 分钟。

---

17. 当前指南推荐患者使用 rtPA 治疗的时间窗延长为症状出现后 4.5 小时内。下列选项中患者可以在延长的时间窗内接受 rtPA 治疗的是哪项？

a. 年龄小于 80 岁
b. 服用口服抗凝药的患者，无论 INR 值高低
c. 美国国立卫生研究院卒中量表（NIHSS）评分小于 25 分
d. 合并有卒中和糖尿病病史
e. 颅内出血史

答案 a 正确。年龄在 80 岁及以下的患者可在 4.5 小时内接受 rtPA 治疗。在 3～4.5 小时接受 rtPA 的排除标准为年龄超过 80 岁，但这些患者（＞80 岁）在症状出现的 3 小时之内仍应考虑接受 rtPA 治疗。

答案 c 正确。患者 NIHSS 评分 ≥25 分时，符合 4.5 小时内使用 rtPA 的排除标准。NIHSS 评分越高，卒中越严重。

答案 b 不正确。在症状出现的 3～4.5 小时内，口服抗凝药物（无论 INR 值高低）是使用 rtPA 相对排除标准。处于 3 小时治疗窗内、正在口服华法林的患者，只要 INR≤1.7，就可接受 rtPA 溶栓治疗。

答案 d 不正确。患者既往合并卒中和糖尿病史，是症状出现的 3～4.5 小时内使用 rtPA 溶栓治疗的相对排除标准。这些患者如果处于 3 小时时间窗内，可接受 rtPA 溶栓治疗。

答案 e 不正确。无论处于哪个时间窗，既往有脑出血病史的患者均不能接受 rtPA 溶栓治疗。

18. 一位 81 岁的老年男性患者,既往有糖尿病、高血压、缺血性卒中病史 3 年,3.5 小时前出现言语不清伴左侧肢体无力。NIH 卒中评分 15 分。既往在家服用赖诺普利 40mg,每日一次,格列吡嗪 5mg,每日 2 次。实验室检查均在正常范围内,血压 150/84mmHg。该患者体重 80kg。下列哪项可用于该缺血性卒中患者的初始治疗?

    a. rtPA 72mg(1 分钟内静推 10%,剩余剂量静滴持续 1 小时)

    b. 阿司匹林 325mg,口服

    c. 阿司匹林 162mg,口服

    d. 依诺肝素 1mg/kg,皮下注射,q12h

    答案 b 正确。患者需在 24 ~ 48 小时内应首先接受阿司匹林 325mg 治疗。

    答案 a 不正确。该患者不符合使用 rtPA 标准。他虽然处于 4.5 小时时间窗内,但因年龄超过 80 岁且既往有糖尿病和卒中病史,而被排除使用 rtPA 溶栓治疗。

    答案 c 不正确。急性卒中的 24 ~ 48 小时内使用阿司匹林的量应为 325mg。

    答案 d 不正确。急性卒中患者使用依诺肝素并无获益,因此不推荐使用。

---

19. 伴有肾功能不全的急性卒中患者应选择下列哪种药物控制血压? 从选项中选出。

    a. 拉贝洛尔

    b. 尼卡地平

    c. 硝普钠

    d. 培哚普利

    e. 吲达帕胺

    答案 a 和 b 均正确。拉贝洛尔和尼卡地平可用于肾功能不全的患者,这两个药物都是急性卒中降压的首选药物。

    答案 c 不正确。肾功能不全患者使用硝普钠时可因代谢物蓄积从而导致氰化物中毒。

    答案 d 不正确。不推荐急性卒中患者使用培哚普利降压治疗,血压控制 24 小时后可使用血管紧张素转换酶抑制剂。

    答案 e 不正确。不推荐卒中急性期患者使用吲达帕胺降压治疗,血压控制 24 小时后可使用噻嗪类利尿剂。

20. 一位 62 岁的女性患者,2 小时前确认出现卒中症状,包括视野缺损、言语含糊和右侧面瘫。头颅 CT 证实为缺血性卒中。既往无特殊用药史,发病前患者在家中未服用任何药物。所有实验室检查结果均在正常值范围内。血压 200/110mmHg。患者符合使用 rtPA 的所有指征。关于患者的血压控制,下列选项中最佳选择是哪项?

    a. 由于收缩压 < 220mmHg,舒张压 < 120mmHg,不需药物治疗

    b. 患者符合使用 rtPA 溶栓治疗的其他标准,应给予拉贝洛尔将血压降至 185/110mmHg 以下才可接受 rtPA 治疗

    c. 患者符合使用 rtPA 溶栓治疗的其他标准,应静脉注射尼卡地平将血压降至 140/90mmHg 以下

    d. 患者符合使用 rtPA 溶栓治疗的其他标准,应使用硝普钠将血压降低,降压幅度为发病第一天血压水平的 15%

    答案 b 正确。假设该患者符合使用 rtPA 溶栓治疗的所有标准,也应谨慎地将其血压降低至 185/110mmHg 以下。拉贝洛尔是首选药物。

    答案 a 不正确。通常血压低于 220/120mmHg 时是不需要降压治疗的。然而当患者准备接受 rtPA 溶栓治疗时应将其血压降至 185/110mmHg 以下。

    答案 c 不正确。不应将血压控制在 140/90mmHg 以下。急性期过低的血压可导致神经功能恶化。合理的降压目标是在最初的 24 小时内降低血压 15%。当患者血压降低至 185/110mmHg 以下时可以接受 rtPA 溶栓治疗。

    答案 d 不正确。硝普钠适用于患者已经使用了足量拉贝洛尔和尼卡地平,但血压仍未得到控制的情况。当患者准备接受 rtPA 溶栓治疗时,应将其血压降至 185/110mmHg 以下。

第 8 章　急性冠状动脉综合征

根据下列病例回答第 1 ~ 3 题。

TS,女性,75 岁,突发大汗和恶心。她通过紧急医疗系统(EMS)于急诊科(ED)就医后转诊到

一家大型学术医学中心（具备冠状动脉导管介入室）。她陈述道："大约 5 小时前我的胸部开始疼痛，我觉得很不舒服"。TS 的体重为 65kg。

既往病史：冠状动脉疾病和关节炎。

家族史：父亲 76 岁死于急性心肌梗死，母亲在 70 岁因肺炎去世。

个人病史：不喝酒；吸烟，每周一包。

既往用药史：阿司匹林 81mg 每天一次，阿托伐他汀 40mg 睡前口服，结合雌激素 0.625mg，塞来昔布 200mg 每日口服一次。

实验室检查：血清肌酐（Scr）1.9mg/dL，总胆固醇 250mg/dL，甘油三酯 150mg/dL，高密度脂蛋白（HDL - C）40mg/dL，低密度脂蛋白（LDL - C）130mg/dL，肌钙蛋白 I 5.7ng/mL。

心电图：ST 段抬高。

---

1. 下面哪一个是该患者最适合的再灌注治疗方案？
   a. 咀嚼阿司匹林 81mg，氯吡格雷 75mg，并给予肝素（UFH）48 小时
   b. 间隔 30 分钟两次注射瑞替普酶 10U，并给予肝素（UFH）48 小时
   c. 咀嚼阿司匹林 324mg，氯吡格雷 600mg，静脉推注阿昔单抗 16.25μg，并行经皮冠状动脉支架置入术
   d. 链激酶 150 万 U 静脉注射 30 分钟，阿司匹林 81mg 和氯吡格雷 300mg

   答案 c 正确。TS 是一位需要进行紧急再灌注治疗的 STEMI 患者并且就诊医院具备心导管介入能力。由于将进行紧急导管介入手术，患者需要服用负荷剂量（更高剂量）抗血小板药物，并且使用阿昔单抗。

   答案 a 不正确。TS 是一位 STEMI 患者，这类患者以血管再灌注治疗为主。阿司匹林、氯吡格雷和肝素能阻止血小板进一步聚集和血栓形成，但不能溶解已经形成的血栓。

   答案 b 不正确。应用瑞替普酶是治疗 TS 的可行性方案，因为纤溶作用和 PCI 均可实现再灌注治疗。然而，如果医院具备 PCI 设备，那么患者应接受比溶栓治疗更有效的 PCI 治疗。

   答案 d 不正确。这位 STEMI 患者需要通过纤溶或经皮冠状动脉成形术（PTCA）来实现血管再灌注治疗，因此这是一种可行的治疗方案。然而，由于缺乏特异性和可发生过敏反应，链激酶不是常用和强烈推荐的溶栓剂。首选新型第二代溶栓剂。

---

2. 医生正在讨论 TS 是否应该在使用阿司匹林、氯吡格雷、吸氧、硝酸酯类及吗啡之后尽早口服 β 受体阻滞剂。下面哪项生命体征支持 TS 早期使用 β 受体阻滞剂？
   a. 心率 110/min，收缩压 85mmHg
   b. 心率 50/min，收缩压 120mmHg
   c. 心率 120/min，收缩压 120mmHg
   d. 心率 120/min，收缩压 120mmHg，查体可闻及干湿啰音

   答案 c 正确。这组生命体征数据显示患者心动过速且心脏收缩正常，所以患者可选用 β 受体阻滞剂。

   答案 a 不正确。如果患者无任何心力衰竭症状、低输出量状态（低血压或心源性休克）或 β 受体阻滞剂禁忌证（心动过缓或活动性哮喘），应于发病 24 小时内口服 β 受体阻滞剂治疗。这组生命体征数据中的低血压表明低输出状态。

   答案 b 不正确。这组生命体征数据显示心率为 50/min。正常心率约为 70/min，表示患者心动过缓。β 受体阻滞剂不推荐用于心动过缓患者。

   答案 d 不正确。该患者血流动力学稳定，但出现干湿啰音表明患者有气道高反应性疾病或心力衰竭迹象。

---

3. 在患者出院前，你将建议医师如何调整患者的家庭药物治疗方案？选择所有正确答案。
   a. 停止使用结合雌激素
   b. 继续使用阿司匹林
   c. 停止使用塞来昔布
   d. 启用 β 受体阻滞剂
   e. 启用普拉格雷

   答案 a 正确。结合雌激素应首先停止使用。雌激素治疗曾被认为可减少心血管事件发生；然而，女性健康倡议研究显示女性接受激素替代疗法（HRT）会增加乳腺癌、心脏病和卒中的发病率。基于这些研究结果，目前建议女性接受激素替代疗法需采取可行的最小剂量和最短疗程。ACS 指南还建议发生心肌梗死后停止

激素治疗。

　　答案 b 正确。该患者有广泛的冠状动脉疾病,应保持每日至少服用 75mg 阿司匹林。

　　答案 c 正确。患者常规服用非甾体抗炎药(阿司匹林除外),非选择性和 COX - 2 选择性抑制剂均可增加心血管死亡的风险(与未用药患者比较)。鉴于患者有 STEMI,应停用这些药物以防止发生心肌再梗死、高血压、心力衰竭和心肌破裂等不良反应。

　　答案 d 正确。如果患者病情稳定,出院前应推荐启用 β 受体阻滞剂。

　　答案 e 不正确。由于患者 75 岁高龄,普拉格雷并不是理想选择。普拉格雷的黑框警告表明该药可增加出血,禁用于年龄 ≥75 岁、体重 <60kg 以及有缺血性卒中或短暂性脑缺血病史的患者(绝对禁忌证)。

4. 一位患者在胸痛几小时后决定服用硝酸甘油(NTG)舌下含片。服用第一片后并未减轻疼痛,因此患者呼叫了急救服务。此后患者继续每隔 5 分钟服用一次硝酸甘油(NTG)。在服用第三片后,她的症状得到了缓解。硝酸酯类缓解胸痛的机制是什?
   a. 收缩静脉血管
   b. 收缩动脉血管
   c. 舒张静脉血管
   d. 减少心输出量

　　答案 c 正确。硝酸酯类可导致静脉血管舒张,高剂量硝酸酯类可扩张周围血管。这降低了血压进入心脏(前负荷)的压力并减少了心脏将血液推入血管的压力(后负荷),从而减轻了心脏的负荷,硝酸酯类也促进冠状动脉的侧支循环形成。

　　答案 a 不正确。硝酸酯类可导致静脉血管舒张,而不是收缩。

　　答案 b 不正确。硝酸酯类可舒张静脉血管,而不是动脉。

　　答案 d 不正确。硝酸酯类通过减轻心脏负荷和改善冠状动脉灌注来增加心输出量。

5. 对于已经使用阿司匹林、吸氧、硝酸酯类和吗啡治疗的 STEMI 患者,加用氯吡格雷临床获益的机制是什么?

　　a. 氯吡格雷改善心肌供氧
　　b. 氯吡格雷开通梗死相关血管
　　c. 氯吡格雷降低心肌耗氧量
　　d. 氯吡格雷预防心肌再梗死

　　答案 d 正确。氯吡格雷联合阿司匹林可防止心肌梗死进一步扩展,也可预防心肌梗死患者经溶栓或 PCI 再灌注治疗后发生再梗(血栓形成)。

　　答案 a 不正确。氯吡格雷不能溶解已经被凝血酶包裹的血小板凝块。因此,该药不会通过消除血栓而改善心肌供氧,也不会引起血管舒张而改善心肌血供。

　　答案 b 不正确。抗血小板不能阻止那些已经被凝血酶包裹的血小板。需要使用纤溶酶来溶解纤维蛋白凝块。

　　答案 c 不正确。氯吡格雷不会降低心率或后负荷,因此不会减少心肌需氧量。

根据下列病例回答第 6 ~ 8 题。

　　MS 是一位 68 岁的男性,在麦当劳吃过午餐后来到当地诊所。他主诉自己胸痛并放射至下巴。医师让其咀嚼阿司匹林 325mg 并拨打了急救电话。他被转诊到当地医院,心电图显示 ST 段抬高。

　　既往病史:高血压、冠心病、慢性阻塞性肺病、慢性肾病四期,2 个月前发生脑血管意外。

　　家族史:母亲在 85 岁时死于卒中,父亲 75 岁时在一场车祸中丧生。

　　个人病史:50 年烟龄,每日抽一包半;不饮酒。

　　用药史:氢氯噻嗪 25mg qd,酒石酸美托洛尔 25mg bid,噻托溴铵 18μg 吸入 qd,沙丁胺醇喷雾剂必要时 1 喷 q6h,氟替卡松/沙美特罗 250/50μg 吸入 bid。

　　查体:血压 150/90mmHg,心率 98/min,呼吸 22/min,氧饱和度 88%,体重 100kg。

　　实验室数据:未知。

　　过敏史:肝素。

6. MS 就诊的医院没有心导管介入室;因此,他们有 30 分钟时间来考虑患者进行溶栓的可行性。下列哪些选项是 MS 接受溶栓治疗的禁忌证?选择所有正确答案。
   a. MS 已经服用阿司匹林和氯吡格雷

b. MS 的血压为 185/90mmHg

c. MS 近期有发生脑血管意外

d. MS 对肝素过敏

　　答案 b 正确。严重控制不佳的高血压定义为收缩压（SBP）>180mmHg，是一个相对禁忌证。切记即使 MS 的 SBP>180mmHg，应该在溶栓前纠正血压，而不是排除溶栓。

　　答案 c 正确。近 3 个月内发生缺血性卒中是溶栓的禁忌证。MS 出现颅内出血的风险大于溶栓治疗的好处。

　　答案 a 不正确。接受溶栓治疗的患者也应进行阿司匹林和噻吩吡啶类的抗血小板治疗。

　　答案 d 不正确。溶栓治疗患者需要进行抗凝治疗，但肝素并不是唯一可选的抗凝药。

---

7. 考虑到 MS 有溶栓禁忌证，于 24 小时内被转送到具备心导管介入室的医院。计划进行急诊 PCI。请将下列抗凝药按半衰期从短到长进行排序。

无序选项	排序结果
肝素	比伐卢定
依诺肝素	肝素
磺达肝癸钠	依诺肝素
比伐卢定	磺达肝癸钠

　　答案：比伐卢定 25~57 分钟→肝素 1.5 小时→依诺肝素 4.5~7 小时→磺达肝癸钠 17~21 小时。

---

8. 高选择性的 β 受体阻滞剂最合适 MS。请将下列 β 受体阻滞剂按照 β 受体选择性由低到高进行排序。

无序选项	排序结果
普萘洛尔 ER	卡维地洛
阿替洛尔	普萘洛尔 ER
卡维地洛	醋丁洛尔
醋丁洛尔	阿替洛尔

　　答案：卡维地洛→普萘洛尔→醋丁洛尔→阿替洛尔

　　普萘洛尔：该患者有 COPD，COPD 患者优先选择 $β_1$ 受体阻滞剂。

　　阿替洛尔是一种高选择性 $β_1$ 受体阻滞剂且几乎无 $β_2$ 受体阻滞活性，是最适合此患者的药物。

　　卡维地洛不是心脏选择性的 β 受体阻滞剂。因对 $β_1$、$β_2$ 和 α 有影响而不能作为 MS 治疗的理想药物。

　　醋丁洛尔是 $β_1$ 高选择性的，但也有轻度内在拟交感活性（ISA），对心肌梗死后的患者是不适宜的。

---

9. 下列哪种抗凝剂适用于 STEMI 且同时进行透析的患者？

a. 依诺肝素

b. 达肝素钠

c. 磺达肝癸钠

d. 肝素

　　答案 d 正确。肝素不经肾脏排泄。

　　答案 a 不正确。依诺肝素通过肾脏排出，尚无数据证明可用于血液透析患者。

　　答案 b 不正确。达肝素钠经肾脏排出，尚无血液透析患者使用剂量的相关数据。

　　答案 c 不正确。肌酐清除率小于 30mL/min 的患者，禁忌使用磺达肝癸钠。

---

10. 下列哪一项常规实验室指标常用来监测肝素的抗凝作用？

a. 国际标准化比值（INR）

b. 凝血酶原时间（PT）

c. 抗 Xa 水平

d. 活化部分凝血活酶时间（aPTT）

　　答案 d 正确。aPTT 可用于监测肝素的抗凝作用。治疗 ACS 时，aPTT 目标值为患者基线水平的 1.5~2 倍（50~70 秒）。

　　答案 a 不正确。INR 用于监测维生素 K 拮抗剂（华法林）治疗。

　　答案 b 不正确。PT 是 INR 的非标准化检验值，因此也用于监测华法林治疗。

　　答案 c 不正确。抗 Xa 因子水平可用于监测低分子量肝素治疗。目前越来越多的机构应用抗 Xa 因子水平来监测肝素，然而既往并未使用过。

---

11. NSTEMI 患者对肝素过敏，推荐其选择下列哪一种抗血小板/抗凝治疗方案？患者将在当天晚一点的时间进行 PCI 治疗。

a. 比伐卢定

b. 依替巴肽和低分子肝素

c. 阿昔单抗和肝素

d. 磺达肝癸钠

答案 a 正确。UA 和 NSTEMI 患者，应在 PCI 术前使用比伐卢定（如果进行择期 PCI）。比伐卢定是一种直接凝血酶抑制剂，且不需要同时使用肝素或糖蛋白 Ⅱb/Ⅲa 抑制剂。

答案 b 不正确。依替巴肽治疗是适宜的。但因患者对肝素过敏，使用 LMWH 是不适宜的。

答案 c 不正确。患者欲行择期 PCI，可以使用阿昔单抗，然而用药时机不宜过早。另外，此患者对肝素过敏，因此不建议使用肝素。

答案 d 不正确。磺达肝癸钠用于肝素过敏的患者是安全的。然而，择期 PCI 不推荐使用磺达肝癸钠。

12. 下列哪些药物可用于 NSTEMI？选择所有正确答案。

a. 依替巴肽

b. 肝素（UFH）

c. 阿司匹林

d. 瑞替普酶

e. 氯吡格雷

答案 a 正确。依替巴肽可作为接受 PCI 治疗的 NSTEMI 患者和采取药物治疗的 ACS 患者的辅助治疗。

答案 b 正确。肝素可用于 PCI 治疗或药物治疗的 NSTEMI 患者。

答案 c 正确。除非有严重禁忌证，阿司匹林可用于所有 ACS 患者。

答案 e 正确。研究发现氯吡格雷联合阿司匹林治疗 NSTEMI 患者比单独使用阿司匹林更有效。

答案 d 不正确。溶栓剂不适用于 NSTEMI 或 UA 患者。仅用于溶解冠状动脉完全闭塞的 STEMI 患者的纤维蛋白凝块，即"红血栓"。

13. 心肌梗死急性期过后，下列哪项治疗最有可能延缓心力衰竭（HF）的进展？

　　a. 氯吡格雷

b. 阿替洛尔

c. 雷米普利

d. 胺碘酮

e. 单硝酸异山梨酯

答案 c 正确。ACEI 如雷米普利，已经被证明能够防止心室重构。这是心肌梗死后的心力衰竭的主要病理生理改变。

答案 a 不正确。氯吡格雷可以防止缺血事件复发并减少心肌梗死后的死亡率。但是其并不能改变左心室功能障碍的进展。

答案 b 不正确。阿替洛尔可以防止缺血事件复发并减少心肌梗死后的死亡率。但是其并不能改变左心室功能障碍的进展。

答案 d 不正确。胺碘酮用于治疗 ACS 后频繁发作的房性和室性心律失常。然而，其并不能影响心力衰竭的进程。

答案 e 不正确。单硝酸异山梨酯和其他硝酸酯类药物推荐用于 β 受体阻滞剂无法缓解的持续缺血性心脏病。然而，它们不能改变心血管死亡率或防止心力衰竭。

14. TL 是一位 82 岁的妇女，她在发生 STEMI 后进行药物涂层洗脱支架植入术治疗。既往病史有高血压、血脂异常和甲状腺功能减退。无药物过敏史。以下哪一个是长期抗血小板治疗的最佳方案？

a. 阿司匹林 325mg，每日一次

b. 阿司匹林 325mg + 替格瑞洛 90mg，每日两次

c. 替格瑞洛 180mg，每日两次

d. 阿司匹林 81mg + 氯吡格雷 75mg，每日一次

e. 氯吡格雷 75mg，每日一次

答案 d 正确。低剂量阿司匹林和噻吩并吡啶类药物的联合使用是该患者的最佳选择。在药物涂层洗脱支架置入后，应持续使用阿司匹林加氯吡格雷至少一年。

答案 a 不正确。药物涂层洗脱支架植入术后，需要使用双联抗血小板治疗（阿司匹林加噻吩并吡啶类）。

答案 b 不正确。应用低剂量阿司匹林是合理的，替格瑞洛只推荐与阿司匹林 75～100mg/d 联合使用。

答案 c 不正确。在冠状动脉支架治疗后，

需要使用双联抗血小板治疗(阿司匹林加噻吩并吡啶类)。替格瑞洛的剂量为 90mg,口服,一日两次。

答案 e 不正确。在冠状动脉支架治疗后,需要使用双联抗血小板治疗(阿司匹林加噻吩并吡啶类)。这是对阿司匹林过敏患者的一个选择。

---

15. 一位近期发生 NSTEMI 的患者,其 LDL 150mg/dL、TC 192mg/dL、TG 140mg/dL、HDL 47mg/dL,需要进行他汀类药物治疗。请按效能从低到高的顺序对他汀类药物进行排序。

无序选项	排序结果
普伐他汀 20mg,每日一次	普伐他汀
辛伐他汀 20mg,每日一次	辛伐他汀
阿托伐他汀 20mg,每日一次	阿托伐他汀
瑞舒伐他汀 20mg,每日一次	瑞舒伐他汀

答案:普伐他汀→辛伐他汀→阿托伐他汀→瑞舒伐他汀

普伐他汀可降低该患者的 LDL 约 30%。

辛伐他汀可降低此患者的 LDL 约 38%。

许多试验评价了心肌梗死后阿托伐他汀的应用,可作为预防远期缺血性事件的发生。它降低患者的 LDL 约 41%。

瑞舒伐他汀是最强有力的他汀类药物,将会降低 LDL 大约 55%。

---

16. 下列哪项治疗需要常规监测血肌酐和钾?
a. 卡维地洛
b. 螺内酯
c. 阿替洛尔
d. 普伐他汀
e. 氯吡格雷

答案 b 正确。螺内酯应只用于 Scr <2.5mg/dL 和 K$^+$ <5.0mEq/L 的患者。患者 Scr 在 1.5 ~ 2.5 时应减少剂量。该药物在使用期间应频繁监测这两个实验室指标。

答案 a 不正确。卡维地洛不经肾脏排出,且对血清钾水平影响不大。

答案 c 不正确。阿替洛尔经肾脏排出,因此需要定期监测 Scr。然而其对钾的影响很小,且不需要常规监测。

答案 d 不正确。普伐他汀只需要监测肝功和血脂水平。

答案 e 不正确。氯吡格雷不经肾脏排出,且对钾水平影响不大。

---

17. 下列哪些溶栓治疗方案适用于体重 78kg 的 STEMI 患者?选择所有正确答案。
a. 链激酶 100 万 U 静脉注射 20 分钟
b. 瑞替普酶或 rPA 10U 静脉推注 2 次,间隔 30 分钟
c. 替奈普酶或 TNK 40mg 静脉推注 1 次
d. 阿替普酶 100mg 静脉注射 2 小时

答案 b 正确。瑞替普酶或 rPA 需间隔 30 分钟给予两个 10U 剂量。

答案 c 正确。TNK 或替奈普酶需根据体重给药 1 次,按该患者的体重需要 40mg。

答案 a 不正确。临床很少使用链激酶(SK),且剂量为 150 万 U 静脉滴注 60 分钟。

答案 d 不正确。这个剂量的阿替普酶(tPA)主要用于治疗肺栓塞。当用于治疗 STEMI 时,应分三个阶段进行给药,15mg 静脉推注之后,0.75mg/kg 静脉滴注 30 分钟(最高 50mg),之后 0.5mg/kg(最高 35mg)静脉滴注 60 分钟。

---

18. PK 因出现胸痛、恶心、呕吐和发汗等症状就诊。他被确诊为患有 NSTEMI。目前血压为 92/56mmHg,心率为 105/min。应给予患者以下哪些治疗?选择所有正确答案。
a. 阿司匹林肠溶片 325mg 一次口服
b. 阿司匹林 81mg,一次嚼 2 片
c. 硝酸甘油 20μg/min 静脉滴注
d. 美托洛尔 5mg 静脉注射一次
e. 吗啡 2 ~ 4mg 每隔 2 小时注射

答案 b 正确。发生 ACS 后应立即咀嚼阿司匹林 162 ~ 325mg。

答案 a 不正确。阿司匹林肠溶制剂有延迟吸收效果,治疗 ACS 时,阿司匹林的快速吸收非常重要。

答案 c 不正确。目前该患者有低血压,使用硝酸甘油治疗的风险大于获益。

答案 d 不正确。该患者心率偏快,然而静脉推注 β 受体阻滞剂应避免用于存在心输出

量减少症状的患者,如低血压。

答案 e 不正确。静脉注射吗啡可降低血压,应避免用于低血压患者。

---

19. DL 是一位 62 岁的妇女,于 ED 就诊后被诊断为患有 NSTEMI。她既往无严重病史。查体显示:血压 125/79mmHg,心率 75/min,血清肌酐 1.2mg/dL,血小板计数 142k/μL,体重 94kg。患者对青霉素、磺胺类及阿司匹林过敏。在 DL 等待 PCI 治疗前,可采取下列哪些治疗方案? 选择所有正确答案。
    a. 阿司匹林 325mg 一次,之后 81mg,每日一次
    b. 氯吡格雷 300mg 一次,之后 75mg,每日一次
    c. 阿司匹林 162mg 一次,之后 81mg,每日一次,另加氯吡格雷 600mg 一次,之后 75mg,每日一次
    d. 普拉格雷 60mg 一次,之后 10mg,每日一次

    答案 b 正确。对阿司匹林过敏的患者可单独使用氯吡格雷。

    答案 d 正确。鉴于患者有阿司匹林过敏,普拉格雷是合理的选择。

    答案 a 不正确。DL 对阿司匹林过敏。尽管存在脱敏治疗,但目前时机不适合,故应避免使用阿司匹林。

    答案 c 不正确。同答案 a,阿司匹林过敏患者应避免服用阿司匹林。

---

20. 以下哪些 β 受体阻滞剂既有口服制剂也有静脉制剂? 选择所有正确答案。
    a. 阿替洛尔
    b. 艾司洛尔
    c. 美托洛尔
    d. 卡维地洛

    答案 a 正确。阿替洛尔静脉制剂和口服片剂均有。

    答案 c 正确。美托洛尔静脉制剂和口服制剂(缓释和速释)均有。

    答案 b 不正确。艾司洛尔只有静脉制剂。

    答案 d 不正确。卡维地洛仅有口服速释制剂和口服缓释制剂。

---

21. 急性冠脉综合征的二级预防应包含以下哪些药物治疗? 选择所有正确答案。
    a. HMG‐CoA 还原酶抑制剂
    b. 阿司匹林
    c. 钙通道阻滞剂
    d. 非诺贝特

    答案 a 正确。如无禁忌证,他汀类药物适用于所有 ACS 患者,其能降低心血管主要终点事件。如果患者已经耐受一种他汀类药物,在换用另一类降脂药物之前,应尝试换用另一种他汀类药物。

    答案 b 正确。如无禁忌,阿司匹林应用于所有患者。

    答案 c 不正确。钙通道阻滞剂,尤其是二氢吡啶类钙通道阻滞剂,应作为有高血压合并 ACS 病史的三线治疗方案。首先应使用 β 受体阻滞剂和 ACEI。

    答案 d 不正确。非诺贝特可以联合他汀类药物治疗高甘油三酯血症,然而他们不用于二级预防。

第 9 章　心律失常

1. 心房颤动的发生与患者的哪些因素有关? 选择所有正确答案。
    a. 肝炎
    b. 年龄增长
    c. 女性
    d. 心血管疾病

    答案 b 正确。心房颤动与年龄增加有关。

    答案 d 正确。心房颤动与心血管疾病相关。

    答案 a 不正确。心房颤动与肝炎无关。

    答案 c 不正确。心房颤动更常见于男性。

---

2. 一位 68 岁的老年女性,体重 60kg,因出现房颤且血流动力学不稳定来到急诊室。决定进行 DCC 治疗。下面哪些抗凝治疗可在 DCC 之前使用? 选择所有正确答案。
    a. 依诺肝素 60mg
    b. 普通肝素 4800U 静脉推注后连续输注 1000U/h
    c. 依诺肝素 40mg

d. 依诺肝素 30mg

答案 a 正确。在 DCC 前应用依诺肝素的合适剂量为全效治疗剂量 1mg/kg。

答案 b 正确。在 DCC 前应用肝素的合适剂量是治疗 VTE 的全效治疗剂量,首先静脉推注 80U/kg 再持续滴注 18U/(kg·h)。精确计算的输注剂量为 1080U,但这需要被近似到最接近 100U 的整数增量。

答案 c 不正确。在 DDC 前应用依诺肝素的合适剂量为全效治疗剂量 1mg/kg。

答案 d 不正确。在 DDC 前应用依诺肝素的合适剂量为全效治疗剂量 1mg/kg。

---

3. 下面哪种药品有口服和静脉给药制剂? 选择所有正确答案。

a. 地尔硫䓬

b. 多非利特

c. 决奈达隆

d. 胺碘酮

答案 a 正确。地尔硫䓬有口服和静脉注射剂型。

答案 d 正确。胺碘酮有口服和静脉注射剂型。

答案 b 不正确。多非利特只有口服剂型。

答案 c 不正确。决奈达隆只有口服剂型。

---

4. 患者心率为 53/min,主诉气促、头晕,血压 80/58mmHg,正准备进行经皮起搏。以下哪个是首选药物和剂量?

a. 肾上腺素 1mg,IV

b. 阿托品 0.5mg,IV

c. 阿托品 1mg,IV

d. 多巴胺 1~5μg/(kg·min),IV

该患者为窦性心动过缓,心率 53/min。鉴于患者有气短、头晕和低血压(80/58mmHg),考虑血流动力学不稳定。因此,有必要进行干预。

答案 b 正确。静脉注射阿托品 0.5mg 是经皮起搏术前的首选药物。

答案 a 不正确。肾上腺素是治疗心动过缓的药物,但其应在阿托品无效的情况下使用。

答案 c 不正确。剂量太高,0.5mg 阿托品

是治疗有症状心动过缓的合适剂量,并可重复使用直到总量达到 3mg。

答案 d 不正确。多巴胺可用于治疗心动过缓,然而其应在阿托品无效时应用,并且多巴胺的合适剂量范围是 2~10μg/(kg·min)。

---

5. 假设你和一个急救队负责处理一位心搏骤停的患者,给予高强度的胸外按压,然后插管和开通静脉通道,ECG 显示患者心搏停止,首选静脉注射的药物及剂量是哪项?

a. 胺碘酮 300mg,IV

b. 肾上腺素 1mg,IV

c. 多巴胺 1~5μg/(kg·min)

d. 利多卡因 1~1.5mg/kg,IV

答案 b 正确。静脉注射肾上腺素 1mg 是心搏停止的首选药物。

答案 a 不正确。Ⅲ类抗心律失常药物对心搏停止无效。

答案 c 不正确。多巴胺对心搏停止无效。

答案 d 不正确。Ⅰb 类抗心律失常药物对心搏停止无效。

---

6. 下列哪些抗心律失常药物可能导致尖端扭转型室性心动过速(TdP)? 选择所有正确答案。

a. 奎尼丁

b. 索他洛尔

c. 利多卡因

d. 多非利特

答案 a 正确。奎尼丁,Ⅰa 类抗心律失常药,可延长 Q-T 间期并引起 TdP。

答案 b 正确。索他洛尔,Ⅲ类抗心律失常药,可延长 Q-T 间期并引起 TdP。

答案 d 正确。多非利特,Ⅲ类抗心律失常药,可延长 Q-T 间期并引起 TdP。

答案 c 不正确。利多卡因,Ⅰb 类抗心律失常药,引起 TdP 的可能性低。

---

7. 一位意识丧失的心室颤动患者接受了多次适当除颤和 2 次肾上腺素 1mg IV 的循环治疗,此后可以使用下列哪种抗心律失常药物?

a. Cordarone(胺碘酮)

b. Isoptin(维拉帕米)

c. Brevibloc(艾司洛尔)

d. Quinidex（奎尼丁）

　　答案 a 正确。一旦对 VF/无脉性 VT 患者实施初级 CAB 后，药物应在休克发作间期使用。由于患者已经接受了首选药物，现在应启用抗心律失常药治疗，静脉注射胺碘酮 300mg 是个很好的选择。

　　答案 b 不正确。非二氢吡啶类钙通道阻滞剂对 VF 治疗无效。

　　答案 c 不正确。β 受体阻滞剂对 VF 治疗无效。

　　答案 d 不正确。Quinidex（奎尼丁），Ⅰa 类抗心律失常药对 VF 治疗无效。

---

8. 患者，男性，79 岁，体重 80kg，因新发心房颤动并伴有快速心室率到达急诊室，给予地尔硫䓬静脉滴注，心室率控制不佳，仍有症状。主治医师决定对其进行电复律，患者的妻子告诉医生，患者前一天进行全膝关节置换术时，进行了心脏检查，ECG 显示为窦性心律。那么下一步应给患者实施哪种治疗？
   a. 给予依诺肝素 80mg 后进行同步直流电复律
   b. 华法林抗凝治疗 3 周，INR 达标（即 2.0 ~ 3.0）之后进行复律
   c. 采用经食道超声心动图排除血栓后进行复律
   d. 不用抗凝治疗，进行同步直流电复律

　　房颤患者的首要治疗目标是心率控制。该患者已采用地尔硫䓬静滴以控制心率，但仍有症状，应考虑立即心脏复律。

　　答案 a 正确。由于患者心房颤动不超过 48 小时，只要患者接受了抗凝治疗［包括：治疗 VTE 的足量肝素；足量依诺肝素；INR 达标的华法林或一种新型口服抗凝血药（NOAC）维持治疗］，立即进行复律是合适的。

　　答案 b 不正确。尽管给予患者心室率控制但仍有症状，应立即进行复律治疗。

　　答案 c 不正确。由于我们知道患者心房颤动不超过 48 小时，不需要 TEE 直接进行复律是合适的。

　　答案 d 不正确。接受 DCC 的患者，只有在足量抗凝治疗后方可进行心脏复律。

---

9. 一位 65 岁的患者发生了心房颤动和心力衰竭，针对患者心房颤动的药物转复治疗，下列哪项是安全有效的药物？
   a. 氟卡尼
   b. 索他洛尔
   c. 多非利特
   d. 决奈达隆

　　答案 c 正确。多非利特，Ⅲ 类抗心律失常药，用于有器质性心脏病和左心室功能障碍的患者是安全的。胺碘酮是另一种抗心律失常药，用于这类患者是安全的。

　　答案 a、b 和 d 不正确。氟卡尼、索他洛尔和决奈达隆用于患有器质性心脏病的患者不安全。

---

10. 因不良反应较多，长期使用胺碘酮治疗需要进行安全性监测。长期使用胺碘酮治疗的患者需要常规监测下列哪些指标？
    a. 肝功能全套检查
    b. 肾功能全套检查
    c. 红细胞沉降率
    d. B 型利钠肽水平

　　答案 a 正确。胺碘酮可导致肝功能检查指标（LFT）升高，对肝损伤患者应进行剂量调整。应常规进行肝脏功能全套检查。

　　答案 b 不正确。胺碘酮几乎不经肾脏排泄。

　　答案 c 不正确。未发现胺碘酮对血沉有影响。

　　答案 d 不正确。胺碘酮不影响 B 型利钠肽（BNP），BNP 是反映心力衰竭状态和心室顺应性的指标。

---

11. 下列哪项是多非利特的适应证？
    a. 门诊患者
    b. CrCl < 20mL/min 的患者
    c. Q - Tc = 510 毫秒
    d. 左心室肥大患者

　　答案 d 正确。多非利特用于器质性心脏病和心室肥大的患者是相对安全的。

　　答案 a 不正确。多非利特应在患者住院并监护状态下启用。

　　答案 b 不正确。多非利特禁用于 CrCl

<20mL/min 的患者。

答案 c 不正确。多非利特禁用于 Q - Tc > 440 毫秒（或 500 毫秒伴有心室传导阻滞）的患者。

---

12. 对于合并房颤、心力衰竭和射血分数 15% 的患者，选择哪种抗心律失常药维持窦性心律是安全的？
    a. 索他洛尔
    b. 氟卡尼
    c. 胺碘酮
    d. 普鲁卡因胺

答案 c 正确。胺碘酮用于心力衰竭和心输出量减少患者是安全的。

答案 a 不正确。索他洛尔，Ⅲ类抗心律失常药物，通常用于房颤和室性心律失常，对于左心室功能障碍和心力衰竭的患者是不安全的。

答案 b 不正确。氟卡尼，Ⅰc 类抗心律失常药物，通常用于心房颤动，对左心室功能障碍的患者是不安全的。

答案 d 不正确。普鲁卡因胺是Ⅰa 类抗心律失常药，用于患者是不安全的。Ⅰa 类抗心律失常药一般不再推荐用于房性心律失常。

---

13. RT 是一位 65 岁的老年女性，患有阵发性室上性心动过速（PSVT），节律规则。RT 症状轻微，采取单侧颈动脉窦按压没有成功。如果患者是窄 QRS 波心动过速，哪些药物可作为一线药物使用？
    a. 腺苷
    b. 维拉帕米
    c. 普鲁卡因胺
    d. 胺碘酮

答案 a 正确。腺苷适用于治疗窄 QRS 波和节律规则的 PSVT 患者。

答案 b 正确。维拉帕米用于治疗窄 QRS 波和节律规则的 PSVT 患者。

答案 c 不正确。普鲁卡因胺用于治疗节律不规则的 PSVT 患者。

答案 d 不正确。胺碘酮用于治疗宽 QRS 波的 PSVT 患者。

---

14. 下列哪种抗心律失常药物可能会导致味觉障碍？
    a. Norpace（丙吡胺）
    b. Mexitil（美西律）
    c. Betapace（索他洛尔）
    d. Rythmol（普罗帕酮）

答案 d 正确。Rythmol（普罗帕酮）可引起味觉障碍。

答案 a 不正确。Norpace（丙吡胺）未被证实可引起味觉障碍。

答案 b 不正确。Mexitil（美西律）未被证实可引起味觉障碍。

答案 c 不正确。Betapace（索他洛尔）未被证实可引起味觉障碍。

---

15. KG 是一位 55 岁的男性，反复主诉气短、心跳加速。ECG 提示心房颤动，心室率 160/min，评估左心室功能，其射血分数为 35%。当患者还在检查室时，自述症状消退，复查心电图显示恢复窦性心律。下列哪种药物可以用来控制 KG 的心率？
    a. 氟卡尼
    b. 胺碘酮
    c. 地尔硫䓬
    d. 维拉帕米

答案 b 正确。如果 AF 患者血流动力学稳定，首先应控制心室率。对于左室功能下降（EF ≤ 40%）患者，推荐使用地高辛或胺碘酮控制心室率。

答案 a 不正确。存在器质性心脏病和射血分数降低的患者，禁忌使用氟卡尼。

答案 c 不正确。如果患者没有其他并发症，地尔硫䓬和其他钙通道阻滞剂可用于控制房颤的心室率。此外，左室功能不全是地尔硫䓬的禁忌证。

答案 d 不正确。如果患者没有伴随疾病的情况下，维拉帕米和其他钙通道阻滞剂可用于控制房颤的心室率。除此之外，患者的左室功能不全是维拉帕米的禁忌证。

---

16. 决奈达隆的潜在不良反应有哪些？选择所有正确答案。
    a. 牙龈增生

b. 血清肌酐升高

c. Q - T 间期延长

d. 甲状腺功能减退

　　答案 b 正确。血清肌酐升高是决奈达隆的一个潜在不良反应。

　　答案 c 正确。Q - T 延长是决奈达隆的一个潜在不良反应。

　　答案 a 不正确。牙龈增生是硝苯地平的不良反应。

　　答案 d 不正确。甲状腺功能减退是胺碘酮的一个潜在不良反应。

---

17. CB 是一位 56 岁的女性,主诉心悸、呼吸困难并有晕厥前兆,ECG 检查发现室性早搏,既往病史有高血压、高脂血症和心肌梗死后 2 年。CB 可选择哪种治疗方案?

a. 氟卡尼

b. 普罗帕酮

c. 琥珀酸美托洛尔

d. 胺碘酮

　　答案 c 正确。β 受体阻滞剂如美托洛尔,可用于治疗有症状的室性早搏(PVCs)。

　　答案 a 不正确。Ⅰc 类抗心律失常药如氟卡尼,由于可增加心肌梗死后死亡率,应避免用于室性早搏的患者。

　　答案 b 不正确。Ⅰc 类抗心律失常药如普罗帕酮,由于可增加心肌梗死后死亡率,应避免用于室性早搏的患者。

　　答案 d 不正确。胺碘酮不适用于治疗室性早搏。

---

18. 稳定的单形性室性心动过速患者的初始治疗选择是什么?

a. 肾上腺素

b. 腺苷

c. 利多卡因

d. 紧急 DCC

　　答案 b 正确。稳定的单形性室性心动过速患者的初始治疗药物是腺苷。

　　答案 a 不正确。肾上腺素可用于治疗室颤或无脉性室速,在进行 CPR 和 DCC 之后,每 3 ~ 5 分钟给予肾上腺素 1mg IV,没有最大剂量限制。

　　答案 c 不正确。利多卡因可用于治疗室颤或无脉性室速,在进行 CPR、DCC 和肾上腺素治疗之后,可给予静脉注射利多卡因 1 ~ 1.5mg/kg,每 5 ~ 10 分钟重复 0.5 ~ 0.75mg/kg IV(最大剂量 3mg/kg)。

　　答案 d 不正确。如果患者血流动力学不稳定,应立即行 DCC 治疗。

---

19. 下面哪个药物用于治疗室性心动过速和无脉性室性心动过速没有最大剂量限制?

a. 血管加压素

b. 肾上腺素

c. 利多卡因

d. 胺碘酮

　　答案 b 正确。在治疗室颤或无脉性室速时,每 3 ~ 5 分钟静脉注射 1mg 肾上腺素,无最大剂量限制。

　　答案 a 不正确。在治疗室颤或无脉性室速时,单次给予 40U 血管加压素。

　　答案 c 不正确。在治疗室颤或无脉性室速时,利多卡因使用的最大累积剂量为 3mg/kg。

　　答案 d 不正确。在治疗室颤或无脉性室速时,静脉给予胺碘酮单次剂量 300mg 后,只能再给予一次 150mg。

---

20. JL 是一位 58 岁的女性,既往病史有心房颤动和季节性过敏。应给予 JL 哪种治疗来预防血栓栓塞并发症?

a. 阿司匹林 325mg/d

b. 华法林,目标 INR 2.5

c. 达比加群 150mg,每日 2 次

d. 利伐沙班 20mg,每日 1 次

　　答案 a 正确。对于年龄 < 75 岁、无缺血性卒中风险的患者,建议接受长期阿司匹林 75 ~ 325mg/d 来预防血栓栓塞并发症,或根本不进行抗凝治疗。

　　答案 b 不正确。华法林可用于治疗存在 TIA 病史或缺血性卒中病史或有缺血性卒中危险因素,如年龄 > 75 岁、高血压、糖尿病、中度或重度左心室收缩功能不全或心力衰竭的患者。

答案 c 不正确。达比加群可用于治疗存在 TIA 病史或缺血性卒中病史或有缺血性卒中危险因素,如年龄 >75 岁、高血压、糖尿病、中度或重度左心室收缩功能不全或心力衰竭的患者。

答案 d 不正确。利伐沙班可用于治疗存在 TIA 病史或缺血性卒中病史或有缺血性卒中危险因素,如年龄 >75 岁、高血压、糖尿病、中度或重度左心室收缩功能不全或心力衰竭的患者。

21. 下面哪种药物通过阻断钠离子通道来减慢去极化?

a. 艾司洛尔

b. 氟卡尼

c. 盐酸地尔硫䓬

d. 伊布利特

答案 b 正确。Tambocor(氟卡尼)通过阻断钠离子通道来减慢去极化。

答案 a 不正确。Brevibloc(艾司洛尔)通过阻断 β 受体来减缓房室结传导。

答案 c 不正确。Tiazac(地尔硫䓬)通过阻断钙离子通道减缓房室结传导。

答案 d 不正确。Corvert(伊布利特)通过阻断钾离子通道来减慢复极化。

22. TG 是一位 85 岁的老年女性,因肺炎住院,她目前的用药包括左氧氟沙星、沙丁胺醇雾化、唑吡坦、对乙酰氨基酚。在入院第二天,ECG 显示多形性室速。如果 TG 的血流动力学稳定,下列哪个方案可以作为治疗的第一步?

a. 立即行 DCC

b. 肾上腺素 1mg IV

c. 停用左氧氟沙星

d. 胺碘酮 150mg,静脉注射 10 分钟

答案 c 正确。如果患者为多形性室速(尖端扭转型室速)并且血流动力学稳定,第一步应停用所有可能致心律失常的药物。在本例中,左氧氟沙星可能导致多形性室速,应停止使用。

答案 a 不正确。对血流动力学不稳定的多形性室速患者,应立即进行 DCC。

答案 b 不正确。可应用肾上腺素 1mg IV

来治疗室颤或无脉性室速。

答案 d 不正确。可应用胺碘酮 150mg 来治疗单形室速患者。

---

23. 将下列 I 类抗心律失常的药物按照亚类进行排序,从 I a 级开始。

无序选项	排序结果
利多卡因	普鲁卡因胺(I a)
普鲁卡因胺	利多卡因(I b)
氟卡尼	氟卡尼(I c)

24. 对下列抗心律失常药按照分类排序,从 I 类开始。

无序选项	排序结果
艾司洛尔	美西律 I b
索他洛尔	艾司洛尔 II
维拉帕米	索他洛尔 III
美西律	维拉帕米 IV

第 10 章　贫血

根据下列案例回答第 1~2 题。

YM,女性,34 岁,以急诊入院。患者主诉:近两个月来出现疲劳且加重。体格检查发现患者面色苍白、心动过速。既往诊断其患有胃食管反流病且曾自行购买服用过奥美拉唑及碳酸钙。患者同时告知以往月经量多。实验室检查显示血红蛋白值为 9.4g/dL,平均红细胞体积(MCV)值为 73fL。

---

1. 根据上述信息,YM 患有贫血可能与缺少下列哪种物质有关?

a. 铁

b. 维生素 B_{12}

c. 叶酸

d. 血红蛋白

答案 a 正确。根据 YM 的 MCV 值可以推断出她患有小细胞性贫血。缺铁是缺铁性贫血的常见原因。此外,患者平素月经量多也造成了体内铁缺乏,因于血液再生需要更多的铁。因此,该患者是由于体内缺铁而引起的贫血。

答案 b 不正确。缺乏维生素 B_{12} 会引起大

细胞性贫血。

答案 c 不正确。缺乏叶酸会引起大细胞性贫血。

答案 d 不正确。血红蛋白缺乏导致的贫血一般是正常细胞性贫血（比如慢性肾病贫血）。这类患者通常表现为由于血液中网织红细胞增加而引起 MCV 值略有升高。

---

2. 最后为 YM 选择药物治疗贫血症而非输血,下列哪种用于治疗贫血的药物与患者正在服用的药物具有相互作用?

a. 硫酸亚铁

b. 维生素 B_{12}

c. 叶酸

d. 依泊汀

答案 a 正确。铁在酸性环境下吸收率最高。服用使胃液 pH 值增高的药物（比如奥美拉唑和碳酸钙）会降低铁的生物利用度。此外,碳酸钙还能和铁结合而降低其生物利用度。

答案 b 不正确。维生素 B_{12} 和 YM 服用的药物之间无相互作用。

答案 c 不正确。叶酸和 YM 服用的药物之间无相互作用。

答案 d 不正确。依泊汀和 YM 服用的药物无相互作用。

---

3. 将下列口服铁盐按照含铁量从低到高进行排序。

无序选项	排序结果
硫酸亚铁	葡萄糖酸亚铁
无水硫酸亚铁	硫酸亚铁
葡萄糖酸亚铁	无水硫酸亚铁
富马酸亚铁	富马酸亚铁

按含铁量从低到高排序为葡萄糖酸亚铁（12%）＜硫酸亚铁（20%）＜无水硫酸亚铁（30%~32%）＜富马酸亚铁（33%）。

---

4. Feosol 是下列哪种铁盐的商品名?

a. 右旋糖酐铁

b. 硫酸亚铁

c. 蔗糖铁钠

d. 多糖 – 铁复合物

答案 b 正确。Feosol 里含有硫酸亚铁。

答案 a 不正确。右旋糖酐铁的商品名是 Infed。

答案 c 不正确。蔗糖铁钠的商品名是 Ferrlecit。

答案 d 不正确。多糖 – 铁复合物的商品名是 Niferex。

---

5. JA,女性,63 岁,患有非小细胞肺癌 Ⅳ 期,目前正在接受化疗。最近发现患有因化疗引起的贫血,血红蛋白值为 7.7g/dL。医生建议患者使用促红细胞生成素制剂。用药两周后,血红蛋白值升高到 9.5g/dL。根据 JA 的血红蛋白水平,下列哪种用药建议是正确的?

a. 继续按原剂量服用药物

b. 按原剂量的 3/4 继续服用

c. 按原剂量的一半继续服用

d. 停止服用该药物

答案 b 正确。患者初次使用促红细胞生成素制剂后,血红蛋白值两周内升高值超过 1g/dL,之后应减量 1/4 继续服用。

答案 a 不正确。患者的血红蛋白值增高过快,因此应该减量服用。

答案 c 不正确。患者初次使用促红细胞生成素制剂后,如血红蛋白值升高值不理想,可以按该剂量继续服用。

答案 d 不正确。患者使用促红细胞生成素制剂后治疗效果良好,减量继续服用最合适。

---

6. 在美国,大多数的面粉中都富含下列哪种物质?

a. 叶酸

b. 钾

c. 维生素 B_{12}

d. 维生素 C

答案 c 不正确。目前面粉中还没有添加维生素 B_{12},但是世界范围内不断增加提议向面粉中添加维生素 B_{12} 以预防因为缺乏该物质引起的神经系统症状。

答案 a 正确。在美国,面粉中会添加多种维生素。而叶酸和铁的添加对贫血患者非常有益。面粉中添加这些维生素类物质的目的在于增加这些物质每日平均摄入量,以防止由于缺乏这些物质引起的相关疾病。

答案 b 不正确。面粉中没有添加钾。

答案 d 不正确。面粉中没有添加维生素 C。

根据下列案例回答第 7 ~ 8 题。

CJ，男性，68 岁，既往有慢性肾病、高血压及结肠癌 II 期。由于社会角色特殊，该患者有很长时间的酗酒史。半年前曾手术切除结肠肿瘤且目前正在接受化疗。常规实验检查显示该患者的血红蛋白值为 8.8g/dL。

7. CJ 的肾病医生建议他开始使用促红细胞生成素制剂，下面关于 CJ 使用该药的描述哪项是正确的？
   a. CJ 可以每三周服用一次 500μg 的达贝泊汀
   b. CJ 可以每周服用一次 40 000U 的依泊汀
   c. CJ 可以每周服用一次 0.45μg/kg 的达贝泊汀
   d. CJ 不能使用该类药物

   答案 d 正确。CJ 的肿瘤正处于活跃期且目前正在接受治疗。根据患者的身体条件，对其是否能够使用该药进行危险性与疗效评估，结果表明，在患者当前的身体状况下，即使患有贫血，也不应该使用该类药物。有临床证据表明，此类患者使用促红细胞生成素制剂会增加肿瘤恶化的风险，因此，此类患者禁止使用该类药物。

   答案 a 不正确。促红细胞生成素制剂的禁忌证上面已经提到过。该项是化疗引发的贫血患者推荐使用的剂量。由于该患者的贫血是多种因素引起的（化疗及慢性肾病），若使用促红细胞生成素制剂，难以确定给药剂量。

   答案 b 不正确。这个是化疗引发的贫血患者服用该药的推荐剂量。然而，该患者是禁用促红细胞生成素制剂的。

   答案 c 不正确。这个是慢性肾病贫血患者服用该药的推荐剂量。然而，该患者是禁用促红细胞生成素制剂的。

8. 根据该患者的社会史，CJ 的贫血可能是由于下面哪种物质缺乏导致的？
   a. 维生素 B$_{12}$
   b. 铁
   c. 维生素 D
   d. 硫铵素

   答案 a 正确。CJ 具有长期的酗酒史。在这类患者群体中缺乏维生素 B$_{12}$ 是非常常见的症状。测定该患者维生素 B$_{12}$ 的状态非常重要，缺乏维生素 B$_{12}$ 除了会引发贫血外还会引起神经系统并发症。

   答案 b 不正确。缺乏铁与酗酒没有直接的关系。即使该患者已经开始使用促红细胞生成素制剂，测定铁的状态也是非常有必要的。

   答案 c 不正确。维生素 D 缺乏与贫血无关。

   答案 d 不正确。慢性酒精中毒患者通常会缺乏硫铵素，但是硫铵素缺乏与贫血无关。

根据下列案例回答第 9 ~ 10 题。

JM，男性，38 岁，为治疗高血压合并 2 型糖尿病引起的过度肥胖，近期刚接受过胃切除手术。术后十二周，患者主诉出现疲劳、上楼时气短。实验室检查血红蛋白值为 8.8g/dL，MCV 为 120fL。

9. JM 的贫血应更确切的称之为什么？
   a. 正常红细胞性贫血
   b. 大细胞性贫血
   c. 低色素性贫血
   d. 色素性贫血

   答案 b 正确。患者的 MCV 值高于正常范围（80 ~ 100fL）。这意味着其红细胞体积大于正常红细胞，因而被称为大细胞性贫血。

   答案 a 不正确。正常细胞性贫血指红细胞的体积正常，表现为 MCV 值在正常范围内。

   答案 c 不正确。色素是指红细胞的外观。低色素性贫血同时表现为小细胞（MCV < 80）。例如缺铁性贫血就属于低色素性贫血。

   答案 d 不正确。正常色素指红细胞的颜色和外观正常。正常色素性贫血同时细胞也是正常的。例如再生障碍性贫血属于正常细胞性贫血。

10. JM 的贫血是因为缺少下列哪种物质造成的？
    a. 红细胞生成素
    b. 铁
    c. 维生素 B$_{12}$
    d. 叶酸

    答案 c 正确。接受过胃切除手术的患者

体内内因子会降低,而内因子对促进维生素 B_{12} 吸收非常重要。当吸收不足时,这类患者经常会缺乏维生素 B_{12}。此外,该患者 MCV 值显示他是一个大细胞性贫血,而维生素 B_{12} 缺乏也属于大细胞性贫血。

答案 a 不正确。血红蛋白缺乏可导致正常细胞性贫血,常见于慢性肾病贫血患者。

答案 b 不正确。接受过胃切除手术的患者由于铁吸收不足会导致铁缺乏,然而,缺铁性贫血属于小细胞性贫血。

答案 d 不正确。叶酸吸收与接受过胃切除手术没有关系。

---

11. CR,男性,57 岁,曾被诊断出患有缺铁性贫血。连续口服铁剂 16 周,但血红蛋白值一直没有到达预期值 12g/dL。目前血红蛋白值为 9.8g/dL,建议注射右旋糖酐铁以改善目前症状。患者身高约 180cm,体重 84kg,CR 使用右旋糖酐铁的正确剂量是多少?

a. 25mL

b. 27mL

c. 30mL

d. 37mL

答案 b 正确。利用公式进行计算:右旋糖酐铁使用剂量:(mL) = 0.0442(Hb 期望值 − Hb 实测值)× LBW + (0.26 × LBW)。根据该公式患者应服用 27mL。血红蛋白期望值是 12g/dL,实测值为 9.8g/dL,LBW 值为 75.3kg。男性 LBW 值 = 50 + 2.3(ht − 60)。Ht 的单位是英寸。

答案 a 不正确。这个数值是女性 LBW 计算得出的。

答案 c 不正确。这个数值是真实体重而非 LBW 计算得出的。

答案 d 不正确。这个数值是当期望值为 16g/dL 时得出的。

---

12. RH,女性,47 岁,因肺炎收治入院。根据临床和实验室检查结果,诊断为小细胞低色素性贫血。下列哪种附加诊断对于确定患者是由于缺乏铁引起的贫血具有价值?

a. 铁蛋白

b. 红细胞分布宽度

c. 转铁蛋白饱和度

d. 网织红细胞计数

答案 c 正确。评估铁的储存有多种指标,包括铁蛋白和转铁蛋白饱和度。铁蛋白是一种急性反应物质,当患者出现急重病时值会增高,比如肺炎。转铁蛋白饱和度在患者出现急重病时不受影响,在本题目中,用转铁蛋白饱和度评估患者的铁储备更为可靠。

答案 a 不正确。铁蛋白是一种急性反应物质,当患者出现急重病时值会假性增高,临床会被误导以为患者没有缺铁。

答案 b 不正确。红细胞分布宽度是衡量红细胞体积变化的指标。当患者的贫血是由多种原因引起时,红细胞分布宽度是个特别重要的参考指标。

答案 d 不正确。网织红细胞计数是评价贫血患者骨髓反应的最佳指标。当患者出现贫血时,骨髓会生成更多的红细胞使网织红细胞数增加。如果网织红细胞数没有增加,可能表明红细胞生成障碍,而这对决定铁的状态没有任何意义。

---

13. 下面哪种铁制剂需要凭处方才能购买?

a. 富马酸亚铁

b. 多糖铁复合物

c. 硫酸亚铁

d. 葡萄糖酸亚铁

答案 b 正确。多糖铁复合物只有凭处方才能购买,商品名为 Niferex。

答案 a 不正确。富马酸亚铁商品名为 Feostat(包括其他的),购买不需要处方。

答案 c 不正确。硫酸亚铁商品名为 Feosol(包括其他的),购买不需要处方。

答案 d 不正确。葡萄糖酸亚铁商品名为 Fergon(包括其他的),购买不需要处方。

---

14. 缺乏下列哪种物质会导致大细胞性贫血?选出所有正确的答案。

a. 血红蛋白

b. 铁

c. 维生素 B_{12}

d. 叶酸

答案 c 和 d 正确。缺乏维生素 B_{12} 和叶酸导致红细胞生成早期出现停滞,能够成熟的网织红细胞数也相应减少。缺乏维生素 B_{12} 和叶酸,红细胞无法正常地生长,体积比正常红细胞大(大细胞性贫血)。

答案 a 不正确。血红蛋白缺乏不会影响红细胞的体积,也不会影响红细胞的成熟过程,血红蛋白含量过低会影响新的红细胞生成,导致正常细胞性贫血。

答案 b 不正确。铁是血红蛋白的组成部分,是红细胞生成后期的重要原料。在缺乏铁的情况下,血红蛋白合成降低,导致细胞小于正常细胞(小细胞性贫血)。

根据下列案例回答第 15~17 题。

CV,女性,24 岁,患有软组织肉瘤且目前正在接受化疗。有过敏性鼻炎及慢性胃灼热用药史,曾自行使用盐酸西替利嗪、泮托拉唑钠、甲基孕酮炔雌醇透皮贴剂。近期诊断为化疗引发的贫血,血红蛋白值为 8.8g/dL。医生开具达贝泊汀以治疗患者的贫血。

15. CV 需同时服用下列哪种药物以使达贝泊汀发挥最大疗效?
    a. 叶酸
    b. 铁
    c. 维生素 B_{12}
    d. 硫铵素

答案 b 正确。正在接受促红细胞生成素制剂的患者会出现功能性铁缺乏,因此需要额外补充铁剂。临床实验表明如果没有评估铁的储存量就经验性地补充铁剂可增加红细胞生成素的血红蛋白反应。

答案 a 不正确。普通饮食摄入的叶酸就能够弥补因贫血而导致的红细胞增多的需求。

答案 c 不正确。普通饮食摄入的维生素 B_{12} 就能够弥补因贫血而导致的红细胞增多的需求。

答案 d 不正确。硫铵素与红细胞生成没有直接关系。

16. 使用达贝泊汀 6 周后,CV 的血红蛋白值升高到 9.6g/dL,下面有关 CV 使用该药的描述中

哪个是正确的?
    a. 继续按原剂量服用该药
    b. 将原剂量减少 25% 继续服用
    c. 增加剂量服用
    d. 停止服用该药

答案 c 正确。患者血红蛋白升高不足(4~6周内 <1g/dL),因此增加服用量非常必要,可以按原剂量的 50%~100% 加量服用。

答案 a 不正确。患者服用促红细胞生成素制剂后作用不明显,因此需加量服用。

答案 b 不正确。当患者服用该类药物后血红蛋白升高值超出目标范围或者是增高过快时才需要减量。

答案 d 不正确。患者初次使用促红细胞生成素制剂后作用并不明显,而且服用 6 周时间也不长,因此不可停药。

17. 患者服用达贝泊汀 4 个月后,左侧下肢出现红肿和发热,被诊断为患有深静脉血栓。下列哪种药物会使患者的下肢静脉血栓恶化?选出所有正确的答案。
    a. 盐酸西替利嗪
    b. 达贝泊汀
    c. 泮托拉唑
    d. 甲基孕酮炔雌醇

答案 b 和 d 正确。促红细胞生成素类制剂的常见不良反应就是能够引发深静脉血栓,因此,这类制剂在与其他能够引起深静脉血栓的药物如激素类避孕药(甲基孕酮炔雌醇)联用时必须特别注意。

答案 a 不正确。盐酸西替利嗪与引发深静脉血栓没有关联。

答案 c 不正确。泮托拉唑与引发深静脉血栓没有关联。

18. CF,男性,64 岁,患有四期慢性肾病。曾被诊断出患有贫血但一直未治疗。近期也未服用过任何治疗贫血的药物。检测发现该患者铁储存量缺乏。下列哪种形式的注射铁剂适合 CF 使用?选出所有正确的答案。
    a. 右旋糖酐铁
    b. 蔗糖铁
    c. 葡萄糖铁钠

d. 纳米氧化铁

答案 b 和 d 正确。对于成年慢性肾病贫血患者来说，无论患者是否正在使用促红细胞生成素制剂或者正在接受血液透析，均推荐使用蔗糖铁和纳米氧化铁来补充铁的缺乏。

答案 a 不正确。右旋糖酐铁用于不能接受或耐受口服铁剂的缺铁性贫血患者。

答案 c 不正确。葡萄糖铁钠只能用于正在使用促红细胞生成素制剂或者正在接受血液透析的慢性肾病贫血患者。

---

19. 维生素 B_{12} 可以通过下列哪种方式补充？选出所有正确的答案。
    a. 口服
    b. 透皮
    c. 注射
    d. 鼻内

答案 a、c、d 正确。维生素 B_{12} 可以通过多种方式补充，包括肌内注射或者静脉注射、多种口服形式、舌下含服以及滴鼻。

答案 b 不正确。尽管能买到许多自称维生素 B_{12} 的透皮贴剂的药物，但是该类药物剂型并没有被 FDA 批准而且不推荐使用。

---

20. 缺乏下列哪种物质可以导致严重的神经系统疾病？
    a. 血红蛋白
    b. 铁
    c. 维生素 B_{12}
    d. 叶酸

答案 c 正确。缺乏维生素 B_{12} 会导致严重的神经系统并发症，比如四肢感觉异常、共济失调以及精神疾患。缺乏维生素 B_{12} 经常不被察觉直到严重缺乏时才被发现。由于缺乏维生素 B_{12} 会引起神经系统并发症，因此对于大细胞性贫血患者来说，即使已经确定是叶酸缺乏，仍需进一步测定维生素 B_{12} 的含量。

答案 a 不正确。血红蛋白缺乏是慢性肾病患者常见的症状，尤其是在疾病后期。缺乏血红蛋白会导致骨髓造血功能低下而引起贫血。

答案 b 不正确。铁缺乏除了会引起贫血以外还会影响免疫系统功能，但是与神经系统没有关系。

答案 d 不正确。叶酸缺乏除了会引起大细胞性贫血外，还会引起胎儿发育过程中神经管畸形。但缺乏叶酸是否会引起成人神经系统症状还不明确。

第 11 章 免疫系统

1. 免疫系统能够区分自身和非己抗原，并且可以攻击和摧毁外来抗原。如果不能区分自身和非己抗原可能导致下列哪种结果？选择所有正确的答案。
   a. 艾迪生病（Addison disease）
   b. 类风湿关节炎
   c. 系统性红斑狼疮
   d. 多发性硬化症

不能区分自身和非己抗原可导致自身免疫性疾病。当免疫系统错误地攻击和破坏健康的自身组织时会引起自身免疫性疾病。

答案 a 正确。艾迪生病是一种因肾上腺功能障碍导致激素分泌不足的疾病。80% 的艾迪生病由自身免疫反应引起，主要表现为患者肾上腺皮质（肾上腺的外层部分）的渐进性破坏。当自身免疫功能紊乱时，人体免疫系统产生的抗体，会攻击自身的组织或器官并慢慢地摧毁他们。至少 90% 的肾上腺皮质被摧毁才会导致肾上腺功能不全，其结果是导致皮质醇和醛固酮缺乏。

答案 b 正确。类风湿关节炎（RA）是关节及其周围组织的慢性炎症性疾病。RA 的病因尚不明确，但被认为是一种自身免疫性疾病。疾病以逐渐出现疲劳、食欲不振、晨僵、广泛的肌肉酸痛和乏力等症状发病，最终出现关节疼痛。表现为静止时受累关节发热、触痛及僵硬。当关节滑膜发生炎症时，会产生更多的炎症渗出液并导致关节肿胀。关节疼痛常是对称性的，可能累及手指、腕、肘、肩、髋、膝、踝关节、脚趾和颈部关节。其他症状包括贫血、眼部灼烧感、手足关节畸形、关节活动受限、低热、肺部炎症（胸膜炎）、皮下结节（严重疾病的表现）、麻木或刺痛和皮肤苍白。关节结构的破坏和功能障碍可能出现在发病后的 1~2 年。

答案 c 正确。系统性红斑狼疮（SLE）是一种慢性炎症性自身免疫性疾病。SLE 可能累及皮肤、关节、肾脏和其他组织器官。症状因人而异，病程反复迁延。发病初期可仅有单个器官或系统受累。随着病情进展逐渐累及其他器官和系统。几乎所有的 SLE 患者均有关节疼痛，并且多数会发展成关节炎。通常累及指（趾）间、指（趾）掌、腕和膝关节。可以出现诸如心包炎、心内膜炎、心肌炎等心脏不同部位的炎症，并引起胸痛和心律失常。一般症状包括关节炎、疲劳、发热、全身不适、肌肉酸痛、恶心呕吐、胸腔积液、胸膜炎、惊厥、光敏现象和皮疹（大约一半的 SLE 患者会出现颧颊和鼻梁部的蝶形红斑，阳光照射会导致皮疹加重）。

答案 d 正确。多发性硬化症（MS）是一种隐匿性、衰竭性的疾病，由免疫系统逐步侵蚀神经髓鞘引起。髓鞘损伤导致大脑、脊髓和身体其他部位之间神经信号传导障碍，其结果是导致神经系统自身功能不可逆的恶化。

2. 以下属于免疫系统的非特异性功能的有哪项？
   a. 先天性免疫
   b. 获得性免疫
   c. 粒细胞
   d. 淋巴细胞

答案 a 正确。先天免疫系统是免疫系统的非特异性免疫部分。免疫系统按作用类型可分为先天性免疫（非特异性）和获得性免疫（特异性）。

答案 b 不正确。获得性免疫是特异性免疫系统，是免疫系统的特异性免疫部分。

答案 c 正确。粒细胞属于白细胞，是先天性免疫系统（非特异性）的一部分。

答案 d 不正确。淋巴细胞属于白细胞，是适应性免疫系统（特异性）的一部分。

3. 以下描述中，属于先天性和获得性免疫系统的区别的有哪些？选择所有正确的答案。
   a. 特异性
   b. 记忆性
   c. 强度
   d. 大小

答案 a 正确。获得性免疫与先天性免疫相比具有特异性。获得性免疫反应可以因每次感染产生的抗原不同而进化，而先天免疫反应则保持不变。

答案 b 正确。与先天性免疫相比，获得性免疫具有记忆效应。获得性免疫反应可以随着每次感染而进化的不同而演变，而先天免疫反应则保持不变。

答案 c 不正确。获得性和先天性免疫在抵抗病原体时都需具有足够的强度。虽然人为地分为先天和获得性免疫系统，但在攻击并摧毁外源性抗原或病原体时，两者共同发挥作用。

答案 d 不正确。大小不是衡量白细胞作用的因素。大小是衡量红细胞的标准。红细胞的大小用平均红细胞体积（MCV）衡量。

4. 下列哪些选项组成了先天免疫系统的物理和化学防御？选择所有正确的答案。
   a. 皮肤
   b. 淋巴细胞
   c. 粒细胞
   d. 正常尿液

答案 a 和 d 是正确的。皮肤和咳嗽是先天免疫系统的物理防御。其他的先天性免疫包括胃中的 pH 值、肺纤毛上皮细胞、咽部和胃肠道的正常菌群。

答案 c 正确。粒细胞属于先天免疫系统的化学防御。包括中性粒细胞、嗜碱性粒细胞、嗜酸性粒细胞和单核细胞。

答案 b 不正确。淋巴细胞是获得性免疫系统的组成部分。

5. 下列选项中哪些属于先天性免疫物理防御？选择所有正确的答案。
   a. 皮肤
   b. 胃的 pH 值
   c. 胃肠道正常菌群
   d. 咳嗽

答案 a 正确。皮肤屏障属于先天性免疫系统物理防御。

答案 b 正确。胃的 pH 值属于先天性免疫系统物理防御。

答案 c 正确。胃肠道正常菌群属于先天性免疫系统物理防御。

答案 d 正确。咳嗽属于先天性免疫系统物理防御。

---

6. 选择可使皮肤发生改变导致史 – 约综合征，为病原体提供容易侵入通道的药物。选择所有正确的答案。
   a. 卡马西平
   b. 拉莫三嗪
   c. 氯雷他定
   d. 左旋甲状腺素

   　　史 – 约综合征(SJS)是一种皮肤和黏膜对药物或感染产生严重反应的罕见的、严重疾病。
   　　答案 a 正确。卡马西平可导致史 – 约综合征。
   　　答案 b 正确。拉莫三嗪可导致史 – 约综合征。拉莫三嗪说明书使用黑框警告说明已有需要住院治疗的、严重、可危及生命的皮疹病例报告；合用丙戊酸，超过推荐初始剂量和过快的剂量调整均可增加用药风险。大多数病例发生在前 8 周，但也有少量病例可能经过长时间治疗后发生。出现皮疹应立即停用拉莫三嗪，除非确诊皮疹与此药无关。
   　　答案 c 不正确。氯雷他定不会导致史 – 约综合征。
   　　答案 d 不正确。左旋甲状腺素不会导致史 – 约综合征。

---

7. 选择可通过改变胃内 pH 值导致肺炎的药物。选择所有正确的答案。
   a. 奥美拉唑
   b. 雷尼替丁
   c. 头孢曲松
   d. 硫糖铝

   　　药物能够改变胃内 pH 值和胃肠道菌群，增加感染的风险。胃酸分泌抑制剂如质子泵抑制剂与细菌感染的发生有关。鉴于胃酸分泌抑制剂使用的频率，这是一个罕见的不良反应（尽管尚未建立因果关系）。当胃 pH 值相对较高时胃内定植的革兰阴性菌逆行至咽部可能导致医院获得性肺炎。
   　　答案 a 正确。奥美拉唑和其他质子泵抑制剂可通过改变正常的菌群导致感染。
   　　答案 b 正确。雷尼替丁和其他 H_2 拮抗剂可通过改变正常的菌群导致感染。

   　　答案 c 不正确。头孢曲松对胃内 pH 值没有影响。
   　　答案 d 不正确。硫糖铝在胃黏膜表面形成保护膜，减少胃黏膜与胃酸接触。硫糖铝不会对胃 pH 值产生影响。

---

8. 选择可改变胃肠道正常菌群平衡导致感染的药物。选择所有正确的答案。
   a. 兰索拉唑
   b. 克林霉素
   c. 泮托拉唑
   d. 左氧氟沙星

   　　答案 a 正确。兰索拉唑可改变胃肠道正常菌群平衡而导致感染。能够改变胃 pH 值的药物可能会打破胃肠道正常菌群平衡，增加感染的风险。胃酸分泌抑制剂如质子泵抑制剂与细菌感染的发生有关。
   　　答案 b 正确。克林霉素和其他抗菌药物可以改变胃肠道菌群平衡，增加患者感染的风险（艰难梭菌感染）。
   　　答案 c 正确。泮托拉唑可改变胃肠道正常菌群平衡导致感染。能够改变胃的 pH 值的药物可能会打破胃肠道正常菌群平衡，增加感染的风险。胃酸分泌抑制剂如质子泵抑制剂与细菌感染的发生有关。
   　　答案 d 正确。左氧氟沙星和其他抗菌药物可以改变胃肠道菌群平衡，增加患者感染的风险（艰难梭菌感染）。

---

9. 选择下列参与先天性免疫系统化学防御的细胞。选择所有正确的答案。
   a. 中性粒细胞
   b. 嗜酸性粒细胞
   c. 嗜碱性粒细胞
   d. 粒细胞

   　　答案 a 正确。中性粒细胞属于先天免疫系统中化学防御的细胞。中性粒细胞也称为分叶核中性白细胞，成熟的中性粒细胞，多形核细胞和 PMNs。带状细胞或杆状细胞是未成熟的中性粒细胞。
   　　答案 b 正确。嗜酸性粒细胞属于先天免疫系统中化学防御的细胞。

　　答案 c 正确。嗜碱性粒细胞属于先天免疫系统中化学防御的细胞。

　　答案 d 正确。粒细胞属于先天免疫系统中化学防御的细胞。粒细胞包括中性粒细胞、嗜碱粒细胞、嗜酸性粒细胞和单核细胞。有时粒细胞一词使用不当。临床医生经常用"粒细胞"指代中性粒细胞。这样做是由于中性粒细胞占粒细胞的 80% ~ 90% 。

10. 临床上通过哪些实验室检查评估先天性免疫细胞？选择所有正确的答案。

    a. C 反应蛋白
    b. 趋化因子
    c. 全血细胞计数
    d. CD4 细胞计数

　　答案 a 正确。C 反应蛋白是临床上常用的免疫因子。C 反应蛋白是一种血浆蛋白，与基线浓度相比可以增加 1000 倍。临床证据表明在动脉粥样硬化斑块诱发冠心病时，CRP 作为炎症标记物被释放。降脂药物（HMG – CoA 还原酶抑制剂/他汀类药物）可以降低 CRP 水平，研究证明瑞舒伐他汀可以降低冠心病患者的 CRP 水平。

　　答案 c 正确。免疫细胞是临床实验室最常见的检测项目。免疫细胞可以用全血细胞计数（CBC）进行评估。CBC 可显示单位体积中总白细胞计数（白细胞）和各类细胞的相对百分比。CBC 也可显示获得性免疫系统的淋巴细胞。

　　答案 b 不正确。趋化因子不属于先天免疫系统，但在通过调节通路连接先天性和获得性免疫应答中发挥了至关重要的作用。趋化因子系统是由一组小分子多肽及其受体共同组成的。趋化因子具有四个半胱氨酸。根据半胱氨酸的位置，趋化因子可分为两类：①CC 类；②CXC 类。例如马拉韦罗可以选择性和可逆性地结合位于 CD4 细胞上的趋化因子受体[C – C 序列受体 5（CCR5）]复合受体。在给予 HIV 患者马拉韦罗之前必须先检测 CCR5，因为并非所有的 HIV 患者的 CD4 细胞上都有 CCR5 辅助受体。

　　答案 d 不正确。CD4 细胞属于 T 淋巴细胞，是获得性免疫的组成部分。

11. 能代表大多数粒细胞，且是细菌感染主要防御屏障的先天性免疫细胞是哪个？

    a. 淋巴细胞
    b. 中性粒细胞
    c. 单核细胞
    d. 嗜酸性粒细胞
    e. 嗜碱性粒细胞

　　答案 b 正确。中性粒细胞是粒细胞（80% ~ 90%）和白细胞（40% ~ 70%）的主要组成部分，是抵御细菌感染的主要防御屏障。中性粒细胞，也被称为分叶核中性白细胞或多形核细胞，随着血流到达感染或炎症组织。在趋化性的迁移过程中，中性粒细胞到达靶位点并附着、识别、吞噬病原体。在吞噬的过程中，病原体被吞噬细胞内化，中性粒细胞释放其颗粒成分，从而破坏吞入的病原体。

　　答案 a 不正确。淋巴细胞不是粒细胞；淋巴细胞是适应性免疫系统的关键细胞，分为 B 淋巴细胞（体液免疫）和 T 淋巴细胞（细胞免疫）。T 淋巴细胞主要针对细胞内感染（病毒感染）进行防御，而 B 淋巴细胞分泌的抗体，能够在病原体进入宿主细胞前中和病原体。

　　答案 c 不正确。单核细胞占白细胞的 1% ~ 10%，在体内清除坏死组织，裂解癌细胞和抗原呈递。

　　答案 d 不正确。在白细胞中，嗜酸性粒细胞的占比不足 7%，主要分布在肠黏膜和肺中，这两个位置均是外来蛋白进入体内的位置。嗜酸性粒细胞具有吞噬、杀灭、消化细菌和酵母菌的能力。嗜酸性粒细胞计数的升高多半提示存在寄生虫感染，也可能与过敏和哮喘有关。

　　答案 e 不正确。嗜碱性粒细胞在粒细胞中所占的比例最少，计数占粒细胞的 0.1% ~ 0.3%。嗜碱细胞和肥大细胞的细胞产物与过敏反应的症状和体征相关。嗜碱性粒细胞也可能与速发型和迟发型过敏反应相关，在慢性炎症和白血病时数量增加。

12. 选择下列未成熟的先天性免疫细胞。

    a. 嗜碱性细胞
    b. 嗜酸性细胞

c. 杆状细胞

d. 中性粒细胞

e. 巨噬细胞

答案 c 正确。中性粒细胞（成熟和未成熟）释放其颗粒成分，从而破坏吞入的病原体。尚未成熟的中性粒细胞形态为杆状。在急性感染期间，随着中性粒细胞不断从骨髓中释放出来，其百分比将会增加，未成熟的杆状中性粒细胞也可能被释放出来。这些未成熟的中性粒细胞被认为是具有活性的。杆状细胞的出现被称为核左移。

答案 a 不正确。嗜碱性细胞是成熟细胞。
答案 b 不正确。嗜酸性细胞是成熟细胞。
答案 d 不正确。中性粒细胞是成熟细胞。
答案 e 不正确。巨噬细胞是成熟细胞。

---

13. 选择下列参与细胞介导免疫的细胞。

a. B 淋巴细胞

b. 中性粒细胞

c. 巨噬细胞

d. T 淋巴细胞

e. 补体

答案 d 正确。T 淋巴细胞是获得性免疫中细胞介导免疫部分，主要针对细胞内感染（病毒感染）进行防御。

答案 a 不正确。B 淋巴细胞是适应性免疫中的体液免疫部分，B 淋巴细胞分泌的抗体能够在病原体进入宿主细胞前中和病原体。B 细胞一旦被 T 细胞或抗原呈递细胞激活，将分化为浆细胞，产生以下五种免疫球蛋白之一：IgA、IgD、IgE、IgG 或 IgM。

答案 b 不正确。中性粒细胞是先天性免疫中抵抗细菌感染时化学屏障的关键细胞。

答案 c 不正确。巨噬细胞是免疫系统主要的清除细胞。除了攻击外来细胞，巨噬细胞还参与清除老化红细胞，变性血浆蛋白和血浆脂质。

答案 e 不正确。补体系统是先天性免疫的介质。补体系统由多种蛋白组成，在免疫防御中发挥重要作用。补体系统的作用是对体液免疫的辅助或"补充"。

---

14. B 淋巴细胞和 T 淋巴细胞可以通过所含膜标

记物谱系特征进行区分,这样的分类称为下列哪项？

a. 分化群（CD）

b. 补体

c. C 反应蛋白（CRP）

d. 趋化因子

e. CCR5 辅助受体

答案 a 正确。淋巴细胞的形态区别较困难，显微镜检血液涂片不能区分 T 和 B 细胞。幸运的是,淋巴细胞可以通过所含的膜标记物谱系特征性进行区分，称为分化群（clusters of differentiation, CD）。成熟 T 细胞表达 CD4 或 CD8，而 B 淋巴细胞则为 CD20。淋巴细胞亚型的识别不是常规临床血液学检测项目；CBC 检查中报告的是淋巴细胞总数。但对人类免疫缺陷病毒（HIV）携带者的 CD4 细胞报告/监测除外。

答案 b 不正确。补体系统是先天性免疫的介质。补体系统由多种蛋白组成，在免疫防御中发挥重要作用。补体系统的作用是对体液免疫的辅助或"补充"。

答案 c 不正确。C 反应蛋白是在感染或炎症的早期阶段由肝脏所产生急性期反应物。在诸如组织损伤或感染等炎症刺激下，急性期反应物或蛋白可增加。近期的临床证据表明在动脉粥样硬化斑块诱发冠心病时，CRP 作为炎症标记物被释放。降脂药物（HMG - CoA 还原酶抑制剂/他汀类药物）可以降低 CRP 水平，研究证明瑞舒伐他汀可以降低冠心病患者的 CRP 水平。

答案 d 不正确。趋化因子通过调节通路在连接先天性和获得性免疫应答过程中发挥了至关重要的作用。趋化因子系统是由一组小分子多肽和其受体共同组成的。趋化因子具有四个半胱氨酸。根据半胱氨酸的位置，几乎所有的趋化因子均可分为两类：①CC 类；②CXC类。

答案 e 不正确。CCR5 是 CD4 细胞上的趋化因子受体。马拉韦罗可以阻断 CCR5，而 CCR5 拮抗剂可防止人 CCR5 辅助受体与病毒包膜糖蛋白 gp120 亚单位之间相互作用，从而抑制 gp120 构象的改变，而这种改变是 CCR5 融合、HIV 与 CD4 细胞融合及其随后进入细胞所必须的。

---

15. 下列选项中,中性粒细胞计数大于 $12\,000/mm^3$ 被称为什么?选择所有正确的答案。

   a. 中性粒细胞增多症
   b. 杆状核粒细胞增多症
   c. 淋巴细胞增多症
   d. 粒细胞缺乏症

   答案 a 正确。中性粒细胞增多症指外周血中中性粒细胞计数增高。正常的中性粒细胞计数范围为 $(2.3 \sim 7.7) \times 10^3/mm^3$。很少听医生提到中性粒细胞增多症,因为中性粒细胞是白细胞的主要细胞,所以白细胞增多症一词使用更多。五种白细胞中的任何一种增加都可导致白细胞增多症。

   答案 b 不正确。杆状核粒细胞增多症指未成熟的中性粒细胞计数增多,称为核左移。正常的杆状核粒细胞计数范围为 $(0 \sim 10) \times 10^3/mm^3$。当中性粒细胞计数为 $12\,000/mm^3$ 时,可能同时存在杆状核粒细胞增多症。

   答案 c 不正确。淋巴细胞增多症指淋巴细胞计数超出正常范围。淋巴细胞计数正常范围为 $(1.6 \sim 2.4) \times 10^3/mm^3$。

   答案 d 不正确。粒细胞缺乏症指骨髓造血功能障碍不能生成足够的白细胞(中性粒细胞)。

---

16. 导致中性粒细胞增多症的原因有哪些?选择所有正确的答案。

   a. 急性细菌感染
   b. 粒细胞集落刺激因子
   c. 糖皮质激素
   d. 锂盐

   答案 a 正确。急性细菌感染会使中性粒细胞增加。中性粒细胞是抵御细菌感染的主要细胞。

   答案 b 正确。细胞因子类药物如粒细胞集落刺激因子(G - CSF)和粒细胞 - 巨噬细胞集落刺激因子(GM - CSF)可增强中性粒细胞的活性。G - CSF[非格司亭(Neupogen)]是粒细胞集落刺激因子,用于刺激化疗引起的中性粒细胞减少症和严重的慢性中性粒细胞减少症患者粒细胞的产生。GM - CSF[沙格司亭

(Leukine)]是一种粒细胞 - 巨噬细胞集落刺激因子,用于缩短急性髓细胞白血病、骨髓移植和造血干细胞移植后患者粒细胞的恢复时间和减少感染。

   答案 c 正确。糖皮质激素可引起中性粒细胞增多症,不同的糖皮质激素其效果并不相同。中性粒细胞主要位于血管内,通常不会驻留在血管外的组织中。总粒细胞血池是由循环池和非循环池两部分组成。非循环池中细胞附着于血流量较少区域的血管内皮。使用糖皮质激素后,非循环池的细胞释放入循环池,导致中性粒细胞增多症。白细胞计数在停药 24 小时内恢复正常。

   答案 d 正确。锂盐也与非循环池细胞释放有关(去边缘化)。

---

17. 选择下列可造成中性粒细胞计数小于 $1500/mm^3$ 的药物。选择所有正确的答案。

   a. 齐多夫定
   b. β - 内酰胺类抗菌药物
   c. ACE 抑制剂
   d. 噻氯匹定

   答案 a 正确。齐多夫定可以导致中性粒细胞减少。

   答案 b 正确。β - 内酰胺类抗菌药物可以导致中性粒细胞减少,尽管很少发生。

   答案 c 正确。ACE 抑制剂,尤其是卡托普利,可以导致中性粒细胞减少,尽管这种病例非常罕见。

   答案 d 正确。噻氯匹定可以导致中性粒细胞减少。

---

18. 选择下列嗜酸性粒细胞计数大于 $350/mm^3$ 的原因。选择所有正确的答案。

   a. 哮喘
   b. 寄生虫感染
   c. 抗菌药物(过敏反应)
   d. 淋巴瘤

   答案 a 正确。哮喘可以引起嗜酸性粒细胞增多症。

   答案 b 正确。寄生虫感染可以引起嗜酸性粒细胞增多症。

   答案 c 正确。抗菌药物的过敏反应可以

引起嗜酸性粒细胞增多症。

　　答案 d 不正确。淋巴瘤对嗜酸性细胞计数无影响。

---

19. 人类免疫缺陷病毒（HIV）最有可能导致下列哪种情况？
    a. 中性粒细胞增多症
    b. 嗜酸性粒细胞增多症
    c. 单核细胞增多症
    d. 淋巴细胞增多症
    e. 淋巴细胞减少

　　答案 e 正确。因为艾滋病攻击和破坏 T 淋巴细胞（CD4 细胞），因此可导致淋巴细胞减少。淋巴细胞减少也可由辐射、淋巴瘤、再生障碍性贫血和应用糖皮质激素引起。糖皮质激素还可通过减少白细胞在血管内壁的附着（增加非循环池白细胞释放）引起白细胞增多症。但使用糖皮质激素也可能会减少白血细胞计数。

　　答案 a 不正确。HIV 可能引起中性粒细胞减少，但中性粒细胞并非 HIV 病毒攻击的主要目标。

　　答案 b 不正确。嗜酸性粒细胞增多症可能的诱因包括过敏性疾病、哮喘、寄生虫感染、白血病和抗菌药物（过敏反应）。

　　答案 c 不正确。单核细胞增多可由结核、心内膜炎、原虫感染和白血病引起。

　　答案 d 不正确。淋巴细胞增多可由单核细胞增多症、病毒性感染、百日咳、肺结核、梅毒和淋巴瘤引起。

---

20. 患者粒细胞计数小于 500/mm³ 可诊断为下列哪项？
    a. 淋巴细胞减少症
    b. 嗜碱性粒细胞增多症
    c. 粒细胞缺乏症
    d. 嗜酸性粒细胞增多症

　　答案 c 正确。粒细胞缺乏症被定义为一种严重的中性粒细胞减少，粒细胞计数小于 500/mm³。

　　答案 a 不正确。淋巴细胞减少症是淋巴细胞计数下降。

　　答案 b 不正确。嗜碱性粒细胞增多症指

嗜碱性粒细胞计数超出正常值范围。因为嗜碱性粒细胞仅占粒细胞的一小部分，嗜碱性粒细胞增多症不太可能影响粒细胞总数。

　　答案 d 不正确。嗜酸性粒细胞增多症指嗜酸性粒细胞计数超出正常值范围。因为嗜酸性粒细胞仅占粒细胞的一小部分，嗜酸性粒细胞增多或嗜酸性粒细胞减少都不太可能影响粒细胞总数。

---

21. 下面哪项功能是由中性粒细胞实现的？
    a. 呈递抗原给 T 淋巴细胞
    b. 吞噬病原体
    c. 裂解被病毒感染的细胞
    d. 分泌抗体

　　答案 b 正确。中性粒细胞的主要作用是吞噬并摧毁侵袭性病原体。

　　答案 a 不正确。只有 APCs（如巨噬细胞和树突细胞）呈递抗原给 T 淋巴细胞（特异性辅助 T 淋巴细胞）。

　　答案 c 不正确。只有 CD8（+）细胞毒性 T 淋巴细胞具有裂解被病毒感染细胞的功能。

　　答案 d 不正确。B 淋巴细胞成为激活的浆细胞时产生抗体和免疫球蛋白。

---

22. 下面哪类细胞可以将被吞噬病原体的肽片段以与 MHC Ⅱ 相关的形式呈递给 T 淋巴细胞？
    a. 中性粒细胞
    b. 嗜碱性粒细胞
    c. 树突细胞
    d. 嗜酸性粒细胞

　　答案 c 正确。树突状细胞是有效的 APCs。

　　答案 a 不正确。中性粒细胞仅仅吞噬并摧毁病原体，不能呈递抗原给 T 淋巴细胞。

　　答案 b 不正确。嗜碱粒细胞在过敏反应中发挥作用，与其他粒细胞类似，不能呈递抗原。

　　答案 d 不正确。嗜酸性粒细胞在寄生虫感染和过敏性疾病中发挥重要作用。与其他粒细胞类似，不能呈递抗原给 T 淋巴细胞。

---

23. 下面哪类细胞在寄生虫感染中扮演着一个关键的角色？

a. 嗜碱性粒细胞

b. 巨噬细胞

c. 浆细胞

d. 嗜酸性粒细胞

答案 d 正确。嗜酸性粒细胞在寄生虫感染中发挥重要作用。

答案 a 不正确。碱性粒细胞在过敏反应中发挥重要的作用。

答案 b 不正确。巨噬细胞吞噬病原体并呈递病原体的片段给 T 淋巴细胞。巨噬细胞并未在寄生虫感染中发挥重要作用。

答案 c 不正确。B 淋巴细胞被激活成为浆细胞后分泌抗体。

第 12 章　肿瘤概述和支持治疗

1. 下列哪项是环磷酰胺引起的泌尿系统不良反应？

a. 心肌病

b. 骨髓抑制

c. 耳毒性

d. 出血性膀胱炎

答案 d 正确。环磷酰胺（和异环磷酰胺）代谢为丙烯醛，这种代谢产物可损害膀胱导致出血性膀胱炎。

答案 a 不正确。蒽环类药物与心脏毒性有关。

答案 b 不正确。所有的抗肿瘤药物均可导致骨髓抑制，而该题是特别强调对泌尿生殖系统的影响。

答案 c 不正确。铂类药物与耳毒性有关。

2. 护士审核患者病历时，发现有一条医嘱是高剂量的白消安，患者在使用高剂量白消安时应接受什么药物进行预防处理？

a. 抗惊厥

b. 液体

c. 集落刺激因子

d. 亚叶酸钙

答案 a 正确。已有报道白消安可导致癫痫发作，患者接受高剂量白消安治疗时应接受抗惊厥药物预防处理。

答案 b、c 和 d 不正确。患者接受高剂量白消安治疗时不需要这些经验性预防。液体用于需要水化的患者（例如，预防环磷酰胺所致的出血性膀胱炎或预防顺铂所致肾毒性）；集落刺激因子用于中性粒细胞减少症，仅选择性地用于需要的患者；亚叶酸钙用于使用超高剂量甲氨蝶呤（$\geq 1\text{g/m}^2$）的患者。

---

3. 患者正在接受顺铂治疗癌症，为防止顺铂相关不良反应，应给予患者哪些预防措施？选择所有正确选项。

a. 氨磷汀

b. 阿瑞匹坦

c. 静脉输液水化

d. 美司钠

答案 a、b 和 c 正确。顺铂可引起肾毒性，预防是关键，顺铂的肾毒性可通过使用氨磷汀和充分水化来预防。患者在顺铂给药前 30 分钟，应接受 910mg/m^2 氨磷汀，滴注大于 15 分钟，每日一次，同时在顺铂给药前和给药后 24 小时内充分水化。此外，顺铂具有高度致吐性，包括引起迟发性恶心和呕吐，推荐使用适当的止吐药进行预防。接受高度致吐化疗方案治疗的患者应给予皮质类固醇、5-HT$_3$ 受体阻滞剂和阿瑞匹坦预防。

答案 d 不正确。美司钠预防性用于防止异环磷酰胺或大剂量环磷酰胺所致的出血性膀胱炎。

---

4. 下列哪些药物可引起耳鸣？

a. 环磷酰胺

b. 顺铂

c. 阿糖胞苷

d. 更生霉素

答案 b 是正确。顺铂可引起耳毒性，表现为耳鸣或高频听力的丧失。

答案 a、c 和 d 不正确。这些抗肿瘤药物与耳鸣不相关。

---

5. 下列抗叶酸代谢类药物中哪些可引起黏膜炎、致命性肝毒性、肺炎和淋巴瘤？

a. 阿糖胞苷

b. 羟基脲

c. 左旋门冬酰胺酶

d. 甲氨蝶呤

答案 d 正确。甲氨蝶呤是抗代谢类药物，与二氢叶酸还原酶不可逆结合从而抑制嘌呤核苷酸和嘧啶核苷酸的合成。甲氨蝶呤有多种适应证和给药方案，与大量严重毒性反应相关，包括黏膜炎、肝毒性、肺炎、淋巴瘤。

答案 a、b 和 c 不正确。这些抗肿瘤药物与所列出的副作用不相关，且不是叶酸抑制剂。

---

6. 下列哪些抗肿瘤药物可引起肺纤维化？选择所有合理选项。
   a. 博来霉素
   b. 白消安
   c. 顺铂
   d. 呋喃妥因

   答案 a 和 b 正确。博来霉素、白消安与肺纤维化的形成相关。肺纤维化的发生率在老年患者、吸烟者和之前接受过放疗或同步化疗的患者中更高。

   答案 c 不正确。顺铂与肺纤维化不相关。

   答案 d 不正确。抗菌药物呋喃妥因与肺纤维化相关，但问题中明确问的是抗肿瘤药物。

---

7. 护士将在上午 9 点时执行医嘱使用长春新碱 $0.25mg/m^2$。该护士在审核长春新碱的给药方法，以确保给药方法正确。请选择长春新碱的给药方法。
   a. 鞘内注射
   b. 静脉给药
   c. 舌下含服
   d. 皮下注射

   答案 b 正确。长春新碱可通过快速静脉输注（10～15 分钟）、缓慢静脉推注（1～2 分钟），或连续输注 24 小时。鞘内注射长春新碱可能是致命的。了解抗肿瘤药物的给药方法是保证患者安全的关键一步。

   答案 a、c 和 d 不正确。这些均不是长春新碱正确的给药方法。

---

8. 下列哪种药物与患者使用的长春新碱存在明显药物相互作用？

a. 伊曲康唑

b. 阿奇霉素

c. 对乙酰氨基酚

d. 静脉输液

答案 a 正确。长春新碱（以及其他抗肿瘤药物）存在显著的药物相互作用，因为是细胞色素 P450 酶体系的底物和抑制剂。涉及 CYP 450 酶的药物往往和多种药物存在相互作用。熟悉 CYP 450 酶系统的底物、抑制剂或诱导剂可以防止药物相互作用的发生。已有报道长春新碱与伊曲康唑联合应用可导致麻痹性肠梗阻、神经性膀胱功能障碍、深反射缺失和下肢瘫痪等。

答案 b、c 和 d 不正确。这些药物与长春新碱不存在显著的相互作用。

---

9. 一个护士正在对她的学生就抗肿瘤药物如何正确使用进行指导。她们正在监测一位接受紫杉醇治疗的患者。下列哪些实验室指标须在使用紫杉醇前监测和评估？
   a. 血糖
   b. 钠
   c. 淀粉酶
   d. 中性粒细胞

   答案 d 正确。骨髓抑制是多种抗肿瘤药物包括紫杉醇的剂量限制性毒性。如果中性粒细胞计数基线值小于 $1500/mm^3$，则不应使用紫杉醇。

   答案 a、b 和 c 不正确。使用紫杉醇前不需要评估这些实验室指标。

---

10. 下列哪些药物应在接受紫杉醇治疗前给予？
    a. 集落刺激因子（如粒细胞集落刺激因子）
    b. 苯海拉明、地塞米松、雷尼替丁
    c. 氨磷汀
    d. 右丙亚胺

    答案 b 正确。紫杉醇可引起严重的过敏反应。如果发生了过敏反应停止输液，如患者发生了需治疗的低血压或者血管性水肿，就不能再次使用紫杉醇。建议预防性使用地塞米松、苯海拉明、雷尼替丁。

    答案 a、b 和 d 不正确。这些药物不需要在紫杉醇给药前使用。

11. 患者饮酒时,下列哪种药物可引起双硫仑样反应?
    a. 顺铂
    b. 甲氨蝶呤
    c. 甲基苄肼
    d. 羟基脲

    答案 c 正确。当患者饮酒时,甲基苄肼可引起双硫仑反应。甲基苄肼具有很多特有的药物/食物相互作用。甲基苄肼具有单胺氧化酶抑制剂的活性。具有潜在的严重食物和药物相互作用(如含酪胺的食物导致高血压危象)。

    答案 a、b 和 d 不正确。这些药物与酒精同时使用时均不会出现双硫仑反应。

12. 护士在她的病程记录中记录到她的患者有疲乏症状,想要医疗团队处理患者的症状。医生开具了一种促红细胞生成素(ESAs)。护士复核患者的病历以确保患者没有任何禁忌证。请选择使用 ESAs 的禁忌证。
    a. 未控制的高血压
    b. 肾功能衰竭
    c. 淋巴瘤
    d. 贫血

    答案 a 正确。ESAs 用于治疗抗肿瘤药物所致的贫血。ESAs 应只用于没有正在接受根治性化疗的患者。ESAs 的禁忌证包括对白蛋白或哺乳动物产品过敏者和未控制的高血压。ESAs 需密切监测,因为他们与血栓形成有关,且可潜在地恶化癌症患者的生存能力。使用该类药物时,监测血红蛋白是至关重要的。

    答案 b、c 和 d 不正确。这些情况均不是 ESAs 使用的禁忌证。

13. 选择可引起液体潴留的支持性治疗药物。
    a. 粒细胞集落刺激因子
    b. 促红细胞生成素
    c. 奥普瑞白介素(Oprelverin)
    d. 四氢叶酸

    答案 c 正确。奥普瑞白介素可导致液体潴留,因此,慎用于心衰和高血压患者。奥普瑞白介素相关的其他重大心血管事件包括心

律失常、肺水肿和心脏骤停。

    答案 a、b 和 d 不正确。这些支持性治疗药物预计不会引起体液潴留。

14. 选择可用于预防肾毒性和口干症的化学保护剂。
    a. 甲酰四氢叶酸
    b. 氨磷汀
    c. 右丙亚胺
    d. 美司钠

    答案 b 正确。氨磷汀减少顺铂重复给药引起的累积肾毒性,减少头颈部肿瘤患者术后放射治疗中所致的中重度口干症的发病率。

    答案 a、c 和 d 不正确。这些药物不用于肾毒性或口干症的预处理。

15. 选择可引起情绪波动的支持性治疗药物。
    a. 地塞米松
    b. 氨磷汀
    c. 美司钠
    d. 四氢叶酸

    答案 a 正确。糖皮质激素与大量的急性和慢性不良反应有关。情绪波动是由糖皮质激素治疗引起的,可在急性给药后发生。

    答案 b、c 和 d 不正确。这些药物与情绪波动的形成是不相关的。

16. 选择用于高度致吐性抗肿瘤药物的 5 - HT$_3$ 受体阻滞剂。选择所有恰当选项。
    a. 昂丹司琼(Zofran)
    b. 格拉司琼(Kytril)
    c. 帕洛诺司琼(Aloxi)
    d. 多拉司琼(Anzemet)

    答案 a、b、c 和 d 正确。目前正在使用的几种 5 - HT$_3$ 受体阻滞剂包括昂丹司琼(Zofran)、格拉司琼(Kytril)、帕洛诺司琼(Aloxi)、多拉司琼(Anzemet)。

17. 药剂师正在为她的患者评估止吐方案。该方案包括:昂丹司琼、地塞米松和阿瑞吡坦。药剂师想尽量减少患者的药物相互作用。下列哪种药物/食物相互作用是阿瑞匹坦的禁

忌证？

a. 含酪胺的食物

b. 高盐食品

c. 葡萄柚汁

d. 饮水量

　　答案 c 正确。抗肿瘤药物和用于癌症支持治疗的药物与很多其他药物及食物（包括治疗方案中的非处方药物和食物/补充剂等）的相互作用有关。葡萄柚汁是细胞色素 P450 抑制剂，可能与癌症患者治疗用的多种药物存在相互作用。阿瑞吡坦与葡萄柚汁同时服用，可能增加其血药浓度，应避免同时使用。

　　答案 a、b 和 d 不正确。不存在可预计的相互作用。

---

18. 选择可提供一个游离疏基与丙烯醛结合，从而预防一种严重抗肿瘤药物不良反应的化学保护剂。

a. 美司钠

b. 甲酰四氢叶酸

c. 右丙亚胺

d. 羟基脲

　　答案 a 正确。美司钠被氧化成地美司钠，地美司钠在肾脏中又被还原成美司钠，它提供一个自由疏基与异环磷酰胺和环磷酰胺的代谢产物丙烯醛结合使其失去活性。

　　答案 b、c 和 d 不正确。这些药物不结合丙烯醛。

---

19. 患者正在接受大剂量甲氨蝶呤治疗，护士将给予亚叶酸钙作为解救治疗药物。选择关于亚叶酸钙使用的重要信息的选项。

a. 亚叶酸钙应与甲氨蝶呤同时给予

b. 亚叶酸钙给药速度不应超过 160mg/min

c. 亚叶酸钙不应用于大剂量甲氨蝶呤解救（只有低剂量）

d. 亚叶酸钙应在使用甲氨蝶呤的 72 小时内使用

　　答案 b 正确。由于钙含量，亚叶酸钙静脉给药速度不能大于 160mg/min。

　　答案 a、c 和 d 不正确。这些情况不适用于亚叶酸钙的使用。

---

20. 下列哪种药物可形成氧自由基，从而导致可使用右丙亚胺预防其心脏损伤？

a. 抗代谢药物

b. 烷化剂

c. 蒽环类药物

d. 拓扑异构酶抑制剂

　　答案 c 正确。蒽环类药物可形成自由基，自由基与氧结合形成过氧化物进而产生过氧化氢。氧自由基的形成可导致心脏损伤，该心脏损伤可以通过使用右丙亚胺预防。

　　答案 a、b 和 d 不正确。这些抗肿瘤类药物没有可预计的心脏损伤。

---

21. 按照免疫原性由低到高的顺序排列下列单克隆单体。

无序选项	排序结果
帕尼单抗	帕尼单抗
曲妥珠单抗	曲妥珠单抗
西妥昔单抗	西妥昔单抗
替伊莫单抗	替伊莫单抗

　　单克隆抗体的免疫原性可以基于命名法来预测。紧挨"－mab"前面的音节表示外源蛋白的程度。"－mo"指的是老鼠，具有最大的免疫原性，"－xi"是嵌合体，是异种蛋白和人类蛋白的混合物，"－zu－"是人源化的，指大部分为人类蛋白质，"－u－"是完全人类的，具有最小免疫原性。

---

22. 患者近期在使用伊马替尼治疗 CML。下列哪些药物与伊马替尼存在药物相互作用？

a. 胺碘酮

b. 加巴喷丁

c. 依诺肝素

d. 左氧氟沙星

　　答案 a 正确。很多激酶抑制剂，包括伊马替尼，通过细胞色素 CYP 450 存在多种药物相互作用。伊马替尼是 3A4 的抑制剂和底物，因此对其他是该酶底物（酶诱导剂或抑制剂）的药物是敏感的，如胺碘酮。

　　答案 b 不正确。伊马替尼由于活性与 CYP 450 3A4 相关而与多种抗癫痫药物存在药物/药物相互作用。加巴喷丁不影响该酶体系。

答案 c 不正确。依诺肝素与伊马替尼不存在药物/药物相互作用。但是伊马替尼可引起骨髓抑制包括血小板减少症,在接受伊马替尼治疗的患者应谨慎使用依诺肝素,可能增加出血的风险。

答案 d 不正确。左氧氟沙星和伊马替尼间没有已知的药物相互作用。

第 13 章　肺癌

1. 患者,男性,62 岁,已戒烟 10 年,到门诊咨询:"我需要进行肺癌筛查吗?"他的病史有高血压和慢性阻塞性肺病。生活史有 30 包年的吸烟史、每天饮 1~2 瓶啤酒。哪一条适合该患者肺癌筛查的建议?
   a. 每年胸部 X 射线检查
   b. 每年痰细胞学检查
   c. 每年螺旋 CT 扫描
   d. 参加肺癌筛查的临床试验

答案 c 正确。美国全国肺癌筛查试验(NLST)显示年龄在 55~74 岁,至少有 30 包年吸烟史的患者,与每年 X 线胸片检查相比,每年低剂量螺旋 CT 检查可使肺癌疾病相关的死亡率降低 20%。基于这些研究,每年一次 CT 检查已被指南采纳。

答案 a 不正确。随机试验研究显示每 6 个月及每年的胸部 X 检查没有降低肺癌相关的死亡率。

答案 b 不正确。随机试验研究表明痰脱落细胞学检查没有降低肺癌死亡率。

答案 d 是不正确。该患者满足美国全国肺癌筛查试验(NLST)的标准。不符合 NLST 标准的患者应参加临床试验。

2. 患者,女性,60 岁,带着治疗高血压的氢氯噻嗪处方来到药房,她问补充维生素是否可降低肺癌的风险。她有 25 年的吸烟史,每天一包,一年前已戒烟。根据这些信息,哪一项是合理的建议?
   a. 建议不需要补充维生素
   b. 建议补充 β 胡萝卜素

   c. 建议补充维生素 E + β 胡萝卜素
   d. 建议补充 β 胡萝卜素 + 维生素 A

答案 a 正确。到目前为止,化学预防剂(如维生素 E、β 胡萝卜素、维生素 A 棕榈酸酯)随机试验表明具有肺癌高风险的患者预防用药没有获益。在两个随机临床试验中,β 胡萝卜素与肺癌的风险增加相关,并且增加肺癌高风险患者的死亡率。

答案 b 不正确。在两个随机临床试验中,β 胡萝卜素与肺癌的风险增加相关,并且增加肺癌高风险患者的死亡率。

答案 c 不正确。在两个随机临床试验中,β 胡萝卜素与肺癌的风险增加相关,并且增加肺癌高风险患者的死亡率。此外,维生素 E(生育酚)用于降低肺癌风险并未获益。

答案 d 不正确。在两个随机临床试验中,β 胡萝卜素与肺癌的风险增加相关,并且增加肺癌高风险患者的死亡率。另外,维生素 A 棕榈酸酯用于降低肺癌风险并未获益。

3. 患者,男性,68 岁,最近被诊断出处于肺腺癌 Ⅳ 期(肝转移),ALK 阴性,EGFR 阴性。于家中卧床,因严重的慢性阻塞性肺病需吸氧,有 80 包年的吸烟史,下列哪一个化疗方案是合理的?
   a. 厄洛替尼
   b. 卡铂加紫杉醇
   c. 顺铂加吉西他滨
   d. 最佳的支持治疗

答案 d 正确。患者有慢性阻塞性肺病,PS 评分为 4。PS 评分较差的非小细胞肺癌患者,治疗后不能提高生存时间。东部肿瘤协作组(ECOG)PS 身体状况评分(表 13 - 2)是从完全自主活动到卧床。一般来讲,PS 评分 3~4 分的患者不能进行抗肿瘤治疗,而是给予最佳的支持治疗。

答案 a、b 和 c 不正确。因为患者有慢性阻塞性肺病,PS 评分为 4 分,不推荐化疗。由于患者身体状况差以及患者 EGFR 没有发生突变,因此也不推荐使用酪氨酸激酶抑制剂进行治疗。

4. 患者,男性,59 岁,最近因被诊断出患有局限期小细胞肺癌到门诊进行治疗。下列哪项治疗方案是合理的？

a. 手术后进行顺铂加依托泊苷化疗 4 个周期

b. 顺铂加培美曲塞化疗 6 个周期

c. 顺铂和依托泊苷化疗同步胸部放疗

d. 卡铂加紫杉醇化疗 6 个周期

答案 c 正确。局限期小细胞肺癌患者应采用依托泊苷加顺铂化疗同步放疗，可获得最大的生存时间。

答案 a 不正确。手术不是小细胞肺癌主要的治疗措施。

答案 b 不正确。顺铂加培美曲塞的治疗方案用于非小细胞肺癌，不用于小细胞肺癌的治疗。

答案 d 不正确。卡铂加紫杉醇的治疗方案用于非小细胞肺癌，不用于小细胞肺癌的治疗。

5. 采用依托泊苷化疗的患者，下列哪方面的副反应应该告知患者？选择所有正确的答案。

a. 依托泊苷化疗几小时后严重的急性恶心、呕吐

b. 依托泊苷化疗 1 周后骨髓抑制

c. 依托泊苷化疗 2 个周期以上出现神经毒性

d. 依托泊苷化疗 3 个周期以上出现肾毒性

答案 b 正确。依托泊苷的剂量限制性毒性是骨髓抑制，用药后 7～10 天发生。

答案 a 不正确。依托泊苷是引起急性恶心、呕吐低风险的药物。

答案 c 不正确。神经毒性不是依托泊苷预期的毒性。接收顺铂和紫衫类药物的患者应密切监测神经毒性。

答案 d 不正确。肾毒性不是依托泊苷预期的毒性，进行顺铂治疗的患者应密切监测肾毒性。

6. 患者，女性，61 岁，在门诊被诊断出患有肺鳞癌，有肝转移和骨转移。ALK 和 EGFR 检测为阴性。所有的实验室检查都在正常范围内，并且所有的治疗都是积极的。根据这些信息，下列哪些治疗是合理的？

a. 最佳的支持治疗

b. 厄洛替尼

c. 顺铂加培美曲塞

d. 顺铂加吉西他滨

答案 d 正确。肺鳞癌患者采用顺铂 + 吉西他滨化疗较顺铂 + 培美曲塞化疗生存期更长。

答案 a 不正确。因为患者身体状况较好，PS 评分为 0 分或 1 分，她应该积极进行化疗。

答案 b 不正确。因为肿瘤 EGFR 没有突变，她不能从厄洛替尼治疗中获益。

答案 c 不正确。肺鳞癌患者采用顺铂 + 培美曲塞化疗较顺铂 + 吉西他滨化疗生存期更短。

7. 下列哪些是卡铂而不是顺铂常见的副作用？选择所有的正确选项。

a. 手脚麻木

b. 血小板降低

c. 血清肌酐升高

d. 恶心、呕吐

答案 b 正确。接受卡铂化疗的患者血小板减少症（血小板计数下降）较常见。

答案 a 不正确。接受顺铂化疗的患者神经毒性（手和脚针刺痛）较常见。

答案 c 不正确。接受顺铂化疗的患者肾毒性（肌酐值升高）较常见。

答案 d 不正确。接受顺铂化疗的患者恶心、呕吐（急性和延迟的反应）较常见。

8. 患者，男性，61 岁，近期被诊断出患有广泛期小细胞肺癌，最佳的初始化疗方案是什么？

a. 顺铂加长春瑞滨

b. 卡铂加紫杉醇

c. 顺铂加依托泊苷

d. 卡铂加紫杉醇加贝伐珠单抗

答案 c 正确。广泛期小细胞肺癌患者采用顺铂加依托泊苷方案化疗可获得最长的生存期。

答案 a 不正确。顺铂加长春瑞滨的治疗方案用于非小细胞肺癌的治疗，不用于小细胞肺癌的治疗。

答案 b 不正确。卡铂加紫杉醇的治疗方案用于非小细胞肺癌的治疗，不用于小细胞肺癌的治疗。

答案 d 不正确。卡铂、紫杉醇加贝伐珠单抗的治疗方案用于非小细胞肺癌，不用于小细胞肺癌的治疗。

9. 口服厄洛替尼的患者,需要告知患者下列哪些副作用? 选择所有正确的答案。

a. 皮疹

b. 骨髓抑制

c. 神经毒性

d. 脱发

答案 a 正确。采用厄洛替尼治疗的患者常见的副反应是皮疹和胃肠道反应。

答案 b、c 和 d 不正确。治疗非小细胞肺癌,骨髓抑制、神经毒性和脱发不是厄洛替尼常见的副反应,是化疗药物常见的副反应。

---

10. 下列哪一个因素可预测厄洛替尼治疗的疗效?

a. ALK 基因突变

b. 病理学组织为鳞癌

c. EGFR 基因突变

d. K-ras 基因突变

答案 c 正确。EGFR 突变是厄洛替尼疗效最佳的预测指标。

答案 a 不正确。ALK 突变是对克唑替尼治疗敏感,对厄洛替尼不敏感。

答案 b 不正确。尽管其他的病理类型 EGFR 也发生突变,但肺腺癌患者中 EGFR 突变更常见。治疗鳞状非小细胞肺癌,吉西他滨比培美曲塞疗效更好。

答案 d 不正确。相比 EGFR 突变,K-ras 突变的患者采用厄洛替尼治疗预后差。

---

11. 下列哪一个是厄洛替尼的商品名?

a. Tarceva

b. Alimta

c. Navelbine

d. Gilotrif

答案 a 正确。特罗凯是厄洛替尼的商品名。

答案 b 不正确。力比泰是培美曲塞的商品名。

答案 c 不正确。诺维本是长春瑞滨的商品名。

答案 d 不正确。Gilotrif 是阿法替尼的商品名。

---

12. 64 岁男性患者,PS 评分为 1,门诊复查检查为 SCLC 复发,新发现有骨转移和肝转移。5 个月前完成了卡铂和依托泊苷的化疗,无其他并发症。他和他的爱人要求进一步合理的治疗。根据以上信息,下列哪一个治疗措施是合理的?

a. 最佳的支持治疗

b. 阿法替尼

c. 顺铂、紫杉醇和贝伐珠单抗

d. 托泊替康

答案 d 正确。托泊替康治疗复发性小细胞肺癌有较好的疗效,FDA 已批准托泊替康治疗复发性小细胞肺癌的适应证。

答案 a 不正确。小细胞肺癌患者完成一线化疗后超过 3 个月复发,PS 评分为 1,患者要求化疗。临床研究表明给予托泊替康、吉西他滨、紫杉类药物二线治疗是合理的。

答案 b 不正确。阿法替尼用于非小细胞肺癌治疗,不用于小细胞肺癌的治疗。

答案 c 不正确。顺铂、紫杉醇和贝伐珠单抗用于非小细胞肺癌治疗,不用于小细胞肺癌的治疗。

---

13. 对于接受吉西他滨治疗的患者,下列哪些副作用应该告知患者?

a. 首次及后续治疗出现皮疹

b. 输注的 1~2 天内出现发热、寒战

c. 4 个周期化疗后出现神经毒性

d. 多周期化疗后出现严重的低镁和低钾

答案 b 正确。应告知接受吉西他滨治疗的患者输液过程中出现流感样症状(发热和寒战),并且更可能在输液的 1~2 天内发生。

答案 a 不正确。接受厄洛替尼而不是吉西他滨的患者,常见的不良反应是皮疹。

答案 c 不正确。神经毒性不是吉西他滨常见的副作用,而是顺铂和紫杉醇常见的副作用。

答案 d 不正确。严重的低镁、低钾是顺铂常见的副作用,而非吉西他滨常见的副作用。

---

14. 采用贝伐珠单抗治疗的患者,应该密切监测哪些副作用?

a. 恶心、呕吐、骨髓抑制(尤其是血小板减少

症）和脱发

b. 液体潴留、严重的骨髓抑制、脱发

c. 高血压、血栓栓塞和蛋白尿

d. 关节痛/肌肉疼痛、手脚麻木和脱发

答案 c 正确。接受贝伐珠单抗治疗的患者，应密切监测患者的血压、血栓栓塞和蛋白尿。

答案 a 不正确。恶心、呕吐、骨髓抑制（特别是血小板减少症）、脱发是卡铂常见的副作用。

答案 b 不正确。液体潴留、严重的骨髓抑制和脱发是多西他赛常见的副作用。

答案 d 不正确。关节痛/肌痛、手脚麻木疼痛和脱发是紫杉醇常见的副作用。

15. 由于增加肺出血的风险，哪种病理类型的 NSCLC 患者应避免使用贝伐珠单抗？

a. 腺癌

b. 大细胞癌

c. 支气管肺泡癌

d. 鳞癌

答案 d 正确。贝伐珠单抗不应用于肺鳞癌患者，主要因为贝伐珠单抗会引起该类型肺癌患者肺出血。

答案 a 不正确。肺腺癌患者使用贝伐珠单抗是安全的，肺鳞癌患者不安全。

答案 b 不正确。大细胞肺癌患者使用贝伐珠单抗是安全的，肺鳞癌患者不安全。

答案 c 不正确。支气管肺腺癌使用贝伐珠单抗是安全的，肺鳞癌患者不安全。

16. 下列哪一个是贝伐珠单抗的商品名？

a. Gemzar

b. Avastin

c. Taxotere

d. Vepesid

答案 b 正确。阿瓦斯汀是贝伐珠单抗的商品名。

答案 a 不正确。健择是吉西他滨的商品名。

答案 c 不正确。泰索帝是多西他赛的商品名。

答案 d 不正确。凡毕士是依托泊苷的商品名。

17. 采用培美曲塞化疗的患者，还需要进行哪些药物治疗？

a. 补充叶酸和维生素 B_{12}

b. 积极进行生理盐水水化

c. 口服补充钾和镁

d. 补充 β 胡萝卜素和 α-生育酚

答案 a 正确。补充叶酸和维生素 B_{12} 以降低与培美曲塞有关的骨髓抑制。推荐剂量为每天口服 1mg 叶酸和每 3 个月皮下注射/肌注 1mg 维生素 B_{12}。

答案 b 不正确。积极生理盐水水化来防止顺铂的肾毒性。

答案 c 不正确。接受顺铂而不是培美曲塞患者，需要口服补钾、补镁。

答案 d 不正确。β 胡萝卜素和 α-生育酚对肺癌没有预防作用，也不能减轻培美曲塞的任何毒性。

18. 下列哪一个是培美曲塞的商品名？

a. Paraplatin

b. Taxlo

c. Alimta

d. Taxotere

答案 c 正确。力比泰是培美曲塞的商品名。

答案 a 不正确。伯尔定是卡铂的商品名。

答案 b 不正确。泰素是紫杉醇的商品名。

答案 d 不正确。泰索帝是多西他赛的商品名。

19. 下列哪些小细胞肺癌的患者应该进行预防性头颅照射？

a. 所有的局限期 SCLC 患者

b. 所有的广泛期 SCLC 患者

c. 局限期 SCLC 初始化疗完全缓解的患者

d. 广泛期 SCLC 初始化疗无反应的患者

答案 c 正确。无论是局限期还是广泛期小细胞肺癌的患者，化疗完全缓解后均应接受预防性头颅照射（PCI）。在这种情况下，PCI 治疗可降低脑转移的发生率,提高患者的总生存期。

答案 a 不正确。预防性全脑照射只推荐用于小细胞肺癌的患者,无论是局限期还是广泛期小细胞肺癌的患者,如果患者化疗达到完全缓解,应预防性全脑照射。

答案 b 不正确。预防性全脑照射只推荐用于小细胞肺癌的患者,无论是局限期还是广泛期小细胞肺癌的患者,如果患者化疗达到完全缓解,应预防性全脑照射。

答案 c 不正确。预防性全脑照射只推荐用于小细胞肺癌的患者,无论是局限期还是广泛期小细胞肺癌的患者,如果患者化疗达到完全缓解,应预防性全脑照射。

---

20. 采用多西他赛化疗的患者需要密切监测哪些指标?
    a. 痤疮样皮疹、皮肤干燥、腹泻
    b. 液体潴留、严重的骨髓抑制、黏膜炎和脱发
    c. 影响伤口愈合、高血压、蛋白尿和血栓事件
    d. 严重的恶心、呕吐、肾毒性、神经毒性和耳毒性

    答案 b 正确。液体潴留、严重的骨髓抑制、黏膜炎和脱发是多西他赛常见的副作用。

    答案 a 不正确。痤疮样皮疹、皮肤干燥和腹泻是厄洛替尼常见的副作用。

    答案 c 不正确。接受贝伐珠单抗治疗的患者,应密切监测伤口愈合情况、高血压、蛋白尿和血栓事件。

    答案 d 不正确。严重的恶心、呕吐、肾毒性、神经毒性和耳毒性是顺铂常见的副作用。

---

21. 对下列治疗肺癌的化疗药物进行排序,按照从轻度致吐作用到最严重的致吐作用的顺序。

无序选项	排序结果
顺铂	长春瑞滨
长春瑞滨	培美曲塞
培美曲塞	卡铂
卡铂	顺铂

从轻度致吐作用到最严重的致吐作用正确顺序是长春瑞滨(致吐作用最轻)、培美曲塞(低度致吐作用)、卡铂(中度致吐作用)、顺铂(高度致吐作用)。

---

22. 根据流行病学对下列肺癌病理类型发生率从少到多进行排序。

无序选项	排序结果
小细胞肺癌	大细胞肺癌
腺癌	小细胞肺癌
大细胞肺癌	鳞癌
鳞癌	腺癌

根据流行病学,肺癌病理类型发生率从少到多顺序是大细胞肺癌(占肺癌 < 10%)、小细胞肺癌(15%)、鳞癌(30%)、腺癌(50%)。

第 14 章   前列腺癌

1. 患者,男性,55 岁,近期被诊断出患有前列腺癌,医生告诉他的 Gleason 评分为 4 + 4 分 = 8 分。Gleason 评分为 8 分的前列腺癌应考虑为下列哪种情况?
   a. 低分化前列腺癌
   b. 分化前列腺癌
   c. 中分化前列腺癌
   d. 高分化前列腺癌

   答案 a 正确。根据恶性肿瘤的病理组织类型分为高分化、中分化、低分化前列腺癌。检查腺体的结构然后进行评分,从 1 分(高分化)到 5 分(低分化)。检测两份不同标本的评分相加来计算 Gleason 评分。低分化肿瘤生长迅速(预后不良),而高分化的肿瘤生长缓慢(预后较好)。Gleason 评分 7 ~ 10 分为低分化肿瘤。

   答案 b 不正确。Gleason 评分中"分化 differentiated"不单独使用。

   答案 c 不正确。中分化癌 Gleason 评分为 5 ~ 6 分。

   答案 d 不正确。高分化癌 Gleason 评分为 2 ~ 4 分。

---

2. BD,男性,45 岁,非洲裔,有前列腺癌家族史,给他的保健医生看了年度体检结果。他咨询有关前列腺癌的筛查问题,下列哪一项是最恰当的治疗措施?
   a. 由于年龄不符合前列腺癌筛查的条件,因此需要观察
   b. 直肠指检确定前列腺的大小

c. 检测 PSA 水平排除良性前列腺增生

d. 进行直肠指检和检测 PSA 水平

答案 d 正确。单独采用直肠指检或 PSA 检查筛查前列腺癌都不足够灵敏和特异,因此,联合应用直肠指检和 PSA 检查前列腺癌优于单独直肠指检。

答案 a 不正确。如果要进行筛查,在 40 岁进行基线检查 PSA 和 DRE。从 50 岁开始,对于生存期为 10 年及以上所有男性人群,前列腺癌是常规风险,需每年评估。非裔美国男性和有前列腺癌家族史的男性,患前列腺癌的风险增加,需要较早地(40～45 岁)开始筛查。由于种族和家族史,该患者患癌的风险高,需要进行筛查。

答案 b 不正确。单独 DRE 筛查方法,患者依从性差,且对预防前列腺癌转移几乎没有作用。

答案 c 不正确。男性急性尿潴留、急性前列腺炎、前列腺缺血或梗死、良性前列腺增生(BPH),可能致 PSA 升高。PSA 升高值在 4.1～10ng/mL(4.1～10μg/L)范围内无法区分 BPH 和前列腺癌,限制了单独 PSA 作为前列腺癌的早期检测的效果。

---

3. AJ,男性,60 岁,有 BPH 病史,最近一次 DRE 正常,上一次 PSA 为 5.3ng/mL。AJ 担心患前列腺癌,他想咨询一下前列腺癌的预防治疗。下列哪一项是最恰当的治疗措施?

a. 非那雄胺每天 5mg

b. 多西他赛 75mg/m^2 + 泼尼松 5mg bid

c. 亮丙瑞林

d. 手术

答案 a 正确。目前非那雄胺预防前列腺癌值得商榷。然而,超过 50 岁 BPH 的男性患者,非那雄胺预防前列腺癌可获益。70%～80% 的男性无 BPH,初始治疗前应该讨论非那雄胺的获益、副作用和风险。然而,非那雄胺不推荐作为预防用药。

答案 b 不正确。多西他赛和泼尼松仅推荐用于转移去势抵抗的前列腺癌。不用于预防前列腺癌。

答案 c 不正确。LH-RH 受体激动剂如醋酸亮丙瑞林没有预防前列腺癌的研究。

答案 d 不正确。外科手术不是预防前列腺癌合理的措施。

---

4. SO,男性,67 岁,最近被诊断出患有前列腺癌,初始治疗采用亮丙瑞林去势治疗。可加用下列哪个药预防潮热反应?

a. 比卡鲁胺

b. 非那雄胺

c. 米托蒽醌

d. 戈舍瑞林

答案 a 正确。LH-RH 激动剂常见的不良反应包括治疗第一周疾病加重、潮热、阳痿、性欲减退、注射部位反应。潮热是由 LH-RH 激动剂在治疗初期诱导 LH 和 FSH 的释放,导致睾酮生成增加引起的,临床表现为骨痛增加或尿路症状增加。LH-RH 激动剂用药前开始使用抗雄激素药物,持续用药一周后可降低治疗初期患者出现的潮热反应。

答案 b 不正确。非那雄胺是 5-α 还原酶抑制剂用于前列腺癌预防,对前列腺癌没有治疗作用。

答案 c 不正确。尽管米托蒽醌对前列腺癌的有效性尚未确定,但该药可用于其他治疗失败的转移性去势抵抗的前列腺癌患者。

答案 d 不正确。戈舍瑞林是 LH-RH 激动剂。患者不宜同时使用两种 LH-RH 受体激动剂。

---

5. 下列哪些是氟他胺相关的副反应?

a. 便秘

b. 性欲增加

c. 皮疹

d. 腹泻

答案 d 正确。氟他胺可引起腹泻。

答案 a 不正确。氟他胺不会引起便秘,实际上会导致腹泻。

答案 b 不正确。氟他胺与性欲增加无关。

答案 c 不正确。皮疹不是氟他胺治疗的副作用。

---

6. 下列哪一个 LH-RH 激动剂的用法为每 12 个月皮下注射一次?

a. 亮丙瑞林植入剂(Vladur)

b. 戈舍瑞林植入剂(Zoladex)

c. 亮丙瑞林(Lupron)

d. 曲普瑞林(Trelstar Depot)

答案 a 正确。亮丙瑞林植入剂皮下植入,是一种微型渗透泵,每天释放亮丙瑞林 120μg,持续 12 个月。12 个月后取出植入剂,并植入另一剂亮丙瑞林植入剂。

答案 b 不正确。醋酸戈舍瑞林植入剂中醋酸戈舍瑞林分散在 D,L - 乳酸和乙醇酸共聚物的塑料基质中,每个月或每 3 个月皮下给药一次。给药期间共聚物材料水解过程中不断地释放戈舍瑞林。

答案 c 不正确。亮丙瑞林长效制剂不是微型渗透泵,该药每个月、每 3 个月或每 4 个月给药。

答案 d 不正确。曲普瑞林用法为每 28 天肌内注射。

---

7. 下列哪种 LH - RH 激动剂是包衣微丸,且肌内注射后在整个给药间隔期间缓释维持治疗浓度?

a. 醋酸亮丙瑞林植入(Viadur)

b. 戈舍瑞林植入剂(Zoladex)

c. 醋酸亮丙瑞林(Lupron)

d. 曲普瑞林(Trelstar Depot)

答案 c 正确。亮丙瑞林长效制剂是含醋酸亮丙瑞林包衣微丸,肌内注射,每个月一次、每 3 个月一次或每 4 个月一次。

答案 a 不正确。亮丙瑞林植入剂用法为皮下植入,是一种微型渗透泵,每天释放亮丙瑞林 120μg,持续 12 个月。12 个月后取出植入剂,并植入另一剂亮丙瑞林。

答案 b 不正确。醋酸戈舍瑞林植入剂中醋酸戈舍瑞林分散在 D,L - 乳酸和乙醇酸共聚物的塑料基质中,皮下给药,每月一次或每 3 个月一次。给药期间共聚物材料在水解过程中不断地释放戈舍瑞林。

答案 d 不正确。曲普瑞林用法为肌内注射,每 28 天一次。

---

8. TR 新被诊断出患有前列腺癌,给予雄激素去势治疗。以下哪些是新开始接受 LH - RH 激动剂治疗的患者应咨询的内容?请选择所有的正确选项。

a. 患者可能会出现的副作用,如性欲下降、潮热、阳痿

b. 雄激素去势治疗可引起骨质疏松,因此患者应补充钙/维生素 D

c. 患者治疗的第一周可能会出现肿瘤恶化,症状恶化

d. 患者可出现恶心、呕吐、脱发和体重下降

答案 a 正确。雄激素去势治疗后,TR 可能出现的副作用如性欲下降、潮热、阳痿。

答案 b 正确。 由于雄激素去势治疗与骨质疏松相关,TR 应该补充钙/维生素 D。

答案 c 正确。TR 治疗的第一周可能会出现肿瘤恶化,症状恶化。

答案 d 不正确。恶心、呕吐、脱发和体重下降与化疗相关,该患者可能不会出现这些反应。

---

9. 地加瑞克的作用机制是什么?

a. LH - RH 激动剂

b. 抗雄激素作用

c. 雄激素合成抑制剂

d. GnRH 拮抗剂

答案 d 正确。地加瑞克是 GnRH 拮抗剂。

答案 a 不正确。LH - RH 激动剂的药物包括亮丙瑞林、戈舍瑞林和曲普瑞林。

答案 b 不正确。抗雄激素药物包括氟他胺、比卡鲁胺、尼鲁米特。

答案 c 不正确。雄激素合成抑制剂包括氨鲁米特、阿比特龙和酮康唑。

---

10. LB,男性,63 岁,转移性去势抵抗前列腺癌患者,合并有几种其他的并发症,包括充血性心力衰竭、糖尿病和高血压。下列哪些化疗或全身治疗药物适合该患者?

a. 阿比特龙

b. 恩扎鲁胺

c. 卡巴他赛

d. 多西他赛 + 泼尼松

答案 d 正确。多西他赛 + 泼尼松推荐用于去势难治性前列腺癌患者,提高患者的总生存期。用药方案为多西他赛 75mg/m^2,每 3 周一次,联合泼尼松 5mg,每日 3 次。该方案最

常见的不良反应有恶心、脱发和骨髓抑制。另外多西他赛的不良反应有液体潴留和周围神经病变。多西他赛在肝脏消除，肝功能损害的患者不能采用多西他赛治疗。多西他赛可引起液体潴留，可能会加重心衰。

答案 a 不正确。阿比特龙适应证为转移性去势抵抗前列腺癌的一线治疗。然而，由于该患者并发症较多，阿比特龙不是该患者的最优选择，部分副作用可能加重患者的心衰和/或高血压。

答案 b 不正确。恩扎鲁胺适应证仅为多西他赛化疗失败去势抵抗的转移前列腺癌。

答案 c 不正确。卡比他赛适应证仅为多西他赛化疗失败去势抵抗的转移前列腺癌。

11. BB，男性，69 岁，转移性前列腺癌患者，接受化疗和双膦酸盐唑来膦酸治疗。使用唑来膦酸时，应对下列哪些项目进行监测？请选择所有的正确选项。
    a. 肝功能检查
    b. 尿液分析
    c. Chem‐7 检查（**译者注**：包括 BUN、血清肌酐、血糖、血清氯、血清钾、血清钠等七项）
    d. 肺功能检查

    答案 c 正确。检查生化七项，如果血清肌酐低于 3mg/dL 或肌酐清除率小于 35mL/min，应避免使用唑来膦酸。

    答案 a 不正确。唑来膦酸经过肾脏清除，不需要检查肝功能。

    答案 b 不正确。唑来膦酸经肾清除，但与蛋白尿没有关系。

    答案 d 不正确。唑来膦酸对肺功能没有影响，不需要检查肺功能。

12. 下列哪些副作用与抗雄激素的使用有关？选择所有的正确选项。
    a. 骨髓抑制
    b. 男性乳房发育
    c. 性欲增加
    d. 皮疹

    答案 b 正确。男子乳腺发育是抗雄激素的副作用。

    答案 a 不正确。抗雄激素治疗与骨髓抑制无关。化疗与骨髓抑制相关。

    答案 c 不正确。抗雄激素治疗可引起性欲下降。

    答案 d 不正确。抗雄激素治疗与皮疹无关。

13. 下列哪种抗雄激素药物与酒精不耐受相关？
    a. 氟他胺
    b. 比卡鲁胺
    c. 尼鲁米特
    d. 亮丙瑞林

    答案 c 正确。尼鲁米特与乙醇不耐受相关，而不是氟他胺或比卡鲁胺，单药或联合雄激素阻断时，乙醇不耐受发生率为 3% ～ 19%，表现为戒酒硫样反应，主要症状为潮热、皮疹，发生机制尚不清楚。尽管使用尼鲁米特发生乙醇不耐受很少导致停药，但可降低患者依从性。

    答案 a 不正确。氟他胺与乙醇不耐受不相关。

    答案 b 不正确。比卡鲁胺与乙醇不耐受不相关。

    答案 d 不正确。亮丙瑞林不是抗雄激素药物，而是 LH‐RH 激动剂。

14. 下列哪些副作用与唑来膦酸的使用有关？
    a. 颌骨坏死
    b. 胃食管反流病（GERD）
    c. 腹泻
    d. 便秘

    答案 a 正确。唑来膦酸的使用与颌骨坏死相关。

    答案 b 不正确。静脉使用双膦酸盐与胃食管反流病（GERD）无关。

    答案 c 不正确。唑来膦酸与腹泻无关。

    答案 d 不正确。便秘不是唑来膦酸的副反应。

15. 下列哪类前列腺癌患者可采用单独观察进行管理？
    a. 患者的 Gleason 评分为 3，PSA 为 5ng/mL
    b. 患者的 Gleason 评分为 8，PSA 为 40ng/mL
    c. 患者的 Gleason 评分为 2，PSA 为 15ng/mL

d. 患者的 Gleason 评分为 5，PSA 为 20ng/mL

答案 a 正确。无症状患者、Gleason 评分 2～6、PSA 小于 10ng/mL（10μg/L）患者复发的风险较低。可通过定期观察、放射治疗（外照射或近距离放射治疗）、前列腺根治性切除术等措施管理。

答案 b 不正确。复发风险高的患者的治疗（Gleason 评分为 8～10，或 PSA 值大于 20ng/mL，20μg/L）应给予 2～3 年雄激素去势并结合近距离放射治疗。

答案 c 不正确。疾病为中度及 Gleason 评分为 7 或 PSA 值的范围为 10～20ng/mL（10～20μg/L）的患者，前列腺癌复发的风险为中度。

答案 d 不正确。疾病为中度及 Gleason 评分 7 或 PSA 值的范围 10～20ng/mL（10～20μg/L）的患者，前列腺癌复发的风险为中度。

16. 一位 66 岁的男性患者，今天让保健医生看了他的年度体检报告。他从没有进行过 PSA 检查，并对医生的直肠指检存在疑问，下列哪一项描述是正确的？
a. 直肠指检（DRE）监测前列腺癌特异性高且灵敏度高，可单独用于诊断
b. PSA 检查前列腺癌特异性高且灵敏度高，可单独用于诊断
c. DRE 和 PSA 检查前列腺癌特异性高且灵敏度高，可联合用于诊断
d. DRE 和 PSA 检查单独使用时，特异性和灵敏性都不高。因此应联合应用进行诊断

答案 d 正确。DRE 和 PSA 单独应用与筛查都不是敏感的和特异的检查。由于单独使用缺乏特异性和敏感性，因此，应联合 DRE 和 PSA 进行前列腺评估。

答案 a 不正确。直肠指检（DRE）单独检查前列腺癌特异性不高且灵敏度不高。

答案 b 不正确。PSA 单独检查前列腺癌特异性不高且灵敏度不高。

答案 c 不正确。DRE 和 PSA 单独应用与筛查都不是敏感的和特异的检查。由于单独使用缺乏特异性和敏感性，因此，联合 DRE 和 PSA 进行前列腺评估。

17. MN 今天去看了肿瘤科医生，医生开具了亮丙瑞林和氟他胺的处方。抗雄激素药物和 LH－RH 激动剂一起使用被称之为什么？
a. 联合预防性化疗
b. 同步放化疗
c. 联合雄激素阻断治疗
d. 去势抵抗的前列腺癌

答案 c 正确。联合雄激素阻断是同时使用一种抗雄激素药物和一种 LH－RH 激动剂。

答案 a 不正确。化学预防是指用于预防癌症的药物。

答案 b 不正确。同步放化疗是同时进行化疗和放疗。

答案 d 不正确。去势抵抗或激素耐药前列腺癌患者是指患者在接受激素治疗时，PSA 不断升高。

18. 下列哪个脏器是前列腺癌转移的主要部位？
a. 肝
b. 脑
c. 肺
d. 骨

答案 d 正确。骨是前列腺癌转移的主要部位。

答案 a 不正确。肝脏是结肠转移的主要部位。

答案 b 不正确。大脑不是前列腺癌转移的主要部位。

答案 c 不正确。肺不是前列腺癌转移的主要部位。

19. 下列哪种激素的用法为肌内注射？选择所有的正确选项。
a. 醋酸亮丙瑞林
b. 戈舍瑞林
c. 曲普瑞林
d. 地加瑞克
e. 多西他赛

答案 a、b、c 正确。亮丙瑞林、曲普瑞林、戈舍瑞林是黄体生成素受体激动剂，用法为肌注给药。

答案 d 不正确。地加瑞克是一种激素治疗药(促性腺激素释放激素拮抗剂),治疗前列腺癌时用法为皮下注射。

答案 e 不正确。多西他赛是化疗药,用于去势抵抗的前列腺癌。此外,多西他赛用法为静脉给药。

---

20. 根据每天用药剂量(mg),把下列的激素阻断剂从最低剂量开始排序。

无序选项	排序结果
恩扎鲁胺	比卡鲁胺
氟他胺	恩扎鲁胺
尼鲁特米	尼鲁特米
比卡鲁胺	氟他胺

比卡鲁胺 50mg/d、恩扎鲁胺 160mg/d、尼鲁米特第一个月 300mg/d 接下来 150mg/d、氟他胺 750mg/d。

第 15 章　乳腺癌

1. 下列哪种药物是通过肌内注射治疗雌激素受体阳性的转移性乳腺癌?
   a. 阿那曲唑
   b. 瑞宁德
   c. 赫赛汀
   d. 氟维司群

   正确答案 d。氟维司群是通过 IM 注射用于 ER + 女性转移性乳腺癌。

   错误答案 a。阿那曲唑口服用于 ER + 女性转移性乳腺癌。

   错误答案 b。瑞宁得口服用于 ER + 女性转移性乳腺癌。

   错误答案 c。赫赛汀通过静脉滴注用于 HER2 过表达的乳腺癌。

---

2. 下面哪种情况是"高危"绝经前乳腺癌患者预防使用他莫昔芬的禁忌证?
   a. 深静脉血栓史
   b. ER 阴性乳腺癌的一级亲属
   c. 糖尿病史
   d. 癫痫史

   正确答案 a。他莫昔芬与血栓栓塞事件发

生率增加有关。有深静脉血栓或肺栓塞的患者禁用他莫昔芬预防乳腺癌。

错误答案 b。一级亲属的雌激素受体状态不是使用他莫昔芬降低乳腺癌风险的禁忌证。

错误答案 c。糖尿病不是使用他莫昔芬降低乳腺癌发生风险的禁忌证。

错误答案 d。癫痫史不是使用他莫昔芬降低乳腺癌发生风险的禁忌证。

---

3. ER 阴性,淋巴结阳性的绝经前女性乳腺癌患者开始阿霉素和环磷酰胺辅助治疗时,你推荐什么措施来监测该方案最常见的严重毒性?
   a. 心电图
   b. 化疗 1 个周期后进行全面的血细胞计数(包括血小板)检查
   c. 血清胆红素和天冬氨酸转移酶
   d. 尿液分析

   正确答案 b。骨髓抑制(中性粒细胞减少、血小板减少症)是上述化疗方案辅助治疗中最常见的治疗相关不良事件。接受该方案治疗的患者几乎 100% 会发生骨髓抑制。

   错误答案 a。尽管阿霉素的累积剂量超过 $400mg/m^2$ 时心肌病的发生风险增加,但患者累积剂量超过 $400mg/m^2$ 时心肌病发病率在 5% 左右,所以,心肌病不是上述化疗方案最常见的治疗相关毒性。

   错误答案 c。尽管这些药物均可导致血清胆红素和天冬氨酸转移酶的升高,但它的发生率比骨髓抑制低。

   错误答案 d。虽然尿液分析可以检测环磷酰胺所导致的血尿,但该不良反应(出血性膀胱炎)在上述化疗方案辅助治疗中较少发生。

---

4. 请选择曲妥珠单抗和贝伐珠单抗使用时的相关毒性。
   a. 骨髓抑制
   b. 胃肠道穿孔
   c. 脱发
   d. 输液反应

   正确答案 d。曲妥珠单抗和贝伐珠单抗是静脉输注用单克隆抗体,输液反应(寒战、发热、1 小时内的血压变化)在两者中均可发生。

   错误答案 a。曲妥珠单抗和贝伐珠单抗是

单克隆抗体,很少发生骨髓抑制。

错误答案 b。虽然胃肠道穿孔是贝伐珠单抗的已知毒性反应,但它与曲妥珠单抗的使用无关。

错误答案 c。单克隆抗体不会导致脱发。

---

5. 下列哪种药物推荐在紫杉醇前使用预防输液反应?选择所有正确的选项。
   a. 地塞米松
   b. 雷尼替丁
   c. 哌替啶
   d. 苯海拉明
   e. 对乙酰氨基酚

正确答案 a、b 和 d。推荐紫杉醇给药前使用糖皮质激素、H_2 受体阻滞剂和 H_1 受体阻滞剂作为预处理,以预防或减少紫杉醇相关的严重过敏反应。

错误答案 c 和 e。预防或减少紫杉醇严重过敏反应的预处理方案中不包括哌替啶和对乙酰氨基酚。

---

6. 一位转移性乳腺癌患者服用卡培他滨期间,向你描述她的手和脚出现触痛,导致她很难站起来,请为患者选择最恰当的建议。
   a. 她的症状是卡培他滨的一个已知不良反应,建议她再次服用卡培他滨前,联系医生并描述这些症状
   b. 她的症状是典型的维生素 B_6 缺乏,应推荐她与医生安排预约,并讨论这些症状
   c. 她的症状通常是由卡培他滨引起的,可以打消她的疑虑,让她知道没有什么可担心的,并建议她完成最后一周卡培他滨的治疗时尽量避免站立
   d. 她的症状通常是由卡培他滨引起的,可以告知她这些症状是自限性的,建议她在手上和脚上每日四次急救喷洒苯佐卡因对症处理

正确答案 a。手足综合征是卡培他滨的已知毒性反应,如果她继续服用卡培他滨可能会加重症状。患者应告知医师这些症状,以便医师评估继续治疗的获益与风险。

错误答案 b。上述症状与卡培他滨诱导的手足综合征相一致,需要患者的医师进行评估。

错误答案 c。上述症状往往会逐渐加重,患者应告知医师这些症状,以便医师评估继续治疗的获益与风险。

错误答案 d。上述症状往往会逐渐加重,没有临床试验数据支持继续服用卡培他滨时,使用表面麻醉药可以处理上述症状,患者应告知医师这些症状,以便医师评估继续治疗的获益与风险。

---

7. 一位患者出具给你她的卡培他滨处方。回顾她的药物治疗档案时发现,她每日还在口服 5mg 华法林治疗房颤,及服用二甲双胍治疗 2 型糖尿病。为患者选择恰当的药物相互作用评估。
   a. 卡培他滨可增加华法林的代谢,导致 INRs 不达标,建议患者更加频繁地监测 INRs
   b. 卡培他滨可降低华法林的代谢,导致 INRs 升高和出血,建议患者更加频繁地监测 INRs
   c. 卡培他滨可降低二甲双胍的代谢,导致低血糖,因此需考虑患者血糖监测的重要性和调整二甲双胍剂量的可能性
   d. 卡培他滨可增加二甲双胍的代谢,导致高血糖,因此需考虑患者血糖监测的重要性和增加二甲双胍剂量的可能性
   e. 二甲双胍可减少卡培他滨的代谢,导致增加卡培他滨相关骨髓抑制的严重性,建议卡培他滨剂量减少 25%

正确答案 b。据报道正在使用稳定剂量华法林的患者使用卡培他滨,可导致 INR 显著升高和出血。卡培他滨通过抑制 CYP2C9 同工酶而提高华法林的活性。

错误答案 a。已表明卡培他滨可减少华法林的代谢。

错误答案 c。没有证据表明卡培他滨可改变二甲双胍的代谢。

错误答案 d。没有证据表明卡培他滨可改变二甲双胍的代谢。

错误答案 e。没有证据表明二甲双胍可改变卡培他滨的代谢。

---

8. 一位患者给你出具一张新的他莫昔芬处方,她的医生告诉她他莫昔芬作为其乳腺癌手术后一个月的辅助治疗,你查看她的药物治疗档案发现,她正在服用美托洛尔、氢氯噻嗪和氟西汀。为患者选择恰当的药物相互作用评估。

a. 无临床有意义的药物相互作用,无须改变她的药物方案

b. 多数 SSRIs 包括氟西汀可通过干扰他莫昔芬代谢为活性产物而减少其有效性,你将会联系患者的医生建议更换其抗抑郁药物

c. 氢氯噻嗪可通过干扰他莫昔芬代谢为活性产物而减少其有效性,你将会联系患者的医生建议更换利尿剂

d. 美托洛尔可通过干扰他莫昔芬代谢为活性产物而减少其有效性,你将会联系患者的医生建议更换 β 受体阻滞剂

正确答案 b。已表明 SSIRs 是 CYP2D6 酶的强抑制剂,可通过减少他莫昔芬代谢活性代谢产物 endoxifen,从而减少他莫昔芬的活性。因此有必要提示患者的医师并讨论更换抗抑郁药物。

错误答案 a。他莫昔芬和百忧解(氟西汀)存在潜在的临床有意义的药物相互作用。

错误答案 c。没有证据显示氢氯噻嗪会影响他莫昔芬的代谢。

错误答案 d。没有证据显示美托洛尔会影响他莫昔芬的代谢。

---

9. 选择可增加子宫内膜癌发病率的内分泌治疗。选择所有正确的选项。

   a. 来曲唑
   b. 雷洛昔芬
   c. 托瑞米芬
   d. 氟维司群
   e. 他莫昔芬

正确答案 e。在他莫昔芬用于预防乳腺癌的试验中,他莫昔芬与安慰剂组相比较,出现子宫内膜癌的例数分别是:他莫昔芬组 6576 名患者中 36 例出现 VS 安慰剂组 6599 名患者中 5 例出现(可信区间 1.35 ~ 4.97,风险比 2.53,95%),他莫昔芬的子宫内膜癌发病率具有显著统计学差异。

错误答案 a。来曲唑和其他芳香化酶抑制剂未被证实增加子宫内膜癌的风险。

错误答案 b。雷洛昔芬是一种 SERM 药物,对子宫具有较小的雌激素作用,它与子宫内膜癌风险增加不相关。

错误答案 c。托瑞米芬是一种 SERM 药

物,它与子宫癌风险增加不相关。

错误答案 d。氟维司群是一种纯雌激素受体阻滞剂,它与子宫癌风险增加不相关。

---

10. 下列哪项为使用芳香化酶抑制剂的禁忌证?

    a. 形成关节痛和肌痛
    b. 血栓栓塞事件病史
    c. 绝经前患者
    d. 有血栓栓塞史的绝经后患者
    e. 无使用芳香化酶抑制剂的禁忌证

正确答案 c。芳香化酶抑制剂禁用于绝经前女性乳腺癌患者,因为对具有卵巢功能的女性,该类药物不能减少雌激素的产生。

错误答案 a。关节痛和肌痛是已知的芳香化酶抑制剂不良反应,如果患者出现这些毒性反应,推荐尝试另外一种芳香化酶抑制剂。

错误答案 b。患者有血栓栓塞不是使用芳香化酶抑制剂的禁忌证。

错误答案 d。具有血栓栓塞史的绝经后患者不是使用芳香化酶抑制剂的禁忌。

错误答案 e。芳香化酶抑制剂的禁忌证是绝经前女性和对芳香化酶抑制剂及其组方成分过敏的女性。

---

11. 选择来曲唑的商品名。

    a. Arimidex
    b. Nolvader
    c. Avastin
    d. Evista
    e. Femara

正确答案 e。弗隆是来曲唑的商品名。

错误答案 a。瑞宁得是阿那曲唑的商品名。

错误答案 b。诺瓦得士是他莫昔芬的商品名。

错误答案 c。阿瓦斯丁是贝伐珠单抗的商品名。

错误答案 d。伊维特是雷洛昔芬的商品名。

---

12. 选择治疗晚期乳腺癌的白蛋白纳米颗粒紫杉类产品。

    a. Abraxane

b. Taxol

c. Jevtana

d. Taxotere

正确答案 a。Abraxane 是组方中含有纳米颗粒悬乳液的紫杉醇商品名。

错误答案 b。Taxol 是组方中含有蓖麻油溶剂的紫杉醇商品名。

错误答案 c。Jevtana 是卡巴他赛的商品名，用于治疗前列腺癌。

错误答案 d。Taxotere 是多西他赛的商品名，组方是一种非纳米颗粒型的紫杉制剂。

---

13. 患者，女性，69 岁，乳腺癌 IV 期，ER +/PR +，HER2 阴性，正在服用阿那曲唑，第三次调配处方时，她告知你：过去的几周，她的膝盖出现僵硬和关节疼痛，于是开始服用布洛芬 400mg，每日四次，但服用后症状无明显改善，你的推荐是什么？

a. 增加布洛芬的剂量为 800mg，每日四次

b. 关节痛和肌肉痛的症状很有可能是由阿那曲唑引起的，推荐她联系医师考虑转换为来曲唑或依西美坦

c. 这些症状和阿那曲唑的过敏反应一致，推荐她服用苯海拉明并去急诊室进行评估

d. 这些症状与阿那曲唑不相关，她有可能是得了类风湿关节炎

正确答案 b。芳香化酶抑制剂可引起关节和肌肉疼痛，更换另一种 AI 是一种合理的选择，据报道其他 AIs 可能耐受性较好。

错误答案 a。布洛芬每日最大剂量为 3200mg。优先选择方式是更换另一种 AI。

错误答案 c。这些症状和过敏反应不一致。

错误答案 d。这些症状很可能是由阿那曲唑引起的，不太可能是由类风湿关节炎引起的。

---

14. MK，女性，63 岁，新被诊断出患有转移性乳腺癌，拟进行第一次曲妥珠单抗治疗。她身高 168cm，体重 79kg。你收到如下医嘱：曲妥珠单抗 440mg，静脉输注大于 1.5 小时。选择恰当的评估与医师讨论。

a. 曲妥珠单抗可导致严重的恶心和呕吐，需给予 5 - 羟色胺拮抗剂预防恶心、呕吐。最好联系医师并建议使用止吐剂

b. 曲妥珠单抗可安全地静脉快速注射，联系医师并建议医师更改医嘱为静脉快速注射是合适的

c. 曲妥珠单抗对辅助治疗有效，对转移性疾病无效。联系医师并建议医师应明确上述患者使用曲妥珠单抗是否有适应证

d. 推荐曲妥珠单抗的初始剂量为 4mg/kg（此患者总剂量为 320mg）。联系医师并建议医师应明确上述患者的剂量是否适宜

e. 此患者使用曲妥珠单抗是恰当的，没有需要说明的

正确答案 d。该患者的标准初始剂量应该是 4mg/kg 或 320mg，明确该患者的剂量是合适的。

错误答案 a。曲妥珠单抗不会导致恶心和呕吐，不需要预处理。

错误答案 b。曲妥珠单抗不应静脉快速注射。

错误答案 c。曲妥珠单抗对 HER2 过表达的微转移乳腺癌和转移性乳腺癌均有效。

错误答案 e。明确该患者的剂量是十分必要的。

---

15. JK，女性，48 岁，转移性乳腺癌患者，拟进行首剂量为 $175mg/m^2$ 的紫杉醇治疗，她的身高是 160cm，体重 57kg。使用莫斯特雷公式 $[BSA(m^2)] = \sqrt{[Ht(cm) \times Wt(kg)/3600]}$ 进行计算，你推荐紫杉醇的剂量是多少？

a. 2780mg

b. 278mg

c. 412mg

d. 4120mg

正确答案 b。该患者的 BSA 是 $1.6m^2$ － （$175mg/m^2 \times 1.6m^2 = 278mg$）。

错误答案 a。2780 mg 表示剂量超出 10 倍，可能是由计算中小数点位置错误导致。

错误答案 c。这个剂量是由于计算 BSA 时，未把患者的体重转换为千克体重而导致的。

错误答案 d。这个剂量是由于计算 BSA 时，未把患者的体重转换为千克和计算中小数

点位置错误而导致的。

16. 你收到如下医嘱:患者处于乳腺癌Ⅳ期,被给予白蛋白结合型紫杉醇 470mg,以 10mg/min 的速度静脉输注。你确定恰当的剂量为 $260mg/m^2$,输注时间大于 30 分钟。患者的 BSA 为 $1.81m^2$。患者医嘱的给药剂量和输注速度正确吗?
   a. 对,医嘱是正确的
   b. 错,医嘱是错误的,剂量和输注速度都计算错误
   c. 错,医嘱是错误的,因为剂量是正确的,但是输注速度应该为 15mg/min
   d. 错,医嘱是错误的,因为输注速度是正确的,但是剂量计算错误

   正确答案 c。正确剂量是 470mg,但正确的输注速度是 15mg/min
   错误答案 a。正确剂量是 470mg,但正确的输注速度是 15mg/min
   错误答案 b。只有输注速度是计算错误的
   错误答案 d。医嘱的剂量是正确的,但输注速度不正确

17. 一位 65 岁的患者带来她的他莫昔芬处方再次调剂取药,审查她的用药档案,你发现为了预防乳腺癌,她自 2000 年 6 月开始服用他莫昔芬 20mg,每天一次,规律服用至今。你有什么建议需要与患者的医师讨论?
   a. 他莫昔芬用于减少乳腺癌风险的推荐疗程为 10 年。因此对于该患者的他莫昔芬治疗方案没有什么需要指出的
   b. 基于一项最新研究,每日 40mg 疗效更好,建议增加他莫昔芬的剂量为每日 40mg
   c. 基于最新关于 AI_s 的疗效和耐受性更好的研究结果,更换患者的治疗方案为 AI
   d. 基于最新研究显示:每日 10mg 和每日 20mg 是等效的,但每日 10mg 耐受性更好,建议减少他莫昔芬的剂量为每日 10mg
   e. 他莫昔芬用于降低乳腺癌风险的推荐使用疗程是 5 年

   正确答案 e。NSABP 乳腺癌预防试验的结果显示使用他莫昔芬超过 5 年的风险(子宫癌发病率升高、深静脉血栓形成)大于获益。
   错误答案 a。NSABP 乳腺癌预防试验的结果显示使用他莫昔芬超过 5 年的风险(子宫癌发病率升高、深静脉血栓形成)大于获益。
   错误答案 b。他莫昔芬预防乳腺癌的有效剂量为每日 20 mg。
   错误答案 c。美国预防医学工作组(USP-STE)建议降低乳腺癌风险的药物不包括芳香化酶抑制剂。他莫昔芬和雷洛昔芬是目前 USPSTF 推荐的唯一制剂。
   错误答案 d。他莫昔芬预防乳腺癌的有效剂量为每日 20mg。

18. 患者咨询,你能否推荐一种已证实对降低乳腺癌风险有效的膳食补充方案。
   a. 维生素 A 每日 100U 可有效地降低乳腺癌风险
   b. 维生素 D 每日 200mg 可有效地降低乳腺癌风险
   c. 维生素 C 每日 500mg 可有效地低乳腺癌风险
   d. 没有任何膳食补充方案可有效地降低乳腺癌风险
   e. 维生素 E 每日 200mg 可有效地降低乳腺癌风险

   正确答案 d。没有任何膳食补充方案可有效地降低乳腺癌风险
   错误答案 a。维生素 A 每日 100U 未被证实可有效地降低乳腺癌风险。
   错误答案 b。维生素 D 每日 200mg 未被证实可有效地降低乳腺癌风险。
   错误答案 c。维生素 C 每日 500mg 未被证实可有效地降低乳腺癌风险。
   错误答案 e。维生素 E 每日 100U 未被证实可有效地降低乳腺癌风险。

19. 下列哪个组织机构在其网站上发布的基于临床证据的癌症临床实践指南影响了超过 90% 的癌症患者?
   a. 美国癌症协会
   b. 美国东部肿瘤协作组
   c. 国家综合癌症网络
   d. 美国国家癌症研究所

e. 美国卫生系统药学协会

正确答案 c。美国国家综合癌症网络临床实践指南是癌症治疗的循证指南,影响了超过 90% 的癌症患者,该指南可通过以下链接访问:http://www.nccn.org/professionals/physician_gls/f_guidelines.asp。

错误答案 a。美国癌症协会网站不是一个影响超过 90% 癌症患者的癌症循证临床实践指南的资源。

错误答案 b。美国东部肿瘤协作组不是一个影响超过 90% 癌症患者的癌症循证临床实践指南的资源。

错误答案 d。美国国家癌症研究所不是一个影响超过 90% 癌症患者的癌症循证临床实践指南的资源。

错误答案 e。美国卫生系统药学协会不是一个影响超过 90% 癌症患者的癌症循证临床实践指南的资源。

---

20. 下列哪种抗肿瘤药物有可能导致关节痛和肌痛?选择所有正确的答案。
    a. 多西他赛,伊沙匹隆,来曲唑,依西美坦
    b. 紫杉醇,伊沙匹隆,阿那曲唑
    c. 阿那曲唑,依西美坦
    d. 来曲唑,阿那曲唑,依西美坦

    正确答案 a、b、c 和 d。使用紫杉类、芳香化酶抑制剂和埃博霉素类药物的患者常出现关节痛和肌痛。

---

21. 下列哪种抗肿瘤药物是起疱剂?选择所有正确的答案。
    a. 5 - 氟尿嘧啶
    b. 氟维司群
    c. 阿霉素
    d. 甲氨蝶呤
    e. 表柔比星

    正确答案 c。阿霉素外渗可导致组织坏死。阿霉素和其他蒽环类抗肿瘤抗生素应由专业人员进行给药。

    正确答案 e。表阿霉素外渗可导致组织坏死,应由专业人员进行给药。

    错误答案 a。5 - 氟尿嘧啶外渗不会导致

组织坏死。

    错误答案 b。氟维司群不是起疱剂,可以通过肌内注射给药。

    错误答案 d。甲氨蝶呤外渗不会导致组织坏死。

---

22. 下列哪种抗肿瘤药物可有效用于 ER 阴性、HER2 阴性的绝经后乳腺癌的辅助治疗?选择所有正确的答案。
    a. 环磷酰胺
    b. 表柔比星
    c. 阿霉素
    d. 来曲唑

    正确答案 a。环磷酰胺可有效治疗 ER 阴性,HER2 阴性的乳腺癌。

    正确答案 b。表柔比星可有效治疗 ER 阴性,HER2 阴性的乳腺癌。

    正确答案 c。阿霉素可有效治疗 ER 阴性,HER2 阴性的乳腺癌。

    错误答案 d。来曲唑对 ER 阴性乳腺癌的治疗是无效的。

第 16 章 结直肠癌

1. JM,55 岁,非洲裔美国人,考虑进行结直肠癌筛查。他询问该年龄段推荐的筛查项目。下列哪项筛选最适合该患者?
   a. 胸部、腹部和骨盆的 CT/PET
   b. 直肠指检
   c. 软式乙状结肠镜检查
   d. 结肠镜检查
   e. 血液 CEA 检测

   答案 d 是正确的。结肠镜检查的优点是可观察全结肠,可去除任何异常息肉,用于活检。缺点包括侵袭性操作、费用较高和需要镇静。

   答案 a 是不正确的。对于结直肠癌或其他癌症,全身扫描均不是有效监测工具。不必要的影像学检查也使患者暴露于不必要的辐射当中,并增加医疗保健系统的经济负担。与此相反,CT 结肠成像是公认的筛查工具,但限用于发现腺瘤等任何异常需进一步进行结肠镜检查的患者。

   答案 b 是不正确的。如 JM 今年没有患病,

应进行直肠指检和 PSA 血液检测以诊断前列腺癌。

答案 c 是不正确的。软式乙状结肠镜仅适用于结肠下部成像,如发现任何异常需进一步进行全结肠镜检查。

答案 e 是不正确的。CEA 在其他恶性疾病和良性疾病时也可升高,不能作为结直肠癌的有效筛查方法。已通过其他手段确诊的结直肠癌,可通过 CEA 水平来确定其严重程度,评估治疗效果,并监测疾病复发。

2. 以下哪项可能增加结直肠癌的风险?选择所有正确的答案。
   a. 肥胖
   b. 遗传性非息肉病性结直肠癌(HNPCC)
   c. 激素替代疗法(HRT)
   d. 低膳食纤维
   e. 酗酒

   答案 a 是正确的。肥胖可增加结直肠癌的风险。

   答案 b 是正确的。HNPCC 可增加结直肠癌的风险。HNPCC 是一种遗传性疾病,导致 DNA 错配修复缺陷并诱发人体多种不同的癌症,包括结直肠癌、子宫内膜癌、卵巢癌、胃癌等。

   答案 d 是正确的。低膳食纤维可增加结肠癌的风险。

   答案 e 是正确的。酗酒可增加结直肠癌的风险。

   答案 c 是不正确的。HRT 可降低结直肠癌的风险。但考虑 HRT 相关的其他风险,包括增加其他类型癌症的风险,不推荐进行 HRT 预防。

3. 根据国家指南,筛查结直肠癌平均风险的推荐年龄是多少?
   a. 不晚于 21 岁
   b. 40 岁
   c. 45 岁
   d. 50 岁

   答案 d 是正确的。筛查的频次取决于采用的筛查方法。

   答案 a 是不正确的。平均风险的女性应该

在第一次性交后 3 年开始进行宫颈涂片检查,但不晚于 21 岁。

答案 b 是不正确的。平均风险的女性应该从 40 岁开始每年接受乳房 X 光检查。

答案 c 是不正确的。高风险的男性,如非裔美国人,应该在 45 岁接受前列腺癌筛查,由美国癌症协会提供风险的咨询和筛查的好处。值得注意的是,其他组织机构如美国国家综合癌症网络推荐评估和咨询应于 40 岁开始。

4. 以下哪项是结肠癌的体征或症状?选择所有正确的答案。
   a. 便秘
   b. 腹痛
   c. 体重减轻
   d. 腹泻

   答案 a、b、c 和 d 是正确的。结直肠癌的症状是非特异性的,这使得筛查成为重要的诊断方法。

5. 在一次常规结肠镜检查中,KG 被确诊为患有 I 期结肠癌,其他方面均正常。目前没有任何症状,也没有任何的癌症并发症。肿瘤科医生可能会建议他进行怎样的治疗?
   a. 新辅助化疗
   b. 手术
   c. 放射治疗
   d. 辅助化疗

   答案 b 是正确的。手术切除治疗是早期结肠癌的主要治疗方法。

   答案 a 是不正确的。新辅助化疗可把不能切除的肿瘤变成可以手术切除的肿瘤。

   答案 c 是不正确的。放射治疗不常规用于结肠癌。它可用于不适合手术的患者、肿瘤较大的患者,或者作为局部治疗以控制局部的复发。以上治疗策略不适用于该患者。

   答案 d 是不正确的。辅助化疗推荐用于 III 期或具有高风险因素的 II 期疾病。

6. 在下列治疗方案中,哪一项是治疗 III 期结肠癌推荐的一线辅助治疗方案?
   a. 氟尿嘧啶 + 亚叶酸钙
   b. FOLFOX

c. FOLFIRI

d. IFL

e. 氟尿嘧啶 + 放疗

　　答案 b 是正确的。MOSAIC 试验表明 Ⅲ 期患者在静脉滴注氟尿嘧啶基础上加用奥沙利铂,无病生存期和总生存期均增加。

　　答案 a 是不正确的。如果患者能耐受两种化疗药物,多个临床试验显示在氟尿嘧啶基础上加用奥沙利铂的化疗是有益的。

　　答案 c 是不正确的。静脉滴注氟尿嘧啶基础上加用伊立替康在辅助治疗中未显示出显著的疗效,但可作为转移性疾病的一线治疗。

　　答案 d 是不正确的。弹丸注射氟尿嘧啶加伊立替康导致的胃肠道毒性发生率高,因此不再推荐其作为结肠癌治疗的标准方案。

　　答案 e 是不正确的。放化疗是直肠癌的一线辅助治疗。

---

7. 关于结直肠癌的描述下面哪项是正确的? 选择所有正确的答案。

a. 手术和其他局部治疗无效

b. 结肠癌首先转移至肝脏

c. 转移性肿瘤患者的生存比早期疾病恶化迅速

d. FOLFOX + / − 贝伐珠单抗可用于一线治疗

e. FOLFIRI + / − 贝伐珠单抗可用于一线治疗

　　答案 b 是正确的。肺是第二个最常见的转移部位。

　　答案 c 是正确的。新的疗法可延长 Ⅳ 期结肠癌患者的中位生存期,但预后仍较差,这使得筛查和早期诊断非常重要。

　　答案 d 是正确的。只要患者最终能够使用所有类型的药物,顺序并不是转移性疾病的重点(例如,先使用哪个药物)。

　　答案 e 是正确的。虽然 FDA 批准贝伐珠单抗与 IFL 联合使用,但是一般建议 FOLFIRI,是由于其良好的耐受性。

　　答案 a 是不正确的。如果患者是有限的转移,例如,一个独立的肝转移,患者仍可接受包括手术的局部治疗。如果患者存在肿瘤并发症,如恶性肠梗阻,手术或放疗也可缓解疾病。

---

8. 审核下列卡培他滨的处方,女性结肠癌患者,体重 56kg,身高 165cm(BSA = 1.6m^2):

　　卡培他滨片剂(赛尼可)500mg。口服 4 粒,一日 2 次,饭后 30 分钟服用。服用 14 天,间隔 7 天,每 21 天重复一个周期。

　　数量:112 片;重复周期:2 次。

　　关于卡培他滨的处方项目哪些是正确的? 选择所有正确的答案。

a. 服药频次

b. 给药途径

c. 关于食物的说明

d. 给药 14 天及间隔 7 天的用药方案

e. 药品名称

　　答案 a 是正确的。初始剂量通常给予 1000 ~ 1250mg/m^2,bid。

　　答案 b 是正确的。请务必谨慎推荐,有害制剂—处理和处置时使用预防措施。

　　答案 c 是正确的。空腹服用卡培他滨可能会导致更高的 Cmax(最大药物浓度)和毒性。

　　答案 d 是正确的。大多数方案为给药 14 天,停药 7 天,每 3 周重复。有很多例外情况,但所有的治疗方案均应包括内置的休息时间。

　　答案 e 是不正确的。卡培他滨的商品名是希罗达。赛尼可是奥利司他,是一种减肥的处方药。

---

9. PL,男性,67 岁,有糖尿病(DM)和酗酒史。PL 正在接受临床第七周期的奥沙利铂治疗。他目前在家里服用卡培他滨。PL 的全血细胞计数(CBC)在正常范围内。在输注奥沙利铂前,如果需要减少剂量或控持剂量,需要检测哪项参数? 选择所有正确的答案。

a. 通过肌酐清除率推测肾功能

b. 通过谷草转氨酶(AST)、谷丙转氨酶(ALT)推测肝功能

c. 总胆红素

d. 评估神经毒性副反应

　　答案 a 和 d 是正确的。奥沙利铂和其他铂类化疗药物相似,主要经肾脏排泄。FDA 批准的说明书中对肌酐清除率有具体推荐建议,严重肾功能不全者慎用。说明书中推荐,发生 2 级持续性神经毒性,应进行剂量调整;发生 3 级毒性事件,应考虑停药。发生严重胃肠道毒性和骨髓抑制时也推荐进行剂量调整。

　　答案 b 和 c 是不正确的。奥沙利铂主要的清除途径不是肝代谢,不影响其剂量。严重肝损伤时应密切监护卡培他滨由于清除减少而增加的毒性。

---

10. BK 正在接受 FOLFOX 方案化疗。下列哪项因素可引起急性奥沙利铂神经毒性加重,需要 BK 在短期内避免?

　　a. 阳光直射

　　b. 冷

　　c. 热

　　d. 紧身服装

　　e. 采用非处方药物治疗痤疮

　　答案 b 是正确的。奥沙利铂通常可导致急性感觉神经病变,低温可诱发或使其加重。

　　答案 a 是不正确的。BK 也应避免阳光直射或使用防晒霜,因为氟尿嘧啶可引起光敏反应。

　　答案 c 是不正确的。输注氟尿嘧啶应避免极高温,以减少因极高温导致的手足综合征(PPE)恶化。PPE 在使用卡培他滨或长时间输注氟尿嘧啶时多见。

　　答案 d 是不正确的。紧身服装易导致患者发生区域性的 PPE 皮疹。

　　答案 e 是不正确的。OTC 治疗痤疮时患者不适宜使用 EGFR 药物,如西妥昔单抗或帕尼单抗,因为其可导致痤疮样皮疹。

---

11. 以下哪项是贝伐珠单抗治疗可能发生的不良反应? 选择所有正确的答案。

　　a. 低血压

　　b. 蛋白尿

　　c. 伤口愈合延迟

　　d. 出血和血栓事件

　　答案 b 是正确的。患者很少发展为肾病综合征。监测尿蛋白,如 24 小时尿蛋白检测出现 2+ 或更多,应进行随访。某些医师选择监测尿蛋白/尿肌酐比值来替代尿蛋白检测。

　　答案 c 是正确的。FDA 黑框警告,使用贝伐珠单抗后应延期手术至少 28 天。手术后的患者应在术后至少 28 天,伤口完全愈合后,开始使用贝伐珠单抗。如患者伤口出现开裂,应立即停止使用贝伐珠单抗。

　　答案 d 是正确的。有报道使用贝伐珠单抗治疗出现致命性出血。血栓事件通常是动脉血栓(例如,CVA、MI、TIA)。

　　答案 a 是不正确的。高血压是常见不良反应,可能是严重的、危及生命的。开始药物治疗后应常规监测血压。

---

12. GW,男性,58 岁,转移性结肠癌,正在进行伊立替康和西妥昔单抗的治疗。到达输液中心时,他主诉整个胸部、面部都出现了"皮疹"。肿瘤科护士咨询你如何处理该事件,你的建议应包含以下哪些内容? 选择所有正确的答案。

　　a. 推荐他去咨询医生异维 A 酸,给他提供 FDA 批准的医学指南,并解释 iPLEDGE 计划以降低出生缺陷

　　b. 推荐他在皮肤患处使用保湿乳液

　　c. 嘱患者使用防晒霜,因阳光直射会加重他的病情

　　d. 建议他询问医生有关四环素类的使用,如多西环素或米诺环素

　　e. 消除患者的顾虑,告知他该副反应可能预示肿瘤对该治疗方案反应阳性

　　答案 b 是正确的。这是一个有效的建议。推荐患者应用保湿乳和面霜可能是不合常理的,因为粉刺患者不应用保湿乳和面霜,因此可告知该类患者可不受限制地使用保湿乳和面霜。

　　答案 c 是正确的。这是一个有效的建议。推荐进行防晒,如帽子、衣服或充足的防晒霜。

　　答案 d 是正确的。这是一个有效的建议。尽管临床证据较少,但是四环素类可有效治疗 EGFR 皮疹,降低其严重程度。

　　答案 e 是正确的。这是一个有效的建议。虽然药效与皮疹相关,但是严重的皮疹可能仍需要调整剂量或推迟西妥昔单抗的使用。

　　答案 a 是不正确的。该建议不恰当。虽然 EGFR 药物可引起痤疮样皮疹,但标准的痤疮治疗如视黄醇对其并没有疗效,甚至可能加剧皮疹。

---

13. 下列哪项结直肠癌的治疗方案,应重点关注其过敏反应?

　　a. 伊立替康和贝伐珠单抗

b. 卡培他滨和奥沙利铂
c. 帕尼单抗和氟尿嘧啶
d. 奥沙利铂和西妥昔单抗

答案 d 是正确的。奥沙利铂和西妥昔单抗的 FDA 批准的说明书均包括过敏反应的黑框警告。对使用该类药物的患者应进行密切监护,并准备逆转剂(如抗组胺药、肾上腺素、糖皮质激素、支气管扩张剂、氧气)。

答案 a 是不正确的。伊立替康给药后可引起急性胆碱能综合征。贝伐珠单抗是人源的单克隆抗体,未显示有输液或过敏反应的风险。

答案 b 是不正确的。卡培他滨过敏反应较罕见。奥沙利铂与其他铂类化疗一样(顺铂和卡铂),应密切监测其过敏反应。

答案 c 是不正确的。帕尼单抗是全人源单克隆抗体,其输注和过敏反应比西妥昔单抗更少。

---

14. UGT1A1 * 28 突变可以导致怎样的药动学变化?
a. 降低氟尿嘧啶清除率
b. 增加氟尿嘧啶清除率
c. 降低伊立替康清除率
d. 增加伊立替康清除率

答案 c 是正确的。携带 UGT1A1 * 28 等位基因突变纯合子的患者,FDA 批准的说明书中建议其初始剂量降低一个级别。突变杂合子的患者对伊立替康的清除率也降低,但不推荐经验性降低剂量。

答案 a 是不正确的。UGT1A1 * 28 介导的葡萄糖醛酸化对于氟尿嘧啶的清除并不重要。相比之下,DPD 缺乏可显著降低氟尿嘧啶的清除率。

答案 b 和 d 是不正确的。

---

15. 以下哪项会增加氟尿嘧啶的毒性风险? 选择所有正确的答案。
a. DPD 缺乏
b. K - ras 突变
c. 选择弹丸注射代替输注
d. 与亚叶酸钙合用
e. 加大剂量

答案 a 是正确的。DPD 缺陷患者禁止使用氟尿嘧啶,因其可导致活性代谢产物在体内蓄积。

答案 c 是正确的。弹丸注射方案如 Mayo Clinic 方案与静脉输注氟尿嘧啶相比,其骨髓抑制、黏膜炎和腹泻的风险增加。

答案 d 是正确的。亚叶酸使氟尿嘧啶的活性代谢物(FdUMP)与胸苷酸合成酶的结合变得稳定,增加其活性。

答案 e 是正确的。氟尿嘧啶与大多数化疗一样,呈直接的剂量 - 反应关系。

答案 b 是不正确的。K - ras 突变是重要的预后指标(突变表明预后较差),预示对 EG-FR1 药物包括西妥昔单抗和帕尼单抗无反应,但并不影响氟尿嘧啶治疗。

---

16. 以下哪项商品名或缩写与他们的通用名相匹配? 选择所有正确的答案。
a. 5 - FU = 氟尿嘧啶
b. CPT - 11 = 伊立替康
c. Elitek = 奥沙利铂
d. Vectibix = 帕尼单抗
e. Avastin = 贝伐珠单抗

答案 a 是正确的。5 - FU 是氟尿嘧啶常用的缩写。

答案 b 是正确的。CPT - 11 是伊立替康常用的缩写。

答案 d 是正确的。维克替比是帕尼单抗的商品名。

答案 e 是正确的。阿瓦斯汀是贝伐珠单抗的商品名。

答案 c 是不正确的。乐沙定是奥沙利铂的商品名。埃立特是拉布立酶,用于防止肿瘤溶解综合征。

---

17. 大多数癌症治疗采用体表面积计算给药剂量。下列哪种药物以 mg/m^2 计算剂量? 选择所有正确的答案。
a. 氟尿嘧啶
b. 奥沙利铂
c. 伊立替康
d. 贝伐珠单抗
e. 西妥昔单抗

答案 a、b、c 和 e 是正确的。以上药物以 mg/m² 计算剂量。

答案 d 是不正确的。贝伐珠单抗的说明书采用 mg/kg 计算剂量。

---

18. 下列哪些医疗措施是 Guaiac – Based 法粪便试验前应避免的？选择所有正确的答案。
    a. 环丙沙星
    b. 阿司匹林
    c. 布洛芬
    d. 塞来昔布
    e. 直肠灌肠

    答案 b、c、d 和 e 是正确的。在检测前 3 天避免直肠灌肠剂、直肠用药以及直肠指检；在检测前 7 天避免服用阿司匹林和非其他甾体抗炎药；如果粪便有明显的痔血应避免检测；延迟检测直到月经出血结束后 3 天。

    答案 a 是不正确的。抗生素不会影响粪便检测的灵敏度或特异性。

---

19. 下列哪些治疗结直肠癌的药物是拓扑异构酶Ⅰ抑制剂？选择所有正确的答案。
    a. 卡培他滨
    b. 奥沙利铂
    c. 伊立替康
    d. 氟尿嘧啶

    答案 c 是正确的。伊立替康（Camptosar）是拓扑异构酶Ⅰ抑制剂。

    答案 a 是不正确的。卡培他滨是抗代谢类药物。

    答案 b 是不正确的。奥沙利铂是铂类药物。

    答案 d 是不正确的。氟尿嘧啶是抗代谢类药物。

---

20. 以下哪些治疗结直肠癌的单克隆抗体会导致电解质流失？
    a. 氟尿嘧啶
    b. 西妥昔单抗
    c. 奥沙利铂
    d. 帕尼单抗

    答案 b 和 d 是正确的。西妥昔单抗和帕尼单抗可能会导致电解质流失。

    答案 a 和 c 是不正确的。氟尿嘧啶（抗代谢药物）和奥沙利铂（铂类药物）不是单克隆抗体。

第 17 章　皮肤黑色素瘤

1. AE，28 岁，女性，全科医生正在为她进行每年例行的检查。最近 AE 的哥哥在进行基底细胞癌的治疗。以下哪项是 AE 应该了解的与黑色素瘤相关的风险因素？选择所有正确的答案。
    a. 存在多个发育不良痣
    b. 存在遗传因素
    c. 皮肤白皙且容易晒伤
    d. 均匀的棕色痣

    答案 a 是正确的。存在多个发育不良痣是黑色素瘤相关的危险因素。

    答案 b 是正确的。存在遗传因素（如着色性干皮、家族性非典型多痣综合征、遗传性发育不良痣综合征）是黑色素瘤相关的危险因素。

    答案 c 是正确的。白皙皮肤容易晒伤的人群更容易患黑色素瘤。

    答案 d 是不正确的。正常痣表现为均匀的棕色、棕褐色或黑色斑点，圆形或椭圆形，呈水平或凸出。痣的直径通常小于 6mm，大小、形状和颜色相同。

---

2. 以下哪项关于黑色素瘤亚型的描述是正确的？选择所有正确的答案。
    a. 表面扩散性黑色素瘤是最常见的黑色素瘤类型，其病变通常始于先前存在的痣
    b. 结节性黑色素瘤生长缓慢，其发展和扩散呈垂直增长模式
    c. 儿童较多出现雀斑样恶性黑色素瘤，其病变不易转移
    d. 葡萄膜黑色素瘤是罕见的下肢恶性肿瘤，其产生于脉络的膜色素上皮，易转移至肝脏

    答案 a 是正确的。浅表扩散性黑色素瘤是黑色素瘤最常见的类型，约占全部黑素瘤病例的 70%，并且女性比男性更常见。病变通常来源于已存在的痣，由最初的扁平发展为后来的不规则和不对称。

    答案 b 是正确的。结节性黑色素瘤是黑色

素瘤第二常见的类型,占所有黑色素瘤病例的15%～30%,并且男性比女性常见。不像浅表扩散性黑素瘤,结节性黑素瘤的增长较快,病变的发展和扩散呈垂直生长模式。病变通常是均匀的深蓝－黑色,最常位于头部、颈部和躯干。

答案 c 是正确的。恶性雀斑样黑色素瘤占黑色素瘤的病例数较少,通常出现于老年人,典型病变部位是老年白人的脸上。相比黑色素瘤的其他亚型,恶性雀斑样黑色素瘤通常不会转移。

答案 d 是正确的。葡萄膜黑色素瘤是眼睛的黑素瘤,来自脉络膜的色素上皮。葡萄膜黑色素瘤的发病罕见,成人中最常见的是眼病变,其转移最常出现在肝脏。

---

3. FB,女性,25 岁,经过 1 个月晒黑后,其皮肤出现暗斑和多种病变,现在皮肤科门诊接受初步的检查。下列哪项是用来识别和评价可疑病变的 ABCDE 规则的一部分? 选择所有正确的答案。

a. 不对称
b. 边缘不规则
c. 病变的颜色
d. 病变的深度
e. 病变的发展或变化特征

答案 a 是正确的。A 是不对称,痣的一半与另一半不相匹配。

答案 b 是正确的。B 是边缘不规则,痣的边缘经常不规则、模糊、参差不齐或缺口。

答案 c 是正确的。C 是颜色,痣的颜色不统一;可呈现不同程度的棕褐色或蓝黑色,有时是红色、紫色和白色的混合色。

答案 e 是正确的。E 是病变的发展或变化特征。

答案 d 是不正确的。D 是直径,尽管黑色素瘤有时直径小于 6mm(ACS),但是病变通常大于 6mm 直径。

---

4. TS,男性,35 岁,在皮肤科门诊对上周确定的可疑病变进行诊断。哪项是确定诊断的最佳方法?

a. 获得完整的临床检查、患者和家族的病史
b. 获取完整的实验室数据,包括血液、电解质、

肝功能检测和乳酸脱氢酶(LDH)
c. 考虑表面正常皮肤 1～3mm 边缘的全层切除活检
d. 考虑进行胸部 X 射线和 CT 扫描确认诊断

答案 c 是正确的。可疑病灶的切除活检是确认黑色素瘤诊断的唯一途径。正常皮肤 1～3mm 的全层切除活检是首选方法,因为它可去除整个病变。

答案 a 是不正确的。一份完整的临床检查,了解患者和家族病史是为了确认和评估潜在的风险因素,并不能确定黑色素瘤的诊断。

答案 b 是不正确的。实验室检查包括血液学、电解质、肝功能检测和/或 LDH,可用于确认和评估患者的临床状态,并不能确定黑色素瘤的诊断。

答案 d 是不正确的。诊断检查如胸部 X 射线、CT 扫描、MRI、PET 扫描和/或骨扫描,可用于确认和评估可能出现的局部区域淋巴结病灶或转移,而不是用来确认黑色素瘤的诊断。

---

5. 根据美国癌症协会(ACS),预防和筛查黑色素瘤的建议是什么? 选择所有正确的答案。

a. 穿戴合适的防护衣,尽可能多地覆盖暴露的皮肤(即太阳眼镜、宽边帽子、长袖服装等)
b. 使用 SPF≥15 的防晒乳液
c. 避免上午 10 点到下午 4 点之间紫外线最强的阳光直射
d. 避免使用晒黑床或太阳灯,尽量减少暴露的紫外线辐射

答案 a 是正确的。穿着衣服防止太阳暴晒皮肤。最好采用长袖衬衫、长裙或长裤防护。深色衣服比浅色衣服效果更好。

答案 b 是正确的。皮肤暴露在阳光下时,使用 SPF 大于等于 15 的防晒霜和润唇膏进行防护。最好在阳光照射前 20～30 分钟使用防晒霜,如果出汗或游泳,最好每 2 小时或更频繁地重新涂抹防晒霜。

答案 c 是正确的。避免上午 10 点到下午 4 点之间紫外线辐射最强时进行阳光直射。如果不得不进行室外活动,必须穿着防晒服和使用防晒霜进行防护。

答案 d 是正确的。避免使用晒黑床或太阳灯,尽量减少紫外线辐射。紫外线辐射潜在的

危害可增加黑色素瘤的发生风险。

---

6. 下列哪种分子靶向标志物与转移性黑色素瘤的治疗相关？选择所有正确的答案。
   a. EGFR(+)突变
   b. *K* – ras 野生型
   c. BRAF V600(+)突变
   d. VEGF(+)突变
   e. ALK(+)突变

   答案 c 是正确的。BRAF V600E 或 V600K 突变是转移性或不可切除的黑色素瘤治疗相关的分子标志物。

   答案 a 是不正确的。EGFR 突变不是转移性或不可切除的黑色素瘤治疗相关的分子标志物。

   答案 b 是不正确的。*K* – ras 野生型不是转移性或不可切除的黑色素瘤治疗相关的分子标志物。

   答案 d 是不正确的。VEGF 突变不是转移性或不可切除的黑色素瘤治疗相关的分子标志物。

   答案 e 是不正确的。ALK 突变不是转移性或不可切除的黑色素瘤治疗相关的分子标志物。

---

7. TN 是一位 54 岁的男性，被诊断出患有Ⅳ期转移性黑色素瘤。TN 的评分较高，没有并发症，被认为是进行免疫治疗的理想患者。下列哪项免疫治疗是 TN 应选择的治疗方案？
   a. 干扰素 α – 2b
   b. 达卡巴嗪
   c. 卡莫司汀
   d. 白介素 – 2(IL – 2)
   e. 紫杉醇

   答案 d 是正确的。FDA 批准大剂量白细胞介素 – 2 用于评分高的转移性黑色素瘤患者的免疫治疗。

   答案 a 是不正确的。大剂量干扰素 α – 2b 是目前唯一经 FDA 批准用于辅助治疗黑色素瘤的药物。

   答案 b 是不正确的。达卡巴嗪是化疗药物，FDA 批准其作为单药治疗转移性黑色素瘤。

   答案 c 是不正确的。卡莫司汀是化疗药物，与其他化疗药物联合组成 Dartmouth 方案，用于Ⅳ期转移性黑色素瘤的治疗。

   答案 e 是不正确的。紫杉醇是化疗药物，已用于转移性黑色素瘤的治疗中；但是，其有效率与达卡巴嗪单药治疗相比较低(6% ~ 18%)。

---

8. 下列哪项可用于不能手术切除的黑色素瘤患者治疗的口服制剂？选择所有正确的答案。
   a. 卡培他滨
   b. 拉帕替尼
   c. 厄洛替尼
   d. 丙卡巴肼
   e. 威罗菲尼

   答案 e 是正确的。威罗菲尼(Zelboraf)是 BRAF 激酶抑制剂，FDA 批准用于治疗 BRAF V600E 突变(+)的转移性或不可切除的恶性黑色素瘤。

   答案 a 是不正确的。卡培他滨(希罗达)是 FDA 批准用于治疗转移性结直肠癌和乳腺癌，并作为Ⅲ期结肠癌的辅助用药。

   答案 b 是不正确的。拉帕替尼(Tykerb)是 FDA 批准与卡培他滨联合用于治疗晚期或转移性乳腺癌的药物。

   答案 c 是不正确的。厄洛替尼(特罗凯)是 FDA 批准用于治疗晚期或转移性非小细胞肺癌和胰腺癌的药物。

   答案 d 是不正确的。FDA 批准丙卡巴肼(甲基苄肼)用于治疗霍奇金病，并作为 MOPP 化疗方案的一部分，该方案包含氮芥、长春新碱、丙卡巴肼和泼尼松。

---

9. KT 是一位 45 岁的女性，被诊断出患有Ⅲ期黑色素瘤；现已进行肿瘤手术切除，但发现淋巴结(+)(4/10 的淋巴结)。临床正在讨论对 KT 进行辅助治疗。下列哪项是 KT 的最佳治疗方案？
   a. 易普利单抗
   b. 白介素 – 2(IL – 2)
   c. 干扰素 α – 2b
   d. 丙卡巴肼
   e. 曲美替尼

   答案 c 是正确的。大剂量干扰素 α – 2b 是目前唯一经 FDA 批准用于黑色素瘤辅助治疗的药物。

答案 a 是不正确的。易普利单抗(Yervoy)是靶向细胞毒性 T 淋巴细胞抗原 - 4(CTLA - 4)受体的单克隆抗体,产生直接针对黑素瘤的免疫应答。易普利单抗是 FDA 批准用于转移性或不能切除的黑色素瘤的治疗。

答案 b 是不正确的。FDA 批准大剂量白细胞介素 - 2 用于治疗评分高的转移性黑色素瘤患者的免疫治疗。

答案 d 是不正确的。丙卡巴肼是化疗药物,FDA 批准其联合其他化疗药物组成 MOPP 方案用于霍奇金淋巴瘤的治疗。

答案 e 是不正确的。曲美替尼(Mekinist)是一种 MEK 抑制剂,FDA 批准用于治疗 BRAF V600E 或 V600K 突变的转移性或不能切除的黑色素瘤。曲美替尼是可逆的选择性丝裂原活化的细胞外激酶(MEK)抑制剂,其能激活下游 BRAF 基因。

10. DS 是一位 35 岁的男性,已被诊断出患有Ⅳ期不能手术切除的黑色素瘤,他在肿瘤科医生办公室接受问诊并对第二次治疗使用易普利单抗进行评估。在 DS 接受治疗前应该监测哪些副反应?选择所有正确的答案。

a. 免疫介导的便秘
b. 免疫介导的结肠炎
c. 免疫介导的内分泌紊乱
d. 免疫介导的皮疹

答案 b 是正确的。小肠结肠炎(例如,腹泻)是易普利单抗最常见的不良反应。在开始治疗后平均 6 ~ 7 周出现。中度非感染性小肠结肠炎(腹泻 < 6 次)可以用止泻药进行治疗。严重的腹泻应给予静脉注射大剂量糖皮质激素[如甲基强的松龙 1 ~ 2mg/(kg·d)],直到症状消退,然后继续使用类固醇至少 1 个月,以避免症状加重。对于中重度小肠结肠炎,应暂停治疗。

答案 c 是正确的。免疫介导的内分泌紊乱(如垂体功能低下、肾上腺皮质功能减退、性腺功能减退和甲状腺功能低下)已有报道。在开始治疗后平均 11 周出现。应监测症状和体征,并给予适当的治疗,用大剂量糖皮质激素

或对有症状的患者进行激素替代治疗。

答案 a 是不正确的。便秘不是易普利单抗相关的免疫介导副反应。

答案 d 是不正确的。易普利单抗治疗不会发生免疫介导的皮疹。

11. CD 是一位 28 岁的女性,开始进行大剂量干扰素 α - 2b 的免疫治疗。下列哪项是干扰素相关的副反应。选择所有正确的答案。

a. 流感样症状,需要用药前给予退热药
b. 疲劳
c. 抑郁
d. 嗜睡和意识模糊

答案 a 是正确的。绝大多数患者(> 80%)可出现流感样症状,并伴随发热、寒战、头痛、肌痛和关节痛。症状通常在治疗后几小时内发生,可持续长达 24 小时,并可因此限制某些患者的剂量。后续注射时症状发生率较低。推荐给药前给予解热剂(即对乙酰氨基酚或吲哚美辛),以减少发热和寒战的发生风险和严重程度。

答案 b 是正确的。疲劳(8% ~ 96%)是大剂量干扰素 α - 2b 常出现的剂量限制性副反应。值得注意的是,如果在高龄患者(> 65 岁)中使用大剂量干扰素 α - 2b,发展为疲劳和继发性神经毒性的风险增加。

答案 c 是正确的。抑郁(3% ~ 40%)是大剂量干扰素 α - 2b 常见的副反应。值得注意的是,如果患者存在抑郁症和/或其他心理障碍史,或是在高龄患者(> 65 岁)中使用大剂量干扰素 α - 2b,会增加其继发性神经毒性的风险。

答案 d 是正确的。嗜睡(< 33%)和意识模糊(< 12%)是大剂量干扰素 α - 2b 常见的副反应。值得注意的是,如果在高龄患者(> 65 岁)中使用大剂量干扰素 α - 2b,会增加其继发性神经毒性的风险。

12. HM 是一位 52 岁的男性,被诊断出患有 BRAF V600E 突变(+)的不能切除的黑色素瘤。累及中枢神经系统(CNS)未接受治疗,其体力评分较差。下列哪些治疗方法对 HM 是合适的?

a. 白介素 – 2（IL – 2）

b. 替莫唑胺

c. 威罗菲尼

d. 达卡巴嗪

e. 易普利单抗

　　答案 c 是正确的。威罗菲尼（Zelboraf）是 BRAF 激酶抑制剂，FDA 批准用于治疗 BRAF V600E 突变（+）的转移性或不可切除的黑色素瘤。威罗菲尼是初诊带有 BRAF V600E 突变（+）的不可切除的黑色素瘤患者的一线用药，其不能治疗伴有脑转移及评分低的患者。

　　答案 a 是不正确的。大剂量白细胞介素 – 2 用于治疗评分高、无中枢神经系统疾病的转移性黑色素瘤，IL – 2 相关的许多严重的副反应需要持续监测。

　　答案 b 是不正确的。替莫唑胺（泰道）是一种口服烷化剂，用于未标记指示的转移性或不可切除的黑色素瘤的治疗。骨髓抑制（例如白细胞减少和血小板减少症）是替莫唑胺相关的剂量限制性毒性。本药是初诊带有 BRAF V600E 突变（+）的不可切除的黑色素瘤患者的四线治疗方案，不能治疗伴有脑转移及评分低的患者。

　　答案 d 是不正确的。达卡巴嗪（DTIC）是烷化剂，FDA 批准可单药或联合使用治疗转移性黑色素瘤。与其他化疗药物合用，达卡巴嗪副反应增加（如骨髓抑制、潜在的高度致吐、流感样症状和静脉炎）。本药是初诊带有 BRAF V600E 突变（+）的不可切除的黑色素瘤患者的四线治疗用药，不能治疗伴有脑转移及评分低的患者。

　　答案 e 是不正确的。易普利单抗（Yervoy）是一种免疫治疗，用于评分高或低的转移性或不可切除的黑色素瘤患者，这些患者不能使用 IL – 2 联合易普利单抗进行治疗，由于其产生相关免疫介导的不良事件需要在治疗前进行持续监测。使用易普利单抗用于初诊带有 BRAF V600E 突变（+）的不可切除的黑色素瘤患者的三线治疗，其不能治疗伴有脑转移及评分低的患者。

13. LG 是一位 40 岁的女性，她正与肿瘤科专家讨论使用威罗菲尼进行治疗。以下哪项是威罗菲尼在治疗不可切除黑色素瘤时相关的副作用？选择所有正确的答案。

a. 关节痛

b. 皮肤鳞状细胞癌

c. Q – Tc 间期延长

d. 光敏性

　　答案 a 是正确的。关节痛是威罗菲尼最常见的非皮肤性不良反应。

　　答案 b 是正确的。皮肤鳞状细胞癌是威罗菲尼的副反应。在治疗后平均 6 ~ 7 周出现，可在不停止治疗的情况下进行手术切除。也有报道出现角化棘皮瘤和黑色素瘤。65 岁及以上且长期阳光照射、具有皮肤癌史的患者发病率较高。

　　答案 c 是正确的。威罗菲尼可出现 Q – Tc 间期延长。如果 Q – Tc 间期大于 500 毫秒，考虑终止治疗。应监测并调节电解质尤其是钾和镁。监测基线心电图，开始治疗后两周重复一次，每 1 ~ 3 个月进行临床评估。

　　答案 d 是正确的。威罗菲尼可出现光敏反应。出现史 – 约综合征需要停止治疗。

14. 以下哪项是激酶抑制剂联合方案批准用于不能手术切除或转移性 V600E 或 V600K 突变黑色素瘤的治疗方案？

a. 易普利单抗 + 达卡巴嗪

b. 白介素 – 2 + 替莫唑胺

c. 干扰素 α – 2b + 替莫唑胺

d. 威罗菲尼 + 达拉菲尼

e. 达拉菲尼 + 曲美替尼

　　答案 e 是正确的。近期，联合使用曲美替尼和达拉菲尼获得 FDA 批准用于转移性或不可切除的黑色素瘤的治疗，该联合方案可较好地抑制 MAPK 通路，并改善 BRAF V600 突变（+）患者的结局。

　　答案 a 是不正确的。易普利单抗是一种免疫制剂，而达卡巴嗪是一种静脉注射化疗药物。

　　答案 b 是不正确的。白细胞介素 – 2 是一种免疫制剂，而替莫唑胺是一种口服烷化剂。

答案 c 是不正确的。干扰素 α - 2b 是免疫制剂,而替莫唑胺是一种口服烷化剂。

答案 d 是不正确的。威罗菲尼和达拉菲尼是口服酪氨酸激酶抑制剂,批准用于 V600E 或 V600K 突变的不可切除或转移性黑色素瘤的治疗;然而,他们批准的是单药使用,而不是联合使用。

15. GD 是一位 68 岁的女性,被诊断出患有不能切除的晚期黑色素瘤。在她与肿瘤科医生讨论后,GD 决定开始使用达卡巴嗪进行化疗。对于不能切除的黑色素瘤使用单药治疗时,下列哪项是 FDA 批准的达卡巴嗪的正确剂量?

a. 在第 1 天和第 15 天给予 375mg/m² IV PB, 每 28 天重复一个周期

b. 20MU/m², IV PB,每周 5 次,持续 4 周,然后用 10MU/m² 皮下注射,每周 3 次,持续 48 周

c. 在第 1 ~ 5 天给予 250mg/m², IV PB,每 21 天重复一个周期

d. 每 8 小时给予 600 000U/kg,IV PB,最多给予 14 次;9 天后重复,每个疗程共给药 28 次

e. 口服 150mg/m² 持续 5 天,每 28 天重复一个周期

答案 c 是正确的。FDA 批准达卡巴嗪作为治疗黑色素瘤的单药,使用的剂量为第 1 ~ 5 天给予 250mg/m² IV PB,每 21 天重复一个周期。

答案 a 是不正确的。作为治疗黑色素瘤的单药,达卡巴嗪使用的剂量不正确。

答案 b 是不正确的。作为治疗黑色素瘤的单药,达卡巴嗪使用的剂量不正确。

答案 d 是不正确的。作为治疗黑色素瘤的单药,达卡巴嗪使用的剂量不正确。

答案 e 是不正确的。作为治疗黑色素瘤的单药,达卡巴嗪使用的剂量不正确。

16. PF 是一位 42 岁的男性,最近切除了Ⅲ期黑色素瘤,正在临床讨论其辅助治疗方案。当使用单药辅助治疗黑色素瘤时,下列哪项是 FDA 批准的干扰素 α - 2b 的正确剂量?

a. 在第 1 天和第 15 天给予 375mg/m², IV PB, 每 28 天重复一个周期

b. 20MU/m²,IVPB,每周五次,持续 4 周,然后用 10MU/m² 皮下注射,每周三次,持续 48 周

c. 在第 1 ~ 5 天给予 250mg/m², IV PB,每 21 天重复一个周期

d. 每 8 小时给予 600 000U/kg,IV PB,最多给予 14 次;9 天后重复,每个疗程共给药 28 次

e. 口服 150mg/m² 持续 5 天,每 28 天重复一个周期

答案 b 是正确的。FDA 批准干扰素 α - 2b 作为治疗黑色素瘤的单药,使用的剂量为 20MU/m²,IV PB,每周五次,持续 4 周,然后用 10MU/m² 皮下注射,每周三次,持续 48 周。

答案 a 是不正确的。作为治疗黑色素瘤的单药,干扰素 α - 2b 使用的剂量不正确。

答案 c 是不正确的。作为治疗黑色素瘤的单药,干扰素 α - 2b 使用的剂量不正确。

答案 d 是不正确的。作为治疗黑色素瘤的单药,干扰素 α - 2b 使用的剂量不正确。

答案 e 是不正确的。作为治疗黑色素瘤的单药,干扰素 α - 2b 使用的剂量不正确。

17. WK 是一位 36 岁的男性,被诊断出患有不可切除的 BRAF V600E(+)黑色素瘤。他非常健康且无并发症。WK 正在肿瘤科接受白细胞介素 - 2 的治疗。当使用单药治疗不能切除的黑色素瘤时,下列哪项是 FDA 批准的白细胞介素 - 2 的正确剂量?

a. 在第 1 天和第 15 天给予 375mg/m², IV PB, 每 28 天重复一个周期

b. 20MU/m², IV PB,每周 5 次,持续 4 周,然后用 10U/m² 皮下注射,每周 3 次,持续 48 周

c. 在第 1 ~ 5 天给予 250mg/m², IV PB,每 21 天重复一个周期

d. 每 8 小时给予 600 000U/kg,IV PB,最多给予 14 次;9 天后重复,每个疗程共给药 28 次

e. 口服 150mg/m² 持续 5 天,每 28 天重复一个周期

答案 d 是正确的。FDA 批准白介素－2 作为治疗黑色素瘤的单药,使用的剂量为每 8 小时给予 600 000U/kg,Ⅳ PB,最多给予 14 次;9 天后重复,每个疗程共给药 28 次。如有需要,可在前一疗程结束后 7 周再次治疗。

答案 a 是不正确的。作为治疗黑色素瘤的单药,白介素－2 使用的剂量不正确。

答案 b 是不正确的。作为治疗黑色素瘤的单药,白介素－2 使用的剂量不正确。

答案 c 是不正确的。作为治疗黑色素瘤的单药,白介素－2 使用的剂量不正确。

答案 e 是不正确的。作为治疗黑色素瘤的单药,白介素－2 使用的剂量不正确。

---

18. RC 是一位 47 岁的男性,被诊断出患有Ⅳ期不能手术切除的黑色素瘤,他正在医院接受大剂量白细胞介素－2(IL－2)的治疗。选择与 IL－2 相关的可导致低血压和减少器官灌注的副反应。
    a. 毛细血管渗漏综合征
    b. 骨髓抑制
    c. 贫血
    d. 肝毒性
    e. 谵妄

答案 a 是正确的。血管或毛细血管渗漏综合征通常是 IL－2 的剂量限制性毒性。它在开始治疗后可立即出现;临床表现包括体重增加、腹水、周围水肿、心律失常和/或心动过速、低血压、少尿和肾功能不全、胸腔积液和肺瘀血。

答案 b 是不正确的。IL－2 报道出现骨髓抑制伴有中性粒细胞减少、贫血、血小板减少,但通常不会导致低血压和减少器官灌注。密切监视患者的感染过程。

答案 c 是不正确的。IL－2 可出现贫血,但通常不会导致低血压和减少器官灌注。

答案 d 是不正确的。IL－2 可出现肝毒性,但通常不会导致低血压和减少器官灌注。

答案 e 是不正确的。IL－2 可出现谵妄,一般给予中断治疗,但通常不会导致低血压和减少器官灌注。

---

19. 将下面的口服激酶抑制剂按毫克的剂量排序;从最低剂量到高剂量排序。

无序选项	排序结果
威罗菲尼	曲美替尼 2mg 口服,一日 1 次
达拉菲尼	达拉菲尼 150mg 口服,一日 2 次
曲美替尼	威罗菲尼 960mg 口服,一日 2 次

20. 以下哪些口服激酶抑制剂应该用水整片给药,不咀嚼或压碎? 选择所有正确的答案。
    a. 威罗菲尼
    b. 达拉菲尼
    c. 曲美替尼
    d. 达卡巴嗪

答案 a、b 和 c 是正确的。这些药物是口服激酶抑制剂,用于黑色素瘤的治疗,并且它们应该用水整片吞服,不能咀嚼或粉碎。

答案 d 是不正确的。达卡巴嗪是通过肠胃外给药的烷化剂。

第 18 章 白血病

题目 1~6,以患者 JL 为案例。

1. JL,男性,47 岁,白种人,向主治医生主诉近两周来持续出现乏力和高热。CBC 检查显示患者 WBC 为 35 000U/L,血小板严重减少(血小板为 30 000U/L)。患者被诊断出患有急性髓细胞白血病(AML－M4)。初始诱导治疗包括以下哪些?
   a. 米托蒽醌
   b. 阿糖胞苷＋伊达比星
   c. 阿糖胞苷＋伊马替尼
   d. 门冬酰胺酶

答案 b 正确。在治疗 AML 中,使用最为广泛的是蒽环类抗生素和抗代谢药阿糖胞苷。阿糖胞苷与伊达比星组合使用通常被称为"7＋3"方案(阿糖胞苷 100mg/m^2 第 1~7 天,伊达比星 12mg/m^2 第 1~3 天)。考虑到年龄,患者的射血分数及其他并发症,建议患者采用该方案作为初始诱导治疗。

答案 a 不正确。成人 AML 推荐使用米托蒽醌;然而,该药作为诱导治疗时不是单一使用的。对于小于 60 岁的患者,国家综合癌症网络(NCCN)指南推荐的治疗标准为阿糖胞苷＋(柔红霉素或伊达比星)。

答案 c 不正确。AML 在诱导治疗时不推荐使用伊马替尼。伊马替尼推荐用于治疗慢性粒细胞白血病（CML），胃肠间质瘤的肿瘤（GIST），或费城染色体阳性的急性淋巴细胞性白血病（Ph+ALL）。

答案 d 不正确。门冬酰胺酶不推荐用于成人 AML 的治疗。门冬酰胺酶是治疗儿童和成人 ALL 的推荐药物。

2. 医生如果问你如何防止患者 JL 出现肿瘤溶解综合征（TLS），选出下列正确的建议。
   a. 开始使用别嘌醇
   b. 治疗电解质紊乱
   c. 加强水化
   d. 减少水化

答案 a 正确。别嘌呤醇是预防和控制 TLS 的推荐药物。别嘌醇作为黄嘌呤氧化酶的竞争性抑制剂，能够阻断嘌呤代谢过程中尿酸的转换。

答案 b 正确。TLS 常见的电解质紊乱包括高尿酸血症、高钾血症、高磷血症以及低钙血症。用于治疗高钾血症的药物聚苯乙烯磺酸钠（Kayexalate）或者口服磷酸盐结合剂，如乙酸钙（PhosLo）与司维拉姆（Renagel），在某些临床机构使用中需要监测。

答案 c 正确。水化能够增强尿流量并通过改善血管内体积、肾血流量和肾小球过滤促进尿酸和磷酸盐的排泄。在静脉输液常用碳酸氢钠碱化尿液来保护肾脏功能。

答案 d 不正确。建议水化。

3. 肿瘤溶解综合征的特征包括下列哪些？
   a. 低钙血症，低尿酸血症，高钾血症
   b. 高磷血症，高钾血症，高尿酸血症
   c. 高钙血症，高钾血症，低镁血症
   d. 低钾血症，高磷血症，低尿酸血症

答案 b 正确。在 TLS 中常见的电解质紊乱包括高尿酸血症，高钾血症，高磷血症，低钙血症。

答案 a 不正确。患有 TLS 的患者高尿酸血症是非常常见的。尿酸水平通常大于 7.5mg/L 就需要进行药物治疗，如拉布立酶。

答案 c 不正确。血镁水平的改变与 TLS 没有关联。

答案 d 不正确。在 TLS 中，血清钾和尿酸水平通常升高。

4. JL 经过诱导治疗后达到了完全缓解。下个月他会到你的机构去接受高剂量的阿糖胞苷（HDAC）治疗以巩固病情，你得到下列数据：第1、3、5 天，阿糖胞苷 $3000mg/m^2$ 静脉注射，每 12 小时一次；患者特征：约高 183cm，重 75kg。下列哪个是针对 JL 的正确的用药建议？
   a. 第1、3、5 天，阿糖胞苷 5850mg 静脉注射
   b. 第1、3、5 天，阿糖胞苷 5850mg 静脉注射，每 12 小时一次
   c. 第1、3、5 天，阿糖胞苷 5550g 静脉注射
   d. 第1、3、5 天，阿糖胞苷 5550mg 静脉注射，每 12 小时一次

答案 b 正确。根据 JL 的身高和体重值算出他的 BSA 为 $1.95m^2$，因此该项给药剂量和方式是正确的。

答案 a 不正确。JL 需接受阿糖胞苷治疗一天两次，每 12 小时一次。

答案 c 不正确。该项下药物剂量错误，给药单位是 g 而非 mg。

答案 d 不正确。根据 JL 的身高和体重值算出他的 BSA 为 $1.95m^2$，该项下给药剂量是由 BSA 为 $1.85m^2$ 得出的。

5. 阿糖胞苷应存放在下列哪类生物安全柜（BSC）中？
   a. 垂直层流，一级
   b. 垂直层流，二级
   c. 水平层流，二级
   d. 水平层流，一级

答案 b 正确。垂直层流 Ⅱ 级 BSC，HEPA 过滤空气（ISO 5 级）用于工作人员处理有害因素。仅供参考，具体请参阅《空气源热泵处理危险药物指南》。

答案 a 不正确。当不需要无菌时，可以使用 I 级 BSC。然而，USP 第 797 章药物配制章节：详细介绍了医院配制无菌制剂的步骤和要求。

答案 c 不正确。基本要求请参见答案 b。

答案 d 不正确。基本要求请参见答案 b。

6. 在接受高剂量的阿糖胞苷治疗之前,应告知 JL 该药存在下列哪种毒副反应?
   a. 输液反应,麻痹性肠梗阻,心脏毒性
   b. 小脑毒性,外周神经系统,输液相关反应
   c. 恶心,外周神经系统,眼睛毒性
   d. 小脑毒性,恶心,眼睛毒性

   答案 d 正确。阿糖胞苷可引起小脑毒性,恶心和眼毒性特别是在高剂量(g/m^2)情况下。小脑毒性包括眼球震颤、言语不清、共济失调;在 NCCN 指南中,HDAC 被列为中度致吐风险(30% ~90% 的概率致吐)药物;眼毒性表现为结膜炎,防止出现这些毒副作用可预防性使用地塞米松滴眼液。

   答案 a 不正确。阿糖胞苷不会导致输注反应,麻痹性肠梗阻以及心脏毒性。

   答案 b 不正确。阿糖胞苷不会导致外周神经系统相关疾病或者输液反应。

   答案 c 不正确。阿糖胞苷不会导致外周神经系统相关疾病。

7. 一位近期被诊断出患有急性早幼粒细胞性白血病(APL)的患者开始接受维 A 酸治疗,每天服用两次,每次 40mg。在接受初始治疗 48 小时之后,患者出现发热、呼吸困难及呼吸窘迫。需要即刻采取下列哪种措施以治疗患者明显出现的分化综合征(DS)?
   a. 地塞米松
   b. 对乙酰氨基酚
   c. 苯海拉明
   d. 肾上腺素

   答案 a 正确。患者一旦出现 DS 样症状,应即刻静脉注射 10mg 地塞米松,每 12 小时一次,建议连续使用 3 天直到症状缓解。激素类药物能够降低该并发症的死亡率。

   答案 b 不正确。DS 治疗过程中不建议使用对乙酰氨基酚。

   答案 c 不正确。DS 治疗过程中不建议使用对苯海拉明。

   答案 d 不正确。肾上腺素用于过敏性反应,不适用于这类临床症状。

题目 8 ~ 10,以患者 MJ 为病例。

8. MJ,男性,55 岁,非裔美国人,近期被诊断出患有急性淋巴细胞白血病(ALL)。他的医生建议先接受一个疗程的 CAVD(环磷酰胺、长春新碱、多柔比星、地塞米松)治疗。下列哪个是多柔比星的正确使用剂量?

   患者特征:高 173cm,重约 82kg

   显著的实验室检查结果:Scr 1mg/dL 总胆红素 2.5mg/dL。

   药物用量建议:CrCl < 50mL/min:无须调整剂量;血清胆红素 1.2 ~3mg/dL:用量减半;血清胆红素 3.1 ~5mg/dL:用量为 1/4。

   治疗方案:

   第 1 ~ 3 天,环磷酰胺 300mg/m^2 静脉注射每 12 小时一次。

   第 1 ~ 3 天,美司钠 300mg/m^2 连续静脉滴注。

   第 4 ~ 11 天,长春新碱 2mg 静脉注射。

   第 4 天,多柔比星 50mg/m^2 静脉注射 24 小时以上。

   第 1 ~4 天及第 11 ~14 天,地塞米松 40mg 口服。
   a. 50 ~mg 多柔比星静脉注射 24 小时以上
   b. 100 ~mg 多柔比星静脉注射 24 小时以上
   c. 75 ~mg 多柔比星静脉注射 24 小时以上
   d. 100 ~mg 多柔比星静脉推入

   答案 a 正确。根据患者的体征(身高 173cm,体重 82kg,BSA 1.98m^2),患者应按正常剂量给予多柔比星 100mg,然而,MJ 的血清胆红素较高因此药物用量需要减半。

   答案 b 不正确。该答案不是推荐的给药剂量。

   答案 c 不正确。该答案由于 BSA 计算错误,因此不是正确的给药剂量。

   答案 d 不正确。该答案不是推荐的给药剂量。有些机构给患者使用多柔比星经 15 分钟以上,但参考上述状况,该患者应使用多柔比星 24 小时以上。

9. 第 1 ~3 天,MJ 接受完环磷酰胺治疗后为什么还要使用美司钠?
   a. 预防环磷酰胺出现的肾毒性
   b. 预防化疗诱发的恶心和呕吐

c. 预防中性粒细胞减少性发热

d. 减少环磷酰胺引起的出血性膀胱炎的发生率

答案 d 正确。美司钠能在尿液中与毒性烷化的氧氮磷环类代谢物(丙烯醛)结合并使其失活,防止出血性膀胱炎。

答案 a 不正确。美司钠并不能防止烷化剂所引起的肾毒性。

答案 b 不正确。美司钠不会改善化疗所致恶心、呕吐(CINV)症状。

答案 c 不正确。美司钠能使巨噬细胞或细胞集落刺激因子的产生增加。

---

10. MJ 马上要接受 CNS 预防性治疗,选出下列适合鞘内注射且比较安全的药物?

a. 阿糖胞苷

b. 甲氨蝶呤

c. 长春新碱

d. 长春花碱/长春碱

答案 a 正确。阿糖胞苷鞘内注射推荐用于 ALL 患者的 CNS 治疗。

答案 b 正确。甲氨蝶呤鞘内注射推荐用于 ALL 患者的 CNS 治疗。

答案 c 和 d 不正确。长春新碱和长春花碱不允许鞘内给药;这可能会导致严重的神经系统毒性和/或死亡。

---

11. 你是一名肿瘤科的药师,一位正在接受儿童 ALL 治疗的家长和他的孩子正在向你咨询。该患者会加入到美国儿童肿瘤协作组(COG)协定中,你需要同患者就门冬酰胺酶的下列哪种不良反应进行讨论?

a. 高血糖

b. 过敏风险

c. 可能出血

d. 脱发

答案 a 正确。在接受门冬酰胺酶治疗的患者中已报道约有 10% 患有高血糖/葡萄糖不耐受症。

答案 b 正确。接受门冬酰胺酶治疗的患者中最需要注意的是过敏反应。因此在首次接受治疗前建议先做皮试。操作者给患者注

射前需要有备用的肾上腺素,苯海拉明和氢化可的松用于急救。

答案 c 正确。门冬酰胺酶曾被报道具有血栓形成、致命性出血、凝血功能障碍的不良反应。

答案 d 不正确。门冬酰胺酶与脱发没有关系。

题目 12~16,以患者 TA 为案例。

12. TA,男性,59 岁,近期被诊断为 CLL 三期。患者主诉近日来淋巴结出现肿痛和淤伤。医生建议他先进行 6 个疗程的氟达拉滨 + 利妥昔单抗治疗。选出下列适合作为 CLL 患者使用氟达拉滨后预防性治疗的药物。

a. 依诺肝素

b. 磺胺甲噁唑/甲氧苄啶

c. 泮托拉唑

d. 甲硝唑

答案 b 正确。PCP 预防(甲氧苄啶/磺胺甲噁唑 DS 每天两次,每周三次)推荐用于正在接受氟达拉滨治疗而使得感染风险增加的患者。此外,患者还应接受预防性抗病毒和抗真菌治疗。

答案 a 不正确。对于正在接受氟达拉滨治疗的 CLL 患者没有必要进行 DVT 预防,除非提供更详尽的患者信息。

答案 c 不正确。对于正在接受氟达拉滨治疗的 CLL 患者没有必要进行 GI 预防。

答案 d 不正确。尽管该患者受感染的风险增加,但没有必要首先进行针对易感厌氧菌和原虫感染的治疗。

---

13. TA 到达肿瘤科门诊,开始首次接受利妥昔单抗治疗。下列哪些不良反应需先告知患者?选出所有正确的答案。

a. 乙肝被重新激活

b. 输液相关反应

c. 肿瘤溶解综合征

d. 流感样症状

答案 a 正确。在接受利妥昔单抗联合化疗的患者中报道有乙肝活化的案例。因此,建议患者在接受利妥昔单抗治疗之前先检测乙肝。

答案 b 正确。输液相关反应是常见的也可能是严重的,包括支气管痉挛、缺氧、低血压,更严重的有肺浸润。输液相关的反应是一个黑框警告。

答案 c 正确。TLS 是在使用利妥昔单抗第一个 24 小时的剂量范围内发生的。这被列为黑框警告。

答案 d 正确。利妥昔单抗相关的不良事件包括输液有关反应、肿瘤溶解综合征、流感样症状、皮疹和血细胞减少。有报道乙肝患者接受利安昔单抗联合化疗,可能会出现再激活。

14. 下列哪些有关单克隆抗体利妥昔单抗(美罗华)的叙述是正确的?
    a. 人源性,靶向治疗 CD33$^+$ 骨髓细胞
    b. 嵌合体,靶向治疗 CD20$^+$ B 细胞
    c. 人源性,靶向治疗 CD52$^+$ 淋巴细胞
    d. 嵌合体,靶向治疗 CD33$^+$ 骨髓细胞

答案 b 正确。单克隆抗体命名中包括(-xi-)的表示的嵌合单克隆抗体。利妥昔单抗能特异性结合于位于前 B 和成熟 B 淋巴细胞的一种疏水蛋白 CD20。利妥昔单抗的 Fab 结构域结合于 CD20 抗原,而 Fc 结构域参与免疫系统,介导细胞裂解。

答案 a 不正确。利妥昔单抗不是一个人源化的单克隆抗体和 CD33$^+$ 骨髓细胞靶向治疗药物。

答案 c 不正确。利妥昔单抗不是一个人源化的单克隆抗体和 CD33$^+$ 骨髓细胞靶向治疗药物。而用于治疗 CLL 的药物阿仑单抗(Campath)属于这一类。

答案 d 不正确。见上面的理由。

15. 患者 TA 接受完 6 个疗程的 FR(氟达拉滨 + 利妥昔单抗)治疗后病情又出现复发,医生欲使用阿仑单抗(Campath)作为治疗的二线药物。患者使用阿仑单抗应注意下列哪些问题? 选出所有正确的答案。
    a. 预防性抗真菌治疗
    b. 预防性抗疱疹病毒治疗
    c. 使用培非司亭(Neulasta)用于中性粒细胞减少

    d. 使用对乙酰氨基酚和苯海拉明

答案 a 正确。由于患者感染风险增加,因此建议患者在使用阿仑单抗治疗时接受适当的预防性抗真菌治疗。

答案 b 正确。建议患者在阿仑单抗治疗完成 2 个月后接受预防性抗疱疹病毒治疗,推荐选择阿昔洛韦或泛昔洛韦。

答案 d 正确。阿仑单抗会引起严重的输液反应,因此患者在输液前需使用对乙酰氨基酚和苯海拉明用于预防输液反应。

答案 c 不正确。正在使用阿仑单抗的患者不建议使用骨髓细胞生长因子。

16. 对于反复感染的 CLL 患者比如 TA 来说,下列哪些药物可以推荐使用? 选出所有正确的答案?
    a. 每年注射流感疫苗
    b. 每月注射免疫球蛋白(当血清 IgG <400mg/dL)
    c. 每五年注射肺炎疫苗
    d. 每年注射肺炎疫苗

答案 a 正确。建议患者每年注射流感疫苗。对于接受利妥昔单抗治疗的患者来说,B - 细胞功能的恢复大约需要 9 个月。患者的 B - 细胞功能恢复以前,通常对流感疫苗没有应答,即使要接种也可不参照 NCCN 指南。

答案 b 正确。由于 CLL 患者会出现低丙种球蛋白血症,因此患者应每月注射免疫球蛋白。

答案 c 正确。根据 NCCN 指南,患者应每 5 年注射一次肺炎球菌疫苗。

答案 d 不正确。肺炎球菌疫苗每 5 年注射一次。

题目 17~21,以患者 MH 为案例。

17. MH,女性,52 岁,患者主诉两周前身体状况一直良好,但近两周持续出现乏力、夜间盗汗以及早起后饱腹感。她的 PCP 实验室检查结果显示:WBC 52 000mm^3,血小板 140 000mm^3,血红蛋白 12.3g/dL。患者告诉肿瘤科医生她已经做过骨髓活检。
细胞遗传学检查:+ 易位(9;22)。
诊断:慢性髓细胞白血病(CML)。
下列哪个是批准用于治疗 CML 的一线药物?

a. 异基因干细胞移植

b. 干扰素 – α + 阿糖胞苷

c. 伊马替尼

d. 舒尼替尼

答案 c 正确。伊马替尼被推荐用于治疗慢性期 CML 一线药物,用量为 400mg/d。

答案 a 不正确。患者在进行干细胞移植之前可先口服络氨酸激酶抑制剂(伊马替尼、达沙替尼或者尼洛替尼)。

答案 b 不正确。临床试验证明伊马替尼的效果优于干扰素 α + 阿糖胞苷,因此该组合不再推荐作为治疗 CML 的一线药物。

答案 d 不正确。舒尼替尼是被 FDA 批准用于治疗肾细胞癌和胃肠道间质瘤(GIST)的药物。

---

18. MH 的病情目前被认定处于慢性期(CP – CML)。下列哪些 BCR – ABL 抑制剂是 FDA 指定的用于治疗 CP – CML 的药物?

a. 只有伊马替尼

b. 只有伊马替尼和达沙替尼

c. 伊马替尼、达沙替尼以及尼洛替尼

d. 伊马替尼、达沙替尼、尼洛替尼以及厄洛替尼

答案 c 正确。伊马替尼、达沙替尼以及尼洛替尼是经批准用于治疗 CP – CML 的药物。

答案 a 不正确。伊马替尼用于治疗 CP – CML;但有关伊马替尼的国际随机研究(IRIS)结果发布后,其他第二代 BCR – ABL 抑制剂也被批准用于治疗 CP – CML。

答案 b 不正确。伊马替尼和达沙替尼都是 FDA 批准用于治疗 CP – CML 的药物,但第三期 ENESTnd 临床试验证明尼洛替尼在治疗 CP – CML 也非常有效。

答案 d 不正确。该项不应该包括厄洛替尼。厄洛替尼是 FDA 批准用于治疗非小细胞肺癌和胰腺癌的药物。

---

19. 选出尼洛替尼的商品名。

a. Tasigna

b. Sprycel

c. Gleevec

d. Nexavar

答案 a 正确。Tasigna 是尼洛替尼的商品名。

答案 b 不正确。Sprycel 是达沙替尼的商品名。

答案 c 不正确。Gleevec 是伊马替尼的商品名。

答案 d 不正确。Nexavar 是索拉非尼的商品名。

---

20. MH 的肿瘤科医生欲让她开始每日口服达沙替尼 100mg 治疗她的疾病。MH 目前失业而且是自费治疗。他们试图诉求于平价医疗法案机构,但是目前他们没有资金来源。于是 MH 抵达你的药房进行咨询,下列哪个是最好的办法?

a. 指示患者用现金支付

b. 让患者回去找医生换其他药物

c. 帮患者联系药品生产企业申请加入患者援助计划

d. 指示患者等待平价医疗法案机构的申请结果,延迟治疗

答案 c 正确。该患者最好的选择就是申请企业患者援助计划直到他们有资格参加医疗保险。

答案 a 不正确。口服 TKI 治疗是非常昂贵的,大多数患者如果没有财政援助是负担不起的。

答案 b 不正确。其他替代药物如达沙替尼和尼罗替尼也很昂贵。

答案 d 不正确。不应拖延治疗。帮助患者登记援助计划并强调坚持服药。

---

21. 下列哪些有关达沙替尼的不良反应需告知患者? 选出所有正确的答案。

a. 胸腔积液

b. 瘀血

c. 脱发

d. 乏力

答案 a 正确。体液潴留是达沙替尼所引起的一种不良反应。在接受达沙替尼 100mg/d 治疗的患者中约有 18%(所有级别的毒性)报告引起胸腔积液。

答案 b 和 d 正确。达沙替尼治疗相关的

严重(3 或 4 级)不良反应有中性粒细胞减少、贫血(疲劳)和血小板减少(淤伤)。首次治疗结束 2 个月后需每周测定一次 CBCs,此后每个月一次或根据临床结果决定。

答案 c 不正确。脱发不是达沙替尼常见的相关不良反应。

---

22. 下列哪个 BCR – ABL 抑制剂使用时需要严格监测患者的 Q – T 间期?

    a. 伊马替尼
    b. 达沙替尼
    c. 尼洛替尼
    d. 波舒替尼

    答案 c 正确。尼罗替尼能延长 Q – T 间期。因此建议患者在接受治疗前先纠正低钾血症或低镁血症。有报道该药使用后突然引起死亡的病例。因此建议患者使用时监测心电图,7 天之后再监测一次,此后定期监测。

    答案 a 不正确。伊马替尼与 Q – Tc 延长没有关系。

    答案 b 不正确。对于有 Q – Tc 延长病史的患者应谨慎使用达沙替尼。目前,该药物还不建议定期监测 Q – T 间期。在 865 例患者的 Ⅱ 期临床研究中,只有 1% 的患者 Q – T 间期大于 500 毫秒。

    答案 d 不正确。在单组 Ⅰ/Ⅱ 期研究中,只有 0.2% 的患者 Q – T 间期时间大于 500 毫秒。

第 19 章　实体器官移植

1. JP 是一位活检显示出现细胞排斥的肾移植患者。请选择下列描述 JP 排斥反应发生机制最准确的选项。

    a. 同种异型抗原经抗原递呈细胞(APCs),激活受者同种异型反应性 T 细胞(alloreactive T cells)引发的一系列免疫反应
    b. 是一种针对血管内皮细胞表面抗原预先形成的抗体介导的细胞毒性免疫反应
    c. 是一种移植器官发生慢性纤维化和动脉疾病的过程,其结果导致移植器官功能障碍
    d. 是一种对免疫激活全程的抑制,包括 APCs 的抗原呈递,细胞因子如 IL – 1、IL – 2、IL –

6 和 TNFα 的释放,以及随后的淋巴细胞增殖

答案 a 正确。这是对急性细胞排斥反应(ACR)的描述。ACR 需要通过 APCs 的 T 细胞受体与 T 细胞结合产生同种异型反应性 T 细胞,及后续的细胞因子释放和免疫激活。

答案 b 不正确。如果移植时存在供体特异性抗体,通常在移植后数小时或数天内发生抗体介导的排斥反应。此类排斥反应多数由 ABO 血型错配或交叉配型阳性引起,而移植前的筛选降低了这种事件的发生率。

答案 c 不正确。这是对慢性排斥反应的描述。慢性排斥反应的病因尚不清楚,对此也没有有效的治疗手段。然而,ACR 已被证明是慢性排斥反应发展的主要危险因素之一,因而预防 ACR 是一个关键的调控因素。

答案 d 不正确。这是对激素在免疫应答中广泛的免疫抑制作用的描述。

---

2. SK 是一位等待肾移植的 16 岁男性患者。他说通过互联网检索,了解到急性细胞排斥反应(ACR)是肾移植的主要并发症之一。药剂师能给他哪些关于移植后发生 ACR 风险的时间范围的建议?

    a. 在移植后最初数小时到数天内发生 ACR 的风险最大
    b. 在移植后的最初几个月发生 ACR 的风险最大
    c. 发生 ACR 的风险随着移植后时间延长而增大
    d. 发生 ACR 的风险与移植后时间无关

    答案 b 正确。ACR 最危险的时期是在移植后最初 6 个月,移植时间超过 1 年,ACR 风险显著下降。

    答案 a 不正确。所描述的时间段发生抗体介导的排斥反应风险最高。

    答案 c 不正确。患者移植后时间越长,发生 ACR 的可能性越小。但是,随着移植后时间的延长,患者发生慢性排斥反应的风险增高,尤其是曾经发生过多次 ACR 的患者。

    答案 d 不正确。ACR 的发生风险随时间变化而变化,随着移植后时间的延长,ACR 发生的风险逐渐降低。

3. SK 今天接受了肾移植手术,供者是他的兄弟。通常用于维持期免疫抑制的"三联用药方案"是哪一组?

   a. 环孢素、强的松和巴利昔单抗
   b. 环孢素、他克莫司和强的松
   c. 他克莫司、吗替麦考酚酯和兔源抗胸腺细胞球蛋白
   d. 他克莫司、吗替麦考酚酯和强的松

   答案 d 正确。这一方案包括一种钙调磷酸酶抑制剂(他克莫司)、一种抗代谢药物(吗替麦考酚酯)和一种糖皮质激素(强的松),通过三种不同的机制发挥作用。

   答案 a 不正确。这一方案包括一种钙调磷酸酶抑制剂(环孢素)、一种糖皮质激素(强的松)和一种 IL－2 受体阻滞剂(巴利昔单抗)。巴利昔单抗是一种免疫诱导剂,不用于组成维持期方案。维持期方案应该包含一个抗代谢药物,如吗替麦考酚酯或硫唑嘌呤。

   答案 b 不正确。这一方案包括两种钙调磷酸酶抑制剂(环孢素和他克莫司)和一种糖皮质激素。"三联方案"旨在优化治疗,降低药物的毒副作用。患者不应同时使用两种钙调磷酸酶抑制剂,这会大大增加严重副作用发生的风险(如肾脏毒性、神经毒性和电解质紊乱)而没有更多的获益。三联方案的三种药物应具有不同的作用机制,因此可以降低每种药物的剂量,从而降低剂量相关性副作用的发生。

   答案 c 不正确。这一方案包括一种钙调磷酸酶抑制剂,一种抗代谢药物(吗替麦考酚酯)和一种抗胸腺细胞球蛋白。虽然兔源抗胸腺细胞球蛋白常用于肾移植患者,但它作为免疫诱导剂或排斥反应治疗药物使用。

4. GH 来到药店购买处方药克拉霉素。患者说社区保健医生为了治疗社区获得性肺炎使用这一药物。药师审查 GH 的药物治疗情况和记录时,发现其在两年前接受了肾移植手术,免疫抑制方案包括他克莫司、吗替麦考酚酯和强的松。药师下一步做下列哪一项最合适?

   a. 调配克拉霉素并告诫 GH 避免食用葡萄柚汁
   b. 就克拉霉素和他克莫司之间的相互作用联系处方医师,因为克拉霉素能抑制他克莫司的代谢,导致他克莫司浓度超出治疗水平并出现毒性作用
   c. 就克拉霉素和吗替麦考酚酯之间的相互作用联系处方医师,因为克拉霉素能抑制吗替麦考酚酯的代谢,导致吗替麦考酚酯浓度超出治疗水平并出现毒性作用
   d. 推荐一种替代方案,因为克拉霉素不宜用于免疫抑制患者的社区获得性肺炎治疗

   答案 b 正确。克拉霉素是 CYP3A 抑制剂,因此会抑制他克莫司的代谢导致他克莫司浓度超过治疗水平并出现潜在的毒性。

   答案 a 不正确。对于使用克拉霉素或他克莫司(CYP3A 底物)的患者,避免使用葡萄柚汁是正确的建议。但是,答案 b 比 a 更重要。

   答案 c 不正确。吗替麦考酚酯被代谢为活性代谢产物麦考酚酸,后者经过肝肠循环,直至最终通过肝脏葡萄糖醛酸化彻底清除。克拉霉素不会明显影响麦考酚酯清除。

   答案 d 不正确。如果怀疑致病菌或细菌培养结果证明对克拉霉素敏感,免疫抑制状态不是使用克拉霉素的绝对禁忌。

5. AJ 是一位支气管镜检查发现曲霉菌感染的肺移植患者。AJ 的移植医生准备用抗真菌药伏立康唑进行治疗并咨询 AJ 现在使用的药物中有哪些药物可能会与伏立康唑发生相互作用。患者目前服用强的松、环孢素、硫唑嘌呤、克霉唑、雷贝拉唑、复方新诺明、缬更昔洛韦和吸入性两性霉素。

   a. 强的松
   b. 硫唑嘌呤
   c. 环孢素
   d. 缬更昔洛韦

   答案 c 正确。伏立康唑是 CYP3A 和 P－糖蛋白的强效抑制剂,环孢素主要经 CYP3A 代谢,同时也是 P－糖蛋白的底物。伏立康唑能够显著增加环孢素浓度,根据已有经验,为了避免环孢素血药浓度达到中毒水平,建议至少减少环孢素剂量50%。

   答案 a 不正确。伏立康唑是 CYP3A 和 P－糖蛋白的强效抑制剂。强的松与伏立康唑不存在可能的药物相互作用,因为其代谢不通过以上两种机制。

　　答案 b 不正确。伏立康唑是 CYP3A 和 P - 糖蛋白的强效抑制剂。硫唑嘌呤与伏立康唑不存在药物相互作用,因为硫唑嘌呤经黄嘌呤氧化酶代谢为非活性代谢产物。

　　答案 d 不正确。伏立康唑是 CYP3A 和 P - 糖蛋白的强效抑制剂。缬更昔洛韦口服给药后水解为更昔洛韦,随后经肾脏排泄。因此与伏立康唑不存在药物相互作用。

---

6. 常规服用固定剂量环孢素的移植患者 PW 最近欲加用瑞舒伐他汀。药师应该给予 PW 怎样的建议?选择下列所有正确的答案。
   a. 避免食用葡萄柚或葡萄柚汁
   b. 报告无法解释的肌肉酸痛、肌无力或尿液颜色变深
   c. 使用瑞舒伐他汀后应在数天内减少环孢素剂量
   d. 告知瑞舒伐他汀的处方医师,PW 在使用环孢素

　　答案 a 正确。葡萄柚(和果汁)能够同时增加瑞舒伐他汀和环孢素的血药浓度水平并导致两药出现副作用。患者在使用环孢素或瑞舒伐他汀时应避免同时食用葡萄柚和葡萄柚汁。

　　答案 b 正确。环孢素可使瑞舒伐他汀暴露增加七倍,导致发生肌病和横纹肌溶解的风险增加。患者同时服用环孢素和瑞舒伐他汀应监测他汀相关肌病的症状。

　　答案 d 正确。因为发生肌病的风险增加,与环孢素合用时,瑞舒伐他汀的剂量应限制在 5mg/d。处方医师应了解 PW 的合并用药情况并密切监测可能的他汀相关肌病症状。

　　答案 c 不正确。瑞舒伐他汀不是 CYP3A 和 P - 糖蛋白的抑制剂,因此不会增加环孢素血药浓度。然而,环孢素与地尔硫䓬、伏立康唑、克拉霉素合用时,可能发生相互作用使环孢素血药浓度升高。

以下病例与问题 7～11 有关。

　　CJ 是一位 24 岁的女性患者,3 个月前接受了肾脏移植手术。她从药店购买了处方药他克莫司、霉酚酸钠和强的松。

7. 下列哪些是 CJ 可能发生的他克莫司相关特异性不良反应?

   a. 腹泻和白细胞减少症
   b. 脱发和高血糖
   c. 高甘油三酯血症和肾毒性
   d. 多毛症和牙龈增生

　　答案 b 正确。脱发和高血糖是他克莫司特异性的不良反应。合并使用糖皮质激素会使血糖升高进一步加剧,最终导致移植后糖尿病。

　　答案 a 不正确。腹泻和白细胞减少症是霉酚酸类特异性的不良反应。腹泻可能与他克莫司相关,但白细胞减少症在使用他克莫司的患者中并不常见。

　　答案 c 不正确。环孢素和他克莫司都可产生肾脏毒性,但高甘油三酯血症是 mTOR 抑制剂(如西罗莫司和依维莫司)常见的副作用。

　　答案 d 不正确。多毛症和牙龈增生是环孢素特异性的不良反应。在开始环孢素治疗前建议患者保持良好的口腔卫生非常重要。

---

8. 下列哪些是 CJ 可能发生的激素相关的特异性不良反应?
   a. 腹泻和白细胞减少症
   b. 脱发和高血糖
   c. 水潴留和骨质疏松症
   d. 多毛症和牙龈增生

　　答案 c 正确。水潴留和骨质疏松症都是激素特异性的不良反应。水潴留导致体重增加和高血压。患者长期服用激素时确保足量的钙摄入和定期的骨密度检查是非常重要的。

　　答案 a 不正确。腹泻和白细胞减少症是霉酚酸类特异性的不良反应。激素的胃肠道副作用包括消化不良和溃疡,但腹泻与激素使用无明显相关性。糖皮质激素可引起白细胞增多。

　　答案 b 不正确。脱发和高血糖是他克莫司特异性的不良反应。激素可以引起多毛症。合并使用糖皮质激素会使血糖升高加剧,最终导致移植后糖尿病。

　　答案 d 不正确。多毛症和肾毒性是环孢素特异性的不良反应。激素可以引起多毛症,但肾毒性一般与激素使用无关。

---

9. 下列哪项应包含在 CJ 的霉酚酸风险评估和缓减策略(REMS)中?

a. 告知 CJ 关于早孕流产和先天畸形的高风险

b. 给予 CJ 关于妊娠计划的建议

c. 确保在使用霉酚酸治疗的最初 6 周使用恰当的避孕措施

d. 仅在开始使用霉酚酸治疗前进行孕检

答案 a 和 b 正确。CJ 应该获得关于早孕流产、先天畸形风险的教育和妊娠计划的建议。

答案 c 不正确。育龄女性患者应该在接受霉酚酸治疗的整个疗程和停药后 6 周内采取恰当的避孕措施。

答案 d 不正确。在开始使用霉酚酸前及用药 8～10 天后，都需要进行孕检，并需要进行常规的随访。

---

10. CJ 到药店希望药师能推荐一个非处方药治疗其轻微头痛。关于她的头痛药师可提出怎样的建议？

a. 这可能是一个严重的他克莫司毒性症状，因此她应该立即到当地的急诊室进行处理

b. 她可以服用 OTC 药物对乙酰氨基酚，如果头痛不能缓解应及时联系她的移植医生

c. 她可以服用 OTC 药物萘普生，如果头痛不能缓解应及时联系她的移植医生

d. 她可以服用 OTC 药物布洛芬，如果头痛不能缓解应及时联系她的移植医生

答案 b 正确。移植患者在服用钙调磷酸酶抑制剂时应避免同时使用非甾体抗炎药（NSAIDs），因为 NSAIDs 能够抑制肾脏前列腺素分泌，增加钙调磷酸酶抑制剂引起的中毒性肾损害的风险。因此，对乙酰氨基酚是首选的 OTC 镇痛药物。

答案 a 不正确。头痛和震颤等神经毒性与钙调磷酸酶抑制剂浓度超出治疗范围相关，头痛是一种常见的副作用，特别是在服药后体内药物水平最高的几小时内。因为患者仅仅是轻微头痛，最合理的建议应该是尝试 OTC 镇痛药对乙酰氨基酚，如果头痛不能缓解，应联系她的移植医生。如果是严重头痛，应该立即就医。

答案 c 和 d 不正确。萘普生和布洛芬是非甾体抗炎药（NSAIDs），由于存在药效学的药物相互作用，可导致肾毒性增加，因此不推荐这两种药物与他克莫司合用。

---

11. CJ 因出现肠梗阻相关症状到医院就诊。患者每天口服麦考酚钠每次 720mg，2 次/天。由于肠梗阻不能耐受口服给药，医生希望将口服麦考酚钠切换为静脉给药。下列哪项可以提供近似的霉酚酸血药浓度？

a. 霉酚酸钠 720mg IV bid

b. 霉酚酸钠 1000mg IV bid

c. 吗替麦考酚酯 720mg IV bid

d. 吗替麦考酚酯 1000mg IV bid

答案 d 正确。CellCept 或吗替麦考酚酸有口服和静脉注射两种剂型。当患者从霉酚酸钠（Myfortic）口服治疗转换为静脉给药时，可使用等效剂量的静脉注射用吗替麦考酚酯。Myfortic 720mg 相当于 CellCept 1000mg。

答案 a 和 b 不正确。Myfortic 或者霉酚酸钠是一种肠溶缓释口服制剂，没有可供静脉使用的制剂。

答案 c 是不正确的。霉酚酸钠和吗替麦考酚酯之间不能按照 1:1 进行剂量转换，而是 720mg 霉酚酸钠相当于 1000mg 吗替麦考酚酯。

---

12. 下列哪种药物用于接受他克莫司、硫唑嘌呤和强的松治疗的移植患者预防痛风发作最合适？

a. 吲哚美辛

b. 别嘌醇

c. 双氯芬酸钠

d. 丙磺舒

答案 d 正确。丙磺舒可用于预防痛风发作，虽然经肾脏排泄，但和该患者免疫抑制方案中的任何一种药物都不会发生相互作用。但是，如果该患者肾功能不全（肌酐清除率小于 50mL/min），应该避免使用丙磺舒。

答案 a 不正确。吲哚美辛是一种非甾体抗炎药（NSAID）。非甾体抗炎药可以减少肾脏前列腺素的分泌而增加钙调磷酸酶抑制剂潜在的肾毒性，不推荐与钙调磷酸酶抑制剂如他克莫司联合使用。

答案 b 不正确。别嘌醇能抑制黄嘌呤氧化酶，是预防痛风发作的代表药物。硫唑嘌呤代谢物（6-巯基嘌呤）通过黄嘌呤氧化酶灭活。如果同时服用别嘌醇与硫唑嘌呤，其代谢

产生的 6 - 巯基鸟嘌呤核苷酸增加,可导致严重的全血细胞减少症。当患者接受硫唑嘌呤治疗时应避免使用别嘌醇。

答案 c 不正确。双氯芬酸钠是一种非甾体抗炎药(NSAID)。非甾体抗炎药可以减少肾脏前列腺素的分泌而增加钙调磷酸酶抑制剂潜在的肾毒性,不推荐与钙调磷酸酶抑制剂如他克莫司联合使用。

---

13. 药师接受今天出院的 HD 的咨询。3 天前该患者接受了活体肾移植,除了轻度高血压,术后病程简单。在调配出院用药时,药师发现医疗团队并未让他回家后重新使用地尔硫䓬。最恰当的做法是什么?
    a. 通知患者的医疗团队并要求开具氨氯地平的出院带药处方
    b. 通知患者的医疗团队,指导患者恢复出院后地尔硫䓬家庭用药方案
    c. 通知患者的医疗团队并要求开具维拉帕米的出院带药处方
    d. 通知患者的医疗团队并要求增加出院后地尔硫䓬的家庭用药方案

答案 a 正确。由于使用大剂量激素和钙调磷酸酶抑制剂,很多实体器官移植患者将出现术后血压升高。虽然接受肾移植的患者可能随着肾脏疾病的恢复,高血压得到缓解,但有高血压病史的患者可能出现难以控制的高血压。虽然在移植之前非二氢吡啶钙通道阻滞剂(如地尔硫䓬和维拉帕米)对部分患者是适当的选择,但由于 CYP3A 和 P - 糖蛋白介导的药物相互作用,其可使钙调磷酸酶抑制剂术后用药管理更加复杂。二氢吡啶类钙通道阻滞剂(如硝苯地平和氨氯地平)与钙调磷酸酶抑制剂之间潜在的有临床意义的药代动力学相互作用较少。

答案 b、c 和 d 不正确。非二氢吡啶钙通道阻滞剂(如地尔硫䓬和维拉帕米)抑制 CYP3A 和 P - 糖蛋白,提高了钙调磷酸酶抑制剂的浓度和毒性。通过严密监测钙调磷酸酶抑制剂谷浓度,可以安全地使用此类药物,但在患者出院后再重新启用此类药物是不恰当的。

---

14. 下列关于西罗莫司的陈述中正确的是哪项?
    a. 西罗莫司不通过细胞色素 P450 酶代谢,从而减少了药物相互作用的发生
    b. 与钙调磷酸酶抑制剂相比,西罗莫司的肾毒性较低
    c. 西罗莫司有许多不同的剂型,增加了给药剂量选择的便利性
    d. 西罗莫司不需要进行治疗药物监测

答案 b 正确。与钙调磷酸酶抑制剂相比西罗莫司发生肾毒性的风险较低;因此,西罗莫司常用在钙调磷酸酶抑制剂替代方案中,保护患者免于钙调磷酸酶抑制剂诱发的肾功能不全。

答案 a 不正确。CYP3A 是西罗莫司的主要代谢通路。和环孢素、他克莫司一样,西罗莫司代谢受 CYP3A 诱导剂和抑制剂的影响。

答案 c 不正确。西罗莫司只有口服制剂没有静脉制剂。此外,西罗莫司片剂是三角形的,禁止分割。

答案 d 不正确。在临床试验阶段,西罗莫司的治疗药物监测被认为是不必要的,因为西罗莫司主要用作替代抗代谢药的辅助药物。然而,药物相互作用的风险和药代动力学的特异性需要监测西罗莫司浓度。

---

15. 免疫抑制药物霉酚酸的药物作用靶点是哪项?选择下列所有正确的答案。
    a. 哺乳动物雷帕霉素靶蛋白(mTOR)
    b. 亲环蛋白
    c. 他克莫司结合蛋白 - 12(FKBP - 12)
    d. 次黄嘌呤单磷酸脱氢酶(IMPDH)

答案 d 正确。次黄嘌呤单磷酸脱氢酶(IMPDH)是嘌呤从头合成途径的必需酶,可被霉酚酸酯衍生物的活性代谢物霉酚酸(MPA)抑制。由于淋巴细胞不能通过补救途径合成嘌呤,霉酚酸酯衍生物可以通过这一机制选择性抑制淋巴细胞增殖。

答案 a 不正确。西罗莫司是一种选择性免疫抑制剂,通过抑制哺乳动物雷帕霉素靶蛋白(mTOR)发挥作用。通过阻断 mTOR 使细胞周期停滞在 G1 期到 S 期从而抑制淋巴细胞增殖。

答案 b 不正确。亲环蛋白是环孢素抑制

钙调磷酸酶的结合靶点,钙调磷酸酶是一种能对活化 T 细胞核因子(NFAT,T 细胞产生细胞因子时必需的转录因子)去磷酸化的磷酸酶。通过抑制钙调磷酸酶活性抑制 T 细胞活化及后续的细胞免疫反应。

答案 c 不正确。他克莫司结合蛋白 - 12 是他克莫司抑制钙调磷酸酶的结合靶点,虽然靶点不同,但产生与环孢素相同的抑制效果。

---

16. 下列关于他克莫司仿制药品与原研药品的描述中哪个是正确的? 选择下列所有正确的答案。

   a. 他克莫司仿制药品的生产厂家必须在其所上市区域患者群体中完成大规模随机多中心的有效性和安全性研究才能获准上市

   b. 他克莫司仿制药品的生产厂家必须完成生物等效性研究

   c. 他克莫司仿制药品必须证明 Cmax 和 AUC 与参比的原研药品类似

   d. 使用他克莫司仿制药品时监测他克莫司谷浓度可以提供额外的可信度

答案 b 正确。仿制药品的审批过程更快、更宽松。仿制药品的生产厂家必须提交临床资料证明仿制药品与参比的原研药品具有生物等效性。

答案 c 正确。FDA 对生物等效性的定义为药物的活性成分到达药物作用部位的吸收程度与速度没有显著差异。用于评估 Cmax 和 AUC 的标准是 90% 置信区间必须落在 80% ~125% 之间。

答案 d 正确。治疗药物监测是确保患者替换药品过程中能够维持治疗药物浓度的有效工具。

答案 a 不正确。仿制药品的生产厂家无须提交临床资料证明有效成分的有效性和安全性,因为在原研药品的审批过程中这些资料都已记录。

---

17. 下列药品中通常被认为治疗窗狭窄的是哪项?

   a. 环孢素
   b. 强的松
   c. 吗替麦考酚酯
   d. 霉酚酸钠

答案 a 正确。环孢霉素通常被认为治疗窗狭窄,因为预防排斥反应的有效血药浓度范围与可能产生肾毒性的浓度范围重叠,环孢霉素浓度监测是必需的。

FDA 并未正式指定治疗窗狭窄的药物。根据 21CFR320.33(c),治疗窗狭窄定义如下:

(1)药物的半数致死量(LD_{50})和半数有效量(ED_{50})之比小于 2,或药物最低中毒浓度和最低有效浓度之比小于 2。

(2)需要进行仔细的剂量滴定和患者监护以确保安全有效地使用药物。

答案 b、c 和 d 不正确。强的松和霉酚酸酯衍生物不符合治疗窗狭窄的 FDA 标准,血清浓度并不是代表性的监测指标。

---

18. DD 是一位肝功能指标升高的肝脏移植患者。患者承认过去一周由于外出时忘带药物,未按照免疫抑制方案服用药物。医疗团队想要治疗该患者的急性细胞排斥反应。下列哪种药物治疗急性细胞排斥反应最有效?

   a. 巴利昔单抗
   b. 兔源抗胸腺细胞球蛋白
   c. 贝拉西普
   d. 利妥昔单抗

答案 b 正确。抗胸腺细胞球蛋白耗尽 T 细胞,可用于免疫诱导和治疗急性细胞排斥反应。

答案 a 不正确。虽然巴利昔单抗(IL - 2 受体阻滞剂)可用于诱导治疗,但不用于急性细胞排斥反应的治疗。

答案 c 不正确。贝拉西普(共刺激阻断剂)可以用于肾移植患者维持期免疫抑制方案。贝拉西普不用于治疗急性细胞排斥反应或接受肝移植手术的患者。

答案 d 不正确。利妥昔单抗是针对 B 细胞表面 CD20 的单克隆抗体。由于急性细胞排斥反应主要由 T 细胞介导,目前利妥昔单抗不用于治疗急性细胞排斥反应。

---

19. 下列哪项应在肾移植患者使用贝拉西普前进行确认? 选择下列所有正确的答案。

   a. 血清 CMV 阳性
   b. 血清 EBV 阳性

c. 正常肝肾功能

d. 没有任何新的或恶化的神经系统异常

答案 b 正确。贝拉西普与移植后淋巴组织增生性疾病（PTLD）发病风险增加相关，主要涉及中枢神经系统。患者 EBV 血清反应阴性或 EBV 血清反应未知是贝拉西普用药禁忌。

答案 d 正确。每次使用贝拉西普之前，应评估患者移植后淋巴组织增生性疾病和进行性多灶性脑白质病的症状和体征。如果患者报告任何新的或恶化的症状，如新的或突发的思维、记忆、言语、情绪、行为、视觉、平衡、力量、发热、盗汗、持续疲劳、体重减轻或腺体肿胀等方面的改变，不应该继续给予贝拉西普治疗，同时应该对患者进行对症治疗。

答案 a 不正确。尽管贝拉西普只在 EBV 血清反应阳性患者中使用，但与巨细胞病毒无关。

答案 c 不正确。贝拉西普给药剂量根据实际体重计算，肾或肝功能障碍时剂量无须调整。

---

20. 在跨学科查房中，内科住院医师指出 TK 白细胞计数低。TK 2 个月前接受肾脏胰腺联合移植，2 天前出现高血糖和淀粉酶、脂肪酶升高。随后的组织活检确诊为移植胰腺的急性细胞性排斥反应。该患者的排斥反应使用兔抗胸腺细胞球蛋白进行治疗。出院的免疫抑制方案包括他克莫司、吗替麦考酚酸和强的松。同时预防性使用抗病毒药缬更昔洛韦、抗菌药物复方新诺明和抗真菌药制霉菌素。下列哪种措施最适合患者新发的白细胞减少症？

a. 建议医生撤除强的松直到白细胞计数恢复正常

b. 建议医生撤除吗替麦考酚酸直到白细胞计数恢复正常

c. 建议医生维持目前的治疗方案，同时密切监测白细胞计数变化

d. 建议医生撤除缬更昔洛韦直到白细胞计数恢复正常

答案 c 正确。该患者的白细胞减少症可能是输注兔抗人胸腺细胞球蛋白引起的。应密切监测白细胞计数及其他血液学实验室检查的结果，如果有白细胞或血小板计数明显降低，则有必要减少兔抗人胸腺细胞球蛋白的剂量或停用。

答案 a 不正确。强的松通常会导致白细胞增多而不是白细胞减少。

答案 b 不正确。虽然吗替麦考酚酸可引起白细胞减少，但导致该患者白细胞减少的药物可能是兔抗人胸腺细胞球蛋白。回顾患者的药物治疗记录是非常重要的，查找在输注兔抗人胸腺细胞球蛋白期间的血液检查，是否出现如上述显著的白细胞减少症。但是，即使血液检查在输注药物之后，白细胞减少症也可能由该药物引起，抗代谢药物也无须撤除。尤其是患者目前发生了急性细胞排斥反应。

答案 d 不正确。虽然缬更昔洛韦可引起白细胞减少，但导致该患者白细胞减少的药物可能是兔抗人胸腺细胞球蛋白。在发生排斥反应期间，患者接受了免疫冲击治疗，因此激活潜伏病毒感染的风险增加。所以，必须注意不要随意撤除患者的预防性抗病毒药物，而应彻底检查白细胞减少症的原因，并采取针对性治疗。

第 20 章　抗菌治疗原则

1. 能够选择出导致结肠炎的非目标菌（如艰难梭菌），从而造成附加损害的抗菌药物有哪些？选出所有正确答案。

a. 克林霉素

b. 左氧氟沙星

c. 环丙沙星

d. 头孢曲松

艰难梭菌为梭菌属的一种，革兰阳性细菌。梭菌属为厌氧、产芽孢杆菌。艰难梭菌是抗生素相关腹泻（AAD）的主要致病菌，可导致伪膜性肠炎。伪膜性肠炎是一种严重的结肠感染，通常由于抗生素对正常肠道菌群的清除所致。天然寄居人体内的艰难梭菌开始过度繁殖。细菌释放的毒素可导致胀气、便秘、腹泻伴腹痛等症状，这种情况可以变得非常严重。因此，这种细菌的过度繁殖对人体是有害的。给予甲硝唑或口服万古霉素是严重病例的治疗选择。据报道，艰难梭菌相关 AAD 的复发率高达 20%。

答案 a 正确。克林霉素可导致艰难梭菌感染。

答案 b 正确。左氧氟沙星可导致艰难梭菌感染。

答案 c 正确。环丙沙星可导致艰难梭菌感染。

答案 d 正确。头孢曲松可导致艰难梭菌感染。

---

2. 对于肾功能正常的患者,使用头孢吡肟(Maxipime)经验治疗某感染(感染部位或感染源尚不明确),请选出所有正确的剂量方案。

a. 1g IV q12h

b. 2g IV q12h

c. 2g IV q8h

d. 4.5g IV q6h

答案 a 正确。头孢吡肟 1g,q12h 可用于社区获得性肺炎以及泌尿道感染患者。

答案 b 正确。头孢吡肟 2g,q12h 可用于腹腔感染、皮肤及其附件感染和泌尿道感染患者。

答案 c 正确。头孢吡肟 2g,q8h 可用于中性粒细胞减少伴发热和怀疑耐药菌感染(如铜绿假单胞菌感染)的患者。

根据感染部位和潜在的细菌耐药性,可以使用以上各种剂量方案。通常经验性使用高剂量头孢吡肟,感染部位或感染源未明确时尤其如此,本案例的问题正是这种情况。一旦感染部位和/或感染源确定,应根据需要调整抗感染药或剂量。同时,如果怀疑是多药耐药菌感染,可采用其他给药方法(如 β - 内酰胺延长输注治疗)。注意:本例应用问题是以头孢吡肟为例,讨论抗感染药物的给药剂量方案,而不是药物选择。

答案 d 不正确。4.5g,q6h 是哌拉西林/他唑巴坦的给药方案。

---

3. 选出能够影响给药剂量和/或间隔的药代动力学特性。选出所有正确答案。

a. 生物利用度

b. 分布容积

c. 代谢

d. 清除

答案 a 正确。生物利用度(吸收)是抗菌药物的一个关键 PK 特性。

答案 b 正确。分布容积(V_d)是抗菌药物的一个关键 PK 特性。V_d 在治疗过程中可能发生变化,是进行监测的重要因素。V_d 可能发生改变的情况包括:腹水、水肿、怀孕、烧伤、肥胖、消瘦、肢体缺失(如膝盖以下截肢)和脱水。

答案 c 正确。代谢是抗菌药物的一个关键 PK 特性。理解药物相互作用及其对药物浓度的影响是决定抗感染药给药剂量/间隔的重要因素。

答案 d 正确。排泄是抗菌药物的一个关键 PK 特性。理解肝肾功能是决定抗感染给药剂量/间隔的重要因素。经肾脏清除药物的剂量通常基于对肾小球滤过率的估计,后者通过计算肌酐清除率获得(Cockroft - Ganlt 公式或 MDRD 公式)。经肝脏系统清除抗感染药可根据 Child - Pugh 评分调整剂量,当然,肝功能不全患者的剂量建议不像肾功能不全患者相关指南那样规范。

---

4. 影响口服抗感染药物生物利用度的因素是哪项?

a. 药物为细胞色素 P450 酶的底物

b. 抗感染药的剂型

c. 外周血管疾病患者

d. 肾功能不全患者

答案 b 正确。抗感染药的剂型对生物利用度具有显著影响。万古霉素就是一个典型例子。万古霉素有口服剂型和肠外剂型。口服万古霉素不吸收,主要用于治疗艰难梭菌感染(抗生素相关腹泻)。万古霉素静脉给药的生物利用度为 100%($F = 1$),用于治疗全身性革兰阳性菌感染(如耐甲氧西林金黄色葡萄球菌)。一种抗菌药物的各种肠外剂型的生物利用度也可不同,以 β - 内酰胺类为例,静脉注射与肌内注射的生物利用度就存在潜在差异。

答案 a 不正确。抗感染药物的 CYP 450 活性(底物、抑制剂、诱导剂)对生物利用度无影响。CYP 450 活性会影响代谢和排泄,但对吸收无影响。口服抗感染药经过肝脏循环时可能会受首过效应的影响。首过效应会清除部分抗感染药物,间接影响可被吸收药物的总量。首过效应是一种药物代谢现象,导致药物在进入全身循环之前浓度降低。吸收过程中丢失的药物通常与肝脏和肠壁有关。值得注意的、具有显著首过效应的药物包括丙咪嗪、普萘洛尔和利多卡因。

答案 c 不正确。外周血管病患者的药物生物利用度不会有何不同。但是，并发症（如外周血管病）可以影响抗感染药的其他 PK 特征如分布和清除。

答案 d 不正确。肾功能对生物利用度无影响。肾功能会影响抗感染药物的清除。

---

5. 通常需要给予患者静脉抗感染药物的情况是哪项？

a. 发热 38.8℃

b. 重度咳嗽

c. 葡萄糖 - 6 - 磷酸脱氢酶（G6PD）缺乏

d. 血压 91/52mmHg 伴有低灌注症状（患者正常血压为 129/86mmHg）

答案 d 正确。有全身感染症状（如低血压和低灌注）的患者应接受静脉抗感染药物治疗。

答案 a 不正确。高热或低热不是患者接受静脉抗感染药物的必要条件。诊断为脓毒症（爆发性感染）的患者，推荐使用静脉抗感染药物。脓毒症患者很可能表现为高热或低热，但是要诊断为脓毒症，他们一定还有其他体征和症状（参见第 26 章）。推荐从静脉给药向口服给药转换时，有无发热是因素之一。从静脉到口服的抗感染序贯治疗涉及的因素有：①临床改善表现；②连续 8～24 小时无发热；③白细胞总数降低；④胃肠道功能正常。

答案 b 不正确。咳嗽不影响使用静脉或口服抗感染药的决定。

答案 c 不正确。葡萄糖 - 6 - 磷酸脱氢酶（G6PD）缺乏不影响使用静脉或口服抗感染药的决定。G6PD 缺乏患者使用某些抗感染药物可发生溶血，这时不应使用这些抗感染药物，但不影响口服/静脉用药的决定。能导致 G6PD 缺乏患者发生溶血的抗感染药物有磺胺类、氨苯砜等。

---

6. 下列口服抗感染药物中，哪些具有良好的生物利用度？选出所有正确答案。

a. 氟康唑

b. 利奈唑胺

c. 左氧氟沙星

d. 万古霉素

答案 a 正确。口服氟康唑具有良好的生物利用度（>90%）。其他唑类抗真菌药（伊曲康唑和酮康唑）的吸收需要一定的条件，这些药物必须在酸性的胃肠道 pH 环境下使用才能吸收。抑酸药（如 H_2 受体阻滞剂和质子泵抑制剂）与酮康唑和伊曲康唑存在药物相互作用。

答案 b 正确。口服利奈唑胺具有良好的生物利用度（快速且全面）。

答案 c 正确。口服左氧氟沙星具有良好的生物利用度（快速且完全）。

答案 d 不正确。口服万古霉素的生物利用度很差。

---

7. 要求药物具有良好组织渗透性（分布）的感染性疾病有哪些？选出所有正确答案。

a. 脑膜炎

b. 急性膀胱炎

c. 气管炎

d. 蜂窝织炎

答案 a 正确。脑膜炎感染要求抗感染药物能够分布到脑脊液中。抗感染药物不能在脑脊液中达到较高浓度时，应避免使用或者直接注射。对脑脊液具有中度至良好穿透性的抗感染药物要求较高的剂量。例如，脑膜炎患者静脉使用头孢曲松的给药剂量是每 12 小时 2g，而社区获得性肺炎的给药剂量是每 24 小时 1g。

答案 b 正确。急性膀胱炎要求抗感染药物经肾脏排泄，从而能够到达感染部位。

答案 c 和 d 不正确。气管炎和蜂窝织炎不要求抗感染药物具有特别的分布特性。

需要抗感染药物具有特别分布特性的感染部位包括脑脊液、尿液、滑膜液、腹膜液等。除以上部位外，应重点关注临床疗效、抗菌谱、不良反应和费用，而不是有关穿透性的比较数据。

注意：本案例主要根据 PK 分布特性探讨抗感染药物的选择，不涉及口服或胃肠外给药的选择。部分感染性疾病可能需要胃肠外给药，这些感染较为隐蔽，包括脑膜炎、骨髓炎、心内膜炎和肺炎等。

8. 药效学特征为浓度依赖型的抗感染药是哪项?
   a. 头孢曲松
   b. 阿莫西林
   c. 环丙沙星
   d. 美洛培南

   答案 c 正确。环丙沙星的药效学特性表现为浓度依赖型。其他具有浓度依赖活性的抗感染药包括氨基糖苷类、甲硝唑和其他氟喹诺酮类。氨基糖苷类 Cmax/MIC 比值超过 10:1 时,抗菌活性最大。喹诺酮类的药效学特性与 AUC/MIC 有关。对于革兰阳性菌,理想的 AUC/MIC 比值应超过 30:1;而对于革兰阴性菌,AUC/MIC 比值超过 125:1 时最佳。

   答案 a 不正确。头孢曲松和其他头孢菌素类的 PD 特性为时间依赖型。

   答案 b 不正确。阿莫西林和其他青霉素类的 PD 特性为时间依赖型。

   答案 d 不正确。美洛培南和其他碳青霉烯类的 PD 特性为时间依赖型。

---

9. 药效学特征为时间依赖型的抗感染药是哪项?
   a. 左氧氟沙星
   b. 多利培南
   c. 阿米卡星
   d. 甲硝唑

   答案 b 正确。多利培南以及其他碳青霉烯类、青霉素类和头孢菌素类均为时间依赖型。当游离药物浓度(不是蛋白结合型)超过 MIC 达到一定时间时,时间依赖型药物的抗菌活性最大。作用于细胞壁药物如需显示出杀菌的时间依赖型活性,应满足以下参数要求:

   · 碳青霉烯类药物浓度超过 MIC 的时长应达给药间隔的 40%。

   · 头孢菌素类药物浓度超过 MIC 的时长应达给药间隔的 60% ~ 70%。

   · 青霉素类药物浓度超过 MIC 的时长应达给药间隔的 50%。

   作用于细胞壁药物如需显示出抑菌的时间依赖型活性,应满足以下参数要求:

   · 碳青霉烯类药物浓度超过 MIC 的时长应为给药间隔的 20%。

   · 头孢菌素类药物浓度超过 MIC 的时长应为给药间隔的 35% ~ 40%。

   · 青霉素类药物浓度超过 MIC 的时长应为给药间隔的 30%。

   糖肽类万古霉素的最佳药效学特征存在争议。传统上,万古霉素被认为具有时间依赖型活性;然而,最近发现 AUC:MIC 是治疗成功的最佳预测参数。当 AUC:MIC 超过 400:1 时,万古霉素的抗菌活性最大。只要 MIC ≤ 1μg/mL,万古霉素谷浓度达到 15 ~ 20μg/mL,AUC:MIC 就可以确保超过 400:1。

   答案 a 不正确。左氧氟沙星(和其他喹诺酮类)的 PD 特性为浓度依赖型。

   答案 c 不正确。阿米卡星(和其他氨基糖苷类)的 PD 特性为浓度依赖型。

   答案 d 不正确。甲硝唑的 PD 特性为浓度依赖型。

   注意:请区别甲硝唑和唑类抗真菌药(氟康唑、伏立康唑、伊曲康唑和酮康唑)。甲硝唑(Flagyl)属于抗生素,用于治疗厌氧菌感染(如脆弱拟杆菌)和艰难梭菌引起的抗生素相关腹泻。唑类抗真菌药用于治疗真菌感染(酵母菌或霉菌)。这些具有相同后缀的药物在不良反应和相互作用等方面也有较大差别。甲硝唑与乙醇同时使用时可致双硫仑反应。唑类抗真菌药则有显著的药物相互作用(CYP 450)并可引起肝炎。

---

10. 某健康护理相关肺炎患者的病原体为多重耐药菌(培养和药敏发现,病原体铜绿假单胞菌对所有抗生素显示出较高的 MIC)。由于该菌为高水平耐药,需要调整给药剂量或间隔以确保治疗成功。目前患者正接受的治疗为哌拉西林/他唑巴坦 4.5g IV q6h,输注 30 分钟。选出能够使哌拉西林/他唑巴坦药效最佳的措施。
   a. 延长输注时间
   b. 增加剂量
   c. 与其他 β - 内酰胺药物联合使用
   d. 剂量减至 3.375g

   答案 a 正确。β - 内酰胺类抗菌药物的静脉输注时间通常为 30 分钟。例如,哌拉西林/他唑巴坦(Zosyn)每 6 小时静脉给药 4.5g,输注 30 分钟。为了充分发挥 β - 内酰胺类的时间依赖型抗菌活性,临床通常采取延长输注时间的策略（哌拉西林/他唑巴坦 3.375g，q8h，输注 4 小时）。延长输注时间可以使得药物浓度保持在 MIC 以上的时间更长（时间依赖型活性）。

答案 b 不正确。增加药物剂量可以充分发挥浓度依赖型药物的 PD 特性，而非时间依赖型药物。

答案 c 不正确。抗感染药联合使用是常见的争议话题。支持者认为双重覆盖可以发挥协同作用，防止耐药发生，并提高疗效。然而，支持这些观点的文献极少。对于个别感染如具有较高的细菌负载或者怀疑耐药菌感染的危重患者的初始经验治疗等，双重抗菌药物覆盖可能有益。抗菌药物敏感性一旦明确，单药治疗效果通常令人满意。上述案例问题中，由于两药具有相同作用机制（均为 β–内酰胺类），联合用药并不理想。临床情况如果需要联合治疗，优先联合应用不同作用机制的药物。

答案 d 不正确。减少剂量无助于发挥哌拉西林/他唑巴坦的 PK/PD 特性。注意：有些使用者延长输注时间时可能会减少药物剂量。

11. 使用 β–内酰胺类和喹诺酮类抗感染药可出现中枢神经系统不良反应（癫痫发作和精神状态改变）。发生中枢神经系统反应的风险因素包括以下哪项？
    a. 疗程
    b. 输注间隔
    c. 生物利用度
    d. 肾功能不全

答案 d 正确。抗生素相关中枢神经系统毒性是青霉素类、头孢菌素类、碳青霉烯类和喹诺酮类等抗感染药物的常见反应。肾功能不全患者如果不调整剂量或给药间隔，尤其容易发生中枢神经系统毒性。

答案 a 不正确。疗程不是 β–内酰胺类或喹诺酮类发生 CNS 不良反应的风险因素，除非患者发生抗感染药物蓄积（不是消除）。

答案 b 不正确。输注间隔不影响药物的中枢神经系统不良反应。

答案 c 不正确。生物利用度不影响药物的中枢神经系统不良反应。

12. 具有肾毒性和耳毒性等不良反应的抗感染药是哪项？
    a. 阿莫西林/克拉维酸
    b. 头孢泊肟
    c. 莫西沙星
    d. 庆大霉素

答案 d 正确。氨基糖苷类庆大霉素（Garamycin）具有肾毒性和耳毒性。

答案 a 不正确。青霉素类阿莫西林/克拉维酸（Augmentin）无肾毒性和耳毒性。

答案 b 不正确。头孢菌素类头孢泊肟（Vantin）无肾毒性和耳毒性。

答案 c 不正确。氟喹诺酮类莫西沙星（Avelox）无肾毒性和耳毒性。

13. 能够导致抗生素相关性腹泻（艰难梭菌）的抗感染药包括哪些？选出所有正确答案。
    a. 阿莫西林/克拉维酸
    b. 左氧氟沙星
    c. 克林霉素
    d. 万古霉素

答案 a 正确。阿莫西林/克拉维酸（Augmentin）和其他 β–内酰胺类有抗生素相关腹泻（艰难梭菌）的不良反应。注意：抗感染药也可导致胃肠道紊乱进而引起腹泻，但这不同于艰难梭菌感染。使用 Augmentin 发生胃肠紊乱性腹泻的概率也较高。患者在使用抗感染药的过程中出现腹泻，并不一定意味着存在艰难梭菌感染。

答案 b 正确。左氧氟沙星（Levaquin）和其他氟喹诺酮类有抗生素相关腹泻（艰难梭菌）的不良反应。

答案 c 正确。克林霉素（Cleocin）有抗生素相关腹泻（艰难梭菌）的不良反应。克林霉素导致的艰难梭菌感染发生率最高。

答案 d 不正确。万古霉素（Vancocin）无抗生素相关腹泻（艰难梭菌）的不良反应。口服万古霉素用于治疗艰难梭菌感染。

14. JG 对替卡西林/克拉维酸（Timentin）具有速发型过敏反应。结合 JG 的过敏史，选出 JG 可以使用的抗菌药物。

a. 哌拉西林/他唑巴坦

b. 阿莫西林/克拉维酸

c. 头孢氨苄

d. 氨曲南

答案 d 正确。氨曲南(Azactam)为单酰胺类抗菌药物,适用于对青霉素有超敏反应患者的治疗。

答案 a 不正确。JG 对青霉素(Timentin)有速发性过敏反应,因此不能使用青霉素类抗菌药物。

答案 b 不正确。JG 对青霉素(Timentin)有速发性过敏反应,因此不能使用青霉素类抗菌药物。

答案 c 不正确。JG 对青霉素(Timentin)有速发性过敏反应,因此不能使用某些头孢菌素类抗菌药物。但这并不是绝对的。当患者对青霉素类有即刻的 I 型过敏反应时,可能对某些头孢菌素类耐受。如果病情需要使用头孢菌素,通常首选较高一代的头孢菌素类。

15. 选出可能影响抗菌治疗的宿主因素。选出所有正确答案。

a. 年龄

b. 妊娠

c. 代谢异常

d. 器官功能不全

答案 a 正确。年龄是确定某些感染(如脑膜炎)的致病菌以及药代动力学参数(肾功能不全)的一个重要因素。

答案 b 正确。妊娠期及哺乳期女性须谨慎使用抗菌药物。一些药物已确定或可能有致畸作用(如甲硝唑),其他药物(如喹诺酮类、四环素类、磺胺类)则对胚胎或婴儿具有潜在的风险。药代动力学参数在怀孕期间也会发生变化,药物清除和分布容积增加。因此,某些药物须增加剂量和/或给药频次以获得足够的浓度。

答案 c 正确。遗传或获得性代谢异常会影响感染性疾病的治疗。有外周血管病的患者可能无法通过肌内注射吸收药物。其他例子包括:异烟肼慢乙酰化表型患者发生外周神经病的风险更高;葡萄糖 - 6 - 磷酸脱氢酶缺乏患者使用磺胺类和氨苯砜时可发生溶血。

答案 d 正确。肾功能或肝功能不全患者使用某些药物时会发生蓄积,应调整药物剂量。

16. 选出获得外源性致病菌的风险因素。选出所有正确答案。

a. 护理院住院

b. 妊娠

c. 近期使用抗菌药物

d. 住院 7 天

答案 a 和 d 正确。护理院和医院住院会使患者暴露于各种细菌并改变患者的正常菌群。正常菌群的变化使得感染的经验治疗必须随之改变。

答案 c 正确。有近期抗菌药物使用史的患者,其正常菌群可能已发生变化(获得外源性致病菌)。

答案 b 不正确。妊娠不会影响正常(内源)菌群。妊娠可以改变药代动力学参数如分布容积。

17. 选出发热的潜在原因。选出所有正确答案。

a. 感染

b. 哌拉西林

c. 外伤

d. 恶性肿瘤

答案 a 正确。感染可引起发热。但是,感染患者也可表现为低体温(如爆发性感染患者、脓毒症患者)。老年感染患者以及局限性感染(如非复杂性尿路感染)患者可以不发热。

答案 b 正确。药物可导致发热。可发生药物热的有:抗惊厥药、米诺环素、青霉素类、头孢菌素类、别嘌呤醇和肝素。

答案 c 正确。外伤可导致发热。

答案 d 正确。恶性肿瘤可导致发热。

18. 革兰染色可以揭示的信息包括哪项?

a. 最小抑菌浓度

b. 细菌的种类

c. 细菌的形态特征

d. 抗生素敏感性

答案 c 正确。革兰染色用于明确是否存在细菌以及决定细菌的形态特征(例如革兰—阳性或阴性,形状—球菌或杆菌)。

答案 a 和 d 不正确。最小抑菌浓度(MIC)和抗生素敏感性是通过细菌培养和敏感性试验而得以明确。

答案 b 不正确。细菌种类是通过培养和敏感性试验而得以明确。

---

19. 属于非典型病原体有哪些? 选出所有正确答案。
    a. 大肠埃希菌
    b. 肺炎克雷伯菌
    c. 肺炎支原体
    d. 肺炎链球菌

    答案 c 正确。肺炎支原体为需氧的、革兰阴性细菌,但是由于它对革兰染色剂的保留性较差,常规革兰染色不易发现,因此被归为非典型病原体。其他非典型病原体包括嗜肺军团菌和肺炎衣原体。

    答案 a 不正确。大肠埃希菌是一种需氧的、乳糖发酵阳性、革兰阴性短杆菌。大肠埃希菌属于肠杆菌科(肠细菌)家族。

    答案 b 不正确。克雷伯菌属为需氧、乳糖发酵阳性、革兰阴性短杆菌。克雷伯菌属属于肠杆菌科(肠细菌)家族。

    答案 d 不正确。肺炎链球菌是一种需氧的、革兰阳性细菌。

---

20. 属于外源性菌群(如从医院获得),且具有非乳糖发酵特点的革兰阴性杆菌是哪项?
    a. 脑膜炎奈瑟菌
    b. 阴沟肠杆菌
    c. 肺炎链球菌
    d. 铜绿假单胞菌

    答案 d 正确。铜绿假单胞菌是一种非乳糖发酵的革兰阴性杆菌。其他非乳糖发酵革兰阴性杆菌包括变形菌、沙雷菌、摩根菌、窄食单胞菌和不动杆菌。

    答案 a 不正确。脑膜炎奈瑟菌是一种革兰阴性球菌。

    答案 b 不正确。阴沟肠杆菌是一种发酵乳糖的革兰阴性杆菌。

答案 c 不正确。肺炎链球菌是一种革兰阳性球菌(双球菌)。

---

21. 抗菌谱广且对非乳糖发酵(氧化酶阳性)的革兰阴性杆菌有效的青霉素类抗生素是哪项?
    a. 阿莫西林
    b. 萘夫西林
    c. 头孢吡肟
    d. 多利培南
    e. 哌拉西林/他唑巴坦

    答案 e 正确。哌拉西林/他唑巴坦为广谱青霉素类抗菌药,对非乳糖发酵(氧化酶阳性)的革兰阴性杆菌(如铜绿假单胞菌)有抗菌活性。

    答案 a 不正确。阿莫西林为窄谱抗菌药。对非乳糖发酵(氧化酶阳性)的革兰阴性杆菌(如铜绿假单胞菌)没有抗菌活性。

    答案 b 不正确。萘夫西林为窄谱抗菌药,仅对革兰阳性菌有效。萘夫西林对非乳糖发酵(氧化酶阳性)的革兰阴性杆菌(如铜绿假单胞菌)或任何革兰阴性菌均没有抗菌活性。

    答案 c 不正确。头孢吡肟为广谱抗菌药,抗菌谱确实能够覆盖非乳糖发酵(氧化酶阳性)的革兰阴性杆菌(如铜绿假单胞菌),但它属于头孢菌素类。

    答案 d 不正确。多利培南为广谱抗菌药,抗菌谱确实能够覆盖非乳糖发酵(氧化酶阳性)的革兰阴性杆菌(如铜绿假单胞菌),但它属于碳青霉烯类。

---

22. 属于大肠正常(内源性)菌群的病原体有哪些? 选出所有正确答案。
    a. 大肠埃希菌
    b. 草绿色链球菌
    c. 脑膜炎奈瑟菌
    d. 肠球菌属

    答案 a 和 d 正确。大肠埃希菌和肠球菌属是寄居在大肠的正常菌群。其他寄居在大肠的细菌包括肠杆菌科细菌、肠球菌属和厌氧菌。大肠埃希菌也寄居于小肠。

    答案 b 不正确。草绿色链球菌是寄居在口腔的正常菌群,是心内膜炎的潜在致病菌。

    答案 c 不正确。脑膜炎奈瑟菌是寄居于

上呼吸道的正常菌群,可导致脑膜炎。

---

23. 选出关于下呼吸道正常(内源性)菌群的最佳答案。

    a. 肠杆菌科细菌
    b. 肺炎链球菌
    c. 肠球菌类
    d. 通常为无菌状态

　　答案 d 正确。下呼吸道正常情况下无菌。其他正常情况下无菌的部位包括脑脊液和尿液。

　　答案 a 不正确。肠杆菌科细菌作为正常菌群的一部分寄居在小肠和大肠。

　　答案 b 不正确。肺炎链球菌作为正常菌群的一部分寄居在上呼吸道。

　　答案 c 不正确。肠球菌类作为正常菌群的一部分寄居在小肠和大肠。

---

24. 与氨基糖苷类存在药物相互作用的药物有哪些? 选出所有正确答案。

    a. 两性霉素 B
    b. 万古霉素
    c. 呋塞米
    d. 顺铂

　　答案 a 正确。两性霉素 B 与氨基糖苷类存在药物相互作用。其机制/效应为不良反应累加(肾毒性)。

　　答案 b 正确。万古霉素与氨基糖苷类存在药物相互作用。其机制/效应为不良反应累加(肾毒性)。

　　答案 c 正确。呋塞米与氨基糖苷类存在药物相互作用。其机制/效应为不良反应累加(肾毒性)。

　　答案 d 正确。顺铂与氨基糖苷类存在药物相互作用。其机制/效应为不良反应累加(肾毒性和耳毒性)。

　　其他与氨基糖苷类存在相互作用的药物有神经肌肉阻滞剂、环孢素、非甾体抗炎药和放射对比剂。应对氨基糖苷类药物相互作用的临床措施包括监测氨基糖苷类血清药物浓度和肾功能(与神经肌肉阻滞剂合用除外,最好避免联合使用氨基糖苷类和神经肌肉阻滞剂)。

---

25. 患者 RL 既往有缺铁性贫血史,正在接受硫酸亚铁治疗。下列哪些药物与硫酸亚铁联用时生物利用度降低? 选出所有正确答案。

    a. 莫西沙星
    b. 四环素
    c. 阿奇霉素
    d. 多西环素

　　答案 a 正确。莫西沙星(和其他氟喹诺酮类)与多价阳离子(制酸剂、铁离子、硫糖铝、锌离子、维生素类、牛奶和枸橼酸盐)联用时,吸收减少。应对该相互作用的临床措施是分开服用两种药物,至少间隔 2 小时。

　　答案 b 和 d 正确。四环素和多西环素与铁离子、制酸剂、钙离子和硫糖铝等合用时吸收减少。应对该相互作用的临床措施是分开服用两种药物,至少间隔 2 小时。

　　答案 c 不正确。阿奇霉素和大环内酯类抗菌药的吸收不受同时服用的多价阳离子的影响。

第 21 章　上呼吸道感染

1. 中耳存在渗出液,但无急性疾病症状的上呼吸道疾病是什么?

    a. 渗出性中耳炎
    b. 鼻窦炎
    c. 咽炎
    d. 喉炎
    e. 鼻炎

　　答案 a 正确。渗出性中耳炎(OME)是指中耳存在渗出液,但没有急性疾病症状。鉴别 OME 和急性中耳炎(AOM)很重要,抗菌药物仅用于治疗 AOM。AOM 是有症状的中耳感染,发病迅速,伴有渗出。

　　答案 b 不正确。鼻窦炎是鼻旁窦黏膜的炎症和/或感染。

　　答案 c 不正确。咽炎是咽部的炎症和/或急性感染,常常由病毒或细菌引起。

　　答案 d 不正确。喉炎是一种常见的喉部急性炎症,通常因急性声带劳损、喉部黏膜表面应激或上呼吸道感染等引起。

　　答案 e 不正确。鼻炎是指存在下列任何一种症状,如打喷嚏、鼻塞、流鼻涕或鼻痒等。

2. 患者 JH,男性,4 岁,以"流鼻涕、鼻塞、咳嗽和轻度耳痛 36 小时"主诉就诊。无任何并发的化脓性结膜炎。就诊时体温 38℃。无药物过敏史。无既往治疗史。近 30 天内未使用过阿莫西林。体重 16.3kg。对 JH 来说,下列哪种治疗最为适当?

　　a. 对乙酰氨基酚 10mg/kg,口服,一日 4 次,需要时使用

　　b. 阿莫西林 30mg/kg,口服,一日 3 次

　　c. 盐酸伪麻黄碱 15mg,口服,一日 4 次

　　d. 苯海拉明 6.25mg,口服,一日 4 次

　　e. 左氧氟沙星 10mg/kg,口服,一日 2 次

　　答案 a 正确。对 JH 来说,当前最适当的治疗应是观察等待并提供足够的疼痛控制。患者年龄大于 2 岁,耳痛时长小于 48 小时,且仅为轻度耳痛。目前无使用抗菌药物的指征。流鼻涕、鼻塞和咳嗽等体征也符合病毒性感染的表现。

　　答案 b 不正确。目前无使用抗菌药物的指征。

　　答案 c 不正确。有限文献支持减充血剂治疗 AOM 的有效性。潜在风险超过潜在获益,不推荐使用。

　　答案 d 不正确。有限文献支持抗组胺药治疗 AOM 的有效性。潜在风险超过潜在获益,不推荐使用。

　　答案 e 不正确。同样,JH 目前无须抗菌治疗。左氧氟沙星也不是治疗 AOM 的首选药物。

问题 3~4 基于以下案例。

　　患者 JM,男,6 岁,以"耳痛、耳液溢 5 天"主诉就诊。耳镜检查显示鼓膜中度膨出。体温 38.5℃。患者有青霉素过敏史,表现为腿痒。无并发的化脓性结膜炎,近 30 天内未使用过阿莫西林。体重 20kg。

3. 对 JM 来说,下列哪种治疗最为适当?

　　a. 阿莫西林 600mg,口服,一日 3 次

　　b. 阿莫西林 1375mg,口服,一日 3 次

　　c. 头孢地尼 300mg,口服,一日 2 次

　　d. 头孢地尼 140mg,口服,一日 2 次

　　e. 左氧氟沙星 600mg,口服,一日 2 次

　　答案 d 正确。尽管 JM 对青霉素有轻微的皮肤反应,但青霉素类与头孢菌素类的交叉过敏较低。使用最窄谱抗菌药物的获益超过了将患者和社会大众暴露于不必要的广谱抗菌药物从而增加细菌耐药可能的风险。此外,由于化学结构不同,头孢地尼、头孢呋辛、头孢泊肟和头孢曲松等不大可能与青霉素存在交叉过敏。

　　答案 a 不正确。JM 有青霉素过敏史;阿莫西林属于氨基青霉素,可能会导致他发生轻度皮肤反应。

　　答案 b 不正确。JM 有青霉素过敏史,该剂量对他来说太大。

　　答案 c 不正确。这是个加倍剂量。适当的剂量是 14mg/(kg·d),分 1~2 次给药;相当于一次 7mg/kg,该患者体重 20kg。

　　答案 e 不正确。这是一个不必要使用广谱抗菌药物的例子。

4. 下列哪些病原体可能是导致 JM 发生急性中耳炎的原因? 选出所有正确的答案。

　　a. 肺炎链球菌

　　b. 卡他莫拉菌

　　c. 流感嗜血杆菌

　　d. 流感病毒

　　e. 腺病毒

　　答案 a 正确。肺炎链球菌为需氧、革兰阳性双球菌,是导致 AOM 的三种最常见细菌性病原体之一。

　　答案 b 正确。卡他莫拉菌为革兰阴性双球菌,也是导致 AOM 的三种最常见细菌性病原体之一。

　　答案 c 正确。流感嗜血杆菌是一种微小、需氧、革兰阴性球杆菌,主要寄居于呼吸道,是导致 AOM 的三种最常见细菌性病原体的最后一个。

　　答案 d 正确。你可能还记得,病毒实际上是 URTIs 最常见的病因,在中耳炎的发病中起主要作用。流感病毒是最常见的致病病毒之一。

　　答案 e 正确。导致 AOM 的常见病毒包括呼吸道合胞病毒(RSV)、流感病毒、鼻病毒和腺病毒。

5. 当考虑治疗失败和细菌耐药机制时,导致 AOM 的三种最常见的细菌性病原体可能存在下列哪些情况? 选出所有正确答案。

a. 上调细菌外排泵,减少抗菌药的累积

b. 改变青霉素结合蛋白,使抗菌药物不能与目标细菌结合

c. 细菌产生 β - 内酰胺酶,通过酶促作用使抗菌药物失活

d. 降低细菌细胞膜通透性,减少抗菌药物的累积

e. 细菌产生青霉素酶,通过酶促作用使抗菌药物失活

答案 a 正确。已知流感嗜血杆菌具有内在的外排耐药机制,可以限制大环内酯类(阿奇霉素和克拉霉素)的活性。

答案 b 正确。这是肺炎链球菌最常见的耐药机制。这也是该耐药机制不能轻易通过联用 β - 内酰胺酶抑制剂予以克服的原因。

答案 c 正确。需要说明的是,这是卡他莫拉菌对氨基青霉素类最常见的耐药机制,该机制在流感嗜血杆菌中也广泛存在。

答案 d 正确。这是卡他莫拉菌和流感嗜血杆菌的一个潜在耐药机制。也是卡他莫拉菌对氨基青霉素类的另一个耐药机制。

答案 e 正确。青霉素酶是 β - 内酰胺酶的一个具体类型,在卡他莫拉菌和流感嗜血杆菌中也较为常见。

问题 6~8 基于以下案例。

患者 JS,男性,16 岁,以"流脓性鼻涕、头痛、咳嗽和鼻塞、口臭、嗅觉丧失等 2 天"之主诉就诊。体温 38.3℃。无药物过敏史。无既往治疗史,但曾在 20 天前因皮肤和软组织感染接受过 5 天的抗生素治疗(具体不详)。体重 63.5kg。

6. 应推荐进行下列哪项治疗?

a. 对乙酰氨基酚 325mg,口服,每 4 小时一次,需要时使用

b. 阿莫西林 875mg,口服,一日 3 次

c. 盐酸伪麻黄碱 60mg,口服,一日 4 次

d. 阿莫西林/克拉维酸 875mg,口服,一日 2 次

e. 阿莫西林/克拉维酸 2g,XR,口服,一日 2 次

答案 a 正确。对 JS 来说,目前最适当的治疗是提供足够的疼痛控制。鼻窦炎最可能的病

原体是病毒,抗菌药物常常被过度使用。典型的病毒感染具有自限性,会在 7~10 天内消退。

答案 b 不正确。鉴于患者症状不严重以及症状的时长,无使用抗菌药物的指征。

答案 c 不正确。目前无文献支持减充血剂治疗鼻窦炎的有效性,潜在风险超过潜在获益,因此不推荐使用。

答案 d 不正确。鼻窦炎最可能的病原体是病毒,抗菌药物常常被过度使用。典型的病毒感染具有自限性,会在 7~10 天内消退。

答案 e 不正确。无使用抗菌药物的指征。

---

7. 初次就诊后,给予适当治疗 4~5 天,JS 开始感觉明显好转。第 5 天,他甚至决定外出走走,与朋友一起玩踏板车。然而,次日早晨起床时 JS 出现寒战、恶心、头痛、鼻涕增加等症状,体温 38.3℃。下列哪项治疗建议最适当?

a. 对乙酰氨基酚 325mg,口服,每 4 小时 1 次,需要时使用

b. 阿莫西林 875mg,口服,一日 3 次

c. 左氧氟沙星 500mg,口服,一日 1 次

d. 阿莫西林/克拉维酸 875mg,口服,一日 2 次

e. 阿莫西林/克拉维酸 2g,XR,口服,一日 2 次

答案 e 正确。该患者有耐药肺炎链球菌感染的风险,因此需要更高剂量以克服潜在的耐药。

答案 a 不正确。尽管给予 JS 对乙酰氨基酚进行止痛和降温是适宜的,但这个答案不是最适当的。JS 此时需要抗菌治疗。当病毒性呼吸道感染发生时,患者存在进一步继发细菌感染的风险,这一现象有时被称为"二重致病",能够容易地予以识别。首先为病毒性上呼吸道感染,持续 5~6 天后开始好转,接着症状再次恶化,出现发热、头痛、鼻分泌物增加等表现。

答案 b 不正确。由于产 β - 内酰胺酶呼吸道病原体(流感嗜血杆菌和卡他莫拉菌)的日益流行,阿莫西林不再被经验性推荐。

答案 c 不正确。患者既往无青霉素过敏史。

答案 d 不正确。患者近 30 天内曾接受过抗生素治疗,存在肺炎链球菌耐药风险,该风险不能通过联用 β - 内酰胺酶抑制剂加以克服。

8. 按照推荐治疗,JS 可能经历下列哪些常见不良反应？选出所有正确答案。

   a. 肝毒性

   b. 腹泻

   c. Q-T 间期延长

   d. 肌腱断裂

   e. 念珠菌病

   　　答案 b 正确。已知阿莫西林/克拉维酸(以及通常大多数抗生素)可致腹泻。一种使腹泻发生降至最小的方法是以 14∶1 的比例给予阿莫西林与克拉维酸。

   　　答案 e 正确。抗菌药物暴露可致口腔念珠菌病,使用阿莫西林/克拉维酸尤其常见。这是因为阿莫西林/克拉维酸清除了口腔正常菌群中的大部分细菌,从而导致酵母菌(念珠菌属)的过度生长,后者也可寄居在口腔正常菌群中。

   　　答案 a 不正确。如果肝毒性是上一问题所列任何治疗选项的常见不良反应,它们就不会被广泛使用(如果有的话)。肝毒性是阿莫西林/克拉维酸、对乙酰氨基酚和左氧氟沙星等药物的罕见不良反应。

   　　答案 c 不正确。已知左氧氟沙星能够延长 Q-T 间期。该不良反应在下列情况下更具有临床意义：患者高龄、同时接受其他延长 Q-T 间期药物、存在电解质紊乱和/或有心脏疾患。

   　　答案 d 不正确。左氧氟沙星有肌腱炎/肌腱断裂的罕见不良反应。下列情况下发生该不良反应的风险增加：患者高龄、从事重体力活动、有潜在的肌腱疾病、肾衰竭、器官移植和/或正在服用糖皮质激素类药物。

问题 9~11 基于以下病例。

　　患者 TM,男性,17 岁,以"体温 ≥40℃、重度头痛、流脓性鼻涕、面部疼痛等 4 天"之主诉到急诊就诊。体重 65kg,无药物过敏史,无明显既往医疗史。最初诊断为脑膜炎并接受以下药物治疗：

　　①万古霉素 30mg/kg,静脉注射 2 小时(加入 500mL 生理盐水中)。

　　②头孢曲松 2g,静脉注射 30 分钟(加入 50mL 5% 葡萄糖注射液中)。

　　③地塞米松 10mg,静脉注射 5 分钟(浓度 10mg/mL)。

　　不幸的是,腰椎穿刺后 TM 越来越感到恶心,于是一位内科医师加用了下列药物：

　　④哌拉西林/他唑巴坦 4.5g,静脉注射 4 小时(加入 100mL 5% 葡萄糖注射液中)。

　　幸运的是,腰椎穿刺结果回报完全阴性,经咨询耳鼻喉科医师后,TM 被诊断为重度急性鼻窦炎,并最终给予：

　　⑤氨苄西林/舒巴坦 3g,静脉注射 30 分钟,每 6 小时 1 次(加入 100mL 生理盐水中)。

9. 以 mg/min 为单位计算 TM 接受的每种药物的静脉注射剂量,然后按照从高到低的顺序将药物进行排序。

无序选项	排序结果
万古霉素 30mg/kg 静脉注射 2 小时	氨苄西林/舒巴坦
头孢曲松 2g 静脉注射 30 分钟	头孢曲松
地塞米松 10mg 静脉注射 5 分钟	哌拉西林/他唑巴坦
哌拉西林/他唑巴坦 4.5g 静脉注射 4 小时	万古霉素
氨苄西林/舒巴坦 3g 静脉注射 30 分钟	地塞米松

　　①氨苄西林/舒巴坦 = 100mg/min

　　$3g/30min = 6g/h；6g/h = 6000mg/h$；

　　$6000mg/h = 100mg/min$

　　②头孢曲松 = 66.7mg/min

　　$2g/30min = 4g/h；4g/h = 4000mg/h$；

　　$4000mg/h = 66.67mg/min$

　　③哌拉西林/他唑巴坦 = 18.8mg/min

　　$4.5g/4h = 1.125g/h；1.125g/h = 1125mg/h$；

　　$1125mg/h = 18.75mg/min$

　　④万古霉素 = 16.7mg/min

　　TM = 143 磅；

　　143 磅 = 65kg；30mg/kg = 1950mg(约为每次 2g)

　　$2000mg/2h = 1000mg/h$；

　　$1000mg/h = 16.67mg/min$

　　⑤地塞米松 = 2mg/min

　　$10mg/5min = 2mg/min$

---

10. 下列哪些疫苗可以预防 TM 罹患鼻窦炎？选出所有正确答案。

a. Comvax

b. Prevnar 13

c. Fluzone

d. Ipol

e. Twinrix

　　答案 a 正确。Comvax 是一种预防流感嗜血杆菌和乙型肝炎的联合疫苗。

　　答案 b 正确。Prevnar 13 是一种肺炎球菌疫苗,能够对 13 种肺炎链球菌提供免疫保护。

　　答案 c 正确。Fluzone 是一种对抗流感病毒的疫苗,流感病毒是上呼吸道感染的很常见的病原体。病毒性呼吸道感染可使患者易于继发细菌感染或者"二重疾病"。

　　答案 d 不正确。Ipol 是一种灭活的脊髓灰质炎病毒。

　　答案 e 不正确。Twinrix 是一种预防甲型和乙型肝炎的疫苗。

11. 以"mL/min"为单位计算 TM 接受的每种药物的滴注速度,然后按照从快到慢的顺序将药物进行排序。

无序选项	排序结果
万古霉素 30mg/kg 静脉注射 2 小时	万古霉素
头孢曲松 2g 静脉注射 30 分钟	氨苄西林/舒巴坦
地塞米松 10mg 静脉注射 5 分钟	头孢曲松
哌拉西林/他唑巴坦 4.5g 静脉注射 4 小时	哌拉西林/他唑巴坦
氨苄西林/舒巴坦 3g 静脉注射 30 分钟	地塞米松

①万古霉素 = 4.2mL/min

500mL/2h = 250mL/h;

250mL/h = 4.17mL/min

②氨苄西林/舒巴坦 = 3.3 mL/min

100mL/30min = 200mL/h;

200mL/h = 3.33mL/min

③头孢曲松 = 1.7mL/min

50mL/30min = 100mL/h;

100mL/h = 1.67mL/min

④哌拉西林/他唑巴坦 = 0.4mL/min

100mL/4h = 25mL/h;

25mL/h = 0.42mL/min

⑤地塞米松 = 0.2mL/min

1mL/5min = 0.2mL/min

问题 12 ~ 13 基于以下案例。

　　患者 ES,女性,12 岁,以"咽痛、吞咽痛、呕吐 24 小时"之主诉就诊。体温 38.5℃。体格检查显示颈部淋巴结肿大,悬雍垂发红。

12. 理想情况下,首先采取下列哪项措施?

　　a. 给予青霉素 250mg,口服,一日 3 次

　　b. 给予鼻喷剂,2 喷,一日 4 次

　　c. 给予快速抗原检测或咽部细菌培养

　　d. 给予苯海拉明 25mg,口服,一日 4 次

　　e. 给予 Comvax

　　答案 c 正确。咽部细菌培养是获得准确微生物学数据的一种具有成本效益的方法,但是常常需要 48 小时才能看到结果。与此类似,快速抗原检测是获得微生物学数据的一种具有时间效益的方法,但是成本高,对于某些患者群体,阴性结果还要通过咽部细菌培养进行验证。

　　答案 a 不正确。病毒是咽炎最常见的致病原因。目前还不能轻易区分病毒感染和细菌感染。首先应进行进一步的诊断。

　　答案 b 不正确。在治疗鼻窦炎时,有时会使用盐水鼻喷剂湿润鼻腔,防止分泌物结痂,同时促进纤毛功能。但是,目前没有对照研究支持该治疗的有效性。

　　答案 d 不正确。目前没有文献支持抗组胺药治疗咽炎的有效性,潜在风险超过潜在获益,不推荐使用。

　　答案 e 不正确。Comvax 是一种预防流感嗜血杆菌和乙型肝炎的联合疫苗。流感嗜血杆菌不是咽炎的主要病原体。而且,通常接受疫苗 2 周后才能产生完全免疫反应。

---

13. 假设 ES 患有细菌性咽炎,治疗目的有哪些?选出所有正确答案。

a. 清除感染

b. 预防感染并发症

c. 缩短病程

d. 降低易感性和向他人传播

e. 减轻咽痛和吞咽痛等症状

答案 a 正确。清除感染是抗菌治疗的目标。

答案 b 正确。尤其对于化脓性链球菌,抗菌治疗可预防不常见的感染性并发症,如扁桃体周围脓肿。

答案 c 正确。抗菌药物常常可缩短病程。

答案 d 正确。细菌的快速清除可以将感染病程延长风险降到最低,并将感染传播给他人的能力降到最小。

答案 e 正确。减轻疼痛和不适是治疗的一个目标。

---

14. 根据临床证据,彻底治疗链球菌性咽炎可以预防下列哪些少见的并发症? 选出所有正确答案。

a. 扁桃体周围脓肿

b. 颈淋巴结炎

c. 风湿热

d. 链球菌感染后肾小球肾炎

e. 阑尾炎

答案 a 正确。扁桃体周围脓肿通常由多种微生物引起。化脓性链球菌或 GAS 是主要的致病菌。

答案 b 正确。金黄色葡萄球菌或 A 组链球菌是继病毒之后导致颈淋巴炎的主要致病菌。

答案 c 正确。链球菌性咽炎与风湿热的发生有关。

答案 d 不正确。抗菌治疗无法预防链球菌感染后肾小球肾炎。

答案 e 不正确。化脓性链球菌与阑尾炎无关。

问题 15 ~ 16 基于以下案例。

患者 MM,女性,15 岁。最近被诊断出患有急性细菌性鼻窦炎。她的既往史复杂,包括:静脉血栓栓塞(左腿)、严重的系统性红斑狼疮/抗磷脂抗体综合征、狼疮性肾炎、癫痫和抑郁。13 岁时曾发生阿莫西林过敏反应,并导致 ICU 住院治疗,需行气管插管和机械通气。无其他药物过敏史。体重 52.2kg。目前的药物治疗包括:

①强的松 15mg 口服,一日 1 次

②布洛芬 400mg 口服,一日 3 次

③华法林 5mg 口服,一日 1 次

④舍曲林 50mg 口服,一日 1 次

⑤儿童复合维生素矿物质咀嚼片联合多维铁口服,一日 1 次

15. 一位谨慎的耳鼻喉科医生决定采用左氧氟沙星 500mg 口服,一日 1 次的方案治疗 MM 的鼻窦炎,以避免任何潜在的过敏风险。下列哪些药物与左氧氟沙星(500mg 口服,一日 1 次)存在潜在药物相互作用? 选出所有正确答案。

a. 强的松

b. 布洛芬

c. 华法林

d. 舍曲林

e. 儿童复合维生素矿物质咀嚼片联合多维铁

答案 a 正确。全身性使用强的松可增强左氧氟沙星的不良反应,包括肌腱相关不良反应的风险。

答案 b 正确。布洛芬可提高左氧氟沙星的血清浓度,增强左氧氟沙星的神经兴奋作用,因此增加癫痫发作的风险。鉴于 MM 既往有癫痫史,该相互作用的意义更大。此外,我们不确定 MM 的肾功能状况,可能会因狼疮性肾炎而受到损害,这进一步加大了中毒的风险。

答案 c 正确。左氧氟沙星可升高 INR,增强华法林的抗凝作用。

答案 d 正确。当多种可致 Q - Tc 间期延长药物同时使用时,Q - Tc 间期延长的风险增加。舍曲林和左氧氟沙星均可延长 Q - Tc 间期。

答案 e 正确。多价阳离子(铁、镁、铝或锌等)可与口服左氧氟沙星发生螯合,从而降低疗效。因为医生为 MM 开具了口服左氧氟沙星,因此该相互作用尤其具有重要意义。在使用儿童复合维生素矿物质咀嚼片联合多维铁之前 2 小时或之后 6 小时口服左氧氟沙星,可减少该相互作用。

---

16. 鉴于 MM 的既往史和目前药物治疗史,MM 在使用左氧氟沙星时存在下列哪些风险? 选出所有正确答案。

a. 肌腱炎

b. 出血/淤伤

c. 血栓

d. Q－Tc 间期延长

e. 癫痫

　　答案 a 正确。鉴于 MM 的既往史(狼疮)和当前药物治疗(强的松、布洛芬、左氧氟沙星),MM 可能存在发生肌腱炎的风险。

　　答案 b 正确。鉴于左氧氟沙星与华法林之间的药物相互作用,MM 的 INR 值可升高,存在出血风险。应监测 INR 值并相应减少华法林的剂量。

　　答案 d 正确。鉴于左氧氟沙星与舍曲林之间的药物相互作用,MM 因相加效应而发生 Q－Tc 间期延长的风险轻度升高。

　　答案 e 正确。鉴于 MM 的既往史(癫痫、狼疮性肾炎)和目前的药物相互作用(布洛芬、左氧氟沙星),MM 存在发生癫痫的风险。

　　答案 c 不正确。MM 使用左氧氟沙星时,INR 可升高。在停用左氧氟沙星之后有必要继续监测 INR,INR 可因停药而降低(使 MM 面临血栓的风险)。尤其当服用左氧氟沙星而减少华法林剂量时更是如此。

---

17. 选出通常采用肌内注射治疗急性中耳炎的胃肠外头孢菌素。

a. 克拉霉素

b. 阿莫西林－克拉维酸

c. 甲氧苄氨嘧啶－磺胺甲基异噁唑

d. 克林霉素

e. 头孢曲松

　　答案 e 正确。头孢曲松为三代头孢菌素,只有胃肠外剂型。头孢曲松可肌内注射给药。

　　答案 a 不正确。克拉霉素可用于治疗中耳炎。但是,克拉霉素为大环内酯类抗生素,只有口服剂型。

　　答案 b 不正确。阿莫西林－克拉维酸可用于治疗中耳炎。但是,阿莫西林－克拉维酸为青霉素类抗生素,只有口服剂型。

　　答案 c 不正确。甲氧苄氨嘧啶－磺胺甲基异噁唑不推荐用于中耳炎的经验治疗。此外,该药为磺胺类抗菌药物,有口服剂型和胃肠外剂型。

　　答案 d 不正确。克林霉素可用于治疗中耳炎(用于 PRSP—对革兰阴性菌无效);但是,该药为林可酰胺类抗生素,有口服剂型和胃肠外剂型,但只有口服剂型用于治疗中耳炎。

---

18. 请正确匹配下列可单独或联合治疗鼻窦炎的抗菌药物与它们的作用机制:头孢克肟,克拉维酸,克林霉素,多西环素,左氧氟沙星。

无序选项	排序结果
主要通过与核糖体 30S 亚基结合,抑制蛋白质合成	多西环素
抑制 DNA 回旋酶,促进 DNA 链断裂	左氧氟沙星
结合和抑制 β－内酰胺酶的产生	克拉维酸
通过与核糖体 50S 亚基可逆结合,抑制蛋白质合成	克林霉素
通过与青霉素结合蛋白结合,抑制细菌细胞壁的合成	头孢克肟

　　①多西环素－通过与核糖体 30S 亚基结合,抑制蛋白质合成。

　　②左氧氟沙星－抑制 DNA 回旋酶,促进 DNA 链断裂。

　　③克拉维酸－结合和抑制 β－内酰胺酶的产生。

　　④克林霉素－通过与核糖体 50S 亚基可逆结合,抑制蛋白质合成。

　　⑤头孢克肟－通过与青霉素结合蛋白结合,抑制细菌细胞壁的合成。

---

19. 根据药物各自的半衰期,按照从最短到最长的顺序,正确排列下列抗菌药物(注意,考虑适当的给药间隔和现有药物剂型)。

无序选项	排序结果
阿莫西林/克拉维酸	阿莫西林/克拉维酸
头孢克肟	克林霉素
克林霉素	头孢克肟
多西环素	左氧氟沙星
左氧氟沙星	多西环素

　　①阿莫西林/克拉维酸—半衰期约 1 小时(一日 3 次给药)。

　　②克林霉素—半衰期约 2 小时(一日 3 次

给药）。

　　③头孢克肟—半衰期约 3 小时（一日 2 次给药）。

　　④左氧氟沙星—半衰期约 7 小时（一日 1 次给药）。

　　⑤多西环素—半衰期约 12 小时（一日 1～2次给药）。半衰期随剂型不同而变化。

---

20. DV 是一位 26 岁慢性/复发性鼻窦感染患者，下列哪些最有可能发生？选出所有正确答案。

    a. 一年发生 3～4 次鼻窦炎
    b. 增湿/雾化治疗能明显改善症状
    c. 鼻减充血剂可改善症状
    d. 慢性干咳
    e. 频繁头痛

　　答案 a 正确。一年发生 3～4 次慢性/复发性感染。

　　答案 d 正确。慢性/复发性感染通常伴有干咳。

　　答案 e 正确。慢性/复发性感染通常伴有头痛。

　　答案 b 不正确。慢性/复发性感染对蒸汽无反应。

　　答案 c 不正确。慢性/复发性感染对减充血剂无反应。潜在风险大于潜在获益。

第 22 章　下呼吸道感染

1. 下列哪些感染属于下呼吸道感染？选择所有适合的选项。

    a. 肺炎
    b. 鼻窦炎
    c. 支气管炎
    d. 中耳炎

　　答案 a 正确。肺炎属于下呼吸道感染。肺炎有几种不同的分类，包括社区获得性肺炎、吸入性肺炎和医院获得性肺炎。

　　答案 c 正确。支气管炎是下呼吸道感染的一种。支气管炎有两种类型，急性支气管炎和慢性支气管炎。急性支气管炎通常是一种自限性病毒感染。

　　答案 b 和 d 不正确。鼻窦炎属于上呼吸道感染。其他上呼吸道感染还包括中耳炎和

咽炎。

---

2. AS 是一名 54 岁的男性患者，伴有发热、咳嗽和呼吸急促。诊断为下呼吸道感染。选择引起下呼吸道感染的常见病原菌。选择所有适合的选项。

    a. 流感嗜血杆菌
    b. 卡他莫拉菌
    c. 流感病毒
    d. 肺炎链球菌

　　答案 a 和 b 正确。流感嗜血杆菌是一种革兰阴性杆菌，卡他莫拉菌是一种革兰阴性双球菌，它们都是引起下呼吸道感染的常见病原菌。

　　答案 d 正确。肺炎链球菌或肺炎球菌是一种革兰阳性菌，是引起下呼吸道感染的常见病原菌。

　　答案 c 不正确。流感病毒是引起下呼吸道感染的常见原因。流感嗜血杆菌和流感病毒都是引起下呼吸感染常见的原因，能够很容易识别和区分两者之间的不同，但是，流感嗜血杆菌是细菌感染，而流感病毒是病毒感染。

---

3. QW 是一名心脏手术后的患者，在康复医院训练以提高活动耐力。他不想患感染性疾病（尤其是肺炎），因为咳嗽时有疼痛。该患者前来咨询怎样预防肺炎。下列哪些措施可预防肺炎？选择所有适合的选项。

    a. 感染控制/预防措施
    b. 肺炎链球菌疫苗
    c. 流感疫苗
    d. 左氧氟沙星

　　答案 a 正确。感染控制/预防措施可以预防肺炎的发生。预防感染的措施有：呼吸系统的卫生措施（注意手卫生，咳嗽时使用口罩或纸巾），住院患者需保持半卧位，优先使用肠内营养。

　　答案 b 正确。肺炎链球菌疫苗可以预防肺炎的发生，推荐以下人群接种：年龄 ≥65 岁的所有人群，有 2 年或 2 年以上的慢性病史者，吸烟者，免疫缺陷人群和脾切除者。

　　答案 c 正确。推荐 6 月龄以上的所有人群应每年接种流感疫苗。因为流感感染的一个严重后果就是细菌性肺炎，流感疫苗通过预防流

感感染从而预防这种双重感染。一般情况下，未接种流感疫苗者患流感时较接种疫苗者严重。

答案 d 不正确。左氧氟沙星或其他抗菌药物不宜用于预防肺炎。

---

4. 一名药学专业的学生在儿童急诊护理实习期间负责开具治疗儿童肺炎的抗菌药物。选择可以治疗儿童社区获得性肺炎的抗菌药物。选择所有适合的选项。

a. 左氧氟沙星
b. 多西环素
c. 头孢曲松
d. 阿奇霉素

答案 c 和 d 正确。头孢曲松可以用于治疗儿童感染，包括肺炎。其他的可用于治疗儿童肺炎的抗菌药物包括：①门诊患者，高剂量阿莫西林，阿莫西林-克拉维酸钾，肌内注射头孢曲松，阿奇霉素和克拉霉素；②住院患者，静脉用头孢呋辛、头孢噻肟、头孢曲松和氨苄西林-舒巴坦。

答案 a 不正确。左氧氟沙星和其他喹诺酮类药物不应用于治疗儿童感染。虽然 FDA 批准的氟喹诺酮类药物在儿童全身应用的适应证只有复杂性尿路感染，鼠疫和吸入性炭疽，但氟喹诺酮类药物在儿科患者的使用仍呈增加趋势。目前，美国儿科学会建议应严格限制在儿童患者中全身应用喹诺酮类药物，只有在治疗多重耐药菌引起的感染，且没有其他安全有效的可替代治疗药物时方可使用。

答案 b 不正确。多西环素不正确。四环素类药物可引起组织的色素沉着，牙釉质发育不全或永久性牙齿变色；四环素类药物应避免用于牙齿正在发育的儿童（年龄 < 8 岁者），除非其他药物无效或存在使用禁忌。

---

5. AQ 是一名 44 岁的女性患者，有高血压和高血脂病史。治疗药物包括赖诺普利和辛伐他汀。AQ 感染了肺炎，希望口服药物治疗，并且与她目前服用的药物不产生相互作用，下列哪种用于治疗社区获得性肺炎的抗菌药物是强效 CYP-450 3A4 肝药酶抑制剂，会和 AQ 的药物产生相互作用？

a. 阿奇霉素
b. 克拉霉素
c. 阿莫西林
d. 头孢泊肟

答案 b 正确。克拉霉素通过抑制细菌蛋白质的合成而用于治疗 CAP，是一种强效 CYP-P450 3A4 肝药酶抑制剂。因此，大环内酯类抗菌药物与其他药物之间的相互作用较常见。药物作为 CYP 450 3A4 肝药酶的底物，克拉霉素会使其代谢/清除率下降。作为细胞色素 P450 3A4 肝药酶底物的常见药物有唑类抗真菌药物，钙离子通道阻滞剂（维拉帕米、地尔硫草）和羟甲基戊二酰辅酶 A 还原酶抑制剂及其他许多药物。

答案 a 不正确。阿奇霉素通过抑制细菌蛋白质的合成而用于治疗社区获得性肺炎，但是，它是一种弱 CYP-P450 3A4 肝药酶抑制剂，药物之间的相互作用较小是阿奇霉素和其他大环内酯类（红霉素和克拉霉素）药物之间一个最主要的区别。

答案 c 不正确。阿莫西林是社区获得性肺炎治疗方案中的一种可选药物；但是，阿莫西林不会抑制 CYP 450 肝药酶系统。

答案 d 不正确。头孢泊肟是社区获得性肺炎治疗方案中的一种可选药物；但是，头孢泊肟不会抑制 CYP 450 肝药酶系统。

---

6. KC 是一名 33 岁的妊娠期妇女，患有细菌性下呼吸道感染。选择适合妊娠期妇女下呼吸感染的抗菌药物。选择所有适合的选项。

a. 克拉霉素
b. 阿奇霉素
c. 多西环素
d. 头孢呋辛

答案 b 正确。阿奇霉素的妊娠危险等级分类为 B。在动物试验中未观察到不良反应；因此，阿奇霉素的妊娠危险等级分类为 B。尽管在人类或动物胎儿中没有已经被证实的不良反应报道，但是关于妊娠期妇女使用阿奇霉素的数据是有限的。

答案 d 正确。头孢呋辛的妊娠危险等级分类为 B。在动物试验中未观察到不良反应；因此，头孢呋辛的妊娠危险等级分类为 B，大多数作用于细菌细胞壁的抗菌药物妊娠危险等级分类均为 B(亚胺培南除外)。建议:如果对抗菌药物的妊娠分级不熟悉,重点关注妊娠期妇女不能使用的药物。例如,作用于细菌细胞壁的抗菌药物往往可以使用;而抑制细菌蛋白质合成或 DNA 螺旋酶的药物往往存在使用禁忌。

　　答案 a 不正确。克拉霉素的妊娠危险等级分类为 C。虽然在人类中并没有致畸不良反应的报道,但在动物试验中证实对胎儿有不良影响;因此,克拉霉素的妊娠危险等级分类为 C。克拉霉素不应用于妊娠期妇女,除非没有其他可替代的治疗药物。

　　答案 c 不正确。多西环素的妊娠危险等级分类为 D。因为怀孕期间使用可能对胎儿造成伤害,多西环素妊娠危险等级分类为 D。在妊娠中、晚期接触四环素类药物可引起牙齿永久性变色。

---

7. 下面哪些抗生素具有相同的口服和静脉给药剂量?选择所有适合的选项。
   a. 多西环素
   b. 阿莫西林/克拉维酸
   c. 哌拉西林/他唑巴坦
   d. 头孢曲松
   e. 环丙沙星

　　答案 a 正确。多西环素有口服和静脉两种剂型。多西环素口服和静脉治疗肺炎的剂量均为 100mg,q12h。

　　答案 b 不正确。阿莫西林/克拉维酸只有口服剂型,包括速释和缓释制剂。阿莫西林/克拉维酸速释制剂的给药剂量为 500mg,q8h 或 875mg,q12h;缓释制剂的给药剂量为 2000mg,q12h。

　　答案 c 不正确。哌拉西林/他唑巴坦只有静脉制剂,哌拉西林/他唑巴坦治疗肺炎的剂量为 3.375mg,q4~6h 或 4.5g,q6h。

　　答案 d 不正确。头孢曲松只有静脉制剂,头孢曲松治疗肺炎的剂量为一日 1~2g。

　　答案 e 不正确。环丙沙星有口服和静脉两种剂型,剂型不同给药剂量不同。环丙沙星的口服给药剂量为 500~750mg,q12h,静脉给药剂量为 400mg,q8~12h。注:氟喹诺酮类药物通常具有良好的生物利用度。大多数氟喹诺酮类药物吸收完全;但是,环丙沙星的生物利用度

为 50%~85%,因此,环丙沙星的口服和静脉制剂的给药剂量有差异。左氧氟沙星、莫西沙星具有较高的生物利用度,其口服和静脉制剂给药剂量相同。

---

8. 下列哪些抗菌药物具有光敏不良反应?选择所有适合的选项。
   a. 多西环素
   b. 环丙沙星
   c. 头孢吡肟
   d. 磺胺甲噁唑/甲氧苄啶

　　答案 a、b 和 d 正确。四环素类、氟喹诺类和磺胺甲噁唑/甲氧苄啶都有光敏反应。

　　答案 c 不正确。头孢菌素类抗菌药物无光敏反应。

---

9. 下列哪些抗菌药物会导致艰难梭菌感染?选择所有适合的选项。
   a. 环丙沙星
   b. 克林霉素
   c. 头孢噻肟
   d. 头孢氨苄

　　答案 a 正确。氟喹诺酮类药物可导致艰难梭菌感染。

　　答案 b 正确。克林霉素可导致艰难梭菌感染。

　　答案 c 和 d 正确。头孢菌素类药物可导致艰难梭菌感染。

　　所有的抗菌药物均可导致艰难梭菌感染,即使是用于治疗艰难梭菌感染的药物。当抗菌药物或其他药物(如化疗药物)破坏了正常菌群时就会出现艰难梭菌的过度生长。艰难梭菌感染的治疗药物有甲硝唑,口服万古霉素或非达霉素。

---

10. ZT 是一名下呼吸道感染患者,具有高血压及胃食管反流病史。治疗药物包括氨氯地平和泮托拉唑。该患者对 Unasyn 过敏(迟发型/皮疹)。下列哪些药物适用于对 Unasyn 有迟发过敏反应的患者?选择所有适合的选项。
    a. 头孢曲松
    b. 莫西沙星
    c. 哌拉西林/他唑巴坦

d. 口服万古霉素

注:Unasyn = 氨苄西林/舒巴坦,一种青霉素类抗生素

答案 a 正确。头孢菌素类抗菌药物可以用于对青霉素有迟发型过敏反应(皮疹)的患者。它们之间的交叉过敏反应可能性较低(但监测/指导是必要的)。

答案 b 正确。氟喹诺酮类药物是一类与 β-内酰胺类无关的化学合成类抗菌药物,可以用于对青霉素或其他 β-内酰胺类抗菌药物有迟发型(皮疹)或速发型过敏反应的患者。但是,对任何一种药物有过敏史的患者较无过敏史的患者,对另外一种药物更可能发生过敏反应,这种反应与特异性体质有关。

答案 c 不正确。氨苄西林、哌拉西林属于青霉素类抗菌药物,不能用于对青霉素过敏的患者。

答案 d 不正确。虽然口服万古霉素可以用于对氨苄西林/舒巴坦过敏的患者,但口服万古霉素不用于治疗下呼吸道感染。

11. 选择属于青霉素类抗菌药物与 β-内酰胺酶抑制剂的复合制剂。选择所有适合的选项。

a. Zosyn
b. Unasyn
c. Augmentin
d. Primaxin

答案 a 正确。Zosyn 是哌拉西林/三唑巴坦,三唑巴坦是一种 β-内酰胺酶抑制剂。

答案 b 正确。Unasyn 是氨苄西林/舒巴坦,舒巴坦是一种 β-内酰胺酶抑制剂。

答案 c 正确。Augmentin 是阿莫西林/克拉维酸,克拉维酸是一种 β-内酰胺酶抑制剂。

答案 d 不正确。Primaxin 是亚胺培南/西司他丁钠,亚胺培南是一种碳青霉烯类抗菌药物。亚胺培南可被肾脏的一种酶部分灭活从而降低疗效,西司他丁能阻断该酶的活性,从而增加亚胺培南的活性。西司他丁本身没有抗菌活性。

12. 选择在患者具有明显肾功能损害时需要调整给药剂量或给药间隔的 β-内酰胺类抗菌药

物。选择所有适合的选项。

a. 阿莫西林
b. 阿奇霉素
c. 头孢曲松
d. 莫西沙星
e. 头孢吡肟

答案 a 正确。β-内酰胺类药物阿莫西林和其他青霉素类抗菌药物用于治疗肺炎时,需要根据患者的肾功能损害程度调整给药剂量或给药间隔。

答案 e 正确。第四代头孢菌素类药物头孢吡肟属于 β-内酰胺类,需要根据患者的肾功能损害程度调整给药剂量或给药间隔。

答案 b 不正确。肾功能损害的患者应用阿奇霉素时不需要调整给药剂量或给药间隔(阿奇霉素经过肝脏代谢/清除),它不属于 β-内酰胺类。阿奇霉素是一种氮杂内酯类抗菌药物,属于大环内酯类的一种。

答案 c 不正确。β-内酰胺类药物头孢曲松通过双通道清除。虽然头孢曲松经过肾脏排泄,但在肾功能损害的患者中不需要调整给药剂量/间隔。

答案 d 不正确。在肾功能损害的患者中应用莫西沙星不需要调整给药剂量或间隔(莫西沙星经过肝脏代谢、肾脏和粪便清除),它不属于 β-内酰胺类。莫西沙星是一种氟喹诺酮类抗菌药物,其他的氟喹诺酮类药物(左氧氟沙星、环丙沙星、吉米沙星)在肾功能损害的患者中均需要调整给药剂量或给药间隔。

13. 选择与氟喹诺酮类药物有关的不良反应。选择所有适合的选项。

a. 低血糖
b. 艰难梭菌感染
c. 老年患者出现意识混乱
d. Q-Tc 间期延长

答案 a 正确。氟喹诺酮类药物能引起血糖问题。该类药物与高血糖和低血糖均有关。氟喹诺酮类药物加替沙星(Tequin)因引起该不良反应撤出市场。虽然氟喹诺酮类药物引起血糖问题的发生率不同,但这是氟喹诺酮类药物普遍的不良反应。

答案 b 正确。氟喹诺类药物可引起艰难

梭菌感染。

答案 c 正确。氟喹诺类药物可引起中枢神经系统不良反应,比如意识混乱。

答案 d 正确。氟喹诺酮类药物可引起 Q-Tc 间期延长,尤其与 Ia 类或 Ⅲ 类抗心律失常药物联用时。由氟喹诺酮类药物单独引起的 Q-Tc 间期延长常常无临床意义。与其他可导致 Q-Tc 间期延长的药物联用时可导致严重的临床事件发生。

根据患者的病例情况回答下列问题。

KP 是一名 78 岁的男性患者,6 天前因为 COPD 急性发作入院。今天,KP 诉有气短和咳嗽,X 线检查提示左下肺浸润。查体情况:T_{max} 38.3℃,BP 132/80mmHg,HR 97/min,RR 20/min。

实验室检查结果:　　　　　　　　　　(mg/dL)

Na^+	143	Cl^-	102	BUN	19
K^+	4.2	HCO_3^-	30	Cr	1.0

血糖 140mmol/L,WBC 15×10^9/L,血红蛋白/红细胞压积 12.7/39,Plt 220K。

KP 被诊断出患有肺炎。

14. KP 属于哪种类型的肺炎?

    a. 社区获得性肺炎

    b. 早发医院获得性肺炎

    c. 吸入性肺炎

    d. 晚发医院获得性肺炎

答案 d 正确。此患者入院超过 5 天,具有晚发性多重耐药菌感染风险。

答案 a 不正确。居住医疗护理机构一定时间(>48 小时),具有医院获得性肺炎风险。

答案 b 不正确。KP 入院超过 5 天,时间上不属于早发性的范围。

答案 c 不正确。没有证据表明 KP 属于吸入性肺炎,比如亲眼所见的吸入或癫痫发作。

15. 根据以上患者的情况,下列哪种多重耐药菌可能导致其感染肺炎? 选择所有适合的选项。

    a. 铜绿假单胞菌

    b. 肺炎克雷伯菌

    c. 不动杆菌属

    d. 耐甲氧西林金黄色葡萄球菌

答案 a 正确。铜绿假单胞菌是一种多重耐药菌(MDR)。极少数抗菌药物对假单胞菌属有抗菌活性。有活性的药物包括哌拉西林/他唑巴坦(Zosyn),头孢吡肟(Maxipime),头孢他啶(Fortaz),亚胺培南(Primaxin)、美罗培南(Merrem)、多尼培南(Doribax),氨基糖苷类抗菌药物(庆大霉素、妥布霉素和阿米卡星)和抗假单胞菌喹诺酮类(环丙沙星和左氧氟沙星)。

答案 b 正确。肺炎克雷伯菌是一种 MDR,常产生超广谱 β-内酰胺酶(ESBL)导致对多种药物耐药,这些细菌通常也对许多非 β-内酰胺类药物耐药。产 ESBL 酶的肠道革兰阴性杆菌如肺炎克雷伯菌的治疗通常选用碳青霉烯类抗菌药物(厄他培南、亚胺培南、美罗培南、多尼培南)。

答案 c 正确。不动杆菌属是一种 MDR。

答案 d 正确。MRSA 是一种 MDR。治疗 MRSA 感染的抗菌药物包括万古霉素、利奈唑胺、替加环素和达托霉素。

注:虽然达托霉素可用于治疗 MRSA 感染,但因其会被人体肺表面活性物质灭活而不能用于 MRSA 肺炎的治疗。

根据患者的病例情况回答下列问题。

AL 是一名 67 岁的急诊男性患者,自觉发热 3 天,伴有咳嗽、寒战,并呼吸急促加重,以至于在家上楼梯都很困难。

现病史:2 周前,AL 被诊断出患有支气管炎,他的初诊医生开具了阿奇霉素,他陈述"感觉现在仍然没有完全恢复"。

既往史:2 型糖尿病,静脉血栓栓塞病史(5 年前有深静脉血栓形成),高血压病史,咳嗽变异性哮喘病史。

过敏史:未知。

用药(在家):二甲双胍缓释片,一日 1g,口服。格列吡嗪,一日 5mg,口服。赖诺普利,一日 10mg,口服。华法林,5mg,口服,星期一、星期三、星期五服用。华法林,7.5mg,口服,星期二、星期四、星期六、星期日服用。阿司匹林 81mg,一日 2 片,口服。

体格检查:Ht 173cm,Wt 77kg,T = 38.3℃,BP 110/72mmHg,HR 100/min。RR 21/min,指脉氧

(氧饱和度)95%。

一般情况:发育正常,营养良好,痛苦面容。

心脏:心率与节律规则,无病理性杂音,摩擦音或弛张音。

肺:双侧呼吸音减弱。

外科:正常。

实验室检查: (mg/dL)

Na⁺	143	Cl⁻	102	BUN	19
K⁺	4.2	HCO₃⁻	30	Cr	1.0

血糖 180mmol/L,白细胞 14.2×10^9/L,血红蛋白/红细胞压积 13/38,血小板 180K。

痰培养和血培养已送,胸片显示右下肺浸润,提示肺炎。给予 AL 内科药物治疗。

16. 哪种病原菌可能导致该患者发生肺炎?
   a. 肺炎链球菌
   b. 肺炎支原体
   c. 耐甲氧西林金黄色葡萄球菌
   d. 鲍曼不动杆菌

   答案 a 正确。肺炎链球菌是一种革兰阳性菌,是引起下呼吸道感染的常见病原菌。它常常对大环内酯类和氮杂内酯类药物如之前服用的阿奇霉素耐药。

   答案 b 不正确。肺炎支原体是一种需氧革兰阴性非典型病原体,它常引起社区获得性肺炎,但很少引起严重的导致住院的疾病。阿奇霉素是一种确定对肺炎支原体有活性的药物,临床治疗有效。

   答案 c 不正确。社区获得性的耐甲氧西林金黄色葡萄球菌很少引起社区获得性肺炎;但是当它引起感染时,肺炎是非常严重的,发展迅速且致命。

   答案 d 不正确。鲍曼不动杆菌是一种高度耐药的革兰阴性杆菌,它主要引起住院患者感染。常常继发于因初始感染接受其他抗菌药物治疗的患者。

17. 对于 AL 应经验性选用哪种抗菌药物进行初始治疗?
   a. 阿奇霉素 + 头孢曲松
   b. 克拉霉素 + 头孢曲松
   c. 阿奇霉素 + 头孢曲松 + 万古霉素
   d. 万古霉素 + 哌拉西林/他唑巴坦

答案 a 正确。AL 之前接受阿奇霉素单药治疗失败。其失败的原因可能是肺炎链球菌对大环内酯类药物耐药,可导致 30% ~ 40% 的失败率。初始治疗应覆盖肺炎链球菌,因为它是引起社区获得性肺炎的常见病原菌。因此,考虑到大环内酯类产生耐药的可能,患者应接受头孢曲松治疗,并继续阿奇霉素治疗以覆盖非典型病原体。

答案 b 不正确。虽然克拉霉素属于大环内酯类药物,可以用于治疗社区获得性肺炎,但因为它是一种强 CYP3A4 抑制剂,更容易和其他药物(尤其是华法林)发生相互作用。

答案 c 不正确。根据 AL 的临床表现,耐甲氧西林金黄色葡萄球菌引起肺炎的可能性不大。如果他入住 ICU 并且伴有严重的呼吸系统问题,应考虑 MRSA 并给予万古霉素或利奈唑胺治疗。

答案 d 不正确。万古霉素和哌拉西林/他唑巴坦适用于晚发性医院获得性肺炎。

根据患者的病例情况回答下列问题。

ZX 是一名 29 岁的男性患者,既往体健,3 周前遭遇一场严重的车祸,之后入住 ICU,并采取镇静和呼吸机辅助呼吸。近期,他的体温最高达到 39.6℃,有脓痰,白细胞呈上升趋势。胸部 X 线检查提示右下肺浸润,被诊断为肺炎,已采集深部痰标本和血液标本进行细菌培养,并准备开始治疗。

标准生化七项正常,全血细胞计数(白细胞和中性粒细胞)升高,最高温度 39.6℃。

18. 根据患者以上情况,应该经验性选用覆盖哪种病原菌的抗菌药物? 选择所有适合的选项。
   a. 肺炎链球菌
   b. 铜绿假单胞菌
   c. 耐甲氧西林金黄色葡萄球菌
   d. 肺炎克雷伯菌

   答案 a 正确。ZX 住院已经有一段时间;因此,他感染多重耐药菌的风险增加。但是,仍应该覆盖肺炎链球菌。

   答案 b 和 d 正确。ZX 因为住院时间长,因此,应该选用覆盖多重耐药菌的抗菌药物。除铜绿假单胞菌和 MRSA 外,肺炎克雷伯菌,鲍曼不动杆菌和其他耐药革兰阴性菌都有可能引起 ZX 感染。

答案 c 是正确的。ZX 住院时间超过 5 天,具有耐甲氧西林金黄色葡萄球菌感染风险。

---

19. ZX 对青霉素过敏(Ⅰ型/速发型过敏反应)。对于该患者最合适的抗感染治疗方案是哪项?
    a. 头孢吡肟 + 妥布霉素 + 万古霉素
    b. 阿奇霉素 + 头孢曲松
    c. 左氧氟沙星 + 庆大霉素 + 万古霉素
    d. 庆大霉素 + 万古霉素

答案 c 正确。基于该患者对青霉素过敏,左氧氟沙星 + 庆大霉素 + 万古霉素将是最佳的能够覆盖多重耐药菌的治疗方案。抗假单胞菌的氟喹诺酮类联合庆大霉素能够双重覆盖革兰阴性杆菌,万古霉素覆盖了耐甲氧西林金黄色葡萄球菌。

答案 a 不正确。有青霉素过敏史者(Ⅰ型/速发型过敏反应),应禁止使用头孢菌素类如头孢吡肟,即使发生交叉过敏反应的风险很低。选择妥布霉素和万古霉素是合适的。

答案 b 不正确。阿奇霉素 + 头孢曲松属于社区获得性肺炎治疗方案,不适合呼吸机相关性肺炎,因为该方案不能覆盖多重耐药菌。头孢曲松是一种头孢菌素类药物,应避免应用于有青霉素过敏史的患者。

答案 d 不正确。该方案没有双重覆盖革兰阴性杆菌,联合用药双重覆盖革兰阴性杆菌是治疗迟发性医院获得性肺炎的推荐治疗方案。

---

20. ZX 的抗感染治疗方案为利奈唑胺 + 妥布霉素 + 环丙沙星。该方案存在哪些潜在的药物不良反应? 选择所有适合的选项。
    a. 耳毒性
    b. 肾毒性
    c. Q – Tc 间期延长
    d. 血小板减少症

答案 a、b、c 和 d 正确。氨基糖苷类能够引起耳肾毒性,尤其是当谷浓度升高时。万古霉素可增加肾毒性。氟喹诺酮类药物能增加 Q – Tc 间期延长风险,尤其是与能引起 Q – Tc 间期延长的药物联用。利奈唑胺会引起血小板减少症,尤其是治疗疗程≥2 周时。

---

21. 痰涂片革兰染色显示少量上皮细胞,大量白细胞和中度革兰阴性杆菌。2 天后,细菌培养结果回报如下:

痰:肺炎克雷伯菌。

敏感药物:氨苄西林/舒巴坦,哌拉西林/他唑巴坦,亚胺培南,头孢吡肟,左氧氟沙星,庆大霉素,妥布霉素,阿米卡星。

耐药药物:氨苄西林,哌拉西林。

血培养,(2/2):无细菌生长。

chem. 7 正常,CBC 正常,$T_{max} = 37.8℃$。

根据药敏报告,该患者目前应该采取哪种治疗方案?
    a. 继续目前的治疗方案
    b. 停止目前的治疗方案,开始 Levaquin 治疗
    c. 停止目前的治疗方案,开始 Rocephin 治疗
    d. 停止目前的治疗方案,开始 Unasyn 治疗

答案 b 正确。药敏报告提示肺炎克雷伯菌对左氧氟沙星敏感,因此,继续左氧氟沙星抗感染是合适的,应该停用庆大霉素和万古霉素。

答案 a 不正确。目前,药敏报告明确了目标病原菌,应该选用窄谱抗菌药物。

答案 c 不正确。Rocephin 是头孢曲松的商品名,是一种头孢菌素类药物。患者具有青霉素过敏史可导致速发型过敏反应,尽管实际交叉过敏反应率很低(3% ~ 5%),仍应避免应用头孢菌素类药物。

答案 d 不正确。Unasyn 是氨苄西林 – 舒巴坦的商品名,因为患者对青霉素类化合物过敏,不能接受这类抗菌药物治疗。

---

22. ZX 的抗感染疗程应为多久?
    a. 3 天
    b. 5 天
    c. 7 天
    d. 14 ~ 21 天

答案 c 正确。ZX 对治疗方案的临床反应较好。对于大多数患者,医院获得性肺炎的推荐治疗疗程为 7 天或 8 天。

答案 a 不正确。肺炎的治疗疗程过短,3 天是单纯性膀胱炎的推荐治疗疗程。

答案 b 不正确。肺炎的治疗疗程过短。

答案 d 不正确。除非患者对初始治疗方案无反应,否则肺炎的治疗疗程过长。

第 23 章　皮肤及软组织感染

1. 哪些微生物是皮肤及软组织感染最常见的致病菌?选择所有正确答案。
   a. 化脓性链球菌
   b. 金黄色葡萄球菌
   c. 多杀巴斯德菌
   d. 阴沟肠杆菌

   答案 a 正确。急性细菌性皮肤软组织感染主要由革兰阳性菌引起,尤其是存在于皮肤上的细菌。化脓性链球菌为革兰阳性菌,是一种正常的人类皮肤定植菌,在特定情况下可导致感染。

   答案 b 正确。金黄色葡萄球菌是另一种革兰阳性菌,可以在人体某些部位定殖,是皮肤软组织感染的最常见致病菌之一。

   答案 c 不正确。多杀巴斯德菌是狗和猫咬伤感染的常见原因。

   答案 d 不正确。阴沟肠杆菌是一种革兰阴性细菌,有可能造成皮肤软组织感染。然而,它不是常见的致病菌,通常出现在有易感因素(如糖尿病)或存在组织损伤的患者中。

2. TR 是一名 29 岁的孕妇,被诊断出患有蜂窝织炎。TR 没有药物过敏史,未使用其他药物治疗。为 TR 的感染选择最适当的抗菌药物。
   a. 头孢唑林
   b. 多西环素
   c. 亚胺培南西司他丁
   d. 左氧氟沙星

   答案 a 正确。头孢唑林是妊娠 B 类,通常被认为在怀孕期间使用是安全的。此外,头孢唑林对蜂窝织炎两种最常见的病原菌 MSSA 和 GAS 活性较好。

   答案 b 不正确。多西环素由于对胎儿有害,被归为妊娠 D 类。多西环素穿过胎盘引起牙齿变色,也可以沉积长骨,抑制生长。另外还有其他不良反应。

   答案 c 不正确。亚胺培南西司他丁属于妊娠 C 类,动物实验研究发现有不良反应。

   答案 d 不正确。左氧氟沙星属于妊娠 C 类,动物实验研究发现有不良反应。

根据以下案例回答问题 3~5。

3. AB,男性,30 岁,没有明显的既往病史及药物过敏史,以脓肿、蜂窝织炎入院。予以脓肿切开引流术后,AB 接受了静滴万古霉素治疗。切口和引流液培养出 caMRSA。AB 的临床症状在给予万古霉素治疗 2 天后得到改善,计划出院,回家继续口服抗菌药物完成治疗。下列哪些抗菌药物为适合 AB 的降阶梯用药选择?选出所有正确答案。
   a. 头孢氨苄
   b. 米诺环素
   c. 替加环素
   d. 甲氧苄啶 - 磺胺甲噁唑

   答案 a 不正确。细菌培养为 caMRSA,任何降阶梯治疗药物都应对 MRSA 有活性。头孢氨苄对 caMRSA 没有抗菌活性。

   答案 b 正确。米诺环素是一种口服抗生素,对 caMRSA 感染有活性,可用于皮肤软组织感染的治疗。

   答案 c 不正确。替加环素对 caMRSA 敏感,仅可作为静脉注射,不能口服。

   答案 d 正确。甲氧苄啶 - 磺胺甲噁唑是一种口服抗菌药物,可用于 caMRSA 引起的皮肤及软组织感染的治疗。

4. 多西环素被选为 AB 蜂窝织炎治疗的降阶梯用药。应该为 AB 的治疗提供什么样的用药教育?选择所有正确答案。
   a. 多西环素可能会导致牙齿变黄
   b. 避免长时间阳光直射,涂防晒霜
   c. 多西环素可能使尿液和眼泪成橙红色
   d. 服用该药时避免联用抗酸剂

   答案 b 正确。多西环素与所有四环素类一样,有光敏性。

   答案 d 正确。二价和三价阳离子(例如铁、钙和镁)与多西环素和其他四环素类结合,减少抗生素吸收。应避免同时服用上述两种药物。

   答案 a 不正确。四环素类药物可导致幼儿牙齿不可逆转的染色(因此儿童≤8 岁禁用,除非在特殊情况下）。AB 已经 30 岁,不会发生该不良反应。

答案 c 不正确。多西环素不引起体液颜色变化。其他抗生素如甲硝唑和利福平,可以使体液变成橘红色。

---

5. 出院教育时,AB 担心他可能将感染传染给别人。哪些措施可以降低该风险?选择所有正确答案。

   a. 用冷水洗床单
   b. 保持伤口清洁和敷料干燥,直到它已痊愈
   c. 避免与他人共用个人卫生用品
   d. 使用抗生素治疗期间,没有必要再给予预防措施

   答案 b 正确。为了防止感染扩散,伤口应有遮盖,直至痊愈。

   答案 c 正确。共用个人用品如剃须刀等,可能将感染传播给他人。

   答案 a 不正确。床单应采用热水清洗。

   答案 d 不正确。即使接受有效的抗生素治疗过程中,也有可能将它传播给其他人。

---

6. RD 是一位 18 岁的女性患者,在门诊被诊断出患有蜂窝织炎。当地细菌监测表明,去年金黄色葡萄球菌中耐甲氧西林菌株小于 1%。主治医生想开口服抗生素处方覆盖金黄色葡萄球菌和溶血性链球菌。以下哪个方案最适合于单药治疗?

   a. 阿莫西林
   b. 头孢氨苄
   c. 环丙沙星
   d. 甲氧苄啶 - 磺胺甲噁唑

   答案 b 正确。头孢氨苄是蜂窝织炎的一线抗菌药物,对甲氧西林敏感的金黄色葡萄球菌和溶血性链球菌敏感。患者当地的 MRSA 患病率很低,患者无明确病史表明 MRSA 感染,RD 不需要针对 MRSA 治疗。

   答案 a 不正确。阿莫西林对溶血性链球菌有效,但可被多数金黄色葡萄球菌菌株产生的青霉素酶灭活。

   答案 c 不正确。环丙沙星对抗革兰阳性菌活性如金黄色葡萄球菌和溶血性链球菌疗效较差。

答案 d 不正确。甲氧苄啶 - 磺胺甲噁唑具有抗金黄色葡萄球菌的良好活性(包括 caMR-SA,但是没有必要用于该患者),但是它对溶血性链球菌的活性较差。因此,需要添加另外一种抗生素联合治疗以覆盖金黄色葡萄球菌和溶血性链球菌。

---

7. 利奈唑胺的商品名称是什么?

   a. Teflaro
   b. Tygacil
   c. Zosyn
   d. Zyvox

   答案 d 正确。Zyvox 是利奈唑胺的商品名。

   答案 a 不正确。Teflaro 是头孢洛林的商品名。

   答案 b 不正确。Tygacil 是替加环素的商品名。

   答案 c 不正确。Zosyn 是哌拉西林他唑巴坦的商品名。

---

8. OT 是一名 45 岁的男性糖尿病患者,被诊断为轻度糖尿病足感染。他有慢性肾功能不全病史,医生想用不需要调整剂量的抗生素。请为该患者选择肾功能不全时无须调整剂量的抗菌药物治疗糖尿病足感染。

   a. 头孢唑林
   b. 利奈唑胺
   c. 奈夫西林
   d. 万古霉素

   答案 b 正确。利奈唑胺是通过氧化代谢,主要通过非肾脏途径排泄,肾功能不全时不需要调整剂量。

   答案 c 正确。奈夫西林经过肝脏代谢,主要通过粪便消除。只有患者同时出现肝肾功能不全时,需要调整剂量或给药间隔。

   答案 a 不正确。头孢唑林主要通过肾脏消除,肾功能不全时需要调整剂量。

   答案 d 不正确。万古霉素主要通过肾脏消除,肾功能不全时需要调整剂量。

---

9. 下列哪种抗菌药物在输液时或输液后不久可能引起瘙痒、发热、潮红、皮疹(或其他症状)等不良反应?尤其是滴速高于推荐速度时。

a. 氨苄青霉素

b. 头孢唑林

c. 达托霉素

d. 万古霉素

答案 d 正确。万古霉素静滴过快引起红人综合征。红人综合征由于非免疫因素释放组胺引起,其特征为瘙痒、发热、潮红和皮疹(通常在面部和上躯干)。在某些情况下,血管性水肿、心动过速、低血压等也可能会出现。它通常发生在输液期间或给药后不久,停止输液后数小时缓解。对多数患者延长万古霉素输注时间或预先给予抗组胺药物可以避免再次出现红人综合征。

答案 a 不正确。氨苄西林可能引起和上述症状类似的超敏反应,但是不是输液相关的。

答案 b 不正确。达托霉素不会引起这种与输液相关的不良反应。

答案 d 不正确。头孢唑林不会引起这种与输液相关的不良反应。

根据以下案例回答问题 10 ~ 11。

10. BC,女性,40 岁,既往有高血压,对青霉素类(血管性水肿、荨麻疹)和磺胺类(皮疹)过敏。因"右下肢出现约 5cm×5cm 大小、边界清楚、表面隆起的干燥深红色皮损"急诊就诊,诉疼痛和烧灼感。BC 最有可能患哪种皮肤软组织感染?

a. 蜂窝织炎

b. 毛囊炎

c. 脓疱疮

d. 丹毒

答案 d 正确。临床表现与丹毒最符合,该感染主要侵犯表皮和淋巴管。

答案 a 不正确。蜂窝织炎一般不凸起,边界不清。

答案 b 不正确。毛囊炎主要累及毛囊,尺寸比案例中描述的要小得多。

答案 c 不正确。脓疱病为多发小病灶,经常伴有瘙痒。

11. BC 的皮肤软组织感染选择哪种口服抗生素最适合?

a. 阿莫西林

b. 头孢呋辛

c. 克林霉素

d. 万古霉素

答案 c 正确。克林霉素有口服剂型,对丹毒的最常见的病原菌溶血性链球菌有效,它也是青霉素过敏患者治疗丹毒的替代方案。

答案 a 不正确。虽然阿莫西林对丹毒的最常见的病原菌溶血性链球菌敏感,但是 BC 有严重的青霉素过敏史。

答案 b 不正确。头孢呋辛对溶血性链球菌有效,但由于患者对青霉素严重过敏,不适合使用头孢菌素。

答案 d 不正确。万古霉素虽然有口服剂型,但是不能经胃肠道吸收至全身,因此限制了其只能用于艰难梭菌感染。

12. 下列药物中,对产青霉素酶金黄色葡萄球菌有效的 β - 内酰胺类药物有哪些?选择所有正确答案。

a. 氨苄西林

b. 头孢唑林

c. 双氯西林

d. 多西环素

答案 b 正确。头孢唑林是第一代头孢菌素,具有抗金黄色葡萄球菌产生的青霉素酶的活性。

答案 c 正确。双氯西林是耐青霉素酶类抗生素,对金黄色葡萄球菌产生的青霉素酶稳定。

答案 a 不正确。氨苄青霉素可被金黄色葡萄球菌产生的青霉素酶水解,因此,缺乏抗产青霉素酶金黄色葡萄球菌的活性。

答案 d 不正确。多西环素不属于 β - 内酰胺类抗生素。

13. GT,男性,60 岁,出现进展迅速的蜂窝织炎,在急诊科予以万古霉素和哌拉西林他唑巴坦治疗。在送达重症监护病房时,GT 被确诊患有坏死性筋膜炎。是否有必要调整患者的抗生素治疗方案?

a. 增加克林霉素

b. 更改哌拉西林他唑巴坦为头孢吡肟

c. 停用哌拉西林他唑巴坦

d. 目前的方案是最优的,没有必要调整

答案 a 正确。应加用克林霉素，可以抑制细菌，以阻止毒素产生（通过抑制蛋白质合成），减少进一步组织损伤。同时，克林霉素对坏死性筋膜炎这种细菌负荷高的感染可增加抗菌活性。

答案 b 不正确。将哌拉西林他唑巴坦换为头孢吡肟后，该方案不能覆盖厌氧菌。厌氧菌是 I 型坏死性筋膜炎主要的病原菌之一。

答案 c 不正确。I 型坏死性筋膜炎的致病菌中，厌氧菌最常见，其次为革兰阴性杆菌。因此，经验性使用对这些病原体有活性的抗菌药物非常重要。

答案 d 不正确。由于坏死性筋膜炎的严重性、高发病率和死亡率，为及时减少感染导致的损伤，因此应加入克林霉素减少毒素产生。

---

14. Omnicef 的通用名称是什么？
    a. 头孢地尼
    b. 头孢泊肟
    c. 头孢呋辛
    d. 头孢氨苄

答案 a 正确。Omnicef（全泽复）的通用名称是头孢地尼。

答案 b 不正确。Vlantin 的通用名称是头孢泊肟。

答案 c 不正确。头孢呋辛是 Ceftin 和 Zinacef 的通用名称。

答案 d 不正确。头孢氨苄是 Keflex 的通用名称。

根据以下案例回答问题 15～16。

15. HW，女性，7 岁，前臂被狗咬伤。伤口较为表浅，无感染征象。医生对伤口进行了彻底清创。患儿没有过敏史。导致该患儿感染最常见的病原体有哪些？选出所有正确答案。
    a. 多杀巴斯德菌
    b. 大肠杆菌
    c. 侵蚀艾肯菌
    d. 链球菌

答案 a 正确。咬伤感染通常由存在于动物的口腔微生物或者受害者皮肤的病原菌引起。多杀巴斯德菌是狗和猫口腔的正常菌群。

答案 d 正确。链球菌存在于狗的口腔和

人的皮肤。

答案 b 不正确。大肠杆菌是一种革兰阴性致病菌，一般不存在于狗的口腔或健康人的皮肤上。

答案 c 不正确。人咬伤后出现艾肯菌属细菌感染，而不是狗咬伤。

---

16. 哪种抗生素单药治疗 HW 的狗咬伤伤口感染最合适？
    a. Augmentin
    b. Avelox
    c. Cleocin
    d. 多西环素

答案 a 正确。Augmentin（阿莫西林克拉维酸钾）对狗咬伤感染常见病原菌有效，可应用于无禁忌证的患者。

答案 b 不正确。Avelox（莫西沙星）对狗咬伤感染常见病原菌有效，但由于氟喹诺酮类不良反应风险较高，通常不建议儿童使用。

答案 c 不正确。Cleocin（克林霉素）对狗咬伤最常见致病菌巴斯德菌无效，如果使用克林霉素，应该联用对巴氏杆菌活性强的抗生素。

答案 d 不正确。虽然多西环素是青霉素过敏患者狗咬伤感染的备选方案，但是由于有牙齿永久变色的风险，不建议 8 岁以下儿童应用四环素类。

根据以下案例回答问题 17～18。

17. PT 是一位 58 岁的女性糖尿病患者，有糖尿病足感染和骨髓炎，拟给予 Zosyn 和一种对 MRSA 有效的抗生素。患者使用的其他药物包括辛伐他汀、美托洛尔、非诺贝特、艾司西酞普兰和二甲双胍。治疗团队担心潜在的药物相互作用，希望避免与患者治疗慢性病所用的药物发生相互作用。下列药物中，最适合覆盖 MRSA 的是哪种？
    a. 达托霉素
    b. 利奈唑胺
    c. 莫西沙星
    d. 万古霉素

答案 d 正确。万古霉素和患者的当前所用药物无明显药物相互作用。

答案 a 不正确。达托霉素、辛伐他汀和非诺贝特同时使用时,可能会增加肌病的危险。如果没有其他的选择,使用达托霉素治疗期间,可暂时停用辛伐他汀和非诺贝特(情况允许时)。

答案 b 不正确。利奈唑胺与选择性 5 - 羟色胺再吸收抑制剂同时使用可能会增加 5 - 羟色胺综合征的风险。它是一个相对的禁忌证,应该避免,仅在无其他选择时可用。使用利奈唑胺治疗期间可暂时停用艾司西酞普兰(情况允许时)。

答案 c 不正确。氟喹诺酮类,包括莫西沙星,通常对 MRSA 无效,尤其是 haMRSA。

---

18. 以下哪项是 PT 抗感染治疗的合理疗程?
    a. 1 周
    b. 2 周
    c. 3 周
    d. 6 周

答案 d 正确。治疗骨髓炎的一般持续时间为 4～6 周。

答案 a 不正确。这比骨髓炎一般疗程要短。

答案 b 不正确。这比骨髓炎一般疗程要短。

答案 c 不正确。这比骨髓炎一般疗程要短。

---

19. ZD 是一位 50 岁的男性(83.3kg),以蜂窝织炎入院,经验性给予万古霉素 15mg/kg,每 12 小时一次治疗。由于之前输注万古霉素时曾经发生过不良反应,医疗团队想以 500mg/h 的速度输入万古霉素。药房配制的万古霉素终浓度为 5mg/mL。该患者输注万古霉素的正确速率(mL/h)是多少,需要输注多长时间?
    a. 50mL/h,5 小时
    b. 100mL/h,2.5 小时
    c. 125mL/h,2 小时
    d. 200mL/h,2.5 小时

答案 b 正确。100mL/h,每 1 小时将输注 500mg 的万古霉素。注入 2.5 小时可达到剂量 1250mg。

答案 a 不正确。83.3kg × 15 = 1250mg(万

古霉素剂量)。1250mg/5mg/mL = 250mL 溶液(符合 5mg/mL 标准)。50mL/h 则每小时只能输注 250mg 的万古霉素,比需要的 500mg/h 少。

答案 c 不正确。125mL/h 则每小时输注 625mg 的万古霉素,比需要的 500mg/h 多。

答案 d 不正确。200mL/h 则每小时输注 1000mg 的万古霉素,比需要的 500mg/h 多。

---

20. TY 是一位 29 岁的女性,有轻度的青霉素过敏,因患严重淋巴管炎在医院静脉输注抗生素治疗,未使用任何其他药物。治疗一周后,TY 的肌酸磷酸激酶(CPK)升高到正常值的 6 倍以上,同时出现肌肉酸痛。哪种抗菌药物是 TY 最有可能使用并诱发检查异常和临床症状的药物?
    a. 头孢呋辛
    b. 达托霉素
    c. 利奈唑胺
    d. 万古霉素

答案 b 正确。达托霉素与肌酸磷酸激酶升高和肌病相关联。

答案 a 不正确。头孢呋辛与肌酸磷酸激酶升高和肌病无关。

答案 c 不正确。利奈唑胺与肌酸磷酸激酶升高和肌病无关。

答案 d 不正确。万古霉素与肌酸磷酸激酶升高和肌病无关。

---

21. DM,男性,51 岁,有糖尿病但未规范治疗,有 20 年吸烟史,每天一包。DM 刚刚出现第一次糖尿病足感染并已完成治疗。他希望了解减少感染风险的预防策略。哪些建议适合 DM?请选出所有正确答案。
    a. 定期进行足部检查
    b. 提高糖尿病控制水平
    c. 建议戒烟
    d. 穿露趾鞋或赤脚走路,尽可能保持双脚干爽

答案 a 正确。糖尿病患者应该定期检查足部,以确保足部处于健康状态,避免潜在问题(单丝测试了解周围神经病变)。

答案 b 正确。提高糖尿病患者血糖控制

水平对于降低患者神经病变、血管病变以及其他并发症均有益处,也可以降低糖尿病足感染的发生率。

答案 c 正确。吸烟是周围性血管疾病的独立危险因素,可能导致下肢血液供应不足,从而提高糖尿病足感染风险。

答案 d 不正确。应建议患者穿着舒适、不露脚趾的鞋,以免发生足部外伤。

第 24 章　尿路感染

1. 患者 GB,28 岁女性,以"排尿困难 3 天"之主诉就诊,医生进行了尿液分析和尿培养。她尿路感染最可能的细菌是什么?

   a. 鲍曼不动杆菌

   b. 大肠杆菌

   c. 铜绿假单胞菌

   d. 腐生葡萄球菌

   答案 b 正确。尿路感染主要由革兰阴性细菌引起,大肠杆菌是最常见的致病菌。

   答案 a 不正确。鲍曼不动杆菌是院内感染菌,是导尿管相关性尿路感染的致病菌。

   答案 c 不正确。铜绿假单胞菌是院内感染菌,其引起的尿路感染小于 20%。

   答案 d 不正确。腐生葡萄球菌引起的非复杂性尿路感染仅占 5% ~ 10%,是引起非复杂性尿路感染最常见的革兰阳性菌。

2. 对于 GB 来说,适当的经验治疗药物是什么?患者肾功能正常且无药物过敏史,正在使用的治疗药物有美托洛尔和奥美拉唑。

   a. 头孢地尼

   b. 利奈唑胺

   c. 阿莫西林

   d. TMP – SMX

   答案 d 正确。对于 GB 来说,TMP – SMX 是适当的经验治疗药物,如果当地大肠杆菌对 TMP – SMX 的耐药率高,可选择环丙沙星。

   答案 a 不正确。头孢地尼是口服第三代头孢菌素,常用于小儿急性中耳炎,不用于 UTIs 的治疗。虽然头孢地尼不用于治疗尿路感染,但你可能会见到某种口服头孢菌素在应用。细菌的耐药性日益增强,治疗需要根据体外培养

和敏感性报告的结果来进行。经常可见大肠杆菌对 SMZ/TMP 和喹诺酮类耐药,所以可采用替代治疗(即使没有使用指征)。

答案 b 不正确。利奈唑胺仅对革兰阳性菌有效,主要用于治疗耐甲氧西林金葡菌(MR-SA)和耐万古霉素肠球菌(VRE)相关的感染。MASR 和 VRE 都可引起 UTIs,但 GB 不需要利奈唑胺来经验性治疗。

答案 c 不正确。大肠杆菌对阿莫西林的耐药率较高(37%,个别区域更高)。所以,氨基青霉素类(如阿莫西林)不是经验性治疗的理想选择。由于大肠杆菌和其他发酵的革兰阴性杆菌(如肺炎克雷伯菌)会产生 β – 内酰胺酶,阿莫西林联合克拉维酸(Augmentin)可用于治疗大肠杆菌引起的尿路感染。

3. 对于 GB 来说,适当的疗程是多少天?

   a. 1 天

   b. 3 天

   c. 7 天

   d. 14 天

   答案 b 正确。对于女性非复杂性下尿路感染,美国感染性疾病协会(IDSA)推荐采用 3 天治疗。

   答案 a 不正确。多项研究认为,3 天治疗优于 1 天治疗。对于女性非复杂性下尿路感染,美国感染性疾病协会(IDSA)推荐采用 3 天治疗。

   答案 c 不正确。7 天治疗推荐用于孕妇、有耐药菌尿路感染病史的女性、症状超过 7 天的患者。

   答案 d 不正确。男性患者和肾盂肾炎患者推荐 14 天治疗。

4. 哪些人群应该进行无症状菌尿的筛查? 选出所有正确答案。

   a. 大学生

   b. 男性

   c. 留置导尿管的患者

   d. 孕妇

   答案 d 正确。IDSA 推荐孕妇应在怀孕早期(12 ~ 16 孕周)或第一次产前检查时,至少进行一次尿培养来筛查菌尿,所有尿培养阳性的

孕妇(包括无症状菌尿患者)均需治疗。

答案 a 不正确。大学生不需对无症状菌尿进行筛查。

答案 b 不正确。男性不需对无症状菌尿进行筛查。

答案 c 不正确。留置导尿管的患者不需要对无症状性菌尿进行检查,长期留置导尿管的患者普遍存在无症状菌尿。

---

5. 以下哪类患者会发生复杂性尿路感染? 选出所有正确答案。
   a. 儿童
   b. 男性
   c. 孕妇
   d. 导尿管相关者

   答案 a、b、c、d 均正确。男性、孕妇、儿童、住院患者或在卫生保健相关机构的患者,他们的 UTIs 考虑为复杂性,这些感染更可能由耐药菌引起。

---

6. 患者 NK,男性,62 岁,今天以"排尿困难、小便次数增加和腰痛"之主诉来急诊就诊。既往病史包括高血脂和偏头痛,对青霉素和磺胺类药物过敏,可能的诊断是什么?
   a. 良性前列腺增生(BPH)
   b. 膀胱炎
   c. 前列腺癌
   d. 肾盂肾炎

   答案 d 正确。NK 具有肾盂肾炎的典型症状。肾盂肾炎的特点是,膀胱炎症状加上发热、腰痛、恶心和呕吐。

   答案 a 不正确。BPH 产生下尿路症状,但不引起发热和腰痛。

   答案 b 不正确。膀胱炎不引起腰痛。

   答案 c 不正确。前列腺癌不表现为发热或腰痛。

---

7. 最适合 NK 的治疗是什么?
   a. 阿莫西林 500mg 口服,一天 3 次,服用 7 天
   b. 环丙沙星 500mg 口服,一天 2 次,服用 3 天
   c. 环丙沙星 500mg 口服,一天 2 次,服用 14 天
   d. TMP - SMX 1DS 片口服,一天 2 次,服用 14 天

答案 c 正确。因为 NK 对青霉素和磺胺类药物过敏,环丙沙星是正确选择。男性肾盂肾炎患者的合适疗程是 14 天。

答案 a 不正确。NK 对青霉素过敏,阿莫西林是不适当的选择。男性治疗 10 ~ 14 天。男性尿路感染常规治疗 14 天。

答案 b 不正确。短程治疗(3 天)不推荐用于男性。

答案 d 不正确。NK 对磺胺类药物过敏,TMP - SMX 包含磺胺成分。

---

8. NK 完成了治疗,感觉明显改善。2 周后他因全身不适、体温 38.7℃、盆腔疼痛、排尿困难、排尿增多等原因再次入急诊就诊,可能的诊断是什么?
   a. 急性细菌性前列腺炎
   b. 良性前列腺增生
   c. 膀胱炎
   d. 附睾炎

   答案 a 正确。NK 的最初治疗解决了他的肾盂肾炎,前列腺是细菌持久存在的常见部位,两周后他表现出急性细菌性前列腺炎的症状。

   答案 b 不正确。BPH 不表现这些症状。

   答案 c 不正确。膀胱炎通常不会产生发热。

   答案 d 不正确。附睾炎引起单侧睾丸疼痛和肿胀。

---

9. NK 被收住入院,进行血培养和尿培养。他开始每天静脉注射头孢曲松 1g,第三天,血培养结果阴性,尿培养结果为大肠杆菌阳性,分离菌株对阿莫西林耐药。第四天,NK 准备出院。NK 最合适的门诊治疗是什么?
   a. 环丙沙星 500mg 口服,一天 2 次,共 3 天
   b. 环丙沙星 500mg 口服,一天 2 次,共 14 天
   c. 环丙沙星 500mg 口服,一天 2 次,共 28 天
   d. 呋喃妥因 100mg 口服,一天 2 次,共 28 天

   答案 c 正确。急性细菌性前列腺炎需治疗 4 周,以降低发展为慢性前列腺炎的风险。

   答案 a 不正确。男性患者不推荐短程治疗(3 天)。

   答案 b 不正确。男性尿路感染的合适疗程是 14 天。

答案 d 不正确。呋喃妥因仅用于非复杂性尿路感染,不用于细菌性前列腺炎。

---

10. 最常见的引起尿路感染的革兰阳性菌是什么?
    a. 金黄色葡萄球菌
    b. 表皮葡萄球菌
    c. 腐生葡萄球菌
    d. 肺炎链球菌

    答案 c 正确。腐生葡萄球菌是最常见的引起尿路感染的革兰阳性菌(5% ~ 10%)。

    答案 a 不正确。金黄色葡萄球菌会引起尿路感染,但不是常见的原因。金黄色葡萄球菌(包括 MRSA)可能引起导管相关性尿路感染。

    答案 b 不正确。表皮葡萄球菌罕见引起尿路感染。请注意:表皮葡萄球菌常常被报告为凝固酶阴性葡萄球菌,腐生葡萄球菌也是凝固酶阴性葡萄球菌。

    答案 d 不正确。肺炎链球菌(肺炎球菌)罕见引起尿路感染,它是呼吸道感染的常见原因。

---

11. 下列哪种抗生素推荐用于预防复发性尿路感染?
    a. 阿莫西林/克拉维酸
    b. 左氧氟沙星
    c. 莫西沙星
    d. 呋喃妥因

    答案 d 正确。呋喃妥因和 TMP - SMX 推荐用于尿路感染的预防。

    答案 a 不正确。阿莫西林/克拉维酸用于尿路感染的治疗。

    答案 b 不正确。左氧氟沙星用于治疗尿路感染。

    答案 c 不正确。莫西沙星通过与葡萄糖醛酸和硫酸结合在肝脏代谢,不适用于治疗尿路感染,环丙沙星和左氧氟沙星是适用于治疗尿路感染的两种氟喹诺酮类药物。

---

12. 选择有关呋喃妥因的正确描述。
    a. 不需要根据肾功能调整剂量
    b. 妊娠全程可用
    c. 不适用于治疗肾盂肾炎

---

    d. 属于抗真菌药物

    答案 c 正确。呋喃妥因是专门用于单纯性尿路感染的抗感染药物。

    答案 a 不正确。呋喃妥因禁用于肌酐清除率小于 60mL/min 的患者。

    答案 b 不正确。呋喃妥因禁用于足月妊娠患者(38 ~ 42 孕周)以及分娩期患者,因其具有干扰未成熟的红细胞酶系统而导致溶血性贫血的风险。

    答案 d 不正确。呋喃妥因是抗细菌药物,不是抗真菌药物。

---

13. LA 是一位 30 岁的孕妇,怀孕 16 周,就诊时诉排尿困难。行尿液分析和尿培养,并开始口服 TMP - SMX 1DS 片,每天 2 次。正确的疗程是多少天?
    a. 3 天
    b. 7 天
    c. 14 天
    d. 28 天

    答案 b 正确。孕妇的初始治疗应为 7 天,推荐治疗 1 ~ 2 周后随访尿培养,然后每月尿培养直至孩子出生。

    答案 a 不正确。女性非复杂性下尿路感染用标准剂量治疗 3 天是有效的。

    答案 c 不正确。肾盂肾炎的推荐疗程为 14 天。

    答案 d 不正确。前列腺炎的推荐疗程为 28 天。

---

14. 3 天后,诊室联系 LA,告知她培养结果已回报,需要改变治疗方案。培养结果是大肠杆菌,对 TMP - SMX 耐药。对 LA 来说,新的适当的治疗方案是什么?
    a. 阿莫西林 500mg 口服,一天 3 次,共 3 天
    b. 环丙沙星 500mg 口服,一天 2 次,共 7 天
    c. 呋喃妥因 100mg 口服,一天 2 次,共 7 天
    d. TMP - SMX 2 DS 片口服,一天 2 次,共 7 天

    答案 c 正确。孕妇的初始治疗应为 7 天,治疗后 1 ~ 2 周后随访尿培养,然后每月尿培养直至孩子出生。呋喃妥因禁用于足月妊娠患者(38 ~ 42 孕周)及分娩期患者,LA 只有 16

孕周,所以她可以服用呋喃妥因。

答案 a 不正确。女性简单下尿路感染用标准剂量治疗 3 天是有效的。

答案 b 不正确。孕妇应避免应用氟喹诺酮类药物,因其对婴儿具有关节病和潜在抑制软骨和骨发育的风险。

答案 d 不正确。分离菌株对 TMP – SMX 耐药,增大剂量也不能克服耐药。

---

15. LA 需要随访尿培养吗? 如果需要,什么时候?

a. 不需要随访尿培养

b. 需要,2 天内

c. 需要,治疗结束后的某一天

d. 需要,治疗结束后 7 ~ 14 天

答案 d 正确。孕妇推荐于治疗后 1 ~ 2 周随访尿培养,然后推荐每月一次直至孩子出生。

答案 a、b、c 不正确。治疗完成后需要随访尿培养。

---

16. 下列哪种抗生素适合治疗孕妇尿路感染? 请选出所有正确答案。

a. 阿莫西林/克拉维酸

b. 多西环素

c. 呋喃妥因

d. TMP – SMX

答案 a、c、d 正确。孕妇可给予磺胺药、阿莫西林、阿莫西林/克拉维酸、头孢氨苄和呋喃妥因,有效率为 70% ~ 80%。

答案 b 不正确。孕妇应避免使用四环素类药物。应选择不良反应风险低且对母亲和孩子安全的药物。

---

17. 长期留置导尿管的患者常常存在无症状菌尿,当患者变为有症状时,该如何处置?

a. 拔除导尿管,治疗前插入新的无菌尿管

b. 拔除导尿管,治疗后插入新的无菌尿管

c. 开始抗感染治疗

d. 继续使用原导尿管

答案 a、c 正确。长期留置导尿管患者(≥ 30 天)普遍存在无症状菌尿,对无症状菌尿进行抗菌治疗不能防止菌尿或有症状的感染,反

而加速耐药。有症状的患者必须拔掉导尿管,重新置管,然后进行抗菌治疗,以防止进展为肾盂肾炎或菌血症。

答案 b、d 不正确。新导尿管的放置要先于治疗。

---

18. TMP – SMX 的商品名是什么? 请选出所有正确答案。

a. Bactrim

b. Macrobid

c. Septra

d. Trimprex

答案 a、c 正确。Bactrim 和 Septra 都是 TMP – SMX 的商品名。

答案 b 不正确。Macrobid 是呋喃妥因的商品名。

答案 d 不正确。Trimprex 是甲氧苄啶的商品名。

---

19. 短程治疗(3 天)适用于下列哪类患者群? 请选出所有正确答案。

a. 有耐药菌引起尿路感染史的女性

b. 男性

c. 症状大于 7 天的女性

d. 患有非复杂性膀胱炎的女性

答案 d 正确。美国感染性疾病学会(IDSA)推荐女性非复杂性下尿路感染患者治疗 3 天。

答案 a 不正确。短程治疗(3 天)不推荐用于有耐药菌引起尿路感染病史的女性,这些患者应接受 7 ~ 14 天的治疗。

答案 b 不正确。男性不推荐使用短程治疗(3 天)。

答案 c 不正确。短程治疗(3 天)不推荐用于症状超过 7 天的女性,这些患者应接受 7 ~ 14 天的治疗。

---

20. TC 是一名 19 岁的女性,被诊断出患有急性膀胱炎,她对磺胺类药物过敏。以下哪一个是适合于她的经验治疗方案?

a. 环丙沙星 250mg 口服,一天 2 次,共 3 天

b. 甲氧苄啶 100mg 口服,一天 2 次,共 3 天

c. 磺胺甲噁唑/甲氧苄啶双强度片 1 片,一天

　　2 次,共 3 天

　　d. 莫西沙星 400mg 口服,一天 1 次,共 3 天

　　答案 a、b 正确。 环丙沙星和甲氧苄啶都可用于 TC。TC 对磺胺类药物过敏,所以可以用甲氧苄啶。请注意:甲氧苄啶经常与磺胺药物合用(如 Bactrim/Septra)。对磺胺过敏的患者不能使用 Bactrim/Septra,但可以使用甲氧苄啶。也许患者对甲氧苄啶也过敏(与磺胺过敏无关)。

　　答案 c、d 不正确。 患者对磺胺过敏,因此不能服用磺胺甲噁唑。莫西沙星通过肝脏代谢,不适用于尿路感染的治疗。

第 25 章　中枢神经系统感染

1. 一位孕龄 35 周 13 天大的婴儿因体温 38.9℃送到急诊科。母亲诉患儿进食少、便秘和易哭闹。下面哪个是新生儿脑膜炎常见的症状?选出所有正确答案。

　　a. 38.9℃

　　b. 进食少

　　c. 便秘

　　d. 易哭闹

　　答案 a 正确。 发热是新生儿脑膜炎常见的症状。

　　答案 b 正确。 进食少是新生儿脑膜炎常见的症状。

　　答案 d 正确。 易哭闹是新生儿脑膜炎常见的症状。

　　答案 c 不正确。 便秘不是新生儿脑膜炎常见的症状。

2. 医生经多次尝试后未能获取患者脑脊液。基于临床的发现,医疗团队认为这位孕龄 35 周 13 天大的婴儿可能得了脑膜炎。那么在送往儿童医院之前这位新生儿的经验性治疗最佳方案是什么?

　　a. 氨苄西林联合庆大霉素

　　b. 头孢曲松联合庆大霉素

　　c. 万古霉素联合头孢噻肟

　　d. 氨苄西林联合头孢曲松

　　答案 a 正确。 氨苄西林可经验性覆盖单核细胞增生性李斯特菌和无乳链球菌(也覆盖一些需氧革兰阴性杆菌)。庆大霉素可经验性覆盖需氧的革兰阴性杆菌(和氨苄西林联用对单核细胞增生性李斯特菌等革兰阳性菌有协同作用)。氨苄西林联合头孢噻肟钠也是一个合适的方案。

　　答案 b 不正确。 尽管庆大霉素是合适的,但这个方案没有对单核细胞增生性李斯特菌的一线经验性覆盖(如氨苄西林)。头孢曲松由于其不良反应风险如胆泥淤积、胆红素脑病、与含钙离子产品形成可能威胁生命的沉淀等,不是新生儿(≤28 天)细菌性脑膜炎的一线用药。

　　答案 c 不正确。 尽管头孢噻肟是合适的,但没有经验性覆盖单核细胞增生性李斯特菌(如氨苄西林)。另外,万古霉素对革兰阳性菌的覆盖范围超过了新生儿的常规需要。

　　答案 d 不正确。 尽管氨苄西林是合适的,但头孢噻肟是新生儿首选的三代头孢菌素。头孢曲松由于其不良反应风险如胆泥淤积、胆红素脑病、与含钙离子产品形成可能威胁生命的沉淀等,不是新生儿(≤28 天)细菌性脑膜炎的一线用药。

3. 当这位孕龄 35 周 13 天大的婴儿在儿童医院做了检查,她还有一些病变。医疗团队除过做了 CSF 的单纯疱疹病毒(HSV)PCR 之外,还做了病变部位的培养。下面哪个药学的方案对这个患儿合适?

　　a. 等待培养和 PCR 结果,如果需要再调整治疗

　　b. 换用头孢曲松联合万古霉素抗感染治疗

　　c. 静脉使用阿昔洛韦联合目前的抗感染方案

　　d. 口服伏立康唑联合目前的抗感染方案

　　答案 c 正确。 在等待诊断学检查结果的同时,应尽快经验性联合静脉阿昔洛韦以治疗 HSV 脑炎。针对 HSV 的治疗启动越早,死亡和严重后遗症的风险越低。

　　答案 a 不正确。 培养和 PCR 结果回报可能需要数小时至数天。如此延误针对 HSV 的治疗,将会增加感染患者的死亡或严重后遗症风险。

　　答案 b 不正确。 抗生素更换为头孢曲松和万古霉素不能提供针对 HSV 的抗病毒覆盖。此外,头孢曲松联合万古霉素经验性治疗新生

儿细菌性脑膜炎不适宜(参见问题2)。

答案d不正确。联合伏立康唑抗真菌治疗不能提供针对HSV的抗病毒覆盖。另外,为了确保足够药物进入CNS,CNS感染的治疗通常采取静脉途径(VS口服)给药。

---

4. 如果一位新生儿开始使用阿昔洛韦治疗单纯疱疹病毒(HSV)感染的脑炎,下面哪项是需要常规监测的?选出所有正确答案。

　　a. 血清肌酐
　　b. 白细胞计数
　　c. 尿量
　　d. 国际标准化比值(INR)

答案a正确。阿昔洛韦可在肾小管沉积(尤其是大剂量治疗脑炎时),进而引起肾毒性。血肌酐作为肾功能的标志物,应该予以监测。

答案b正确。阿昔洛韦可抑制骨髓,导致白细胞或者其他血细胞减少。白细胞总数(WBC)作为骨髓功能的标志物,应该予以监测。

答案c正确。阿昔洛韦可在肾小管沉积(尤其是大剂量治疗脑炎时),进而引起肾毒性。尿量作为肾功能的标志物,应该予以监测。

答案d不正确。国际标准化比值(INR)通常不用于监测因阿昔洛韦治疗引起的药物毒性。

---

5. 下面哪个是头孢曲松的商品名?

　　a. Ceftin
　　b. Keflex
　　c. Maxipime
　　d. Rocephin

答案d正确。Rocephin是头孢曲松的商品名。

答案a不正确。Ceftin是头孢呋辛的商品名。

答案b不正确。Keflex是头孢氨苄的商品名。

答案c不正确。Maxipime是头孢吡肟的商品名。

---

6. 下面哪些患者推荐使用肺炎链球菌疫苗?选出所有正确答案。

　　a. 健康的婴儿
　　b. 一位40岁的慢性阻塞性肺疾病(COPD)患者
　　c. 一位55岁的健康人
　　d. 一位35岁的无脾的患者

答案a正确。肺炎链球菌疫苗是开始于2个月(第一剂接种的最小年龄为6周)的常规小儿接种计划的一部分。

答案b正确。这位患者年龄介于19~64岁,但是患有COPD,后者是罹患肺炎链球菌病的风险因素,因此需要接种疫苗。

答案d正确。这位患者年龄介于19~64岁,但是患有解剖学无脾,后者是罹患肺炎链球菌病的风险因素,因此需要接种疫苗。

答案c不正确。年龄在19~64岁的成年人存在罹患肺炎链球菌病风险时需要接种肺炎链球菌疫苗。这些风险包括:任何慢性病患者(如心血管、呼吸、糖尿病、酒精中毒、肝硬化、脑脊液漏、耳蜗植入)或免疫受损患者(如药物诱导的功能性或解剖学无脾)。

---

7. 一位有冠状动脉疾病、外周动脉疾病、糖尿病和高血压的66岁女性患者,因为继发的发热和精神状态改变而从疗养院转到医院。她做了腰椎穿刺,并抽取CSF送去分析和培养。下面哪个化验结果与这位患者细菌性脑膜炎诊断相符?选出所有正确答案。

　　a. CSF白细胞计数(WBC)5000/mm^3
　　b. CSF白细胞有70%为淋巴细胞
　　c. CSF糖浓度为23mg/dL
　　d. CSF蛋白为250mg/dL

答案a正确。CSF白细胞计数升高至10 000 000/mm^{3}与细菌性脑膜炎相符。

答案c正确。CSF葡萄糖浓度低于40mg/dL(CSF葡萄糖:血清葡萄糖比值可能≤0.4)与细菌性脑膜炎相符。

答案d正确。CSF蛋白升高至大于100mg/dL与细菌性脑膜炎相符。

答案b不正确。在细菌性脑膜炎中,白细胞计数分类变化表现为中性粒细胞占优势(>80%)。淋巴细胞占优势可见于病毒性脑膜炎或其他CNS感染。

8. 医生决定给这位 66 岁的女性患者开始使用万古霉素、氨苄西林和头孢曲松，但这位患者有静脉注射困难史。下面哪种方案适合治疗这位患者的细菌性脑膜炎？

 a. 尝试建立一个静脉通路，然后静脉给予抗菌药物持续治疗

 b. 给予口服抗菌药物持续治疗

 c. 通过肌内注射给予抗菌药物持续治疗

 d. 立即进行脑室腹腔分流术，然后脑室内给予抗菌药物持续治疗

  答案 a 正确。为确保最佳 CNS 的穿透力，静脉给药是治疗 CNS 感染的首选途径（包括允许高剂量给药方案）。

  答案 b 不正确。口服给药不是治疗细菌性脑膜炎的首选途径。另外，其他替代抗生素可以口服给药。

  答案 c 不正确。肌内注射给药不是治疗细菌性脑膜炎的首选途径。另外，万古霉素的替代药物可肌内注射给药。

  答案 d 不正确。脑室内给药可考虑作为某些患者（如 CNS 分流装置感染）的辅助治疗，然而，静脉给药仍是细菌性脑膜炎治疗的首选途径，以确保药物对 CNS 最佳渗透，此外，放置室外引流管是一个更具有侵入性的操作，比静脉置管更可能导致治疗延误。

---

9. 肾损害是下面哪种抗感染药物静脉注射后常见的不良反应？选出所有正确答案。

 a. 阿昔洛韦

 b. 头孢曲松

 c. 庆大霉素

 d. 万古霉素

  答案 a 正确。肾损害是阿昔洛韦常见的不良反应之一。

  答案 c 正确。肾损害是庆大霉素常见的不良反应之一。

  答案 d 正确。肾损害是万古霉素常见的不良反应之一，当谷浓度大于 $15\mu g/mL$ 和/或与庆大霉素联用时更是如此。

  答案 b 不正确。肾损害不是头孢曲松常见的不良反应之一。

---

10. 一位 12 岁的男孩接受他的儿科医生常规随访。这个男孩否认有任何不适。体格检查、生命体征和实验室检查都在正常范围内。下面哪个疫苗是这个患者作为健康青少年今天需要常规接种的？

 a. MCV4

 b. MPSV4

 c. PCV13

 d. PPSV23

  答案 a 正确。MCV4 为一种脑膜炎球菌疫苗，推荐作为 11 ~ 12 岁青少年的常规接种，在 16 岁时要接受加强剂量。如果存在罹患脑膜炎球菌病的危险因素，如持续性补体缺乏、解剖学或功能性无脾（如镰刀细胞病）、出现在某种血清型细菌引起疾病暴发的地方、到非洲脑膜炎流行区域或麦加旅游等情况时，MCV4 也被推荐用于 2 个月至 10 岁的儿童。

  答案 b 不正确。MPSV4 不是一种推荐用于青少年的脑膜炎球菌疫苗。56 岁以上、存在罹患脑膜炎球菌病危险的首次接种患者首选 MPSV4。

  答案 c 不正确。PCV13 是一种肺炎球菌疫苗，推荐用于儿童或 ≥65 岁成年人的常规接种，而不是青少年。儿童应该在 2 个月（最小 6 周）开始接种一系列的 PCV13。如果存在罹患肺炎球菌病的危险因素，PCV13 也可以为其他年龄组的人群接种，包括青少年。这些危险因素包括慢性病（如心血管疾病、呼吸系统疾病、糖尿病、酒精中毒、肝硬化、脑脊液漏、耳蜗植入）或免疫受损状态（如药物诱导、无脾）。

  答案 d 不正确。PPSV23 是推荐用于 65 岁以上成年人常规接种的一种肺炎球菌疫苗，不包括青少年。PPSV23 也可用于年龄大于 2 岁、有罹患肺炎球菌病风险的患者。

---

11. 一位 94kg 没有明显既往病史的 22 岁男子，因出现发热、剧烈头痛、畏光、颈痛到医院就诊。医生给这位患者腰穿，并送 CSF 到实验室。根据临床诊断，怀疑这位患者可能得了细菌性脑膜炎。下面哪项可能是与这个细菌性脑膜炎患者相关的病原菌？

 a. 肺炎链球菌和流感嗜血杆菌

 b. 脑膜炎奈瑟菌和单核细胞增生性李斯特菌

c. 单核细胞增生性李斯特菌和无乳链球菌（B 族）

d. 肺炎链球菌和脑膜炎奈瑟菌

    答案 d 正确。脑膜炎奈瑟菌和肺炎链球菌是 50 岁以下成年细菌性脑膜炎患者最常见的病原菌。

    答案 a 不正确。虽然肺炎链球菌正确，但流感嗜血杆菌不是 50 岁以下成年患者的常见病原菌，而是 1 ~ 23 个月婴幼儿的常见病原菌。

    答案 b 不正确。虽然脑膜炎奈瑟菌正确，但单核细胞增生性李斯特菌不是 50 岁以下成年患者的常见病原菌。单核细胞增生性李斯特菌是新生儿和 50 岁以上成年患者的常见病原菌。

    答案 c 不正确。单核细胞增生性李斯特菌和无乳链球菌（B 族）都不是 50 岁以下成年患者的常见病原菌。无乳链球菌（B 族）是新生儿和 1 ~ 23 个月婴幼儿的常见病原菌。

---

12. 一位怀疑为细菌性脑膜炎的 22 岁患者的最佳经验性抗感染方案是哪项？

a. 头孢曲松

b. 头孢曲松和氨苄西林

c. 头孢噻肟和万古霉素

d. 氨苄西林和庆大霉素

    答案 c 正确。头孢噻肟经验性覆盖了脑膜炎奈瑟菌和大部分肺炎链球菌。万古霉素增加了对多重耐药肺炎链球菌（耐头孢三代如头孢噻肟）的经验覆盖。

    答案 a 不正确。头孢曲松经验性覆盖了脑膜炎奈瑟菌和大部分肺炎链球菌；然而，该方案缺少对多重耐药肺炎链球菌的经验性覆盖（如万古霉素）。

    答案 b 不正确。头孢曲松经验性覆盖了脑膜链球菌和大部分肺炎链球菌。氨苄西林增加了对单核细胞增生性李斯特菌的经验性覆盖，但年轻的成年患者不需要这种覆盖。该方案缺少对多重耐药肺炎链球菌的经验覆盖（如万古霉素）。

    答案 d 不正确。氨苄西林联合庆大霉素不足以经验性覆盖肺炎链球菌和脑膜炎奈瑟菌。该方案可以经验性覆盖无乳链球菌、需氧

革兰阴性杆菌和单核细胞增生性李斯特菌，更适合新生儿。

---

13. 医生为这位 22 岁的患者下的医嘱为万古霉素 1500mg IV q12h（在其他抗菌药物之间）。为了减少输液相关反应的风险，如红人综合征，药物以浓度 5mg/mL 和滴速为 10mg/min 给药。那么每一剂万古霉素的滴速和持续时间为多少？

a. 120mL/h 超过 150 分钟

b. 300mL/h 超过 90 分钟

c. 120mL/h 超过 90 分钟

d. 300mL/h 超过 150 分钟

    答案 a 正确。1500mg/（5mg/mL）= 300mL 总容量。1500mg/（10mg/min）= 150min 滴注时间。150min/（60min/h）= 2.5h 滴注时间。300mL/2.5h = 120mL/h。

    答案 b 不正确。这表示 1500mg 溶于 450mL 液体里，浓度为 3.3mg/mL，滴速为 16.7mg/min。

    答案 c 不正确。这表示 1500mg 溶于 180mL 液体里，浓度为 8.3mg/mL，滴速为 16.7mg/min。

    答案 d 不正确。这表示 1500mg 溶于 450mL 液体里，浓度为 3.3mg/mL，滴速为 10mg/min。

---

14. 这位 22 岁的男性患者在抽取脑脊液（CSF）之前使用过抗菌药物。CSF、血流、痰和尿的标本做革兰染色及培养。根据细菌性脑膜炎的诊断下面哪个是正确答案？

a. 尽管患者抽取 CSF 之前使用过抗菌药物，但从 CSF 革兰染色和/或培养鉴别出细菌的可能性没有变

b. CSF 革兰染色和培养的结果对诊断细菌性脑膜炎是不可靠的

c. 血培养对诊断细菌性脑膜炎没有作用

d. 在大多数细菌性脑膜炎病例中 CSF 培养可以鉴别出细菌

    答案 d 正确。60% ~ 90% CSF 革兰染色以及 70% ~ 85% CSF 培养可能发现细菌。

    答案 a 不正确。如果抽取 CSF 之前已经使用了抗菌药物，那么通过 CSF 革兰染色和

培养鉴别出细菌的可能性明显降低。然而最好的办法不是在等待诊断结果时暂缓抗菌药物使用,如腰穿可以显著延迟患者抗菌药物的使用(30~60 分钟)。

答案 b 不正确。脑脊液革兰染色和培养是诊断细菌性脑膜炎的最重要手段。

答案 c 不正确。血培养可能在细菌性脑膜炎诊断中发挥重要作用。例如,在 CSF 培养阴性时,血培养可以帮助发现细菌;或者协助评估感染源、感染程度和预后。

---

15. 这位 22 岁的男性患者的 CSF 培养阳性,细菌为脑膜炎奈瑟菌。经鉴定这个患者的亲密接触者需要使用药物预防脑膜炎奈瑟菌病。下面哪个药物可用来预防? 选出所有正确答案。
    a. 头孢曲松
    b. 万古霉素
    c. 环丙沙星
    d. 利福平

    答案 a 正确。推荐单次肌内注射头孢曲松预防脑膜炎奈瑟菌病。

    答案 c 正确。推荐单剂口服环丙沙星预防脑膜炎奈瑟菌病。

    答案 d 正确。利福平 2 天口服方案(口服给药,每 12 小时 1 次)可用于预防脑膜炎奈瑟菌病。

    答案 b 不正确。万古霉素不是预防脑膜炎奈瑟菌病的推荐药物。

---

16. 一位没有明显既往病史的 4 岁女孩因被怀疑患有细菌性脑膜炎就诊,开始经验性使用头孢曲松和万古霉素治疗。在经验性抗感染治疗细菌性脑膜炎的方案中加用万古霉素的目的是什以?
    a. 覆盖耐药的单核细胞增生性李斯特菌
    b. 覆盖耐药的脑膜炎奈瑟菌
    c. 覆盖耐药的肺炎链球菌
    d. 一个 4 岁的细菌性脑膜炎患者不需要使用万古霉素,因为不可能为金黄色葡萄球菌

    答案 c 正确。尽管三代头孢如头孢曲松可以充分覆盖大部分肺炎链球菌分离菌株,但一些耐药菌已有报道。联合万古霉素可以经验性覆盖这些耐药的肺炎链球菌。

答案 a 不正确。单核细胞增生性李斯特菌不是 1 个月至 50 岁之间细菌性脑膜炎患者的可能病原菌。如果患者是新生儿或大于 50 岁,经验性覆盖单核细胞增生性李斯特菌是适当的,应联合氨苄西林(不是万古霉素)来覆盖这个特殊的病原菌。

答案 b 不正确。单独使用头孢曲松就足以经验性覆盖脑膜炎奈瑟菌。

答案 d 不正确。在其他健康状况尚可的患者中,金黄色葡萄球菌不是细菌性脑膜炎的可能病原体。实际上,万古霉素主要用于经验性覆盖耐药的肺炎链球菌。

---

17. 这位 4 岁大的患者被诊断为继发性的奈瑟菌性脑膜炎。这个病例经鉴定为日间护理中心流行爆发中的一部分。哪一个脑膜炎奈瑟菌疫苗被推荐用来控制由疫苗可预防的脑膜炎奈瑟菌血清群(如 A,C,Y 和 W135)引起的爆发? 选出所有正确答案。
    a. Hib-MenCy
    b. MCV4
    c. MPSV4
    d. MCV4,然后使用 MPSV4

    答案 a 正确。已批准 6 周至 18 个月年龄段的患者推荐使用 Hib-MenCY 控制 C 和 Y 血清群引起的疾病暴发。

    答案 b 正确。推荐使用 MCV4 控制 A、C、Y 和 W135 血清群引起的疾病暴发。MCV4 是批准的 2 个月至 55 岁年龄段患者的首选药物。

    答案 c 不正确。MPSV4 目前不推荐用于控制脑膜炎奈瑟菌病的爆发。

    答案 d 不正确。MPSV4 目前不推荐用于控制脑膜炎奈瑟菌病的爆发。没有推荐建议使用 MCV4 后还需使用 MPSV4 以控制脑膜炎奈瑟菌病的爆发。

---

18. 下面哪一组人群已证实使用地塞米松对死亡率有益处?
    a. 一位 2 周大的 B 族无乳链球菌脑膜炎患者
    b. 一位 17 岁大的奈瑟菌脑膜炎患者
    c. 一位 35 岁大的肺炎链球菌脑膜炎患者
    d. 对于任何一类型细菌性脑膜炎患者没有被

证实有明显益处

答案 c 正确。一项随机对照试验和两项随后的荟萃分析显示,辅助使用糖皮质激素有助于降低成人肺炎链球菌脑膜炎患者的死亡率。

答案 a 不正确。缺乏数据支持辅助使用糖皮质激素可以降低无乳链球菌(B 族)脑膜炎的死亡率。

答案 b 不正确。缺乏数据支持辅助使用糖皮质激素可以降低脑膜炎奈瑟菌性脑膜炎的死亡率。

答案 d 不正确。已经显示可以降低成年肺炎链球菌性脑膜炎患者的死亡率。

---

19. 一位 70 岁的老年患者出现发热、恶心、剧烈头痛和极度畏光。CSF 结果:白细胞计数 2500/mm³,中性粒细胞百分比为 87%,糖浓度为 37mg/dL,蛋白浓度为 240mg/dL。根据目前提供的信息,这个患者考虑为哪种 CNS 感染?
    a. 细菌性脑膜炎
    b. 无菌性脑膜炎
    c. 病毒性脑炎
    d. HSV 脑炎

答案 a 正确。WBC 计数升高(1000 ~ 10 000/mm³),中性粒细胞占优势(80% ~ 90%),CSF 蛋白升高(> 100mg/dL),以及 CSF 葡萄糖降低(< 40mg/dL,CSF 与血清葡萄糖比率可能≤0.4),都与细菌性脑膜炎诊断相符。

答案 b 不正确。无菌性脑膜炎(病毒性脑膜炎常见)患者 CSF 中的白细胞计数、中性粒细胞和蛋白质浓度可能比这个病例中见到的都低,而且葡萄糖浓度正常。

答案 c 不正确。病毒性脑炎导致的 CSF 改变与病毒性脑膜炎相似。患者 CSF 中的白细胞计数、中性粒细胞和蛋白质浓度可能比这个病例中见到的都低,而且葡萄糖浓度正常。

答案 d 不正确。HSV 脑炎与其他病毒性脑炎类似,患者 CSF 中的白细胞计数、中性粒细胞和蛋白质浓度可能比这个病例中见到的都低,而且葡萄糖浓度正常。

---

20. 下面哪一组方案与一位 70 岁细菌性脑膜炎患

者的推荐抗感染治疗方案一致?
    a. 万古霉素和头孢曲松
    b. 万古霉素、头孢曲松和氨苄西林
    c. 氨苄西林和头孢曲松
    d. 头孢曲松

答案 b 正确。头孢曲松可以经验性覆盖脑膜炎奈瑟菌、需氧革兰阴性杆菌和大部分肺炎链球菌。万古霉素增加了对多重耐药肺炎链球菌的经验性覆盖。氨苄西林增加了对单核细胞增生性李斯特菌的经验性覆盖。

答案 a 不正确。没有使用氨苄西林经验性覆盖单核细胞增生性李斯特菌。

答案 c 不正确。没有使用万古霉素经验性覆盖多重耐药的肺炎链球菌。

答案 d 不正确。没有使用氨苄西林经验性覆盖单核细胞增生性李斯特菌,也没有使用万古霉素经验性覆盖多重耐药的肺炎链球菌。

---

21. 这位 70 岁的老年患者也有高血压、糖尿病和中风的既往病史。这个老人的最佳医治顺序是什么(假设在这些环节没有时间耽误)?

无序选项	排序结果
地塞米松	腰椎穿刺并 CSF 培养
腰椎穿刺并 CSF 培养	地塞米松
重新开始慢性病治疗	抗感染治疗
抗感染治疗	重新开始慢性病治疗

CSF 培养是最重要的诊断手段,如果先前使用过抗菌药物,发现细菌的机会就会显著降低。只要不明显耽误抗感染治疗,那么应该首先行腰椎穿刺。地塞米松应该在第一剂抗菌药物之前或同时给予(不是之后)。CNS 感染的处理是医学急症。应在处理完更紧急的疑似细菌性脑膜炎之后尽快重新开始慢病的治疗。

第 26 章　脓毒症综合征

1. 选出描述脓毒性休克患者的定义。
    a. GH 的血液中有细菌存在
    b. HH 对临床侵袭产生全身性炎症反应
    c. JA 发生感染伴有器官功能障碍
    d. KS 发生感染,尽管给予液体复苏治疗,仍伴

有持续性低血压

答案 d 正确。脓毒性休克被定义为在液体复苏情况下仍有持续性低血压的脓毒症。美国胸科医师学会与危重病医学会提出了脓毒症相关的定义。按照生理学参数将患者分为菌血症、感染、全身炎症反应综合征（SIRS）、脓毒症、严重脓毒症、脓毒性休克以及多器官衰竭综合征（MODS）。

答案 a 不正确。菌血症（或真菌血症）是指血液中存在活的细菌（或真菌）。

答案 b 不正确。全身炎症反应综合征（SIRS）定义为对多种感染性或非感染性临床侵袭产生的全身性炎症反应。

答案 c 不正确。严重脓毒症是伴有器官功能障碍的脓毒症。

---

2. ZB 是一位在重症监护室的严重脓毒症患者，目前接受哌拉西林/他唑巴坦、妥布霉素以及万古霉素等进行抗感染治疗。他的感染源目前尚不清楚。什么类型的微生物可导致严重脓毒症？选择所有正确答案。
   a. 革兰阳性细菌
   b. 革兰阴性细菌
   c. 真菌
   d. 病毒

答案 a 正确。革兰阳性细菌、革兰阴性细菌、真菌以及病毒均可引起脓毒症。革兰阳性细菌感染占脓毒症及脓毒症休克病例的30% ~ 50%。此外，多重耐药菌在脓毒症病例中大约占25%，治疗较为棘手，并且增加死亡率。

答案 b 正确。革兰阴性细菌性脓毒症病例占总病例的25%，且多重耐药菌常见。

答案 c 正确。近些年真菌性脓毒症发生率增加了 200%。患者一般先不进行抗真菌治疗。如果患者对初始治疗无反应，应全面评估真菌感染的危险因素，同时应考虑经验性抗真菌治疗。

答案 d 正确。病毒感染在脓毒症病例中占4%，可能包括流感病毒和单纯疱疹病毒。应评估危险因素及患者既往史，以指导经验性抗病毒治疗。

---

3. YU 是一位 41 岁的女性患者，可能患有继发于肺炎的脓毒症而入住重症监护室。她的生命体征为：体温 38.1℃，心律 80/min，呼吸 16/min，白细胞计数 15 500/mm^3。基于这些信息，YU是否患有脓毒症？
   a. 是，因为 YU 有感染源，因此患有脓毒症，但不符合 SIRS 标准
   b. 是，因为 YU 有感染源并且满足两项 SIRS 标准，因此患有脓毒症
   c. 否，虽然 YU 有感染源，但并无任何器官衰竭，因此无脓毒症
   d. 否，因为 YU 没有阳性培养结果，因此无脓毒症

答案 b 正确。YU 有脓毒症，因为她有感染源（肺），同时符合两项 SIRS 标准（体温升高以及白细胞计数增加）。

答案 a 不正确。该患者有脓毒症是因为她有感染源（可能是肺），且符合两项 SIRS 标准（体温升高和白细胞计数增加）。

答案 c 不正确。YU 有脓毒症。器官衰竭不是诊断脓毒症的标准。

答案 d 不正确。患者确有脓毒症。脓毒症初期时很难获得阳性培养结果，因此阳性培养结果并不包括在脓毒症的诊断标准中。相反，确定可能的感染部位主要是基于临床体征/症状。在本案例中，YU 的肺可能是感染源。

---

4. 下列哪些措施可以降低或者预防脓毒症相关的并发症及死亡率？选出所有正确答案。
   a. 预防器官衰竭
   b. 早期目标－导向性复苏治疗
   c. 在获得微生物培养标本之前使用抗生素
   d. 使用窄谱抗感染药

答案 a、b 正确。降低脓毒症相关的并发症及死亡率需要多种干预措施，包括防止器官衰竭，早期目标导向性复苏，以及治疗（及清除）感染。

答案 a—器官衰竭：大多数严重脓毒症患者会有两个器官功能障碍。三个最易发生功能障碍的是呼吸、循环系统以及肾脏。脓毒性休克常伴随多个并发症，包括弥散性血管内凝血、急性呼吸窘迫综合征和多脏器衰竭。

答案 b—早期目标导向性复苏：由于外周血管扩张及毛细血管渗漏，脓毒症患者对液体需求量非常大。液体复苏能扭转大约50% 脓

毒症低血压患者的低血压,恢复血流动力学的稳定性。对于脓毒症引起的低灌注患者,快速液体复苏治疗能够改善 28 天生存率。液体治疗的目的是通过增加左心室前负荷,使心输出量最大化,最终恢复组织灌注。应根据心率、尿排出量、血压以及精神状态等临床终点调整液体的使用。作为细胞无氧代谢的副产物,升高的血清乳酸应随着组织灌注的改善而恢复正常。当单独液体复苏不能提供足够的动脉压和器官灌注时,应启用血管升压药和正性肌力药。

答案 c 不正确。只要在获取标本时没有显著延迟(微生物培养标本应在 45 分钟内获得;如果超过 45 分钟,则不应影响抗生素治疗),微生物培养标本(当临床合适的时候)应在抗感染治疗前获取。然而,微生物培养并不能降低发病率和病死率。应在明确诊断的 1 小时内给予有效的静脉抗感染药,以改善并发症和死亡率。

答案 d 不正确。抗感染治疗的目标是针对所有可能的病原体,可包括一种或多种药物。

---

5. XJ 是一位 33 岁的女性患者,有严重脓毒症(低血压及低尿排出量)。既往病史包括糖尿病、高血压、甲状腺功能减退以及胃食管反流病等。药物治疗包括:二甲双胍、赖诺普利、左甲状腺素以及奥美拉唑。选择适当的初始方案用于 XJ 的早期液体复苏治疗。

a. 5% 葡萄糖 500mL

b. 5% 白蛋白 1000mL

c. 0.9% 氯化钠 1000mL

d. 0.45% 氯化钠 1000mL

答案 c 正确。使用 1000mL 0.9% 氯化钠(生理盐水)对脓毒症患者进行液体复苏是适当的。输入 1L 0.9% 氯化钠(等渗盐水),血浆容积增加 275mL,组织间隙容积增加 825mL。注意:总体积增长(1100mL)稍高于输入液体量。这是液体自细胞内液向细胞外液迁移的结果。由于等渗盐溶液实际上是高渗细胞外液,因此发生了上述迁移。

答案 a 不正确。5% 葡萄糖不是合适的复苏液体,因为只有输入量的 8% 存留于血管内。5% 葡萄糖广泛用作维持液体(不能饮水患者的替代品)或在不能口服液体时纠正缺水。由于

5% 葡萄糖快速分布于整个身体约 40L 的水性部位,因此对于恢复循环血量无作用。

答案 b 不正确。胶体液(如白蛋白)在脓毒症时可用于液体复苏,特别是对于一些不能耐受高液体容量的患者;但是只可应用 300 ~ 500mL。白蛋白通常不用于初始复苏治疗,而用于需要大量液体的患者。

答案 d 不正确。0.45% 氯化钠(1/2 生理盐水)用于液体复苏是不合适的,因为它提供的血管内液体容量仅为生理盐水的一半。

---

6. AA 患有脓毒症,继发低血压。既往史值得注意,包括心衰伴有液体前负荷过量、高血压、糖尿病、陈旧性心肌梗死以及血脂异常。药物治疗包括:赖诺普利、螺内酯、格列吡嗪、琥珀酸美托洛尔、辛伐他汀以及小剂量阿司匹林。实验室检查结果示 Scr 1.9mg/dL、血糖 180mg/dL、血钾 5.6mEq/L,其余均正常。对于该患者来说,选出适当的早期目标复苏治疗用胶体溶液。

a. 5% 白蛋白 500mL

b. 5% 葡萄糖 500mL

c. 0.45% 氯化钠和 5% 葡萄糖 500mL

d. 0.45% 氯化钠 500mL

答案 a 正确。5% 白蛋白可被用于存在体液超量风险患者的液体复苏。胶体是一种大分子物质,不像晶体分子那样容易通过扩散屏障。与晶体溶液相比,进入血管内的胶体溶液更容易留在血管内并提高血浆容量。白蛋白产生的血浆扩张容量几乎是等量等渗盐水的 2 倍(分别为 500mL 和 275mL)。这是使用胶体复苏的主要益处:比晶体溶液产生更有效的血浆复苏容量。

答案 b 不正确。5% 葡萄糖属于晶体溶液,由于其快速分布于整个身体约 40L 的水性部位,因此对于恢复循环血容量无作用。

答案 c 不正确。0.45% 氯化钠是晶体溶液,对于液体复苏是不合适的。5% 葡萄糖是晶体溶液,由于其快速分布于整个身体约 40L 的水性部位,因此对于恢复循环血容量无作用。

答案 d 不正确。0.45% 氯化钠是晶体溶液,对于液体复苏是不合适的。

---

7. KT,男性,65 岁,以"严重脓毒症"诊断入院,既

往有终末期肾病透析史,本次入院可能继发于透析导管感染。KT 在 30 分钟前确诊,尚未接受治疗。下列哪项是 KT 治疗措施的最佳顺序?

a. 升压,补液,微生物培养,抗菌治疗

b. 升压,抗菌治疗,微生物培养,补液

c. 补液,微生物培养,抗菌治疗,血糖 >180mg/mL 时使用胰岛素

d. 补液,抗菌治疗,微生物培养,血糖 >180mg/mL 时使用胰岛素

答案 c 正确。对于伴有全身炎症反应综合征的患者,应该尽早进行早期目标导向性液体复苏。除非等待培养会显著延迟抗生素的使用(>45 分钟),否则应在抗菌治疗前收集微生物培养标本。对于连续两次血糖水平超过 180mg/dL 的严重脓毒症患者,推荐进行程序化的胰岛素治疗。

答案 a 不正确。对于伴有脓毒症综合征的患者,应优先进行液体复苏和抗菌治疗。升压药用于对初始液体复苏无效的低血压患者。

答案 b 不正确。应优先进行液体复苏和抗感染治疗。升压药用于对初始液体复苏无效的低血压患者。

答案 d 不正确。为确保抗菌治疗的准确性,应在抗感染治疗前进行微生物培养。

---

8. TP 是一位 63 岁的男性患者,既往史包括:高血压、糖尿病、慢性阻塞性肺病以及血脂异常。药物治疗包括:氨氯地平、二甲双胍、噻托溴铵、沙丁胺醇(必要时使用)以及普伐他汀。TP 被诊断出患有严重脓毒症。相关的实验室检查结果包括:pH 7.25,白细胞计数 13 500/mm^3,血糖 170mg/dL,血肌酐 2.3mg/dL,血压 85/43mmHg。下列哪种治疗应该在诊断严重脓毒症后 1 小时内进行?

a. 广谱抗菌治疗

b. 皮质类固醇

c. 碳酸氢钠

d. 升压治疗

答案 a 正确。在诊断明确 1 小时内使用广谱抗菌药治疗,可以改善脓毒性休克和严重脓毒症患者的病死率。建立血管通路和积极进行液体复苏是处理严重脓毒症或脓毒性休克患者

的优先考虑。尽早使用抗感染药物同样也是优先选择。每延迟使用有效抗菌药物 1 小时与死亡率增加相关。

答案 b 不正确。糖皮质激素用于脓毒症的最佳时机尚未明确,但很可能不会在诊断明确后 1 小时内使用。此外,如果液体复苏或升压治疗能够恢复血流动力稳定性,就不应使用氢化可的松治疗脓毒症,因此,肾上腺皮质功能减退也不再进行常规评价。液体复苏及升压(如果需要)是优于氢化可的松的治疗选择。如果液体复苏及升压治疗不能达到血流动力学目标,可静脉注射氢化可的松 200mg/d,分次给药或持续输注。

答案 c 不正确。对于低灌注诱导的、pH 大于 7.15 的乳酸酸中毒患者,脓毒症治疗指南不建议使用碳酸氢钠来改善血流动力学或降低对升压药的需求。碳酸氢盐对 pH 低于 7.15 患者的作用目前尚不清楚。

答案 d 不正确。脓毒症的升压治疗无特别的时机。积极液体复苏后仍存在持续低血压的患者应给予升压治疗。

---

9. SL,男性,32 岁,患有继发于腹腔脓肿的脓毒症。无特殊既往史,目前已给予液体复苏治疗,平均动脉压为 70mmHg。下列哪一个是 SL 的最佳治疗计划?

a. 氨苄西林/舒巴坦 3g,IV,q6h,转入 ICU

b. 氨苄西林/舒巴坦 3g,IV,q6h,行脓肿引流术

c. 氨苄西林/克拉维酸 875mg, PO, q12h,转入 ICU

d. 氨苄西林/克拉维酸 875mg, PO, q12h,行脓肿引流术

答案 b 正确。静脉注射氨苄西林/舒巴坦进行抗菌治疗是适当的,氨苄西林/舒巴坦对可能存在于腹部脓肿内的肠道革兰阴性菌和厌氧菌有效。此外,单独抗菌治疗很难治愈,脓肿治疗应该包括手术引流(在脓毒症治疗指南中是指控制感染源)。源头控制的原则包括快速诊断具体感染部位,确定采取感染源控制的适宜措施(如脓肿引流、清除坏死组织、移除感染装置)的感染灶。

答案 a 不正确。静脉注射氨苄西林/舒巴坦进行抗菌治疗是适当的,氨苄西林/舒巴坦对

可能存在于腹部脓肿内的肠道革兰阴性菌以及厌氧菌有效。然而,明确的脓肿管理和治疗应包括手术引流(感染源控制)。经过液体复苏,该患者的血流动力学状态稳定,因此无须升级监护至 ICU。

答案 c 不正确。对于脓毒症伴低血压患者,初始口服抗菌药治疗是不合适的。此外,脓肿需要进行手术引流。

答案 d 不正确。尽管计划对脓肿进行手术引流,但是对于脓毒症患者,初始口服给药治疗是不合适的。

---

10. XC,41 岁,因患脓毒症入住 ICU。其已在恰当的时间内进行了适当治疗。查房期间,重症监护的主治医生询问药学实习生,XC 的抗菌治疗应持续多长时间。选择大多数脓毒症患者的抗菌治疗疗程。

 a. 1~3 天

 b. 3~5 天

 c. 7~10 天

 d. 24~28 天

答案 c 正确。虽然没有具体的研究,但是指南推荐脓毒症的抗菌治疗疗程为 7~10 天。对于临床反应缓慢、感染源无法引流或有金黄色葡萄球菌菌血症的患者来说,更长的疗程可能是适当的。

答案 a 不正确。对于脓毒症患者,1~3 天的治疗时间太短。

答案 b 不正确。对于脓毒症患者,3~5 天的疗程太短。然而,在脓毒症治疗指南中对 3~5 天的治疗时间间隔有所讨论。经验性联合治疗不应超过 3~5 天。应根据培养结果和药敏报告进行降阶梯治疗。

答案 d 不正确。脓毒症是一种严重威胁生命的感染;然而,大多数患者并未因延长治疗疗程而获益。

---

11. UC 是一位内科 ICU 患者,被诊断为脓毒症休克。查房期间,呼吸重症监护主治医生询问药学学生关于皮质类固醇的使用问题。对于积极液体复苏治疗和升压治疗无效的脓毒症休克患者,应使用哪种激素进行治疗?

 a. 泼尼松

 b. 氢化可的松

 c. 甲泼尼龙

 d. 地塞米松

答案 b 正确。氢化可的松治疗已被研究并推荐用于液体复苏和升压治疗无效的脓毒性休克患者。注意:氢化可的松不用于对液体复苏或升压治疗有反应的成年脓毒性休克患者。

答案 a 不正确。目前没有使用泼尼松治疗脓毒性休克的研究。

答案 c 不正确。目前没有使用甲泼尼龙治疗脓毒性休克的研究。

答案 d 不正确。当怀疑脓毒症患者存在肾上腺皮质功能减退时,早期会在皮质醇水平恢复前使用地塞米松。注意:ACTH 激发试验不应用来确定需要接受糖皮质激素治疗的患者。使用地塞米松和 ACTH 激发试验属于旧推荐。现在推荐氢化可的松用于液体复苏和升压治疗无效的低血压患者(无须进行 ACTH 激发试验)。

---

12. 哪一个是氢化可的松的商品名?

 a. Deltasone

 b. Sterapred

 c. Solu – Medrol

 d. Solu – Cortef

答案 d 正确。Solu – Cortef 是氢化可的松的商品名。

答案 a 不正确。Deltasone 是泼尼松的商品名。

答案 b 不正确。Sterapred 是泼尼松的商品名。

答案 c 不正确。Solu – Medrol 是甲泼尼龙的商品名。

下列病例与问题 13~14 有关。

13. LA 是一位内科 ICU 患者,患有严重脓毒症。既往病史包括:高血压,3 年前曾发生心肌梗死、血脂异常以及胃食管反流症。治疗药物包括:赖诺普利、美托洛尔、辛伐他汀、阿司匹林以及奥美拉唑。实验室检查包括:白细胞计数 12 000/mm^3,血肌酐 1.8mg/dL,血糖 190mg/dL。脓毒症患者的目标血糖值是多少?

a. 80～110mg/dL

b. ≤120mg/dL

c. ≤150mg/dL

d. ≤180mg/dL

答案 d 正确。当连续 2 次血糖水平超过 180mg/dL 时,对于在 ICU 的严重脓毒症患者,推荐进行程序化的血糖管理方法。目标血糖水平上限是小于或等于 180mg/dL。此外,应每 1～2 小时监测一次血糖值,直至血糖和胰岛素滴速稳定。之后应每 4 小时监测一次。床旁的毛细血管血检测可能不能准确估计动脉血或血浆的葡萄糖水平,解释时应谨慎。

答案 a 不正确。正常的血糖范围是 80～100mg/dL(正常宿主,非脓毒症患者)。

答案 b 不正确。低于 120mg/dL 不是脓毒症患者的目标血糖范围。

答案 c 不正确。以前的脓毒症指南推荐的脓毒症患者的目标血糖范围是低于 150mg/dL。

14. 选择对 LA 最合适的血糖控制方案。选出所有正确答案。

a. 二甲双胍,1000mg,口服,每天 2 次

b. 西格列汀,100mg,口服,每天 1 次

c. 甘精胰岛素,50U,每小时 1 次

d. 输注胰岛素

答案 d 正确。给脓毒症患者输注胰岛素是合适的,滴定迅速且能适应脓毒症患者血糖的快速改变。

答案 a 不正确。口服降糖药治疗对于脓毒症患者是不合适的。此外,该患者存在二甲双胍治疗的禁忌证(血清肌酐为 1.8mg/dL)。

答案 b 不正确。口服降糖药治疗对于脓毒症患者是不合适的。

答案 c 不正确。甘精胰岛素属于长效胰岛素。脓毒症患者需要可以快速滴定的胰岛素治疗。

15. VB 因严重脓毒症被收入内科 ICU。她目前正在接受晶体复苏、多利培南以及阿米卡星治疗。由于 VB 近一周没有任何营养摄入,因此重症监护主治医生请药师来处理 VB 的营养问题。对于继发于肺炎的严重脓毒症患者来

说,下列哪个(些)营养治疗方案是适当的?选出所有正确答案。

a. 经鼻十二指肠管持续管饲

b. 经中心静脉导管进行肠外营养

c. 经外周静脉导管进行肠外营养

d. 静脉注射葡萄糖

答案 a 正确。肠外营养会增加患者感染的风险,除非患者不能通过肠内途径进行饲养,否则应避免使用肠外营养。持续小肠管饲可避免这些风险,且在肠道的这个位置进行管饲会降低误吸的风险。

答案 b 不正确。肠外营养会增加患者感染的风险,除非患者不能通过肠内途径进行饲养,否则应避免使用肠外营养。对于肺炎患者,他的胃肠道不大可能受到影响,是合适的饲养途径。

答案 c 不正确。肠外营养会增加患者感染的风险。此外,通常不通过外周血管给予肠外营养。

答案 d 不正确。在诊断为严重脓毒症或脓毒性休克后的最初 48 小时,应经口或肠内(如果有必要)进行喂养,而不是完全禁食或静脉给予葡萄糖。

16. 下面哪些是应激性胃肠道出血的危险因素?选出所有正确答案。

a. 机械通气≥48 小时

b. 糖皮质激素治疗

c. 华法林治疗

d. 高血压

答案 a 正确。机械通气会引起生理性应激反应,当使用 48 小时或以上时是应激性胃肠道出血的危险因素。

答案 b 正确。皮质类固醇会使应激性激素和皮质醇超出正常生理水平,增加胃肠道出血的风险。

答案 c 正确。华法林治疗会引起药理学的凝血障碍,增加患者的胃肠道出血风险。

答案 d 不正确。严重脓毒症患者会有低血压。高血压似乎不是发生应激性溃疡的危险因素。

17. RE 是一位由大肠杆菌尿路感染引起的脓毒症

患者。RE 正在接受厄他培南治疗来控制感染。选择可用于预防 RE 发生应激性溃疡的药物。RE 不存在任何发生应激性溃疡的危险因素。选出所有正确答案。

a. 质子泵抑制剂
b. H$_2$ 受体阻滞剂
c. 硫糖铝
d. 不推荐预防用药

答案 d 正确。不推荐无危险因素的患者预防应激性溃疡。危险因素（凝血障碍、机械通气达 48 小时）通常存在于严重脓毒症或脓毒性休克的患者。然而，RE 并未显示有任何危险因素。

答案 a 和 b 不正确。对于有出血危险因素的严重脓毒症或脓毒性休克患者，推荐使用质子泵抑制剂和 H$_2$ 受体阻滞剂预防应激性溃疡。当预防应激性溃疡时，脓毒症指南推荐质子泵抑制剂而不是 H$_2$ 受体阻滞剂。应权衡预防上消化道出血的益处和升高胃 pH 导致 VAP 和艰难梭菌感染发生率增加的潜在（未被证实）影响。此外，如果进行预防治疗，应定期评估患者持续预防的必要性。

答案 c 不正确。抑制酸生成是预防应激性溃疡的推荐疗法。因此，不推荐硫糖铝（黏膜保护）。

---

18. QP 是一位严重脓毒症患者。既往病史包括心力衰竭（射血分数为 25%），糖尿病以及血脂异常。患者最初以急性心衰加重入院。请为 QP 选择初始液体复苏治疗。选出所有正确答案。

a. 葡萄糖
b. 白蛋白
c. 羟乙基淀粉
d. 0.45% 生理盐水

答案 b 正确。推荐白蛋白用于需要大量晶体液体的严重脓毒症及脓毒性休克患者的液体复苏。鉴于患者既往有心衰病史且目前处于加重期，因此推荐使用白蛋白。

答案 a 不正确。葡萄糖属于晶体液，因其快速分布至全身约 40L 的水溶性成分，对恢复循环血量无作用。

答案 c 不正确。脓毒症指南不推荐严重

脓毒症及脓毒性休克患者使用羟乙基淀粉进行液体复苏。

答案 d 不正确。0.45% 氯化钠（1/2 生理盐水）提供的血容量仅为生理盐水的一半，不是合适的复苏液体。

---

19. CX 是一位成年脓毒性休克患者。按 40mL/kg 给予晶体液复苏治疗后，血流动力学未改善。选择可升高 CX 血压的药物。

a. 生理盐水
b. 去甲肾上腺素
c. 多巴胺
d. 去氧肾上腺素

答案 b 正确。脓毒症指南推荐去甲肾上腺素作为可选的血管升压药物。去甲肾上腺素通过血管收缩效应增加（平均动脉压），与多巴胺相比，对心率的影响较小，且每搏输出量增加较少。去甲肾上腺素比多巴胺的效力更强，对于逆转脓毒性休克患者的低血压可能更有效。

答案 a 不正确。根据定义，脓毒性休克患者伴有液体复苏无效的低血压。因此，在脓毒性休克患者的血流动力学管理中应当使用升压药。

答案 c 不正确。仅在特定人群中，多巴胺是去甲肾上腺素的替代升压药。多巴胺主要通过增加每搏输出量和心率来升高 MAP 和心输出量。多巴胺对伴有收缩功能不全的患者可能有用，但比去甲肾上腺素更易导致心动过速和心律失常。

答案 d 不正确。去氧肾上腺素不推荐用来治疗脓毒性休克，特定情况除外。如存在去甲肾上腺素相关的严重心律失常；心输出量已知较高，但血压持续性较低；联合使用强心药/升压药和小剂量血管加压素进行挽救治疗仍未获得目标 MAP；或者用于存在活动性冠状动脉缺血的患者，相比去甲肾上腺素和多巴胺，去氧肾上腺素能降低缺血加重的风险。

---

20. ER 是一位脓毒性休克患者，目前接受血管活性药物治疗和广谱抗感染治疗。ER 持续存在灌注不足的症状（尽管他已获得足够的血容量和 MAP）。ER 目前接受小剂量去甲肾上腺素

治疗。下列哪种强心药可用来应对他的持续性低灌注情况？

a. 血管加压素

b. 多巴胺

c. 多巴酚丁胺

d. 去氧肾上腺素

答案 c 正确。尽管患者已获得足够的血容量和 MAP，但是仍表现出持续的低灌注症状，可试验性给予多巴酚丁胺［最高 20μg/（kg·min）］或与血管升压治疗联合使用（如果正在使用）。此外，多巴酚丁胺试验可用于存在心肌功能障碍的患者，后者表现为升高的心脏充盈压和低的心输出量。

答案 a 不正确。血管加压素可与去甲肾上腺素联合，用于升高 MAP 或者减少去甲肾上腺素的剂量。

答案 b 不正确。仅在特定人群中，多巴胺是去甲肾上腺素的替代升压药。多巴胺主要通过增加每搏输出量和心率来升高 MAP 和心输出量。多巴胺对伴有收缩功能不全的患者可能有用，但比去甲肾上腺素更易导致心动过速和心律失常。

答案 d 不正确。去氧肾上腺素不推荐用来治疗脓毒性休克，特定情况除外。如存在去甲肾上腺素相关的严重心律失常；心输出量较高，但血压持续较低；联合使用强心药/升压药和小剂量血管加压素进行挽救治疗仍未获得目标 MAP；或者用于存在活动性冠状动脉缺血的患者，相比去甲肾上腺素和多巴胺，去氧肾上腺素能降低缺血加重的风险。

---

21. KJ 是一位 87kg 的男性，按 2μg/（kg·min）输入去甲肾上腺素（4mg/250mL）以控制其脓毒性休克。应以哪种输注速度给药？

a. 652.5mL/h

b. 652 500mL/h

c. 7.5mL/h

d. 10.9mL/h

答案 a 正确。输注浓度 = 4mg/250mL = 0.016mg/mL = 16μg/mL

2μg/（kg·min）× 87kg = 174μg/min × 60min/h = 10 440μg/h

10 440μg/X mL = 16μg/mL

X = 652.5mL

答案 b 不正确。计算中使用的浓度（0.016μg/mL）不正确。

答案 c 不正确。计算中未包含体重。

答案 d 不正确。这是以 mL/min 为单位计算出的速度。

---

22. JZ 是一位 48 岁的男性患者，以严重脓毒症收住院。经过初始的液体复苏治疗和抗菌治疗后，仍处于低血压状态。医师决定启动去甲肾上腺素持续输入治疗，并就推荐剂量电话咨询药师。下列哪个参考源可以找到有关适当剂量的信息？

a. Drug Information Handbook

b. Micromedex

c. PubMed

d. Drug Facts and Comparisons

答案 a 正确。Drug Information Handbook 是含有给药剂量信息的三级参考资料。

答案 b 正确。Micromedex 是含有给药剂量信息的三级参考资料。

答案 c 不正确。PubMed 是编辑原始文献的二级参考资料。虽然可以找到剂量信息，但是有关脓毒症及其剂量的详情很难找到。

答案 d 正确。Drug Facts and Comparisons 是含有给药剂量信息的三级参考资料。

---

23. BD 是一位 44 岁的男性患者，有严重酗酒史，因社区获得性肺炎并发严重脓毒症出现缺氧而行气管插管。下列哪个镇静方案持续性输注后会引起代谢性酸中毒？

a. Ativan

b. Precedex

c. Valium

d. Versed

答案 a 正确。Ativan 的辅料中含有丙二醇，当大剂量持续输注 Ativan 时可导致渗透间隙代谢性酸中毒。对酒精戒断期的酗酒患者常给予大剂量苯二氮䓬类药物以预防震颤性谵妄等症状。

答案 b 不正确。Precedex 不会引发代谢性酸中毒。Precedex 的两个主要副作用是低血压和心动过缓，尤其在负荷剂量时更易发生。

　　答案 c 不正确。Valium 很少采取持续输注的方式,且不会导致代谢性酸中毒。

　　答案 d 不正确。Versed 不会引起代谢性酸中毒。

---

24. 下面哪一个是 Precedex 的通用名?
    a. 地塞米松
    b. 右美托咪定
    c. 右苯丙胺
    d. 右美沙芬

　　答案 b 正确。Precedex 是右美托咪定的商品名。

　　答案 a 不正确。Decadron 是地塞米松的商品名。

　　答案 c 不正确。Dexedrine 或 Dextrostat 均是右苯丙胺的商品名。

　　答案 d 不正确。右美沙芬有很多商品名,如 Delsym。

---

25. LL 是一位 80 岁女性患者,怀疑因尿路感染引起脓毒症而入住 ICU。回顾病历时发现患者对多种药物过敏,包括肝素(一个月前曾出现肝素引起的血小板减少症)以及青霉素(过敏反应)。下列哪项推荐用于预防 LL 发生静脉血栓?
    a. 普通肝素,5000U,皮下注射,每 8 小时 1 次
    b. 依诺肝素,40mg,皮下注射,每 24 小时 1 次
    c. 利伐沙班,20mg,口服,每日 1 次,随食物服用
    d. 只进行机械预防(如逐段加压弹力袜或间歇加压设备)

　　答案 d 正确。对使用肝素有禁忌的患者(如血小板减少、严重凝血障碍、活动性出血、近期颅内出血或肝素过敏),指南推荐仅进行机械性预防。

　　答案 a 不正确。虽然普通肝素以及低分子量肝素被推荐用来预防 DVT,但该患者近期有肝素引起血小板减少的病史,应避免药物预防。

　　答案 b 不正确。虽然普通肝素以及低分子量肝素被推荐用来预防 DVT,但该患者近期有肝素引起血小板减少的病史,应避免药物预防。

预防。

　　答案 c 不正确。利伐沙班被批准用于预防骨科手术患者的静脉血栓栓塞,预防非瓣膜性房颤患者的中风,以及治疗 DVT 或肺栓塞。20mg 的剂量用于心房纤颤或静脉血栓栓塞的治疗。

---

26. 下面哪项最恰当地描述了去甲肾上腺素的血流动力学特性?
    a. 最弱的 α 和 β 肾上腺素能受体激动效应
    b. 强的 α 肾上腺素能活性以及较弱的 β 肾上腺素能激动特性
    c. 强的 β 肾上腺素能激动效应以及最弱的 α 肾上腺素能效应
    d. 强的 α 和 β 肾上腺素能激动特性

　　答案 b 正确。去甲肾上腺素是一种内源性的儿茶酚胺,具有强的 α_1 和较弱的 β_1 肾上腺素能活性,主要用来增加外周血管阻力和血压。与多巴胺相比,去甲肾上腺素具有更强的升压活性,且较少引起心律失常。

　　答案 a 不正确。低剂量多巴胺具有最弱的 α 和 β 肾上腺素能作用。在小剂量范围内,多巴胺对多巴胺受体显示出激动活性。同时激动 β 和 α 受体时需使用更高剂量多巴胺。

　　答案 c 不正确。多巴酚丁胺是一种合成的拟交感胺类药物,具有强的 β 肾上腺素能受体激动活性和较弱的 α 肾上腺素能作用。因此,其血流动力学效应包括通过增加心率和收缩力来增加心输出量。

　　答案 d 不正确。肾上腺素是一种内源性儿茶酚胺,具有强的 α 和 β 肾上腺素能活性。

第 27 章　人类免疫缺陷病毒感染

1. HIV 携带者什么情况下被诊断为 AIDS? 选出所有正确答案。
    a. 诊断为耶氏肺孢子菌肺炎
    b. CD4 计数 350/mm³
    c. HIV 病毒载量 >100 000c/mL
    d. CD4 计数 150/mm³
    e. CD4% 为 10%

　　答案 a 正确。耶氏肺孢子菌(以前称卡氏

肺孢子虫)肺炎被认为是 AIDS 的定义条件,所以诊断为该疾病的 HIV 患者可能会发展为 AIDS。其他 AIDS 的定义条件包括食管念珠菌病、卡波氏肉瘤和鸟型分枝杆菌感染。

答案 d 和 e 正确。CD4 计数 200/mm³ 或小于 200/mm³,CD4% 小于 14%,或进展至 AIDS 定义条件即预示可诊断为 AIDS。

答案 b 不正确。CD4 计数 200/mm³ 或小于 200/mm³ 或进展至 AIDS 定义条件即预示可诊断为 AIDS。

答案 c 不正确。AIDS 分类与病毒载量无关。

---

2. LF,男性,31 岁,近日被诊断感染了 HIV。他第一时间来到 HIV 诊所,迫切期望开始治疗。最适当的治疗顺序是什么?
   a. 开始替诺福韦、恩曲他滨和依法韦伦治疗
   b. 向患者介绍 HIV 的相关知识,防止传播给他人,解答患者的疑问,制订随访计划
   c. 获取病毒载量及 CD4 计数的基础数据
   d. 开始恩曲他滨、拉米夫定、达芦拉韦/利托那韦治疗
   e. 获取基因型

答案 b 正确。新诊断为 HIV 的患者需要就疾病本身、如何控制疾病传播进行广泛的咨询,患者的问题也应得到及时解答。随访对评估实验室指标和评价患者对疾病的了解情况是很有必要的。安排随访可用于评估患者是否需要接受治疗,这是由于若他们错过了随访,他们可能不会接受 HIV 治疗。

答案 c 正确。获取基础实验室数据是必要的,可用来确定是否需要预防机会性感染,并利用 CD4 和病毒载量的基础数据来评价治疗效果(如果开始抗病毒治疗)。

答案 e 正确。当开始抗病毒治疗,需要三种制剂的最小量。三种活性制剂可抑制病毒表达和增加 CD4⁺ 细胞计数。因此,无治疗经验和有治疗经验的患者均应在基因型和表现型耐药特征的指导下进行治疗。

答案 a 和 d 不正确。诊断为 HIV 的患者不应立即进行药物治疗。需获取基础实验室数据以确定是否需要治疗,并且需要对患者的治疗依从性进行评估。如果患者依从性不好,最好

在患者同意后再开始治疗。当开始治疗时,答案 a 的方案可作为抗逆转录病毒联合治疗。而且,这种方案作为单药治疗是可行的(如恩曲他滨)。答案 d 的方案不可作为抗逆转录病毒联合治疗。当 NRTIs(核苷类逆转录酶抑制剂)联合应用时,选择性核苷类逆转录酶抑制剂是禁用的(恩曲他滨和拉米夫定,司他夫定和齐多夫定)。联合治疗的基本药理学原则包括应用不同作用机制的药物治疗(这一点是对大多数疾病而言,不仅仅是 HIV)。HIV 治疗经常同时应用至少两种不同作用机制的 NRTIs;然而,我们必须用不同 DNA 碱基对的 NRTIs。基本的碱基对包括胞嘧啶(DNA 和 RNA)、鸟嘌呤(DNA 和 RNA)、腺嘌呤(DNA 和 RNA)、胸腺嘧啶(DNA)、尿嘧啶(RNA),分别缩写为 C、G、A、T、U。如果回顾一下 NRTIs 的名称,就知道哪些药可以合用,哪些不可以。例如齐多夫定(AZT)和司他夫定(D4T)具有相同的碱基对。此外,拉米夫定(3TC)和恩曲他滨(FTC)具有相同的碱基对,因而不能合用。

---

3. 选出成人患者初期 HIV 感染(急性感染)的症状体征。选出所有正确答案。
   a. 单核细胞增多症样疾病(发热、喉痛、疲乏、体重减轻)
   b. 肠胃不适(恶心、呕吐、腹泻)
   c. 淋巴结病
   d. 盗汗

答案 a、b、c、d 均正确。单核细胞增多症样疾病(发热、喉痛、疲乏、体重减轻),肠胃不适(恶心、呕吐、腹泻),淋巴结病,盗汗均是成人患者初期 HIV 感染的(急性期)的临床特征。这些症状往往具有自限性,不需干预即可恢复。围产期感染的患儿通常不具备症状。

---

4. 下列哪项关于预防 HIV 的叙述是正确的?
   a. 避孕套在防止 HIV 传播中 100% 有效
   b. 所有孕妇均应做 HIV 筛查
   c. 只有从事高风险行为的孕妇应做 HIV 筛查
   d. 静脉注射药物滥用者只要使用一个新的注射针头,就可以重复使用/共用注射器

答案 b 正确。孕妇应该在妊娠前三个月和妊娠末三个月进行 HIV 筛查。HIV 阳性患者

应该开始抗逆转录病毒治疗以减少病毒载量，减少将感染传播给婴儿的机会

答案 a 不正确。戒断性生活是阻止 HIV 性传播唯一且 100% 有效的途径。尽管避孕套可以降低传播率，但并不是 100% 有效的。

答案 c 不正确。所有孕妇均应做 HIV 筛查；但是，从事高风险活动的非怀孕妇女也应常规进行 HIV 筛查。

答案 d 不正确。共用任何药物工具都可能造成 HIV 传播（不只是注射器）

---

5. 某患者以"单核细胞增多症样疾病 2 周"到医院就诊。基础代谢和全血细胞计数检查均正常，ELISA 检测阴性（无反应）。该患者自述与多人有活跃的性关系。应当向该患者告知下述哪些信息？选出所有正确答案。
a. 告诉患者很可能患有病毒性鼻窦炎
b. 告诉患者没有感染 HIV
c. 告诉患者需要 1 个月内随访 ELISA 以判断是否感染 HIV
d. 向患者提供有关预防 HIV 和 STI 的建议

答案 c 和 d 正确。患者 1 个月内需再次进行 ELISA 筛查。急性期后，HIV 抗体的产生尚需 3~4 周甚至 6 个月，因此该患者 ELISA 结果可能为假阴性。然而，考虑到其曾有危险行为，向患者提供 HIV 和 STI 预防建议是很重要的。

答案 a 不正确。ELISA 不能用于诊断患者是否患有病毒性鼻窦炎。

答案 b 不正确。急性期后，HIV 抗体的产生尚需 3~4 周甚至 6 个月，因此该患者 ELISA 结果可能为假阴性。

---

6. 对于接受齐多夫定治疗的患者，下列哪项实验室指标可能升高？
a. BUN
b. MCV
c. 血清肌酐
d. 钾

答案 b 正确。MCV 是红细胞大小的标志，用于贫血的诊断。齐多夫定治疗后引起巨幼细胞性贫血，常导致 MCV 升高。这也可以作为患者遵守治疗方案的间接指标。

答案 a 和 c 不正确。齐多夫定不影响血中尿素氮和肌酐水平。然而，NRTI 替诺福韦可影响肾脏滤过，因而需要监测尿素氮和肌酐水平。

答案 d 不正确。齐多夫定不影响钾浓度。

---

7. 接受阿扎那韦治疗的复治患者应避免联用下列哪些药物？选出所有正确答案。
a. 奥美拉唑
b. 甲硝唑
c. 普伐他汀
d. 美托洛尔

答案 a 正确。阿扎那韦在酸性环境中吸收最好。在患者经验治疗中，禁止联用质子泵抑制剂。在初始治疗时，奥美拉唑 20mg 或小于 20mg 均应谨慎使用。联合应用时应进行受益风险评估。

答案 b 不正确。甲硝唑和阿扎那韦联合应用没有已知或预期的药物相互作用报道。

答案 c 不正确。普伐他汀和阿扎那韦联合应用没有已知或预期的药物相互作用报道。普伐他汀（HMG - CoA 还原酶抑制剂）不经过 CYP 450 酶系统代谢。

答案 d 不正确。美托洛尔和阿扎那韦联合应用没有已知或预期的药物相互作用报道。

---

8. 对于初治患者，下列哪种治疗方案是合适的？
a. 马拉维若 + 依法韦伦 + 奈韦拉平
b. 雷特格韦 + 阿巴卡韦 + 茚地那韦 + 利托那韦
c. 替诺福韦 + 齐多夫定 + 阿巴卡韦
d. 拉米夫定 + 齐多夫定 + 洛匹那韦 + 利托那韦

答案 d 正确。这种方案包括 2 种 NRTIs（拉米夫定和齐多夫定）和 1 种首选 PI（蛋白酶抑制剂）（洛匹那韦）。这 2 种 NRTIs 具有不同的碱基对（拉米夫定/3TC 和齐多夫定/AZT），因此被同时作为抗逆转录病毒方案应用。大多数接受蛋白酶抑制剂治疗的患者需要同时应用药物动力学增强剂利托那韦。洛匹那韦/利托那韦是一种复合制剂（Kaletra）。利托那韦是一种 PI，但并不作为 PI 应用。利托那韦与洛匹那韦产生药物相互作用减少了洛匹那韦的代谢，因此患者不必频繁服用此药。这种制剂可以增加患者的依从性。

答案 a 不正确。2 种 NNRTIs（非核苷类逆转录酶抑制剂）（依法韦仑和奈韦拉平）不应联合应用。此外，此方案中没有应用 2 种 NRTI，且马拉维若通常用于经验治疗的患者。

答案 b 不正确。该治疗方案中只有 1 种 NRTI（阿巴卡韦），最佳治疗方案包含 2 种 NRTI。尽管茚地那韦和利托那韦也可以联用，但茚地那韦并不是最佳 PI。

答案 c 不正确。3 种 NRTI 联合治疗失败率较高，不推荐优选。

9. 对于有慢性胰腺炎急性发作史的患者，应避免使用下述哪种药物？
   a. 去羟肌苷
   b. 达芦那韦
   c. 替诺福韦
   d. 恩夫韦地

答案 a 正确。去羟肌苷可引起药物诱导性胰腺炎，因此胰腺炎病史患者应避免应用。若必须应用，需认真进行受益风险评估。

答案 b 不正确。达芦那韦与药物诱导性胰腺炎无相关性。

答案 c 不正确。替诺福韦与药物诱导性胰腺炎无相关性，替诺福韦常导致肾脏损伤的不良反应。

答案 d 不正确。恩夫韦地与药物诱导性胰腺炎无相关性，恩夫韦地常导致注射部位不良反应。

10. 下列哪项有关依法韦仑特征的描述是正确的？选出所有正确答案。
    a. 应与高脂饮食同服
    b. 常导致梦魇或幻觉
    c. 是可用于孕妇的 NNRTI 药物
    d. 没有显著的药物相互作用

答案 b 正确。依法韦仑的中枢神经系统不良反应包括幻觉、梦魇和精神状态改变。建议睡前空腹服用以改善白天症状。

答案 a 不正确。依法韦仑配合高脂肪饮食会导致血药峰浓度（Cmax）明显增加。血药浓度增加将导致副作用及中枢神经系统相关不良反应增加。因此，依法韦仑应空腹服用。

答案 c 不正确。依法韦仑孕妇分级为 D 级，尤其在怀孕前 3 个月应避免应用。孕期妇女或备孕的年轻妇女应用该药应进行受益风险评估。

答案 d 不正确。依法韦仑有明显的药物相互作用。依法韦仑是细胞色素 P450 酶系统的底物、抑制剂和诱导剂。

11. 下列哪些抗逆转录病毒药物有注射剂型？选出所有正确答案。
    a. 齐多夫定
    b. 依曲韦林
    c. 度鲁特韦
    d. 利匹韦林
    e. 恩夫韦地

答案 a 正确。齐多夫定可用静脉注射剂型（10mg/mL）。

答案 e 正确。恩夫韦肽可用于注射（皮下注射）剂型（90mg/mL）。

答案 b 不正确。依曲韦林只用于口服胶囊剂。

答案 c 不正确。度鲁特韦只用于口服片剂。

答案 d 不正确。利匹韦林只用于口服片剂和口服溶液剂型。

12. 以下哪类人群使用奈韦拉平治疗时发生肝毒性的风险最高？
    a. 31 岁女性 $CD4^+ = 91/mm^3$
    b. 21 岁男性 $CD4^+ = 270/mm^3$
    c. 50 岁男性 $CD4^+ = 260/mm^3$
    d. 25 岁女性 $CD4^+ = 265/mm^3$

答案 d 正确。该患者 $CD4^+$ 计数大于 $250/mm^3$，属于奈韦拉平继发肝毒性高危人群。奈韦拉平与严重的肝功能损害有关，尤其是女性 $CD4^+$ 大于 $250/mm^3$，男性 $CD4^+$ 大于 $400/mm^3$ 时。

答案 a 不正确。女性 $CD4^+$ 大于 $250/mm^3$ 服用奈韦拉平肝功能损害风险增加，该患者 $CD4^+$ 小于此临界值。

答案 b 不正确。男性 $CD4^+$ 大于 $400/mm^3$ 服用奈韦拉平肝功能损害风险增加，该患者 $CD4^+$ 小于此临界值。

答案 c 不正确。该患者 $CD4^+$ 小于 $400/mm^3$。

且年龄与肝毒性增加无直接相关性。

---

13. 应避免应用下列哪种抗逆转录病毒联合方案？
    a. 利匹韦林和替诺福韦
    b. 依法韦伦和奈韦拉平
    c. 拉米夫定和齐多夫定
    d. 呋山那韦和利托那韦

　　答案 b 正确。依法韦仑和奈韦拉平是 NNRTIs。2 种 NNRTIs 禁止联合应用。
　　答案 a 不正确。利匹韦林是 NNRTI,替诺福韦是 NRTI。这两种药物经常联合应用并作为 Complera 疗法的一部分。
　　答案 c 不正确。拉米夫定和齐多夫定均是 NRTIs 且共同组成可比韦。此联合方案不存在禁忌。
　　答案 d 不正确。福沙那韦和利托那韦均是 PIs。利托那韦通过抑制 CYP3A4 酶系统而作为增效剂,与福沙那韦联合应用。

---

14. 下列哪项有关 Truvada 暴露前预防的描述是正确的?
    a. 仅用于 HIV 阳性患者
    b. 紧急情况下应在直接医学监视下给药
    c. 高风险患者应每日服用以预防 HIV 感染
    d. 处方前的每月 HIV 筛查为阴性

　　答案 c 正确。HIV 阴性高风险患者(如不健康的两性关系者、静脉药物使用者)应该每天进行暴露前预防性治疗(PrEP)以防止感染 HIV。
　　答案 a 不正确。HIV 阴性患者建议进行 PrEP,以防止感染 HIV。
　　答案 b 不正确。应该每天进行暴露前预防性治疗(PrEP)以防止感染 HIV。
　　答案 d 不正确。一次最多能够开具 90 天的处方用量。下次开处方之前,应确定 HIV 检测是否为阴性。

---

15. 与以下哪种药联用时,马拉维若的剂量应增加至 600mg,2 次/日? 请选出所有正确答案。
    a. 酮康唑
    b. 克拉霉素
    c. 利福平
    d. 华法林

　　答案 c 正确。利福平是 CYP3A 和 CYP2C 的强效诱导剂。当 CYP3A4 诱导剂与马拉维若联用,马拉维若剂量应增至 600mg,2 次/日。
　　答案 a 不正确。酮康唑是强效 CYP3A 抑制剂。当 CYP3A4 抑制剂与马拉维若联用,马拉维若剂量应减至 150mg,2 次/日。
　　答案 b 不正确。克拉霉素是强效 CYP3A 抑制剂。当 CYP3A4 抑制剂与马拉维若联用,马拉维若剂量应减至 150mg,2 次/日。
　　答案 d 不正确。华法林是 CYP3A 和 CYP2C 酶的底物,与马拉维若联用时不用调整剂量。

---

16. 下列有关暴露后预防(PEP)的叙述中,哪项是正确的?
    a. PEP 应该在 HIV 暴露一周内开始
    b. PEP 两药联合方案首选替诺福韦和齐多夫定
    c. PEP 三药联合方案首选替诺福韦、恩曲他滨和雷特格韦
    d. PEP 方案必要时可加用奈韦拉平

　　答案 c 正确。PEP 三药联合方案优选特鲁瓦达(替诺福韦 + 恩曲他滨)和雷特格韦。治疗应在暴露 72 小时内开始,延后的治疗也可使患者获益,尤其是高暴露风险的患者,应持续 4 周治疗。PEP 包括 NRTI 替诺福韦 + 恩曲他滨 + 雷特格韦(2 次/日)。PI 基础方案也可作为备选。
　　答案 a 不正确。PEP 方案应在发生暴露后 72 小时内尽快给予。
　　答案 b 不正确。PEP 三药联合方案优选。
　　答案 d 不正确。奈韦拉平由于其在高 CD4[+] 患者中肝毒性风险较大应避免应用。

---

17. 有关 Stribild 治疗的描述,以下哪项是正确的?
    a. 本品宜睡前空腹服用
    b. 本品常引起血清肌酐值升高
    c. 本品仅用于 eGFR < 60mL/min 的患者
    d. 本品常引起间接胆红素水平升高

　　答案 b 正确。增强剂可比司他常使血清肌酐水平升高但并不影响肾脏功能。Scr 水平的增加影响 eGFR 的计算,但并不影响实际的肾小球滤过。

答案 a 不正确。Stribild 宜与食物同服以获得最大生物利度。

答案 c 不正确。Stribild 不用于 CrCl <70mL/min 的患者,因为患者肾功能不全时需要进行个体化给药剂量调整。

答案 d 不正确。Stribild 与间接胆红素水平升高无关。PI 阿扎那韦通常与该实验室指标异常有关。

---

18. 在开始阿巴卡韦治疗前,应评估下列哪项实验室检测?

    a. 平均红细胞容积

    b. 血红蛋白

    c. 血肌酐

    d. HLA - B * 5701

    答案 d 正确。阿巴卡韦过敏反应(ABC HSR)是一种典型的多器官临床综合征,常在 ABC 初始治疗前六周出现。据报道,在参与临床试验的患者中,应用临床标准诊断时,这种过敏反应发生率为 5% ~ 8%,这是早期终止 ABC 治疗的主要原因。终止 ABC 治疗可以快速逆转 HSR,然而随后的激发试验可引起快速的、严重的,甚至威胁生命的复发。一些研究发现,ABC HSR 和主要组织相容性复合体(MHC)蛋白 I 抗体等位基因 HLA - B * 5701 有着高度相关性。建议包括以下内容:

    (1)应用包含 ABC 的方案进行患者治疗前进行 HLA - B * 5701 基因筛选以减少 HSR 的发生。

    (2)HLA - B * 5701 基因阳性的患者不应给予 ABC 治疗。

    (3)该基因阳性的患者用药记录中应注明 ABC 过敏。

    (4)HLA - B * 5701 基因筛查不能实现时,根据临床建议应用 ABC 治疗并进行 HSR 监测也是合理的。

    答案 a、b、c 不正确。ABC 不影响平均红细胞体积,血红蛋白及血肌酐水平。

---

19. 以下哪种药具有抗乙肝病毒(HBV)活性,如果 HBV 患者停药会导致肝炎爆发? 选出所有正确答案。

    a. 恩曲他滨

    b. 奈韦拉平

    c. 拉米夫定

    d. 替诺福韦

    e. 阿巴卡韦

    答案 a、c、d 正确。恩曲他滨、拉米夫定、替诺福韦具有抗 HBV 活性。若患者同时感染 HBV 和 HIV,突然停药会导致 HBV 爆发。

    答案 b、e 不正确。奈韦拉平和阿巴卡韦没有抗 HBV 活性。

---

20. 以下哪种核苷酸逆转录酶抑制剂可引起骨髓抑制(中性粒细胞减少症)?

    a. 齐多夫定

    b. 拉米夫定

    c. 恩曲他滨

    d. 奈韦拉平

    答案 a 正确。包括中性粒细胞减少,严重的贫血在内的血液毒性可能与使用齐多夫定有关。

    答案 b、c 不正确。拉米夫定和恩曲他滨是胞嘧啶 NRTIs,易耐受。它们的主要副作用是掌跖部位色素沉着。

    答案 d 不正确。奈韦拉平是一种 NNRTI。此外,奈韦拉平的主要副作用是皮疹和肝毒性。

---

21. 考虑到中枢神经系统副作用,以下哪种 NNRTIs 在中枢神经系统的分布浓度最高? 选出所有正确答案。

    a. Viramune

    b. Sustiva

    c. Atripla

    d. Stribild

    答案 b、c 正确。依法韦仑具有中枢神经系统副作用,包括幻觉和梦魇。依法韦仑商品名叫 Sustiva,依法韦仑也是 Atripla 单药治疗的一部分。

    答案 a 不正确。奈韦拉平(维乐命)是一种 NNRTI,但与中枢神经系统副作用无关。奈韦拉平主要的副作用是皮疹和肝毒性。

    答案 d 不正确。Stribild 不包含一种 NNRTI,且与中枢神经系统副作用无关。

22. 请根据初始用药剂量对下列 NNRTI 进行排列,从剂量最小者开始。

无序选项	排序结果
奈韦拉平	利匹韦林
依法韦伦	奈韦拉平
利匹韦林	依曲韦林
依曲韦林	依法韦仑

第 28 章   机会感染

1. 乙胺嘧啶可引起骨髓抑制,与下列哪种药物联用可降低抑制效应?
   a. 维生素 B_{12}
   b. 左氧氟沙星
   c. 氨苯砜
   d. 亚叶酸钙

   答案 d 正确。亚叶酸与甲氨蝶呤联用时有相似的作用。

   答案 a 不正确。叶酸与维生素 B_{12} 对乙胺嘧啶的骨髓抑制无影响。

   答案 b 不正确。没有证据显示左氧氟沙星(一种氟喹诺酮类药物)可以降低乙胺嘧啶的骨髓抑制作用。

   答案 c 不正确。氨苯砜阻止细菌叶酸合成,但未显示有助于缓解骨髓抑制作用。

2. G6PD 缺乏患者在孕期治疗肺孢子菌肺炎(PCP)与溶血性贫血有关,选出与此有关的药物。选出所有正确答案。
   a. 阿奇霉素
   b. 伯氨喹
   c. 氨苯砜
   d. 阿托伐醌

   答案 b、c 正确。伯氨喹和氨苯砜可致孕产妇轻度溶血,在 G6PD 缺乏的情况下最终导致溶血性贫血。

   答案 a、d 不正确。尚未有证据显示阿奇霉素和阿托伐醌与 G6PD 缺乏患者的溶血性贫血相关。

3. 莫西沙星的商品名是哪项?

   a. Avelox
   b. Septra
   c. Mepron
   d. Aczone

   答案 a 正确。Avelox 是莫西沙星的商品名。

   答案 b 不正确。Septra 是磺胺甲噁唑 – 甲氧苄啶的商品名。

   答案 c 不正确。Mepron 是阿托伐醌的商品名。

   答案 d 不正确。Aczone 是氨苯砜的商品名。

4. 患者 JK 最近被当地诊所诊断为 AIDS。既往史包括:高血压、血脂异常和抑郁症。用药包括洛沙坦、阿托伐他汀和依地普仑。实验室检查结果显示:CD4 计数 $120/mm^3$,血清钾 4.8mEq/L(开始为 3.5mEq/L)。推荐下列哪种药物作为预防 PCP 的首选治疗方案?
   a. 克林霉素
   b. TMP – SMX
   c. 阿米卡星
   d. 左氧氟沙星

   答案 b 正确。TMP – SMX 尽管具有保钾作用,但仍是预防 PCP 的首选治疗方案。

   答案 a 不正确。克林霉素(一种林可酰胺类抗生素)是预防 PCP 的替代方案。

   答案 c 不正确。阿米卡星(一种氨基糖苷类抗生素)不是预防 PCP 的首选方案。

   答案 d 不正确。左氧氟沙星(一种氟喹诺酮类抗菌药物)不是预防 PCP 的首选方案。

5. 患者 RA,非妊娠女性,既往有 AIDS 病史(5 年前诊断)。由于不愿承认病情,她拒绝治疗。RA 今日就诊,CD4 计数 $80/mm^3$。应推荐 RA 采取下列哪些一级预防?选出所有正确答案。
   a. MAC
   b. TE
   c. PCP
   d. 不推荐患者 RA 进行预防

   答案 b、c 正确。当患者 CD4 计数分别低于 $100/mm^3$ 和 $200/mm^3$ 时,应当预防 TE

和 PCP。

答案 a 不正确。当患者 CD4 计数低于 50/mm³ 时，应当预防 MAC。

答案 d 不正确。当 AIDS 患者 CD4 计数低于 200/mm³ 时，应当预防用药。

---

6. 患者 LZ,52 岁,因 AIDS 并发症入院。护士告知药师该患者正在进行抗 PJP 治疗。护士不清楚治疗疗程,遂咨询药师。请选出大多数 PCP 感染患者的抗微生物治疗疗程。
   a. 7 天
   b. 10 天
   c. 14 天
   d. 21 天

   答案 d 正确。治疗 PCP 感染的推荐疗程为 21 天或少于 21 天。

   答案 a 不正确。7 天低于治疗 PCP 感染的推荐疗程。

   答案 b 不正确。10 天低于治疗 PCP 感染的推荐疗程。

   答案 c 不正确。14 天低于治疗 PCP 感染的推荐疗程。

---

7. 下列哪种机会感染的诊断标准是血清免疫球蛋白 G(IgG)阳性?
   a. 念珠菌病
   b. 弓形虫病
   c. MAC
   d. PCP

   答案 b 正确。血清 IgG 阳性可诊断弓形虫病。

   答案 a 不正确。可通过评价风险因素和培养分离出念珠菌诊断念珠菌病。

   答案 c 不正确。可通过抗酸杆菌(AFB)血培养阳性诊断 MAC。

   答案 d 不正确。可通过聚合酶链反应(PCR)实验诊断 PCP。

---

8. 下列哪种药物可用于 PCP 一级预防的雾化制剂?
   a. 氨苯砜
   b. 亚叶酸钙
   c. 甲氧苄啶

d. 喷他脒

答案 d 正确。喷他脒通过雾化剂和静脉注射剂给药。

答案 a 不正确。氨苯砜通过片剂和外用凝胶剂给药。

答案 b 不正确。亚叶酸钙通过片剂(门诊患者)和静脉注射剂(住院患者)给药。

答案 c 不正确。甲氧苄啶通过片剂和口服溶液剂给药。

---

9. 下列哪种药物用于 PCP 和弓形体病的一级预防? 选出所有正确答案。
   a. 阿托伐醌
   b. 氨苯砜
   c. 亚叶酸钙
   d. 喷他脒

   答案 a、b、c 正确。阿托伐醌、氨苯砜和亚叶酸钙可作为 PCP 和 TE 的预防药物。

   答案 d 不正确。喷他脒可作为 PCP 的一级预防药物,但不用于预防 TE。

---

10. 下列哪种药物可一周一次用于 MAC 一级预防?
    a. 阿奇霉素
    b. 氨曲南
    c. 克林霉素
    d. 头孢唑啉

    答案 a 正确。阿奇霉素(一种大环内酯类抗生素)有较长的半衰期,通常可以一周一次给药。

    答案 b 不正确。氨曲南(一种单环 β - 内酰胺类抗生素)不适用于 MAC 一级预防。

    答案 c 不正确。克林霉素(一种林可酰胺类抗生素)不适用于 MAC 一级预防。

    答案 d 不正确。头孢唑啉(一代头孢菌素类抗生素)不适用于 MAC 一级预防。

---

11. Biaxin 的通用名是哪项?
    a. 克林霉素
    b. 磺胺甲噁唑 - 甲氧苄啶
    c. 克拉霉素
    d. 万古霉素

答案 c 正确。克拉霉素是 Biaxin 的通用名。

答案 a 不正确。克林霉素是 Cleocin 的通用名。

答案 b 不正确。磺胺甲噁唑 – 甲氧苄啶是 Bactrim 或 Septra 的通用名。

答案 d 不正确。万古霉素是 Vancocin 的通用名。

---

12. 患者 IT,男性,既往有 HIV 感染史。CD4 计数 115/mm^3,目前未检测到 HIV RNA(3 个月前开始 Complera 治疗)。今日因吞咽疼痛和口腔内白斑就诊。诊断为口咽念珠菌病(首次发病)。下列哪种药物可用于口咽念珠菌病的首次发作并有口腔含片剂型? 选出所有正确答案。

   a. 氟康唑
   b. 克霉唑
   c. 伊曲康唑
   d. 泊沙康唑
   e. 伏立康唑

   答案 b 正确。克霉唑对口咽念珠菌病初次发作有效,并有口腔含片剂型。

   答案 a、c、d、e 不正确。这些唑类药物对鹅口疮均有效,但没有口腔含片剂型。

---

13. GY 是 HIV 感染患者,既往有 HIV 病史(CD4 为 150/mm^3)。治疗药物包括恩曲他滨/替诺福韦和洛匹那韦/利托那韦,TMP/SMZ(预防 PJP),胺碘酮(房颤病史)和克拉霉素(因呼吸道感染用药 3 ~ 10 天疗程的第 3 天)。因鹅口疮困扰就诊。这是其今年第 3 次鹅口疮发作。下列哪种药物可用于治疗 GY 的食管念珠菌病且与以上所用药物有潜在的相互作用? 选出所有正确答案。

   a. 氟康唑
   b. 克霉唑
   c. 伊曲康唑
   d. 伏立康唑

   答案 a、c、d 正确。氟康唑、伊曲康唑、伏立康唑可用于治疗食管念珠菌病(氟康唑最常用)。另外,它们通过影响细胞色素 P450 活性与其他药物发生相互作用。因此,与胺碘酮、克拉霉素、Kaletra 有药物间相互作用。每种药物应进行临床风险/获益评估。

   答案 b 不正确。克霉唑不用于治疗食管念珠菌病,且缺乏细胞色素 P450 系统介导的药物相互作用。

---

14. 选出两性霉素 B 制剂的商品名。选出所有正确答案。

   a. Amphocin
   b. Fungizone
   c. Ambisome
   d. Ancobon

   答案 a、b、c 正确。Amphocin 和 Fungizone 是两性霉素 B 脱氧胆酸盐制剂的商品名。Ambisome 是两性霉素 B 脂质体制剂的商品名。

   答案 d 不正确。Ancobon 是氟胞嘧啶制剂的商品名。

---

15. HIV 感染患者 RT 正在服用以下药物:辛伐他汀、泮托拉唑、TMP/SMZ,以及按需使用布洛芬。因其 CD4 计数下降,欲进行 MAC 一级预防。RT 可使用下列哪种药物预防 MAC? 选出所有正确答案。

   a. 阿奇霉素
   b. 克拉霉素
   c. 克林霉素
   d. 克霉唑

   答案 a 正确。阿奇霉素可用于 MAC 的一级预防。

   答案 b 不正确。克拉霉素可用于 MAC 的一级预防,然而,由于药物相互作用和横纹肌溶解风险增加,克拉霉素不用于接受辛伐他汀治疗的患者。

   答案 c 和 d 不正确。克林霉素和克霉唑不用于预防 MAC。

---

16. 下列哪种药物有粉雾制剂? 选出所有正确答案。

   a. 氨苯砜
   b. 喷他脒
   c. 克林霉素
   d. 伯氨喹

答案 b 正确。喷他脒有 300mg 注射用粉针剂以及 300mg 粉雾剂。

答案 a 不正确。氨苯砜有 25mg 和 100mg 片剂。

答案 c 不正确。克林霉素有 300mg、600mg、900mg 预混静脉注射剂，150mg/mL 注射液以及 150mg、300mg 胶囊剂。

答案 d 不正确。伯氨喹有 26.3mg（15mg 碱基）片剂。

---

17. 下列哪个是泊沙康唑的商品名？选出所有正确答案。
    a. Diflucan
    b. Vfend
    c. Sporanox
    d. Noxafil

    答案 d 正确。Noxafil 是泊沙康唑的商品名。

    答案 a 不正确。Diflucan 是氟康唑的商品名。

    答案 b 不正确。Vfend 是伏立康唑的商品名。

    答案 c 不正确。Sporanox 是伊曲康唑的商品名。

---

18. 根据治疗食管念珠菌病的第 1 天起始剂量排列下列棘白菌素类药物。从最低毫克剂量开始。

无序选项	排序结果
米卡芬净	卡泊芬净
阿尼芬净	阿尼芬净
卡泊芬净	米卡芬净

19. 下列哪种唑类抗真菌药可致幻觉？选出所有正确答案。
    a. 伏立康唑
    b. 甲硝唑
    c. 克霉唑
    d. 氟康唑

    答案 a 正确。伏立康唑可致中枢神经系统不良反应，包括幻觉和视觉改变。

    答案 b、c、d 不正确。甲硝唑不是唑类抗真菌药，且没有幻觉相关不良反应。氟康唑和克霉唑没有幻觉相关不良反应。

---

20. 以下哪种药物可导致视神经炎？选出所有正确答案。
    a. 克拉霉素
    b. 伊曲康唑
    c. 乙胺丁醇
    d. 两性霉素

    答案 c 正确。乙胺丁醇可致视神经炎。视神经病变是一种视神经紊乱疾病，包括神经系统退化。视神经病变不能与视神经炎混淆。两者均可造成视力问题；视神经炎指视神经的炎症，而视神经病变指各种原因引起的神经损伤。视神经炎是多种引起视神经病变的原因之一。视神经炎病史患者禁用乙胺丁醇，除非临床评估认为应当使用。应进行基线检查及定期眼科检查，乙胺丁醇的处方信息建议服药剂量 >15mg/（kg·d）的患者每月进行检查。一些处方信息建议服药剂量 <15mg/（kg·d）的患者每年进行体检，并对视神经病变高危人群进行密切监测。这些人群包括：60 岁以上或 16 岁以下患者；肾病患者，酗酒者以及周围神经病变患者；服药剂量 >15mg/（kg·d）的患者；或治疗周期大于 6 个月的患者。患者若有视神经病变相关症状，应进行评估，并停用相关药物。

    答案 a、b、d 不正确。这 3 种药物没有视神经炎相关不良反应。

第 29 章　结核病

1. 患者 JK，32 岁，HIV 阴性，入院 2 天后回报结核菌素皮肤试验阳性。该患者出生在美国，职业为狱警，定期注射海洛因。胸部 X 线回报正常，无肺结核症状，涂片培养阴性。以下哪种药物治疗适合该患者？
    a. 异烟肼 300mg/d×9 个月
    b. 利福平 100mg/d×4 个月
    c. 不需要药物治疗
    d. 异烟肼 300mg 和利福平 600mg×6 个月
    e. 异烟肼、利福平、乙胺丁醇、吡嗪酰胺

    答案 a 正确。该患者没有任何活动性 TB

指征,因此,需要对潜伏性 TB 感染进行治疗。异烟肼是潜伏性 TB 感染的一线治疗方案。

答案 b 不正确。利福平是潜伏性 TB 感染的二线治疗药物,通常用于对异烟肼不能耐受的患者或异烟肼耐药普遍的区域。同时该方案利福平用药剂量过小。

答案 c 不正确。潜伏性 TB 感染的治疗显著降低了其转化为活动性肺结核的风险。该患者工作于高危环境监狱,一旦感染活动性肺结核,更易传播。

答案 d 不正确。潜伏性 TB 感染只需要单药治疗。

答案 e 不正确。潜伏性 TB 感染只需要单药治疗。该四药联用方案用于治疗活动性 TB。

---

2. 在美国卡介苗应常规给予以下哪种患者?
   a. 10 岁儿童
   b. 2 个月婴儿
   c. 65 岁男性
   d. 6 个月婴儿
   e. 在美国卡介苗不建议常规使用

答案 e 正确。在美国卡介苗不应常规给予任何特定年龄群体。

答案 a、b、c 和 d 不正确。在美国卡介苗不应常规给予任何特定年龄群体。

---

3. 患者 RL,男性,37 岁,凭利福平处方去药房取药。其他现用药物包括:扑热息痛 1000mg,4/d,苯妥英 100mg,2/d,华法林 3mg,1/d,以及奥美拉唑 20mg,1/d。对患者 RL 以下哪项用药建议比较重要?选出所有正确选项。
   a. 该药可使分泌物呈橙红色
   b. 服用该药期间应尽量限制扑热息痛使用
   c. 与该药同服应减少华法林剂量
   d. 该药可引起胃肠道不适
   e. 该药可引起苯妥英浓度降低

答案 a 正确。利福平可使分泌物呈橙红色。

答案 b 正确。利福平具有肝毒性,应限制其他增加肝毒性药物同时使用,包括扑热息痛。

答案 d 正确。利福平可引起胃肠不适。

答案 e 正确。利福平可诱导苯妥英代谢使苯妥英浓度降低。

答案 c 不正确。利福平诱导细胞色素 P450 酶,增加华法林的代谢。因此需增加华法林的剂量。

---

4. 患者 RS,女,25 岁,西班牙人,近期被诊断出患有活动性结核。针对该患者应推荐什么药物治疗方案?该患者无任何抗结核药物禁忌史。目前无任何药敏试验结果回报。
   a. INH、RIF、PZA ×8 周,然后 INH、RIF ×18 周
   b. INH ×9 月
   c. INH、RIF ×9 月
   d. INH、RIF、EMB、FQ ×8 周,然后 INH、RIF × 18 周
   e. INH、RIF、EMB、PZA ×8 周,然后 INH、RIF × 18 周

答案 e 正确。该方案是正确的成人一线初始四药联合方案和巩固期两药联合方案。药敏结果决定最终药物选择。

答案 a 不正确。乙胺丁醇也是成人初始 8 周治疗药物之一。

答案 b 不正确。该方案是潜伏性 TB 感染的治疗方案。该患者是活动性肺结核。

答案 c 不正确。活动性 TB 的治疗一般分为两阶段:初始 8 周治疗和巩固期约 18 周治疗。乙胺丁醇和吡嗪酰胺用于除妊娠期妇女外成人活动性 TB 初始 8 周治疗,吡嗪酰胺不推荐妊娠期妇女使用。

答案 d 不正确。氟喹诺酮类不是活动性 TB 一线治疗药物。

---

5. 以下有关抗酸杆菌的描述哪项正确?
   a. 在美国可引起大多数细菌感染性疾病
   b. 结核杆菌是唯一一种抗酸杆菌
   c. 抗酸杆菌培养比其他细菌生长较快
   d. 酸性乙醇洗后不褪色

答案 d 正确。抗酸杆菌酸性乙醇洗后不褪色。结核杆菌是抗酸杆菌。

答案 a 不正确。在美国抗酸杆菌可引起一小部分细菌感染性疾病。

答案 b 不正确。还有其他抗酸杆菌,包括牛结核分枝杆菌和麻风杆菌。

答案 c 不正确。结核杆菌是一种抗酸杆菌,在培养中生长缓慢。

6. 选择结核传播的主要方式。
   a. 吸入
   b. 血液或体液传播
   c. 接触死禽
   d. 住院治疗

   答案 a 正确。呼吸道分泌物吸入是结核感染的主要途径。

   答案 b 不正确。结核不通过此途径传播。病毒感染,如 HIV、乙肝和丙肝通过此途径传播。

   答案 c 不正确。结核不通过动物传播给人。

   答案 d 不正确。怀疑结核的住院患者需隔离。住院期间可能感染结核,但并不是结核传播的主要方式。

7. 潜伏性结核感染患者在什么时间进展为活动性结核风险最高?
   a. 暴露 10 年
   b. 暴露 8 年
   c. 暴露 6 年
   d. 暴露 4 年
   e. 暴露 2 年

   答案 e 正确。潜伏性 TB 感染在最初 2 年转化为活动性 TB 的风险最高。使用药物治疗潜伏性 TB 感染可显著降低该风险。

   答案 a、b、c 和 d 不正确。潜伏性 TB 感染在最初 2 年转化为活动性 TB 的风险最高。使用药物治疗潜伏性 TB 感染可显著降低该风险。

8. 以下哪项是肺结核的症状? 选择所有适合的选项。
   a. 体重减轻
   b. 咳痰
   c. 头痛
   d. 发热
   e. 盗汗

   答案 a、b、d 和 e 正确。均为肺结核常见症状。

   答案 c 不正确。头痛不是 TB 感染的典型症状。

9. TB 感染患者结核菌素皮肤试验结果读取时间是多少?
   a. 12 小时
   b. 24 小时
   c. 48 小时
   d. 96 小时
   e. 120 小时

   答案 c 正确。结核菌素皮肤试验结果应在试验后 48~72 小时读取。

   答案 a、b、d、e 不正确。读取结核菌素皮肤试验结果时间太短/太长。

10. 以下哪类患者应做药敏试验?
    a. 所有潜伏性结核患者
    b. 大于 35 岁的潜伏性结核患者
    c. 所有活动性结核患者
    d. 大于 35 岁的活动性结核患者
    e. 国外出生的潜伏和活动性结核患者

    答案 c 正确。所有活动性结核患者均应做药敏试验以选择合适的治疗药物,控制耐药菌株的传播。

    答案 a 不正确。潜伏性 TB 患者不需要进行药敏试验。

    答案 b 不正确。潜伏性 TB 患者不需要进行药敏试验,与年龄无关。

    答案 d 不正确。所有活动性 TB 患者均需要进行药敏试验,与年龄无关。

    答案 e 不正确。国外出生的患者并不影响其进行药敏试验。

11. 患者 TF,10 岁,女性,近期被诊断出患有活动性结核。其他现用药包括:哌醋甲酯,10mg,2/d。该患者 HIV 阴性。以下哪种药物不应包含在活动性结核的治疗方案中?
    a. 异烟肼
    b. 利福平
    c. 吡嗪酰胺
    d. 乙胺丁醇

    答案 d 正确。乙胺丁醇由于其潜在的对视力的影响,不用于儿童抗结核治疗。该药物有潜在的球后视神经炎风险,因此乙胺丁醇治疗期间应评估视力和色觉的改变。

答案 a、b、c 不正确。均是儿童活动性结核一线治疗方案。

---

12. 正在接受异烟肼治疗的潜伏性 TB 感染患者,加入下列哪种药物时必须进行肝功能随访?
    a. 萘普生
    b. 复合维生素
    c. 舍曲林
    d. 扑热息痛
    e. 赖诺普利

    答案 d 正确。扑热息痛可增加异烟肼诱导的肝毒性风险。若患者治疗方案中有扑热息痛,应密切监测其肝毒性包括肝酶指标。应用异烟肼时,应建议患者一种替代疼痛治疗方案。

    答案 a 不正确。萘普生通常不引起异烟肼代谢的改变,也无引起肝毒性或升高肝酶指标的报道。

    答案 b 不正确。复合维生素通常不引起异烟肼代谢的改变,也无引起肝毒性或升高肝酶指标的报道。

    答案 c 不正确。舍曲林通常不引起异烟肼代谢的改变,也无引起肝毒性或升高肝酶指标的报道。

    答案 e 不正确。赖诺普利通常不引起异烟肼代谢的改变,也无引起肝毒性或升高肝酶指标的报道。

---

13. 以下哪项是治疗成人潜伏性结核感染的最佳方案?
    a. 异烟肼 300mg,1/d×6 个月
    b. 异烟肼 300mg,1/d×9 个月
    c. 利福平 600mg,1/d×6 个月
    d. 利福平 600mg,1/d×9 个月

    答案 b 正确。异烟肼是最佳治疗药物,最佳治疗时间为 9 个月。研究发现 9 个月治疗疗程优于 6 个月。

    答案 a 不正确。异烟肼是最佳治疗药物,在某些情况下可治疗 6 个月;然而并不是最佳治疗疗程。

    答案 c 不正确。若患者不能耐受异烟肼

或异烟肼耐药率高,利福平可作为潜伏性结核感染的二线治疗方案。利福平一般治疗时间为 4 个月。

答案 d 不正确。若患者不能耐受异烟肼或异烟肼耐药率高,利福平可作为潜伏性结核感染的二线治疗方案。利福平一般治疗时间为 4 个月。

---

14. 患者 RS,女性,45 岁,服用异烟肼治疗潜伏性结核。现用药包括:二甲双胍 1000mg,2/d;格列吡嗪 10mg,2/d;赖诺普利,20mg,1/d;阿托伐他汀 40mg,1/d。医生建议其购买维生素 B_6(吡哆醇)。吡哆醇可降低异烟肼的哪种不良反应?
    a. 肝毒性
    b. 周围神经炎
    c. 胃肠道不适
    d. 皮疹

    答案 b 正确。异烟肼促进吡哆醇排泄。吡哆醇缺乏可引起神经病变,因此应补充吡哆醇预防异烟肼引起的周围神经炎。

    答案 a 不正确。没有针对异烟肼肝毒性的保护性药物。

    答案 c 不正确。异烟肼与食物同服可减轻其胃肠道不适的不良反应。

    答案 d 不正确。没有预防皮疹的保护性药物。

---

15. 以下哪种利福霉素对 CYP 450 酶诱导作用最弱?
    a. 利福平
    b. 利福布汀
    c. 利福喷汀
    d. 头孢曲松

    答案 b 正确。利福布汀是最弱的 CYP 450 酶诱导剂,药物相互作用最小。

    答案 a 不正确。利福平是强效 CYP 450 酶诱导剂,药物相互作用最大。

    答案 c 不正确。利福喷汀比利福平药物相互作用小,利福布汀药物相互作用最小,常推荐用于大多数 HIV 阳性患者抗逆转录病毒治疗。

    答案 d 不正确。头孢曲松是一种头孢菌

素类抗生素。

16. 患者 ZK，女，56 岁，上个月开始治疗活动性 TB。该患者用药方案包括：异烟肼、利福平、乙胺丁醇和吡嗪酰胺。该患者告知医生用药期间进行了常规用药监测且无不良反应。应检测以下哪个项目？
    a. 肌酐
    b. 足部检查
    c. Snellen 视力表检查
    d. 全血细胞计数
    e. 甘油三酯

    　　答案 c 正确。乙胺丁醇可引起球后视神经炎，导致视力改变和红绿色盲症。视力可通过 Snellen 视力表检查，并作为基线值，治疗全程进行监测。

    　　答案 a 不正确。以上药物均不需要进行肌酐监测。

    　　答案 b 不正确。虽然该方案中一些药物可引起周围神经炎，但不需要进行常规足部检查。

    　　答案 d 不正确。以上药物均不需要进行全血细胞计数监测。

    　　答案 e 不正确。以上药物均不需要进行甘油三酯监测。

17. 以下哪项是吡嗪酰胺治疗的禁忌证？请选出所有正确选项。
    a. 急性痛风发作
    b. 慢性阻塞性肺疾病
    c. 类风湿关节炎
    d. 哮喘

    　　答案 a 正确。吡嗪酰胺可引起高尿酸血症，使患者急性痛风发作风险升高。

    　　答案 b 不正确。吡嗪酰胺不会加重慢性阻塞性肺疾病。

    　　答案 c 不正确。吡嗪酰胺通常不会加重类风湿关节炎。

    　　答案 d 不正确。吡嗪酰胺不会加重哮喘。

18. 将以下患者群体的反应从低到高排序（PPD 阳性反应）。

无序选项	排序结果
HIV 患者	HIV 患者
注射吸毒人员	注射吸毒人员
无风险因素	无风险因素

19. 将以下潜伏性结核治疗方案按疗程从短到长进行排序。

无序选项	排序结果
利福平	异烟肼 + 利福喷丁
异烟肼 + 利福喷丁	利福平
异烟肼	异烟肼

20. 以下哪种药物与 INH 有相互作用？请选出所有正确选项。
    a. 卡马西平
    b. 华法林
    c. 苯妥英
    d. 茶碱

    　　答案 a、b、c 和 d 正确。卡马西平、华法林、苯妥英钠、茶碱均通过 CYP 450 酶系与 INH 发生相互作用。

第 30 章　侵袭性真菌感染

1. TI 是一名 44 岁的患者，被诊断为曲霉菌感染。她将接受两性霉素 B 治疗，以下哪一项辅助措施用于减少两性霉素 B 相关肾毒性的发生？
    a. 使用两性霉素 B 测试剂量
    b. 预先给予苯海拉明
    c. 推注生理盐水
    d. 呋塞米

    　　答案 c 正确。虽然还未经过大样本的对照试验证实，但是动物和小样本人类研究显示，该方法可以减少肾毒性。在开始静脉输注两性霉素 B 之前，通常先给予患者 500mL 生理盐水溶液的冲击量。通常也在使用两性霉素 B 后给予生理盐水。

    　　答案 a 不正确。这可能帮助鉴别患者输液引起的不良反应（发热、发冷、寒战或低血压）或过敏反应。由于预测价值较低，大多数专家不主张这样应用。然而，首次给药应在密切监测下进行。

　　答案 b 不正确。该方法可减少发生输液相关的副作用(发热、发冷和寒战)。其他可用于治疗/预防输注相关反应的药物包括对乙酰氨基酚、非甾体抗炎药和氢化可的松。如果使用上述药物患者仍持续存在严重寒战,可使用哌替啶。

　　答案 d 不正确。接受两性霉素 B 治疗的患者使用呋塞米往往导致肾功能不全。

---

2. PT 是一名 33 岁的 HIV 患者。他的病毒载量较高,CD4 水平低,一直未规范用药和随访。PT 因精神状态改变被医学中心收治入院。他接受了一套完整的医疗检查以明确病因。墨汁染色回报阳性。下面哪种微生物可使脑脊液样本的墨汁染色呈现阳性?
   a. 白色念珠菌
   b. 光滑念珠菌
   c. 烟曲霉
   d. 新型隐球菌

　　答案 d 正确。墨汁染色可黏附于新型隐球菌外周的荚膜。

　　答案 a、b 和 c 不正确。隐球菌通过墨汁染色来评估。

---

3. 配制注射用两性霉素 B 脱氧胆酸盐(去氧胆酸盐)制剂时,两性霉素 B 冻干粉末必须首先用注射用水溶解,溶解好的两性霉素 B 应该复溶于下列哪种溶液中以用于静脉注射?
   a. 0.9% 氯化钠溶液
   b. 5% 葡萄糖
   c. 乳酸林格溶液
   d. 以上任何一种均可

　　答案 b 正确。该溶液能保持两性霉素 B 脱氧胆酸盐胶束分布。

　　答案 a 不正确。该溶液不能保持胶束分布。

　　答案 c 不正确。该溶液不能保持胶束分布。

　　答案 d 不正确。只能使用 5% 葡萄糖溶液。

---

4. 以下哪种药物推荐用于侵袭性曲霉病的治疗?

选出所有正确选项。
   a. 两性霉素 B
   b. 氟康唑
   c. 伏立康唑
   d. 两性霉素 B 脂质体

　　答案 a 正确。两性霉素 B 是治疗曲霉菌属感染的首选药物。

　　答案 c 正确。伏立康唑是治疗曲霉菌属感染的首选药物。

　　答案 d 正确。两性霉素 B 脂质体是治疗曲霉菌属感染的首选药物。

　　答案 b 不正确。氟康唑缺乏抗霉菌(如曲霉菌)活性。

---

5. IT 正在接受隐球菌初始治疗。他的医师一直在监测药物毒性并发现患者的粒细胞计数低(之前在正常范围内)。下列哪种抗真菌药物与骨髓抑制相关?
   a. 氟康唑
   b. 两性霉素 B
   c. 伏立康唑
   d. 氟胞嘧啶

　　答案 d 正确。已知 5 - 氟胞嘧啶可导致血液恶病质,骨髓毒性以及肝毒性且均与剂量相关;应密切监测指标水平并根据情况调整剂量。

　　答案 a 和 c 不正确。尚未证明唑类是导致血液恶病质的常见原因。注意:在查看或学习药物不良反应时应注意使用药物信息资源。唑类抗真菌药物列举了血液系统不良反应,但是极少发生。

　　答案 b 不正确。两性霉素 B 可能导致正常红细胞正常色素性贫血,但很少导致中性白细胞减少。

---

6. 基于脂质的或两性霉素 B 脂质体剂型与传统两性霉素 B 制剂(脱氧胆酸盐)相比有什么优势?
   a. 比传统的两性霉素 B 更便宜
   b. 死亡率下降
   c. 肾毒性发生率低
   d. 比传统的两性霉素 B 更有效

　　答案 c 正确。脂质体制剂导致的血清肌酐变化较少见。

答案 a 不正确。脂质体制剂更为昂贵。

答案 b 不正确。尚无科学试验支持该结果。

答案 d 不正确。尚无科学试验支持该结果。

---

7. 重度肾功能不全是下列哪种抗真菌药物治疗的相对禁忌证(由于载体分子有引发肾脏并发症的风险)?
   a. 静注氟康唑
   b. 静注伏立康唑
   c. 口服伊曲康唑
   d. 静注卡泊芬净
   e. 口服伏立康唑

   答案 b 正确。伏立康唑静脉剂型使用环糊精载体分子。有动物实验显示,环糊精与肾毒性相关。

   答案 a、d 和 e 不正确。没有载体分子。

   答案 c 不正确。口服伊曲康唑溶液使用环糊精载体分子,但它不进入体循环。静脉注射伊曲康唑可能影响肾脏系统,考虑到环糊精蓄积引起的潜在肾毒性,最多使用 2 周。

---

8. 一位组织胞浆菌感染的患者即将出院,开始口服伊曲康唑胶囊。应该向患者交代下列哪项有关药物治疗的内容以使口服吸收达到最大程度?
   a. 与食物同服,避免同时使用抗酸剂
   b. 空腹服用
   c. 食物不会影响口服吸收
   d. 不要与可乐同服

   答案 a 正确。伊曲康唑胶囊在酸性条件下溶解和吸收最佳。

   答案 b 不正确。伊曲康唑应与食物同服。

   答案 c 不正确。研究表明食物可以显著提高口服吸收。

   答案 d 不正确。与可乐同服是提供酸性环境以增加药物溶解和吸收的方法之一。

---

9. 某患者将在家里接受两性霉素 B 输注治疗,应监测哪些指标?选出所有正确答案。
   a. 血肌酐
   b. 血钾
   c. 血清镁
   d. 肌肉无力

   答案 a 正确。两性霉素 B 有肾毒性。

   答案 b 正确。由于肾毒性,肾脏失去维持钾的能力。

   答案 c 正确。由于肾毒性,肾脏失去维持镁的能力。

   答案 d 正确。肌无力是低钾血症的临床表现。

---

10. 下列哪种抗真菌药可导致视力方面的副作用?选出所有正确答案。
    a. 两性霉素 B
    b. 氟胞嘧啶
    c. 氟康唑
    d. 伏立康唑
    e. 卡泊芬净

    答案 d 正确。临床试验报道,使用伏立康唑的患者中大约 30% 存在一定程度的可逆性的视力改变。

    答案 a、b、c 和 e 不正确。它们没有视觉障碍有关的不良反应。

---

11. 一位 54 岁的男性白血病患者,10 天前化疗后出现中性粒细胞减少,中性粒细胞计数绝对值(ANC)为 200。给予亚胺培南和万古霉素经验性抗菌治疗后,仍持续发热 7 天。5 天前给予两性霉素 B,肌酐清除率降至 30mL/min 以下。下列哪个抗真菌药物可作为肾功能不全、中性粒细胞减少伴发热患者的治疗选择?医师希望选择一种广谱、静脉注射抗真菌药物,能覆盖酵母菌和霉菌,并且对肾脏功能的影响比传统两性霉素 B 制剂小。
    a. 两性霉素 B 脂质体
    b. 氟康唑
    c. 伏立康唑
    d. 泊沙康唑

    答案 a 正确。虽然两性霉素 B 脂质体仍可导致持续性肾功能衰竭,但是影响较小。它是广谱抗真菌药物(酵母菌和霉菌)。

    答案 c 不正确。该药覆盖酵母菌和霉菌,可作为粒缺伴发热者的拮抗治疗。口服伏立康唑不会导致肾功能不全。由于含有环糊精,静脉用伏立康唑禁用于肌酐清除率小于30mL/min 的患者。

答案 b 不正确。该药抗菌谱窄且杀菌率低,不建议使用。

答案 d 不正确。有关泊沙康唑用于该适应证的研究数据有限。另外,由于含有环糊精,静脉泊沙康唑禁用于肌酐清除率小于30mL/min的患者。

---

12. 外科重症监护病房一位发热的 58 岁女性患者,在她的两个血培养瓶中的一个发现念珠菌生长。2 天前尿培养提示光滑念珠菌。下列哪项是该患者的最佳经验治疗方案?
    a. 启用氟康唑,每日 400mg
    b. 等待药敏报告,然后选用敏感的抗真菌药物
    c. 两次血培养一次阳性以及尿培养阳性不需要治疗
    d. 启用卡泊芬净,首日 70mg,然后每日 50mg

    答案 a 正确。该方案可用,但是,基于体外敏感性(S - DD),许多光滑念珠菌菌株可能需要较高剂量的氟康唑。可在药敏结果报告后调整治疗药物或剂量。

    答案 b 不正确。通常先开始抗真菌治疗,然后根据药敏结果报告或临床情况调整方案。

    答案 c 不正确。所有血培养念珠菌阳性患者均应接受治疗。

    答案 d 不正确。虽然卡泊芬净对光滑念珠菌有效,但其主要经过肝脏代谢,并不是泌尿系感染的最佳药物。

---

13. 细胞色素 P450 CYP 2C19 遗传变异与哪种抗真菌药物的个体间药代动力学差异有关?
    a. 氟康唑
    b. 伏立康唑
    c. 米卡芬净
    d. 氟胞嘧啶

    答案 b 正确。研究表明,CYP2C19 在伏立康唑代谢中起重要作用。这种酶具有遗传多态性。3% ~5% 的白人和 12% ~23% 的亚洲人为弱代谢型。

    答案 a 不正确。氟康唑不是 CYP2C19 的

底物。

答案 c 不正确。米卡芬净不是 CYP 450 的底物。

答案 d 不正确。氟胞嘧啶不是 CYP 450 的底物。

---

14. 一位 55 岁的男性患有侵袭性曲霉病,他的体重为 100kg。下列哪种两性霉素 B 制剂及剂量适合该患者? 选择所有正确选项。
    a. 两性霉素 B 去氧胆酸盐 80mg
    b. 两性霉素 B 去氧胆酸盐 400mg
    c. 两性霉素 B 脂质体 400mg
    d. 两性霉素 B 脂质体 80mg

    答案 a 正确。两性霉素 B 去氧胆酸盐的推荐剂量是 0.7 ~1mg/kg。

    答案 c 正确。两性霉素 B 脂质体的推荐剂量是 3 ~5mg/kg。

    答案 b 不正确。该剂量太高。

    答案 d 不正确。该剂量太低。

---

15. 真菌细胞壁组分(1,3)β - D - 葡聚糖不是新型隐球菌的关键结构,因此,可以解释哪类抗真菌药物对隐球菌活性较差?
    a. 三唑类
    b. 两性霉素 B
    c. 棘白菌素
    d. 5 - 氟胞嘧啶

    答案 c 正确。棘白菌素类抑制(1,3)β - D - 葡聚糖合成酶,使(1,3)β - D - 葡聚糖纤维化,因此缺乏抗隐球菌活性。

    答案 a 不正确。三唑类抑制 14 - α - 脱甲基酶,对隐球菌感染有效。

    答案 b 不正确。两性霉素 B 与麦角甾醇结合,对隐球菌感染有效。

    答案 d 不正确。5 - 氟胞嘧啶可以导致真菌蛋白质合成障碍,对隐球菌感染有效。

---

16. 一位正在使用华法林治疗(INR 值稳定于2.5)的患者加用氟康唑后,会出现什么样的药物相互作用?
    a. 氟康唑和华法林的浓度均降低
    b. INR 值升高
    c. 诱导华法林的细胞色素 P450 代谢

d. 不会出现药物相互作用

答案 b 正确。氟康唑主要通过抑制 CYP2C9，部分通过抑制 CYP3A4 与华法林发生相互作用。

答案 a 不正确。相互作用主要导致华法林血药浓度增加。

答案 c 不正确。相互作用主要通过抑制代谢。

答案 d 不正确。这种相互作用已有广泛报道。

17. BK 是一位 40 岁的 HIV 阳性患者。他的脑脊液培养阳性，提示隐球菌性脑膜炎。患者肝肾功能正常，全血细胞计数在正常范围内。请选出治疗隐球菌脑膜炎的首选抗真菌药物。
a. 两性霉素 B 去氧胆酸盐 + 氟胞嘧啶
b. 两性霉素 B 去氧胆酸盐
c. 两性霉素 B 脂质体
d. 氟康唑
e. 米卡芬净

答案 a 正确。这是一线治疗方案。氟胞嘧啶具有良好的脑脊液渗透能力，曾经作为单药治疗，但耐药性发展迅速。现在与两性霉素 B 进行联合治疗，可避免耐药导致的治疗失败，同时由于协同作用，可优化杀菌效果。

答案 b 不正确。这是二线治疗方案。两性霉素 B 单用可能不是初始治疗的最佳方案。它的脑脊液穿透能力不如氟胞嘧啶。

答案 c 不正确。这是二线治疗方案。两性霉素 B 脂质体单用可能不是初始治疗的最佳方案，它的脑脊液穿透能力不如氟胞嘧啶。

答案 d 不正确。这是二线治疗方案。在诱导治疗阶段，氟康唑抗真菌活性不足，但是在给予两性霉素 B 脂质体 + 氟胞嘧啶 2 周后，氟康唑可以作为 HIV 患者的抗真菌巩固治疗和长期抑制治疗。

答案 e 不正确。棘白菌素类对隐球菌抗菌活性较差。

18. 哪种抗真菌药物只有静脉注射剂型？选择所有正确选项。
a. 两性霉素 B 脂质复合物
b. 伏立康唑

c. 泊沙康唑
d. 氟康唑

答案 a 正确。只有静脉注射剂型。

答案 b 不正确。有口服和静脉注射剂型。

答案 c 不正确。有口服混悬液和静脉注射剂型。

答案 d 不正确。有口服和静脉注射剂型。

19. 哪种抗真菌药物 24 小时尿中排泄百分比最大？
a. 两性霉素 B 去氧胆酸盐
b. 氟康唑
c. 伏立康唑
d. 卡泊芬净

答案 b 正确。大约 80% 的氟康唑以原型经尿排泄。

答案 a 不正确。两性霉素 B 只有少量经尿清除，且持续时间较长。

答案 c 不正确。尿中只有不到 2% 的伏立康唑。

答案 d 不正确。尿中只有不到 2% 的卡泊芬净。

注意：多数抗真菌药物经肝脏代谢，只有少量的活性成分经肾消除。氟康唑和氟胞嘧啶例外。

20. HIV 阳性患者在隐球菌性脑膜炎（CSF 培养阴性）初始治疗（两性霉素和氟胞嘧啶）结束时，通常推荐哪种方案治疗隐球菌感染？选择所有正确选项。
a. 阿奇霉素，每周一次
b. 氟康唑口服治疗四周
c. 无限期低剂量氟康唑抑制治疗
d. 无须继续抗真菌治疗

答案 b 正确。某些脑脊液培养阳性或由于生长缓慢脑脊液培养阴性的患者需要长疗程氟康唑治疗，应使用较高剂量。

答案 c 正确。HIV 阳性患者在临床治愈和脑脊液培养转阴后接受无限期治疗。剂量为 200mg。

答案 a 不正确。该方案用于预防鸟型分枝杆菌复合体（MAC）。

答案 d 不正确。HIV 阳性患者在临床治愈和脑脊液培养转阴后将接受无限期治疗。

第 31 章　性传播疾病

1. AS 是一名 27 岁的患者,刚刚被诊断出衣原体感染。该患者十分担心感染、治疗以及感染的并发症。衣原体感染的并发症包括下列哪项?
   a. 肉芽肿和心血管疾病
   b. 外生殖器水疱
   c. 盆腔炎症性疾病与不孕症
   d. 麻痹性痴呆、痴呆和感觉共济失调

　　答案 c 正确。衣原体感染若未接受适当及时的治疗,则会引发盆腔炎症性疾病(PID)、异位妊娠、早产、不孕等并发症。
　　答案 a 不正确。肉芽肿和心血管疾病是三期梅毒的表现,代表了梅毒的某些远期并发症。
　　答案 b 不正确。外生殖器的水疱样损害是生殖器疱疹感染的表现。
　　答案 d 不正确。麻痹性痴呆、痴呆和感觉共济失调是晚期神经梅毒(三期梅毒的一种形式)的临床表现。

---

2. TD,男性,27 岁,以"排尿疼痛伴有尿道分泌物4 天"之主诉在当地一家 STD 诊所就诊。他的性活动频繁,在过去的 30 天里与 3 位性伙伴发生过性关系。无药物过敏史。诊断为衣原体感染。针对 TD 最适当的治疗是哪项?
   a. 多西霉素
   b. 阿奇霉素 + 头孢克肟
   c. 头孢唑肟
   d. 阿昔洛韦 + 氧氟沙星

　　答案 b 正确。对 TD 而言这是最恰当的治疗方法,兼顾了对衣原体感染和淋病的治疗。由于同时感染沙眼衣原体和淋病奈瑟菌的情况时有发生,因此在治疗衣原体感染时应考虑针对淋病的假定治疗。
　　答案 a 不正确。虽然多西环素是治疗衣原体感染的推荐药物,但这不是最佳方案。由于同时感染沙眼衣原体和淋病奈瑟菌的情况时有发生,因此在治疗衣原体感染时应考虑针对淋病的假定治疗。
　　答案 c 不正确。尽管头孢唑肟可以作为治

疗淋病的替代药物,但不是治疗衣原体感染的推荐药物。
　　答案 d 不正确。阿昔洛韦是一种抗病毒药物,治疗衣原体感染无效。虽然氧氟沙星是治疗衣原体感染的替代药物,但是这种联合并不适当。

---

3. 下列哪项是多西环素治疗的禁忌?选出所有正确选项。
   a. 8 岁以下儿童
   b. 同时使用 Q - T 间期延长药物
   c. 糖尿病
   d. 青霉素过敏

　　答案 a 正确。四环素类的钙结合效应会导致儿童牙齿永久性变黑,影响骨骼发育。出于这个原因,孕妇和 8 岁以下的儿童禁用四环素类药物。
　　答案 b 不正确。本选项涉及氟喹诺酮类药物和大环内酯类抗生素,两者均可延长 Q - T 间期。
　　答案 c 不正确。糖尿病不是四环素治疗的禁忌证。但是氟喹诺酮类药物有可能导致血糖异常(低血糖或高血糖),常见于有潜在糖尿病的患者。
　　答案 d 不正确。四环素类抗生素不是青霉素过敏患者的禁忌药物。四环素类可作为敏感菌感染伴有青霉素过敏患者的替代治疗。

---

4. JM,女性,23 岁,怀孕 28 周,以"排尿困难和阴道异常分泌物"之主诉向她的初级保健医生(PCP)就诊。JM 被诊断为衣原体感染。无药物过敏史。针对 JM 最恰当的治疗是哪项?
   a. 多西环素
   b. 阿莫西林
   c. 头孢克肟
   d. 左氧氟沙星

　　答案 b 正确。阿奇霉素是治疗孕妇衣原体感染的推荐药物,属于妊娠 B 类。
　　答案 a 不正确。虽然四环素是治疗生殖器衣原体感染的有效药物,但是孕妇禁用。
　　答案 c 不正确。虽然头孢菌素类抗生素可在怀孕期间安全使用(妊娠 B 类),但它们不是治疗衣原体感染的推荐药物。

答案 d 不正确。孕妇使用氟喹诺酮类尚未进行充分研究,一般不推荐使用这类药物。

---

5. 下列哪项不良反应与使用氟喹诺酮类药物有关? 选出所有正确选项。
   a. 永久性牙齿变黑
   b. 神经系统毒性
   c. 血糖代谢障碍
   d. 赫氏反应

   答案 c 正确。氟喹诺酮类药物可引起血糖代谢障碍(低血糖或高血糖),最常见于有潜在糖尿病的患者。

   答案 a 不正确。8 岁以下儿童使用四环素类药物会导致牙齿永久变黑。

   答案 b 不正确。已有因为肾衰竭引起阿昔洛韦和伐昔洛韦累积从而发生神经系统毒性的报道。

   答案 d 不正确。赫氏反应是一种急性发热反应,可在启动抗梅毒治疗的数小时内发生。

---

6. 下列哪项有关淋菌性尿道炎和/或宫颈炎的叙述是正确的?
   a. 一般使用口服万古霉素治疗淋病感染
   b. 男性通常无症状或症状轻微
   c. HIV 感染传播的增加与淋球菌感染有关
   d. 可通过淋病非培养诊断试验来获取抗生素敏感性数据

   答案 c 正确。无论男性或女性,淋病都会增加其对人类免疫缺陷病毒(HIV)感染的易感性和传播性。

   答案 a 不正确。口服万古霉素用于治疗抗生素相关的艰难梭菌性结肠炎。

   答案 b 不正确。女性淋病患者通常无症状或仅有轻微症状。男性淋病患者的症状包括排尿困难和有脓性尿道分泌物。男性由于存在早期表现和不适症状,往往可以尽早就医以防止引起并发症。

   答案 d 不正确。非培养诊断试验虽不能提供药敏结果,但对于治疗后仍持续感染的患者来说是必要的。

---

7. 患者 IT 以“阴道分泌物、排尿困难和阴道出血”的主诉向她的初级保健医生就诊。医生为她开

具了几个实验室检查和培养。革兰染色显示为革兰阴性双球菌,提示存在哪种病原体?
   a. 梅毒螺旋体
   b. 沙眼衣原体
   c. 单纯疱疹病毒 – 2
   d. 淋病奈瑟菌

   答案 d 正确。淋病奈瑟菌是一种革兰阴性双球菌。

   答案 a 不正确。梅毒螺旋体是一种螺旋状病原体,在光学显微镜下是观察不到的。

   答案 b 不正确。沙眼衣原体是专性的细胞内病原体。

   答案 c 不正确。疱疹是一种病毒性感染。

---

8. AF 是一个 19 岁的大学生,性活动开始活跃。在进行年度巴氏涂片检查期间,她向妇科医生询问了有关预防 STD 和怀孕的信息。下列关于 STD 预防的叙述中,哪个是正确的? 选出所有正确答案。
   a. 目前已有预防衣原体感染、淋病和梅毒的疫苗
   b. 使用隔膜是预防 STD 的可靠方法
   c. 激素避孕法能够有效预防怀孕和 STDs
   d. 使用避孕套可减少 STDs 的染病和传播

   答案 d 正确。已证实,使用避孕套和 STD/HIV 咨询能够有效降低 STDs 的感染和传播。

   答案 a 不正确。目前还没有用于预防衣原体感染、淋病和梅毒的疫苗。

   答案 b 不正确。使用隔膜不是一种预防 STDs 的可靠方法。

   答案 c 不正确。激素避孕不是一种预防 STDs 的有效方法。

---

9. 选出头孢菌素类抗生素的作用机制。
   a. 与细菌核糖体 30S 亚基结合,最终抑制细菌蛋白质的合成
   b. 与细菌细胞壁合成所需的酶家族结合并使其失活,导致细胞死亡
   c. 与拓扑异构酶 Ⅱ 和拓扑异构酶 Ⅳ 结合并形成稳定的 DNA 复合物,导致 DNA 链断裂,最终导致细胞死亡
   d. 与核糖体 50S 亚基的 23S 组分结合,抑制 RNA 依赖的蛋白质合成

答案 b 正确。头孢菌素类抗生素与一种称为青霉素结合蛋白的酶家族(后者为细菌合成细胞壁所必需)结合并使其失活。该机制导致细胞死亡,具有杀菌作用。

答案 a 不正确。四环素类抗生素与细菌核糖体 30S 亚基结合,最终抑制细菌蛋白质的合成。

答案 c 不正确。氟喹诺酮类药物与拓扑异构酶 Ⅱ 和拓扑异构酶 Ⅳ 结合并形成稳定的 DNA 复合物,导致 DNA 链断裂和细胞死亡。

答案 d 不正确。大环内酯类抗生素与核糖体 50S 亚基的 23S 组分相结合,抑制了 RNA 依赖的蛋白质合成。

---

10. SA,男性,33 岁,无药物过敏史,以"小便剧烈疼痛伴有尿道分泌物 2 天"之主诉在当地 STD 诊所就诊。诊断为淋菌性尿道炎。请为 SA 选出最适当的治疗方案。
   a. 头孢曲松 + 阿奇霉素
   b. 苄星青霉素
   c. 阿奇霉素
   d. 左氧氟沙星 + 阿奇霉素

   答案 a 正确。头孢曲松联合阿奇霉素是治疗淋菌性尿道炎的推荐方案。

   答案 b 不正确。苄星青霉素是治疗梅毒的推荐药物。

   答案 c 不正确。阿奇霉素是治疗衣原体感染的推荐药物。

   答案 d 不正确。左氧氟沙星是治疗衣原体感染的替代药物。由于淋病奈瑟菌对氟喹诺酮类耐药率的增加,美国不再推荐氟喹诺酮类药物用于治疗淋病。

---

11. 患者 TE,33 岁,被诊断出患有生殖器 HSV 疱疹。下列哪项可作为生殖器疱疹感染的治疗目标? 选出所有正确答案。
   a. 根除疾病
   b. 抑制病毒
   c. 预防传播
   d. 减少复发频率

   答案 b 正确。抑制病毒是生殖器疱疹的治疗目标。

   答案 c 正确。预防疾病传播是生殖器疱

疹的治疗目标。

   答案 d 正确。减少复发(爆发)频率是生殖器疱疹的治疗目标。

   答案 a 不正确。由于生殖器疱疹目前无法治愈,所以这不是生殖器疱疹的治疗目标。

---

12. 下列有关生殖器疱疹感染的叙述中,哪项是正确的?
   a. 生殖器疱疹是一种急性、自限性疾病
   b. 生殖器病变通常是水疱性的,伴有疼痛、瘙痒和灼烧感
   c. 大多数患者的复发率会随时间的推移而增加
   d. 患有复发性疾病但无可视病变的母亲,传播风险较高

   答案 b 正确。生殖器疱疹的临床表现包括外生殖器出现丘疹和水疱样损害,伴有疼痛、瘙痒和灼烧感。涉及部位可能还包括肛周、臀部和大腿。

   答案 a 不正确。生殖器疱疹是一种慢性、终身的病毒感染。

   答案 c 不正确。生殖器疱疹的复发率通常会随着时间的推移而降低。

   答案 d 不正确。患有复发性疱疹但无可视损害的母亲传播疾病的风险较低。

---

13. EV 是一名 29 岁的孕妇患者,既往有生殖器 HSV 疱疹病史。下列有关生殖器疱疹感染和怀孕的叙述中,哪项是正确的?
   a. 初次发病的母亲在分娩时传播疱疹的风险是最低的
   b. 阿昔洛韦、泛昔洛韦和伐昔洛韦都是妊娠 D 类药物
   c. 怀孕晚期使用抗病毒治疗减少了疱疹向新生儿的传播
   d. 新生儿患疱疹疾病的一般表现为头皮脓肿或眼部感染

   答案 c 正确。受感染的母亲可传播疱疹,导致新生儿出现症状性疾病。在妊娠晚期使用抗病毒治疗可降低近产期的疱疹复发率以及将性病传播给婴儿的概率。

   答案 a 不正确。初次发病的母亲在分娩时传播疱疹的风险是最高的。

答案 b 不正确。阿昔洛韦、泛昔洛韦和伐昔洛韦都属于妊娠 B 类药物。

答案 d 不正确。新生儿淋病通常表现为头皮脓肿和眼部感染。

---

14. HF 是一名 29 岁的女子,在 6 年前被诊断出患有生殖器疱疹。据她报告,自从诊断后每年复发 1～2 次。最近她的疱疹发作有所增加,在 6 个月内已发生过 3 次。请为 HF 选择最合适的治疗。
    a. 口服伐昔洛韦
    b. 红霉素软膏
    c. 口服四环素
    d. 阿昔洛韦软膏

    答案 a 正确。伐昔洛韦是阿昔洛韦的前药,增加了口服生物利用度,是每日抑制治疗的推荐药物。

    答案 b 不正确。红霉素是一种抗菌药,对疱疹病毒无效。

    答案 c 不正确。四环素是一种抗菌药,对疱疹病毒无效。

    答案 d 不正确。由于临床获益有限,不推荐使用局部抗病毒治疗(如阿昔洛韦软膏)。

---

15. 下列有关梅毒感染阶段的叙述中,哪项是正确的?
    a. 一期梅毒的特征性病变是弥漫性皮疹,通常影响手掌和脚底
    b. 潜伏梅毒的临床表现包括区域性淋巴结病和脑膜炎
    c. 三期梅毒具有高度传染性
    d. 神经梅毒可出现于梅毒的任一阶段

    答案 d 正确。中枢神经系统影响可出现于梅毒的任一阶段。早期神经梅毒发生于感染后的最初几年之内,通常与一期梅毒或二期梅毒同时存在。晚期神经梅毒发生于初次感染后的几年到几十年内,表现为三期梅毒。

    答案 a 不正确。一期梅毒的特征性病变是下疳(溃疡),下疳通常无痛,一般在传播后约 3 周出现于梅毒螺旋体进入人体处。

    答案 b 不正确。潜伏梅毒指患者梅毒血清诊断阳性但无临床症状。这一阶段出现于二期梅毒症状消退之后,有两个可能的结果:

进展为三期梅毒或临床治愈。

答案 c 不正确。三期梅毒包括梅毒性疾病的远期并发症如肉芽肿病(又称梅毒瘤)和心血管梅毒。有了抗生素治疗,三期梅毒现已少见且不具有传染性。

---

16. 下列关于梅毒的诊断中,哪项是正确的?
    a. 梅毒的诊断是通过培养等直接技术来完成的
    b. 在美国,血清学试验是检测一期、二期、三期和潜伏性梅毒的标准方法
    c. VDRL – CSF 是诊断二期梅毒的标准血清学试验
    d. 仅仅根据非梅毒螺旋体血清学试验足以对梅毒做出决定性的诊断

    答案 b 正确。血清学检测包括梅毒螺旋体检测和非梅毒螺旋体检测,提供了梅毒的初步诊断,在美国是诊断一期、二期、潜伏、三期梅毒的标准方法。

    答案 a 不正确。梅毒螺旋体不可培养,必须使用间接诊断技术。

    答案 c 不正确。VDRL – CSF 是神经梅毒的标准血清学检测,不是二期梅毒的标准血清学检测。

    答案 d 不正确。非梅毒螺旋体试验如性病研究实验室(VDRL)和快速血浆反应素(RPR)等,都是用于初期梅毒筛查。由于出现假阳性结果的频率较高,非梅毒螺旋体检测结果应当经梅毒螺旋体特异性试验来证实(如梅毒螺旋体颗粒凝聚试验或荧光梅毒螺旋体抗体吸收试验)。

---

17. 选择苄星青霉素的商品名。
    a. Bicillin C – R
    b. Wycillin
    c. Bicillin L – A
    d. Pen – VK

    答案 c 正确。Bicillin L – A 是苄星青霉素的商品名。

    答案 a 不正确。Bicillin C – R 是普鲁卡因苄星青霉素复合物的商品名。

    答案 b 不正确。Wycillin 是普鲁卡因青霉素的商品名。

答案 d 不正确。Pen – VK 是口服青霉素 V 钾的商品名。

---

18. TP,女性,26 岁,怀孕 31 周。因"喉咙痛、全身乏力、手心和脚底皮疹 1 周"去看妇科医生。医生对其进行了检查,诊断为二期梅毒。因该患者对青霉素过敏,治疗医生需要向药师咨询。请为 TP 选择最合适的治疗药物。
    a. 多西环素
    b. 头孢西丁 + 丙磺舒
    c. 左氧氟沙星
    d. 脱敏 + 苄星青霉素 G

    答案 d 正确。青霉素方案适用于梅毒的治疗,推荐使用青霉素治疗妊娠期梅毒。治疗妊娠期梅毒没有证实的可替代青霉素的药品。建议青霉素过敏的孕妇患者先脱敏,然后用青霉素进行后续治疗。

    答案 a 不正确。尽管多西环素是治疗青霉素过敏患者二期梅毒的适当之选,但是,四环素类禁用于孕妇。

    答案 b 不正确。头孢西丁联合丙磺舒不是治疗梅毒的推荐抗生素组合。

    答案 c 不正确。左氧氟沙星不是治疗梅毒的推荐药物,此外,尚未对孕妇使用氟喹诺酮类药物进行充分研究,通常不推荐使用。

---

19. 赫氏反应是一种急性发热反应,与下列哪种 STD 的治疗相关?
    a. 生殖器疱疹
    b. 淋病
    c. 衣原体感染
    d. 梅毒

    答案 d 正确。赫氏反应是一种急性发热反应,可出现于梅毒治疗开始后的几个小时内。最常见于早期梅毒患者,通常会在 24 小时内消退。赫氏反应可诱导孕妇早产以及引起胎儿宫内窘迫。

    答案 a 不正确。赫氏反应与生殖器疱疹无关。

    答案 b 不正确。赫氏反应与淋病无关。

    答案 c 不正确。赫氏反应与衣原体感染无关。

---

20. 下列关于特殊人群的 STDs 治疗描述中,哪项是正确的?
    a. 孕妇 STDs 的治疗可减少妊娠期并发症,防止将疾病传播给新生儿
    b. 由于抗菌药物的毒性,诊断为先天性或获得性 STDs 的儿童应在满 2 岁以后再接受治疗
    c. 一般来说,治疗青少年 STDs 患者所需的推荐抗菌药物剂量较低
    d. HIV 感染患者生殖器疱疹的治疗与 HIV 阴性患者相同

    答案 a 正确。妊娠期 STDs 的治疗可减少妊娠并发症,防止将疾病传播给新生儿。

    答案 b 不正确。被诊断为先天性或获得性 STDs 的儿童(包括新生儿和婴儿)应根据指南推荐进行治疗。

    答案 c 不正确。一般来说,STDs 青少年患者的药物治疗和成人相同。

    答案 d 不正确。由于免疫力低下的患者可能会发生严重或长期的疱疹,所以 HIV 感染患者的用药剂量通常比 HIV 阴性患者的剂量更高,和/或治疗疗程更长。

第 32 章　流感

1. 选择正确描述流感患者的陈述。
    a. MP 是由流感嗜血杆菌引起的细菌感染性疾病
    b. BA 是由呼吸道合胞病毒(RSV)引起的病毒感染性疾病
    c. JJ 是由鼻病毒引起的病毒感染性疾病
    d. FJ 是由 A 型和 B 型流感病毒引起的病毒感染性疾病

    答案 d 正确。A 型和 B 型流感病毒是引起人类流行性流感的两种病毒类型。A 型流感病毒根据表面抗原[血凝素(H)和神经氨酸酶(N)]的不同分为两种亚型,B 型流感病毒被分为 2 个遗传谱系(Yamagata 和 Victoria),但没有被分为亚型。自 1977 年以来,A 型流感病毒 H1N1 亚型,A 型流感病毒 H3N2 亚型,B 型流感病毒均已在全球范围内流行。

    答案 a 正确。流感是一种病毒感染性疾病,而不是细菌感染性疾病。人们很容易将流

感病毒感染和流感嗜血杆菌感染混淆,虽然叫作流感嗜血杆菌,它却是一种细菌病原体。流感嗜血杆菌是引起呼吸道感染常见的病原菌。

答案 b 正确。呼吸道合胞病毒(RSV)是一种能够感染肺部和呼吸道的呼吸道病毒。虽然它是一种病毒感染,但不属于流感。在美国,RSV 是引起 1 岁以内儿童毛细支气管炎(肺部小气道的炎症反应)和肺炎最常见的原因。大多数健康人群感染 RSV 病毒 1～2 周后可恢复。但某些人群,如婴儿、幼儿和老年人感染 RSV 后病情可严重。

答案 c 正确。鼻病毒是引起人类病毒感染和普通感冒最常见的病毒。

---

2. ZC 是一名 35 岁的女性。她没有明确的用药史,目前正在服用复合维生素和钙剂,她有一个 3 岁的孩子。根据所提供的信息,请提供流感疫苗接种建议。

　　a. ZC 35 岁,流感只影响老年人和儿童,不推荐接种疫苗

　　b. ZC 没有并发症,患流感并发症的风险不高,不推荐接种疫苗

　　c. ZC 的孩子有患流感并发症的风险,建议 ZC 接种流感疫苗

　　d. ZC 的孩子有患流感并发症的风险,建议 ZC 和孩子均接种流感疫苗

答案 d 正确。除非存在禁忌,否则 ZC 和她 3 岁的孩子均推荐接种流感疫苗。如果母亲或儿童存在接种疫苗的禁忌,将针对患者咨询情况进行探讨并给予答复。

答案 a 不正确。无论年龄大小,流感能引起所有人群发病,儿童和老年人常有流感并发症发生风险。ZC 年轻且没有并发症,流感并发症发生风险低;然而,儿童流感并发症发生风险高,因此,流感疫苗推荐接种于孩子的监护人。

答案 b 不正确。ZC 年轻且没有并发症,流感并发症发生风险低。然而,儿童流感并发症发生风险高,因此,流感疫苗推荐接种于儿童的监护人。

答案 c 不正确。因为儿童存在流感及流感并发症发生风险,母亲和儿童都接种疫苗是非常重要的。

问题 3～4 来源于以下案例。

一名 33 岁的女性,经营一家托儿所,托儿所中儿童的年龄为 6 个月至 5 岁,现电话咨询药师有关流感传播的信息。

3. 她最关心季节性流感传播的主要途径是什么?

　　a. 吸入

　　b. 血液传播

　　c. 病死鸟传播

　　d. 体液传播

答案 a 正确。吸入呼吸道飞沫是流感感染的主要原因。

答案 b 和 d 不正确。流感不是通过这些途径传播的。其他病毒比如人类免疫缺陷病毒(HIV)可通过血液和/或体液传播。

答案 c 不正确。与病死鸟接触者可感染西尼罗病毒和禽流感。禽流感与传统的季节性流感相比,病毒由不同的抗原组成,禽流感病毒是 H5N1,而传统的季节性流感病毒是 H1N1 或 H3N2。

---

4. 还应该提供给这位来电者哪些建议,来帮助减少季节性流感的传播? 选择所有合适的选项。

　　a. 强烈建议该来电咨询者及其工作人员接种流感疫苗

　　b. 咳嗽或打喷嚏时用纸巾捂住鼻子和嘴巴

　　c. 经常使用肥皂和清水洗手

　　d. 当工作人员或儿童发热时,待在家中

答案 a 正确。强烈建议来电者及其工作人员接种季节性流感疫苗,因为他们照顾的对象(6～59 月龄儿童)是发生流感及流感相关并发症的高危人群。为了孩子及自身,建议这些儿童的父母也应该接种疫苗。

答案 b 和 c 正确。CDC 建议当咳嗽或打喷嚏时用纸巾捂住鼻子和嘴巴,使用肥皂和清水勤洗手来预防季节性流感的传播。

答案 d 正确。CDC 建议如果有流感样疾病,待在家中直至退热超过 24 小时(退热指不用任何退热药而体温下降至正常),除外需要去医院或有其他必须做的事情。同时尽量避免接触和感染其他人。

---

5. DB 是一位 40 岁的男性,有高血压病史。2 天

前感觉不舒服,决定去看医生。根据他的症状,医生诊断他患有流感。以下哪些症状可帮助诊断？选择所有合适的选项。

a. 急性发热

b. 肌痛

c. 头痛

d. 干咳

答案 a、b、c 和 d 正确。流感的典型症状和体征包括急性发热、肌痛、头痛、乏力、干咳、咽痛及鼻炎。儿童患者常会发生恶心、呕吐及中耳炎等症状。症状一般会在 3 ~ 7 天内消失;但咳嗽和乏力可持续两周以上。

---

6. BC 是一名 28 个月的儿童,没有明确的用药史。在过去的 12 个月中无喘息发作。选择关于接种流感疫苗最恰当的说法。

a. BC 应该接种 IIV

b. BC 应该接种 LAIV

c. BC 应该接种 RIV 或 ccIIV$_3$

d. BC 应该预防性应用奥司他韦

答案 a 正确。所有 6 个月以上的儿童均应该接种疫苗。大于 2 岁且在过去 12 个月内无哮喘病史及喘息发作的儿童,可以接种 IIV 或 LAIV。6 个月至 2 岁的儿童只能接种 IIV。

答案 b 正确。所有 6 个月以上的儿童均应该接种疫苗。大于 2 岁且在过去 12 个月内无哮喘病史及喘息发作的儿童,可以接种 IIV 或 LAIV。

答案 c 不正确。ccIIV$_3$是一种 IIV,但只有 18 岁及 18 岁以上人群可接种此疫苗。RIV 只能接种于 18 ~ 49 岁的人群。

答案 d 不正确。抗病毒药物只能作为预防流感的辅助手段,并不能代替每年的 IIV 或 LAIV 接种。

---

7. 选择可以通过肌内注射的方式对流感进行预防或暴露后预防的药物。

a. IIV

b. LAIV

c. 扎那米韦

d. 金刚烷胺

答案 a 正确。IIV 应该通过肌内注射接种。

答案 b 不正确。LAIV 通过鼻内给药接种(鼻腔喷雾)。同时,LAIV 不能用于暴露后的预防。

答案 c 不正确。扎那米韦通过口腔吸入方式给药。

答案 d 不正确。金刚烷胺通过口服给药。同时,由于金刚烷胺日益增长的耐药性,在美国,金刚烷胺和金刚乙胺已不作为暴露后的预防和治疗,除非和其他抗病毒药物联用。

---

8. XW 是一名 28 岁的妊娠期妇女。现因尿路感染大肠杆菌正在服用阿莫西林治疗。该患者想接种流感疫苗预防流感。且其不愿拍胸片,也不想接受任何注射治疗。在去年的流感季节该患者接受过奥司他韦治疗。下面哪种疫苗对于 XW 最为合适？选择所有合适的选项。

a. LAIV

b. IIV

c. RIV

d. 奥司他韦

答案 b 正确。IIV 可用于妊娠期妇女。建议在妊娠的任何阶段都应该接种疫苗。

答案 c 正确。RIV 可用于妊娠期妇女。建议在妊娠的任何阶段都应该接种疫苗。

答案 a 不正确。LAIV 不应接种于妊娠期妇女,LAIV 只适合接种于健康的、非妊娠期的年龄在 2 ~ 49 岁之间的人群。

答案 d 不正确。奥司他韦不应代替 IIV 或 LAIV 预防流感,除非患者存在接种 IIV 或 LAIV 的禁忌证(如鸡蛋过敏)。同时,尚无充分的数据来确定奥司他韦对妊娠期妇女及发育中的胎儿的风险。

---

9. 下列哪项是接种 LAIV 的禁忌证？选择所有合适的选项。

a. 糖尿病

b. 曾在接种流感疫苗后 6 周内出现吉兰 – 巴雷综合征

c. 鸡蛋过敏

d. 近期接受金刚烷胺治疗(48 小时内)

答案 a 正确。目前,糖尿病是接种 LAIV 的禁忌证。LAIV 一般只适合接种于年龄在 2 ~ 49 岁的健康人群。存在既往病史的患者(糖尿病、慢性阻塞性肺疾病、哮喘、心房颤动、冠状动脉疾病等)不能接种 LAIV,既往史只有高血压的患者可接种 LAIV。

答案 b 正确。曾在接种流感疫苗(包括 LAIV、IIV 和 RIV)后 6 周之内出现吉兰-巴雷综合征者(GBS)是接种流感疫苗的禁忌证。

答案 c 正确。流感疫苗(IIV 和 LAIV)由鸡胚培养制成,不应接种于鸡蛋过敏者。RIV 可用于 18~49 岁对鸡蛋过敏的人群。

答案 d 正确。抗病毒药物(如金刚烷胺)具有潜在的阻止活疫苗病毒复制的作用,从而影响疫苗的有效性。因此,在使用金刚烷胺前 2 周内或使用金刚烷胺 48 小时内不应接种 LAIV。IIV 或 RIV 可用于使用金刚烷胺治疗后的任何时间。

10. 下列哪种情况是接种 IIV 的禁忌证?
    a. 糖尿病
    b. 鸡蛋过敏
    c. 近期接受金刚烷胺治疗者(48 小时内)
    d. 接种 IIV 后因为硫柳汞出现自闭症

答案 b 正确。鸡蛋过敏者不应接种 IIV,也不能接种 LAIV。RIV 可用于 18~49 岁对鸡蛋过敏的人群。

答案 a 不正确。除非存在禁忌证,糖尿病患者能够而且应该接种 IIV 流感疫苗。

答案 c 不正确。使用金刚烷类(金刚乙胺和金刚烷胺)48 小时内可以接种 IIV。但不应接种 LAIV,因为金刚烷类能抑制病毒的复制,从而影响 LAIV 的有效性。

答案 d 不正确。流感疫苗中的硫柳汞和自闭症的发生无关。硫柳汞作为流感疫苗的防腐剂,在疫苗中的含量已经减少或者消除(除多剂量瓶外)。

11. 金刚烷胺类对哪种流感类型有活性?
    a. A 型流感
    b. B 型流感
    c. C 型流感
    d. 流感嗜血杆菌

答案 a 正确。金刚烷胺类(金刚乙胺和金刚烷胺)对 A 型流感有活性,然而,在过去几个流感季节,金刚烷胺类耐药率显著升高。

答案 b 不正确。金刚烷胺类对 B 型流感没有活性。

答案 c 不正确。C 型流感不是流感的常见原因。

答案 d 不正确。流感嗜血杆菌是一种引起上呼吸道感染的革兰阴性菌。

12. 选择扎那米韦的商品名。
    a. Relenza
    b. Tamiflu
    c. Symmetrel
    d. Fluzone

答案 a 正确。Relenza 是扎那米韦的商品名。

答案 b 不正确。Tamiflu 是奥司他韦的商品名。

答案 c 不正确。Symmetrel 是金刚烷胺的商品名。

答案 d 不正确。Fluzone 是 IIV 的商品名,IIV 因为生产厂家的不同而有几种不同的商品名。Of note FluBlok 是 RIV 的商品名。

13. 下面哪种抗流感病毒药物以鼻腔吸入途径给药?
    a. 金刚乙胺
    b. 金刚烷胺
    c. 奥司他韦
    d. 扎那米韦

答案 d 正确。扎那米韦是以鼻腔吸入途径给药的(5mg/吸)。

答案 a 不正确。金刚乙胺的剂型是糖浆剂(50mg/5mL)和片剂(100mg)。

答案 b 不正确。金刚烷胺的剂型是糖浆剂(50mg/mL),片剂(100mg)和胶囊(100mg)。

答案 c 不正确。奥司他韦的剂型是胶囊(75mg)和口服混悬剂(12mg/mL)。

14. YQ 是一名 59 岁的男性,患有慢性阻塞性肺疾病、糖尿病、高血压、高血脂。YQ 想接种流感疫苗,但美国缺少 IIV 和 RIV。YQ 的医生建议如果暴露于流感病毒应进行暴露后预防,下列哪种药物适用于暴露后的预防?

a. 金刚烷胺
b. 金刚乙胺
c. 奥司他韦
d. 扎那米韦

答案 c 正确。奥司他韦可用于流感暴露后的预防，但只有不能接种流感疫苗时才可使用。该患者因疫苗短缺而无法接种，暴露后预防用奥司他韦是合适的。

答案 a 不正确。由于金刚烷胺类对 B 型流感无活性，且对 A 型流感的耐药性升高，因此，金刚烷胺不应该用于流感暴露后的预防。

答案 b 不正确。由于金刚烷胺对 B 型流感无活性，且对 A 型流感的耐药性升高，因此，金刚乙胺不应该用于流感暴露后的预防。

答案 d 不正确。扎那米韦可引起慢性阻塞性肺疾病患者的支气管痉挛或哮喘发作。因此，该药对于 YQ 不是最理想的选择。

---

15. 一名 24 岁的女性患者，有哮喘病史，咨询药师关于流感的预防及症状的缓解办法。该患者被诊断为患有 B 型流感，现仍有咳嗽、乏力症状。针对该患者应提供哪些建议？选出所有合适的选项。

a. 流感症状将在 48 小时内消失，如果症状持续存在，需要就诊
b. 流感的典型症状会持续 3~7 天。咳嗽和乏力将持续 2 周以上。如果症状持续或加重，需要就诊
c. 只要患者未发热，就无须担心。咳嗽和乏力症状可自行消失
d. 强烈建议具有哮喘病史的人群每年接种流感疫苗

答案 b 正确。流感的典型症状可持续 3~7天，而咳嗽和乏力可以持续更长时间。

答案 d 正确。流感疫苗接种的重点目标人群应该是具有更高流感或流感相关并发患病风险的特定人群。这位患者具有哮喘病史（高危人群的一种），应该建议每年接种流感疫苗。

答案 a 不正确。流感症状可以（且经常会）持续 48 小时以上。

答案 c 不正确。流感并发症可导致高的发病率和死亡率。仅仅因为患者没有发热，并

不意味着他将不患流感并发症。

---

16. SW 是一名 32 岁的女性患者，妊娠晚期。医生认为该患者因为怀孕，患流感及流感并发症的风险较高，建议她接种季节性流感疫苗。患者咨询药师有关疫苗及疫苗相关不良反应的问题，选择 IIV 最常见的不良反应。

a. 注射部位疼痛
b. 出生缺陷
c. 吉兰 - 巴雷综合征
d. 自闭症

答案 a 正确。因为 IIV 是通过肌内注射途径接种的，因此，注射部位疼痛是常见的不良反应。

答案 b 不正确。IIV 会引起出生缺陷尚无定论，妊娠期妇女应该接种 IIV 疫苗。

答案 c 不正确。IIV 与吉兰 - 巴雷综合征无关。如果患者曾在接种流感疫苗后 6 周内出现过吉兰 - 巴雷综合征，则不应该再次接种流感疫苗。

答案 d 不正确。IIV 与自闭症的发生无关。

---

17. 下列哪类患者应该接种流感疫苗？选择所有合适的选项。

a. CH，一名具有囊性纤维化病史的 8 岁小男孩
b. GS，一名 10 个月大的健康女婴
c. KL，一名 48 岁的男性糖尿病患者
d. RC，一名 65 岁的健康女性

答案 a 正确。慢性肺疾病患者具有患流感及流感相关并发症高风险。该 8 岁小男孩应接种 IIV。该患者因为囊性纤维化病史不能接种 LAIV，因为年龄小不能接种 RIV。

答案 b 正确。6~59 月龄大的儿童具有患流感及流感相关并发症高风险。10 个月大的健康女婴应接种 IIV，但因为年龄小，不能接种 LAIV 或 RIV。

答案 c 正确。糖尿病患者具有患流感及流感相关并发症高风险。应该接种 IIV 或RIV，但因为糖尿病，不能接种 LAIV。

答案 d 正确。50 岁以上人群具有患流感及流感相关并发症高风险。应该接种 IIV，但

因为年龄大于 49 岁,不能接种 LAIV 或 RIV。

---

18. LWS 是一名 28 岁的男性,在海外部队任军职后回国。LWS 是一名 OEF(持久自由行动)退伍军人。7 天前他接种了 LAIV,现在出现了流感症状。选择以下 LWS 即使接种了合适的疫苗仍出现流感症状的原因。

    a. LAIV 属于活疫苗,可引起流感

    b. LWS 不适合接种流感疫苗,因此,不应该接种 LAIV

    c. LWS 没有患流感,只是普通感冒

    d. 流感疫苗不是 100% 有效

    　　答案 d 正确。流感疫苗不是 100% 有效。因此,即使接种了流感疫苗,也有可能发生流感。

    　　答案 a 不正确。LAIV 是减毒活疫苗,因为它对温度敏感,所以不能在肺部复制。目前没有证据表明 LAIV 能引起流感。

    　　答案 b 不正确。LWS 应该接种流感疫苗。任何希望避免流感的人都应接种流感疫苗。

    　　答案 c 不正确。普通感冒和流感的症状有相同之处。目前,尚无足够的信息用以区分普通感冒和流感。

---

19. 下列哪项是 A 型流感病毒的表面抗原? 选择所有正确的答案。

    a. 血凝素

    b. 硫柳汞

    c. 神经氨酸酶

    d. 吉兰 – 巴雷综合征

    　　答案 a 正确。血凝素是 A 型流感的表面抗原(如 H3N2)。

    　　答案 c 正确。神经氨酸酶是 A 型流感的表面抗原(如 H1N1)。

    　　答案 b 不正确。硫柳汞是多剂量 IIV 的防腐剂,LAIV、RIV 或 IIV 的预灌封注射器中不含硫柳汞。

    　　答案 d 不正确。吉兰 – 巴雷综合征是一种免疫系统疾病,常侵犯外周神经系统。

---

20. TK 是一名 32 岁的 HIV 阳性患者。因为该患者属于免疫缺陷人群,希望通过接种流感疫苗避免罹患流感。该患者对鸡蛋严重过敏(喘

息)。请为 TK 选择合适的疫苗。

    a. LAIV

    b. RIV

    c. IIV

    d. 免疫缺陷人群不应接种流感疫苗

    　　答案 b 正确。RIV 可接种于免疫缺陷人群,包括 HIV 患者。该患者有鸡蛋过敏史,因此,不应接种 IIV。

    　　答案 a 不正确。LAIV 的接种对象为健康的、未怀孕的、年龄在 2 ~ 49 岁的人群。因为 TK 为 HIV 阳性,不应接种 LAIV。

    　　答案 c 不正确。IIV 可接种于免疫缺陷人群,包括 HIV 患者。但该患者有鸡蛋过敏史,因此,不应接种 IIV。

    　　答案 d 不正确。除非有其他禁忌证,免疫缺陷患者应该接种 IIV 或 RIV。

---

21. 在门诊诊所工作时,一名 27 岁的男性因病就诊,2 天前该男性出现肌痛、头痛、乏力、干咳、咽痛及鼻黏膜炎症状,今晨开始出现发热。医生通过快速抗原检测阳性诊断该男性患有流感,准备开具 5 天的奥司他韦抗病毒治疗。医生咨询该患者合适的给药剂量,可以参考以下哪种资料?

    a. Pubmed

    b. 药物信息手册

    c. 医学索引

    d. 马丁代尔药物大典

    　　答案 b 正确。药物信息手册属于三次文献,包含药物剂量信息。

    　　答案 a 不正确。Pubmed 数据库属于二次文献,它收集原始文献,可以找到药物剂量的信息,但却不能及时地获取有关奥司他韦的特点和剂量信息。

    　　答案 c 不正确。医学索引属于二次文献,主要索引医学科技期刊的书目信息。最终可以找到关于药物剂量的信息,但却不能及时地获取有关奥司他韦的特点和剂量信息。

    　　答案 d 不正确。马丁代尔药物大典属于三次文献,以专论的形式列出了世界范围内使用的药物,非常适用于查询国外专利药。

第 33 章　酸碱平衡紊乱

根据以下案例回答问题 1~3。

患者,女性,58 岁,腹部手术后经气管插管,进入重症监护室。在手术室期间,该患者接受了超过 10L 的液体和血液制品,但同时积极给予利尿。过去 3 天患者生成尿量 8L,BUN 和 Cr 分别升至 40mg/dL 和 1.5mg/dL,血压下降至 100/60mmHg。今晨,该患者 ABG 显示如下:pH 7.51,$PaCO_2$ 46mmHg,和 HCO_3^- 35mEq/L。

1. 该患者表现为哪一种原发性的酸碱平衡紊乱?
   a. 代谢性酸中毒
   b. 代谢性碱中毒
   c. 呼吸性酸中毒
   d. 呼吸性碱中毒

　　答案 b 正确。pH 值升高,提示碱中毒,碳酸氢盐大于 28,提示为代谢性碱中毒。

　　答案 a 和 c 不正确。pH 值是碱性;因此,可排除酸中毒。

　　答案 d 不正确。$PaCO_2$ 大于 40mmHg 不符合呼吸性碱中毒。患者由于过度利尿导致血容量减少继而引发代谢性碱中毒。

2. 对于原发的酸碱平衡紊乱,该患者是否存在适当的生理代偿?
   a. 是,$PaCO_2$ 升高,表明有适当的代偿
   b. 是,HCO_3 升高,表明有适当的代偿
   c. 否,HCO_3 较低,表明患者无代偿
   d. 否,$PaCO_2$ 低,表明患者无代偿

　　答案 a 正确。在代谢性碱中毒中,预期 $PaCO_2$ 将升高以代偿性保持酸的水平。

　　答案 b 和 c 不正确。患者无原发性的呼吸问题。

　　答案 d 不正确。患者无代谢性酸中毒。因此,最佳答案是 a。

3. 慢性阻塞性肺疾病(COPD)患者最可能出现下列哪一种酸碱平衡紊乱?
   a. 代谢性碱中毒伴代偿性呼吸性酸中毒
   b. 呼吸性碱中毒伴代谢性酸中毒
   c. 呼吸性酸中毒伴代谢性碱中毒

   d. 代谢性酸中毒伴呼吸性碱中毒

　　答案 c 正确。限制性气道疾病,如 COPD 的患者,无法正常地呼出 CO_2。其将导致肺 $PaCO_2$ 的升高,引起呼吸性酸中毒。作为长期 $PaCO_2$ 水平升高的代偿反应,肾脏将保留碳酸氢根以维持正常 pH。

　　答案 a、b 和 d 不正确。

4. 急性哮喘发作早期可见到下列哪一种酸碱平衡紊乱?
   a. 呼吸性酸中毒
   b. 呼吸性碱中毒
   c. 代谢性酸中毒
   d. 代谢性碱中毒

　　答案 b 正确。急性哮喘发作时,支气管出现炎症反应,导致气流受阻。这种气流受阻导致患者症状急性加重而呼吸增快,以维持组织供氧。因此,呼吸频率加快导致二氧化碳被"挤掉",造成低水平 $PaCO_2$ - 呼吸性碱中毒。

　　答案 a 不正确。呼吸性酸中毒只发生于未进行治疗的哮喘急性发作晚期。

　　答案 c 和 d 不正确。哮喘是呼吸方面的问题,因此可导致呼吸紊乱。

5. 患者因服用一瓶劳拉西泮后意识丧失入急诊治疗,可发现下列哪一种酸碱平衡紊乱?
   a. 阴离子间隙增加的代谢性酸中毒
   b. 呼吸性碱中毒
   c. 代谢性碱中毒
   d. 呼吸性酸中毒

　　答案 d 正确。苯二氮䓬类过量可引起大脑呼吸中枢抑制。因此,可导致 CO_2 呼出减少,增加 $PaCO_2$ 的水平。故苯二氮䓬类过量的患者将出现呼吸性酸中毒。

　　答案 a 不正确。如果给予患者大剂量静脉注射劳拉西泮,由于配方中的辅料丙二醇,可发生阴离子间隙增高的代谢性酸中毒。

　　答案 b 和 c 不正确。苯二氮䓬类使 $PaCO_2$ 升高导致酸中毒。

根据以下案例回答问题 6~7。

患者,女性,62 岁,于 ICU 住院数周,患有复杂

的医院获得性肺炎及脓毒症,需要长疗程的抗生素治疗。过去的几天,患者出现高热、严重腹泻。

粪便聚合酶链反应检查结果示艰难梭状芽孢杆菌阳性。实验室检查结果显示 Na^+ 142mEq/L, Cl^- 110mEq/L, HCO_3^- 18mEq/L,白蛋白 4.5g/dL, pH7.32, $PaCO_2$ 33mm Hg。

---

6. 该患者最有可能患有出现哪一种原发性酸碱平衡紊乱?
   a. 阴离子间隙增高的代谢性酸中毒
   b. 阴离子间隙正常的代谢性酸中毒
   c. 代谢性碱中毒
   d. 呼吸性酸中毒
   e. 呼吸性碱中毒

   答案 b 正确。患者存在艰难梭菌感染的腹泻。确认该患者有代谢紊乱。观察 pH 可发现其为酸中毒。因为基于患者情况可确定为原发性代谢紊乱,随后观察 HCO_3,发现其降低(代谢性酸中毒)。当发现上述情况后,建议进一步计算阴离子间隙(142 − 110 − 18 = 14)。患者的阴离子间隙结果为 14.5(3 × 白蛋白 4.5);因此,阴离子间隙未增高,病史中也无任何证据表明阴离子间隙增高(KILU)。

   答案 a、c 和 d 不正确。

---

7. 该患者对于原发性紊乱是否发生了一定代偿?
   a. 无, $PaCO_2$ 升高,提示患者无代偿
   b. 有, HCO_3 升高,提示患者存在适当代偿
   c. 无, HCO_3 较低,提示患者无代偿
   d. 有, $PaCO_2$ 较低,提示存在适当代偿

   答案 d 正确。对于原发性代谢性酸中毒,肺部通过呼出过量的酸($PaCO_2$)进行代偿。因此,预计可以看到这类患者出现呼吸频率加快、血气的 $PaCO_2$ 下降。本案例中患者 $PaCO_2$ 实际较低(< 40mmHg),因此,答案 d 是最佳选项。
   答案 a 和 b 不正确。$PaCO_2$ 和 HCO_3 较低。
   答案 c 不正确。原发性的紊乱是代谢性酸中毒,因此,代偿应通过呼吸($PaCO_2$)过程完成。

根据以下案例回答问题 8 ~ 9。

患者,男性,18 岁,无已知病史,因呼之不应被送往急诊(ED)。其父母诉患者上午早些时候有腹部隐痛,入院前几小时开始呕吐,小便频繁。尿

酮和血酮呈阳性。随后的实验室检查如下: Na^+ 142mEq/L, K^+ 4.5mEq/L, Cl^- 100mEq/L, HCO_3^- 10mEq/L, 葡萄糖 795mg/dL, pH7.26, $PaCO_2$ 23mmHg。

---

8. 该患者最有可能为哪一种原发性酸碱平衡紊乱?
   a. 阴离子间隙增加的代谢性酸中毒
   b. 阴离子间隙正常的代谢性酸中毒
   c. 代谢性碱中毒
   d. 呼吸性酸中毒
   e. 呼吸性碱中毒

   答案 a 正确。患者有呕吐、小便频繁和呼之不应。基于上述信息,没有理由怀疑其肺功能出现问题,因此可能是原发性代谢性紊乱。观察 pH,确定患者为酸中毒。该患者 $PaCO_2$ 较低的同时, HCO_3 也较低,提示为代谢性酸中毒。发现上述情况后,建议进一步计算阴离子间隙,是 32(142 − 100 − 10)。不计算白蛋白,估算患者正常的阴离子间隙为 12,因此,阴离子间隙增高。这是一个糖尿病酮症酸中毒的典型案例,患者出现高血糖的症状,最终导致其接近昏迷状态。由于细胞缺乏能量(缺乏胰岛素导致没有葡萄糖可被利用),故从游离脂肪酸分解产生酮体(未测定阴离子)以提供能量。因此, DKA 可见阴离子间隙增高。
   答案 b 不正确。患者阴离子间隙约为 32。
   答案 c 和 e 不正确。患者为酸中毒。
   答案 d 不正确。患者无任何呼吸紊乱,是原发性代谢问题。

---

9. 该患者对于原发性紊乱是否发生了一定代偿?
   a. 是, $PaCO_2$ 升高,提示存在适当代偿
   b. 是, HCO_3 升高,提示存在适当代偿
   c. 是, $PaCO_2$ 较低,提示存在适当代偿
   d. 是, HCO_3 较低,提示存在适当代偿

   答案 c 正确。该案例中的代谢性酸中毒,最适当的代偿是通过肺部"排"酸。通过上述途径,预计可见 $PaCO_2$ 降低,从而出现呼吸性碱中毒。该案例中可见上述情况, $PaCO_2$ 23mmHg(低于 40mmHg),因此处于呼吸性碱中毒状态。
   答案 a 不正确。实际是 $PaCO_2$ 降低。
   答案 b 和 d 不正确。这是原发性代谢问

题,因此,其为原发性的紊乱,而不是代偿紊乱。

根据以下案例回答问题 10~11。

患者,男性,27 岁,无已知病史,在聚会过程中大量饮酒,发现昏迷长达 30 分钟。送至 ER 后,患者神经反应迟钝,随后的实验室检查结果如下:pH7. 15, PaO_2 55mmHg, $PaCO_2$ 60mmHg, HCO_3^- 25mEq/L, Na^+ 132mEq/L, Cl^- 95mEq/L,白蛋白4. 2g/dL。苯二氮䓬类药物尿检呈阳性。

10. 该患者最有可能为哪一种原发性酸碱平衡紊乱?
    a. 阴离子间隙增高的代谢性酸中毒
    b. 阴离子间隙正常的代谢性酸中毒
    c. 代谢性碱中毒
    d. 呼吸性酸中毒
    e. 呼吸性碱中毒

　　答案 d 正确。本案例中的酒精和苯二氮䓬类急性中毒时,由于联合导致呼吸抑制,可见原发性呼吸紊乱。

　　答案 a、b、c 和 e 不正确。pH 较低提示酸中毒,$PaCO_2$升高提示呼吸性酸中毒。因此其余答案均不正确。

11. 该患者对于原发性紊乱是否发生了一定代偿?
    a. 是,$PaCO_2$升高,提示存在适当的代偿
    b. 是,$PaCO_2$降低,提示存在适当的代偿
    c. 是,HCO_3升高,提示存在适当的代偿
    d. 是,HCO_3降低,提示存在适当的代偿
    e. 不确定,急性呼吸紊乱发生后即评估代谢代偿,时间过早

　　答案 e 正确。由于碳酸氢根在正常范围内(22~28mEq/L),且该患者在此之前的碳酸氢根水平未知,因此,碳酸氢根在正常的范围内时,无法判断是否发生代偿。
　　答案 a 和 b 不正确。原发性呼吸性酸中毒的代偿涉及 HCO_3^- 而不是 $PaCO_2$。
　　答案 c 和 d 是不正确的。尚未进入代偿期。

根据以下案例回答问题 12~13。

患者,女,45 岁,有消化性溃疡,伴持续性呕吐。

患者有脱水症状,皮肤黏膜干燥皱褶。血液检查结果为 Na^+ 141mEq/L,K^+ 2. 6mEq/L,Cl^- 87mEq/L,pH7. 51,$PaCO_2$50mmHg, HCO_3^- 40mEq/L。

12. 该患者最有可能为哪一种原发性酸碱平衡紊乱?
    a. 阴离子间隙增高的代谢性酸中毒
    b. 阴离子间隙正常的代谢性酸中毒
    c. 代谢性碱中毒
    d. 呼吸性酸中毒
    e. 呼吸性碱中毒

　　答案 c 正确。鉴于患者持续呕吐,氢离子经上消化道丢失,预计可发生原发性代谢紊乱。
　　答案 a 和 b 不正确。HCO_3^- 显著升高,提示存在代谢性碱中毒。
　　答案 d 和 e 不正确。目前并无发生呼吸性紊乱的证据,因此可以排除答案 d 和 e。查看 pH,患者为碱中毒,排除答案 d。观察$PaCO_2$,发现其升高,因此排除答案 e。

13. 该患者对于原发性紊乱是否发生了一定代偿?
    a. 是,$PaCO_2$升高,提示存在适当代偿
    b. 是,$PaCO_2$降低,提示存在适当代偿
    c. 是,HCO_3升高,提示存在适当代偿
    d. 是,HCO_3降低,提示存在适当代偿

　　答案 a 正确。已知这是一个原发性代谢紊乱,可以立即排除答案 c 和 d。由于继发于代谢性碱中毒 pH 升高,最恰当的呼吸代偿应是通过肺部维持酸的水平($PaCO_2$)而发生的代偿,也就是本案例中 $PaCO_2$ 是 50mmHg 的情况。
　　答案 b 不正确。
　　答案 c 和 d 不正确。该患者为原发性代谢紊乱,因此,是肺部通过 $PaCO_2$ 进行代偿。

根据以下案例回答问题 14~15。

患者,男性,55 岁,因持续呕吐 3 天入院。入院后实验室检查结果如下:pH7. 40, $PaCO_2$40mmHg, HCO_3^- 24mEq/L, Na^+ 149mEq/L, Cl^- 100mEq/L,BUN 110mg/dL,Cr 8. 7mg/dL。

14. 持续性呕吐患者的 pH、$PaCO_2$ 和 HCO_3 将如何

变化($\uparrow$,$\downarrow$,N)？
a. pH$\uparrow$;$PaCO_2\downarrow$;$HCO_3\uparrow$
b. pH$\downarrow$;$PaCO_2\downarrow$;$HCO_3\downarrow$
c. pH$\uparrow$;$PaCO_2$N;$HCO_3\uparrow$
d. pH$\downarrow$;$PaCO_2$N;$HCO_3\downarrow$

　　答案 c 正确。患者持续性呕吐,可见代谢性碱中毒,伴或不伴呼吸代偿。因此,pH 应升高,HCO_3^-也应升高(氢离子通过上消化道丢失),$PaCO_2$应正常或升高(取决于代谢性碱中毒的持续时间)。因此,答案 a 不正确,答案 c 是最佳选项。

　　答案 b 和 d 不正确。患者是碱中毒而不是酸中毒。

15. 该尿毒症患者最有可能为哪一种原发性酸碱平衡紊乱？
a. 阴离子间隙增高的代谢性酸中毒
b. 阴离子间隙正常的代谢性酸中毒
c. 代谢性碱中毒
d. 呼吸性酸中毒
e. 呼吸性碱中毒

　　答案 a 正确。肾衰和尿毒症的患者可表现为阴离子间隙增高的代谢性酸中毒(KILU,U 代表尿毒症)。其他答案(b、c、d、e)均不正确。

　　患者,女性,55 岁,有严重的慢性阻塞性肺疾病病史,因病情恶化呼吸急促数天入院。近日,该患者因类似症状治疗后出院,直至入院前 3 天症状控制良好,随后咳痰,并增加了家用吸氧和沙丁胺醇/异丙托溴铵的使用频率。

16. 该患者的 pH、$PaCO_2$和 HCO_3将如何变化($\uparrow$,$\downarrow$,N)？
a. pH$\uparrow$;$PaCO_2\downarrow$;$HCO_3\uparrow$
b. pH$\downarrow$;$PaCO_2\uparrow$;$HCO_3\uparrow$
c. pH$\uparrow$;$PaCO_2$N;$HCO_3\uparrow$
d. pH$\downarrow$;$PaCO_2$N;$HCO_3\downarrow$

　　答案 b 正确。慢性阻塞性肺疾病(COPD)患者,预计可见伴随代谢性代偿的原发性呼吸紊乱。因为 COPD 是限制性气道疾病,患者有弥散或通气障碍。因此,可见

$PaCO_2$升高从而导致 pH 值下降(即呼吸性酸中毒)。作为对上述慢性过程的代偿,COPD 患者需维持碳酸氢根以使 pH 值正常,因此,可见代谢性碱中毒。慢慢地,COPD 患者的 pH 将正常,这是由于升高的 $PaCO_2$通过慢性代谢性碱中毒进行了代偿调节。但是,准确地说,本案例中,$PaCO_2$的升高将导致急性呼吸性酸中毒。

　　答案 a、c 和 d 均不正确。

17. 一名登上珠穆朗玛峰的人可发生哪一种酸碱平衡紊乱？
a. 阴离子间隙增加的代谢性酸中毒
b. 阴离子间隙正常的代谢性酸中毒
c. 代谢性碱中毒
d. 呼吸性酸中毒
e. 呼吸性碱中毒

　　答案 e 正确。在高海拔地区徒步旅行会导致低氧血症。氧浓度较低将引起人体呼吸系统通过增加通气以维持组织供氧。因此,可发生呼吸性碱中毒,即答案 e。其余答案(a、b、c 和 d)均不正确。

18. 下列哪一个抗真菌药可能导致阴离子间隙正常的代谢性酸中毒？
a. 氟胞嘧啶
b. 两性霉素 B
c. 卡泊芬净
d. 伏立康唑

　　答案 b 正确。两性霉素 B 可通过保留氢离子和排出钾离子引起阴离子间隙正常的代谢性酸中毒。

　　答案 a、b 和 d 不正确。其他药物均与阴离子间隙正常的代谢性酸中毒无关。

19. 下列哪一种镇痛药在中毒剂量下与呼吸性碱中毒有关？
a. 对乙酰氨基酚
b. 阿司匹林
c. 氢可酮
d. 芬太尼

　　答案 b 正确。众所周知阿司匹林是水杨

酸盐,在中毒剂量下,早期可引起呼吸性碱中毒,如未经治疗随后可发生代谢性酸中毒。对于其他支持治疗均无效的患者,可采用血液透析清除阿司匹林。

答案 a 不正确。过量的对乙酰氨基酚的主要毒性是肝毒性。

答案 c 和 d 不正确。由于呼吸道抑制及伴随的肺通气不足,中毒剂量的氢可酮或芬太尼可引起呼吸性酸中毒。

---

20. 过量的依他尼酸可导致哪一种酸碱平衡紊乱?
    a. 代谢性酸中毒
    b. 代谢性碱中毒
    c. 呼吸性酸中毒
    d. 呼吸性碱中毒

答案 b 正确。依他尼酸是与呋塞米类似的袢利尿剂。过度利尿可导致肾灌注降低的血容量减少。肾脏将在近端小管吸收更多的钠,同时引起碳酸氢根重吸收。最终导致血清中碳酸氢钠升高的代谢性碱中毒。因此答案 a、c 和 d 不正确。

第 34 章　肠内营养

1. 下列哪一种营养补充途径最适合面部创伤引起的营养不良患者?
   a. 肠外营养
   b. 鼻空肠的肠内营养
   c. 经皮胃肠内营养
   d. 鼻十二指肠的肠内营养

答案 c 正确。如上所述,应尽可能使用有功能的消化道,与经鼻插入和鼻空肠管相比,经皮置管使用的时间较长,患者对经鼻置管耐受性较差。

答案 a 不正确。面部创伤的患者不能经口进食,但患者除口以外其他消化道功能正常,故应采用肠内营养而非肠外营养。肠外营养应用于胃肠道无功能的患者。

答案 b 和 d 不正确。没有证据表明该患者存在胃功能障碍。如答案 a 一样,应尽可能使用有功能的消化道;此外,面部创伤的患者不能长时间耐受鼻空肠或经鼻十二指肠管。

2. 当通过鼻胃管实施药物治疗时,以下哪项正确?
   a. 药物与营养液中的液体必须具有相容性
   b. 片剂必须被充分压碎并与 15～30mL 水混合
   c. 给药前后必须用 250mL 水冲洗管道
   d. 胶囊中的药物颗粒必须被压碎并与 15～30mL 水混合

答案 b 正确。可以压碎的片剂在给药前必须被压成很细的粉末并在给药前与水混合。

答案 a 不正确。鼻胃管的末端位于酸性的胃液中,无须将药物与碱性介质相容。

答案 c 不正确。鼻胃管在给药前后应该用 30mL 水冲洗。

答案 d 不正确。胶囊中的药物颗粒不能压碎。对于能打开的胶囊,药物颗粒必须完整给予并且在给药前后用 30mL 水冲洗。

---

3. 接受管饲的患者给予苯妥英时,以下哪项正确?
   a. 空肠的酸性介质使苯妥英降解为无活性的产物
   b. 十二指肠的碱性介质使苯妥英降解为无活性的产物
   c. 苯妥英必须随肠内营养缓慢给予
   d. 随肠内营养产品一起给药可能降低药物的吸收

答案 d 正确。有证据显示同时给予苯妥英和肠内营养时可形成结石,降低生物利用度。

答案 a 不正确。与胃的酸性环境不同,空肠内环境不是酸性的,此外,苯妥英的吸收不受酸性环境影响。

答案 b 不正确。苯妥英在十二指肠偏碱性的环境中(与胃相比)降解。

答案 c 不正确。苯妥英不应和肠内营养同时给予。

---

4. 当通过肠内营养管给药时,以下哪项正确?
   a. 液体剂型比固体剂型的药物更适合
   b. 只要将片剂充分压碎就可暴露其药代动力学特征
   c. 患者的所有药物应该同时给予以使喂养中断时间最短
   d. 液体药物可能与营养配方发生相互作用并堵塞喂养管

答案 d 正确。如上所述,某些液体药物与肠内营养产品存在物理不相容性,可能形成黏稠的液体或形成凝胶。

答案 a 不正确。液体药物并非总适合肠内给药。胃肠对某些液体药物不耐受,尤其是含山梨醇或可能与肠内营养物理不相容的药物。

答案 b 不正确。许多片剂不能压碎给药,压碎通常会改变片剂的药代动力学特性。

答案 c 不正确。即使是经口服药的患者也可能存在配伍禁忌,当通过导管给药时也存在配伍禁忌的问题。

---

5. 下列描述正确的是哪项?
   a. 单体配方中的碳水化合物和脂肪含量均衡
   b. 高能配方主要为特殊疾病状态的患者提供营养
   c. 要素型配方含有整蛋白和多糖
   d. 标准配方含有整蛋白

   答案 d 正确。标准配方含有整蛋白,适用于能够充分消化蛋白质及不需要水解蛋白质的患者。

   答案 a 不正确。单体配方包含单一的营养素,用于补充基础营养,仅适用于特定的患者。

   答案 b 不正确。高能配方是完整的营养来源,其中含有的各种营养素组成均衡。

   答案 c 不正确。要素配方含水解蛋白(肽和氨基酸),比整蛋白更易消化。

---

6. 下列哪项可增加肠内营养喂养中的误吸风险?选出所有正确答案。
   a. 将患者头部抬高或采取直立体位喂养
   b. 喂养之前的高胃残留
   c. 采用连续输注喂养方案
   d. 高蛋白单体配方喂养

   答案 b 正确。高胃残留时开始肠内喂养会增加误吸的风险。

   答案 a 不正确。存在误吸风险时,将患者头部抬高或采取直立体位比仰卧位更适合。

   答案 c 不正确。连续喂养可减少误吸的发生。

   答案 d 不正确。高蛋白配方对误吸风险没有影响。

---

7. 下列哪项关于吸入性肺炎的描述是正确的?选出所有正确答案。
   a. 通常是病毒感染引起的
   b. 通常是细菌感染引起的
   c. 最初是化学性肺炎
   d. H_2受体阻滞剂可降低发生率

   答案 c 正确。吸入性肺炎最初是化学性肺炎。

   答案 a 不正确。吸入性肺炎最初是化学性肺炎,且大多数病例无细菌感染。发生细菌性肺炎时,通常是由环境中的细菌引起的。

   答案 b 不正确。吸入性肺炎是将胃内容物误吸入肺内所导致的,在某些病例中,吸入性肺炎会发展为细菌感染。

   答案 d 不正确。H_2受体阻滞剂对吸入性肺炎无效,但可以通过降低胃内的酸性使细菌保留在消化道。因此,如果一个患者发生了吸入性肺炎并且服用了 H_2受体阻滞剂(或 PPI),可能会因细菌的生长而使病情变得更复杂。

---

8. 下列哪个因素对开始选择肠内营养时最重要?
   a. 配方的渗透压
   b. 配方的价格
   c. 导管的位置
   d. 患者的营养需求

   答案 d 正确。对于肠内营养的选择,患者的营养需求是第一位的,虽然渗透压、费用、导管的位置也很重要,使患者获得最佳的营养状态是肠内营养的最终目标。

   答案 a 不正确。渗透压可以影响患者的耐受性,也是重要因素之一,但通常不是开始选择肠内营养产品时首要考虑的因素。

   答案 b 不正确。同样,费用虽然也很重要,但也不是产品选择时的优先考虑因素。

   答案 c 不正确。导管的位置是由患者的疾病状态决定的,虽然对配方的选择有一些影响,但不是首要考虑因素。

---

9. 下列哪些情况是肠内营养的禁忌?选出所有正确的答案。
   a. 消化道出血
   b. 胃癌
   c. 短肠综合征

d. 结肠造口术

答案 a 正确。由于可能导致胃肠出血,肠内喂养禁用于胃肠道出血的患者。在某些病例中,一旦明确了胃肠道出血的原因并开始治疗,肠内营养可以被接受,甚至可以首选重新开始喂养。

答案 b 不正确。胃癌是开始肠内营养的常见原因。胃癌患者经常伴有梗阻或胃痛,肠内喂养由于绕过了梗阻位置,对患者而言是获益的。

答案 c 不正确。与答案 b 一样,短肠综合征是开始肠内营养的常见原因。短肠综合征的患者不能很好地吸收营养素,应保证密切关注营养素的含量。

答案 d 不正确。大多数营养素不在结肠吸收,与经口喂养相比,结肠造口术不会更多地干扰肠内喂养。

10. MJ 是一个体重 78kg、体重指数 24kg/m² 的住院患者,他每天的液体需要量是多少?
    a. 2160mL
    b. 2660mL
    c. 3160mL
    d. 3660mL

答案 b 正确。成人平均液体需求量为:20kg 体重 1500mL,超过 20kg 的体重部分为 20mL/kg。因此,一个体重 78kg 的成人每日液体需求量的计算结果为:1500mL + [(78kg − 20kg) × 20mL] = 2660mL。

答案 a、c、d 均不正确。

11. MJ 每日热量达到多少最合适?
    a. 1500kcal
    b. 2000kcal
    c. 2500kcal
    d. 3000kcal

答案 c 正确。卧床的成人患者每日平均需求量为 30 ~ 35kcal/kg,每日摄入的卡路里计算结果如下:78kg × 30 至 78kg × 35 kcal/d = 2340 − 2730kcal。

答案 a 不正确。该卡路里不能为一个 78kg 的成年男性提供足够的能量[19kcal/(kg·d)]。

答案 b 不正确。该卡路里不能为一个 78kg 的成年男性提供足够的能量[25kcal/(kg·d)]。

答案 d 不正确。该卡路里为一个 78kg 的成年男性提供了过多的能量[38kcal/(kg·d)]。

12. 下列哪项是肠内营养治疗的常见并发症?
    a. 体重减轻
    b. 腹泻
    c. 体重增加
    d. 低血糖

答案 b 正确。腹泻是肠内营养常见的并发症,可能因为吸收不良、感染或是配方的渗透压过高或药物导致。

答案 a 不正确。体重减轻不是肠内营养的常见并发症。如果考虑体重减轻是由肠内营养引起的,需要对正在进行的喂养方案进行再评价。

答案 c 不正确。体重增加不是肠内营养的常见并发症。像体重减轻一样,可以通过调整营养方案来解决。

答案 d 不正确。低血糖不是肠内营养的常见并发症,除非是正在接受胰岛素治疗的糖尿病患者。

13. 与肠内营养相关的液体潴留问题经常在下列哪种疾病状态时遇到?
    a. 心力衰竭
    b. 呼吸窘迫
    c. 甲状腺功能亢进
    d. 糖尿病酮症酸中毒

答案 a 正确。心力衰竭可能导致液体潴留的增加。

答案 b 不正确。呼吸窘迫不是液体潴留的原因,由于呼出的气体比吸入的气体含水量高,呼吸频率的增加会增加液体丢失。

答案 c 不正确。甲状腺功能亢进不是液体潴留的常见原因。

答案 d 不正确。糖尿病酮症酸中毒的患者经常有容量衰竭的表现。

14. ED 是一名 62 岁的女性,患有 2 型糖尿病和终末期肾病,需要肠内营养。她最近每周行 3 次血液透析治疗。请选出最适合的营养组合。

a. 低蛋白,高碳水化合物

b. 低蛋白,低碳水化合物

c. 中等量的蛋白,低碳水化合物

d. 高蛋白,高碳水化合物

答案 c 正确。适当的蛋白饮食可以降低血液透析患者蛋白质营养不良的风险,不会加重肾脏功能不良。目前证实,低碳水化合物饮食对糖尿病患者有益。

答案 a 不正确。由于蛋白质的丢失增加,血液透析时低蛋白饮食可以导致蛋白质营养不良。高碳水化合物饮食可能导致血糖的失控。

答案 b 不正确。由于蛋白质的丢失增加,血液透析时低蛋白饮食可以导致蛋白质营养不良。低碳水化合物饮食证明对糖尿病患者有益。

答案 d 不正确。尚未证明高蛋白质饮食对预防蛋白质营养不良有益,高碳水化合物饮食可能导致血糖失控。

15. 肝性脑病的患者可从下列哪个营养配方中获益?

a. 高含量的支链氨基酸(BCAAs),低含量芳香氨基酸(AAAs)

b. 低含量 BCAAs,低含量 AAAs

c. 高蛋白,低氨基酸

d. 蛋白质和氨基酸的含量对肝性脑病无影响

答案 a 正确。肝性脑病患者体内支链氨基酸(BCAA)水平较低,芳香氨基酸(AAA)水平较高。

答案 b 不正确。对于肝性脑病患者而言,体内 AAA 已处于较高水平,补充 AAA 可能加重肝性脑病。

答案 c 不正确。因为受损的肝脏不能将过量的氮合成尿素,所以高蛋白饮食可能通过提高血氨水平而加重肝性脑病。

答案 d 不正确。答案 c 解释了蛋白质含量和肝性脑病的关系。

16. TR 是一名 72 岁的男性,患有糖尿病和慢性阻塞性肺病。他目前因为社区获得性肺炎住院并使用通气装置。下列哪个方案可提供最佳营养?

a. 50% 碳水化合物,30% 脂肪,20% 蛋白质

b. 65% 碳水化合物,20% 脂肪,15% 蛋白质

c. 35% 碳水化合物,25% 脂肪,40% 蛋白质

d. 35% 碳水化合物,50% 脂肪,15% 蛋白质

答案 d 正确。低碳水化合物饮食可以通过较高的脂肪含量来补充,当提供的热量满足需求时,这种方案将有助于降低 CO_2 负荷。

答案 a 不正确。肺部疾病患者应该采取低碳水化合物饮食以减少 CO_2 的产生,也可以降低糖尿病患者高血糖的风险。

答案 b 不正确。参见上述答案。

答案 c 不正确。碳水化合物的量是合适的,但应用脂肪来补充热量的不足。

17. TR(上接问题 16)已经使用简易通气装置 4 天,住院医生询问如何降低误吸的风险,下列哪种方法最适合该患者?

a. 在喂养中和喂养后抬高床头

b. 开始进行间断注射喂养而不是连续喂养

c. 放置胃管,停用质子泵抑制剂

d. 放置胃管代替十二指肠管

答案 a 正确。抬高床头可有效降低误吸风险。

答案 c 不正确。事实上与将导管置入十二指肠相比,胃管会增加误吸的风险,插管超过 48 小时,该患者使用质子泵抑制剂预防应激性溃疡是适当的。

答案 b 不正确。与间断注射喂养相比,使用连续喂养可以降低误吸的风险。

答案 d 不正确。与放置胃管相比,在十二指肠置管可以降低误吸的风险。

18. 下列哪项描述适用于含纤维素的肠内营养配方? 选出所有正确的答案。

a. 大多数患者的耐受性降低

b. 可使腹泻增加

c. 可使便秘增加

d. 可能导致胃肠道梗阻

答案 d 正确。对于已经存在风险的患者,含纤维的产品可增加胃肠道梗阻的风险。

答案 a 不正确。对于大多数患者,纤维可以增加肠内喂养的耐受性。

答案 b 不正确。含纤维的配方可减少腹泻的发生率。

答案 c 不正确。含纤维的配方可减少便秘的发生率。

19. 下列哪种导管与其使用时间或口径最为匹配？
    a. 鼻胃管,长期使用
    b. 口胃管,小口径
    c. 经皮胃管,短期使用
    d. 鼻空肠管,大口径

答案 b 正确。口胃管应采用小口径以提高患者的舒适度和耐受性。

答案 a 不正确。由于耐受性较差,鼻胃管不能长期使用。

答案 c 不正确。经皮置管是长期喂养的经典途径。

答案 d 不正确。对于经口和经鼻置管,小口径的导管均为首选,可降低导管的物理性刺激并提高耐受性。

20. 下列哪类患者群体的代谢需求增加？选出所有正确的答案。
    a. 1 型糖尿病患者
    b. 创伤患者
    c. 烧伤患者
    d. 危重患者

答案 b 正确。创伤患者代谢需求增加,外伤的恢复是分解代谢过程,需要增加基础能量需求。

答案 c 正确。烧伤患者处于高分解代谢状态,代谢率大幅增加。

答案 d 正确。危重疾病会诱发分解代谢状态,能量需求应在基础值上增加。

答案 a 不正确。与非糖尿病患者相比,1型糖尿病患者的代谢及热量需求没有增加。

第 35 章　肠外营养

1. VB,男性,54 岁,因肠坏死接受小肠切除。目前正在接受肠外营养并需要鼻胃管抽吸,出现代谢性碱中毒症状。下列哪项是最适合于 VB 的肠外营养调整方案？
   a. 添加碳酸氢钠
   b. 减少醋酸盐,增加氯化物
   c. 增加醋酸盐,减少氯化物
   d. 增加钠和氯化物

答案 b 正确。醋酸盐在肠外营养液中具有碱化作用(醋酸盐在肝脏中转换为碳酸氢盐),而氯化物具有酸化作用。因此,减少醋酸盐和增加氯化物有助于改善代谢性碱中毒。

答案 a 不正确。碳酸氢钠由于其相容性一般不加入肠外营养液中。肠外营养液中通常使用醋酸盐作为碱基的来源,醋酸盐在肝脏中转化为碳酸氢盐。在肠外营养液中添加碳酸氢钠会加重代谢性碱中毒。

答案 c 不正确。如答案 b 的解释一样,在肠外营养液中增加醋酸盐和减少氯化物有助于纠正代谢性酸中毒,但可能会加重代谢性碱中毒,因此不适用于代谢性碱中毒的患者。

答案 d 不是最佳答案。虽然在肠外营养液中增加氯化物有助于缓解代谢性碱中毒,但没有足够的资料证明在肠外营养液中增加钠的量对这种患者是否适当。一些接受肠外营养的患者可能出现液体潴留,而肠外营养液中过量的钠会使之加重。

2. 下列关于肠外营养液中大分子物质的描述,哪些是正确的？选择全部正确选项。
   a. 葡萄糖和氨基酸可由生产企业混合在一起,高温灭菌后配送到医院
   b. 甘油和氨基酸可由生产企业混合在一起,高温灭菌后配送到医院
   c. 在美国可以使用由隔膜分隔开的含有葡萄糖和氨基酸的肠外营养液
   d. 即使存储于冰箱中,葡萄糖和氨基酸的混合溶液必须在混合后 24 小时内使用

答案 b 正确。因为甘油没有羰基,加热灭菌甘油和氨基酸的混合物不会发生美拉德反应。市售产品 ProcalAmine 是含有上述两种成分的预混产品。

答案 c 正确。在美国,可以使用的预混肠外营养液由氨基酸或葡萄糖两个隔室组成,每个隔室包含氨基酸或葡萄糖,使用前破坏隔膜使两者混合。有些国家使用三腔肠外营养预混剂,分别为葡萄糖、氨基酸和脂质。

答案 a 不正确。加热时,葡萄糖中的羰基

会与氨基酸中的氨基发生美拉德反应或褐变反应,因此,葡萄糖和氨基酸不能由生产企业混合。

答案 d 不正确。葡萄糖/氨基酸的混合液可以在冰箱中存储不同时间。接受家庭肠外营养的患者可能需要连续输注几天,可将混合液存储在冰箱中备用。尽管没有葡萄糖/氨基酸溶液稳定,TNA 在冰箱储存几天后仍然是稳定的。

---

3. 一位术后患者以 125mL/h 的速度接受 ProcalAmine 治疗。ProcalAmine 包含终浓度为 3% 的甘油 (4.3kcal/g)和终浓度为 3% 的氨基酸。甘油提供热量为 4.3kcal/mL。该溶液每天提供的热量和蛋白质分别是多少?
   a. 747kcal 和 90g 氨基酸
   b. 666kcal 和 90g 氨基酸
   c. 720kcal 和 60g 氨基酸
   d. 747kcal 和 60g 氨基酸

   答案 a 正确。热量和氨基酸的计算如下:125mL/h × 24h/d = 3000mL/d;甘油提供热量为 4.3kcal/g,3g 甘油/100mL = xg 甘油/3000mL,x = 90g;90g × 4.3kcal/g = 387kcal。氨基酸提供热量为 4kcal/g,3g 氨基酸/100mL = xg 氨基酸/3000mL,x = 90g;90g × 4kcal/g = 360kcal,387kcal + 360kcal = 747kcal。

   答案 b、c、和 d 不正确。需要注意的是静脉注射葡萄糖提供的热量为 3.4kcal/g,口服碳水化合物提供的热量为 4kcal/g。尽管 ProcalAmine 作为一种外周静脉营养溶液是适当的,但较低的浓度使其所提供的热量和蛋白质受到限制。

---

4. 一名 56 岁的肝性脑病患者,使用包括乳果糖在内的标准药物治疗无效。患者不耐受肠内营养,考虑应用肠外营养。与标准氨基酸制剂相比,下列哪种氨基酸组成最适合该患者?
   a. 高水平的支链氨基酸,相同水平的芳香族氨基酸
   b. 高水平的支链氨基酸,低水平的芳香族氨基酸
   c. 高水平的必需氨基酸,低水平的非必需氨基酸

   d. 强化含谷氨酰胺的二肽

   答案 b 正确。肝衰竭患者血浆中芳香族氨基酸浓度升高,而支链氨基酸浓度降低。根据假神经递质理论,芳香族氨基酸与支链氨基酸竞争越过血脑屏障,转换为假神经递质如章鱼胺,从而导致肝性脑病。喂养液中加强支链氨基酸及较少的芳香氨基酸有助于平衡血液中氨基酸的水平。这种方式已证明有助于"唤醒"肝性脑病患者,但有数据表明这些产品对死亡率的改善作用有限。这些产品可用于标准药物治疗失败的肝性脑病患者。

   答案 a 不正确。含有较多支链氨基酸及相同量芳香族氨基酸的标准产品已经市场化,如市售 Aminosyn – HBC 或 FreAmine HBC,这些产品更适用于高应激患者。处于应激状态时,支链氨基酸首先被破坏掉,所以在这些产品中被强化。这类产品并不经常使用,主要是因为价格因素以及稳定性限制了其浓度,因此在液体负荷合理的患者中可适量使用。

   答案 c 不正确。与标准氨基酸制剂相比,肾功能衰竭患者所使用的产品特点为较多量的必需氨基酸和较少量的非必需氨基酸,从而使合成非必需氨基酸的内源性尿素氮得以再循环。尽管有数据显示肾功能衰竭的患者接受此类产品能降低血尿素氮,但改善临床预后方面的数据是有限的。

   答案 d 不正确。由于稳定性问题,在美国上市的氨基酸产品不包含谷氨酰胺。世界其他地区有供应含有谷氨酰胺的二肽,二肽使谷氨酰胺的稳定性提高。机体应激状态下消耗谷氨酰胺,而且其为小肠细胞能量的首选来源。

---

5. HO,女性,63 岁,患有恶性肿瘤。6 个月前被诊断出患有结肠癌,体重减少了 10%。癌症治疗过程中出现严重的恶心和呕吐。医生建议应用肠外营养。营养师表示关注再喂养综合征。下列哪项电解质异常是该综合征的特点? 选出全部正确选项。
   a. 高镁血症
   b. 低钙血症
   c. 低钾血症
   d. 低磷血症

   再喂养综合征通常发生于大量葡萄糖喂养

导致的慢性营养不良患者中。虽然再喂养综合征更可能发生于肠外喂养中，但在肠内和口服喂养中也有报道。在一些极端的案例中，可能会导致肺和心脏衰竭并累及中枢神经系统，危及生命。

答案 c 正确。虽然低磷血症为再喂养综合征电解质异常的标志，但如下所述，也可能出现低钾血症和低镁血症。

答案 d 正确。使用碳水化合物进行再喂养时，磷、镁、钾这些细胞内的主要电解质在胰岛素的作用下进入细胞内，导致了细胞外包括血液中这些电解质水平的下降，需要对血液中的电解质水平进行常规监测。因此，低磷血症、低镁血症、低钾血症都可能出现于再喂养中。低磷血症是电解质异常的标志。磷在隔膜的功能中有重要作用，且是三磷酸腺苷能量代谢的成分，因此，在严重的再喂养综合征中低磷血症可导致呼吸衰竭。

答案 a 不正确。高镁血症、高钾血症、高磷血症在肾功能正常的患者中不常见。

答案 b 不正确。虽然高钙血症在癌症患者中常见，但不是再喂养综合征的标志。

---

6. 静脉注射用多种维生素的紧缺导致医院只能通过肠外营养给予。在静脉注射用多种维生素缺乏的情况下，对于接受肠外营养数周的住院患者，哪些维生素是最重要的补充元素？选择全部正确选项。
   a. 烟酸
   b. 生物素
   c. 叶酸
   d. 维生素 B_1

过去几十年，全国范围内注射用多种维生素间断缺乏。在缺乏的情况下，如果患者口服能够吸收可以给予口服维生素，剩余的静脉用多种维生素可以根据需要定量供应，每周给予 $2 \sim 3$ 次。注射用多种维生素中有些维生素单独注射无效。另一方面，有些维生素单独使用是有效的，在缺乏时可以每天补充。可单独使用的三种重要维生素为维生素 B_1、叶酸和维生素 B_6。

答案 c 正确。叶酸缺乏与巨幼细胞贫血有关，已有报道接受不含叶酸的肠外营养 $4 \sim 5$ 周

的患者可能发生巨幼细胞性贫血。

答案 d 正确。维生素 B_1 缺乏的典型疾病是脚气病。脚气病可出现于接受不含维生素 B_1 的肠外营养 $3 \sim 4$ 周的患者中，其特征是充血性心力衰竭。

答案 a 不正确。烟酸缺乏在短期内不会产生明显影响。没有商业的单一静脉用烟酸可供使用。

答案 b 不正确。虽然生物素是必需营养素，但短期接受肠外营养的住院患者不会导致生物素缺乏。没有商业的单一静脉用生物素可供使用。

---

7. 以下能够增加钙和磷酸盐在肠外营养溶液中溶解度的是哪些？选择全部正确选项。
   a. 升高温度
   b. 增加 pH 值
   c. 使用葡萄糖酸钙代替氯化钙
   d. 增加肠外营养液中氨基酸的浓度

因为钙与磷酸盐形成的沉淀容易对患者造成伤害，因此在肠外营养液中的溶解度很重要。尽管视觉检查是保证肠外营养液质量的重要程序，但肉眼不可见的沉淀足以引起不良反应。此外，TNAs 是不透明的，这些添加剂中的沉淀是肉眼看不到的。最后，肠外营养液的过滤是防止大颗粒进入体内的关键。

答案 c 正确。在美国，葡萄糖酸钙是肠外营养液中钙的首选形式。葡萄糖酸钙比氯化钙更易溶。

答案 d 正确。增加肠外营养液中氨基酸的浓度能降低溶液的 pH 值，从而增加钙和磷酸盐的溶解度。新生儿肠外营养液要求为低氨基酸浓度，但新生儿对钙和磷酸盐的需求较高，导致这个群体肠外营养液中钙和磷酸盐的溶解度面临挑战。

答案 a 不正确。许多物质的溶解度随温度的增加而增加，而钙和磷酸盐是相反的。

答案 b 不正确。增加 pH 值会降低钙与磷酸盐的溶解度。

---

8. 某医院从使用葡萄糖/氨基酸添加脂质的溶液改为 TNA 系统。以下关于过滤器使用的正确描述有哪些？

a. 由 $0.22\mu m$ 的过滤器改为 $1.2\mu m$ 的过滤器

b. 由 $1.2\mu m$ 的过滤器改为 $0.22\mu m$ 的过滤器

c. 不需要改变过滤器，$0.22\mu m$ 的过滤器可以继续使用

d. 由 $0.22\mu m$ 的过滤器改为不需要使用过滤器

答案 a 正确。推荐葡萄糖/氨基酸溶液采用 $0.22\mu m$ 的过滤器进行滤过。这种过滤器可除去微粒和微生物。脂肪乳和 TNA 不能通过 $0.22\mu m$ 过滤器，因为这些乳状液内粒径高达 $0.5\mu m$，通过较小的过滤器容易使乳剂破坏或变形。虽然也可以使用 $5\mu m$ 的过滤器，但推荐 TNA 使用 $1.2\mu m$ 的过滤器。这种过滤器可除去颗粒，但不能除去微生物。脂肪乳剂采用透析袋而不使用过滤器。

答案 b 不正确。TNA 不能通过 $0.22\mu m$ 过滤器。虽然葡萄糖/氨基酸溶液可以通过 $1.2\mu m$ 的过滤器，但多数机构采用 $0.22\mu m$ 的过滤器。

答案 c 不正确。TNA 不能通过 $0.22\mu m$ 过滤器。

答案 d 不正确。过滤对于保证 TNA 的质量非常重要。省略这一步会产生严重后果。输入大于 $0.5\mu m$ 的颗粒可导致肺损伤。

9. PW，男性，46 岁，因多发外伤不能耐受肠内喂养而接受肠外营养。每天注射 150g 蛋白质，24 小时尿中尿素氮（UUN）值为 20g。该患者每日预计氮平衡是多少克？

a. +4g

b. 0g

c. −20g

d. −120g

答案 b 正确。根据蛋白质的量计算氮的量，除以 6.25 或乘以 0.16。患者获得的氮量为 $150/6.25 = 24g$。对非尿中尿素氮的丢失进行校正，氮平衡的计算方法如下：氮平衡 = 氮摄入量 − （氮排出量 + 4），或氮平衡 = $24 − (20 + 4) = 0$。因此，估计该患者为中性氮平衡。目标为患者正氮平衡，因此增加肠外营养液中的蛋白质和/或热量可能实现正氮平衡。高应激的患者很难实现正氮平衡。

答案 a 不正确。没有考虑非尿中尿素氮的丢失。对于这部分丢失，通常允许 4g/d 的校

正量。

答案 c 和 d 不正确。肠外喂养中一般不会出现负值。

10. SR，女性，26 岁，机械通气接受异丙酚镇静。以 100mg/h 的速度给予 10mg/mL 的异丙酚，市售异丙酚为 10% 的脂肪乳剂。通过输注异丙酚，SR 每天能吸收多少克脂肪？

a. 2.4g

b. 4.8g

c. 24g

d. 48g

异丙酚通常作为机械通气危重患者的镇静剂。频繁使用异丙酚时会提供大量的脂质热量，计算热量和摄入的脂肪时，应将其考虑在内。同时进行肠外营养的患者，应用异丙酚时需要控制注射用脂肪乳剂或降低其应用比例。

答案 c 正确。计算如下：

异丙酚的注入量为 $\dfrac{100mg/h}{10mg/mL} = 10mL/h$

$10mL/h \times 24h/d = 240mL/d$

$10\% \text{ 脂肪} = 10g/100mL$

$240mL/d \times 10g/100mL = 24g/d$

答案 a、b 和 d 不正确。

11. 下列关于 TNA 的描述正确的是哪项？

a. 破乳的 TNA 可以安全地用于患者，而分层的 TNA 应用不安全

b. 分层的 TNA 可以安全地用于患者，但破乳的 TNA 应用不安全

c. 破乳的 TNA 和分层的 TNA 应用均不安全

d. 破乳的 TNA 和分层的 TNA 均可安全用于患者

全营养混合物的固有稳定性小于葡萄糖/氨基酸溶液。zeta 电位是脂质球的表面所带的负电荷，它可以防止脂质球的凝聚。如果负电荷被阳离子中和，脂质球会出现凝聚。三价阳离子中和表面负电荷能力最强，其次是二价阳离子；一价阳离子的影响最小。由于增加了氢离子的浓度，全营养混合物的稳定性随着 pH 降低而下降。

分层的 TNA 是脂质球与乳液分离，但轻

轻振摇容器脂质球会再分散,还原混合物初始的均匀度。而破裂的 TNA,脂质球已经合并,从乳液分离,振摇后不能恢复到初始状态。

答案 b 正确。分层的 TNA 再分散后可安全使用,破裂的 TNA 不能恢复到初始状态,因此不能使用。

答案 a 不正确。破裂的 TNA 不能安全用于患者,而分层的 TNA 再分散后可安全使用。

答案 c 不正确。分层的 TNA 再分散后恢复到初始状态可以安全地用于患者。

答案 d 不正确。破裂的 TNA 不能均匀分散。

---

12. 一位 49 岁的女性车祸患者,入住重症监护室并接受管饲喂养。住院第 8 天时,患者因不耐受管饲喂养而给予 TNA。下列加入 TNA 中的添加剂哪种可保持 24 小时的稳定性,同时不影响 TNA 的稳定性? 选出所有正确的答案。
    a. 法莫替丁
    b. 普通胰岛素
    c. 右旋糖酐铁
    d. 铜

答案 a 正确。所有肠外 H_2 受体阻滞剂在肠外营养液中 24 小时内稳定。H_2 受体阻滞剂可以加入到肠外营养液中,葡萄糖/氨基酸溶液中或 TNA 中连续输入。

答案 b 正确。普通胰岛素常加入到肠外营养液中。尽管胰岛素可被玻璃、导管或其他表面吸附,但不会影响 TNA 的稳定性。

答案 c 不正确。作为多价阳离子,右旋糖酐铁可中和脂肪球的 zeta 电位而影响 TNA 的稳定性。如果接受 TNA 的患者需要补充铁,可以通过肠外营养液或葡萄糖/氨基酸溶液给药,这时制剂中不应含有脂肪。

答案 d 正确。铜为二价阳离子,常作为多种微量元素的一部分加入到肠外营养液(包括 TNA)中。

---

13. AZ 接受家庭肠外营养每天超过 16 小时。在 16 小时周期的第一个和最后一个小时,肠外营养的输注速率为目标速率的一半。如果溶液中氨基酸的终浓度为 5%,那么目标速率(mL/h)为多少时每天可提供约 80g 蛋白质?

---

    a. 77
    b. 87
    c. 97
    d. 107

答案 d 正确。计算如下:

$$5g/100mL = 80g/xmL; x = 1600mL$$

$$14Y + 2(1/2Y) = 1600mL; 15Y = 1600mL; Y = 107mL; \frac{1}{2}Y = 53.5mL$$

因此,输入 $107mL/h \times 14h + 53.5mL/h \times 2h = 1605mL/d$。

答案 a,b 和 c 不正确。

---

14. 一位瘘管修补术后的 63 岁男性患者,在重症监护室接受肠外营养。对于该患者,最佳血糖值范围应为?
    a. 70 ~ 100mg/dL
    b. 90 ~ 130mg/dL
    c. 140 ~ 180mg/dL
    d. 180 ~ 240mg/dL

答案 c 正确。2013 年美国社会成人高血糖患者肠外肠内营养支持指南要求多数患者血糖保持在 140 ~ 180mg/dL。2009 年美国糖尿病协会和美国临床内分泌医师协会联合指南规定,住院患者空腹血糖低于 140mg/dL,随机血糖值小于 180mg/dL。

答案 a 不正确。虽然此前建议要尽量保持危重患者尤其是手术患者的血糖在正常范围,但考虑到 NICE - SUGAR 研究中,大量使用胰岛素的患者低血糖的发病率较高,权威组织建议多数患者使用较弱的血糖控制方法。

答案 b 不正确。参考上述说明。

答案 d 不正确。对于危重患者和普通外科患者,血糖在 180 ~ 240mg/dL 范围均有导致感染等并发症的风险。

---

15. NJ,女性,53 岁,因肠系膜缺血进行肠切除后接受肠外营养。接受终浓度为 15% 的葡萄糖和 5% 的氨基酸的葡萄糖/氨基酸溶液。该溶液以 75mL/h 的速度连续输注超过 24 小时。同时每天注射 250mL 20% 的脂质。NJ 肾功能正常,体重 60kg,接近标准体重 62kg。以下关

于 NJ 接受热量、蛋白质和葡萄糖的量的描述正确的是?

a. 热量过多,蛋白质和葡萄糖的量在推荐范围之内

b. 葡萄糖、蛋白质和热量的量均低于推荐范围

c. 蛋白质低于推荐量,热量和葡萄糖足够

d. 热量、蛋白质和葡萄糖的量均在推荐范围之内

目前 NJ 接受的营养如下:

葡萄糖/氨基酸溶液:75mL/h × 24h/d = 1800mL/d

葡萄糖:15g/100mL = xg/1800mL;x = 270g/d;270g/60kg = 4.5/(kg · d);270g × 3.4kcal/g = 918kcal/d

氨基酸:5g/100mL = xg/1800mL;x = 90g; 90g/60kg = 1.5/(kg · d);90g × 4kcal/g = 360kcal/d

脂肪:250mL/d × 2kcal/mL = 500kcal/d

总热量/d = 918 + 360 + 500 = 1778kcal/d; 1778kcal/60kg = 29kcal/(kg·d)

对于非肥胖患者,标准的热量为 20 ~ 35kcal/(kg · d)。这些患者应摄取 1.2 ~ 2g 蛋白质/kg/d,同时不超过 7g 葡萄糖/kg/d。建议脂肪不超过 2.5g/(kg · d);权威人士建议脂肪限量为 1 ~ 2g/(kg · d),尤其是免疫力低的患者。

答案 d 正确。该患者总热量为 29kcal/(kg · d),在推荐范围 20 ~ 35kcal/(kg · d)内。蛋白质 1.5g/(kg · d),在 1.2 ~ 2g/(kg · d)的推荐范围内。葡萄糖 4.5g/(kg · d),不超过 7g/(kg · d);必需器官,如脑葡萄糖的需求量不少于 100g/d,以提供热量。

答案 a 不正确。给予的热量合理。

答案 b 不正确。给予葡萄糖、蛋白质和热量的量在其推荐范围内。

答案 c 不正确。给予的蛋白质在推荐范围之内。

---

16. 以下常加入到肠外营养液中的维生素哪种可干预华法林的抗凝作用?

a. 维生素 D

b. 维生素 K

c. 维生素 E

d. 维生素 B_6

答案 b 正确。华法林是通过抑制依赖于维生素 K 而合成的凝血因子 II、VII、IX、X 和抗凝蛋白 C 和 S 发挥作用的。维生素 K 能逆转华法林的作用。虽然接受口服药物如华法林治疗的患者接受肠外营养还存在争议,但口服华法林和肠外营养有时也会联合应用。目前市售的多数肠外多种维生素制剂含有维生素 K 150μg/d。

答案 a、c 和 d 不正确。维生素 D、维生素 B_1 和维生素 B_6 不影响华法林的抗凝血作用。

---

17. 肠外营养液中常含有下列哪些微量元素? 选择全部正确选项。

a. 铬

b. 锌

c. 锰

d. 铜

答案 a、b、c、d 均正确。锌、锰、铜和铬是肠外营养液中四种最常见的微量元素。通常硒也包括在内。

---

18. YN,男性,43 岁,短肠综合征患者,进行家庭肠外营养。接受家庭肠外营养的患者常见的住院原因是?

a. 代谢性骨病

b. 导管相关性脓毒症

c. 微量元素缺乏症

d. 高血糖

答案 b 正确。导管相关的脓毒症是家庭肠外营养患者常见的不良反应,是导致住院治疗的常见原因。由于放置中央静脉导管是一种侵入性操作,并且适合放置这些导管的静脉位置有限,如果可能,应尽量修复受感染的导管,而不是拔掉或更换导管。治疗方法包括注射全身用抗生素或采用抗生素封管技术。导管相关的脓毒症多由革兰阳性菌引起,也可由革兰阴性细菌和真菌引起。真菌感染一般需要移除或更换导管。

答案 a 不正确。代谢性骨病是长期进行家庭肠外营养患者的常见问题,但不是导致住院治疗的主要原因。长期肠外营养中出现的代谢性骨病原因仍不明确。

答案 c 不正确。尽管很难明确诊断,长期家庭肠外营养中存在微量元素缺乏的情况。当怀疑微量元素缺乏时,通常营养液中会给予较高量的该元素,通常不需要住院治疗。

答案 d 不正确。无论短期或长期治疗,高血糖症是肠外营养期间潜在的不良反应。谨慎起见,从医院转换为家庭肠外营养之前先稳定血糖。家庭肠外营养患者中高血糖易引发感染,这种情况下的感染症状有发热、寒战和僵直,而不是因为高血糖入院。

---

19. HM,男性,63 岁,急性重症胰腺炎肥胖患者（BMI 42kg/m²）,不能给予肠内营养。住院后 7 天开始给予肠外营养。HM 体重为 150kg,标准体重为 82kg。肠外营养方案包括每天热量 1600kcal/d 和 180g 蛋白质。肾、肝功能无严重损伤。关于该患者的肠外营养方案说法正确的是?

a. 热量和蛋白质适当

b. 热量适当,蛋白质过多

c. 蛋白质适当,热量过多

d. 热量太少,蛋白质太多

答案 a 正确。据 2013 年美国社会肠外肠内营养（A. S. P. E. N.）成人肥胖住院患者营养支持指南,无严重肝肾功能异常患者适合低热量高蛋白喂养。HM 的方案为按实际体重每天给予 12kcal/kg 热量。蛋白质的标准量为 2.2g/(kg·d),实际量为 1.2g/(kg·d)。以上剂量在 A. S. P. E. N. 规定的肥胖患者指导方针的范围内。

答案 b 不正确。HM 的方案中没有包含过多的蛋白质。

答案 c 不正确。HM 的方案中没有包含过多的热量。

答案 d 不正确。HM 的方案没有包含过少的热量和过多的蛋白质。

---

20. 按体积比例由高到低说明典型肠外营养液中下列组成部分。

无序选项	排序结果
电解质	
氨基酸	
微量元素	
水	

顺序组成为:水、氨基酸、电解质和微量元素。

肠外营养液中水的体积比例最大,葡萄糖和氨基酸为亲水性组分。即使是含脂肪的 TNAs,水仍是最大的组成部分。肠外营养液中氨基酸的体积比例也较大。电解质的含量少;肠外营养液中电解质的标准含量约为 20mL/L。微量元素通常每天加入 1~5mL,这取决于使用的产品类型。

第 36 章　电解质紊乱

1. 患者,男性,72 岁,在常规体检中发现低钠血症。患者自觉良好。既往病史包括慢性阻塞性肺部疾病、抑郁、痛风、高血压。当前的治疗药物有沙丁胺醇、别嘌呤醇、赖诺普利和舍曲林。体检结果正常。相关的实验室检查包括血清钠 123mEq/L,尿钠 90mEq/L,尿渗透压 585mOsm/L。患者被诊断出患有 SIADH。下列哪种治疗方案适宜用于纠正患者异常血钠?

a. 输注 3% 的生理盐水

b. 地美环素

c. 阻断致病因素和液量限制

d. 生理盐水

答案 c 正确。除了阻断致病因素,液量限制是急性 SIADH 的主要治疗。水的负平衡可纠正血钠。

答案 a 不正确。高渗盐不适用于无症状的患者。有危及生命的症状,如痫样发作或昏迷的患者适用。

答案 b 不正确。病原体被清除后,一般不使用可在肾集合管中干扰 ADH 活性的药物。该患者的发病原因可能是舍曲林。地美环素和血管加压素受体药物可用于限制液量无效或不能耐受液量限制的慢性 SIADH 患者。

答案 d 不正确。SIADH 患者不适宜输注普通生理盐水。因为患者肾脏对钠的处理是正常的而自由水的吸收增加,因此输注生理盐水时可降低血钠浓度。

---

2. 下列哪个药物通常与 SIADH 有关?选择所有正确的选项。
   a. 氢氯噻嗪
   b. 呋塞米
   c. 锂剂
   d. 舍曲林

   答案 d 正确。选择性 5 - 羟色胺再摄取抑制剂与 SIADH 相关。

   答案 a 不正确。噻嗪类利尿剂通常与低血容量性低钠血症相关,但不会引起 SIADH。噻嗪类引起的轻度血容量减少是其刺激抗利尿激素的正常反应。

   答案 b 不正确。祥利尿剂通常不引起低钠血症,即使引起低钠血症也不是 SIADH。

   答案 c 不正确。锂剂是常见的引起肾性糖尿病尿崩症(高钠血症)的原因。锂剂拮抗腺苷酸环化酶和 cAMP,从而抑制肾小管中的水通道蛋白的开启。其可导致自由水丢失,当丢失的水不能补充时引起高钠血症。

---

3. 患者,女性,68 岁,因嗜睡和昏厥逐渐加重入院,过去 3 天出现腹泻。患者精神差,但未出现神经病变。主要病史为肺癌、抑郁症、高血压、胃食管反流和骨关节炎。服用的药物包括对乙酰氨基酚、氢氯噻嗪、氟西汀、雷尼替丁和氧化镁。体检示血压 96/56mmHg,心率 110/min,黏膜干燥,皮肤弹性降低。重要的实验室检查为血钠 125mEq/L。为纠正患者异常的钠,以下哪种治疗方案最合理?
   a. 3% 生理盐水
   b. 地美环素
   c. 液量限制 <1000mL/d
   d. 生理盐水

   答案 d 正确。低容量性低钠血症患者需要等渗盐水补充血容量和纠正血钠。血钠的纠正速度不能高于 24 小时 10 ~ 12mEq/L 或 48 小时 18mEq/L。

   答案 a 不正确。无症状患者不宜使用高渗盐。高渗盐适用于有危及生命的症状,如痫样

发作或昏迷的患者。

   答案 b 不正确。地美环素可用于慢性 SIADH,不适用于低容量性低钠血症。

   答案 c 不正确。液量限制可用于等容性低钠血症,不适于低容量性低钠血症。

---

4. 患者,男性,54 岁,因腹部肿胀、体重增加及实验室检查异常由门诊转住院。主要病史为肝硬化和丙肝。治疗药物包括呋塞米和普萘洛尔。对患者进行腹部检查主要为移动性浊音。重要的实验室检查包括:血钠 124mEq/L,INR 1.9,白蛋白 2.1g/dL。可用于纠正患者钠异常的最佳治疗方案是?
   a. 以 3% 生理盐水稀释呋塞米静脉注射
   b. 液量限制
   c. 输注生理盐水
   d. 限钠并使用利尿剂

   答案 d 正确。治疗伴水肿的低钠血症最基础的治疗是限制膳食中的钠同时使用利尿剂。

   答案 a 不正确。无严重中枢神经系统症状的患者不应使用高渗盐。

   答案 b 不正确。液量限制有益于有症状的高容量性低钠血症。但该患者无中枢神经系统症状。

   答案 c 不正确。普通生理盐水不适用于无血容量减少的肝硬化患者。

---

5. 患者,男性,82 岁,因日益严重的意识混乱和腹泻被女儿送至急诊。患者女儿诉患者在过去一周进食较少。主要病史为高血压、缺血性脑卒中、胃食管反流和慢性便秘。治疗药物包括阿司匹林、乳果糖、赖诺普利、奥美拉唑和辛伐他汀。体检主要发现有直立性低血压、心动过速和黏膜干燥。重要的实验室检查结果包括血钠 162mEq/L,尿素氮 66mg/dL,血肌酐 2.5mg/dL。适用于该患者初始治疗的是哪项?
   a. 输注 0.45% 生理盐水
   b. 输注 5% 葡萄糖
   c. 去氨加压素
   d. 输注生理盐水

   答案 d 正确。患者的血流动力学不稳定(直立性低血压、心动过速),首先应使用等渗盐水直至血容量稳定。随后,使用低渗液体纠

正血钠。

答案 a 不正确。低渗溶液将有助于纠正该患者的血钠,但该患者血流动力学不稳定(直立性低血压、心动过速),应先给予生理盐水直至血容量恢复。0.45% 生理盐水或 5% 葡萄糖的游离水分布于 ICF 和 ECF 中。普通生理盐水中的游离水只分布于 ECF,与低渗溶液相比,恢复血容量更有效,因此生理盐水适用于初始治疗。

答案 b 不正确。同答案 a 的解释。

答案 c 不正确。去氨加压素适用于中枢性尿崩症。

6. 患者,男性,39 岁,因各项检查指标异常从当地精神病医院转入急诊。该患者 4 天前因双眼自行摘除继发脑室内出血,于神经外科修复治疗。现有幻觉限制行动卧床。病史包括高血压和精神分裂症。治疗药物包括氟哌啶醇、氟奋乃静和苯托品。体检未见异常。相关的实验检查包括钠 158mEq/L 和尿液渗透压 76mOsm/kg。24 小时尿量 6500mL。患者住院治疗中枢神经性尿崩症。纠正该患者异常血钠最适宜的方案是哪项?
   a. 去氨加压素
   b. 自由补液
   c. 氢氯噻嗪
   d. 生理盐水

答案 a 正确。中枢神经性尿崩症需要使用外源性 ADH。

答案 b 不正确。由于该患者存在幻觉,口服补液很难控制。无法采取口服补液时,可使用低渗溶液静脉输注补充游离水。

答案 c 不正确。氢氯噻嗪可用于治疗糖尿病继发肾性尿崩症。该患者需要补充外源性 ADH。

答案 d 不正确。生理盐水不适用于无血容量减少的高钠血症患者。

7. 锂剂必须持续使用时,应选择下列哪种药物治疗锂剂诱发的糖尿病尿崩症? 选择所有正确的答案。
   a. 阿米洛利
   b. 去氨加压素
   c. 氢氯噻嗪
   d. 吲哚美辛

答案 a 正确。阿米洛利能够关闭集合管膜上皮细胞中的钠离子通道,该通道是锂进入细胞并干扰 ADH 作用的部位。

答案 b 不正确。糖尿病继发肾性尿崩症的患者存在抗利尿激素 -2 受体缺陷,对 ADH 反应降低。去氨加压素通常对糖尿病继发肾性尿崩症无效,但大剂量可能部分有效。

答案 c 不正确。氢氯噻嗪可用于治疗其他类型的糖尿病继发肾性尿崩症。

答案 d 不正确。吲哚美辛可用于其他类型的糖尿病继发肾性尿崩症的辅助治疗。

8. 下列哪项是补钾治疗时潜在的不良反应?
   a. 静脉刺激
   b. 便秘
   c. 恶心/呕吐
   d. 心律失常
   e. 消化不良

答案 a 正确。静脉补钾可导致静脉刺激和静脉炎。静脉补钾时应稀释,并通过外周静脉缓慢输注。

答案 c 不正确。恶心、呕吐、腹痛、腹泻和消化不良等是氯化钾制剂常见的不良反应,但所有钾盐制剂均有胃肠道不良反应。尤其是液体形式的钾通常伴有强烈的、苦的气味和口感,可导致恶心和呕吐,而微囊化制剂则很少引起上述反应。大剂量口服补钾也可增加胃肠道不适的发生风险。

答案 d 不正确。钾的静滴速率过快时,将导致心律失常。当钾的滴注速率超过 10mEq/h 推荐进行 ECG 监护。

答案 e 不正确。消化不良是口服补钾常见的不良反应。大剂量口服补钾将增加此类不良反应的发生风险。因此建议使用各种补钾剂型时与食物或足量的水同服以避免消化道刺激。

答案 b 不正确。便秘通常与补钾无关。补钾引起的胃肠道不良反应通常包括恶心和/或呕吐、消化不良和腹泻。

9. 患者,男性,66 岁,病史为高血压、2 型糖尿病、冠状动脉疾病和心脏衰竭,每年随访复查。目前的药物治疗包括螺内酯每日 25mg,赖诺普利每日 20mg,酒石酸美托洛尔每日 2 次,每次 100mg,呋塞米每日 40mg,辛伐他汀每日 40mg,二甲双胍每日 2 次,每次 500mg,阿司匹林每日 81mg。实验室检查结果示 Na$^+$ 141mEq/L,K$^+$ 5.6mEq/L,BUN 11mg/dL,Scr 1.1mg/dL,Phos 3.5mEq/L 和 Mg^{2+} 2.2mEq/L。患者目前无特殊不适。下列哪种药物最有可能导致患者血钾过高?

a. 螺内酯
b. 美托洛尔
c. 二甲双胍
d. 呋塞米
e. 辛伐他汀

答案 a 正确。螺内酯是一种保钾利尿剂。已发现螺内酯和其他降低醛固酮活性的药物可导致高血钾。应在开始用药或使用该类药物调整剂量后定期监测血钾浓度。

答案 b 不正确。β 受体阻滞剂可导致轻微的血钾水平上升。但在使用这类药物治疗期间体内总钾水平则不受影响。个别患者使用 β 受体阻滞剂出现血钾过高的案例报告中,可发现患者均存在急性酸碱紊乱的情况;但是,这类报告较罕见。

答案 c 不正确。未发现二甲双胍导致的血钾过高。

答案 d 不正确。呋塞米与血钾过高无关。相反,该药和其他袢利尿剂及噻嗪类利尿剂由于增加肾脏钾的排泄通常与低血钾有关。

答案 e 不正确。未发现辛伐他汀引起的血钾过高。

---

10. 下列哪种高钾血症的治疗可导致体内总钾水平降低?
a. 静脉输注碳酸氢钠
b. 静脉输注胰岛素和葡萄糖
c. 静脉输注钙剂
d. 口服聚苯乙烯磺酸钠(SPS)
e. 沙丁胺醇雾化

答案 d 正确。聚苯乙烯磺酸钠是一种阳离子交换树脂,经过小肠或结肠时进行钾和钠的交换。被吸附的钾离子通过胃肠道正常运转而排泄,有效地从体内清除钾而减少体内

总钾。

答案 a 不正确。静脉注射碳酸氢钠可使钾离子转移至细胞内降低血钾浓度。该方法对伴有代谢性酸中毒的高钾血症最为有效。

答案 b 不正确。胰岛素通过刺激 Na$^+$ - K$^+$ - ATP 酶泵降低血钾浓度。可使钾离子从血清中转移至细胞内。通常同时给予葡萄糖以防止胰岛素导致低血糖。此外,葡萄糖也可刺激内源性胰岛素的分泌。

答案 c 不正确。使用钙剂治疗高钾血症时不会影响血清钾浓度。相反,可减慢传导,稳定心脏膜电位,防止由于血钾过高引起的心律失常。

答案 e 不正确。β 受体激动剂可通过两种不同的作用机制降低血清钾浓度。β 受体激动剂如沙丁胺醇,可刺激 Na$^+$ - K$^+$ - ATP 酶泵使钾离子转移至细胞内。此外,这类药物可通过刺激胰腺 β 细胞增加胰岛素释放。

---

11. 下列哪项关于钾离子稳态机制的描述最恰当?选择所有正确的答案。
a. 胰岛素可减少细胞内钾离子的摄取
b. 醛固酮可增加钾的排泄
c. 降钙素可提高肾小管对钾的重吸收
d. 血浆 pH 值升高可降低细胞内钾离子的摄取
e. 兴奋 β 受体可增加细胞外钾离子的转移

答案 b 正确。在远端小管和集合管,醛固酮可促进尿中钾的排泄,并增加钠和水重吸收。

答案 a 不正确。胰岛素通过刺激 Na$^+$ - K$^+$ - ATP 酶泵使钾离子向细胞内移动以增加钾的细胞内摄取。

答案 c 不正确。降钙素通过限制肾小管重吸收增加尿中钠、氯、镁、钙、磷和钾的排泄。

答案 d 不正确。血浆 pH 值升高,细胞外的钾可与细胞内氢离子交换,增加细胞内钾的摄取。这是利用碳酸氢钠治疗高钾血症最理想的效果。

答案 e 不正确。兴奋 β 受体可通过刺激 Na$^+$ - K$^+$ - ATP 酶泵增加细胞内钾离子的摄取。

---

12. 患者,男性,48 岁,因过去几日出现心悸于门诊就诊。当前治疗药物为雷米普利每日 10mg,阿司匹林每日 325mg,奥美拉唑每日 20mg。体检示血压 152/90mmHg,脉搏 90/min,体温 37℃,呼吸频率 14/min。实验室检查结果显示 Na^+ 141mEq/L,K^+ 5.9mEq/L,Cl^- 101mEq/L,HCO_3^- 25mEq/L,BUN 12mg/dL,Scr 1.1mg/dL,葡萄糖 115mg/dL。ECG 示 T 波高尖。下列哪项最适宜用于该患者高钾血症的初始治疗?

a. 口服聚苯乙烯磺酸钠(SPS)

b. 静脉输注钙剂

c. 静脉输注碳酸氢钠

d. 沙丁胺醇雾化

e. 静脉注射胰岛素和葡萄糖

答案 b 正确。由于患者出现心电图改变,初始应静脉输注钙剂,立即稳定心肌膜电位,随后快速采取措施改善患者血钾浓度过高的情况。其可通过刺激钾离子向细胞内转移而快速完成。静脉输注碳酸氢钠、沙丁胺醇雾化及静脉注射胰岛素和葡萄糖均可刺激钾离子跨细胞转移。该患者最好的选择是使用静脉注射胰岛素和葡萄糖。碳酸氢钠对于伴代谢性酸中毒的患者尤其有效,该患者无此情况,大剂量沙丁胺醇可加重该患者的高血压和心动过速。离子跨细胞转移的效果是较短暂的,因此在早期治疗阶段,应采用额外的治疗增加钾离子的体内清除。通常使用聚苯乙烯磺酸钠(SPS),但数小时后才能起效。

答案 a 不正确。该患者应在治疗早期口服 SPS,但数小时内看不到效果。由于患者存在高钾血症的症状,初始应给予静脉输注钙剂提供心血管保护。

答案 c 不正确。由于患者存在高钾血症的症状,初始应给予静脉输注钙剂提供心血管保护。静脉输注碳酸氢钠可使钾离子向细胞内转移,尤其适用于伴有代谢性酸中毒的患者。

答案 d 不正确。由于患者存在高钾血症的症状,初始应给予静脉输注钙剂提供心血管保护。沙丁胺醇雾化可使钾离子向细胞内转移,但可能加剧伴随的高血压和/或心动过速。

答案 e 不正确。由于患者存在高钾血症的症状,初始应给予静脉输注钙剂提供心血管保护,静脉注射胰岛素和葡萄糖可使钾离子向细胞内转移,该方法是静脉输注钙剂后首选的治疗方案,以改善该患者血钾浓度过高的情况。

---

13. 下列哪项为高镁血症可能出现的症状?选择所有正确的答案。

a. 低血压

b. 面部潮红

c. 昏迷

d. ECG 改变

e. 腹泻

答案 a 正确。低血压是高镁血症常见的症状。通常出现在镁浓度超过 3mEq/L 时。

答案 b 正确。面部潮红是高镁血症常见的症状。面部潮红由面部皮肤血管舒张引起。

答案 c 正确。高镁血症也可导致昏迷。但通常不会出现直至血清镁浓度大约 10mEq/L 时。

答案 d 正确。先出现的与高镁血症相关的典型 ECG 改变是 Q - T 间期延长,随后可进展至心脏传导阻滞和心脏停搏,尤其是血镁浓度大于等于 10mEq/L 时。

答案 e 不正确。腹泻通常与高镁血症无关。腹泻是低血镁症口服补镁常见的不良反应。此外,腹泻是引起低镁血症的常见原因。

---

14. 下列哪种药物通常可引起低镁血症?选择所有正确的答案。

a. 两性霉素 B

b. 阿米洛利

c. 锂剂

d. 赖诺普利

e. 阿莫西林

答案 a 正确。镁和钾的丢失通常与两性霉素 B 治疗相关,需要进行补充。

答案 b 不正确。低镁血症与阿米洛利治疗无关。

答案 c 不正确。低镁血症与锂剂治疗无关。

答案 d 不正确。低镁血常与赖诺普利治疗无关。

答案 e 不正确。低镁血症与阿莫西林治疗无关。

15. 袢利尿剂通常与下列哪种情况有关？选择所有正确的答案。
    a. 低钾血症
    b. 低钙血症
    c. 高镁血症
    d. 低镁血症

    答案 a 正确。由于减少了肾脏重吸收，使用袢利尿剂可通过减少肾脏重吸收导致低钾血症。因此需要监测血钾浓度。

    答案 b 正确。使用袢利尿剂可导致低钙血症，同时可用于治疗高钙血症，建议监测钙浓度。

    答案 d 正确。由于减少了肾脏重吸收，使用袢利尿剂可能会导致低镁血症。建议监测镁浓度。

    答案 c 不正确。袢利尿剂可引起钾、钙和镁的肾脏丢失，导致低镁症而不是高镁血症。

16. 下列关于钙和磷酸盐的激素调节的说法中，哪一项是正确的？
    a. 维生素 D 可降低血清钙和磷酸盐水平
    b. 降钙素可降低血清钙水平
    c. 甲状旁腺素（PTH）可降低钙的水平并增加磷酸盐的水平
    d. 维生素 D 可引起钾、钙和镁的肾脏丢失

    答案 b 正确。降钙素可减少骨钙动员，增加肾脏对钙的排泄。

    答案 a 不正确。维生素 D 可通过提高肠道吸收和肾脏重吸收增加钙和磷酸盐水平。

    答案 c 不正确。PTH 可增加钙的水平并减少磷酸盐水平。

    答案 d 不正确。袢利尿剂（不是维生素 D）可导致钾、钙和镁的肾脏丢失。

17. 患者，女性，55 岁，有多发性骨髓瘤史，因恶心、腹痛、严重便秘入院。当前实验室检查结果为 Na^+ 140mEq/L，K^+ 4.2mEq/L，Cl^- 103mEq/L，CO_2 24，BUN 13mg/dL，Scr 0.9mg/dL，Glu 123mg/dL，Mg^{2+} 2.2mEq/L，Ca^{2+} 11.5mEq/L，Phos 4mEq/L，白蛋白 1.3g/dL。患者目前接受生理盐水和呋塞米 20mg 静脉输注，每 4 小

时一次，尿量正常。选择预防该患者高血钙症复发的最佳治疗方案。
    a. 降钙素鼻喷剂
    b. 静脉注射磷酸钾
    c. 司维拉姆
    d. 静脉注射帕米膦酸二钠 90mg

    答案 d 正确。帕米膦酸二钠是一种双膦酸盐。该药可用于治疗和预防恶性肿瘤引起的高钙血症。双膦酸盐可抑制破骨细胞活性，减少骨吸收和骨质溶解。

    答案 a 不正确。降钙素鼻喷剂可用于不能耐受静脉输液和呋塞米的高钙血症患者的紧急处理。双膦酸盐是恶性肿瘤引起的高钙血症的首选治疗方案。

    答案 b 不正确。该患者的钾和磷酸盐均在正常范围内，不需要静脉补充磷酸盐或钾。

    答案 c 不正确。司维拉姆是磷酸盐结合剂，可用于高磷酸盐血症的治疗。常用于慢性肾脏疾病患者。

18. 下列哪一项是帕米膦酸二钠治疗的不良反应？
    a. 便秘
    b. 心动过速
    c. 颌骨坏死
    d. 血糖升高

    答案 c 正确。静脉注射双膦酸盐与急性肾功能衰竭相关，口服后可发生食管炎。近期，大量案例报告了一种新的并发症：颌骨坏死。

    答案 a 不正确。双膦酸盐可用于治疗恶性肿瘤引起的高钙血症，该疾病通常与便秘相关。

    答案 b 不正确。双膦酸盐治疗与心动过速无关。

    答案 d 不正确。双膦酸盐不会影响血糖水平。

19. 患者因甲状旁腺功能亢进伴肺炎和呼吸窘迫入重症监护室并给予器械通气。当前实验室检查结果如下：Na^+ 144mEq/L，K^+ 3.4mEq/L，Cl^- 105mEq/L，CO_2 24，BUN 16mg/dL，Scr 0.9mg/dL，Glu 130mg/dL，Mg^{2+} 1.9mEq/L，

Ca^{2+} 9mEq/L,Phos 0.8mEq/L,白蛋白 4g/dL。治疗该患者磷酸盐紊乱最佳的方案是哪项？

a. 静脉注射磷酸钠

b. 静脉注射磷酸钾

c. 静脉注射氯化钙

d. 口服 Neura – Phos

答案 b 正确。患者的磷酸盐水平严重下降,可能加重呼吸窘迫,需要静脉注射磷酸盐治疗。此外,该患者合并低钾血症,因此,应给予静脉注射磷酸钾。药物输注应超过 4～6 小时以防止沉淀形成。

答案 a 不正确。患者血钠水平正常,故不应给予磷酸钠。

答案 c 不正确。患者血钙在正常范围内,且无低钙血症的症状和体征。

答案 d 不正确。患者有严重的低磷酸盐血症伴呼吸窘迫,应接受磷酸盐静脉注射补充。

20. 患者,男性,70 岁,因慢性肾脏疾病(CKD)5 期行血液透析,于肾病科门诊常规随访。既往病史包括 ESRD、高血压和 2 型糖尿病。目前的药物包括氨氯地平每日 10mg,赖诺普利每日 20mg,格列吡嗪每日 10mg 和阿司匹林每日 325mg。实验室检查结果如下:BUN 60mg/dL,Scr 4.5mg/dL,Phos 8mEq/L,Ca^{2+} 9mEq/L,白蛋白 2g/dL。该患者的高磷血症最佳的初始治疗方案是哪项？

a. 醋酸钙

b. 司维拉姆

c. 停用赖诺普利

d. 碳酸钙

答案 b 正确。由于该患者校正钙 10.6mEq/L,同时磷酸钙 84.8mg/dL,司维拉姆(磷结合剂)是该患者最佳的初始治疗方案。该患者的情况将增加其软组织钙化的风险,司维拉姆为不含钙铝的磷酸盐结合剂,可减少磷酸盐在胃肠道的吸收,且不增加钙的水平。

答案 a 和 d 不正确。该患者的校正钙为 10.6｛校正钙 = 实测钙 + ［0.8(4 − 实测白蛋白)］｝,磷酸钙是 84.8mg/dL。其将增加该患者软组织的钙化风险,因此,患者应接受非钙型磷酸盐结合剂,可最大限度减少磷酸盐在胃肠道的吸收,且不会进一步增加钙的水平。

答案 c 不正确。赖诺普利为 ACEI,与高钾血症有关,与钙或磷酸盐紊乱无关。

21. 下列哪一项是患者使用磷酸盐结合剂的注意事项？

a. 与餐同服可减少磷酸盐的吸收

b. 与餐同服可增加磷酸盐的吸收

c. 与餐同服可减少胃肠道不良反应

d. 两餐之间服用可减少食物与药物间的相互作用

答案 a 正确。磷酸盐结合剂在用餐时给药可最大限度减少食物中磷酸盐的吸收。

答案 b、c 和 d 不正确。磷酸盐结合剂与食物同服可减少而不是增加磷酸盐的吸收。

22. 慢性肾脏疾病患者通常会出现哪种电解质紊乱？选择所有正确的答案。

a. 高钾血症

b. 高磷酸盐血症

c. 低镁血症

d. 高钙血症

答案 a 正确。慢性肾脏疾病与高钾血症有关。

答案 b 正确。慢性肾脏疾病通常与高磷酸盐血症有关。

答案 c 不正确。慢性肾脏疾病一般与低镁血症无关,更常见高镁血症。

答案 d 是不正确的。由于维生素 D 活性降低,限制了钙在胃肠道的吸收。因此,与慢性肾脏疾病相关的是低血钙症而不是高钙血症。

23. 按其正常的血清水平排列以下电解质。从含量最低的开始。

无序选项	排序结果
钠	镁
钾	钾
镁	钠

24. 按氯离子浓度顺序排列以下氯化钠溶液。从

最低浓度开始。

无序选项	排序结果
0.9% NaCl	0.45% NaCl
3% NaCl	0.9% NaCl
0.45% NaCl	3% NaCl

25. 按元素钙含量排列以下钙制剂。从含量最低的开始。

无序选项	排序结果
醋酸钙 250mg	葡萄糖酸钙 90mg
葡萄糖酸钙 90mg	醋酸钙 250mg
碳酸钙 400mg	碳酸钙 400mg

第 37 章　肾功能评估

1. AR,50 岁,女性,白人,身高约 160cm,体重约 75kg,她目前血肌酐是 1.6mg/dL,请问她的理想体重是多少?
   a. 56kg
   b. 52kg
   c. 61kg
   d. 74kg

   答案 b 正确。IBW(女性) = 45.5 + 2.3 × 3in = 52.4kg × 2.2 磅/kg = 115 磅 = 52kg

2. 请按照 Cockcroft – Gault 公式,为 AR 计算其内生肌酐清除率。
   a. 41mL/min
   b. 35mL/min
   c. 50mL/min
   d. 58mL/min

   答案 b 正确。CrCl = [(140 − 50) × 52.4kg/72 × 1.6mg/dL] × 0.85 = 35mL/min。

3. 请按照 MDRD 公式,计算 AR 的 GFR。
   a. 25mL/min
   b. 35mL/min
   c. 45mL/min
   d. 55mL/min

   答案 b 正确。GFR = 186 × 1.6$^{-1.154}$ × 50$^{-0.203}$ × 0.742 = 36mL/min。

4. TM,79 岁,非裔黑人,身高约 180cm,体重约 114kg,目前血肌酐 1.2mg/dL,请问他的理想体重是多少?
   a. 65kg
   b. 70kg
   c. 75kg
   d. 114kg

   答案 c 正确。IBW(男) = 50 + 2.3 × 11in = 75.3kg × 2.2 磅/kg = 166 磅。

5. 请按照 Cockcroft – Gault 公式,为 TM 计算其内生肌酐清除率。
   a. 69mL/min
   b. 45mL/min
   c. 81mL/min
   d. 53mL/min

   答案 d 正确。CrCl = (140 − 79) × 75.3kg/72 × 1.2mg/dL = 53mL/min。

6. 请按照 MDRD 公式,计算 AR 的 GFR。
   a. 45mL/min
   b. 55mL/min
   c. 65mL/min
   d. 75mL/min

   答案 d 正确。GFR = 186 × 1.2$^{-1.154}$ × 79$^{-0.203}$ × 1.210 = 75mL/min。

7. AB,4 岁,女性,身高约 107cm,体重 25kg,血肌酐 0.6mg/dL,请根据 Schwartz 公式计算 AB 的 GFR?
   a. ~30mL/min
   b. ~60mL/min
   c. ~80mL/min
   d. ~100mL/min

   答案 d 正确。GFR = 42in × 2.54cm/in × 0.55/0.6mg/dL = 100mL/min。

8. DW,6 个月,长约 63.5cm,体重 6.75kg,血肌酐 0.4mg/dL,请根据 Schwartz 公式计算 DW 的 GFR?
   a. 60mL/min

b. 70mL/min

c. 80mL/min

d. 90mL/min

答案 b 正确。GFR = 25in × 2.54cm/in × 0.45/0.4mg/dL = 70mL/min。

---

9. 请选出下列哪些因素影响血肌酐水平而不影响 GFR 的?

a. 年龄

b. 饮食

c. 性别

d. 种族

答案 a、b、c、d 正确。年龄、饮食、性别、种族均会影响患者血肌酐水平。

---

10. 一般来说,下列哪个患者的血肌酐低于 0.8mg/dL?

a. 一个 24 岁身体健康的男性

b. 一个阿氏饮食减肥的 35 岁成年男性

c. 一个 95 岁坐轮椅的老年女性

d. 一个正在服用肌氨酸的健美运动者

答案 c 正确。患者肌肉含量较低,因此血肌酐水平低于正常值。

答案 a 不正确。患者血肌酐应接近正常值范围 0.8~1.2mg/dL。

答案 b 不正确。因为低碳水化合物饮食中蛋白质含量较高,过多的蛋白摄入会增加血肌酐,因此,该患者血肌酐可能处于正常值上限或轻度升高。

答案 d 不正确。由于饮食中添加肌酸补充剂,该患者的血肌肝可能高于正常水平。

---

11. 下列哪个是测量 GFR 的金标准?

a. Cockcroft – Gault 公式

b. MDRD 公式

c. 24 小时尿肌酐

d. 菊粉清除率

答案 d 正确。菊粉清除肾小球滤过率(GFR)的测量方法被认为是黄金标准,但临床上因为费用及操作复杂性问题很少开展。

答案 a 不正确。Cockcroft – Gault 公式被广泛用于评估肌酐清除率,但不用于计算 GFR。

答案 b 不正确。MDRD 公式用于评估但不用于计算 GFR。

答案 c 不正确。24 小时尿肌酐不如 Cockcroft – Gault 公式和 MDRD 公式准确,不用于测量 GFR。

---

12. 当基于肾功能为患者制订给药剂量时,应考虑下列哪些因素? 选出所有正确的答案。

a. 药物经肾代谢比例

b. 血肌酐水平

c. 说明书中的给药说明

d. 天冬氨酸转移酶

答案 a、b、c 正确。

答案 d 不正确。AST 是临床用于评价肝损害的指标。

---

13. RT,50 岁,入院时血肌酐 1.1mg/dL,24 小时后血肌酐升至 2.0mg/dL,RT 目前治疗方案中,部分药物需要根据肾功能调整,下列哪项是最恰当的治疗手段?

a. 利用 MDRD 公式评估 RT 的肾功能,并根据结果调整药物剂量

b. 利用 Cockcroft – Gault 公式计算 RT 的肌酐清除率,并根据结果调整药物剂量

c. 继续 RT 目前的治疗方案,直到肾功能改善

d. 评估 RT 的每个治疗药物,运用临床知识决定最佳的治疗方案,权衡药物的疗效和毒性

答案 d 正确。每个治疗药物都应该结合患者自身情况,权衡治疗失败和药物毒性的利弊,制订最佳方案。

答案 a 不正确。对于急性肾损伤的患者,利用 MDRD 公式计算时 GFR 可能被高估,可能导致给药过量和潜在毒性。

答案 b 不正确。对于急性肾损伤的患者,Cockcroft – Gault 公式也可能高估患者肾功能。

答案 c 不正确。不应该简单地停用所有治疗药物。

---

14. TY, 88 岁, 70kg, 180cm。目前血肌酐水平 0.5mg/dL,利用 Cockcroft – Gault 公式计算 TY 的肌酐清除率是哪个?

a. 10mL/min

b. 51mL/min

c. 92mL/min

d. 46mL/min

答案 b 正确。TY 血肌酐小于 1.0mg/dL，所以当使用 Cockcroft - Gault 公式计算时肌酐水平应取 1.0mg/dL。CrCl =（140 - 88）× 70kg/72 × 1.0 mg/dL = 51mL/min。

---

15. FW，33 岁，女性，血肌酐 1.3mg/dL，体重 53kg，身高 163cm。否认既往用药史，下列哪种方法最适宜评估患者的肾功能？（多选）

    a. Schwartz 公式

    b. MDRD 公式

    c. Cockcroft - Gault 公式

    d. Jelliffe 公式

    答案 b、c 正确。MDRD 公式 Cockcroft - Gault 公式均适用于评估该患者的肾功能，但药物动力学分析和美国国家肾脏基金会支持用 Cockcroft - Gault 公式用于药物剂量的确定。

    答案 a 不正确。Schwartz 公式适用于儿科患者。

    答案 d 不正确。Jelliffe 公式用于评估肌酐变化着的患者的 GFR，但 Jelliffe 公式用于评估肾功能迅速变化的患者是否需要调整药物剂量时，支持数据有限。

---

16. QR，32 岁，白人女性，身高 170cm，体重约 40kg，目前她的血肌酐水平 0.8mg/dL，QR 的理想体重是多少？

    a. 61kg

    b. 56kg

    c. 65kg

    d. 38kg

    答案 a 正确。IBW（women）= 45.5 + 2.3 × 7 = 61.6kg × 2.2 磅/1kg = 135 磅。

---

17. 利用 Cockcroft - Gault 公式计算 QR 的肌酐清除率。

    a. 98mL/min

    b. 115mL/min

c. 64mL/min

d. 75mL/min

答案 c 正确。由于 QR 的实际体重少于理想体重，因此必须使用实际体重。CrCl = [（140 - 32）× 70kg/72 × 0.8mg/dL] × 0.85 = 63.75mL/min。

---

18. 利用 MDRD 公式评估 QR 的肾小球滤过率。

    a. 54mL/min

    b. 66mL/min

    c. 75mL/min

    d. 88mL/min

    答案 d 正确。GFR = 186 × 0.8$^{-1.154}$ × 32$^{-0.203}$ × 0.742 = ~88mL/min。

---

19. 下列哪项是健康成年人的血肌酐水平？

    a. 0.3mg/dL

    b. 0.7mg/dL

    c. 1.7mg/dL

    d. 2.0mg/dL

    答案 b 正确。血肌酐的正常值范围为 0.6~1.2mg/dL，但是血肌酐正常不代表患者的有效率滤过率正常，因为肌酐还受年龄、性别、体重、种族（MDRD 公式）、肌肉含量、尿量影响。

    答案 a 不正确。0.3mg/dL 小于正常值，显示患者肌肉组织含量可能较少。

    答案 c、d 参考答案 b 的解析。

---

20. 利用 Cockcroft - Gault 公式计算肌酐清除率时，应选择下列哪个体重？

    a. 理想体重

    b. 实际体重

    c. 调整后的体重

    d. 不需要使用体重

    答案 a 正确。CrCl 评估应该用理想体重，CG 公式是基于人口数学模型估算个体肾脏滤过率的公式，患者处于极端情况时该模型将失去准确性。例如，CG 公式在极端患者中未得到验证，因此，相比非肥胖者，使用 CG 公式评估肥胖者的 GFR 可能不够准确；对于肥胖者应该使用理想体重评估 CrCl。

答案 b 不正确。实际体重不用于计算 CrCl,除非实际体重少于理想体重。

答案 c 不正确。调整体重考虑患者的瘦体重和身体总重量的百分比,调整体重 = 理想体重 + 0.4(实际体重 - 理想体重)。

答案 d 不正确。实际体重不用于计算 CrCl,除非实际体重少于理想体重。

第 38 章　急性肾损伤

1. HL,69 岁,女,因"严重恶心、呕吐 3 天"来到医院就诊,入院时血肌酐 2.0mg/dL(既往 0.8mg/dL)。近 3 天来患者自诉无法进食,体重下降 2.5kg,入院时的药物治疗方案包括口服氢氯噻嗪 25mg/d,口服赖诺普利 10mg/d。关于 HL 疾病状态下列表述正确的是?
   a. 恶心、呕吐可能使患者有效循环血容量下降,导致肾前性 AKI
   b. 在 HL 肾功能恢复之前,除非必要,应避免使用造影剂
   c. 氢氯噻嗪可能导致血管收缩,引发肾前性 AKI
   d. 赖诺普利应暂停,并在 HL 肾功能恢复后继续使用
   e. HL 体重降低说明她液体丢失较多

   答案 a 正确。恶心、呕吐可以导致体液丢失和有效循环血量减少,而有效循环血量减少会减少肾灌注,并可能导致肾前性 AKI。

   答案 b 正确。对已经有 AKI 的患者给予对比剂可能导致急性肾小管坏死(ATN)。应尽可能避免任何已知具有肾毒性的药物,如果必须进行造影检查,检查前应充分水化。

   答案 d 正确。赖诺普利属于血管紧张素转化酶抑制剂,能够扩张出球小动脉。这一机制以及脱水状态可能导致 HL 发生肾前性 AKI。ACEI 可降低肾小球囊内压,延缓慢性肾脏疾病的进展,但对于任何类型的 AKI,却可能会增强或延长肾脏损害。

   答案 e 正确。HL 突然体重减轻很可能是发生急性脱水。高渗状态及其他的危险因素可能共同导致了 HL 的肾前性 AKI。

   答案 c 不正确。氢氯噻嗪属于噻嗪类利尿剂,它可阻止钠在远端小管重吸收,从而增强钠

和水排泄,这种机制可能导致 HL 的 AKI;它不会收缩出球小动脉。

---

2. 下列哪项指标与患者肾前性 AKI 的临床诊断相一致?
   a. 尿比重 1.029,FeNa0.72%,尿渗透压 550mOsm/kg
   b. 尿比重 1.013,FeNa1.72%,尿渗透压 350mOsm/kg
   c. 尿比重 1.009,FeNa2.02%,尿渗透压 213mOsm/kg
   d. 尿常规:尿蛋白 +,红细胞计数 10 ~ 15,白细胞计数 10 ~ 15
   e. 尿常规:尿蛋白 3 +,红细胞计数 0,白细胞计数 0

   答案 a 正确。高尿比重、低 FeNa,高尿渗透压显示肾前性 AKI,这一状态将使肾脏迅速重吸收水和钠,试图增加肾血流灌注和肾小球囊内压。

   答案 b 不正确。该尿比重提示正常的尿密度,FeNa 处于 1% ~ 2% 的正常值之间,尿渗透压正常,这些检验结果未提示特殊肾损害。

   答案 c 不正确。尿比重偏低,提示稀释尿;FeNa 轻度升高,提示过量钠丢失;尿渗透压偏低,这一检验结果跟肾前性 AKI 刚好相反。

   答案 d 不正确。尿常规中含蛋白尿、细胞提示某种类型的肾实质性 AKI,典型的肾前性 AKI 尿中不会有任何颗粒物(细胞)

   答案 e 不正确。尿常规出现大量蛋白尿,提示可能存在肾小球病变或肾实质损伤,不符合肾前性 AKI。

---

3. 一位重症监护患者发生了 AKI,当你对患者医嘱进行审核后,考虑为药物相关性肾损害,下列哪个药物最可能导致 AIN?
   a. 拉贝洛尔
   b. 地尔硫䓬
   c. 苯唑西林
   d. 芬太尼
   e. 丙泊酚

   答案 c 正确。急性间质性肾炎是一种超敏反应,常见于萘夫西林和青霉素衍生物。

   答案 a 不正确。拉贝洛尔属于非选择性

β_1、β_2 以及 α_1 受体阻滞剂,尽管可能因为含外源性杂质产生过敏,但拉贝洛尔并不是急性间质性肾炎的常见原因。它更有可能因为降低血压,减少肾灌注而引起肾前性 AKI。

答案 b 不正确。地尔硫䓬属于非二氢吡啶类钙离子通道阻滞剂,尽管可能因为含外源性杂质产生过敏,但地尔硫䓬并不是急性间质性肾炎的常见原因。他更有可能因为降低血压和心率,减少心输出量,进一步减少肾灌注,继而导致肾前性 AKI。

答案 d 不正确。芬太尼属于阿片类镇痛药,它可以导致呼吸抑制和低血压,但不太可能导致超敏反应。

答案 e 不正确。丙泊酚是危重患者常用的镇静剂,尽管它不常引起过敏反应(ATN),但可由于降低血压和肾血流灌注引起肾前性 AKI,对亚硫酸盐过敏的患者也可能对丙泊酚发生过敏。

---

4. 关于利尿剂与少尿型 AKI 的关系,下列哪项说法是正确的?
   a. 利尿剂可增加尿量,有助于减轻肾脏损害
   b. 利尿剂在急性肾损伤患者中禁用,因为该药可以导致患者脱水以及加重肾损害
   c. 因为利尿剂没有相关的毒性反应,因此可以在 AKI 患者中大剂量使用
   d. 噻嗪类和其他非排钾利尿剂可以在 AKI 中使用
   e. 利尿剂可能增加尿量,有助于改善水电解质平衡

   答案 e 正确。研究显示非少尿型患者比少尿/无尿患者具有更好转归,但没有证据显示通过利尿剂增加尿量的产生可以改善这类患者预后。利尿剂可能对于液体超负荷和电解质紊乱有效(尤其是高血钾)。

   答案 a 不正确。利尿剂主要通过减少循环内液体利尿,因此,利尿剂可能使 AKI 恶化,使用时需特别慎重。

   答案 b 不正确。利尿剂如果使用不合理可能导致脱水和 AKI 恶化,如果使用得当的话有助于控制液体和电解质紊乱,并增加毒素清除。

   答案 c 不正确。大剂量利尿剂可能导致严重结果,例如耳毒性。有时在 AKI 患者中较高的剂量有助于克服利尿剂抵抗,但必须加强监护。

   答案 d 不正确。有时为了增加尿量会联合噻嗪类利尿剂和髓袢利尿剂,但对于肾功能减低的患者这不是普遍有效的。保钾利尿剂属于相对禁忌,尤其是少尿或无尿患者可能迅速发生高钾血症,并危及生命。

---

5. 下列哪种药物可以导致动脉血管收缩?
   a. 非甾体抗炎药物(NSAIDs)
   b. 钙调磷酸酶受体阻滞剂
   c. 肾素血管紧张素转换酶抑制剂(ACEI)
   d. 头孢菌素类抗生素

   答案 a 正确。血管扩张的前列腺素,如 PGE_2 和 PGI 主要作用在入球小动脉,非甾体抗炎药通过抑制环氧化酶进而阻止前列腺素的产生。因此 NSAIDs 可能导致入球小动脉收缩,进而降低肾小球囊内压。

   答案 b 正确。钙调磷酸酶抑制剂,例如他克莫司和环孢素引起入球小动脉血管收缩进而降低肾小球囊内压。

   答案 c 不正确。血管紧张素转换抑制剂减少或阻止血管紧张素 II 的产生。血管紧张素 II 收缩出球小动脉增加囊内压。减少血管紧张素 II 的产生可引起出球小动脉舒张,进而降低囊内压。

   答案 d 不正确。头孢菌素类抗生素与入球小动脉收缩无关。

---

6. 下列哪项治疗有助于改善患者因为急性间质性肾炎(ATN)所导致的少尿型 AKI?
   a. 呋塞米和依他尼酸
   b. 氨苯蝶啶和氢氯噻嗪
   c. 布美他尼和螺内酯
   d. 呋塞米和美托拉宗
   e. 螺内酯和美托拉宗

   答案 d 正确。髓袢利尿剂(呋塞米)和噻嗪类利尿剂(美托拉宗)联用起协同利尿作用,通过阻止亨利环的重吸收作用,更多的钠离子保留在肾小管管腔内并运送至远端小管。阻断远端肾小管的钠通道促进钠和水的排泄。

   答案 a 不正确。呋塞米和依他尼酸都是髓袢利尿剂,它们具有相同的作用机制,都是抑制

髓袢对钠的重吸收。这两种相同作用机制的药物一起使用不能产生协同起效的作用。

答案 b 不正确。氨苯蝶啶属于保钾利尿剂,少尿或无尿属于相对禁忌证。氢氯噻嗪作用于远曲小管。少尿时运送至远曲小管的钠减少,因此氢氯噻嗪的利尿效果也跟着减弱。

答案 c 不正确。布美他尼属于袢利尿剂,对于少尿的 ATN 有效。螺内酯属于醛固酮拮抗剂,可以促进水钠的排泄,但增加钾的重吸收。

答案 e 不正确。如前所述,螺内酯可以导致高钾血症,美托拉宗属于噻嗪类利尿剂,对于少尿患者无效。

7. 一位患者被诊断出患有"急性少尿型肾小管坏死",血钾 6.5mEq/L,心电图显示 T 波高尖,对于该患者首要的治疗措施是哪项?
   a. 普通胰岛素 10U,葡萄糖 25g 静推,静推时间 2~5 分钟
   b. 碳酸氢钠 50Eq 静推,静推时间 2~5 分钟
   c. 氯化钙 1g 静推,推注时间 2~5 分钟
   d. 聚苯乙烯 15g 口服
   e. 呋塞米 80mg 静推,推注时间 2~5 分钟

答案 c 正确。该患者的表现提示发生高血钾中毒,最重要的步骤首先是对抗血钾的心肌细胞毒性,如果出现任何心电图异常时应立即给予 1g 钙(氯化钙或葡萄糖酸钙均可)。

答案 a 不正确。胰岛素可以促进细胞摄取钾离子,减少细胞外钾离子浓度,对于该患者高血钾的处理是合理的,但这不是首要步骤。

答案 b 不正确。碳酸氢钠促使细胞内 H^+ 流出并与 K^+ 交换,这对于处理高钾血症是合理的措施(尤其对于发生代谢性酸中毒患者),但不是首要步骤。

答案 d 不正确。聚苯乙烯是一种辅助药物,可以促进肠道的钠 - 钾交换,进而促进机体内钾从粪便中排出。但这不能立即起效,不作为首要步骤。

答案 e 不正确。呋塞米属于髓袢利尿剂,可以促进机体内钾离子从尿中排出,增加尿钾的排泄率,这是极佳的治疗措施,但不是首要步骤。

8. PH,68 岁,男性,因急性心肌梗死于昨日入院,心脏科医师准备使用造影剂为患者进行介入手术,下列哪种措施对于预防该患者出现造影剂肾病最合适?
   a. N - 乙酰半胱氨酸 150mg/kg,IV,时间 6 小时
   b. 分别在介入前 6 小时和介入后 6 小时给予 0.9% 生理盐水水化治疗
   c. 茶碱 200mg,PO,q12h,分别在术前和术后各给予两剂
   d. 分别在介入前 6 小时和介入后 6 小时,静脉给予多巴胺 0.5μg/(kg·min)
   e. 以上措施均不推荐

答案 b 正确。充分水化对于保护肾小管是极其重要的,静脉注射溶液应选择等张胶体溶液,确保其能保留在血管内。

答案 a 不正确。推荐的做法是在给予对比剂之前充分水化患者。N - 乙酰半胱氨酸相对安全且有一定效果,可以与水化同时使用,但不建议单用。此外,该剂量属于负荷剂量可用于对乙酰氨基酚中毒,但不用于预防对比剂肾病(CIN)。

答案 c 不正确。茶碱已经被证实可能对预防对比剂肾病有效,但主要的预防措施仍推荐静脉内水化。

答案 d 不正确。使用多巴胺和苯酚多巴胺已被证实对于 AKI 患者有害,且对于预防 ATN 无效,不推荐此类药物。

答案 e 不正确。对于 CIN,该患者至少有 2 种已知的危险因素,即老年和男性。静脉内水化的禁忌证包括心衰以及可能导致机体液体超负荷的其他综合征。该患者不存在禁忌证。

9. 下列哪项因素能够导致急性肾小管坏死?
   a. 直接肾毒性药物的使用
   b. 持续性低血压
   c. 持续的肾前性 AKI 状态
   d. 甲硝唑
   e. 多黏菌素 E

答案 a 正确。直接肾毒性药物可导致急性肾小管损伤,可以引起肾小管细胞损伤的物质包括氨基糖苷类、对比剂、肌红蛋白和顺铂。

答案 b 正确。引起肾小管坏死的两种机

制:持续性低血压,肾灌注减少和囊内压降低可引起肾小管细胞局部缺血和坏死。

答案 c 正确。任何持续性低血压性低灌注都可能导致肾小管细胞坏死和急性肾小管坏死性肾炎(ATN)

答案 e 正确。多黏菌素 E 具有直接肾毒性,能够引起 ATN。

答案 d 不正确。甲硝唑没有直接肾毒性,与 ATN 无关。

---

10. 关于 AKI 患者的给药剂量,下列说法正确的是?
    a. 患者应按照内生肌酐清除率 <10mL/min,计算给药剂量
    b. 药代动力学参数一般不会改变,因此患者给药剂量不需要调整
    c. 对于 AKI 患者来说,虽然清除减少,但药物分布容积不会改变
    d. 肾功能评估应包括尿量
    e. 所有药物都应监测药物浓度,以保证安全性和有效性

    答案 d 正确。肾功能的测定是比较困难的,通过公式计算的结果需谨慎解读。患者的肾功能评估应结合尿量及其他可利用的临床信息,以使评估结果更加准确。

    答案 a 不正确。大部分 AKI 患者仍残存一定的肾功能且难以测定。假如没有肌酐清除率,过于谨慎给药可能导致达不到治疗浓度或治疗无效。

    答案 b 不正确。许多药动学参数(吸收、分布、代谢、排泄)在急性肾损伤时都有可能发生改变,尽管这些改变很难测定,但当需要给药时,这些因素都需要考虑并进行专业的评估。

    答案 c 不正确。当出现清除率减少,若患者因急性肾损伤导致液体潴留时分布容积也可能发生改变。

    答案 e 不正确。有许多因素决定了并不是每个用在 AKI 患者身上的药物都可以获得血药浓度。首先,并不是患者所使用的每个药物都能进行检测。其次,许多药物的血药浓度水平与疗效之间的关系并不十分明确。最后,每个药物都进行测定的费用极高。大多数药

物我们须凭借主观或客观的观察其产生的药效或毒性确保达到最佳的疗效。

---

11. 下列尿液样本检测结果中,哪项有助于诊断急性肾小球肾炎?
    a. 尿比重 <1.003
    b. 棕褐色细胞碎片
    c. pH8.0
    d. 嗜酸性粒细胞
    e. 尿蛋白

    答案 e 正确。蛋白质属于大分子物质,不能透过肾小球屏障排泄到尿液中,出现蛋白尿多数情况下提示肾小球肾炎。

    答案 a 不正确。该尿比重极低,意味着尿液极度稀释。肾小球肾炎患者中,尿比重可能因为尿蛋白排泄增加而发生变化,但一般处于参考范围中间或者升高。

    答案 b 不正确。棕褐色管型物质属于肾小管上皮细胞成分,该指标的出现多提示急性肾小管坏死(ATN)。

    答案 c 不正确。尿液的 pH 值可能与 AKI 的病理生理改变关系不大,过高的 pH 可能导致碱性物质形成结晶,这对于评估梗阻性肾病更有意义。

    答案 d 不正确。尿液中出现嗜酸性粒细胞属于非正常现象,多数情况下鉴于超敏反应(急性间质性肾炎)。

---

12. 下列关于尿量的定义正确的是?
    a. 无尿是指 24 小时尿量 <50mL
    b. 少尿是指 24 小时尿量 <50mL
    c. 多尿是指 24 小时尿量 <50mL
    d. 无尿是指尿中没有尿素
    e. 多尿是指 24 小时尿蛋白 >1g

    答案 a 正确。无尿的定义是 24 小时尿量少于 50mL。测定总尿量对于评估患者的 GFR、预后以及是否需要血液透析减轻水盐电解质平衡紊乱是十分重要的。

    答案 b 不正确。少尿的定义是 24 小时尿量小于 400mL,合理地使用利尿剂可使少尿变为非少尿(>400mL/d),非少尿患者具有更好的转归。

    答案 c 不正确。多尿是指 24 小时尿量多

于 1.5 ~ 2L,多尿常见于利尿或急性肾小管坏死(ATN)恢复期,由于肾小球恢复滤过功能,但是肾小管对水钠及其他溶质的重摄取能力还不完全恢复所致。

答案 d 不正确。参照答案 a。

答案 e 不正确。多尿指大量尿液,但无尿蛋白,尿液中出现尿蛋白多为病理性的,24 小时尿蛋白定量可测定大量或严重蛋白尿。

13. 在急性肾脏替代治疗中,下列关于"AEIOU"首字母所代表的适应证正确的是?

a. A—酸中毒,E—心电图改变,I—感染,O—密闭,U—尿毒症

b. A—急性疼痛,E—电解质紊乱,I—感染,O—大量蛋白尿,U—尿毒症

c. A—酸中毒,E—电解质紊乱,I—食物中毒,O—容量负荷超载,U—尿毒症

d. A—酸中毒,E—心电图异常,I—食物中毒,O—少尿,U—尿毒症

e. A—无尿,E—电解质紊乱,I—食物中毒,O—容量负荷超载,U—尿毒症

答案 c 正确。记住 AEIOU 的字母缩写有助在临床评估 AKI 患者是否需要紧急透析或其他治疗。

答案 a 不正确。严重的肾功不全可导致心电图改变(ECG),E 代表电解质紊乱,事实上 AKI 患者中大多数危及生命的电解质紊乱是高钾血症,血清钾浓度升高可以引起 ECG 的改变,尤其是 T 波高尖,QSR 波群变宽,甚至是心室颤动。I 代表中毒,而非炎症。炎症在 AKI 及其并发症中是常见的,不幸的是肾脏替代治疗对它没有帮助。O 代表容量超负荷,U 代表尿毒症,I 和 O 的解释参考答案 b 和 d。

答案 b 不正确。A 代表酸碱平衡紊乱,代谢性酸中毒在 AKI 患者中是常见的。I 代表中毒,肾脏替代治疗可以协助身体清除毒性物质。O 不是代表明显蛋白尿,而是容量超负荷。参考答案 d。

答案 d 不正确。O 代表容量超负荷,许多 AKI 患者可出现少尿,尿液减少继发水钠潴留可以引起致命性的肺水肿。此时肺部听诊可以听到湿啰音。

答案 e 不正确。无尿是一个重要指标,但是 A 代表的是酸碱平衡紊乱,无尿并不是急性透析指征,除非因尿量减少出现容量超负荷,酸中毒、电解质紊乱、中毒、容量超负荷、尿毒症(缩写 AEIOU)。

14. JT,24 岁,女性,被其舍友送至医院,自诉腹泻伴呕吐 3 天,体重下降 3kg,无法进食水及其他任何食物。在急诊检查结果显示:BP96/46mmHg,HR120/min,T 39.3℃,体重 48kg。查体示皮肤表面干燥,无水肿。自昨日至今无小便。下列哪项血液和尿液的检查结果与患者病情相符?

a. 尿比重 1.016,尿蛋白 2 + ,淡黄色尿液,白细胞和红细胞计数增多

b. 尿比重 1.035,尿蛋白 - ,红色浑浊尿液,存在细胞管型,FeNa > 2%

c. 尿比重 1.005,尿蛋白 2 + ,淡黄色尿液,白细胞和红细胞计数增多

d. 尿比重 1.035,尿蛋白 - ,红色浑浊尿液,存在细胞管型,FeNa > 1%

e. 尿比重 1.035,尿蛋白 - ,暗黄色尿液,无细胞管型,FeNa < 1%

答案 e 正确。高尿比重、暗黄色尿液、FeNa下降(< 1%)、无细胞管型、无尿蛋白均与继发性肾前性 AKI 相符,如脱水。

答案 a 不正确。JT 容量不足(体重突然减轻、呕吐、腹泻、体温升高、皮肤干燥等),处于脱水状态,肾脏只排泄少量的水和钠,尿液暗黄色,浓缩尿。尿比重 1.016 接近正常尿,没有提示浓缩尿。

答案 b 不正确。FeNa > 2% 提示肾小管对尿钠重吸收不良,而容量不足时肾小管会尽可能地重吸收水,减少排泄,在这种情况下 FeNa 将会 < 1% 。

答案 c 不正确。脱水引起的肾前性 AKI 没有肾实质性损伤,所以不会出现蛋白尿和细胞管型。

答案 d 不正确。FeNa 与肾前性不符,肾前性 AKI 可出现 hazyred 尿、管型尿。

15. 下列关于尿素氮与肌酐比值的表述正确的是?

a. 当患者出现脱水时,尿素氮与肌酐比值将 < 10

b. 当患者出现脱水时,尿素氮与肌酐比值将 >15

c. 当患者容量负荷超载时,尿素氮与肌酐比值将 <10

d. 当患者容量负荷超载时,尿素氮与肌酐比值将 >15

e. 当患者为肾小球肾炎时,尿素氮与肌酐比值将 <5

答案 b 正确。BUN∶Scr 的正常值为 10～15,脱水时,近端小管对水重吸收增加导致尿素重吸收也增加,因此 BUN∶Scr 的比值将增大。

答案 a 不正确。脱水时近端小管对水钠的重吸收增加以补足有效循环血容量,近端小管对水重吸收增加导致对尿素的重吸收也增加,这一机制导致脱水时尿素氮与血肌酐不成比例地增加,尿素氮增加高于血肌酐。

答案 c 不正确。BUN∶Scr 比值的增加有助于评估脱水或者肾前性 AKI。BUN∶Scr 对于其他紊乱没有特异性或不敏感。

答案 d 不正确。正如 b 答案解析,BUN∶Scr比值增大提示脱水、肾前性 AKI。需要指出 BUN 的增加必须与肾功能下降无关时才成立,例如上消化道出血或使用糖皮质激素治疗。

答案 e 不正确。正如 c 答案解析,BUN∶Scr比值下降对于其他类型的 AKI 不敏感,没有特异性。急性肾小球肾炎最常见的特征之一是尿液分析中发现尿蛋白。

16. PL,38 岁,因醉酒晕倒在公寓的楼梯处被送至医院急诊,已昏迷 6 小时,在急诊室被诊断为"横纹肌溶解症",关于患者的疾病下列哪项表述正确?

a. 横纹肌溶解症将导致急性间质性肾炎

b. 横纹肌溶解症将导致急性肾小管坏死

c. 横纹肌溶解症将导致血和尿中的嗜酸性粒细胞增多

d. 应给予 PL 肾脏替代治疗以治疗横纹肌溶解症

e. 横纹肌溶解症所致的急性肾小管坏死通常预后良好

答案 b 正确。横纹肌溶解是指肌肉组织坏死裂解。肌肉组织坏死后肌红蛋白释放并直接毒害肾小管细胞,在显微镜下镜检常可看到棕色颗粒管型。

答案 a 不正确。急性间质性肾炎(AIN)是一种导致肾间质炎症和损伤的超敏反应(过敏反应)。有时可能伴有全身过敏反应的表现(荨麻疹、发热)以及尿检出现非特异改变,如尿中经常会出现嗜酸性粒细胞和白细胞,但尿液中出现嗜酸性粒细胞并非急性间质性肾炎的特异性标志。

答案 c 不正确。血液和尿液中嗜酸性粒细胞增加提示感染或过敏,也包括 AIN 。

答案 d 不正确。尽管肾脏替代治疗可以帮助清除毒素,但 PL 已经发生酒精性昏迷至少 6 小时,没有急性透析指征。

答案 e 不正确。急性肾小管坏死提示肾脏器质性病变,恢复的时间和程度有所差异。不同于肾前性 AKI,急性肾小管坏死可能导致永久性损伤而失去肾功能,发展为终末期肾病。

17. AKI 所致的高钾血症,将导致哪种危及生命的并发症?

a. 癫痫
b. 心律失常
c. 高血压
d. 酸中毒
e. 脑病

答案 b 正确。高钾血症可以导致心电图(ECG)改变,例如 T 波高尖,QRS 波增宽,最终发生心室颤动。

答案 a 不正确。急性肾损伤患者可能出现酸碱失衡或电解质紊乱而增加癫痫发作的风险。

答案 c 不正确。高血压不会导致急性高钾血症,而急性肾损伤的患者可能出现高血压、低血压或血压正常。

答案 d 不正确。代谢性酸中毒可引起细胞内钾向细胞外转移,加剧高钾血症,而高钾血症不会导致酸中毒。

答案 e 不正确。高钾血症不会直接引起脑病,但 AKI 患者由于代谢废物和毒素的蓄积而导致脑部发生改变。

18. AB,60岁,男性,既往有慢性肾病和心力衰竭病史,血肌酐1.6mg/dL,计算其内生肌酐清除率接近50mL/min,今日因"静息状态下呼吸困难和下肢严重水肿"被救护车送入急诊室,入院血肌酐3.2mg/dL,近一天无小便,下列关于AB的肾功能损伤表述正确的是?

a. 当他无尿时,患者的内生肌酐清除率接近零

b. 他的内生肌酐清除率约为25mL/min

c. 他的内生肌酐清除率仍为50mL/min

d. 患者具有急症血液透析的指征

e. 给予利尿剂后,再评估患者肌酐清除率情况

答案a正确。肌酐清除率定义为肾脏单位时间内,把若干毫升血浆中的内生肌酐全部清除出去。若该患者无尿时,那他的肌酐清除率接近为0。

答案b不正确。患者看似肌酐升高一倍,肌酐清除率则应从50mL/min降到25mL/min。但是血清肌酐只是反映当时血液的肌酐情况,如果患者无尿,那么GFR为0,但是血肌酐并不能立即反映出这一改变,直到更多的肌酐产生并逐渐累积起来,血肌酐的数值改变落后于急性肾功能变化。

答案c不正确。AB的肌酐清除率约为50mL/min,但他目前处于无尿,血肌酐上升阶段,该数值无效,只有当患者AKI恢复后这一数值才具有参考意义。

答案d不正确。尽管患者的肌酐清除率几乎为0,但仍未达到急性透析指征。

答案e不正确。尽管利尿剂可以使患者从少尿/无尿状态变为非少尿状态,但患者此时还需要其他药治疗,如在患者可以使用利尿剂之前可能需要抗心衰的药物。

19. CG,58岁,女性,被诊断为卵巢癌4期,已经发生结肠、腹腔、肝脏和骨骼转移。最近正接受放疗联合化疗的姑息治疗,自诉近一周劳累、情绪不佳伴恶心、呕吐,同时强调近几日未小便,查体后医生发现其膀胱充盈。为证实"肾后性AKI"的诊断,下列哪项检查是必要的?

a. 增强核磁共振

b. 腹部增强CT

c. 腹部平片

d. 泌尿系超声

e. 膀胱核磁共振(不使用对比剂)

答案d正确。肾脏、输尿管、膀胱超声属于床边无创检查,尤其适用于肾盂积水检查。

答案a不正确。作为评估膀胱的一种有效检查,增强核磁共振是较昂贵、耗时的,且对比剂可能使AKI进一步加重和恶化。

答案b不正确。CT扫描不能有效评估患者目前的肾盂积水,且对比剂对于该患者属于相对禁忌。

答案c不正确。X线检查能够有效鉴别骨头和结构异常。

答案e不正确。核磁共振相对超声检查较为昂贵并非总是可选用的,而对于鉴别肾盂积水;超声检查最为便捷且创伤最小。

20. 下列哪种药物可用于治疗急性间质性肾炎?

a. 强的松

b. 呋塞米

c. 赖诺普利

d. 布洛芬

e. 二甲双胍

答案a正确。有限资料表明,糖皮质激素可用于治疗免疫反应及炎症引起的肾间质损伤,但需要进行个体化用药。

答案b不正确。呋塞米可以增加尿量和调节体液平衡,但不能从根本上治疗急性间质性肾炎(AIN)病理生理损伤。

答案c不正确。赖诺普利对于治疗急性间质性肾炎没有作用,此外,AIN属于ACEI和ARB的相对禁忌,它们能够扩张出球小动脉,降低囊内压,减少滤过。

答案d不正确。布洛芬属于非甾体抗炎药,由于抑制前列腺素的扩血管作用,可能加重AKI患者的肾功能恶化。

答案e不正确。二甲双胍对于AIN的病理生理改变无治疗作用。AKI患者应停用二甲双胍,因为肌酐清除率下降可能导致乳酸酸中毒。

第 39 章　上消化道疾病

1. 下列哪几项是 NSAID 诱导溃疡的患者的症状？

a. 表面溃疡深度

b. 十二指肠溃疡

c. 压力相关的黏膜出血

d. 胃黏膜损伤

答案 d 正确。NSAID 诱导的溃疡会在胃黏膜发展。

答案 a 不正确。表面溃疡深度跟幽门螺杆菌诱导的溃疡相关。

答案 b 不正确。幽门螺杆菌引发的溃疡在十二指肠更常见。

答案 c 不正确。压力相关黏膜出血与主要的压迫事件有关。

---

2. 患者,59 岁,有 NSAID 诱导溃疡病史,幽门螺杆菌检测阴性,需要使用 NSAID 治疗严重的骨关节炎,下列哪项是最佳的治疗 NSAID 诱导溃疡的药物？

a. 兰索拉唑

b. 米索前列醇

c. 雷尼替丁

d. 硫糖铝

答案 a 正确。如果患者必须使用 NSAID,推荐使用 PPI 类药物。

答案 b 不正确。米索前列醇用于预防 NSAID 诱导的胃溃疡。

答案 c 不正确。H_2 受体阻滞剂只适用于十二指肠溃疡。

答案 d 不正确。硫糖铝对 NSAID 相关溃疡没有明显疗效。

---

3. 患者,43 岁,有上腹部疼痛,最近被诊断出患有十二指肠溃疡,尿素呼吸实验确定幽门螺杆菌感染。患者无药物过敏史,下列哪项可作为治疗幽门螺杆菌的首选治疗？

a. PPI + 甲硝唑 + 左氧氟沙星

b. PPI + 甲硝唑 + 克拉霉素

c. PPI + 阿莫西林 + 克拉霉素

d. PPI + 甲硝唑 + 铋剂 + 四环素

答案 c 正确。幽门螺杆菌感染初次治疗推荐 PPI、克拉霉素、阿莫西林。

答案 a 不正确。包含左氧氟沙星的三联疗法在美国境外有使用过,一般用于补救治疗或其他幽门螺杆菌治疗方案失败时,而且左氧氟沙星抗菌谱广,不适宜首选使用。

答案 b 不正确。只有当患者有青霉素过敏症状或无法耐受四联疗法时才选择 PPI、甲硝唑、克拉霉素这种方案。

答案 d 不正确。此方案在补救治疗时使用。

---

4. 下列哪项是不通过内窥镜诊断幽门螺杆菌感染的途径？

a. 尿素呼吸实验

b. 黏膜活检

c. 培养

d. 抗体检测

答案 a 正确。尿素呼吸试验是诊断幽门螺杆菌常见的首选方法。

答案 b 不正确。黏膜活检是一种通过内窥镜诊断的手段。

答案 c 不正确。培养是一种通过内窥镜检查的手段。

答案 d 不正确。抗体检测无法区别活动性和已治愈的感染。

---

5. 一名患者向药师反映在他开始治疗胃溃疡后出现舌苔发黑的症状,下列哪种药物可导致这类副作用？

a. 阿莫西林

b. 甲硝唑

c. 次水杨酸铋

d. 克拉霉素

答案 c 正确。铋剂可引起恶心和舌苔发黑。

答案 a 不正确。阿莫西林会引起头痛、腹泻、胃肠道不适。

答案 b 不正确。甲硝唑会引起金属味、消化不良、周围神经系统病变等。

答案 d 不正确。克拉霉素可引起胃部不适、呕吐、Q - T 间期延长等。

---

6. 如果患者初次治疗给予 PPI + 阿莫西林 + 克拉霉素的治疗,下列哪项可推荐为补救治疗方案?
   a. PPI + 阿莫西林
   b. PPI + 四环素 + 甲硝唑 + 铋剂
   c. PPI + 甲硝唑 + 克拉霉素
   d. PPI + 阿莫西林 + 左氧氟沙星

   答案 b 正确。铋剂四联疗法常用于补救治疗,补救治疗应避免使用之前用过的抗生素。

   答案 a 不正确。治疗幽门螺杆菌的方案中应包含两种抗生素。

   答案 c 不正确。克拉霉素在首次治疗中使用过。

   答案 d 不正确。包含左氧氟沙星的三联疗法在美国境外有使用过,一般用于补救治疗或其他幽门螺杆菌治疗方案失败时,而且左氧氟沙星抗菌谱广,除非在患者无法耐受或没有更好的治疗方案时才考虑使用。

7. 用含克拉霉素的三联疗法治疗幽门螺杆菌感染时,推荐的周期是几天?
   a. 5 天
   b. 7 天
   c. 10 天
   d. 14 天

   答案 d 正确。包含克拉霉素的三联疗法推荐的治疗周期是 14 天。

   答案 a 不正确。14 天是更优的选择。

   答案 b 不正确。7 天方案对幽门螺杆菌清除率过低。

   答案 c 不正确。包含铋剂的四联疗法推荐 10 ~ 14 天。

8. 患者,女性,62 岁,患类风湿关节炎和房颤。她使用高剂量萘丁美酮控制关节疼痛,使用华法林治疗房颤。患者存在中度溃疡风险,可推荐下列哪项方案预防 NSAID 诱发的溃疡?
   a. 改用塞来昔布联合 PPI
   b. 增加使用 PPI
   c. 改用塞来昔布
   d. 无须改变

   答案 a 不正确。存在胃肠道溃疡高风险的患者推荐使用 COX - 2 + 米索前列醇或 PPI。

   答案 b 正确。存在 NSAID 胃肠溃疡中度风险的患者推荐使用 NSAID + 米索前列醇或 PPI。

   答案 c 正确。存在 NSAID 胃肠溃疡中度风险的患者可单独使用 COX - 2 抑制剂。

   答案 d 不正确。存在 NSAID 胃肠溃疡中度风险的患者可单独使用 COX - 2 抑制剂或使用 NSAID + 米索前列醇或 PPI。

9. 患者,58 岁,咨询药师是否有更好的方案治疗她的关节炎,她倾向于使用具有相同功效的 NSAID 但是胃肠道溃疡风险更低的药物,以下哪种药物适合推荐?
   a. 舒林酸
   b. 依托度酸
   c. 吡罗昔康
   d. 萘普生

   答案 b 正确。依托度酸是选择性 NSAID,胃肠毒性低。

   答案 a 不正确。舒林酸是非选择性 NSAID,胃肠毒性高。

   答案 c 不正确。吡罗昔康是非选择性 NSAID,胃肠毒性高。

   答案 d 不正确。萘普生是非选择性 NSAID,毒性与吲哚美辛相似,但有部分心脏保护作用。

10. 患者,女性,55 岁,患有高脂血症、两年的心肌炎病史和 HTN。每天使用阿托伐他汀 20mg,ASA 81mg,美托洛尔 100mg 每日两次。如果患者需要使用 NSAID 治疗,以下哪项可用于溃疡的预防?
    a. COX - 2 抑制剂
    b. 萘普生
    c. COX - 2 抑制剂 + PPI
    d. 萘普生 + PPI

    答案 d 正确。患者存在 NSAID 诱导胃肠道溃疡中度风险,但是由于使用阿司匹林治疗,患者存在高 CV 风险,萘普生有一定的心血管保护作用,所以推荐使用,PPI 可预防萘普生或阿司匹林引起的出血风险。

    答案 a 不正确。接受低剂量阿司匹林治疗的患者再服用 COX - 2 抑制剂会失去其对胃肠道的保护作用,且患者有心血管疾病病史,不宜使用 COX‑2 抑制剂。

答案 b 不正确。萘普生虽有心血管保护作用,但服用低剂量阿司匹林存在低至中等风险,推荐同时服用 PPI 或米索前列醇。

答案 c 不正确。即使同时使用 PPI,接受低剂量阿司匹林治疗的患者再服用 COX‑2 抑制剂会失去其对胃肠道的保护作用,且患者有心血管疾病病史,不宜使用 COX‑2 抑制剂。

11. 下列哪一项是十二指肠溃疡的临床表现?
   a. 疼痛伴咯血
   b. 夜间和餐间疼痛加重
   c. 进餐时疼痛加重
   d. 疼痛由 NSAID 产生的损伤引起

   答案 b 正确。十二指肠溃疡引起的疼痛在空腹时更加剧烈。
   答案 a 不正确。咯血与胃穿孔和胃出血有关。
   答案 c 不正确。胃溃疡在进食时疼痛会加重。
   答案 d 不正确。NSAID 与胃溃疡有关。

12. 下列哪种药物治疗前需要做阴性妊娠检测?
   a. 塞来昔布
   b. 米索前列醇
   c. PPI
   d. 阿莫西林

   答案 b 正确。女性患者应在接受治疗前 2 周进行阴性妊娠检测,在月经周期第二天或第三天接受米索前列醇治疗。
   答案 a 不正确。塞来昔布属于妊娠 C 级,不要求女性患者做阴性妊娠检测。
   答案 c 不正确。PPI 药物的妊娠分级是 B 级或 C 级,无须提前检查。
   答案 d 不正确。阿莫西林的妊娠分级是 B 级,无须检查。

13. 患者因车祸住进 ICU 病房,已接受 72 小时机械通气并有头部损伤,下列哪项可用于预防应激性溃疡?
   a. 口服雷尼替丁

   b. 静注泮托拉唑
   c. 鼻管注入硫糖铝
   d. 患者不需要预防应激性溃疡

   答案 b 正确。PPI 和 H₂RA 类药物是较理想的治疗方案,且静注是最佳给药途径。
   答案 a 不正确。H₂RA 和 PPI 类药物是较理想的治疗方案,但是不适合口服给药。
   答案 c 不正确。硫糖铝不是高风险患者的一线用药。
   答案 d 不正确。患者需预防应激性溃疡,机械通气超过 48 小时或有头部损伤的患者是 SRMD 的高风险人群。

根据以下案例回答 14～15 题。

   患者是 45 岁的肥胖女性,伴有高血压和糖尿病,最近偶尔在夜间出现严重烧心症状。患者有吸烟和饮酒史,每天喝 4～5 杯含咖啡因的饮料。现在每天服用氢氯噻嗪 12.5mg,二甲双胍 850mg 两次。

14. 下列哪项可能加重患者的 GERD 症状?
   a. 饮酒
   b. 咖啡因摄入
   c. 肥胖
   d. 吸烟

   答案 a 正确。饮酒可增加胃酸分泌而加重 GERD 症状。
   答案 b 正确。咖啡因可引起 LES 压降低而加重 GERD 症状。
   答案 c 正确。肥胖会增加腹部压力,增加胆汁分泌,加重 GERD 症状。
   答案 d 正确。吸烟引起酸清除率下降,降低 LES 压力。
   以上所有因素都能加重 GERD 症状,所以生活方式的改善,比如避免服用含酒精的饮料,避免食用可能引起反流的食物,避免在睡前 3 小时进餐,抬升床头部高度,避免饭后立即躺下等,都可以缓解 GERD 症状。

15. 以下哪种药物最能有效控制 GERD 症状?
   a. 法莫替丁
   b. 甲氧氯普胺
   c. 泮托拉唑

d. 硫糖铝

答案 c 正确。PPI 可有效控制症状,治愈率高,所有 PPI 类药物效果相同。

答案 a 不正确。H₂RA 对轻度或中度 GERD 症状有效,但该患者现阶段有严重的反流症状,综合考虑,PPI 类药物最有效。

答案 b 不正确。由于存在明显的副作用且缺乏有效的临床疗效,甲氧氯普胺不推荐用于一线治疗。

答案 d 不正确。硫糖铝对 GERD 无效,所以不做推荐。

16. 患者,女性,65 岁,伴有骨质疏松、GERD 和 HTN。每周服用阿伦磷酸钠 70mg,每天服用碳酸钙 600mg + 维生素 D 400U + 奥美拉唑 20mg,依那普利 10mg 每天两次。此方案可产生以下哪种后果?
a. 阿伦磷酸钠会使 GERD 症状加重
b. 依那普利会使 GERD 症状加重
c. 奥美拉唑会降低钙吸收
d. 奥美拉唑会减弱阿伦磷酸钠的代谢

答案 a 正确。二磷酸盐可引起多种胃肠系统症状,如消化不良、反流、溃疡形成等,当患者服用阿伦磷酸钠后 30 分钟没有保持正确姿势时,以上症状会加重。

答案 c 正确。碳酸钙需要在酸性环境下方可吸收,酸抑制会使 pH 值上升从而减少钙吸收。老年患者服用奥美拉唑会增加骨折风险,枸橼酸钙由于不需要酸环境吸收所以推荐用于此类患者。

答案 b 不正确。ACE 抑制剂不会引起 GERD 症状的加重,也不会影响常规药物治疗。

答案 d 不正确。奥美拉唑可与阿伦磷酸钠相互作用。

17. 以下哪项是患者患有 GERD 的典型表现或症状?
a. 缺铁性贫血
b. 吞咽困难
c. 反流
d. 体重下降

答案 c 正确。反流是 GERD 常见症状,其他症状还包括烧心、打嗝、多涎。

答案 a 不正确。GERD 患者出现缺铁性贫血的因素很复杂,可能是胃肠道出血导致的。

答案 b 不正确。吞咽困难常出现在食道狭窄或恶性肿瘤疾病时。

答案 d 不正确。无预期的体重减轻不是 GERD 的典型症状。

18. 下列哪项可竞争性抑制胃肠道顶叶细胞中 H₂ 受体中的组胺?
a. 奥美拉唑
b. 泮托拉唑
c. 法莫替丁
d. 雷尼替丁

答案 c 正确。法莫替丁是 H₂ 受体拮抗剂。

答案 d 正确。雷尼替丁是 H₂ 受体拮抗剂。

答案 a 不正确。奥美拉唑是 PPI。

答案 b 不正确。泮托拉唑是 PPI。

19. NJ,女性,50 岁,8 周前向医生反映自己有烧心、反流、吞咽困难的症状,经内窥镜检查,被诊断出患有 GERD 伴糜烂性食管炎,开具处方为每天兰索拉唑 30mg。患者复查结果表示症状有所缓解。以下哪项可推荐给此患者作为持续性治疗方案?
a. 每天 15mg 兰索拉唑
b. 每天 30mg 兰索拉唑
c. 不需要继续治疗
d. 硫糖铝

答案 a 正确。大多数症状严重的患者都需要使用 PPI 维持治疗,许多患者可以耐受小剂量给药并保持适当的症状控制。当症状复发时可使用 H₂RA 或 PPI 治疗。建议伴糜烂性食管炎的患者使用 PPI 维持治疗。

答案 b 正确。建议伴糜烂性食管炎的患者每天使用 PPI 维持治疗。当 GERD 症状明显时,可持续使用原剂量。

答案 c 不正确。GERD 是一种需要维持治疗的慢性疾病,对于大多数患者,建议持续

PPI 治疗,停止治疗可导致烧心症状复发。

答案 d 不正确。对于糜烂性食管炎,硫糖铝不如 PPI 有效。

---

20. 以下哪项是泮托拉唑的商品名?
    a. Axid
    b. Aciphex
    c. Prevacid
    d. Protonix
    e. Tagamet

    答案 d 正确。Protonix 是泮托拉唑的商品名。

    答案 a 不正确。Axid 是尼扎替丁的商品名。

    答案 b 不正确。Aciphex 是雷贝拉唑的商品名。

    答案 c 不正确。Prevacid 是兰索拉唑的商品名。

    答案 e 不正确。Tagamet 是西咪替丁的商品名。

---

21. 以下哪项合理建议是药师需要提供给 GERD 患者的?
    a. 少食多餐
    b. 升高床头
    c. 超重者减轻体重
    d. 吸烟者停止吸烟

    答案 a 正确。少食多餐对减少反流症状有好处。

    答案 b 正确。升高床头是一种对有频繁夜间 GERD 症状的患者有帮助的非药物治疗方案。

    答案 c 正确。肥胖者会增加 GERD 症状发生率,减重对患者有好处。

    答案 d 正确。吸烟可降低食管压而延长酸清除率,吸烟时长也是患有 GERD 症状的一个重要风险因素,有 20 年吸烟史的人比只有 1 年吸烟史的人更容易出现反流症状。

---

22. 患者每日服用 40mg 奥美拉唑,应给予什么建议?
    a. 睡前 30 分钟服用
    b. 胶囊剂可咀嚼和碾碎服用

c. 与食物同服
d. 缓释胶囊可以打开用汤勺服用

    答案 d 正确。缓释胶囊可打开并用汤勺服用,但是要立即服用并且不能咀嚼或加热。

    答案 a 不正确。PPI 应在早饭前 30 分钟服用。

    答案 b 不正确。胶囊或片剂应整片服用,缓释胶囊可打开并用汤勺服用,但是要立即服用并且不能咀嚼或加热。

    答案 c 不正确。奥美拉唑应在饭前 30 分钟空腹服用。

---

23. 按对胃肠道的毒性由小到大排序。
    a. 双水杨酯 < 吡罗昔康 < 阿司匹林
    b. 双水杨酯 < 阿司匹林 < 吡罗昔康
    c. 阿司匹林 < 吡罗昔康 < 双水杨酯
    d. 吡罗昔康 < 阿司匹林 < 双水杨酯

    答案 b 正确。双水杨酯胃肠毒性小,阿司匹林毒性中等,吡罗昔康毒性风险最高。

第 40 章 病毒性肝炎

1. 甲型病毒性肝炎(HAV)最常见的感染途径是下列哪项?
    a. 血液
    b. 粪 – 口途径
    c. 围产期暴露
    d. 精液

    答案 b 正确。粪 – 口途径是 HAV 感染最常见的方式,通常由于接触污染的食物、不良的卫生习惯和在不发达国家中易感染。

    答案 a 不正确。静脉注射吸毒者可通过接触 HAV 感染的血液而感染 HAV,但是这不并不是一种常见的感染方式。

    答案 c 不正确。围产期不是 HAV 感染的相关途径,HBV 和 HCV 很少通过围产期感染。

    答案 d 不正确。HAV 不通过精液感染,其他类型的病毒性肝炎也罕见有精液感染。

---

2. 下列哪种病毒性肝炎可经药物治疗治愈?
    a. 慢性甲型肝炎
    b. 慢性乙型肝炎

c. 慢性丙型肝炎

d. 病毒性肝炎永不能治愈

答案 c 正确。如果患者完成治疗后 6 个月未检出 HCV,则其丙型肝炎被治愈。

答案 a 不正确。甲型肝炎是一种急性感染,患者最终会将病毒清除。HAV 不会发展为慢性肝炎。

答案 b 不正确。慢性乙型肝炎经药物治疗不可治愈。药物治疗的目的在于抑制病毒复制和预防并发症(例如,肝硬化和肝细胞癌)。

答案 d 不正确。HCV 可被治愈。

---

3. 以下哪种是双福立适(甲/乙型肝炎疫苗)罕见的不良反应?

a. 史 – 约综合征

b. 精神病综合征

c. 吉兰 – 巴雷综合征

d. 红人综合征

答案 c 正确。吉兰 – 巴雷综合征是双福立适罕见的不良反应。

答案 a 不正确。史 – 约综合征不是双福立适报道的不良反应。

答案 b 不正确。精神病综合征不是双福立适报道的不良反应。

答案 d 不正确。红人综合征不是双福立适报道的不良反应。

---

4. 下列哪项是聚乙二醇干扰素 α – 2a 和利巴韦林联合治疗的妊娠期分级?

a. B

b. C

c. D

d. X

答案 d 正确。聚乙二醇干扰素单药治疗的妊娠期分级为 C 级,但是当联合利巴韦林时,妊娠期分级变为 X。利巴韦林在治疗期间以及治疗后 6 个月均有强烈的致畸作用。采用利巴韦林治疗的女性患者的性伴侣同样为妊娠 X 级,故育龄期的男性和女性均应采取两种形式的避孕措施,直到治疗结束后 6 个月。一项利巴韦林登记项目已用于追踪曾暴露于利巴韦林的孕妇。

答案 a、b 和 c 均不正确。

---

5. CR 是一名 58 岁的男性,被诊断出患有基因 1 型慢性丙型肝炎(HCV)。今天他将开始聚乙二醇干扰素 α – 2b、利巴韦林和西咪匹韦的治疗。下列哪项忠告是合适的? 选出所有适合的答案。

a. CR 应采取两种避孕措施

b. CR 的治疗应持续 24 周

c. CR 可能是食用受污染的食物而感染 HCV

d. 应告知 CR 避免强光照射以免发生皮疹

答案 a 正确。利巴韦林有关于致畸作用的黑框警告:对于正在服用和已完成利巴韦林治疗后 6 个月的孕妇及其性伴侣均有致畸作用。推荐患者采取两种形式的避孕措施,甚至对那些认为自己无生育能力或生育能力低的患者。一个利巴韦林登记项目对服用利巴韦林的孕妇或她们的伴侣进行登记。

答案 d 正确。临床试验发现,接受西咪匹韦治疗的患者 28% 发生过皮疹,长时间暴露于阳光下增加皮疹的发生风险。

答案 b 不正确。HCV 基因 1 型和 4 型需治疗 48 周。

答案 c 不正确。HCV 通过血液感染。

---

6. LO 是一名 28 岁的女性,她发现其男友有慢性乙型肝炎(HBV)。他们性生活频繁且打算在 6 个月内结婚。下列哪项是最佳的措施? 选出所有适合的答案。

a. 注射 HBIG

b. 开始注射 HBV 疫苗

c. 开始服用拉米夫定

d. 进行 HBV 筛查

答案 a 和 b 正确。CDC 推荐两人均应开始注射 HBC 疫苗和 HBIG 作为暴露后的预防。

答案 d 正确。LO 应进行筛查以确定她是否已感染 HBV,这需要在开始任何治疗之前进行。

答案 c 不正确。开始服用拉米夫定不是HBV 暴露后预防的最佳选择。

---

7. 如果 LO 感染了 HBV,下列哪些症状和体征可能出现? 选出所有适合的答案。

a. 黄疸

b. 恶心

c. 转氨酶升高

d. 她可能不会出现任何身体症状

　　答案 a、b、c 和 d 均正确。病毒性肝炎初期可能表现为黄疸、恶心和转氨酶升高，也有些患者可能不会出现任何身体症状。

---

8. MO 是一名 19 岁的亚裔男性，被诊断出患有母婴传播感染的慢性 HBV。今天他将开始恩替卡韦治疗。恩替卡韦可能导致下列哪种结果？

a. 与利巴韦林联合

b. 根除 HBV 病毒

c. 发展耐药

d. 引起轻微不良反应

　　答案 d 正确。所有的核苷逆转录酶抑制剂均有良好的耐受性，最常见的不良反应为胃肠道反应，这与唯一的另一种可用于治疗慢性 HBV 的药物（聚乙二醇干扰素 α - 2a）形成鲜明的对比。

　　答案 a 不正确。利巴韦林不用于慢性 HBV 的治疗。它与聚乙二醇干扰素 α - 2a 或 2b 或复合 α - 联合用于慢性 HCV 的治疗。

　　答案 b 不正确。目前上市的药物均不能根除慢性 HBV，药物治疗的目的是抑制病毒以预防肝细胞癌或肝硬化等长期并发症。

　　答案 c 不正确。恩替卡韦耐药性很低（使用 4 年的耐药率 <1%）。

---

9. 将下列 HCV 治疗方案按照 SVR 应答率从低到高排列。所有选项均需使用。

无序选项	排序结果
干扰素 - α 单药治疗	干扰素 - α 单药治疗
聚乙二醇干扰素 α - 2b、利巴韦林和特拉匹韦	聚乙二醇干扰素 α - 2b 和利巴韦林
聚乙二醇干扰素 α - 2b 和利巴韦林	聚乙二醇干扰素 α - 2b、利巴韦林和特拉匹韦
聚乙二醇干扰素 α - 2b、利巴韦林和索非布韦	聚乙二醇干扰素 α - 2b、利巴韦林和索非布韦

---

10. 免疫球蛋白（GamaSTAN）可用于下列哪种疾病的暴露后预防？选出所有适合的答案。

a. 自身免疫性肝炎

b. 甲型肝炎

c. 乙型肝炎

d. 丙型肝炎

　　答案 b 正确。免疫球蛋白（GamaSTAN）为下列情形的易感人群提供被动免疫：甲型肝炎、麻疹、水痘、风疹和免疫球蛋白缺乏症。

　　答案 a 不正确。自身免疫性肝炎并非通过人或环境因素感染，而是一种自身免疫性疾病。

　　答案 c 不正确。HBV 暴露后产生的唯一免疫球蛋白是乙型肝炎免疫球蛋白（HBIG）。

　　答案 d 不正确。目前没有能对 HCV 提供被动免疫的药物上市。

---

11. 下列哪种药物溶血性贫血发生率最高？

a. 利巴韦林

b. 聚乙二醇干扰素 α - 2a

c. 拉米夫定

d. 替诺福韦

　　答案 a 正确。利巴韦林引起的溶血性贫血的发生率为 10% ~ 13%，FDA 要求在药品说明书中加入有关这个风险的黑框警告。

　　答案 b、c 和 d 均不正确。尽管聚乙二醇干扰素 α - 2a、拉米夫定和替诺福韦可引起贫血，但是并不引起溶血性贫血。

---

12. DP 是一名 42 岁的女性，因长期采用静脉注射方式吸毒而感染慢性 HBV。她的医师请你推荐一种既高效又不易耐药的 NRTI。将下列 HBV 治疗方案从最佳到最差排列。所有选项均需使用。

无序选项	排序结果
替比夫定	拉米夫定
拉米夫定	替比夫定
恩替卡韦	阿德福韦
阿德福韦	恩替卡韦

---

13. TR 是一名 54 岁的基因 2 型 HCV 男性患者，下列哪项是 TR 的最佳治疗方案？

a. 聚乙二醇干扰素和利巴韦林治疗 24 周

b. 聚乙二醇干扰素和利巴韦林治疗 48 周

c. 索非布韦和利巴韦林治疗 12 周

d. 索非布韦和利巴韦林治疗 24 周

答案 c 正确。基因 2 型只需索非布韦和利巴韦林治疗 12 周,基因 2 型的患者对 12 周的治疗有 95% 的应答率。

答案 b 不正确。由于聚乙二醇干扰素和利巴韦林对基因 1 型和 4 型患者的有效率低(50% ~ 60%),这些患者需要 48 周的治疗。

答案 a 不正确。HBV 通常需要 NRTI 持续治疗 1 ~ 5 年。

答案 d 不正确。HBV 通常需要 NRTI 持续治疗 1 ~ 5 年。

14. RM 是一名男性,刚得知自己有 HIV/HCV 合并感染。RM 的慢性 HCV 应何时开始治疗?
    a. 立即
    b. 一旦其 HIV 被药物良好控制后
    c. 永不,HCV 不可治疗
    d. 在发展为失代偿期肝硬化后

答案 b 正确。RM 应等到其 HIV 经药物良好控制后才能开始 HCV 治疗,这样可以提高 HCV 应答率。

答案 a 不正确。RM 应等到 HIV 经药物良好控制后再进行。如果要对 HIV 及慢性 HCV 同时进行治疗,则存在不良反应多、治疗方案较为复杂且对药物的应答低的问题。

答案 c 不正确。即使他将有低持续病毒学应答(SVR)的可能性比他有慢性 HCV 单一感染的可能性低,也有可能开始对慢性 HCV 进行治疗。

答案 d 不正确。聚乙二醇干扰素和利巴韦林只能用于代偿期肝硬化的患者。因为可能加重肝硬化的风险,它们对于失代偿期肝硬化的患者属禁忌。

15. DA 被诊断出患有基因 1 型慢性 HCV。他的病史及社会经历包括静脉注射吸毒、酗酒、妻子(结婚 30 年)患有慢性 HCV,他本人在 2002 年曾输过血。DA 在与你的交流中询问:他感染 HCV 最可能的原因什么?
    a. 2002 年的输血
    b. 与妻子性接触感染
    c. 静脉注射毒品
    d. 酗酒

答案 c 正确。由于静脉注射吸毒而接触被 HCV 病毒污染的血液是最常见的感染途径,目前是 HCV 第一位的感染方式。

答案 a 不正确。1992 年之后,血库开始对 HCV 进行血液筛查,DA 由于 2002 年输血感染 HCV 的风险非常低。

答案 b 不正确。一夫一妻的异性伴侣将 HCV 传播给对方的可能性非常小。实际上,除非正在使用聚乙二醇干扰素和利巴韦林治疗,HCV 患者并不需要使用避孕套来保护其性伴侣,因为通过性接触感染的风险非常低。

答案 d 不正确。长期饮酒和未经治疗的慢性 HCV 都可以导致肝硬化,但是酗酒确实可以使 HCV 的易感性增加。

16. BR 是一名 47 岁的女性,合并 HBV 和 HIV 感染。医师想给他开一种核苷逆转录酶抑制剂(NRTI)单药治疗其慢性 HBV。你会推荐下列哪个 NRTIs?
    a. 拉米夫定
    b. 恩替卡韦
    c. 替比夫定
    d. 替诺福韦

答案 c 正确。唯一一个不会导致 HIV 耐药的药物是替比夫定。所以,它可作为单药治疗合并 HIV 感染的患者。

答案 a、b 和 d 均不正确。这些药物均可引起 HIV 耐药。

17. 下列哪种药物因可能导致严重的抑郁和自杀风险而被 FDA 给予黑框警告?
    a. 利巴韦林
    b. 聚乙二醇干扰素
    c. 核苷逆转录酶抑制剂
    d. 乙型肝炎免疫球蛋白(HBIG)

答案 b 正确。聚乙二醇干扰素和所有其他剂型的干扰素均可引起严重的抑郁及产生自杀和杀人意念的风险。应对患者进行该类风险的评估和监测。

答案 a、c 和 d 均不正确。利巴韦林、NRTIs 和 HBIG 均不引起严重抑郁和自杀风险。

18. 下列哪种药物不能与肝炎疫苗同时使用?

a. Engerix – B

b. Recombivax HB

c. Twinrix

d. GamaSTAN

答案 d 正确。GamaSTAN 是一种可激活免疫系统的免疫球蛋白。活疫苗中含有弱活性的病毒,如果同时给予免疫球蛋白制品,弱活性的病毒会产生强致病性。

答案 a、b 和 c 均不正确。HAV 疫苗、HBV 疫苗和 HAV/HBV 联合疫苗均可与灭活或减毒活疫苗同时使用,不会增加风险。

---

19. MM 是一名 21 岁的女性,已暴露于丙型肝炎。下列哪项是最适合的处理措施?

a. 除非 MM 感染了丙型肝炎,否则不用做任何处理

b. 注射免疫球蛋白

c. 开始使用聚乙二醇干扰素和利巴韦林

d. 开始使用拉米夫定

答案 a 正确。目前没有针对 HCV 暴露后的预防措施(无疫苗和免疫球蛋白)。如果患者感染急性 HCV,以对症治疗为主,采用慢性 HCV 治疗方案。

答案 b 不正确。没有免疫球蛋白针对 HCV 进行暴露后预防。

答案 c 不正确。只有慢性 HCV 可使用聚乙二醇干扰素和利巴韦林治疗。

答案 d 不正确。拉米夫定是一种核苷逆转录酶抑制剂,可用于慢性 HBV 治疗,对 HCV 没有治疗作用。

---

20. TO 是一名 42 岁的患者,服用拉米夫定治疗 HBV。下列哪些制剂含有拉米夫定,可用于 TO 的 HBV 治疗? 选出所有适合的答案。

a. Viread

b. Combivir

c. Epivir

d. Emtriva

答案 c 正确。拉米夫定(Epivir)可用于 HBV 治疗,但拉米夫定耐药率和交叉耐药率均很高。

答案 a 不正确。Viread 是替诺福韦(尽管

替诺福韦可用于 HBV)。

答案 b 不正确。Combivir 是齐多夫定和拉米夫定的复方制剂,该药物可与非核苷类抑制剂、蛋白酶抑制剂或整合酶链抑制剂联合治疗 HIV。如果患者合并感染 HIV 和 HBV,可使用 Combivir。TO 只有 HBV 感染故不能使用 Combivir。

答案 d 不正确。恩曲他滨(Emtriva)是一种 NRTI,与拉米夫定作用相似。

第 41 章　恶心和呕吐

1. 下列哪些患者对化疗诱导的恶心和呕吐更加敏感?

a. 酗酒者

b. 女性

c. 小于 50 岁

d. 使用长春新碱

选项 b 正确。女性患者更易产生恶心和呕吐症状。

选项 c 正确。年龄小于 50 岁的患者对恶心和呕吐更加敏感。

选项 a 不正确。有饮酒史的患者风险较低。

选项 d 不正确。长春新碱风险最小。

根据下列案例回答 2~5 题。

56 岁女性患者被诊断出患有 Ⅱ 期乳腺癌,有酗酒史。患者单身,没有子女。现接受多柔吡星和环磷酰胺治疗。

---

2. 下列哪项可作为止吐药复合制剂用于预防 CINV?

a. 福沙吡坦、多拉司琼、氯吡嗪

b. 福沙吡坦、氟哌啶醇、异丙嗪

c. 福沙吡坦、昂丹司琼、地塞米松

d. 福沙吡坦、氯吡嗪、地塞米松

选项 c 正确。福沙吡坦是 FDA 推荐的,与糖皮质激素(地塞米松)和 5-HT$_3$ 受体拮抗剂(昂丹司琼)组成复合物可用于高度致吐方案中。

选项 a 不正确。福沙吡坦是 FDA 推荐的,与糖皮质激素(地塞米松)和 5-HT$_3$ 受体拮抗

剂(昂丹司琼)组成复合物可用于高度致吐方案中,选项中缺少糖皮质激素。

选项 b 不正确。福沙吡坦是 FDA 推荐的,与糖皮质激素(地塞米松)和 5 - HT₃ 受体拮抗剂(昂丹司琼)组成复合物可用于高度致吐方案中,选项中缺少 5 - HT₃ 受体拮抗剂和糖皮质激素。

选项 d 不正确。福沙吡坦是 FDA 推荐的,与糖皮质激素(地塞米松)和 5 - HT₃ 受体拮抗剂(昂丹司琼)组成复合物可用于高度致吐方案中,选项中缺少 5 - HT₃ 受体拮抗剂。

3. 患者只出现急性 CINV,她的预防方案是在化疗前静注福沙吡坦 150mg,以下哪项是最好的延迟性 CINV 预防方案?
   a. 阿瑞匹坦 80mg/d × 2 + 地塞米松 8mg bid × 3
   b. 昂丹司琼 8mg bid × 3 + 地塞米松 8mg bid × 3
   c. 患者没有延迟性 CINV 的风险,无须治疗
   d. 地塞米松 8mg bid × 3

选项 d 正确。只有地塞米松需要在福沙吡坦静注 150mg 时继续使用,推荐剂量是第 2 天,第 3 和第 4 天每天两次,每次 8mg。

选项 a 不正确。在福沙吡坦使用的前提下,不用再给予额外的 NK - 1 受体抑制剂。

选项 b 不正确。在治疗迟发性恶心和呕吐时,昂丹司琼的疗效与单用地塞米松并无差异,而且不应该在首次治疗中使用。

选项 c 不正确。环磷酰胺和多柔比星联合使用会产生延迟性 CINV,需要提前预防。

4. 患者在第三轮化疗中有明显的恶心和呕吐症状,在第四轮化疗开始就明显感到恶心,这是哪一类型的 CINV 表现?
   a. 急性
   b. 预发性
   c. 突发性
   d. 迟发性

选项 b 正确。预期性 CINV 是一种缺乏 CINV 控制的条件反射,患者在最近一轮化疗后需接受 CINV 治疗。

选项 a 不正确。急性 CINV 发生在化疗后 24 小时内,并且患者之前未接受过化疗。

选项 c 不正确。即使在化疗前有适当的止

吐预防,暴发性 CINV 仍会发生,并且患者之前未接受过化疗。

选项 d 不正确。延迟性 CINV 发生在接受化疗后超过 24 小时。

5. 患者出院回家,下列哪项止吐药适合防止突发性恶心和呕吐?
   a. 阿瑞匹坦
   b. 屈大麻酚
   c. 昂丹司琼
   d. 氯吡嗪

选项 d 正确。多巴胺抑制剂如氯吡嗪在需要时使用效果好。

选项 a 不正确。阿瑞匹坦不作为需要时使用。

选项 b 不正确。屈大麻酚在难治性 CINV 中使用。

选项 c 不正确。昂丹司琼不作为需要时使用。

6. 下列关于延迟性 CINV 的表述,哪项是正确的?
   a. 比急性的更易预防
   b. 在给药 24 小时内发生
   c. 通常发生在使用顺铂或高剂量环磷酰胺时
   d. 在给药后 72 小时可缓解

选项 c 正确。顺铂和环磷酰胺是两种高致吐化疗制剂,会导致延迟性 CINV,研究表明如果没有适当的预防治疗,90% 的患者在使用顺铂后都会出现延迟性 CINV 症状,当使用高剂量时,应加入止吐药进行药物治疗。

选项 a 不正确。延迟性 CINV 比急性 CINV 更加难以预防,大多数临床研究集中在急性 CINV 上,因此我们有很好的用于急性 CINV 的诊断指南,未来药物研发将出现更多用于预防延迟性 CINV 的药物。

选项 b 不正确。延迟性 CINV 发生在化疗后超过 24 小时。

选项 d 不正确。延迟性 CINV 可在化疗后持续 7 天。

7. 下列哪种神经递质参与 CINV?
   a. 多巴胺
   b. 神经激肽 - 1

c. 去甲肾上腺素

d. 5-羟色胺

选项 a 正确。神经递质多巴胺在 CINV 中起到重要的作用,多巴胺抑制剂是常规预防和治疗 CINV 的药物。

选项 b 正确。神经递质神经激肽-1 在 CINV 中起到重要作用,神经激肽-1 抑制剂是预防 CINV 的常用药。

选项 d 正确。5-羟色胺在 CINV 中起到重要作用,5-羟色胺抑制剂是预防 CINV 的常用药。

选项 c 不正确。去甲肾上腺素不参与 CINV,其抑制剂对 CINV 治疗无效。

根据下列案例回答 8~9 题。

8. 患者是 35 岁女性,接受了子宫切除术,她有 PONV 病史,没有酗酒和吸烟习惯,下列哪种药物可用于预防 PONV?

a. 地塞米松

b. 昂丹司琼

c. 阿瑞匹坦

d. 东莨菪碱

选项 a 正确。因为患者存在三种风险因素,所以需要接受至少三种药物去预防 CINV,地塞米松可作为诱导剂并且是止吐治疗中的一种药物。

选项 b 正确。因为患者存在三种风险因素,所以需要接受至少三种药物去预防 CINV,昂丹司琼可在术后给予并作为止吐治疗中的一种药物。

选项 c 正确。因为患者存在三种风险因素,所以需要接受至少三种药物去预防 CINV,阿瑞匹坦可作为诱导剂并且是止吐治疗中的一种药物。

选项 d 不正确。东莨菪碱可起效 24 小时,但必须在麻醉前 2~4 小时给药,所以不作为诱导剂或在手术后使用。

---

9. 阿瑞匹坦用于预防 PONV 的正确剂量是多少?

a. 口服 40mg

b. 口服 80mg

c. 静注 115mg

d. 口服 125mg

选项 a 正确。预防 PONV 时阿瑞匹坦的推荐剂量是术后 3 小时内口服 40mg。

选项 b 不正确。阿瑞匹坦 80mg 口服是化疗第二和第三天使用的。

选项 c 不正确。福沙吡坦在化疗第一天静注 115mg。

选项 d 不正确。阿瑞匹坦口服 125mg 使用在化疗第一天。

---

10. 患者为 67 岁男性,因髓细胞白血病用阿糖胞苷作为巩固治疗。下列哪种 5-HT$_3$ 受体拮抗剂可作为止吐方案的一部分?

a. Aloxi

b. Anzemet

c. Kytril

c. Zofran

选项 a 正确。Aloxi 有较长的血清消除半衰期,被 FDA 推荐用于中度或重度致吐化疗的急性 CINV 的预防和中度致吐化疗延迟性 CINV 的预防。

选项 b 不正确。Anzemet 只能口服,但 Aloxi 是适合中度致吐化疗的 5-HT$_3$ 受体拮抗剂。

选项 c 不正确。Kytril 可以使用,但 Aloxi 是适合中度致吐化疗的 5-HT$_3$ 受体拮抗剂。

选项 d 不正确。Zofran 可以使用,但 Aloxi 是适合中度致吐化疗的 5-HT$_3$ 受体拮抗剂。

---

11. 患者为 72 岁男性,患有非小细胞肺癌,计划接受卡铂和依托泊苷治疗。止吐方案是:在化疗前 30 分钟静注昂丹司琼 32mg 和地塞米松 12mg。对此你的评估是?

a. 方案中应加入阿瑞匹坦

b. 昂丹司琼的剂量很合适

c. 地塞米松的剂量应改为 20mg

d. 5-HT$_3$ 受体拮抗剂应选帕洛诺司琼

选项 a 正确。由于卡铂可导致延迟性 CINV,加入阿瑞匹坦可预防急性和延迟性 CINV,推荐首剂量是化疗前给予 125mg。

选项 b 不正确。昂丹司琼 32mg 静注已不被推荐使用,由于其有延长 Q-T 间期的风险。

选项 c 不正确。由于阿瑞匹坦或福沙吡

坦的使用,地塞米松的剂量应保持在12mg。

选项d不正确。在没有阿瑞匹坦和福沙吡坦的时候帕洛诺司琼可作为5-HT₃受体拮抗剂用于中度致吐治疗,该患者需使用阿瑞匹坦,所以选择昂丹司琼也可以。

---

12. 下列关于5-HT₃受体拮抗剂治疗急性CINV的描述,哪项是正确的?

　　a. 在相同剂量下多拉司琼与昂丹司琼的效果一致
　　b. 格拉司琼是5-HT₃受体拮抗剂中唯一一种可用于预防高致吐延迟性CINV的药物
　　c. 在治疗突发性恶心和呕吐时帕洛诺司琼较有优势
　　d. 昂丹司琼静注途径优于口服途径

选项a正确。研究表明当给予相同剂量的5-HT₃受体拮抗剂类药物,其预防急性CINV疗效相似。

选项b不正确。目前还没有5-HT₃受体拮抗剂可用于预防高致吐化疗延迟性CINV,帕洛诺司琼是唯一一种推荐使用在中度致吐化疗延迟性CINV中的药物。

选项c不正确。多巴胺受体抑制剂应用于暴发性CINV的治疗。

选项d不正确。5-HT₃口服与静注疗效一致。

---

13. 患者接受顺铂化疗3天,下列哪种方案适合用于预防该患者发生急性CINV?

　　a. 化疗前每天静注多拉司琼100mg和地塞米松12mg,化疗前一天静注福沙吡坦150mg
　　b. 化疗前24小时给予格拉司琼透皮贴,静注地塞米松12mg和阿瑞匹坦125mg,在第二天和第三天给予地塞米松8mg和阿瑞匹坦80mg
　　c. 化疗前每天给予静注昂丹司琼32mg和地塞米松20mg,化疗第一天给予125mg阿瑞匹坦,第二天和第三天给予80mg
　　d. 化疗前给予帕洛诺司琼0.25mg、地塞米松12mg、阿瑞匹坦125mg,第二天和第三天给予阿瑞匹坦80mg和地塞米松8mg

选项b正确。根据化疗方案的不同,格拉司琼透皮贴可用于多日化疗并可使用7天

以上。

选项d正确。帕洛诺司琼由于其半衰期长,可覆盖三天方案的整个周期,并且只用在第一天给药。

选项a不正确。静注多拉司琼由于其Q-T间期延长的风险已不做推荐使用。

选项c不正确。静注32mg昂丹司琼由于其Q-T间期延长风险而不做推荐使用。

---

14. 当患者有潜在Q-T间期延长的风险时,哪种止吐药应避免使用?

　　a. 口服阿瑞匹坦125mg
　　b. 静注多拉司琼100mg
　　c. 静注氟哌利多1.25mg
　　d. 静注昂丹司琼8mg

选项b正确。静注多拉司琼由于其Q-T间期延长的风险已不做推荐使用。

选项c正确。存在Q-T间期延长的风险时推荐使用氟哌利多。

选项a不正确。阿瑞匹坦无Q-T间期延长风险。

选项d不正确。当单独静注昂丹司琼32mg时会增加Q-T延长的风险,昂丹司琼治疗CINV的剂量区间在8~16mg,越低越好。

---

15. 患者为54岁男性,主诉腹部疼痛,无饮酒,有吸烟史。CT显示有胆囊炎,安排胆囊切除术。下列哪种因素可增加患者患PONV的风险?

　　a. 年龄
　　b. 性别
　　c. 吸烟史
　　d. 手术类型

答案d正确。胆囊切除术、腹腔镜手术、妇科手术等可增加PONV风险。

答案a不正确。小于50岁患者有PONV风险。

答案b不正确。女性患者风险更大。

答案c不正确。不吸烟者风险大。

根据以下列案例回答16~17题。

患者为64岁女性,行胰腺癌第一周期治疗,接受单剂量吉西他滨,患者在怀孕和运动时没有恶心和呕吐症状。

16. 根据化疗药物分析患者属于 CINV 风险的哪一级？
    a. 高风险
    b. 低风险
    c. 最小风险
    d. 中等风险

    > 选项 b 正确。吉西他滨风险低。
    > 选项 a 不正确。吉西他滨风险低。
    > 选项 c 不正确。吉西他滨风险低。
    > 选项 d 不正确。吉西他滨风险低。

17. 根据吉西他滨的致呕吐等级，使用哪种药物可预防急性恶心和呕吐的发生？
    a. 昂丹司琼、阿瑞匹坦、地塞米松
    b. 地塞米松
    c. 劳拉西泮
    d. 奥氮平

    > 选项 b 正确。为了降低化疗风险，推荐地塞米松、5 - HT$_3$ 受体拮抗剂、多巴胺受体抑制剂作为预防治疗方案。
    > 选项 a 不正确。高致吐化疗中推荐三联方案，由于吉西他滨风险小，所以此案例中不推荐。
    > 选项 c 不正确。苯二氮䓬类适用于预期性 CINV，而且不建议单独使用。
    > 选项 d 不正确。奥氮平在患者对传统止吐治疗无效时使用。

18. 下列哪种止吐剂在静脉注射时需要稀释以减小渗透压？
    a. 氟哌利多
    b. 福沙吡坦
    c. 帕洛诺司琼
    d. 异丙嗪

    > 选项 d 正确。异丙嗪外渗时可造成器官损伤，很多组织推荐在使用异丙嗪时稀释至最小渗透压后使用。
    > 选项 a 不正确。氟哌利多不涉及渗透问题。
    > 选项 b 不正确。渗透问题不是福沙吡坦的关键问题。

> 选项 c 不正确。渗透问题不是帕洛诺司琼的关键问题。

19. 哪种药物可用于预防预期性 CINV？
    a. 地塞米松
    b. 屈大麻酚
    c. 劳拉西泮
    d. 帕洛诺司琼

    > 选项 c 正确。劳拉西泮类苯二氮䓬类药物用预期性 CINV 的治疗。
    > 选项 a 不正确。地塞米松用于急性或延迟性 CINV。
    > 选项 b 不正确。屈大麻酚用于暴发性 CINV 的治疗。
    > 选项 d 不正确。帕洛诺司琼用于急性和延迟性 CINV。

20. 患者为 34 岁女性，接受腹部子宫切除术和双侧卵巢切除术。现询问使用昂丹司琼预防 PONV 的剂量是多少？
    a. 在手术开始时静注昂丹司琼 16mg
    b. 术后静注昂丹司琼 32mg
    c. 术前 2 小时静注昂丹司琼 8mg
    d. 手术结束时静注 4mg 昂丹司琼

    > 选项 d 正确。昂丹司琼的推荐使用剂量是术后静注 4mg。
    > 选项 a 不正确。昂丹司琼的推荐使用剂量是术后静注 4mg。
    > 选项 b 不正确。昂丹司琼的推荐使用剂量是术后静注 4mg。
    > 选项 c 不正确。昂丹司琼的推荐使用剂量是术后静注 4mg。

21. 将下列 5 - HT$_3$ 受体拮抗剂按剂量由小到大排列。

无序选项	排序结果
多拉司琼	帕洛诺司琼
格拉司琼	格拉司琼
昂丹司琼	昂丹司琼
帕洛诺司琼	多拉司琼

第 42 章　肝硬化及其并发症

DS 是一名 36 岁的男性,过去 3 个月出现精神状态改变、厌食、明显的体重减轻,近期出现腹部水肿和全身不适。目前所用药物如下:辛伐他汀、烟酸、对乙酰氨基酚和阿普唑仑。体格检查发现他有肝掌和脾大,实验室检查发现:AST、ALT、胆红素和血糖轻度升高。诊断为肝硬化。

1. 下列哪种药物最可能引起 DS 肝硬化?
   a. HMG – CoA 还原酶抑制剂(他汀类)
   b. 烟酸
   c. 对乙酰氨基酚
   d. 乙醇

　　答案 d 正确。在西方国家,酗酒和丙型肝炎是引起肝硬化最常见的原因。

　　答案 a 不正确。他汀类药物可引起急性肝损伤,与急性肝炎引起的损伤相似。肝功能检测如果发现 AST 和 ALT 水平超过正常值上限的 3 倍时,应停止使用他汀类药物,停药后 LETs 一般会恢复正常,他汀类药物可引起肝硬化等慢性肝脏疾病。

　　答案 b 不正确。烟酸也可引起急性肝损伤,与急性肝炎引起的损伤相似,但不引起肝硬化。

　　答案 c 不正确。对乙酰氨基酚可引起急性肝损伤,与急性肝炎引起的损伤相似,但不引起肝硬化。

---

2. 以下是 DS 的动脉血氨水平:125μg/dL(正常值:15~60μg/dL)。这个实验室数据的异常与下列 DS 的哪个症状最可能有关?
   a. 腹部水肿
   b. 厌食
   c. 精神状态改变
   d. 肝掌

　　答案 c 正确。静脉和动脉血氨水平升高与肝性脑病有关,可引起精神状态的改变。

　　答案 a 不正确。明显的腹部水肿与肝硬化的并发症——腹水有关。

　　答案 b 不正确。厌食和体重减轻不是肝硬化的特异性症状,它们与血氨水平升高无关。

　　答案 d 不正确。肝掌是肝硬化的症状,但是与血氨水平升高无关。

---

3. 对 DS 会诊的重点包括阻止其肝硬化加重或进展以及肝硬化并发症的发生。对于药师而言关注的要点是什么?选出所有正确答案。
   a. 禁止饮酒
   b. 限制蛋白摄入
   c. 限制钠摄入
   d. 限制总热量的摄取

　　答案 a 正确。酗酒是引起肝硬化的常见原因,持续滥用酒精可加重肝硬化及其并发症。而且,酒精会加速腹水的形成(DS 现在伴有的并发症——腹部水肿)。

　　答案 b 正确。减少蛋白质摄入会降低血氨水平。血氨水平升高可引起肝硬化的并发症——肝性脑病。

　　答案 c 正确。限制钠的摄入是减少腹水的重要措施。

　　答案 d 不正确。肌肉萎缩、厌食症和体重减轻可见于肝硬化。推荐适当的营养支持包括热量的适量摄入。DS 的病历中并没有需要限制总热量摄入的指征。

---

4. GH 的肝功能检查结果如下:ASTY 250U/L(正常值 8~20U/L),ALTY 460U/L(正常值 5~40U/L),GH 肝功能结果与下列哪项有关?选出所有正确答案。
   a. 肝硬化
   b. 对乙酰氨基酚急性中毒
   c. 急性丙型肝炎感染
   d. 慢性丙型肝炎感染

　　答案 b 正确。患者 AST 和 ALT 显著升高为典型的急性肝损伤症状,短时间内摄入中毒剂量的乙酰氨基酚(24 小时内 >4g)后会发生急性肝损伤。

　　答案 c 正确。急性丙型肝炎可能引起 AST 和 ALT 的显著升高。

　　答案 a 和 d 均不正确。肝硬化和慢性丙型肝炎感染可引起 AST 和 ALT 升高,但是与急性肝损伤导致的肝酶升高程度不同,此外,肝硬化或其他慢性肝病患者的 AST 和 ALT 水平可处于正常水平。

BT 是一名 58 岁的男性,2 年前被诊断出患有肝硬化。BT 目前有轻度腹水、食管和胃底静脉曲张但未出血,无肝性脑病。实验室检查如下:总胆红素 2.1mg/dL(0.3~1.2),白蛋白 2.8g/dL(3.2~4.6),凝血酶原时间 20.2 秒(12.5~15.2)。

---

5. BT 目前存在膀胱过度活动症的问题,他的医师打算开始给他使用达非那新。根据患者的 Child-Pugh 评分和下列达非那新的剂量信息,你会给 BT 什么建议?

无肝脏疾病	轻度肝功能不全	中度肝功能不全	重度肝功能不全
15mg,每日	15mg,每日	7.5mg,每日	无临床应用经验

   a. BT 患有 A 级肝硬化,达非那新应从每日 15mg 开始使用
   b. BT 患有 A 级肝硬化,达非那新应从每日 7.5mg 开始使用
   c. BT 患有 B 级肝硬化,达非那新应从每日 7.5mg 开始使用
   d. BT 患有 C 级肝硬化,不应给予达非那新

   答案 c 正确。BT 的肝功能分级为 B 级;所以,应当接受每日 7.5mg 的初始剂量。
   答案 a 不正确。BT 的肝功能分级为 B 级。
   答案 b 不正确。BT 的肝功能分级为 B 级。
   答案 d 不正确。BT 的肝功能分级为 B 级。
   BT 的 Child-Pugh 评分计算如下:
   胆红素 2.1(0.3-1.2)=2 分
   白蛋白 2.8(3.2-4.6)=2 分
   轻度腹水 =2 分
   无肝性脑病 =1 分
   凝血酶原时间 20.2(12.5-15.2)=2 分
   child-Pugh 评分 =9 分 =B 级中度肝功能异常

---

6. 由于 BT 的慢性肝功能疾病导致药代动力学的改变,下列哪种药物疗效会降低?
   a. 吗啡
   b. 呋塞米
   c. 劳拉西泮
   d. 唑吡坦

   答案 b 正确。对于肝硬化导致药物代谢动

力学改变的患者,某些利尿剂(呋塞米、氨苯蝶啶、托拉塞米和布美他尼)以及 β 受体阻滞剂例如普萘洛尔疗效可能会降低。
   答案 a 不正确。阿片类药物吗啡在肝硬化患者中疗效增加。
   答案 c 不正确。抗焦虑药物例如苯二氮䓬类药物劳拉西泮在肝硬化患者中疗效会升高(并且还会增加患者发生肝性脑病的风险)。
   答案 d 不正确。镇静剂唑吡坦在肝硬化患者疗效升高而不是降低。

---

7. 关于 BT 血液中高蛋白结合率药物的分布容积和半衰期,下列哪项是正确的?
   a. 慢性肝脏疾病的白蛋白升高,导致蛋白结合升高、分布容积升高和半衰期可能缩短
   b. 慢性肝脏疾病的白蛋白降低,导致蛋白结合降低、分布容积降低和半衰期可能缩短
   c. 慢性肝脏疾病的白蛋白降低,导致蛋白结合降低、分布容积升高和半衰期可能延长
   d. 慢性肝脏疾病通常白蛋白浓度无变化,分布容积或半衰期通常也无变化

   答案 c 正确。慢性肝脏疾病会使白蛋白水平降低,则血液中与白蛋白结合的药物浓度降低,这样会使药物的分布容积升高而可能使半衰期延长。
   答案 a 不正确。肝脏疾病白蛋白不会升高,慢性肝脏疾病还可能会使其降低。
   答案 b 不正确。慢性肝脏疾病白蛋白降低,导致血液中与白蛋白正常结合的药物减少,这样会使药物的分布容积升高、半衰期延长。
   答案 d 不正确。严重的慢性肝脏疾病白蛋白的浓度通常会降低。

---

8. 如果 BT 发生门体静脉分流,有关肝脏高清除率药物的口服生物利用度,下列哪项是正确的?
   a. 口服生物利用度会升高,初始剂量应减少
   b. 口服生物利用度会降低,初始剂量应增加
   c. 口服生物利用度会升高,但是无须考虑调整剂量
   d. 口服生物利用度不变,而且无须考虑调整剂量

   答案 a 正确。如果出现门体静脉分流,肝脏高清除率药物的口服生物利用度可能会升

高。肝脏高清除率药物的肝脏消除依赖于血流量。门体静脉分流的血流量改变,血流未经肝脏直接从门静脉进入体循环。如果药物大部分经首过效应清除,门体静脉分流会大大地改变药物血清浓度,以致在给予初始剂量后即可达到有效的血药浓度。

答案 b 不正确。口服生物利用度会升高而不会降低。

答案 c 不正确。由于初始剂量后药物血清浓度可能显著升高,建议减少初始用药剂量。

答案 d 不正确。在这种情况下,口服生物利用度会增加。

---

9. 药物肝脏清除依赖于下列哪项?
   a. 血流量、血浆药物结合率和肝摄取率
   b. 血流量、血浆药物结合率和生物利用度
   c. 血浆药物结合率、生物利用度和肝摄取率
   d. 血流量、血浆药物结合率、肝固有清除率

答案 d 正确。药物肝脏清除依赖于血流量、血液中药物与蛋白的结合率以及肝固有清除率。

答案 a 不正确。药物肝脏清除依赖于血流量、血液中药物与蛋白的结合率以及肝固有清除率。肝摄取率并不是药物肝脏清除的主要决定性因素之一。

答案 b 不正确。药物肝脏清除依赖于血流量、血液中药物与蛋白的结合率以及肝固有清除率。生物利用度并不是药物肝脏清除的主要决定性因素之一。

答案 c 不正确。药物肝脏清除依赖于血液中药物与蛋白的结合率,并不依赖于生物利用度或肝摄取率。

---

10. 基于下列哪项可评价低肝脏摄取率和高血浆蛋白结合率药物的药代动力学?
    a. 未结合药物浓度
    b. 结合药物浓度
    c. 总的药物浓度
    d. 肝血流量

答案 a 正确。肝脏摄取率低的药物的肝脏清除受蛋白结合率和肝固有清除率的影响。由于所述的药物的血浆蛋白结合率高,其剂量应当调整以便维持正常的未结合的药物浓度,

未结合药物浓度的显著升高可明显增加作用于机体的游离药物的量。

答案 b 不正确。在这种情况下剂量应当调整以便维持未结合的药物浓度,而不是结合药物浓度。

答案 c 不正确。在这种情况下剂量应当调整以便维持未结合药物浓度,而不是总的药物浓度。

答案 d 不正确。肝脏摄取率低的药物的肝脏清除明显受肝血流量的影响。

---

11. 低肝脏摄取率/低血浆蛋白结合率的药物剂量调整应达到维持下列哪项的浓度?
    a. 正常未结合血浆药物浓度
    b. 正常结合血浆药物浓度
    c. 正常总的(结合加未结合)血浆药物浓度
    d. 无须考虑剂量调整

答案 c 正确。为维持体内正常总的血浆药物浓度,肝脏摄取率低/血浆蛋白结合率低的药物应进行剂量调整。肝脏摄取率低的药物大多受蛋白结合率和肝固有清除率改变的影响,由于该药物蛋白结合率不高,与蛋白结合药物的剂量改变并不可能明显改变作用于机体的游离药物的量。所以,相对于未结合药物浓度,结合药物浓度不太重要。对于这个病例,剂量调整的目标是保证总的血浆药物浓度。

答案 a 不正确。肝脏摄取率低/血浆蛋白结合率低的药物剂量调整旨在维持正常总的血浆药物浓度。

答案 b 不正确。肝脏摄取率低/血浆蛋白结合率低的药物剂量调整旨在维持正常总的血浆药物浓度。

答案 d 不正确。肝脏摄取率低/血浆蛋白结合率低的药物剂量调整旨在维持正常总的血浆药物浓度。

---

12. 下列哪项表述是正确的?
    a. 在肝脏疾病中,Ⅱ相结合代谢受影响的程度要高于Ⅰ相氧化代谢
    b. 在肝脏疾病中,Ⅰ相氧化代谢受影响的程度要高于Ⅱ相结合代谢
    c. 发生慢性肝脏疾病时,所有通过 P450 代谢

的药物代谢均减少

d. 在慢性肝脏疾病中,血清肌酐水平可准确反映肾功能

答案 b 正确。肝硬化对 I 相氧化反应(通常涉及细胞色素 P450 酶代谢途径)的影响比对 II 相反应如葡萄糖醛酸的影响大,这是因为细胞色素 P450 酶依赖于氧化反应。肝硬化时由于分流、肝窦毛细血管化和肝灌注减少,导致相对缺氧。严重肝硬化时葡萄糖醛酸化可能才会受到影响。

答案 a 不正确。与 II 相结合反应相比,肝硬化对 I 相氧化反应的影响更大。

答案 c 不正确。慢性肝脏疾病时并不是所有 P450 酶代谢能力同步降低。例如,肝脏疾病早期,通过细胞色素 P450 2C19 酶的药物代谢减少,而细胞色素 P450 1A2、2D6 和 2E1 酶代谢的药物活性正常或接近正常水平。随着肝脏疾病进展,不同细胞色素 P450 酶代谢的活性水平随之改变。

答案 d 不正确。在慢性肝脏疾病中,血清肌酐水平并不能准确反映肾功能,这是因为严重肝脏疾病时伴有肌肉质量的减少和肌酸生成肌酐的代谢障碍。

13. CD 刚被诊断出患有肝硬化,并且行内镜检查。他的肝病医师发现他有几条食管静脉严重曲张,并决定开始给他药物治疗以预防静脉曲张出血。下列哪项治疗对于 CD 静脉曲张出血的一级预防最为适宜?

 a. 无须一级预防;只有过去出现过静脉曲张出血的患者才应接受预防治疗

 b. 奥美拉唑 20mg,每日 1 次口服

 c. 硫糖铝 1g,每日 4 次服用

 d. 纳多洛尔 40mg,每日 1 次口服

答案 d 正确。纳多洛尔 40mg 每日 1 次口服是门脉高压引起静脉曲张出血一级预防的药物和给药方案。非选择性 β 受体阻滞剂通过以下两个机制减少门静脉血流从而降低门脉压力:通过阻滞 β_1 受体减少心输出量,阻滞 β_2 受体减少内脏血流量。应通过剂量滴定的方法使纳多洛尔达到最大耐受剂量,其他目标包括使静息心率减少 20% ~ 25%,绝对心率达 55 ~ 60/min,或出现不良反应。非选择性 β

受体阻滞剂的不良反应有疲劳、气短、掩盖糖尿病患者的低血糖反应、抑郁和勃起障碍。

答案 a 不正确。发现有静脉曲张的患者应接受一级预防治疗以预防静脉曲张破裂出血。

答案 b 不正确。奥美拉唑是一种质子泵抑制剂,对预防静脉曲张出血没有作用,但是对胃与十二指肠溃疡有治疗作用。非选择性 β 受体阻滞剂用于治疗门脉高压,可作为静脉曲张出血的预防药物。

答案 c 不正确。硫糖铝是铝复合物,对门脉高压引起静脉曲张出血没有预防作用,但是对十二指肠溃疡有治疗作用。

14. 医师决定使用口服利尿剂治疗 KT 的腹水,让他开始每日服用 100mg 螺内酯和 40mg 呋塞米。5 日后重新评估 KT 的指标,医师决定增加螺内酯的剂量至 150mg/d,为了保持 100:40 的比例,按照上述螺内酯的剂量,应给予呋塞米的剂量是多少最为合适?

 a. 呋塞米 100mg/d

 b. 呋塞米 40mg/d

 c. 呋塞米 60mg/d

 d. 呋塞米 80mg/d

答案 c 正确。螺内酯和呋塞米联合治疗的起始比例为 100:40。除了禁酒和限钠,利尿剂是腹水治疗的重要方法,这个比例可使液体排出量达到最大同时使电解质(尤其是血清钾)维持在正常范围。根据需要,可在 3 ~ 5 天内将螺内酯用量增加至每日 400mg 口服,呋塞米增量至每日 160mg 口服,并适当监测电解质观察机体耐受性。当螺内酯剂量增至 150mg,意味着剂量增加了 50%(100mg × 1.5 = 150mg),呋塞米的剂量必须也增加 50% 以维持 100:40 的比例,呋塞米正确的剂量应为 60mg(40mg × 1.5 = 60mg)。

答案 a、b 和 d 均不正确。当螺内酯剂量增至 150,意味着剂量增加了 50%(100mg × 1.5 = 150mg),呋塞米的剂量必须也增加 50% 以维持 100:40 的比例。呋塞米正确的剂量应为 60mg(40mg × 1.5 = 60mg)。

15. RP 是一名 65 岁的男性,有 20 年酗酒史,患有

肝硬化和门脉高压。他吐血后经急诊处理,并被诊断为急性食管静脉曲张出血。此时,下列哪项治疗对于 RP 是适宜的?

a. 泮托拉唑 40mg 每日 1 次静滴,同时口服诺氟沙星 40mg,bid

b. 奥曲肽 50μg 弹丸式静脉注射,然后以 50μg/h 静滴同时口服诺氟沙星 40mg,bid

c. 奥曲肽 50μg 弹丸式静脉注射,然后以 50μg/h 静滴同时联合泮托拉唑 40mg 每日 1 次静滴

d. 奥曲肽单药治疗,50μg 弹丸式静脉注射,然后以 50μg/h 静滴

答案 b 正确。奥曲肽可减少内脏血流量以及门静脉流入量,所以对急性静脉曲张破裂出血有治疗作用。奥曲肽的半衰期较短,所以必须采取静脉输注的方法。对于急性静脉曲张破裂出血的患者,推荐抗生素短期治疗,因为这类患者由于胃肠道细菌的进入和移位而有发生感染和脓毒血症的风险。抗生素的用药方案为:诺氟沙星 40mg 每日 2 次口服,服用 7 天。

答案 a 不正确。尽管静脉用质子泵抑制剂适用于消化性溃疡引起的胃出血,不适用于静脉曲张出血。

答案 c 不正确。奥曲肽适合,但是泮托拉唑不适合。

答案 d 不正确。应预防性应用抗生素。在急性静脉曲张破裂出血的病例,预防性应用抗生素可减少再出血的发生率以及提高短期的生存率。

16. 奥曲肽给药时静滴速率为 50μg/h,药房将 1000μg 奥曲肽溶于 1L 生理盐水中,则每小时需要滴注多少量才能达到处方规定的速率?

a. 25mL/h

b. 50mL/h

c. 100mL/h

d. 125mL/h

答案 b 正确。1000μg 溶于 1L 的溶剂中浓度为 1μg/mL（1000μg/1000mL = 1μg/mL）。为了达到 50μg/h 的输注速率,必须将浓度增加至 1μg/mL × 50 = 50μg/50mL;所以输注速度应为 50mL/h。

答案 a、c 和 d 均不正确。

PW 是一名 56 岁的女性患者,既往有肝硬化病史,刚被确认患严重腹水并且行腹水穿刺引流。中性粒细胞计数为 275/mm^3,目前诊断其合并 SBP。

17. 下列哪种抗生素可静脉给药,并且适合用于 PW 的 SBP 的经验性治疗?

a. 万古霉素

b. 头孢氨苄

c. 替加环素

d. 头孢噻肟

答案 d 正确。该病例理想的抗生素选择应为每 8 小时静滴头孢噻肟 2g。如果之前未使用过喹诺酮类药物、无恶心、中风、Ⅱ 级或 Ⅱ 级以上脑病,血清肌酐不大于 3mg/dL,该患者可使用每日 2 次口服氧氟沙星 400mg 替代头孢噻肟。

答案 a 不正确。对于该病例,万古霉素并不是理想的抗生素选择,因为它不能完全覆盖两种自发性腹膜炎常见的病原菌——大肠杆菌和肺炎克雷伯菌。不过,万古霉素是通过静脉给药的。

答案 b 不正确。头孢氨苄不是该病例理想的抗生素选择,因为其是第一代头孢菌素,且无静脉给药剂型。第三代头孢菌素更适合作为自发性腹膜炎的经验性治疗。

答案 c 不正确。替加环素是该病例一个可行的选择,因为它可以覆盖三种自发性腹膜炎的可能致病菌——大肠杆菌、肺炎克雷伯菌和肺炎链球菌。然而,美国肝病研究协会最新的指南推荐第三代头孢菌素——头孢噻肟作为疑似自发性腹膜炎病例的经验性治疗。不过,替加环素是通过静脉途径给药的。

18. 下列哪种指南可以用来决定 PW 的抗生素静脉使用溶媒的配伍情况? 选出所有适合的答案。

a. King Guide

b. Red Book

c. Orange Book

d. Trissel's

答案 a 正确。King Guide 包含了与伴有 Y 型注射器给药、单剂量注射器给药和混合给药相关药物配伍信息,也包含有关静脉用溶媒选择的配伍信息。

答案 d 正确。Trissel's 包含了与伴有 Y 型注射器给药、单剂量注射器给药和混合给药相关的药物配伍信息。也包含有关静脉用溶媒选择的配伍信息。

答案 b 不正确。Red Book 是有关药物价格方面的手册。

答案 c 不正确。Orange Book 是有关药物等效性方面的信息。

---

19. PW 的治疗有效,SBP 好转,但出现肝性脑病症状。按照一线、二线、三线的顺序选出治疗肝性脑病的药物。
 a. 新霉素、乳果糖、利福昔明
 b. 乳果糖、利福昔明、新霉素
 c. 利福昔明、乳果糖、新霉素

答案 b 正确。乳果糖是治疗肝性脑病的一线药物。利福昔明作为二线药物,用于不能耐受乳果糖的患者或单独使用乳果糖反应不足而需要与乳果糖联用的患者。新霉素是三线药物。

答案 a 不正确。新霉素属三线药物。

答案 c 不正确。乳果糖是一线药物。

---

20. VC 的医师选用甲硝唑来治疗他的肝性脑病,VC 的病情可使用其他药物作为替代治疗,下列哪种药物可以用作 Flagyl 的替代治疗?
 a. 新霉素
 b. 利福昔明
 c. 甲硝唑
 d. 头孢噻肟

答案 c 正确。Flagyl 是甲硝唑的商品名。

答案 a 不正确。Neo‐Fradin 是新霉素的商品名。

答案 b 不正确。Xifaxan 是利福昔明的商品名。

答案 d 不正确。Claforan 是利福昔明的商品名。

第 43 章　炎症性肠病

1. 选出所有是 UC 但不是 CD 特征的选项。
 a. 疾病局限于结肠
 b. 炎症散布于健康组织
 c. 炎症只影响黏膜层
 d. 炎症穿透于黏膜下层

答案 a 正确。溃疡性结肠炎(UC)局限于结肠,而克罗恩病(CD)可能影响胃肠(GI)道的任何部位。

答案 c 正确。炎症只侵犯胃肠道黏膜层是 UC 的特征。

答案 b 不正确。UC 是连续病变,而 CD 是以炎症部位或病变散布于健康组织为特征,或跳跃性病变。

答案 d 不正确。与 UC 相比,克罗恩病侵犯更深层的肠道,炎症通常深入肠道的黏膜下层和肌层。

---

2. 患者,男性,67 岁,主诉 2 个月来每日有 2~3 次稀血便,不伴发热和体重减轻。其 UC 病变局限在直肠。对于该患者,下列哪种 5‐氨基水杨酸的剂型作为初始治疗最有效?
 a. 栓剂
 b. 灌肠剂
 c. 片剂
 d. 静脉注射剂

答案 a 正确。溃疡性直肠炎是 UC 的一个亚型,其炎症局限在直肠。美沙拉嗪是治疗轻度至中度直肠炎的一线药物,栓剂剂型可将美沙拉嗪直接运送至病变部位,并且可治疗 20cm 的直肠病变,因此,栓剂是治疗直肠型 UC 最合适的剂型。

答案 b 不正确。美沙拉嗪灌肠可治疗直肠型 UC,并可将药物运送至脾区,这也会导致该段胃肠道不必要的药物覆盖,灌肠给药更适合于远端或左半病变的患者。

答案 c 不正确。尽管美沙拉嗪片剂可治疗直肠型 UC,根据片剂处方组成的不同可将药物运送至整个小肠和大肠或仅至整个结肠,这将导致这部分胃肠道不必要的药物覆盖,片剂更适合于有广泛病变的患者。

答案 d 不正确。美国没有美沙拉嗪的注射剂型。

3. 硫唑嘌呤的代谢中哪种酶受基因多态性的影响?
   a. 拉布立酶
   b. 二氢叶酸还原酶
   c. 硫嘌呤甲基转移酶
   d. 透明质酸酶

   答案 c 正确。硫唑嘌呤的代谢部分依赖于硫嘌呤甲基转移酶,该酶具有基因多态性,发生基因突变的患者酶活性降低,则患者硫唑嘌呤的血药浓度升高而使毒性增加,在使用硫唑嘌呤治疗前,应对患者进行硫嘌呤甲基转移酶活性水平的测定。

   答案 a 不正确。拉布立酶不是酶,是一种用于治疗肿瘤溶解综合征的药物。

   答案 b 不正确。二氢叶酸还原酶是一种与甲氨蝶呤代谢相关的酶,不影响硫唑嘌呤的代谢。

   答案 d 不正确。透明质酸酶是一种可增加结缔组织通透性的酶,通常用于手术中增加药物的吸收。

4. 一名 27 岁的白种男性,刚被诊断为中度广泛性 UC。他自诉对含磺酰胺的药物有皮疹的过敏反应。对于这个患者下列哪种药物作为初始治疗最合适?
   a. Canasa
   b. Azulfidine
   c. Colazal
   d. Entocort

   答案 c 正确。Colazal 是巴柳氮,由美沙拉嗪与惰性载体分子链接而成,可将美沙拉嗪运送至结肠,由于该患者有广泛病变,该药物较为适用。巴柳氮无磺胺基,可用于对磺酰胺药物过敏的患者。

   答案 a 不正确。美沙拉嗪可用于该患者。但是 Canasa 是美沙拉嗪的栓剂剂型,该患者有广泛病变,意味着其大多数的结肠受累,栓剂只能将美沙拉嗪运送至直肠部位而不能到达需要药物治疗的结肠部位。

   答案 b 不正确。Azulfidine 是柳氮磺吡啶,

这种药物可作为广泛 UC 治疗的一线药物;然而,该患者对磺胺过敏,不能使用柳氮磺吡啶。

   答案 d 不正确。Entocort 是布地奈德,是一种糖皮质激素,用于回肠和升结肠病变的 CD 患者。

5. 下列哪种药物只能通过静脉给药?
   a. Purinethol
   b. Colazal
   c. Flagyl
   d. Remicade

   答案 d 正确。英夫利西单抗只能采用静脉注射方式给药。

   答案 a 不正确。硫嘌呤只有片剂剂型。

   答案 b 不正确。巴柳氮只有片剂剂型。

   答案 c 不正确。甲硝唑有口服片剂和注射剂两种剂型。

6. 患者,女性,38 岁,每日口服美沙拉嗪 800mg 和泼尼松 20mg。她打算尝试每周皮下注射甲氨蝶呤以希望能够不再使用泼尼松治疗。在甲氨蝶呤使用初期和定期治疗前,需要检测哪些指标?选出所有适合的答案。
   a. 全血细胞计数
   b. 血清钾
   c. 肝脏转氨酶
   d. 胸部 X 线

   答案 a 正确。甲氨蝶呤是叶酸拮抗剂,可引起骨髓抑制,接受甲氨蝶呤治疗的患者应常规监测全血细胞计数。

   答案 c 正确。甲氨蝶呤有肝毒性。应监测患者的肝功能,尤其是转氨酶。

   答案 d 正确。甲氨蝶呤可引起肺炎,如采用甲氨蝶呤治疗,则应在治疗前和治疗期间定期进行胸部 X 线和肺功能检查。

   答案 b 不正确。除了甲氨蝶呤起的严重中枢毒性病例,其一般不会引起血清钾浓度的改变。

7. 哪项是接受 TNF-α 拮抗剂治疗的禁忌证?
   a. 偏头痛
   b. 既往心肌梗死
   c. 哮喘

d. 脓毒血症

答案 d 正确。由于 TNF-α 拮抗剂可以引起严重感染,患者在初始治疗时不应有已经存在的严重感染,脓毒血症是一种严重的感染,是 TNF-α 拮抗剂治疗的禁忌证。

答案 a 不正确。偏头痛并不是治疗的禁忌证。神经系统疾病例如视神经炎或脱髓鞘病是潜在的禁忌证。

答案 b 不正确。既往心肌梗死并不是治疗的禁忌证,严重心力衰竭是禁忌证。

答案 c 不正确。哮喘或 COPD 并不是治疗的禁忌证。

---

8. 一名 37 岁的女性,已经接受最大剂量的美沙拉嗪片治疗 UC,但是仍然每天出现中度症状,包括紧迫感、腹痛和直肠出血。此时,哪种药物是治疗其症状的最佳药物?
   a. Enterocort
   b. Trexall
   c. Remicade
   d. Apriso

答案 c 正确。英夫利西单抗用于中至重度症状、且对其他治疗如氨基水杨酸盐或糖皮质激素无应答的患者。对于该患者,仍每天出现中度症状,英夫利西单抗起效比硫唑嘌呤快,对于该患者是更好的选择。

答案 a 不正确。布地奈德是一种糖皮质激素,仅用于末端回肠或升结肠病变的 CD 患者。

答案 b 不正确。甲氨蝶呤更多用于 CD,类似硫唑嘌呤,起效较慢,至少要使用 3~4 个月才起效,该患者需要使用能迅速控制症状的药物。

答案 d 不正确。Apriso 是美沙拉嗪每日服用 1 次的制剂。由于该患者已经使用最大剂量美沙拉嗪且治疗失败,故采用含美沙拉嗪的其他药物也疗效甚微。

---

9. 一名 48 岁的男性 CD 患者,给予 Humira 治疗其严重的症状。在开始治疗前,你应当向这位患者提供哪项建议?
   a. 每日服用正确数量的药片
   b. 掌握正确的注射技术
   c. 监测腹泻发生情况

d. 下一次药物应在第 8 周给予

答案 b 正确。由于 Humira 采用皮下注射给予,且可使用单剂量注射器或注射笔,所以应给该患者说明怎样使用产品以及正确的注射途径。药品说明书中有详细的说明,可用来对该患者进行用药指导。

答案 a 不正确。Humira 是注射剂型,没有口服片剂剂型。

答案 c 不正确。Humira 一般不引起腹泻。

答案 b 不正确。注射初始剂量后,下两次注射以 2 周为间隔,然后每隔 1 周注射一次。

---

10. 一名 42 岁患有 CD 20 年的女性,目前有腹泻、未愈合的瘘。她打算开始英夫利西单抗治疗。在开始英夫利西单抗治疗前,下列哪些是需要与患者重点讨论的? 选出所有适合的答案。
    a. 在初始注射前需要给予试验剂量
    b. 在英夫利西单抗治疗前排除肺结核
    c. 英夫利西单抗可自行皮下注射
    d. 为防止输液反应,给药前给先给予对乙酰氨基酚和苯海拉明

答案 b 正确。英夫利西单抗可能易使患者感染。在开始初始治疗前,患者应先评估是否存在肺结核。

答案 d 正确。英夫利西单抗有流感样输注反应,在每次输注前给予患者对乙酰氨基酚和苯海拉明可预防该不良反应。

答案 a 不正确。英夫利西单抗治疗不要求或推荐试验剂量。

答案 c 不正确。英夫利西单抗需静脉注射给药,而其他 TNF-α 拮抗剂(赛妥珠单抗、阿达木单抗和戈利木单抗)则皮下注射给药。

---

11. 一名 38 岁女性表现出 8 周的初发的痉挛性腹痛伴每日 2~3 次血便,被诊断为左半 UC,下列哪项是最适合的初始治疗?
    a. 口服柳氮磺砒啶 1g,每日 4 次
    b. 每晚经直肠灌肠美沙拉嗪 4g
    c. 口服 6-巯嘌呤(6-MP)75mg/d
    d. 每晚经直肠灌肠氢化可的松 100mg

答案 b 正确。氨基水杨酸盐适用于轻度至中度 UC 患者的初始治疗,局部灌肠治疗可

用于直肠至脾区病变,也就是 UC 影响的左半结肠部分。因此,美沙拉嗪灌肠制剂是这种患者最适合的初始治疗。

答案 a 不正确。尽管口服氨基水杨酸盐治疗是一种选择,但是首先采用局部治疗疗效更好,同时可将药物全身暴露剂量和不良反应降至最低。

答案 c 不正确。6 - 巯嘌呤可有效维持 UC 缓解,由于这种药物需要数月才能完全发挥作用,因此不适用于诱导缓解。

答案 d 不正确。局部糖皮质激素治疗可有效诱导轻度至中度左半 UC 的缓解,但用于氨基水杨酸盐治疗无效的患者。

---

12. 一名 46 岁女性刚被诊断为轻至中度 CD,病变累及回肠和升结肠。下列哪种治疗方案最好?
   a. 每晚睡前灌肠美沙拉秦 1g
   b. 皮下注射赛妥珠单抗 400mg
   c. 每日口服布地奈德 9mg
   d. 每日口服泼尼松 40mg

答案 c 正确。口服布地奈德可有效诱导轻至中度回肠或升结肠病变缓解,布地奈德经首关代谢而减少全身暴露和不良反应。

答案 a 不正确。局部使用美沙拉嗪灌肠只对左半病变也就是远端至脾区病变有效,而对回肠和升结肠病变无效。

答案 b 不正确。TNF - α 拮抗剂仅用于中至重度、对糖皮质激素治疗无应答的 CD 患者的诱导缓解,不适用于轻至中度、未经治疗的患者。

答案 d 不正确。全身糖皮质激素治疗仅用于中至重度 CD 的诱导缓解。

---

13. 将下列 5 - 氨基水杨酸制剂在胃肠道内覆盖的区域从最少到最多排序:

无序选项	排序结果
Asacol	Canasa(栓剂 - 仅直肠)
Rowasa	Rowasa(灌肠剂 - 直肠、降结肠)
Pentasa	Asacol(整个结肠)
Canasa	Pentasa(结肠 + 小肠)

---

14. Entocort 的通用名是什么?

   a. 泼尼松
   b. 氢化可的松
   c. 甲泼尼龙
   d. 布地奈德

答案 d 正确。布地奈德是 Entocort 的通用名。

答案 a 不正确。泼尼松是通用名,但不是 Entocort 的通用名。

答案 b 不正确。氢化可的松有栓剂(Proctocort)、泡沫剂(Cortifoam)、片剂(Cortef,Hydrocortone)和注射剂(Solu - Cortef)。

答案 c 不正确。甲泼尼龙有片剂(Medrol)或注射剂(Solu - Medrol,DepoMedrol)。

---

15. 某患者接受 Tysabri 治疗 CD 24 周后出现了精神状态改变,这可能暗示哪种不良反应的发生?
   a. 脑血管意外
   b. 进行性多灶性脑白质病
   c. 脑桥中央髓鞘溶解症
   d. 梗死性痴呆

答案 b 正确。那他珠单抗可引起进行性多灶性脑白质病,后者是一种潜在的神经系统不良反应,由于这个原因,医师必须在制造商的处方计划登记后才可开具这种药物。患者在接受治疗时也应密切监测神经病变的症状或体征。

答案 a 不正确。那他珠单抗一般不会引起脑血管意外这种潜在的神经系统不良反应。

答案 c 不正确。脑桥中央髓鞘溶解症是一种神经脱髓鞘导致的神经系统不良反应,通常是由于快速纠正低钠血症引起。

答案 d 不正确。梗死性痴呆是一种神经系统疾病,继发于颅内多发的梗死,其中许多中风无临床症状。这与那他珠单抗的使用无关。

---

16. 患者,男性,35 岁,其 UC 病变区域累及结肠的多数部位(全结肠炎),已服用 2 年巴柳氮(6.75g/d)和 1 年泼尼松(40mg/d)。当泼尼松的剂量减至 40mg 以下时,患者就出现发热、腹痛和每日 5 次或 6 次血便。此时该患者的药物治疗方案应怎样调整最为适合?

a. 将巴柳氮调整为柳氮磺吡啶 6g/d

b. 开始甲氨蝶呤治疗,肌内注射 25mg,每周
1 次

c. 开始静脉注射英夫利西单抗 5mg/kg

d. 加用美沙拉嗪栓 1000mg,每日直肠给予
1 次

答案 c 正确。该患者为激素依赖性 UC,英夫利西单抗治疗可产生类固醇样效应,可减少激素用量甚至停用激素。

答案 a 不正确。巴柳氮和柳氮磺吡啶都是氨基水杨酸盐,具有类似的效应,所以换成柳氮磺吡啶并不能改善该患者的症状。

答案 b 不正确。甲氨蝶呤可有效维持缓解 CD,不适用于该患者的 UC。

答案 d 不正确。该患者已经接受口服美沙拉嗪治疗全结肠炎,美沙拉嗪栓剂适合于溃疡性直肠炎的患者,但是并不能减少患者的激素依赖。

17. 患者,男性,25 岁,由于痉挛性腹痛 2 天、发热、疲惫以及每日 10～12 次血便于急诊科就诊。该患者有 5 年的 CD 病史,常规服用美沙拉嗪(Pentasa)胶囊 250mg,每日 2 次,维持治疗。入院时,他的生命体征为体温 38.3℃,心率 110/min,呼吸 18/min,血压 118/68mmHg。以下哪项治疗是最佳选择?

a. 将美沙拉嗪(Pentasa)的剂量增加至 4g/d

b. 持续输注环孢素 4mg/h

c. 考虑立即行结肠切除术

d. 静脉注射氢化可的松 100mg,每 8 小时一次

答案 d 正确。糖皮质激素静脉全身给药是最适合诱导重度 CD 缓解的初始治疗方法。

答案 a 不正确。该患者处于重度 CD 阶段,美沙拉嗪适用于轻至中度 CD 的诱导缓解,对重度病变无效。

答案 b 不正确。环孢素持续静脉输注仅用于对静脉糖皮质激素治疗无应答的重度 CD 患者的诱导缓解。

答案 c 不正确。结肠切除在药物治疗失败或紧急情况下才考虑应用,并不适用于该患者住院后的初始治疗。

18. 患者,女性,64 岁,长期服用甲硝唑用于憩室

炎及行袋肛管吻合术的预防。该患者应监测下列哪种不良反应的发生?

a. 周围神经病

b. 肝炎

c. 肺纤维化

d. 贫血

答案 a 正确。甲硝唑在大剂量长时间使用时可引起周围神经病变,应尽可能避免长时间使用,如果必须长期服用,应监测患者周围神经病变的症状。

答案 b 不正确。尽管甲硝唑在肝脏代谢,但服用甲硝唑一般不会引起肝炎。

答案 c 不正确。甲氨蝶呤可引起肺纤维化,甲硝唑一般不会引起。

答案 d 不正确。甲硝唑一般不会引起贫血。

19. 患者,女性,42 岁,既往有 UC 病史,由于腹痛一天于急诊科就诊,疼痛评分为 10 分。进食时腹痛加重,平躺时腹痛稍有缓解,否认饮酒、吸烟史,否认非法使用药物史。实验室检查示血清脂肪酶 3794U/L(正常 0～160U/L)。患者自诉开始服用一种新的药物以控制 UC,但是回忆不起药名。下列哪种药物最有可能引起这种不良反应?

a. 甲氨蝶呤

b. 硫唑嘌呤

c. 阿达木单抗

d. 那多珠单抗

答案 b 正确。硫唑嘌呤通常会引起胰腺炎,这种不良反应常在治疗开始的 4～6 周发生。患者应当监测符合胰腺炎的症状或体征。

答案 a 不正确。甲氨蝶呤可引起肝脏、肺、肾脏和骨髓毒性;然而,一般不引起胰腺炎。

答案 c 不正确。阿达木单抗通常会引起感染、心力衰竭和神经系统并发症等,但是并不常引起胰腺炎。

答案 d 不正确。那多珠单抗可引起输液反应、神经系统并发症和感染,但是并不常引起胰腺炎。

20. 患者,女性,20 岁,在过去的一年,口服 5-氨

基水杨酸、硫唑嘌呤和静注英夫利西单抗维持缓解 UC。该患者的疫苗未跟随接种。下列哪些疫苗推荐用于该患者？选出所有适合的答案。

a. 鼻内流行性感冒病毒亚单位疫苗（LAIV）
b. 破伤风白喉百日咳疫苗（Tdap）
c. 人乳头瘤病毒疫苗（HPV）
d. 麻疹流行性腮腺炎风疹疫苗（MMR）

答案 b 正确。Tdap 是一种灭活疫苗，推荐用于免疫抑制的患者，该患者应当使用。

答案 c 正确。人乳头瘤疫苗是一种灭活疫苗。三次剂量注射推荐用于 26 岁以下的患者，该患者适合使用。

答案 a 不正确。鼻内流行性感冒病毒亚单位疫苗是一种减毒活疫苗。该患者正在接受多种免疫抑制治疗，应用活疫苗属禁忌。建议该患者应使用灭活的流感病毒疫苗。

答案 d 不正确。麻疹流行性腮腺炎风疹（MMR）疫苗是一种减毒活疫苗，免疫抑制患者使用此种疫苗属禁忌。

第 44 章　慢性阻塞性肺疾病

1. 某患者，主诉气短、持续干咳，肺功能结果显示使用舒张药物前 FEV_1 为 69% 预计值，舒张药物使用后为 70% 预计值，FEV_1/FVC 为 0.64。如何解释上述结果？

a. 患者为 COPD，气流受限可逆
b. 患者为 COPD，气流受限不可逆
c. 患者为哮喘，气流受限可逆
d. 该患者不是哮喘，因其气流受限不可逆
e. 患者既不是 COPD 也不是哮喘

答案 b 正确。患者可诊断为 COPD，因给予支气管扩张剂后其 FEV_1 预计值并不可逆。

答案 a 不正确。患者应为 COPD，给予支气管扩张剂后其 FEV_1 预计值不可逆。

答案 c 不正确。患者不是哮喘，其气道阻塞不可逆（给予支气管扩张剂后其 FEV_1 预计值无明显改变）。

答案 d 不正确。患者不是哮喘，其气道阻塞为不可逆状态。

答案 e 不正确。患者是 COPD，其 $FEV_1/FVC < 0.7$。

2. AB 是一位 41 岁的白种人，男性，已行肺功能检查确诊为 COPD。医生拟检测其 α_1-胰蛋白酶是否缺乏。下列关于该疾病特点的描述哪些是正确的？

a. 发病年龄较早（< 50 岁）
b. 该病由环境因素所致
c. 该病由遗传因素决定
d. 主要发生于美国黑种人中
e. 该病由氧化应激所致

答案 a 正确。α_1-胰蛋白酶缺乏者发病年龄较早（20～50 岁）。

答案 c 正确。α_1-胰蛋白酶缺乏属遗传性疾病。

答案 b 不正确。α_1-胰蛋白酶缺乏由遗传因素决定而不是环境因素。

答案 d 不正确。α_1-胰蛋白酶缺乏主要发生在欧洲北部人群。

答案 e 不正确。α_1-胰蛋白酶缺乏是遗传性疾病。

3. AF 是一名 59 岁的非洲裔美国人，吸烟，近期被诊断出患有 COPD，目前属于 GOLD 指南中 A 组人群。下列哪条是 AF 的一线治疗方案？

a. 短效支气管扩张剂
b. 长效抗胆碱能药
c. 长效 β 受体激动剂
d. 吸入性糖皮质激素
e. 口服茶碱

答案 a 正确。根据 GOLD 指南，对于 A 组人群，可按需使用短效 β_2 受体激动剂，如沙丁胺醇或左沙丁胺醇，二者作用机制和使用剂量相似，使用时需要一个储雾器。

注意：使用定量吸入剂时所有患者均需使用一个储雾器。另外，4 岁以下小儿需使用面罩。

答案 b 不正确。长效抗胆碱能药噻托溴铵可作为 B 组人群用药选择。异丙托溴铵（Atrovent）为短效抗胆碱能药物，一般在 COPD 早期与沙丁胺醇联合使用。有复方制剂 conbivent（含异丙托溴铵和沙丁胺醇）。

答案 c 不正确。长效 β_2 受体激动剂福莫特罗和沙美特罗可作为 COPD 分组为 B 组人群

的用药选择。

　　答案 d 不正确。吸入性糖皮质激素建议用于 C 组人群。对于严重 COPD（FEV_1 < 50% 预计值）且频繁出现急性发作的患者，常规给予吸入性糖皮质激素可减少急性发作次数，改善健康状态，但是并不能减缓肺功能的下降过程。

　　答案 e 不正确。茶碱是 COPD 患者用药的最后选择（即应在使用 β_2 受体激动剂、抗胆碱能药和吸入性糖皮质激素之后再考虑）。茶碱治疗窗窄，考虑其药代动力学因素，应定期监测血药浓度。

---

4. BD，59 岁，被诊断出患有 COPD、高血压和高脂血症，主诉使用某种药物后出现震颤。最可能由下列哪种药物所致？
   a. 异丙托溴铵
   b. 噻托溴铵
   c. 氟替卡松
   d. 泼尼松
   e. 沙丁胺醇

　　答案 e 正确。震颤是 β 受体激动剂常见不良反应之一。其他不良反应包括心动过速、中枢神经系统刺激/兴奋等。

　　答案 a 不正确。震颤不是吸入性抗胆碱能药物的不良反应。

　　答案 b 不正确。震颤不是吸入性抗胆碱能药物的不良反应。

　　答案 c 不正确。震颤不是吸入性糖皮质激素的不良反应。

　　答案 d 不正确。震颤不是口服激素的不良反应。

---

5. ZH 是一名 59 岁的 COPD 患者，最近医师给他开具氟替卡松吸入剂治疗，但是他对吸入性糖皮质激素的副作用有所担心，请药师进行吸入指导。下列哪项是吸入性糖皮质激素最常见的不良反应？
   a. 口腔念珠菌感染
   b. 糖耐量异常
   c. 心动过速
   d. 免疫抑制
   e. 体重增加

　　答案 a 正确。吸入性糖皮质激素最常见的

不良反应包括口咽部念珠菌感染。

　　答案 b 不正确。全身使用糖皮质激素（而非吸入）可导致血糖异常。

　　答案 c 不正确。吸入 β 受体激动剂的不良反应是心动过速。

　　答案 d 不正确。长期全身使用糖皮质激素（不是吸入）可导致免疫抑制。

　　答案 e 不正确。长期全身使用糖皮质激素（而非吸入）可导致体重增加。

---

6. 下列哪些是使用定量吸入剂加用储雾器的优点？
   a. 减少药物口腔沉积量
   b. 增加到达肺部的量
   c. 对按压和吸药的同步性要求小
   d. 减少吸入性激素的不良反应

　　答案 a、b、c、d 均正确。储雾器可减少口咽部念珠菌沉积，增加进入肺部的药量，对按压和吸药同步性要求低，可减轻吸入性激素的不良反应，如鹅口疮、声音嘶哑等。

---

7. SS，68 岁，女性，有吸烟嗜好，近期被诊断出患有 COPD，除了短效支气管扩张剂之外，你会推荐患者进行哪些治疗？选出所有正确答案。
   a. 戒烟
   b. 每年接种流感疫苗
   c. 接种肺炎疫苗
   d. 氧疗

　　答案 a、b、c 正确。对于所有 COPD 患者，不管其疾病分期及症状如何，均建议戒烟、接种流感和肺炎链球菌疫苗。

　　答案 d 不正确。只有疾病后期、病情十分严重的 COPD 患者才需要吸氧治疗。

---

8. COPD 的常见临床表现包括哪些？选出所有正确选项。
   a. 呼吸困难
   b. 慢性咳嗽
   c. 咳痰
   d. 暴露于高危因素

　　答案 a、b、c、d 均正确。呼吸困难、慢性咳嗽是 COPD 的常见症状，咳痰是 COPD 合并支

气管炎患者的常见表现。最常见的高危因素是吸烟和空气污染。

9. CP,男性,65 岁,被诊断出患有 COPD,GOLD 分组为 C。目前使用沙美特罗吸入剂,一天 2 次,噻托溴铵吸入剂,一天 1 次,必要时加用沙丁胺醇吸入剂,但 COPD 控制不佳,症状频繁,近期出现一次急性加重。该患者的治疗方案该如何调整?
a. 加用茶碱,一天 1 次
b. 将沙美特罗吸入剂改为沙美特罗氟替卡松复方制剂
c. 增加一种口服糖皮质激素,一天 1 次
d. 将噻托溴铵吸入剂改为异丙托溴铵,一天 4 次
e. 治疗方案暂无须调整

答案 b 正确。吸入性糖皮质激素推荐用于 GOLD 分组为 C 组的患者。$FEV_1 < 60\%$ 预计值的 COPD 患者应常规吸入糖皮质激素以改善症状,提高生活质量,减少急性加重次数。联合使用吸入性糖皮质激素和长效 β 受体激动剂优于单一制剂。也可以将吸入性糖皮质激素和噻托溴铵联用。

答案 a 不正确。茶碱的有效性和耐受性均较其他药物差。

答案 c 不正确。口服糖皮质激素可在急性加重期使用,不宜用于长期维持治疗。

答案 d 不正确。异丙托溴铵作用维持时间短且疗效较弱,且一天多次使用对患者不方便。

答案 e 不正确。患者当前症状未控制,需要更改治疗方案。

10. PL,男性,75 岁,一个月前出现呼吸困难加重。患者 3 年前被诊断出患有 COPD,出现症状时使用沙丁胺醇定量吸入剂。最近一次肺功能检查结果显示 FEV_1/FVC 为 0.65,FEV_1 为 65% 预计值。过去一年内未发生急性加重,生活质量评分为 2 分。下列哪种药物治疗方案最适合该患者?
a. 规律吸入噻托溴铵,必要时继续使用沙丁胺醇
b. 规律吸入氟替卡松,必要时继续使用沙丁胺醇
c. 必要时吸入沙美特罗和沙丁胺醇
d. 规律口服茶碱,继续使用沙丁胺醇
e. 目前无须调整治疗方案

答案 a 正确。患者 $FEV_1/FVC < 0.7$ 且 FEV_1 在 50% ~ 80% 之间,一年内急性加重次数 ≤1 次,mMRC ≥2 分,为 GOLD 分组的 B 组人群,指南建议规律使用一种或以上长效支气管扩张剂。

答案 b 不正确。吸入性糖皮质激素推荐用于 C 组人群。

答案 c 不正确。沙美特罗可作为 B 组人群维持治疗的选择,但是应当规律使用,不是必要时使用。

答案 e 不正确。患者分组为 B 组且有症状,因此需要增加治疗药物。

11. 下列哪两种药物可以同时用于 GOLD 分组为 C 组的患者的维持治疗?
a. 左旋沙丁胺醇和沙丁胺醇
b. 沙丁胺醇和福莫特罗
c. 福莫特罗和沙美特罗
d. 氟替卡松和莫米松
e. 茶碱和氨茶碱

答案 b 正确。沙丁胺醇和沙美特罗分别为短效、长效 $β_2$ 受体激动剂,尽管机制相同,但作用时间不一样,可以同时用于 COPD 的治疗。

答案 a 不正确。左沙丁胺醇和沙丁胺醇同属短效 $β_2$ 受体激动剂,不宜同时使用。

答案 c 不正确。沙美特罗和福莫特罗均属长效 $β_2$ 受体激动剂,作用特点相似,不推荐同时使用。

答案 e 不正确。甲基黄嘌呤类药物茶碱和氨茶碱不能同时使用。氨茶碱是茶碱的乙二胺盐,氨茶碱多为静脉注射而茶碱一般是口服剂型。

12. 下列哪些因素可影响茶碱的清除?
a. 吸烟史
b. 肝硬化
c. 药物相互作用(细胞色素 P450 酶抑制剂,尤其是 1A2、2E1、3A4 同工酶抑制剂)
d. 饮酒

答案 a 正确。吸烟患者的茶碱清除率为不吸烟者的 1.5～2 倍。如一天吸烟一包，其作用可在戒烟后仍维持数月，因此，有吸烟史的患者即使已经戒烟，住院治疗过程中仍应当按吸烟者对待。

答案 b 正确。茶碱经肝脏清除，因此，肝损害者茶碱清除减慢，血药浓度升高。

答案 c 正确。茶碱是细胞色素 P450 酶的底物（主要同工酶 1A2、2C9、2E1、3A4，次要同工酶 2D6）。因此，抑制细胞色素 P450 酶，尤其是主要同工酶的药物可以使茶碱代谢减慢，导致茶碱浓度的增加。大环内酯类药物（红霉素和克拉霉素）使茶碱清除率降低 25%～50%。苯妥因和苯巴比妥可使茶碱清除率增加 30%～50%。西咪替丁可使茶碱清除率降低 40% 左右，利福平使茶碱的清除/代谢率增加 20%～25%。但是，这些因素对药物浓度的影响并不能准确预测，因此，每位患者需要进行血药浓度监测。可查阅药物相互作用相关文献以了解更多和茶碱有相互作用的药物。

答案 d 不正确。酒精不影响茶碱的清除。

---

13. COPD 的维持治疗中糖皮质激素的给药途径是下列哪项？
    a. 静脉注射（甲强龙）
    b. 口服（泼尼松）
    c. 吸入（氟替卡松）
    d. 经鼻吸入（氟替卡松）

答案 c 正确。吸入给药是 COPD 维持治疗首选的给药途径，可使不良反应降至最低。

答案 a 不正确。注射给药不宜用于维持治疗，糖皮质激素全身给药可导致较大的全身不良反应。甲泼尼龙可用于 COPD 急性加重期的治疗。

答案 b 不正确。口服糖皮质激素可导致诸多不良反应，不推荐用于维持治疗。泼尼松可用于 COPD 急性加重期的治疗。

答案 d 不正确。经鼻吸入糖皮质激素可用于过敏性鼻炎的治疗。

---

14. BD，男性，59 岁，白种人，因 COPD 急性加重入院，接受氨茶碱静脉注射，监测氨茶碱浓度是 22μg/mL，这种情况下可能发生哪些不良事件？选出所有正确选项。

a. 低血压
b. 心律失常
c. 恶心、呕吐
d. 癫痫发作

答案 a 正确。低血压是茶碱类药物心血管系统的不良反应之一，患者血浆茶碱浓度高于 20μg/mL 时更容易发生。

答案 b 正确。心律失常是茶碱类药物心血管系统的不良反应之一，患者血浆茶碱浓度高于 20μg/mL 时更容易发生。

答案 c 正确。恶心、呕吐是茶碱类药物的胃肠道不良反应，茶碱正常浓度范围内（<20μg/mL）或高出正常值时均可发生。但茶碱浓度 >20μg/mL 时胃肠道反应可反复、持续性发作。

答案 d 正确。癫痫是茶碱的中枢神经系统不良反应，最常发生在患者茶碱血浆药物浓度超出正常范围时。其他中枢神经系统不良反应（在茶碱正常浓度范围内即可发生）包括头痛、失眠、多动（儿童）、烦躁不安等。

---

15. PW，女性，49 岁，白种人，被诊断出患有 COPD，医师计划为其开具短效支气管扩张剂治疗。下列哪些方案适合该患者 COPD 的治疗？选出所有正确选项。
    a. 沙丁胺醇吸入（MDI，每喷 90μg），必要时作为缓解药物使用
    b. 左沙丁胺醇吸入（MDI，每喷 90μg），必要时作为缓解药物使用
    c. 沙丁胺醇口服，4mg，一天 3 次
    d. 异丙托溴铵吸入（MDI，每喷 17μg），必要时作为缓解药物使用

答案 a 正确。短效 β 受体激动剂必要时使用是 GOLD 指南中 A 组人群的一线治疗方案。

答案 b 正确。短效 β 受体激动剂必要时使用是 GOLD 指南中 A 组人群的一线治疗方案，左沙丁胺醇较沙丁胺醇不良反应小，但价格昂贵。

答案 d 正确。短效抗胆碱能药物必要时使用是 GOLD 指南中 A 组人群的一线治疗方案。

答案 c 不正确。全身给予沙丁胺醇不推荐用于 COPD 的治疗，应首选给药吸入给药。

16. AZ,男性,67 岁,白种人,住院使用氨茶碱治疗,剂量为 32mg/h。拟改为口服茶碱,和 32mg/h 氨茶碱等效的茶碱剂量是多少(茶碱:氨茶碱 = 0.8)?

    a. 614mg

    b. 768mg

    c. 300mg

    d. 900mg

    答案 a 正确。32mg/h 氨茶碱相当于全天剂量为 32mg/h × 24h = 768mg。根据等效剂量换算,768mg 氨茶碱相当于 768mg × 0.8 = 614.4mg。

    答案 b、c、d 不正确。

17. Symbicort 的通用名是什么?

    a. 氟替卡松 + 沙美特罗

    b. 沙丁胺醇 + 异丙托溴铵

    c. 布地奈德 + 福莫特罗

    d. 莫米松 + 福莫特罗

    答案 c 正确。Symbicort 的通用名是布地奈德福莫特罗。

    答案 a、b、d 不正确。

18. KT,使用 Theo - 24(一种控释茶碱,一天给药 1 次)治疗,主诉在食用高脂饮食时出现茶碱剂量倾泻,拟更换为其他无倾泻效应的茶碱控释制剂治疗,下列哪些药物可替换 Theo - 24?

    a. Theo - Dur,一天 2 次

    b. Slo - Bid,一天 2 次

    c. Uniphyl,一天 1 次

    d. 氨茶碱静滴

    答案 a 正确。Theo - Dur 是控释剂型,一般不会出现剂量倾泻,但是注意并不是缓释剂型就可以一天给药 1 次。有的控释或缓释剂型需要一天给药 2 次。

    答案 b 正确。Slo - Bid 是一种控释茶碱,一般不出现剂量倾泻。但是注意并不是缓释剂型就可以一天给药 1 次。有的控释或缓释剂型需要一天给药 2 次。

    答案 c 正确。Uniphyl 是一种控释剂型,一天给药 1 次。摄入高脂饮食虽未观察到剂量倾泻,但是吸收率的变化较明显。因此,临

床医师多愿意选择一天给药两次的控释茶碱剂型。

    市场上有大量的茶碱控释剂型,通过缓慢释放茶碱使得药物代谢较快者(吸烟者和儿童)茶碱浓度维持在治疗范围内。这些茶碱制剂绝大多数可完全吸收,但是吸收时间差异较大。有的剂型需要 3 ~ 4 小时吸收,有的则为 8 ~ 12 小时。尽管如此,随着吸收时间的延长,生物利用度降低的可能性越大,因为吸收时间超过了胃肠道转运时间。因此,寻找适宜的茶碱剂型必须考虑茶碱的药代动力学特点。

    答案 d 不正确。氨茶碱是可用于静脉给药的茶碱的盐形式,用于 COPD 急性加重期的治疗。

19. 下列治疗 COPD 的药物中,属于磷酸二酯酶抑制剂的是?

    a. 沙丁胺醇

    b. 沙美特罗

    c. 异丙托溴铵

    d. 氟替卡松

    e. 罗氟司特

    答案 e 正确。罗氟司特是磷酸二酯酶 - 4 抑制剂,已批准用于 COPD 的治疗。

    答案 a 不正确。沙丁胺醇通过增加 cAMP 含量松弛气道平滑肌。

    答案 b 不正确。沙美特罗通过增加 cAMP 含量松弛气道平滑肌。

    答案 c 不正确。异丙托溴铵阻断副交感神经乙酰胆碱的作用舒张支气管平滑肌。

    答案 d 不正确。氟替卡松属于糖皮质激素,具有抗炎作用。

20. AB,60 岁,女性,因 COPD 急性加重入院,使用 Advair、Spiriva 和 Daliresp 治疗后患者出现恶心和体重减轻,最可能由下列哪种药物引起?

    a. Advair(氟替卡松/沙美特罗)

    b. Daliresp(罗氟司特)

    c. Spiriva(异丙托溴铵)

    d. Proair(沙丁胺醇)

    答案 b 正确。罗氟司特最常见的不良反应是胃肠道反应(恶心、呕吐)和体重减轻。

    答案 a 不正确。糖皮质激素最常见的不良反应是鹅口疮和声音嘶哑。长效 β_2 受体激

动剂最常见的不良反应是焦虑。

答案 c 不正确。噻托溴铵最常见的不良反应是口干。

答案 d 不正确。沙丁胺醇最常见的不良反应是焦虑和震颤。

第 45 章 哮喘

1. 从下列关于哮喘的描述中选出所有正确的答案。
   a. 气道炎症
   b. 食道高反应性
   c. 肾上腺炎症
   d. 气道高反应性

   答案 a 正确。哮喘的主要特征是气道炎症和气道高反应性,可导致不同程度的气流受限。

   答案 d 正确。哮喘的主要特征是气道炎症和气道高反应性,可导致不同程度的气流受限。

   答案 b 不正确。胃酸反流导致的食道高反应可能是哮喘控制不佳的一个诱发因素,但不是主要特征。

   答案 c 不正确。肾上腺炎症不是哮喘病理生理过程的一部分,但当口服或使用大剂量激素时,可能会出现抑制作用。

---

2. 从下列关于哮喘的发病机制中选出所有正确的答案。
   a. 异位
   b. 自然杀伤细胞的激活
   c. 过敏
   d. 环境暴露

   答案 c 正确。具有易感基因者或特应性个体暴露在特异的反应性刺激或诱因下可发生哮喘反应。

   答案 d 正确。具有易感基因者或特应性个体暴露在特异的反应性刺激或诱因下可发生哮喘反应。

   答案 a 不正确。异位在哮喘的发生、发展中没有作用。

   答案 b 不正确。自然杀伤细胞的激活在哮喘的发生、发展中没有作用。

问题 3~4 根据下述案例回答。

JB 正在使用氟替卡松气雾剂 220μg 每次两喷,每日 2 次,咳嗽时沙丁胺醇气雾剂每次两喷,每 4~6 小时一次,10mg 孟鲁司特钠 1 片,睡前服用,氯雷他定每日 10mg。患者 1 个月后复诊时发音困难,近期治疗过鹅口疮。

---

3. 下列哪种药物最有可能导致患者目前的不良反应?
   a. 氟替卡松
   b. 氯雷他定
   c. 孟鲁司特
   d. 沙丁胺醇

   答案 a 正确。中低剂量的吸入性糖皮质激素最常见的不良反应为鹅口疮和发音困难。

   答案 b 不正确。第二代抗组胺药不会引起鹅口疮或发音困难。

   答案 c 不正确。孟鲁司特不会引起鹅口疮或发音困难。

   答案 d 不正确。短效 β 受体激动剂不会引起鹅口疮或发音困难。

---

4. 临床药师可以推荐下列哪些干预措施来治疗或预防 JB 目前的不良反应?选择所有正确的选项。
   a. 用药后使用清水漱口
   b. 快速吸入药物
   c. 使用储雾罐
   d. 使用后冲洗吸入器

   答案 a 正确。使用清水漱口可减少上气道的药物沉积,从而减少不良反应。

   答案 c 正确。与直接进入口腔相比,储雾罐可使较大的药物颗粒在装置中分散,因此可减少潜在不良反应。

   答案 b 不正确。快速吸入不能将口腔药物沉积降至最低,且摄入的治疗剂量减少。

   答案 d 不正确。冲洗吸入器可能对药物沉积有帮助,但不能减少或预防不良反应。

---

5. AJ,5 岁,在过去一周白天有流涕,夜间因咳嗽憋醒两次,过去一月内遗尿两次,并有胃酸反流病史。下列哪个症状最有可能提示需要做哮喘相关检查?
   a. 流涕
   b. 咳嗽
   c. 胃酸反流

d. 遗尿

答案 b 正确。虽然喘息是哮喘的典型症状,但夜间的咳嗽也是常见的症状,需要进一步筛查哮喘。

答案 a 不正确。流涕为上呼吸道症状,可能促进哮喘控制不佳,但不需要筛查哮喘。

答案 c 不正确。胃酸反流对哮喘治疗无效可能有影响,但不是需要筛查哮喘的症状。

答案 d 不正确。遗尿与哮喘无关。

---

6. 一名 18 岁的男性患者过去一周内 4 天间断胸闷不伴夜间憋醒,$FEV_1/FVC = 83\%$,$FEV_1 = 75\%$,下列哪项可作为首选治疗方案?选择所有正确的选项。

a. 低剂量吸入性糖皮质激素
b. 中剂量吸入性糖皮质激素
c. 低剂量吸入性糖皮质激素联合 LABA
d. 按需使用短效 β 受体激动剂

答案 b 正确。治疗方案需根据最严重的症状和体征来推荐。该案例中,FEV_1/FVC 和 FEV_1 属于中度持续阶段。首选治疗为 ICS + LABA 或中剂量 ICS。

答案 c 正确。治疗方案需根据最严重的症状和体征来推荐。该案例中,FEV_1/FVC 和 FEV_1 属于中度持续阶段。首选治疗为 ICS + LABA 或中剂量 ICS。

答案 d 正确。所有哮喘患者无论病情严重程度,都需要按需使用短效 β 受体激动剂治疗急性症状。

答案 a 不正确。该选项为轻度持续性哮喘的治疗,不是中度的。

---

7. 患儿,男性,3 岁,患有哮喘,在过去一个月内按计划使用沙丁胺醇(AccuNeb)1.25mg 每日 3 次控制症状。家属诉患儿每晚因为咳嗽至少醒来一次。现对该患儿做随访教育,下列哪项治疗建议对患儿目前的哮喘控制最佳?选择所有正确的选项。

a. 继续目前的治疗
b. 升一级治疗
c. 降一级治疗
d. 口服激素

答案 b 正确。患者一日使用 SABA 数次,同时一周内夜间醒来大于 1 次表明哮喘控制不佳,需要升级治疗。

答案 d 正确。口服激素可快速抑制由于哮喘控制不佳导致的严重的肺部炎症。

答案 a 不正确。患者有症状出现,目前的治疗不能有效控制哮喘。

答案 c 不正确。患者有症状出现,药物使用与有效控制哮喘不一致。

---

8. CM 使用氟替卡松/沙美特罗干粉吸入剂 100/50μg 每次一喷,每日 2 次。该患者复诊时症状轻微改善,FEV_1 70%,表明哮喘未得到有效控制。评估环境因素和用药依从性后,在升级哮喘治疗前应先解决哪些额外问题?

a. 缓慢深吸气的吸入技术评估
b. 过去一个月沙丁胺醇的使用
c. 坚持早晚监测峰流速
d. 有力深吸气的技术评估

答案 d 正确。升级哮喘治疗前需要评估环境和吸入技术,该案例中在评估干粉剂吸入技术时,应看到有力的深吸气,可最大限度地使药物在肺部沉积。

答案 a 不正确。即使吸入技术是正确的,干粉吸入剂仍需要有力的深吸气。

答案 b 不正确。沙丁胺醇的使用是在初始哮喘控制评估时考虑,而不是在考虑升级治疗后进行。

答案 c 不正确。峰流速是用于监护疾病的,用于哮喘控制评估,而不是考虑升级治疗后进行。

---

9. 下列哪些药物可以作为定量吸入剂和雾化溶液?选择所有正确的选项。

a. 沙丁胺醇
b. 氟替卡松
c. 左旋沙丁胺醇
d. 布地奈德

答案 a 正确。沙丁胺醇可作为雾化溶液和定量吸入剂市售。

答案 c 正确。左旋沙丁胺醇可作为雾化溶液和定量吸入剂市售。

第 45 章　哮喘　**921**

答案 b 不正确。氟替卡松可作为干粉吸入剂和定量吸入剂市售。

答案 d 不正确。布地奈德可作为干粉吸入剂和喷雾剂市售。

---

10. 下列哪项是左旋沙丁胺醇的商品名？
    a. Serevent
    b. Flovent
    c. Xolair
    d. Xopenex

答案 d 正确。Xopenex 是左旋沙丁胺醇的商品名。

答案 a 不正确。Serevent 是沙美特罗的商品名。

答案 b 不正确。Flovent 是氟替卡松的商品名。

答案 c 不正确。Xolair 是奥马珠单抗的商品名。

---

11. 将下列 10 岁儿童的糖皮质激素按药效低、中、高进行排列。

分类前	分类后
80μg 倍氯米松气雾剂每次两喷，每日 2 次	中剂量 = 每日 320μg
180μg 布地奈德干粉剂每次一喷，每日 2 次	低剂量 = 每日 360μg
110μg 氟替卡松气雾剂每次两喷，每日 2 次	大剂量 = 每日 440μg
220μg 莫米松每次一喷，每日一次	中剂量 = 每日 220μg

---

12. 一名 16 岁非洲裔美国患者因哮喘发作入院。医嘱规定患者使用的药物为：沙丁胺醇气雾剂喘息发作时每次两喷，糠酸莫米松干粉剂一天一次吸入，非索非那定 180mg 每天 1 片，福莫特罗干粉剂每次一喷，每日 2 次。哪一种药物每日单用控制哮喘可能会增加死亡风险？
    a. 沙丁胺醇
    b. 糠酸莫米松
    c. 非索非那定
    d. 福莫特罗

答案 d 正确。福莫特罗是长效 β 受体激动剂。这类药物有如果单独用于治疗哮喘可增加死亡风险的黑框警告。

答案 a 不正确。沙丁胺醇用于缓解症状，因此不推荐作为控制药物使用。

答案 b 不正确。糠酸莫米松是吸入性糖皮质激素，可作为控制哮喘的单药治疗。

答案 c 不正确。非索非那定是第二代抗组胺药，用于过敏。

---

13. 即使坚持联合大剂量吸入性糖皮质激素/LABA 治疗，患者仍有症状。下列哪项可能是患者控制不佳的潜在原因？
    a. β 受体的基因多态性（Arg/Arg 或 Arg/Gly）
    b. 免疫治疗后 IgG 过度表达
    c. 支气管平滑肌细胞受体（M3）的下调
    d. IgE 与肥大细胞的 Fc 受体结合力下降

答案 a 正确。β 受体的基因多态性可能导致 β 受体激动剂应答不佳。

答案 b 不正确。免疫治疗的目标是刺激 IgG 反应增多，在许多情况下可提高哮喘控制。

答案 c 不正确。抗胆碱药物刺激后毒蕈碱受体不会出现下调。

答案 d 不正确。IgE 与奥马珠单抗结合后无法与肥大细胞上的 Fc 受体结合，通常可改善哮喘的控制。

---

14. 利用下图找出奥马珠单抗的作用机制。

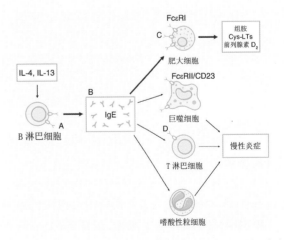

答案 b 正确。奥马珠单抗与循环中游离的 IgE 结合，从而阻止 IgE 与肥大细胞结合。

答案 a 不正确。奥马珠单抗与淋巴细胞

没有亲和力。

答案 c 不正确。奥马珠单抗与肥大细胞没有亲和力。

答案 d 不正确。奥马珠单抗与淋巴细胞没有亲和力。

---

15. 下列哪项为一名 46 岁男性哮喘患者的最佳治疗方案?

主诉:晨起有喘息,日间好转。过去的一个月有间断咳嗽,过去一年已使用过三个疗程的口服激素。目前 $FEV_1 = 55\%$。

a. 中剂量的糖皮质激素(ICS)

b. 低剂量 ICS 和 LABA

c. 中剂量 ICS 和 LABA

d. 茶碱

答案 c 正确。患者表现为严重的持续性哮喘,需要大剂量 4~6 级的联合治疗。

答案 a 不正确。患者表现为严重的持续性哮喘,需要大剂量 4~6 级的联合治疗。

答案 b 不正确。患者表现为严重的持续性哮喘,需要大剂量 4~6 级的联合治疗。

答案 d 不正确。患者表现为严重的持续性哮喘,需要大剂量 4~6 级的联合治疗。

---

16. 选择环索奈德的商品名。

a. Ventolin

b. Asmanex

c. Pulmicort

d. Alvesco

答案 d 正确。Alvesco 是环索奈德的商品名。

答案 a 不正确。Ventolin 是沙丁胺醇的商品名。

答案 b 不正确。Asmanex 是糠酸莫米松的商品名。

答案 c 不正确。Pulmicort 是布地奈德的商品名。

---

17. 一名 16 岁的女性患者目前使用二丙酸倍氯米松(QVAR)80μg 每次两喷,每日 2 次,活动不受限制,该患者的 SABA 停用超过 3 个月,后续治疗建议是什么?

a. 升级治疗

b. 降级治疗

c. 继续目前治疗

d. 停用 SABA

答案 b 正确。患者哮喘完全控制至少 3 个月可降阶梯治疗。

答案 a 不正确。患者哮喘完全控制至少 3 个月可降阶梯治疗。

答案 c 不正确。哮喘控制完全的患者可从降低激素剂量中获益。

答案 d 不正确。所有哮喘患者无论严重程度均需使用 SABA。

---

18. 下列哪些疫苗特别推荐用于一名 23 岁的哮喘患者? 选择所有正确的选项。

a. 麻-腮-风疫苗

b. 流感疫苗

c. 带状疱疹

d. 肺炎球菌疫苗

答案 b 正确。有呼吸系统疾病的患者需每年注射流感疫苗。

答案 d 正确。有呼吸系统疾病的患者一生中需注射 1~2 次肺炎球菌疫苗。

答案 a 不正确。该选项是儿童疫苗接种计划的一部分。

答案 c 不正确。该选项与患者的年龄不符,且不特别推荐用于呼吸系统疾病的患者。

---

19. 一名 2 岁的患儿即将出院,准备开始使用中剂量吸入性糖皮质激素,接待该患儿父母咨询服务时需要告知哪些药物不良反应?

a. 减少葡萄糖的生成可导致低血糖

b. 永久性的生长抑制

c. 间歇性喘息

d. 在开始的几年可能会减慢生长,但不会持续影响

答案 d 正确。CAMP 试验表明在使用吸入性糖皮质激素的前几年会减缓生长,成年后不会恢复,但不会产生永久生长抑制。

答案 a 不正确。中剂量吸入性糖皮质激素不会影响葡萄糖的生成;但是,大剂量或口服糖皮质激素可升高血糖。

答案 b 不正确。CAMP 试验表明在使用

吸入性激素的前几年会减缓生长,成年后不会恢复,但不会产生永久生长抑制。

答案 c 不正确。吸入性糖皮质激素可抑制炎症,有助于最大限度地减少支气管收缩和随后的症状,如喘息。

---

20. 一名 25 岁的女性哮喘患者,使用氟替卡松/沙美特罗(Advair)250/50μg 每次一喷,每日 2 次,沙丁胺醇必要时每次两喷,每 4～6 小时一次,哮喘控制良好。现该患者拿出产科开具的产前维生素处方进行咨询。下列哪种药物最安全可推荐用于其哮喘控制?
    a. 沙丁胺醇每次两喷,每日 4 次
    b. 氟替卡松/沙美特罗(Advair)250/50μg 每次一喷,每日 2 次
    c. 环素奈德(Alvesco)160μg 每次一喷,每日 1 次
    d. 布地奈德(Pulmicort)90mg 每次一喷,每日 2 次

    答案 b 正确。妊娠期患者使用当前的方案控制良好可继续治疗。如果开始控制治疗,布地奈德是唯——个妊娠分级 B 级的吸入性糖皮质激素。

    答案 a 不正确。该选项用于快速缓解症状而不是控制。

    答案 c 不正确。妊娠期患者使用当前的方案控制良好可继续治疗。如果开始控制治疗,布地奈德是唯——个妊娠分级 B 级的吸入性糖皮质激素。

    答案 d 不正确。妊娠期患者使用当前的方案控制良好可继续治疗。如果开始控制治疗,布地奈德是唯——个妊娠分级 B 级的吸入性糖皮质激素。

第 46 章 囊性纤维化

1. 患者 JN,女性,2 岁,体重 8kg,反复以"肺炎"就诊。患者有 CF 家族史。应进行哪项检查来诊断 CF?
    a. 胸部 X 线检查
    b. 痰培养
    c. 汗液检测
    d. DNA 检测

    答案 c 正确。患者反复发生肺炎,并有 CF 家族史,应接受汗液检查。

    答案 a 和 b 不正确。这些检查用于诊断肺炎。

    答案 d 不正确。大多数 CF 患者可通过较为经济的汗液检查进行诊断。如果汗液检查不能确定,这时可以采用 DNA 检测来诊断 CF。

---

2. JN 被诊断为 CF,需要启动针对肺炎的治疗,应进行哪项检查以指导抗生素的选择?
    a. 痰培养和药敏试验
    b. 胸部 X 线检查
    c. 胸部 MRI 检查
    d. 胸部 CAT 扫描

    答案 a 正确。痰培养和药敏试验可以明确肺部病原菌并显示细菌对抗生素的敏感性。

    答案 b 不正确。胸部 X 线检查和临床症状用于诊断儿童肺炎。该检查无助于指导抗生素的选择。

    答案 c 和 d 不正确。这些检查用于鉴别体内的病理组织(如肿瘤)和正常组织。这些检查无助于指导抗生素的选择。

---

3. 对于该 CF 患者,应经验性地针对哪种细菌进行治疗?
    a. 洋葱伯克霍尔德菌
    b. 铜绿假单胞菌
    c. 嗜麦芽窄食单胞菌
    d. 流感嗜血杆菌

    答案 b 正确。对于 CF 患者,经验抗菌治疗通常针对铜绿假单胞菌。

    答案 a 和 c 不正确。洋葱伯克霍尔德菌和嗜麦芽窄食单胞菌均为耐药菌,多见于多种广谱抗生素暴露后的晚期 CF 患者。

    答案 d 不正确。该菌可能是一个共同病原菌,但是 CF 加重与气道的铜绿假单胞菌密度有关。抗菌治疗应针对铜绿假单胞菌的敏感性。

---

4. 下列哪种抗生素联合方案适宜治疗 JN 的肺炎?
    a. 氨基糖苷类和阿莫西林
    b. 氨基糖苷类和头孢吡肟
    c. 氨基糖苷类和氨苄西林/舒巴坦

d. 环丙沙星

答案 b 正确。铜绿假单胞菌的治疗为双重抗菌治疗,联合使用氨基糖苷类和抗假单胞菌头孢菌素,可以发挥协同抗菌作用。

答案 a 不正确。CF 伴肺炎患者的初始治疗不应使用口服药物。阿莫西林只有口服剂型,且对铜绿假单胞菌无抗菌活性。

答案 c 不正确。氨苄西林/舒巴坦对铜绿假单胞菌无抗菌活性。

答案 d 不正确。环丙沙星保留用于需要口服抗假单胞菌治疗的门诊 CF 患者。此外,初始治疗通常采用联合用药。

5. 需要高的血清峰浓度以便穿透组织和充分治疗革兰阴性菌引起的肺部感染。需要低的谷浓度以确保低毒性。对于 JN 的氨基糖苷类治疗来说,其适当的血清药物水平是多少?
   a. 峰浓度 >20 且谷浓度 >1
   b. 峰浓度 >20 且谷浓度 <1
   c. 峰浓度 <20 且谷浓度 >1
   d. 峰浓度 <20 且谷浓度 <1

答案 b 正确。氨基糖苷类的理想峰浓度应大于 $20\mu g/mL$,谷浓度应小于 $1\mu g/mL$。峰浓度范围为 $20\sim40\mu g/mL$。

答案 a、c 和 d 都不正确。为达到良好的肺部渗透,峰浓度应大于 $20\mu g/mL$。为防止药物毒性,谷浓度应小于 $1\mu g/mL$。

6. 关于 CF 患者的抗生素初始剂量,可以做哪些一般性陈述?选出所有正确答案。
   a. 患者需要较高的抗生素剂量
   b. 患者需要的抗生素剂量与其他肺炎患者相同
   c. 剂量因人而异,应个体化
   d. 患者需要较低的抗生素剂量

答案 a 和 c 正确。CF 患者均为肝肾清除药物代谢亢进者。一般情况下,CF 患者需要较高的抗生素剂量。所有患者应根据具体代谢参数制订个体化剂量。CF 人群的个体化剂量高于一般人群的个体化剂量。

答案 b 不正确。CF 患者均为药物代谢亢进者,较低或一般剂量对这些人来说是不足的。

答案 d 不正确。CF 患者均为肝肾清除药物代谢亢进者,因此应经过个体化方法给予较高剂量。

7. 为治疗 JN 的 CF 加重,应给予抗生素多长时间?
   a. 7 天
   b. 10 天
   c. 14 天
   d. 直至 JN 的肺功能检查(PFTs)恢复到 2 岁儿童的基线水平

答案 d 正确。CF 加重患者的治疗应持续至肺功能(PFTs)恢复到基线水平为止。如果不知道基线水平,PETs 应恢复至正常 4 岁儿童的水平。

答案 a、b 和 c 都不正确。CF 加重的治疗应持续至肺功能恢复到基线水平为止。

8. 给出两个理由说明为什么应采用双重静脉抗生素治疗 JN 的肺部加重?
   a. 协同抗菌以及减少细菌耐药
   b. 协同抗菌以及增加细菌耐药
   c. 因为使用较低剂量,可将抗生素的不良反应降至最小
   d. 较窄的抗菌覆盖和协同抗菌

答案 a 正确。联合使用氨基糖苷类和 β 内酰胺抗生素具有协同杀菌作用。联合用药也可防止暴露细菌发生耐药。

答案 b 不正确。双重静脉抗生素治疗可以获得协同抗菌作用(假设我们选择的抗生素具有不同的作用机制,如哌拉西林和妥布霉素)。这种双重联合治疗不会增加细菌耐药,相反可以防止细菌耐药。

答案 c 不正确。由于使用多种药物,可能增加药物不良反应;另外,通常使用较高的剂量。

答案 d 不正确。联用两种抗生素不会缩小抗菌覆盖范围。

9. 对于 JN 的肺炎,除了抗生素之外,还应采取哪些其他治疗?
   a. 胸部叩击和体位引流
   b. 胰酶替代治疗

c. 维生素替代治疗

d. 胰岛素替代治疗

答案 a 正确。CF 患者肺部治疗的三大支柱是抗生素、抗炎药和胸部物理疗法。

答案 b 和 c 不正确。这些用于治疗 CF 患者的消化道疾病。

答案 d 不正确。该治疗用于存在囊性纤维化相关糖尿病(CFRD)的晚期 CF 患者。

---

10. 患者 VC,女性,3 岁(36 个月),患有囊性纤维化,准备从儿童医院出院。她需要开始胰酶替代治疗。她一日三餐另加 3 次点心。体重 21kg。请计算她每餐的起始酶剂量。

    a. 每餐 15 000U

    b. 每餐 21 000U

    c. 每餐 22 000U

    d. 每餐 23 000U

    答案 b 正确。根据体重计算酶的起始剂量为每餐每千克体重 1000U 的脂肪酶成分。

    (1000U/kg/餐 ×21kg = 21 000U/餐)

    答案 a、c 和 d 均不正确。

---

11. 你会为 VC 每餐选择使用下列哪种产品?

    a. Pancreaze 4200U

    b. Pancreaze 10 500U

    c. Pancreaze 16 800U

    d. Pancreaze 21 000U

    答案 d 正确。该产品每个胶囊提供 21 000U 的脂肪酶。

    答案 a、b 和 c 均不正确。这些产品每个胶囊分别提供 4200U、10 500U 和 16 800U 的脂肪酶。

---

12. 与 VC 每日 3 次点心同时服用的胰酶替代治疗剂量是多少?

    a. Pancreaze 4200U

    b. Pancreaze 10 500U

    c. Pancreaze 16 800U

    d. Pancreaze 21 000U

    答案 b 正确。与点心同服的酶剂量是餐时剂量的一半。因此,VC 吃点心时的酶剂量为 10 500U 脂肪酶。提供该剂量的产品是

Pancreaze 10 500U。

答案 a、c 和 d 均不正确。这些产品每个胶囊分别提供 4200U、16 800U 和 21 000U 的脂肪酶。

---

13. 如何指导 VC 母亲为 VC 实施胰酶替代治疗?

    a. 用水送服整个胶囊

    b. 用果汁送服整个胶囊

    c. 打开胶囊,将药物撒在软的、非碱性食物上,不要咀嚼药粒

    d. 打开胶囊,将药物撒在软的、碱性食物上,不要咀嚼药粒

    答案 c 正确。如果是吞服、不咀嚼,可以把药粒撒在软的食物上。应使用非碱性食物以维持微球上的肠溶衣。胰脂肪酶应作为高热量食物的一部分使用,并与年龄和临床状况相适应。在用餐或吃点心时用大量液体冲服。不要压碎或咀嚼。也可打开包含有肠溶衣微球或微片的缓释胶囊,把内容物与低 pH 的苹果酱、明胶、香蕉、甜马铃薯、婴儿食品或婴儿配方等一起撒在软食上。奶制品如牛奶、蛋羹和冰激凌等 pH 较高,应避免使用。

    答案 a、b 和 d 均不正确。年长患者可以使用这种服药方法,但是大多数 3 岁儿童不会吞咽胶囊。水或果汁不会分解肠溶包衣。碱性食物不可与胰酶同服。

---

14. 如何指导 VC 的母亲监测孩子的胰酶替代治疗效果?

    a. 脂肪泻减少,体重增加

    b. 脂肪泻减少,体重减少

    c. 脂肪泻增加,体重增加

    d. 脂肪泻增加,体重减少

    答案 a 正确。当胰酶剂量正确时,吸收不良会减少,母亲将看到粪便中的脂肪(脂肪泻)减少,VC 的体重增加。

    答案 b 不正确。吸收不良改善时体重会增加。

    答案 c 和 d 不正确。胰酶会促进脂肪吸收,脂肪泻会减少。

---

15. 应指导 VC 母亲注意监测胰酶替代治疗的哪些不良反应?选出所有正确答案。

a. 口疮
b. 晒伤
c. 尿疹
d. 食欲下降

　　答案 a 和 c 正确。如果咀嚼微球,酶类会裂解口腔衬层细胞。如果给予的酶剂量过多,多余的酶就会通过粪便,导致皮肤出现尿疹。

　　答案 b 不正确。胰酶不会导致光线敏感。

　　答案 d 不正确。胰酶不会降低食欲。

---

16. VC 母亲听说 CF 患者缺乏维生素,她想知道是哪些维生素。
a. 脂溶性维生素
b. 水溶性维生素
c. 叶酸
d. 所有维生素

　　答案 a 正确。由于 CF 患者的脂肪吸收不良,导致这些患者的脂溶性维生素吸收不良。

　　答案 b 不正确。不存在水溶性维生素吸收不良。由于严重营养不良,晚期 CF 患者可能出现所有维生素的缺乏。

　　答案 c 和 d 不正确。CF 患者存在脂溶性维生素吸收不良。患者严重营养不良时,所有维生素都会缺乏。CF 患者不是所有维生素都存在吸收不良。

---

17. 某患儿以"囊性纤维化"入住儿童医院,起初入院目的是治疗肺炎,但是后来患者出现肝衰竭。孩子母亲想知道是否有药物能够防止肝衰竭。
a. 胰补充剂
b. 维生素补充剂
c. 抗生素
d. 熊去氧胆酸

　　答案 d 正确。熊去氧胆酸是一种胆汁酸,具有利胆作用。应将该药与牛磺酸预防性联合使用,防止因长期胆道系统排泄减慢和阻塞,而出现肝衰竭。

　　答案 a 不正确。胰补充剂治疗胰腺阻塞。

　　答案 b 不正确。维生素治疗脂溶性维生素的吸收不良和严重营养不良。

　　答案 c 不正确。抗生素治疗肺部感染。

---

18. PR 是一位囊性纤维化患儿,医生希望使用能够延长肺部感染间期的药物。你会建议哪些药物?选出所有正确答案。
a. 吸入妥布霉素
b. 吸入沙丁胺醇
c. 吸入脱氧核糖核酸酶
d. 吸入高渗盐水

　　答案 c 正确。已证实吸入脱氧核糖核酸酶能够延长两次 CF 加重和住院的间期。

　　答案 a 不正确。已证实吸入妥布霉素能够改善 CF 患者的肺功能。

　　答案 b 不正确。吸入沙丁胺醇能够改善具有哮喘成分的 CF 患者的气体交换。

　　答案 d 不正确。已证实吸入高渗盐水能够延缓 CF 患者的肺损害。

---

19. 为协助预防肺部感染,可给予 PR 哪些辅助治疗?选出所有正确答案。
a. 流感疫苗
b. 脑膜炎球菌疫苗
c. 麻疹－腮腺炎－风疹三联疫苗
d. 肝炎疫苗

　　答案 a 正确。流感疫苗可预防上呼吸道感染。在 CF 患者中,上呼吸道感染可以发展为下呼吸道感染或加重。

　　答案 b、c 和 d 不正确。这些疫苗对肺部感染无影响。

---

20. 如果一位母亲有一个囊性纤维化的孩子,她将来生育的其他孩子发生 CF 的可能性有多大?她和她的丈夫都不是 CF 患者。
a. 25%
b. 50%
c. 75%
d. 100%

　　答案 a 正确。两位携带者为隐性杂合子。他们结婚生育正常孩子的概率为 25%,生育无症状携带者的概率为 50%,生育 CF 患儿的概率为 25%。

　　答案 b、c 和 d 不正确。

第 47 章　痛风

1. 下列哪个是 Colcrys 的通用名？

    a. 丙磺舒

    b. 秋水仙碱

    c. 舒林酸

    d. 非布司他

    答案 b 正确。秋水仙碱是 Colcrys 的通用名。

    答案 a 错误。丙磺舒是 Benemid 的通用名。

    答案 c 错误。舒林酸是 Clinoril 的通用名。

    答案 d 错误。非布司他是 Uloric 的通用名。

---

2. JJ 是一位在你们药房接受药物治疗服务的患者。他有痛风病史，你建议他应避免食用下列哪种高嘌呤食物？

    a. 肝脏

    b. 苹果

    c. 爆米花

    d. 马铃薯

    答案 a 正确。红肉，特别是内脏富含嘌呤，痛风患者应该避免食用。

    答案 b、c 和 d 错误。这些都是低嘌呤含量的食物。

---

3. 痛风的典型临床表现有哪些？选出所有正确的答案。

    a. 通常累及大脚趾

    b. 双侧关节受累

    c. 迅速出现症状

    d. 自限性的疼痛和红斑

    答案 a、c 和 d 正确。痛风患者常常表现为突发的自限性疼痛和红斑，通常累及大脚趾。

    答案 b 错误。痛风是典型的单关节炎，通常不累及双侧关节。

---

4. 一位有 10 年痛风病史的女性患者，临床表现为手上有 MSU 晶体沉积、伴有疼痛。下列哪个术语最准确地描述了这一痛风的并发症？

    a. 动脉粥样硬化

    b. 足部痛风

    c. 痛风石

    d. 尿酸性肾结石

    答案 c 正确。痛风石是可引起疼痛的 MSU 结晶，它沉积在皮肤中可引起软组织的损伤。这些并发症常出现在长期有高尿酸血症和慢性痛风的患者中。

    答案 a 错误。动脉粥样硬化是动脉壁的脂质沉积，与痛风没有关系。

    答案 b 错误。足部痛风是一个用于描述大脚趾痛风相关症状的术语。

    答案 d 错误。尿酸性肾石病是一种以 MSU 结晶沉积在肾脏为特点的痛风并发症，并可能引起肾功能衰竭。

---

5. 一位有高血压与痛风病史的 60 岁男性患者来到药房。从他的药物治疗方案看，下列哪个药物最可能导致 SUA 水平升高？选出所有正确答案。

    a. 氢氯噻嗪

    b. 赖诺普利

    c. 美托洛尔

    d. 吲哚美辛

    答案 a 正确。抗高血压药氢氯噻嗪可引起高尿酸血症，痛风患者应尽可能避免使用。

    答案 b 和 c 错误。这两个抗高血压药与升高 SUA 水平没有关系，可用于痛风患者高血压的治疗。

    答案 d 错误。NSAIDs 药物常用于治疗痛风相关的疼痛和炎症，不会引起 SUA 水平升高。

---

6. 下面哪个是别嘌醇的商品名？

    a. Uloric

    b. Zyloprim

    c. Zebata

    d. Benemid

    答案 b 正确。Zyloprim 是别嘌醇的商品名。

    答案 a 错误。Uloric 是非布司他的商品名。

    答案 c 错误。Zebeta 是比索洛尔的商品名。

答案 d 错误。Benemid 是丙磺舒的商品名。

---

7. 下列关于别嘌醇药物相互作用的描述,哪一项是正确的?
   a. 使用别嘌醇可增加华法林和茶碱的血药浓度
   b. 使用别嘌醇可增加华法林的血药浓度、降低茶碱的血药浓度
   c. 使用别嘌醇可降低华法林和茶碱的血药浓度
   d. 使用别嘌醇可降低华法林的血药浓度、增加茶碱的血药浓度

   答案 a 正确。使用别嘌醇可能抑制华法林和茶碱的代谢,从而导致这两个药物的血药浓度升高。

   答案 b、c 和 d 错误。

---

8. 住院医师和你讨论一位已确诊为急性痛风发作的患者,拟对其使用糖皮质激素治疗。下列哪个监测指标是与住院医师沟通的重点?
   a. 建议因肾功能不全监测血肌酐
   b. 建议监测血糖水平
   c. 建议监测腹泻
   d. 建议监测皮疹的出现

   答案 b 正确。因为糖皮质激素能升高血糖水平,所以不管患者是否患有糖尿病,患者开始使用糖皮质激素治疗时监测血糖水平是非常重要的。

   答案 a 错误。糖皮质激素是肾功能不全痛风患者的治疗选择,糖皮质激素不会引起肾脏损害。

   答案 c 错误。如果患者开始使用秋水仙碱,监测腹泻十分重要。

   答案 d 错误。如果患者痛风急性发作得到控制,开始使用别嘌醇时,监测该不良反应将很重要。

---

9. 一位 63 岁的男性患者,主诉左大脚趾疼痛剧烈。经诊断为急性痛风发作,医生拟对其进行治疗。患者有高血压、高脂血症、消化性溃疡和青光眼病史。对于这位患者,下列哪种药物是

适当的?
   a. 布洛芬
   b. 吲哚美辛
   c. 别嘌醇
   d. 泼尼松

   答案 d 正确。对使用其他治疗急性痛风药物有禁忌的患者,如消化性溃疡禁用 NSAIDs 的患者,可以选择糖皮质激素。

   答案 a 和 b 错误。这两种药都属于 NSAIDs,应避免在有消化性溃疡病史的患者中使用。

   答案 c 错误。对急性痛风发作的患者,不应使用别嘌醇治疗,因其通过快速降低血尿酸引起血尿酸沉积物活化,使发作加剧。

---

10. 对肌酐清除率小于 10mL/min 的急性痛风患者,下列哪种药物治疗最合适?
    a. 泼尼松
    b. 布洛芬
    c. 萘丁美酮
    d. 秋水仙碱

    答案 a 正确。糖皮质激素是肾功能不全的急性痛风患者治疗药物选择。

    答案 b 和 c 错误。这两种药都是 NSAIDs,应避免在肾功能不全的患者中使用。

    答案 d 错误。由于有增加毒性的风险,秋水仙碱应避免在肾功能不全的患者中使用。

---

11. 一位患者持新开处方"秋水仙碱"来取药。下列哪条是对该患者进行用药指导的要点?
    a. 应告知患者胃肠道不良反应:恶心、呕吐、腹泻、腹痛
    b. 应告知患者可能出现皮疹
    c. 应告知患者出血的体征和症状
    d. 应告知患者密切监测血糖水平

    答案 a 正确。胃肠道不良反应是限制秋水仙碱应用的主要原因。

    答案 b 错误。这是别嘌醇的用药指导要点。

    答案 c 错误。这是 NSAIDs 的用药指导要点。

    答案 d 错误。这是糖皮质激素的用药指导要点。

12. 关于非甾体抗炎药（NSAIDs）治疗痛风的作用机制，下列哪种说法正确？
    a. NSAIDs 的作用机制是减少吞噬作用和乳酸在关节的产生，从而减少尿酸盐结晶沉积
    b. NSAIDs 的作用机制是通过阻断黄嘌呤转换为尿酸
    c. NSAIDs 的作用机制是通过抑制前列腺素的合成，发挥抗炎、镇痛和解热作用
    d. NSAIDs 的作用机制是通过抑制近端肾小管重吸收尿酸，从而降低血尿酸水平

    答案 c 正确。NSAIDs 通过抑制前列腺素合成而发挥抗炎、解热和镇痛作用。

    答案 a、b 和 d 错误。这分别是秋水仙碱、别嘌醇和丙磺酸的作用机制。

13. 关于非布司他，下列哪项是正确的？
    a. 非布司他是肝功能衰竭患者合适的选择
    b. 非布司他是急性痛风患者的药物选择
    c. 非布司他是肾功能不全患者的一种选择
    d. 非布司他没有药物相互作用

    答案 c 正确。非布司他是肾功能不全患者的一种选择（肝脏代谢）。

    答案 a 错误。非布司他通过肝脏代谢，肝功能衰竭患者不能使用。

    答案 b 错误。非布司他用于治疗慢性痛风。

    答案 d 错误。非布司他与一些药物存在相互作用，包括硫唑嘌呤、6 - 巯基嘌呤和茶碱。

14. 你在内科为一位痛风急性发作的患者开展药学服务。你所在团队的住院医生拟使用吲哚美辛治疗。你和住院医师沟通关于使用 NSAIDs 治疗痛风的信息，下列哪种说法正确？
    a. NSAIDs 中治疗痛风的药物是吲哚美辛
    b. 没有禁忌的急性痛风患者选择等效抗炎剂量的短效 NSAIDs 均可
    c. NSAIDs 用于痛风治疗首选的给药途径是静脉注射
    d. NSAIDs 是秋水仙碱之后的痛风治疗二线药物

    答案 b 正确。等效抗炎剂量的短效 NSAIDs 是没有禁忌的急性痛风患者的药物选择。

    答案 a 错误。使用抗炎剂量的任一 NSAIDs 治疗痛风都是有效的。

    答案 c 错误。通常首选速效口服给药。

    答案 d 错误。秋水仙碱是有 NSAIDs 不良反应患者治疗痛风的二线治疗。

15. 一位 68 岁的男性患者，主诉过去的一年中有三次急性痛风发作史，诊断为尿酸生成过多。患者有严重的肝功能损害，但无肾功能不全。下列哪种药物适用于该患者慢性痛风的预防？
    a. 别嘌醇
    b. 非布司他
    c. 丙磺舒
    d. 磺吡酮

    答案 a 正确。别嘌醇用于尿酸生成过多的慢性痛风患者的预防。

    答案 b 错误。非布司他不用于肝损害的患者。

    答案 c 和 d 错误。这两个药物用于尿酸排泄过少者，而不是尿酸生成过多者。

16. 丙磺舒通过什么作用机制产生效应？
    a. 黄嘌呤氧化酶的抑制作用
    b. 抑制尿酸排泄
    c. 抑制尿酸在近端小管的重吸收
    d. 抑制前列腺素的合成

    答案 c 正确。丙磺舒抑制尿酸在近端小管再摄取。

    答案 a 错误。这是别嘌醇和非布司他的作用机制。

    答案 b 错误。丙磺舒增加尿酸排泄。

    答案 d 错误。这是 NSAIDs 的作用机制。

问题 17 ~ 18 基于以下病例。

　　一位 75 岁的男性患者开始使用别嘌醇预防痛风。他的血尿酸基线水平为 11.6mg/dL，他身体超重（BMI30mg/m²），一天喝 1 ~ 2 罐的啤酒。

17. 下列描述别嘌醇及其预防痛风作用的说法，哪项是正确的？
    a. 别嘌醇最有效的时间是在急性疼痛发作的

24～48 小时
b. 通常的起始剂量为每日口服 300mg
c. 别嘌醇治疗时间应持续 3～12 个月
d. 严重不良反应包括肌病和骨髓抑制

答案 c 正确。别嘌醇的治疗应持续 3～12 个月。

答案 a 错误。别嘌醇不应在急性发作期间使用。

答案 b 错误。通常的起始剂量为每天 100mg（对于这个年龄范围）。

答案 d 错误。这些是秋水仙碱已报道的不良反应。

---

18. 下列哪些措施可推荐用于该痛风患者？选出所有正确答案。
    a. 减轻体重
    b. 减少饮酒
    c. 使用冷敷包
    d. 使用热疗法

答案 a、b 和 c 正确。减轻体重、减少饮酒和冷敷包可用来管理痛风。

答案 d 错误。受累的关节应休息和冷敷包治疗（避免使用热疗）。

---

19. 选出治疗痛风时血尿酸的目标水平。
    a. ≤6mg/dL
    b. ≤7mg/dL
    c. ≤8mg/dL
    d. ≤9mg/dL

答案 a 正确。SUA 的目标水平为≤6mg/dL，患者通常需要 3～12 个月的持续治疗。

答案 b、c 和 d 错误。

---

20. 根据剂量水平（mg），将下列痛风治疗药物排序，从最低剂量开始。

无序选项	排序结果
甲泼尼龙	秋水仙碱 1.2mg
秋水仙碱	甲泼尼龙 10～40mg
萘普生	吲哚美辛 50mg
吲哚美辛	萘普生 250mg

第 48 章　骨质疏松症

1. SD,女性,45 岁,无特殊的药物治疗史,近期开始吸烟,一天半包,因社交需要偶饮酒。在健康机构进行骨密度检查示 T 值为 -1.5。对于该患者最佳处置措施是什么？
    a. SD 为骨量减少,需使用阿仑膦酸钠 70mg,一周 1 次
    b. SD 无骨质疏松症状和体征,建议戒烟,6 个月之后复查骨密度
    c. SD 较年轻,应使用特立帕肽 20μg,皮下注射,一天 1 次,以将其骨量增至正常水平
    d. SD 应开始使用钙剂 1000mg、维生素 D 800U,一天 1 次

答案 d 正确。

答案 a 不正确。根据 WHO 指南,SD 为骨量减少,应行全面评估后方可启用双膦酸盐进行预防。另外,即使需要双膦酸盐预防骨质疏松,阿仑膦酸的剂量应为 5mg,口服,一天 1 次或 35mg,口服,一周 1 次。

答案 b 不正确。骨质疏松症和骨量减少往往无明显症状,但无症状并不意味着不需要治疗。应建议患者进行更全面的评估。同时,由于吸烟是骨质疏松高危因素,建议患者戒烟。另外,根据 NOF 规定,不推荐测定骨密度频次高于每 2 年一次。

答案 c 不正确。特立帕肽推荐用于严重骨质疏松患者或骨折高危患者,不用于骨量减少者。

---

2. JR,男性, 58 岁,白种人,因在家中掉至床下发生髋部骨折来急诊就诊。患者生命体征和实验室检查结果未见异常。患者身高 173cm,体重 60kg。既往有轻度哮喘和类风湿关节炎,正在使用沙丁胺醇喷雾剂,需要时 4～6 小时一次,泼尼松 10mg,一天 1 次,以及多种维生素。出院三星期后患者到门诊进行远期评估。下列哪种说法正确？
    a. JR 应当立即进行骨密度检查以明确是否有骨质疏松
    b. JR 可使用唑来膦酸 5mg,静脉注射,两年 1 次

c. JR 可使用雷洛昔芬 60mg，口服，一天 1 次

d. JR 可使用特立帕肽 20μg，皮下注射，一天 1 次

e. JR 应使用钙剂和维生素 D 治疗，6 个月后随访

答案 d 正确。JR 为糖皮质激素所致骨质疏松，有骨折高危因素（既往有低创伤性骨折史），有使用特立帕肽适应证。

答案 a 不正确。JR 是否需要进行骨密度测定尚有争议，因此不是最佳答案。测定骨密度可作为参考数据以评估后续治疗的效果，但患者已发生低创伤性骨折，具备类风湿关节炎、使用糖皮质激素等多种高危因素，根据 WHO 标准，可直接诊断为骨质疏松，不管其是否有骨密度下降。

答案 b 不正确。JR 有使用唑来膦酸的适应证，但是应使用治疗剂量 5mg，一年 1 次而不是预防剂量 5mg，两年 1 次。

答案 c 不正确。雷洛昔芬是一种雌激素受体调节剂，仅适用于女性。

答案 e 不正确。JR 骨质疏松诊断成立，已发生低创伤性骨折，除钙剂和维生素 D 外还需药物治疗，不建议 6 个月内仍不使用药物。

---

3. 下列治疗骨质疏松的药物中可以一个月使用一次的是哪项？
   a. 利塞膦酸钠
   b. 雷洛昔芬
   c. 唑来膦酸
   d. 阿仑膦酸钠

答案 a 正确。利塞膦酸钠的用法为口服，可一天 1 次、一周 1 次或者每月 1 次。伊班膦酸钠也可每月给药 1 次。

答案 b 不正确。雷洛昔芬给药途径为口服，应每天给药。

答案 c 不正确。唑来膦酸给药途径为静滴，治疗剂量：5mg，一年 1 次。预防剂量：5mg，两年 1 次。

答案 d 不正确。阿仑膦酸可口服，每天或每周给药一次。

---

4. RS，67 岁，亚裔女性，骨密度测定 T 值为 −2.7。她身高 168cm，体重 58kg。因下肢肿胀入院，诊断为深静脉血栓形成，既往有高血压、骨关节炎和糖尿病，正在服用呋塞米、喹那普利、塞来昔布、二甲双胍和阿司匹林。哪些方案适用于该患者？

a. RS 应每天服用钙剂 1000mg 和维生素 D 400U

b. RS 可使用雌激素 0.625mg，口服，一天 1 次

c. RS 可使用伊班膦酸钠 3mg，静脉滴注，每 3 个月 1 次

d. RS 可使用雷洛昔芬 60mg，口服，一天 1 次

答案 c 正确。RS 可使用骨质疏松治疗药物，可选择伊班膦酸钠静脉滴注治疗。同时，她还应补充钙剂 1200mg，一天 1 次，维生素 D 800～1000U，一天 1 次。

答案 a 不正确。50 岁以上患者每天需补充钙剂 1200mg，维生素 D 800～1000U。

答案 b 不正确。根据 WHO 指南，雌激素已不推荐作为骨质疏松症的一线治疗药物。激素补充疗法可能与血栓事件有关，可导致深静脉血栓形成（高危患者尤须注意）。

答案 d 不正确。选择性雌激素受体调节剂可能导致血栓，有深静脉血栓形成史的患者应当禁用。

---

5. 下列哪种情况应慎用双膦酸盐类？
   a. 肌酐清除率 <30mL/min
   b. 花生过敏
   c. 卒中史
   d. Paget 骨病史

答案 a 正确。肾功能减退（肌酐清除率 <30mL/min）不推荐使用口服和静脉用双膦酸盐。

答案 b 不正确。花生过敏和双膦酸盐类过敏无相关性。

答案 c 不正确。有卒中史患者可使用双膦酸盐类。

答案 d 不正确。Paget 骨病是一种原因不明的慢性进行性骨病，其本质是骨的异常增生和重建，导致骨痛、畸形和骨折，一般使用双膦酸盐治疗。

---

6. 关于特立帕肽，下列说法哪些是正确的？
   a. 可能导致高钙血症

b. 禁用于 Paget 骨病患者

c. 一般为肌内注射,一月 1 次

d. 使用不得超过 3 年

答案 a 正确。特立帕肽主要作用于成骨细胞,促进骨重建,可能导致高钙血症和高尿血症。

答案 b 正确。Paget 骨病与高的、异常的骨转换密切相关,特立帕肽可加剧这种作用。

答案 c 不正确。FDA 批准的特立帕肽用法为一天一次,皮下注射。

答案 d 不正确。研究数据显示,特立帕肽最多使用 2 年。

---

7. 关于双膦酸盐,下列哪种说法是正确的?

　　a. 伊班膦酸钠应与食物同服以减轻消化道不良反应

　　b. 利塞膦酸钠应在睡前服用以减少中枢神经系统不良反应,如眩晕

　　c. 接受唑来膦酸治疗的患者应避免饮用含矿物质高的水,如矿泉水

　　d. 使用阿仑膦酸钠的患者应常规服用钙剂和维生素 D

答案 d 正确。根据 WHO 指南,使用阿仑膦酸钠等双膦酸盐的患者,应常规服用钙剂和维生素 D。但是口服双膦酸盐后 60 分钟内应避免服用营养补充剂以免发生药物相互作用。

答案 a 不正确。包括伊班膦酸钠在内的所有口服双膦酸盐均需空腹服用,食物可降低其生物利用度。

答案 b 不正确。利塞膦酸等双膦酸盐类均应在早晨空腹时使用一大杯水服用,同时保持直立以避免出现食道/胃肠道刺激。

答案 c 不正确。唑来膦酸为注射剂型,不受水中矿物质影响。口服双膦酸盐类药物需避免饮用高矿物质的水,以免降低其生物利用度。

---

8. 选出雷洛昔芬的商品名。

　　a. Evista

　　b. Fosamax

　　c. Premarin

　　d. Reclast

　　e. Actonel

答案 a 正确。Evista 是雷洛昔芬的商品名。

答案 b 不正确。Fosamax 是阿仑膦酸钠的商品名。

答案 c 不正确。Premarin 是雌激素的商品名之一。雌激素生产厂家较多,有多种商品名。

答案 d 不正确。Reclast 是唑来膦酸的商品名。

答案 d 不正确。Actonel 是利塞膦酸钠的商品名。

---

9. 下列治疗骨质疏松症的药物中,有鼻喷剂的是哪一项?

　　a. 伊班膦酸钠

　　b. 特立帕肽

　　c. 降钙素

　　d. 唑来膦酸

答案 c 正确。降钙素有注射剂型和鼻喷剂。

答案 a 不正确。伊班膦酸钠有口服和静脉剂型。

答案 b 不正确。特立帕肽应皮下注射。

答案 d 不正确。唑来膦酸仅可静脉注射。

---

10. KG,59 岁,女性,已绝经。近期 BMD 测定 T 值为 −2.3。既往病史无特殊,服用多种维生素、钙剂和维生素 D。其母曾患有骨质疏松症,因乳腺癌去世。父亲患有糖尿病。下列关于 KG 的治疗方案,哪些是正确的?

　　a. KG 有骨量减少,她服用的钙剂和维生素 D 是正确的

　　b. KG 可使用利塞膦酸钠 5mg,口服,一天 1 次

　　c. KG 可使用阿仑膦酸钠 70mg,静脉注射,每周 1 次

　　d. KG 可使用雷洛昔芬 60mg,口服,一天 1 次

　　e. KG 可使用降钙素 100U,肌内注射,一天 1 次

答案 b 正确。KG 的 T 值降低,有骨质疏松高危因素,具有使用利塞膦酸钠的指征。5mg,口服,一天 1 次。用法正确。

答案 d 正确。该患者可使用雷洛昔芬,有两个原因:预防骨质疏松(患者为高危人群,但使用有争议);预防乳腺癌(潜在风险)。基

于患者的家族史等信息,可选择雷洛昔芬来治疗。

　　答案 a 不正确。患者的 T 值提示骨量减少,可能摄入的钙剂和维生素 D 是不足的。考虑到患者骨质疏松家族史,可谨慎推荐其检查血清维生素 D 水平。

　　答案 c 不正确。阿仑膦酸钠不能静脉注射。

　　答案 e 不正确。该患者为骨量减少,具备骨质疏松高危因素,具有使用抗骨质疏松药物的适应证,但是降钙素一般不作为预防及一线治疗用药,其价格较高而降低骨折风险的作用较其他药物弱。

---

11. MF,63 岁,已绝经,近期行骨密度测定 T 值为 -2.9(一年前为 -2.8),已口服双膦酸盐、钙剂和维生素 D,未服用其他药物。作为药师,应给她下列哪种建议?

    a. 告知患者已 63 岁,已绝经,T 值轻微下降无须担心
    b. 建议患者门诊复诊,换用另一种双膦酸盐
    c. 建议患者复诊,可在现有药物基础上增加雷洛昔芬
    d. 建议患者检查其服用双膦酸盐的方法是否正确

　　答案 d 正确。口服双膦酸盐类服用要求高,且患者依从性往往较差。药师的重要作用是开展患者教育,提高用药依从性。通过患者教育,确定患者是否存在依从性问题并予以解决;或者和处方医师商量是否需要重新订制给药方案。

　　答案 a 不正确。MF 的 T 值应保持相对固定,但目前她的 T 值低于 -2.5,且有继续下降趋势,该患者需要和医师进一步沟通以确定下一步治疗方案。

　　答案 b 不正确。不同双膦酸盐治疗效果的确有差异,不同给药途径的差异也需要考虑。然而,导致患者治疗过程中骨密度下降最常见的两个原因是双膦酸盐使用依从性不佳或者补充钙剂和维生素 D 的剂量不足。因此,在改变治疗方案之前首先应了解患者是否存在上述两个原因。

　　答案 c 不正确。只有在对患者治疗反应不佳的原因进行充分检查后方考虑是否需要加用或者换用治疗药物。

---

12. SM,女性,65 岁,已绝经,近期行骨密度测定 T 值为 -3.0。既往有骨关节炎,正在服用萘普生,同时使用钙剂 1200mg/d,维生素 D1000U/d。下列哪些说法正确?

    a. SM 使用的钙剂和维生素 D 剂量符合 WHO 推荐
    b. 尽管 SM 已使用萘普生,可加用利塞膦酸钠 150mg,口服,每月 1 次
    c. 尽管 SM 已使用高剂量维生素 D,但还是应监测血浆维生素 D 水平
    d. SM 可使用唑来膦酸 5mg,静脉滴注,一年 1 次。建议每次使用前检查肾功能是否正常

　　答案 a 正确。SM 已使用的钙剂和维生素 D 剂量符合 WHO 指南。

　　答案 b 正确。SM 具有使用利塞膦酸钠等双膦酸盐类药物的适应证。非甾体抗炎药如萘普生不是使用口服双膦酸盐的禁忌证。但是,两药需要分开服用,且需告知该患者二者均有潜在的消化道不良反应。

　　答案 c 正确。尽管 SM 使用的维生素 D 剂量正确,但是仍可能达不到足够的血清维生素 D 水平。若患者的基础维生素 D 水平较低,可能需要负荷量的维生素 D 以达到治疗水平。

　　答案 d 正确。SM 具有使用双膦酸盐的适应证,如唑来膦酸。如患者肌酐清除率 ≥ 35mL/min,可使用唑来膦酸静脉滴注。

---

13. QW,女性,43 岁,既往有癫痫失神发作史、类风湿关节炎、胃食管反流、抑郁症、高血压,使用的药物有丙戊酸、泼尼松(7.5mg/d,已使用 1 年)、奥美拉唑、舍曲林、呋塞米。现因骨折就诊。QW 使用的哪些药物可导致骨质量下降从而导致骨折风险升高?

    a. 丙戊酸
    b. 泼尼松
    c. 奥美拉唑
    d. 舍曲林
    e. 呋塞米

　　答案 a、b、c、d、e 均正确。QW 使用的上

述药物均可降低骨密度,增加骨折风险。

开水吞服,而不是矿物质水。

14. 维生素 D₃(胆骨化醇)有哪些剂型?

a. 片剂

b. 胶囊剂

c. 溶液剂

d. 可溶片

e. 喷雾剂

答案 a、b、c、e 均正确。维生素 D₃ 有片剂、胶囊剂、溶液剂、喷雾剂和滴剂。

答案 d 不正确。维生素 D₃ 没有可溶片剂型。

15. 阿仑膦酸的商品名有哪些?

a. Fosamax

b. Boniva

c. Actonel

d. Atelvia

e. Binosto

答案 a 和 e 正确。阿仑膦酸的商品名有 Fosamax 和 Binosto(泡腾片)。

答案 b 不正确。Boniva 是伊班膦酸钠的商品名。

答案 c 和 d 不正确。利塞膦酸钠的商品名是 Actonel 和 Atelvia(缓释剂型)。

16. AP,45 岁,持"Atelvia"处方到药房取药。药师应交代哪些注意事项?

a. 晨起空腹服用

b. 餐后立即服用

c. 服药后直立至少 30 分钟

d. 服药后直立至少 60 分钟

e. 用一大杯矿物质水吞服(177~237mL)

答案 b 和 c 正确。利塞膦酸钠 Atelvia 是一种缓释剂型,和其他双膦酸盐的区别是可在餐后服用。但是,和其他双膦酸盐一样,服用后仍需直立至少 30 分钟。

答案 a 不正确。晨起空腹服用适用于包括 Actonel 在内的利塞膦酸钠。

答案 d 不正确。服药后需要直立 60 分钟的是伊班膦酸钠。

答案 e 不正确。双膦酸盐应使用普通白

17. 唑来膦酸的商品名有哪些?

a. Reclast

b. Zometa

c. Prolia

d. Xgeva

答案 a 和 b 正确。Reclast 是一种静脉剂型,适应证是骨质疏松症;Zometa 是一种静脉剂型,适应证是预防实体瘤骨转移所致骨骼相关事件。

答案 c 和 d 不正确。Prolia 是狄诺塞麦的商品名,适应证是骨质疏松症,Xgeva 是狄诺塞麦的静脉剂型,用于预防实体瘤骨转移所致骨骼相关事件。

18. 根据最低口服治疗剂量(mg),按照从低到高的顺序排列下列双膦酸盐类药物。

无序选项	排序结果
阿仑膦酸钠	利塞膦酸钠(35mg)
利塞膦酸钠	阿仑膦酸钠(70mg)
伊班膦酸钠	伊班膦酸钠(150mg)

19. 下列哪种药物妊娠分级为 X 级?

a. 狄诺塞麦

b. 雷洛昔芬

c. 阿仑膦酸钠

d. 利塞膦酸钠

答案 a 和 b 正确。狄诺塞麦和雷洛昔芬妊娠分级为 X 级。

答案 c 和 d 不正确。阿仑膦酸钠和利塞膦酸钠的妊娠分级为 C 级。

20. AS,女性,54 岁,有骨质疏松高危因素,到药物门诊开具钙剂和维生素 D。药师应给患者交代哪些注意事项?

a. 多喝水

b. 多摄入纤维类食物

c. 多运动

d. 补充 1000mg 钙元素

答案 a、b、c 正确。多饮水、摄入纤维类食物、多运动是骨质疏松治疗过程中的重要注意事项。同时,该患者服用钙剂,可能会有腹胀、便秘等不良反应。

答案 d 不正确。51~70 岁女性应补充的钙剂剂量为 1200mg/d。

第 49 章 类风湿关节炎

1. 患者 GS,女性,50 岁,白种人,主诉全身乏力、不适数月,晨起 1~2 小时内指关节僵硬,手指和脚趾(双侧)偶有肿胀。医师开具下列检查:基础代谢系列、全血细胞计数、类风湿因子,手部和足部 X 片。GS 的哪些体征可考虑诊断类风湿关节炎?

   a. 晨僵
   b. 指关节肿胀
   c. 症状持续时间
   d. 脚趾肿胀

   答案 a、b、c、d 均正确。上述均与类风湿关节炎的典型症状和体征符合。

---

2. PT,38 岁,有类风湿关节炎药物治疗史。医师拟为其更改药物治疗方案。患者 2 年前有磺胺过敏史。根据其过敏史,下列哪种改善病情药物有使用禁忌?

   a. Neoral
   b. Arava
   c. Rheumatrex
   d. Azulfidine
   e. Cytoxan

   答案 d 正确。Azulfidine 禁用于对磺酰胺结构过敏的患者。

   答案 a 不正确。Neoral 可应用于磺胺过敏者。

   答案 b 不正确。Arava 不是磺胺过敏者的禁忌药物。

   答案 c 不正确。Rheumatrex 可应用于磺胺过敏者。

   答案 e 不正确。磺胺过敏者可使用 Cytoxan。

---

3. JJ 被诊断出患有 RA,活动度中等,近 2 个月来出现 RA 相关症状。下列哪项可作为该患者的初始治疗药物?

   a. 布洛芬
   b. 泼尼松
   c. 来氟米特
   d. 依那西普

   答案 a。布洛芬等 NSAIDs 具有镇痛、抗炎作用,可缓解 RA 症状。但是,对活动进程无明显影响,不应作为单药治疗。

   答案 b。糖皮质激素如泼尼松具有抗炎、免疫抑制作用,可改善 RA 症状,推荐用于桥接治疗,即在 DMARDs 充分起效之前发挥作用或在 RA 急性期出现短期症状暴发时使用。另外,对于 DMARDs 和 NSAIDs 疗效不佳的患者,可考虑长期、小剂量糖皮质激素维持治疗。但应避免长时间大量使用,否则容易发生不良反应。

   答案 c 正确。DMARDs 可减轻、阻止关节损害,维持关节功能。应早期使用,即在诊断 RA 的 3 个月内开始使用。DMARDs 需要数周到数月后方可起效,因此可使用糖皮质激素和 NSAIDs 类药物缓解症状。

   答案 d 不正确。生物制剂应用于中重度 RA、已经使用一种或多种传统 DMARDs 但反应不佳的患者。

   译者注:此题可能为单选题,因为其他多选题后面都标注:"Select all that apply"。故此题的正确答案应为 c。a、b 虽然在一些患者的初始治疗中也可以使用,但本题中患者并未写明有什么具体指征可以使用 a、b。

---

4. 下列哪些非药物治疗手段适合 JJ?

   a. 热疗或冷疗
   b. 体育锻炼
   c. 减肥
   d. 冷疗

   答案 a、b、c、d 均正确。非药物疗法如热疗或冷疗、理疗、体育锻炼、减肥、患者教育、情感支持、作业治疗等,严重者可实行手术治疗,以改善症状、维持关节功能。

---

5. 依那西普(Enbrel)的作用机制是什么?

   a. 作用于 B 淋巴细胞 CD20 的单克隆抗体
   b. TNF-α 抑制剂
   c. 抑制 T 淋巴细胞的免疫球蛋白

d. 二氢叶酸还原酶抑制剂

答案 b 正确。Enbrel（依那西普）是 TNF－α 抑制剂。

答案 a 不正确。利妥昔单抗是作用于 B 淋巴细胞上 CD20 抗原的单克隆抗体。

答案 c 不正确。阿巴西普是 T 淋巴细胞抑制剂。

答案 d 不正确。甲氨蝶呤是二氢叶酸还原酶抑制剂。

---

6. RA 治疗方案中，为何 DMARDs 优于非 DMARDs？
   a. DMARDs 较非 DMARDs 类不良反应小
   b. 非 DMARDs 成本－效果比较 DMARDs 低
   c. DMARDs 制剂可减轻关节损害，维持关节功能
   d. 非 DMARDs 监测指标较少

答案 c 正确。和 NSAIDs 等非 DMARDs 不同，DMARDs 可减轻或阻止关节损害、维持关节功能和完整性。

答案 a 不正确。DMARDs 和非 DMARDs 均具有一定的不良反应，两类药物的安全性不具有可比性。

答案 b 不正确。由于剂型限制，某类药物的应用可能受限，但是药物费用并不是确定治疗方案的主要因素。

答案 d 不正确。几乎所有治疗 RA 药物均需要进行常规实验室监测。

---

7. 下列哪项通用名／商品名配对是正确的？
   a. 阿达木单抗／Enbrel
   b. 依那西普／Orencia
   c. 阿巴西普／Humira
   d. 英夫利昔单抗／Remicade

答案 d 正确。英夫利昔单抗的商品名是 Remicade。

答案 a 不正确。Enbrel 是依那西普的商品名。

答案 b 不正确。Orencia 是阿巴西普的商品名。

答案 c 不正确。Humira 是阿达木单抗的商品名。

---

8. 下列哪种药物每周给药一次？
   a. 甲氨蝶呤
   b. 来氟米特
   c. 羟氯喹
   d. 柳氮磺吡啶

答案 a 正确。甲氨蝶呤一般为每周给药一次，有口服和肌内注射、皮下注射和静脉注射等形式。每周给药一次比每日给药时胃肠道不良反应较小（对黏膜损害较小）。开具甲氨蝶呤时一定要注意给药频次。应给患者强调该药为每周一次服用，不是每日一次，以防止用药过量。

答案 b 不正确。来氟米特为每日给药 1 ~ 2 次。

答案 c 不正确。羟氯喹每日给药 1 次。

答案 d 不正确。柳氮磺吡啶每日给药 2 ~ 3 次。

---

9. 某医师为初次诊断为 RA 的患者开具 Arava 100mg 作为负荷剂量，维持剂量应为？
   a. 甲氨蝶呤 20mg，一天 1 次
   b. 甲氨蝶呤 20mg，一周 1 次
   c. 来氟米特 20mg，一天 1 次
   d. 来氟米特 20mg，一周 1 次

答案 c 正确。来氟米特的商品名是 Arava。一般给予 100mg 负荷剂量，连续 3 天，然后标准维持剂量每天 20mg。

答案 a、b、d 不正确。市场上的甲氨蝶呤包括 Trexall、Otrexup 和 Rhematrex 等，甲氨蝶呤应每周给药一次。

---

10. 使用羟氯喹的患者需监测下列哪项指标？
    a. 由于有骨髓抑制风险，应了解全血细胞计数的基线值；之后每 3 个月监测一次
    b. 由于有肝毒性，应了解肝功能基础值，之后第 6 个月、第 12 个月监测一次
    c. 由于有肾毒性，应每 6 个月监测一次肾功能
    d. 由于有视网膜毒性，应在起始治疗一年内行眼科检查

答案 d 正确。羟氯喹有不同类型的眼毒

性,包括视物模糊、视野缺损、色觉异常和视网膜病变等,有的可以逆转。使用羟氯喹的患者应在使用该药一年内进行眼科检查,高危患者(每日剂量大于 6.5mg/kg,肾功能不全或者使用羟氯喹大于 10 年,累计剂量大于 200g 者)应在 6~12 个月后重复检查。低危患者可每 5 年检查一次。

答案 a 不正确。羟氯喹无骨髓抑制作用。

答案 b 不正确。羟氯喹暂未发现肝毒性。

答案 c 不正确。羟氯喹无肾毒性。

---

11. 下列哪些是所有生物制剂均有的不良反应?
    a. 骨髓抑制
    b. 心衰加重
    c. 感染风险增加
    d. 致畸性

答案 c 正确。所有生物制剂均通过影响不同免疫成分发生免疫抑制作用,从而导致患者感染风险增加。使用生物制剂的患者应定期评估感染症状。局部感染症状如伤口不愈合,可能的渗漏或引流、疼痛、肿胀、感染局部皮温升高等。全身症状包括发热、寒战、其他感冒或者流感样症状等。

答案 a 不正确。生物制剂无骨髓抑制作用。

答案 b 不正确。抗 TNF-α 制剂(英夫利昔、依那西普和阿达木单抗)禁用于纽约心脏病学会所界定的 Ⅲ 类或 Ⅳ 类心衰患者。但并不是所有生物类 DMARDs 均有导致或加重心衰的不良反应。

答案 d 不正确。FDA 对生物制剂的妊娠分级为 B 或 C 类。B 类指动物试验显示无致畸性,但未对孕妇进行随机对照的研究,或者动物试验显示有危害但在孕妇的对照研究中未发现致畸风险;C 类指动物生殖毒性研究显示对胎儿有危害,且在人类无充分的对照研究,孕妇应权衡利弊后使用。

---

12. 下列哪种药物属于 TNF-α 拮抗剂?
    a. 托法替尼
    b. 托珠单抗
    c. 利妥昔单抗
    d. 戈利木单抗

答案 d 正确。戈利木单抗是 TNF-α 拮抗剂,作用于人 TNF-α 的 IgG 单克隆抗体。

答案 a 不正确。托法替尼是一种传统 DMARD,抑制 Janus 激酶。

答案 b 不正确。托珠单抗是一种人源化的单克隆抗体,选择性拮抗 IL-6 受体。

答案 c 不正确。利妥昔单抗不影响 TNF-α 的生成,是一种作用于 B 淋巴细胞的 CD20 抗原的单克隆抗体。

---

13. 下列哪些是甲氨蝶呤的禁忌证?
    a. 轻度肾功能损害(CrCl = 50mL/min)
    b. 轻度血小板减少(血小板计数 = 100×10^9/L)
    c. 妊娠妇女
    d. 肺结核潜伏期

答案 c 正确。甲氨蝶呤属妊娠 X 级,应避免在孕妇或可能怀孕的妇女中使用。

答案 a 不正确。甲氨蝶呤应避免应用于肾功能严重损害(CrCl < 30mL/min)的患者,但是轻中度肾功能减退者使用甲氨蝶呤并无禁忌。患者应定期监测血肌酐值以评估肾毒性。

答案 b 不正确。血小板低于 50×10^9/L 的患者不应使用甲氨蝶呤。使用前应测定患者的全血细胞计数的基线值,使用后 3 个月内每 2~4 周测定一次,之后定期监测患者有无血小板减少或骨髓抑制现象。

答案 d 不正确。甲氨蝶呤应避免用于活动性结核,但是对潜伏期结核患者并无使用禁忌。有活动性细菌感染、带状疱疹或危及生命的真菌感染者均应避免使用甲氨蝶呤。

---

14. 使用甲氨蝶呤的患者为何建议每日服用 1mg 叶酸?
    a. 叶酸可减轻甲氨蝶呤的肾毒性
    b. 叶酸可减轻甲氨蝶呤的胃肠道反应
    c. 大多数类风湿关节炎患者都有叶酸缺乏
    d. 叶酸可提高甲氨蝶呤的治疗效果

答案 b 正确。Folate(叶酸的天然形式,即维生素 B_9),是细胞的合成和功能的维持所必需的,甲氨蝶呤是一种叶酸拮抗剂,可抑制二氢叶酸还原酶耗竭体内叶酸。一些快速分裂的细胞(如胃黏膜细胞系)复制过程中需要叶酸,后者的缺乏将抑制该细胞的生长和增殖。因此,推荐使用甲氨蝶呤的患者每天补充 1mg 叶酸。

答案 a 不正确。甲氨蝶呤有肾毒性,但是使用叶酸并不能减轻其肾毒性。

答案 c 不正确。RA 患者并不一定有叶酸缺乏。

答案 d 不正确。叶酸不会降低甲氨蝶呤的治疗效果,但也不能增强其治疗效果。

---

15. 某 RA 患者使用足量甲氨蝶呤单一治疗 3 个月反应不佳,医师拟为其增加 TNF - α 拮抗剂,皮下注射。下列哪种药物满足上述条件?

a. Abatacept(阿巴西普)

b. Cytoxan(环磷酰胺)

c. Cimzia(赛妥珠单抗)

d. Remicade(英夫利昔单抗)

e. Rituxan(利妥昔单抗)

答案 c 正确。Cimzia 是一种 TNF - α 拮抗剂,一般是皮下给药。

答案 a 不正确。阿巴西普不是 TNF - α 拮抗剂,它通过阻断抗炎递呈细胞的刺激,抑制 T 淋巴细胞增殖,一般是静脉输注,第 0、2、4 周一次,之后每 4 周一次。

答案 b 不正确。Cytoxan 是一种传统 DMARD,不是 TNF - α 拮抗剂。可口服和静脉注射。

答案 d 不正确。Rmicade 是一种 TNF - α 拮抗剂,但不是皮下给药。一般应静脉输注,第 0、2、6 周一次,之后每 8 周一次。

答案 e 不正确。Rituxan 不是 TNF - α 拮抗剂,它主要作用于 B 淋巴细胞的 CD20 抗原,一般静脉给药 2 次,间隔 2 周。

---

16. 选择羟氯喹的商品名。

a. Arava

b. Cytoxan

c. Humira

d. Plaquenil

e. Rituxan

答案 d 正确。Plaquenil 是羟氯喹的商品名。

答案 a 不正确。Arava 是来氟米特的商品名。

答案 b 不正确。Cytoxan 是环磷酰胺的商品名。

答案 c 不正确。Humira 是阿达木单抗的商品名。

答案 e 不正确。Rituxan 是利妥昔单抗的商品名。

---

17. 下列关于 DMARDs 的说法正确的是?

a. DMARDs 可缓解或阻止关节损害

b. 一般需要 1~2 周起效

c. 仅在严重、病程较长的 RA 患者中使用

d. 若患者对一种 DMARD 无反应,则其他所有 DMARDs 均无效

答案 a 正确。改善病情类抗风湿药物(DMARDs)可延缓或阻止疾病的进程。

答案 b 不正确。DMARDs 需要 1~6 个月起效。

答案 c 不正确。出现症状后 3 个月内就应使用 DMARDs 治疗。所有的 RA 患者均可使用。

答案 d 不正确。若患者使用一种 DMARD 病情控制不佳,应考虑增加剂量或者增加/替换为其他 DMARDs。

---

18. AA,34 岁,定期购买 Arava 和 Ortho TriCyclen 笔芯。本次 AA 购买 Arava 时告知药师她和丈夫计划怀孕,因此不再打算使用 Ortho TriCyclen。针对该患者,下列哪项建议合适?

a. 怀孕期间继续使用低剂量 Arava,因怀孕期间患者的 RA 症状可进展

b. 孕期将 Arava 更换为甲氨蝶呤

c. 怀孕前 2~3 周停止使用 Arava

d. 怀孕前使用考来烯胺加快药物清除

答案 d 正确。Arava 妊娠分级为 X 级,研究数据显示可增加胎儿死亡和致畸风险。由于来氟米特及其活性代谢产物半衰期长,计划怀孕的患者应用考来烯胺促进药物清除,一般使用 8g 考来烯胺,一天 3 次,连续 11 天,直至两次 M1 血清浓度(间隔 14 天)低于 $0.02\mu g/L$。

答案 a 不正确。怀孕期间 RA 症状可进展,但 Arava 是妊娠 X 级药物,怀孕前必须停药。

答案 b 不正确。甲氨蝶呤和来氟米特均为妊娠 X 级。

答案 c 不正确。Arava 需在怀孕前 3 个月停药,以保证药物清除。

19. 关于利妥昔单抗,下列哪些说法正确?
    a. 静脉给药
    b. 每次给药前可提前使用糖皮质激素、对乙酰氨基酚和抗组胺药
    c. 每 7 天重复给药一次
    d. 可皮下给药

答案 a 正确。利妥昔单抗只能静脉输注。

答案 b 正确。每次给予利妥昔单抗之前可预先给予糖皮质激素、对乙酰氨基酚或抗组胺药。一般为每次 1000mg,静脉滴注,不应静推或快速静脉注射。第一次使用时静滴速度为初始 50mg/h,如无明显输液反应,可逐渐增加至 400mg/h(每半小时增加 50mg/h)。之后静滴速度可从 100mg/h,逐渐增加至 400mg/h。

答案 c 不正确。利妥昔单抗的推荐剂量为给药 2 剂,间隔 14 天。超过 2 剂的安全性未知。

答案 d 不正确。利妥昔单抗不能皮下给药。

20. DR,65 岁,诊断为 RA,正在使用甲氨蝶呤和赛妥珠单抗。现在是 11 月份,医师想了解该患者能否接种流感疫苗。你的建议是?
    a. DR 应肌注流感疫苗 Fluzone
    b. DR 应鼻内使用流感疫苗 FluMist
    c. DR 应预防性使用奥司他韦
    d. DR 使用 Cimzia(赛妥珠单抗)期间无须使用任何疫苗

答案 a 正确。使用 DMARDs(传统类或生物制剂)的患者均应每年接种流感疫苗。Fluzone 是一种灭活疫苗,使用生物制剂者使用安全。

答案 b 不正确。FluMist 是一种鼻用减毒活疫苗,不推荐用于使用生物制剂,如 Cimzia 的患者,可增加感染风险。

答案 c 不正确。根据题中提供的信息,DR 无须使用奥司他韦,可使用流感疫苗降低感染风险。

答案 d 不正确。使用生物制剂不能接种活疫苗,推荐使用灭活疫苗。

第 50 章　骨关节炎

1. EM,男性,63 岁,体型较胖,有左膝关节进行性疼痛史。近日他负责照顾因骨关节炎行双侧膝关节置换术的 85 岁的母亲。他在学校时曾经多次参加足球比赛且膝关节多次受伤。后来担任运动类节目广播员,静坐时间较长,近期运动较少。下列哪些是 EM 可能发展为骨关节炎的高危因素?
    a. 年龄
    b. 遗传
    c. 关节创伤
    d. 肥胖

答案 a 正确。骨关节炎主要发生在 50 岁以上的成人。该患者已超过 50 岁。

答案 b 正确。骨关节炎有家族因素。患者母亲因骨关节炎行关节置换术。

答案 c 正确。关节损伤是骨关节炎高危因素。半月板撕裂和关节面损伤可导致关节不稳。患者上学时曾经在运动中膝关节受伤,使得他有创伤危险因素。

答案 d 正确。体重增加使得关节负荷增重,可导致骨关节炎的发展。该患者体型肥胖。

2. 下列哪项是骨关节炎患者的临床症状?
    a. 休息时关节僵硬
    b. 关节活动度正常
    c. 关节稳定
    d. 活动时关节疼痛
    e. 关节活动无摩擦

答案 a 不正确。关节僵硬不是骨关节炎最常见的表现,很多患者不一定有此表现。

答案 b 不正确。患者由于关节结构异常出现关节活动受限。

答案 c 不正确。患者由于病理生理学改变导致解剖学异常,出现关节不稳。

答案 d 正确。骨关节炎患者最常见的表现是关节疼痛,活动后加重,休息后缓解。

答案 e 不正确。骨关节炎患者因软骨破坏,骨面之间可能发生摩擦。

3. 下列哪些措施可以预防骨关节炎的发生？
   a. 抗阻训练
   b. 维持健康的体重
   c. 手术
   d. 康复训练

   答案 a 正确。抗阻训练是增强肌力的方法之一，可阻止骨关节炎进一步发展。

   答案 b 正确。体重增加可增加关节负荷进一步造成关节损伤，减肥是降低骨关节炎风险的有效手段。

   答案 c 正确。关节损伤者手术治疗是维持正常功能的方法之一，可阻止骨关节炎的进展。

   答案 d 正确。康复训练包括不同运动类型和休息计划，以提高关节灵活性。

4. SL，62 岁，男性，体型肥胖。有左膝关节退行性病变史。既往使用吉非贝齐降脂，中性鱼精蛋白锌胰岛素（10U，睡前使用）和格列吡嗪（10mg，bid）降糖。但血糖控制不佳，糖化血红蛋白（HgAIc）为 8.5%。血压 130/80mmHg。今日他使用了第二剂曲安奈德（40mg，关节内注射）。哪种不良反应可能导致该患者药物 - 疾病之间的相互作用？
   a. 皮肤色素脱失
   b. 肾上腺功能减退
   c. 关节感染
   d. 高血糖

   答案 d 正确。患者有糖尿病，糖皮质激素可导致糖耐量降低和高血糖，因此患者需密切监测血糖。

   答案 a 不正确。皮肤色素减退与糖皮质激素相关，但是并不会导致药物 - 疾病之间的相互作用。

   答案 b 不正确。患者无低血压、发热、乏力、厌食等肾上腺功能减退症状。肾上腺危象可危及生命。

   答案 c 不正确。患者无关节疼痛、白细胞异常等感染症状。

5. 骨关节炎药物治疗的主要目标是什么？
   a. 提高活动度
   b. 降低体重
   c. 减轻疼痛
   d. 提高肌肉和关节强度

   答案 c 正确。药物治疗的主要目标是缓解疼痛。

   答案 a 不正确。活动度增加可改善运动功能，但是如疼痛不缓解，不能提高生活质量。而且活动度增加往往源于疼痛缓解。

   答案 b 不正确。减肥是骨关节炎非药物治疗的一种方法，不是药物治疗的主要目标。

   答案 d 不正确。药物治疗很难起到提高肌力和关节强度的作用。

6. RT，建筑工人，因膝关节疼痛入院，诊断为患有骨关节炎。他体型较胖，有骨关节炎家族史。患者拟在开始药物治疗之前选择非药物干预手段。下列哪些为骨关节炎可预防的高危因素？
   a. 遗传因素
   b. 关节创伤史
   c. 重复运动
   d. 肥胖

   答案 d 正确。降低体重是最可控的预防骨关节炎的高危因素。体重增加可导致关节负荷增加，导致关节损害和不稳。

   答案 a 不正确。遗传因素是不可改变的。

   答案 b 不正确。关节创伤史已经发生，无法改变。创伤后接受适宜的治疗可降低未来发生骨关节炎的风险。

   答案 c 正确。重复运动是关节损伤的高危因素，该患者从事的职业需要重复运动。

7. 治疗骨关节炎的一线治疗药物是？
   a. 对乙酰氨基酚
   b. 关节腔内注射糖皮质激素
   c. 曲马多
   d. 布洛芬

   答案 a 正确。对乙酰氨基酚是最适宜的一线药物，可有效缓解疼痛和炎症。

   答案 b 不正确。关节腔内注射糖皮质激素用于骨关节炎急性发作或不宜使用 NSAIDs 的患者。

   答案 c 不正确。曲马多用于对非选择性 NSAIDs 和 COX -2 抑制剂有禁忌证或治疗失败者。

答案 d 不正确。非选择性 NSAIDs 是二线治疗药物。

---

8. 下列哪些可减轻 NSAIDs 所致的胃肠道不良反应?
   a. 使用非乙酰水杨酸
   b. 使用 COX - 2 抑制剂
   c. 加用米索前列醇
   d. 加用质子泵抑制剂

   答案 a 正确。非乙酰水杨酸类无明显的胃黏膜损伤等不良反应。

   答案 b 正确。和传统 NSAIDs 相比,COX - 2 抑制剂胃肠道反应小。

   答案 c 正确。米索前列醇对胃肠道溃疡和潜在的胃肠道并发症有保护作用。

   答案 d 正确。质子泵抑制剂可减轻胃肠道溃疡的进展。

---

9. 下列哪些是骨关节炎的管理目标?
   a. 告知患者疾病状态
   b. 治愈骨关节炎
   c. 缓解疼痛
   d. 提高骨骼肌运动能力
   e. 维持日常生活能力

   答案 a 正确。患者教育是骨关节炎治疗目标之一。

   答案 b 不正确。到目前为止尚不能治愈骨关节炎。

   答案 c 正确。减轻疼痛是治疗骨关节炎的主要目标。

   答案 d 正确。提高骨骼肌运动能力是骨关节炎治疗目标之一。

   答案 e 正确。骨关节炎患者应当具有日常生活自理能力。

---

10. 请排出下列治疗骨关节炎急性疼痛药物的先后选择顺序。

无序选项	排序结果
COX - 2 抑制剂	对乙酰氨基酚
非选择性 NSAIDs	非选择性 NSAIDs
对乙酰氨基酚	COX - 2 抑制剂
曲马多/阿片类镇痛药	曲马多/阿片类镇痛药

对乙酰氨基酚是治疗骨关节炎缓解疼痛

的一线药物,非选择性 NSAIDs 或非乙酰水杨酸为次选药物,除非患者有活动性出血或者胃肠道出血病史。对于胃肠道出血高危患者,可使用 NSAIDs 联用胃肠道保护剂或者更换为 COX - 2 抑制剂。如上述药物均无效,可试用曲马多。阿片类药物由于成瘾性和呼吸抑制等副作用,是治疗骨关节炎的最后选择。

---

11. AZ,72 岁,女性,有心房纤颤病史,使用华法林治疗。她身高 157cm,体重 90kg,血压 116/76mmHg,血肌酐 97.25μmol/L。主诉为左膝关节疼痛、僵硬,X 片显示关节间隙变窄、骨赘形成。这时可选择的治疗手段包括哪些?
    a. 减肥
    b. 对乙酰氨基酚
    c. 塞来昔布
    d. 曲马多

    答案 a 正确。减轻体重可降低关节负荷,可能缓解症状。

    答案 b 正确。对乙酰氨基酚是骨关节炎的一线治疗药物,可作为该患者的治疗药物,但因其可增加华法林的抗凝效果,需进行密切监测。

    答案 c 不正确。塞来昔布是骨关节炎的三线治疗药物,可增加华法林的抗凝作用。

    答案 c 不正确。曲马多用于对 NSAIDs 有禁忌证或者治疗失败的患者。

---

12. BY,男性,65 岁,被诊断出患有骨关节炎。即往使用对乙酰氨基酚 650mg,每 6 小时一次,持续 2 年,疼痛一度控制良好。4 年前曾出现胃肠道出血,有高血压。本次主诉为左髋关节疼痛。正在使用的药物包括赖诺普利 40mg,一天 1 次。以及氢氯噻嗪 25mg,一天 1 次。下列哪种治疗方案适合该患者?
    a. 增加对乙酰氨基酚剂量至 1000mg,每 4 小时 1 次,加强锻炼
    b. 在目前治疗的基础上加用泮托拉唑 40mg,一天 1 次,加强锻炼
    c. 停用对乙酰氨基酚,使用布洛芬,400mg,一天 3 次,加强锻炼
    d. 停用对乙酰氨基酚,使用萘普生 250mg,一天 2 次,泮托拉唑 40mg,一天 1 次,加强

锻炼

e. 增加塞来昔布 200mg,一天 1 次,加强锻炼

答案 d 正确。非选择性 NSAIDs 心血管风险较高,萘普生是该类药物中心血管风险比较低的药物。该患者有胃肠道出血史,因此需加用泮托拉唑等胃肠道保护药。每位骨关节炎患者均需进行肌力和活动度锻炼。

答案 a 不正确。对乙酰氨基酚的最大日剂量为 4000mg。该选项中剂量达 6000mg/d,可导致肝毒性等风险增加。

答案 b 不正确。加用泮托拉唑可保护胃肠道,但是不能缓解疼痛。

答案 c 不正确。BY 有高血压,心血管疾病风险较高。尽管 NSAIDs 药物对心血管系统的影响尚不十分明确,研究显示布洛芬可增加心肌梗死、卒中、心衰和高血压风险。

答案 e 不正确。研究显示 COX - 2 抑制剂可增加心肌梗死、卒中、心衰和高血压风险。BY 有高血压,心血管疾病风险较高,不宜使用塞来昔布。

---

13. CK,女性,58 岁,就诊时 INR 值为 4.2(过去 6 个月内 INR 值在正常范围)。患者有糖尿病、心房纤颤和高血压病史,目前使用药物包括:二甲双胍 1000mg,一天 2 次;格列齐特 10mg,一天 2 次;华法林,每周一、周三、周五 5mg,周二、周四、周六、周日 2.5mg;氨氯地平 10mg,一天 1 次;氯化钾 10mg,一天 1 次;氢氯噻嗪 25mg,一天 1 次。过去一年内华法林剂量未做调整。近期右膝关节不适较前加重。患者 INR 值波动的原因是什么?

a. 过去一周内 CK 每天使用 5mg 华法林
b. 询问患者的非处方药物使用情况后得知其上周在膝关节部位使用辣椒碱乳膏
c. 询问患者的非处方药物使用情况后得知其上周使用对乙酰氨基酚 650mg,每 6 小时一次以缓解关节疼痛
d. CK 未说明她正在使用中药

答案 c 正确。对乙酰氨基酚和华法林之间存在药物相互作用。对乙酰氨基酚可增强华法林的抗凝作用。由于其为非处方药,许多患者未将其列入药物清单中。应仔细询问每位患者的 OTC 药物使用情况。

答案 a 不正确。虽然有这种可能性,但 CK 的 INR 值已稳定 6 周。而且她尚年轻,之前未出现过该错误。

答案 b 不正确。辣椒碱为局部用药,不会影响 INR 值。

答案 d 不正确。CK 的主要症状是关节疼痛,最可能使用镇痛药物,而不是无明显镇痛作用的中药。对乙酰氨基酚是一线镇痛药,且与华法林有明确的药物相互作用。

---

14. DP,男性,55 岁,有高血压病史,家族有早期心血管疾病病史。正在使用阿司匹林 81mg,一天 1 次,美托洛尔 25mg,一天 2 次。目前使用对乙酰氨基酚 650mg,每 6 小时一次,骨关节炎控制不佳。医师拟为其开具一种 NSAIDs。你会推荐下列哪种方案?

a. 萘普生 250mg,一天 2 次
b. 萘普生 500mg,一天 3 次
c. 塞来昔布 200mg,一天 1 次
d. 塞来昔布 800mg,一天 1 次

答案 a 正确。NSAIDs 对有心血管高风险的患者来说不是最佳选择,这种情况下,应建议医师开具风险最小的药物。很多非选择性 NSAIDs 尚未进行心血管风险评估,在已经进行研究的药物中,萘普生的风险最小。

答案 b 不正确。萘普生的使用频次为一日 2 次,不是一日 3 次。

答案 c 不正确。COX - 2 抑制剂应避免用于高心血管风险的患者。该患者无使用非 NSAIDs 绝对禁忌证,应先试用非 NSAIDs,再考虑 COX - 2 抑制剂。

答案 d 不正确。该方案用于骨关节炎治疗剂量不正确。一般为 200mg,一天 1 次或 100mg,一天 2 次。

---

15. 医师并未采用你题 14 中的建议,开具了布洛芬 800mg,一天 3 次。药师应该提醒患者注意什么?

a. 不要使用这个药物,对患者有危害
b. 至少在使用阿司匹林 30 分钟后使用布洛芬;或者使用布洛芬 8 小时后使用阿司匹林。监测血压
c. 停止使用阿司匹林。不要空腹服用布洛芬

d. 停止使用阿司匹林。监测血压

答案 b 正确。布洛芬可能阻断阿司匹林的抗血小板效应,削弱阿司匹林的心血管保护作用。阿司匹林可拮抗布洛芬的作用。为将两药间相互作用降至最低,两药应分开给予,且布洛芬在阿司匹林 30 分钟后给予,或者使用布洛芬 8 小时后使用阿司匹林。由于 NSAIDs 可致水钠潴留,应监测患者的血压。

答案 a 不正确。对于非选择性 NSAIDs 的心血管危害评估结果尚不明确。可建议患者密切监测血压,定期随诊,出现副作用随时和药师或医师联系。

答案 c 不正确。患者属于心血管疾病高危人群。阿司匹林具有心血管保护作用,不应停用。布洛芬不宜空腹服用。

答案 d 不正确。该患者有心血管疾病家族史。除非医师同意,不得停用阿司匹林。患者需密切监测血压。

---

16. 患者,女性,44 岁,有胃肠道出血病史,本次就诊时告知药师昨日妊娠试验阳性。她正在使用布洛芬 400mg,每 8 小时一次,米索前列醇 200μg,一天 2 次,咨询药师可否继续使用。你的答复是?
    a. 停用米索前列醇,可继续使用布洛芬
    b. 停用布洛芬,可继续使用米索前列醇
    c. 两种药物均可继续使用,和医师保持联系
    d. 两种药物均可继续使用。妊娠试验可能不准确
    e. 两种药物均停用。和医师联系共同商讨治疗方案

    答案 e 正确。患者应立即停用两种药物,请医师评估疼痛控制和怀孕计划。注意:米索前列醇是一种胃肠道保护剂,可降低 NSAIDs 的胃肠道溃疡风险,前列腺素类似物禁用于孕妇和可能怀孕的妇女(除非患者可有效采取避孕措施)。

    答案 a 不正确。布洛芬属于妊娠 C/D 级,有导致胎儿畸形和流产的报道。

    答案 b 不正确。米索前列醇属于妊娠 X 级,是一种终止妊娠药。

    答案 c 不正确。如果已经怀孕,两种药物均应停用,同时应请医师调整治疗方案。

答案 d 不正确。妊娠试验有假阳性可能,但是不能建议患者继续使用可能导致流产的药物。

---

17. 磺胺过敏是使用下列哪种药物的禁忌证?
    a. 曲马多
    b. 酮咯酸
    c. 塞来昔布
    d. 阿司匹林
    e. 透明质酸

    答案 c 正确。磺胺过敏是塞来昔布的禁忌证。

    答案 a 不正确。磺胺过敏者可使用曲马多。

    答案 b 不正确。酮咯酸可用于磺胺过敏者。

    答案 d 不正确。磺胺过敏者可使用阿司匹林。

    答案 e 不正确。透明质酸可用于磺胺过敏患者。

---

18. AM,女性,52 岁,正在使用对乙酰氨基酚 500mg,一天 4 次;加巴喷丁 300mg,一天 3 次;吉非贝齐 600mg,一天 2 次;氟西汀 20mg,一天 1 次。在医师建议下 AM 加用布洛芬 800mg,一天 2 次,复方辣椒碱乳膏(0.025%)一天 3 次局部使用。患者诉今晨戴隐形眼镜时出现眼睛烧灼痛,立即取下隐形眼镜,冲洗眼睛并和药师联系。导致患者眼睛疼痛最主要的原因可能是什么?
    a. 辣椒碱乳膏
    b. 对乙酰氨基酚
    c. 对乙酰氨基酚和吉非贝齐药物相互作用
    d. 对乙酰氨基酚和加巴喷丁药物相互作用

    答案 a 正确。辣椒碱乳膏可导致烧灼感和局部刺激,使用时应避免接触眼睛。患者可能使用辣椒碱乳膏后没有洗手或没有洗干净就去戴隐形眼镜。

    答案 b 不正确。眼睛疼痛不是对乙酰氨基酚的不良反应。

    答案 c 不正确。对乙酰氨基酚和吉非贝齐之间无药物相互作用。

    答案 d 不正确。对乙酰氨基酚和加巴喷

丁之间无药物相互作用。

19. KT,女性,73 岁,患有手部骨关节炎。正在使用的药物包括双水杨酯 500mg,一天 2 次,甘精胰岛素注射液 10U,睡前使用,氢氯噻嗪 25mg,一天 1 次,布洛芬 400mg,必要时使用。近日因疼痛控制不佳,布洛芬剂量增加至 800mg,一天 2 次。查房时可以给医师哪些建议?

a. KT 不应同时使用一种以上 NSAIDs

b. 布洛芬治疗骨关节炎不应按需使用

c. 布洛芬剂量应增加至一天 3~4 次

d. 相比布洛芬,双水杨酯对血小板的作用时间更长

答案 a 正确。NSAIDs 不应同时使用,抗血小板作用增强,出血风险增加。提示:患者可使用小剂量阿司匹林抗血小板,同时使用一种 NSAIDs 治疗骨关节炎。

答案 b 正确。治疗骨关节炎的药物应当按时使用而不是按需使用,否则镇痛效果不佳。

答案 c 正确。一天两次的给药方法导致患者长时间没有足够药物发挥止痛作用。

答案 d 不正确。双水杨酯是一种水杨酸衍生物,相比其他 NSAIDs,对血小板聚集的功能影响较小。

20. GM,女性,81 岁,诊断双侧膝关节骨关节炎 25 年。有手术禁忌,使用透明质酸(Synvisc One)关节内注射 2 天后和药师联系,诉疼痛缓解不明显。你的解释是?

a. 目前患者疼痛不会缓解

b. 患者需要同时关节腔内注射糖皮质激素

c. 患者使用透明质酸的同时应服用氨基葡萄糖和软骨素

d. 患者使用透明质酸注射后不再需要 NSAIDs 治疗

答案 a 正确。透明质酸起效较慢,因此,注射后不会立即见效。

答案 b 不正确。糖皮质激素关节腔内注射适用于骨关节炎急性发作者,不用于慢性炎症的控制。

答案 c 不正确。加用氨基葡萄糖和软骨

素并不能改善患者的疼痛。

答案 d 不正确。患者如已使用 NSAIDs 治疗则应继续使用,能缓解疼痛,减轻炎症。

21. 患者,男性,59 岁,主诉活动后膝关节疼痛 2 个月,拟使用氨基葡萄糖和软骨素治疗。有贝类过敏史。患者咨询药师治疗方案。你可以给患者哪些建议?

a. 仅使用氨基葡萄糖、硫酸软骨素治疗无明显获益

b. 氨基葡萄糖和软骨素与 NSAID 联合使用时疗效较好

c. 氨基葡萄糖和软骨素应禁用于贝类过敏者

d. 使用氨基葡萄糖和软骨素可能出现腹胀、胃肠道痉挛等不良反应

答案 a 正确。大多数研究表明,这些药物单药治疗的作用和安慰剂相比无明显差异。

答案 b 正确。这些药物和 NSAIDs 联用时疗效较好。

答案 c 正确。氨基葡萄糖禁用于贝类过敏者。

答案 d 正确。氨基葡萄糖和软骨素胃肠道反应较轻,但可能有腹胀、痉挛等症状。

第 51 章　癫痫

1. 下列癫痫发作的病因中,哪些是可治疗的? 选择所有适合的选项。

a. 低血糖

b. 电解质改变

c. 感染

d. 遗传缺陷

答案 a、b 和 c 正确。低血糖、电解质紊乱和感染是可治疗的癫痫发作的原因。可治疗的原因引起的癫痫发作不代表癫痫。注意:引起低血糖和电解质紊乱的药物可能会间接导致癫痫发作。

答案 d 不正确。遗传缺陷不会改变,不是可治疗的原因。

注意:80% 的癫痫患者潜在病因不明。引发癫痫最常见的病因是脑外伤和脑卒中。其他因素还包括中枢神经系统肿瘤、感染、代谢紊乱(低钠血症和低血糖)、神经退行性疾病和药物。

2. WW 是一名 56 岁的住院患者,正在服用以下药物:头孢吡肟、琥珀酸美托洛尔、甲状腺素和对乙酰氨基酚。患者发生癫痫发作。选择可能导致癫痫发作的药物。选择所有适合的选项。
   a. 甲状腺素
   b. 对乙酰氨基酚
   c. 头孢吡肟
   d. 美托洛尔

   答案 c 正确。头孢吡肟与癫痫发作和癫痫持续状态有关,有肾损伤和癫痫发作病史的患者发作风险增加。调整剂量是必要的。其他与癫痫发作相关的药物包括曲马多、盐酸安非他酮、茶碱、某些抗抑郁药、某些抗精神病药物、安非他明、可卡因、亚胺培南、锂、大剂量的青霉素或头孢菌素、拟交感神经药和兴奋剂。

   答案 a、b 和 d 不正确。这些药物与癫痫发作无关。

3. JW 是一位 29 岁的女性,正在向药房出示新的苯妥英处方。该患者目前没有服用其他药物。关于该患者的新药治疗应给予什么建议?选择所有适合的选项。
   a. 在服药时避免饮酒
   b. 使用适当的屏障避孕法
   c. 涂防晒霜。这种药物可能会增加光敏性
   d. 每日药物与食物同服

   答案 a 和 b 正确。应该避免酒精,因为其可抑制苯妥英的代谢从而增加中枢神经系统的抑制。苯妥英同时也与口服避孕药有相互作用,可以降低后者的效果,因此建议使用屏障避孕法。一般来说,应告知所有癫痫的育龄妇女怀孕的风险,如果计划怀孕需要进行产前保健咨询。

   答案 c 和 d 不正确。苯妥英与增加光敏性无关。食物可降低苯妥英的吸收,尽管这对每日服药非常重要,但是服药时间不是达到治疗目标的影响因素。

4. 选择该患者苯妥英的目标治疗浓度。
   a. 4 ~ 12μg/mL
   b. 10 ~ 20μg/mL
   c. 50 ~ 100μg/mL

   d. 该药物不需要监测药物治疗浓度。

   答案 b 正确。苯妥英的血清浓度是 10 ~ 20mg/L(10 ~ 20μg/mL)。

   答案 a 不正确。卡马西平的血清浓度是 4 ~ 12mg/L。

   答案 c 不正确。丙戊酸的血清浓度是 50 ~ 100mg/L。

   答案 d 不正确。苯妥英的血清浓度需要监测。

5. JW 治疗一年后自诉想要怀孕,希望更换一种妊娠期安全的抗癫痫药物。更换药物时,非常重要且需要与该患者及其医生讨论的是?
   a. 该患者目前的药物需立刻停止以确保药物完全从体内清除并准备怀孕
   b. 该患者目前的药物可以直接停用,新的 AED 需从低剂量开始,并逐渐加至目标剂量
   c. 该患者新的 AED 需从小剂量开始并逐渐加至最低有效剂量,然后将目前的 AED 逐渐减量
   d. 该患者应完全避免怀孕并维持目前的 AED 治疗

   答案 c 正确。更换 AEDs 需要一个滴定过程,因为突然停用抗癫痫药物可导致突破性发作。滴定过程要求新的 AED 从小剂量开始,滴定至最低有效剂量。一旦达到最低有效剂量,被停用的药物逐渐减量,同时新的 AED 继续加量至目标剂量。

   答案 a 和 b 不正确。由于可导致癫痫突然发作,AEDs 不能直接停药。无发作的患者有希望能停用药物。有利于 AEDs 成功停药的因素包括 2 ~ 4 年癫痫未发作,发病 1 年内发作完全控制,发病年龄大于 2 岁且小于 35 岁以及正常的神经系统检查和 EEG。AEDs 的停用需缓慢,逐渐减量至少 3 个月。

   答案 d 不正确。一位癫痫患者希望怀孕,需要与其医疗保健提供者讨论药物治疗的获益和风险,制定一个对患者和胎儿风险最低的最佳方案。

问题 6 ~ 7 根据下述案例回答。

6. 一位患者因癫痫发作被送往医院,癫痫发作时活动突然中断并伴有茫然凝视。这是什么类型

的癫痫发作?

a. 失神发作

b. 强直 - 阵挛

c. 肌阵挛

d. 失张力发作

答案 a 正确。失神发作或癫痫小发作可导致突然的活动中断和茫然凝视。

答案 b 不正确。强直 - 阵挛发作或癫痫大发作可导致交替的肌肉收缩和痉挛。

答案 c 不正确。肌阵挛发作可导致短暂的肌肉群的休克样收缩。

答案 d 不正确。失张力发作可导致肌张力突然丧失("跌倒发作")。

7. 对于这类型的癫痫发作,建议的一线治疗药物是什么?

a. 苯妥英

b. 非氨酯

c. 左乙拉西坦

d. 乙琥胺

答案 d 正确。乙琥胺是失神发作的一线治疗药物。

答案 a、b 和 c 不正确。这些药物不能用于治疗失神发作。

问题 8~9 根据下述案例回答。

8. BH 是一名 47 岁的男性患者,现正处于癫痫持续状态,需要药物治疗。苯妥英的静脉注射速度不应超过 50mg/min。选择下列与输注速度超过 50mg/min 有关的不良反应。选择所有适合的选项。

a. 低血压

b. 牙龈增生

c. 贫血

d. 皮疹

答案 a 正确。因为低血压和心律失常的潜在风险,药物输注速度不应超过 50mg/min。

答案 b、c 和 d 不正确。牙龈增生、贫血、皮疹是特异性反应,与输注速度和剂量无关。

9. 下列哪一项是苯妥英的水溶性前体药物,可在体内迅速转化为苯妥英,且可以作为替代药物?

a. Trileptal

b. Tegretol

c. Cerebyx

d. Dilantin

答案 c 正确。磷苯妥英和大多数静脉溶媒均可兼容,肌内注射可耐受。磷苯妥英的剂量通过苯妥英等量单位(PE)表示,它的输注速度可达到 150mg PE/min。即使磷苯妥英与苯妥英相比具有很小的心血管不良反应,仍应监测血压和 ECG。

答案 a 不正确。Trileptal 是奥卡西平。

答案 b 不正确。Tegretol 是卡马西平。

答案 d 不正确。Dilantin 是苯妥英。

10. GG 是一名 67 岁使用卡马西平控制癫痫的女性患者。其家人由于年龄问题担心有严重的不良反应。下列哪一项是与卡马西平相关的特异性不良反应?选择所有适合的选项。

a. 再生障碍性贫血

b. 低钠血症

c. 皮疹

d. 结肠炎

答案 a、b 和 c 正确。再生障碍性贫血,低钠血症和皮疹是特异性反应。因为特异性反应可能危及生命,AED 需要停用。特异性反应与免疫反应有关;因此,AEDs 的交叉反应是有可能的。

答案 d 不正确。卡马西平与结肠炎的发生无关(例如,艰难梭菌结肠炎)。

11. 选择下列可以使 AEDs 快速改变剂量的人群或情况。

a. AEDs 更换

b. 停用 AEDs

c. 儿童

d. 潜在的育龄妇女

答案 c 正确。儿童需要及时控制癫痫发作以避免影响大脑和认知的发育。为了最大限度控制癫痫发作 AED 的剂量可迅速增加,方案可快速改变。由于儿童代谢率高,与成人相比儿童每千克体重的 AEDs 剂量更高。

答案 a 不正确。更换 AEDs 需要一个滴定过程,因为突然停用抗癫痫药物可导致突破性发作。滴定过程要求新的 AED 从小剂量开始,滴定至最低有效剂量。一旦达到最低有效剂量,被停用的药物逐渐减量,同时新的 AED 继续加量至目标剂量。

答案 b 不正确。癫痫是终身性的疾病;但无发作的患者仍有希望可以停用药物。AEDs 的停用需缓慢,逐渐减量至少 3 个月。

答案 d 不正确。育龄期或妊娠期妇女有 AED 的管理建议,因为某些 AEDs 与轻微的和严重的生育缺陷有关。多数妊娠期的癫痫患者服用 AEDs 后可生育正常婴儿,但仍需要遵循特殊建议。建议包括尽可能用单药治疗;尽量使用最低剂量控制癫痫发作;在怀孕开始及此后每月监测抗癫痫药物血清浓度;对育龄期妇女每天给予叶酸 1 ~ 4mg;使用有酶诱导作用的 AEDs 的妇女在怀孕第 8 个月应给予足量的维生素 K。

问题 12 ~ 13 根据下述案例回答。

12. DD 是一名老年男性患者,正在使用苯妥英。该患者在过去一周开始出现意识混乱和眼球震颤。最近一次的血肌酐是 3.6mg/dL,血浆白蛋白是 2.4g/dL。其他现用药物只有阿司匹林和奥美拉唑。这可能是由什么导致的症状? 选择所有适合的选项。
    a. 癫痫发作的先兆
    b. 癫痫缺乏控制
    c. 苯妥英中毒
    d. 药物的正常不良反应

　　答案 c 正确。苯妥英是高蛋白结合药物。通常苯妥英的总血药浓度(结合加非结合)是 10 ~ 20μg/mL;但是,非结合(游离)浓度是 1 ~ 2μg/mL。癫痫发作的控制和不良反应的产生取决于非结合浓度。苯妥英中毒的症状包括意识混乱、眼球震颤、视物模糊、复视、言语不清。

　　答案 a、b 和 c 不正确。患者正在经历的症状不是未控制的癫痫发作。眼球震颤不是服用苯妥英常见的不良反应,但可能提示药物中毒。

---

13. 下列哪些选项可以促进这些症状的发生?
    a. 药物相互作用
    b. 低白蛋白

    c. 肾损伤
    d. 不服用药物

　　答案 b 和 c 正确。低白蛋白和肾功能损伤可造成更多的游离(非结合)药物,导致出现药物中毒的症状。

　　答案 a 不正确。无论是阿司匹林还是奥美拉唑都不会增加苯妥英的浓度。

　　答案 d 不正确。患者现在是药物中毒的症状,不是癫痫发作未控制的症状。

---

14. 一位医生自诉为了避免与其他 AEDs 的相互作用,希望给一位患者使用拉莫三嗪,但该医生想知道是否有其他不良反应需要对患者进行用药教育。下列哪一项需要告知患者?
    a. 皮疹
    b. 水肿
    c. 胰腺炎
    d. 脱发

　　答案 a 正确。皮疹是拉莫三嗪相关的特异性反应。患者应该知道过敏反应的可能性。如果患者有皮疹,药物应该停用,除非非常明确是由其他因素引起的。

　　答案 b 不正确。加巴喷丁和普瑞巴林都与足部水肿有关。

　　答案 c 和 d 不正确。拉莫三嗪与胰腺炎或脱发的发生无关。丙戊酸与这两个不良反应有关。

问题 15 ~ 16 根据下述案例回答。

15. SB 是一名新诊断出复杂性癫痫的患者。其医生已经注意到该患者因为心房颤动正在服用华法林,且有不安腿综合征。为此,他希望避免使用诱导 CYP 450 2C9 或是其底物的 AED。该患者需避免使用下列哪些药物? 选择所有适合的选项。
    a. 苯妥英
    b. 苯巴比妥
    c. 卡马西平
    d. 扑米酮

　　答案 a、b、c 和 d 正确。苯妥英、苯巴比妥、卡马西平和扑米酮均是 CYP 450 2C9 的底物和诱导剂。

16. 依据现有的信息,下列哪一项是该患者最佳的选择?

    a. 加巴喷丁
    b. 左乙拉西坦
    c. 卡马西平
    d. 乙琥胺

    答案 a 正确。加巴喷丁通过肾脏消除,没有通过 CYP 450 通路的药物相互作用。它同时也可用于治疗不安腿综合征。

    答案 b 不正确。尽管左乙拉西坦通过肾脏消除,但它不是该患者最好的选择,加巴喷丁同时也有助于治疗她的其他问题(不安腿)。

    答案 c 不正确。卡马西平是 CYP 450 2C9 的底物和诱导剂,可降低华法林的疗效。

    答案 d 不正确。乙琥胺不能用于治疗复杂性癫痫发作。它可用于治疗失神性发作。

17. 选择 AEDs 剂量相关性不良反应。

    a. 粒细胞减少
    b. 镇静
    c. 血小板减少症
    d. 共济失调

    答案 b 和 d 正确。镇静是一种剂量依赖性不良反应。其他剂量依赖性不良反应包括共济失调和复视。

    答案 a 不正确。中性粒细胞减少(血液毒性)是特异性反应,与剂量和浓度无关。

    答案 c 不正确。血小板减少症(血液毒性)是特异性反应,与剂量和浓度无关。其他特异性反应包括皮疹和肝毒性。

18. 选择与牙龈增生的特异性不良反应有关的 AED。

    a. 苯巴比妥
    b. 扑米酮
    c. 噻加宾
    d. 苯妥英

    答案 d 正确。苯妥英与牙龈增生(牙龈生长过度)有关。

    答案 a、b 和 c 不正确。这些抗癫痫药物与牙龈增生无关。注意:扑米酮很少使用,但

是非常重要,因为它可代谢为两个活性产物,其中一个是苯巴比妥。

19. 选择既可口服也可胃肠外给药的抗癫痫药物。选择所有适合的选项。

    a. Neurontin
    b. Dilantin
    c. Keppra
    d. Trileptal

    答案 b 和 c 正确。苯妥英(Dilantin)和左乙拉西坦(Keppra)可以口服和胃肠外给药。

    答案 a 和 d 不正确。这些药物只能口服给药。

20. 下列哪些药物可采用肌内注射治疗癫痫持续状态? 选择所有适合的选项。

    a. 苯妥英
    b. 拉莫三嗪
    c. 地西泮
    d. 磷苯妥英

    答案 d 正确。磷苯妥英是苯妥英的水溶性前体药物,在人体内可迅速转化为苯妥英。与苯妥英不同,磷苯妥英和大多数静脉溶媒均可兼容,肌内注射可耐受。

    答案 a 不正确。苯妥英不能用于肌内注射。因为苯妥英为碱性,不能肌内注射。

    答案 b 不正确。拉莫三嗪不适用于治疗癫痫持续状态是错误的。

    答案 c 不正确。地西泮推荐用于治疗癫痫持续状态,但是必须静脉注射。如果没有静脉通路也可直肠给药。

21. 大量的临床试验数据证实一个新型抗癫痫药物与其他 AEDs 具有相似的有效性。研究的治疗时间是 18 周。临床试验显示了以下安全有关的数据:

不良反应	对照品(N=260)%	新药(N=258)%
恶心	14%	16%
腹泻	12%	11%
严重心律失常	1%	5%

与心律失常相关的损害需要的人数

（NNH）有多少？

a. 1

b. 4

c. 20

d. 25

答案 d 正确。损害需要的人数用于计算风险差异。该案例中,对照品和新药间的风险差异是 5% － 1% ＝ 4%。因此,1/0.04 ＝ 25。这意味着在疗程为 18 周的治疗中,使用新药每治疗 25 名患者,1 名将发生严重的心律失常。

答案 a、b 和 c 不正确。

问题 22 ~ 23 根据下述案例回答。

22. 当接到患者询问是否有一个名为 Sabril 的仿制药物。查找该药等效性信息应使用下列哪项工具？

a. 处方信息

b. Lexicomp

c. PubMed

d. 实践指南

答案 b 正确。Lexicomp 可以找到仿制药有效性的信息。

答案 a、c 和 d 不正确。其余资源不能表明是否有仿制药物可用。

---

23. 由于吞咽药片困难,患者询问是否有替代片剂的口服液。以下是查询 FDA 橘皮书获得的信息,你的建议是？

编号	N022006	N020427
TE Code		
RLD	是	是
活性成分	氨己烯酸	氨己烯酸
剂型途径	溶液口服	片剂口服
剂量	500mg/包	500mg
专利商品名	Sabril	Sabril
申请人	Lundbeck LLC	Lundbeck LLC

a. 不告知医生而直接更换药物,因为两种药物疗效相同

b. 关于更换药物电话咨询医生,两种药物疗效不同

c. 不告知医生更换药物,两种药物是等效制剂

d. 关于更换药物电话咨询医生,两种药物疗效相同

答案 b 正确。如果要换药需要告知医生,因为两种药物在治疗方面不是等效的。

答案 a、c 和 d 不正确。两种药物治疗不等效,因为两者不是等效制剂。药物如果治疗等效,它们需要满足:①被认为是同样安全和有效的;②是等效制剂;③有生物等效性。药物如果是等值制剂,它们必须满足:①在同一给药剂量和同一给药途径含有等量的相同的有效成分;②符合药典规定或其他适用标准中对特点、质量、纯度和鉴别的要求。

第 52 章　帕金森病

1. 帕金森病主要是哪种神经递质缺失？

a. 乙酰胆碱

b. 多巴胺

c. 去甲肾上腺素

d. 5 - 羟色胺

答案 b 正确。该递质的缺乏是由于黑质致密部大量黑质纹状体神经元缺失所致。

答案 a 不正确。帕金森病与乙酰胆碱过度活跃有关。

答案 c 不正确。帕金森病可能影响到肾上腺素途径,但帕金森病缺乏的主要神经递质不是去甲肾上腺素。

答案 d 不正确。帕金森病可能影响到 5 - 羟色胺能途径,但帕金森病缺乏的主要神经递质不是 5 - 羟色胺。

---

2. 帕金森病的治疗目标是什么？

a. 阻止病情发展

b. 提高储存多巴胺的能力

c. 维持运动功能

d. 逆转神经元缺失

答案 c 正确。控制运动症状使帕金森病患者能够继续保持日常正常生活的功能。由于没有药物能够阻止疾病的进展,尽可能地维持患者的运动功能是主要治疗目标。

答案 a 不正确。目前没有治疗手段能够阻

止帕金森病的进展。

答案 b 不正确。随着帕金森病的进展,更多的神经元功能丧失导致多巴胺水平进一步降低。由于没有药物能够阻止疾病的进展,因此也没有哪种药物能够增加脑内多巴胺的储存量。

答案 d 不正确。没有药物能够逆转黑质神经元的缺失。

---

3. 卡比多巴在帕金森病治疗中的作用机制是什么?
   a. 抑制乙酰胆碱
   b. 抑制多巴胺脱羧酶
   c. 抑制儿茶酚 – O – 甲基转移酶
   d. 抑制单胺氧化酶

答案 b 正确。卡比多巴抑制多巴胺脱羧酶防止左旋多巴在外周生成多巴胺,能够使更多的左旋多巴通过血脑屏障。

答案 a 不正确。抗胆碱能类药物(如苯甲托品)抑制乙酰胆碱活性。

答案 c 不正确。COMT 抑制剂(托卡朋和恩他卡朋)抑制儿茶酚 – O – 甲基转移酶。

答案 d 不正确。MAO 抑制剂(司来吉兰和雷沙吉兰)抑制单胺氧化酶。

---

4. KJ 是一位年轻的帕金森病患者,大约在 1 个月前开始治疗。她的丈夫打电话咨询医生关于妻子最近的行为。他说 KJ 几周之前开始不断地在网上购物,最近又在他不知情的情况下外出购买了一辆车。假如这是药物所诱导的现象,浏览 KJ 的服药资料后你认为是哪种药物所致?从下列选项中选出所有正确答案。
   a. 金刚烷胺
   b. 普拉克索
   c. 雷沙吉兰
   d. 罗替戈汀

答案 b 正确。普拉克索是一种多巴胺受体激动剂,与行为冲动相关,包括赌博、购物和性欲亢进。

答案 d 正确。罗替戈汀是一种多巴胺受体激动剂,与行为冲动相关,包括赌博、购物和性欲亢进。

答案 a 不正确。金刚烷胺与冲动行为无关。

答案 c 不正确。沙雷吉兰与冲动行为无关。

---

5. SP 7 年前被诊断出患有帕金森病。起初,她服用卡比多巴/左旋多巴 25/100mg,3 次/天,近来她把剂量增加为 50/250mg,4 次/天。她的非运动症状包括便秘、失眠。她还同时患有关节炎,每天服用对乙酰氨基酚 650mg,3 次/天。如该患者此时需要添加一种治疗药物,结合患者现病史下列哪种药物应避免使用?
   a. 普拉克索
   b. 雷沙吉兰
   c. 罗匹尼罗
   d. 司来吉兰

答案 d 正确。司来吉兰的代谢物苯丙胺与失眠有关,因此每日剂量应在下午之前服用以避免这种副作用的发生。顽固性失眠患者最好避免使用该药。

答案 a 不正确。多巴胺受体激动剂与卡比多巴/左旋多巴联用是合理的。SP 目前的状况没有使用多巴胺受体激动剂的禁忌。

答案 b 不正确。雷沙吉兰用于 SP 的抗帕金森治疗是合理的。该药通过抑制 MAO – B 来增加进入脑内的多巴胺。SP 目前不存在使用雷沙吉兰的禁忌证或慎用的情况。

答案 c 不正确。多巴胺受体激动剂与卡比多巴/左旋多巴联用是合理的。SP 目前不存在使用该药的禁忌证或慎用的情况。

---

6. 抗胆碱能药物用于帕金森病的哪种典型症状?
   a. 运动迟缓
   b. 姿势异常
   c. 肌强直
   d. 震颤

答案 d 正确。抗胆碱能药物有助于纠正患者由于多巴胺缺失所致的乙酰胆碱相对活跃之间的平衡。这种不平衡导致帕金森病的震颤症状。

答案 a 不正确。抗胆碱能药物不用于运动迟缓。

答案 b 不正确。抗胆碱能药物对姿势异常无改善作用。

答案 c 不正确。抗胆碱能药物对严重的肌强直无改善作用。

---

7. AB 是一位患有帕金森病多年的患者。神经科医师为他开具的新处方为托卡朋 100mg,口服 3 次/天。增加该药后应常规监测下列哪项实验室指标?
   a. 红细胞积压
   b. 肝功能检测
   c. 血小板计数
   d. 血糖

   答案 b 正确。由于在接受托卡朋治疗的患者中出现过爆发性肝衰竭的案例,建议监测患者肝功能的基线水平,接下来的 6 个月每 2~4 周检测肝功,此后治疗期间定期检测。

   答案 a 不正确。服用托卡朋期间无须常规监测红细胞积压。

   答案 c 不正确。服用托卡朋期间无须常规监测血小板计数。

   答案 d 不正确。服用托卡朋期间无须常规监测血糖。

---

8. 下列哪种药物需与左旋多巴同时服用?
   a. 金刚烷胺
   b. 恩他卡朋
   c. 普拉克索
   d. 雷沙吉兰

   答案 b 正确。恩他卡朋抑制外周儿茶酚-O-甲基转移酶活性,防止左旋多巴在透过血脑屏障前分解为多巴胺。该药物需与左旋多巴同服才能发挥疗效。

   答案 a 不正确。金刚烷胺通常每日两次给药,并可用于未接受左旋多巴治疗的患者。

   答案 c 不正确。普拉克索为多巴胺受体激动剂,可单药治疗而不与左旋多巴联用。

   答案 d 不正确。雷沙吉兰抑制脑内多巴胺的分解,可单药治疗而不与左旋多巴联用。

---

9. EF 是一位新就诊患者。主诉为"震颤和肌强直",他指出这些症状"整夜"存在。EF 的症状符合帕金森病的临床表现,为排除上述症状是由药物所致,他的药物清单需排除下列哪些药物?选出所有正确答案。

   a. 氟哌啶醇
   b. 甲氧氯普胺
   c. 奋乃静
   d. 利培酮

   答案 a 正确。氟哌啶醇为抗精神病药物,与帕金森病相关。

   答案 b 正确。甲氧氯普胺作用于中枢,与帕金森病有关。

   答案 c 正确。奋乃静为吩噻嗪类止吐药,与帕金森病有关。

   答案 d 正确。利培酮为第二代抗精神病药,与帕金森病有关。

---

10. 罗匹尼罗的作用机制是哪项?
    a. 中枢神经系统中直接替代多巴胺
    b. 直接刺激突触后多巴胺受体
    c. 抑制中枢神经系统分解多巴胺酶的活性
    d. 抑制外周分解多巴胺酶的活性

    答案 b 正确。多巴胺受体激动剂绕过黑质纹状体神经元直接刺激多巴胺受体产生类似多巴胺的作用。

    答案 a 不正确。左旋多巴在脑内分解为多巴胺直接替代神经递质发挥作用。

    答案 c 不正确。多巴胺受体激动剂不抑制分解多巴胺的酶活性。

    答案 d 不正确。多巴胺受体激动剂不抑制分解多巴胺的酶活性。

---

11. WO 患有帕金森病多年,就诊时诉发生幻觉。患者的抗帕金森药物治疗方案近来并未添加药物也未增加药物剂量。幻视的症状使她感到恐惧,因此决定开始抗精神病治疗。下列哪种药物是帕金森病相关精神障碍的首选治疗药物?
    a. 氯丙嗪
    b. 氟哌啶醇
    c. 奥氮平
    d. 喹硫平

    答案 d 正确。喹硫平引起或加重帕金森病症状的可能性较低。

    答案 a 不正确。氯丙嗪是一种抗多巴胺能的抗精神病药物,帕金森病患者应避免使用。

答案 b 不正确。氟哌啶醇是一种抗多巴胺能的抗精神病药物,帕金森病患者应避免使用。

答案 c 不正确。奥氮平具有抗多巴胺能的特性,已知可加重帕金森病的症状。

---

12. PY 是一位帕金森病患者,吞咽药物时存在困难。家人诉 PY 有时会因为服药时喝的一点液体而导致窒息。下列哪种治疗帕金森病的口服制剂对于存在吞咽困难的 PY 是较为安全的? 选出所有正确答案。
   a. 卡比多巴/左旋多巴
   b. 普拉克索
   c. 司来吉兰
   d. 苯海索

   答案 a 正确。卡比多巴/左旋多巴有口腔崩解片,无须液体送服。

   答案 b 不正确。普拉克索无口腔崩解片剂型供选择。

   答案 c 正确。司来吉兰有口腔崩解片,无须液体送服。

   答案 d 不正确。苯海索无口腔崩解片。

---

13. 下列哪种药物突然停药时可导致帕金森病的症状发生反弹?
   a. 金刚烷胺
   b. 卡比多巴/左旋多巴
   c. 普拉克索
   d. 雷沙吉兰

   答案 a 正确。如需停用金刚烷胺,应缓慢停药以免症状发生反弹。

   答案 b 不正确。突然停用卡比多巴/左旋多巴会导致抗精神病药恶性综合征。

   答案 c 不正确。突然停用普拉克索会导致抗精神病药恶性综合征。

   答案 d 不正确。雷沙吉兰不需逐渐停药。

---

14. GR 近期被诊断出患有帕金森病。家庭医生为他选择了卡比多巴/左旋多巴 10/100mg,3 次/天。他在进餐时服用药物,但仍出现严重的恶心症状。GR 注意到他的症状并没有多少改善。导致 GR 恶心这一反应的主要原因是

什么?
   a. 卡比多巴/左旋多巴需空腹服用
   b. 卡比多巴/左旋多巴需与高蛋白食物同时服用
   c. 左旋多巴在外周转化为多巴胺
   d. 卡比多巴/左旋多巴常见不良反应为恶心

   答案 c 正确。防止左旋多巴在外周分解为多巴胺,每日所需卡比多巴的最低剂量为 75~100mg。GR 的症状没有得到改善支持前述说法,左旋多巴没有通过血脑屏障而在外周分解为多巴胺。

   答案 a 不正确。空腹服药可增加药物的吸收,但与食物同服有助于减轻恶心的不良反应。

   答案 b 不正确。氨基酸与多巴胺竞争通过血脑屏障的转运体。卡比多巴/左旋多巴如需与食物同服,建议进行低蛋白饮食。

   答案 d 不正确。尽管恶心是卡比多巴/左旋多巴常见的副作用,但该副作用是能够避免的。

---

15. 帕金森病患者通常合并下列哪些疾病? 从所列选项中选出。
   a. 便秘
   b. 痴呆
   c. 抑郁
   d. 低血压

   答案 a 正确。胃肠道神经功能的紊乱导致帕金森病患者便秘。

   答案 b 正确。帕金森病患者发生痴呆的概率是非帕金森病患者的 4 倍。

   答案 c 正确。超过一半的帕金森病患者合并有抑郁,这可能是疾病的一部分。

   答案 d 正确。帕金森病患者的低血压与疾病本身或用药有关。

---

16. 胸外科医生写信与你讨论 JL 的情况。JL 最近气短的情况越来越严重。胸外科医生询问 JL 服用了哪些抗帕金森病药物。哪种药物可导致 JL 的上述症状?
   a. 溴隐亭
   b. 普拉克索
   c. 罗匹尼罗

d. 罗替戈汀

答案 a 正确。溴隐亭是麦角衍生物类多巴胺受体激动剂。该药与肺纤维化相关。

答案 b 不正确。非麦角类多巴胺受体激动剂与肺纤维化无关。

答案 c 不正确。非麦角类多巴胺受体激动剂与肺纤维化无关。

答案 d 不正确。非麦角类多巴胺受体激动剂与肺纤维化无关。

---

17. 雷沙吉兰的商品名是什么？
    a. Azilect
    b. Comtan
    c. Mirapex
    d. Zelapar

    答案 a 正确。雷沙吉兰的商品名是 Azilect

    答案 c 不正确。Mirapex 是普拉克索的商品名。

    答案 d 正确。Zelapar 是雷沙吉兰口腔崩解片的商品名。

    答案 b 不正确。Comtan 是恩他卡朋的商品名。

---

18. WR12 年前被诊断出患有帕金森病，近一年来痴呆症状日益加重。WR 拒绝口服药物或经常将药物吐出，导致他的看护人难以管理他的口服药物。下列哪种多巴胺受体激动剂制剂可避免上述问题？
    a. 溴隐亭
    b. 普拉克索
    c. 罗匹尼罗
    d. 罗替戈汀

    答案 d 正确。罗替戈汀有贴剂可供局部使用。

    答案 a 不正确。溴隐亭只有口服制剂。
    答案 b 不正确。普拉克索只有口服制剂。
    答案 c 不正确。罗匹尼罗只有口服制剂。

---

19. NE 是一位服药依从性较差的帕金森病患者，除了清晨服用的药物外她经常忘记其他时间所需要服用的药物。哪些药物剂型能够提高

NE 的服药依从性，使其能够按规定服药？从所列选项中选出正确的答案。
    a. 卡比多巴/左旋多巴
    b. 普拉克索
    c. 雷沙吉兰
    d. 罗替戈汀

    答案 b 正确。普拉克索有每日服用一次的剂型。

    答案 c 正确。雷沙吉兰贴可每日一次。

    答案 d 正确。罗替戈汀有每日服用一次的剂型。

    答案 a 不正确。卡比多巴/左旋多巴尽管有控释制剂，仍需每日多次服药，随着疾病的进展增多服药次数也是必要的。

---

20. MV 服用卡比多巴/左旋多巴有 6 年时间。他的不自主运动已经发展到躯干和四肢，症状包括抽搐和舞蹈样动作。下列关于 MV 的症状描述正确的是？从所列选项中选出正确的答案。
    a. 上述症状主要出现在帕金森病的运动症状得到有效控制时
    b. 多巴胺受体受到"脉冲样"刺激是导致上述不自主运动症状出现的主要原因
    c. 上述症状与大剂量使用左旋多巴有关
    d. 使用多巴胺受体激动剂时易发生上述症状

    答案 a 正确。运动障碍通常发生在帕金森病患者症状得到很好的控制，且多巴胺受体得到充分刺激时。这一现象被称为"剂峰"运动障碍。

    答案 b 正确。运动障碍的发生与多巴胺受体受到过度刺激有关。近期有研究证据表明维持恒定的刺激可降低运动障碍的发生。

    答案 c 正确。运动障碍通常发生在持续使用左旋多巴几年之后。

    答案 d 不正确。与卡比多巴/左旋多巴相比，多巴胺受体激动剂较少导致运动困难。因此，年轻患者首选多巴胺受体激动剂以推迟卡比多巴/左旋多巴暴露。

---

21. TS 生活在没有神经科的乡村。近几年，他的左侧肢体出现震颤、肌强直和运动徐缓的症状。但症状已经开始向右侧迁移，进展为双

侧,但左侧重于右侧。他被诊断出患有帕金森病,运动症状分级为中度(震颤和运动徐缓)和中到重度(肌强直)。下列哪项是该患者帕金森病起始治疗及维持治疗的最佳方案?

a. 苯甲托品,雷沙吉兰,卡比多巴/左旋多巴

b. 普拉克索,恩他卡朋,卡比多巴/左旋多巴

c. 罗匹尼罗,卡比多巴/左旋多巴,托卡朋

d. 卡比多巴/左旋多巴,罗替戈汀、雷沙吉兰

答案 d 正确。对于症状分级为中到重度的患者,卡比多巴/左旋多巴是起始治疗的首选药物。加用多巴胺受体激动剂为二线治疗方案。加用 MAO-B 通过抑制单胺氧化酶以减少左旋多巴的代谢而延长其作用时间。

答案 a 不正确。抗胆碱能药物用于以震颤为主的患者,由于其对临床症状的改善较轻,因此不推荐用于疾病进展的患者。对于症状分级为中到重度的患者,卡比多巴/左旋多巴为首选的起始治疗药物。

答案 b 不正确。对于症状分级为中到重度的患者,卡比多巴/左旋多巴为首选起始治疗药物。恩他卡朋需要与卡比多巴/左旋多巴联合使用。

答案 c 不正确。对于症状分级为中到重度的患者,卡比多巴/左旋多巴为首选起始治疗药物。普拉克索可用于症状分级为中度患者的首选治疗方案,但不能单独用于分级为中到重度患者的症状控制。托卡朋因有可导致肝衰竭的风险,仅用于其他药物治疗失败的患者。

第 53 章 头痛

1. 以下在偏头痛发病机制中发挥重要作用的递质是什么?选择所有合适的选项。

a. 去甲肾上腺素

b. 5-羟色胺

c. 多巴胺

d. P 物质

答案 b 和 d 正确。5-羟色胺是一种由三叉神经血管系统的脑干核释放的血管活性神经递质。偏头痛发作时发现 5-羟色胺的血浆水平不足。影响 5-羟色胺的药物治疗偏头痛往往是有效的。其他在三叉神经血管系统中发挥

积极作用的物质包括下列神经肽:降钙素基因相关肽,P 物质和神经激肽 A。

答案 a 不正确。没有数据支持去甲肾上腺素参与偏头痛的病理生理。

答案 c 不正确。多巴胺也可能在偏头痛中发挥作用,多巴胺受体激动剂单药或与其他抗偏头痛药物联合使用是有效的治疗方法;但是,缺乏临床数据支持这一理论。

---

2. 一位主诉头痛的患者,来到您所在的社区药房。按照 1~10 分评分,患者的头痛为 7 分,且脉搏随头痛加重减弱。患者呕吐、对光敏感,症状直到头痛缓解 12 小时后消失。头痛发作期间患者无法工作。患者正经历以下哪种头痛类型?

a. 偏头痛

b. 紧张性

c. 丛集性

d. 咖啡因

答案 a 正确。国际头痛协会偏头痛诊断原则包括:

头痛持续 4~72 小时。

至少具备以下 2 种特征:单边,脉动,中到重度,随日常体力活动加重。

至少具备以下特征之一:恶心和/或呕吐,畏光,畏声。

答案 b 不正确。紧张性头痛具有紧箍样性质,不随活动加重,没有恶心或呕吐,光和声音恐惧不存在或两者不会同时出现。

答案 c 不正确。丛集性头痛持续时间不超过 180 分钟,体征和症状包括结膜充血、流泪、鼻塞、流涕、出汗、瞳孔缩小、眼睑下垂或水肿。

答案 d 不正确。咖啡因是头痛诱发因素,而不是头痛的一个类型。

---

3. 以下何种体征或症状被认为是危险信号,表明需要医生转诊和诊断评估?选择所有正确答案。

a. 人生中最严重的头痛

b. 咳嗽/喷嚏后发生急性头痛

c. 头痛发作年龄≥40 岁

d. 血压 150/80mmHg

答案 a 正确。蛛网膜下腔出血有关的头痛往往被患者描述为"最严重"的头痛。

答案 b 正确。咳嗽或打喷嚏后的头痛可能是良性的。但是,它也可以是颅脑损伤伴脑脊液通路障碍的表现。

答案 c 正确。40 岁及以上头痛可能提示为新的器质性病变。虽然它也可以是良性的,但需要医师评估。

答案 d 不正确。血压 150/80mmHg 不是头痛需要医生转诊的危险信号。

---

4. LK 曾患慢性偏头痛,最近经历过一次急性发作。她致电社区药房并询问专业意见。交谈中发现她不再经常饮用咖啡,加入了健身俱乐部,两周前开始口服单相避孕药。患者昨晚和健身房遇见的朋友参加了红酒芝士聚会。以下能帮助她今后预防偏头痛的最好的建议是什么?

   a. 避免红酒和芝士的摄入
   b. 她可以重新开始经常饮用咖啡
   c. 她可能从转换到使用一种三相口服避孕药受益
   d. 她应避免体育活动

答案 a 正确。葡萄酒和奶酪是含有酪胺的食物,是已知的头痛诱因。其他潜在的食品诱因包括酒精、巧克力、柑橘类水果、奶制品、发酵食品,以及含有添加剂如味精、亚硝酸盐、糖精、亚硫酸盐,或酵母的食品。确定患者头痛诱发因素时,建议患者停止所有的诱发物质,然后一段时间内只增加一种食物,逐渐增加至原来所有的食物。

答案 b 不正确。咖啡因摄入或戒断可以是一个诱发因素,所以最近停止饮用咖啡可能是她目前头痛的诱发因素。然而,由于她已经不再经常喝咖啡,再次摄入咖啡因可能会引发偏头痛,她最好继续限制饮食中的咖啡。

答案 c 不正确。雌激素或口服避孕药是已知的偏头痛诱因。单相口服避孕药优于三相避孕药,服用单相口服避孕药的激素水平更稳定。建议转换为三相避孕药是不合理的,因为可能会诱发偏头痛。

答案 d 不正确。体育活动对某些患者可能是诱发因素,所以对于 LK 来说,日常记录他的头痛与体育活动,判断是否有关联是合理的。体育锻炼对健康很重要,因此,限制所有的体育活动是不合理的。

---

5. 选择性 5 – HT_1 受体激动剂(曲普坦)的绝对禁忌证是什么? 选择所有适合选项。

   a. 糖尿病
   b. 缺血性心脏病
   c. 贫血
   d. 控制良好的高血压

答案 b 正确。这些药物是颅内动脉中的 5 – 羟色胺选择性激动剂,引起血管收缩。由于缩血管的性质,缺血性心脏疾病或伴有缺血性心脏疾病体征或症状(包括变异型心绞痛、心绞痛、心肌梗死,或无症状性心肌缺血)的患者不应服用这些药物。

答案 a 不正确。没有资料显示这些药物可对血糖造成影响。

答案 c 不正确。报告显示溶血性贫血不良反应的发生率为 1%。诊断为贫血不是使用禁忌证。

答案 d 不正确。根据上述信息,未控制的高血压是禁忌证之一。然而,高血压控制良好的患者偶尔使用其作为阻断治疗是可以的。

---

6. 利扎曲坦的商品名是什么?

   a. Imitrex
   b. Maxalt
   c. Amerge
   d. Flova

答案 b 正确。Maxalt 的通用名是利扎曲坦。

答案 a 不正确。Imitrex 的通用名是舒马曲坦。

答案 c 不正确。Amerge 的通用名是那拉曲坦。

答案 d 不正确。Frova 的通用名是氟伐曲坦。

---

7. 一名患者正在服用 Zomig ZMT。以下关于该药的表述哪个是正确的? 选择所有适合选项。

   a. 该药是皮下注射
   b. 无须液体送服
   c. 该药是口服崩解片
   d. 该药是经皮贴剂

答案 b 和 c 正确。Zomig ZMT 是佐米曲坦的口服崩解片。它不要求用水服用(答案 b);这可能对于那些无法获得水,不需要连续给药,或头痛伴发恶心的患者有利,因为大量摄入液体可能加重这些症状。这种药物还有鼻喷雾剂和片剂。

答案 a 不正确。舒马曲坦(Imitrex)是一种选择性 5 - 羟色胺激动剂,皮下注射。佐米曲普坦没有注射剂型。

答案 d 不正确。舒马曲坦(Alsuma)是一种选择性 5 - 羟色胺激动剂,剂型为透皮贴剂。佐米曲坦无透皮贴剂。

8. 一名目前正在口服舒马曲坦的患者经常头痛复发,服用该药后有效但 24 小时内会复发。她的主治医师建议使用具有较长半衰期的 5 - HT$_1$ 受体激动剂(曲普坦)。您建议选择以下哪种药物?
   a. 氟伐曲坦
   b. 利扎曲坦
   c. 佐米曲坦
   d. 阿莫曲坦

答案 a 正确。她目前服用的药物,舒马曲坦(Imitrex)的消除半衰期是 2.5 小时。氟伐曲坦(Frova)的消除半衰期是 26 小时。若患者对曲普坦类药物反应良好,但需要药物在头痛发作期间持续较长作用时间,则半衰期较长的药物可使患者有更多获益。

答案 b 不正确。利扎曲坦(Maxalt)与舒马曲坦的消除半衰期相似,是 2~3 小时。

答案 c 不正确。佐米曲坦(Zomig)与舒马曲坦的消除半衰期相似,大约是 3 小时。

答案 d 不正确。阿莫曲坦(Axert)与舒马曲坦的消除半衰期相似,大约是 3.1 小时。

9. 以下哪一项关于偏头痛的重复给药说明是正确的?
   a. Zomig 片:先服用一片,2 小时后可以重复给药
   b. Imitrex 皮下注射:先注射一剂,30 分钟后可以重复使用
   c. Amerge 片:先服用一片,2 小时后可以重复给药

d. Imitrex 皮下注射:先注射一剂,30 分钟后可以重复使用,2 小时后再次使用。

答案 a 正确。Zomig(佐米曲坦)片剂根据需要可以 2 小时内重复给药,但 24 小时不能超过 2 次剂量。

答案 b 和 d 不正确。如果头痛没有缓解,Imitrex(舒马曲坦)皮下注射剂可以在 1 小时重复给药,但 24 小时不能超过 2 剂。

答案 c 不正确。Amerge(那拉曲坦)片根据需要可 4 小时重复给药,但 24 小时不能超过 2 剂。

10. Treimet 是治疗头痛的复合制剂,由以下哪种药物组成?
    a. 舒马曲坦和萘普生
    b. 对乙酰氨基酚,阿司匹林和咖啡因
    c. 对乙酰氨基酚,半乳糖二酸异美汀和氯醛比林
    d. 对乙酰氨基酚,异丁巴比妥和咖啡因

答案 a 正确。Treximet 包含舒马曲坦和萘普生。

答案 b 不正确。对乙酰氨基酚,阿司匹林和咖啡因的复方制剂是 Excedrin Migraine。

答案 c 不正确。对乙酰氨基酚,半乳糖二酸异美汀和氯醛比林的复方制剂是 Midrin。

答案 d 不正确。对乙酰氨基酚,异丁巴比妥和咖啡因的复方制剂是 Fioricet。

11. CJ,30 岁,因持续性偏头痛入院。她在过去 12 小时中服用了 2 剂那拉曲坦。因控制血压需每日服用赖诺普利 10mg,一日一次。因甲癣服用特比萘芬。主要体征:血压 132/88mmHg,心率 70/min,身高 168cm,体重 117kg。医生计划给予双氢麦角胺。以下哪个是 CJ 接受该药物的禁忌证?
    a. 未控制的高血压
    b. 心率升高
    c. 特比萘芬
    d. 那拉曲坦

答案 d 正确。由于会增加血管收缩的危险,应该避免在服用 5 - 羟色胺受体激动剂的 24 小时内使用麦角胺类药物。

答案 a 不正确。虽然未控制的高血压是禁忌证之一,但这名患者的血压低于 140/90mmHg,被定义为控制良好的高血压。

答案 b 不正确。该患者心率 70/min,目前没有升高。

答案 c 不正确。麦角胺药物与 CYP3A4 强抑制剂有配伍禁忌。三唑类抗真菌药应禁用。特比萘芬是合成的烯丙基胺衍生物,用于治疗脚趾或手指甲癣。它仅是 CYP3A4 的次要底物,对 CYP2D6 底物有强的抑制作用。

---

12. 以下哪一项是服用酒石酸麦角胺引起的严重不良反应? 选择所有正确答案。
    a. 紫趾综合征
    b. 麦角中毒
    c. 瘙痒症
    d. 恶心

　　答案 b 正确。麦角中毒表现为严重的局部缺血,可能导致周围血管局部缺血和坏疽。

　　答案 a 不正确。紫趾综合征在华法林相关治疗中最常见。

　　答案 c 不正确。麦角胺可能导致瘙痒通常并不严重。

　　答案 d 不正确。麦角胺可能导致恶心,通常并不严重。

---

13. JB,女性,55 岁,患偏头痛多年。服用佐米曲坦 5mg 效果良好,可以在发作时解除头痛。在过去的几个月里,她的头痛发作次数增加为每 2 周 1 次。她还诉睡眠困难。今日查体,主要体征为:身高 167cm,体重 126kg,血压 120/80mmHg,心率 60/min。医生拟开启预防用药。对于该患者以下哪个药物是最好的预防用药选择?
    a. 普萘洛尔
    b. A 型肉毒毒素
    c. 阿米替林
    d. 苯乙肼

　　答案 c 正确。只要有可能,最好治疗并发症。该患者主诉睡眠困难,阿米替林具有引起困倦的副作用。文献证明阿米替林是有效的预防性药物。它对合并抑郁或失眠的患者有效。去甲替林是一个三环抗抑郁药,较少引起

嗜睡。由于其副作用,老年患者应慎用。

　　答案 a 不正确。该患者心率为 60/min,普萘洛尔是一种 β 受体阻滞剂,将进一步减慢心率。

　　答案 b 不正确。A 型肉毒毒素(肉毒杆菌)是一种治疗和预防偏头痛的超说明书/试验药物。在适应证获得批准前,其疗效尚不清楚。

　　答案 d 不正确。苯乙肼(Nardil)是单胺氧化酶抑制剂(MAOI)。显著改变含酪胺类食物的生活方式对于避免高血压危象是必要的。鉴于这一原因,苯乙肼不是预防用药的首选。

---

14. 以下哪种药物可用于偏头痛的预防? 选择所有正确答案。
    a. 维拉帕米
    b. 托吡酯
    c. 丙戊酸
    d. 麦角胺

　　答案 a 正确。维拉帕米是一种钙通道阻断剂,可用于预防偏头痛。对于不能耐受 β 受体阻滞剂或伴发高血压或心绞痛的患者有效。

　　答案 b 正确。托吡酯是一种抗癫痫药物,2004 年被批准用于偏头痛。预防偏头痛每天使用两次。对伴癫痫症的患者有益。它存在比较明显的认知副作用,发生率超过 10%,包括记忆困难、注意力不集中、混淆、言语障碍。

　　答案 c 正确。丙戊酸是一种抗癫痫药物,也获准用于预防偏头痛。更适用于合并癫痫或躁郁症的患者。

　　答案 d 不正确。麦角胺仅用于急性偏头痛的治疗,不应用于预防。

---

15. JJ,男性,49 岁,每年头痛发作 2 个周期,通常在春季和秋季。头痛发作持续 3~4 周,每天最多发作 5 次。头痛为突发,疼痛难以忍受,部位位于左眼,持续 1~2 小时。他还有严重的眼鼻症状,如鼻子不通气或流鼻涕,眼睛流泪和眼睑下垂。他说为了止痛,有时会揉搓疼痛区域,甚至拍打头部。以下哪一项是适合该患者的阻断疗法?
    a. 吸氧
    b. Imitrex(舒马曲坦)

c. 阿米替林

d. 托吡酯

答案 a 正确。使用非循环呼吸式面罩吸氧 5~10L/min,约 15 分钟,是丛集性头痛的一线阻断治疗。该患者的表现符合国际头痛学会偏头痛诊断标准:单侧头痛,位于眼窝,持续 15~180 分钟。出现鼻塞、流涕、流眼泪和眼睑下垂。频繁的头痛持续 7 天至 1 年。

答案 b 不正确。由于丛集性头痛的持续时间较短,舒马曲坦片不能在头痛消散之前快速产生足够的作用。

答案 c 和 d 不正确。阿米替林和托吡酯是偏头痛和紧张性头痛的预防性选择用药。没有数据支持其可用于丛集性头痛的阻断治疗。

16. AB,25 岁,大学生,过去几个月中每月头痛 3~4 次,每次发作 12~24 小时。他描述头部双侧有抓压感,好像某人用橡皮筋绑住头部。无恶心、呕吐。头痛未影响上学,但有时学习时必须关掉收音机,因为难以忍受噪音。头痛不受灯光影响。以下哪一项是适合该患者的阻断疗法?

a. NSAIDS

b. Imitrex(舒马曲坦)

c. 阿米替林

d. 甲氧氯普胺

答案 a 正确。NSAIDs 和复方镇痛药是紧张性头痛的主要阻断疗法。根据国际头痛学会的紧张性头痛诊断标准,该患者出现紧张性头痛的常见症状:

1. 头痛持续 30 分钟至 7 天

2. 具备至少以下两个特征:

性质为压迫性或紧箍样;

轻度紧张;

双侧头痛;

日常活动不加重头痛;

无恶心/呕吐;

无畏光或畏声或(两项中的一项);

紧张性头痛其他有效的非药物治疗包括压力管理、放松疗法、生物反馈、物理治疗。

答案 b 不正确。未证明曲普坦类药物治疗紧张性头痛的疗效。

答案 c 不正确。阿米替林可用于偏头痛和紧张性头痛的预防治疗。作为阻断治疗不能给患者带来益处。

答案 d 不正确。甲氧氯普胺可用于伴恶心、呕吐的偏头痛的辅助治疗,但不适用治疗 AB 的紧张性头痛。

17. DT,女性,37 岁,怀孕 36 周。近期头痛,陈述类似于紧张型头痛。她要求提供治疗建议。以下哪一项是最好的建议。选择所有正确答案。

a. 萘普生

b. 麦角胺

c. 对乙酰氨基酚

d. 布洛芬

答案 c 正确。对乙酰氨基酚是妊娠 B 级。虽然它确实能通过胎盘,但认为孕期短期使用治疗剂量是安全的。患者还可能发现心理生理治疗的益处,如压力管理、放松疗法、生物反馈以及物理治疗。

答案 a 和 d 不正确。NSAIDs 应避免在孕晚期使用,以预防前列腺素变化可能导致的动脉导管过早闭合。

答案 b 不正确。麦角胺是妊娠 X 级。该药可能促进子宫收缩和缺血,导致胎儿缺氧。

18. MM,因严重偏头痛伴恶心、呕吐入急诊科(ER)。他 6 小时内服用过佐米曲坦 5mg,但 10 分钟后呕吐。以下适合作为下一步治疗的是?

a. 甲氧氯普胺 10mg IV

b. 生物反馈

c. 住院静脉注射双氢麦角胺 3 天

d. 经直肠(PR)给予 650mg 对乙酰氨基酚

答案 a 正确。使用阻断偏头痛药物前 15~30 分钟单剂量给予止吐药,可能有助于控制恶心、呕吐。常用普鲁氯嗪和甲氧氯普胺。甲氧氯普胺也可用于胃轻瘫,通常与偏头痛相关,并且可以提高药物吸收。

答案 b 不正确。生物反馈是一种常用的非药物疗法,用于头痛的治疗。两种类型可以使用:电生理和热生物反馈。尽管这种治疗方式可能有助于患者放松,减少头痛症状,但对于严重的头痛作为主要治疗策略是不恰当的。

答案 c 不正确。该患者仅使用一剂佐米曲坦后短时间内呕吐。假设患者以前使用 5 - 羟色胺受体激动剂的治疗是成功的,此时应给予止吐药,并再给予第二剂曲坦,口服或者皮下注射。对于顽固性的严重偏头痛,使用双氢麦角胺住院治疗可能是一种选择,用法用量:0.5~1mg,q8h,连续 3 天。

答案 d 不正确。已发现对乙酰氨基酚单药治疗偏头痛无效。使用对乙酰氨基酚治疗严重偏头痛是不恰当的选择。

---

19. 一位在门诊工作的医生询问您的建议。他想知道 5 - 羟色胺受体激动剂类治疗偏头痛药物中有鼻喷雾剂型的是哪种药物。选择所有正确答案。
    a. 舒马曲坦
    b. 利扎曲坦
    c. 佐米曲坦
    d. 那拉曲坦

答案 a 正确。舒马曲坦有鼻喷雾剂,商品名是 Imitrex。

答案 b 不正确。利扎曲坦有片剂,商品名是 Maxalt,以及快速崩解片,商品名是 Maxalt MLT。

答案 c 正确。佐米曲坦有鼻喷雾剂,商品名是 Zomig。

答案 d 不正确。那拉曲坦有口服片剂,商品名是 Amerge。

---

20. 一位患者正在您的社区药房取处方药双氢麦角胺。她以前未使用过该药物。以下哪一项属于应提供的重要咨询信息?选择所有正确答案。
    a. 经直肠给药前应取掉铝箔包装
    b. 配制后,应在 8 小时内使用
    c. 佩戴无乳胶手套使用
    d. 用一满杯水送服

答案 b 正确。Migranal 是双氢麦角胺的鼻喷剂。一旦鼻喷装置打开,应在 8 小时内使用,并丢弃剩余溶液。

答案 a、c 和 d 不正确。没有栓剂、局部产品或口服剂型。

---

21. 选择依立曲坦的商品名。
    a. Maxalt
    b. Zomig
    c. Ergomar
    d. Replax

答案 d 正确。Relpax 是依立曲坦的商品名。

答案 a 不正确。Maxalt 是利扎曲坦的商品名。

答案 b 不正确。Zomig 是佐米曲坦的商品名。

答案 c 不正确。Ergomar 是酒石酸麦角胺的商品名。

---

22. 以下哪种中药有证据支持可用于偏头痛的预防?
    a. 氨基葡萄糖
    b. 黑升麻
    c. 野甘菊
    d. 锯棕榈

答案 c 正确。野甘菊用于发热、头痛、偏头痛的预防,以及不规律月经。临床研究每天使用野甘菊提取物 50~100mg 可以预防偏头痛。

答案 a 不正确。氨基葡萄糖常用于骨关节炎、关节痛、背部疼痛和青光眼。

答案 b 不正确。黑升麻有许多用途,但它最常用于绝经、经前期综合征和痛经,不用于治疗偏头痛。

答案 d 不正确。锯棕榈用于良性前列腺增生(虽然泌尿外科指南不建议常规使用)。

---

23. 一位患者持新处方来取舒马曲坦片。当确认处方时,计算机提示与现在的处方药 Paxil(帕罗西汀)20mg 有配伍禁忌。以下哪一项是配伍禁忌的原因?
    a. 史 - 约综合征
    b. 5 - 羟色胺综合征
    c. 神经阻滞剂恶性综合征
    d. 计算机错误 - 无禁忌证

答案 b 正确。舒马曲坦和帕罗西汀(Paxil)联用会潜在增加 5 - 羟色胺综合征风险。

答案 a 不正确。目前服用的这些药物间没有发生史 - 约综合征的证据。

答案 c 不正确。目前服用的这些药物间没有发生神经阻滞剂恶性综合征的证据。

答案 d 不正确。目前存在一个潜在的禁忌证。

第 54 章　疼痛管理

下面的案例与问题 1 ~ 2 有关。

JG,56 岁,女性,主诉左手臂、肩部、腋窝疼痛。患者 1 年前因乳腺癌行左乳房大部切除和化疗,并接受放射治疗和骨髓移植。患者肿瘤目前完全缓解,但诉左臂烧灼和刺痛,无有效的缓解方式。患者便秘严重。她目前使用的药物有安非他酮(Wellbutrin)150mg,口服,bid;布洛芬 600mg,口服,tid;缓释硫酸吗啡(ER)30mg,bid;阿替洛尔 50mg,口服,每早给药;他莫昔芬 10mg,口服,bid。

1. 该患者的最佳镇痛治疗方案是什么?
   a. 停止镇痛治疗方案,因为长效阿片类药物不适用于该患者的疼痛
   b. 疼痛治疗不充分,缓释吗啡的剂量增加至 30mg,口服,q4h
   c. 因为疼痛控制未达到最佳,缓释吗啡的剂量增加至 60mg,口服,tid
   d. 增加治疗神经性症状的止痛药

答案 d 正确。增加一种主要治疗神经病理性疼痛的药物是适当的(例如,三环类抗抑郁药、卡马西平、加巴喷丁)。

答案 a 不正确。基于患者的病史,她的疼痛最有可能是中至重度;因此,使用阿片类药物是恰当的。然而,由于疼痛是神经病理性的,应考虑使用辅助止痛药,如抗抑郁药或抗癫痫药。

答案 b 不正确。应避免显著增加阿片类药物的剂量或缩短给药间隔,以使不良反应(例如,呼吸抑制)的风险最小化。

答案 c 不正确。患者的疼痛是神经病理性的,因此,增加辅助治疗是合适的。

2. 处理该患者烧灼痛最好的方法是什么?
   a. 睡前口服阿米替林 50mg
   b. 因为副作用较少,睡前口服度洛西汀 20mg,

   c. 睡前口服去甲替林 50mg
   d. 对于神经性疼痛的患者,每天睡前口服加巴喷丁 300mg,并在接下来 7 ~ 10 天滴定剂量至 300mg,tid

答案 d 正确。加巴喷丁常用于神经病理性疼痛(虽然适应证仅有带状疱疹后遗神经痛)。普瑞巴林的适应证为神经性(糖尿病)疼痛和带状疱疹后遗神经痛。

答案 a 不正确。三环类抗抑郁药阿米替林对于神经性疼痛可能有效;然而,与之相关的不良反应很多,并且该患者已经接受兴奋性抗抑郁剂(安非他酮)。

答案 b 不正确。度洛西汀是一种 5 - 羟色胺 - 去甲肾上腺素再摄取抑制剂(SNRI),并可能用于神经性疼痛的治疗;然而,由于该患者已经使用抗抑郁药,度洛西汀将不再是理想的治疗。

答案 c 不正确。三环类抗抑郁药阿米替林对于神经性疼痛可能有效;然而,与之相关的不良反应很多,并且该患者已经接受兴奋性抗抑郁剂(安非他酮)。

3. 选择有天花板效应的止痛药(如更高剂量不能达到更好的缓解疼痛目的)。
   a. 羟考酮
   b. 加巴喷丁
   c. 布洛芬
   d. 吗啡

答案 c 正确。NSAIDs 镇痛有天花板效应,镇痛持续时间短于药物的半衰期。

答案 a 不正确。羟考酮缓解疼痛是剂量依赖性的,而且患者长期使用往往需要剂量滴定。

答案 b 不正确。加巴喷丁缓解疼痛程度随剂量变化。患者开始时每天 300mg,根据反应滴定。加巴喷丁从 300mg 开始滴定,至 1800 ~ 3600mg,每日分三次复用。

答案 d 不正确。吗啡缓解疼痛是剂量依赖性的,而且患者长期使用往往需要剂量滴定。

4. TP,67 岁男性,新诊断出患有退行性骨关节病。医生开具 NSAIDs 药物治疗疼痛。TP 了解到 NSAIDs 通常用于治疗疼痛,但同时也担心副作用。选出使用 NSAIDs 作为疼痛治疗的潜在不

良反应。选择所有正确的答案。

a. 消化道出血

b. 抗血小板作用

c. 肾功能降低

d. 体液潴留

　　答案 a 正确。消化道出血是 NSAIDs 的最大缺点。选择性 COX－2 NSAIDs 引起的胃肠道出血较少（例如，塞来昔布），但仍然会发生。

　　答案 b 正确。所有 NSAIDs 均具有抗血小板作用。

　　答案 c 正确。NSAIDs 是肾功能不全常见的原因，所以应该在治疗期间监测肾功。

　　答案 d 正确。体液潴留是由于 NSAIDs 保留钠和水的能力造成的。因此，NSAIDs 可能对血压和收缩期心衰不利。

5. AO，骨关节炎患者，就诊于骨科门诊。AO 有高血压、慢性阻塞性肺疾病和反流病史。使用的药物包括赖诺普利，按需服用沙丁胺醇、美托洛尔、氯噻酮和泮托拉唑。AO 治疗关节炎使用的药物是美洛昔康。AO 正在服用的药物与 NSAIDs 联用时可能降低其疗效的有哪些？选择所有正确的答案。

a. 赖诺普利

b. 沙丁胺醇

c. 美托洛尔

d. 氯噻酮

　　答案 a、c、d 正确。NSAIDs 因为水钠潴留，可能降低这些控制血压药物的疗效。

　　答案 b 不正确。NSAIDs 不会降低沙丁胺醇的疗效。

6. QP，44 岁，被诊断出患有严重糖尿病神经病变。他目前正在使用 α 受体阻滞剂（特拉唑嗪）治疗前列腺增生。特拉唑嗪已显著改善前列腺增生的症状，但患者出现体位性低血压。选择最适合 QP 的糖尿病性神经病理性疼痛的药物。

a. 萘普生

b. 吗啡

c. 去甲替林

d. 加巴喷丁

　　答案 d 正确。加巴喷丁治疗神经性疼痛是有效的，不会引起体位性低血压。

　　答案 a 不正确。神经性疼痛对 NSAIDs 反应不佳。

　　答案 b 不正确。神经性疼痛对阿片类止痛药反应不佳。

　　答案 c 不正确。三环类抗抑郁药物对神经性疼痛有效，但不良反应较多，包括体位性低血压。

7. 选择与三环抗抑郁药相关的副作用。选择所有符合条件的答案。

a. 消化道出血

b. 心脏阻滞

c. 呼吸抑制

d. 贫血

　　答案 b 正确。三环类抗抑郁药与信号传导异常有关，可能会引起心脏阻滞。

　　答案 a 不正确。消化道出血与 NSAIDs 有关。

　　答案 c 不正确。呼吸抑制与阿片类止痛药物有关。

　　答案 d 不正确。贫血与抗惊厥药有关。

8. 选择可能会导致中枢神经系统不良反应的药物。选择所有符合条件的答案。

a. 加巴喷丁

b. 吗啡

c. 阿米替林

d. 度洛西汀

　　答案 a、b、c、d 都正确。以上所有的镇痛药物都有中枢神经系统活性，所以与中枢神经系统的不良反应有关。

9. 选择用于治疗三叉神经痛和神经病变且与 CYP 450 药物有显著相互作用的药物。

a. 丙戊酸钠

b. 加巴喷丁

c. 托吡酯

d. 卡马西平

　　答案 d 正确。卡马西平是 CYP 450 的底物和强诱导剂；所以，与 CYP 450 相关药物存在显著的药物相互作用。

答案 a 不正确。丙戊酸钠是 CYP 450 同工酶的底物、抑制剂和诱导剂;但它是弱 CYP 450 抑制剂和诱导剂。

答案 b 不正确。加巴喷丁与 CYP 450 酶系无关。

答案 c 不正确。托吡酯是 CYP 450 的底物和诱导剂;但是它是一个弱抑制剂和诱导剂。

---

10. 选择通过 P 物质消耗改变疼痛敏感神经末梢功能。
    a. 辣椒素
    b. 阿米替林
    c. 卡马西平
    d. 托吡酯

    答案 a 正确。辣椒素通过 P - 物质消耗改变疼痛敏感神经末梢功能的药物。

    答案 b 不正确。阿米替林通过增加5 - 羟色胺和去甲肾上腺素,减少疼痛信号的传输。

    答案 c 不正确。卡马西平延长神经去极化,引起兴奋性降低和疼痛信号减弱。

    答案 d 不正确。托吡酯延长神经去极化,引起兴奋性降低和疼痛信号减弱。

---

11. VI,79 岁女性,因褥疮溃疡导致败血症入住重症监护病房。溃疡疼痛剧烈,一年资住院医师为换药开具了哌替啶。该患者既往有高血压、心绞痛、慢性肾病和骨质疏松症病史。当药物剂量过高或患者肾功能不全时,选择与哌替啶活性代谢产物相关的副作用。从所列选项中选出。
    a. 癫痫发作
    b. 消化道出血
    c. 呼吸抑制
    d. 贫血

    答案 a 正确。去甲哌替啶是哌替啶的活性代谢物,可在高剂量或患者肾功能不全时由于去甲哌替啶的清除率降低而导致癫痫。

    答案 c 正确。呼吸抑制与所有阿片类药物均有关,并且是剂量依赖性的。

    答案 b 不正确。消化道出血与 NSAIDs 有关。

    答案 d 不正确。去甲哌替啶不会引起贫血。

---

12. 选择有多个剂型的阿片类药物,包括透皮贴剂。
    a. 吗啡
    b. 羟考酮
    c. 哌替啶
    d. 芬太尼

    答案 d 正确。芬太尼有透皮贴剂。也有注射剂、锭剂、粉剂和片剂。

    答案 a、b、c 不正确。阿片类药物有多种剂型,包括口服、溶液、缓释制剂、直肠和肠胃外剂型,但这些药物都没有贴剂。

---

13. IT,74 岁,男性,患严重慢性疼痛。曾接受过非阿片类镇痛药治疗,今日开具了吗啡。患者将长期使用吗啡。选择除了吗啡之外,IT 可使用的药物。
    a. 布洛芬
    b. 加巴喷丁
    c. 辣椒素
    d. 比沙可啶

    答案 d 正确。使用阿片类药物的患者,尤其是对于长期治疗时因为便秘都应该服用刺激性泻药。刺激性泻药的例子包括番泻叶、鼠李和比沙可啶。

    答案 a 不正确。IT 过去接受过非阿片类镇痛药,但都无效。我们没有得到足够的信息判断他是否使用过 NSAID;即使有,也不排除 NSAID 与阿片类药物联合使用。阿片类药物和 NSAID 联合镇痛疗效优于单独使用阿片类药物,但 IT 并不需要使用联合镇痛药物治疗疼痛。

    答案 b 不正确。加巴喷丁用于神经病理性疼痛。我们没有足够的信息判断疼痛的类型,所以不推荐使用加巴喷丁或其他对神经病理性疼痛有效的药物。

    答案 c 不正确。辣椒素用于神经病理性疼痛。我们没有足够的信息判断疼痛的类型,所以不推荐使用辣椒素或其他对神经病理性疼痛有效的药物。

---

14. SQ,一位车祸受伤患者。她在事故中摔断了一条腿,接受阿片类药物止痛。SQ 发生呼吸抑制。选择可以逆转阿片类药物引起的呼吸

抑制的药物。
a. 氟马西尼
b. 纳洛酮
c. 乙酰半胱氨酸
d. 美司钠

　　答案 b 正确。纳洛酮（Narcan）是一种阿片类拮抗剂，可以逆转呼吸抑制。

　　答案 a 不正确。氟马西尼（Romazicon）是一种苯二氮䓬类拮抗剂，可以逆转苯二氮䓬类用于镇静和全身麻醉引起的镇静作用。

　　答案 c 不正确。乙酰半胱氨酸（Mucomyst）是乙酰氨基酚中毒的解毒剂。

　　答案 d 不正确。美司钠用于预防环磷酰胺有关的出血性膀胱炎。

15. 选择治疗急性剧烈疼痛时使用的给药方法。
a. 间断
b. 按时给药
c. 督导短程治疗
d. 按需给药

　　答案 b 正确。按时或全天给药是控制重度疼痛的首选方法。

　　答案 a 不正确。间断，或按需给药（PRN），用于按时服用镇痛药和有爆发痛的患者。例如，一位患者正在使用羟考酮 20mg/h，疼痛缓解，但不能持续整个给药间隔，可以根据需要开具短效阿片控制爆发痛。

　　答案 c 不正确。直接观察治疗用于结核病患者，和疼痛管理无关。

　　答案 d 不正确。按需给药（PRN）用于按时服用镇痛药以控制患者的爆发痛。

16. 选择降低疼痛传递的药物。
a. 萘普生
b. 卡马西平
c. 羟考酮
d. 辣椒素

　　答案 b 正确。卡马西平降低疼痛传递。
　　答案 a 不正确。NSAIDs 减少疼痛刺激。
　　答案 c 不正确。羟考酮改变中枢知觉。
　　答案 d 不正确。辣椒素改变疼痛敏感神经末梢的功能。

17. 选择有口服、肠胃外和直肠剂型的阿片类药物。从所列选项中选出。
a. 芬太尼
b. 氢可酮
c. 氢吗啡酮
d. 吗啡

　　答案 c 正确。氢吗啡酮有以下剂型：胶囊、注射剂、液体、粉剂、直肠给药和片剂。

　　答案 d 正确。吗啡有以下剂型：胶囊、注射剂、溶液、直肠给药和片剂。

　　答案 a 不正确。芬太尼有下列剂型：注射剂、锭剂、粉剂、片剂和透皮贴剂。

　　答案 b 不正确。氢可酮有下列剂型：胶囊、酏剂、溶液和片剂（氢可酮 – 对乙酰氨基酚复方制剂 Lortab/Vicodin）

18. 选择口服和肌内给药剂量相同的阿片类药物。
a. 芬太尼
b. 羟考酮
c. 美沙酮
d. 氢可酮

　　答案 c 正确。美沙酮的等效剂量是肌注 2.5mg 和口服 2.5mg。

　　答案 a 不正确。芬太尼的等效剂量是肌注 150～200μg 和口服 400μg。

　　答案 b 不正确。羟考酮不能肌内注射。
　　答案 d 不正确。氢可酮不能肌内注射。

19. QY，41 岁，会计师，受急性疼痛困扰。他希望服用的药物不会影响他的工作，但可以有效地治疗疼痛。选择中枢神经系统副作用最小，并且不减慢肠道蠕动的非阿片类镇痛药物。
a. 萘普生
b. 氢可酮
c. 卡马西平
d. 阿米替林

　　答案 a 正确。萘普生是一种 NSAID，NSAIDs 中枢神经系统的副作用最小（特别是相对于其他止痛剂），不会引起便秘。

　　答案 b 不正确。氢可酮是一种阿片类药物，阿片类药物有中枢神经系统的副作用，常引起便秘。

　　答案 c 不正确。卡马西平的中枢神经系统副作用发生率较高。

　　答案 d 不正确。阿米替林与中枢神经系统副作用和便秘有关。

---

20. 选择通过增强神经递质 5 - 羟色胺和去甲肾上腺素治疗疼痛的药物。从所列选项中选出。
    a. 布洛芬
    b. 阿米替林
    c. 卡马西平
    d. 曲马多

　　答案 b 正确。三环类抗抑郁药的镇痛效果通过提高神经递质去甲肾上腺素和 5 - 羟色胺的水平而产生。

　　答案 d 正确。曲马多的镇痛效果通过结合 μ - 阿片受体,抑制疼痛通路上行,改变疼痛的感知。曲马多也能抑制去甲肾上腺素和 5 - 羟色胺的再摄取。

　　答案 a 不正确。NSAIDs 的镇痛效果通过抑制前列腺素产生。

　　答案 c 不正确。卡马西平镇痛效果通过延长神经去极化产生。

第 55 章　抑郁症

阅读以下案例回答 1 ~ 5 题。

　　Jimmy G 是一位 25 岁的青年男性,他因食欲减退、睡眠减少、日益增加的负罪感和无用感,注意力集中受损和明显缺乏精力而就诊。Jimmy 的医生诊断他患有重症抑郁(MDD)。

1. 导致 Jimmy MDD 最可能的因素有哪些？选出所有的正确答案。
    a. 基因因素
    b. 压力/环境因素
    c. 神经递质因素
    d. 文化因素

　　答案 a 正确。MDD 具有遗传性。与对照组相比一级亲属有 MDD 病史的人群更易发生 MDD。

　　答案 b 正确。抑郁症可发生在缺乏或存在重大生活和环境压力的人群中;生活压力和抑郁症之间存在一定的联系。这些压力也可使重症抑郁患者发作加剧。

　　答案 c 正确。经典 MDD 学说认为抑郁症是由于缺乏去甲肾上腺素(NE)、5 - 羟色胺(5 - HT)和多巴胺(DA)。支持这一假说的证据是目前现有的抗抑郁药都是通过增加神经递质浓度来发挥药效的。

　　答案 d 不正确。虽然 MDD 的发病率因性别和文化而不同,但这些因素不是抑郁发作的原因。

---

2. 下列哪种(些)神经递质与 Jimmy 抑郁症的病理相关？选出所有的正确答案。
    a. 去甲肾上腺素
    b. 5 - 羟色胺
    c. 多巴胺
    d. 乙酰胆碱

　　答案 a 正确。去甲肾上腺素这一神经递质与抑郁症的病理生理有关。选择性抗抑郁药抑制去甲肾上腺素的再摄取(如三环类抗抑郁药和去甲肾上腺素、5 - 羟色胺再摄取抑制剂)。抗抑郁药抑制 NE 的再摄取可能导致如下不良反应:震颤、心动过速、出汗、神经过敏和血压升高。大剂量或过量的 TCAs 可改变心脏传导而导致严重的心血管并发症。

　　答案 b 正确。5 - 羟色胺是一种神经递质参与抑郁症的病理生理。选择性抗抑郁药抑制 5 - 羟色胺的再摄取(如选择性 5 - 羟色胺再摄取抑制剂、5 - 羟色胺去甲肾上腺素再摄取抑制剂)。抗抑郁药通过抑制 5 - HT 的再摄取导致如下反应:焦虑、失眠、性功能障碍、厌食。

　　答案 c 正确。多巴胺是一种神经递质,参与抑郁症的病理生理。选择性抗抑郁药抑制多巴胺的再摄取(如安非他酮)。抗抑郁药抑制 DA 的再摄取可导致如下不良反应:兴奋、精神运动激越、精神病发作加重。

　　答案 d 不正确。乙酰胆碱与神经系统一些疾病相关,如痴呆和阿尔茨海默病。然而,乙酰胆碱与 MDD 无关。

---

3. 重性抑郁障碍的症状还包括下列哪些？选出所有的正确答案。
    a. 抑郁心境
    b. 对日常活动兴趣减退

c. 自杀想法或行为

d. 性格改变

答案 a 正确。抑郁心境是 MDD 的临床表现。

答案 b 正确。日常活动兴趣减退是 MDD 的临床表现。

答案 c 正确。自杀想法或行为是 MDD 的临床表现。

答案 d 正确。精神运动改变(如激越或迟滞)是 MDD 的临床表现。

---

4. Jimmy 的医生决定为他开启作用于双通道神经递质的药物治疗。下列抗抑郁药中哪些是抑制 NE 和 5-HT 再摄取抑制剂? 选出所有的正确答案。

a. 地昔帕明

b. 文拉法辛

c. 艾司西酞普兰

d. 苯乙肼

e. 安非他酮

答案 a 正确。TCAs 抑制 NE 和 5-HT 的再摄取。所有的 TCAs 都抑制 NE 和 5-HT 的再摄取,但抑制程度不同。例如,阿米替林对 5-HT 再摄取的抑制强于丙咪嗪,而丙咪嗪对 NE 的再摄取抑制强于阿米替林。因此,TCAs 基于相同的作用机制而具有相似的副作用,但是他们导致某一特定副作用的发生率不同。

答案 b 正确。SNRIs(文拉法辛、度洛西汀、左旋米那普仑)抑制 NE 和 5-HT 的再摄取。文拉法辛低剂量时抑制 5-HT 的再摄取,高剂量时也抑制 NE 的再摄取。度洛西汀任意剂量时均抑制 5-HT 和 NE 的再摄取。

答案 c 不正确。SSRIs 仅抑制 5-HT 的再摄取。

答案 d 不正确。MAOIs 抑制 5-HT、NE 和 DA 的再摄取。

答案 e 不正确。安非他酮抑制 NE 和 DA 的再摄取。

---

5. 三个月后 Jimmy 复诊时告诉医生他仍存在睡眠障碍。Jimmy 的医生为他开具了有镇静作用的曲唑酮。选出导致曲唑酮头晕和镇静不良反应的作用机制。

a. 拮抗 5-HT 受体

b. 抑制 5-HT 再摄取

c. 抗 α_1 肾上腺素和组胺能

d. 阻滞血管紧张素受体

答案 c 正确。α_1 肾上腺素受体阻滞剂和组胺能拮抗剂能够导致头晕和镇静。α_1 肾上腺素受体阻滞剂可能导致直立性低血压、头晕和反射性心动过速。组胺能拮抗剂可导致镇静和体重增加。

答案 a 不正确。5-HT 受体阻滞剂可导致 REM 睡眠增加,减少性功能障碍(阻滞 5-HT$_{2a}$ 受体)和增加食欲及体重(阻滞 5-HT$_{2c}$ 受体)。

答案 b 不正确。5-HT 再摄取抑制剂可能导致焦虑、失眠、性功能障碍和厌食。

答案 d 不正确。曲唑酮不是血管紧张素受体阻滞剂。

---

6. 请选出因导致肝衰竭而受到黑框警告的抗抑郁药。

a. 米氮平

b. 安非他酮

c. 阿米替林

d. 奈法唑酮

警示:所有抗抑郁药都有以下黑框警告:抗抑郁药可增加患有重性抑郁障碍或有其他精神障碍的儿童、青少年、青年人(18~24 岁)自杀想法和行为的风险。

答案 d 正确。因有导致肝衰竭的报道而使奈法唑酮作为抗抑郁药的用量显著下降。FDA 因奈法唑酮可导致罕见的肝衰竭给予其黑框警告。奈法唑酮与潜在的肝损伤有关,因此有活动性肝病或基线血清转氨酶升高的患者不应使用。

答案 a、b 和 c 均不正确。这些药物均没有肝毒性的黑框警告。

---

7. 下列哪种抗抑郁药为多巴胺再摄取抑制剂?

a. Wellbutrin(安非他酮)

b. Elavil(阿米替林)

c. Prozac(氟西汀)

d. Cymbalta(度洛西汀)

答案 a 正确。Wellbutrin(安非他酮)是氨基酮类抗抑郁药,抑制 DA 和 NE 的再摄取。

答案 b 不正确。Elavil(阿米替林)是 TCA 类抗抑郁药,抑制 NE 和 5 - HT 的再摄取。

答案 c 不正确。Prozac(氟西汀)是 SSRI 类抗抑郁药,抑制 5 - HT 的再摄取。

答案 d 不正确。Cymbalta(度洛西汀)是 SNRI 类抗抑郁药,抑制 5 - HT 和 NE 的再摄取。

---

8. 下列哪些药物导致高血压危象的不良反应风险最高?
   a. 苯乙肼联合赖诺普利
   b. 丙咪嗪联合舍曲林
   c. 苯环丙胺联合伪麻黄碱
   d. 文拉法辛联合劳拉西泮

   答案 c 正确。MAOIs 与拟交感神经药物间可发生药效学相互作用导致高血压危象。

   答案 a 不正确。苯乙肼是一种 MAOI 与高血压危象有关,然而与 MAOI 相互作用导致高血压危象的通常是拟交感神经药物。使用赖诺普利不会导致该反应。

   答案 b 不正确。丙咪嗪是 TCA 类抗抑郁药,可引起心血管方面的副作用(传导异常和直立性低血压)。与舍曲林同时使用时患者有发生 5 - 羟色胺综合征的风险而不是高血压危象。

   答案 d 不正确。SNRIs(如文拉法辛)与苯二氮䓬类药物联用不会导致高血压危象。

---

9. Walt 是一位 49 岁的患者,一周前发生过心肌梗死。根据 Walt 的表现,提示他出现了抑郁障碍。随后的一周 Walt 拜访了他的医生,Walt 符合诊断为重性抑郁障碍的诊断标准。他的既往史有:难治性高血压、2 型糖尿病和重症窄角型青光眼。请选出对 Walt 最安全、最有效的抗抑郁药。
   a. Elavil(阿米替林)
   b. Effexor XR(缓释文拉法辛)
   c. Zoloft(舍曲林)
   d. Pamelor(去甲替林)

   答案 a 和 d 不正确。阿米替林(Elavil)和去甲替林(Pamelor)都是 TCA 类抗抑郁药,不能用于急性心肌梗死恢复期的患者。TCAs 可

导致心脏传导异常,Q - Tc 间期改变和心律失常(大剂量时)因此不应用于急性心肌梗死后患者。

答案 b 不正确。文拉法辛(Effexor XR)是 SNRI 类抗抑郁药,不得用于未控制的窄角型青光眼或未控制的高血压,文拉法辛有导致收缩压或舒张压升高的风险。

答案 c 正确。舍曲林(Zoloft)是 SSRI 类抗抑郁药,因选择性地作用于 5 - 羟色胺而没有显著的心血管副作用。

---

10. 一个月后 Walt 的心肌梗死已经完全恢复,且使用抗抑郁药 4 周后他的感觉也较前好转。今天是 Walt 的随访日,他对抗抑郁药的疗效感到满意,但他很担心他的性功能障碍问题。下列哪种抗抑郁药物可以避免 Walt 担心的性功能障碍的副作用?
    a. Wellbutrin(安非他酮)
    b. Pamelor(去甲替林)
    c. Prozac(氟西汀)
    d. Cymbalta(度洛西汀)

    答案 a 正确。安非他酮(Wellbutrin)是氨基酮类抗抑郁药,抑制多巴胺和去甲肾上腺素的再摄取。这一独特的作用机制使得其较少引起性功能障碍。

    答案 b 不正确。去甲替林(Pamelor)是一种 TCA 类抗抑郁药,抑制 NE 和 5 - HT 的再摄取。5 - HT 再摄取抑制与性功能障碍有关。

    答案 c 不正确。氟西汀(Prozac)是 SSRI 类抗抑郁药,抑制 5 - HT 的再摄取。5 - HT 再摄取抑制与性功能障碍有关。

    答案 d 不正确。度洛西汀(Cymbalta)是 SNRI 类抗抑郁药,抑制 NE 和 5 - HT 的再摄取。5 - HT 再摄取抑制与性功能障碍有关。

---

11. Tim,49 岁,被诊断为患有重性抑郁障碍。他的既往史有饮酒导致的肝损伤(肝功能检查)、高血压和高脂血症。下列哪种抗抑郁药是安全且适合 Tim 使用的? 选出所有的正确答案。
    a. 奈法唑酮
    b. 舍曲林
    c. 维拉左酮

d. 度洛西汀

答案 b 正确。舍曲林是 SSRI 类抗抑郁药,主要通过肝脏代谢。肝功能受损患者应谨慎使用小剂量的舍曲林,肝功能不全不是使用舍曲林的禁忌证。

答案 c 正确。维拉佐酮与 SSRI 类抗抑郁药相似但又是 5 - HT$_{1a}$部分激动剂。尽管维拉佐酮经过肝脏代谢但是肝损伤并不是使用禁忌,肝功能不全患者使用维拉佐酮也不需要剂量调整。

答案 a 不正确。奈法唑酮是三唑吡啶类抗抑郁药,与肝损伤有关。活动性肝病和血清基线转氨酶升高的患者禁用奈法唑酮。

答案 d 不正确。度洛西汀是 SNRI 类抗抑郁药,研究证明其肝毒性与患者大量饮酒和有慢性肝脏疾病有关。度洛西汀不得用于因饮酒而导致肝脏疾病的患者。

---

12. Kelly,44 岁,既往有暴食症,近期因多种电解质紊乱导致癫痫发作而住院。Kelly 被诊断出患有重性抑郁障碍。Kelly 的伴随疾病而禁用下列哪种药物?
    a. Wellbutrin(安非他酮)
    b. Prozac(氟西汀)
    c. Cymbalta(度洛西汀)
    d. Remeron(米氮平)

答案 a 正确。安非他酮(Wellbtrin)导致癫痫发作风险呈剂量依赖性,既往有癫痫发作和进食障碍史的患者风险增加。安非他酮禁用于厌食症和暴食症的患者,此类患者电解质异常的风险增高,由此导致癫痫发作的风险更高。

答案 b、c、d 均不正确。Kelly 不存在这些药物的使用禁忌。

---

13. 最近住院期间 Kelly 被发现有心房纤颤。下列哪种抗抑郁药不改变 Q - Tc 间期,可安全用于有心脏传导异常的患者?选出所有的正确答案。
    a. Celexa(西酞普兰)
    b. Norpramin(地昔帕明)
    c. Zoloft(舍曲林)
    d. Elavil(阿米替林)

答案 a 不正确。尽管存在争议,西酞普兰(Celexa)存在剂量超过 40mg 时存在 Q - T 间期延长的风险警告。电解质异常的患者,如低血钾、低血镁不推荐使用西酞普兰。鉴于 Kelly 近期存在电解质异常和住院治疗癫痫发作,西酞普兰用来治疗她的抑郁症不是一种安全的选择。

答案 b 和 d 不正确。由于有导致 Q - T 间期改变而引起心脏传导改变的风险,地昔帕明(Norpramin)和阿米替林(Elavil)对于 Kelly 不是最安全的选择。SSRIs 是治疗抑郁症的一线药物且安全性优于 TCA。

答案 c 正确。SSRI 类抗抑郁药(如舍曲林)是治疗重性抑郁症的首选药物。研究表明舍曲林(Zoloft)可安全用于有心脏疾病的患者。

---

14. 下列哪种药物与 TCA 类抗抑郁药合用时可导致严重的药物相互作用?
    a. 酒精
    b. 硫利哒嗪
    c. 哌替啶
    d. 氟西汀

答案 a、b、c、d 均正确。酒精与 TCA 存在药效学相互作用(增强镇静)。甲硫哒嗪可改变心脏传导,合用时导致心脏传导异常,增加患者心律失常的风险。哌替啶与 TCA 存在药效学相互作用(5 - 羟色胺综合征)。氟西汀与 TCA 存在药代动力学的相互作用。

---

15. Betty 是一位重性抑郁障碍患者,近期服用苯乙肼进行抗抑郁治疗。她正经受痛苦的窦性压力、头痛和鼻充血。Betty 来到药房咨询药师她能否使用减鼻充血剂来缓解充血。请告知她不可将减鼻解充血剂和抗抑郁药同时使用的原因且可能带来的风险和不良反应是什么?
    a. 5 - HT 综合征
    b. 高血压危象
    c. 性功能障碍
    d. 直立性低血压

答案 b 正确。高血压危象与同时使用 MAOIs 和拟交感药物或富含酪胺的食物有关。

答案 a 不正确。5 - 羟色胺综合征与 MAOIs 和 5 - 羟色胺能抗抑郁药、哌替啶、右美沙芬或曲马多同时使用有关。

答案 c 不正确。性功能障碍是 5 - 羟色胺能抗抑郁药的副作用。但这一功能障碍与抗抑郁药和减鼻充血剂联合使用无关。

答案 d 不正确。直立性体低血压是具有 α_1 肾上腺素受体阻滞剂作用的抗抑郁药的常见副作用。

---

16. 你注意到 Betty 在药店购物之前一直咨询减鼻充血剂。下列哪种食物可与她正在服用的抗抑郁药发生严重的药物相互作用？选出所有的正确答案。
    a. 德国泡菜
    b. 鸡蛋
    c. 蓝奶酪
    d. 全脂牛奶

    答案 a 正确。泡菜是使用 MAOIs 的食物禁忌之一。泡菜中酪胺含量很高,能够增加 Betty 高血压危象的风险。

    答案 c 正确。蓝奶酪也是酪胺含量较高的食物,服用 MAOIs 的患者应该避免食用。其他富含奶酪的产品也应避免食用,包括切达干酪、奶酪、干酪、菠萝伏洛干酪等。服用 MAOIs 的患者应咨询医生或通过可靠的参考资料列出膳食限制。

    答案 b 不正确。鸡蛋不含酪胺,对服用 MAOIs 的患者是安全的。

    答案 d 不正确。牛奶产品不含酪胺。脱脂牛奶饮用时应限制,普通牛奶没有限制且无论脂肪含量。

---

17. 从下列选项中选出与氟伏沙明有相互作用的药物。
    a. 维拉帕米
    b. 卡马西平
    c. 洛伐他汀
    d. 阿奇霉素

    注:氟伏沙明是 CYP 450 1A2（主要）和 2D6（主要）的底物。氟伏沙明是 CYP 450 1A2（强）,2B6（弱）,2C9（弱）,2C19（强）,2D6（弱）,和 3A4（弱）抑制剂。

答案 a、b、c 均正确。

维拉帕米是 CYP 450 1A2（次要）、2B6（次要）、2C9（次要）、2C18（次要）、2E1（次要）和 3A4（主要）的底物。维拉帕米是 CYP 450 1A2（弱）、2C9（弱）、2D6（弱）和 3A4（中等）抑制剂。氟伏沙明可能会增加维拉帕米的浓度,而维拉帕米也可能轻度增加氟伏沙明的浓度。

卡马西平是 CYP 450 2C8（次要）和 3A4（主要）底物。卡马西平是 CYP 450 1A2（强）、2B6（强）、2C8（强）、2C9（强）、2C19（强）和 3A4（强）诱导剂。氟伏沙明可轻度增加卡马西平浓度,卡马西平将大大降低氟伏沙明的浓度。

洛伐他汀是 CYP 450 3A4（主要）的底物。洛伐他汀是 CYP 450 2C9（弱）、2D6（弱）和 3A4（弱）抑制剂。氟伏沙明可略增加洛伐他汀的浓度,洛伐他汀略微增加氟伏沙明的浓度。

答案 d 不正确。阿奇霉素与其他药物间较少存在 CYP 450 介导的药代动力学间相互作用（而不像克拉霉素）。

---

18. 选出帕罗西汀的商品名。
    a. Paxil
    b. Remeron
    c. Prozac
    d. Effexor

    答案 a 正确。帕罗西汀的商品名是 Paxil。
    答案 b 不正确。米氮平的商品名是 Remeron。
    答案 c 不正确。氟西汀的商品名是 Prozac。
    答案 d 不正确。文拉法辛的商品名是 Effexor。

---

19. 选出 Pristiq 的通用名。
    a. 去甲文拉法辛
    b. 沃替西汀
    c. 度洛西汀
    d. 维拉佐酮

    答案 a 正确。去甲文拉法辛的商品名是 Pristiq。
    答案 b 不正确。沃替西汀的商品名是

Brintellix。

答案 c 不正确。度洛西汀的商品名是Cymabalta。

答案 d 不正确。维拉佐酮的商品名是Viibrys。

---

20. 下列哪种抗抑郁药有可每周服药一次的剂型?
    a. 氟伏沙明
    b. 度洛西汀
    c. 文拉法辛
    d. 氟西汀

    答案 d 正确。氟西汀的剂型有片剂、胶囊、口服液和能够每周服药一次的迟释胶囊。

    答案 a 不正确。氟伏沙明的剂型有片剂和每日服药一次缓释胶囊。

    答案 b 不正确。度洛西汀仅有每日服药一次的迟释胶囊。

    答案 c 不正确。文拉法辛有片剂和胶囊,每日服药一次或两次。

---

21. Cindy Lou,76 岁,近期被诊断出患有抑郁症。Cindy Lou 有轻度痴呆,难以吞咽片剂和胶囊。下列哪种药物有液体剂型?
    a. 舍曲林
    b. 文拉法辛
    c. 阿米替林
    d. 度洛西汀

    答案 a 正确。舍曲林的剂型有片剂和口服液。

    答案 b 不正确。文拉法辛仅有迟释胶囊。
    答案 c 不正确。阿米替林仅有片剂和胶囊。

    答案 d 不正确。度洛西汀仅有迟释胶囊。

---

22. Cindy Lou 的女儿咨询医生要求更换药物,因为 Cindy Lou 不喜欢口服液的味道。她的女儿希望更换为能够粉碎或能够打开且可掺入苹果酱中的药物。下列哪种药物制剂或传递装置能够粉碎或打开? 选出所有的正确答案。
    a. Phenelzine(苯乙肼)
    b. Zoloft(舍曲林)
    c. Cymbalta(度洛西汀)
    d. Paxil(帕罗西汀)

答案 a 正确。苯乙肼片能够碾碎服用。

答案 b 正确。舍曲林有口服液,且片剂也能够碾碎服用。

答案 d 正确。帕罗西汀有口服液,且片剂能够碾碎服用。注:如果备选答案包括帕罗西汀缓释剂,则此答案是错误的。缓释剂不能碾碎或打开。

答案 c 不正确。度洛西汀胶囊不能打开或碾碎。

---

23. 以对神经递质的选择性排列下列抗抑郁药,以选择性最强的开始,选择性最差的结尾。
    a. 丙咪嗪、苯乙肼、舍曲林
    b. 西酞普兰、度洛西汀、苯环丙胺
    c. 文拉法辛、帕罗西汀、安非他酮
    d. 司来吉兰、左旋米那普仑、米氮平

    答案 b 正确。选择性最强至最弱的正确顺序是 SSRI 和 SNRI,安非他酮、米氮平,或 TCA 类药物,最后是 MAOI。SSRIs 仅选择性的作用于 5－HT,而 SNRI、米氮平和 TCAs 选择性的作用于 5－HT 和 NE。安非他酮选择性的作用于 NE 和 DA。选择性最弱的抗抑郁药是 MAOIs,该类药物增加 5－HT、NE、DA 浓度。

    答案 a、c、d 均不正确。

第56章 双相情感障碍

1. 从以下选项中选择出所有符合躁狂发作的症状和体征。
   a. 急躁的情绪
   b. 快感缺乏
   c. 思维奔逸
   d. 精神运动性激越
   e. 睡眠需求减低

   答案 a 正确。易怒的情绪是躁狂的症状,然而,它可能出现在抑郁发作期间。

   答案 c 正确。思维奔逸是躁狂的典型表现。

   答案 d 正确。精神运动性激越是躁狂的典型症状,然而也可见于抑郁发作时。

   答案 e 正确。睡眠需求减少是躁狂的典型症状。抑郁症患者不会报告睡眠需求减少。他们是希望睡觉但不能入睡。躁狂患者的急性躁狂发作时不愿睡觉,宁愿从事有目的的活动保持清醒。

答案 b 不正确。快感缺乏是进行愉快或开心的活动时无法从中获得快感。这通常被视为重度抑郁症的迹象(MDD;单相抑郁症)而不是躁狂发作。

---

2. VV 是一位被诊断为患有双相情感障碍并住院治疗的患者,VV 存在情感障碍的家族史,但家庭成员从未接受过住院治疗。其家人从未接受住院治疗的轻度躁狂的症状特点有哪些?

   a. 多次住院
   b. 精神病发作
   c. 社会能力减低
   d. 职业能力减低
   e. 过于自负

   答案 e 正确。轻度躁狂和躁狂的症状和体征是类似的。轻度躁狂是一种不太严重的躁狂发作。轻度躁狂可出现自尊心膨胀。

   答案 a 不正确。这类患者往往功能正常,无须住院治疗。

   答案 b 不正确。轻度躁狂通常不包含精神病症状(例如,听觉和视觉幻觉、妄想)。

   答案 c 不正确。无社会功能障碍。

   答案 d 不正确。无职业功能损害。

---

3. 医疗团队因一名双相情感障碍的患者向临床药师咨询。该患者是否符合快速循环型的标准。药师的回答是,需要确认患者在多长时间内经历几次以上的抑郁或躁狂的发作。

   a. 6 个月;2 次
   b. 1 年;2 次
   c. 2 年;3 次
   d. 1 年;4 次
   e. 2 年;4 次

   答案 d 正确。快速循环是一个术语用来描述患者在 12 个月内经历 4 次或更多的抑郁或躁狂发作。快速循环是 DSM - 5 中的专业术语用来描述疾病的反复发作。该术语仅用于双相情感障碍 I 和 II 型而不用于抑郁障碍。

   答案 a 不正确。6 个月不符合快速循环的定义。

答案 b 不正确。正确发作次数是 12 个月内发作 4 次而不是 2 次。

答案 c 不正确。两年时间不符合快速循环的定义。

答案 e 不正确。两年的时间不符合快速循环的定义,应是 1 年。

---

4. LC 是一名被诊断为患有双相情感障碍的患者,近期抑郁发作。近三年表现出明显的抑郁症状。该患者拒绝使用一种以上的药物进行治疗和预防复发。你会给予怎样的药物治疗建议以确保单药治疗获得疗效?

   a. 锂盐
   b. 拉莫三嗪
   c. 奥氮平
   d. 喹硫平
   e. 西酞普兰

   答案 a 正确。锂是典型的心境稳定剂,单独用于双相情感障碍,对于躁狂/轻躁狂和抑郁的疗效相当。

   答案 b 正确。拉莫三嗪是 FDA 批准治疗双相 I 型情感障碍的药物,经常用来作为替代锂治疗双相抑郁发作, 允许的情况下可单药治疗。

   答案 d 正确。喹硫平是 FDA 批准的可单药治疗双相抑郁的药物。

   答案 c 不正确。奥氮平是一种非典型抗精神病药,FDA 批准用于急性躁狂发作及双相情感障碍的维持治疗;未批准用于双相抑郁的单药治疗。当使用奥氮平 - 氟西汀组合(OFC;商品名 Symbyax;氟西汀是一种 SSRI 抗抑郁剂)时才被批准用于双相抑郁。

   答案 e 不正确。西酞普兰是一种 SSRI, 当患者不适用锂或拉莫三嗪单独治疗时,可与心境稳定剂(锂、双丙戊酸钠或非典型抗精神病药)联合治疗双相抑郁发作。抗抑郁药物不可单独使用,甚至在 BPD 的抑郁阶段。它必须与情绪稳定剂联合使用以预防躁狂发作(即抗抑郁药引起躁狂发作)

---

5. 患者 JA 从奥氮平更换为锂盐控制双相情感障碍。JA 要求药师为他提供用药咨询,关于锂常见和可预期的不良反应。请选出应告知患者的

咨询内容。

a. 脱发

b. 增加排尿

c. 高氨血症

d. 甲状腺功能亢进症

e. 复视

答案 b 正确。锂引起多尿症,这是肾源性尿崩症的特点。也会引起烦躁、口渴。

答案 a 不正确。脱发最可能与丙戊酸钠有关。

答案 c 不正确。高血氨症与丙戊酸钠有关。

答案 d 不正确。锂可导致甲状腺功能减退,而非甲状腺功能亢进,尽管有一些关于锂导致甲状腺功能亢进相矛盾的报道。

答案 e 不正确。复视与卡马西平有关

6. 25 岁的双相情感障碍患者使用锂剂维持治疗,肾功能在正常范围内,BMI 为 23。请问你将建议该患者的起始剂量和给药次数分别为多少?

a. 300mg, tid

b. 15mg, qhs

c. 200mg, bid

d. 500mg, bid

e. 50mg, qd

答案 a 正确。根据患者的年龄和体重,推荐起始剂量为 300mg,tid 或更少。

答案 b 不正确。奥氮平的推荐起始剂量是 15mg qhs。

答案 c 不正确。200mg,bid 是卡马西平的用法。

答案 d 不正确。500mg,bid 是双丙戊酸钠的最佳起始剂量。

答案 e 不正确。50mg,qd 是拉莫三嗪联用卡马西平的起始剂量。

7. 妊娠期前 3 个月使用锂剂治疗所致的畸形是?

a. 心血管

b. 肾脏

c. 肝脏

d. 神经肌肉

e. 皮肤

答案 a 正确。锂可引起三尖瓣畸形,心脏异常。这种三尖瓣异常的情况与右心室流出道二次扩张有关。

答案 b 不正确。锂离子可导致肾功能损害,但与新生儿出生缺陷无关。

答案 c 不正确。锂不会引起肝损害。

答案 d 不正确。孕期使用卡马西平和丙戊酸可导致脊柱裂。

答案 e 不正确。锂可引起皮疹,但这不是致畸作用。

8. 下列哪些用药交代适用于服用锂剂治疗的患者? 选出所有正确答案。

a. "你应该多喝水,防止脱水"

b. "如果遇到持续性腹泻应停止使用药物"

c. "服药期间谨慎进行机械操作或开车"

d. "服用任何止痛药前,请咨询你的药师"

e. "服用锂时应减少钠的摄入量"

答案 a 正确。该用药提醒应告知患者。应告知患者保持恒定的咖啡因摄入量并保证饮水量,以免锂血浓度变化。

答案 b 正确。该用药提醒应告知患者。虽然腹泻是锂可预见的不良反应,但持续性腹泻可能是锂中毒的标志。患者应停止使用锂并致电医生。停用锂剂直到可以检测锂血药浓度。

答案 c 正确。该用药提醒应告知患者。锂会引起疲劳和镇静;与服用中枢神经系统镇静药一样,患者需警惕锂可能会影响他们思维敏捷或肢体协调的能力,例如操作机器或驾驶机动车辆。

答案 d 正确。该用药提醒应告知患者。需要提醒服用锂的患者如需使用新的止痛药如布洛芬或其他 NSAIDs,会增加锂的血药浓度。服用锂的患者可选择舒林酸(Clinoril),一种不增加锂血药浓度的 NSAID。阿司匹林、对乙酰氨基酚也可以。

答案 e 不正确。不应给患者该建议。服用锂时钠的摄入应保持在恒定的水平,而不应减少。减少钠摄入会导致锂保留造成较高血药浓度,从而导致毒性。

9. 患者 3 年来一直坚持服用锂,症状稳定无复发,也未见肾功能或其他实验室监测参数异常。患者同时被另一个健康保健专业人员监护。该患者使用锂治疗的目标血药浓度范围是多少？

a. 4 ~ 12μg/mL

b. 4 ~ 12mEq/L

c. 50 ~ 125μg/mL

d. 0.6 ~ 0.8mEq/L

e. 1 ~ 1.8mEq/L

答案 d 正确。三年来服用锂应为维持治疗，而不是急性治疗。锂是阳离子，因此单位是 mmol/L(mEq/L)。维持治疗锂的剂量一般在 0.6 ~ 0.8mEq/L 之间；然而该剂量也建议用于双相抑郁发作的治疗，可能需要更高的剂量。相关参考文献建议 0.6 ~ 1.0mEq/L 为目标范围。

答案 a 不正确。4 ~ 12μg/mL 是卡马西平的目标血药浓度，避免毒性。

答案 b 不正确。单位是正确的，但数值不正确。剂量高于 1.5mEq/L 会引起毒性反应。

答案 c 不正确。50 ~ 125μg/mL 是丙戊酸钠的目标浓度。

答案 e 不正确。血药浓度大于 1.5mEq/L 会引发毒性反应，因此患者不应将血药浓度维持在 1.5mEq/L 以上。

---

10. 一名 42 岁双相情感障碍患者使用多种药物治疗，该患者用药及病史如下：Aleve(萘普生钠)，1 片/次，qd，用于工作时背痛；Mortin(布洛芬)每片 400mg，1 片/次，q8h，用于每月出现 3 次的头痛；Cozaar(氯沙坦)50mg，1 片/次，bid；Glucophage(二甲双胍)850mg，1 片/次，bid。患者有吸烟史，6 ~ 7 支 1 天，偶尔喝酒，除了周五和周六外每天早上 3 ~ 4 杯咖啡。以下哪些因素会影响下一次随访时锂的血药浓度水平？

a. Aleve

b. Cozaar

c. Glucophage

d. 吸烟

e. 咖啡

答案 a 正确。Aleve(萘普生钠)是一个非处方 NSAIDs 药物，可以增加锂血药浓度。布洛芬具有相同的相互作用。NSAIDs(除了舒林酸)可降低锂的肾清除。

答案 b 正确。Cozaar(氯沙坦钾)是血管紧张素 II 受体阻滞剂，同样可增加锂的浓度。

答案 e 正确。咖啡因会增加锂的消除，并且可以减少 20% 的锂的浓度。导致这种临床效应时需摄入大量的咖啡因。该患者周末未饮用咖啡，将进一步影响血锂水平。

答案 c 不正确。Glucophage 是二甲双胍，无双胍类药物和锂之间药物相互作用的报道。

答案 d 不正确。吸烟并不直接影响锂浓度。锂不被肝 CYP 450 同工酶代谢，因此抽烟不影响锂的消除。吸烟可影响奥氮平的血药浓度。

---

11. 医生想知道锂是否有缓释制剂，如果有，处方应如何书写？

a. 柠檬酸锂

b. 碳酸锂片

c. 碳酸锂胶囊

d. Eskalith

e. Lithobid

答案 e 正确。Lithobid 是缓释膜包衣片剂。

答案 a 不正确。柠檬酸锂是口服溶液，每茶勺含碳酸锂 8mEq。

答案 b 不正确。碳酸锂片剂或胶囊和 Eskalith 的释放机制相同。

答案 c 不正确。碳酸锂片剂或胶囊和 Eskalith 的释放机制相同。

答案 d 不正确。如果处方是 Eskalith CR，即为缓释产品。

---

12. 接受锂治疗的患者，以下哪项实验室检查应在治疗前进行？

a. 血清肌酐

b. 心电图

c. 甲状腺功能

d. 肝酶

e. 电解质

答案 a 正确。血肌酐(Scr)及 BUN 是肾功能的标志。锂是通过肾脏清除，所以这些指标应被监测。锂也可引起肾功能损害。

答案 c 正确。甲状腺功能亢进可产生类似狂躁的症状。诊断为双相情感障碍前应排除该诊断。此外,锂长期使用可引起甲减,需使用左甲状腺素治疗。

答案 e 正确。应监测电解质,因为低钠血症有使血锂浓度增高的风险,从而导致锂中毒。高钾可以增加锂引起的心脏不良事件的风险。

答案 b 正确。心电图(ECG)推荐用于有心血管疾病倾向及 40 岁以上的患者。锂可导致心脏传导异常且加重心脏疾病。

答案 d 不正确。锂不是由肝脏代谢,几乎完全是由肾脏代谢和清除。使用锂单药治疗前无须监测肝功能。

---

13. 多囊卵巢综合征(PCOS)与下列哪些药物相关?
    a. 阿立哌唑
    b. 双丙戊酸钠
    c. 锂
    d. 拉莫三嗪
    e. 奥氮平

    答案 b 正确。双丙戊酸钠(丙戊酸钠)与妇女多囊卵巢相关。

    答案 a 不正确。非典型抗精神病药,阿立哌唑和其他药物与 PCOS 无关。

    答案 c 不正确。锂和 PCOS 之间没有明显的关系。

    答案 d 不正确。拉莫三嗪和 PCOS 之间没有明显的关系。

    答案 e 不正确。非典型抗精神病药,奥氮平和其他药物与 PCOS 无关。

---

14. 患者急性躁狂发作入住急诊科,呈现思维奔逸和性欲亢进,自称"你的整个人生中,我是最好的情人,这是我很多朋友说的!"患者家属诉其有双丙戊酸钠用药史。该患者使用双丙戊酸钠的负荷剂量[mg/(kg·d)]应该是多少?
    a. 5mg
    b. 10~15mg
    c. 20~30mg
    d. 40mg
    e. 50~55mg

    答案 c 正确。急性躁狂住院患者使用双丙戊酸钠(Depakote)推荐负荷剂量为 20~

30mg/(kg·d),分次服用。如负荷量超过 2g/d,通常分为 2~3 次服用,以提高耐受性。

答案 a 不正确。这不是丙戊酸钠推荐负荷剂量,太低。

答案 b 不正确。这不是丙戊酸钠推荐负荷剂量,太低。

答案 d 不正确。这不是丙戊酸钠推荐负荷剂量,太高。

答案 e 不正确。这不是丙戊酸钠推荐负荷剂量。太高。

---

15. 一名双相患者担心会使用某些药物来治疗她的精神病。她听说一些药物在怀孕期间使用会导致神经管缺陷。你证实了她的顾虑并告知其在妊娠期服用一些药物确实会导致新生儿出现这种情况。你将告知她下列哪些药物可能导致该缺陷? 选出所有正确答案。
    a. 锂
    b. 双丙戊酸钠
    c. 卡马西平
    d. 奥氮平
    e. 利培酮

    答案 b 正确。丙戊酸与脊柱裂有关。有 1%~2% 的风险。

    答案 c 正确。卡马西平与脊柱裂有关。有 0.5%~1% 的风险。

    答案 a 不正确。锂与 Ebstein 畸形相关。

    答案 d 不正确。迄今为止,非典型抗精神病药与对照组相比未引起严重的出生缺陷。未见妊娠期服用奥氮平引起脊柱裂的报告。

    答案 e 不正确。迄今为止,非典型抗精神病药与对照组相比未引起严重的出生缺陷。未见妊娠期服用利培酮引起脊柱裂的报告。

---

16. 建议亚洲患者在服用下列哪些药物前,对白细胞抗原 B 型, HLA-B * 1502 等位基因进行分型?
    a. 锂
    b. 卡马西平
    c. 劳拉西泮
    d. 氟哌啶醇
    e. 喹硫平

    答案 a 不正确。锂诱发皮疹无相关基因

标记。

答案 b 正确。卡马西平与导致史 - 约 (SJS)及毒性表皮坏死溶解综合征(TEN)有关,这是两种致命的皮肤反应。HLA - B ＊ 1502 等位基因突变与这些严重皮肤病反应相关。生产商推荐存在家族遗传高危风险的人群进行遗传标记筛选。所有的药物都可能会引起皮疹,然而,卡马西平导致皮疹存在遗传标记。与拉莫三嗪联用出现皮疹时,应立即停药。

答案 c 不正确。劳拉西泮引起皮疹无相关遗传标记。

答案 d 不正确。氟哌啶醇诱发皮疹无相关遗传标记。

答案 e 不正确。喹硫平诱发皮疹无相关遗传标记。

---

17. 你发现一名住院的双相患者在过去 4 天中将药物藏在口腔中并没有服用。你建议该患者服用同一药物的口腔崩解制剂(ODT)。下面哪个药物有 ODT 剂型?
    a. 卡马西平
    b. 氟哌啶醇
    c. 锂
    d. 喹硫平
    e. 利培酮

答案 e 正确。利培酮的商品名:Risperdal - M 片,为口腔崩解片剂型。其他非典型抗精神病药有 ODT 剂型的包括奥氮平(Zyprexa Zydis)、阿立哌唑(Abilify Discmelt)、氯氮平(Fazaclo)。这些药物对存在吞咽困难或服药依从性差的患者是较好的选择(有些患者为了避免服药,假装将药物吞下,实际放在牙齿和面颊的牙龈之间,而口腔崩解片可避免这种情况)。

答案 a 不正确。卡马西平有口服混悬剂。对服药依从性差的患者是另外一种选择。

答案 b 不正确。氟哌啶醇有口服溶液。对服药依从性差的患者是另外一种选择。

答案 c 不正确。锂有口服溶液。对服药依从性差的患者是另外一种选择。

答案 d 不正确。喹硫平目前唯一可用的剂型是片剂,需吞服。

---

18. 下列哪些因素会增加拉莫三嗪相关性皮疹的风险?选出所有正确答案。
    a. 与另一种抗惊厥药物丙戊酸联用
    b. 与另一种抗惊厥药物卡马西平联用
    c. 超过推荐起始剂量的拉莫三嗪
    d. 超过推荐最大剂量的拉莫三嗪
    e. 超过推荐剂量并继续递增拉莫三嗪的剂量

答案 a 正确。这将增加皮疹的风险。丙戊酸钠使拉莫三嗪导致皮疹的风险增加一倍。建议丙戊酸与拉莫三嗪谨慎联用,他们二者联用不是禁忌,然而联用时拉莫三嗪的剂量需减半。

答案 c 正确。这将增加皮疹的风险。

答案 d 正确。这将增加皮疹的风险。

答案 e 正确。这将增加皮疹的风险。谨慎且缓慢增加拉莫三嗪的剂量可降低其导致皮疹的风险。

答案 b 不正确。与肝药酶诱导剂卡马西平联用可能降低拉莫三嗪的水平,而不是增加。降低血液中拉莫三嗪水平,皮疹的风险降低。

---

19. 精神心理医生决定开始换用 Risperdal Consta (利培酮)治疗过去 6 年中使用心境稳定剂但依从性不好的双相情感障碍患者。他们让身为临床药师的你来推荐起始剂量,你会如何推荐?
    a. 2mg 片剂,一片,口服,bid
    b. 3mg 口腔崩解片,每天一片
    c. 25mg 皮下注射,每两周一次
    d. 25mg 肌内注射,每两周一次
    e. 50mg 肌内注射,每两周一次

答案 d 正确。利培酮注射剂是一种长效制剂。目前 FDA 批准此剂型用于双相 I 型情感障碍的维持治疗,可单用或与锂、丙戊酸盐联合使用。推荐起始剂量通常为 25mg。如果患者目前口服较高剂量且病情稳定,则可推荐更高的剂量 37.5mg。

答案 a 不正确。这是一种口服剂型,非长效注射制剂。

答案 b 不正确。这仍然是一种口服剂型,非长效注射制剂。ODT 是口腔崩解片。

答案 c 不正确。Consta 的给药途径应为肌内注射(IM),而不是经皮下注射(SQ)。

答案 e 不正确。不建议直接用 50mg 的高剂量起始,可缓慢增加剂量至 50mg。

---

20. 妊娠期急性躁狂相发作时,哪种药物最安全?
    a. 卡马西平
    b. 氯丙嗪
    c. 氟哌啶醇
    d. 锂
    e. 丙戊酸钠

答案 c 正确。妊娠期双相情感障碍的治疗是复杂的。已证实抗精神病药物氟哌啶醇高效且最安全。

答案 a 不正确。作为三类心境稳定剂之一,通常认为卡马西平在妊娠期使用并不安全,尤其是在妊娠前三个月。该药妊娠分级为 D 级,意味着有证据显示存在用药风险;但是,如果必须使用,建议谨慎并严格监测血药浓度,同时加用叶酸 4~5mg/d。

答案 b 不正确。低效抗精神病药,如氯丙嗪(thorazine),妊娠期通常应避免使用。

答案 d 不正确。作为三类心境稳定剂之一,锂通常应避免在妊娠期使用,尤其是在妊娠前三个月。妊娠期前三个月使用与心脏相关致畸的风险更大。锂是妊娠 D 级,意味着存在致畸风险;但是,如需要使用锂治疗,建议谨慎使用和仔细监测血药浓度。

答案 e 不正确。三类心境稳定剂:锂、卡马西平和双丙戊酸钠/丙戊酸,妊娠期使用都是不安全的,尤其是在前三个月。它们都为妊娠 D 级,这意味着有证据显示使用存在风险。丙戊酸钠已被证实会引起脊柱裂;然而,如果已经使用,建议联用叶酸 4~5mg/d。

---

21. Symbyax 是以下哪两种药物的复合制剂用于治疗双相抑郁?
    a. 锂 + 丙戊酸钠
    b. 利培酮 + 氟西汀
    c. 奥氮平 + 氟西汀
    d. 利培酮 + 舍曲林
    e. 鲁拉西酮 + 舍曲林

答案 a 不正确。不存在这样的复合制剂

作为心境稳定剂,尽管他们可以联用。

答案 c 正确。Symbyax 是一复合制剂用于双相抑郁症。它包含一种非典型抗精神病药物:奥氮平;外加一个 SSRI 抗抑郁剂:氟西汀。活性成分比包括,奥氮平/氟西汀:3/25,6/25,6/50,12/25 和 12/50。应指导患者睡前使用:奥氮平有镇静作用而氟西汀起兴奋作用。目前没有可用的其他类似的复合制剂。

答案 b 不正确。此抗精神病药和抗抑郁组合不正确。

答案 d 不正确。此抗精神病药和抗抑郁组合不正确。

答案 e 不正确。此抗精神病药和抗抑郁的组合不正确。

---

22. 双相情感障碍患者使用以下哪种抗抑郁药容易逆转为躁狂相?
    a. 阿米替林
    b. 安非他酮
    c. 西酞普兰
    d. 艾司西酞普兰
    e. 舍曲林

答案 a 正确。阿米替林属于三环类抗抑郁药(TCA)。已有报道,TCAs 作为一类抗抑郁药可导致双相情感障碍患者躁狂发作。

答案 b 不正确。安非他酮是多巴胺和去甲肾上腺素再摄取抑制剂,不太可能导致躁狂。

答案 c 不正确。SSRIs 导致治疗相关性躁狂概率很低。SSRIs 包括西酞普兰(Celexa)、艾司西酞普兰、氟西汀、氟伏沙明、帕罗西汀和舍曲林。SSRIs 作为抗抑郁药通常用于治疗双相抑郁,不太可能引起药物性躁狂。

答案 d 不正确。SSRIs 导致治疗相关性躁狂概率很低。艾司西酞普兰(Lexapro)属于 SSRI。

答案 e 不正确。舍曲林(Zoloft)属于 SS-RI。

---

23. 以下哪些药物可用于稳定双相情感障碍患者的情绪但未在说明书中提及?
    a. ACEI
    b. 抗癫痫药物

c. 抗抑郁药

d. 抗精神病药

e. 钙离子通道阻滞剂

答案 a 不正确。ACEI 在双相情感障碍的治疗中无心境稳定的作用。

答案 b 正确。FDA 批准抗癫痫药如卡马西平、丙戊酸钠、拉莫三嗪用于双相情感障碍的治疗。

答案 c 正确。没有被 FDA 批准用于双相抑郁（除了包含氟西汀的组合产品 Symbyax）。抗抑郁药通常以组合疗法用于双相抑郁发作使用。它们不应该单独使用。

答案 d 正确。所有非典型抗精神病药物（除氯氮平外）均被 FDA 批准用于各种躁郁症情绪发作。无论口服制剂还是注射剂。

答案 e 正确。虽然不常用，钙通道阻滞剂（例如维拉帕米）已经证明有情绪稳定作用，尤其是对于急性躁狂。

---

24. 药师通过文献回顾介绍双相情感障碍的药物治疗管理。以下哪种药物可用于双相 I 型情感障碍的治疗？

a. Dilantin

b. Lamictal

c. Lamisil

d. Neurontin

e. Tirleptal

答案 a 不正确。Dilantin（苯妥英）是抗惊厥药具有心境稳定的作用，但并未广泛用于双相情感障碍的治疗。

答案 b 正确。Lamictal（拉莫三嗪）是抗惊厥药物，FDA 批准用于双相 I 型情感障碍的治疗。

答案 c 不正确。Lamisil 是特比萘芬，一种抗真菌剂。不应看似听似而混淆。

答案 d 不正确。Neurontin（加巴喷丁）是一种抗癫痫药，证据显示其具有心境稳定的作用。但并不比锂更有效。它可以用作辅助治疗。FDA 未批准其用于心境障碍。

答案 e 不正确。Trileptal（奥卡西平）是一种抗癫痫药，当其他情绪稳定剂无法控制病情时可以使用。目前，FDA 未批准其用于心境障碍的治疗；然而，在一些双相情感障碍治疗

指南中推荐奥卡西平或卡马西平用于稳定情绪。注意：奥卡西平可能引起低钠血症。

---

25. 你作为医院的临床药师是治疗团队的成员。团队咨询你可以替代锂和拉莫三嗪用于治疗双相情感障碍患者的抑郁相的药物。请选择出所有 FDA 批准适用于治疗双相情感障碍抑郁相的药物。

a. 阿塞那平

b. 伊潘立酮

c. 鲁拉西酮

d. 帕立哌酮

e. 喹硫平

答案 c 正确。鲁拉西酮（Latuda）是 FDA 批准用于双相抑郁的非典型抗精神病药。起始剂量为每天 20mg，用于双相情感障碍的剂量为每天 20～120mg。

答案 e 正确。喹硫平（Seroquel）是一种非典型抗精神病药，用于治疗双相抑郁。起始剂量为 50mg，每天一次，睡前服用。可增加剂量至 300mg/d。

答案 a 不正确。阿塞那平（Saphris）是非典型抗精神病药，用于双相躁狂发作。

答案 b 不正确。伊潘立酮（Fanpt）是一种非典型抗精神病药，仅用于治疗精神分裂症。使用具有限制性。说明书指出，"在治疗中医师应考虑伊潘立酮会延长 Q－T 间期，所以应优先使用其他药物。"

答案 d 不正确。帕潘立酮（Invega）为非典型抗精神病药，用于治疗精神分裂症。已有其用于治疗具有抑郁或躁狂心境组合为特征的精神病的研究。但目前没有批准用于双相情感障碍抑郁发作的治疗。

---

26. 你会为正在使用阿塞那平治疗躁狂发作的双相情感障碍患者提供以下哪些建议？

a. "按指导用，每天睡前使用一次"

b. "注射给药，以确保剂量"

c. "小心且轻柔地从原包装中取出药片"

d. "服药后 10 分钟内禁饮食"

e. "舌下含服使其完全溶解"

答案 c 正确。阿塞那平是舌下含片，需非常小心地从原包装中取出。说明书中指出：

"使用前,请不要拆掉包装。使用时,请保持手的干燥。用力按住拇指按钮,然后拉出。不要从包装中推出药片。不要剪切或撕裂包装。剥开彩色标签,然后轻轻取出药片。"[参考: Quote adapted from Merck Sharp Dohme Corp. Whitehouse Station, NJ; Product information for Saphris(asenapine), updated on 03/2013]。

答案 d 正确。药物说明书明确指出,服药 10 分钟内不应进食或饮水。这样做可能会影响片剂的生物利用度。

答案 e 正确。阿塞那平的给药途径是舌下(即舌头下面;不要在舌头之上,如许多口腔崩解剂形式的非典型抗精神病药)。

答案 a 不正确。阿塞那平,口服,每日两次,而非每日一次。

答案 b 不正确。阿塞那平不可注射。它是一种舌下含片。

第 57 章　焦虑障碍

阅读下列案例回答 1~2 题。

一位 40 岁的女性总是抱怨自己持续一整天的紧张,并伴随背部、颈部疼痛和整夜失眠。虽然她最近刚得到晋升,但她总是担心失去会计师的工作。在报税季节,她也难以在工作中集中注意力。这些症状在过去的 7 个月中逐渐加重。

1. 神经科医生咨询药师,对于这位新被诊断出患有广泛性焦虑障碍的患者,FDA 批准下列哪个药物可用于广泛性焦虑障碍?
   a. 阿普唑仑
   b. 阿米替林
   c. 安非他酮
   d. 艾司西酞普兰
   e. 氟伏沙明

   答案 d 正确。艾司西酞普兰被 FDA 批准用于广泛性焦虑障碍。

   答案 a 不正确。阿普唑仑仅被批准用于焦虑/惊恐障碍。

   答案 b 不正确。阿米替林仅被批准用于抑郁症。

   答案 c 不正确。安非他酮仅被批准用于抑郁症、抑郁症相关的季节性情绪失调和戒烟。

答案 e 不正确。氟伏沙明仅被批准用于强迫症。

2. 艾司西酞普兰的作用机制是?
   a. 多巴胺 2A 部分激动剂
   b. 选择性 5 - HT 再摄取抑制剂
   c. 5 - HT 和 NE 再摄取抑制剂
   d. 5 - HT1A 部分激动剂
   e. 5 - HT 和 DA 拮抗剂

   答案 b 正确。艾司西酞普兰的作用机制主要是选择性抑制 5 - HT 再摄取。

   答案 a、c、d 和 e 均不正确。艾司西酞普兰既不作用于多巴胺也不作用于去甲肾上腺素,也不是 5 - HT1A 部分激动剂。

3. 下列作用时间最长的苯二氮䓬类药物是?
   a. 阿普唑仑
   b. 氯硝西泮
   c. 地西泮
   d. 三唑仑
   e. 劳拉西泮

   答案 c 正确。地西泮有多个代谢产物,多次给药后可使半衰期延长。

   答案 a 和 d 不正确。阿普唑仑和三唑仑半衰期较短且没有有意义的代谢产物。

   答案 b 和 e 不正确。氯硝西泮和劳拉西泮作用持续时间中等。

阅读下列案例回答 4~5 题。

一位 18 岁的男性,在演讲 101 班 10 分钟演讲后表现出过度焦虑。他承认当遇到陌生人或处于人群中时总是感到难受,但这是他有史以来最糟糕的感觉。自从他发表这次演讲以来就不断担心他将来不得不再一次进行演讲。1 个月后,他放弃了该课程,并且避免涉及任何将来需要做口头报告的课程。

4. 下列哪个抗抑郁药最适合这位被新诊断出患有社交焦虑障碍的年轻人的治疗?
   a. 安非他酮
   b. 度洛西汀
   c. 米氮平
   d. 曲唑酮

e. 文拉法辛

答案 e 正确。文拉法辛被 FDA 批准用于社交焦虑障碍的治疗,且为一线治疗方案。

答案 a、b、c 和 d 均不正确。他们作为社交焦虑障碍一线或二线治疗时证据很少。安非他酮有可能使焦虑加重。

---

5. 患者关心文拉法辛及其不良反应。文拉法辛最重要的剂量相关性不良反应是?
   a. 镇静
   b. 癫痫发作
   c. 血压升高
   d. 肝毒性
   e. 肾功能不全

答案 c 正确。较高剂量时(> 150mg/d),文拉法辛与血压升高相关。

答案 a 不正确。所有抗抑郁药都可产生镇静作用,镇静与剂量不相关。事实上,当剂量增加时,患者可能发生失眠和神经过敏。

答案 b、d、e 均不正确。癫痫发作、肝毒性和肾功能不全与文拉法辛剂量不相关。

---

6. 当惊恐障碍患者开始使用抗抑郁药治疗时,最应关注的问题是?
   a. 焦虑
   b. 夜间磨牙
   c. 胃肠道不适
   d. 头痛
   e. 性功能障碍

答案 a 正确。当惊恐障碍患者开始使用一种新的抗抑郁药时,可能增加焦虑和引发惊恐发作。

答案 b、c、d 和 e 均不正确。惊恐障碍与其他类型的精神疾病患者相比,用药初期并不增加夜间磨牙、胃肠道不适、头痛和性功能异常的发生。

---

7. 请选出 Cymbalta 的通用名。
   a. 度洛西汀
   b. 艾司西酞普兰
   c. 米氮平
   d. 曲唑酮

e. 文拉法辛

答案 a 正确。度洛西汀的商品名是 Cymbalta。

答案 b 不正确。其商品名是 Lexapro。

答案 c 不正确。其商品名是 Remeron。

答案 d 不正确。其商品名是 Desyrel。

答案 e 不正确。其商品名是 Effexor。

---

8. 一位 28 岁的女性来到社区药房说她最近被诊断出患有强迫症。她认为自己的健康正受到威胁,并一直为这种不安的想法所困扰。当接触不属于自己的东西时就开始不停地洗手。洗手的频繁程度导致她不能完成手头的工作直到洗手完毕。下列哪种药物应列在她的药物清单中以帮助她解决目前的问题?
   a. 丁螺环酮
   b. 氯硝西泮
   c. 度洛西汀
   d. 帕罗西汀
   e. 文拉法辛

答案 d 正确。FDA 批准帕罗西汀用于强迫症的治疗,并且 SSRIs 类药物是一线治疗。

答案 a 不正确。丁螺环酮对广泛性焦虑障碍最为有效。

答案 b 不正确。尽管氯硝西泮对多种类型的焦虑障碍有效,但大多数研究其用于惊恐障碍。

答案 c 和 e 不正确。尽管 SNRIs 对强迫症可能有效,但 FDA 未批准其用于惊恐障碍的治疗且与 SSRIs 相比常作为二线治疗。

---

9. 用于治疗焦虑障碍时,SSRI 类药物与三环类抗抑郁药相比有哪些优点? 选出所有正确答案。
   a. 药物过量时更安全
   b. 可检测药物水平
   c. 无镇静作用
   d. 无胃肠道不适
   e. 无性功能障碍

答案 a 正确。当 SSRIs 过量时没有明显的毒性作用。

答案 b 不正确。SSRIs 的水平不可检测。

答案 c、d 和 e 均不正确。SSRIs 和 SNRIs

均与镇静、胃肠道不适和性功能障碍相关。

10. 度洛西汀被 FDA 批准用于治疗下列哪种焦虑障碍?
    a. 广泛性焦虑障碍
    b. 强迫症
    c. 创伤后应激障碍
    d. 惊恐障碍
    e. 社交焦虑障碍

    答案 a 正确。度洛西汀被 FDA 批准用于广泛性焦虑障碍的治疗。

    答案 b、c、d 和 e 均不正确。度洛西汀未被 FDA 批准用于强迫症、创伤后应激障碍、惊恐障碍及社交焦虑障碍的治疗。

11. 一位 42 岁的男性来到诊所,有酗酒史和肝硬化病史。主治医师想给予患者苯二氮䓬类药物治疗他的惊恐发作。为了使不良反应风险最小化,下列哪些苯二氮䓬类药物最适合于该患者?
    a. 阿普唑仑、氯硝西泮、艾司唑仑
    b. 氯氮䓬、氯拉卓酸、地西泮
    c. 劳拉西泮、奥沙西泮、替马西泮
    d. 劳拉西泮、氯硝西泮、三唑仑
    e. 地西泮、氯硝西泮、劳拉西泮

    答案 c 正确。劳拉西泮、奥沙西泮和替马西泮均通过葡萄糖醛酸化途径代谢而不受肝功能不全的影响。

    答案 a 和 b 不正确。所列苯二氮䓬类药物均通过氧化形式代谢而受到肝功能的影响。

    答案 d 不正确。氯硝西泮和三唑仑均通过 CYP3A4 代谢。

    答案 e 不正确。地西泮通过 CYP3A4 和 CYP2C19 代谢,氯硝西泮通过 CYP3A4 代谢。

12. 一位母亲带着处方为她 10 岁的儿子开具氟西汀,她的儿子被诊断患有抑郁症和强迫症。她儿子从未接受过抗抑郁药治疗,药物咨询的同时,药师还需要为这位母亲提供哪些药学服务? 选出所有正确答案。
    a. 药物指南
    b. 药品说明书
    c. 关于抑郁症的小册子

    d. 强迫症的教育网站列表
    e. 抑郁症指南

    答案 a 正确。FDA 要求提供药物指南,说明所有抗抑郁药可增加儿童和青少年自杀的风险。

    答案 b、c、d 和 e 都不正确。这些信息可能对患者有所帮助,但并没有被 FDA 要求必须提供。

13. 患者带来一个新的药物处方:阿普唑仑。他目前正服用的其他药物有:苯妥英、卡马西平抗癫痫,西酞普兰抗抑郁症,使用对乙酰氨基酚和可待因解决背部疼痛以及华法林预防深静脉血栓形成。下列哪种药物可能与新处方中的药物发生严重药代动力学相互作用?
    a. 西酞普兰
    b. 卡马西平
    c. 可待因
    d. 苯妥英
    e. 华法林

    答案 b 正确。卡马西平是 CYP3A4 的强诱导剂,它可降低作为 CYP3A4 作用底物的阿普唑仑的疗效。

    答案 a 不正确。西酞普兰对 CYP 酶没有明显的抑制或诱导作用。

    答案 c 不正确。可待因通过 CYP2D6 代谢,与 CYP3A4 底物间无相互作用。

    答案 d 不正确。苯妥英是 CYP2D6 和 CYP2C19 强诱导剂,因此对阿普唑仑的代谢无明显影响。

    答案 e 不正确。华法林大部分通过 CYP2C9 和 CYP2C19 代谢,因此与阿普唑仑没有明显的相互作用。

14. 一位 29 岁的男子因为血压升高、心律失常、出汗和情绪激越来到急诊科。他不能提供详细的病史,且没有携带任何身份证件。苯二氮䓬类药物尿检结果显示阴性,血液酒精检测阴性。下列哪种药物突然停药最可能导致这一撤药综合征?
    a. 氯硝西泮
    b. 地西泮
    c. 奥沙西泮

d. 咪达唑仑

e. 三唑仑

答案 e 正确。三唑仑的半衰期最短，突然停药时可发生严重的撤药综合征。

答案 a 和 b 不正确。氯硝西泮和地西泮的半衰期较长，因此不易发生撤药综合征。

答案 c 不正确。奥沙西泮的半衰期中等，因此也不易发生撤药综合征。

答案 d 不正确。咪达唑仑没有口服剂型，在医院仅作为镇静药物使用。

---

15. KJ,38 岁,患有惊恐障碍而需要治疗。他最近还完成了酒精戒断。下列哪种药物最适合 KJ?

a. 阿普唑仑

b. 地西泮

c. 丙咪嗪

d. 苯乙肼

e. 舍曲林

答案 e 正确。舍曲林对惊恐障碍有效,且对有物质滥用史的患者是安全的。

答案 a 和 b 不正确。尽管苯二氮䓬类药物(如阿普唑仑)治疗惊恐障碍有效,但他们不适合用于有物质滥用史的患者。

答案 c 不正确。虽然丙咪嗪已被研究可用于不能耐受 SSRIs 惊恐障碍患者的治疗,但有物质滥用史的患者使用 TCAs 时有癫痫发作风险。

答案 d 不正确。单胺氧化酶抑制剂应作为惊恐障碍的最后治疗方案。

---

16. 下列哪种非药物治疗方法对治疗大多数焦虑障碍有效?

a. 认知行为疗法

b. 辩证行为疗法

c. 情景暴露疗法

d. 催眠疗法

e. 人际关系疗法

答案 a 正确。多数证据表明,与其他治疗方法相比,认知行为疗法对各种类型的焦虑障碍更加有效。

答案 b 不正确。多数研究表明,辩证行为疗法对边缘性人格障碍有效。

答案 c 不正确。情景暴露疗法广泛用于惊恐障碍的治疗。

答案 d 和 e 不正确。他们对大多数焦虑障碍的疗效有限。

阅读下列案例回答 17 ~ 18 题。

一位 32 岁的孕妇主诉她的强迫症在妊娠前 3 个月出现恶化。由于她的强迫行为对胎儿存在潜在风险,因此她同意开始药物治疗。

17. 下列哪种药物应避免使用?

a. 西酞普兰

b. 艾司西酞普兰

c. 氟伏沙明

d. 帕罗西汀

e. 舍曲林

答案 d 正确。在怀孕前三个月使用帕罗西汀时与新生儿心脏畸形有关。帕罗西汀妊娠分级为 D。其他 SSRI 妊娠分级均为 C。

答案 a、b、c 和 e 不正确。在怀孕的前三个月使用这些药物不会对胎儿造成严重影响。

---

18. 她在孕早期服用过阿普唑仑,但是没有持续服用。下列哪种风险是导致她停用的原因?

a. 唇腭裂

b. 心脏缺陷

c. 四肢畸形

d. 肺动脉高压

e. 肾脏缺陷

答案 a 正确。在妊娠的前三个月服用苯二氮䓬类药物与唇腭裂或腭裂相关。

答案 b、c、d 和 e 不正确。苯二氮䓬类药物与这些畸形无关。

---

19. 下列哪种药物与舍曲林联合使用导致 5 - HT 综合征的风险最低?

a. 氯硝西泮

b. 氟西汀

c. 丙咪嗪

d. 苯乙肼

e. 文拉法辛

答案 a 正确。氯硝西泮是苯二氮䓬类药物,对血清 5 - 羟色胺能无影响。

答案 b 不正确。氟西汀是选择性 5 - HT 再摄取抑制剂,与舍曲林联用时可使 5 - HT 综合征发生风险升高。

答案 c 不正确。丙咪嗪是三环类抗抑郁药,当与舍曲林联用时可使 5 - HT 综合征发生风险升高。

答案 d 不正确。苯乙肼是单胺氧化酶抑制剂,当与舍曲林联用时可使 5 - HT 综合征发生风险升高。

答案 e 不正确。文拉法辛是 5 - HT 和 NE 再摄取抑制剂,当与舍曲林联用时可使 5 - HT 综合征发生风险升高。

---

20. 艾司西酞普兰的商品名是?
    a. Celexa
    b. Effexor
    c. Lexapro
    d. Paxil
    e. Zoloft

答案 c 正确。艾司西酞普兰的商品名是 Lexapro。

答案 a 不正确。其通用名是西酞普兰。
答案 b 不正确。其通用名是文拉法辛。
答案 d 不正确。其通用名是帕罗西汀。
答案 e 不正确。其通用名是舍曲林。

第 58 章　精神分裂症

1. 下面哪些为精神分裂的症状? 选出所有正确的选项。
    a. 胡言乱语
    b. 情感缺乏和失语症
    c. 记忆力和注意力受损
    d. 幻觉和妄想

答案 a 正确。该项属于精神分裂症有关的阳性症状。阳性症状具有正常功能。阳性症状通常是指幻觉妄想,精神分裂症患者也可能表现出其他阳性症状,如言语混乱、思维奔逸。

答案 b 正确。该项描述了与精神分裂症有关的阴性症状。阴性症状特点为正常功能丧失,如失语、语言贫乏,是一种消极的症状。动

力和快感缺乏是阴性症状其他表现。

答案 c 正确。该项是与精神分裂症有关的认知症状。记忆力和注意力减退是精神分裂症患者的常见表现。

答案 d 正确。该项描述了与精神分裂症有关的阳性症状。

---

2. 下面哪些选项可用来确诊精神分裂症?
    a. 可通过实验室检测进行确诊,如血液检查
    b. 是否满足 DSM - 5 对精神分裂症的诊断标准
    c. 可通过头颅影像学检查进行确诊
    d. 通过体格检查进行确诊

答案 b 正确。参照 DSM - 5 标准是诊断精神分裂症最可靠的方法。患者是否能被确诊为精神分裂症,必须满足 DSM - 5 中所述的诊断标准。这是目前公认用于诊断精神分裂症唯一可靠的方法。

答案 a 不正确。目前不存在能够确诊精神分裂症的实验室检查。

答案 c 不正确。目前头颅影像学检查不能用于诊断精神分裂症。

答案 d 不正确。通过体格检查来确诊精神分裂症是不恰当的。

---

3. 下列哪项对于减少复发最有效?
    a. 急性期使用抗精神病药物治疗
    b. 急性期使用非抗精神病药物治疗
    c. 非药物疗法维持治疗
    d. 抗精神病药物疗法维持治疗

答案 d 正确。多数精神分裂症患者需要终身服用抗精神病药物治疗以充分控制症状。长期抗精神病药治疗有助于防止疾病复发。

答案 a 不正确。抗精神病药可用于急性发病的治疗,可暂时稳定患者的症状,但大多数情况下不适用于预防复发。

答案 b 不正确。非药物疗法如心理支持与抗精神病药物联合可能是有用的,然而单独非药物治疗一般不用于治疗精神分裂症和预防复发。急性期非药物治疗不足以防止复发。

答案 c 不正确。非药物治疗,如心理支持与抗精神病药物联合可能是有用的,然而,单独非药物治疗一般不用于治疗精神分裂症和预

防复发。非药物疗法维持治疗预防复发是不恰
当的。

---

4. DP 是一个 24 岁的女性精神分裂症患者。过去
的几个月,她出现幻听。心理医生评估后指出
她表现出阴性和认知症状。精神科医生希望开
具一种能够改善 DP 阳性、阴性和认知症状的
药物。以下哪种药物是 DP 的最佳选择?
   a. 氟哌啶醇
   b. 氯丙嗪
   c. 奋乃静
   d. 喹硫平

　　答案 d 正确。喹硫平是 SGA 药物。SGAs
有助于改善阳性症状。此类抗精神病药也可改
善阴性和认知症状。
　　答案的 a、b 和 c 不正确。氟哌啶醇、氯丙
嗪和奋乃静是 FGA 药物。FGAs 只用于改善阳
性症状。

---

5. 下列哪个抗精神病药对 D_2 受体的亲和力强于
5 - 羟色胺受体?
   a. 帕潘立酮
   b. 齐拉西酮
   c. 氟哌啶醇
   d. 氯丙嗪

　　答案 c 和 d 是正确的。氟哌啶醇与氯丙嗪
是 FGAs,FGAs 作用机制是其对 D2 受体亲和
力强于 5 - HT 受体。
　　答案 a 和 b 是不正确。帕潘立酮和齐拉西
酮是 SGAs。SGAs 对 5 - HT 受体亲和力强于
D_2 受体。SGAs 通常中等强度的阻断 D_2 受体且
对 5 - HT 受体亲和力较强。

---

6. Zyprexa 的通用名是?
   a. 齐拉西酮
   b. 喹硫平
   c. 帕潘立酮
   d. 奥氮平

　　答案 d 正确。奥氮平是 Zyprexa 的通用名。
　　答案 a 不正确。齐拉西酮为 Geodon 的通
用名。
　　答案 b 不正确。喹硫平为 Seroquel 的通

用名。
　　答案 c 不正确。帕潘立酮是 Invega 的通
用名。

---

7. MT,男性,30 岁,数月前因幻视和幻听住院治
疗,被确诊为精神分裂症。MT 无精神疾病家族
史,无其他疾病史和用药史。实验室检查未见
明显异常。MT 药物治疗的最佳选择是?
   a. 阿立哌唑
   b. 氯氮平
   c. 氟哌啶醇
   d. 氯丙嗪

　　答案 a 正确。SGAs(除氯氮平)是用于治
疗精神分裂症的一线药物。SGAs 导致运动障
碍的风险较低。选择 SGAs 时应考虑以下因
素:药物不良反应、疗效和花费。
　　答案 b 不正确。虽然氯氮平属于 SGA,但
它不作为治疗精神分裂症的一线药物。氯氮平
是有效的 SGA,但因其不良反应较多而限制其
作为一线治疗药物。患者在经 SGAs 和 FGAs
治疗失败后才考虑使用氯氮平。
　　答案 c 和 d 不正确。氟哌啶醇与氯丙嗪是
FGAs,FGAs 不作为一线治疗,通常在 SGAs 治
疗失败后考虑使用 FGAs。FGAs 虽然是有效抗
精神病药物,但因其导致运动障碍的不良反应,
这类药物通常在 SGAs 之后使用。

---

8. RM,男性,27 岁,近期被诊断出患有精神分裂
症。心理医生告诉他将使用抗精神病药物控制
病情。RM 很难接受他的诊断和治疗,并寻求
更多的治疗信息。RM 想知道与使用抗精神病
药物相关的副作用,选出所有正确答案。
   a. 胆碱能作用
   b. 体位性低血压
   c. 镇静
   d. 锥体外系反应

　　答案 b 正确。FGAs 和 SGAs 均可导致体位
性低血压。
　　答案 c 正确。FGAs 和 SGAs 均可产生镇静
作用。
　　答案 d 正确。FGAs 和 SGAs 均可导致
EPS,且 FGAs 导致 EPS 的风险更大。
　　答案 a 不正确。FGAs 和 SGAs 均可能引起

抗胆碱能作用。

---

9. GB,女性,32 岁,有精神分裂症病史 5 年。GB 有哮喘病史和车祸造成的慢性疼痛。其目前使用的药物有沙丁胺醇气雾剂和对乙酰氨基酚。GB 曾接受 SGAs 和 FGAs 治疗,但以失败告终。GB 将开始接受氯氮平治疗,使用氯氮平时应监测以下哪个指标? 选出所有符合条件的选项。

   a. 中性粒细胞计数
   b. 白细胞计数
   c. 体重
   d. 泌乳素

   答案 a 和 b 正确。需频繁监测 WBC 和 ANC。由于有引起中性粒细胞缺乏症的风险,频繁的 WBC 和 ANC 监测是必需的。在治疗的前 6 个月,需每周检测一次 WBC 和 ANC。治疗的 6 ~ 12 个月,每隔一周监测一次。患者已经用氯氮平治疗 12 个月时,可以每月监测一次。

   答案 c 正确。氯氮平会使体重增加。氯氮平治疗的患者应对体重进行监控。

   答案 d 不正确。使用氯氮平治疗无须监测泌乳素水平。泌乳素水平升高常见于利培酮、帕利哌酮和 FGAs。

---

10. BW,女性,29 岁,被诊断出患有精神分裂症,有明确的精神分裂症家族史,父亲、叔叔和弟弟均患有精神分裂症。BW 注意到抗精神病药物的副作用,因为她的父亲在抗精神病药物治疗中出现锥体外系反应。BW 想获得抗精神病药物所致 EPS 的教育,并希望得到抗精神病药物所致运动障碍的建议。抗精神病药物的使用可能出现哪些运动障碍?

    a. 静坐不能
    b. 肌张力障碍
    c. 假性帕金森症
    d. 迟发性运动障碍

    答案 a 正确。静坐不能是一种锥体外系症状。患者可能出现烦躁不安的感觉,如不能久坐、不断地运动。静坐不能通常出现在使用抗精神病药后的几天到几周。

    答案 b 正确。肌张力障碍是一种锥体外系症状,表现为肌肉痉挛。肌肉痉挛或收缩通

常发生在颈部、头部和躯干。肌张力障碍通常发生在使用抗精神病药物的前几天。

   答案 c 正确。假性帕金森综合征是一种锥体外系症状。此类 EPS 的症状表现有运动徐缓、强直、震颤等。假性帕金森综合征的发作通常发生在使用抗精神病药后 1 ~ 2 周。

   答案 d 正确。迟发性运动障碍是一种锥体外系症状。患者会出现不自主的异常运动。这些运动会出现在身体的不同部位,如面部、四肢或脊柱。许多情况下迟发性运动障碍是不可逆的,一般在使用抗精神病药物治疗后的几个月或几年。

---

11. HY,男性,39 岁,有精神分裂症病史 9 年。之前使用 SGAs 类药物治疗,效果并不理想。HY 继续呈现严重阳性症状,如幻觉和幻听。现开始应用 FGAs 类药物。应告知 HY 下列哪些 FGAs 常见的副作用?

    a. 泌乳素增加和锥体外系反应
    b. 代谢紊乱和体重增加
    c. 胰腺炎和史 – 约综合征
    d. 心情低落和反常

    答案 a 正确。使用 FGAs 类药物会引起泌乳素升高和 EPS,且 FGAs 的副作用大于 SGAs。

    答案 b 不正确。使用 SGAs 类药物会引起代谢异常和体重增加。FGAs 导致这些异常的风险较小。

    答案 c 不正确。胰腺炎和史 – 约综合征不是 FGAs 和 SGAs 的常见不良反应。

    答案 d 不正确。抑郁症和情绪波动不是 FGAs 和 SGAs 治疗精神分裂症时的常见不良反应。

---

12. RT,男性,35 岁,近期被确诊出患有精神分裂症。他拒绝服用任何抗精神病药物,因为他上网得知这类药物会导致体重增加和糖尿病。在心理医生的鼓励下,他决定尝试使用一种药物。心理医生决定为 RT 选择一种增加体重或导致糖尿病的风险较小的药物,下列哪种药物对于 RT 是最佳选择? 选出所有正确答案。

    a. 氯氮平
    b. 奥氮平

c. 阿立哌唑

d. 齐拉西酮

答案 c 和 d 正确。阿立哌唑和齐拉西酮均为 SGAs,引起体重增加和代谢异常的风险较低。氯氮平和奥氮平最有可能引起体重增加和代谢异常。喹硫平与利培酮有轻至中度引起体重增加和代谢异常的作用。

答案 a 和 b 不正确。不应选择氯氮平或奥氮平,因为它们是 SGAs 中引起体重增加和代谢异常风险最高的药物。

---

13. YM,男性,55 岁,有精神分裂史 20 年。他曾自行停止服药,理由是不喜欢每天服药,且在工作期间有漏服,有未遵照医嘱服药的情况。YM 在药物服完后也没有及时购买。此外,YM 因未遵照医嘱服药在过去的 2 年中已经住院 4 次。依照 YM 的病史,建议选择哪种药物?

a. 癸酸氟哌啶醇

b. 硫利达嗪

c. 伊潘立酮

d. 匹莫齐特

答案 a 正确。氟哌啶醇癸酸盐是长效注射制剂,每月给药一次。长效肌内注射剂对于那些使用抗精神病药物治疗依从性差的患者是一个不错的选择。该剂型可在几周内缓慢释放,适用于不愿每日服药的患者。利培酮长效制剂和氟奋乃静癸酸盐也是可供选择的长效注射制剂。

答案 b、c 和 d 不正确。这些都不是长效制剂。

---

14. 以下抗精神病药物导致体重增加的副作用由轻到重排列顺序正确的是?

a. 阿立哌唑 < 奥氮平 < 利培酮 < 齐拉西酮

b. 奥氮平 < 利培酮 < 齐拉西酮 < 阿立哌唑

c. 利培酮 = 奥氮平 < 齐拉西酮 < 阿立哌唑

d. 齐拉西酮 = 阿立哌唑 < 利培酮 < 奥氮平

答案 d 正确。阿立哌唑和齐拉西酮很少会使体重增加。利培酮导致体重增加的可能性介于奥氮平与齐拉西酮/阿立哌唑之间,最可能引起体重增加的药物是奥氮平。

答案 a、b 和 c 不正确。

---

15. AB,女性,35 岁,因同时表现出精神分裂症的阴性和阳性症状而就诊。既往史包括高血压、季节性过敏和胃食管反流病。服用药物有阿替洛尔、氯雷他定和奥美拉唑。AB 出现精神症状数月。心理医生决定开始给予其 SGAs 治疗。使用 SGAs 后应监测下列哪项指标?选择所有符合条件的选项。

a. 空腹血糖

b. 血压

c. 血脂

d. 体重

答案的 a、b、c 和 d 均正确。这些都是推荐监测的指标。使用 SGA 治疗时需监测上述答案中的所有指标。因为 SGAs 可能会导致体重增加和代谢异常;建议对接受治疗的患者进行监测,通过监测指标可早期发现药物引起的不良反应及代谢异常。

---

16. VT,男性,46 岁,有精神分裂症病史 23 年。曾接受许多种类抗精神病药物治疗。一周前,由于病情恶化而住院治疗,并开始使用氯氮平。治疗一周时 VT 检查 WBC 和 ANC。服用氯氮平期间 WBC 和 ANC 应控制在下列哪个水平?

a. WBC $< 3000/mm^3$,ANC $< 2000/mm^3$

b. WBC $> 2000/mm^3$,ANC $> 1000/mm^3$

c. WBC $> 3000/mm^3$,ANC $> 1500/mm^3$

d. WBC $> 3500/mm^3$,ANC $> 2000/mm^3$

答案 d 正确。患者的 WBC 和 ANC 应该在此范围内。使用氯氮平治疗有发生粒细胞缺乏症的风险,WBC 和 ANC 值不应低于该范围。

答案 a、b 和 c 不正确。正常的检查结果应为 WBC $> 3500/mm^3$ 和 ANC $> 2000/mm^3$。

---

17. SW,女性,45 岁,有精神分裂症史 15 年,正在接受精神病相关治疗;然而 2 周前她因为失业无力承担药费而停止了抗精神病治疗。按照心理医生的建议,她 2 天前开始使用氟哌啶醇治疗。SW 今天开始出现颈部僵硬及肌肉痉挛。心理医生确诊该表现为肌张力障碍。下列哪些药物可以用来对抗 EPS?

a. 环苯扎林

b. 阿塞那平

c. 苯甲托品

d. 氯氮平

答案 c 正确。苯甲托品是用于治疗肌张力障碍的抗胆碱能药。抗胆碱能药如苯甲托品和苯海拉明，通常是治疗这种类型 EPS 的首选药物。

答案 a 不正确。环苯扎林是一种肌松剂，不推荐用于治疗 EPS。

答案 b 不正确。阿塞那平是 SGA。

答案 d 不正确。氯氮平是 SGA。

---

18. MJ 于近日开始服用氟奋乃静治疗精神分裂症，使用 3 天后他感到疗效不佳。MJ 出现肌强直、高热、高血压，并出现意识改变。MJ 的症状符合下列哪项疾病特点？

a. 迟发性运动障碍

b. 肌张力障碍

c. 抗精神病药物恶性症候群

d. 5 - 羟色胺综合征

e. 高血压危象

答案 c 正确。抗精神病药恶性综合征（NMS）通常发生在使用抗精神病药物的 24 ~ 72 小时内。使用 FGAs 和 SGAs 时均可发生 NMS。与 NMS 相关的体征和症状包括高热、高血压、意识改变、强直和肌酸激酶升高。

答案 a 不正确。迟发性运动障碍是一种 EPS，其特点为不自主运动，通常发生在抗精神病药治疗数月或数年后。

答案 b 不正确。肌张力障碍属于 EPS，临床表现为肌肉痉挛。肌痉挛或收缩通常发生在颈部、头部和躯干。肌张力障碍可发生在抗精神病药物治疗的数天后。

答案 d 不正确。5 - 羟色胺综合征和 NMS 表现类似，5 - 羟色胺综合征通常发生在联合使用两种 5 - 羟色胺能药物时。5 - 羟色胺综合征包含一组临床表现。精神状态的改变包括焦虑、谵妄、烦躁不安和定向障碍；自主神经系统表现包括大汗、心动过速、高热、血压升高、呕吐和腹泻。神经肌肉亢进可表现为震颤、肌强直、肌阵挛、反射亢进，反射亢进和阵挛尤为常见。

答案 e 不正确。当服用单胺氧化酶抑制剂（MAOI）时，进食富含酪胺的食物会发生高血压危象。

---

19. CJ 是一名 55 岁的男性患者，30 年前被确诊出患有精神分裂症。确诊后 CJ 一直使用 FGAs 类药物治疗，近几个月出现迟发型运动障碍。心理医生建议他更换为 SGAs 类药物治疗。CJ 有心脏病病史，心理医生希望选择一种能避免延长 Q - Tc 的药物，以下何种药物更为适合？

a. 阿立哌唑

b. 奥氮平

c. 齐拉西酮

d. 喹硫平

答案 c 不正确。齐拉西酮与 Q - Tc 延长相关。

答案 a 正确。阿立哌唑引起 Q - Tc 延长的风险较低。

答案 b 正确。奥氮平引起 Q - Tc 延长的风险较低。

答案 d 正确。喹硫平引起 Q - Tc 延长的风险较低。

---

20. 诱导 EPS 发生的原因是阻滞了以下何种受体？

a. 5 - 羟色胺

b. 多巴胺 - 2（D_2）

c. 去甲肾上腺素

d. 组胺

答案 b 正确。D_2 受体阻滞剂可缓解阳性症状，也会诱导 EPS。FGAs 和 SGAs 均阻滞 D_2 受体，FGAs 阻滞更多的 D_2，FGAs 引起 EPS 更为常见。

答案 a 不正确。5 - HT 阻滞剂不会引起 EPS。

答案 c 不正确。去甲肾上腺素阻滞剂不会造成 EPS。

答案 d 不正确。组胺阻滞剂不会引起 EPS。

---

21. RT 是一名 35 岁的男性患者，有 10 年的精神分裂症病史，近期更换为 FGAs 类药物治疗。

曾经用过利培酮、奥氮平、阿立哌唑,这些药物无法控制他的阳性症状。精神科医生想为 RT 试用 FGAs 类药物。RT 不想再经历曾发生过的不良反应,如极端口干、便秘和尿失禁。精神科医生希望找到这些不良反应风险最小的药物,以下选项中最好的选择是?

a. 氟哌啶醇

b. 氯丙嗪

c. 洛沙平

d. 硫利达嗪

答案 a 正确。作为一种高效 FGAs,氟哌啶醇是最好的选择。高效的 FGAs,例如氟哌啶醇,抗胆碱作用较轻。

答案 b 和 d 不正确。氯丙嗪和硫利达嗪不是最好的选择,因为它们是低效 SGAs。低效 SGAs 的抗胆碱能作用更强。

答案 c 不正确。洛沙平不是最好的选择。洛沙平是中效 FGAs。中效 FGAs 的抗胆碱能作用介于高效与低效 FGAs 之间。

---

22. TS,女性,30 岁,有精神分裂症病史 2 年,曾接受 FGAs 类药物治疗,引起她的泌乳素水平上升。精神科医生希望使用避免升高泌乳素水平的药物。应避免使用下列哪种药物?

a. 阿立哌唑

b. 利培酮

c. 齐拉西酮

d. 喹硫平

答案 b 正确。应避免使用利培酮。利培酮会引起高泌乳素血症。利培酮与许多的 FGAs 均可能会引起泌乳素升高。

答案 a、c 和 d 不正确。阿立哌唑、齐拉西酮、喹硫平引起泌乳素升高的风险较低。

---

23. 鲁拉西酮的商品名是?

a. Abilify

b. Latuda

c. Fanapt

d. Geodon

答案 b 正确。Latuda 是鲁拉西酮的商品名。

答案 a 不正确。Abilify 是阿立哌唑的商品名。

答案 c 不正确。Fanapt 是伊潘立酮的商品名。

答案 d 不正确。Geodon 是齐拉西酮的商品名。

---

24. 下面哪些药物有长效注射剂?选出所有正确答案。

a. 利培酮

b. 帕潘立酮

c. 氟哌啶醇

d. 氟奋乃静

答案 a、b、c 和 d 正确。利培酮、帕潘立酮、氟哌啶醇、氟奋乃静均有长效注射制剂。

第 59 章 创伤后应激障碍

1. 下面哪些是创伤后应激障碍的症状?选择所有符合条件的答案。

a. 复发,闯入症状,痛苦的回忆

b. 失眠

c. 回避关于创伤的谈话

d. 高度警惕

答案 a、b、c、d 都正确。高度警惕,回避谈话,失眠和痛苦回忆都是 PTSD 的症状。

阅读以下有关 2~3 题的案例。

LH,34 岁,女性,该患者几个月前离开餐厅时经历持枪抢劫威胁,随后持续存在关于该事件的回忆和噩梦。她发现自己难以再次提及该事件,并且极力避免使她回忆起该事件的情境。该患者近期被诊断为 PTSD。

---

2. 下列哪种药物可以作为该患者治疗 PTSD 的一线治疗方案?

a. 苯乙肼

b. 帕罗西汀

c. 阿米替林

d. 安非他酮

答案 b 正确。帕罗西汀是 SSRI,属于一线药物。

答案 a 不正确。苯乙肼是 MAOI,保留为最后治疗方案。

答案 c 不正确。阿米替林是 TCA,属于三线药物。

答案 d 不正确。安非他酮对于 PTSD 无效。

---

3. 除药物治疗外,LH 想获得非药物治疗。以下哪项非药物治疗 PTSD 具有最多证据支持,且常用于创伤后应激障碍的治疗?
   a. 团体心理咨询
   b. 压力预防训练
   c. 心理教育
   d. 认知行为治疗

   答案 d 正确。认知行为治疗是研究最多的 PTSD 非药物治疗,在 PTSD 的治疗中广泛使用。

   答案 a、b、c 不正确。所有其他的治疗有效,但作用有限。

---

4. 下列哪个 SSRIs 类药物被 FDA 批准用于治疗 PTSD? 选出所有正确答案。
   a. 舍曲林
   b. 氟西汀
   c. 帕罗西汀
   d. 西酞普兰

   答案 a、c 正确。仅舍曲林和帕罗西汀被 FDA 批准用于治疗 PTSD。

   答案 b、d 不正确。虽然氟西汀和西酞普兰在治疗该人群中显示了一些益处,但并未被 FDA 批准用于治疗 PTSD。

---

5. TW,43 岁,男性,患 PTSD。他曾使用过几种药物,包括舍曲林、西酞普兰和文拉法辛;然而,服用这些药物并没有显著改善她的症状。医生打算使用阿普唑仑,1mg,2 次/日,并询问这是否合适。你将如何回复医生?
   a. 阿普唑仑不能有效治疗 PTSD
   b. 阿普唑仑是有效的,然而,给药剂量应从 0.5mg 开始,每天两次
   c. 阿普唑仑是有效的且剂量恰当
   d. 阿普唑仑不是苯二氮䓬类中最适合的。最好使用氯硝西泮,0.5mg,每天两次

答案 a 正确。阿普唑仑是苯二氮䓬类,它在临床试验中未显示出有效性。

答案 b、c、d 不正确。苯二氮䓬类不用于 PTSD 的治疗。

---

6. RB,27 岁男性,退伍老兵,1 年前被诊断为 PTSD。起初服用氟西汀,但在服药后未取得任何疗效。过去两个月里他一直服用舍曲林 200mg/d;然而症状仍然存在。精神医生想更改患者的药物治疗方案,并征求药师的建议。以下哪些药物在 PTSD 的治疗中已经被证明疗效较好? 选择所有符合条件的答案。
   a. 利培酮
   b. 文拉法辛
   c. 安非他酮
   d. 哌唑嗪

   答案 a 正确。利培酮可用于有精神症状患者的辅助治疗。

   答案 b 正确。使用文拉法辛可获益,并作为二线治疗药物。

   答案 c 不正确。安非他酮在临床试验中未显示疗效。

   答案 d 正确。哌唑嗪可用于主诉梦魇患者的辅助治疗。

---

7. 推荐舍曲林用于治疗 PTSD 时的正确剂量范围是多少?
   a. 2 ~ 8mg/d
   b. 20 ~ 60mg/d
   c. 50 ~ 200mg/d
   d. 200 ~ 800mg/d

   答案 c 正确。舍曲林正确的剂量范围是 50 ~ 200mg/d。

   答案 a、b、d 不正确。其他剂量的舍曲林用于治疗 PTSD 都是错误的。

---

8. 下列通用名和商品名匹配正确的是哪项? 选择所有符合条件的选项。
   a. 舍曲林(Zoloft)
   b. 帕罗西汀(Prozac)
   c. 西酞普兰(Celexa)
   d. 丙咪嗪(Tofranil)

答案 a、c、d 正确。舍曲林、西酞普兰和丙咪嗪的通用名/商品名配对是正确的。

答案 b 不正确。帕罗西汀的商品名是 Paxil,而 Prozac 是氟西汀的商品名。

---

9. AB,32 岁,女性,确诊为 PTSD。AB 咨询药剂师需要服用多长时间的药物以预防复发。PTSD 持续治疗的目标疗程是多久?

a. 1 个月
b. 6 个月
c. 12 个月
d. 5 年

答案 c 正确。指南推荐 PTSD 最少治疗 12 个月。

答案 a、b、d 不正确。PTSD 的目标治疗疗程是至少 12 个月。然而,患者的治疗需要个体化。部分患者可能需要更长的治疗疗程。没有文献支持 5 年的治疗周期。

---

10. CR,42 岁,男性,诊断为 PTSD。每天服用西酞普兰 20mg。1 个月后 CR 来医院再次开药,并告诉医生:"我感觉稍微好一些,但脑海里还是会重现当时的情形",你对该患者的建议是?

a. 要求 MD 更换为其他 SSRI,如帕罗西汀
b. 要求 MD 更换为文拉法辛
c. 提醒患者,可能需要 8～12 周的时间让药物充分发挥作用
d. 告知患者根据美国联邦法律,药物咨询不是你的责任

答案 c 正确。有些疗效需要 4 周才能观察到。所有的临床获益在 8～12 周后才能证实。

答案 a、b 不正确。PTSD 治疗的临床获益需要数周时间。此时更改治疗可能延迟治疗反应,而且替换药物可能没有初始治疗药物有效。患者应治疗数周后可考虑更换为替代药物治疗方案。

答案 d 不正确。药师应负责所有患者的咨询。

---

11. MN,23 岁,女性,肥胖,多年前车祸后被诊断为 PTSD。虽然 MN 已经使用 SSRI 和其他药物治疗,她仍然反复发作,经常做关于车祸的

噩梦以及白天产生轻微的幻觉。MN 的心理医生打算开具非典型抗精神病药来加强治疗同时能够避免体重增加的不良反应。作为临床药师你最可能推荐的药物是什么?

a. 利培酮
b. 喹硫平
c. 奥氮平
d. 氟哌啶醇

答案 a 正确。在抗精神病药物中,利培酮引起体重增加的副作用最小,并且有数据支持其用于 PTSD 的治疗。

答案 b 不正确。喹硫平会引起显著的体重增加。

答案 c 不正确。奥氮平是导致体重增加/代谢变化倾向最高的抗精神病药。

答案 d 不正确。第二代(非典型)抗精神病药物用于加强治疗。氟哌啶醇是第一代(典型)抗精神病药物。

---

12. PK,32 岁,女性,被确诊患有 PTSD。她马上要组建一个家庭,并计划第二年怀孕。以下哪个药物妊娠等级是 D 级?

a. 帕罗西汀
b. 氟西汀
c. 西酞普兰
d. 舍曲林

答案 a 正确。帕罗西汀是 D 类。

答案 b、c、d 不正确。其他的 SSRI 都是妊娠安全性分类 C 类。

A 级:对照研究显示,在妊娠首 3 个月的孕妇未见到药物对胎儿产生危害的迹象(并且也没有在其后 6 个月具有危害性的证据)。

B 级:在动物繁殖研究中,未见到药物对胎儿的不利影响。或在动物繁殖性研究中发现药物有副作用,但这些副作用并未在没对照的、妊娠首 3 个月的妇女中得到证实(也没有其后 6 个月具有危害性的证据)

C 级:动物研究证明药物对胎儿有危害性(致畸或胚胎死亡等),或尚未没对照的妊娠妇女研究,或尚未对妊娠妇女及动物进行研究。本类药物只有在权衡了对妇女的益处大于对胎儿的危害后,方可使用。

D 级:有证据显示对人类胎儿有害,但在

某些情况下,例如抢救生命又无可替代药物,此类药物对妊娠妇女的益处大于对胎儿危害方可使用。

X 级:动物实验和人类研究均以证实导致胎儿异常,妊娠期使用危害超过获益。

---

13. 你会告知患者下列哪种药物存在药物 - 食物间相互作用,尤其要避免含酪胺的食物?
    a. 哌唑嗪
    b. 苯乙肼
    c. 文拉法辛
    d. 左洛复

　　答案 b 正确。苯乙肼是一种单胺氧化酶抑制剂(MAOI),与含酪胺食物同时服用可以引起高血压危象。

　　答案 a、c、d 不正确。这些药物与酪胺无相互作用。

---

14. PTSD 有关的主要神经递质有哪些? 选择所有符合条件的答案。
    a. 单胺氧化酶
    b. GABA
    c. 5 - HT
    d. NE

　　答案 c、d 正确。5 - HT 和 NE 是与 PTSD 有关的主要神经递质。

　　答案 a 不正确。单胺氧化酶分解儿茶酚胺;所以,单胺氧化酶抑制剂可用于增加儿茶酚胺的浓度。

　　答案 b 不正确。GABA 在 PTSD 中发挥了次要的间接作用。

---

15. MR,男性,14 岁。近日被确诊为 PTSD。哪种药物有提示增加儿童自杀意念风险的黑框警告。如果该患儿正使用此药物,需要密切监测该患者与此相关的不良事件。选择所有的正确答案。
    a. 阿立哌唑
    b. 劳拉西泮
    c. 舍曲林
    d. 氟西汀

　　答案 a、c、d 正确。少数抗精神病药物(如阿立哌唑)有黑框警告;而大多数抗精神病药物都没有;所以,抗精神病药物不是有黑框警告的一类药物。SSRIs(该类范围内)有增加自杀风险的黑色警告。

　　答案 b 不正确。劳拉西泮没有该警告。

---

16. PT,57 岁,男性,患 PTSD。他过去未接受过任何治疗。请为该患者提供起始药物治疗的建议。为下列药物选择次序进行排序。

无序选项	排序结果
文拉法辛	SSRI
舍曲林	文拉法辛
阿米替林	阿米替林
托吡酯	托吡酯

　　SSRIs 是治疗 PTSD 的一线药物。文拉法辛是二线药物。阿米替林是三环类抗抑郁药,是三线药物。托吡酯是情绪稳定剂,支持其用于 PTSD 的证据有限。

---

17. SB,23 岁,女性,患 PTSD,门诊主诉噩梦和入睡困难。目前她使用帕罗西汀 40mg/d,不能耐受更高剂量。以下哪种药物可作为该患者的辅助治疗?
    a. 奥氮平
    b. 哌唑嗪
    c. 安非他酮
    d. 阿普唑仑

　　答案 b 正确。证据显示哌唑嗪可以改善 PTSD 梦魇痛苦。

　　答案 a 不正确。奥氮平可用于精神病症状的辅助治疗。

　　答案 c、d 不正确。安非他酮和阿普唑仑对 PTSD 无效。

---

18. SSRIs 已被证明在下列哪种核心症状中有效?
    a. 重复经历
    b. 麻木
    c. 回避
    d. 在任何核心症状没有效果

　　答案 b 正确。SSRIs 已证明降低麻木症状的疗效。

　　答案 a、c、d 不正确。SSRIs 对于麻木症状是有效的。

---

19. 哪种药物有缓释制剂？选择所有符合条件的答案。

a. 西酞普兰
b. 文拉法辛
c. 帕罗西汀
d. 舍曲林

答案 b、c 正确。文拉法辛和帕罗西汀均有缓释剂型。

答案 a、d 不正确。西酞普兰和舍曲林没有缓释剂型。

---

20. 以下 SSRIs 按剂量排序。以 SSRIs 最高剂量起始，最低剂量结束。

无序选项	排序结果
舍曲林	舍曲林 200mg
艾司西酞普兰	氟西汀 80mg
帕罗西汀	帕罗西汀 50mg
氟西汀	艾司西酞普兰 20mg

第 60 章 糖尿病

问题 1~4 与下列病例相关。

JR 是一位 68 岁男性，非洲裔美国人，新诊断为 T$_2$DM。5 年前确诊已经属于糖尿病前期（有进展为糖尿病的风险），并且有明显的 T$_2$DM 家族病史。JR 的血压为 150/92mmHg。实验室检查结果 HbA1c 为 9.2%，胆固醇正常（除了葡萄糖为 279mg/dL）。当天的实验室检查结果显示肝肾功能正常。

既往病史	高血压（4 年）
	高血脂（2 年）
	胰腺炎（突发）（3 年前紧急住院）
家族史	2 型糖尿病
用药史	HCTZ 每天 25mg，辛伐他汀每天 10mg
生命体征	BP:150/92mmHg
	P:78/min
	RR:12/min
	腰围:117cm
	体重:121kg
	身高:168cm
	BMI:43.1kg/m^2

1. JR 进展为糖尿病的已知的危险因素有哪些？选出全部正确选项。

a. 肥胖
b. 非洲裔美国人
c. 糖尿病家族史
d. 糖尿病前期

正确答案:a、b、c 和 d。肥胖是一个危险因素，可用于鉴别患者是否需要进行糖尿病筛查。肥胖会引起胰岛素抵抗，与其他生理机制一起导致葡萄糖代谢的异常。其他不能控制的因素会引起糖尿病前期。对于可控的危险因素如不进行适宜的生活方式改变或可能的药物治疗，患病风险将增加，5~10 年内可能会患糖尿病。不可改变的因素，如少数族裔人种（非裔美国人、亚裔美国人、拉丁美洲人、美洲土著人和太平洋岛人）和已知直系亲属有 2 型糖尿病会增加其患 T$_2$DM 的风险。

---

2. 6 周后，JR 回来取新的实验室检查结果。他在家中测量血糖和血压。在过去的 4 周中，开始进行运动锻炼，每周 4 次有氧运动/阻力训练，每次 40 分钟。JR 表示，他积极控制，并阅读了许多糖尿病教材。

家中血压（mmHg）- （电子设备/坐式/右臂）	150/85，161/74，152/82，148/83，156/71，150/74
家中读取的空腹血糖（mg/dL）	278，218，219，119，156，193

当天的实验室检查结果和生命体征

A1c→8.1%	空腹血糖→176mg/dL
总胆固醇→201mg/dL	LDL-c→124mg/dL
Scr→0.98mg/dL	Na→138mEq/L　K→4.3mEq/L
BP:148/92mmHg	P:75/min

由于在家和诊所测出的血压偏高，有必要使用第二种抗高血压药。为了控制血压和预防微血管并发症，应使用下列哪种药物？

a. 可乐定 0.1mg，每天 2 次
b. 单硝酸异山梨酯，每天 60mg
c. 赖诺普利，每天 5mg
d. 特拉唑嗪，睡前 10mg

正确答案 c。赖诺普利是一种血管紧张素酶抑制剂，可选择用于预防糖尿病肾病。ACEI 和 ARBs 已经证实能够延缓肾病进展为显性蛋

白尿。非裔美国人由于肾素数量的减少,使用 ACEI 不能达到降低血压的最佳效果

答案 a 错误。没有数据支持可乐定可用于糖尿病患者的肾脏保护。所提供的剂量是一个合适的起始剂量。

答案 b 错误。单硝酸异山梨酯通常不用于降压;然而,在有缺血性心脏病、未经控制的不稳定型/稳定型心绞痛或心衰的特定患者中具有抗心绞痛和降低血压的效果。

答案 d 错误。没有数据支持特拉唑嗪对糖尿病患者有肾脏保护作用。由于特拉唑嗪有体位性低血压的不良反应,通常晚间睡前给药,不建议起始剂量为 10mg。

---

3. 今日,JR 的 HbA1c 值为 8.1%,比 6 周前降低。尽管选择改变生活方式,但仍符合糖尿病的诊断。作为临床药师负责临床糖尿病管理,为患者提供生活方式和药物方面的服务。此时 JR 想开始药物治疗和更加严格的生活方式改变。下列哪种药物最适合 JR?

   a. 普兰林肽 15μg,每天 2 次
   b. 利拉鲁肽,每天 0.6mg,1 周内逐渐增加剂量至达到血糖控制目标(不超过 1.8mg/d)
   c. 二甲双胍每天 500mg,在几天或几周中逐渐增加剂量至 2000mg/d(每日 1 次或每日 2 次)
   d. 阿卡波糖 100mg,每天 3 次,餐时服用

   答案 c 正确。除改变生活方式之外,对于绝大多数糖尿病患者,若无禁忌证或经评估可以耐受,建议选用二甲双胍。二甲双胍对肥胖患者显示出对体重无影响/下降的作用。开始使用二甲双胍时明确患者的肾功能状况非常重要,以降低乳酸性酸中毒的风险(JR 没有禁忌证)。

   答案 a 不正确。由于普兰林肽降低体重的作用可使患者获益,且患者 HbA1c 小于 9%,该药可以用于该患者;但 ADA 高血糖管理治疗指南中的一线药物没有提及该药治疗 T1DM 的起始剂量。

   答案 b 不正确。利拉鲁肽是 GLP-1 类似物,有数据支持必须控制血糖的患者使用后能够降低 HbA1c,且有助于该患者体重控制;但 JR 有胰腺炎病史,这是利拉鲁肽的禁忌证,不建议使用 GLP-1 类似物。

答案 d 不正确。虽然有数据表明阿卡波糖可用于糖尿病前期患者,但 ADA 高血糖治疗管理并没有建议将该药作为一线治疗用药。由于不可耐受的胃肠道不良反应,不建议该起始剂量。逐渐增加药物的剂量很重要,并教育患者餐时适宜的用药方法。

---

4. 应为 JR 提供哪些教育措施以减少糖尿病相关的并发症?从下列选项中选出所有正确的选项。

   a. 每天进行脚部检查
   b. 每年常规进行牙科检查
   c. 每年接种肺炎疫苗
   d. 如无禁忌证,每天服用阿司匹林预防心血管疾病

   答案 a、b 和 d 正确。应当鼓励患者每天查看脚部,评估感染的体征。应当教育患者这些体征以及什么时候需要进一步联系医疗保健医生。建议患者每年通过健康服务人员对脚部和四肢进行体检。牙齿清洁很重要,建议患者每年洁牙两次,每年进行一次牙科检查。也要为患者提供齿龈疾病症状和体征以及什么时候需要联系保健医生的教育。建议糖尿病患者使用阿司匹林治疗以预防心血管疾病;指南提供了风险和年龄明确的分层建议。同时需要注意患者可能合并有其他疾病(如心肌梗死、变异性哮喘,或周围血管疾病),服用阿司匹林需要不同剂量和疗程。

   答案 c 不正确。建议所有的糖尿病患者应当每年接种流感疫苗(除非有禁忌证)。糖尿病患者不适宜接种减毒活疫苗。糖尿病患者具有肺炎球菌感染的高风险,但是,CDC 建议糖尿病患者一生中接种肺炎球菌疫苗不应超过两次。

---

5. 如患者正在服用利尿剂和 ARB 类药物,为了降低不良反应的风险,药师应当在咨询中提供哪些建议?从下列选项中选出所有正确的选项。

   a. 避免/限制使用食盐替代品
   b. 由于抗高血压药物会引起血压显著下降而导致跌倒,应停止运动锻炼
   c. 保持机体足够的水分
   d. 在使用抗高血压药物时,不要服用 HMG-

CoA 还原酶抑制剂（他汀类）

答案 a 和 c 正确。食盐的替代品通常使用钾盐替代钠盐。ARB 可能使钾离子浓度升高，因此应限制或避免使用已知添加了钾盐的食盐替代品。由于钠和水的吸收作用，因此患者保持良好的水化以保护肾脏很重要（假设患者对适宜的补液没有禁忌）。

答案 b 不正确。虽然降血压的药物能引起低血压症状，但不建议完全终止运动。应在专业指导下进行间断运动，并且建议为了健康和预防疾病并发症应进行运动锻炼。

答案 d 不正确。他汀类与利尿剂或 ARB 类间没有禁忌。某些他汀与特定的抗高血压药（例如氨氯地平、维拉帕米）联合应用可能存在"禁用于"或"不应超过剂量"的警示，但仍应选择合适的他汀和抗高血压药治疗高脂血症和高血压。

根据以下病例回答问题 6～7。

PT 是一位 58 岁的白人女性，BMI 为 $32kg/m^2$。最近她在营养师的指导下进行减重，在过去 8 个月中减少了 18kg。她非常努力以使血糖得到控制。此时她不打算继续使用胰岛素治疗。在家中测得的血糖值：空腹血糖均 <130mg/dL，餐后 2 小时血糖在 190～200mg/dL 之间。既往病史有高血压、高血脂、T_2DM、睡眠呼吸暂停及抑郁，家族史未知（患者系收养），个人史为吸烟（+）—每天 1.5 包，42 年；饮酒（+）1700g 加奎宁水的松子酒。用药史：二甲双胍 1000mg bid，依那普利 10mg bid，氢氯噻嗪 25mg qd，西酞普兰 40mg qd，瑞舒伐他汀 5mg qd。实验室检查显示电解质和胆固醇正常，肝肾功能正常，HbA1c 7.9%。

6. 鉴于患者的具体情况，有助于降低 HbA1c 及改善血糖控制的最佳治疗方案是什么？
   a. 艾塞那肽，bid，随餐
   b. 氯磺丙脲 250mg，qd
   c. 增加二甲双胍至 2000mg，bid
   d. 开始睡前使用胰岛素 NPH 10U

答案 a 正确。PT 存在的问题是餐后血糖不达标（目标值：餐后 1～2 小时 <180mg/dL）。艾塞那肽或任何一个 GLP-1 类似物能够使 HbA1c <7%，同时可减轻体重，FDA 批准其与二甲双胍联用。PT 没有使用艾塞那肽的禁忌，然而，选用 GLP-1 类似物之前评估胰腺炎病史和自身/家庭有关的甲状腺癌史很重要。目前检查结果显示血脂正常，无高甘油三酯血症；但患者每天饮酒，这在开始使用 GPL-1 时会增加患胰腺炎的风险。教育患者认识胰腺炎的重要性和风险。

答案 b 不正确。PT 的饮酒史会增加双硫仑样反应和低血糖风险，所以不推荐使用氯磺丙脲。该患者如需使用磺脲类药物，第二代磺脲类更好。

答案 c 不正确。二甲双胍每天的最大剂量是 2550mg；但是，2000mg/d 时应注意平顶曲线效应。

答案 d 不正确。参照 ADA 高血糖管理指南，患者可选用胰岛素；但是患者已表明她不想使用胰岛素。指南指出糖尿病管理应以患者为中心，如果患者不想使用胰岛素，则开具此类处方是无益的。需要更进一步了解 PT 为什么对胰岛素注射存在心理抵抗，便于当疾病进展或血糖控制不佳时为其进行使用胰岛素的教育。由于 NPH 属于基础胰岛素，患者的晨起血糖已得到控制，不建议使用 NPH。因此，使用餐时胰岛素是更好的建议。

7. 下列哪些是二甲双胍常见的不良反应？
   a. 体重增加
   b. 腹泻
   c. 乳酸酸中毒
   d. 胰腺炎

答案 b 正确。腹泻是使用二甲双胍最常见的不良反应，可使用较低的起始剂量及缓慢滴定增加剂量来减少该不良反应。

答案 a 不正确。二甲双胍可使体重下降 2～3kg。

答案 c 不正确。乳酸酸中毒是罕见的不良反应，可能会影响患者使用二甲双胍。使用二甲双胍发生乳酸酸中毒与患者肾脏的低灌注或乳酸浓度增加有关。

答案 d 不正确。使用二甲双胍尚无发生胰腺炎的报道。上市后监测数据表明此不良反应见于 DPP-Ⅳ 抑制剂和 GLP-1 类似物。

8. 市售的普兰林肽给药途径通常有哪<u>些</u>？

   a. 静脉注射

   b. 肌内注射

   c. 皮下注射

   d. 通过胰岛素泵

   答案 c 正确。FDA 批准的唯一给药途径。

   答案 a、b、d 不正确。FDA 未批准这些给药途径。

---

9. 下列哪种胰岛素可以与甘精胰岛素在同一个注射器中混合使用以减少每日胰岛素注射次数？

   a. 门冬胰岛素

   b. 普通胰岛素

   c. 地特胰岛素

   d. 甘精胰岛素不能与任何胰岛素在同一个注射器/注射笔/胰岛素泵中混合

   答案 d 正确。FDA 未批准甘精胰岛素与任何一种胰岛素混合，即使同一装置中的胰岛素。

   答案 a 不正确。门冬胰岛素仅可与 NPH 混合。

   答案 b 不正确。普通胰岛素仅可与 NPH 混合。

   答案 c 不正确。地特胰岛素不能与任何胰岛素相混合。地特胰岛素和甘精胰岛素都是基础胰岛素。

---

10. 鉴于阿卡波糖降血糖的作用机制，患者在使用阿卡波糖治疗时发生低血糖反应最好的处理方法是？

    a. 1 块糖果

    b. 3~4 块葡萄糖片

    c. 50g 土豆泥

    d. 在事发时注射 2U 速效胰岛素

    答案 b 正确。与阿卡波糖的作用机制相关，需要使用单糖治疗低血糖反应。

    答案 a、c 和 d 不正确。由于阿卡波糖的作用机制，方块糖和土豆泥含有脂肪和碳水化合物，不能及时被吸收。发生低血糖反应时注射胰岛素会使血糖更进一步下降，危险性大。

---

11. 患者射血分数为 32% 合并心衰症状，NYHA 分级为Ⅲ级，建议不应使用哪种药物？

    a. 那格列奈

    b. 卡格列净

    c. 吡格列酮

    d. 利拉鲁肽

    答案 c 正确。吡格列酮会诱发或加重心衰。这是罗格列酮和吡格列酮这一类药物的不良反应，因此，NYHA Ⅲ/Ⅳ级的心衰患者是使用 TZD 的禁忌。患者有 NYHA Ⅰ/Ⅱ级心衰可以使用 TZDs，建议随访评估体重增加、水肿和其他的体格检查结果。

    答案 a、b 和 d 不正确。Victoza（利拉鲁肽）、Invokana（卡格列净）和 Starlix（那格列奈）和心衰无关。

根据下列病例回答问题 12~14。

　　EP，女性，38 岁，来寻求糖尿病教育和管理。EP 有糖尿病病史 12 年，她表示最近不能控制饮食，虽然每天坚持适宜的碳水化合物摄入，每天饮食热量 1600cal（按照营养师处方），步行 40 分钟。EP 服药依从性良好，虽然从未发生过低血糖，但她能够识别低血糖的症状和体征，且能够描述出恰当的处理措施。

既往病史	T$_2$DM，HTN（高血压），肥胖，抑郁，因甲状腺癌行甲状腺次全切
家族史	无
社会史	不吸烟，不饮酒，高中时使用过大麻
用药史	二甲双胍 850mg tid，格列吡嗪 20mg bid，赖诺普利 每天 20mg，舍曲林 每天 100mg，每天服用复合维生素
生命体征	BP 128/82mmHg；P 72/min；BMI 31kg/m^2
实验室检查	Na$^+$ 134mEq/L，K$^+$ 5.4mEq/l，Cl$^-$ 106mEq/L，BUN 16mg/dL，Scr 0.89mg/dL，血糖 128mg/dL，HbA1c 7.8%

---

12. 为了减少不良反应的风险或避免禁忌证，建议使用卡格列净前，需要评估 EP 哪些检查指标？

    a. 血压

    b. CrCl 或 Scr

    c. 钾浓度

    d. 钠浓度

答案 a、b、c 和 d 都正确。卡格列净和达格列净的作用机制以及它们对肾脏吸收电解质和体液的影响可能导致脱水的不良反应。由于 SGLT－2 抑制剂会引起低钠血症和高钾血症，所以了解基础钠和钾的水平很重要。为了降低服用 SGLT－2 抑制剂患者低血压风险，了解基础血压是有益的。SGLT－2 抑制剂可用于肾功能受损的患者，每种药物在使用时都有相应的肾功能禁忌或限制。

13. EP 表示她还没有开始胰岛素治疗的打算，但听说一些新型药物有助于限制体重增加甚至导致体重下降。EP 更倾向于下列哪种药物？选出所有合适的选项。
a. 阿格列汀
b. 卡格列净
c. 每周一次艾塞那肽
d. 罗格列酮

答案 a、b 和 c 正确。作为拟肠促胰岛素的药物（DPP－Ⅳ 抑制剂或 GLP－1 类似物），对体重无影响或有助于体重减轻。

答案 d 不正确。TZD，罗格列酮，因水肿和钠/水潴留机制可引起体重增加。

14. 针对 EP，使用下列哪种药物能够达到 HbA1c 小于 7% 的目标，同时不良反应的发生率最低？
a. Bydureon（艾塞那肽）
b. Faxiga（达格列净）
c. Januvia（盐酸西格列汀片）
d. Precose（阿卡波糖片）

答案 c 正确。基于临床试验，使用 Januvia（西格列汀）能够达到 HbA1c＜7% 控制目标，患者无使用该药的禁忌证。DPP－Ⅳ 抑制剂对体重无影响。使用磺脲类药物的患者可以使用 DPP－Ⅳ 抑制剂，但建议减少磺脲类药物剂量或停止使用。

答案 a 不正确。在临床实验中，每周一次 Bydureon（艾塞那肽）能够减轻体重，并且能使 HbA1c 降低 0.7% ～ 1.2%；然而，EP 自诉有甲状腺癌病史，这是使用艾塞那肽的禁忌证。

答案 b 不正确。该患者高血钾，是使用 Faxiga（达格列净）的禁忌证，该药会使情况变

得更糟。虽然说明书中没有指出不能使用该药的特定的血钾浓度，但是选择上述其他药物会是更好的选择。

答案 d 不正确。不建议起始治疗使用 Precose（阿卡波糖），而且它会产生严重的胃肠道不良反应。

15. 患者应当在餐前多少分钟使用谷赖胰岛素？
a. 餐前 15 分钟
b. 餐前 30 分钟
c. 餐前 60 分钟
d. 谷赖胰岛素是基础胰岛素，不考虑进餐时间

答案 a 正确。由于起效迅速（0.25 小时），建议餐前 15 分钟内使用谷赖胰岛素。

答案 b 不正确。药物在 15 分钟内起效，如果在餐前 30 分钟或者更长的时间用药，可能会发生低血糖。

答案 c 不正确。药物在 15 分钟内起效，如果在餐前 60 分钟或者更长的时间用药，可能会发生低血糖。

答案 d 不正确。谷赖胰岛素是速效胰岛素，应当餐前给药以降低餐后血糖水平。

16. 下列关于胰岛素作用机制的描述，正确的是？
a. 促进酮体生成
b. 促进外周对葡萄糖的摄取
c. 激活过氧化物酶体增殖物激活受体－γ（PPAR－γ）
d. 增加胰淀素生成

答案 b 正确。胰岛素促进肌肉和脂肪组织对葡萄糖的摄取。促进肝脏摄取葡萄糖。促进氨基酸的摄取和蛋白质的合成。抑制肝脏葡萄糖生成。抑制脂肪组织中甘油三酯的分解。抑制蛋白质的降解。

答案 a 不正确。胰岛素抑制酮体的生成。

答案 c 不正确。此项是 TZDs 的作用机制。

答案 d 不正确。胰岛素不增加胰淀素的生成。

17. 调整或选择抗高血糖药物治疗应当考虑下列哪些因素？选出所有正确答案。

a. 血糖水平

b. 生殖系真菌感染病史

c. 低血糖反应的风险

d. 如果患者服用 TZDs,应进行肝功能检测

　　答案 a、b、c 和 d 都正确。患者 ALT 水平升高超过正常上限的 3 倍是使用 TZDs 的禁忌证。已知 SGLT－2 抑制剂可引起男性和女性生殖系统真菌感染。虽然感染通常是可治疗的,并能够通过治疗恢复,但是生活质量会受到影响。根据患者的个体血糖水平和未来低血糖反应的风险来调整抗高血糖药物是非常重要的。

18. 下列关于瑞格列奈的描述哪些是正确的? 选出所有正确答案。

a. 无论进餐与否,都应服用瑞格列奈

b. 推荐服用瑞格列奈的患者进行低血糖的常规治疗

c. 同时服用吉非贝齐时注意低血糖反应

d. 每天服用瑞格列奈的最大剂量为 16mg(进餐时分次服用)

　　答案 b 正确。在低血糖反应时,只有 α－糖苷酶抑制剂有特殊的治疗建议。

　　答案 c 正确。吉非贝齐能够增加瑞格列奈的血药浓度,导致低血糖反应。

　　答案 d 正确。无论 HbA1c 的基线为多少,最大剂量为 16mg/d,分次于进餐时服用。

　　答案 a 不正确。瑞格列奈最好餐前 30 分钟服用。只有在准备进餐时才能给药,如果患者不打算吃饭,则无须服药。

19. 使用哪种药物会掩盖低血糖反应?

a. 阿替洛尔

b. 缬沙坦

c. 氢氯噻嗪

d. 吡格列酮

　　答案 a 正确。已知 β 受体阻滞剂能够掩盖低血糖反应,但不能掩盖出汗或手掌出汗的症状。

　　答案 b 不正确。缬沙坦不能掩盖低血糖症状。

　　答案 c 不正确。氢氯噻嗪不能掩盖低血糖症状,但能一过性地引起血糖恶化。

　　答案 d 不正确。吡格列酮不能掩盖低血糖症状。

20. 把下列胰岛素产品按照起效时间从快到慢排序。

无序选项	排序结果
门冬胰岛素	门冬胰岛素
常规胰岛素	常规胰岛素
NPH	NPH
地特胰岛素	地特胰岛素

第 61 章　　甲状腺疾病

1. 患者 BS,女性,36 岁,主诉患有焦虑、睡眠障碍、近期体重下降。医生初步诊断为甲状腺功能亢进症。以下哪项实验室检查结果与甲状腺功能亢进症诊断一致?

a. TSH 升高,甲状腺激素增加

b. TSH 降低,甲状腺激素增加

c. TSH 升高,甲状腺激素减少

d. TSH 降低,甲状腺激素减少

　　答案 b 正确。甲状腺功能亢进时甲状腺激素升高,导致甲状腺依赖的 TSH 降低。

　　答案 a 不正确。体内循环中过多的甲状腺激素会导致甲状腺功能亢进。高浓度的甲状腺激素通过负反馈调节系统抑制 TSH 的产生,因此甲状腺功能亢进时 TSH 水平降低。

　　答案 c 不正确。甲状腺功能亢进症甲状腺激素升高,而 TSH 被抑制。实验室检查结果(TSH 升高和甲状腺激素降低)通常见于甲状腺功能减退症。

　　答案 d 不正确。甲状腺功能亢进时甲状腺激素升高,TSH 浓度降低。

2. 患者 MM,27 岁,孕妇,近期被诊断出患有甲状腺功能亢进。她可能出现哪些症状?

a. 心动过缓和怕冷

b. 心动过速和怕热

c. 抑郁症和认知障碍

d. 体重增加和便秘

答案 b 正确。过量的甲状腺激素产生过多的肾上腺素,会出现心动过速。由于代谢增加出现怕热多汗等甲状腺功能亢进的其他常见症状。

答案 a 不正确。心动过缓和怕冷是甲状腺功能减退症的典型症状。

答案 c 不正确。抑郁症和认知障碍是甲状腺功能减退症的典型症状。

答案 d 不正确。体重增加和便秘可能与怀孕有关,更像是甲状腺功能减退较典型的症状。甲状腺功能亢进患者可能更容易出现大便频繁和体重下降。

---

3. 患者 MM,怀孕不足 3 个月,医生咨询你整个妊娠过程中甲状腺功能亢进的治疗方案。选择所有符合条件的选项。
   a. 手术
   b. 放射性碘
   c. 甲巯咪唑
   d. 丙硫氧嘧啶

   答案 c 不正确。甲巯咪唑是在妊娠中后期优选的抗甲状腺药物,与丙硫氧嘧啶联合应用减小肝毒性的风险。甲巯咪唑应避免在前三个月使用,因为可能对胎儿产生不利影响,包括再生障碍性贫血和胃肠异常。

   答案 d 正确。丙硫氧嘧啶是甲状腺功能亢进症在怀孕前三个月首选的治疗方法。由于丙硫氧嘧啶不良反应严重,应选择其最小剂量,并且孕中期应改为甲巯咪唑。

   答案 a 不正确。手术通常是治疗甲状腺功能亢进最后的选择。甲状腺手术需要精确的外科手术技能,保证甲状腺周围其他组织不被破坏。妊娠期间应避免手术。

   答案 b 不正确。妊娠期间禁止使用放射性碘。它可通过胎盘对胎儿产生严重后果。女性应选择在放射性碘治疗 6~12 个月后怀孕。

---

4. M 医生想了解哪些抗甲状腺药物将是非妊娠无甲状腺危象的甲状腺功能亢进患者首选的,以及为什么。您的回答是什么?
   a. 首选丙硫氧嘧啶,由于较少的副作用,用药次数少
   b. 首选甲巯咪唑,因为较少的副作用,用药次数少
   c. 首选甲巯咪唑,因为它阻止 T_4 在外周转换为 T_3
   d. 首选丙硫氧嘧啶,因为它可阻止 T_4 在外周转换为 T_3

   答案 b 正确。甲巯咪唑不会产生血管炎和肝脏毒性等副作用。甲巯咪唑每日给药一次。

   答案 a 不正确。丙硫氧嘧啶严重副作用如血管炎和肝毒性发生率很高。丙硫氧嘧啶需每日多次给药。

   答案 c 不正确。甲巯咪唑不会抑制 T_4 在外周转换为 T_3。

   答案 d 不正确。丙硫氧嘧啶抑制 T_4 在外周转换为 T_3,但除甲状腺危象外其他情况下并无更多获益。

---

5. 患者 TS,女性,35 岁,开始服用丙硫氧嘧啶进行甲状腺功能亢进治疗。下列哪项副作用可能导致她无法继续使用该药? 选择所有符合条件的选项。
   a. 粒细胞缺乏症
   b. 失眠
   c. 肠胃不适
   d. 肝毒性

   答案 a 正确。甲巯咪唑和丙硫氧嘧啶都可能引起粒细胞缺乏症。粒细胞缺乏症诊断后需立即使用广谱抗生素治疗且停用抗甲状腺药物。甲巯咪唑和丙硫氧嘧啶存在粒细胞缺乏症交叉反应,所以患者需要放射性碘治疗或手术纠正甲状腺功能亢进。

   答案 d 正确。发生肝毒性需停用丙硫氧嘧啶。

   答案 b 不正确。失眠时不需停药。

   答案 c 不正确。发生肠胃不适不需停药。

---

6. 患者 LR,女性,32 岁,服用甲巯咪唑治疗甲状腺功能亢进,症状并未缓解。联合哪种药物治疗可缓解其症状?
   a. 硝苯地平
   b. 泼尼松
   c. 普萘洛尔
   d. 布洛芬

   答案 c 正确。β 肾上腺素受体阻滞剂可减

慢心率,纠正心动过速且可改善焦虑、心悸和震颤等甲状腺功能亢进症的其他症状。此类药物联合抗甲状腺药物或放射性碘治疗能缓解甲状腺功能亢进症状。

答案 a 不正确。钙通道阻滞剂(非二氢吡啶类钙通道阻滞剂,如维拉帕米和地尔硫草)可降低甲状腺功能亢进患者的心率。硝苯地平、氨氯地平、硝洛地平等二氢吡啶类钙通道阻滞剂不能减慢心率,反而可能引起反射性心动过速,加重甲状腺功能亢进症状。

答案 b 不正确。泼尼松可用于治疗甲状腺危象,但对于甲状腺功能亢进症的门诊治疗患者没有额外益处。

答案 d 不正确。布洛芬不能缓解甲状腺功能亢进的典型症状。

---

7. 患者 YD,因发热和心动过速导致昏迷入急诊科。根据甲状腺功能检查结果,YD 被诊断为甲状腺危象。下列哪些可作为 YD 的首选治疗方案? 选择所有符合条件的选项。
   a. 放射性碘
   b. 丙硫氧嘧啶
   c. 甲巯咪唑
   d. 糖皮质激素

答案 b 正确。丙硫氧嘧啶是甲状腺危象的首选治疗药物,不仅能抑制甲状腺激素的合成,也能阻止外周 T_4 转换为 T_3。需要采取多种方式纠正甲状腺危象症状。

答案 d 正确。糖皮质激素用于甲状腺危象的治疗。

答案 a 不正确。放射性碘不能快速抑制甲状腺激素,甲状腺功能恢复正常一般需要 2 个月。由于甲状腺危象病情严重、死亡率高,患者需要快速降低甲状腺激素水平。

答案 c 不正确。甲巯咪唑只能抑制甲状腺激素的合成,不影响外周 T_4 到 T_3 的转换。

---

8. X 医生咨询你患者服用甲巯咪唑的剂量。该患者一直服用甲巯咪唑 3 个月? 您的回答是?

TSH	1.5	(0.4 ~ 4.0mU/L)
游离 T_4	6.2	(4.5 ~ 11.2μg/dL)
游离 T_3	125	(100 ~ 200ng/dL)

a. 甲状腺功能检查结果均在正常范围内,故应开始减少甲巯咪唑的剂量
b. 甲状腺功能检查结果均在正常范围内,故应停止甲巯咪唑
c. 甲巯咪唑需要终身服用,以保持甲状腺水平在正常范围内
d. 甲巯咪唑治疗的患者容易导致甲状腺功能减退,应逐渐从甲巯咪唑过渡到左甲状腺素

答案 a 正确。抗甲状腺药物应逐渐减量,保持甲状腺功能在正常范围内。治疗应持续 12 ~ 18 个月。

答案 b 不正确。甲巯咪唑不宜突然停药,应逐渐减量。

答案 c 不正确。抗甲状腺药物治疗需持续 12 ~ 18 个月。更长时间治疗并不能保证缓解甲状腺功能亢进症。

答案 d 不正确。抗甲状腺药物治疗通常不会导致甲状腺功能减退。放射性碘治疗往往容易引起甲状腺功能减退,患者需要服用左甲状腺素治疗。

---

9. 一位 72 岁具有心脏病史的患者咨询你关于放射性碘治疗的相关情况,你的建议包括哪些? 选择所有符合条件的答案。
   a. 暴露于放射性碘治疗的患者不需要采取其他的预防措施
   b. 患者进行放射性碘治疗前应服用甲巯咪唑 3 ~ 7天,减少甲状腺功能亢进治疗后心血管事件的发生率
   c. 放射性碘治疗后患者的甲状腺功能一旦恢复正常,不再需要甲状腺功能监测
   d. 放射性碘治疗后患者可能出现甲状腺功能减退,需要左甲状腺素治疗

答案 b 正确。基于年龄和既往病史,该患者放射性碘治疗之后可能出现心血管事件风险。需要预先服用甲巯咪唑治疗,碘治疗之后甲巯咪唑继续服用 3 ~ 5 天。接下来几周逐渐减量。

答案 d 正确。通常情况下放射性碘治疗容易导致甲状腺功能减退状态。患者需要持续监测甲状腺功能。一旦甲状腺功能减退,需要服用左甲状腺素治疗。

答案 a 不正确。患者需要采取一些预防措

施,减少放射性治疗后碘暴露给他人。

答案 c 不正确。通常情况下,放射性碘治疗容易导致甲状腺功能减退症,需要持续检测甲状腺功能。

---

10. 患者 GB,女性,55 岁,被确诊出患有甲状腺功能减退症。她可能会存在哪些症状?
    a. 心动过缓和怕冷
    b. 焦虑和紧张
    c. 体重减少和失眠
    d. 排便次数增多,水肿

答案 a 正确。甲状腺功能减退患者体内甲状腺激素浓度降低,心跳减慢。由于新陈代谢较慢,患者也会出现畏寒症状。

答案 b 不正确。焦虑和紧张是由于甲状腺功能亢进时肾上腺素活性升高引起的常见症状。

答案 c 不正确。甲状腺功能减退患者新陈代谢减慢通常会发胖。甲状腺功能亢进患者更容易出现睡眠障碍,尤其是失眠。甲状腺功能减退患者可能更易出现疲劳。

答案 d 不正确。便秘是甲状腺功能减退症较常出现的问题,频繁排便在甲状腺功能亢进中更易发生。水肿经常发生于甲状腺功能减退患者,长期甲状腺功能减退导致心排出量降低。

---

11. 下列哪项实验室结果提示 GB 患有甲状腺功能减退症?
    a. TSH 升高,甲状腺激素增加
    b. TSH 降低,甲状腺激素增加
    c. TSH 升高,甲状腺激素减少
    d. TSH 降低,甲状腺激素减少

答案 c 正确。体内获得的甲状腺激素浓度不足时便导致甲状腺功能减退。因此,TSH 浓度升高以增加补充和产生更多的甲状腺激素。

答案 a 不正确。甲状腺功能减退时甲状腺激素浓度不足,TSH 浓度升高,但甲状腺激素水平降低。

答案 b 不正确。甲状腺功能检查能准确地反映甲状腺功能亢进。甲状腺功能亢进时由于过量的甲状腺激素导致 TSH 浓度降低。

答案 d 不正确。甲状腺功能减退时甲状腺激素水平降低,但 TSH 浓度升高以刺激产生更多的甲状腺激素。

---

12. GB 咨询医生甲状腺功能减退症治疗的新方法,医生希望你给出适合 GB 治疗的建议。
    a. 无水甲状腺片
    b. 碘塞罗宁
    c. 左甲状腺素
    d. 联合应用碘塞罗宁和左甲状腺素

答案 c 正确。左甲状腺素是甲状腺功能减退症首选的甲状腺替代药物。左甲状腺素不仅替代 T_4,还进行外周转换取代 T_3。

答案 a 不正确。无水甲状腺片是治疗甲状腺功能减退的首选方案之一,但由于标准化浓度和维持甲状腺功能正常的难度较大,已很少使用。无水甲状腺片由 T_4、T_3 以及从猪甲状腺提取出来的 T_1 和 T_2 组合而成。

答案 b 不正确。碘塞罗宁(T_3)不能替代 T_4 的浓度。

答案 d 不正确。联合使用左甲状腺素和碘塞罗宁并没有显著获益。

---

13. 下列哪一项用药指导适用于 GB? 选择所有符合条件的选项。
    a. 左甲状腺素需要终身服用
    b. 左甲状腺素应空腹服用,以最大限度地吸收
    c. 左甲状腺素应与食物一起服用,可以最大程度吸收
    d. 服用左甲状腺素后,甲状腺功能减退的症状立即缓解

答案 a 正确。左甲状腺素需要终身服用以保持甲状腺功能正常。

答案 b 正确。因与食物和其他药物同时服用有降低吸收的风险,左甲状腺素应空腹服用。

答案 c 不正确。食物将减少左甲状腺素的吸收。

答案 d 不正确。由于左甲状腺素的半衰期较长,可能需要 4~6 周才可达到稳定状态。症状不会立即缓解。

14. 患者 KM 带着她初次使用左甲状腺素的处方咨询应该什么时候复查甲状腺功能。你的回答是？

    a. 1 周
    b. 1 个月
    c. 3 个月
    d. 6 个月

    答案 b 正确。左甲状腺素的半衰期为 7 天，可能需要 4~6 周才可达到稳定状态。开始服用左甲状腺素或调整剂量后 1~2 个月复查甲状腺功能。

    答案 a 不正确。开始服用左甲状腺素或剂量调整 4~6 周后 TSH 浓度才会改变。

    答案 c 不正确。甲状腺功能检查应早些进行，以准确滴定左甲状腺素的服用剂量。

    答案 d 不正确。应在开始服用左甲状腺素或剂量调整后的 4~6 周复查甲状腺功能。

15. Z 先生在诊所里咨询甲状腺功能减退症使用左甲状腺素起始治疗的剂量。左甲状腺素最新的推荐剂量是多少？下列哪项回答是正确的？选择所有符合条件的选项。

    a. 一些患者使用左甲状腺素时可全量起始
    b. 所有患者左甲状腺素必须以低剂量开始，并逐渐剂量滴定
    c. 缺血性心脏病患者使用左甲状腺素时可全量起始
    d. 只有年轻无其他疾病的患者才可使用全量左甲状腺素

    答案 a 正确。需特别注意的是，对于年龄超过 60 岁和缺血性心脏疾病患者，由于甲状腺激素的变时性和收缩能效应可能会加重心肌缺血。这些患者左甲状腺素初始剂量为 12.5~25μg/d，每 4~6 周缓慢滴定增加剂量。除此以外，其余患者初始剂量全量为 1.6μg/（kg·d）。

    答案 d 正确。只有无其他疾病患者服用左甲状腺素才可以全量起始治疗，剂量为 1.6μg/（kg·d）。甲状腺激素的变时性和收缩能效应可能会加重心脏病患者或 60 岁以上患者的心肌缺血。

    答案 b 不正确。所有的患者以低剂量开始，缓慢滴定增量延迟了恢复时间。无其他疾

病和年龄小于 60 岁的患者可以安全地使用全量起始治疗。

    答案 c 不正确。全量可能会加重缺血性心脏病患者的心肌缺血。故应开始服用左甲状腺素 12.5~25μg/d，每 4~6 周逐渐滴定加量。

16. 一位无其他疾病的 42 岁女性被确诊患有甲状腺功能减退症。计算左甲状腺素的起始剂量，身高体重分别为：身高 157cm，体重 50kg。答案 = ____。

    此患者年轻且无其他疾病，按照理想的体重计算（相当于 50kg），起始剂量 1.6μg/（kg·d）。选择最合适的片剂规格。答案 = 75μg/d

17. 患者 PR，女性，35 岁，怀孕 3 个月，出现难以控制的恶心、呕吐。既往病史为甲状腺功能减退症和 GERD。住院期间该如何治疗 PR 的甲状腺功能减退症？

    a. 持续使用左甲状腺素直到 PR 可以重新口服药物
    b. 应给予静脉注射左甲状腺素，直到 PR 可以重新口服药物
    c. 口服低剂量左甲状腺素以减少恶心、呕吐
    d. 将左甲状腺素换为碘塞罗宁以减少恶心、呕吐

    答案 a 正确。住院期间 PR 可能只漏服几剂药物，直到恶心、呕吐得以控制。由于左甲状腺素的半衰期长，未服用左甲状腺素，TSH 浓度也可以保持几天。

    答案 b 不正确。静脉注射左甲状腺素一般用于黏液性水肿昏迷或长期不能口服药物的患者。此外，配制好的左甲状腺素稳定性差，需要立即使用。

    答案 c 不正确。除非过量，左甲状腺素不会加重恶心、呕吐。此外，多数孕妇需要较高剂量的左甲状腺素。

    答案 d 不正确。甲状腺素是甲状腺功能减退症甲状腺替代疗法的首选药物，并已被证实在妊娠期间安全有效。没有医学证据支持 PR 改服碘塞罗宁。

18. 患者 FN 在孕中期被确诊为桥本甲状腺炎。患者 FN 首选药物是哪一种？
    a. 干甲状腺片
    b. 单用碘塞罗宁
    c. 单用左甲状腺素
    d. 左甲状腺素和碘塞罗宁联合使用

    答案 c 正确。左甲状腺素是首选的甲状腺替代产品。它直接向人体提供 T_4 并可在外周组织转化为 T_3。妊娠分级为 A 级，孕期使用安全有效。妊娠期甲状腺功能减退症不进行治疗所带来的风险远大于使用左甲状腺素。

    答案 a 不正确。由于浓度难于标准化，干甲状腺片一般不首选用于甲状腺功能减退症的甲状腺激素替代治疗。标准化是基于碘含量而不是激素含量。

    答案 b 不正确。通常情况下，碘塞罗宁不单独用于甲状腺功能减退症的治疗。它不能代替 T_4。

    答案 d 不正确。联合使用左甲状腺素和碘塞罗宁并没有显著获益。

19. 患者 TC 服用胺碘酮 2 个月，目前已确诊为胺碘酮所致甲状腺功能减退症。治疗胺碘酮导致的甲状腺功能减退症的首选药物是什么？选择所有符合条件的选项。
    a. 停用胺碘酮
    b. 单用碘塞罗宁
    c. 单用左甲状腺素
    d. 左甲状腺素和碘塞罗宁联合使用

    答案 c 正确。胺碘酮诱发的甲状腺功能减退症应使用左甲状腺素治疗。一旦停用胺碘酮，甲状腺水平即可恢复正常，除非抗甲状腺抗体已经形成。

    答案 a 不正确。胺碘酮不需停用；如果停药，甲状腺水平则恢复正常。

    答案 b 不正确。一般情况下，碘塞罗宁不单独用于甲状腺功能减退症的治疗。它不能代替 T_4。

    答案 d 不正确。左甲状腺素和碘塞罗宁的联合使用并没有显著获益。

20. 下列哪项是正确的？
    a. 放射性碘能够治疗胺碘酮所致的 1 型甲状腺功能亢进症
    b. 治疗胺碘酮所致的 1 型甲状腺功能亢进症时，胺碘酮必须停药
    c. 治疗胺碘酮所致的 2 型甲状腺功能亢进症时，胺碘酮必须停药
    d. 抗甲状腺药物对胺碘酮所致的 2 型甲状腺功能亢进症有效

    答案 b 正确。需停用胺碘酮，甲状腺功能才可恢复到正常水平。

    答案 a 不正确。放射性碘治疗对胺碘酮所致的 1 型甲状腺功能亢进症无效，因为放射性碘治疗摄取率低。

    答案 c 不正确。胺碘酮所致的 2 型甲状腺功能亢进症的炎症缓解可能需要 1 ~ 3 个月。胺碘酮不必停药。

    答案 d 不正确。抗甲状腺药物只对胺碘酮所致的 1 型甲状腺功能亢进症有效。胺碘酮所致的 2 型甲状腺功能亢进相关的炎症反应可能需要使用皮质类固醇治疗。

第 62 章　戒烟

1. JT 是一名 47 岁的男性，有意戒烟。JT 在过去的 17 年中每天吸烟 1.5 包。他曾成功以突然完全戒断的方式停止吸烟，并坚持了约 16 个月，但就职于一个新单位后，他重新开始吸烟。根据尼古丁依赖的各种因素，最有可能导致 JT 复吸的原因是？
   a. 心理依赖
   b. 生理依赖
   c. 他没有借助药物辅助戒烟
   d. 多数人在戒烟后 24 个月内会复吸

   答案 a 正确。人体对于尼古丁的依赖会在停止吸烟 1 ~ 2 周后消失，但仍然会对吸烟行为具有持续的渴望。因为尼古丁作用于愉悦中枢与大脑奖赏回路，患者往往把吸烟与快乐和/或镇静的感觉等同起来。由于人体持续的获取和重现这些感觉，所以需要持续吸烟，但需求相对减少。

   答案 b 不正确。在戒烟的最初几周，患者会寻求香烟以避免戒断症状与伴随的不适。这些症状会持续 1 ~ 2 周。由于 JT 戒烟已经 16 个月，所以机体的戒断症状期已过。

答案 c 不正确。保持成功的戒烟状态与患者戒烟的方式无关。因为 JT 通过突然完全戒断的方式停止吸烟,其复吸的概率并没有因此而增加。

答案 d 不正确。复吸的风险是持续的,随着时间的推移成功戒烟的患者数量会减少,且患者戒烟 24 个月后仍存在复吸的风险。

2. HN 打算戒烟,在没有尼古丁替代疗法的情况下她感到不适。她认为咀嚼口香糖是一种很好的选择,因为这种方式不易被朋友、家人和同事察觉。在过去的 13 年中,HN 每天吸烟 1 ~ 1.5 包。HN 使用尼古丁离子交换树脂口香糖的初始剂量应为多少?
   a. 每片 4mg,24 小时内不超过 24 片
   b. 每片 4mg,24 小时内不超过 20 片
   c. 每片 2mg,24 小时内不超过 20 片
   d. 没有足够的信息以确定合适剂量

答案 d 正确。该产品的推荐剂量取决于吸烟者平时吸第一根烟的时间。由于此例中并未说明患者是否在醒来后的 30 分钟内吸第一根烟,那么医生应该具体询问这个问题,以选择合适的剂量。

答案 a、b、c 均不正确。尼古丁口香糖与含片的剂量确定与抽第一根香烟的时间有关。过去,口香糖的剂量以每天吸烟的数量为基础。然而,吸第一根烟的时间提供了更重要的信息,其与依赖水平相关。

3. 通过与 HN 的交谈了解到她清晨醒后 10 分钟开始吸烟。HN 应该在什么时候减量至下一步/阶段?
   a. 她不应该减少剂量,而是应该增加使用口香糖的频率
   b. 8 周
   c. 6 周
   d. 4 周

答案 a 是正确的。使用尼古丁替代疗法选择口香糖或含片时,不推荐改变单次剂量。

答案 b、c、d 是错误的。没有理由改变单次用药剂量,这些答案都是错的。患者应根据推荐剂量表增加一次推荐剂量。

4. IO,31 岁,准备在牙科诊所工作。她希望开始工作之前能够戒烟,因为诊所不允许员工在轮岗期间吸烟。同时,她戒烟的另一个目的是保持肺部健康。IO 每日大约吸烟 15 根,一般在其驾车上班的路上吸第一根烟(醒来后 95 分钟)。她希望借助含片来戒烟。你推荐 IO 使用以下哪种产品?
   a. 尼古丁透皮贴 4mg
   b. 尼古丁透皮贴 2mg
   c. Commit 戒烟糖 4mg
   d. Commit 戒烟糖 2mg

答案 d 正确。IO 每日开始吸烟的时间为醒后 95 分钟,所以她应首先服用 2mg 含片。

答案 a、b 错误。不同于戒烟含片,尼古丁透皮贴不易购买得到。

答案 c 错误。如同尼古丁口香糖,尼古丁含片的剂量也基于早晨起床后到吸第一根香烟的时间。如果小于 30 分钟,则剂量为 4mg。因为 IO 每日开始吸烟的时间为醒后 95 分钟,所以该剂量过高。

5. 使用尼古丁口香糖会使以下哪个/些情况变得更坏? 从所列选项中选出。
   a. 颞下颌关节紊乱综合征
   b. 牙龈增生
   c. 口咽念珠菌病
   d. 发作性鼻出血

答案 a 正确。重复咀嚼或咀嚼硬物/食品会加重 TMJ。患者需要通过具有一定力度或重复的咀嚼来使用尼古丁口香糖,所以这会导致 TMJ 的恶化。

答案 b 不正确。这种症状会导致不适,但是并不会因为一定力度或重复的咀嚼而加重。尼古丁的释放与吸收不会受到影响。

答案 c 不正确。尼古丁不会影响口腔和咽喉的免疫功能,也不会增加人体产生口咽念珠菌病的概率。

答案 d 不正确。使用口腔尼古丁替代产品不会产生鼻腔刺激与出血。

6. JE 是一位 72 岁的老年男性,过去 40 年中每天吸烟 1 盒。他之前并没有戒烟的打算,直到因为肺炎住院 3 天后决定尝试戒烟。住院期间,

他使用尼古丁透皮贴,每天更换一次。出院时没有为 JE 开具尼古丁透皮贴,但他仍希望继续使用贴剂戒烟,JE 使用透皮贴的起始剂量应为多少?

a. 每贴 21mg/d

b. 每贴 14mg/d

c. 每贴 7mg/d

d. 他的吸烟量无须使用透皮贴这种替代疗法

答案 a 正确。JE 大约每日吸 20 根香烟。推荐每日吸烟量大于 10 根香烟的吸烟者所使用的尼古丁贴为 21mg。21mg 连续使用 6 周,之后降至 14mg。贴剂能够最大限度地增加戒烟成功的概率。

答案 b 不正确。一个每日吸烟量小于 10 根香烟的患者或不能耐受 21mg 贴时的 ADRs,起始剂量应为 14mg。如果以 14mg 为起始剂量,应连续使用 6 周后开始减少剂量。

答案 c 不正确。不推荐戒烟者初始使用 7mg 尼古丁贴,除非戒烟者需要尼古丁替代疗法,且无法耐受 14mg 与 21mg 剂量时的不良反应。如果采用该剂量,患者可能因剂量不足而无法应对预期可能出现的尼古丁戒断症状。因此,患者如果起始使用 7mg 尼古丁贴,会感到贴剂无效。这种情况下,即使患者需要使用尼古丁贴来辅助替代治疗时也有可能永远放弃该制剂。

答案 d 不正确。因为他每日吸烟量超过 10 根,所以他可以使用尼古丁贴来戒烟。

---

7. JE 通过使用尼古丁贴已经 3 天没有吸烟。第 4 天,JE 感到压力很大需要外出吸一根香烟。他正在使用尼古丁透皮贴,此时最可能发生的不良反应是什么? 从所列选项中选出。

a. 过度疲劳

b. 下肢痉挛

c. 恶心、呕吐、头痛

d. 耳鸣

答案 c 正确。尼古丁最常见的中毒症状为恶心、呕吐、头痛、血压升高与心动过速。由于 JE 已经通过使用尼古丁贴持续摄取了尼古丁,所以当他再同时通过吸烟摄取快速释放的尼古丁时,产生上述副作用的概率增加。

答案 a 不正确。JE 最有可能产生焦虑、紧张的伴随症状。

答案 b 不正确。使用尼古丁替代疗法的患者如果吸烟可能出现类似交感神经过度兴奋的情况。JE 可能会感到下肢过度活跃,但并不会出现典型的下肢痉挛症状。

答案 d 不正确。尼古丁中毒不会导致耳鸣或其他听觉紊乱。

---

8. 在使用尼古丁贴期间,JE 应选择何种更好的方式来克制其对吸烟的渴望?

a. Nicorette 口香糖

b. Chantix 每次 1mg, 2 次/日

c. Zyban 每次 150mg,2 次/日

d. 他无须采用联合治疗

答案 a 正确。尼古丁贴会在 16～24 小时期间持续释放尼古丁。而尼古丁戒烟口香糖则可以"快速释放"以帮助患者克服白天对吸烟的渴望。虽然联合使用上述两类产品会提高发生尼古丁中毒的概率,但在单独使用一种药物发生耐药的情况下,有证据表明联合用药优于单独使用任何一种产品。

答案 b 与 c 不正确。这两种非尼古丁戒烟产品能够帮助患者戒烟,但对戒烟过程中即刻产生的对吸烟的渴望没有影响。伐尼克兰会阻断尼古丁受体,并轻微刺激该受体,以缓解日间对吸烟的渴望。安非他酮可稳定脑内多巴胺反应和大脑奖赏回路,但不能提供即时解救。

答案 d 不正确。对于很多病例,最好的治疗方案应该包含一个长效尼古丁替代产品和一个即释尼古丁产品。

---

9. OH 是一位 41 岁的女性,伴有多种精神症状。她大约 5 年前开始吸烟,慢慢增加到每天 2 包的吸烟量。她开始使用 Nicoderm CQ 21mg/贴,但经常出现异常梦境,使她过去 3 个晚上无法入眠。如果持续存在异常梦境她将停止使用贴剂。OH 可通过哪些选择来减轻其副作用? 从所列选项中选出。

a. 每贴 Nicotrol 15mg/d

b. 每贴 Habitrol 21mg/d

c. 每贴 Habitrol 14mg/d

d. 入睡前取下 Nicoderm CQ 21mg 贴

答案 a、d 正确。15mg 贴为 16 小时剂型,

该剂型 16 小时之后不再会释放任何药物。其有效性被证明与 24 小时贴相同,而其较少引起异常梦境和失眠。如果患者已经适应 Nicoderm CQ 21mg 贴且已经常规在家中使用该剂型,她可以尝试在睡前摘下贴片,并观察疗效。若无疗效,则可采取答案 a。

答案 b、c 错误。该三种贴剂均为 24 小时剂型,如果在睡眠期间使用,可能会导致晚间与睡眠期间的不良反应。患者可在入睡前取下 24 小时贴。

10. OH 决定停用尼古丁贴而换成 Commit 尼古丁含片。以下哪种服药方式能够改变含片的药代动力学?从所列选项中选出。
    a. 清晨醒后立即服用
    b. 下午,当她工作间歇时
    c. 晚上,晚餐和咖啡后
    d. 睡前,观看晚间新闻

答案 c 正确。咖啡、果汁或某些食物会通过改变口腔内的 pH 值,进而增强或阻碍药物吸收。酸性物质会降低口腔内的 pH 值水平,进而降低尼古丁的透皮吸收水平。

答案 a、b、d 错误。因为口腔内较高的 pH 值会影响尼古丁的透皮吸收,基于药代动力学特点,每日使用的时间对最大(或最小)吸收影响较小。

11. OH 的医师也决定用一种非尼古丁的处方药来帮助戒烟,因为单独使用含片效果不佳。以下哪种药物不建议/禁用?
    a. 伐尼克兰
    b. 安非他酮
    c. 去甲替林
    d. 可乐定

答案 a 正确。2007 年,FDA 发出警示并要求更改伐尼克兰标签,应告知处方医生和患者该药物有潜在加重抑郁和其他精神疾病的作用。

答案 B、C 不正确。OH 的重要病史是有多种精神疾病。安非他酮与去甲替林都可以作为主要或辅助药物来治疗精神症状,同时也可以有效抑制尼古丁渴望。

答案 d 不正确。可乐定并不是理想的选择,尚无明确的警示与禁忌明确可乐定不能与伐尼克兰联用。该患者需要注意体位性低血压、抗胆碱能症状、心脏症状反弹(如果突然停药)。

12. 对服用伐尼克兰的患者,应该向其告知最常见的不良反应。从所列选项中选出。
    a. 失眠
    b. 头痛
    c. 异常梦境
    d. 恶心

答案 a、b、c、d 正确。大约 18% 的人会产生失眠,15% 的人会头痛,13% 的人会产生异常梦境,30% 的人会感到恶心。

13. 开始使用伐尼克兰之前,需要筛查以下哪些疾病?
    a. 高血压
    b. 糖尿病
    c. 慢性阻塞性肺部疾病
    d. 肾功能不全

答案 d 正确。伐尼克兰通过肾脏代谢和排泄。对于肌酐清除率小于 30mL/min 的患者,血浆药物浓度至少大于正常水平的 2.1 倍。这些患者仅应服用 0.5mg,2 次/天。

答案 a 不正确。伐尼克兰对交感神经系统不产生影响,对心脏的不良反应事件仅有罕见报道。

答案 b 不正确。并没有相关报告显示新发糖尿病或血糖控制恶化与服用伐尼克兰有关。

答案 c 不正确。慢性阻塞性肺病对于服用伐尼克兰并无影响。

14. TY 是一名 40 岁的肥胖男性,有高血压与血脂异常病史。吸烟史 16 年,平均每日吸烟 1.5 包。近期血压为 161/94mmHg,该值与其前三次血压测量数据一致。医生告诫他,如果能够减肥和戒烟,很多疾病状况能够得到更好的管理。TY 要求采用辅助性戒烟手段,以下哪种药物最适于 TY?
    a. 安非他酮
    b. 尼古丁口香糖

c. 尼古丁贴

d. 伐尼克兰

答案 d 正确。此案例中,伐尼克兰是最适宜的选择,因为其对于其他疾病的影响是最小的,并且在没有其他药物辅助的情况下能够提高戒烟的概率。

答案 a 不正确。虽然安非他酮可选择用于戒烟,但该患者合并有难治性高血压。虽然这不是使用该药品的禁忌证,但可能加重患者的高血压并使其更加难以控制。可选择其他不影响患者并发症的方案。

答案 b、c 不正确。因为该患者有难治性高血压,所以任何可能导致病情加重的药物都应该避免使用。

---

15. VX 是一名 54 岁的药师,有多年吸烟史,目前正在努力戒烟。他最初使用安非他酮治疗。失眠和焦虑是安非他酮的常见副作用。以下哪个信息应告知 VX 以降低药物的副作用?从所列选项中选出。

a. 晚上 5 点后不要服用第二剂

b. 如果患者发生失眠,应停用每日的第二剂

c. 失眠是一种暂时性的不良反应症状,并且会在大约 7 天后通过将剂量增至每日两次来消除

d. 失眠与焦虑最有可能由尼古丁戒断而引起,并且会在戒烟的 7 ~ 10 日后消除

答案 a 正确。为了避免产生如失眠、焦虑等影响正常睡眠的不良反应,患者应避免在下午 5 时后或在睡前 5 小时内服用每日的第二剂药物。

答案 b 不正确。虽然患者放弃每日第二剂安非他酮可避免其在晚间产生的不良反应,但也会降低安非他酮缓解戒断症状和烟草渴望的作用。

答案 c 不正确。该案例中,失眠并不是一种暂时性的不良反应,而是会伴随用药疗程始终。如果告知患者尝试或等待不良反应消失,那么失眠和无法入睡将会导致患者复吸。

答案 d 不正确。失眠与烦躁是尼古丁戒断的症状与体征,也有可能是由安非他酮所导致。将产生这些反应的原因归因于尼古丁缺乏或药物不良反应都是不恰当的。

---

16. 联合疗法是帮助患者戒烟的理想方法。下列哪种或哪几种联合是适宜的?从所列选项中选出。

a. 安非他酮和尼古丁口香糖

b. 尼古丁贴和尼古丁口香糖

c. 伐尼克兰和尼古丁口香糖

d. 去甲替林和尼古丁口香糖

答案 a、b、d 正确。这三种组合采取了长效和短效药物联合的方案。所列第一种药物会降低患者的尼古丁需求,而尼古丁 Polacrilex 口香糖可以帮助克服全天产生的吸烟渴望。

答案 c 错误。在这个疗法组合中,尼古丁口香糖对吸烟渴望的疗效较小,并可能导致如恶心、呕吐和头痛等不良反应。伐尼克兰会阻断脑中的尼古丁受体,故尼古丁口香糖的作用将被削弱与阻断。而伐尼克兰也会对尼古丁受体产生微弱的刺激,因为口香糖中的尼古丁与伐尼克兰联合使用可能对产生类似尼古丁中毒的症状。

---

17. LK,女性,62 岁,伴有骨质疏松、慢性鼻炎以及 50 年的吸烟史。最近看牙医时,医生告知由于较差的口腔卫生和龋齿,她需要拔牙并安装假牙。医生也建议她在此期间戒烟以助于目前的状况。下列选项中哪种药物最适合于 LK?

a. 尼古丁口香糖

b. 尼古丁含片

c. 尼古丁鼻喷雾剂

d. 尼古丁透皮贴

答案 d 正确。因为该女性患者目前的状况不适用于其他三种疗法。她可以尝试尼古丁贴。第一剂量应使用约 6 周时间,之后其剂量可以逐步降低。如果以 21mg 贴起始,那么两周后改为 14mg,在接下来的两周换为 7mg。如果她以 14mg 为起始,那么她只需要接着使用 7mg 贴 2 周时间即可。

答案 a 不正确。由于该患者进行了拔牙并安装了假牙,因此使用尼古丁口香糖是不适宜的。口香糖会粘连在假牙上,并造成其移位。

答案 b 不正确。虽然尼古丁含片无须咀

嚼,但在此情形下也增加了尼古丁中毒的概率。如果 LK 在术后或痊愈期内马上服用尼古丁含片,由于此期间其口腔有炎症,会导致其吸收过多的尼古丁成分。

答案 c 不正确。由于该患者有慢性过敏性鼻炎的疾病史,尼古丁鼻用喷雾会导致严重的不良反应,刺激鼻腔。

---

18. AI,女性,28 岁。既往病史有多囊卵巢综合征(PCOS)、高甘油三酯血症、癫痫症、甲状腺功能亢进和烟草滥用,病史 9 年。下列哪种疾病使她应慎用安非他酮治疗?
    a. 多囊卵巢综合征
    b. 高甘油三酯血症
    c. 癫痫
    d. 甲状腺功能亢进

答案 c 正确。具有癫痫与惊厥发作史的患者需谨慎使用安非他酮。该药物会降低癫痫发作的阈值,使患者更易发生癫痫。如果同时使用其他的会降低癫痫发作阈值的药物,将会进一步增加癫痫发作的风险。

答案 a 不正确。安非他酮不会对多囊卵巢综合征产生影响。

答案 b 不正确。使用安非他酮并不会改变人体血清甘油三酯的水平,也不会影响该患者的游离脂肪酸水平。

答案 d 不正确。服用安非他酮会加重高甘油三酯血症的部分相关症状,但这不是使用安非他酮的禁忌证。具有明显的高甘油三酯血症症状的患者最好不要以服用安非他酮作为辅助戒烟的起始药物,但在手术或其他治疗结束后,可以考虑使用该药物。

---

19. 可乐定的商品名是什么?
    a. Chantix
    b. Pamelor
    c. Aventyl
    d. Catapres

答案 d 正确。可乐定的商品名为 Catapre。
答案 a 不正确。伐尼克兰的商品名为 Chantix。
答案 b、c 不正确。去甲阿米替林的商品名为 Pamelor 与 Aventyl。

20. 尼古丁替代疗法有下列哪些剂型? 从所列的选项中选出。
    a. 贴剂
    b. 鼻喷雾剂
    c. 口腔吸入器
    d. 含片

答案 a、b、c、d 均正确。NRT 有多种剂型和传递装置,可组成多种戒烟策略。此外,尼古丁替代疗法还可以用于口香糖制剂中。

第 63 章 避孕

1. TK,女性,23 岁,主诉其一直服用避孕药迷你片,但昨天漏服了。基于这些信息,对于这种情况最佳的补救措施是什么?
   a. 她应该今天尽快服用两片药,不需要备用方法
   b. 她应该继续按时服用药物,且在下一个 48 小时使用一种备用方法
   c. 她应该今天尽快服用两片药,且在下次月经来潮之前使用一种备用方法
   d. 她应该继续按时服用她的药,且在下次月经来潮之前使用一种备用方法

答案 b 正确。口服单纯孕酮避孕药需要在每天同一时间服用。超过规定时间 3 小时没有服药则视为一次漏服,可能改变药物的有效性。因此,48 小时内需要一种备用方法。

答案 a 不正确。因为这是一个口服的单纯孕酮避孕药,它的作用机制十分依赖于服药时间。

答案 c 不正确。她不需要在下一次月经来潮前使用一种备用方法或者双倍服药。

答案 d 不正确。她不需要在下一次月经来潮前使用一种备用方法。

---

2. AC,女性,26 岁,主诉其 3 天前有过无保护措施的性行为,现来药店欲购买紧急避孕药(Plan B One – Step)。基于这些信息,选择与 EC 有关的最佳陈述。
   a. 因为无保护措施的性行为已超过 24 小时,故紧急避孕药对 AC 是无效的
   b. 因为无保护措施的性行为已超过 48 小时,

故紧急避孕药对 AC 是无效的

c. 如果没有医生处方, AC 将不能购买紧急避孕药

d. 因无保护措施的性行为未超过 72 小时, 故紧急避孕药可能对 AC 仍是有效的

e. 因无保护措施的性行为未超过 120 小时, 故紧急避孕药可能对 AC 仍是有效的, 但是她仍需要处方

答案 d 正确。紧急避孕药在无保护措施的性行为后 120 小时内是有效的。

答案 a 不正确。紧急避孕药在无保护措施的性行为后 120 小时内是有效的。

答案 b 不正确。紧急避孕药在无保护措施的性行为后 120 小时内是有效的。

答案 e 不正确。紧急避孕药在无保护措施的性行为后的 120 小时内是有效的, 但不需要处方购买。

---

3. 根据下列药物中炔雌醇(EE)的含量, 从高到低进行正确的排列。

a. 阴道避孕环 > 避孕贴 > 口服复方避孕药(30 µg EE)

b. 避孕贴 > 口服复方避孕药(30µg EE) > 阴道避孕环

c. 口服复方避孕药(30µg EE) > 阴道避孕环 > 避孕贴

d. 上述药物提供相同含量的炔雌醇

答案 b 正确。避孕贴在可选择项中含炔雌醇最多, 比 35µg 的口服复方避孕药多提供了 60% 炔雌醇, 而阴道环提供的炔雌醇最少 (15µg/d)。

答案 a 不正确。阴道环提供的炔雌醇最少, 15µg/d。

答案 c 不正确。与阴道避孕环提供 15µg 炔雌醇相比, 复方口服避孕药提供 30µg 的炔雌醇, 而避孕贴提供的炔雌醇多于 35µg 的口服片剂。

答案 d 不正确。不同剂型提供不同量的炔雌醇。

---

4. GT, 女性, 21 岁, 有痤疮史, 既往体健, 曾使用局部药物和多西环素, 但对其顽固性痤疮无效。她的医生打算使用 FDA 指南上用于痤疮治疗

的一种激素治疗方法。可以推荐给 GT 以下哪种药物? 选择所有适用的答案。

a. Depo – Provera

b. NuvaRing

c. YAZ

d. Estrostep

答案 c 正确。YAZ, Ortho Tri – Cyclen, Beyaz 和 Estrostep 是 FDA 批准用于治疗痤疮的药物。

答案 d 不正确。YAZ, Ortho Tri – Cyclen, Beyaz 和 Estrostep 是 FDA 批准用于治疗痤疮的药物; 但是大多数的避孕药只是缓解痤疮。

答案 a 不正确。Depo – Provera(甲羟孕酮) 不是 FDA 批准用于治疗痤疮的药物。

答案 b 不正确。NuvaRing(复方阴道避孕环) 不是 FDA 批准用于治疗痤疮的药物。

---

5. JK, 女性, 32 岁, 体重 75kg, 身高 155cm。由于有增加体重的副作用, 以下哪一种药物超胖/肥胖患者最好避免使用?

a. Depo – Provera

b. NuvaRing

c. Ortho Evra

d. Yasmin

答案 a 正确。Depo – Provera(甲羟孕酮) 因可能会造成体重增加, 故对于超胖或肥胖女性并不是最佳的避孕药。

答案 b 不正确。NuvaRing(复方阴道避孕环) 未显示会造成体重的显著增加。

答案 c 不正确。Ortho Evra(炔雌醇/甲基孕酮) 未显示会造成体重的显著增加, 因在超过 90kg 的女性其有效性会减弱, 故应避免使用。

答案 d 不正确。Yasmin(屈螺酮) 未显示会造成体重的显著增加。

---

6. 一个复方阴道避孕环 NuvaRing 置入阴道后多久需要更换?

a. 每周一次

b. 每 3 周一次

c. 每 2 周一次

d. 每 4 周一次

答案 b 正确。一个阴道避孕环应放置 3 周。

答案 a 不正确。一个阴道避孕环应放置 3 周,而不是 1 周。

答案 c 不正确。一个阴道避孕环应放置 3 周,而不是 2 周。

答案 d 不正确。一个阴道避孕环应放置 3 周,而不是 4 周。

---

7. BW,女性,28 岁,肥胖,一周前曾剖宫产子。她没有计划母乳喂养,想要尽早开始服用一种复方口服避孕药。在不增加血栓风险的前提下,她开始口服复方避孕药的最早时间是什么时候?

a. 立刻
b. 产后 2 周
c. 产后 6 周
d. 产后 6 个月

答案 c 正确。如果在产后少于 6 周时开始服用复方口服避孕药,有较高的血栓风险。如果女性没有静脉血栓栓塞(VTE)风险因素且没有母乳喂养,她可以在产后的 3 周开始 COC/CHCs(复方口服避孕和复合激素避孕)。因为 COC/CHCs 会使产妇很难产奶,可能会影响母乳。如果患者有 VTE 风险因素,建议产后 6 周开始。BW 近期进行了剖宫产,且肥胖使她有 VTE 风险,在 6 周时开始 COC/CHCs 是最佳的选择。

答案 a 不正确。如果在产后少于 3~6 周时开始服用复方口服避孕药,有较高的血栓风险。

答案 b 不正确。如果在产后少于 3~6 周时开始服用复方口服避孕药,有较高的血栓风险。如果 BW 产后 2 周开始 COCs,可能会增加血栓风险。

答案 d 不正确。无须等到 6 个月。如果她有意向的话,在产后 6 周时就可开始 COC/CHCs。

---

8. AJ,女性,22 岁,体重 100kg,想要开始激素避孕。以下哪种药物对 AJ 避孕有效? 选择所有正确的答案。

a. Depo - Provera
b. NuvaRing
c. Ortho - Evra
d. Yasmin

答案 a 正确。毫无疑问,Depo - Provera(甲羟孕酮)对体重超过 90kg 的女性是有效的。然而,它可能会增加患者体重。

答案 b 正确。此时,NuvaRing(复方阴道避孕环)对体重超过 90kg 的女性毫无疑问是有效的。

答案 d 正确。Yasmin(屈螺酮)对体重超过 90kg 的女性毫无疑问是有效的。

答案 c 不正确。Ortho - Evra(炔雌醇/甲基孕酮)不推荐体重超过 90kg 甚至更重的患者使用,由于其在这些女性身上有较高的失败率。

---

9. 以下哪种药物含有屈螺酮,并且可能会提高钾水平? 选择所有正确的答案。

a. Safyral
b. YAZ
c. Cyclessa
d. Nor - QD

答案 a 正确。Safyral 含有屈螺酮,它是螺内酯的衍生物,可能会增加钾的水平。

答案 b 正确。YAZ 含有屈螺酮,它是螺内酯的衍生物,可能会增加钾的水平。

答案 c 不正确。Cyclessa 不含有屈螺酮,但含有去氧孕烯。

答案 d 不正确。Nor - QD 不含有屈螺酮。它是口服的单纯孕酮避孕药。

---

10. RS 两周前刚刚开始服用一种新型的复方口服避孕药,当她服用避孕药时,有轻微的恶心;如果更换药物,对于 RS 来说最佳的推荐是什么?

a. 本周更换为另一种口服复方避孕药
b. 观察 3 个月后副作用是否有所改善,如果没有,更换药物
c. 观察 2 个月后副作用是否有所改善,如果没有,更换药物
d. 观察 6 个月后副作用是否有所改善,如果没有,更换药物

答案 b 正确。在更换药物之前,建议使用

COC(复方口服避孕药)至少3个月。建议患者在睡前服用COCs(低剂量复方口服避孕药),以减少恶心的发生。

答案a不正确。在更换药物之前,建议使用COC至少3个月。2周时间对于RS来说是不够的。

答案c不正确。在更换药物之前,建议使用COC至少3个月。2个月时间对于RS来说是不够的。

答案d不正确。在更换药物之前,建议使用COC至少3个月。

11. 选择通用名为左炔诺孕酮紧急避孕药的药品名称。选择所有正确的答案。

a. Plan B One – Step

b. Ortho Tri – Cyclen Lo

c. My Way

d. Ortho Evra

e. Next Choice One Dose

答案a正确。Plan B One – Step 的通用名称是左炔诺孕酮,其一片中含有左炔诺孕酮1.5mg。

答案e正确。Next Choice One Dose 的通用名称是左炔诺孕酮,其一片中含有左炔诺孕酮1.5mg。

答案b不正确。Ortho Tri – Cyclen Lo 是炔雌醇和诺孕酯。它不作为紧急避孕药销售。

答案d不正确。Ortho Evra 是含有炔雌醇和甲基孕酮的避孕贴剂。它不作为紧急避孕药销售。

12. 选择剂型为注射剂的避孕药。

a. 去氧孕烯

b. 左炔诺孕酮宫内节育器

c. 乙烯雌二醇

d. 炔雌醇/甲基孕酮

e. 甲羟孕酮

答案e正确。甲羟孕酮是一个可注射的单纯孕酮避孕药,可肌内和皮下注射。

答案a不正确。去氧孕烯是一种口服复方避孕药。

答案b不正确。Mirena(左炔诺孕酮宫内节育器)是一种每天提供孕酮的子宫内节育器。

答案c不正确。乙烯雌二醇是一种口服避孕药。

答案d不正确。炔雌醇/甲基孕酮是一种经皮给药的避孕贴。

13. JS,男性,21岁,来药店咨询一种男女均可使用,并能预防性传播疾病的避孕方式。从以下选项中选择推荐的最好方式。

a. 水性润滑剂 + 男性乳胶避孕套

b. 油性润滑剂 + 男性乳胶避孕套

c. 女性避孕套 + 男性乳胶避孕套

d. 女性避孕套 + 男性羊盲肠避孕套

e. 油性润滑剂 + 男性羊盲肠避孕套

答案a正确。水性润滑剂和乳胶避孕套一起使用是安全的,且不影响其预防性传播感染(STIs)的能力。

答案b不正确。油性润滑剂和乳胶避孕套一起使用是不安全的,因为乳胶会破损,不具有抵御STIs能力。

答案c不正确。女性避孕套和男性乳胶避孕套不应该一起使用,它们可能会黏在一起,造成摩擦,甚至破裂。

答案e不正确。油性润滑剂和水性润滑剂可和男性羊盲肠避孕套一起使用;但是,羊盲肠避孕套本身不能防止所有STIs。

14. 以下哪种避孕套导热性良好且可预防性传播感染?选择所有正确的答案。

a. 聚氨酯

b. 乳胶

c. 羊盲肠

d. 聚异戊二烯

答案a正确。聚氨酯避孕套比乳胶避孕套的导热性好,也可防止STIs;但可能要比其他避孕套更容易破损。

答案d正确。聚异戊二烯避孕套比乳胶避孕套的导热性好,也可防止STIs;但能要比其他避孕套更容易破损。

答案b不正确。乳胶避孕套对于防止STIs是最好的;但不同于羊盲肠或聚氨酯避孕套可以导热。

答案c不正确。羊盲肠避孕套导热非常

好,但不能防止所有的 STIs。

15. QS,女性,32 岁,每次月经期服用口服避孕药中的安慰剂时,都会出现无先兆性偏头痛。医生建议她更换为一种长周期避孕药以减少服用安慰剂周数,减少月经数量到每年 4 次。对于 QS 每年 4 次月经来说,长周期避孕药中活性药片的合适数量是多少?
    a. 24
    b. 21
    c. 44
    d. 84
    e. 352

    答案 d 正确。一个长周期的避孕药中有 84 片活性药片,并按此上市销售。

    答案 a 不正确。YAZ 和 Loestrin 24 的制剂中有 24 片活性药片。

    答案 b 不正确。在大多数的 COC 制剂中有 21 片活性药片,但并不是长周期药物。

    答案 c 不正确。没有 COCs 制剂有 44 片活性药片。

    答案 e 不正确。有些长效药物可能是允许每年一次月经的,但只有 84 片活性药片和 7 片安慰剂的服药周期将使一位女性每年有 4 次月经。

16. CS,女性,36 岁,每天抽一包烟。她要结婚了,并且想使用激素避孕。以下哪一种药物最适合 CS?
    a. NuvaRing
    b. Ortho Evra
    c. Mircette
    d. Tri – Levlen
    e. Nor – QD

    答案 e 正确。Nor – QD 是口服的单纯孕酮避孕药,且对 35 岁以上吸烟女性没有禁忌。

    答案 a 不正确。NuvaRing(复方阴道避孕环)含有炔雌醇和依托孕烯。炔雌醇对 35 岁以上,且每天吸烟超过 15 支的女性是禁忌。在这类人群中使用本品有中风和血栓风险。

    答案 b 不正确。Ortho Evra(炔雌醇/甲基孕酮)含有炔雌醇和甲基孕酮。炔雌醇对 35 岁以上,且每天吸烟超过 15 支的女性是禁忌。

在这类人群中使用本品有中风和血栓风险。

    答案 c 不正确。Mircette 含有炔雌醇和去氧孕烯。炔雌醇对 35 岁以上,且每天吸烟超过 15 支的女性是禁忌。在这类人群中使用本品有中风和血栓风险。

    答案 d 不正确。Tri – Levlen 含有炔雌醇和去氧孕烯。炔雌醇对 35 岁以上,且每天吸烟超过 15 支的女性是禁忌。在这类人群中使用本品有中风和血栓风险。

17. 以下哪种药物可以降低 Ortho – Tri Cyclen 的有效性?选择所有正确答案。
    a. 阿托伐他汀
    b. 卡马西平
    c. 拉莫三嗪
    d. 对乙酰氨基酚
    e. 苯妥英钠

    答案 b 正确。卡马西平可诱导炔雌醇的代谢,进而降低它的有效性。

    答案 e 正确。苯妥英钠可诱导炔雌醇的代谢,进而降低它的有效性。

    答案 a 不正确。阿伐他汀可增加炔雌醇的血药浓度水平。

    答案 c 不正确。当使用炔雌醇和诺孕酯时,拉莫三嗪血药浓度水平可能会减低。

    答案 d 不正确。对乙酰氨基酚并不影响炔雌醇或诺孕酯的血药浓度水平。

18. DL,女性,19 岁,给你打电话说她在最后 2 天时忘记服用 Desogen 片(炔雌醇 $30\mu g$/0.15mg 去氧孕烯)。她说她是在服药周期的第 2 周。选择以下陈述中关于漏服药物最恰当的说法。
    a. DL 应该在第 2 天服用 2 片药,且使用 7 天的备用方法
    b. DL 应该按常规继续服药,每天一次,不需要使用备用方法
    c. DL 应该弃掉原有的一组药,且重新开始一组,使用备用方法是必要的
    d. DL 应该持续两天每天吃两片药,不必使用备用方法

    答案 a 正确。如果 COC 漏了两片药,应补上最近漏服的剂量,且使用一种 7 天的备用方法,如果最后 5 天有无保护房事,也可使

用紧急避孕。

答案 b 不正确。如果 COC 漏服了两片药,应补上最近漏服的剂量,且使用一种 7 天的备用方法,如果最后 5 天有无保护房事,也可使用紧急避孕。

答案 c 不正确的。DL 不需要开始新的一组药,因为她是在服药周期的第二周,这意味着她至少仍有 7 天的活性药片。

答案 d 不正确。如果 COC 漏服了两片药,应补上最近漏服的剂量,且使用一种 7 天的备用方法,如果最后 5 天有无保护房事,也可使用紧急避孕。

---

19. 复方激素避孕药对以下哪种情况是禁用的?选择所有正确答案。
    a. 深静脉血栓史
    b. 先兆性偏头痛
    c. 活动性肝病
    d. 顽固性高血压

答案 a、b、c、d 都正确。炔雌醇可以增加血栓的风险。因此,CHCs 对有深静脉血栓史的患者是禁用的。对有先兆性头痛史的患者,服用 CHCs 会有较高的中风风险。因此,CHCs 对有先兆性头痛史的患者是禁用的。CHCs 是通过肝脏来代谢的,可能对肝脏有副作用。因此,CHCs 不适用于有活动性肝病的患者。炔雌醇可以升高血压,伴有顽固性高血压的患者如果使用 CHCs,可能会增加他们中风的风险。

---

20. RR 是一位 26 岁的女性,刚刚被确诊患有经前焦虑症(PMDD),并在寻找避孕方式。无其他疾病,体重正常。下列哪种药物最适合 RR?
    a. YAZ
    b. Ortho Tri – Cyclen
    c. Estrostep
    d. Mircette
    e. Yasmin

答案 a 正确。YAZ 是 FDA 批准的用于治疗 PMDD 的药物。

答案 b 不正确。Ortho Tri – Cyclen 不是 FDA 批准的用于治疗 PMDD 的药物,而是用于治疗痤疮的药物。

答案 c 不正确。Estrostep(乙烯雌二醇)不是 FDA 批准的用于治疗 PMDD 的药物,而是用于治疗痤疮的药物。

答案 d 不正确。Mircette 不是 FDA 批准的用于治疗 PMDD 的药物。

答案 e 不正确。Yasmin(屈螺酮)不是 FDA 批准的用于治疗 PMDD 的药物。

第 64 章   眼药理学

KM 是一位 44 岁的非洲裔美国妇女,出现边缘视觉下降和左侧视野盲点。因为她没有看到在左车道的汽车而发生了一起机动车辆交通事故。她主诉眶上部神经痛和头痛加重 2 周。测量右眼眼内压 26mmHg,左眼 28mmHg。她打了很多份零工,有固定收入,购买药物存在困难。血压为 140/95mmHg。

诊断:原发性开角型青光眼,高血压和失眠。

药物治疗:氨氯地平每日 5mg,2% 毛果芸香碱每日四次,泰诺安睡前服用。

过敏反应:磺胺类。使用拉坦前列素蓝色眼睛棕色色素增加,并拒绝治疗。

1. 下列哪一项关于 KM 的描述是正确的?选择所有适合选项。
   a. 她至少具有青光眼的三个危险因素
   b. 盐酸毛果芸香碱眼液是 POAG 的一线药物
   c. 她可能有药源性的青光眼
   d. 苯海拉明可能加重青光眼
   e. 苯磺酸氨氯地平可能加重青光眼

答案 a 正确。KM 患青光眼的风险包括年龄超过 40 岁,非裔美国人,眼内压升高,家族病史。

答案 c 正确。她正在服用含有抗组胺药苯海拉明(Tylenol PM)的药物,可加重青光眼。

答案 b 不正确。毛果芸香碱副作用大,是最后一线治疗药物。

答案 e 不正确。氨氯地平不会加重青光眼。

---

2. 下列哪一项可能影响到 KM 的青光眼治疗?选择所有适合选项。
   a. 降压药物的滴定可影响眼内压
   b. 依从性可能是一个问题

c. 毛果芸香碱会引起全身副作用,NLO 教育可以帮助患者

d. 对乙酰氨基酚可能升高眼内压

答案 a 正确。血压变化对眼内压有影响。

答案 b 正确。由于 KM 收入不高且工作繁忙,用药依从性可能会成为问题。此外,用药依从性有助于青光眼的治疗。

答案 c 正确。NLO 将帮助降低副作用的风险,提高滴眼液的疗效。

答案 d 不正确。对乙酰氨基酚不影响眼内压。

3. 下列哪种治疗青光眼的药物对 KM 来说是禁忌?
   a. 噻吗洛尔
   b. 对氨基可乐定
   c. 溴莫尼定
   d. 多佐胺
   e. 他氟前列腺素

答案 d 正确。多佐胺是一种含有磺胺类的碳酸酐酶抑制剂。KM 有磺胺过敏史。

答案 a、b、c 和 e 不正确。患者没有这些药物的禁忌证。

4. 下列哪种药可能导致 KM 的眶上部神经痛?
   a. 氨氯地平
   b. 对乙酰氨基酚
   c. 苯海拉明
   d. 毛果芸香碱
   e. 拉坦前列素

答案 d 正确。老的中枢作用药物如毛果芸香碱可以引起眶上部神经痛。

答案 a、b、c 和 e 不正确。它们不会引起眶上部神经痛。

5. 根据对 KM 青光眼治疗的重要性,对下列药师的建议排序。必须使用所有选项。

无序选项	排序结果
每 3 ~ 6 个月评估用药史,并根据需要对患者进行依从性教育	停止使用泰诺安
停止使用毛果芸香碱,如果眼内压仍高,可以开始使用噻吗洛尔	停止使用毛果芸香碱,如果眼内压仍高,可以开始使用噻吗洛尔
评估滴眼技术,培训鼻泪管	评估滴眼技术,培训鼻泪管
停止使用泰诺安	每 3 ~ 6 个月评估用药史,并根据需要对患者进行依从性教育

6. 下列哪类药物可导致眼睫毛变深、变浓密和变长? 选择所有适合选项。
   a. 前列腺素类似物
   b. 碳酸酐酶抑制剂
   c. α 受体阻滞剂
   d. 拟交感神经药
   e. β 受体阻滞剂

答案 a 正确。前列腺素类似物引起的眼睫毛色素沉着和多毛。

答案 b、c、d 和 e 不正确。它们与眼睫毛色素沉着和多毛无关。

7. 下列哪种药物可引起药源性青光眼? 选择所有正确选项。
   a. 糖皮质激素
   b. 抗组胺药
   c. 西咪替丁
   d. 苯那普利
   e. 阿司匹林

答案 a、b 和 c 正确。糖皮质激素、抗组胺药、西咪替丁能够加重青光眼。糖皮质激素和抗组胺药风险高,西咪替丁风险低。

答案 d 和 e 不正确。贝那普利和阿司匹林不会引起青光眼。

8. 下列关于鼻泪管阻塞的说法,哪些是正确的?
   a. 药物有效性增加
   b. 减少副作用
   c. 增加滴眼液的全身吸收
   d. 增加滴眼液使用滴数
   e. 增加治疗费用

答案 a 和 b 正确。NLO 增加滴眼液吸收,提高疗效,减少副作用。

答案 c、d 和 e 不正确。NLO 可减少全身吸收，减少滴眼液的使用和治疗费用。

---

9. 根据降低眼内压的能力给下列药物类别从高到低排序。

无序选项	排序结果
布林佐胺	拉坦前列素
噻吗洛尔	噻吗洛尔
拉坦前列素	布林佐胺
溴莫尼定	溴莫尼定

---

10. 选择拉坦前列素的商品名。

a. Lumigan

b. Xalatan

c. Zioptan

d. Alphagan

答案 b 正确。Xalatan 是拉坦前列素的商品名。

答案 a 不正确。Lumigan 是比马前列素的商品名。

答案 c 正确。Zioptan 是他氟前列腺素的商品名。

答案 d 不正确。Alphagan 是溴莫尼定的商品名。

---

11. 按照百分强度对下列 β 肾上腺素能受体阻滞剂排序。从最低强度开始。

无序选项	排序结果
美替洛尔	0.25% 倍他洛尔
卡替洛尔	0.3% 美替洛尔
倍他洛尔	1% 美开朗

---

12. 下列哪个用于治疗青光眼的局部 β 受体阻滞剂为非选择性 β 受体阻滞剂？选择所有正确选项。

a. 噻吗洛尔

b. 美替洛尔

c. 氨甲酰胆碱

d. 左布诺洛尔

答案 a、b 和 d 正确。他们是非选择性 α 受体阻滞剂。

答案 c 不正确。卡巴胆碱是一种直接作用的胆碱能激动剂。

---

13. 下列哪种药品含有噻吗洛尔？选择所有正确选项。

a. Combigan

b. Timoptic

c. Azopt

d. Xalatan

答案 a 正确。Combigan 是含有噻吗洛尔和溴莫尼定的复方制剂。

答案 b 正确。Timoptic 是噻吗洛尔的商品名。

答案 c 不正确。Azopt 是布林佐胺的商品名。

答案 d 不正确。Xalatan 是拉坦前列素的商品名。

---

14. 根据制剂的强度对下列局部用抗生素排序。从最低百分强度开始。

无序选项	排序结果
阿奇霉素	0.3% 氧氟沙星溶液
莫西沙星	0.5% 莫西沙星溶液
氧氟沙星	1% 阿奇霉素溶液

---

15. 下列哪种药物是用于治疗结膜炎的外用氟喹诺酮类药物？

a. Quixin

b. Vigamox

c. Ocuflox

d. Gloxan

答案 a、b、c 和 d 均正确。Quixin 是左氧氟沙星的商品名，Vigamox 是莫西沙星的商品名，Ocuflox 是氧氟沙星眼液的商品名，Ciloxan 是环丙沙星的商品名。此外，四种药物均可用于治疗结膜炎。

---

16. 下列哪种氨基糖苷类抗生素可以制成眼用溶液和软膏？选择所有正确选项。

a. 妥布霉素

b. 阿奇霉素

c. 庆大霉素

d. 红霉素

答案 a 和 c 正确。妥布霉素(托百士等)、庆大霉素是眼用的氨基糖苷类抗生素,使用时配制成 0.3% 溶液和软膏。

答案 b 和 d 不正确。阿奇霉素(AzaSite)和红霉素(Ilotycin 等)。阿奇霉素为 1% 溶液,红霉素为 0.5% 软膏。

---

17. 下列哪一种抗病毒药物作为一种眼科使用的局部溶液销售?
    a. 脱氧尿苷
    b. 伐昔洛韦
    c. 泛昔洛韦
    d. 膦甲酸钠

    答案 a 正确。脱氧尿苷有 1% 的局部溶液,用于治疗单纯疱疹病毒性角膜炎。

    答案 b、c 和 d 不正确。伐昔洛韦和泛昔洛韦是市售的口服片剂。膦甲酸钠是胃肠外给药。

---

18. 按市售每片药物的最低剂量(mg)对下列抗病毒药物排序。从最低剂量开始。

无序选项	排序结果
阿昔洛韦	泛昔洛韦 125mg
泛昔洛韦	阿昔洛韦 400mg
伐昔洛韦	伐昔洛韦 500mg

---

19. 下列哪一种抗病毒药物有胃肠外、口服和植入物制剂?
    a. 缬更昔洛韦
    b. 更昔洛韦
    c. 伐昔洛韦
    d. 阿昔洛韦

    答案 b 正确。更昔洛韦用于治疗巨细胞病毒性视网膜炎,可静脉注射、口服、玻璃体腔内植入。

    答案 a 不正确。缬更昔洛韦可口服。
    答案 c 不正确。伐昔洛韦有片剂。
    答案 d 不正确。阿昔洛韦有片剂和胶囊。

---

20. 下列哪种抗真菌剂有 5% 的外用混悬液上市?

选择所有正确选项。
    a. 两性霉素 B
    b. 那他霉素
    c. 氟康唑
    d. 伊曲康唑

    答案 b 正确。纳他霉素是 5% 外用混悬液。

    答案 a、c 和 d 不正确。目前唯一可用的局部眼用抗真菌制剂是那他霉素。其他抗真菌剂可能是复合的外用制剂,或结膜下、玻璃体腔内注射给药。

第 65 章　泌尿学

1. 以下哪一个是度他雄胺的商品名?
    a. Hytrin
    b. Flomax
    c. Proscar
    d. Avodart
    e. Cardura

    答案 d 正确。
    答案 a 不正确。Hytrin 的通用名是盐酸特拉唑嗪。
    答案 b 不正确。Flomax 的通用名是坦索罗辛。
    答案 c 不正确。Proscar 的通用名是非那雄胺。
    答案 e 不正确。Cardura 的通用名是多沙唑嗪。

---

2. 一位服用 2mg 特拉唑嗪治疗 BPH 的 82 岁患者来到药房,主诉头晕眼花、全身肌无力且持续 LUTS,你会向他的医生推荐什么?
    a. 在他的治疗方案中增加非那雄胺每日 5mg
    b. 将特拉唑嗪更换为多沙唑嗪 4mg
    c. 将特拉唑嗪更换为坦索罗辛每日 0.4mg
    d. 减少特拉唑嗪的剂量至 1mg
    e. 增加锯棕榈一日 2 次

    答案 c 正确。坦索罗辛可能为该患者提供更好的耐受性,且通常 1 周内可以相对较快地缓解症状,且不需滴定。

    答案 a 不正确。患者主诉的头晕与 α 受体阻滞剂的使用有关,增加非那雄胺不会改善该症状,如果增加 5ARI,可能需要几个月的时间才会表现出症状减轻。

答案 b 不正确。更换为另一个长效的第二代 α_1 肾上腺素受体阻滞剂也不理想,患者可能需要经历同样的副作用。

答案 d 不正确。减小特拉唑嗪的剂量可以提高耐受性,但 BPH 的症状控制效果欠佳。

答案 e 不正确。由于缺乏临床证据,美国泌尿协会未推荐使用植物药疗法。

---

3. 非那雄胺的妊娠分类是什么?
   a. A
   b. B
   c. C
   d. D
   e. X

答案 e 正确。5 - α 还原酶抑制剂与男性出生缺陷有关。5ARIs 包括非那雄胺和度他雄胺,孕妇或育龄妇女不应服用或接触。

答案 a、b、c、d 不正确。

---

4. 一患者叙述他在过去的 6 个月里每日服用非那雄胺治疗 BPH。他最近一次 PSA 值为 2.6ng/mL,今天此值为 1.3ng/mL。下列选项哪一项是这一结果的最佳解释?
   a. 非那雄胺可使前列腺停止分泌 PSA
   b. 非那雄胺可以导致 PSA 实验室检查产生错误的结果
   c. 服用 5ARI 的患者 PSA 水平常显著降低
   d. 非那雄胺对 PSA 水平没有影响

答案 c 正确。由于非那雄胺减小前列腺的体积,所以剩下较少的前列腺产生 PSA。经过非那雄胺或度他雄胺的治疗,预计 PSA 值减少 50%。

答案 a 不正确。患者服用 5ARI 治疗后前列腺仍然产生 PSA。

答案 b 不正确。患者 PSA 降低与实验室测量误差造成的差异无关。

答案 d 不正确。非那雄胺对 PSA 水平有显著影响。

---

5. 一患者计划下周进行白内障手术,医生给他开

具了处方药坦索罗辛。他的症状不复杂但反映排尿延迟和费力,你决定:
   a. 按处方发药并告诉患者有性方面副作用的风险
   b. 电话联系他的内科和眼科医生,将医嘱改为非那雄胺
   c. 电话联系他的内科和眼科医生来决定可否延缓坦索罗辛治疗至完成白内障手术后
   d. 按处方发药并告知眩晕和体位性低血压的风险
   e. 电话联系他的内科医生,将医嘱改为特拉唑嗪

答案 c 正确。白内障手术前使用坦索罗辛与手术并发症有关。虽然这些并发症可以治疗,但仍要谨慎决定治疗是否可以拖延至术后。他应该让他的内科和眼科医生明白他意向在白内障手术前开始使用该药物。

答案 a 不正确。虽然坦索罗辛可以引起性方面的副作用包括射精障碍,但不是最佳答案。

答案 b 不正确。5ARI 的适应证包括大体积的前列腺(通常 >40g)。缺少该信息,给这个患者推荐非那雄胺就很困难。

答案 d 不正确。综上所述,在白内障手术前使用坦索罗辛可能会增加手术并发症的风险,可通过推迟治疗来防止。

答案 e 不正确。手术并发症与所有的 α 受体阻滞剂有关,此时,通知他的医生与患者讨论此问题是最佳答案。

---

6. 与多沙唑嗪相比,以下哪些是坦索罗辛的优点?
   a. 降低 LUTS 的疗效增强
   b. 减少体位性低血压
   c. 减轻症状起效快
   d. 减少晕厥

答案 b、d 正确。使用坦索罗辛可提高耐受性,因为它专门作用于前列腺 α_{1A} 受体。服用坦索罗辛与服用其他二代 α 受体阻滞剂(多沙唑嗪和特拉唑嗪)的患者相比,停药率和心血管副作用减少了。

答案 c 正确。由于坦索罗辛不需要滴定达到有效剂量,常在治疗第一周内观察到疗效。

答案 a 不正确。坦索罗辛不比其他 α 受体阻滞剂疗效更好,大部分 α 受体阻滞剂,包括多

沙唑嗪,会使 AUA 症状评分降低 4~6 分。

7. 以下哪一项是促进前列腺生长的原因?
   a. PSA
   b. DHT
   c. 5 - α 还原酶
   d. 睾酮

　　答案 b 正确。雄激素特别是二氢睾酮,与雄激素受体结合,增加促进前列腺生长的基因表达。由于这个原因,使用 5 - α 还原酶抑制剂(5ARI),可抑制睾酮转化为双氢睾酮,可阻止以上过程。

　　答案 a 不正确。由于前列腺产生 PSA,在前列腺增大的患者中该值会变高。但是它不会直接引起前列腺增长。

　　答案 c 不正确。5 - α 还原酶促进睾酮转化为 DHT。它仅仅是一种酶,并不直接促进前列腺的生长。综上所述,抑制 5 - α 还原酶可减少 DHT 的生成,而后者直接影响前列腺的生长。

　　答案 d 不正确。睾酮与雄激素受体结合,也可自由解离。DHT 是主要引起前列腺生长的雄激素,也是 5ARI 治疗的靶点。

8. 选出正确描述勃起功能障碍的陈述。
   a. 糖尿病患者的风险更高
   b. 在美国不常见
   c. 常常困扰年轻男性
   d. 血压升高者不易患此病
   e. 吸烟者不太可能患此病

　　答案 a 正确。糖尿病患者发生 ED 的概率是普通人的 3 倍多,糖尿病患者因为血管和神经的改变可能发生 ED。

　　答案 b 不正确。美国十分常见,约 2000 万男性患有该病。

　　答案 c 不正确。随年龄增长,ED 的发生率增加。40 岁时,多达 5% 的男性患有完全的或严重的功能障碍。65 岁以上男性这一比例上升到 15% ~25% 。

　　答案 d 不正确。高血压是 ED 发生的危险因素。

　　答案 e 不正确。吸烟提高了 ED 发生的可能性。

9. 请选择勃起功能障碍的血管因素。
   a. 抑郁
   b. 帕金森病
   c. 性腺功能减退
   d. 焦虑
   e. 血脂异常

　　答案 e 正确。血脂异常会导致血管改变,从而可导致 ED。

　　答案 a 不正确。血管因素是 ED 形成的重要原因。抑郁对 ED 形成有心理影响,但不影响血管系统。

　　答案 b 不正确。帕金森病因为对神经系统的影响可以引起 ED。它也被作为心理方面的病因。

　　答案 c 不正确。睾酮水平下降会导致 ED,但是性腺功能减退不是血管原因。

　　答案 d 不正确。焦虑可能是 ED 的病因之一,广泛焦虑可能是心理方面的病因。血管系统不受焦虑影响。

10. 选择勃起功能障碍应评估的项目。选出所有正确选项。
    a. 患者及其伴侣的性生活史
    b. 病史
    c. 体格检查
    d. 心理评估

　　答案 a、b、c、d 都正确。以上每个答案都是 ED 全面病情检查的一部分。

11. KR,62 岁,西班牙男性,有高血压病史。他主诉 ED 来就诊。ED 没有可确认的器官因素。选择关于该患者治疗方法的正确表述。
    a. PDE5 抑制剂不应成为该患者的治疗选择
    b. PDE5 抑制剂在西班牙裔人中的疗效较差
    c. 该患者有高血压,使用 PDE5 抑制剂无效
    d. PDE5 通过增强一氧化氮作用来发挥作用
    e. 他不应接受 PDE5 抑制剂,因为他的心血管状态而不建议性生活

　　答案 d 正确。PDE5 抑制剂通过提高一氧化氮的活性来发挥作用。

　　答案 a 不正确。当 ED 患者没有可确定

的病因时,PDE5 抑制剂是一个治疗选择。

答案 b 不正确。PDE5 抑制剂对所有人种都有效。

答案 c 不正确。PDE5 抑制剂对高血压导致的 ED 有效。

答案 e 不正确。没有证据表明 KR 不能性生活。

---

12. DL,男性,59 岁,白种人,有良性前列腺增生史,使用多沙唑嗪充分治疗,来院主诉 ED。他的病情检查正常,决定开始使用 PDE5 抑制剂进行治疗。选择关于该患者治疗方法的正确表述。
    a. 建议 DL 在性生活前立即服用药物
    b. 使用 PDE5 抑制剂可能导致体位性低血压
    c. BPH 患者禁用 PDE5 抑制剂
    d. 应选择西地那非,因为它的疗效更好
    e. 使用多沙唑嗪的患者禁用 PDE5 抑制剂

    答案 b 正确。PDE5 抑制剂使血压正常的患者血压下降,同时接受 α 受体阻滞剂的个体血压下降更为明显,导致体位性低血压或头晕。

    答案 a 不正确。PDE5 抑制剂应在预期性生活前 30~60 分钟服用。

    答案 c 不正确。PDE5 抑制剂对有 BPH 的 ED 患者有效。

    答案 d 不正确。没有充分的证据表明一个 PDE5 抑制剂比另一个更有效。

    答案 e 不正确。α 受体阻滞剂多沙唑嗪与 PDE5 抑制剂合用可导致体位性低血压和头晕,但二者合用不是禁忌。

---

13. JC,男性,72 岁,非洲裔美国人,患有 ED,且无使用 PDE5 抑制剂的禁忌证。以下哪种药物与 PDE5 抑制剂有潜在的药物相互作用并会导致其血清药物浓度上升?
    a. 红霉素
    b. 阿司匹林
    c. 阿莫西林
    d. 氟哌啶醇
    e. 流感疫苗

    答案 a 正确。红霉素抑制肝脏 CYP3A4 酶系,减少 PDE5 抑制剂的代谢。PDE5 抑制

剂的剂量应降低。

答案 b 不正确。阿司匹林与 PDE5 抑制剂没有相互作用。

答案 c 不正确。抗生素与 PDE5 抑制剂的相互作用未知。

答案 d 不正确。抗精神病药因可引起高泌乳素血症而造成 ED,但是不影响 PDE5 抑制剂的血清浓度。

答案 e 不正确。疫苗与 PDE5 抑制剂无相互作用。

---

14. 选择他达拉非的商品名。
    a. Relenza
    b. Viagra
    c. Enzyte
    d. Cialis
    e. Levitra

    答案 d 正确。Cialis 是他达拉非的商品名。

    答案 a 不正确。Relenza 的通用名是扎那米韦。

    答案 b 不正确。Viagra 的通用名是西地那非。

    答案 c 不正确。Enzyte 是非处方药,用于治疗 ED。

    答案 e 不正确。Levitra 的通用名是伐地那非。

---

15. 以下哪项陈述是关于前列地尔的最佳描述?
    a. 它是治疗 ED 的第一个药物
    b. 它是非特异性的 PDE5 抑制剂
    c. 它可以通过尿道栓剂给药
    d. 使用前列地尔未见阴茎异常勃起的报道
    e. 它通过收缩阴茎平滑肌来发挥作用

    答案 c 正确。一种特制的给药系统 Muse 将药物置入尿道,经过扩散由尿道进入阴茎体。该药也可以通过海绵体内注射给药。

    答案 a 不正确。PED5 抑制剂是 ED 治疗的一线药物,除非有禁忌证。当它们无效或不能耐受时,可以使用前列地尔。

    答案 b 不正确。前列地尔是前列腺素 E_1 激动剂,它通过松弛血管平滑肌使阴茎动脉血管舒张而发挥作用。

答案 d 不正确。使用前列地尔时可以发生阴茎异常勃起和勃起时间延长。

答案 e 不正确。其作用机制不包括收缩阴茎平滑肌。

---

16. LT,女性,75 岁,患有严重的肾功能损害（CrCl <30mL/min）。以下哪个药物是急迫性尿失禁的选择？选择所有正确答案。

    a. 奥昔布宁透皮贴
    b. 托特罗定 ER
    c. 索利那新
    d. 奥昔布宁 IR
    e. 曲司氯铵 ER

    答案 a 正确。奥昔布宁的任一给药途径都不需要在严重肾功损害时调整剂量。

    答案 b 正确。虽然它由肾脏清除,但剂量可以减少,且可用于严重肾功能损害的患者。

    答案 c 正确。虽然它由肾脏清除,但剂量可以减少,且可用于严重肾功能损害的患者。

    答案 d 正确。奥昔布宁的任一给药途径都不需要在严重肾功损害时调整剂量。

    答案 e 不正确。缓释曲司氯铵对 CrCl > 30mL/min 的患者只用单剂量。由于增加副作用不能用于严重肾功能损害患者。

---

17. 抗毒蕈碱药物治疗膀胱过度活动症的主要靶点是毒蕈碱受体的哪一亚型？

    a. M_1
    b. M_2
    c. M_3
    d. M_4
    e. M_5

    答案 c 正确。抗毒蕈碱药物的作用靶点是膀胱的 M_3 受体。

    答案 a 不正确。大多数 M_1 受体分布在中枢神经系统。

    答案 b 不正确。虽然膀胱中可以发现 M_2 受体,但它们在尿失禁方面的临床意义不显著。

    答案 d、e 不正确。M_4 和 M_5 受体对尿失禁没有显著临床意义。

---

18. TV,女生,55 岁绝经,患有尿失禁,同时有阴道

干燥、灼烧、瘙痒症状。以下药物适合该患者的是？

    a. 口服雌激素
    b. 度洛西汀
    c. A 型肉毒杆菌毒素
    d. 外用雌激素

    答案 d 正确。上述所列症状描述的是阴道萎缩。微粉化 17 - 雌二醇的适应证为阴道萎缩。

    答案 a 不正确。研究证明绝经后妇女服用口服雌激素会增加 UI 的风险。

    答案 b 不正确。度洛西汀可用于 SUI。

    答案 c 不正确。肉毒杆菌毒素用于难治性和不耐受抗毒蕈碱药物的患者。

---

19. 以下哪一个是尿失禁患者的非药物治疗选择？

    a. 减肥
    b. 减少液体摄入
    c. 增加咖啡摄入
    d. 盆底肌锻炼

    答案 a 正确。减重是尿失禁合适的非药物治疗选择。

    答案 b 正确。减少液体摄入是合适的非药物治疗选择。

    答案 d 正确。盆底肌锻炼是合适的非药物治疗选择。

    答案 c 不正确。减少咖啡因的摄入是合适的尿失禁非药物治疗选择。

---

20. 哪种失禁可描述为尿急、尿频、遗尿、运动时尿漏？

    a. 压力性尿失禁
    b. 急迫性尿失禁
    c. 溢出性尿失禁
    d. 混合性尿失禁
    e. 功能性尿失禁

    答案 d 正确。以上症状同时描述了 OAB 和 SUI,因为不止一种类型的尿失禁,所以应被定义为混合性尿失禁。

    答案 a 不正确。上述症状不仅仅只是 SUI。

    答案 b 不正确。上述症状不仅仅只是 UUI。

答案 c 不正确。上述症状不是 OI。

答案 e 不正确。上述症状不是由于功能性或认知障碍引起的。

21. 米拉贝隆的商品名是什么？
    a. Detrol LA
    b. Ditropan
    c. Myrbetriq
    d. VESIcare
    e. Sanctura XR

答案 c 正确。Myrbetriq 是米拉贝隆的商品名。

答案 a 不正确。Detrol LA 是托特罗定的商品名。

答案 b 不正确。Ditropan 是奥昔布宁的商品名。

答案 d 不正确。VESIcare 是索非那新的商品名。

答案 e 不正确。Sanctura XR 是曲司氯铵的商品名。

第 66 章　过敏性鼻炎

1. 下列哪一项是过敏性鼻炎的典型症状？选择所有正确的答案。
    a. 流涕
    b. 鼻塞
    c. 打喷嚏
    d. 浊涕

答案 a、b 和 c 正确。这些是过敏性鼻炎的典型症状。

答案 d 不正确。过敏性鼻炎的典型症状是清亮和稀薄的鼻涕。浓稠或脓性鼻涕可能是感染的标志。

2. 下列哪一项是 3 岁儿童使用口服抗组胺药治疗过敏性鼻炎的潜在不良反应？
    a. HPA 轴抑制
    b. 反常性激动
    c. 鼻塞复发
    d. 药物耐受

答案 b 正确。这是第一代口服抗组胺药对婴儿和儿童特有的潜在的不良反应。

答案 a 不正确。这是与鼻内糖皮质激素相关的潜在不良反应。

答案 c 不正确。鼻塞复发是与过度使用局部减鼻充血药有关的不良反应。

答案 d 不正确。药物耐受与抗组胺药的使用无关。

3. JB 是一名 45 岁的男性患者，有慢性鼻塞病史，几乎全年中的每天都鼻塞。该患者还患有高血压。除了鼻塞外，患者经常在工作中打喷嚏（他觉得很尴尬）。除此之外，过敏导致他取消了和家人的公园郊游。根据 ARIA 指南，下列哪一项是 JB 症状的最佳分类？
    a. 轻度间歇性
    b. 中至重度间歇性
    c. 轻度持续性
    d. 中至重度持续性

答案 d 正确。他的症状是严重和慢性的。

答案 a 不正确。由于该患者的症状影响了他的生活质量，所以这些症状不是轻度的。同时，由于该患者症状每周超过 4 天，持续超过 4 周，属于持续性的。

答案 b 不正确。他的症状是常年的。

答案 c 不正确。他的症状影响了他的生活质量。

4. 下列哪一种治疗对 JB 是最好的选择？
    a. 口服减鼻充血药
    b. 非选择性抗组胺药
    c. 鼻内糖皮质激素
    d. 鼻内减鼻充血药

答案 c 正确。鼻内糖皮质激素对鼻塞和喷嚏非常有效。

答案 a 不正确。该患者有高血压并且使用口服减鼻充血药可导致更明显的血压升高。同时，减鼻充血药仅可用于鼻塞而不能用于打喷嚏。

答案 b 不正确。非选择性抗组胺药由于其镇静和抗胆碱能作用不是最好的选择，但是当首选治疗无效时是一个很好的联合药物。

答案 d 不正确。由于该患者有慢性症状，鼻内减鼻充血药不能完全治疗。鼻内减鼻充血药每次使用不能超过数天。除此之外,这些药物不能减少打喷嚏的频率。

---

5. BJ 是一名 30 岁的妊娠期妇女(孕早期),有慢性鼻塞病史,几乎全年中的每天都鼻塞。该患者其他的疾病只有高血压。除鼻塞外,还经常打喷嚏。同时,因过敏其取消了与家人外出。下列哪一种治疗对 BJ 是最好的选择?
   a. 鼻内糖皮质激素
   b. 初始选择非选择性抗组胺药
   c. 初始选择口服减鼻充血药
   d. 初始选择肥大细胞稳定剂

   答案 a 正确。因为该患者是慢性症状,鼻内糖皮质激素非常有效。布地奈德是很好的选择,其妊娠分级为 B 级。
   答案 b 不正确。抗组胺药对鼻塞无效。
   答案 c 不正确。这类药物可使血压控制更差,孕早期使用不安全(与先天性畸形有关)。去氧肾上腺素和伪麻黄碱的妊娠分级均为 C 级。
   答案 d 不正确。这类药物对该患者不是最有效的药物。

---

6. 选择左西替利嗪的商品名。
   a. Clarinex
   b. Zaditor
   c. Xyzal
   d. Singulair

   答案 c 正确。该选项是左西替利嗪的商品名。
   答案 a 不正确。该选项是地氯雷他定的商品名。
   答案 b 不正确。该选项是富马酸酮替芬的商品名。
   答案 d 不正确。该选项是孟鲁司特的商品名。

---

7. 下列哪类患者使用盐酸伪麻黄碱需密切关注? 选出所有正确的答案。
   a. 糖尿病
   b. 慢性肾脏病
   c. 高血压
   d. 骨关节炎

   答案 a 正确。糖尿病患者慎用伪麻黄碱,因为该药可升高血压。
   答案 b 正确。伪麻黄碱通过肾脏清除,慢性肾脏疾病患者可能导致该药物在体内蓄积,从而增加药物相关毒性的风险。因此,肾功能损伤的患者慎用。
   答案 c 正确。高血压患者需慎用伪麻黄碱,因为它会升高血压。血压未控制的患者应避免使用该药。
   答案 d 不正确。伪麻黄碱对骨关节炎没有影响,该类患者可使用。

---

8. 下列哪个抗组胺药物需凭处方购买?
   a. 苯海拉明
   b. 富马酸酮替芬
   c. 左西替利嗪
   d. 氯雷他定

   答案 c 正确。左西替利嗪只能通过处方购买。
   答案 a、b 和 d 不正确。苯海拉明、富马酸酮替芬和氯雷他定可不凭处方购买。

---

9. 下列哪类药物可用于妊娠期过敏性鼻炎的治疗? 选择所有适合的选项。
   a. 口服抗组胺药
   b. 鼻内糖皮质激素
   c. 口服减鼻充血药
   d. 局部减鼻充血药

   答案 a 正确。口服抗组胺药可用于妊娠期(如果医生批准),尤其是西替利嗪和左西替利嗪。
   答案 b 正确。鼻内糖皮质激素可用于妊娠期,首选布地奈德,该药妊娠分级为 B 级。
   答案 c 正确。可以使用减鼻充血药,但是,孕早期不应使用,除非收益大于风险,局部减鼻充血药可能更安全。
   答案 d 正确。局部减鼻充血药由于其全身吸收有限,妊娠期使用较安全。

---

10. JS,男性,23 岁,有季节性过敏性鼻炎病史。该患者抱怨每年秋天到了豚草花粉季节有鼻塞。下列哪一种药物最适合该患者及时缓解鼻塞?

a. 西替利嗪

b. 马来酸氯苯那敏

c. 氟替卡松

d. 羟甲唑林

答案 d 正确。局部减鼻充血药可在数分钟内缓解症状。

答案 a 不正确。口服抗组胺药预防症状的效果好于治疗已出现的症状。口服抗组胺药治疗鼻塞的效果与鼻内糖皮质激素和减鼻充血药相比较差。

答案 b 不正确。与西替利嗪相比，马来酸氯苯那敏不能完全缓解鼻塞症状。

答案 c 不正确。鼻内糖皮质激素在给药后 8~12 小时可部分缓解鼻塞症状，但是完全起效需要 2 周时间。

---

11. 下列哪种规避过敏原的方法适用于减少由豚草花粉引起的过敏症状？

a. 将枕头和床垫用过敏原防护罩包裹

b. 保持窗户关闭，尽可能减少外出活动

c. 减少室内湿度至小于 50%

d. 用热水清洗床上用品

答案 b 正确。该方法可预防花粉进入室内，最大限度地减小患者的暴露。

答案 a 不正确。花粉为室外过敏原，不能通过对床上用品使用防过敏罩来减少。

答案 c 不正确。该方法对室内霉菌过敏原有效，但对室外过敏原如花粉没有作用。

答案 d 不正确。该方法对室内尘螨过敏原有效，但对室外过敏原如花粉没有作用。

---

12. 下列哪种药物在过敏原暴露前开始使用有利于减少季节性过敏性鼻炎的症状？选择所有正确的答案。

a. 鼻内糖皮质激素

b. 白三烯拮抗剂

c. 口服抗组胺药

d. 局部减鼻充血药

答案 a、b 和 c 正确。过敏原暴露前给予鼻内糖皮质激素、白三烯拮抗剂和抗组胺药可将过敏性鼻炎的症状减至最小。为了获得最佳疗效，这些药物需要在预期的过敏原暴露前

开始使用。

答案 d 是 不正确。局部减鼻充血药用于鼻塞的患者。该药物不用于症状出现或过敏原暴露前。

---

13. CW 是一名有季节性过敏性鼻炎和轻度持续性哮喘的 8 岁男性患儿。下列哪种药物适用于治疗他的哮喘及过敏性鼻炎症状？

a. 鼻内丙酸倍氯米松

b. 鼻内色甘酸钠

c. 西替利嗪

d. 孟鲁司特

答案 d 正确。孟鲁司特对于过敏性鼻炎和哮喘均有效。

答案 a 不正确。鼻内糖皮质激素只对哮喘轻微有效，不能代替吸入性糖皮质激素和/或其他哮喘药物。

答案 b 不正确。吸入性色甘酸钠可用作哮喘的辅助治疗，但鼻内色甘酸钠不用于哮喘的治疗。

答案 c 不正确。口服抗组胺药不推荐用于哮喘的治疗。

---

14. 成人患者在使用推荐剂量时，下列哪种抗组胺药最可能产生镇静作用？

a. 地氯雷他定

b. 苯海拉明

c. 非索非那定

d. 奥洛他定

答案 b 正确。苯海拉明是第一代抗组胺药（非选择性），在推荐剂量下可产生镇静作用，可出现在多种非处方镇静催眠药物中。

答案 a 不正确。地氯雷他定是第二代抗组胺药，潜在的镇静作用较弱。

答案 c 不正确。非索非那定是第二代抗组胺药，潜在的镇静作用较弱。

答案 d 不正确。奥洛他定是鼻内和眼用抗组胺药，潜在的镇静作用较弱。

---

15. 下列哪种抗组胺药可作为鼻内制剂？

a. 盐酸氮卓斯汀

b. 富马酸酮替芬

c. 左西替利嗪

d. 氯雷他定

答案 a 正确。盐酸氮卓斯汀可作为鼻内制剂。

答案 b 不正确。富马酸酮替芬可作为眼部制剂。

答案 c 不正确。左西替利嗪可作为口服制剂。

答案 d 不正确。氯雷他定可作为口服制剂。

---

16. 下列哪一类治疗过敏性鼻炎的药物长期使用最可能导致药物性鼻炎(鼻塞复发)?
   a. 鼻内糖皮质激素
   b. 鼻内减鼻充血药
   c. 口服抗组胺药
   d. 口服减鼻充血药

答案 b 正确。当患者使用该类药物超过 3~5 天时可出现鼻塞复发。如果发生药物性鼻炎,患者需要停用局部减鼻充血药。停药期间使用鼻用糖皮质激素对症状可能有效。

答案 a 不正确。鼻塞复发不是鼻用糖皮质激素相关的不良反应。鼻用糖皮质激素对于过敏性鼻炎相关的鼻塞治疗有效。

答案 c 不正确。鼻塞复发不是口服抗组胺药相关的不良反应。

答案 d 不正确。鼻塞复发不是口服减鼻充血药相关的不良反应,仅为局部减鼻充血药相关不良反应。

---

17. 下列哪种药物必须作为处方药销售,因为其可能用于生产甲基苯丙胺?
   a. 溴苯吡丙胺
   b. 马来酸氯苯那敏
   c. 去氧肾上腺素
   d. 伪麻黄碱

答案 d 正确。2005 年《防制甲基苯丙胺法》禁止不凭处方销售伪麻黄碱。同时也限制了个人在规定月份内购买伪麻黄碱的数量,附加法规和限制适用于不同地区,包括提供购买伪麻黄碱的照片证明,保存伪麻黄碱购买记录,部分地区,伪麻黄碱指定为第 5 类管控药品。

答案 a 不正确。溴苯吡丙胺没有销售限制。

答案 b 不正确。马来酸氯苯那敏没有销售限制。

答案 c 不正确。去氧肾上腺素没有销售限制且已在很多非处方药物中取代了伪麻黄碱。

---

18. NB 是一名 28 岁女性患者,正在联合使用西替利嗪、鼻内丙酸氟替卡松、伪麻黄碱和孟鲁司特治疗持续性过敏性鼻炎症状。该患者主诉早晨服用所有药物后感觉紧张不安和心悸。下列哪种药物最有可能引起该患者的症状?
   a. 西替利嗪
   b. 氟替卡松
   c. 孟鲁司特
   d. 伪麻黄碱

答案 d 正确。由于其具有交感神经兴奋作用所致,众所周知,伪麻黄碱可导致焦虑、烦躁、心动过速和心悸。

答案 a 不正确。口服抗组胺药很少与心动过速或焦虑情绪有关。

答案 b 不正确。氟替卡松全身吸收很少,与这些不良反应无关。

答案 c 不正确。孟鲁司特极少与焦虑情绪有关,未发现可引起心动过速。

---

19. TR 是一名有持续性过敏性鼻炎的 6 岁男性患儿。该患儿尽管使用了口服抗组胺药仍有症状,医师拟加用鼻用糖皮质激素。下列关于 TR 使用鼻用糖皮质激素的说法,哪一项是正确的?
   a. 在儿童患者中鼻内糖皮质激素不应与口服抗组胺药联用
   b. 新型鼻用糖皮质激素全身生物利用度较低,不会引起 TR 的生长抑制
   c. 对于小于 12 岁的儿童使用鼻内糖皮质激素不恰当
   d. TR 需要使用鼻内糖皮质激素在几分钟内达到症状缓解

答案 b 正确。鼻内糖皮质激素例如氟替卡松和莫米松很少引起生长抑制。

答案 a 不正确。鼻内糖皮质激素在儿童

患者中与口服抗组胺药联合应用是安全的。

　　答案 c 不正确。鼻内糖皮质激素可用于 2 岁的儿童。

　　答案 d 不正确。鼻内糖皮质激素不能用于快速缓解症状。在数小时内可部分缓解,但 2 周后才可达到完全起效。

---

20. KW 是一名 39 岁的女性患者,使用西替利嗪及鼻用糖皮质激素仍每日流涕。以流涕症状为治疗目标增加下列哪种药物最适宜?
    a. 盐酸氮卓斯汀
    b. 异丙托溴铵
    c. 羟甲唑林
    d. 去氧肾上腺素

　　答案 b 正确。鼻内异丙托溴铵因为其抑制分泌作用专门针对流涕症状。目前正接受药物治疗仍有流涕的患者加用鼻内抗胆碱能药如异丙托溴铵有助于治疗。

　　答案 a 不正确。由于 KW 已经使用了口服抗组胺药,加用局部抗组胺药不能提供额外的获益。

　　答案 c 不正确。鼻内减鼻充血药不能改善流涕,只适用于鼻塞。

　　答案 d 不正确。口服减鼻充血药对鼻塞最有效,不能用于流涕。

第 67 章　临床毒理学

以下案例涉及问题 1~3。

1. 患者 RC,男性,40 岁,体重 77kg。主诉:牙痛,过去 3 天每 3~4 小时服用 4 粒 500mg 对乙酰氨基酚片,症状无缓解。此外,患者有恶心、新发右上腹疼痛。最后一次服用对乙酰氨基酚是在体格检查前 2 小时。下列哪项因素可能增加患者肝毒性的风险? 选择所有正确的答案。
    a. 长期酗酒
    b. 合并异烟肼治疗
    c. 获得性免疫缺陷综合征
    d. 年龄 >40 岁

　　答案 a 正确。长期酗酒是增加肝毒性的一个因素,原因:①诱导 CYP2E1 酶,导致对乙酰氨基酚的肝毒性代谢物 NAPQI 增加;②因经常酗酒引起的营养不良导致谷胱甘肽储存耗竭;

③长期酗酒与已有的肝功能不全有关。

　　答案 b 正确。异烟肼是 CYP2E1 酶诱导剂,能增加对乙酰氨基酚的肝毒性代谢物 NAPQI,使潜在的肝毒性风险增加。

　　答案 c 正确。获得性免疫缺陷综合征(AIDS)与谷胱甘肽的消耗有关。

　　答案 d 不正确。目前认为,患者年龄不是增加肝毒性风险的因素。

---

2. 下列哪项治疗措施适用于评估/治疗该患者?
    a. 在 Rumack – Matthew 列线图上标定对乙酰氨基酚的浓度,以决定是否需要解毒治疗
    b. 立即开始解毒治疗
    c. 应检测对乙酰氨基酚的浓度以决定是否需要解毒治疗
    d. 应给予活性炭治疗,同时检测对乙酰氨基酚的浓度以确定是否需要解毒治疗

　　答案 b 正确。成人患者反复超剂量使用对乙酰氨基酚伴有中毒症状(恶心、呕吐、乏力、出汗、腹痛),应尽快给予对乙酰氨基酚解毒剂,防止毒性增加。

　　答案 a 不正确。Rumack – Matthew 列线图仅用于确定急性摄入对乙酰氨基酚引起肝毒性的风险。不适用于慢性摄入、摄入对乙酰氨基酚缓释制剂以及摄入时间不明确的急性摄入者。

　　答案 c 不正确。对于无症状患者,依据对乙酰氨基酚浓度结合其他因素(AST、并发症、病史)确定相对风险及反复超剂量病例是否需要解毒治疗。对于有症状的患者,为防止毒性持续发展,应尽早给予解毒干预。

　　答案 d 不正确。在可获得有效解毒剂的情况下,对于服用 2g 对乙酰氨基酚后 2 小时且伴有恶心的患者,活性炭的获益风险比较低。

---

3. 已决定给予 RC 对乙酰氨基酚解毒治疗。下列哪种乙酰半胱氨酸制剂可通过静脉注射用于对乙酰氨基酚中毒的解毒治疗? 选择所有正确的答案。
    a. 20% 乙酰半胱氨酸溶液
    b. Acetadote 注射液
    c. 10% 乙酰半胱氨酸溶液
    d. 乙酰半胱氨酸注射液

答案 a 正确。现有 10% 和 20% 两种浓度的乙酰半胱氨酸溶液，尽管 FDA 未批准其静脉注射，但以下情况除外：①无法获得乙酰半胱氨酸注射剂型；②临床认为必须使用静脉途径给药，且溶液剂型已经应用于需要静脉注射治疗的对乙酰氨基酚中毒患者（难治性呕吐、怀孕）。如静脉给予乙酰半胱氨酸溶液，应使用 D5W（5% 葡萄糖溶液）适当稀释且给药时通过一个 0.2μm 的微孔过滤器。

答案 b 正确。Acetadote 是乙酰半胱氨酸注射剂的一个商品名，FDA 批准可静脉给药。

答案 c 正确。10% 乙酰半胱氨酸溶液未经 FDA 批准用于静脉给药，但某些特殊情况下静脉用于对乙酰氨基酚过量的治疗（更完整的解释参见答案 a 的注解）。

答案 d 正确。乙酰半胱氨酸注射液是 FDA 批准的 Acetadote 注射剂的非专利制剂。

---

4. 患者 MP，女性，40 岁，体重 48.5kg。在一个音乐会上跌倒后被 EMS 送至急诊科。体检结果：MP 只对疼痛刺激有反应，呼吸频率为 6/min，瞳孔缩小。下列哪个（些）药物最可能与这些体检结果有关？选出所有正确答案。
   a. 哌醋甲酯
   b. 阿米替林
   c. 多奈哌齐
   d. 氢吗啡酮

答案 d 正确。阿片中毒可导致"阿片三联征"，包括中枢神经抑制、呼吸抑制和瞳孔缩小。

答案 a 不正确。哌醋甲酯过量产生拟交感神经兴奋，其症状在临床上与抗胆碱能综合征极其相似。

答案 b 不正确。阿米替林具有强抗胆碱能作用。其抗胆碱能毒性有关的症状如精神状态改变、瞳孔放大伴睫状肌麻痹、皮肤潮红、高热、皮肤和黏膜干燥。

答案 c 不正确。多奈哌齐抑制胆碱酯酶增加胆碱能作用。胆碱能过度症状表现为缩写 SLUDGE（流涎、流泪、排尿、排便、胃肠道不适、呕吐）或 DUMBBELS（腹泻和发汗、排尿、瞳孔缩小、支气管分泌物增加/支气管痉挛、心动过缓、呕吐、流泪、嗜睡、流涎）。

---

5. 患者 ZW 以"耳鸣和呕吐 5 次"之主诉就诊于急诊科。就诊前 90 分钟服用了 50 片阿司匹林肠溶片。体格检查：心率 92/min，血压 115/80mmHg，呼吸频率 32/min，出汗。若患者病史准确，其动脉血气分析最可能显示下列哪项酸碱紊乱？
   a. 代谢性酸中毒
   b. 呼吸性碱中毒
   c. 部分代偿的代谢性酸中毒
   d. 部分代偿的呼吸性碱中毒

答案 b 正确。水杨酸类药物直接刺激呼吸中枢。中毒早期，这种刺激作用导致呼吸频率增加。换气过度导致全身 CO_2 浓度降低。"呼吸酸"降低对 pH 值的影响是，由于呼吸性碱中毒引起全身 pH 值增加。随着水杨酸中毒的进展，一种混合型酸-碱中毒开始形成，初期的呼吸性碱中毒继续存在，但同时出现并非单纯代偿性的代谢性酸中毒。出现酸中毒的原因包括：水杨酸（是一种弱酸）浓度增高、氧化磷酸化解偶联导致乳酸生成、游离脂肪酸代谢增加和肾功能受损，以及其他有机酸的蓄积。

答案 a、c、d 不正确。

---

6. 5mL 外用止痛药冬青油（100% 水杨酸甲酯），其阿司匹林等效剂量是多少？
   a. 140mg
   b. 500mg
   c. 1400mg
   d. 7g

答案 d 正确。水杨酸甲酯的阿司匹林等效系数为 1.4，意味着它的效价是阿司匹林的 1.4 倍。100% 水杨酸甲酯相当于每 100mL 冬青油含 100g 水杨酸甲酯，或者用不同单位表示即每 1mL 冬青油含 1000mg 水杨酸甲酯。将 1000mg/mL 乘以 1.4 来计算其阿司匹林等效剂量，即每 1mL 冬青油含 1400mg 阿司匹林等效剂量。5mL 100% 冬青油的阿司匹林等效剂量的正确答案是 7g。这说明了水杨酸甲酯的潜在毒性，1mL 本品几乎达到 10kg 儿童的最小中毒剂量 150mg/kg，理论上 5mL 即可致命。

答案 a、b、c 不正确。

---

7. 下列毒性药物与解毒剂配对正确的是哪一组？

选择所有正确答案。

a. 布托啡诺和纳洛酮

b. 氰化物和羟钴胺

c. 甲吡唑和异丙醇

d. 吡哆醇和异烟肼

e. 去铁胺和铁

答案 a 正确。布托啡诺是一种合成的混合型（激动剂－拮抗剂）阿片类镇痛药。过量会产生一般阿片类药物毒性，应考虑使用纳洛酮治疗布托啡诺过量。

答案 b 正确。氰化物是一种快速起效毒素，抑制线粒体细胞色素 a3，使细胞无氧呼吸产生乳酸、代谢性酸中毒、细胞缺氧，可以在几分钟内致死。羟钴胺和氰化物分子结合，通过取代与三价钴离子连接的羟基配体，形成氰钴胺（维生素 B_{12}），后者随尿液排出体外。

答案 d 正确。吡哆醇是严重异烟肼中毒的解毒剂。严重异烟肼中毒的典型特征是标准治疗（苯二氮䓬类、巴比妥类）无效的癫痫、昏迷和代谢性酸中毒。异烟肼可改变代谢，引起功能性吡哆醇耗竭。吡哆醇缺乏会减弱伽马氨基丁酸（GABA，中枢神经系统主要的抑制性神经递质）的合成和代谢，导致癫痫发作。作为异烟肼的解毒剂，吡哆醇应静脉注射，剂量相当于异烟肼的摄入剂量，最多为 5g。如果异烟肼剂量未知，应经验性给予吡哆醇 5g。治疗异烟肼中毒使用的吡哆醇可能降低医院吡哆醇的库存。

答案 e 正确。铁过量时，去铁胺与游离铁螯合，螯合物铁草铵随尿液排出。使用去铁胺后，尿液可能显"玫瑰红葡萄酒"（红－褐）颜色，表明尿液中存在铁草铵。然而，并不是总能看见颜色变化。急性铁中毒时使用去铁胺相关的不良反应包括：输注速率相关性低血压、肺毒性（治疗超过 24 小时的患者）以及感染等。

答案 c 不正确。甲吡唑是乙醇脱氢酶的竞争性拮抗剂，主要用于乙二醇和甲醇中毒。尽管异丙醇通过乙醇脱氢酶代谢，但其主要代谢物是丙酮，因此不使用甲吡唑进行解毒。

以下案例涉及问题 8 ~ 9。

8. 患者 GL，女性，58 岁，既往有使用地高辛治疗充血性心力衰竭的病史。就诊急诊科 6 小时前，摄入 60 片 0.25mg 的地高辛片。心电图显示：高度心脏传导阻滞，心室率 40 ~ 50/min。钾离子浓度 5.8mEq/L，地高辛浓度 12ng/mL。作为预防措施，应评估 GL 下列哪项医学记录以评价其是否需要使用地高辛免疫 Fab 片段？选择所有正确答案。

a. 木瓜或木瓜蛋白酶过敏

b. 患者以前使用过地高辛免疫 Fab 片段治疗

c. 绵羊蛋白过敏

d. 乳胶过敏

答案 a 正确。在生产地高辛免疫 Fab 片段的过程中，木瓜蛋白酶用于分解全抗体。对木瓜蛋白酶、木瓜提取物或菠萝蛋白酶过敏的患者应慎用。

答案 b 正确。与完整的免疫球蛋白相比，经过设计的 Fab 片段缺乏 Fc 片段的抗原决定簇，潜在过敏反应显著降低。然而，之前接受地高辛免疫 Fab 片段治疗的患者免疫反应风险增加。

答案 c 正确。已知对绵羊蛋白过敏的患者发生免疫原性反应的风险增加，原因是地高辛免疫 Fab 片段的生产是使用地高辛衍生物免疫羊（绵羊）以形成抗地高辛抗体。

答案 d 正确。某些乳胶和尘螨与木瓜蛋白酶具有相同的抗原结构，对以上物质过敏的患者可能对木瓜蛋白酶也过敏。

9. 根据摄入剂量使用合适剂量的地高辛免疫 Fab 片段。60 分钟内，患者临床症状得到改善，但 Fab 治疗后 6 小时地高辛浓度恢复至 19ng/mL。下列哪项是解释 GL 地高辛浓度增加的最佳答案？

a. 地高辛的持续吸收

b. 摄入时间点有误，摄入时间与就诊时间更接近

c. 地高辛免疫 Fab 片段治疗增加了总地高辛的血药浓度

d. 内源性地高辛样免疫反应物质

答案 c 正确。地高辛血清浓度测定可分为游离地高辛浓度和总地高辛浓度。给予地高辛免疫 Fab 片段后，地高辛水平（通常以总地高辛浓度报告）会大幅上升。这是由于 Fab 抗体与循环血浆地高辛结合，形成的浓度梯度有利于地高辛从组织返回血浆的再分布。然而，这些

地高辛几乎都是结合型的,不能与受体相互作用。这就能解释为什么给予 Fab 片段后 GL 的地高辛浓度增加。总地高辛水平将保持高浓度和具有临床误导性,直至 Fab 片段从体内排出。

答案 a 不正确。地高辛是双相分布模式,被吸收进入血液后慢慢地重新分布到组织。这种稳态血药浓度延迟致使误导性的高血药浓度(2~3 倍)发生在摄入后早期(< 4~6 小时),更可靠的稳态血药水平出现在摄入后 6 小时以上。GL 的情况与此恰好相反,因此答案 a 不正确。

答案 b 不正确。正如答案 a 所描述的地高辛两相分布性质,急性过量后最初 4~6 小时的地高辛浓度会高于摄入后 6 小时的浓度。因此,如果摄入时间与就诊时间接近,在监测地高辛血药浓度时,最初 4~6 小时的浓度应高于摄入后 6 小时或更长时间的浓度。

答案 d 不正确。内源性地高辛样免疫活性物质(EDLIS)是体内自然产生的物质,其化学成分和作用功能与外源性地高辛类似。已在新生儿及合并下列情况的患者体内发现该物质:肾肝功能障碍、妊娠、充血性心力衰竭、1 型糖尿病和剧烈运动后。如果体内的 EDLIS 预计不会将地高辛浓度升高 2ng/mL 以上,EDLIS 能够与地高辛测定试验发生交叉反应。其临床意义尚不明确。此外,如果摄入动植物来源的天然洋地黄强心苷类,可能干扰地高辛检测。

---

10. 三环类抗抑郁药过量引发癫痫或 QRS 时长 ≥ 115 毫秒时,应使用下列哪种药物?
    a. 碳酸氢钠
    b. 氟马西尼
    c. 毒扁豆碱
    d. 普鲁卡因胺

    答案 a 正确。三环抗抑郁(TCAD)中毒引起 QRS 时程延长或癫痫发作时,应碱化血清,使机体 pH 为 7.45~7.55。使用碳酸氢钠有以下益处:

    ①提高体内钠浓度可恢复钠通道阻滞和/或提高 pH,使非离子型 TCAD 浓度增加,降低离子型 TCAD 和钠通道之间的配体受体相互作用。

    ②足量的碳酸氢钠能够逆转广泛的复杂

心律失常和低血压。癫痫对碳酸氢钠治疗则无反应,应该给予标准治疗。如果是 TCAD 过量引起的癫痫,则应该给予碳酸氢钠治疗,因为出现癫痫表明毒性严重。

③其他可能的治疗包括给予 3% 高渗盐以提高体内钠离子浓度,或增强通气以提高机体 pH。然而这些方法的益处不及碳酸氢钠治疗。

答案 b 不正确。TCAD 中毒时给予氟马西尼可引发癫痫广泛性发作,属于禁忌。

答案 c 不正确。毒扁豆碱是胆碱酯酶抑制剂,可以逆转 TCAD 中毒引起的一些抗胆碱能症状。长期以来,它被用于治疗 TCAD 引起的抗毒蕈碱症状。然而,由于毒扁豆碱能增加心律失常、心动过缓、心脏停搏、癫痫的发生率,已被禁用。

答案 d 不正确。普鲁卡因胺是典型的 IA 抗心律失常药,其作用机制为阻滞心脏快速钠通道。TCAD 中毒导致 QRS 延长所阻滞的通道与普鲁卡因胺相同,使用普鲁卡因胺可加重心脏毒性。因此,在 TCAD 中毒时使用具有钠通道阻滞特性(IA 和 IC 抗心律失常药)的药物是绝对禁忌。

---

11. 三环类抗抑郁药引起的低血压对液体复苏和碳酸氢钠治疗无反应时,以下哪种升压药物最合适?
    a. 去甲肾上腺素
    b. 肾上腺素
    c. 多巴胺
    d. 多巴酚丁胺

    答案 a 正确。三环类抗抑郁药中毒引起的低血压主要是由于阻滞 α 肾上腺能受体。因此,直接作用于 α 肾上腺素能受体的激动剂(去甲肾上腺素、去氧肾上腺素)是首选的升压药。

    答案 b 不正确。肾上腺素为 β_1,β_2 和 α_1 肾上腺素能受体的激动剂。由于其混合激动作用,α 肾上腺素能受体引起的血管收缩作用常被 β_2 肾上腺素能受体引起的舒张血管作用抵消,因此不作为首选升压药。

    答案 c 不正确。多巴胺是一种具有混合机制的间接作用药物,呈剂量相关性。低剂量

[1～5μg/(kg·min)]时,多巴胺作用于肾和肠系膜多巴胺受体,引起选择性血管舒张。中等剂量[5～10μg/(kg·min)]时,同时激动多巴胺受体和 β_1 受体,但心脏收缩压和舒张压仅小幅度增加。直到使用更高剂量[>15μg/(kg·min)]时,多巴胺才表现出直接的 α-肾上腺素受体激动作用,产生明显血管收缩。此外,通过 TCAD 作用机制引起的内源性去甲肾上腺素和多巴胺再摄取抑制,致使儿茶酚胺耗竭,削弱了多巴胺的间接作用,进而降低其升压作用。如果使用多巴胺治疗 TCAD 引起的低血压,为了逆转 α 受体阻滞作用,应使用高剂量。

答案 d 不正确。多巴酚丁胺是强心药而非升压药。由于显著的 β_1 兴奋作用,导致心输出量增加,反射性血管舒张和低血压。

---

12. 下列哪项是葡萄糖酸钙和氯化钙肠外制剂的差异?
    a. 氯化钙的作用机制使其在治疗钙通道阻滞剂中毒中占优势
    b. 葡萄糖酸钙的作用机制使其在治疗钙通道阻滞剂中毒中占优势
    c. 在同等体积的情况下,氯化钙提供的阳离子是葡萄糖酸钙的三倍以上
    d. 静脉注射时,葡萄糖酸钙比氯化钙的刺激性更强

    答案 c 正确。每克氯化钙含有 13.6mEq 的钙离子,相比之下,每克葡萄糖酸钙提供 4.65mEq 的钙离子。这两种药物均有市售的 10% 溶液,在体积相同的情况下,氯化钙提供阳离子的效力是葡萄糖酸钙的三倍以上。

    答案 a 不正确。使用适当剂量的任何一种钙盐都能提供更多的阳离子,克服钙通道阻滞剂产生的竞争性拮抗。

    答案 b 不正确。见上解析。

    答案 d 不正确。静脉注射时,氯化钙比葡萄糖酸钙的刺激性更强。

以下案例涉及问题 13～14。

13. 患者 RF,男性,47 岁,体重 93kg,就诊于急诊科。主诉:3 小时前服用过量"心脏药物",现自觉头晕、恶心。生命体征显示:心率 45/min,血压 85/40mmHg。急诊科联系患者的药房后得知患者使用的药品有阿替洛尔、氨氯地平和地高辛。在地高辛血药浓度测定结果回报前,不能使用下列哪类药物?
    a. 阿托品
    b. 液体冲击疗法
    c. 钙盐
    d. 胰高血糖素

    答案 c 正确。钙盐可用于治疗钙通道阻滞剂中毒,对 β 受体阻滞剂中毒也可能有效,但在心动过缓和低血压的情况下不应使用钙盐,因为不能排除地高辛是致病原因或混杂因素。理论上,地高辛中毒时使用钙盐可能通过增加胞内钙离子浓度导致中毒加重,引发心脏骤停。

    答案 a 不正确。阿托品是治疗 β 受体阻滞剂、钙拮抗剂或地高辛中毒引起的心动过缓的一线药物。

    答案 b 不正确。适当的液体冲击疗法是 β 受体阻滞剂或钙拮抗剂引起的低血压的一线治疗方案,对同时使用地高辛的患者无副作用。

    答案 d 不正确。胰高血糖素可用于治疗 β 受体阻滞剂中毒,并可能对钙拮抗剂中毒有效。胰高血糖素不适用于地高辛中毒的治疗,但在混合中毒时不是禁忌药。

---

14. 静脉注射 0.9% 生理盐水、阿托品、氯化钙、多巴胺和去甲肾上腺素等药物,患者 RF 的临床状况未得到充分改善。医师启用了高胰岛素-正常血糖治疗。在输液速度为 0.5U/(kg·h)时,在最初输注的 30 分钟内注射胰岛素的量应为多少?
    a. 23U
    b. 47U
    c. 51U
    d. 103U

    答案 a 正确。RF 的体重 205 磅除以 2.2 换算成 kg 等于 93kg。体重 93kg 和 0.5U/(kg·h)计算得到每小时剂量为 47U/h。每小时剂量 47U 除以 60,得到每分钟输注速度为 0.78U/min,乘以 30 就得到了最终答案。23U 就是前 30 分钟的胰岛素量。

答案 b 不正确。47U 是以 0.5U/（kg·h）的速度输注 60 分钟的总胰岛素使用量。

答案 c 不正确。51U 是以 0.5U/（1b·h）的速度输注 30 分钟的总胰岛素使用量。

答案 d 不正确。103U 是以 0.5U/（1b·h）的速度输注 60 分钟的总胰岛素使用量。

---

15. 患者 KP，男性，39 岁，由妻子送至急诊科就诊。主诉：患者呕吐 2 小时，大约 4 小时前争论后行为异常。初次实验室检测结果：Na^+ 144mEq/L，K^+ 3.8mEq/L，碳酸氢盐 8mEq/L，Cl^- 98mEq/L，BUN23mg/dL，肌酐 0.7mg/dL，葡萄糖 93mg/dL，Ca^{2+} 96mg/dL，白蛋白 4g/dL。动脉血气（未吸氧情况下）pH 值为 7.34，CO_2 分压 11mmHg，O_2 分压 93mmHg。请计算出该患者的阴离子间隙。
    a. 23
    b. 49.8
    c. 147
    d. 38

答案 d 正确。通常来讲，阴离子间隙可以用血清中钠浓度减去血清中碳酸氢盐浓度和氯浓度的总和得到｛本例中 $[144Na^+ - (98 Cl^- + 8HCO_3^-) = 38]$｝。对于阴离子间隙正常范围，不同检测方法之间有差异，有的正常值设置为 12（＋/－4），有的正常值设置为 7（＋/－4）。在低蛋白血症患者中应考虑校正因子，因为血清蛋白每减少 1g/dL，阴离子间隙大约减少 3mEq/L。对于代谢酸中毒，高阴离子间隙的存在有助于缩小鉴别诊断。缩写词 MUDPILES（甲醇、尿毒症、糖尿病酮症酸中毒、吩噻嗪/三聚乙醛、异烟肼/铁、乳酸性酸中毒、乙二醇/乙醇、水杨酸）代表了代谢酸中毒伴高离子间隙的常见原因。

---

16. 下列哪一个阿片类药物过量时具有致惊厥活性？
    a. 哌替啶
    b. 美沙酮
    c. 氢可酮
    d. 海洛因

答案 a 正确。哌替啶代谢产物去甲哌替啶的蓄积与癫痫发作有关。

答案 b 不正确。美沙酮即使在治疗剂量下也具有致心律失常特性，延长 Q - T/Q - Tc 间期，可能引发尖端扭转型心动过速，而癫痫并不是其常见的副作用。

答案 c 不正确。氢可酮过量时一般不具有内在致惊厥或致心律失常活性。

答案 d 不正确。海洛因过量时一般不具有内在致惊厥或致心律失常活性。

---

17. 患者 ES，男性，84 岁，体重 91kg，因使用每周药盒误服 4 粒 200mg 美托洛尔片至急诊科就诊。下列哪种药物是治疗美托洛尔中毒的一线药物且引发恶心和呕吐的概率较高？
    a. 阿托品
    b. 葡萄糖酸钙
    c. 胰高血糖素
    d. 米力农

答案 c 正确。胰高血糖素是对阿托品和补液治疗无反应的 β 受体阻滞剂中毒的解毒药。β 肾上腺素受体和胰高血糖素在激活后都能与 G 蛋白结合，导致腺苷酸环化酶升高，生成 cAMP，产生 $β_1$ 受体激动后的正性变力和变时作用。β 受体阻滞剂中毒时，注射胰高血糖素提供了一种有效的绕过被拮抗的 β 受体的旁路。胰高血糖素初始时应给予 3～5mg 静脉冲击剂量，之后重复使用直至起效，一旦起效，应以每小时累积反应剂量持续输注。恶心和呕吐是应用高剂量胰高血糖素治疗 β 受体阻滞剂中毒时常见的副作用，应密切注意意识减弱患者呕吐后吸入或梗阻的风险。此外，应注意观察患者有无出现低血糖/高血糖和低钾血症。与大多数 β 受体阻滞剂相比，胰高血糖素的作用持续时间短。在严重过量的情况下，这种高剂量治疗可能会耗尽整个医院的供应量。

答案 a 不正确。阿托品是治疗 β 受体阻滞剂引起心动过缓的一线药。对于绝大多数 β 受体阻滞剂中重度中毒，阿托品不能显著提高心率，变力性治疗是必要的。使用阿托品的本质上是抗胆碱能效应，并非恶心和呕吐。

答案 b 不正确。在 β 受体阻滞剂中毒的情况下，钙盐能提高血压但不能提高心率，不是一线药。

答案 d 不正确。米力农是磷酸二酯酶抑制剂(PDI),通过减少 cAMP 的降解,从而提高细胞外 cAMP 浓度,改善心功能。PDI 能提高心输出量,有明确证据表明其可用于治疗晚期心脏衰竭。但是,使用 PDI 治疗 β - 受体阻滞剂中毒时,仅限于推荐治疗失败的患者。低血压、滴定困难和半衰期长等特性明显限制了 PDI 使用。

---

18. 患者 JD,女性,39 岁,下午 3:00 被送至急诊科,到达急诊科 1 小时前急性摄入 10g 对乙酰氨基酚。查体时,患者易激动和不安,无其他身体不适。既往有氟西汀治疗抑郁病史。为了确定 JD 潜在的肝毒性风险和是否需要给予解毒剂,在 Rumack - Matthew 列线图上绘制和标定出对乙酰氨基酚浓度的最早时间是?
a. 送至急诊室时
b. 4:00pm
c. 6:00pm
d. 10:00pm

答案 c 正确。治疗剂量对乙酰氨基酚的达峰时间为 10 ~ 90 分钟,这取决于剂型、食物或其他共摄取物(抗胆碱能类、阿片类)等因素。急性过量时,完全吸收和达峰需要更长时间。为了确认是否完全吸收,已建立并验证的 Rumack - Matthew 列线图将摄入后 4 小时作为评价对乙酰氨基酚浓度和确定潜在肝毒性的最早时间点。摄入后 4 小时内的结果不能用于确定潜在风险,除非浓度降至"不可探测"。摄入后 4 ~ 24 小时的检测结果可以在列线图标记。但是,也有人担心,在确定肝毒性风险时,相比而言,接近 24 小时的浓度不如接近摄入后 4 小时的浓度那么准确。本例中,JD 下午 3 点到急诊科,即摄入后 1 小时(摄入时间为下午 2 点)。因此最早可用于 Rumack - Matthew 列线图的时间是 6 点(即摄入时间 2:00pm 后 4 小时)。

---

19. 患者 ZM,男性,44 岁,体重 77kg,在市中心昏迷。血压为 115/60mmHg,心率 61/min,呼吸频率 6/min。心电图显示:正常窦性节律。无发热,无明显外伤,呼气带有酒精味。在患者衬衣口袋中发现处方药美沙酮和氯硝西泮的药瓶。针对患者病史,选择下列哪类药物治疗是合适的? 选择所有正确选项。
a. 氟马西尼
b. 纳洛酮
c. 维生素 B₁
d. 葡萄糖

答案 b 正确。纳洛酮常用于不明原因昏迷。虽然会引起戒断症状,但与苯二氮䓬类药物、乙醇或其他戒断症状相比,阿片类戒断症状不威胁生命。为了防止戒断症状,初始剂量应从低剂量开始,滴定至起效或总剂量为 10mg。

答案 c 正确。维生素 B₁ 和葡萄糖常用于不明原因昏迷。维生素 B₁ 用于可能的维生素 B₁ 缺乏和 Wernicke 脑病。一般情况下,维生素 B₁ 先于葡萄糖使用,一旦维生素 B₁ 使用延迟,葡萄糖液不应使用。100mg 静脉注射可良好耐受,且益处大于风险。儿童对维生素 B₁ 的需求不同,维生素 B₁ 不常规用于儿童人群的不明原因昏迷。

答案 d 正确。葡萄糖常用于不明原因昏迷,除非可以进行快速床旁血糖测定。成人应给予 25g(50mL) 50% 的葡萄糖,儿童静脉应给予 0.5 ~ 2g/kg,且浓度不超过 25% 的葡萄糖。

答案 a 不正确。氟马西尼是苯二氮䓬类药物受体的拮抗剂,但解毒作用有限。不用于不明原因昏迷患者。应考虑引发苯二氮䓬类戒断发作的风险与有限的治疗获益之间的利害关系。此外,在混合药物过量发生时,苯二氮䓬类药物可能提供治疗性癫痫保护作用,使用氟马西尼可能暴露其他药物的毒性从而导致毒性加重。

---

20. 下列哪些是 1970 年颁布的《防毒包装法案》(PPPA)的要求? 选择所有正确选项。
a. 将"儿童装"调味阿司匹林的数量限制为 36 片,每片 81mg
b. 除个别情况例外,要求药师必须调配具有防儿童开启包装的口服处方药,除非患者或处方医生要求非儿童安全包装
c. 允许非处方药和某些家用物品的生产企业在下列条件下可以使用不遵守 PPPA 规定

的包装规格:①药品生产企业同时提供符合 PPPA 规定的物品包装;②这些物品包装上附有"此包装用于无儿童家庭"的明显标识

d. 规定每个包装铁元素含量≥250mg 的含铁非处方药和膳食补充剂使用儿童安全包装

答案 a、b、c、d 都正确。所有答案都是 PPPA 里要求的。PPPA 要求某些危险的家庭药品以及大多数口服处方药和非处方药必须有儿童安全包装。另外,依据 PPPA 要求,某些特殊药品还需有剂量单位或总包装量的限制。儿童安全包装的设计必须保证 5 岁以下儿童在一定时间内难以开启,而对正常成人来说没有困难。对于开启这类包装有困难的人,PPPA 允许生产简单包装的产品,但应有"不建议有儿童的家庭使用"的警告,并且要求企业同时提供相同规格的儿童安全包装产品。若患者或处方医生有特殊要求,则可以发放非儿童安全包装的药品。PPPA 颁布后,儿童因食用家庭产品或药品的死亡人数明显下降。

第 68 章　灾害准备

1. 下列哪些措施可以达到和维持灾害防备的目的? 选择所有正确的答案。
   a. 计划
   b. 组织
   c. 培训
   d. 演练

答案 a、b、c、d 都正确。准备可以通过连续不断的计划、组织、训练、装备、演练、评估和校正,得以完成和维持。虽然区域机构会发生变化,但所有的应急方案都应该遵循国家事故管理系统(NIMS)的要求。NIMS 为所有政府、非政府以及私营企业的部门和机构提供系统、前瞻性的方案。这些方案允许各机构了解事件的起因、规模、地点或者复杂性,无缝对接工作,预防、保护、回应、恢复和减轻事件的影响,降低生命和财产的损失以及对环境的危害。

---

2. 所有灾难应急方案应遵循哪种国家系统的要求?

a. 国家规划系统(NPS)
b. 国家事故管理系统(NIMS)
c. 联邦事件办公系统(FIBS)
d. 灾难国家规划系统(SNPS)

答案 b 正确。虽然区域机构会发生变化,但所有的应急方案都应遵循国家事故管理系统(NIMS)的要求。NIMS 为所有政府、非政府以及私营企业的部门和机构提供系统、前瞻性的方案。

答案 a、c、d 不正确。

---

3. 在国家性事件中,国家战略储备提供什么?
   a. 来自全国的训练有素的医护人员为全国分配物资
   b. 仅为受难地区提供药物
   c. 现役军队医护人员为公众提供医疗支持
   d. 为有需要的地区提供药物和医疗用品

答案 d 正确。当突发公共卫生事件(恐怖袭击、流感爆发、地震)严峻到将地方储备用完时,疾病控制中心国家战略储备的大量药物和医疗用品可以保护公众安全。一旦国家和地方政府确定需要国家战略储备,药品将被及时地运往任何地区。每个地区都应按计划尽快接收并向该区域分发 SNS 药品和医疗用品。

答案 a 不正确。各地区负责物资分发。

答案 b 不正确。国家战略储备不仅提供药物,还提供物资和装备。

答案 c 不正确。现役军队医护人员为军队提供医疗支持。在灾难中,政府可以召集国民护卫队提供帮助。

---

4. 在美国,哪种政府部门会申请国家战略储备?
   a. 美国总统
   b. 卫生与公共服务部部长
   c. 州长
   d. 众议院议长

答案 c 正确。遭遇困难的所在州州长须向国家战略储备寻求帮助,如果请求得以批准,物资会在 12 小时到位,因此又被称作 12 小时物资推送。一旦收到物资,他们就有责任对其进行储存、分配和发放。但对于神经毒性事件,这样的响应时间是不够的,因为治疗必须在 12 小时内完成。

答案 a、b、d 不正确。

---

5. 美国 CHEMPACK 集装系统允许地方性和州立机构储存神经毒性解毒剂。该项目提供哪些解毒剂？选择所有正确的答案。

a. 阿托品

b. 吡哆醇

c. 氯解磷定

d. 地西泮

答案 a、c、d 正确。由于神经毒剂的严重体征和症状出现迅速，其储存和运输与国家战略储备的其他制剂不同。美国的神经解毒剂储存于 CHEMPACK，该系统由国家战略储备自发设立，由疾病防控中心执行，目的是使美国公民受益。其任务是为州政府和当地政府提供神经解毒剂。该系统只包含用于神经毒剂暴露的药物，不包含其他药物。

发生有机磷中毒事件时，需随时准备三种解毒剂（阿托品、氯解磷定和地西泮）。阿托品可拮抗常见的毒蕈碱样作用，应当持续使用直到支气管分泌物减少、通气增加。但它与烟碱受体亲和力小，因而无法逆转呼吸麻痹、肌肉震颤或者一般的肌无力。氯解磷定能够逆转有机磷与胆碱酯酶的结合，直至胆碱酯酶恢复活力。老化是有机磷与胆碱酯酶共价结合后使之无法发挥作用的过程。某些军用有机磷试剂作用时，老化可在 12 小时内发生，这也是设立 CHEMPACK 的主要原因。地西泮可用于预防和治疗癫痫。

答案 b 不正确。吡多醇，即维生素 B_6，是人体所必需的，参与食物能量利用，血红细胞产生和维持神经系统正常功能。用于治疗和预防营养不佳、某些药物和疾病引起的维生素 B_6 缺乏。

---

6. 下列哪些是 A 类危险物质？选择所有正确的答案。

a. 天花

b. 新型 H1N1

c. 炭疽

d. 肉毒杆菌中毒

答案 a 正确。天花被明确视为 A 类威胁。天花能引起急性发热伴随皮疹，发展成小的脓疱。

答案 c 正确。炭疽被明确视为 A 类威胁。炭疽杆菌是一种带荚膜，需氧革兰阳性芽孢杆菌。它能引起皮肤、胃肠道、呼吸道以及口腔感染。

答案 d 正确。肉毒杆菌是一种厌氧，革兰阳性芽孢杆菌，能产生毒性很强的神经毒素。其孢子具有耐热性，可在未正规加工或微加工的食物中存活。根据毒素抗原特异性的不同分为七个亚型（A、B、C、D、E、F 和 G）。A、B、E 和 F 型引起的人肉毒杆菌中毒一般为自然发生，而人类感染其他类型提示可能为恐怖行为。C、D 型易引起动物中毒。通常感染的动物包括野鸟、家禽、牛、马和某些鱼类。伴有广泛性肌无力、眼睑下垂、吞咽困难、胃肠道反应频率高、闭尿的肉毒毒素感染患者发展成呼吸衰竭的风险较高，需要进行机械通气。

答案 b 不正确。H1N1 不是 A 类威胁病毒，尽管它能激活国家战略储备。流感大流行是一种全球性暴发疾病，它的出现常是由于一种新型 A 型流感病毒的出现，人群对其几乎无免疫力。由于免疫低下，病毒可迅速传播。2009 年 3 月底到 4 月初，在美国第一次检测出新型 A 型猪流感病毒。

---

7. 国家战略储备中哪种药物用于炭疽杆菌吸入暴露后预防？

a. 氨苯砜

b. 达托霉素

c. 多西环素

d. 双氯青霉素

答案 c 正确。多西环素是被政府储存用于对抗某些恐怖毒剂的两种抗生素之一（另一种是环丙沙星）。环丙沙星和多西环素用于炭疽杆菌孢子吸入暴露后预防的初始治疗。目前，还没有证据证明这两种药物哪一种更好，因此患者的个人病史将成为选择的决定因素。

答案 a 不正确。氨苯砜用于治疗免疫功能不全的麻风病患者，预防弓形虫病或肺孢子虫病。

答案 b 不正确。达托霉素用于治疗革兰阳性菌感染，如耐甲氧西林金黄色葡萄球菌（MR-

SA)和耐万古霉素肠球菌(VRE)。

答案 d 不正确。双氯西林用于治疗产酶的葡萄球菌(如 MSSA)引起的皮肤和软组织感染。

---

8. 炭疽杆菌吸入暴露后预防使用抗生素治疗应该持续多少天?
   a. 30
   b. 40
   c. 60
   d. 90

答案 c 正确。最佳的预防疗程不确定,但根据动物的炭疽杆菌死亡和孢子清除研究结果,建议 60 天。

答案 a、b 不正确。在斯维尔德洛夫斯克大爆发(前苏联,1979 年)的 1 例人感染案例中,孢子在空气中释放 43 天后产生炭疽杆菌(暴露时间不明),因此 30 天或 40 天的治疗明显不足。

答案 d 不正确。最佳的预防疗程不确定,但基于动物的炭疽杆菌死亡和孢子清除研究结果,建议 60 天。更长时间的预防和疫苗使用仍有争议。卫生与公共服务部为希望采取额外预防措施的人士,特别是暴露量较高的人士,提供了预防吸入性炭疽的额外选择。他们提供了三种选择方案:①预防使用抗生素 60 天;②预防使用抗生素 100 天;③预防使用抗生素 100 天外加炭疽疫苗作为暴露后试验性治疗。

---

9. 一名 18 岁患者被诊断为耶尔森鼠疫杆菌感染,对于接触该患者的个体采取的最好的措施是?
   a. 一旦症状出现,立即给予 500mg 环丙沙星,每 12 小时一次
   b. 所有接触者每 12 小时给予 100mg 多西环素,持续 7 天
   c. 等待患者的培养和敏感性结果,然后为暴露的个体中选用最合适的抗生素作为预防
   d. 预防无用

答案 b 正确。18 岁患者每 12 小时给予多西环素 100mg,持续 7 天是合适的治疗方案。

答案 a 不正确。环丙沙星是正确的选择,但等到症状出现时再使用是错误的。所有怀疑暴露的患者无论有无症状必须进行治疗。

答案 c 不正确。在已知暴露的情况下,对于侵入性微生物如鼠疫杆菌,等待培养和敏感性结果是不合理的。

答案 d 不正确。预防对暴露患者是有益的。

---

10. 一名当地零售药店的药师,在生物恐怖演练过程中接到了急诊室医师的电话。医生陈述他们已确认了一例肺炎型兔热病事件,患者称前同事威胁过单位所有人。根据警方的审问,可以确认他的同事 3 天前在工作单位通过通风管道释放土拉弗朗西斯菌。该区域共有 6 人,医师已经为他们开具环丙沙星每 12 小时一次 500mg,疗程为 7 天的处方作为预防。但是另有托儿所 8 名儿童可能暴露其中,8 名儿童体重都小于 30kg。医师寻求抗生素使用建议。下列对于儿童最好的治疗建议是什么? 选择所有正确的答案。
    a. 多西环素 50mg 每 12 小时一次,持续 7 天
    b. 多西环素 2.2mg/kg,每 12 小时一次,持续 7 天
    c. 环丙沙星 500mg/d,持续 7 天
    d. 环丙沙星 25mg/kg,每 12 小时一次,持续 7 天

答案 b 正确。对体重不足 30kg 的儿童,多西环素 2.2mg/kg,每 12 小时一次,持续 7 天是合理的。

答案 a 不正确。多西环素的剂量对不同的人群可能过高或过低,剂量应该基于体重确定。

答案 c 不正确。选择环丙沙星合理,但对体重不足 30kg 的儿童剂量太高,剂量应该是 10~15mg/kg,每 12 小时一次,持续 7 天。

答案 d 不正确。25mg/kg,每 12 小时一次的剂量太高,环丙沙星剂量应该是 10~15mg/kg,每 12 小时一次,持续 7 天。

---

11. 下列哪种类型的肉毒杆菌中毒可以使用疾病防控中心提供的解毒剂治疗? 选择所有正确的答案。
    a. A 型
    b. B 型
    c. C 型

d. E 型

答案 a、b、d 正确。现有一种包含 A 和 B 型的二价肉毒抗毒素和一种 E 型单价抗毒素（提示污染的海鲜）可用于治疗上述毒素引起的中毒治疗。

答案 c 不正确。军队有所有亚型的抗毒素,包括 C 型。

---

12. 美国 12 名患者在过去 24 小时内被诊断为 G 型肉毒杆菌中毒。在过去 72 小时他们都从不同的地点飞经多伦多皮尔森国际机场。所有患者出现了快速下行性麻痹。引起爆发最可能的原因是什么?
a. 在机场自动售货机买到受污染的海鲜
b. 在机场故意释放毒物
c. 人与人之间传播
d. 意外

答案 b 正确。G 型在人类中不常见,单一来源的多案例 G 型感染应视为故意释放。除非已排除该种情况。

答案 a 不正确。尽管自动售货机可能涉及,但海鲜常引起的是 E 型。

答案 c 不正确。肉毒杆菌在人与人之间不能传播。

答案 d 不正确。实际上统计学不可能发生的是 G 型。

---

13. 目前治疗埃博拉最佳的方法是什么?
a. 补液,通风,根据需要给予支持治疗
b. 大剂量利巴韦林
c. 冷冻疗法,使核心温度降至 35℃ 以下
d. 阿昔洛韦、蛋白酶抑制剂和干扰素组成的鸡尾酒疗法

答案 a 正确。尽管有补液、通风等支持治疗,仍需给予额外治疗。

答案 b 不正确。利巴韦林可用于其他类型的出血热,对埃博拉无效。

答案 c 不正确。无证据支持降低核心温度疗法。

答案 d 不正确。无证据支持。

---

14. 患天花的患者出现哪种状况可视为不具传染性?
a. 退热
b. 最后的脓疱结痂
c. 最后的脓疱脱落
d. 疹子变成脓疱

答案 c 正确。最后的脓疱痂脱落视为该患者不再具备传染性。

答案 a 不正确。不发热患者可能有传染性。

答案 b 不正确。尽管最后的脓疱结痂在临床治疗过程中是好现象,但患者仍具传染性。

答案 d 不正确。处于疹子变成脓疱阶段的患者具高度传染性。

---

15. 对于有机磷暴露患者,出现下列哪些体征或症状时,可认为使用阿托品达到临床意义上的控制?
a. 瞳孔缩小,流涎和肌肉颤搐
b. 瞳孔放大,黏膜干燥,脸红,心动过速
c. 心动过速,支气管黏液溢,流涎
d. 支气管分泌物减少,通气增加

答案 d 正确。患者仍有瞳孔缩小和其他症状,但使用阿托品的充分依据为通气增加,支气管分泌物减少。

答案 a 不正确。这是胆碱类症状。

答案 b 不正确。这是抗胆碱症状,患者可能已摄入过多阿托品。

答案 d 不正确。患者的治疗不足,应根据支气管黏液溢,使用更多阿托品。

---

16. 沙林中毒患者已洗胃并安置在分诊区。该患者瞳孔变小、流汗、流涎和鼻分泌物较多。在分诊区产生癫痫。最佳的治疗方案是什么?
a. 给予地西泮 10mg,阿托品 2mg 静注,然后使用 2g 氯解磷定溶于 100mL 生理盐水静滴 30 分钟
b. 阿托品 2mg 静注,必要时重复给予,然后使用 2g 氯解磷定溶于 100mL 生理盐水静滴 30 分钟。癫痫未减轻时,再给予 5mg 地西泮
c. 给予地西泮 10mg 治疗癫痫,对其他症状不用给予额外治疗

d. 通过静脉肾盂造影给予 5g 氯解磷定以增加 γ - 氨基丁酸, 必要时给予 2g 阿托品直到支气管黏液减少

答案 a 正确。应该立即控制癫痫发作。患者具有严重的胆碱样症状, 因此应该给予阿托品和氯解磷定。

答案 b 不正确。延迟 30 分钟治疗癫痫是不合理的。

答案 c 不正确。地西泮正确, 但是无阿托品和氯解磷定不合适。

答案 d 不正确。维生素 B₆ 是 γ - 氨基丁酸的前体, 而不是氯解磷定, 该类患者需使用苯二氮䓬类药物。

B_6 前体

---

17. 一名 3 岁儿童和他 65 岁的祖母在凌晨 3 点开车遭遇三车交通事故, 二者都受轻伤, 但其中一辆车载有碘 131 作为显影剂。碘 131 没有储存或密封好, 进入二人的车窗内, 大量的碘 131 胶囊破裂, 散于车内。事故 20 分钟后, 核药房电话无人接听, 且无碘 131 产品相关记录, 运送司机失去意识。对该名儿童和其祖母最好的建议是什么?
    a. 两者给予碘化钾治疗
    b. 给予祖母碘化钾治疗, 儿童不治疗
    c. 给予儿童碘化钾治疗, 祖母不治疗
    d. 两者给予普鲁士蓝治疗

    答案 c 正确。该案例中太多未知。如果剂量已知, 应该保留碘化钾尚有争议。然而剂量未知并且药物不合理储存, 儿童暴露时, 鉴于儿童的敏感度, 给予该治疗合理, 祖母大于 40 岁, 她的甲状腺疾病风险几乎为零。

    答案 a 不正确。小剂量保留对祖母无危险, 儿童的治疗有争论。见答案 C。

    答案 b 不正确。

    答案 d 不正确。普鲁士蓝不用于碘 131。

---

18. 2009 年 3 月底 4 月初美国报道第一例新型 H1N1, 到 7 月底, 报道病例达 100 万。下列哪个是快速传播的最合理原因?
    a. 季节性流感疫苗削弱了免疫系统
    b. 湿润的季节有利于病毒存活
    c. 人群缺乏免疫
    d. 抗病毒药有传染性

答案 c 正确。流感爆发是由于人口缺乏免疫。

答案 a、b、d 不正确。

---

19. 选择多西环素的商品名。选择所有正确的选项。
    a. Vibramycin
    b. Zosyn
    c. Zovirax
    d. Valtrex

答案 a 正确。多西环素商品名包括: Doryx, Doxy, Monodox, Vibramycin 和 Vibra - Tabs。

答案 b 不正确。Zosyn 是哌拉西林的商品名。

答案 c 不正确。Zovirax 是阿昔洛韦的商品名。

答案 d 不正确。Valtrex 是伐昔洛韦的商品名。

---

20. 选择环丙沙星的商品名。选择所有正确的选项。
    a. Levaquin
    b. Cipro
    c. Avelox
    d. Flagy

答案 b 正确。Cipro 是环丙沙星的商品名。

答案 a 不正确。Levaquin 是左氧氟沙星的商品名。

答案 c 不正确。Avelox 是莫西沙星的商品名。

答案 d 不正确。Flagy 是甲硝唑的商品名。

第 69 章　疫苗和免疫

1. 对百日咳疫苗过敏的 6 个月婴儿, 可以接种以下哪种疫苗?
    a. DTaP
    b. Tdap
    c. Td
    d. DT

答案 d 正确。DT 用于 7 岁以下儿童白喉和破伤风的预防。DT 不含百日咳疫苗,因此,它通常用于此前曾经对百日咳疫苗过敏的儿童。

答案 a 不正确。DTaP 用于 7 岁以下儿童白喉、破伤风和百日咳的预防。但它含有百日咳疫苗,因此不能用于对百日咳疫苗过敏的人群。

答案 b 不正确。FDA 批准 Tdap 单剂量用于 11 ~ 64 岁之间的青少年和成人。ACIP 推荐,当百日咳爆发时,其作为单剂次强化针用于 7 岁及 65 岁以上的成人。Tdap 也含有百日咳疫苗,因此不能用于对百日咳疫苗过敏的 6 个月的婴儿。

答案 c 不正确。虽然 Td 不含有百日咳疫苗,但其是作为加强针用于 7 岁以上的青少年和成人。所以 Td 不适用于 6 个月的婴儿。

---

2. KS,5 岁,女孩,今天已经预约了她的儿科医生接种疫苗。她的疫苗接种记录如下:Hep B 出生、2 个月、6 个月;RV 2 个月、4 个月、6 个月;DTaP 2 个月、4 个月、6 个月、15 个月;Hib(ActHIB) 2 个月、4 个月、6 个月、15 个月;PCV 2 个月、4 个月、6 个月、15 个月;IPV 2 个月、4 个月、6 个月;MMR 15 个月;Varicella 15 个月;Hep A 15 个月。她没有任何疾病,也不对任何药物或疫苗过敏。KS 今天应该接种什么疫苗?

a. DT, PPSV, IPV, MMR, MCV 和 Hep A
b. DTaP, IPV, MMR, Varicella 和 Hep A
c. Tdap, IPV, MMR, Varicella 和 Hep A
d. DTaP, PPSV, IPV, MMR, Varicella 和 Hep A

答案 b 正确。KS 已经接种了 4 剂次 DTaP,因此需要接种第 5 剂次和最后一剂次 DTaP。她也接种了 3 剂次的 IPV,今天应该接种第 4 剂次。KS 在 15 个月时接种了第 1 剂次 MMR 和水痘疫苗,她今天需要接种第 2 剂次。KS 在 15 个月时仅接种了 1 剂次 Hep A 疫苗,因此今天需要接种 2 剂次,尽管离第 1 剂已经好几年了,但她并不需要重新开始接种,只需再接种 1 剂次的 Hep A 疫苗。

答案 a 不正确。DT 适用于 7 岁以下对百日咳疫苗过敏的儿童。KS 对疫苗不过敏,因此

应该接种 DTaP。PPSV 仅用于高危人群,KS 不具有使用 PPSV 的任何一种情形。推荐 11 岁或 12 岁的青少年接种 MCV,如果存在患脑膜炎高危因素,可以提前接种。KS 只有 5 岁,而且并非脑膜炎高危人群,因此不应接种 MCV。而且 KS 需接种第 2 剂次 MMR 和水痘疫苗。

答案 c 不正确。Tdap 仅作为单剂次强化针用于 7 岁以上人群。KS 的年龄太小不适宜接种 Tdap。而且,直到她接种完 5 剂次 DTaP 疫苗才需要接种强化针。

答案 d 不正确。PPSV 仅用于高危人群 – KS 不具备接种 PPSV 的任何条件。

---

3. 以下哪种疫苗仅需要单剂次接种?
a. PCV
b. Zoster
c. RV
d. Td

答案 b 正确。带状疱疹疫苗仅需单剂次接种。

答案 a 不正确。PCV 需要接种 4 次,分别在 2 个月、4 个月、6 个月及 12 ~ 15 个月时。存在高风险的 19 岁以上成人(人工耳蜗植入、无脾、脑脊液漏、免疫功能低下或免疫抑制治疗)应接种单剂次 PCV。

答案 c 不正确。RV 疫苗需要多次接种。RotaTeq 需分别在 2 个月、4 个月及 6 个月接种 3 次。Rotarix 需分别在 2 个月、4 个月时接种 2 剂次。

答案 d 不正确。成人每隔 10 年需要接种一次 Td 加强剂量。

---

4. 以下的儿科疫苗哪种是口服的?
a. IPV
b. PCV
c. RV
d. Varicella

答案 c 正确。以上选项中 RV 疫苗是唯一的口服疫苗。

答案 a 不正确。IPV 接种方式为肌注或皮下注射,不能口服。

答案 b 不正确。PCV 的接种方式是肌注而非口服。

答案 d 不正确。水痘疫苗的接种方式为皮下注射而非口服。

---

5. 一位 69 岁的男子,在收到一份免疫计划广告后,来到你的药房。他患有糖尿病、高血压,每天抽烟一包。他没有任何药物或疫苗过敏史。他的接种记录显示已接种了所有的儿童期疫苗(DTaP、Hib、PCV、IPV 和 MMR)以及乙肝系列疫苗,他 5 岁的时候得过水痘,并在 11 年前接受了最后一剂 Td 加强针。这位患者应该接受哪些疫苗?
   a. Td、Zoster、PPSV 和 Hep A
   b. Tdap、Varicella 和 PPSV
   c. Td、Zoster 和 PPSV
   d. Tdap、Zoster 和 PPSV

   答案 d 正确。该患者需要接种一剂破伤风 – 白喉 – 百日咳疫苗加强针,因为离他最后一次接种破伤风疫苗已经超过 10 年,现在 ACIP 推荐 65 岁以上的患者接种 Tdap。因为他分别超过了 60 岁和 65 岁,所以可接种带状疱疹和 PPSV 疫苗。

   答案 a 不正确。该患者需要接种 Tdap 加强针,因为离他最后一次接种破伤风疫苗已经超过 10 年,现在 ACIP 推荐 65 岁以上患者接种 Tdap。因为他分别超过了 60 岁和 65 岁,所以可接种带状疱疹疫苗及 PPSV 疫苗。他不适合接种甲肝疫苗,因为他已经不是儿童,而且没有任何感染甲肝的风险。

   答案 b 不正确。该患者的确需要接种一剂百白破疫苗加强针,因为距其最后一次接种破伤风疫苗已超过 10 年,而且现在 ACIP 推荐 65 岁以上患者接种 Tdap。水痘疫苗用于 12 个月以上的儿童和没有水痘免疫证据的成人(如之前接种过水痘疫苗或感染过水痘)。既然该患者感染过水痘,那么他不适合接种水痘疫苗。因为他超过了 65 岁,所以适合接种 PPSV。

   答案 c 不正确。该患者需要接种一剂破伤风 – 白喉 – 百日咳疫苗加强针,因为离他最后一次接种破伤风疫苗已经超过 10 年,现在 ACIP 推荐 65 岁以上患者接种 Tdap。因为他分别超过了 60 岁和 65 岁,所以可接种带状疱疹疫苗及 PPSV 疫苗。

---

6. 下列哪种白喉破伤风疫苗可作为成人的一剂次加强针使用?
   a. Td
   b. DT
   c. Tdap
   d. DtaP

   答案 c 正确。青少年和成人一生中需要一剂次百日咳疫苗加强针。推荐 Tdap 替代 Td 作为加强针用于 7 岁以上人群。孕妇是唯一需要反复接种 Tdap 的人群,在每次妊娠晚期都需接种一剂次。

   答案 a 不正确。成人每 10 年需要接种一剂次 Td。

   答案 b 不正确。DT 仅用于对百日咳疫苗过敏的 7 岁以下儿童。

   答案 d 不正确。DTaP 仅用于 7 岁以下儿童。

---

7. 下列 65 岁以下成人中,哪些需要接种肺炎球菌多糖疫苗(PPSV)? 请选择所有适合选项。
   a. 孕妇
   b. 吸烟者
   c. 心脏病患者
   d. 高血压患者

   答案 b 正确。吸烟的成人被认为是患肺炎球菌疾病的高危人群,应该接种 PPSV。

   答案 c 正确。慢性心脏病患者,如心衰,应接种 PPSV。

   答案 a 不正确。孕妇不是肺炎球菌疾病的高危人群。

   答案 d 不正确。慢性心脏病患者应接种 PPSV;但仅有高血压的患者并非肺炎球菌疾病的高危人群,不推荐高血压患者接种 PPSV。

---

8. 如何接种乙肝疫苗(Hep B)?
   a. 在三角肌呈 90° 角
   b. 在三角肌呈 45° 角
   c. 在肱三头肌外侧方面呈 45° 角
   d. 在大腿前外侧呈 45° 角

   答案 a 正确。乙肝疫苗的接种方式为肌注,注射部位为三角肌(成人)或大腿前外侧(婴儿),注射角度为 90°。

答案 b 不正确。三角肌注射的角度应该是 90°。

答案 c 不正确。皮下注射的方式是肱三头肌外侧呈 45°角,而乙肝疫苗的接种方式是肌注。

答案 d 不正确。婴儿可以在大腿前外侧进行肌注,但注射角度应该是 90°。

---

9. EP 是一名妊娠晚期(末 3 个月)孕妇。她可以接种以下哪些疫苗? 选择所有适合选项。

a. HPV
b. Hep B
c. MMR
d. Tdap

答案 b 正确。未接种过乙肝疫苗的孕妇可以接种乙肝疫苗。

答案 d 正确。ACIP 推荐孕妇在每一次妊娠晚期(末 3 个月)接种一剂 Tdap。

答案 a 不正确。孕妇不适宜接种 HPV,因为孕期禁用 HPV。

答案 c 不正确。MMR 疫苗是活疫苗,孕妇不能接种活疫苗。

---

10. 一位 11 岁的女孩,在接种了 11 ~ 12 岁的常规疫苗后晕倒。下列哪种疫苗最有可能导致她晕倒?

a. Tdap
b. HPV
c. MCV
d. Hep B

答案 b 正确。HPV 疫苗接种后会发生晕厥,建议患者接种疫苗后 15 分钟内保持坐姿或躺下。

答案 a 不正确。Tdap 不会导致晕厥。
答案 c 不正确。MCV 不会导致晕厥。
答案 d 不正确。乙肝疫苗不会导致晕厥。

---

11. 带状疱疹疫苗应在什么温度下储存?

a. 低于 −15℃
b. −14.4 ~ 1.6℃
c. 2.2 ~ 7.8℃
d. 8.3 ~ 25℃

答案 a 正确。带状疱疹疫苗需要冷冻。冷冻疫苗应储存在冰箱里,温度不超过 −15℃。

答案 b 不正确。带状疱疹疫苗在 −15℃ 以上的温度下储存会导致疫苗失效。

答案 c 不正确。需要冷藏的疫苗应储存在 2.2 ~ 7.8℃,带状疱疹疫苗应冷冻保存。

答案 d 不正确。室温应该保持在 8.3 ~ 25℃,带状疱疹疫苗应冷冻保存。

---

12. JM,6 个月男婴,今天来拜访儿科医生接种 6 个月的疫苗。他的疫苗接种记录如下。乙肝疫苗:出生、2 月龄;DTaP:2 月龄、4 月龄;Hib(PedvaxHIB):2 月龄、4 月龄;PCV:2 月龄、4 月龄;IPV:2 月龄、4 月龄;无细胞百白破;JM 未对任何药物或疫苗过敏。JM 今天应该接种哪些疫苗?

a. Hep B,RV,DTaP,Hib,PCV 和 IPV
b. Hep B, RV, DTaP, PCV 和 IPV
c. Hep B, DTaP, Hib, PCV 和 IPV
d. Hep B, DTaP, PCV 和 IPV

答案 d 正确。在第 6 个月,JM 需要接种 Hep B、DTaP、PCV 和 IPV 的第三剂次。

答案 a 不正确。在第 6 个月,JM 应该接种第 3 剂次 Hep B,而不应该接种 RV 疫苗,因为他已经超龄了。第 1 剂次 RV 疫苗需要在 14 周加 6 天的年龄接种。JM 应在 6 个月接种第三剂次 DTaP。他不需要接种第 3 剂次 Hib 疫苗,因为 PedvaxHIB 只需要两个连续剂量,且不需要在 12 ~ 15 月龄前打加强针。JM 应该接受他的第 3 剂 PCV 和 IPV。

答案 b 不正确。在第 6 个月,JM 需要接种他的第 3 剂次 Hep B、DTaP、PCV 和 IPV,但是他不应该接种 RV 疫苗,因为超龄,JM 开始接种 RV 系列已经太晚了。

答案 c 不正确。在第 6 个月,JM 将需要接种第 3 剂 Hep B、DTaP、PCV 和 IPV。因为他接种了前两剂次 Hib 疫苗(Pedvax HIB),所以不需要第 3 剂次。

---

13. 一位 68 岁的女患者,打电话给你的药房,主诉她的腹部左侧有皮疹,缠绕在一侧,但是,没有穿过她脊柱或肚脐。她告知你,皮疹不痒但是

非常疼。2 天前开始出现,她认为这是带状疱疹,因为她小时候出过水痘。她想知道是如何感染这种病毒的,因为她也不记得周围最近有得带状疱疹的人。下列哪个陈述应该包括在你关于她如何感染带状疱疹的咨询中?

a. 水痘－带状疱疹病毒引起的带状疱疹。它最初呈现为水痘皮疹,然后潜伏在脊髓神经节内,可在多年后再次出现,表现为带状疱疹

b. 水痘－带状疱疹病毒引起的带状疱疹。她一定是接触到带状疱疹活跃期的人而获得的

c. 水痘－带状疱疹病毒引起的带状疱疹。她一定接触过处于水痘活动期的患者。因为她曾患过水痘,所以出现了带状疱疹

d. 水痘－带状疱疹病毒只引起水痘。她一定接触过可以引起带状疱疹的其他病毒

答案 a 正确。水痘－带状疱疹病毒会引起两种情况:水痘和带状疱疹。水痘是原发性感染。一旦感染被清除,VZV 会潜伏于脊柱的感觉后根神经节中休眠,多年后再次激活引起带状疱疹感染。

答案 b 不正确。水痘－带状疱疹病毒引起两种情况:水痘和带状疱疹。水痘是原发性感染。一旦感染被清除,VZV 会潜伏于脊柱的感觉后根神经节中休眠,多年后再次激活引起带状疱疹感染。复活是因为随着时间的推移,患者对 VZV 的免疫力下降,并不是因为他们接触了患带状疱疹的人。

答案 c 不正确。水痘－带状疱疹病毒引起两种情况:水痘和带状疱疹。水痘是原发性感染。一旦感染被清除,VZV 潜伏于脊柱的感觉后根神经节中休眠。多年后再次激活引起带状疱疹感染。复活是因为随着时间的推移,患者对 VZV 的免疫力下降,并不是因为他们接触了患带状疱疹的人。

答案 d 不正确。水痘－带状疱疹病毒引起两种情况:水痘和带状疱疹。水痘是原发性感染。一旦感染被清除,VZV 潜伏于脊柱的感觉后根神经节中休眠。多年后再次激活引起带状疱疹感染。复活是因为随着时间的推移,患者对 VZV 的免疫力下降,并不是因为他们接触了患带状疱疹的人。

14. 下列哪些患者可以接受 B 型流感嗜血杆菌(Hib)疫苗? 请选择所有正确答案。

a. 一个 4 月龄的婴儿
b. 一个 20 岁的吸烟者
c. 一位 58 岁男性白血病患者
d. 一位 26 岁无脾患者

答案 a 正确。Hib 疫苗应分别在 2 月龄、4 月龄和 12 ~ 15 月龄接种。如果幼儿接种了 ActHIB 疫苗,则需要在 6 个月再增加一剂。

答案 c 正确。白血病患者接受 Hib 疫苗是获益的。

答案 d 正确。一个功能性或解剖性无脾患者接受 Hib 可能有益 。

答案 b 不正确。Hib 疫苗一般不建议年龄超过 5 岁的患儿使用。然而,伴有镰状细胞病、白血病、HIV 感染,或脾切除患者,没有禁忌证,应接种 1 剂。吸烟不是接种 Hib 疫苗的指征。

15. 带状疱疹疫苗应如何接种?

a. 在三角肌呈 90°角
b. 在三角肌呈 45°角
c. 在肱三头肌外侧呈 45°角
d. 在大腿前外侧呈 45°角

答案 c 正确。带状疱疹疫苗应皮下注射。在肱三头肌外侧呈 45°角注射。

答案 a 不正确。带状疱疹疫苗应皮下注射。肌内注射是在三角肌呈 90°角。

答案 b 不正确。带状疱疹疫苗应皮下注射。皮下注射的接种角度呈 45°角,但不是在三角肌处。

答案 d 不正确。带状疱疹疫苗应皮下注射。儿童肌内注射应在大腿前外侧呈 90°角。

16. LM 是一位 18 岁的女孩,下个月将去就读大学第一个学期。她想知道去之前需要接种哪些疫苗 ,她的接种记录如下:DTaP,分别在 2、4、6、15 月龄和 5 岁;Hib(ActHIB),分别在 2、4、6 月龄;PCV,分别在 2、4、6、15 月龄; IPV,分别在 2、4、6 月龄和 5 岁;MMR,分别在 15 月龄和 5 岁;水痘,分别在 15 月龄和 5 岁;甲肝,分别在 12、18 月龄;乙肝,分别在 11 岁、11 岁 2 个

月和 11 岁 6 个月；Tdap，在 15 岁；LM 没有任何疾病史，或药物、疫苗过敏史，今天应该接种什么疫苗？

a. MCV 和 HPV

b. Tdap、MCV 和 HPV

c. Tdap 和 MCV

d. MPSV 和 HPV

答案 a 正确。LM 还未接种过 MCV 或 HPV 疫苗。大学新生应该接种 MCV 疫苗，如果她之前没有接种过。HPV 疫苗建议的年龄是 11～12 岁；但是它可以在最大年龄为 26 岁且以前未接种过疫苗的成年女性中接种。

答案 b 不正确。LM 已经完成了 DTaP 全程接种，并且在 3 年前（15 岁）已经接种 1 剂 Tdap。她不需要再接种 Tdap，7 年后也不需要 Td 加强针。LM 确实需要接种 MCV 和 HPV 疫苗。

答案 c 不正确。LM 已经接受了 Tdap 加强针，不需要 7 年后 Td 加强针。她需要 MCV 疫苗。她也需要 HPV 疫苗，因为她之前没有接种过。

答案 d 不正确。LM 需要接受 HPV 疫苗因为她之前没有接种过。她也应该接种脑膜炎球菌疫苗；然而结合疫苗（MCV）优于多糖疫苗（MPSV）。如果已经接种过 MPSV，同时身处脑膜炎球菌疾病的高风险下，她就需要在 5 年之内再次接种 MCV 疫苗。

---

17. TR，一个 4 岁的小女孩，为了接种她 4～6 岁的疫苗来到医生办公室。她已经完成了她的乙肝、Hib、PCV 和甲肝的系列疫苗。她没有基础疾病或药物、疫苗过敏史。5 天前她接种了减毒活流感疫苗。TR 今天应该接种哪种疫苗？

a. DTaP、IPV、MMR 和 Varicella

b. DTaP、PPSV、IPV 和 MMR

c. 只有 IPV

d. DTaP 和 IPV

答案 d 正确。TR 需要接种第 5 剂 DTaP 和第 4 剂 IPV 疫苗。

答案 a 不正确。一个 4 岁的女孩完成了乙肝、Hib、PCV 和甲肝系列，需要接种 DTaP、IPV、MMR 和水痘疫苗。TR 5 天前接受活疫苗，23 天内不能接受其他活疫苗。活疫苗可

以在同一天或间隔 28 天接种。TR 今天不能接种 MMR 和水痘等活疫苗。

答案 b 不正确。PPSV 应该只能接种给有某些基础疾病的儿童（糖尿病、哮喘、心血管疾病、无脾或艾滋病毒感染）。TR 没有这些疾病。TR 5 天前接种了活疫苗，所以不能接种 MMR 疫苗。

答案 c 不正确。TR 需要接种第 5 剂 DTaP 和第 4 剂 IPV 疫苗。

---

18. 甲型肝炎疫苗的第 2 剂应该什么时候接种？

a. 第 1 剂之后的 28 天

b. 第 1 剂之后的 2 个月

c. 第 1 剂之后的 6 个月

d. 第 1 剂之后的 30 天

答案 c 正确。甲肝疫苗的两剂之间应间隔 6 个月。

答案 a、b、d 都不正确。

---

19. 下列患者中，哪些是乙肝感染的高危人群，且应建议接种乙肝疫苗来保护自己？选择所有适用选项。

a. 一个 23 岁的男性有同性性行为

b. 一位 58 岁的女性糖尿病患者

c. 一位 63 岁的高血压男性患者

d. 一位 34 岁的伤口护理护士

答案 a 正确。男性有同性性行为被认为是乙肝的高危因素，因此应接种乙肝疫苗。

答案 b 正确。ACIP 现在推荐年龄在 19～59 岁的糖尿病患者应接种乙肝疫苗。

答案 d 正确。伤口护理护士因与体液接触，存在乙肝感染的风险。

答案 c 不正确。ACIP 推荐所有的婴儿从出生开始接种乙肝疫苗系列。以前未接种的青少年应该接种疫苗系列，成人之前未接种过疫苗的高危人群也应该接种疫苗系列；高血压不是乙肝的危险因素。

---

20. 下列哪些患者应接种带状疱疹疫苗？

a. 一位 58 岁的糖尿病患者

b. 一位 37 岁的无脾患者

c. 一位 68 岁的高血压患者

d. 一位 72 岁的新霉素过敏者

答案 c 正确。一位 68 岁的高血压患者应接种带状疱疹疫苗。

答案 a 不正确。FDA 批准带状疱疹疫苗用于 50 岁或以上的成年人;然而 ACIP 目前仍推荐用于 60 岁以上的患者,所以 58 岁的糖尿病患者的接种年龄不适合。

答案 b 不正确。带状疱疹疫苗仅用于 60 岁以上的成年人(无论有无基础疾病)。

答案 d 不正确。带状疱疹疫苗是一种活疫苗。免疫功能低下者、孕妇、对明胶或新霉素过敏者都不能接种。这位患者虽然已经 72 岁,但由于对新霉素过敏,因此他(她)不能接种带状疱疹疫苗。

第70章 药学计算

1. 下列哪个是罗马数字 50?

 a. X

 b. M

 c. I

 d. L

答案 d 正确。L = 50。

答案 a 不正确。X = 10。

答案 b 不正确。M = 1000。

答案 c 不正确。I = 1。

2. DCXXIV 的阿拉伯数值是多少?

 a. 624

 b. 626

 c. 1024

 d. 1026

答案 a 正确。$D = 500, C = 100, X = 10, I = -1, V = 5(500 + 100 + 10 + 10 - 1 + 5 = 624)$。

答案 b 不正确。626 罗马数字应表示为 DCXXVI。

答案 c 不正确。1024 罗马数字应表示为 MXXIV。

答案 d 不正确。1026 罗马数字应表示为 MCCVI。

3. 120mL 的止咳糖浆包含 0.4g 右美沙芬,那么 1 茶匙止咳糖浆中含有多少右美沙芬?

 a. 0.016mg

 b. 16mg

 c. 160mg

 d. 1.6mg

答案 b 正确。$\dfrac{0.4g}{120mL} = \dfrac{xg}{5mL}$

$x = 0.016g = 16mg$。

答案 a、c 和 d 均不正确。

4. 某干扰素浓度为 $5 \times 10^6 U/mL$。0.65mL 该干扰素溶液有多少单位干扰素?

 a. 3250U

 b. 32 500U

 c. 325 000U

 d. 3 250 000U

答案 d 正确。$\dfrac{5\ 000\ 000U}{1mL} = \dfrac{xU}{0.65mL}$

$x = 3\ 250\ 000U$

答案 a、b 和 c 均不正确。

5. 某吸入剂浓度为 0.025% w/v,其体积为 5mL。计算溶液中溶质的质量(单位为 mg)。

 a. 0.125mg

 b. 1.25mg

 c. 12.5mg

 d. 0.0125mg

答案 b 正确。0.025% w/v = 0.025g/100mL。转换 w/v 为 mg/mL 即为 25mg/100mL。

$\dfrac{25mg}{100mL} = \dfrac{xmg}{5mL} \quad x = 1.25mg$

答案 a、c 和 d 均不正确。

6. 10mL 0.65% w/v 溶液中含有多少毫克的药物?

 a. 0.65

 b. 6.5

 c. 65

 d. 650

答案 c 正确。0.65% w/v = 0.65g/100L,转换为毫克为 650mg/100mL。

$\dfrac{50mg}{100mL} = \dfrac{xmg}{10mL} \quad x = 65mg$

答案 a、b 和 d 均不正确。

7. 240mL 10% 的 KCl 溶液中钾的毫克当量是多少？KCl 的分子量为 74.5g（K 的原子量为 39，Cl 的原子量为 35.5）。

    a. 24mEq

    b. 0.0745mEq

    c. 2.4mEq

    d. 322mEq

    答案 d 正确。K 的原子量为 39，Cl 的原子量为 35；因此 KCl 的分子量为 74.5。

$$74.5 = 1 个 KCl 的分子量$$
$$74.5g = 1 当量$$
$$74.5mg = 1 毫当量 (0.0745g)$$

$$\frac{10g}{100mL} = \frac{xg}{240mL} \quad x = 24g\ KCl$$

$$\frac{0.0745g}{1mEq} = \frac{24g}{xmEq} \quad x = 322.2mEq$$

    答案 a、b 和 c 不正确。

8. 1L 0.9% 生理盐水中 NaCl 的毫渗量是多少？NaCl 的分子量为 58.5。

    a. 58.5mOsmol

    b. 308mOsmol

    c. 1mOsmol

    d. 9000mOsmol

    答案 b 正确。

    NaCl 分子量 = 58.5　1mol = 58.5g

    1mol = 58.5mg = 2 毫渗量　NaCl 水解为 2 个离子。

$$\frac{900mg}{100mL} = \frac{xmg}{1000mL} \quad x = 9000mg$$

$$\frac{58.5mg}{2mOsmol} = \frac{9000mg}{xmOsmol} \quad x = 308mOsmol$$

    答案 a、c 和 d 不正确。

9. 250mL 的 100mEq 的氯化铵溶液的百分浓度（w/v）是多少？NH_4Cl 的分子量为 53.5。

    a. 53.5%

    b. 5.35%

    c. 2.14%

    d. 21.4%

    答案 c 正确。

    NH_4 分子量 = 53.5

$$1 当量 = 53.5g$$
$$1mEq = 53.5mg$$

$$\frac{53.5mg}{1mEq} = \frac{xmg}{100mEq} \quad x = 5350mg 或 53.5g$$

$$\frac{53.5g}{250mL} = \frac{x}{100} \quad x = 2.14\%$$

    答案 a、b 和 d 均不正确。

10. 130mL 10% 的 HCl 中有多少毫摩尔 HCl？HCl 分子量为 36.5。

    a. 361mmol

    b. 34mmol

    c. 36.5mmol

    d. 13mmol

    答案 a 正确。

    HCl 的分子量为 36.5

$$1mol = 36.5g$$
$$1mmol = 36.5g/1000 = 0.0365g = 36.5mg$$

$$\frac{10g}{100mL} = \frac{xg}{130mL} \quad x = 13g\ HCl$$

$$\frac{0.036g}{1mmol} = \frac{13g}{xmmol} \quad x = 361mmol$$

    答案 b、c 和 d 均不正确。

11. 配制以下的咳嗽糖浆需要多少含量为 60mg 的硫酸可待因片？

    处方：硫酸可待因每茶匙 30mg，樱桃糖浆 150mL。

    用法：治疗咳嗽每 6 小时 1 茶匙。

    a. 7

    b. 15

    c. 20

    d. 24

    答案 b 正确。

    1 茶匙 = 5mL

$$\frac{30mg}{5mL} = \frac{xmg}{150mL} \quad x = 900mg$$

$$\frac{60mg}{1 片} = \frac{900mg}{x 片} \quad x = 15 片$$

    答案 a、c 和 d 均不正确。

12. 配制 1∶750 w/v 350mL 的苯扎氯铵溶液需要多少 17% 的苯扎氯铵溶液？

    a. 2.75mL

b. 0.275mL

c. 27.5mL

d. 275mL

答案 a 正确。

$$\frac{1g}{750mL} = \frac{xg}{350mL} \quad x = 0.47g$$

$$\frac{17g}{100mL} = \frac{0.47g}{xmL} \quad x = 2.75mL$$

答案 b、c 和 d 均不正确。

---

13. 现有 10mL 的稀释液,将其部分加入含有 0.5g 药物的注射剂中,得到药液最终体积为 7.3mL,请问此溶液的最终浓度为多少?

    a. 6.85mg/mL

    b. 0.069mg/mL

    c. 685mg/mL

    d. 68.5mg/mL

    答案 d 正确。

    $$\frac{500mg}{7.3mL} = \frac{xmg}{1mL} \quad x = 68.5mg$$

    因此,溶液终浓度为 68.5mg/mL。

    答案 a、b 和 c 均不正确。

---

14. 某制剂给予 31lb 儿童的剂量为 0.6mg/kg。现有 50mL 此制剂,包含 0.25mg 的药物。给予此儿童的药剂剂量是多少毫升?

    a. 8.45mL

    b. 0.008 45mL

    c. 1.69mL

    d. 0.25mL

    答案 c 正确。

    $$\frac{1kg}{2.21lb} = \frac{xkg}{31lb} \quad x = 14kg$$

    $$\frac{0.6mg}{1kg} = \frac{xmg}{14kg} \quad x = 8.45mg \text{ 或 } 0.008\ 45g$$

    $$\frac{0.25g}{50mL} = \frac{0.008\ 45g}{xmL} \quad x = 1.69mL$$

    或者使用因次分析:

    31lb × 1kg/2.2lb × 0.6mg/kg × 1g/1000mg × 50mL/0.25g = 1.69mL

    答案 a、b 和 d 均不正确。

---

15. 某溶液中每毫升有 2mEq 的 KCl。一个全胃肠外营养液要加入 180mg K^+,那么需要加入多少毫升的此溶液? K 的原子量为 39,Cl 的原子量为 35.5。

    a. 343.85mL

    b. 2.3mL

    c. 39mL

    d. 74.5mL

    答案 b 正确。

    $$\frac{1mEqKCl}{74.5mgKCl} = \frac{2mEqKCl}{xmgKCl} \quad x = 149mg\ KCl$$

    $$\frac{39mgK}{74.5mgKCl} = \frac{xmgK}{149mgKCl} \quad x = 78mg\ K$$

    $$\frac{78mgK}{149mgKCl} = \frac{180mgK}{xmgKCl} \quad x = 343.85\ KCL$$

    $$\frac{149mgKCl}{1mL} = \frac{343.85mgKCl}{xmL} \quad x = 2.3mL$$

    答案 a、c 和 d 不正确。

---

16. 某全胃肠外营养液中包含 750mL 的 D5W。如果每千克的葡萄糖的热量是 3.4kcal,此全胃肠外营养液可以提供的热量是多少?

    a. 127.5kcal

    b. 37.5kcal

    c. 34kcal

    d. 75kcal

    答案 a 正确。

    $$\frac{5g}{100mL} = \frac{xg}{750mL} \quad x = 37.5g$$

    $$\frac{3.4kcal}{1g} = \frac{xkcal}{37.5g} \quad x = 127.5\ kcal$$

    答案 b、c 和 d 均不正确。

---

17. 选择比重的正确定义。

    a. 同体积的某物质与标准物质的质量之比

    b. 不同固体溶于液体中各自的百分含量

    c. 相等的两个比例的表示方法

    d. 100g 制剂中某物质的质量,此制剂为固体和半固体的混合物

    答案 a 正确。比重的定义为物质与同体积标准物质之比。

    答案 b 不正确。混合:液体或者固体的混合过程中涉及不同物料比例的问题,有时需要

计算它们的比例的方法,这种方法称为混合法。

答案 c 不正确。比例表达两个相等的比率。它通常有两种表达方式:两个相等的分数($a/b = c/d$)或者使用比号($a:b = c:d$)。

答案 d 不正确。重量百分率:$\%(w/w) = 100g$ 制剂成品中所含活性成分的重量;适用于固体和半固体制剂。

---

18. 选择药衡制中的体积单位。
   a. 谷
   b. 吩
   c. 打兰
   d. 量滴

答案 d 正确。量滴是药衡制中的体积单位。

答案 a、b 和 c 是谷,吩和打兰是质量单位。

---

19. 480 量滴和以下哪个选项相同,选择所有正确的答案。
   a. 8 液量打兰
   b. 1 液量盎司
   c. 1 加仑
   d. 1 液量打兰

答案 a 和 b 正确。480 量滴 = 8 液量打兰 = 1 液量盎司

答案 c 不正确。1 加仑 = 61440 量滴

答案 d 不正确。60 量滴 = 1 液量打兰

---

20. 437.5 谷等于多少盎司(oz)?
   a. 1oz
   b. 16oz
   c. 30oz
   d. 38oz

答案 a 正确。437.5 谷 = 1oz

答案 b、c 和 d 均不正确。

第 71 章 妊娠和哺乳

根据下列案例回答问题 1~3。

PM,女性,28 岁,处于备孕期。她朋友告诉她需在怀孕前摄取维生素。PM 近期无服药史,她近期注射过疫苗且每天摄入 500mg 咖啡因。

---

1. 补充下列哪种维生素可预防胎儿神经管畸形的发生?
   a. 钙
   b. 铁
   c. 维生素 D
   d. 叶酸

答案 d 正确。摄入足量的叶酸可使胎儿患神经管畸形的危险减少 50%~70%。神经管畸形会出现在胎儿发育的前四周。所有育龄妇女每日应增补 400μg 叶酸,这一点很重要。有些高危妇女每日可能需要 4mg 叶酸。

答案 a 不正确。钙对胎儿骨骼健康至关重要,胎儿在整个孕期需要钙 30g。对于 14~18 岁女性,建议每日钙摄取量为 1300mg,19~50 岁为 1000mg。

答案 b 不正确。铁对于红细胞质量的增加、血浆容量的扩增以及胎儿胎盘单位的生长都具有重要的作用。CDC 推荐每日铁元素摄入量为 27~30mg。

答案 c 不正确。足量的维生素 D 可维持钙磷含量的稳定,有益于骨骼和牙齿的健康。

---

2. 若 PM 已怀孕,下列哪种疫苗在孕期接种是安全的?
   a. 水痘和 MMR 疫苗
   b. 流感和 Tdap 疫苗
   c. Tdap 和 HPV 疫苗
   d. 流感和 MMR 疫苗

答案 b 正确。流感具有高的发病率和死亡率,流感疫苗是病毒灭活疫苗,对胎儿无害,CDC 建议每位孕妇应接种此疫苗。Tdap 也是安全的,推荐每位孕妇接种,最好在妊娠期 27~36 周给予,以免感染百日咳导致婴儿死亡。

答案 a 不正确。水痘和 MMR 疫苗是活疫苗,由于存在胎儿感染的理论风险,妊娠期应避免使用活疫苗,除非接种的获益大于风险。

答案 c 不正确。每位孕妇需接种 Tdap。CDC 并未推荐孕期接种 HPV 疫苗,若注射期间怀孕,建议在生产完之后接种所剩疫苗。若在怀孕期间接种疫苗,无须停止。

答案 d 不正确。孕妇接种失活的流感疫苗是安全的。但 MMR 疫苗是活疫苗,应避免在孕期使用,除非接种的获益大于风险。

---

3. 关于 PM 咖啡因的摄取情况,以下哪种说法是正确的?

　　a. 此习惯无须改变

　　b. 咖啡因可致畸,应不再摄取

　　c. 咖啡因日摄入量应限制在 200mg 以内

　　d. 每天摄入多达 1000mg 咖啡因也是安全的

　　答案 c 正确。每天摄入中低度量(<200 ~ 300mg)的咖啡因与流产风险增加无关。

　　答案 a 不正确。不孕、流产和低出生体重可能与咖啡因的摄入量有关。当前研究表明,咖啡因的摄入多少与流产的风险高低有关,每天摄入中低剂量(<200 ~ 300mg)的咖啡因与流产风险增加无关。

　　答案 b 不正确。关于妊娠结果与咖啡因摄入量关系的研究结论并不一致,许多研究为回顾性,存在混杂性偏倚。咖啡因确实可透过胎盘,导致婴儿出生后心动过速、震颤、呼吸急促和更多的清醒时间。

　　答案 d 不正确。根据目前研究,每天摄入中低剂量(<200 ~ 300mg)的咖啡因似乎是安全的。

---

4. PS,有癫痫病史,计划半年内怀孕。目前服用药物有:孕期维生素、丙戊酸钠、舍曲林及对乙酰氨基酚。怀孕期间,她需要特别关注以下哪种药物?

　　a. 丙戊酸钠

　　b. 对乙酰氨基酚

　　c. 舍曲林

　　d. 孕期维生素

　　答案 a 正确。丙戊酸钠的不良反应有:神经管缺陷、心血管缺陷、颅面部和肢体畸形、生长迟滞、肝毒性、新生儿戒断综合征和发育障碍。

　　答案 b 不正确。孕妇服用对乙酰氨基酚是安全的,推荐用于缓解疼痛(FDA 妊娠分级:B)。

　　答案 c 不正确。舍曲林是一种选择性的 5 - 羟色胺再摄取抑制剂,有限的动物和人类研究显示其致畸风险较低(妊娠分级:C)。在生产后,会发生新生儿戒断综合征;建议生产前两

周停止使用 5 - 羟色胺再摄取抑制剂以减少风险。

　　答案 d 不正确。推荐使用产前维生素,有助于维持正常的维生素和矿物质摄入。此药能保证孕妇摄入足量的叶酸、铁和钙。最好在怀孕前一个月开始服用。

---

5. 以下哪种药物孕妇可以服用? 选出所有正确答案。

　　a. 左旋甲状腺素

　　b. 布地奈德吸入剂

　　c. 依诺肝素

　　d. 异维 A 酸

　　答案 a 正确。左甲状腺激素妊娠分级为 A,本品不会显著透过胎盘,没有研究显示本品会对胎儿产生危害。

　　答案 b 正确。布地奈德吸入剂的妊娠分级为 B,是怀孕期间优先选用的吸入性糖皮质激素。

　　答案 c 正确。依诺肝素的 FDA 妊娠分级为 B,不透过胎盘,与普通肝素相比更推荐用于妊娠期静脉血栓栓塞的治疗。

　　答案 d 不正确。异维 A 酸妊娠分级为 X。其标签包含了有关出生缺陷的黑框警告。

---

6. 怀孕期间,以下哪种措施可减少药物的暴露量?

　　a. 单药治疗且用药时间尽可能短

　　b. 使用具有长期安全记录的药物

　　c. 选择分子量大、蛋白结合率高的药物

　　d. 选择解离度低、水溶性低的药物

　　答案 a 正确。多药联用会使不良反应增加,故应单药治疗,用药时间尽可能短,以减少药物暴露。

　　答案 b 正确。与相关暴露记录较少的药物相比,具有长期安全记录的药物拥有更多有关胎儿的获益风险比的证据。

　　答案 c 正确。分子量大、蛋白结合率高的药物较少通过胎盘。

　　答案 d 不正确。解离度高、水溶性高的药物较少通过被动扩散的方式进入胎盘。

---

7. 当制订孕期患者给药方案时,需考虑以下哪个药物代谢动力学参数?

a. 血浆容量减少

b. 吸收增加

c. 蛋白结合率增加

d. 肾脏清除率增加

答案 d 正确。孕期,肾脏血流和肾小球率过滤增加,因此,药物的肾脏清除率增加。主要以原形通过肾脏排泄的药物,需增加给药剂量。

答案 a 不正确。孕妇血浆容量增加约50%,使得药物的表观分布容积随之增加。

答案 b 不正确。孕期,大多数药物的吸收并没有明显改变。

答案 c 不正确。在怀孕中期,血浆白蛋白浓度降低,导致蛋白结合率降低。

8. 患者,女性,怀孕 26 周,患有上呼吸道感染,服用头孢呋辛。头孢呋辛大部分以原形从尿中排泄,使用本品时,以下哪种考虑是正确的?

a. 本品需要增加剂量来充分治疗感染

b. 孕期应避免使用抗生素,如头孢呋辛

c. 头孢呋辛的最大血药浓度(Cmax)可能增加

d. 头孢呋辛的分布容积可能减少

答案 a 正确。孕期,肾脏血流和肾小球滤过率增加,因此可加强药物的肾脏消除。以原形从尿中排泄的药物须提高使用剂量。

答案 b 不正确。头孢呋辛妊娠分级为 B,若有用药指征,即可使用。

答案 c 不正确。孕期分布容积增加可导致最大血药浓度(Cmax)降低,而非增加。

答案 d 不正确。孕妇血浆容量增加约50%,使得药物的表观分布容积随之增加(而不是减少)。

9. 以下哪个选项最好地描述了孕期的肝脏代谢改变?

a. 细胞色素 P450 同工酶的活性降低

b. 细胞色素 P450 同工酶的活性增加

c. 细胞色素 P450 同工酶的活性不变

d. 细胞色素 P450 同工酶的活性多变

答案 d 正确。妊娠能够增加细胞色素 P450 同工酶 CYP3A4、CYP2C9、CYP2D6 及部分尿苷二磷酸葡萄糖醛酸基转移酶同工酶的活性,而降低 CYP1A2 和 CYP2C19 等酶的活性。

答案 a、b、c 均不正确。妊娠对肝脏代谢的作用是各异的,部分细胞色素 P450 同工酶活性增加,另一些降低。

10. 患者,女性,34 岁。患妊娠期糖尿病。饮食调整控制不佳,最好用以下哪种药物来开始治疗?

a. 艾塞那肽

b. 格列吡嗪

c. 胰岛素

d. 西格列汀

答案 c 正确。妊娠期糖尿病治疗首选胰岛素。除甘精胰岛素外,其他胰岛素妊娠分级都是 B,甘精胰岛素是 C。也可选择二甲双胍(妊娠分级:B)和格列本脲(妊娠分级:B 或 C 依生产企业而定)。

答案 a 不正确。艾塞那肽妊娠分级为 C,不推荐用于治疗妊娠期糖尿病。

答案 b 不正确。格列吡嗪妊娠分级为 C,因其研究数据少于格列本脲,故不是治疗妊娠期糖尿病的首选药物。

答案 d 不正确。尽管西格列汀妊娠分级为 B,但其临床研究数据少于其他降糖药,故不是治疗妊娠期糖尿病的首选药物。

11. 妊娠期高血压患者,可选用以下哪种药物?

a. 卡托普利

b. 拉贝洛尔

c. 氯沙坦

d. 甲基多巴

答案 b 正确。拉贝洛尔是治疗妊娠期高血压的首选药物。

答案 d 正确。因甲基多巴的长期安全性,是治疗妊娠期高血压的首选药物。

答案 a 不正确。血管紧张素转换酶抑制剂(如卡托普利)具有致畸作用,故不用于治疗妊娠期高血压。

答案 c 不正确。血管紧张素 Ⅱ 受体阻滞剂(如氯沙坦)具有致畸作用,故不用于治疗妊娠期高血压。

12. 患者,女性,27 岁,怀孕 36 周,GBS 筛查阳性,临床上无急性症状且无药物过敏史,她分娩时,最好选用以下哪种药物?

a. 静注头孢唑林

b. 静注青霉素 G

c. 口服阿莫西林

d. 因其未发热,故无须用药

　　答案 b 正确。从胎膜早破到生产期间,静注青霉素 G 是治疗 B 族链球菌感染的首选治疗。

　　答案 a 不正确。轻微青霉素过敏者,可选用头孢唑林作为替代。

　　答案 c 不正确。尽管阿莫西林可替代青霉素,但此种情况不适合口服阿莫西林。

　　答案 d 不正确。若女性 GBS 筛检呈阳性,无论是否有临床症状,都应启动治疗。

---

13. 患者,女性,怀孕 24 周。偶见轻微胃灼热,以下哪种治疗方式最好?

a. 抗酸药(含氢氧化铝)

b. 抗酸药(含碳酸钙)

c. 奥美拉唑/碳酸氢钠

d. 雷尼替丁

　　答案 b 正确。妊娠期轻度胃灼热首选含钙离子的抗酸药进行治疗,此种抗酸药也可补充孕妇体内钙含量。

　　答案 a 不正确。妊娠期胃灼热不宜选用含铝离子的抗酸药,因其具有潜在胎儿神经毒性风险。

　　答案 c 不正确。质子泵抑制剂(例如奥美拉唑)可用于治疗妊娠期胃灼热,本类药物最适用于抗酸药无法缓解、症状较为严重的患者;同时,也应避免使用碳酸氢钠(钠离子可加剧水肿)。

　　答案 d 不正确。雷尼替丁妊娠分级为 B,用于一线抗酸药无法缓解时的胃灼热治疗。

---

14. 患者,女性,25 岁,怀孕 20 周,因泌尿道感染。她无药物过敏史,假设细菌对以下抗生素均敏感需要治疗,最好选择哪种药物治疗?

a. 头孢氨苄

b. 环丙沙星

c. 呋喃妥因

d. 磺胺甲噁唑/甲氧苄啶

　　答案 a 正确。头孢氨苄妊娠分级为 B,推荐用于治疗妊娠期尿路感染。

　　答案 c 正确。呋喃妥因妊娠分级为 B,推荐用于治疗妊娠期尿路感染。然而,此药妊娠后期(38 ~ 42 周)禁用,因其会诱发新生儿溶血性贫血。但本案例中患者妊娠期为 20 周,故可用呋喃妥因加以治疗。

　　答案 b 不正确。一般来说,氟喹诺酮类药物(如环丙沙星)妊娠期禁用,尽管现有资料未有本品损坏关节形成的证据,但本品安全性有待进一步研究。

　　答案 d 不正确。磺胺甲噁唑/甲氧苄啶妊娠分级为 D。应使用其他安全性高的药物。注意:磺胺类药物会置换出胆红素,从而导致新生儿黄疸,故禁用于妊娠晚期。

---

15. 对于妊娠期慢性病,以下哪种药物治疗是合理的?

a. 糖尿病——吡格列酮

b. 血脂异常——普伐他汀

c. 甲状腺功能减退——左旋甲状腺素

d. 静脉血栓栓塞症——华法林

　　答案 c 正确。左旋甲状腺素妊娠分级为A。妊娠期应把甲状腺功能控制在理想状态,否则会导致胎儿神经系统损伤。

　　答案 a 不正确。妊娠期糖尿病推荐优先选用胰岛素进行治疗,也可选择二甲双胍和格列本脲。

　　答案 b 不正确。他汀类药物妊娠分级为X,孕妇禁用。可选用胆汁结合树脂治疗血脂异常。

　　答案 d 不正确。华法林妊娠分级为 X,孕妇禁用(人工心脏瓣膜的高危孕妇除外)。首选低分子肝素,亦可选择普通肝素。

---

16. TW,女性,32 岁。每 3 小时母乳喂养她 4 周的婴儿。她患感冒,想服用一种减充血药。最好选择以下哪种药物?

a. 苯肾上腺素,15mg,PO,q6h

b. 伪麻黄碱,30mg,PO,q6h

c. 羟甲唑啉喷鼻剂,一次一侧 2 喷,q12h,连续 3 天

d. 哺乳期妇女无安全的减充血药可用

答案 c 正确。羟甲唑啉喷鼻剂是经典的减充血药,不会影响乳汁分泌,哺乳期妇女可使用本品 3～4 天治疗鼻塞。

答案 a 不正确。由于可减少乳汁分泌,哺乳期妇女不可用苯肾上腺素作为减充血药。

答案 b 不正确。伪麻黄碱可减少乳汁分泌,不可用于哺乳期妇女。

答案 d 不正确。哺乳期妇女可短期安全地使用羟甲唑啉。

---

17. 对哺乳期妇女而言,以下哪个来源的药物信息最为全面权威?
    a. LactMed
    b. Clinical Pharmacology
    c. Drugs in Pregancy and Lactation
    d. Up to Date

答案 a 正确。LactMed 可为哺乳期妇女提供有效全面的用药信息。

答案 c 正确。Drugs in Pregancy and Lactation 是著名的参考来源,可为妊娠期和哺乳期妇女提供药物信息,也包括文献中的一些临床证据。

答案 b 不正确。Clinical Pharmacology 提供每种药物的哺乳期信息,但并未提供全面的推荐信息。

答案 d 不正确。Up to Date 提供妊娠期和哺乳期的相关信息,但未能提供全面的推荐信息。

---

18. JS,女性,27 岁。已母乳喂养她女儿 3 个月,最近乳汁量减少。她服用的药物有:孕期维生素、布洛芬、碳酸钙,近期开始服用屈螺酮/炔雌醇用于避孕。这些药物中,哪些会影响她的乳汁量?
    a. 孕期维生素
    b. 屈螺酮/炔雌醇
    c. 布洛芬
    d. 碳酸钙

答案 b 正确。屈螺酮/炔雌醇因其含有雌激素可能会影响乳汁分泌,哺乳期妇女首选仅含孕酮的药物进行避孕。产后 4 周以上,母乳供应稳定的妇女可考虑联合使用口服避孕药和炔雌醇(<35μg/d)进行避孕。

答案 a 不正确。孕期维生素可保证怀孕期间的维生素和矿物质摄入,不会影响乳汁分泌,喂养期间应坚持使用。

答案 c 不正确。布洛芬不影响乳汁分泌。

答案 d 不正确。碳酸钙不影响乳汁分泌。

---

19. 以下哪种药物可促进乳汁分泌?
    a. 伪麻黄碱
    b. 甲氧氯普胺
    c. 华法林
    d. 帕罗西汀

答案 b 正确。甲氧氯普胺可增加乳汁分泌。

答案 a 不正确。伪麻黄碱可减少乳汁分泌。

答案 c 不正确。华法林不影响乳汁分泌。

答案 d 不正确。帕罗西汀不影响乳汁分泌。

---

20. 以下哪种方式可减少哺乳期婴儿的药物暴露量? 选出所有正确答案。
    a. 选择其他给药方式
    b. 避免在血药浓度达峰时哺乳
    c. 在婴儿最长的睡眠时间前服用药物
    d. 低剂量、多次服用药物

答案 a 正确。减少药物的全身吸收可降低药物对胎儿的暴露量,例如吸入性皮质激素。

答案 b 正确。在血药浓度最低时哺乳可减少药物暴露量。

答案 c 正确。在婴儿最长的睡眠时间前服用药物可保证有更多的药物在下次哺乳前消除。

答案 d 不正确。一天一次是最佳给药方式,可在婴儿最长的睡眠时间前服用药物。

---

21. 以下哪个是处方药多西拉敏/吡哆醇的商品名?
    a. Diclegis
    b. Fragmin
    c. Macrobid
    d. Unisom

答案 a 正确。Diclegis 是一种缓释片,由多西拉敏和吡哆醇组成。

答案 b 不正确。Fragmin 是低分子肝素达肝素的商品名。

答案 c 不正确。Macrobid 是呋喃妥因的商品名。

答案 d 不正确。Unisom 是含多西拉敏的非处方助眠药的商品名。

第 72 章 统计

1. 下列哪一个是研究的结果变量? 选出所有正确答案。
   a. 因变量
   b. 自变量
   c. 混杂变量
   d. 总体

   答案 a 正确。有三种类型的变量:因变量(DV)、自变量(IV)和混杂变量。因变量是研究的反应或结果变量。

   答案 b 和 c 不正确。自变量是被控制的变量,混杂变量是除了自变量之外,任何对因变量有影响的变量,但不是具体研究兴趣所在。

   答案 d 不正确。总体是指宇宙中类型相似的所有物质,而样本是抽取的部分总体,代表研究的总体。

2. 下列哪一个表示测量的尺度? 选出所有正确答案。
   a. 名目
   b. 次序
   c. 等距
   d. 等比

   答案 a、b、c 和 d 均正确。有四个水平的测量:名目尺度,次序尺度,等距尺度和等比尺度。在决定适当的统计检验以回答研究问题和假设时,测量尺度是一个重要考量。

3. 南卡罗莱纳州的一位药房实习生将评价达托霉素作为她本年的研究项目。她在评价 18 个月内的所有患者,并将其与万古霉素进行比较。主要结果是临床反应,后者定义为 5 天内细菌清除。她的数据收集表有两个主要结果的空格

(是或否)。该实习生收集的数据属于哪种测量尺度?
   a. 名目尺度
   b. 次序尺度
   c. 等距尺度
   d. 等比尺度

   答案 a 正确。名目尺度包括的类别没有隐含的等级或顺序(男性对女性,或缺乏对存在)。患者只能适合其中一个类别,即数据点是相互排斥的。

   答案 b、c 和 d 均不正确。次序尺度具有名目尺度的所有特征;但是,数据是按等级顺序分类。等距尺度允许研究者定量两个单位(如温度)之间有意义的距离,增加了次序尺度的信息。等比尺度与等距尺度的不同在于他们具有绝对零点(例如血压)。

4. 问题 3 中的药房实习生完成了她的研究,研究表明万古霉素较达托霉素具有更高的 5 天菌血症治愈率。由于样本量较小(17 例达托霉素患者和 34 例万古霉素患者),她担心研究有错误。此外,她还担心以"是/否"作为测量对结果有影响。她计划重复该研究,并做了两处修改:①她征募了其他药房实习生参加研究以增加样本量;②她将主要结果改为菌血症天数。她将记录天数直至患者血培养阴性。该实习生目前收集的数据属于哪种测量尺度?
   a. 名目尺度
   b. 次序尺度
   c. 等距尺度
   d. 等比尺度

   答案 d 正确。等比尺度与等距尺度的区别在于等比尺度有一个绝对零点(例如血压)。

   答案 a、b 和 c 均不正确。尽管研究者不能混淆绝对零点和人为零点,但是,在使用同一统计操作对等距尺度和等比尺度进行分析时,这一区别并不重要。

5. 该药房实习生还测量了肥胖对临床结果的影响。她记录了每位患者的体重、身高和体重指数。她记录的哪种变量类型?
   a. 连续型变量
   b. 离散型变量

c. 分类变量

d. 二分类变量

答案 a 正确。连续型变量包括的数据采取等距或等比尺度进行测量。连续型变量的例子包括：年龄、体重指数、未分类的实验室数值（如血压 160/95，与高血压相反）。

答案 b、c 和 d 均不正确。离散型变量包括的数据采取名目或次序尺度进行测量。离散型变量也经常称为名义变量、分类变量，或者如果一个变量采用名义尺度测量并只有两个水平（如男性对女性），也称为二分类变量。

---

6. 该实习生正在对重复的达托霉素研究进行编辑。一个同事收集的变量与她相同。但是，该同事不是记录实际的体重指数，而是根据 WHO 肥胖分类对患者进行分类。该同事使用 WHO 系统记录的变量属于哪一种？选出所有正确答案。

a. 连续型变量

b. 离散型变量

c. 分类变量

d. 二分类变量

答案 b 和 c 正确。离散型变量包括的数据采取名目尺度或次序尺度进行测量。本例为次序尺度。

答案 a 不正确。连续型变量的例子包括年龄、体重指数，以及未分类的结果。

答案 d 不正确。如果一个变量采用名义尺度测量，并且只有两个水平（如男性对女性），该变量可称为二分类变量。WHO 肥胖分类具有多个类型。

---

7. 下列哪些属于集中趋势指标？选出所有正确答案。

a. 均数

b. 中位数

c. 众数

d. 平均值

答案 a、b、c 和 d 均正确。集中趋势指标对于确定数据的数学分布有帮助。集中趋势常见的指标包括均数（也称均值）、中位数和众数。集中趋势指标是否适当有赖于研究变量的测量

尺度。

---

8. 下列哪一个集中趋势指标的计算是将所有变量数据的总和除以总患者人数？选出所有正确答案。

a. 均数

b. 中位数

c. 众数

d. 50 百分位

答案 a 正确。均数是采取等距或等比尺度测量的正态分布数据最常见和最适当的集中趋势指标。其最佳描述是变量所有数据的平均数值。均数的计算方法是将变量的所有数据相加总和后除以患者总人数（总样本数或 n）。

答案 b、c 和 d 均不正确。

---

9. 问题 3 中的药房实习生正在书写她的实习报告（第一个研究）。她必须报告适当的集中趋势指标。她应当为她的主要结果选用哪种集中趋势指标？选出所有正确答案。

a. 均数

b. 中位数

c. 众数

d. 平均值

答案 c 正确。众数是名义数据最佳的集中趋势指标。众数是变量最常见的数值或类别。此外，一个变量可以有 2 个、3 个或更多的众数。因此，有 2 个众数的变量称双峰变量，有 3 个众数的变量称三峰变量。

答案 a、b 和 d 均不正确。

---

10. 该药房实习生已完成了她的研究报告，正在对第二个研究进行分析。她决定采用 WHO 分类的体重指数。她应当使用哪种集中趋势指标？选出所有正确答案。

a. 均数

b. 中位数

c. 众数

d. 50 百分位

答案 b 和 d 正确。中位数最适用于次序尺度测量的数据；但是，它也可展示为连续型变量以协助描述数据分布。中位数是数据的

绝对中间值(确切地在 50 百分位),即有一半的数据点大于中位数,一半的数据点小于中位数。需要特别注意的是,异常值(即与其他数据点分离的数据点)能显著影响均数,但不影响中位数。因此,比较均数和中位数可以深入了解异常值是否影响了均数以及变量数据点的整体分布。

答案 a 和 c 不正确。

---

11. 下列哪些属于变异指标?选出所有正确答案。
    a. 标准差
    b. 极差
    c. 四分位距
    d. 方差

答案 a、b、c 和 d 均正确。最常用的变异(或离散)指标包括极差、四分位距、方差和标准差。变异指标用于表明变量数据的分散程度。这些指标联合集中趋势指标可用于评估数据围绕均数或中位数的分散程度。

第 73 章　药物经济学

1. 以下哪一个参数是由药物经济学分析来评估的?
   a. 成本
   b. 结果
   c. 成本和结果
   d. 副作用
   e. 副作用和所需伤害的数量

答案 c 正确。药物经济学分析测量的是成本与结果。结果研究被定义为试图确认、测量和评估医疗服务的最终结果。它不仅包括临床结局和经济后果,也包括患者健康状况和对医疗服务满意度等结果。药物经济学是一种结果研究,但不是所有的结果研究都是药物经济学研究。

答案 a、b、d 和 e 不正确。如果不考虑结果,仅测量成本,则是成本分析。如果不考虑成本仅测量结果,则为临床研究或结果研究。

---

2. 什么类型的药物经济学分析假定结果是相同的?
   a. 流行病学研究

b. 回顾性研究
c. 最小成本分析
d. 参数分析

答案 c 正确。最小成本分析法用货币来衡量成本,并假设结果是相同的。

答案的 a、b 和 d 不正确。

---

3. 一项研究正在评估急诊就诊相关的成本。急诊就诊属于什么类型的成本?选择所有符合条件的答案。
   a. 直接医疗成本
   b. 直接非医疗成本
   c. 间接成本
   d. 无形成本

答案 a 正确。直接医疗成本,是指"直接"用于提供治疗的医疗相关的投入,例如药品、门诊、急诊以及住院等相关的成本。

答案 b、c 和 d 不正确。上面的例子表示直接医疗成本;然而,疾病研究可能包括所有四种类型的成本。例如,一个手术的成本包括手术的直接医疗成本(药品、实验室检查,以及医生服务费),直接非医疗成本(交通和住宿费用如果需要的话),间接成本(由于不能工作带来的成本)以及无形成本(对手术的恐惧)。

---

4. 一项研究正在评估患者出行去看专科医生的食宿相关成本。酒店和饮食费用代表什么类型的成本?选择所有符合条件的答案。
   a. 直接医疗成本
   b. 直接非医疗成本
   c. 间接成本
   d. 无形成本

答案 b 正确。直接非医疗成本本质上不属于医疗成本,但又与治疗直接相关。例如去医院或看医生所花费的往返交通费用,临时雇人照顾患者孩子的花费,外地就诊时患者及其家庭成员所需的饮食和住宿花费。

答案 a、c 和 d 不正确。大多数研究只报告直接医疗成本。这主要取决于研究目标或研究的视角。然而,疾病可能(大多数很可能是这样的)包含所有四种类型的成本。这取决于计划对哪种成本进行评估。

5. 一项研究正在评估患者因疾病导致的误工费。误工费用代表什么类型的成本？选择所有符合条件的答案。
   a. 直接医疗成本
   b. 直接非医疗成本
   c. 间接成本
   d. 无形成本

   答案 c 正确。间接成本是指因患者疾病或死亡导致的生产能力损失。
   答案 a、b 和 d 不正确。

6. 一项研究正在评估患者因疾病导致的焦虑相关成本。焦虑代表什么类型的成本？选择所有符合条件的答案。
   a. 直接医疗成本
   b. 直接非医疗成本
   c. 间接成本
   d. 无形成本

   答案 d 正确。无形成本包括因疾病或者疾病治疗产生的疼痛、痛苦、焦虑或疲劳。很难对无形成本进行测量或赋值。
   答案 a、b 和 c 不正确。

7. 计划对辛伐他汀和阿托伐他汀进行一项药物经济学分析。根据与主治医师的讨论，尽管两种药物在降低 LDL（百分点）的效果方面存在差异；但在降低心血管死亡率和安全性方面，这两种药品被认为是一致的。目前需要你做一个分析，对这两种药物进行比较。应使用哪种类型的分析？选择所有符合条件的答案。
   a. CMA
   b. CBA
   c. CEA
   d. CUA

   答案 a 正确。CMA 是用货币来衡量成本，并假设结果是相同的。结果（例如，疗效、药物不良反应发生率）被假定是相同的，但成本不同。
   答案 b、c 和 d 不正确。这是一个 CMA 的实例。CMA 与其他类型的分析方法相比，不需要测量结果，优点是比较简单。缺点是该方法

只能在假定结果一致的情况下使用。

8. 一家学术医学中心委派药学部主任招聘一名全职临床药学专员。他需要 3 名在心脏病、重症监护和感染性疾病领域的全职工作人员。现在他必须决定应该招聘哪种类型的专员。他决定请来自药学院的经济学专业人员帮助他。应该采用什么类型的分析去评估招聘哪个职位的工作人员？
   a. CMA
   b. CBA
   c. CEA
   d. CUA

   答案 b 正确。CBA 以货币形式测量投入和产出。
   答案 a、c 和 d 不正确。以上是典型的 CBA 应用实例。使用 CBA 的一个优点是可以对备选方案的不同结果进行比较，因为所有方案的结果都被转换成相同的单位（货币）。例如，提供药动学服务与糖尿病门诊服务的成本（投入）可以通过两种服务所节约的成本（产出）进行比较，尽管两种服务具有不同类型的结果。成本效益分析有助于医疗机构决定如何才能最好地利用他们的资源来取得经济收益。

9. 位于美国东北部的一家医疗中心正在处理他们机构中的细菌耐药问题，尤其是忙于应对产超广谱 β 内酰胺酶阴性杆菌感染病例。医疗中心主任要求药学人员比较不同类型的治疗，以优化临床治愈效果。应该采取以下哪种类型的药物经济学评价？选择所有符合条件的答案。
   a. CMA
   b. CBA
   c. CEA
   d. CUA

   答案 c 正确。成本效果分析法（CEA）是通过自然单位（如治愈情况、寿命、血压）测量结果。
   答案 a、b 和 d 不正确。以上为 CEA 的实例。CEA 是药物经济学中最常用的分析方法，它用货币衡量成本，用自然单位（如治愈、挽救生命、血压）测量结果。该方法的一个优点就是健康单位是常规结果，从业人员易于理解，而且

这些结果不必转换成货币价值。

---

10. 以下哪一个药物经济学模型评价调整生命年？
    a. CMA
    b. CBA
    c. CEA
    d. CUA

　　答案 d 正确。CUA 在测量健康产出的时候考虑了患者的偏好。在 CUA 中，最常用的

单位是 QALYs（质量调整生命年）。

　　答案 a、b 和 c 不正确。以上为 CUA 的典型实例。QALY 是一种结合了生命质量和数量的健康效用测量，生命质量和数量决定于估价过程。使用这种方法的优点是可以使用一个通用单位（QALYs）来比较不同类别的健康产出，不需要将这些健康产出转化为货币单位（如 CBA）。缺点是很难确定一个精确的 QALY 值。

附录 A 药品分类和咨询要点

Nancy A. Taylor

译者 雷 冬 李友佳 问媛媛

序号	商品名	通用名	常规类别	治疗类别	咨询要点
1	Flagyl(ER)	甲硝唑	抗感染药	抗菌药/抗原虫药	全身用药:在用药期间和停药后 3 天内应避免饮用含酒精饮料 服用本品可使尿液呈红褐色 空腹服用。若出现胃肠道反应,则餐中服用 缓释剂型应空腹、餐前 1 小时或餐后 2 小时服用
2	Diflucan	氟康唑	抗感染药	抗真菌药	餐前餐后服用均可 可引起胃肠道不适和头痛 药物相互作用:存在多种 CYP 450 有关的相互作用,可导致 Q-T 间期延长
3	Lamisil	特比萘芬	抗感染药	抗真菌药	分为局部给药制剂和全身给药制剂
4	Nizoral	酮康唑	抗感染药	抗真菌药	全身用药:吸收需要酸性环境 随餐服用 抗酸药应与本品间隔 2 小时服用 具有显著的 CYP 450 相关的药物相互作用 避免联用质子泵抑制剂(PPIs)和 H$_2$受体阻滞剂 分为局部给药制剂和全身给药制剂
5	Nystatin	制霉菌素	抗感染药	抗真菌药	混悬剂漱口后吐出(治疗口腔念珠菌)或漱口后咽下(治疗食管念珠菌)
6	Valtrex	伐昔洛韦	抗感染药	抗疱疹病毒药	疱疹感染期间,避免发生性行为 给药剂量和疗程取决于临床症状 中枢神经系统副作用:在老年患者和肾损害患者中表现更甚 药物相互作用:带状疱疹疫苗 应用本品治疗时,应摄入充足的水 随餐或不随餐服用均可
7	Zovirax	阿昔洛韦	抗感染药	抗疱疹病毒药	疱疹感染期间,避免发生性行为 给药剂量和疗程取决于临床症状 中枢神经系统副作用:在老年患者和肾损害患者中表现更甚 药物相互作用:带状疱疹疫苗 应用本品治疗时,应摄入充足的水 随餐或不随餐服用均可 静脉滴注:避免滴速过快;输注时间应超过 1 小时,防止发生肾损伤;注意发生静脉炎,轮换注射部位

序号	商品名	通用名	常规类别	治疗类别	咨询要点
8	Ceftin	头孢呋辛	抗感染药	头孢菌素类抗菌药	可引起胃肠道不适 对青霉素类和头孢菌素类过敏者,也可能对本品过敏 可减少口服避孕药的吸收 口服混悬剂:与餐同服;使用前摇匀
9	Keflex	头孢氨苄	抗感染药	头孢菌素类抗菌药	餐前餐后服用均可 若出现胃肠道反应,则随餐服用 对青霉素类和头孢菌素类过敏者,也可能对本品过敏 可减少口服避孕药的吸收
10	Omnicef	头孢地尼	抗感染药	头孢菌素类抗菌药	混悬剂无须冷藏 可使粪便呈红色 可引起胃肠道不适 对 PCN 和头孢菌素类过敏者,也可能对本品过敏 可减少口服避孕药的吸收 应与抗酸药或铁补充剂间隔 2 小时服用
11	Avelox	莫西沙星	抗感染药	氟喹诺酮类抗菌药	随餐或不随餐服用均可 服药期间宜多饮水 在使用含铁或锌的多种维生素、含镁或铝的抗酸药、硫糖铝、去羟肌苷、含钙产品如牛奶等之前至少 2 小时或之后 6 小时服用本品 可致光敏反应,可引起 CNS 不良反应 FDA 要求评估 Q - T 间期延长的风险,监测血糖,警惕老年患者发生肌腱断裂,警惕年轻运动员发生肌腱炎
12	Cipro	环丙沙星	抗感染药	氟喹诺酮类抗菌药	随餐或不随餐服用均可 服药期间宜多饮水 在使用含铁或锌的多种维生素、含镁或铝的抗酸药、硫糖铝、去羟肌苷、含钙产品如牛奶等之前至少 2 小时或之后 6 小时服用本品 可致光敏反应,可引起 CNS 不良反应 FDA 要求评估 Q - T 间期延长的风险,监测血糖,警惕老年患者发生肌腱断裂,警惕年轻运动员发生肌腱炎 具有显著的 CYP 450 相关的药物相互作用
13	Levaquin	左氧氟沙星	抗感染药	氟喹诺酮类抗菌药	服药期间宜多饮水 在使用含铁或锌的多种维生素、含镁或铝的抗酸药、硫糖铝、去羟肌苷、含钙产品如牛奶等之前至少 2 小时或之后 6 小时服用本品 可致光敏反应,应防止皮肤暴露于自然或人工日光 可导致 CNS 不良反应 FDA 要求评估 Q - T 间期延长的风险,监测血糖,警惕老年患者发生肌腱断裂,警惕年轻运动员发生肌腱炎

序号	商品名	通用名	常规类别	治疗类别	咨询要点
14	Biaxin	克拉霉素	抗感染药	大环内酯类抗菌药	随餐或不随餐服用均可,可与牛奶同服 缓释制剂应随餐服用,且不可嚼碎 混悬剂无须冷藏 可致口腔金属样味 与多种药物存在相互作用(CYP 450) 可引起胃肠道不适
15	Ery – Tab	红霉素碱	抗感染药	大环内酯类抗菌药	随餐或不随餐服用均可,但若引起胃肠道不适,则应餐后服用 与多种药物存在相互作用(CYP 450)
16	Zithromax 或 Zmax	阿奇霉素	抗感染药	大环内酯类抗菌药	随餐或不随餐服用均可 片剂宜随餐服用,以减少胃肠道反应 口服混悬剂(缓释剂)应空腹服用:至少餐前 1 小时或餐后 2 小时
17	Cleocin	克林霉素	抗感染药	其他抗菌药	可致艰难梭菌相关的严重腹泻(尽管大多数抗菌药可引起该不良反应,但克林霉素的发生率最高) 可与餐同服 口服给药需用大杯水冲服,最大限度地减少食管溃疡
18	Macrobid/ Macrodantin	呋喃妥因	抗感染药	其他抗菌药	随餐同服,以增加吸收 避免使用含三硅酸镁的抗酸药 可致周围神经病变 可致肺部反应,包括肺纤维化
19	Zyvox	利奈唑胺	抗感染药	噁唑烷酮类抗菌药	随餐或不随餐服用均可 避免同服大量含高酪胺的食物/饮料 本品为可逆的、非选择性的单胺氧化酶抑制剂,可与肾上腺素类药物和 5 - 羟色胺类药物发生相互作用 口服混悬剂服用前应轻轻倒置混匀,不可振摇
20	Amoxil	阿莫西林	抗感染药	青霉素类抗菌药	随餐或不随餐服用均可,但随餐服用可减少胃肠道不适 对任何青霉素类抗生素过敏者禁用 可降低口服避孕药的效果
21	Augmentin (XR)	阿莫西林/ 克拉维酸	抗感染药	青霉素类抗菌药	可引起胃肠道不适(腹泻) 饭后或临餐前服用,以降低胃肠道反应 对阿莫西林、青霉素类、头孢菌素类药物过敏者禁用 注意不同剂量下克拉维酸的量
22	Veetids	青霉素 V 钾	抗感染药	青霉素类抗菌药	首选空腹服用,提高口服吸收(餐前 1 小时或餐后 2 小时)

序号	商品名	通用名	常规类别	治疗类别	咨询要点
23	Bactrim/ Septra(DS)	磺胺甲噁唑/甲氧苄啶	抗感染药	磺胺类抗菌药	维持足够的水摄取，以防结晶尿和结石形成 可致光敏反应，应防止皮肤暴露于自然或人工日光 可提高口服降糖药的效果 可致严重的威胁生命的皮肤反应，一旦出现皮疹或任何不良反应，立即停药 具有显著的 CYP 450 相关的药物相互作用
24	Solodyn	米诺环素	抗感染药	四环素类抗菌药	随餐或不随餐服用均可 可导致光敏反应，应防止皮肤暴露于自然或人工日光 避免与含铝、钙、镁、铁的制品同服 可降低口服避孕药的效果 可引起头晕 宜用足量的水冲服，以降低食管刺激和溃疡的风险 微丸胶囊和缓释片应完整吞服，不要咀嚼、压碎或掰开服用
25	Vibramycin, Doryx 或 Adoxa	盐酸多西环素	抗感染药	四环素类抗菌药	如果发生胃肠道反应，可随餐服用；随餐服药会使吸收率减少 20%。由于胃肠道不耐受，不推荐空腹服用 本建议适用于四环素类抗菌药 可致光敏反应，应防止皮肤暴露于自然或人工日光 可降低口服避孕药的效果 避免与含铝、钙、镁的抗酸药和含铁制品同服 需用 8 盎司（译者按：1 美制液体盎司 = 29.57 毫升）的水冲服，服用后至少正坐 30 分钟，以降低食管刺激和溃疡的风险
26	Bactroban	莫匹罗星	抗感染药	局部抗菌药	本品应局部外用 单次剂量每个鼻孔约一半用量
27	Metro-Gel	甲硝唑	抗感染药	局部抗菌药	阴道剂型：治疗期间使用避孕套性交 由于存在一定的全身吸收，用药期间及停药后 2 天内应避免饮用含酒精饮料
28	Mycolog II	制霉菌素/曲安奈德	抗感染药	局部抗真菌药/类固醇	尽量少用 避免在眼周使用
29	Droxia 或 Hydrea	羟基脲	抗肿瘤药	抗代谢药白血病/癌症	在社区有经验的医师指导下使用，预防镰状细胞危象 镰状细胞病患者推荐补充叶酸，本品可能会掩盖叶酸缺乏 按正确的方法使用
30	Trexall 或 Rheumatrex	甲氨蝶呤	抗肿瘤药	抗代谢药/抗风湿药	注意每周和每日剂量；具体剂量方案因人而异，但大剂量需辅以甲酰四氢叶酸，以防中毒 避免同时服用酒精和其他肝毒性药物

序号	商品名	通用名	常规类别	治疗类别	咨询要点
31	Femara	来曲唑	抗肿瘤药	芳香酶抑制药	可致骨密度下降 监测骨密度,补充钙和维生素 D 可使胆固醇升高 不良反应包括:恶心、呕吐、潮热、食欲不振、肌肉骨骼疼痛、头痛、嗜睡、疲劳、头晕、便秘、腹泻、脱发(会再长出) 可加重缺血性心脏病
32	Arimidex	阿那曲唑	抗肿瘤药	芳香酶抑制药	可致骨密度下降 监测骨密度,补充钙和维生素 D 可使胆固醇升高 不良反应包括:恶心、呕吐、潮热、食欲不振、肌肉骨骼疼痛、头痛、嗜睡、疲劳、头晕、便秘、腹泻、脱发(会再长出) 可加重缺血性心脏病
33	Gleevec	伊马替尼	抗肿瘤药	酪氨酸激酶抑制剂	应与大杯水和食物同服,以减少胃肠道刺激 避免饮用葡萄柚汁 具有多种潜在不良反应和药物相互作用(CYP 450)
34	Atripla	依法韦伦/恩曲他滨/替诺福韦	抗逆转录病毒药	治疗 HIV 的复方药	依从性很重要,可防止耐药 具有多种药物相互作用(CYP 450)的风险和不良反应。应空腹服用,应规律服用以免漏服 睡前服用可增加胃肠道耐受性,减少神经系统反应
35	Combivir	齐多夫定/拉米夫定	抗逆转录病毒药	逆转录酶抑制剂抗逆转录病毒药	依从性很重要,可防止耐药 服用本品不受饮食影响,应规律服用以免漏服 维持充足的水分摄取 警惕肾脏毒性(替诺福韦)
36	Truvada	恩曲他滨/替诺福韦	抗逆转录病毒药	逆转录酶抑制剂抗逆转录病毒药	依从性很重要,可防止耐药 服用本品不受饮食影响,应规律服用以免漏服 可致骨密度下降。监测骨密度,补充钙和维生素 D
37	Humira	阿达木单抗	自身免疫抑制剂	肿瘤坏死因子-α 抑制剂抗炎药	皮下注射给药 应指导患者掌握正确的注射方法 不要在发红、柔嫩、受伤或坚硬的皮肤处注射 需轮换注射部位,正确处置用过的针头和注射器 需冷藏、避光保存 黑框警示:可致恶性肿瘤和包括结核在内的严重感染
38	Enbrel	依那西普	自身免疫抑制剂	肿瘤坏死因子-α 抑制剂抗炎药	皮下注射给药 应指导患者掌握正确的注射方法 需轮换注射部位,正确处置用过的针头和注射器 新旧注射部位至少间隔 1 英寸(约 2.54cm),不得在发红、柔嫩、受伤或坚硬的皮肤处注射 需冷藏、避光保存 黑框警示:可致恶性肿瘤和包括结核在内的严重感染

序号	商品名	通用名	常规类别	治疗类别	咨询要点
39	Lanoxin 或 Lanoxi-caps	地高辛	心血管药物	充血性心力衰竭心房纤维性颤动	治疗窗狭窄 与多种药物可相互作用 注意地高辛中毒症状,如厌食、恶心、视物模糊、心动过缓、心律失常等 应从食物中摄入充足的钾,降低低血钾和地高辛中毒的风险 可随餐或单独服用
40	Lotensin	贝那普利	心血管药物	ACEI 类降压药	可导致干咳、血管性水肿、高血钾 禁用钾盐代用品 对于血容量过低和心衰患者,可能出现首剂低血压 黑框警示:胎毒性 可随餐或单独服用
41	Zestril/Prinivil	赖诺普利	心血管药物	ACEI 类降压药	可导致干咳、血管性水肿、高血钾 禁用钾盐代用品 对于血容量过低和心衰患者,可能出现首剂低血压 黑框警示:胎毒性 可随餐或单独服用
42	Mavik	群多普利	心血管药物	ACEI 类降压药	可导致干咳、血管性水肿、高血钾 禁用钾盐代用品 对于血容量过低和心衰患者,可能出现首剂低血压 黑框警示:胎毒性 可随餐或单独服用
43	Accupril	喹那普利	心血管药物	ACEI 类降压药	可导致干咳、血管性水肿、高血钾 禁用钾盐代用品 对于血容量过低和心衰患者,可能出现首剂低血压 黑框警示:胎毒性 可随餐或单独服用
44	Altace	雷米普利	心血管药物	ACEI 类降压药	可导致干咳、血管性水肿、高血钾 禁用钾盐代用品 对于血容量过低和心衰患者,可能出现首剂低血压 黑框警示:胎毒性 可随餐或单独服用
45	Vasotec	马来酸依那普利	心血管药物	ACEI 类降压药	可导致干咳、血管性水肿、高血钾 禁用钾盐代用品 对于血容量过低和心衰患者,可能出现首剂低血压 黑框警示:胎毒性 可随餐或单独服用
46	Cardura	甲磺酸多沙唑嗪	心血管药物	α_1受体阻滞剂类降压药良性前列腺增生	可能出现首剂晕厥反应 可引发体位性低血压、头晕 缓释制剂应随早餐服用 缓释制剂应整片吞咽,不要压碎、咀嚼或掰开 可随餐或单独服用

序号	商品名	通用名	常规类别	治疗类别	咨询要点
47	Hytrin	特拉唑嗪	心血管药物	α₁受体阻滞剂类降压药 良性前列腺增生	可能出现首剂晕厥反应 可引发体位性低血压、头晕 睡前服用,以防头晕 服用本品不受饮食影响
48	Catapres (TTS)／Nexiclon XR	可乐定	心血管药物	中枢 α₂受体激动剂类降压药	可导致嗜睡、干眼 治疗期间请勿突然停药,如需停药,必须在 2~4 天内逐渐减量以防发生反跳性高血压 服用本品不受饮食影响 透皮治疗系统(TTS):指导患者正确使用透皮贴剂。每 7 天在新的皮肤处更换贴片;为减少局部刺激,应更换贴用部位;将废弃贴片合理处理,放置在儿童和宠物无法接触的地方
49	Cordarone	胺碘酮	心血管药物	抗心律失常药	本品与细胞色素 P450 和 P - 糖蛋白代谢的药物有相互作用 治疗期间,不要喝葡萄柚汁 半衰期长,为 40~50 天 不良反应为:甲状腺疾病、低血压、心动过缓、Q - T 间期延长、肝脏及肺脏损伤 单剂量给药若出现胃肠道不适,改为每日给药两次 注意可发生黄疸、小便赤黄、呼吸困难 可发生光敏反应 接受本品治疗时应避免过度阳光暴晒和人工紫外线 始终随餐或单独服用
50	Coumadin	华法林钠	心血管药物	抗凝血药	治疗窗狭窄 服用本品期间,进食富含维生素 K 的食物应尽量稳定,避免突然改变饮食(如绿色蔬菜) 需监测 INR 值(国际标准化比值),调整剂量 与多种药物有相互作用,需咨询医师或药师后,再开始或停止另一种药物治疗 黑框警示:出血风险 始终随餐或单独服用
51	Crestor	瑞舒伐他汀	心血管药物	HMG - CoA 还原酶抑制剂类降血脂药	可在一天中任何时候给药,可随餐或单独服用 注意肌痛、横纹肌溶解等不良反应 在 ASAP 研究期间,有肌痛、小便赤黄、黄疸等不良反应的报道 服用 2 小时后,含铝和镁离子的抗酸药方可服用 妊娠分级:X
52	Lescol (XL)	氟伐他汀	心血管药物	HMG - CoA 还原酶抑制剂类降血脂药	可随餐或单独服用 速释制剂宜在晚上服用 注意肌痛、横纹肌溶解等不良反应 在 ASAP 研究期间,有肌痛、小便赤黄、黄疸等不良反应的报道 妊娠分级:X

序号	商品名	通用名	常规类别	治疗类别	咨询要点
53	Lipitor	阿托伐他汀	心血管药物	HMG – CoA 还原酶抑制剂类降血脂药	注意肌痛、横纹肌溶解等不良反应 在 ASAP 研究期间，有肌痛、小便赤黄、黄疸等不良反应的报道 可在一天中任何时候给药，可随餐或单独服用 不要喝葡萄柚汁 具有显著的 CYP 450 相关的药物相互作用 妊娠分级：X
54	Niaspan	烟酸	心血管药物	降血脂药	在低脂餐后，于睡前服用本品 服用本品前后应避免摄入热饮 最为常见的不良反应是潮红，在服用本品前 30 分钟，预先服用抗坏血酸（ASA）或非甾体抗炎药（NSAIDs）可缓解症状 具肝脏毒性，每日最大剂量不超过 2g 长效制剂应整片吞服，服用前不得折断、碾碎或咀嚼 不能用长效剂替代速效剂 对于从服用速释烟酸转为本品治疗的患者，应从低剂量开始，然后再逐渐增大剂量至产生较好疗效
55	Pravachol	普伐他汀	心血管药物	HMG – CoA 还原酶抑制剂类降血脂药	注意肌痛、横纹肌溶解等不良反应 在 ASAP 研究期间，有肌痛、小便赤黄、黄疸等不良反应的报道 可在一天中任何时候给药，可随餐或单独服用 与多种药物可相互作用 妊娠分级：X
56	Tricor	非诺贝特	心血管药物	降血脂药	注意肌痛、横纹肌溶解等不良反应 在 ASAP 研究期间，有肌痛、小便赤黄、黄疸等不良反应的报道
57	Trilipix	非诺贝酸	心血管药物	降血脂药	可随餐或单独服用 注意肌痛、横纹肌溶解等不良反应 在 ASAP 研究期间，有肌痛、小便赤黄、黄疸等不良反应的报道
58	Zocor	辛伐他汀	心血管药物	HMG – CoA 还原酶抑制剂类降血脂药	注意肌痛、横纹肌溶解等不良反应 有肌痛、无力等不良反应的报道 睡前服用 具有显著的 CYP 450 相关的药物相互作用 限制葡萄柚汁的摄入 妊娠分级：X
59	Lopid	吉非贝齐	心血管药物	降血脂药	早晚餐前 30 分钟服用 注意肌痛、横纹肌溶解等不良反应 在 ASAP 研究期间，有肌痛、小便赤黄、黄疸等不良反应的报道 可导致胆结石

序号	商品名	通用名	常规类别	治疗类别	咨询要点
60	Vytorin	依折麦布/辛伐他汀	心血管药物	HMG-CoA 还原酶抑制剂/胆固醇吸收抑制剂类降血脂药	注意肌痛、横纹肌溶解等不良反应 在 ASAP 研究期间,有肌痛、小便赤黄、黄疸等不良反应的报道 晚间服用,餐前餐后均可 具有显著的 CYP 450 相关的药物相互作用 妊娠分级:X
61	Altoprev	洛伐他汀缓释片	心血管药物	HMG-CoA 还原酶抑制剂类降血脂药	注意肌痛、横纹肌溶解等不良反应 在 ASAP 研究期间,有肌痛、小便赤黄、黄疸等不良反应的报道 睡前服用,服用期间不要喝葡萄柚汁 应整片吞服,不得碾碎或咀嚼本品 具有显著的 CYP 450 相关的药物相互作用 妊娠分级:X
62	Mevacor	洛伐他汀	心血管药物	HMG-CoA 还原酶抑制剂类降血脂药	注意肌痛、横纹肌溶解等不良反应 在 ASAP 研究期间,有肌痛、小便赤黄、黄疸等不良反应的报道 随晚餐服用,服用期间不要喝葡萄柚汁 具有显著的 CYP 450 相关的药物相互作用 妊娠分级:X
63	Lovaza	ω-3 脂肪酸	心血管药物	降血脂药	可导致打嗝和鱼腥味,宜与餐同服 可延长出血时间,与抗凝药(如华法林、阿司匹林、氯吡格雷)同服会增加出血风险
64	Benicar	奥美沙坦	心血管药物	血管紧张素 II 受体拮抗剂类降压药	与非甾体抗炎药具有相互作用 与补钾剂、钾盐代用品或保钾利尿剂合用可引起血钾升高 服用时间不受饮食影响 黑框警示:胎毒性
65	Diovan	缬沙坦	心血管药物	血管紧张素 II 受体拮抗剂类降压药	与非甾体抗炎药具有相互作用 与补钾剂、钾盐代用品或保钾利尿剂合用可引起血钾升高 始终随餐或单独服用 黑框警示:胎毒性
66	Cozaar	氯沙坦	心血管药物	血管紧张素 II 受体拮抗剂类降压药	与非甾体抗炎药具有相互作用 与补钾剂、钾盐代用品或保钾利尿剂合用可引起血钾升高 可随餐或单独服用 黑框警示:胎毒性
67	Atacand	坎地沙坦	心血管药物	血管紧张素 II 受体拮抗剂类降压药	与非甾体抗炎药具有相互作用 与补钾剂、钾盐代用品或保钾利尿剂合用可引起血钾升高 可随餐或单独服用 黑框警示:胎毒性

序号	商品名	通用名	常规类别	治疗类别	咨询要点
68	Avapro	厄贝沙坦	心血管药物	血管紧张素Ⅱ受体拮抗剂类降压药	与非甾体抗炎药具有相互作用 与补钾剂、钾盐代用品或保钾利尿剂合用可引起血钾升高 可随餐或单独服用 黑框警示:胎毒性
69	Micardis	替米沙坦	心血管药物	血管紧张素Ⅱ受体拮抗剂类降压药	与非甾体抗炎药具有相互作用 与补钾剂、钾盐代用品或保钾利尿剂合用可引起血钾升高 可随餐或单独服用 服用前,从铝塑泡罩包装拿出 黑框警示:胎毒性
70	Exforge	缬沙坦/氨氯地平	心血管药物	钙通道阻滞剂/血管紧张素Ⅱ受体拮抗剂类降压药	血管紧张素Ⅱ受体拮抗剂组分与非甾体抗炎药具有相互作用 与补钾剂、钾盐代用品或保钾利尿剂合用可引起血钾升高 始终随餐或单独服用,不要喝葡萄柚汁 黑框警示:胎毒性
71	Hyzaar	氯沙坦/氢氯噻嗪	心血管药物	血管紧张素Ⅱ受体拮抗剂/利尿剂类降压药	血管紧张素Ⅱ受体拮抗剂组分与非甾体抗炎药具有相互作用 与补钾剂、钾盐代用品或保钾利尿剂合用可引起血钾升高 可导致利尿,宜在早晨随餐或不随餐服用 黑框警示:胎毒性
72	Inderal (LA)	普萘洛尔	心血管药物	非选择性β受体阻滞剂类降压药/预防偏头痛/其他心血管适应证	可导致嗜睡,干扰低血糖的症状和体征 服用本品不可骤然停药 不能用同等剂量的普萘洛尔速释片替代 速释制剂宜空腹服用,长效制剂睡前服用,无须考虑饮食的影响 本品长效口服制剂不能弄碎
73	Coreg(CR)	卡维地洛	心血管药物	α₁、β受体阻滞剂类降压药,心力衰竭药	可导致嗜睡,干扰低血糖的症状和体征 服用本品不可骤然停药 本品不能用同等剂量的卡维地洛速释片替代 缓释剂应整片吞服,不得碾碎或咀嚼 应与食物同服以减少引起直立低血压的危险性
74	Normodyne 或 Trandate	拉贝洛尔	心血管药物	α₁、β受体阻滞剂类降压药	可导致嗜睡,干扰低血糖的症状和体征 服用本品不可骤然停药 始终随餐或单独服用
75	Lopressor	酒石酸美托洛尔	心血管药物	选择性β受体阻滞剂类降压药	可导致嗜睡,干扰低血糖的症状和体征 服用本品不可骤然停药 始终随餐或餐后立即服用
76	Tenormin	阿替洛尔	心血管药物	选择性β受体阻滞剂类降压药	可导致嗜睡,干扰低血糖的症状和体征 服用本品不可骤然停药 服用本品不受饮食影响

序号	商品名	通用名	常规类别	治疗类别	咨询要点
77	Toprol XL	琥珀酸美托洛尔	心血管药物	选择性 β 受体阻滞剂类降压药/收缩性心衰	可导致嗜睡,干扰低血糖的症状和体征 服用本品不可骤然停药 不能用同等剂量的美托洛尔速释片替代 可随餐或单独服用
78	Bystolic	奈必洛尔	心血管药物	β₁ 受体阻滞剂类降压药	可导致嗜睡,干扰低血糖的症状和体征 剂量小于 10mg 时,在代谢功能不全患者体内,本品对 β₁ 受体有选择性拮抗作用,当剂量更高时,本品则失去选择性 服用本品不可骤然停药 可随餐或单独服用
79	Ziac	比索洛尔/氢氯噻嗪	心血管药物	β₁ 受体阻滞剂/噻嗪类利尿剂类降压药	可导致嗜睡,干扰低血糖的症状和体征 服用本品不可骤然停药 可随餐或单独服用
80	Azor	氨氯地平/奥美沙坦	心血管药物	钙通道阻滞剂/血管紧张素 II 受体拮抗剂类降压药	分别参考氨氯地平、奥美沙坦的说明
81	Caduet	氨氯地平/阿托伐他汀	心血管药物	钙通道阻滞剂/HMG‑CoA 还原酶抑制剂类降压药降血脂药	分别参考氨氯地平、阿托伐他汀的说明
82	Norvasc	氨氯地平	心血管药物	二氢吡啶类钙拮抗剂类降压药	可导致嗜睡、外周性水肿、反射性心动过速 在每天同一时间服用,无须考虑饮食影响,治疗期间,不要喝葡萄柚汁
83	Procardia XL	硝苯地平缓释片	心血管药物	二氢吡啶类钙拮抗剂类降压药	可导致嗜睡、外周性水肿、反射性心动过速 治疗期间,不要喝葡萄柚汁 偶见未被吸收的外壳随粪便排泄 速释制剂服用不受饮食影响,而长效制剂应空腹服用
84	Lotrel	氨氯地平/贝那普利	心血管药物	二氢吡啶类钙拮抗剂/ACEI 类降压药	分别参考氨氯地平、贝那普利的说明
85	Bumex	布美他尼	心血管药物	袢利尿药	因其利尿作用,故应在每天早上服用 可随餐或单独服用
86	Demadex	托拉塞米	心血管药物	袢利尿药	因其利尿作用,故应在每天早上服用 可随餐或单独服用
87	Lasix	呋塞米	心血管药物	袢利尿药	因其利尿作用,故应在每天早上服用 可随餐或单独服用

序号	商品名	通用名	常规类别	治疗类别	咨询要点
88	Aldactone	螺内酯	心血管药物	保钾利尿药	因其利尿作用,故应在每天早上服用 服用本品可致男性乳房发育,女性月经失调 避免与补钾剂、高钾食物和钾盐代用品合用,应随餐服用,以减少胃肠道反应,提高吸收
89	Dyazide caps 或 Maxzide tabs	氨苯蝶啶/氢氯噻嗪	心血管药物	保钾利尿药	因其利尿作用,故应在每天早上服用 应饭后服用,减少其胃肠道反应 避免与补钾剂、高钾食物和钾盐代用品合用 可产生光敏反应
90	Chlorthali-done	氯噻酮	心血管药物	噻嗪类利尿药	因其利尿作用,故应在每天早上服用 应随餐服用 可产生光敏反应
91	Lozol	吲达帕胺	心血管药物	噻嗪类利尿药	因其利尿作用,故应在每天早上服用 可随餐或单独服用
92	Zaroxolyn	美托拉宗	心血管药物	噻嗪类利尿药	因其利尿作用,故应在每天早上服用 可随餐或单独服用
93	Klor – Con/K – Tab/K – Dur	氯化钾	心血管药物	电解质补充剂	禁用钾盐代用品 随餐服用或用牛奶和一大杯水服药,以减少胃肠道反应 偶见未被吸收的蜡质外壳随粪便排泄
94	Lovenox	依诺肝素	心血管药物	低分子肝素抗凝药	可增加出血风险 应指导患者掌握正确皮下注射的操作
95	Imdur/IS-MO	单硝酸异山梨酯	心血管药物	硝酸甘油类抗心绞痛药/血管扩张药	可引起头晕、头痛 可随餐或单独服用 无须昼夜给药,Monoket 和 Ismo 应一日两次,间隔 7 小时给药(早上 8 点和下午 3 点) 用半杯水吞服
96	Nitro – Dur	硝酸甘油贴片	心血管药物	硝酸甘油类抗心绞痛药/血管扩张药	每天需保证 10~12 小时的无硝酸酯浓度期 可引起头晕、头痛 应指导患者正确使用本品
97	Nitrostat	硝酸甘油	心血管药物	硝酸甘油类抗心绞痛药/血管扩张药	本品为舌下片,不可弄碎,放于舌下使其溶解 用药时应取坐位 可导致轻微头痛 首次给药后若症状无法缓解,拨打急救电话且 5 分钟内再给药一次 最大给药剂量为 3 片
98	Cardizem (SR)(CD) 或 Taztia XT	地尔硫䓬	心血管药物	非二氢吡啶类钙拮抗剂抗心绞痛药抗心律失常药	可引起头晕 速释制剂应饭前服用,长效制剂可随餐或单独服用 长效制剂不可碾碎 可打开 Tiazac 和 Taztia,淋洒一勺苹果酱,用水整片送服 与细胞色素 P450(多为 3A4)代谢的药物有相互作用

序号	商品名	通用名	常规类别	治疗类别	咨询要点
99	Isoptin (SR) 或 Calan	维拉帕米	心血管药物	非二氢吡啶类钙拮抗剂抗心绞痛药抗心律失常药	可引起头晕 咨询医师后,方可停药 速释制剂可随餐或单独服用,但缓释制剂需与餐同服
100	Aggrenox	阿司匹林/双嘧达莫	心血管药物	抗血小板药/血管扩张药	需监测出血不良反应 可引起头痛和胃肠道不适 咨询医师后,方可停药
101	Aggrastat	替罗非班	心血管药物	抗血小板药	仅供静脉使用 可与肝素联用,由静脉注射给药
102	Plavix	氯吡格雷	心血管药物	PGY-12 抑制剂类抗血小板药	需监测出血不良反应 每天随餐或单独服用 与阿司匹林、非甾体抗炎药合用时应特别小心
103	Brilinta	替卡格雷	心血管药物	PGY-12 抑制剂类抗血小板药	可引起呼吸短促、头晕 需监测出血不良反应 可与阿司匹林同服,每日剂量不超过 100mg 与阿司匹林、非甾体抗炎药合用时应特别小心 咨询医师后,方可停药 可随餐或单独服用
104	Pradaxa	达比加群	心血管药物	直接凝血酶抑制剂类抗凝血药	需监测出血不良反应 请勿打开或嚼碎胶囊 开封 4 个月后,丢弃剩余药品 保存在原有的丸剂容器或泡罩包装 最常见不良反应为消化不良 漏服时间超过 6 小时后,等待下次服药 请勿剂量翻倍,在咨询医师后,方可停药 可随餐或单独服用
105	Xarelto	利伐沙班	心血管药物	Xa 因子抑制剂类抗凝药	本品用于择期髋关节或膝关节置换术患者,以治疗成人深静脉血栓形成或用于非瓣膜性房颤患者,以降低卒中风险 15mg 或更高剂量应与食物同服 不可漏服或加倍服用 手术前至少 24 小时停药 需监测出血不良反应 与细胞色素 P4503A4 代谢的药物有相互作用 咨询医师后,方可停药
106	Epogen/ procrit	重组人红细胞生成素	心血管药物	促红细胞生成因子	定期监测血压和血红蛋白 静脉注射或皮下给药

序号	商品名	通用名	常规类别	治疗类别	咨询要点
107	Relpax	依立曲坦	中枢神经系统用药	5 – HT$_1$受体激动剂类偏头痛用药	偏头痛发作时服用 症状缓解但偏头痛症状反复,可于 2 小时后再加服一次 最大日剂量为 80mg 若首剂后症状未缓解,请及时就医 警示:缺血性事件
108	Imitrex	舒马曲坦	中枢神经系统用药	5 – HT$_1$受体激动剂类偏头痛用药	偏头痛发作时服用 症状缓解但偏头痛症状反复,可于 2 小时后再加服一次 最大日剂量为 200mg 若首剂后症状未缓解,请及时就医 警示:缺血性事件
109	Maxalt	利扎曲坦	中枢神经系统用药	5 – HT$_1$受体激动剂类偏头痛用药	偏头痛发作时服用 症状缓解但偏头痛症状反复,可于 2 小时后再加服一次 最大日剂量为 30mg 若首剂后症状未缓解,请及时就医 警示:缺血性事件 本品可通过舌下给药 本品包含苯丙氨酸
110	Zofran (ODT)	昂丹司琼	中枢神经系统用药	5 – HT$_3$受体激动剂类止吐药	可导致头痛、疲乏 舌下服用,用时即从铝塑包装中拿出 本品口腔速崩片包含苯丙氨酸
111	Aricept	多奈哌齐	中枢神经系统用药	乙酰胆碱酯酶抑制剂类抗阿尔茨海默病	睡前随餐或单独服用 可引起严重的恶心、呕吐、腹泻、疲乏和厌食
112	Exelon	卡巴拉汀	中枢神经系统用药	乙酰胆碱酯酶抑制剂类抗阿尔茨海默病	可引起严重的恶心、呕吐、腹泻和厌食 口服制剂需与餐同服(早餐或晚餐),胶囊剂需完整吞服,液体制剂用于不能吞咽胶囊的患者 贴剂:每天应轮换贴剂给药部位,皮肤同一部位使用不得超过 14 天
113	Razadyne	加兰他敏	中枢神经系统用药	乙酰胆碱酯酶抑制剂类抗阿尔茨海默病	本品速释制剂一日两次,建议早餐与晚餐同服,缓释制剂一日一次,随早餐同服 可引起严重的恶心、呕吐、腹泻和厌食 若治疗中断 3 天以上,以最低剂量重新开始,逐渐增加到当前剂量
114	Ultram	曲马朵	中枢神经系统用药	镇痛药	可引起嗜睡 服用期间应戒酒 因本品为弱阿片受体激动剂,故应注意药物依赖性 与选择性五羟色胺再摄取抑制剂同服,可导致血清素综合征 缓释制剂宜完整吞服,服用前不得折断、碾碎或咀嚼

序号	商品名	通用名	常规类别	治疗类别	咨询要点
115	Ultracet	曲马朵/对乙酰氨基酚	中枢神经系统用药	镇痛药	可引起嗜睡 服用期间应戒酒 与选择性五羟色胺再摄取抑制剂同服,可导致血清素综合征 对乙酰氨基酚每日最大剂量为3g
116	Fioricet	布他比妥/对乙酰氨基酚/咖啡因	中枢神经系统用药	紧张性头痛药	可引起嗜睡或头晕 服用期间应戒酒 布他比妥可产生成瘾性 对乙酰氨基酚每日最大剂量为3g
117	Fiorinal (+/-codeine)	布他比妥/阿司匹林/咖啡因(+/-可待因)	中枢神经系统用药	紧张性头痛药,C-Ⅲ	可引起嗜睡或头晕 服用期间应戒酒 布他比妥可产生成瘾性
118	Namenda	美金刚	中枢神经系统用药	NMDA受体拮抗剂类抗阿尔茨海默病	可导致头痛、头晕或幻觉 服用本品不受饮食影响
119	BuSpar	丁螺环酮	中枢神经系统用药	$5-HT_{1A}$受体部分激动剂类抗焦虑药	可引起嗜睡或头晕 不易引起滥用 为保持吸收一致,应固定随餐或不随餐服用 随餐服用可增加本品吸收 因葡萄柚汁会增加本品血药浓度,故治疗期间避免大量饮用 因其起效缓慢,故不宜作为需时给药
120	Atarax	盐酸羟嗪	中枢神经系统用药	抗焦虑药/抗组胺药	可导致抗胆碱能副作用,如嗜睡、口干
121	Transderm-Scop	东莨菪碱	中枢神经系统用药	抗胆碱药	可引起嗜睡或头晕 贴附贴剂后,应清洗双手,因本品接触到眼睛使视物模糊和一过性扩瞳 一次使用1贴,且不要剪开使用 贴附贴剂后,3天不要除去本品 贴于耳后没有头发的干燥皮肤上
122	Remeron	米氮平	中枢神经系统用药	抗抑郁药	可引起嗜睡、头晕、口干、便秘、体重增加 不可突然停药 每日服用一次,最好在临睡前 本品口腔崩解片:打开吸塑包装,将本品立即在舌上溶解 不可折断本品
123	Desyrel	曲拉唑酮	中枢神经系统用药	抗抑郁药/镇静催眠药	可引起嗜睡、头晕、体位性低血压 饭后服用,可降低剂量 有导致阴茎异常勃起的风险

序号	商品名	通用名	常规类别	治疗类别	咨询要点
124	Wellbutrin (SR)(XL)或 Zyban	安非他酮	中枢神经系统用药	抗抑郁药/戒烟药	缓释制剂应在早晨服用,以免引起失眠 应完整吞服,不可碾碎、咀嚼 两次用药间隔不得少于 6 小时,不可超过推荐日剂量,以免诱发癫痫发作 常见不良反应有激越、便秘、睡眠失调、口干和震颤 干燥处保存
125	Dilantin-Kapseals	苯妥英钠缓释片	中枢神经系统用药	抗癫痫药	可引起嗜睡、头晕 谨慎操作重型机械 不可突然停药 服用本品应加强口腔卫生,降低牙龈增生的发生率 与大量细胞色素 P450 代谢的药物有相互作用
126	Keppra	左乙拉西坦	中枢神经系统用药	抗癫痫药	可引起嗜睡、头晕 谨慎操作重型机械 不可突然停药 应整片吞服,服用不受进食影响
127	Lamictal	拉莫三嗪	中枢神经系统用药	抗癫痫药	出现过敏/皮疹,及时就医 可引起嗜睡、头晕 不可突然停药 应谨慎操作重型机械
128	Tegretol (XR)	卡马西平	中枢神经系统用药	抗癫痫药	应与餐同服 可导致头晕 治疗期间,应戒酒 出现过敏/皮疹,及时就医 不可突然停药 与大量细胞色素 P450 代谢的药物有相互作用
129	Trileptal	奥卡西平	中枢神经系统用药	抗癫痫药	可导致头晕 应避免饮用酒精饮料 出现过敏/皮疹,及时就医 不可突然停药
130	Depakote (ER)	双丙戊酸钠	中枢神经系统用药	抗癫痫药/情绪稳定剂	本品可引起嗜睡、头晕、恶心 应避免饮用酒精饮料 谨慎操作重型机械 不可突然停药 应整片吞服,不可研碎或咀嚼
131	Phenobarbital	苯巴比妥	中枢神经系统用药	抗癫痫药/镇静催眠药	可引起嗜睡、头晕 应避免饮用酒精饮料 与大量细胞色素 P450 代谢的药物有相互作用 可减弱维生素 D 的吸收,应从富含维生素 D 的食物中摄取增补维生素 D

序号	商品名	通用名	常规类别	治疗类别	咨询要点
132	Topamax	托吡酯	中枢神经系统用药	抗癫痫药/偏头痛预防	可引起嗜睡、头晕、恶心 应避免饮用酒精饮料 谨慎操作重型机械 服用不受饮食的影响 应保持足够的饮水量 不可突然停药 味苦,不要碾碎服用
133	Neurontin	加巴喷丁	中枢神经系统用药	抗癫痫药/神经性镇痛	可引起嗜睡、头晕、水肿、感觉异常 谨慎操作重型机械 含铝离子或镁离子的抗酸药应与本品间隔至少2小时服用 首次服用本品,应睡前服用,以避免嗜睡和头晕
134	Cogentin	苯托品	中枢神经系统用药	抗帕金森病(抗胆碱能药物)	应与餐同服,减少胃肠道刺激 应避免饮用酒精饮料(可能增加中枢神经系统抑制)
135	Mirapex	普拉克索	中枢神经系统用药	抗帕金森病(多巴胺受体激动剂)	可引起恶心、幻觉、嗜睡、突然睡眠发作 应逐渐增加剂量以避免出现不可耐受的副作用 谨慎操作重型机械 应与餐同服,减少恶心反应 报道任何视觉异常事件
136	Sinemet (CR)	左旋多巴/卡比多巴	中枢神经系统用药	抗帕金森病(多巴胺受体激动剂)	可引起恶心、幻觉、突然睡眠发作 谨慎操作重型机械 避免服用含维生素 B_6 的制剂,因其使左旋多巴减效 若出现胃肠道不适,应与餐或牛奶同服
137	Requip	罗匹尼罗	中枢神经系统用药	抗帕金森病/不宁腿综合征(多巴胺受体激动剂)	可引起嗜睡、头晕、体位性低血压、突然睡眠发作 应避免饮用酒精饮料 谨慎操作重型机械 应与餐同服,减少恶心反应 本品的缓释制剂应整片吞服
138	Abilify	阿立哌唑	中枢神经系统用药	抗精神病药	可引起嗜睡、轻度头痛 应避免饮用酒精饮料 不可突然停药 本品是细胞色素 P450 2D6 和 3A4 酶的底物 服用时间不受饮食的影响
139	Geodon	齐拉西酮	中枢神经系统用药	抗精神病药	可导致 Q-T 间期延长 不可突然停药 每天固定时间、餐后给药
140	Risperdal	利培酮	中枢神经系统用药	抗精神病药	可引起体重增加、用药初期体位性低血压、判断力减退 应避免饮用酒精饮料 谨慎操作重型机械 本品的口腔崩解片包含苯丙氨酸

序号	商品名	通用名	常规类别	治疗类别	咨询要点
141	Seroquel (XR)	喹硫平	中枢神经系统用药	抗精神病药	可引起体重增加、用药初期体位性低血压、判断力减退 应避免饮用酒精饮料 谨慎操作重型机械 本品缓释制剂应与餐同服或餐后服用,最好是在晚上,且应整片服用
142	Zyprexa	奥氮平	中枢神经系统用药	抗精神病药	可引起体重增加、用药初期体位性低血压、判断力减退、高血糖、高血脂 应避免饮用酒精饮料 谨慎操作重型机械 本品的口腔崩解片包含苯丙氨酸
143	Antivert	氯苯甲嗪	中枢神经系统用药	抗眩晕药/止吐药(H_1受体拮抗剂)	可引起抗胆碱能类副作用 治疗期间,应避免饮用酒精饮料(可能抑制中枢神经系统)
144	Xanax (XR)	阿普唑仑	中枢神经系统用药	苯二氮䓬类抗焦虑药 C - IV	不可超过本品推荐剂量 可引起嗜睡、头晕 避免饮用酒精饮料 谨慎操作重型机械 本品是细胞色素 P450 3A4 酶的底物
145	Ativan	劳拉西泮	中枢神经系统用药	苯二氮䓬类抗焦虑药 C - IV	不可超过本品推荐剂量 可引起嗜睡、头晕 避免饮用酒精饮料 谨慎操作重型机械
146	Klonopin	氯硝西泮	中枢神经系统用药	苯二氮䓬类抗焦虑药 C - IV	不可超过本品推荐剂量 本品可引起嗜睡、头晕 避免饮用酒精饮料 谨慎操作重型机械 本品的口腔崩解片包含苯丙氨酸 本品是细胞色素 P450 3A4 酶的底物
147	Restoril	替马西泮	中枢神经系统用药	苯二氮䓬类抗焦虑药 C - IV	不可超过本品推荐剂量 可引起嗜睡、头晕 治疗期间,应避免饮用酒精饮料 应用本品治疗的过程中要谨慎操作重型机械 可引起睡眠驾驶
148	Valium	地西泮	中枢神经系统用药	苯二氮䓬类抗焦虑药 C - IV	不可超过本品推荐剂量 可引起嗜睡、头晕 避免饮用酒精饮料 谨慎操作重型机械 本品与细胞色素 P450 代谢的药物具有相互作用
149	Adipex - P	芬特明	中枢神经系统用药	食欲抑制药 C - IV(中枢神经兴奋剂)	谨防心血管疾病风险 为控制食欲,本品应早餐前服用或早餐后 1 ~ 2 小时服用 应短期服用

序号	商品名	通用名	常规类别	治疗类别	咨询要点
150	Concerta/ Ritalin (ER)/ Metadate CD/ Focalin XL	哌甲酯	中枢神经系统用药	注意缺陷障碍药 C－Ⅱ（中枢神经兴奋剂）	一天一次,早晨服用,随餐或单独服用,需用水、牛奶或果汁送服 本品的缓释制剂不能压碎或咀嚼,为避免晚上失眠,本品应在中午之前服完
151	Strattera	托莫西汀	中枢神经系统用药	注意缺陷障碍药（中枢神经兴奋剂）	可损坏认知和运动功能 谨慎操作重型机械 胶囊制剂应完整吞服 胶囊内粉末可刺激眼睛
152	Adderall (XR)	右旋/消旋苯丙胺混合盐	中枢神经系统用药	注意缺陷障碍药 C－Ⅱ（中枢神经兴奋剂）	使用这类药物时,必须发放用药指南
153	Vyvanse	赖氨酸安非他命	中枢神经系统用药	注意缺陷多动障碍药 C－Ⅱ（中枢神经兴奋剂）	早晨于餐前或餐后服用 胶囊制剂应完整吞服
154	Provigil	莫达非尼	中枢神经系统用药	嗜睡症 C－Ⅳ（中枢神经兴奋剂）	应早晨或工作前 1 小时服用 与细胞色素 P450 代谢的药物有相互作用 避免饮用酒精饮料
155	Focalin (XR)	右哌甲酯	中枢神经系统用药	中枢神经兴奋剂 C－Ⅱ	右哌甲酯普通片剂改为缓释制剂时,日剂量不变,最大不超过 20mg/d
156	Sonata	扎来普隆	中枢神经系统用药	非苯二氮䓬类镇静催眠药C－Ⅳ	临睡前服用 避免在食用高脂饮食时或之后立即服用(减少吸收)
157	Flexeril	环苯扎林	中枢神经系统用药	骨骼肌松弛药	可导致嗜睡、头晕和其他抗胆碱能副作用 避免饮用酒精饮料 谨慎操作重型机械 与细胞色素 P450 代谢的药物具有相互作用
158	Skelaxin	美他沙酮	中枢神经系统用药	骨骼肌松弛药	可导致嗜睡 谨慎操作重型机械
159	Soma	卡立普多	中枢神经系统用药	骨骼肌松弛药 C－Ⅳ	存在滥用风险 避免饮用酒精饮料 可导致嗜睡 谨慎操作重型机械 本品是细胞色素 P450 2C19 酶的底物

序号	商品名	通用名	常规类别	治疗类别	咨询要点
160	Duragesic	芬太尼	中枢神经系统用药	麻醉性镇痛药 C－Ⅱ	注意本品出现的呼吸抑制:切勿超过处方剂量 将贴剂暴露于高温中,会增加药物释放及潜在毒性 正确处理废弃贴剂:将其折叠成胶棒样,从马桶中冲走 每72小时应更换一次本品贴剂,但也应根据个体差异调整 与细胞色素 P450 3A4 代谢的药物相互作用 本品可损害脑力和体力,服用本品期间严禁驾驶或操作重型机械
161	MSContin	硫酸吗啡	中枢神经系统用药	麻醉性镇痛药 C－Ⅱ	可导致嗜睡、头晕、便秘 严禁操作重型机械 避免饮用酒精饮料 有中枢神经系统抑制和呼吸抑制的风险
162	OxyContin	羟考酮	中枢神经系统用药	麻醉性镇痛药 C－Ⅱ	可导致嗜睡、头晕、便秘 严禁操作重型机械 避免饮用酒精饮料 有抑制中枢神经系统的风险
163	Percocet/ Roxicet	羟考酮/对乙酰氨基酚	中枢神经系统用药	麻醉性镇痛药 C－Ⅱ	可导致嗜睡、头晕、便秘 严禁操作重型机械 避免饮用酒精饮料 有抑制中枢神经系统的风险 注意对乙酰氨基酚的每日总剂量
164	Tylenol with Code-ine	对乙酰氨基酚/可待因	中枢神经系统用药	麻醉性镇痛药 C－Ⅲ	可导致嗜睡、头晕、便秘 严禁操作重型机械 避免饮用酒精饮料 有抑制中枢神经系统的风险 注意对乙酰氨基酚的每日总剂量
165	Vicoprofen	羟考酮/布洛芬	中枢神经系统用药	麻醉性镇痛药 C－Ⅲ	可导致嗜睡、头晕、便秘 严禁操作重型机械 避免饮用酒精饮料 有抑制中枢神经系统的风险 注意对乙酰氨基酚的每日总剂量 为减少胃肠道不适,本品应与餐同服
166	Lortab/ Vi-codin /Lor-cet	羟考酮/对乙酰氨基酚	中枢神经系统用药	麻醉性/对乙酰氨基酚镇痛药 C－Ⅲ	可导致嗜睡、头晕、便秘 严禁操作重型机械 避免饮用酒精饮料 有抑制中枢神经系统的风险 注意对乙酰氨基酚的每日总剂量 为减少胃肠道不适,本品应与餐同服

序号	商品名	通用名	常规类别	治疗类别	咨询要点
167	Lyrica	普瑞巴林	中枢神经系统用药	神经痛用药 C－V	可导致嗜睡、头晕、视物模糊、水肿、体重增加、意识模糊 避免饮用酒精饮料 谨慎操作重型机械 不可突然停药 应固定每天给药时间 存在过敏、肿胀、皮疹等不良反应
168	Chantix	酒石酸伐尼克兰	中枢神经系统用药	烟碱受体激动剂	可导致睡眠问题或梦魇 见行为或情绪变化报道 为减少胃肠道不适,本品应餐后用一大杯水送服
169	Feldene	吡罗昔康	中枢神经系统用药	非甾体抗炎药	与餐同服 谨防引起胃肠道出血、心血管及肾脏疾病的风险
170	Indocin	吲哚美辛	中枢神经系统用药	非甾体抗炎药	与餐同服 谨防引起胃肠道出血、心血管及肾脏疾病的风险
171	Lodine (XL)	依托度酸	中枢神经系统用药	非甾体抗炎药	与餐同服 谨防引起胃肠道出血、心血管及肾脏疾病的风险
172	Mobic	美洛昔康	中枢神经系统用药	非甾体抗炎药	与餐同服 谨防引起胃肠道出血、心血管及肾脏疾病的风险
173	Relafen	萘丁美酮	中枢神经系统用药	非甾体抗炎药	与餐同服 谨防引起胃肠道出血、心血管及肾脏疾病的风险
174	Toradol	酮咯酸氨丁三醇	中枢神经系统用药	非甾体抗炎药	与餐同服 谨防引起胃肠道出血、心血管及肾脏疾病的风险
175	Voltaren, Cataflam	双氯芬酸钠肠溶片,双氯芬酸钾(非肠溶制剂)	中枢神经系统用药	非甾体抗炎药	与餐同服 谨防引起胃肠道出血、心血管及肾脏疾病的风险
176	Naprosyn/ Anaprox/ Aleve	萘普生,萘普生钠	中枢神经系统用药	非甾体抗炎药	与餐同服 谨防引起胃肠道出血、心血管及肾脏疾病的风险
177	Motrin/ Advil	布洛芬	中枢神经系统用药	非甾体抗炎药	与餐同服 谨防引起胃肠道出血、心血管及肾脏疾病的风险
178	Celebrex	塞来昔布	中枢神经系统用药	非甾体抗炎药	与餐同服 谨防引起胃肠道出血、心血管及肾脏疾病的风险 磺胺类药物过敏史禁用
179	Arthrotec	双氯芬酸/米索前列醇	中枢神经系统用药	非甾体抗炎药/前列腺素复方制剂	米索前列醇可减少胃肠道出血风险 谨防引起心血管及肾脏疾病的风险 与餐同服 孕妇禁用 餐后服用可减少腹泻发生率

序号	商品名	通用名	常规类别	治疗类别	咨询要点
180	Suboxone	丁丙诺啡/纳洛酮	中枢神经系统用药	部分阿片受体激动剂 C-Ⅲ	不要超过处方剂量 可导致嗜睡、头晕、便秘 严禁操作重型机械 避免饮用酒精饮料 有抑制中枢神经系统的风险 本品舌下片仅用于阿片类毒品依赖性成瘾的维持治疗 本品的处方剂量应遵循药物成瘾治疗法
181	Lunesta	艾司佐匹克隆	中枢神经系统用药	镇静催眠药 C-Ⅳ	不可用酒精送服 临睡前给药 若患者确保能够有 8 小时睡眠，请服用本品 可能引起味觉异常、口干 导致复杂的睡眠行为，如梦游、吃东西、驾驶
182	Ambien（CR）	唑吡坦	中枢神经系统用药	镇静催眠药 C-Ⅳ	不可用酒精送服 临睡前给药 若患者确保能够有 8 小时睡眠，请服用本品 可能引起味觉异常、口干 可导致复杂的睡眠行为，如梦游、吃东西、驾驶 本品为细胞色素 P450 酶的底物
183	Cymbalta	度洛西汀	中枢神经系统用药	抗抑郁药（去甲肾上腺素再摄取抑制剂）	见情感和行为变化，如精神病学方面的副作用（包括自杀倾向） 不可突然停用 避免饮用酒精饮料 可导致血压升高，应监测血压
184	Effexor（XR）	文拉法辛	中枢神经系统用药	抗抑郁药（去甲肾上腺素再摄取抑制剂）	见情感和行为变化，如精神病学方面的副作用（包括自杀倾向） 不可突然停用 避免饮用酒精饮料 可导致血压升高，应监测血压
185	Pristiq	去甲文拉法辛	中枢神经系统用药	抗抑郁药（去甲肾上腺素再摄取抑制剂）	见情感和行为变化，如精神病学方面的副作用（包括自杀倾向） 不可突然停用 避免饮用酒精饮料 因可导致血压升高，应监测血压
186	Celexa	西酞普兰	中枢神经系统用药	抗抑郁药（5-HT 再摄取抑制剂）	见情感和行为变化，如精神病学方面的副作用（包括自杀倾向） 不可突然停用 避免饮用酒精饮料 可导致嗜睡 本品可延长 Q-T 间期，心血管疾病患者禁用

序号	商品名	通用名	常规类别	治疗类别	咨询要点
187	Lexapro	依地普仑	中枢神经系统用药	抗抑郁药(5-HT再摄取抑制剂)	见情感和行为变化,如精神病学方面的副作用(包括自杀倾向) 不可突然停用 避免饮用酒精饮料 可导致嗜睡
188	Paxil(CR)	帕罗西汀	中枢神经系统用药	抗抑郁药(5-HT再摄取抑制剂)	见情感和行为变化,如精神病学方面的副作用(包括自杀倾向) 不可突然停用 避免饮用酒精饮料 可导致嗜睡 妊娠分级:D
189	Prozac/ Sarafem	氟西汀	中枢神经系统用药	抗抑郁药(5-HT再摄取抑制剂)	见情感和行为变化,如精神病学方面的副作用(包括自杀倾向) 不可突然停用 避免饮用酒精饮料 可导致嗜睡
190	Zoloft	舍曲林	中枢神经系统用药	抗抑郁药(5-HT再摄取抑制剂)	见情感和行为变化,如精神病学方面的副作用(包括自杀倾向) 不可突然停用 避免饮用酒精饮料 可导致嗜睡
191	Lidocaine Patches	利多卡因	中枢神经系统用药	局麻药	严禁贴于破损皮肤 一天内,本品所贴时间不超过12小时 为适应特定肌肤面积,贴剂从衬垫上取下前先裁剪好 接触完本品请立即洗手,并避免接触眼睛 将废弃贴剂折叠丢弃,置于小孩和宠物无法接触的地方
192	Elavil	阿米替林	中枢神经系统用药	三环抗抑郁药	见情感和行为变化,如精神病学方面的副作用(包括自杀倾向) 不可突然停用 避免饮用酒精饮料 可引起抗胆碱能副作用,超剂量可引起心力衰竭和心律失常
193	Tofranil (PM)	米帕明	中枢神经系统用药	三环抗抑郁药	见情感和行为变化,如精神病学方面的副作用(包括自杀倾向) 不可突然停用 避免饮用酒精饮料 可引起抗胆碱能副作用,超剂量可引起心力衰竭和心律失常

序号	商品名	通用名	常规类别	治疗类别	咨询要点
194	Eskalith/ Lithobid	碳酸锂	中枢神经系统用药	情绪稳定剂	应监测血锂浓度 与多种药物可相互作用 为减少胃肠道刺激,本品应与餐同服 患者每天应饮 2~3L 水 缓释片应整片吞服
195	Aldara	咪喹莫特	皮肤用药	皮肤黏膜药物	严格按指导用药 可导致局部皮肤反应,包括炎症和红斑
196	BenzaClin	克林霉素/过氧苯甲酰	皮肤用药	治疗痤疮用药	不良反应为皮肤刺激性,故尽量减少用药次数 使用本品时应避免过量日晒和紫外线照射 外用时,避免接触眼睛 可漂白头发,使衣服脱色 治疗初期,可加重痤疮,之后便会好转 超效期药品禁止使用
197	Benzamycin	红霉素/过氧苯甲酰	皮肤用药	治疗痤疮用药	不良反应为皮肤刺激性,故尽量减少用药次数 使用本品时应避免过量日晒和紫外线照射 外用时,避免接触眼睛 治疗初期,可加重痤疮,之后便会好转 超效期药品禁止使用
198	Differin	阿达帕林	皮肤用药	治疗痤疮用药	不良反应为皮肤刺激性,故尽量减少用药次数 使用本品时应避免过量日晒和紫外线照射 外用时,避免接触眼睛 治疗初期,可加重痤疮,之后便会好转
199	Elocon	莫米松	皮肤用药	皮质类固醇外用制剂	尽量减少用药次数 在医师指导下,本品方可用于腋下、面部、腹股沟处 避免本品接触眼睛
200	Clobex	氯倍他索	皮肤用药	皮质类固醇外用制剂	尽量减少用药次数 在医师指导下,本品方可用于腋下、面部、腹股沟处 避免本品接触眼睛
201	Elidel	吡美莫司	皮肤用药	外用皮肤制剂	黑框警示:恶性肿瘤风险 用于干燥皮肤,按指导用药 若未用于手部治疗,涂抹完请立即洗手 不宜用于封包疗法 治疗初期,用药部位会出现灼烧感
202	Kenalog	曲安奈德	皮肤用药	外用类固醇	尽量减少用药次数,且避开眼周用药 不要在伤口或破损皮肤处用药 在医师指导后,方可用封包疗法
203	Propecia/ Proscar	非那雄胺	内分泌系统用药	5-α 还原酶抑制剂	用于治疗男性型脱发(仅用于男性)和前列腺增生 不适用于妇女和儿童 禁用于妊娠期妇女

序号	商品名	通用名	常规类别	治疗类别	咨询要点
204	Accutane 或 Claravis 或 Sotret 或 Amnesteem 或 Myorisan	异维A酸	内分泌系统用药	痤疮治疗	本品的调剂和咨询须遵循FDA颁布的风险评估和缓解策略(REMS) 妊娠分级:X 与餐同服
205	Epipen	肾上腺素	内分泌系统用药	α/β受体激动剂	指导患者正确使用肾上腺素自动注射器 每支注射笔可进行一次注射,规格为1mg/mL,首选大腿外侧肌注 使用后,立即就医
206	Symlin	普兰林肽	内分泌系统用药	抗糖尿病药物	指导患者识别和应对高血糖和低血糖 可能引发低血糖 指导患者正确使用笔注射器进行皮下注射 本品置于独立注射器,不可与胰岛素混用 餐前注射
207	AndroGel	睾酮	内分泌系统用药	雄激素 C-Ⅲ	应用于上臂、肩部,不可用于外生殖器处 穿衣前,待本品完全吸收至干 涂抹完清洗双手,且2小时内不可洗澡或游泳 妇女及儿童避免接触
208	Sanctura	曲司氯胺	内分泌系统用药	膀胱过度活动症(抗胆碱作用)	可引起抗胆碱能相关副作用,如嗜睡、口干、便秘、视物模糊 睡前空腹服用;本品缓释胶囊可在早晨服用,并用一大杯水在早餐1小时前送服
209	Glucophage (XR)	二甲双胍	内分泌系统用药	抗糖尿病药物(双胍类)	可能发生胃肠道不适、腹泻,应从小剂量开始服用,逐渐增加剂量,使不良反应减至最低 本品缓释制剂应整颗吞服
210	Januvia	西格列汀	内分泌系统用药	抗糖尿病药物(DPP-4抑制剂)	服用本品不受饮食影响
211	Prandin	瑞格列奈	内分泌系统用药	抗糖尿病药物(胰岛素促泌剂)	餐前15~30分钟内服用本品 若少餐,则不服本品 若加餐,则加服本品 与吉非贝齐有相互作用
212	Amaryl	格列美脲	内分泌系统用药	抗糖尿病药物(磺酰脲类)	与早餐同服 指导认识和应对低血糖反应 避免饮用酒精饮料
213	Glucotrol (XL)	格列吡嗪	内分泌系统用药	抗糖尿病药物(磺酰脲类)	指导认识和应对低血糖反应 早餐前30分钟服用
214	Micronase/ Diabeta	格列本脲	内分泌系统用药	抗糖尿病药物(磺酰脲类)	指导认识和应对低血糖反应 与餐同服,避免饮用酒精饮料
215	Actos	吡格列酮	内分泌系统用药	抗糖尿病药物(噻唑烷二酮类)	一天一次,不受饮食影响 可能引起黄斑水肿、心力衰竭、体重增加以及水肿 可增加骨折及男性罹患膀胱癌的风险

序号	商品名	通用名	常规类别	治疗类别	咨询要点
216	Actonel/ Atelvia	利塞膦酸	内分泌系统用药	骨质疏松症（双磷酸盐类）	空腹服用,一杯清水送服 服药后 30～60 分钟不宜卧床 不同于普通制剂,本品肠溶制剂无须禁食过夜服用,也无须服用后 30～60 分钟饮食;不宜与含钙、铝、铁、镁的药物同服,避免影响吸收
217	Boniva	伊班膦酸	内分泌系统用药	骨质疏松症（双磷酸盐类）	空腹服用,一杯清水送服 服药后 60 分钟,不宜卧床、饮食或服用其他药物 不宜与含钙、铝、铁、镁的药物同服,避免影响吸收
218	Fosamax	阿仑膦酸	内分泌系统用药	骨质疏松症（双磷酸盐类）	空腹服用,一杯清水送服 服药后 60 分钟,不宜卧床、饮食或服用其他药物 不宜与含钙、铝、铁、镁的药物同服,避免影响吸收
219	Prograf	他克莫司	内分泌系统用药	钙调节神经抑制剂/免疫抑制剂/过敏性皮肤炎	固定随餐或不随餐服用 避免进食西柚类产品 与细胞色素 P450 3A4 代谢的药物具有相互作用 及时向医务工作者报告任何感染迹象
220	Activella	雌二醇/炔诺酮	内分泌系统用药	结合激素	及时向医务工作者报告子宫出血症状
221	Estratest （HS）	雌激素/甲睾酮	内分泌系统用药	结合激素	注意本品可提高心血管异常和血栓栓塞症的发生风险
222	Janumet	西格列汀/二甲双胍	内分泌系统用药	抗糖尿病药物（DPP－4 抑制剂/双胍类）	随餐或单独服用 为减少胃肠道不适反应,建议与餐同服
223	Combipatch	雌二醇/炔诺酮	内分泌系统用药	雌激素、黄体酮联合治疗	指导患者正确使用及处理贴剂 将本品贴附于下腹部,不要贴于胸部附近 每 3～4 天更换 使用本品之前,将其贮存于冰箱中 使用后置于室温条件下即可 有效期 6 个月
224	Climara	雌二醇	内分泌系统用药	雌激素衍生物	指导患者正确使用及处理贴剂 将本品贴附于下腹部,不要贴于胸部附近 每 7 天更换 注意本品可提高心血管异常和血栓栓塞症的发生风险
225	Estrace	雌二醇	内分泌系统用药	雌激素	注意本品可提高心血管异常和血栓栓塞症的发生风险
226	Premarin	结合雌激素片	内分泌系统用药	雌激素	注意本品可提高心血管异常和血栓栓塞症的发生风险
227	Evista	雷洛昔芬	内分泌系统用药	雌激素受体调节剂/绝经后骨质疏松症	注意本品可提高心血管异常和血栓栓塞症的发生风险 建议饮食钙摄入不足的妇女服用钙剂和维生素 D

序号	商品名	通用名	常规类别	治疗类别	咨询要点
228	Prempro/ Premphase	结合雌激素片/甲羟孕酮	内分泌系统用药	雌激素、黄体酮联合治疗	注意本品可提高心血管异常和血栓栓塞症的发生风险 及时向医务工作者报告子宫出血症状
229	Byetta	艾塞那肽	内分泌系统用药	抗糖尿病药物（胰高血糖素样肽－1受体激动剂）	指导患者掌握正确使用本注射笔进行皮下注射的操作 应单独置于注射器中,不可与胰岛素混用 在早餐和晚餐前60分钟内皮下注射(给药间隔大约6小时或更长) 在使用前,本品置于冰箱中冷藏保存,开始使用后则可在室温条件下保存 注射笔开始使用后的有效期:30天 避光保存
230	Colcrys	秋水仙碱	内分泌系统用药	抗痛风药(炎症介质)	本品用水送服,服药期间,应多饮水 服用期间,不要喝葡萄柚汁
231	Zyloprim	别嘌醇	内分泌系统用药	抗痛风药(别嘌醇氧化酶抑制剂)	服用期间,应多饮水以免形成肾结石 一旦出现皮疹,应立即停药
232	Uloric	非布索坦	内分泌系统用药	抗痛风药(别嘌醇氧化酶抑制剂)	服用期间,应多饮水以免形成肾结石 一旦出现皮疹,应立即停药
233	Provera	醋酸甲羟孕酮	内分泌系统用药	孕激素	为减少胃肠道反应,应与餐同服 妊娠分级:X
234	Humulin R	普通胰岛素	内分泌系统用药	短效胰岛素	指导正确的注射技术与贮存、认识和应对低血糖反应 餐前30分钟注射 会导致体重增加
235	Humulin N	低精蛋白锌胰岛素	内分泌系统用药	中效胰岛素	指导正确的注射技术与贮存、认识和应对低血糖反应 餐前30分钟注射 会导致体重增加
236	Levemir	地特胰岛素	内分泌系统用药	中长效胰岛素	不可与其他胰岛素混合使用 可导致体重增加
237	Lantus	甘精胰岛素	内分泌系统用药	长效胰岛素	不可与其他胰岛素混合使用 可导致体重增加
238	Humalog	赖脯胰岛素	内分泌系统用药	短效胰岛素	指导正确的注射技术与贮存、认识和应对低血糖反应 临餐前给药 会导致体重增加
239	Novolog	门冬胰岛素	内分泌系统用药	速效胰岛素	指导正确的注射技术与贮存、认识和应对低血糖反应 临餐前给药 会导致体重增加

序号	商品名	通用名	常规类别	治疗类别	咨询要点
240	Apidra	谷赖胰岛素	内分泌系统用药	短效胰岛素	指导正确的注射技术与贮存、认识和应对低血糖反应 临餐前给药 会导致体重增加
241	Novolin 70/30	低精蛋白锌胰岛素/普通胰岛素	内分泌系统用药	预混胰岛素	指导正确的注射技术与贮存、认识和应对低血糖反应 餐前30分钟给药 会导致体重增加
242	Kariva/Apri	炔雌醇/去氧孕烯	内分泌系统用药	口服避孕药	每天固定时间服用 向医生咨询漏服后给药方案 注意本品和吸烟、抗生素之间的相互作用
243	Alesse	左炔诺孕酮/炔雌醇	内分泌系统用药	口服避孕药	每天固定时间服用 向医生咨询漏服后给药方案 注意本品和吸烟、抗生素之间的相互作用
244	Loestrin FE	炔诺酮/炔雌醇/Fe+	内分泌系统用药	口服避孕药	每天固定时间服用 向医生咨询漏服后给药方案 注意本品和吸烟、抗生素之间的相互作用
245	Ortho Tri-Cyclen (Lo)	诺孕酯/炔雌醇	内分泌系统用药	口服避孕药	每天固定时间服用 向医生咨询漏服后给药方案 注意本品和吸烟、抗生素之间的相互作用
246	Yasmin 或 Yaz	屈螺酮/炔雌醇	内分泌系统用药	口服避孕药	每天固定时间服用 向医生咨询漏服后给药方案 注意本品和吸烟、抗生素之间的相互作用 可引起高钾血症
247	Loetrin 24 FE	炔诺酮/炔雌醇,Fe+	内分泌系统用药	口服避孕药	每天固定时间服用 向医生咨询漏服后给药方案 注意本品和吸烟、抗生素之间的相互作用
248	TriNessa	诺孕酯/炔雌醇	内分泌系统用药	口服避孕药	每天固定时间服用 向医生咨询漏服后给药方案 注意本品和吸烟、抗生素之间的相互作用
249	Ocella	屈螺酮/炔雌醇	内分泌系统用药	口服避孕药	每天固定时间服用 向医生咨询漏服后给药方案 注意本品和吸烟、抗生素之间的相互作用
250	Forteo	特立帕肽	内分泌系统用药	避孕药（甲状旁腺激素类似物）	黑框警示:骨肉瘤的潜在风险 指导患者使用正确的皮下注射方法
251	OrthoEvra	炔雌醇/甲基孕酮	内分泌系统用药	避孕贴剂	指导患者正确使用及处理贴剂 不要贴于胸部附近 注意本品可提高心血管异常和血栓栓塞症的发生风险 提醒患者抽烟的风险

序号	商品名	通用名	常规类别	治疗类别	咨询要点
252	Depo - Provera	甲羟孕酮	内分泌系统用药	孕酮衍生物	长期使用本品可引起骨矿物质密度降低 妊娠分级:X
253	Deltasone	泼尼松	内分泌系统用药	抗炎药（糖皮质激素）	为减少胃肠道不适反应,建议与餐同服
254	Medrol	甲泼尼龙	内分泌系统用药	抗炎药（糖皮质激素）	为减少胃肠道不适反应,建议与餐同服
255	Glucovance	格列本脲/二甲双胍	内分泌系统用药	抗糖尿病药物（磺酰脲类/双胍类）	可分别参见格列本脲和二甲双胍
256	Armour thyroid	甲状腺素片	内分泌系统用药	甲状腺激素	本品每天一次,早餐前服用
257	Synthroid/Levoxyl	左旋甲状腺素	内分泌系统用药	甲状腺激素（合成 T_4）	本品每天一次,早餐前服用 本品应一次性用大杯水送服,以防堵住咽喉（因药片会膨胀）
258	Cytomel	碘塞罗宁	内分泌系统用药	甲状腺激素（T_3）	本品每天一次,早餐前服用
259	Vivelle/Climara/Estraderm	雌二醇	内分泌系统用药	雌激素贴片	指导患者正确使用、放置、用药频率和处理本品
260	NuvaRing	炔雌醇/依托孕烯	内分泌系统用药	阴道避孕药	指导患者正确将本品置入阴道深部 将避孕环放置在阴道内 3 周,然后取出停药 1 周再放置 若避孕环掉出体外,冲洗并在 3 小时内重新置入阴道内
261	Vagifem	雌二醇	内分泌系统用药	阴道雌激素	指导患者正确使用、放置本品
262	Asacol	美沙拉嗪	胃肠道用药	溃疡性结肠炎（5 - 氨基水杨酸衍生物）	有各种剂型以方便多种给药途径（口服片剂、灌肠剂、直肠栓剂） 本品是口服剂型 指导患者按处方正确使用本品各种剂型
263	Bentyl	双环胺	胃肠道用药	抗胃肠痉挛药	可能引起抗胆碱能副作用,如口干、视物模糊、头晕、便秘等 谨慎操作重型器械 避免饮用酒精饮料（会增加抑制中枢神经系统的副作用）
264	Levsin/Levbid/Levsinex	莨菪碱	胃肠道用药	抗胃肠痉挛药	可能引起抗胆碱能副作用,如口干、视物模糊、头晕、便秘等 谨慎操作重型器械 避免饮用酒精饮料（会增加抑制中枢神经系统的副作用）

序号	商品名	通用名	常规类别	治疗类别	咨询要点
265	Imodium	洛哌丁胺	胃肠道用药	止泻药	可能引起昏睡 如服用本品 48 小时后,症状无缓解或出现血便、发热,建议咨询医生
266	Lomotil	地芬诺酯/阿托品	胃肠道用药	止泻药 C－V	可引起抗胆碱能副作用 不要超过处方量
267	Emend	阿瑞匹坦	胃肠道用药	止吐药	可与经细胞色素 P450 代谢的药物有相互作用 治疗化疗引起的恶心和呕吐:化疗前 1 小时口服,随后每天早晨口服一次
268	Phenergan	异丙嗪	胃肠道用药	止吐药	可能引起抗胆碱能副作用,如口干、嗜睡、头晕等
269	Amitiza	鲁比前列酮	胃肠道用药	肠易激药(氯离子通道激活剂)	应与餐同服,以避免恶心
270	Xenical	奥利司他	胃肠道用药	治疗肥胖症用药	服用本品后,会发生不可控制的油性排便,尤其随着膳食中脂肪成分的增加 患者每天需在服用本品前后 2 小时,补充复合维生素(包括脂溶性维生素)
271	Pepcid	法莫替丁	胃肠道用药	抑酸药(H₂ 受体阻滞剂)	除医师指导外,连续使用不得超过 14 天
272	Zantac	雷尼替丁	胃肠道用药	抑酸药(H₂ 受体阻滞剂)	除医师指导外,连续使用不得超过 14 天
273	Tagamet	西咪替丁	胃肠道用药	抑酸药(H₂ 受体阻滞剂)	提醒患者与本品具有相互作用的药物 除医师指导外,连续使用不得超过 14 天
274	MiraLax	聚乙二醇	胃肠道用药	缓泻药	将本品推荐剂量溶解在 8 盎司水中 搅拌后迅速服下 通常 1～3 天可排便
275	Reglan	甲氧氯普胺	胃肠道用药	止吐药	餐前 30 分钟空腹服用 会导致椎体外系反应
276	Aciphex	雷贝拉唑	胃肠道用药	抑酸药(质子泵抑制剂)	视治疗情况,随餐或单独服用 宜早餐前服用 应整片吞服,不可咀嚼、压碎或折断
277	Dexilant	右兰索拉唑	胃肠道用药	抑酸药(质子泵抑制剂)	视治疗情况,随餐或单独服用 宜餐前服用
278	Nexium	埃索美拉唑	胃肠道用药	抑酸药(质子泵抑制剂)	至少早餐前 60 分钟服用 胶囊剂应整颗吞服 宜早餐前服用
279	Prevacid	兰索拉唑	胃肠道用药	抑酸药(质子泵抑制剂)	餐前服用,最好是在早餐前 缓释口腔崩解片包含苯丙氨酸
280	Prilosec	奥美拉唑	胃肠道用药	抑酸药(质子泵抑制剂)	宜早餐前服用 不可咀嚼、压碎片剂或胶囊

序号	商品名	通用名	常规类别	治疗类别	咨询要点
281	Protonix	泮托拉唑	胃肠道用药	抑酸药（质子泵抑制剂）	随餐或单独服用 本品颗粒剂应空腹服用
282	Zegerid	奥美拉唑/碳酸氢钠	胃肠道用药	抑酸药（质子泵抑制剂/抗酸药）	至少餐前 1 小时服用
283	Avodart	度他雄胺	泌尿生殖系统用药	BPH（5α‐还原酶抑制剂）	女性切忌服用 服用后 3～6 个月或更长症状缓解、前列腺体积缩小
284	Flomax	坦索罗辛	泌尿生殖系统用药	BPH（选择性 α 受体阻滞剂）	每日一次,固定一餐 30 分钟后口服 可引起头晕
285	Levitra	伐地那非	泌尿生殖系统用药	血管扩张药（勃起功能障碍用药）	如持续勃起超过 4 小时,患者应立即就诊 不可与硝酸酯同时服用
286	Cialis	他达拉非	泌尿生殖系统用药	血管扩张药（勃起功能障碍用药）	如持续勃起超过 4 小时,患者应立即就诊 不可与硝酸酯同时服用
287	Viagra	西地那非	泌尿生殖系统用药	血管扩张药（勃起功能障碍用药）	如持续勃起超过 4 小时,患者应立即就诊 不可与硝酸酯同时服用
288	Detrol（LA）	托特罗定	泌尿生殖系统用药	尿失禁用药（抗胆碱能作用）	可引起抗胆碱能副作用,如口干、视物模糊、头晕和便秘 酒精可加重不良反应
289	Ditropan（XL）	奥昔布宁	泌尿生殖系统用药	尿失禁用药（抗胆碱能作用）	可引起抗胆碱能副作用,如口干、视物模糊、头晕和便秘 酒精可加重不良反应
290	Enablex	达非那新	泌尿生殖系统用药	尿失禁用药（抗胆碱能作用）	可引起抗胆碱能副作用,如口干、视物模糊、头晕和便秘 酒精可加重不良反应
291	VESIcare	琥珀酸索非那新	泌尿生殖系统用药	尿失禁用药（抗胆碱能作用）	可引起抗胆碱能副作用,如口干、视物模糊、头晕和便秘 酒精可加重不良反应
292	Pyridium	非那吡啶	泌尿生殖系统用药	泌尿道疼痛用药	给药期间,会使尿液变成橙红色或棕色 整片吞服,不要咀嚼或压碎 不可用于治疗感染 只能缓解不适症状
293	Uroxatral	阿夫唑嗪	泌尿生殖系统用药	BPH（α 受体阻滞剂）	与餐同服,或固定一餐后口服 睡前服用,以避免体位性低血压或晕厥
294	Calcitriol	维生素 D₃	营养药	维生素 D 增补剂	随餐或单独服用 宜与餐同服,以减少胃肠道不适

序号	商品名	通用名	常规类别	治疗类别	咨询要点
295	Alphagan P	溴莫尼定	眼科用药	治疗青光眼的制剂	指导患者正确使用滴眼剂
296	Timoptic (XE)	噻吗洛尔	眼科用药	治疗青光眼的制剂	指导患者正确使用滴眼剂
297	Travatan	曲伏前列素	眼科用药	治疗青光眼的制剂	指导患者正确使用滴眼剂
298	Xalatan	拉坦前列素	眼科用药	治疗青光眼的制剂	指导患者正确使用滴眼剂 开封后应于室温避光保存,6周内用完
299	Combigan	溴莫尼定/噻吗洛尔	眼科用药	α_2受体激动剂/β受体阻滞剂	指导患者正确使用滴眼剂
300	Pataday/Patanol	奥洛他定	眼科用药	抗过敏药	指导患者正确使用滴眼剂
301	Tobradex	妥布霉素/地塞米松	眼科用药	抗菌药/抗炎药	指导患者正确使用滴眼剂
302	Vigamox	莫西沙星	眼科用药	眼科用药(抗菌药)	指导患者正确使用滴眼剂
303	Restasis	环孢素	眼科用药	钙调节神经抑制剂	指导患者正确使用滴眼剂 使用前,将本品倒置数分钟,使乳剂混合均匀 使用后丢弃 12小时一次
304	Cosopt	多佐胺/噻吗洛尔	眼科用药	治疗青光眼的制剂(碳酸酐酶抑制剂/β受体阻滞剂)	指导患者正确使用滴眼剂
305	Zymar	加替沙星	眼科用药	氟喹诺酮类	指导患者正确使用滴眼剂
306	Lumigan	比马前列素	眼科用药	治疗青光眼的制剂(前列腺素类似物)	指导患者正确使用滴眼剂
307	Cortispori-nOtic	新霉素/多粘菌素/氢化可的松	耳科用药	抗生素类滴耳剂	指导患者正确使用滴耳剂 若使用混悬剂,请先摇匀
308	Ciprodex	环丙沙星/地塞米松	耳科用药	抗生素/糖皮质激素类滴耳剂	指导患者正确使用滴耳剂 使用本品前先摇匀
309	Astelin	氮卓斯汀	呼吸系统用药	第二代H_1受体拮抗剂	指导患者正确使用喷鼻剂 首次使用前,用力按压阀门,直至出现良好的喷雾状态(一般按4次) 超过3天未用,按压阀门2次直至出现良好的喷雾状态,即可使用

序号	商品名	通用名	常规类别	治疗类别	咨询要点
310	Singulair	孟鲁司特	呼吸系统用药	平喘药（白三烯抑制剂）	每日一次，固定时间服用 咀嚼片包含苯丙氨酸
311	ProAir HFA/ Ventolin HFA / Proventil HFA	沙丁胺醇	呼吸系统用药	平喘药（短效β₂受体激动剂）	指导患者合理使用定量吸入气雾剂和作为急救用药时的正确操作 沙丁胺醇可作为雾化溶液，亦可作为糖浆剂和片剂口服
312	Spiriva Handihaler	噻托溴铵	呼吸系统用药	COPD 患者支气管扩张剂（抗胆碱能药物）	指导患者正确使用吸入器 每天使用一次
313	Atrovent	异丙托溴铵	呼吸系统用药	抗胆碱能药物、支气管扩张剂、抑制腺体分泌剂	指导患者合理使用定量吸入气雾剂 亦可作为鼻用溶液
314	Clarinex	地氯雷他定	呼吸系统用药	抗组胺药	可引起头晕、口干及嗜睡
315	Allegra(D)	非索非那定	呼吸系统用药	抗组胺药（解充血药）	可引起嗜睡，忌与果汁同服而降低本品的生物利用度 本品右旋体含有伪麻黄碱，故应早上服用以免引起失眠
316	Cheratussin AC	可待因/愈创甘油醚	呼吸系统用药	止咳祛痰药	本品包含可待因，故可引起嗜睡 服药期间，大量饮水 为减少胃肠道反应，本品应与餐同服
317	Combivent/ DuoNeb	沙丁胺醇/异丙托铵	呼吸系统用药	支气管扩张剂/抑制腺体分泌剂	指导患者正确使用吸入器 可作为雾化用溶液
318	Asmanex	莫米松	呼吸系统用药	糖皮质激素	指导患者正确使用吸入器 吸入本品后请及时漱口 开封 45 天后不可再用 不可作为急救用药
319	Mucinex (D,DM)	愈创甘油醚	呼吸系统用药	祛痰药（＋/－解充血药/止咳药）	需用大杯水送服 伪麻黄碱会引起失眠，禁用于心血管疾病和高血压患者 本品与一些药物具有相互作用
320	Claritin	氯雷他定	呼吸系统用药	H₁ 受体拮抗剂/第二代抗组胺药	可引起嗜睡、头晕或口干
321	Zyrtec	西替利嗪	呼吸系统用药	H₁ 受体拮抗剂/第二代抗组胺药	可引起嗜睡、头晕或口干

序号	商品名	通用名	常规类别	治疗类别	咨询要点
322	Nasonex	莫米松	呼吸系统用药	过敏性鼻炎（吸入性糖皮质激素）	指导患者正确使用喷鼻剂 可引起鼻腔流血、鼻黏膜刺激 初次使用或停用 1 周以上，则应重新启动泵直至喷雾出现 摇匀后使用
323	Xopenex（HFA）	左旋沙丁胺醇	呼吸系统用药	支气管痉挛（短效 β₂ 受体激动剂）	指导患者合理使用定量吸入气雾剂和作为急救用药时的正确操作
324	Flonase	氟替卡松	呼吸系统用药	鼻腔用药（糖皮质激素）	指导患者正确使用喷鼻剂 初次使用或停用 1 周以上，则应重新启动泵直至喷雾出现 摇匀后使用 可引起味觉障碍
325	Advair	氟替卡松/沙美特罗	呼吸系统用药	平喘药（糖皮质激素/长效 β₂ 受体激动剂）	指导患者正确使用专用装置：定量吸入气雾剂或干粉吸入器（气溶胶粉吸入剂） 吸入后请漱口 不可作为缓解急性哮喘的急救用药 从铝箔条中取出，干粉吸入器使用一个月后废弃不用
326	Flovent	氟替卡松	呼吸系统用药	平喘药（糖皮质激素）	指导患者正确使用定量吸入气雾剂 吸入后请漱口 不可作为缓解急性哮喘的急救用药
327	Zostavax	带状疱疹疫苗	疫苗	带状疱疹疫苗	可接种于 50 岁以上患者，以减少带状疱疹病毒及其并发症的发生，例如带状疱疹后神经痛 冷冻保存，使用时迅速在上臂三角肌区皮下注射
328	Gardasil/Cervarix	乳头瘤病毒疫苗	疫苗	乳头瘤病毒疫苗	用于 9～26 岁男性和女性（最好在性活跃之前），以减少乳头瘤病毒引起的疾病（包括女性宫颈癌） 在冰箱中冷藏贮存 本品肌注接种三次，分别在 0、2 和 6 月
329	Afluria/Fluvirin/Fluzone	流感病毒疫苗	疫苗	流感病毒疫苗	在每年流行季节前接种一次
330	Pneumovax	肺炎球菌多糖疫苗	疫苗	肺炎链球菌疫苗	可肌内或皮下注射 周围存在高风险人群时，应接种一次或两次 在冰箱中冷藏贮存

剂型缩写	含义	缩写	含义	其他缩写
XR/XL/ER	缓释	APAP	对乙酰氨基酚	ACEI—血管紧张素转化酶拮抗剂
XE	缓效	HCT 或 HCTZ	氢氯噻嗪	ARB—血管紧张素受体拮抗剂
LA	长效	ASA	乙酰水杨酸	β_2—β_2受体
SR	缓释	DEX	右旋苯丙胺	COPD—慢性阻塞性肺疾病
IR	速释	DM	右美沙芬	H_1—H_1受体
CR	控释	DI	药物相互作用	H_2—H_2受体
TTS	透皮治疗系统	IM	肌肉注射	5 – HT—5 – 羟色胺受体
ODT	口腔崩解片	SubQ 或 SC	皮下注射	NSAID—非甾体抗炎药
D	解充血药	Combo	联合用药	SSRI—选择性5-羟色胺再摄取抑制剂
PM	晚上	OTC	非处方药	SNRI—选择性去甲肾上腺素再摄取抑制剂
HS	半强度	GI	胃肠道	LD—低剂量
		GU	泌尿生殖	
		N&V	恶心和呕吐	
		HA	头痛	
		CV	心血管	
		CHF	充血性心力衰竭	
		DEA	禁毒署	
		CNS	中枢神经系统	
		PCN	青霉素	

附录 B 计算审查问题

Nancy A. Taylor

译者　张爱军　李友佳

1. 表述下列处方中药物的用法用量：

   a. 心得安 10mg PO tid ac & hs

   b. 1 tsp q6h × 10 天

   c. 氟胺安定 30mg at hs prn sleep

   d. Caps itid pc

   答案：

   a. 饭前睡前每次口服 10mg 心得安,一天三次

   b. 每 6 小时 1 茶匙(5mL),连续 10 天

   c. 必要时,睡前服 30mg 氟胺安定,助眠

   d. 一次一粒,一天三次,饭后服用

2. 牙科麻醉中使用 4%（w/v）盐酸丙胺卡因注射液和 1:200 000（w/v）肾上腺素注射液的混合液。分别用比例和百分比来描述丙胺卡因和肾上腺素的浓度。

   答案：

   盐酸丙胺卡因：$\dfrac{4}{100} = \dfrac{1}{25}$　即比率为 $1:25\ \dfrac{w}{v}$

   肾上腺素：$\dfrac{1}{200\,000} = 0.000\,005 \rightarrow 0.000\,005 \times 100\% = 0.0005\%\ \dfrac{w}{v}$

3. 甲基炔诺酮和炔雌醇复合片包含 0.25mg 甲基炔诺酮和 75μg 炔雌醇。如果制药厂商需要生产 15 000 片,这两种活性成分各需要多少克？

   答案：

   甲基炔诺酮：$\dfrac{0.25\text{mg}}{\text{片}} \times \dfrac{1\text{g}}{1000\text{mg}} \times 15\,000\text{ 片} = 3.75\text{g}$

   炔雌醇：$\dfrac{75\mu\text{g}}{\text{片}} \times \dfrac{1\text{g}}{10^6 \mu\text{g}} \times 15\,000\text{ 片} = 1.125\text{g}$

4. 一个药剂天平的灵敏度为 6mg。怎样称取 20mg 对乙酰氨基酚并保证误差小于 5%。

   答案：

   最小称重量：$\dfrac{100\% \times 6\text{mg}}{5\%} = 120\text{mg}$

   $\dfrac{20\text{mg（APAP 需求量）}}{120\text{（APAP - 稀释溶媒）}} = \dfrac{120\text{（总 APAP 量）}}{x\text{（总 APAP 量 - 稀释溶媒）}}$

   得 $x = 720\text{mg}$

   称取 120mg 对乙酰氨基酚,溶于 600mg 溶媒中,得到 720mg 混合物。取 120mg 混合物,即得 20mg 对乙酰氨基酚。

5. 一名药剂师要用一个精确度未知的天平称取 350mg 硫酸吗啡。药剂师采用一台精确度更高的天平复核时,其实际质量为 375mg。计算不精确天平的百分误差率。

   答案：

   $\dfrac{\text{误差} \times 100\%}{\text{所测总重}} = \dfrac{25 \times 100\%}{350\text{mg}} = 7.14\%$

6. 某注射剂每毫升含 60μg 药物 A、0.05mg 药物 B、以及 8.18mg 药物 C。计算此注射剂中药物 A 的毫克百分含量及药物 B 的百分含量。

   答案：

   药物 A：$\dfrac{60\mu\text{g}}{1\text{mL}} \times \dfrac{1\text{mg}}{1000\mu\text{g}} \times 100\text{mL} = 6\text{mg}\%$

   药物 B：$\dfrac{0.05\text{mg}}{1\text{mL}} \times \dfrac{1\text{g}}{1000\text{mg}} \times 100\text{mL} = 0.005\ \dfrac{w}{v}$

7. 3 lb 的矿物油,其比重为 0.85,请计算它的体积,用毫升数表示。

   答案：

   1 lb = 454g;3 lb = 1362g

   $\dfrac{1362\text{g}}{x} = 0.85$,即得体积为 1602.35mL

8. 一药瓶中包含 10g 粉状药物,复溶后用于静脉滴注。标签上注明加入 18.5mL 稀释液,最终溶液的浓度为 500mg/mL。现为达到治疗目的,医嘱的用药浓度为 300mg/mL,那么需要往药瓶中加入多少毫升稀释液？

   答案：

   $\dfrac{10000\text{mg}}{x} = \dfrac{500\text{mg}}{\text{mL}}$, $x = 20\text{mL}$,药粉体积 $= 1.5\text{mL}$

   $\dfrac{300\text{mg}}{\text{mL}} = \dfrac{10000\text{mg}}{x}$, $x = 33.3\text{mL}$,$33.3 - 1.5\text{mL} = 31.8\text{mL}$

   即为所需稀释液体积。

9. 4% w/w 氢化可的松乳膏和 0.5% w/w 氢化可的松乳膏混合,各需要多少克可得到 30g 2.5% 氢化可的松乳膏？

   答案：

   ```
   4            2      4% 药膏
           2.5              →
   0.5          1.5    0.5% 药膏
   ```

   $\dfrac{30\text{g}}{3.5} = \dfrac{x}{2.4}$,得 17.1g 4% 药膏

10. 药剂师将 6g 水杨酸加入到 30g 4% 水杨酸的药膏中,所得混合物的最终浓度是多少？

答案：

$$30g \times \frac{4g}{100g} = 1.2g \rightarrow 1.2g + 6g = 8.2g \rightarrow \frac{8.2g}{36g} = 22.8\%$$

11. 将 500mL 35% w/v 溶液稀释至 1.75L,所得溶液的百分浓度是多少？

答案：

$$(500mL)(35\%) = (175 - mL)(x) \rightarrow x = 10\% \frac{w}{v}$$

12. 苯妥英的儿童负荷剂量为 20mg/kg,注射速率为 0.5mg/(kg·min)。以此速率,一个 50-lb 的儿童最少需要注射多少分钟？

答案：

$$\frac{20mg}{kg} \times 22.7kg = 454mg \rightarrow \frac{0.5mg}{kg} \times 22.7kg =$$

$$\frac{11.35mg}{min} \rightarrow 454mg \times \frac{min}{11.35mg} = 40min$$

13. 以下是制备 60 粒盐酸舍曲林胶囊的配方。要制备 500 粒舍曲林胶囊,需要多少克盐酸舍曲林？

盐酸舍曲林	450mg
硅胶	9g
柠檬酸钙	6g

答案：

$$\frac{450mg}{60} = \frac{x}{50} \rightarrow x = 3750mg = 3.75g$$

14. 地高辛治疗充血性心力衰竭的标准剂量为 0.005mg/kg。计算一只 65 lb 的狗需要多大剂量？

答案：

$$65\ lb \times \frac{1kg}{2.21lb} \times \frac{0.005mg}{1kg} = 0.15mg$$

15. 某药物的剂量为 45mg/kg/d。现有 0.6% 的药液,若给予 140 lb 的患者,每小时应注射多少毫升？

答案：

$$140\ lb \times \frac{1kg}{2.21lb} \times 45\frac{mg}{kg} = 2,863.6\frac{mg}{天}$$

$$2,863.6\frac{mg}{天} \times \frac{1g}{1000mg}1g/1000mg \times \frac{100mL}{0.6g} \times \frac{1\ 天}{24\ 小时}$$

$$= 19.88 \rightarrow 20\ \frac{mL}{小时}$$

16. 某溶液每毫升含有 25 毫当量的 NaCl,此溶液的浓度（mg/mL）是多少？（NaCl 分子量为 58.5）

答案：

$$\frac{25mEq}{1mL} \times \frac{58.5mg}{1mEq} = 1462.5mg/mL$$

17. 医生下医嘱将 1g 的药物加入 500mL 5% 葡萄糖中,给药速率为 100mL/h,每分钟应给予患者药物多少毫克？

答案：

$$\frac{1000mg}{500mL} \times \frac{100mL}{1h} \times \frac{1h}{60min} = 3.33\ \frac{mg}{min}$$

18. 一滴眼液包含 0.3% 妥布霉素（MW467.5）。如果制备 10mL 此溶液,需要多少毫克硫酸妥布霉素（MW 565.6）

答案：

$$\frac{0.3g}{100mL} = \frac{0.03g}{10mL} \rightarrow \frac{0.03g\ 妥布霉素碱}{467.5} =$$

$$\frac{x\ 硫酸妥布霉素}{565.6} \rightarrow x = 36mg\ 硫酸妥布霉素$$

19. 计算体重 68kg,身高 172cm 女性患者的理想体重。

答案：

$$IBW = 45.5kg + (2.3)(8) = 63.9kg\ 或\ 140.58\ lb$$

20. 甘精胰岛素的处方用法为:27U Sub Qqpm。1 个月患者需要几支？

答案：

$$\frac{27U}{天} \times 30\ 天 \times \frac{1\ 支}{1000U} = 0.81\ 支 \rightarrow 1\ 支$$

21. 20mL 5% w/v 氯化钾溶液中钾的毫当量是多少（KCl 的分子量为 74.5）？

答案：

$$\frac{5g}{100mL} = \frac{xg}{20mL} \rightarrow 1g \times \frac{1000mg}{1g} \times \frac{1mEq}{74.5mg}g \rightarrow 13.42mEq$$

22. 某非处方抗酸剂每片包含 800mg 碳酸钙（$CaCO_3$）。那么每片药物中钙的毫当量是多少？（Ca 的分子量 = 40,C 的分子量 = 12,O 的分子量 = 16）

答案：

Ca:$40 \times 1 = 40$　C:$12 \times 1 = 12$　O:$16 \times 3 = 48$

$CaCO_3$ 的化学式量 $= 40 + 12 + 48 = 100mg$

钙离子是二价的,1mEq $CaCO_3 = \frac{100}{2} = 50mg\ CaCO_3$

$$800mg\ CaCO_3 \times \frac{1mEqCaCO_3}{50mgCaCO_3} = 16mEq$$

23. 某药物处方需要 1:10 000 w/v 苯扎氯铵溶液。分别用 mg/mL、mg% 以及 % 表示苯扎氯铵的浓度。

答案：

a. $\frac{1g}{10\ 000mL} \rightarrow \frac{1000mg}{10\ 000mL} \rightarrow \frac{1000mg}{10\ 000mL} = \frac{xmg}{mL} \rightarrow x = 0.1\frac{mg}{mL}$

b. $\frac{1000mg}{10\ 000mL} = \frac{x}{m100L} \rightarrow x = 10\ mg\%$

c. $10mg \times \frac{1g}{1000mg} = 0.01g \rightarrow \frac{0.01g}{100mL} \times 100 = 0.01\%$

24. 现需要制备 90mL 的葡萄糖酸氯己定浓缩液,患者将 1 汤匙此浓缩溶液用 1 品脱水稀释就可得到终浓度为 0.12% v/v 的药液来漱口。需要多少毫升葡萄糖酸氯己定来制备此处方浓缩液？

答案：

$$(15mL)(x) = (473mL + 15mL)(0.12\%)$$

$$x = \frac{(488)(0.12)}{15} = 3.9\% \rightarrow \frac{3.9}{100\text{mL}} = \frac{X}{90} \rightarrow x = 3.51 \text{ mL}$$

25. 将 1:20 w/v 50mL 的溶液稀释至 500mL,百分比和比例分别是多少?

答案:

a. $\dfrac{1}{20} = \dfrac{x}{100} \rightarrow x = 5\% \rightarrow (50\text{mL})(5\%) = (500\text{mL})(x\%) \rightarrow \text{x} = 0.5\%$

b. $\dfrac{0.5\text{g}}{100\text{mL}} = \dfrac{1}{x} \rightarrow 0.5(x) = 100 \rightarrow x = \dfrac{100}{0.5} = 200 \rightarrow \dfrac{1}{200}$

$\rightarrow 1:200$

参考文献

HC Ansel. Pharmaceutical Calculations. 13th ed. Philadelphia, PA: Lippincott Williams & Wilkins,2010.

JL Zatz, M Teixeira. Pharmaceutical Calculations. 3rd ed. New York: NY: John Wiley and Sons, Inc. , 2005.

附录 C | 前 100 种注射药物

雷 冬 问媛媛

通用名	商品名	治疗分类
乙酰半胱氨酸	Acetadote	解毒剂,黏液溶解剂
阿昔洛韦	Zovirax	抗病毒药物
阿替普酶	Activase	血液调节剂,溶血栓药
胺碘酮	Cordarone	抗心律失常药
两性霉素 B	Fungizone,Amphocin	抗真菌药
氨苄西林钠	Principen	氨基青霉素类抗生素
氨苄西林 + 舒巴坦钠	Unasyn	广谱青霉素类抗生素
阿托品	AtroPen	抗胆碱能药、解毒剂、解痉药
阿奇霉素	Zithromax	大环内酯类抗生素
氨曲南	Azactam	单酰胺环类抗生素
布美他尼	Bumex	髓袢利尿药
布托啡诺	Stadol	阿片受体部分激动剂类镇痛药
卡泊芬净	Cancidas	抗真菌药
头孢唑啉	Ancef	第一代头孢菌素类抗生素
头孢吡肟	Maxipime	第四代头孢菌素类抗生素
头孢噻肟	Claforan	第三代头孢菌素类抗生素
头孢曲松	Rocephin	第三代头孢菌素类抗生素
头孢呋辛	Zinacef	第二代头孢菌素类抗生素
氯丙嗪	Thorazine	吩噻嗪类抗精神病药
环丙沙星	Cipro	氟喹诺酮类抗生素
顺铂	Plantinol	抗肿瘤药
克林霉素	Cleocin	林可胺类抗生素
丹曲林	Dantrium	骨骼肌松弛药
达托霉素	Cubicin	环脂肽类抗生素
阿法达贝汀	Aranesp	重组人促红细胞生成素
地塞米松	Decadron	糖皮质激素
地西泮	Valium	苯二氮䓬类 C - IV
地高辛	Lanoxin	抗心律失常药,正性肌力药
苯海拉明	Benadryl	H_1 受体拮抗剂
多巴酚丁胺	Dobutrex	肾上腺素能受体激动剂/升压药

通用名	商品名	治疗分类
多巴胺	Intropin	肾上腺素能受体激动剂/升压药
氟哌利多	Inapsine	止吐药
依诺肝素	Lovenox	低分子肝素
肾上腺素	Epipen, Adrenalin	拟交感神经儿茶酚胺
阿法依伯汀	Epogen, Procrit	重组人促红细胞生成素
厄他培南	Invanz	碳青霉烯类抗生素
埃索美拉唑	Nexium	质子泵抑制剂
芬太尼	Sublimaze	阿片类镇痛剂 C - Ⅱ
非格司亭	Neupogen	血液调节剂
氟康唑	Diflucan	抗真菌药
磷苯妥英	Cerebyx	抗惊厥药
呋塞米	Lasix	髓袢利尿药
更昔洛韦	Cytovene	抗病毒药
庆大霉素	Garamycin	氨基糖苷类抗生素
格拉司琼	Kytril	止吐药
氟哌啶醇	Haldol	抗精神病药
肝素	NA	抗凝药/抗血栓药
肼屈嗪	Apresoline	血管扩张剂,抗高血压药
氢化可的松	A - Hydrocort, Solu - Cortef	糖皮质激素
二氢吗啡酮	Dilaudid	阿片类镇痛剂 C - Ⅱ
亚胺培南,西司他丁	Primaxin	碳青霉烯类抗生素
英夫利西单抗	Remicade	TNFα 阻滞剂
蔗糖铁	Venofer	铁补充药
酮咯酸氨丁三醇	Toradol	NSAID
拉贝洛尔	Normodyne, Trandate	抗高血压药(非选择性 α、β 受体阻滞剂)
左旋甲状腺素	Synthroid, Levoxyl	甲状腺制剂
利多卡因	Xylocaine	局麻药/抗心律失常药
利奈唑胺	Zyvox	噁唑烷酮类抗生素
劳拉西泮	Ativan	抗焦虑药
甘露醇	Osmitrol	渗透性利尿药
哌替啶	Demerol	阿片类镇痛剂 C - Ⅱ
美罗培南	Merrem	碳青霉烯类抗生素
甲氨蝶呤	Rheumatrex, Trexall	抗肿瘤药/抗代谢药/抗风湿药
甲强龙	Solu - Medrol, A - Methapred	糖皮质激素
甲氧氯普胺	Reglan	止吐药
美托洛尔	Lopressor	β 受体阻滞剂
甲硝唑	Flagyl	抗真菌药/抗原虫药

通用名	商品名	治疗分类
米卡芬净	Mycamine	棘白菌素类抗真菌药物
咪达唑仑	Versed	苯二氮䓬类麻醉剂 C－Ⅳ
米力农	Primacor	正性肌力/血管扩张药
吗啡	Duramorph，Astramorph PF	阿片类镇痛剂 C－Ⅱ
萘夫西林钠	Unipen	耐酶青霉素类抗生素
纳布啡	Nubain	阿片类镇痛药
纳洛酮	Narcan	阿片类解毒剂
去甲肾上腺素	Levophed	儿茶酚胺类升压药
昂丹司琼	Zofran	止吐药
缩宫素	Pitocin	子宫收缩药
帕洛诺司琼	Aloxi	止吐药
帕米膦酸二钠	Aredia	骨吸收抑制剂
泮托拉唑	Protonix	质子泵抑制剂
戊巴比妥	Luminal	巴比妥类抗惊厥药，C－Ⅳ
去氧肾上腺素	Neosynephrine	升压药（α、β 受体激动剂）
苯妥英钠	Dilantin	抗惊厥药
哌拉西林	Pipracil	广谱青霉素类抗生素
哌拉西林，他唑巴坦	Zosyn	广谱青霉素类抗生素
普鲁卡因胺	Procanbid	抗心律失常药
丙氯拉嗪	Compazine	吩噻嗪类止吐药
异丙嗪	Phenergan	吩噻嗪类止吐药
鱼精蛋白	/	肝素过量解毒剂
雷尼替丁	Zantac	H₂ 受体拮抗剂
链激酶	Streptase	溶栓药
磺胺甲噁唑/甲氧苄啶	Bactrim，Septra	磺胺类抗生素
替卡西林克拉维酸	Timentin	耐 β 内酰胺酶青霉素类抗生素
妥布霉素	Nebcin	氨基糖苷类抗生素
丙戊酸钠	Depacon	抗惊厥药
万古霉素	Vancocin	抗生素
伏立康唑	VFEND	抗真菌药
唑来膦酸	Zometa，Reclast	双磷酸盐

附录 D 常用药品目录

译者　雷　冬　李友佳

括号中的缩写表示药物的替代剂型。缩写列在本文档的底部。

序号	商品名	通用名	序号	商品名	通用名
1	Flagyl(ER)	甲硝唑	34	Atripla	依法韦仑/恩曲他滨/替诺福韦
2	Diflucan	氟康唑			
3	Lamisil	特比萘芬	35	Combivir	齐多夫定/拉米夫定
4	Nizoral	酮康唑	36	Truvada	恩曲他滨/替诺福韦
5	Nystatin	制霉菌素	37	Humira	阿达木单抗
6	Valtrex	伐昔洛韦	38	Enbrel	依那西普
7	Zovirax	阿昔洛韦	39	Lanoxin 或	地高辛
8	Ceftin	头孢呋辛		Lanoxicaps	
9	Keflex	头孢氨苄	40	Lotensin	贝那普利
10	Omnicef	头孢地尼	41	Zestril 或 Lanoxicaps	赖诺普利
11	Avelox	莫西沙星	42	Mavik	群多普利
12	Cipro(XR)	环丙沙星	43	Accupril	喹那普利
13	Levaquin	左氧氟沙星	44	Altace	雷米普利
14	Biaxin(XL)	克拉霉素	45	Vasotec	马来酸依那普利
15	Ery - Tab	红霉素碱	46	Cardura(XL)	甲磺酸多沙唑嗪
16	Zithromax 或 Zmax	阿奇霉素	47	Hytrin	特拉唑嗪
17	Cleocin	克林霉素	48	Catapres(TTS)或	可乐定
18	Macrobid 或 Macrodantin	呋喃妥因		Nexiclon XR	
19	Zyvox	利奈唑胺	49	Cordarone	胺碘酮
20	Amoxil	阿莫西林	50	Coumadin	华法林钠
21	Augmentin(XR)	阿莫西林/克拉维酸钾	51	Crestor	瑞舒伐他汀
22	Veetids	青霉素 V 钾	52	Lescol	氟伐他汀
23	Bactrim/Septra(DS)	磺胺甲噁唑/甲氧苄啶	53	Lipitor	阿托伐他汀
24	Solodyn	米诺环素	54	Niaspan	烟酸
25	Vibramycin 或 Doryx 或 Adoxa	盐酸多西环素	55	Pravachol	普伐他汀
			56	Tricor	非诺贝特
26	Bactroban	莫匹罗星	57	Trilipix	非诺贝酸
27	Metro - Gel	甲硝唑	58	Zocor	辛伐他汀
28	mycolog Ⅱ	制霉菌素/曲安奈德	59	Lopid	吉非贝齐
29	Droxia 或 Hydrea	羟基脲	60	Vytorin	依折麦布/辛伐他汀
30	Trexall/Rheumatrex	甲氨蝶呤	61	Altoprev	洛伐他汀缓释片
31	Femara	来曲唑	62	Mevacor	洛伐他汀
32	Arimidex	阿那曲唑	63	Lovaza	ω-3 脂肪酸
33	Gleevec	伊马替尼	64	Benicar	奥美沙坦

序号	商品名	通用名	序号	商品名	通用名
65	Diovan	缬沙坦	104	Pradaxa	达比加群
66	Cozaar	氯沙坦	105	Xarelto	利伐沙班
67	Atacand	坎地沙坦	106	Epogen 或 procrit	重组人红细胞生成素
68	Avapro	厄贝沙坦	107	Relpax	依立曲坦
69	Micardis	替米沙坦	108	Imitrex	舒马曲坦
70	Exforge	缬沙坦/氨氯地平	109	Maxalt	利扎曲坦
71	Hyzaar	氯沙坦/氢氯噻嗪	110	Zofran（ODT）	昂丹司琼
72	Inderal（LA）	普萘洛尔	111	Aricept	多奈哌齐
73	Coreg（CR）	卡维地洛	112	Exelon	卡巴拉汀
74	Normodyne 或 Trandate	拉贝洛尔	113	Razadyne	加兰他敏
75	Lopressor	酒石酸美托洛尔	114	Ultram	曲马多
76	Tenormin	阿替洛尔	115	Ultracet	曲马多/对乙酰氨基酚
77	Toprol XL	琥珀酸美托洛尔	116	Fioricet	布他比妥/对乙酰氨基酚/
78	Bystolic	奈必洛尔			咖啡因
79	Ziac	比索洛尔/氢氯噻嗪	117	Fiorinal	布他比妥/阿司匹林/咖啡
80	Azor	氨氯地平/奥美沙坦		（ +/ - codeine）	因（ +/ - 可待因）
81	Caduet	氨氯地平/阿托伐他汀	118	Namenda	美金刚
82	Norvasc	氨氯地平	119	BuSpar	丁螺环酮
83	Procardia XL	硝苯地平缓释片	120	Atarax	盐酸羟嗪
84	Lotrel	氨氯地平/贝那普利	121	Transderm - Scop	东莨菪碱
85	Bumex	布美他尼	122	Remeron	米氮平
86	Demadex	托拉塞米	123	Desyrel	曲唑酮
87	Lasix	呋塞米	124	Wellbutrin（SR）（XL）	安非他酮
88	Aldactone	螺内酯		或 Zyban	
89	Dyazide caps 或	氨苯蝶啶/氢氯噻嗪	125	Dilantin Kapseals	缓释苯妥英钠
	Maxzide tabs		126	Keppra	左乙拉西坦
90	Chlorthalidone	氯噻酮	127	Lamictal	拉莫三嗪
91	Lozol	吲达帕胺	128	Tegretol（XR）	卡马西平
92	Zaroxolyn	美托拉宗	129	Trileptal	奥卡西平
93	Klor - Con	氯化钾	130	Depakote（ER）	双丙戊酸钠
94	Lovenox	依诺肝素	131	Phenobarbital	苯巴比妥
95	Imdur,ISMO	单硝酸异山梨酯	132	Topamax	托吡酯
96	Nitro - Dur	硝酸甘油贴片	133	Neurontin	加巴喷丁
97	Nitrostat	硝酸甘油	134	Cogentin	苯托品
98	Cardizem（SR）（CD）或	地尔硫䓬	135	Mirapex	普拉克索
	Taztia XT		136	Sinemet（CR）	左旋多巴/卡比多巴
99	Isoptin（SR）或 Calan	维拉帕米	137	Requip	罗匹尼罗
100	Aggrenox	阿司匹林/双嘧达莫	138	Abilify	阿立哌唑
101	Aggrastat	替罗非班	139	Geodon	齐拉西酮
102	Plavix	氯吡格雷	140	Risperdal	利培酮
103	Brilinta	替格瑞洛	141	Seroquel（XR）	喹硫平

序号	商品名	通用名	序号	商品名	通用名
142	Zyprexa	奥氮平	176	Naprosyn, Anaprox/Aleve	萘普生,萘普生钠
143	Antivert	美克洛嗪	177	Motrin or Advil	布洛芬
144	Xanax(XR)	阿普唑仑	178	Celebrex	塞来昔布
145	Ativan	劳拉西泮	179	Arthrotec	双氯芬酸/米索前列醇
146	Klonopin	氯硝西泮	180	Suboxone	丁丙诺啡/纳洛酮
147	Restoril	替马西泮	181	Lunesta	艾司佐匹克隆
148	Valium	地西泮	182	Ambien (CR)	唑吡坦
149	Adipex - P	苯丁胺	183	Cymbalta	度洛西汀
150	Concerta 或 Ritalin(ER) 或 Metadate CD 或 Focalin XL	哌甲酯	184	Effexor (XR)	文拉法辛
			185	Pristiq	去甲文拉法辛
151	Strattera	阿托西汀	186	Celexa	西酞普兰
152	Adderall (XR)	右旋苯丙胺混合盐	187	Lexapro	依地普仑
153	Vyvanse	二甲磺酸赖右苯丙胺	188	Paxil (CR)	帕罗西汀
154	Provigil	莫达非尼	189	Prozac 或 Sarafem	氟西汀
155	Focalin (XR)	右哌甲酯	190	Zoloft	舍曲林
156	Sonata	扎来普隆	191	Lidocaine Patches	利多卡因贴片
157	Flexeril	环苯扎林	192	Elavil	阿米替林
158	Skelaxin	美他沙酮	193	Tofranil(PM)	丙米嗪
159	Soma	卡立普多	194	Eskalith 或 Lithobid	碳酸锂
160	Duragesic	芬太尼	195	Aldara	咪喹莫特
161	MS Contin	硫酸吗啡	196	BenzaClin	克林霉素/过氧苯甲酰
162	OxyContin	羟考酮	197	Benzamycin	红霉素/过氧苯甲酰
163	Percocet 或 Roxicet	羟考酮/对乙酰氨基酚	198	Differin	阿达帕林
164	Tylenol with Codeine	对乙酰氨基酚/可待因	199	Elocon	莫米松
165	Vicoprofen	氢可酮/布洛芬	200	Clobex	氯倍他索
166	Lortab 或 Vicodin 或 Lorcet	氢可酮/APAP	201	Elidel	吡美莫司
			202	Kenalog	曲安奈德
167	Lyrica	普瑞巴林	203	Propecia 或 Proscar	非那雄胺
168	Chantix	酒石酸伐尼克兰	204	Accutane 或 Claravis 或 Sotret 或 Amnesteem 或 Myorisan	异维 A 酸
169	Feldene	吡罗昔康			
170	Indocin	吲哚美辛			
171	Lodine(XL)	依托度酸	205	Epipen	肾上腺素
172	Mobic	美洛昔康	206	Symlin	普兰林肽
173	Relafen	萘丁美酮	207	AndroGel	睾酮
174	Toradol	酮咯酸氨丁三醇	208	Sanctura	曲司氯铵
175	Voltaren, Cataflam	双氯芬酸钠肠溶片,双氯芬酸钾(非肠溶制剂)	209	Glucophage (XR)	二甲双胍
			210	Januvia	西格列汀

序号	商品名	通用名	序号	商品名	通用名
211	Prandin	瑞格列奈	248	TriNessa	诺孕酯/炔雌醇
212	Amaryl	格列美脲	249	Ocella	屈螺酮/炔雌醇
213	Glucotrol（XL）	格列吡嗪	250	Forteo	特立帕肽
214	Micronase or Diabeta	格列本脲	251	Ortho Evra	炔雌醇/甲基孕酮
215	Actos	吡格列酮	252	Depo – Provera	甲羟孕酮
216	Actonel, Atelvia	利塞膦酸盐	253	Deltasone	泼尼松
217	Boniva	伊班膦酸盐	254	Medrol	甲泼尼龙
218	Fosamax	阿仑膦酸盐	255	Glucovance	格列本脲/二甲双胍
219	Prograf	他克莫司	256	Armour thyroid	甲状腺素片
220	Activella	雌二醇/炔诺酮	257	Synthroid 或 Levoxyl	左旋甲状腺素
221	Estratest（HS）	雌激素/甲睾酮	258	Cytomel	碘塞罗宁
222	Janumet	西格列汀/二甲双胍	259	Vivelle	雌二醇
223	Combipatch	雌二醇/炔诺酮	260	NuvaRing	炔雌醇/依托孕烯
224	Climara	雌二醇	261	Vagifem	雌二醇
225	Estrace	雌二醇	262	Asacol	美沙拉嗪
226	Premarin	结合雌激素	263	Bentyl	双环胺
227	Evista	雷洛昔芬	264	Levsin/Levbid/Levsinex	莨菪碱
228	Prempro 或 Premphase	结合雌激素/甲羟孕酮	265	Imodium	洛哌丁胺
229	Byetta	艾塞那肽	266	Lomotil	地芬诺酯/阿托品
230	Colcrys	秋水仙碱	267	Emend	阿瑞吡坦
231	Zyloprim	别嘌醇	268	Phenergan	异丙嗪
232	Uloric	非布索坦	269	Amitiza	鲁比前列酮
233	Provera	醋酸甲羟孕酮	270	Xenical	奥利司他
234	Humulin R	普通胰岛素	271	Pepcid	法莫替丁
235	Humulin N	低精蛋白锌胰岛素	272	Zantac	雷尼替丁
236	Levemir	地特胰岛素	273	Tagamet	西咪替丁
237	Lantus	甘精胰岛素	274	MiraLax	聚乙二醇
238	Humalog	赖脯胰岛素	275	Reglan	甲氧氯普胺
239	Novolog	速效胰岛素	276	Aciphex	雷贝拉唑
240	Apidra	谷赖胰岛素	277	Dexilant	右兰索拉唑
241	Novolin 70/30	低精蛋白锌胰岛素/普通胰岛素	278	Nexium	埃索美拉唑
			279	Prevacid	兰索拉唑
242	Kariva 或 Apri	炔雌醇/去氧孕烯	280	Prilosec	奥美拉唑
243	Alesse	左炔诺孕酮/炔雌醇	281	Protonix	泮托拉唑
244	Loestrin FE	炔诺酮/炔雌醇/富马酸亚铁	282	Zegerid	奥美拉唑/碳酸氢钠
245	Ortho Tri – Cyclen（Lo）	诺孕酯/炔雌醇	283	Avodart	度他雄胺
246	Yasmin 或 Yaz	屈螺酮/炔雌醇	284	Flomax	坦索罗辛
247	Loetrin 24 FE	炔诺酮/炔雌醇,富马酸亚铁	285	Levitra	伐地那非

序号	商品名	通用名	序号	商品名	通用名
286	Cialis	他达拉非	309	Astelin	氮卓斯汀
287	Viagra	西地那非	310	Singulair	孟鲁司特
288	Detrol(LA)	托特罗定	311	ProAir HFA 或 Ventolin HFA 或 Proventil HFA	沙丁胺醇
289	Ditropan(XL)	奥昔布宁			
290	Enablex	达非那新	312	Spiriva Handihaler	噻托溴铵
291	VESIcare	琥珀酸索非那新	313	Atrovent	异丙托溴铵
292	Pyridium	非那吡啶	314	Clarinex	地氯雷他定
293	Uroxatral	阿夫唑嗪	315	Allegra(D)	非索非那定
294	Calcitriol	维生素 D_3	316	Cheratussin AC	可待因/愈创甘油醚
295	Alphagan P	溴莫尼定	317	Combivent 或 DuoNeb	沙丁胺醇/异丙托铵
296	Timoptic(XE)	噻吗洛尔	318	Asmanex	莫米松
297	Travatan	曲伏前列素	319	Mucinex(D,DM)	愈创甘油醚
298	Xalatan	拉坦前列素	320	Claritin	氯雷他定
299	Combigan	溴莫尼定/噻吗洛尔	321	Zyrtec	西替利嗪
300	Pataday 或 Patanol	奥洛他定	322	Nasonex	莫米松
301	Tobradex	妥布霉素/地塞米松	323	Xopenex(HFA)	左旋沙丁胺醇
302	Vigamox	莫西沙星	324	Flonase	氟替卡松
303	Restasis	环孢素	325	Advair	氟替卡松/沙美特罗
304	Cosopt	多佐胺/噻吗洛尔	326	Flovent	氟替卡松
305	Zymar	加替沙星	327	Zostavax	带状疱疹疫苗
306	Lumigan	比马前列素	328	Gardasil, Cervarix	人类乳头瘤病毒疫苗
307	Cortisporin Otic	新霉素/多黏菌素/氢化可的松	329	Afluria 或 Fluvirin 或 Fluzone	流感病毒疫苗
308	Ciprodex	环丙沙星/地塞米松	330	Pneumovax	肺炎球菌多糖疫苗

剂型缩写

XR 或 XL 或 ER	延长释放
XE	延长作用
LA	长效
SR	缓释
CR	控释
TTS	透皮治疗系统
ODT	口腔崩解片
D	减充血药
DM	右美沙芬
PM	晚间
HS	半强度

药物成分缩写

缩写	名称
APAP	对乙酰氨基酚
HCT 或 HCTZ	氢氯噻嗪
ASA	乙酰水杨酸